Springer Lehrbuch

Springer
Berlin
Heidelberg
New York
Barcelona
Budapest
Hong Kong
London
Milan
Paris
Singapore
Tokio

KLAUS DIEDRICH (HRSG.)

Gynäkologie und Geburtshilfe

Mitherausgegeben von
Wolfgang Holzgreve, Walter Jonat, Karl-Theo M. Schneider und Jürgen M. Weiss

Mit Beiträgen von

M. Bals-Pratsch, P. Baumann, C. Berg, G. Bonatz, R. Felberbaum, A. Geipel, U. Gembruch, U. Germer, S. Gröger, B. Grüne, M. Holweg, W. Holzgreve, I. Hösli, W. Jonat, M. Kiechle, W. Küpker, E. Lehmann-Willenbrock, A. Lopens, M. Ludwig, N. Maass, K. Maass-Poppenhusen, E. Malik, L. Mettler, P. Miny, J. Pfisterer, T. Schill, K.-T. M. Schneider, Th. Schollmeyer, A. Schultze-Mosgau, D. Strik, P. V. Surbek, S. Tercanli, E. Vollersen, D. Weisner und J. M. Weiss

Mit 356 überwiegend farbigen Abbildungen in 499 Einzeldarstellungen, 188 Tabellen und CD-ROM: Moviemax – Die Video-CD ... C. Berg, U. Gembruch, E. Malik, Th. Schollmeyer

Springer

Professor Dr. med. Klaus Diedrich
Klinik für Frauenheilkunde und Geburtshilfe, Medizinische Universität zu Lübeck,
Ratzeburger Allee 160, 23538 Lübeck

Prof. Dr. med. Dr. h.c. Wolfgang Holzgreve
Universitäts-Frauenklinik, Kantonsspital Basel,
Schanzenstr. 46, CH-4031 Basel

Prof. Dr. med. Walter Jonat
Klinik für Gynäkologie und Geburtshilfe, Christian-Albrechts-Universität zu Kiel,
Michaelisstr. 16, 24105 Kiel

Prof. Dr. med. Karl-Theo M. Schneider
Frauenklinik und Poliklinik rechts der Isar, Technische Universität München,
Ismaninger Str. 22, 81675 München

Dr. med. Jürgen M. Weiss
Klinik für Frauenheilkunde und Geburtshilfe, Medizinische Universität zu Lübeck,
Ratzeburger Allee 160, 23538 Lübeck

Die Deutsche Bibliothek – CIP-Einheitsaufnahme
Gynäkologie und Geburtshilfe [Medienkombination] / Hrsg.: Klaus
Diedrich ... – Berlin ; Heidelberg ; New York ; Barcelona ; Hongkong ;
London ; Mailand ; Paris ; Singapur ; Tokio : Springer
(Springer-Lehrbuch)
ISBN 3-540-65258-2
Buch.2000
CD-ROM. Moviemax Gynäkologie und Pränataldiagnostik. – 2000

ISBN 3-540-65258-2 Springer Verlag Berlin Heidelberg New York

Herstellung: Margot Weichhold
Umschlagabbildung: © Tony Stone, München
Umschlaggestaltung: de'blik, Berlin
Zeichnungen: BITmap, Mannheim
Satz: Appl, Wemding
Druck und Bindearbeiten: Printer, I-Trento

Gedruckt auf säurefreiem Papier SPIN 1048823 15/3135MW 5 4 3 2 1 0

Widmung

Herrn Professor Dr. Karl Knörr
und Frau Professor Dr. Henriette Knörr-Gärtner
gewidmet.

Zur Didaktik

Das vorliegende Buch stellt die für die Gynäkologie wichtigen Fakten kurz und übersichtlich dar. Die folgenden Symbole sollen den Lesern zur besseren Orientierung dienen und das Lernen erleichtern.

- Einleitung und Zusammenfassung
- Merksatz
- Fallbericht
- Definition
- Film auf CD

Vorwort

Anläßlich des Deutschen Kongresses für Gynäkologie und Geburtshilfe 1994 in München fragte mich Prof. Knörr, emerierter Ordinarius für Gynäkologie und Geburtshilfe der Universität Ulm, ob ich bereit wäre, eine Neuauflage seines Lehrbuches für Geburtshilfe und Gynäkologie zu schreiben. Sehr gern habe ich damals diese ehrenvolle Aufgabe übernommen und es ist aus dieser Neuauflage ein völlig neues Buch entstanden. Es entspricht in der Gliederung den drei Säulen des Faches Gynäkologie und Geburtshilfe: 1. Reproduktionsmedizin und Endokrinologie. 2. Pränatalmedizin und Geburtshilfe. 3. Onkologie und operative Gynäkologie. In allen drei Bereichen haben in den letzten Jahren stürmische Entwicklungen stattgefunden. Da diese Entwicklungen in den verschiedenen Bereichen nur schwer von einem Autor geschrieben werden können, habe ich mich um kompetente Hilfe bemüht. Ich freue mich, daß Herr Prof. Jonat, Universitäts-Frauenklinik Kiel, Herr Prof. Holzgreve, Universitäts-Frauenklinik Basel und Herr Prof. Schneider, Universitäts-Frauenklinik München rechts der Isar, sich bereit erklärt haben, dieses Buch entscheidend mitzugestalten. Systematik und Auswahl der Gebiete orientieren sich am Gegenstandskatalog für Gynäkologie und Geburtshilfe. Darüber hinaus gibt die CD-Rom mit endoskopischen und sonographischen Videofilmen einen kleinen Einblick in den heutigen klinischen Alltag.

Ich hoffe, daß dieses Lehrbuch nicht nur den Studentinnen und Studenten hilfreich ist, sich einen Einblick in dieses wichtige Fach zu verschaffen, sondern auch für junge Ärztinnen und Ärzte in der Weiterbildung immer ein wichtiger Begleiter sein wird.

Ein besonderes Verdienst hat sich Herr Dr. Weiss, Universitäts-Frauenklinik Lübeck, erworben, indem er sämtliche Kapitel kritisch, auch aus studentischer Sicht, durchgearbeitet hat. Als studentische Beiräte haben sich dankenswerterweise Frau Ines Gruber, Tübingen und Herr Ulf Reineke, Düsseldorf, kompetent engagiert. Nicht zuletzt danken wir den Mitarbeiterinnen, die unermüdlich ihren Teil beim Schreiben der Manuskripte und bei der Zusammenstellung des Sachverzeichnisses beigetragen haben.

Unserer besonderer Dank gilt dem Springer Verlag und seinen Mitarbeitern, Frau Repnow, Frau Weichhold und Frau Engelhardt für ihre große Geduld, das Verständnis und die Kooperationsbereitschaft. Ihnen ist die hervorragende Ausstattung dieses Buches zu verdanken.

Lübeck, im Juli 1999 — Klaus Diedrich

Inhaltsübersicht

III Gynäkologie

Herausgeberportraits

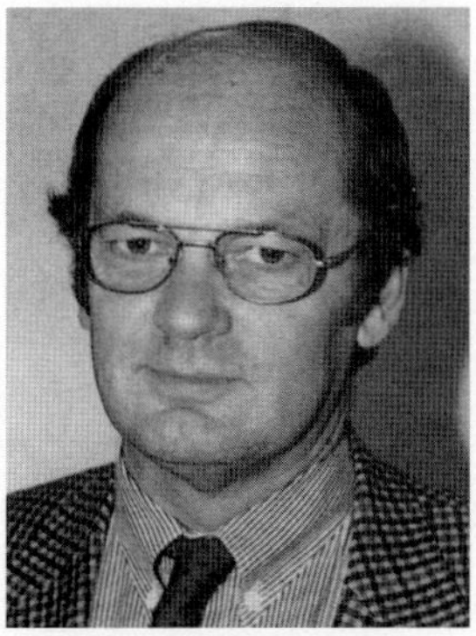

Klaus Diedrich
geboren 1946 in Nordenhamm. Studium der Humanmedizin und Facharztausbildung in Gynäkologie und Geburtshilfe an der Universität Hamburg. Seit 1979 Oberarzt der Universitäts-Frauenklinik Lübeck. 1981 Habilitation. 1984 ltd. Oberarzt an der Universitäts-Frauenklinik Bonn. Seit 1993 Ordinarius und Direktor der Klinik für Frauenheilkunde und Geburtshilfe der Med. Hochschule Lübeck. 1993-1995 Präsident der European Society of Human Reproduction und seit 1994 Schriftführer der Deutschen Gesellschaft für Gynäkologie und Geburtshilfe. Autor und Herausgeber mehrerer Bücher zu den Themen „Reproduktionsmedizin" und „Endokrinologie".

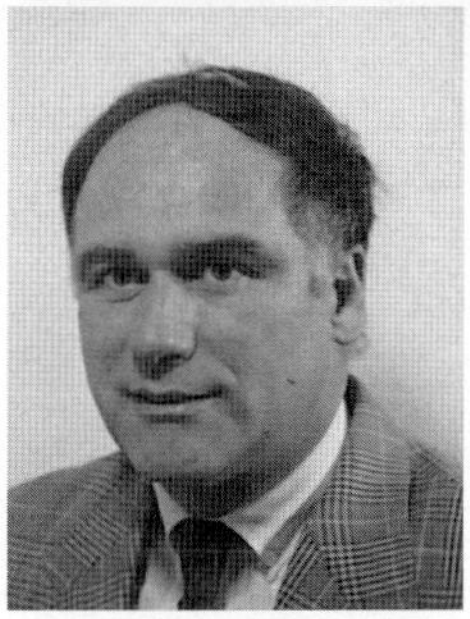

Klaus-Theo M. Schneider
geboren 1950 in Klingenberg/Main. Studium der Humanmedizin in Würzburg. Facharztausbildung in Gynäkologie und Geburtshilfe an den Universitäten Berlin und Zürich. Seit 1982 Forschungsaufenthalt und Oberarzttätigkeit am Universitätsspital Zürich. 1987 Habilitation. 1990 Extraordinarius an der Frauenklinik rechts der Isar der TU München und ltd. Oberarzt. Dort seit 1997 Leiter der Abt. Perinatalmedizin und perinatale Physiologie. Forschungsschwerpunkte: prädiktive Wertigkeit antenataler und subpartualer Überwachungsmethoden, insb. Dopplersonographie, und Qualitätssicherung. Autor bzw. Mitautor mehrerer Bücher zu Pränataldiagnostik und Geburtsmedizin.

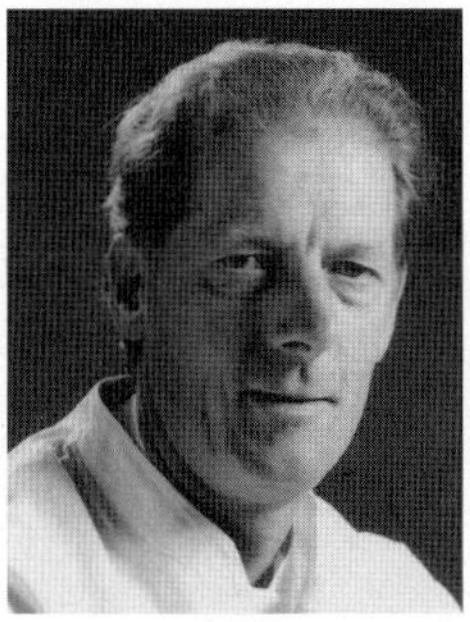

Walter Jonat
geboren 1949 in Hamburg. Studium der Humanmedizin an der Universität Hamburg. Facharztausbildung in Gynäkologie und Geburtshilfe am Zentralkrankenhaus Bremen und der Universitäts-Frauenklinik Hamburg. Habilitation 1984. Zahlreiche Forschungsaufenthalte in England und USA. Forschungsschwerpunkte im Bereich der operativen Gynäkologie und der gynäkologischen Onkologie. Seit 1995 Ordinarius für Gynäkologie und Geburtshilfe und Direktor der Universitäts-Frauenklinik Kiel. Autor mehrerer Bücher zu den Themen „Mammakarzinom" und „Gynäkologische Onkologie". Träger des Deutschen Krebspreises.

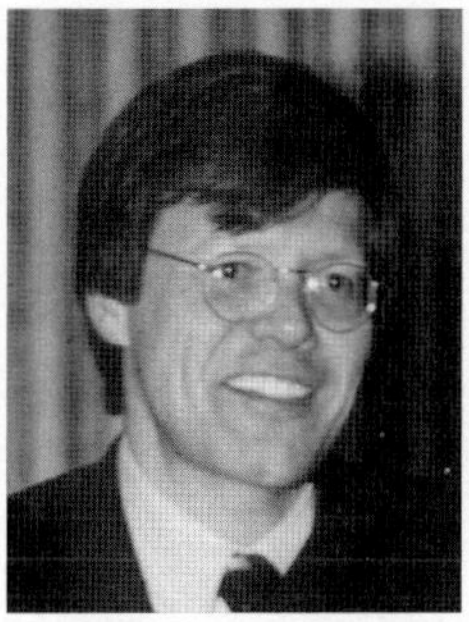

Wolfgang Holzgreve
geboren 1955 in Westfalen. Studium der Humanmedizin an der Universität Münster und Master of Science in Genetik an der Universität von Kalifornien, Berkeley. Facharztausbildung in Münster und 1982–1984 ein Postdoctoral Fellowship an der Universität von Kalifornien, San Francisco. 1986 Habilitation. 1991 Ernennung zum Professor für Frauenheilkunde auf Lebenszeit und zum geschäftsführenden Oberarzt in Münster. Seit 1995 Ordinarius für Gynäkologie und Geburtshilfe an der Universität Basel. Maternité-Preis 1993 und Ehrendoktorwürde 1994.

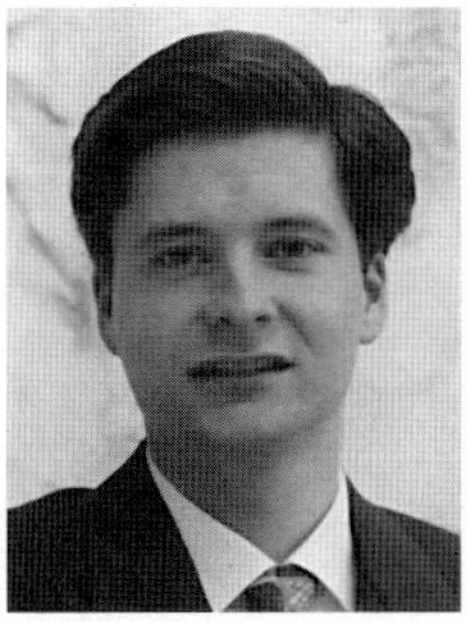

Jürgen M. Weiss
geboren 1967 in Esslingen. Studium der Humanmedizin an der Universität Tübingen, Promotion 1995. Seit 1996 an der Klinik für Frauenheilkunde und Geburtshilfe der Med. Universität Lübeck. Ludwig-Fraenkel-Preis 1998.

Autorenverzeichnis

Bals-Pratsch, M., Dr. med.
Klinik für Frauenheilkunde und Geburtshilfe
Medizinische Universität zu Lübeck
Ratzeburger Allee 160
23538 Lübeck

Baumann, P., Dr. med. habil.
DMC, Hutzel Hospital
Wayne State University
4707 St. Antoine Blvd.
Detroit, MI 48201, USA

Berg, C., Dr. med.
Klinik für Frauenheilkunde und Geburtshilfe
Medizinische Universität zu Lübeck,
Ratzeburger Allee 160
23538 Lübeck

Bonatz, G., Dr. med.
Klinik für Gynäkologie und Geburtshilfe
Christian-Albrechts-Universität zu Kiel
Michaelisstr. 16
24105 Kiel

Felberbaum, R., Priv.-Doz. Dr. med.
Klinik für Frauenheilkunde und Geburtshilfe
Medizinische Universität zu Lübeck
Ratzeburger Allee 160
23538 Lübeck

Geipel, A., Dr. med.
Klinik für Frauenheilkunde und Geburtshilfe
Medizinische Universität zu Lübeck
Ratzeburger Allee 160
23538 Lübeck

Gembruch, U., Prof. Dr. med.
Klinik für Frauenheilkunde und Geburtshilfe
Medizinische Universität zu Lübeck
Ratzeburger Allee 160
23538 Lübeck

Germer, U., Dr. med.
Klinik für Frauenheilkunde und Geburtshilfe
Medizinische Universität zu Lübeck
Ratzeburger Allee 160
23538 Lübeck

Gröger, S., Dr. med.
Frauenklinik Barmbek-Finkenau
Finkenauer Str. 35
22081 Hamburg

Grüne, B., Dr. med.
Klinik für Frauenheilkunde und Geburtshilfe
Medizinische Universität zu Lübeck
Ratzeburger Allee 160
23538 Lübeck

Holweg, M., Dr. med.
Klinik für Gynäkologie und Geburtshilfe
Christian-Albrechts-Universität zu Kiel
Michaelisstr. 16
24105 Kiel

Holzgreve, W., Prof. Dr. med. Dr. h. c.
Universitäts-Frauenklinik,
Kantonsspital Basel
Schanzenstr. 46
CH-4031 Basel

Hösli, I., Dr. med.
Universitäts-Frauenklinik
Kantonsspital Basel
Schanzenstr. 46
CH-4031 Basel

Jonat, W., Prof. Dr. med.
Klinik für Gynäkologie und Geburtshilfe
Christian-Albrechts-Universität zu Kiel
Michaelisstr. 16
24105 Kiel

Kiechle, M., Priv.-Doz. Dr. med.
Klinik für Gynäkologie und
Geburtshilfe
Christian-Albrechts-Universität zu Kiel
Michaelisstr. 16
24105 Kiel

Küpker, W., Priv.-Doz. Dr. med.
Klinik für Frauenheilkunde und
Geburtshilfe
Medizinische Universität zu Lübeck
Ratzeburger Allee 160
23538 Lübeck

Lehmann-Willenbrock, E., Dr. med.
Klinik für Gynäkologie und
Geburtshilfe
Christian-Albrechts-Universität zu Kiel
Michaelisstr. 16
24105 Kiel

Lopens, A., Dr. med.
Klinik für Frauenheilkunde und
Geburtshilfe
Medizinische Universität zu Lübeck
Ratzeburger Allee 160
23538 Lübeck

Ludwig, M., Dr. med.
Klinik für Frauenheilkunde und
Geburtshilfe
Medizinische Universität zu Lübeck,
Ratzeburger Allee 160
23538 Lübeck

Maass, N., Dr. med.
Klinik für Gynäkologie und
Geburtshilfe
Christian-Albrechts-Universität zu Kiel
Michaelisstr. 16
24105 Kiel

Maass-Poppenhusen, K., Dr. med.
Klinik für Gynäkologie und
Geburtshilfe
Christian-Albrechts-Universität zu Kiel
Michaelisstr. 16
24105 Kiel

Malik, E., Dr. med.
Klinik für Frauenheilkunde und
Geburtshilfe
Medizinische Universität zu Lübeck
Ratzeburger Allee 160
23538 Lübeck

Mettler, L., Prof. Dr. med.
Klinik für Gynäkologie und
Geburtshilfe
Christian-Albrechts-Universität zu Kiel
Michaelisstr. 16
24105 Kiel

Miny, P., Prof. Dr. med.
Universitäts-Kinderspital beider Basel
Römergasse 8
CH-4005 Basel

Pfisterer, J., Priv.-Doz. Dr. med.
Klinik für Gynäkologie und
Geburtshilfe
Christian-Albrechts-Universität zu Kiel
Michaelisstr. 16
24105 Kiel

Schill, T., Dr. med.
Klinik für Frauenheilkunde und
Geburtshilfe
Medizinische Universität zu Lübeck
Ratzeburger Allee 160
23538 Lübeck

Schneider, K.-T. M., Prof. Dr. med.
Frauenklinik und Poliklinik der
Technischen Universität München
Ismaninger Str. 22
81675 München

Schollmeyer, T., Dr. med.
Klinik für Gynäkologie und
Geburtshilfe
Christian-Albrechts-Universität zu Kiel
Michaelisstr. 16
24105 Kiel

Schultze-Mosgau, A., Dr. med.
Klinik für Frauenheilkunde und
Geburtshilfe
Medizinische Universität zu Lübeck
Ratzeburger Allee 160
23538 Lübeck

Strik, D., Dr. med.
Klinik für Frauenheilkunde und
Geburtshilfe
Medizinische Universität zu Lübeck,
Ratzeburger Allee 160, 23538 Lübeck

Surbek, P. V., Dr. med.
Universitäts-Frauenklinik,
Kantonsspital Basel
Schanzenstr. 46
CH-4031 Basel

Tercanli, S., Dr. med.
Universitäts-Frauenklinik
Kantonsspital Basel
Schanzenstr. 46
CH-4031 Basel

Vollersen, E., Dr. med.
Klinik für Frauenheilkunde und
Geburtshilfe
Medizinische Universität zu Lübeck
Ratzeburger Allee 160
23538 Lübeck

Weisner, D., Priv.-Doz. Dr. med.
Klinik für Gynäkologie und
Geburtshilfe
Christian-Albrechts-Universität zu Kiel
Michaelisstr. 16
24105 Kiel

Weiss, J. M., Dr. med.
Klinik für Frauenheilkunde und
Geburtshilfe
Medizinische Universität zu Lübeck
Ratzeburger Allee 160
23538 Lübeck

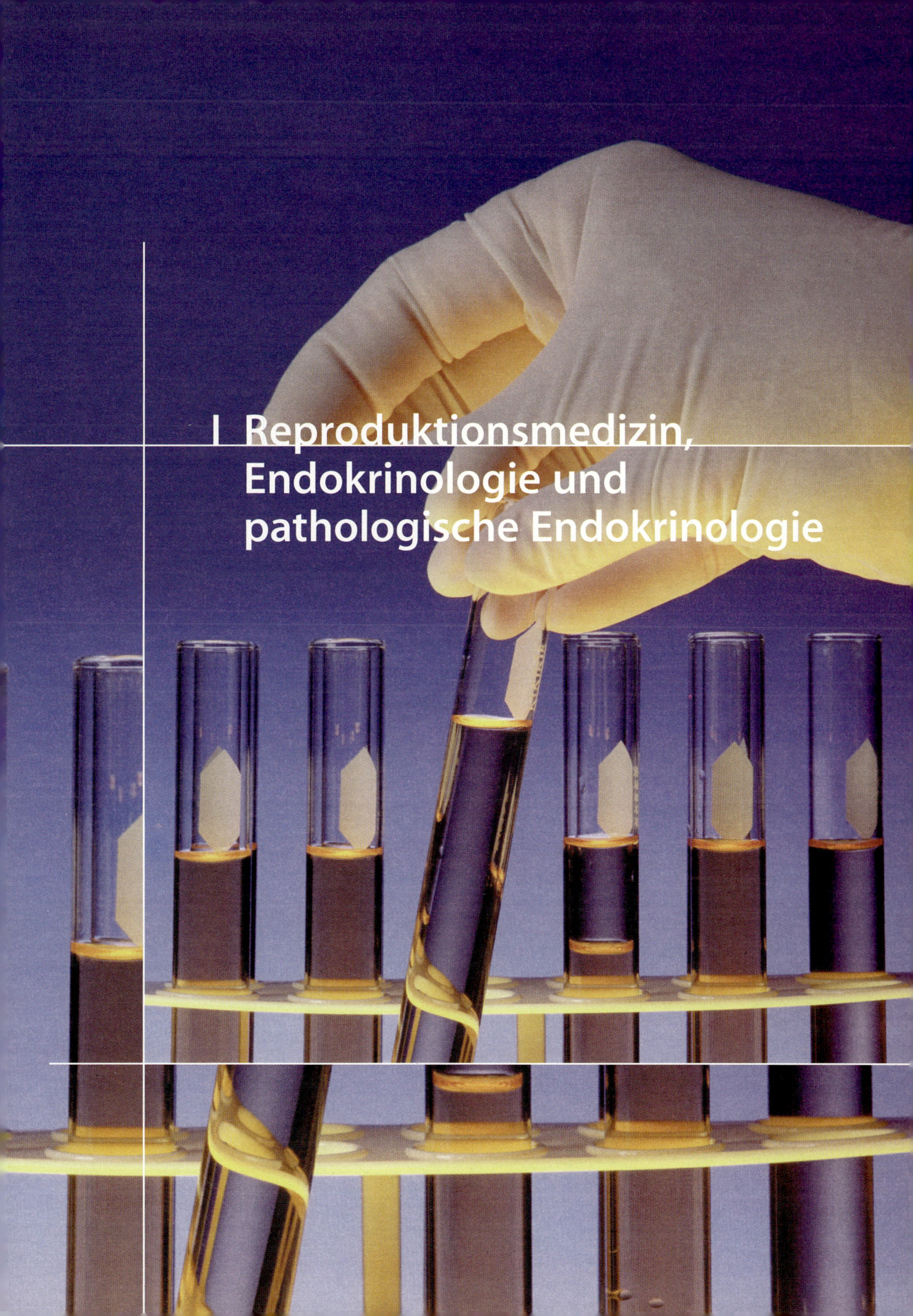

I Reproduktionsmedizin, Endokrinologie und pathologische Endokrinologie

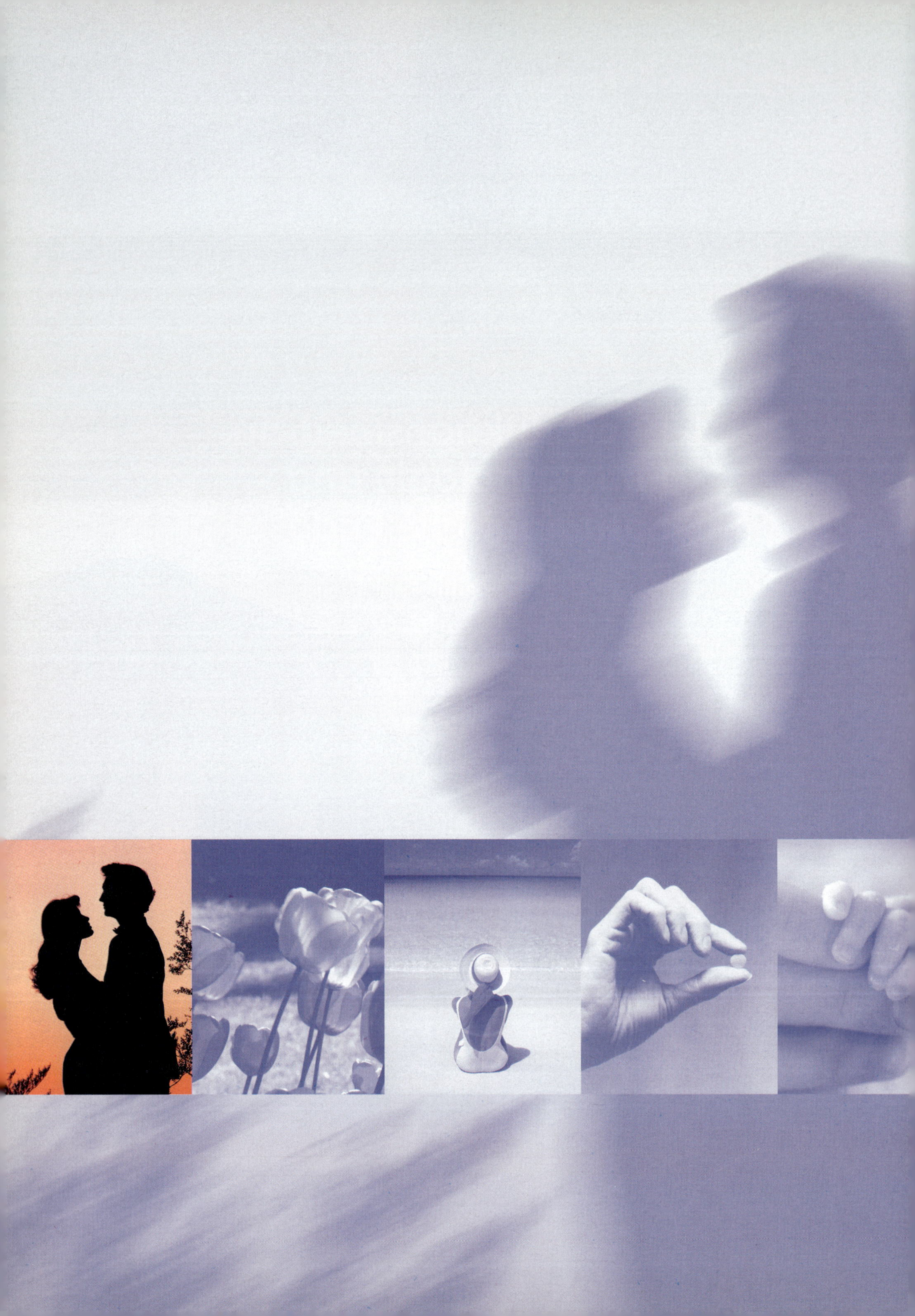

1 Reproduktionsmedizin

W. Küpker, M. Ludwig und
A. Schultze-Mosgau

1.1 Entwicklung und Differenzierung der Genitalorgane

M. Ludwig

EINLEITUNG

Das genetische Geschlecht eines Menschen ist vom Moment der Befruchtung an festgelegt. Dennoch ist die Besonderheit der sich differenzierenden Genitalorgane, daß zunächst eine indifferente Anlage entsteht, aus der sich dann in der weiteren Entwicklung entweder das männliche oder weibliche Genitale – in Abhängigkeit vom genetischen Geschlecht – entwickelt.

Zum Verständnis pathologischer Entwicklungen in der Embryonalzeit, die in einer möglicherweise erst im Erwachsenenalter relevanten Fehlbildung resultieren, ist die Kenntnis der normalen Entwicklung unabdingbar. Sie resultiert im Rahmen der Geschlechtsorgane aus einer engen Verknüpfung der Entwicklung der harnproduzierenden und -ableitenden Organe sowie der Geschlechtsorgane. Daher ist im folgenden Kapitel die Entwicklung beider Organsysteme nebeneinander dargestellt.

!

Im Rahmen der Embryologie wird stets ausgehend von der Befruchtung, und nicht – wie im klinischen Alltag – ausgehend von der letzten Regelblutung gerechnet. Daher wird in diesem Kapitel die embryologische Bestimmung des Schwangerschaftsalters herangezogen.

1.1.1 Zytogenetische Grundlagen

Karyotyp. Der Karyotyp eines Menschen, d.h. die Anzahl und die strukturellen Feinheiten der Chromosomen, kann leicht aus Körpergeweben wie Lymphozyten, aus dem peripheren Blut oder Hautfibroblasten bestimmt werden. Jedes einzelne Chromosom kann aufgrund der Anfärbung der spezifischen DNA-Sequenz identifiziert werden. Diese Färbungen produzieren ein sogenanntes Bandenmuster.

Ein normales Individuum hat 46 Chromosomen, wobei 44 durch die 22 Paare der Autosomen gestellt werden und 2 durch die beiden Geschlechtschromosomen (Heterosomen). Frauen besitzen zwei X-Chromosomen (XX) und Männer ein X- und ein Y-Chromosom (XY). Jedes der 22 Paare Autosomen und der beiden Geschlechtschromosomen kann aufgrund seiner Größe, der Lage des Zentromers – das die Chromosomen in zwei Arme teilt – und des Bandenmusters identifiziert werden. Die relative Länge der Arme und die Lage des Zentromers läßt darüber hinaus die Zuordnung der Chromosomen in 7 Gruppen (A bis G) zu.

Die Abbildungen 1.1a und b zeigen Beispiele für weibliche und männliche Karyotypen.

Barr-Körperchen. In Zellen, die mehr als ein X-Chromosom enthalten, werden die überzähligen „inaktiviert" und können bei einer entsprechenden Präparation am Rand des Zellkerns als dunkles Barr-Körperchen identifiziert werden. Daher findet man bei Frauen in Zellen normalerweise ein Barr-Körperchen, bei Männern keines.

DNA. Die in den Chromosomen organisierte Erbinformation wird in Form der DNA („deoxyribonucleic acid") gespeichert. Diese besteht aus einer definierten Abfolge der 4 Basen Adenin, Cytosin, Guanin und Thymin. Eine definierte Abfolge von 3 Basen kodiert für eine bestimmte Aminosäure, so daß ein längerer DNA-Abschnitt die Information für ein ganzes Protein enthält. Jede Zelle des Körpers exprimiert ein spezifisches Muster an synthetisierten Proteinen, die für ihre Funktion typisch sind.

Es finden sich weiterhin typische Proteine in Abhängigkeit vom Lebensalter. So werden während der Embryonalperiode oder Fetalzeit Proteine exprimiert, die für die Differenzierung von Geweben von wesentlicher Bedeutung sind, aber im weiteren Leben keine bekannte Funktion mehr haben.

Geschlechtsdeterminierung. Diejenigen Gene, die ursächlich für die Geschlechtsdeterminierung verantwortlich sind, liegen auf dem Y-Chromosom, da dies den genetischen Unterschied zwischen männlichen und weiblichen Individuen ausmacht. Auf der Suche nach diesen Genen wurde zuerst das H-Y-Gen lokalisiert, das für ein Transplantationsantigen lokalisiert. Da jedoch eine Hodendifferenzierung auch ohne H-Y-Gen möglich ist, kann dies nicht der entscheidende Faktor sein. Möglicherweise ist es jedoch von wesentlicher Bedeutung für die Spermatogenese.

Es zeichnet sich ab, daß winzige Schäden auf dem Y-Chromosom für einen gewissen Anteil von Kinderlosigkeit aufgrund einer mangelhaften Ejakulatqualität

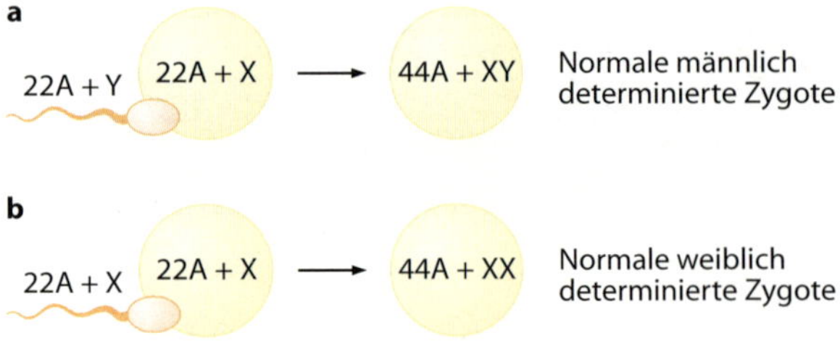

Abb. 1.1. Männlicher (a) und ein weiblicher (b) Karyotyp

verantwortlich sind. Hier scheinen ebenfalls verschiedene Bereiche betroffen und unspezifisch im gleichen Resultat zu enden. Die hierfür verantwortliche Region wird als AZF (Azoospermie-Faktor) bezeichnet und kodiert für ein Protein, das, wenn es fehlt, für das Fehlen von Spermien – also eine Azoospermie – verantwortlich gemacht wird ***(DAZ = deleted in azoospermia).***

1.1.2 Überblick über die Entwicklung in den ersten 4 Wochen

Die frühembryonale Entwicklung

Bereits am 8. Tag nach der Befruchtung wird eine Differenzierung des Embryoblasten in ein hochprismatisches Ektoderm und ein flaches bis kubisches Entoderm auf der Seite der Blastozystenhöhle deutlich. Man spricht von der ***zweiblättrigen Keimscheibe.*** Der entstehende Spaltraum zwischen Trophoblast und Ektoderm, zum Trophoblast durch Amnioblasten ausgekleidet, heißt Amnionhöhle. Das Entoderm bildet das Dach des primären Dottersackes, der aus der Blastozystenhöhle durch Auskleidung mit Zellen entodermalen Ursprungs (Heuser-Membran) um den 9. Tag herum entsteht. Bis zum 13. Tag entwickelt sich in dem durch das schnelle Wachstum des Trophoblasten bedingten Spaltraum zwischen primärem Dottersack und Trophoblastwandung ein Netzwerk aus entodermalem Retikulum. Schließlich zerreißt der primäre Dottersack und die Enden schließen sich zum wesentlich kleineren sekundären Dottersack wieder zusammen (Abb. 1.2 a–c).

Vom kaudalen Pol der Keimscheibe breitet sich extraembryonales Mesoderm über Amnion und Dotter-

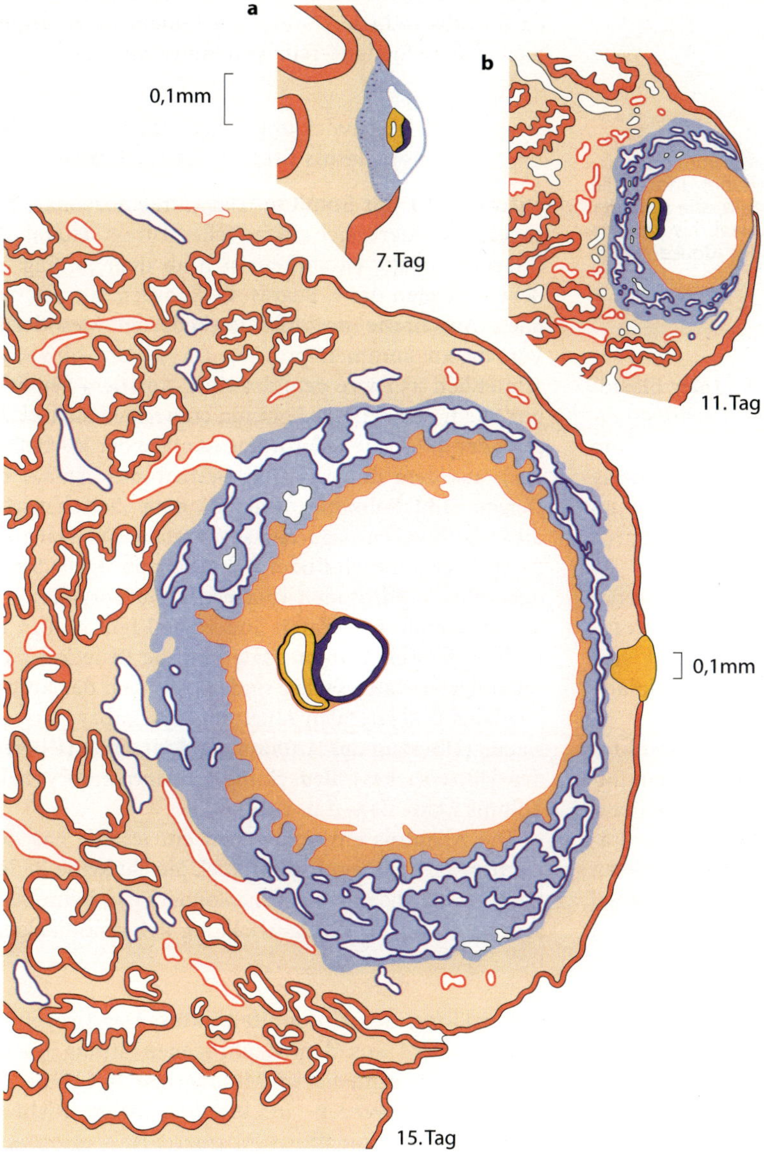

Abb. 1.2 a–c. Implantationsstadien. Endometrium *blaßorange/rot*, Trophoblast *blau*, extraembryonales Mesoderm *orange*, Ektoderm *gelb* und Entoderm mit Dottersack *lila*. Während am $7^1/_2$ Tag ein Dottersack noch nicht ausgebildet ist, findet sich ca. 4 Tage später die das extraembryonale Mesoderm von innen auskleidende Heuser-Membran (**a**). Sie entspricht der Wandung des primären Dottersacks (**b**). Durch weiteres Wachstum der Chorionhöhle ohne entsprechendes Wachstum des Dottersackes kommt es zur Ruptur des primären und Reorganisation des sekundären Dottersakkes (**c**)

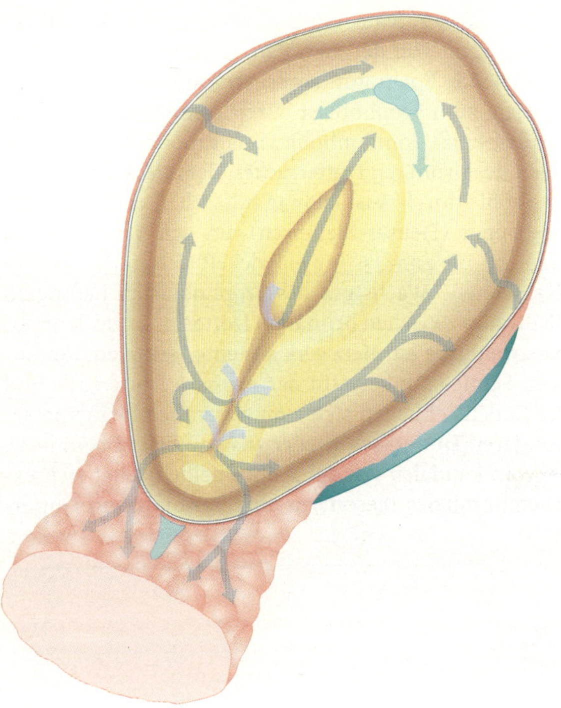

Abb. 1.3. Schema zur Mesodermbildung. Die vom Primitivstreifen ausgehenden Zellströme zum Haftstiel und in die Keimscheibe sind als *graue Pfeile* dargestellt, die von der Prächordalplatte ausgehenden *türkis*. Dorsal als *türkises Oval* gekennzeichnet ist die Lokalisation der Kloakenmembran erkennbar

sack als viszeraler Teil und über die Wand der Blastozystenhöhle als parietaler Teil aus. Die Blastozystenhöhle wird dadurch zum extraembryonalen Zölom oder zur sogenannten Chorionhöhle. Eine Verbindung zwischen parietalem und viszeralem Teil besteht im Bereich des kaudalen Endes der Keimscheibe durch den Haftstiel (s. Abb. 1.2 c).

Zur Orientierung liegt dorsal das Ektoderm mit der Amnionhöhle, ventral das Entoderm mit dem sekundären Dottersack. Am kaudalen Ende befindet sich der Haftstiel, kranial wird sich die Prächordalplatte entwickeln.

Während der 3. Woche bilden sich kaudal und kranial an der Keimscheibe Verwachsungen zwischen Entoderm und Ektoderm, die ansonsten locker aufeinanderliegen. Diese Verwachsungen sind kranial die Prächordalplatte und kaudal die Kloakenmembran (Abb. 1.3). Kaudal entwickelt sich nun nach kranial fortschreitend auf der ektodermalen – also dorsalen Seite – der Primitivstreifen als Verdickung und Ausdruck der Zellproliferation. Seinen Abschluß findet er kranial im Primitivknoten mit der Primitivgrube. Im Bereich von Primitivstreifen und -knoten findet eine Zellinvagination statt. Zellen wandern zwischen Ektoderm und Entoderm, finden Anschluß an das extraembryonale Mesoderm und bilden in ihrer Gesamtheit das intraembryonale Mesoderm oder das sogenannte ***dritte Keimblatt.*** Zellen im Bereich des Primitivknotens wandern direkt nach kranial und bilden den mit einem Lumen versehenen Chordafortsatz, der zeitweise (ca. 18. Tag) mit dem Entoderm verschmilzt, um sich dann aber wieder von ihm zu trennen und die Chorda dorsalis als primitives Achsenorgan zu bilden. Während der Verschmelzung von Chordafortsatz und Entoderm besteht von der Amnionhöhle über die Primitivgrube und das ehemalige Lumen des Chordafortsatzes eine Verbindung zum Dottersack, die man Canalis neurentericus nennt.

Zum Ende der 3. Woche beginnt mit dem Auftreten der Neuralfalten und der Neuralrinne dorsal die Bildung des Neuralrohres, das zunächst noch über den Neuroporus anterior und posterior offene Verbindungen zur Amnionhöhle hat. Sie schließen sich am 25. bzw. 27. Tag. Aus dem Neuralrohr entwickeln sich Gehirn und Rückenmark, es wird selber durch die Chorda dorsalis induziert und dient seinerseits als Induktor für verschiedene Teile von Sinnesorganen.

Die Entwicklung des intraembryonalen Mesoderms und der Genitalleiste

Entwicklung der Somiten. Das intraembryonale Mesoderm gliedert sich in 3 Teile. Direkt lateral der Chorda dorsalis entwickeln sich ab dem 19. Tag mit dem Auftreten des 1. Paares die Somiten, die segmentalen Abschnitte des hier gegliederten Mesoderms. Von da an kommen pro Tag ca. 3 Paare hinzu, bis schließlich 43 Paare gebildet sind. Aus dem ventralen und medialen Teil der Somiten entwickeln sich ab Beginn der 4. Woche Sklerotome (Anlage der Wirbelkörper), aus dem dorsalen Teil Dermatome (Anlage der Dermis und Subkutis) und aus dem Zwischenstück die Myotome (Anlage der segmentalen Muskulatur). Lateral der Somiten findet sich der nephrogene Strang oder das Nephrotom (Anlage der Harnorgane). Der davon laterale und damit äußere Teil teilt sich in die Bedeckung der Amnionhöhle und die Bedeckung des sekundären Dottersackes und bildet nach der kraniokaudalen und lateralen Abfaltung des Embryos die parietale (Überzug des Amnion) und viszerale (Überzug des Dottersackes) Bedeckung des intraembryonalen Zöloms (Abb. 1.4 a–d u. 1.5 a–c).

Die Allantois entwickelt sich am 16. Tag aus dem Dottersack und liegt im Haftstiel. Sie hat keine Bedeutung als Harnsammelorgan, sondern ist beim Menschen wichtig für die Entwicklung der Umbilikalgefäße.

Entwicklung des Urogenitaltraktes. Der Urogenitaltrakt entsteht aus dem nephrogenen Strang im Bereich des intermediären Mesoderms. Im Laufe der Entwicklung werden in kraniokaudaler Richtung nacheinander Pronephros (Vorniere; Halsregion, 3.–4.

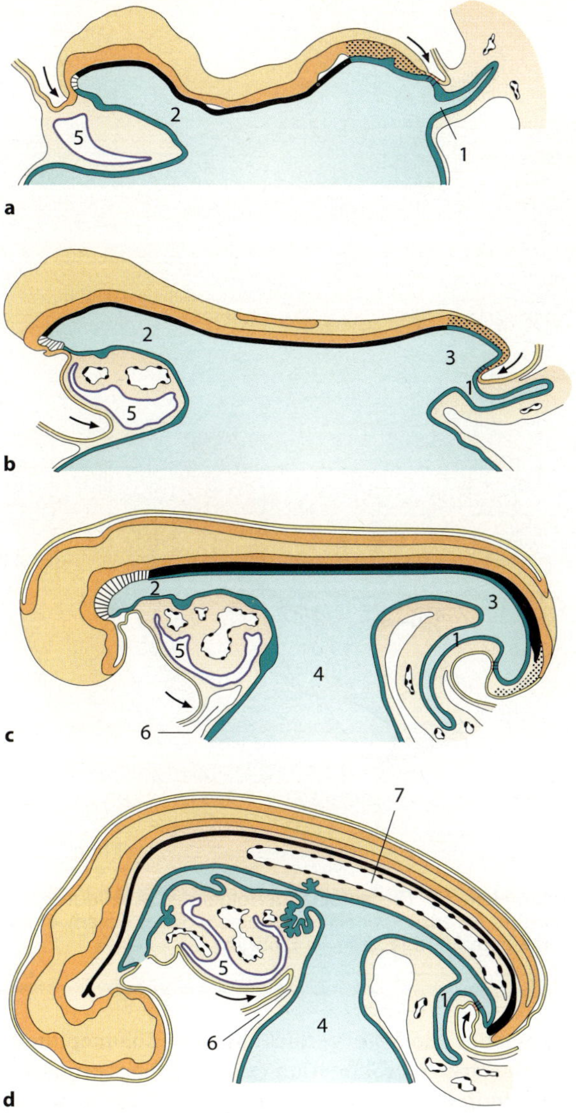

Abb. 1.4 a–d. Abfaltung des Embryos von der Keimscheibe im Medianschnitt. Begrenzungsfurche des Amnion durch *Pfeile* markiert. Prächordalplatte *hell schraffiert*, Rachenmembran rostral der Prächordalplatte *nicht markiert*, Primitivstreifen *punktiert*, Neuralrohranschnitte *gelb*, Dottersack und -derivate *grün*, Chordalplatte und Chorda *schwarz*. *(1)* Allantois, *(2)* vordere Darmbucht, *(3)* hintere Darmbucht, *(4)* Ductus vitellinus (Verbindung der Darmanlage mit dem verbleibenden Dottersack), *(5)* Perikardialspalt, *(6)* Nabelzölom, *(7)* unpaarer Teil der Aorta. Die Stadien entsprechen einem 20 (**a**), 22 (**b**), 24 (**c**) und 26 Tage alten (**d**) Embryo. Am 26. Tag (**d**) sind außerdem als Entodermabkömmlinge von kranial nach kaudal im Darmrohr zu erkennen: Thyreoidea-, Lungen-, Leber- und dorsale Pankreaseanlage

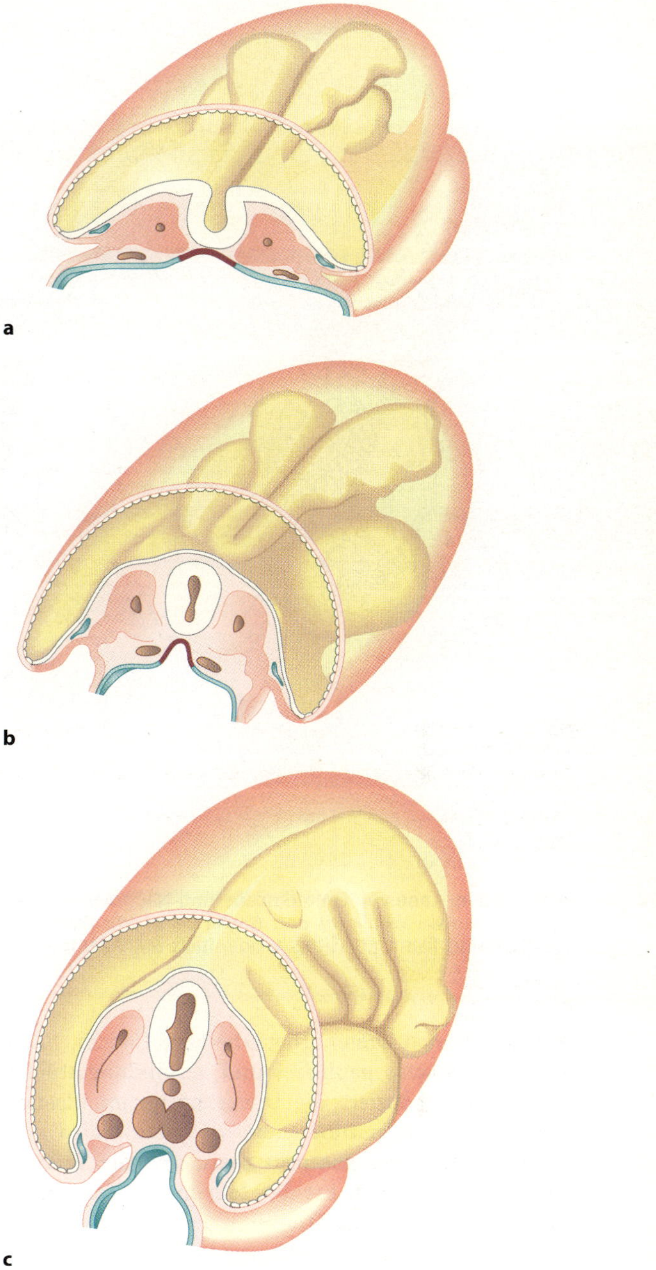

Abb. 1.5 a–c. Abfaltung des Embryos von der Keimscheibe im Querschnitt. Chordalplatte und Chorda *rot/rosa*, nephrogenes Blastem *dunkelrot*. Die Somiten sind lateral des Neuralrohres (*rot*) *rosa* sichtbar. Die Stadien entsprechen einem 20 (**a**), 22 (**b**) und 26 Tage alten (**c**) Embryo

Woche), Mesonephros (Urniere; Thoraxbereich, ab der 4. Woche) und Metanephros (Nachniere; 5.–8. Woche) angelegt. Während sich der Pronephros völlig bis auf den Vornierengang als Abflußsystem zurückbildet und keine Funktion hat, ist der Mesonephros im 2.–3. Monat funktionsfähig und bildet sich nur teilweise zurück. Der Anteil, der eine Ausscheidungsfunktion hat, verschwindet vollständig, die indifferente Gonadenanlage in diesem Bereich bleibt jedoch bestehen (Abb. 1.6 a–c).

Der Vornierengang wird durch Anschluß des Gangsystems des Mesonephros zum Urnierengang oder ***Wolff-Gang.*** Er mündet in die Kloake, wobei kurz vorher die Ureterknospe entspringt. Aus der Ureterknospe, die auf das metanephrogene Blastem zuwächst,

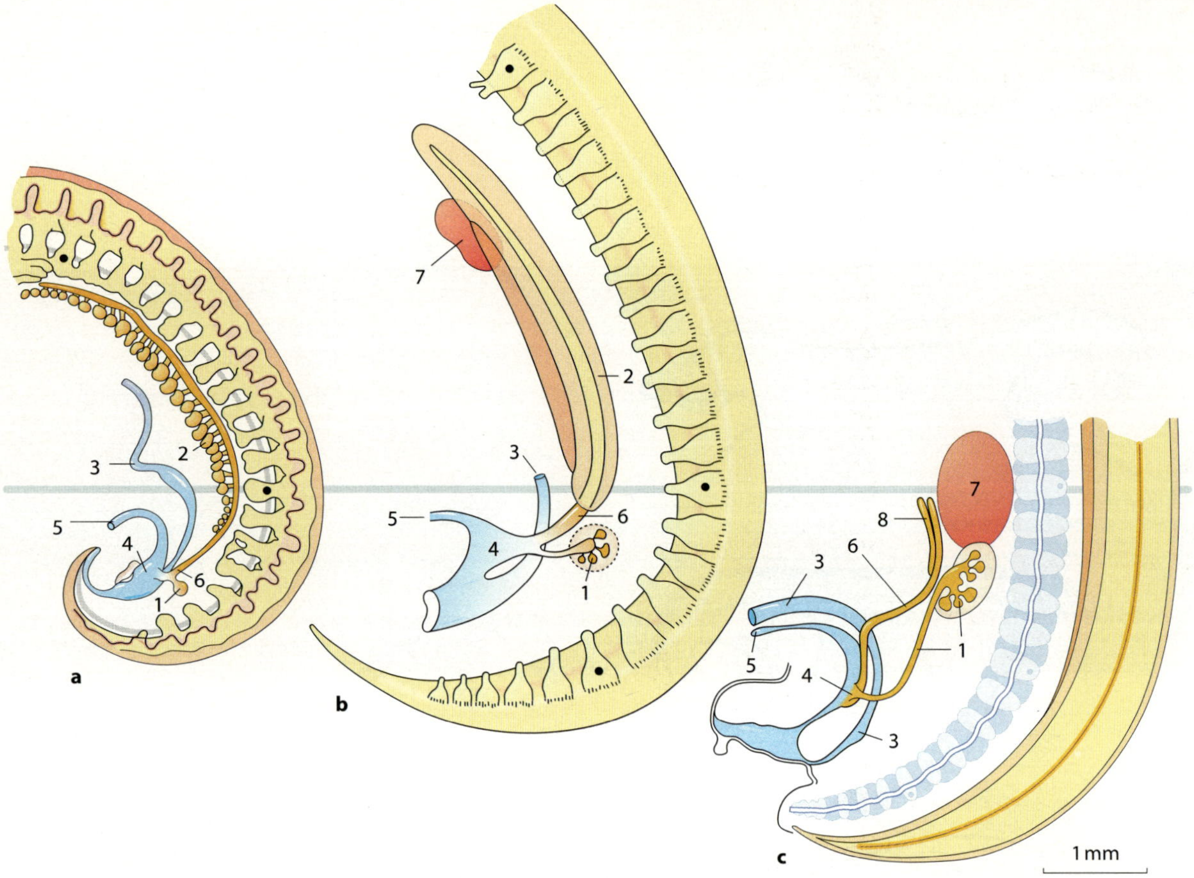

Abb. 1.6 a–c. Lage von Ureterknospe und Nachniere *(1)*, Urniere *(2)*, sowie Wolff- *(6)* und Müller-Gang *(8)*. Weiterhin sichtbar sind Darm *(3)*, Sinus urogenitalis *(4)*, Allantois *(5)*, Nebenniere *(7)*. Die aufeinanderfolgenden Abbildung zeigen den Aszensus der Niere bei einem 32 (**a**), einem 41 (**b**) und einem 50 Tage alten (**c**) Embryo

entwickeln sich Ureter, Nierenbecken, Calices, Sammelrohre, Ductus papillares und Verbindungsstücke. Gleichzeitig induziert die Ureterknospe im Blastem die Bildung des harnbereitenden Systems also z. B. die Glomeruli. Der Ascensus renis, also die Verlagerung der Niere nach kranial, fällt in die Zeit der 6. bis 8. Woche (s. Abb. 1.6).

Die Entwicklung der weiblichen Gonaden

Die Gonozyten wandern in der 5. bis 6. Embryonalwoche aus dem Entoderm der Dottersackwand im Bereich der Allantois, wo sie bereits in der 3. Woche sichtbar werden, in die Ovarialanlage ein – sie sind also extragonadalen Ursprungs. Das Ursprungsgewebe der primordialen Geschlechtszellen ist nicht bekannt. Am wahrscheinlichsten sind diese Zellen ektodermaler Herkunft. Die Tatsache, daß die Geschlechtszellen in die Gonadenanlage einwandern, ist ein Grund dafür, daß sich – z. B. nach Strahlenschäden – Geschlechtszellen nicht neu bilden können.

Erstes Anzeichen der indifferenten Gonadenanlage ist die Genitalleiste, eine im Bereich des Mesonephos auftretende isolierte Verdickung des Zölomepithels. Durch stärkere Proliferation der Genitalleiste und des darunterliegenden Mesenchyms kommt es im weiteren Verlauf zu einer Abfaltung der Gonadenanlage von der Urnierenfalte und der Ausbildung eines Mesogonadium. Die Urniere entwickelt sich parallel zur Gonadenanlage, bildet sich jedoch dann wieder – wie bereits oben dargestellt – zurück. Die Glomeruli und die weiteren Anteile der Urnierennephrone lösen sich auf.

Ovarentwicklung. Bereits in der 7. Woche können Hoden und Ovar aufgrund einer dann typischen Differenzierung des Hodens voneinander unterschieden werden. Durch synchrone Mitosen insbesondere ab der 12. Woche entstehen ca. 6 Mio. Ovogonien, die durch Wachstum zu primären Oozyten werden. Von der Oberfläche der Ovarialanlage, vom Zölomepithel, wachsen sogenannte Keimstränge ein, die die Ovogonien umschließen, sie zur Teilung anregen, sich aber schließlich völlig zurückbilden und mitsamt den umschlossenen Ovogonien abgebaut werden. Sekundäre Keimstränge wachsen ein, umschließen wiederum

Ovogonien, die als primäre Oozyten mit flachen Epithelzellen aus eingewanderten Zölomepithelien umgeben sind und Primordialfollikel genannt werden. Der Eintritt in die Meiose wird durch die in Verbindung zum Urnierengewebe liegenden Urnierenzellen gesteuert, die eine meioseinduzierende Substanz produzieren (MIS). Sie steht in Wechselwirkung zu einer meiosehemmenden (preventing) Substanz (MPS) und zu den Steroidhormonen.

Die primären Oozyten werden im Stadium des Diktyotän (Paarung der homologen Chromosomen während der Prophase I) arretiert. Alle nicht von Keimsträngen umschlossenen Ovogonien unterliegen der Follikelatresie, so daß bei der Geburt noch ca. 1 000 000 vorliegen. Durch weitere Rückbildungen vor und während der Menarche sind dann noch ca. 200 000 je Ovar zu Beginn der Geschlechtsreife vorhanden, von denen nur ca. 450 zur Reifung gelangen. Als Follikelatresie bezeichnet man die Rückbildung von Follikeln jeden Stadiums zu jeder Zeit des weiblichen Lebens. Sie tritt jedoch zu bestimmten Zeitpunkten (postnatal, Beginn der Menarche) verstärkt auf.

Entwicklung des übrigen inneren und äußeren weiblichen Genitale

Neben dem Urnierengang (Wolff-Gang) entwickeln sich lateral parallel die ***Müller-Gänge,*** die distal zum Uterovaginalkanal konfluieren. Die Müller-Gänge nehmen ihren Ausgang vom oberen Ende der Wolff-Gänge, wo sich eine trichterförmige Einsenkung bildet. Diese ist die Anlage für das spätere abdominale offene Ende der Tuben. Distal überkreuzen die Müller- die Wolff-Gänge und liegen dann medial von ihnen. Bei männlichen Feten wird eine hormonartige Substanz – das Anti-Müller-Hormon (AMH) – produziert, die zu einer Rückbildung der Gänge führt. Gleichzeitig wird die Proliferation der Wolff-Gänge durch das von den Leydig-Zellen produzierte Testosteron gefördert (Abb. 1.7).

! Es werden ca. 4 Millionen Ovogonien angelegt. Bei Geburt liegen aufgrund der erfolgten Follikelatresie noch 1.000.000 vor, durch weitere Rückbildung verbleiben noch 400.000 bei Geschlechtsreife, wovon schließlich 400 bis zur Menopause zur Ausreifung gelangen.

! Reste des Wolff-Ganges können *distal* in der Vaginalwand als Gartner-Gang-Zysten erhalten bleiben. *Kranial* bleiben im Bereich der Gonadenanlage Reste des Wolff-Ganges als Paraophoron und Epoophoron erhalten. Hier können sich während der Geschlechtsreife unter hormonellem Einfluß Zysten entwickeln.

Mit fortschreitender Entwicklung kommt es zur Auflösung der gemeinsamen Zwischenwand im distalen Teil des Uterovaginalkanals, so daß schließlich ein solitäres Cavum uteri entsteht, von dem sich zu den Seiten hin die getrennten Müller-Gänge als Tuben entwickeln. Aus den 4 Genitalgängen – Wolff- und Müller-Gänge – entwickelt sich die mit dem Perineum in Verbindung stehende epitheliale Vaginalplatte, innerhalb derer sich ab der 11. Woche ein Lumen bildet, das im 5. Monat vollständig ausgeprägt ist. Inwieweit das Sinusepithel an der Bildung der Vagina beteiligt ist, ist nicht endgültig geklärt. Distal bleibt als Trennung vom Sinus urogenitalis eine epitheliale Schicht, die außen von Mesoderm überzogen ist, als Hymen stehen.

Im Bereich der Kloake bildet sich das Septum rectovesicale aus, das den späteren Anus mit Analmembran vom Sinus urogenitalis abtrennt. Im Bereich des Sinus urogenitalis unterscheidet man Pars vesico-urethralis, Pars pelvina, Pars phallica, Genitalhöcker, Genitalfalten und Genitalwülste aus denen sich – wie auch aus den Gangsystemen – je nach Geschlecht verschiedene Organteile entwickeln (Tabelle 1.1).

Tabelle 1.1. Analoge Anteile des weiblichen und männlichen Genitale in Abhängigkeit vom embryonalen Ursprungsorgan

	männlich	weiblich
Wolff-Gang	Ductus epididymidis, Ductus deferens, Appendix epididymidis	*Rudiment:* Epoophoron, Paraophoron, Gartner-Gang, Appendix vesiculosa Morgagni
Müller-Gang	*Rudiment:* Appendix testis, Utriculus prostaticus	Eileiter; Uterus, Vagina (aus dem Uterovaginalkanal)
Sinus urogenitalis		
• Pars vesicourethralis	proximale Urethra, Harnblase	ganze Urethra, Harnblase
• Pars pelvina	proximale Urethra, Pars membranacea urethrae, Prostata, Bulbourethraldrüsen	Vagina, Gll. vestibulares maiores
• Pars phallica	Urethra des Penisschaftes, Gll. urethrales	Gll. vestibulares minores
Genitalhöcker	Corpora cavernosa penis, Glans penis	Klitoris
Genitalfalten	Corpus spongiosum	Labia minora
Genitalwülste	Skrotum	Labia maiora

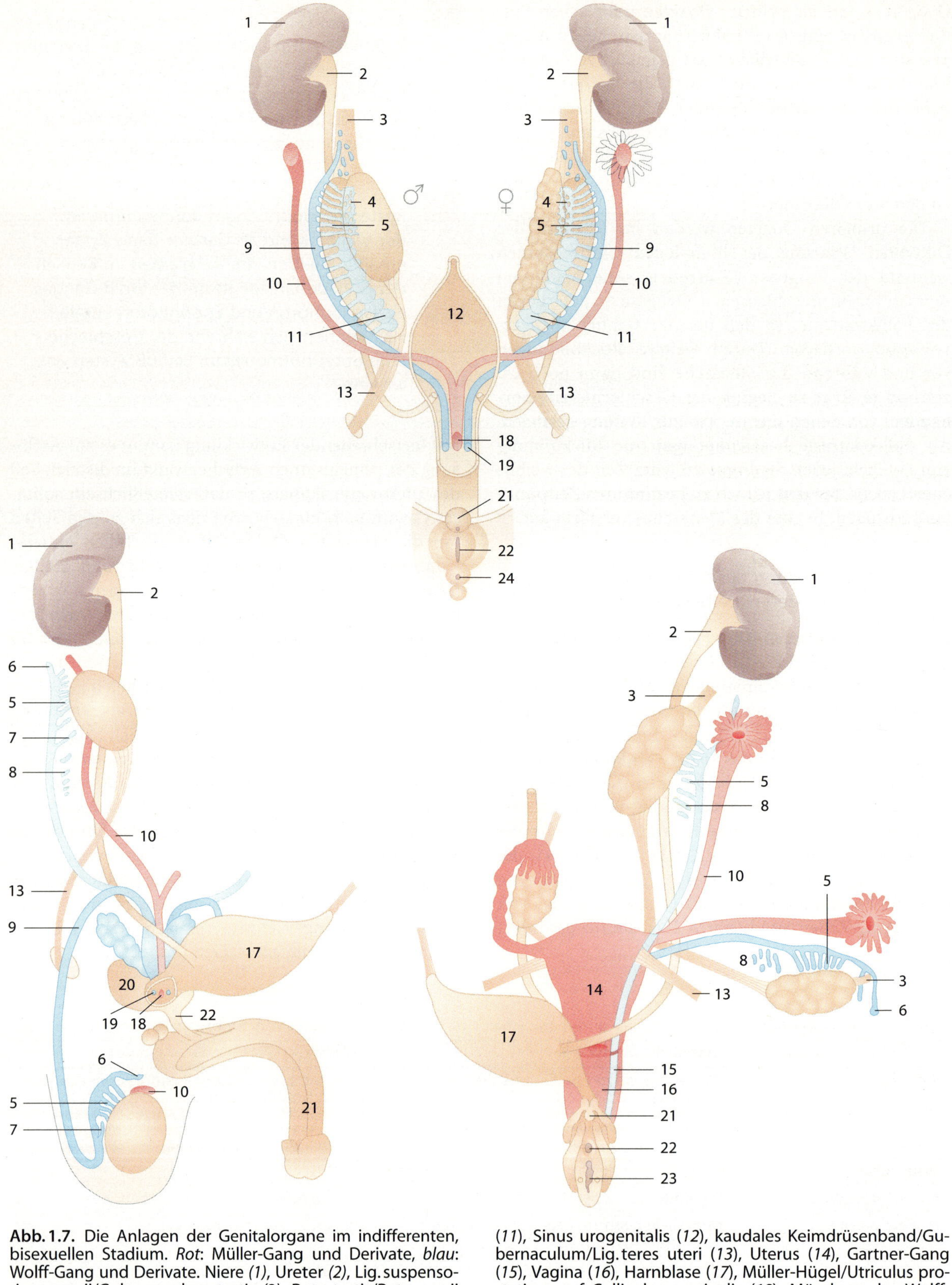

Abb. 1.7. Die Anlagen der Genitalorgane im indifferenten, bisexuellen Stadium. *Rot*: Müller-Gang und Derivate, *blau*: Wolff-Gang und Derivate. Niere *(1)*, Ureter *(2)*, Lig. suspensorium ovarii/Gubernaculum testis *(3)*, Rete testis/Rete ovarii *(4)*, Ductuli efferentes/Epoophoron *(5)*, Appendix epididymis/Appendix vesicularis *(6)*, Ductus aberrans inferior *(7)*, Paradidymis/Paroophoron *(8)*, Wolff-Gang/Ductus deferens *(9)*, Müller-Gang/Appendix testis (Tuba uterina) (*10*), Urniere (*11*), Sinus urogenitalis (*12*), kaudales Keimdrüsenband/Gubernaculum/Lig. teres uteri (*13*), Uterus (*14*), Gartner-Gang (*15*), Vagina (*16*), Harnblase (*17*), Müller-Hügel/Utriculus prostaticus auf Colliculus seminalis (*18*), Mündung des Wolff-Ganges (der Ductuli ejaculatorii) (*19*), Prostata (*20*), Genitalhöcker/Penis/Klitoris (*21*), Öffnung des Sinus urogenitalis/Urethra/Urethralöffnung (*22*), Vaginalöffnung (*23*), Anus (*24*)

1.1.3 Genetische und chromosomale Störungen

Bei den Entwicklungsstörungen des weiblichen Genitale muß man unterscheiden zwischen Veränderungen, die außerhalb der Geschlechtschromosomen liegen – in der Regel Mutationen – und solchen, die die Geschlechtschromosomen betreffen – völliges Fehlen eines Chromosoms oder partielle Funktionsuntüchtigkeit eines der beiden Chromosomen.

Bei den genetischen Veränderungen sind vor allem das Androgenresistenzsyndrom und das adrenogenitale Syndrom erwähnenswert.

Testikuläre Feminisierung. Die Androgenresistenz tritt mit einer Häufigkeit von 1:20 000 auf und beruht auf einer Veränderung im Androgenrezeptor beim männlichen Karyotyp. Während der embryonalen Entwicklung degenerieren die Müller-Gänge, da das Anti-Müller-Hormon zumindest teilweise vorhanden ist. Die Hoden sind vorhanden, deszendieren jedoch nicht, oder nur bis in den Leistenkanal. Eine Ausdifferenzierung der Wolff-Gänge unterbleibt, weil die gebildeten Androgene aufgrund des Rezeptordefekts nicht zur Wirkung kommen können. Die Individuen haben daher einen weiblichen Phänotyp mit hypoplastischem äußeren Genitale und blind endender Vagina. Die nur teilweise deszendierten Hoden sind bisweilen als Inguinalhernien zu tasten. Die Mammae sind ausgebildet, die Körperbehaarung, die androgenabhängig ist, fehlt jedoch meist vollständig. Dieses Krankheitsbild wird daher auch als das der ***Hairless women*** bzw. als testikuläre Feminisierung bezeichnet. Es handelt sich um genotypisch männliche Individuen mit männlichem inneren Genitale und weiblichem Phänotyp, also um einen ***Pseudohermaphroditismus masculinus,*** einen männlichen Scheinzwitter.

Die Hoden sollten nach der Pubertät entfernt werden, da bei männlichem Karyotyp ein erhöhtes Malignitätspotential besteht. Da die psychische Entwicklung aufgrund des eindeutigen Phänotyps rein weiblich ist, sollten diese Patienten aufgrund psychologischer Überlegungen unter keinen Umständen über ihr genetisches Geschlecht aufgeklärt werden.

AGS. Das adrenogenitale Syndrom (AGS) beruht auf einem Enzymdefekt in der Steroidsynthese (s. auch Kap. 3.1). Die Bildung von Androgenen, Östrogenen und Kortikosteroiden ist eng miteinender verbunden (Abb. 1.8). Man unterscheidet zwischen einem Defekt der 21-Hydroxylase (90 %), der 11-Hydroxylase (5 %) und der 3-b-Dehydrogenase (5 %). Diese Defekte führen dazu, daß die Bildung einer ausreichenden Menge

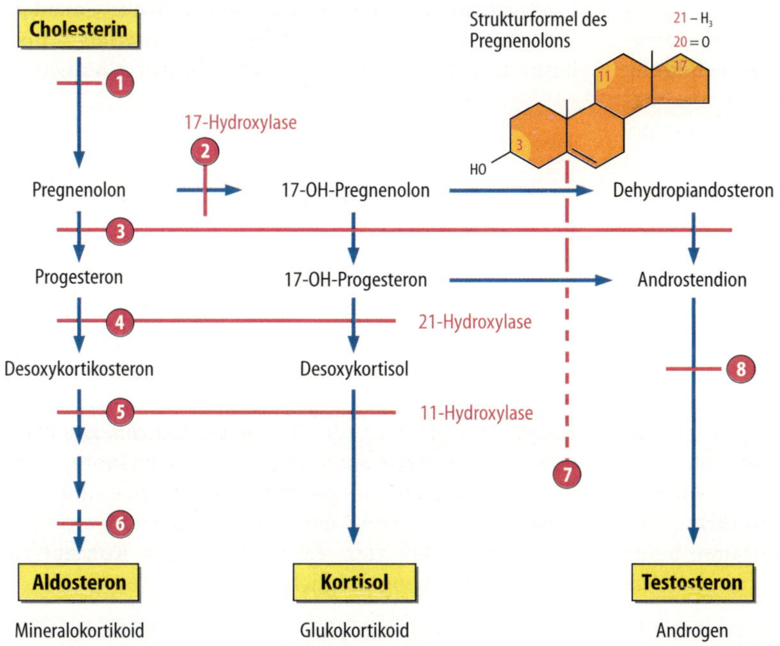

Abb. 1.8. Schema der Steroidsynthese. Bei Defekt der Enzyme 1–5 ist die Kortisolsynthese eingeschränkt. Bei Defekt des Enzyms 4 (klassisches AGS) oder des Enzyms 5 (AGS mit Hypertension) kommt es durch vermehrte Androgenproduktion („im Überlauf") zur Virilisierung. Der mögliche Salzverlust bei den Defekten 1, 4 und 6 ist durch mangelhafte Aldosteronproduktion bedingt, dagegen ist die Hypertension beim Defekt 5 Folge einer vermehrten Bildung von Desoxykortikosteron. Bei den Defekten 1 und 3 ist die Bildung aller biologisch aktiven Steroide (auch Sexualsteroidhormone) eingeschränkt, beim Defekt 2 ist dagegen die Produktion von Mineralokortikoiden nicht behindert, eher erhöht. Defekt 7 (17,20 17,20-Desmolasedefekt) und 8 (Steroid-17-Reduktase) bedingen mangelhafte Androgenproduktion und dadurch bei männlichen Föten einen Pseudohermaphroditismus masculinus

an Kortisol unterbleibt, und damit der notwendige negative ***Feedbackmechanismus*** auf die Hypophyse unterbleibt, die mit einer erhöhten Ausschüttung von ACTH reagiert. Dies wiederum stimuliert die Nebennierenrinde zur Hyperplasie und vermehrten Hormonproduktion. Die Folge ist ein Anstieg der Androgene und entsprechender phänotypischer Veränderungen. Bei der bereits pränatal wirksamen Form findet man eine Virilisierung des äußeren Genitale mit Klitorishypertrophie, hypoplastischen Labien, Uterus und Ovarien. Da die Androgene eine Gonadotropinausschüttung bremsen, fällt ein entsprechender Stimulus für die Ovarien weg, und es entsteht ein hypoplastisches inneres Genitale mit einer primären Amenorrhoe, ein ausgeprägter Hirsutismus und ein deutlicher männlicher Phänotyp. Aufgrund der vermehrten Androgenwirkung bleiben diese Patienten bei verfrühtem Epiphysenschluß meist klein. Das Krankheitsbild beinhaltet bei einem weiblichen Karyotyp einen männlichen Phänotyp; es besteht das Bild eines ***Pseudohermaphroditismus femininus,*** eines weiblichen Scheinzwitters.

Je nach Schweregrad sind von dem Hormonmangel nicht nur das Kortisol, sondern auch andere Steroide und insbesondere das Aldosteron betroffen. Somit kann man ein AGS mit oder ohne Salzverlust und Hypertonie unterscheiden. Beim männlichen Karyotyp findet man bei der Geburt eine Hodenhypoplasie und in der weiteren Entwicklung eine Pseudopubertas praecox.

Tritt das AGS erst nach der Pubertät auf *(Late-onset-AGS)* findet sich ein Hirsutismus mit Aknebildung und gelegentlich auch eine Klitorishypertrophie. Oftmals kommt es zur Sterilität bei sekundärer Amenorrhoe oder anovulatorischer Oligomenorrhoe. Die Therapie besteht in einer Substitution der fehlenden Kortikosteroide, damit in einer Suppression des ACTH und einer verminderten Stimulierung der Nebennierenrinde. Dies führt zu einer Abnahme des Hirsutismus und – bei dem ***Late-onset-AGS*** – zur Etablierung ovulatorischer, biphasischer Zyklen.

Chromosomale Störungen. Chromosomale Veränderungen enstehen immer dann, wenn entweder das zweite Geschlechtschromosom fehlt – also z. B. beim ***Turner-Syndrom,*** wo nur ein X-Chromosom vorhanden ist (45, X0) –, oder aber funktionsuntüchtig ist, wie beim ***Swyer-Syndrom,*** wo im Karyogramm beide Chromosomen darstellbar sind. Folge derartiger Veränderungen ist eine Gonadendysgenesie. Darunter versteht man eine Fehlbildung, bei der das Keimparenchym völlig fehlt, und die Gonaden nur als bindegewebige Stränge, sogenannte ***Streakgonaden*** angelegt sind. Diese Veränderungen gehen oftmals auch mit extragenitalen Veränderungen – Dysmorphien – einher.

Das ***Turner-Syndrom*** beruht auf dem Fehlen des zweiten Geschlechtschromosoms. Es tritt mit einer Häufigkeit von 1:2500 bis 1:7500 auf und zeigt neben der Gonadendysgenesie Zeichen des Östrogenmangels. Dazu gehört die primäre Amenorrhoe, eine Hypoplasie des inneren und äußeren Genitale, offene Epiphysenfugen und eine frühzeitig einsetzende und progrediente Osteoporose. Aufgrund dieser Veränderungen sind die Patientinnen auffallend klein. Sie haben eine gedrungene Figur und weisen oftmals ein sogenanntes Flügelfell, Pterygium colli, auf: eine Hautfalte die von der Halsseite zur Schulter zieht. Die Intelligenz ist weitgehend normal, es bestehen jedoch Defizite in bestimmten Bereichen wie beispielsweise dem räumlichen Wahrnehmungsvermögen.

Das ***Swyer-Syndrom*** zeigt im Karyotyp meist den männlichen Chromosomensatz (46, XY), seltener den weiblichen (46, XX). Die Ursache liegt in dem funktionsuntüchtigen zweiten Geschlechtschromosom. Die Patienten sind bis auf die ***Streakgonaden*** und ein hypoplastisches Genitale meist unauffällig. Bei diesen Patientinnen müssen bei XY-Karyotyp die Gonaden aufgrund eines ***erhöhten Malignitätspotentials*** – insbesondere zur Entwicklung von Dysgerminomen – entfernt werden.

> **!** Kennzeichen aller Patientinnen mit Gonadendysgenesie ist die primäre Amenorrhoe, der niedrige Östrogenspiegel und die sekundär erhöhten Gonadotropine.

Unter einer ***Ovarialdysgenesie*** versteht man die als Folge einer X-Polysomie auftretende geminderte Konzentration von Keimzellen in den Gonaden. Typischer Karyotyp ist 47, XXX, das Triple-X-Syndrom. Die Patienten haben meist einen unauffälligen Phänotyp, fallen jedoch durch eine primäre Amenorrhoe und eine geistige Retardierung auf. Ebenso sind jedoch auch in Abhängigkeit vom Ausprägungsgrad Konzeption und Fortpflanzung möglich.

ZUSAMMENFASSUNG

Die Entwicklung der weiblichen Geschlechtsorgane ist im genetischen Programm festgelegt, das nach der Befruchtung unveränderlich verankert wird. Sie läuft über zwei verschiedene Phasen:

- indifferente Gonadenanlage bis etwa zur 7. Entwicklungswoche
- spezifische Entwicklung des Ovars

Die Entwicklung der Genitalorgane ist verknüpft mit der von Niere und harnableitenden Organen. Die Genitalorgane entwickeln sich teilweise aus dem Mesonephros, der Urniere, zum anderen aus Wolff- bzw. – vor allem die weiblichen Organe – aus dem Müller-Gangsystem. Durch Verschmelzung der Müller-Gänge kommt es zur Ausbildung des Uterovaginalkanals; die paarigen proximalen Anteile der Müller-Gänge bilden die Anlagen für die Tubae uterinae. Die Vagina entwickelt sich teilweise aus den konfluierenden Gangsystemen, teilweise auch aus epithelialen Anteilen des Sinus urogenitalis.

Durch Störungen der embryonalen Entwicklung kann es zu charakteristischen Fehlbildungen, durch chromosomale Aberrationen zur Störung der Geschlechtsdifferenzierung kommen.

1.2 Physiologie der Reproduktion

W. Küpker, M. Ludwig und
A. Schultze-Mosgau

EINLEITUNG
Die Frau durchläuft während ihres Lebens verschiedene Phasen. Diese sind definitionsgemäß davon abhängig, ob eine Fortpflanzungsfähigkeit besteht oder nicht. Man unterscheidet in ihrer zeitlichen Abfolge:

- Geburt
- Ruhephase (Kindheit)
- Pubertät
- Geschlechtsreife
- Klimakterium und Menopause
- Senium
- Tod

Das folgende Kapitel beschäftigt sich mit den Besonderheiten dieser Lebensphasen.

1.2.1 Pubertät und Adoleszenz

Nach der Geburt sind die Gonaden – nach einer initialen Stimulation – durch eine Aktivierung der Hypothalamus-Hypophysen-Gonaden-Achse zunächst weitgehend ruhiggestellt, da sie kaum einem hormonellen Einfluß durch die hyophysären Gonadotropine – FSH und LH – unterliegen. Aufgrund des negativen Feedbackmechanismus genügen die in der Kindheit niedrigen Östradiol- und Progesteronkonzentrationen, um die Hypophyse suffizient zu hemmen. Endogene, noch nicht näher definierte Ereignisse, führen dann schließlich zu einer stetig zunehmenden Produktion von Gonadotropinen und zu einer allmählichen Reifung der Gonaden. Diese Phase wird als Pubertät bezeichnet.

! Die Pubertät ist der Abschnitt in dem

- die primären Geschlechtsorgane zur Funktionsreife gelangen,
- die sekundären Geschlechtsorgane sich entwickeln und
- die Fortpflanzungsfähigkeit erreicht wird.

Verantwortlich zu sein scheinen neurale Mechanismen, die zunächst – vor der Pubertät – zusätzlich verhindern, daß die Hypophyse LH und FSH produziert, schließlich aber dann das Einsetzen eines hormonellen Regelkreises zulassen. Weiterhin kommt es auch erst mit dem Beginn der Pubertät zu einer ***pulsatilen Ausschüttung*** von GnRH im typischen, ca. 90-minütigen Rhythmus aus dem Hypothalamus. Daher ist auch vor dieser Phase keine Stimulierung der Hypophyse durch den Hypothalamus möglich. Die pulsatile Ausschüttung von GnRH führt zu einem Anstieg der Empfindlichkeit der Hypophyse gegenüber diesem übergeordneten Pulsgenerator und dadurch zu einer vermehrten Ausschüttung von LH und FSH.

Die Pubertät dauert ca. 3–6 Jahre. Nach außen hin äußert sie sich in der beginnenden Entwicklung der Brust (Thelarche) ab dem 8. Lebensjahr, der Entwicklung der Schambehaarung in Axilla und Schambereich (Pubarche) ca. 6 Monate nach der Thelarche und schließlich im Auftreten der ersten Regelblutung (Menarche; Abb. 1.9 a, b).

! Thelarche – Pubarche – Wachstumsschub – Menarche

Mit der Menarche ist im 12.–13. Lebensjahr zu rechnen. Die ersten Zyklen sind jedoch anovulatorisch und unregelmäßig. Es vergeht ca. ein Jahr, bis der regelmäßige Zyklus etabliert ist. Während im ersten Jahr nach der Menarche noch 55 % aller Zyklen anovulatorisch sind, findet man nach 5 Jahren zumindest in 80 % der Zyklen auch eine Ovulation.

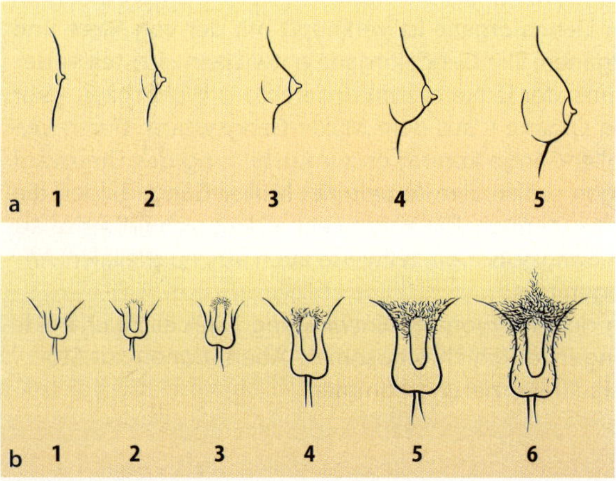

Abb. 1.9 a, b. Stadien der Brustentwicklung. **a** Stadium *1*: Präpubertal, einzig die Brustwarze ist angehoben. Stadium *2*: Knospenbrust: Leichte Erhebung der Brust und der Brustwarze, Areola gegenüber dem Stadium *1* im Durchmesser erweitert. Stadium *3*: Brust und Areola, beide vergrößert und gegenüber dem Stadium *2* weiterhin angehoben, jedoch mit überfließenden Konturen. Stadium *4*: Areola und Warze bilden eine zweite Erhebung, welche sich gegenüber derjenigen der Brust abhebt. Stadium *5*: Vollentwickelte Brust: Die Areola ist abgeflacht und hebt sich von der Kontur der Brust nicht mehr ab. Das Stadium *4* wird nicht von allen Mädchen durchgangen, d.h. es kann ein direkter Übergang von Stadium *3* in Stadium *5* geschehen. Ferner kann das Stadium *5* erst recht spät oder überhaupt nie erreicht werden. **b** Stadien der Entwicklung der Genitalbehaarung. Stadium *1*: Präpubertal, die Behaarung der Genitalgegend ist gleich wie die des Abdomens, d.h. keine Pubes. Stadium *2*: Spärliches Wachstum von langen, leicht pigmentierten, geraden oder nur ganz leicht gekräuselten Haaren an der Basis des Penis oder der großen Labien. Stadium *3*: Wesentlich dunklere, dichtere und gekräuselte Haare über der Symphyse. Stadium *4*: Haarstruktur vom Erwachsenentyp, jedoch noch keine dreieckförmige Verteilung und kein Übergang auf die Oberschenkel. Stadium *5*: Dreieckförmige Verteilung der Haare mit horizontalem Abschluß (klassische feminine Verteilungsform), Übergang auf die Innenseite der Oberschenkel. Stadium *6*: Weitere Verteilung, dreieckförmig auf der Linea alba gegen den Nabel zugespitzt. Stadium *6* wird von 80% der Männer und 10% der Frauen erreicht

Die ***Adrenarche*** kennzeichnet einen Anstieg in der Sekretion von Androgenen der Nebennierenrinde. Sie beginnt zwischen dem 8. und 10. Lebensjahr und ist möglicherweise abhängig von einem bisher nicht isolierten, jedoch postulierten Hormon, dem adrenalen androgen-stimulierenden Hormon (AASH). Der Anstieg der Androgene ist verantwortlich für das Wachstum der Schambehaarung, während die Entwicklung der Brust vornehmlich durch Östradiol und Progesteron gesteuert wird.

Ein letztes wesentliches Merkmal der Pubertät ist der Wachstumsschub. Nachdem direkt vor der Pubertät die Wachstumsgeschwindigkeit auf 3–6 cm pro Jahr abgenommen hat, nimmt sie während der Pubertät durch vermehrte Ausschüttung peripherer Sexualhormone und konsekutivem Anstieg von Wachstumshormonen wieder rapide zu, so daß Mädchen im 12. Lebensjahr eine Spitzenwachstumsgeschwindigkeit von bis zu 8 cm pro Jahr erreichen können.

Tabelle 1.2. Ursachen für eine Pubertas praecox

Pubertas praecox vera
- idiopathisch – konstitutionell
- zerebral
- Tumoren
- Infektionen

Pseudopubertas praecox
- adrenal
  - adrenogenitales Syndrom (ohne Behandlung bei männlichen Individuen und nach Behandlung mit Kortison bei weiblichen Individuen)
  - androgen- bzw. östrogen-produzierende Tumore
- gonadal
  - androgen- bzw. östrogen-produzierende Tumore
  - McCune-Albright-Syndrom
  - exogene Hormonzufuhr

Unregelmäßigkeiten. Ein Abweichen der Pubertät von diesem Zeitplan bezeichnet man als ***Pubertas praecox,*** wenn sie vor dem 8. Lebensjahr beginnt, und als ***Pubertas tarda,*** wenn nach dem 15. Lebensjahr noch keine Menarche eingetreten ist. Hier ist anzumerken, daß der Zeitpunkt der Pubertät sich über die vergangenen 175 Jahre pro Dekade um 1–3 Monate nach vorne verlagert hat.

DEFINITION

Eine ***Pseudopubertas praecox*** liegt dann vor, wenn sich lediglich sekundäre Geschlechtsmerkmale, ohne Hinweise auf eine beginnende Oogenese oder Spermatogenese aufgrund einer externen Hormonzufuhr entwickeln.

Ursachen für eine Pubertas praecox sind in Tabelle 1.2 aufgelistet.

1.2.2 Geschlechtsreife

Die Geschlechtsreife ist erreicht, wenn sich ein regelmäßiger Zyklus etabliert hat, der mit einer Ovulation einhergeht.

! Geschlechtsreife bedeutet Fortpflanzungsfähigkeit.

Zentrale Elemente der Fortpflanzungsfähigkeit der Frau sind die Physiologie des Menstruationszyklus (s. Kap. 2.2) und eine normale Anatomie des inneren und äußeren Genitale (s. Kap. 11). Mit fortschreitendem Alter kommt es zur Erschöpfung der ovariellen Reserven; eine natürliche Schwangerschaft ist bei Frauen zwischen dem 40.–45. Lebensjahr nur noch in

Tabelle 1.3. Ursachen der mit dem Alter abnehmenden Fertilität (nach Leidenberger 1992)

- Zunahme gestörter ovarieller Zyklen
- Zunahme der Abortrate
- Zunahme der Totgeburten
- Zunahme chromosomaler Aberrationen (z.B. Down-Syndrom)
- Zunahme pathologischer Veränderungen des inneren Genitale (evtl. durch vorangegangene Geburten)
- Abnahme der Koitusfrequenz

etwa 45% möglich, während in der Altersgruppe der 20–25 jährigen nur 5% der Paare kinderlos bleiben. Ursachen der mit dem Alter abnehmenden Fruchtbarkeit sind in Tabelle 1.3 aufgelistet. Schließlich kommt es mit dem Übergang in das Klimakterium zur Beendigung des fortpflanzungsfähigen Alters.

1.2.3 Klimakterium, Menopause und Senium

Ovar. Das Ovar unterliegt einer vorzeitigen Alterung und stellt im Verlaufe der 5. Lebensdekade seine Funktion ein. Ursächlich findet man eine Abnahme des Ovargewichts bereits ab dem 40. Lebensjahr. Zudem läßt sich histologisch eine Sklerose der ovariellen Gefäße und eine Verarmung an Follikeln beschreiben. Durch diesen Follikelmangel ist eine suffiziente Östradiolproduktion nicht mehr gewährleistet.

Das heißt jedoch nicht, daß das alternde Ovar seine endokrine Funktion vollständig einstellt. Vielmehr besteht auch weiterhin eine deutliche Androgensynthese insbesondere in den Hilus-Zellen. Diese Androgene können im peripheren Fettgewebe durch die dort vorhandene Aromatase in Östrogene, vor allem in Östron umgewandelt werden.

Mit zunehmendem Alter steigt auch der Anteil anovulatorischer Zyklen wieder an. Während man in der Zeit zwischen dem 25.–35. Lebensjahr mit 5% den geringsten Anteil anovulatorischer Zyklen findet, steigt er in den letzten 5 Jahren vor der Menopause auf über 15% an; 35% aller Zyklen weisen eine Lutealinsuffizienz auf.

Hormonelle Situation. Damit vergesellschaftet sind endokrine, organische, vegetative und psychische Veränderungen. Aufgrund der abnehmenden Produktion von Progesteron und Östradiol kommt es reaktiv zu einem Anstieg von FSH und LH, da der Körper versucht, im Sinne des ihm selbst auferlegten Regelkreises, die Hormonproduktion des Ovars wieder auf Normalwerte zu steigern. Die Phase, in der die Funktion des Ovars abnimmt, liegt ungefähr zwischen dem 45. und 55. Lebensjahr und wird als ***Klimakterium*** bzw. Wechseljahre bezeichnet. Einschneidendes Ereignis in dieser Periode ist die letzte Regelblutung, die – definitionsgemäß – von einer einjährigen, sekundären Amenorrhoe gefolgt und als ***Menopause*** bezeichnet wird. Somit kann der Terminus Menopause nur retrospektiv vergeben werden. Die Zeit vor und nach dieser Blutung wird als Prä- bzw. Postmenopause bezeichnet. Die Menopause tritt durchschnittlich zwischen dem 51.–52. Lebensjahr auf.

> **!** Der Terminus Menopause bezieht sich lediglich auf die letzte physiologische Regelblutung. Davon abzugrenzen ist der Begriff des Klimakteriums. Blutungen, die durch Hormonsubstitution eintreten, sind keine Menstruationsblutungen!

Während des Klimakteriums steigt LH auf das 4- bis 5 fache und FSH auf das 10–15 fache prämenopausaler Werte an, und der LH/FSH-Quotient, der normalerweise bei 1 liegt, sinkt auf unter 0,7 ab. Absolut findet sich ein FSH von über 20 mU/l und ein LH von über 15 mU/l, sowie ein Östradiol unter 20 pg/ml.

Nicht nur die Menge, sondern auch die Qualität des sezernierten LH scheint eine andere zu sein im Vergleich mit derjenigen, die unter Östrogeneinfluß sezerniert wird.

Somatische Veränderungen. Neben endokrinen Veränderungen kommt es zu organischen Krankheitserscheinungen. Diese äußern sich vornehmlich in Blutungsunregelmäßigkeiten, die alle Facetten der Regelstörungen aufweisen können, sich jedoch meist als Menometrorrhagien äußern. Ursache ist oftmals eine langdauernde Follikelpersistenz. Diese führt zu einer übermäßigen Endometriumproliferation und zu einer glandulär-zystischen Endometriumhyperplasie und schließlich zu einer Blutung (s. Kap. 3.1).

> **!** Jede postmenopausale Blutung, die nicht durch Hormonsubstitution erklärbar ist, muß durch eine Abrasio histologisch zum Ausschluß maligner Veränderungen abgeklärt werden.

Der Wegfall der peripheren Hormone, insbesondere der Östrogene und ihres parasympathikotonen Effekts, wirkt sich auch auf das vegetative Nervensystem aus. Dadurch kommt es zu sogenannten klimakterischen Ausfallerscheinungen aufgrund einer hypersympathikotonen Situation, die sich insbesondere in Hitzewallungen, Frösteln, Nachtschweiß, Schlafstörungen und Konzentrationsschwäche äußern.

Psychische Situation. Psychische Störungen sind einerseits auf das Absinken der hormonellen Produktion zurückzuführen, andererseits aber auch auf die

Tabelle 1.4. Häufigkeit klimakterischer Beschwerden

	nach Nestler u. Sies 1991	nach Neugarten u. Kraines 1965
Depressionen	30%	78%
Gewichtszunahme		61%
Herzklopfen	24%	44%
Hitzewallungen	55%	68%
Irritierbarkeit	29%	
Kopfschmerzen	38%	71%
Müdigkeit	43%	88%
Nervosität	41%	
psychische Labilität		92%
Rückenschmerzen	25%	48%
Schlaflosigkeit	32%	51%
Schwindel	24%	
Schwitzen	39%	
Stechen und Kribbeln	22%	
Vergeßlichkeit		64%

Umstellung von der Phase der Geschlechtsreife und Fortpflanzungsfähigkeit auf eine Phase, in der eben diese Möglichkeiten unwiederbringlich verloren gegangen sind. So kommt es zu Reizbarkeit, Müdigkeit, Niedergeschlagenheit und Lustlosigkeit, zu depressiven Reaktionen und hypochondrischen Vorstellungen. Zur Häufigkeit dieser Beschwerden s. Tabelle 1.4.

Die psychische Reaktion auf das Klimakterium und insbesondere die Menopause ist nach Nestler und Sies vor allem abhängig von kulturellen Bedingungen. Solange nicht die Frau in ihrem gesellschaftlichen Umfeld eine Abwertung erfährt – oder zu erfahren glaubt – wie z. B. in Indien, wird sie auch keine oder nur sehr wenige klimakterische Beschwerden entwickeln. In einem westeuropäischen Land werden jedoch Schuld- und Schamgefühle in den Vordergrund treten und damit leichtere Beschwerden aggravieren.

Senium

Hat sich das Zwischenhirn und das vegetative Nervensystem an die hormonelle Umstellung gewöhnt, kommt es ca. im 65. Lebensjahr zum Übergang in das Senium. Die bis dahin andauernde Phase kann sich auf wenige Monate beschränken, sich aber durchaus auch über 5 bis 10 Jahre erstrecken. Die Gonadotropine sinken im Senium wieder langsam ab, sind jedoch noch immer höher als während der Geschlechtsreife.

Vorrangig sind jedoch die im Senium auftretenden organische Veränderungen. Es kommt zu ***atrophischen Veränderungen*** im Bereich von Vulva, Scheide und Mammae. Eine zunehmende Harnstreßinkontinenz kann eine weitere Folge sein, da der Östrogeneinfluß auf den Muskeltonus und das urethrale Epithel wegfällt und damit ein wichtiger Verschlußmechanismus insuffizient werden kann. In der Haut kommt es zur Abnahme der sekretorischen Aktivität der Talg- und Schweißdrüsen und zur Atrophie und Verdünnung der Epidermis. Der Wassergehalt und der Turgor der Haut nehmen ab.

Außerhalb des Genitale verändern sich an endokrinen Organen auch die Schilddrüse und die Nebennierenrinde. Der Thymus und die Schilddrüse werden kleiner, die Inzidenz der latenten Hypothyreose nimmt zu. In der Nebennierenrinde findet sich eine Abnahme der Kortisol- und Androgenproduktion aufgrund einer zunehmenden Atrophie der Nebennierenrinde, wobei die adrenale Androgenproduktion überproportional stärker abnimmt als die Kortisolproduktion.

Hormonsubstitution. Die für die Lebensqualität wohl mit entscheidenste Veränderung ist die progrediente ***Osteoporose.*** Sie beruht hauptsächlich auf einem Wegfall der die Knochenresorption hemmenden Östrogene. Weitere protektive Wirkungen des Östrogens sind die Induktion der Vitamin-D-Synthese in der Niere und die Stimulation der Kalzitoninfreisetzung aus der Schilddrüse.

Es ist vor allem die erhöhte Inzidenz von Herz-Kreislauf-Erkrankungen und die Osteoporose, die zu einer Propagierung der hormonellen Substitution im Klimakterium geführt hat. Es hat sich gezeigt, daß der größte Nutzen mit Hinsicht auf eine Vermeidung von spinalen Frakturen und Frakturen des Schenkelhalses erreicht werden kann, wenn innerhalb von 5 Jahren nach der Menopause mit der hormonellen Substitution begonnen wird. Den größten Nutzen hat sicherlich die orale oder transdermale Zufuhr von Östrogenen mit zusätzlicher Gabe von Gestagenen. Dahinter treten andere Therapiemöglichkeiten beispielsweise mit Kalzium oder Vitamin D in ihrer Wirksamkeit zurück, die aber dennoch supportiv anwendbar sind. Die Gestagenkomponente im Rahmen der hormonellen Substitution hat ihre Bedeutung in der Transformation des durch das Östrogen aufgebauten Endometriums. Das Risiko eines Korpuskarzinoms durch alleinige Östrogensubstitution wird durch Zusatz von Gestagenen minimiert.

ZUSAMMENFASSUNG

Die Fortpflanzungsfähigkeit der Frau ist abhängig von einer Reifung der primären und sekundären Geschlechtsmerkmale im Rahmen der Pubertät. Diese unterscheidet als Meilensteine die Thelarche, Pubarche und Menarche und ist abgeschlossen, wenn die Geschlechtsreife etabliert ist. Durch die Alterung des Ovars kommt es schließlich zum Ende der 5. Lebensdekade zur Abnahme der peripheren Hormonproduktion und zum Ausbleiben der Regelblutung. Die letzte Menstruation wird als Menopause bezeichnet. Der Wegfall von Östrogenen und Progesteron führt zu einer Umstellung des Organismus, einhergehend mit den sogenannten klimakterischen Beschwerden, die über einige Jahre anhalten können. Mit dem Übergang in das Senium verschwinden diese Beschwerden und organische Veränderungen wie die Komplikationen der Osteoporose treten in den Vordergrund, die heute durch die Hormon-Substitutionstherapie behandelbar sind.

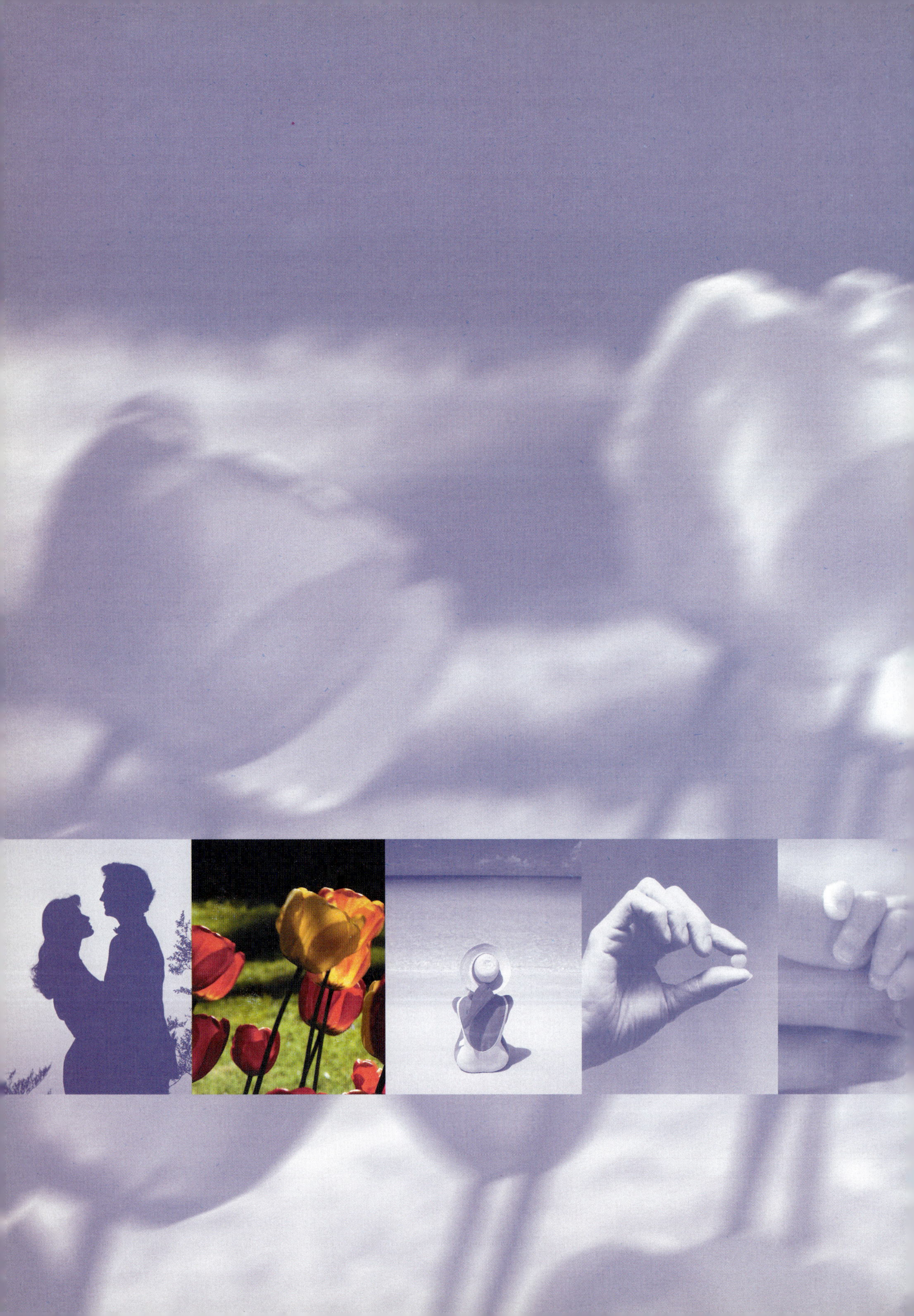

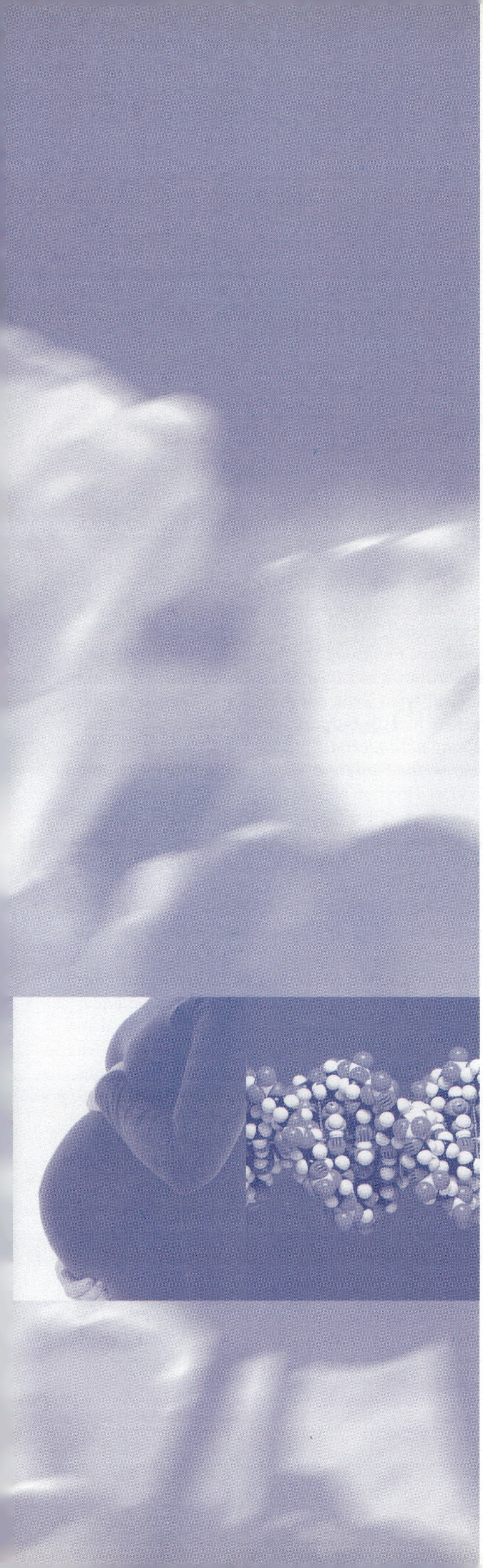

2 Endokrinologie

R. Felberbaum, J. M. Weiss und A. Lopens

2.1 Hormone und Hormonrezeptoren

EINLEITUNG

Hormone sind chemische Verbindungen, die im Sinne eines Botenstoffes von den Zellen hormonaktiver Organe synthetisiert werden. Diese Organe nennt man endokrine Drüsen (endokrin = nach innen absondernd). Sie besitzen im Gegensatz zu exokrinen Drüsen keinen Ausführungsgang, sondern sezernieren ihre Produkte in das venöse Blut der Drüsen. Auf dem Blutweg gelangen die Hormone zu mehr oder weniger weit entfernten Organen, wo sie über spezifische Rezeptoren Reaktionen auslösen, also Wirkungen, die in der Regel nur durch sie und durch keinen anderen Stoff ausgelöst werden. Diese Organe werden dann als Erfolgsorgane der verschiedenen Hormone bezeichnet.

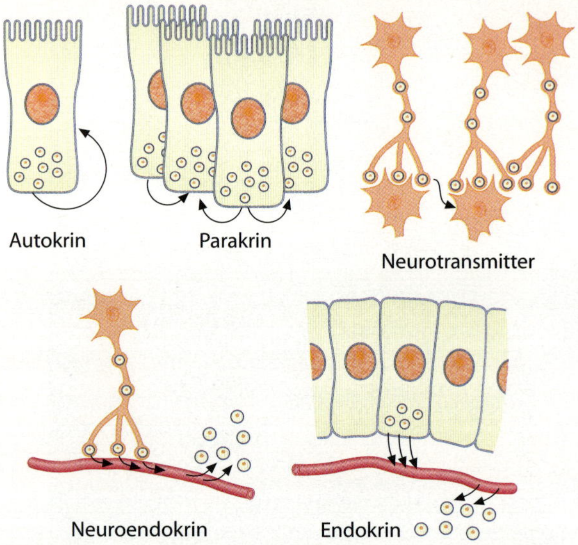

Abb. 2.1. Formen der Informationsübermittlung durch Botenstoffe

2.1.1 Allgemeine Hormonwirkungen

Da Hormone nur der Informationsübermittlung und der Initiierung nachfolgender Stoffwechselfunktionen dienen, sind vergleichsweise niedrige Mengen für diese Aufgabe ausreichend. Damit die spezifische Wirkung am Erfolgsorgan möglich wird, müssen an dessen Zellen ebenso spezifische Bindungsstellen, die sog. Rezeptoren, vorhanden sein. Diese binden im Normalfall nur ein bestimmtes, passendes Hormon. Eine solche Bindung ist physikalischer, nicht chemischer Art. Sie ist nur von kurzer Dauer und reversibel. Wenn der Rezeptor durch das entsprechende Hormon aktiviert worden ist, übernimmt er die Hormonbotschaft und befördert sie in die Zelle. Das Hormon selbst oder der Hormonrezeptorkomplex wird zerstört, abgebaut oder ausgeschieden. Soll eine Hormonwirkung andauern, bedarf es einer längerfristig aufrechterhaltenen Hormonkonzentration im Blut des betreffenden Organismus. Wenn die endokrine Drüse ihre Hormonsekretion einstellt und die Hormonkonzentration sinkt, verschwindet der Hormoneffekt am Erfolgsorgan.

Funktionsmuster

Neben der klassischen ***endokrinen Funktion*** können bei Hormonen oder hormonähnlichen Substanzen noch weitere zu unterscheidende Funktionsmuster beobachtet werden (Abb. 2.1).

- ***Autokrine Funktion:*** Das von einer Zelle produzierte Hormon wirkt über Rezeptoren an der eigenen Zelle auf diese selbst ***(autokrin = in sich selbst absondernd).***
- ***Parakrine Funktion:*** Das von einer Zelle produzierte Hormon wirkt über Rezeptoren an einer direkt benachbarten Zelle auf diese unter Umgehung des großen Kreislaufs ***(parakrin = in die nächste Umgebung absondernd).***
- ***Neurokrine Funktion:*** Ein in einem Neuron synthetisiertes Hormon wird an den extrazellulären Raum abgegeben und wirkt an benachbarten Zellen unter Umgehung des großen Kreislaufs.
- ***Neuroendokrine Funktion:*** Wird ein Hormon von einer Neuralzelle produziert und über den extrazellulären Raum in den Blutkreislauf sezerniert, so spricht man von einer neuroendokrinen Funktion. Das endokrine System ist eng mit dem Nervensystem verknüpft. Zusammen mit diesem koordiniert es die Funktion von z. T. räumlich weit voneinander entfernten Organen und Organsystemen. Die dem menstruellen Zyklusgeschehen der erwachsenen Frau übergeordneten Systeme von Hypothalamus und Hypophyse mit ihren Hormonen (Gonadotropin-Releasinghormon; Gonadotropine) stellen eine solche neuroendokrine Funktion dar.
- ***Neurotransmitterfunktion:*** Ein in einem Neuron synthetisiertes Hormon wird am axonalen Ende sezerniert, überquert den synaptischen Spalt und bindet auf der anderen Seite des Spaltes an spezifischen Rezeptoren eines benachbarten Neurons.

Hormone sind chemisch betrachtet uneinheitlich und gehören verschiedensten Stoffklassen an. Für die Gynäkologie sind in erster Linie die Peptid- und Glykoproteinhormone sowie die Steroidhormone von Bedeutung.

Bedeutung und Wirkungsweise der Hormonrezeptoren

An den Zielzellen der Hormone befinden sich spezifische Bindungsstellen, die Rezeptoren, die im Regelfall nur ein bestimmtes, passendes Hormon, den Liganden, oder eine begrenzte Anzahl von hormonähnlichen Liganden erkennen und mit hoher Affinität binden. Hormonkonzentration, Affinität und Rezeptoranzahl stellen die Variablen dar, die die Wirkung am Erfolgsorgan bestimmen. Je höher die Affinität zwischen Hormon und Rezeptor ist, um so geringerer Hormonkonzentrationen und niedrigerer Rezeptordichten bedarf es zu seiner Wirksamkeit.

> **!** Hormonrezeptoren können nach ihrer Lokalisation unterschieden werden. Im Falle der Glykoprotein- und Peptidhormone wird die Wirkung über zellmembranständige Rezeptoren vermittelt, während Steroidhormone ihre zellspezifischen Wirkungen über intrazellulär gelegene Rezeptorproteine ausüben.

Membranständige Rezeptoren

Membranständige Rezeptoren sind in der Zellmembran verankert. Die Hormone werden an der Zellaußenseite gebunden und müssen nicht in die Zelle eindringen, um wirken zu können. Dies gilt für neuroendokrine Hormone wie das GnRH und das Oxytozin, sowie für die Gonadotropine FSH und LH, die an den Granulosazellen des Ovars oder den Leydig-Zwischenzellen des Hodens binden. Diese Rezeptoren sind mobile Makromoleküle, die, in die Zellmembran integriert, in der Lage sind, untereinander funktionellen Kontakt aufzunehmen. Diese Kontaktaufnahme kann eine Erhöhung der Affinität oder auch eine Verminderung derselben bewirken. Man spricht von einer positiven oder negativen Kooperation. Gleichzeitig lösen Peptidhormone durch ihre Bindung an den membranständigen Rezeptor eine Konformationsänderung des Rezeptormoleküls aus, die gleichbedeutend mit einer Aktivierung des Rezeptors ist.

Second-messenger-Systeme. Durch die Aktivierung der Rezeptoren wird das hormonelle Signal auf intrazelluläre Second-messenger-Systeme übertragen. Diese wirken als Signalverstärker. Verschiedene Second-messenger-Systeme sind bekannt:

- Adenylatzyklase (cAMP),
- Phospholipase C, Inositolphosphate, Proteinkinase C,
- Arachidonsäure und Metabolite,
- Tyrosinkinaserezeptoren,
- Kalzium,
- Phospholipase D und
- Diazylglyzerin (DAG).

Die aktivierte ***Adenylatzyklase*** synthetisiert aus Adenosintriphosphat (ATP) das zyklische Adenosinmonophosphat (cAMP). cAMP ist der „Second messenger“, der das extrazelluläre Hormonsignal intrazellulär weitergibt. cAMP aktiviert intrazelluläre Proteinkinasen, mit deren Hilfe Proteine phosphoryliert werden können. Die organspezifische Zellantwort hängt dann von der Art des phosphorylierten Proteins ab, das von den in den Zielzellen vorhandenen Proteinkinasen bestimmt wird. Nach Aktivierung der intrazellulären Proteinkinasen wird cAMP durch das Enzym Phosphodiesterase inaktiviert. Eine medikamentös induzierte Hemmung dieses Enzyms (z. B. durch Methylxanthine) hat eine Verlängerung der cAMP-Lebensdauer und damit des Hormoneffektes zur Folge.

Die ***Phospholipase C***, als weiteres zentrales Enzym eines Second-messenger-Systems, induziert nach seiner Aktivierung durch den besetzten Hormonrezeptor die Hydrolyse von Phosphoinositiden. Dadurch entstehen Inositoltriphosphat (IP_3) und Diazylglyzerin (DAG). IP_3 öffnet Kalziumkanäle im endoplasmatischen Retikulum und erhöht dadurch die intrazelluläre Kalziumkonzentration. Kalzium selbst aktiviert Proteinkinasen (Proteinkinase C), die in Analogie zu den Vorgängen beim cAMP die letztendliche Zellantwort induzieren.

Die ***Arachidonsäure*** und ihre Metaboliten (Prostaglandine (PG), Leukotriene (LT), Epoxyeicosatriensäuren) wirken ebenfalls als Second messenger. Einige der Metabolite (PG, LT) sind jedoch auch selbst in der Lage, an membranständigen Rezeptoren zu binden und dort wiederum ein intrazelluläres Signal auszulösen. Außerdem findet eine Interaktion zwischen der Arachidonsäure, ihren Metaboliten und anderen Second-messenger-Systemen statt.

Die Bindung eines Liganden an einen ***Tyrosinkinaserezeptor*** führt zu Autophosphorylierung des intrazellulären Rezeptoranteils. Hierdurch ändert sich die Konformation dieses Rezeptortyps, die in Folge eine Aktivierung des Enzyms Tyrosinkinase bewirkt. Die Tyrosinkinase phosphoryliert ihre Substrate (Proteinkinasen, Membranproteine) an den Tyrosinresten.

Die beschriebenen Second-messenger-Systeme werden von einer Vielzahl von Hormonen benutzt. In Abhängigkeit von der Differenzierung der Zielzelle fällt dann die Antwort des Erfolgsorgans aus. Führt die Aktivierung des Adenylzyklasesystems im Falle der Granulosazellen zu einer vermehrten Synthese und Sekretion von Sexualsteroiden, so bildet beispielsweise die Follikelzelle der Schilddrüse vermehrt Thyroxin.

Internalisierung. Der aus gebundenem Hormon und Rezeptor bestehende Hormonrezeptorkomplex wird nach Übermittlung der hormonellen Information und Ingangsetzen der Second-messenger-Prozesse in die Zelle aufgenommen (Internalisierung des Hormonrezeptorkomplexes) und dort lysosomal abgebaut. Der verlorene Rezeptor wird durch Neusynthese ersetzt und so im Regelfall das System im Gleichgewicht gehalten.

Zytosolische und zellkernständige intrazelluläre Rezeptoren

Sexualsteroide wie Östrogene und Gestagene sind sehr lipophil und daher gut in der Lage, Zellmembranen zu durchdringen. Sie diffundieren in die Zelle und binden dort an ihr spezifisches Rezeptorprotein. Im Falle der Östrogene handelt es sich dabei in erster Linie um freie Östrogenrezeptoren, im Falle der Gestagene liegen die Rezeptoren sowohl im Zytoplasma als auch im Zellkern der Zielgewebe vor. Dadurch ändert sich die Konformation dieser Rezeptoren. Nach Freisetzen des bis dahin kappenförmig aufsitzenden Heatshock-Proteins (HSP 90) bindet der Steroidrezeptorkomplex an die DNA des Zellkerns. Dort regt er die vermehrte Bildung von mRNA an. Der Steroidrezeptorkomplex induziert also die DNA-mRNA-Transkription. Die mRNA verläßt den Zellkern und gelangt zu den Ribosomen, dem Ort der Proteinsynthese. Bei den gebildeten Proteinen handelt es sich um Enzyme, Strukturproteine, Substrate von Enzymen und Peptiden. Diese wiederum können selbst hormonaktiv sein.

Die klinische Bedeutung der Hormonrezeptoren

Das Vorhandensein von Rezeptoren für bestimmte Hormone an den Effektorzellen eines Organs erlaubt einen direkten Zugriff und eine direkte Einflußnahme auf den Stoffwechsel der betreffenden Zellen.

Hormonsubstitution. So kann im Falle eines Ausfalls der hormonaktiven Drüse durch Verabreichung des natürlichen Hormons ein Hormonmangel ausgeglichen und die physiologische Reaktion induziert werden. Hat z.B. eine Frau in der Geschlechtsreife aufgrund einer Operation beide Eierstöcke verloren, so können durch die sequentielle Gabe von Östrogenen und Gestagenen ein menstrueller Zyklus etabliert, und die klimakterischen Nebenwirkungen eines Östrogenmangels (Hitzewallungen, Schweißausbrüche, Osteoporose) verhindert werden. Andererseits können neben den natürlichen Hormonen auch synthetisch hergestellte, sich meist von den natürlichen Hormonen ableitende, aber in ihrer molekularen Struktur und Konfiguration veränderte Hormone eingesetzt werden. Diese binden an den vorhandenen Rezeptoren und haben hier stimulierende, also agonistische, oder aber hemmende, also antagonistische Effekte. In manchen Fällen können beide Wirkungsqualitäten auch in unterschiedlichem Ausmaß kombiniert sein. So besitzt z.B. das Antiöstrogen Clomiphen einen schwachen eigenen Östrogeneffekt. Seine Hauptwirkung erklärt sich jedoch durch seine Kompetition mit dem Östradiol um die Bindung an den Östrogenrezeptor. Durch diese Bindung abgeschirmt sind Hypothalamus und Hypophyse nicht in der Lage, auf die tatsächlich zirkulierende Östrogenmenge adäquat zu reagieren. Die „Falschmeldung" einer unzureichenden Östrogenkonzentration wird mit einer vermehrten Sekretion von FSH und LH beanwortet. Diese erhöhte Gonadotropinsekretion kann die Follikelreifung stimulieren und bei Patientinnen mit einem anovulatorischen Zyklus therapeutisch die Ovulation induzieren (Abb. 2.2).

Hormonabhängige Tumoren. Auch sexualsteroidabhängige Malignome wie das Mammakarzinom, das Endometriumkarzinom oder das Prostatakarzinom sind einer hormonellen Therapie zugänglich, unter der Voraussetzung, daß sie rezeptorpositiv sind. Daher ist die Bestimmung der Hormonrezeptoren und deren quantitative Messung von entscheidender, auch prognostischer Bedeutung. Je entdifferenzierter ein solches Karzinom ist, um so mehr verliert es die Charakteristika seiner ursprünglich hormonsensiblen Ursprungszelle. Ein nur geringer oder auch vollständig fehlender Rezeptorbesatz spricht für einen hohen Entdifferenzierungsgrad und macht einen hormontherapeutischen Zugriff auf die Erkrankung fast unmöglich. Im Falle einer hohen Quantität von Rezeptoren jedoch, z.B. beim östrogenrezeptorpositiven Mammakarzinom, hat sich die Gabe von Antiöstrogenen oder aber die temporäre Kastration der Patientin durch

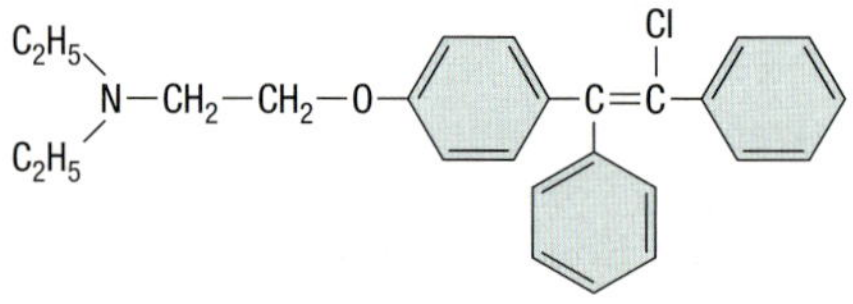

Clomifen

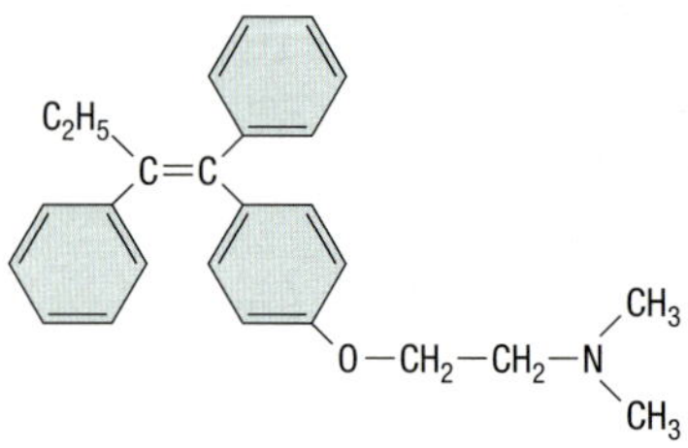

Tamoxifen

Abb. 2.2. Antiöstrogene (Strukturformeln)

Tabelle 2.1. Releasing- und Inhibiting-Hormone

Abkürzung	Name	Wirkt auf:	Anzahl der Aminosäuren
Releasinghormone			
TRH	Thyreotropin-Releasinghormon	TSH	3
GnRH	Gonadotropin-Releasinghormon	FSH + LH	10
CRH	Corticotropin-Releasinghormon	ACTH	41
GHRH	Growth-Hormon-Releasinghormon	GH	44
PRH (TRH, VIP, Angiotensin II u. a.)	Prolaktin-Releasinghormon	Prolaktin	Komplex aus mehreren Stoffen
Inhibiting-Hormone			
PIH (Dopamin)	Prolaktin-Inhibiting-Hormon	Prolaktin	56
GHIH	Growth-Hormon-Inhibiting-Hormon	GH	

Suppression der hypophysären Aktivität durch ein GnRH-Analogon fest etabliert. Ähnliches gilt für sexualhormonabhängige benigne Erkrankungen wie die Endometriose, den Uterus myomatosus, das progesteronrezeptorpositive Meningeom oder die benigne Prostatahyperplasie.

2.1.2 Hormone des Hypothalamus

Der Hypothalamus bildet den Boden des Zwischenhirns. Er erhält das „innere" Milieu des Menschen aufrecht und ist der Koordinator für alle wichtigen Regulationsvorgänge des Organismus. Das sind neben anderen der Schlaf-Wach-Rhythmus, die Thermoregulation, der Flüssigkeitshaushalt, Wahrnehmung und Bewußtsein und eben die endokrine Regulation.

Er steht in engem Zwiegespräch mit diesen somatischen, vegetativen und endokrinen Funktionsträgern und erhält Informationen des Kortex, des limbischen Systems, des Thalamus und externer Stimuli.

Die Adenohypophyse, die aus dem medialen Bereich des Hypothalamus mit ihrem Hypophysenstiel (Infundibulum) entspringt, steuert die meisten endokrinen Drüsen. Allerdings ist sie auf die Befehle des Hypothalamus als übergeordnetem System angewiesen. Diese hypothalamischen Befehlsgeber werden Inhibiting-Hormone (hemmend) und Releasinghormone (stimulierend) genannt. Sie gehören in die Gruppe der ***Peptidhormone*** und werden aus größeren Molekülen durch limitierte Proteolyse hergestellt. Sie weisen daher einfache Strukturen von 3 bis 56 Aminosäuren auf. Die einzelnen Releasinghormone sind in Tabelle 2.1 aufgelistet.

Die Hormone des Hypothalamus werden aus den Axonen der Neurone freigesetzt und gelangen via Blutgefäßsystem des hypothalamisch-hypophysären Kreislaufs zur Adenohypophyse.

Nur die Kerne in den Nuclei supraoptici et paraventriculares, die das ADH und Oxytozin produzieren, kommunizieren mit der Neurohypophyse auf neuronalem Weg.

GnRH. Der für die Gynäkologie wichtigste Pulsgeber ist das Gonadotropin-Releasinghormon (GnRH), wobei nicht außer Acht gelassen werden darf, daß erst durch das fein abgestimmte Integrationssystem aller genannter Hormone und Stoffe ein funktionierendes System möglich wird.

Das GnRH, 1971 von den Arbeitsgruppen um Schally und Guillemin isoliert, ist ein Dekapeptid, das in pulsatilem Rhythmus von 70–90 min zwischen den Pulsen ausgeschüttet wird. Die Pulsatilität der Sekretion setzt erst mit der Pubertät ein (s. Kap. 2.2.1).

2.1.3 Hormone der Hypophyse

Die Hypophyse (Hirnanhangsdrüse) besteht aus zwei entwicklungsgeschichtlich unterschiedlichen Bereichen: der Adenohypophyse (Hypophysenvorderlappen), der endokrinen Drüse, und der Neurohypophyse (Hypophysenhinterlappen), einer Ausstülpung des Zwischenhirns und somit einer neuronalen Strukur. Die Neurohypophyse speichert die in hypothalamischen Kernen gebildeten Hormone ADH und Oyxtozin, die dann bei elektrischer Erregung der Zelle in die Blutbahn abgegeben werden. Die Adenohypophyse sezerniert die die Zielorgane stimulierenden Hormone (Tabelle 2.2), wobei der Hypothalamus die Hypophyse kontrolliert.

Hormone des Hypophysenhinterlappens

Oxytozin. Oxytozin ist ein Nonapeptid. Es wirkt auf die Muskelgewebe des Uterus und der Brustdrüse.

Als ***Ferguson-Reflex*** wird die vermehrte Ausschüttung von Oxytozin aufgrund der mechanischen Reizung von Vagina und Cervix uteri bezeichnet. Östrogen sensibilisiert gegen Ende der Schwangerschaft den Uterus gegenüber Oxytozin. Oxytozin bewirkt eine vermehrte Kontraktilität der Gebärmutter, dadurch wird der Föt gegen die Zervix und die Vagina gedrückt und verursacht die oben erwähnte mechanische Reizung. Dieser Mechanismus unterhält sich selbst und fördert dadurch den Geburtsfortschritt.

Abkürzung	Name	Wirkung auf
Adenohypophyse		
ACTH	Adrenocorticotropes Hormon	Nebennierenrinde
TSH	Thyreoidea-stimulierendes Hormon	Schilddrüse
FSH	Follikelstimulierendes Hormon	Gonaden
LH	Luteinisierendes Hormon	Gonaden
GH (STH)	Growth-Hormone	alle Körperzellen
PRL	Prolaktin	Mammae
Neurohypophyse		
ADH	Antidiuretisches Hormon	Niere
Oxytozin		Uterus, Mammae

Tabelle 2.2. Hormone der Hypophyse

Die Wirkung von Oxytozin auf die Brustdrüse ähnelt der auf die Gebärmutter. Auch hier führt die mechanische Reizung der Mamille durch den Saugakt über nervale Verbindungen zum Hypothalamus zu einer vermehrten Ausschüttung von Oxytozin. Dies wiederum bewirkt eine Kontraktion des Myoepitheliums der Brustdrüse. Die dadurch ausgelöste Kompression der Alveolen ist für die Ejektion der Milch ursächlich.

Die Kopplung der beiden Systeme ergibt sich daraus, daß das frühzeitige postpartale Anlegen des Kindes an die Brust die Uteruskontraktion fördert und somit eine Prophylaxe gegen eine Subinvolutio uteri darstellt.

! Oxytozin wirkt auf die Muskulatur des Uterus und das Myoepithelium der Brustdrüse. In beiden Fällen führt eine mechanische Reizung zu einer vermehrten Ausschüttung von Oxytozin, die wiederum am Zielorgan mit einer Kontraktion beantwortet wird. Das Oxytozin wird bolusförmig ausgeschüttet.

Hormone des Hypophysenvorderlappens

Die Hormone der Adenohypophyse sind strukturell ähnlich. So sind TSH, LH und FSH Dimere, die eine identische α-Untereinheit besitzen und sich nur durch ihre β-Untereinheit unterscheiden. Die Adenohypophyse produziert 4 glandotrope (auf andere Drüsen wirkend) und zwei nicht-glandotrope Hormone (s. Tabelle 2.2). Das Augenmerk der Beschreibung liegt auf den gynäkologisch relevanten Hormonen: FSH, LH und Prolaktin. Die Ausschüttung von LH und FSH erfolgt, dem Generator GnRH folgend, auch stoßweise. Die Halbwertszeit von FSH ist mit 180–200 min etwa zehnmal so hoch wie die des LH.

FSH. Das follikelstimulierende Hormon ist ein Glykoprotein, das in den basophilen Zellen der Adenohypophyse gebildet wird. Es stimuliert zum einen die Ovarien (Granulosazellen) und damit die Bildung von Östrogenen, zum anderen stimuliert FSH die Follikelreifung. Beim Mann wird die Spermatogenese (Tubuli seminiferi) durch FSH angeregt.

Die Sekretion von FSH erfolgt pulsatil und wird durch Inhibin gehemmt. Die Halbwertszeit von FSH beträgt ca. 3 h. Die Normalwerte von FSH sind zyklusabhängig zwischen 2 und 20 mE/ml, die postmenopausalen Werte liegen bei über 40 mE/ml.

LH. Das luteinisierende Hormon regt die Androgensynthese an und löst die Ovulation aus.

Es fördert in der Lutealphase die Östrogen- und Progesteronsynthese. Im männlichen Organismus stimuliert LH (= ICSH) die Androgensynthese (Leydig-Zellen).

Auch hier erfolgt die Sekretion pulsatil. Die Halbwertszeit beträgt ca. 15–20 Minuten. Der Maximalwert im Serum mit 80 mE/ml wird vor der Ovulation erreicht. Die postmenopausalen Werte liegen bei 30–60 mE/ml.

Prolaktin. Dies strukturell mit dem STH verwandte Peptidhormon wird in den azidophilen Zellen des Hypophysenvorderlappens gebildet. Es kommt im Plasma beider Geschlechter mit den Normalwerten für Männer bei 0–11 ng/ml und für Frauen bei 2–16 ng/ml vor. Die Halbwertszeit beträgt ca. 20 min. Die Prolaktinausschüttung unterliegt einem zirkadianen Rhythmus mit hohen Spiegeln in der Nacht-Schlafphase.

Prolaktin fördert die Milchsekretion und die ***Galaktosynthese.***

Die Prolaktinsekretion wird durch einen Verbund von TRH, VIP, Angiotensin II und Endorphinen gefördert. Hier läßt sich im Gegensatz zu den anderen besprochenen Hormonen keine Einzelsubstanz ausmachen. Dopamin, das als Prolaktin-Inhibiting-Hormon wirkt, reguliert die Freisetzung und ist das vorherrschende System gegenüber dem Releasing-Verbund. Dieser Zusammenhang erklärt, warum Neuroleptika, die das Dopaminsystem hemmen, zu einer Hyperprolaktinämie führen können. Weiterhin wird dadurch klar, daß Dopaminagonisten wie Bromocriptin zum Abstillen eingesetzt werden.

Da Prolaktin hemmend auf die Gonadotropinsekretion wirkt, führt eine Hyperprolaktinämie zu einer Amenorrhoe. Auch Konditionen wie die Einnahme anderer Medikamente (z.B. Metoclopramid), eine Hypothyreose, Schwangerschaft, Brustmanipulation, ein Prolaktinom und körperlicher wie psychischer Streß (durch verstärkte Endorphin-Ausschüttung) können zu einer Hyperprolaktinämie führen, ebenso ständig mäßig erhöhte Östrogenspiegel. Andererseits wirken Östrogene in hohen Dosierungen antagonistisch und senken den Prolaktinspiegel. Letzteres kommt umgekehrt kurz nach der Geburt zum tragen, wenn die hohen Östrogenspiegel der Schwangerschaft abfallen und die bis dahin niedrige Prolaktinkonzentration ansteigt, um die Produktion der Milch zu fördern, die dann dem Säugling zur Verfügung steht.

> **!** Prolaktin fördert die Milchproduktion, Oxytozin deren Ausschüttung.

Am männlichen Reproduktionstrakt wirkt Prolaktin synergistisch mit Testosteron und potenziert die Wirkung von LH auf die Leydig-Zellen des Hodens.

2.1.4 Steroidhormone

Steroidhormone leiten sich vom Steran-Gerüst des Cholesterin ab. Kleine Veränderungen in der chemischen Struktur bewirken deutliche biologische Aktivitätsänderungen. Östrogene sind C18-, Androgene C19- und Gestagene C21-Verbindungen. Sie binden an einen intrazellulären Rezeptor. Zur Biosynthese der Steroidhormone s. Abbildung 2.3.

Östrogen. Östrogene sind die Hormone der Brunst (Östrus). Die natürlich vorkommenden Östrogene sind 17β-Östradiol, Östron und Östriol.

17β-Östradiol ist das während der Geschlechtsreife in der Zirkulation dominierende und potenteste von den dreien. Nach der Menopause ist Östron vorherrschend. Allerdings zirkulieren davon nur etwa 2% in freier Form, der Rest ist zu 60% an Albumin, zu 38% an das Sexhormon-bindende Globulin (SHBG) gebunden. Östrogene werden in den Granulosazellen der Ovarien und in der Plazenta, in geringerer Ausprägung in der Nebennierenrinde, im Hoden, in der Leber und im Fettgewebe produziert. Sie werden aus Androgenen und deren Vorstufen über Aromatasen umgewandelt. Die Östrogene werden in der Leber oxidiert und konjugiert, sie unterliegen zu einem beträchtlichen Teil dem enterohepatischen Kreislauf.

Wirkungen der Östrogene umfassen unter anderem die Follikulogenese, die Erhöhung der Tubenbeweglichkeit, die Verstärkung des uterinen Blutflusses, die Steigerung der Erregbarkeit und Aktivität der Gebärmuttermuskulatur und die Pigmentierung der Areola. Weiterhin sind sie für die Bildung der primären und sekundären weiblichen Geschlechtsorgane zuständig. Sie haben einen regenerativen Effekt auf Haut und Schleimhäute. In der Behandlung der Wechseljahrsbeschwerden macht man sich neben diesen Effekten die Senkung von Plasmacholesterin und andere, für die Entstehung der Arteriosklerose ursächlicher Lipide zunutze, wodurch die Herzinfarktrate sinkt (Anstieg der HDL/LDL-Ratio).

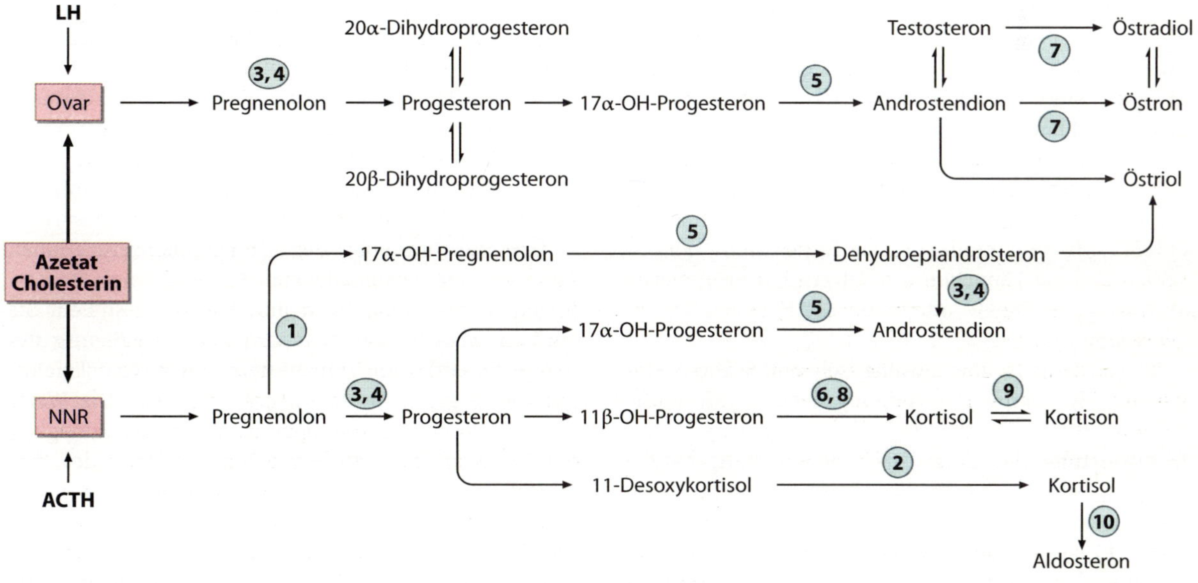

Abb. 2.3. Biosynthese von Steroidhormonen, die wichtigsten Zwischenstufen und ihre Enzymsysteme. 17 α-Hydroxylase *(1)*, 17 β-Hydroxylase *(2)*, Isomerase *(3)*, 3 β-ol-Dehydrogenon *(4)*, Desmolase *(5)*, 21-Hydroxylase *(6)*, Aromatase *(7)*, 11 β-Hydroxylase *(8)*, 18-Hydroxylase *(9)*, 18-Hydroxysteroid-Dehydrogenase *(10)*, 17 β-ol-Dehydrogenase *(11)*

Tabelle 2.3. Östrogensekretionsmengen in verschiedenen Phasen

Frühe Follikelphase	Präovulatorisch	Lutealphase	Menopause
36 µg/Tag	380 µg/Tag	250 µg/Tag	niedrige Spiegel

Tabelle 2.4. Progesteronkonzentration in verschiedenen Phasen

Follikelphase	Maximalwert in der Lutealphase
0,9 ng/ml	18 ng/ml

Die hemmende Wirkung auf den Knochenabbau beugt einer Osteoporose vor oder verlangsamt zumindest deren Entstehung. Östrogene erhöhen den Spiegel der Hydroxylase, die Vitamin D in seine aktive Form (1,25-Dihydroxy-) umwandelt, und wirken auch direkt auf die Osteoblasten, wodurch zumindest eine leichte Stärkung der Knochenformation erreicht werden kann.

Über den negativen Feedbackmechanismus senkt Östrogen die Gonadotropinsekretion. Dies wird kontrazeptiv bei der Pille genutzt (Tabelle 2.3; s. auch Kap. 4).

Progesteron. Das sogenannte Gelbkörperhormon wird vornehmlich vom Corpus luteum gravidarum und der Plazenta produziert. Es ist das für die Frühschwangerschaft wichtige Hormon. Es ist ein entscheidender Metabolit in der Steroidhormonsythese (s. Abb. 2.3). Wie Östrogen zirkuliert es nur zu 2 % ungebunden, allerdings werden 80 % an Albumin und 18 % an Transcortin gebunden. Es hat eine kurze Halbwertszeit von unter 5 min und wird nach Umwandlung durch die Leber zu Pregnandiol konjugiert und über die Niere ausgeschieden. Ebenso wie die Östrogene durchlaufen die Gestagene den enterohepatischen Kreislauf.

Die Zielorgane des Progesteron sind hauptsächlich die Gebärmutter, die Brustdrüse und das Gehirn. In der Brustdrüse stimuliert es die Entwicklung der Alveolen und der Läppchen. Am Uterus hat Progesteron antiöstrogene Effekte und senkt die Zahl der Östrogenrezeptoren.

Progesteron ist thermogenetisch und wahrscheinlich für die Temperaturerhöhung der 2. Zyklushälfte verantwortlich, die man sich als ein Instrument zur Beantwortung der Frage nach einem stattgehabten Eisprung zunutze macht. Progesteron stimuliert darüberhinaus die Ventilation, so daß es zu Zeiten mit hoher Progesteronkonzentration, d. h. in der Lutealphase und der Schwangerschaft, zu einer Verminderung des alveolären pCO_2 kommt. Auf die Niere hat es wahrscheinlich durch Blockade von Aldosteron am distalen Tubulus natriuretische Wirkung (Tabelle 2.4).

Inhibin. Inhibin, auch ein Glykoprotein, das aus zwei Untereinheiten besteht, wird in den Granulosazellen des Ovars und in den Sertoli-Zellen des Hodens gebildet. Es wirkt direkt in der Hypophyse hemmend auf die FSH-Produktion, ohne jedoch die LH-Sekretion zu beeinflussen.

Die Sekretion ist zyklusabhängig mit niedrigen Werten in der Lutealphase, einem Anstieg in der Follikelphase und höchsten Werten kurz präovulatorisch.

2.1.5 Hormonbestimmungen

Zur Unterscheidung physiologischer und pathologischer Hormonkonzentrationen bzw. Erkennung von Störungen der Funktion endokriner Drüsen ist eine Bestimmung der Hormonkonzentrationen notwendig. Einige Hormone (Prolaktin, Kortisol, etc.) zeigen eine zirkadiane Rhythmik, andere sind zyklusphasenabhängig (LH, FSH, etc.). Außerdem ist bei der Bewertung der hormonellen Spiegel das Alter und das Geschlecht des Patienten zu berücksichtigen.

Zur Diagnostik hormoneller Störungen kommen

- statische und
- funktionelle Teste sowie
- dynamische Bestimmungen zum Einsatz.

Je nach Fragestellung finden diese Teste mit gezielten Hormonanalysen Anwendung.

Mit statischen Hormonbestimmungen wird der Zustand bzw. die Höhe des Hormonspiegels ermittelt. Durch funktionelle Teste werden Reaktivitäten der einzelnen hormonellen Achsen untersucht. Die hypothalamisch-hypophysär-ovariellen Achsen kann man z. B. mit dem Clomifentest überprüfen. Mit Hilfe des TRH-Tests läßt sich der Regelkreis Hypothalamus – Hypophyse – Schilddrüse sowie der negative Feedbackmechanismus der Schilddrüsenhormone (T 3; T 4) prüfen. Eine hypophysäre Insuffizienz kann mit dem GnRH-Test bestätigt oder ausgeschlossen werden.

Die Bestimmung der Hormonkonzentrationen kann aus den verschiedensten Körperflüssigkeiten erfolgen, wie Plasma, Harn und Follikelflüssigkeit. Sie sind ein Maß für das dem Körper zur Verfügung stehende Potential an Transmittern unter Berücksichtigung etwaiger Stoffwechselveränderungen. Die Werte der Hormonbestimmungen sind in Abhängigkeit vom Meßverfahren zu beurteilen. An Hand des Vergleichs mit sog. Normalwerten erfolgt die Beurteilung.

Kennt man die Normwerte der endokrinen Hormonproduktion (Tabelle 2.5) und die Bioverfügbarkeit der Präparate, kann man mit einer geeigneten Hormontherapie Funktionsstörungen und Krankheiten beeinflussen. Durch die Hormontherapie sollen Abwei-

Tabelle 2.5 a. Normalwerte radiometrisch/enzymatisch bestimmter Hormone in Plasma oder Serum peripheren Blutes (Schwankungen je nach Methode)

		Follikelphase	Ovulation	Corpus-luteum-Phase	Postmenopause
GnRH[b]					
LH	mIU/ml	1,1–11,1	17,5 72,9	0,4–15,1	6,8–46,6
FSH	mIU/ml	2,0–17,7	3,1–28,9	1,8–11,7	22,9–167
Prolaktin	ng/ml	3,6–14,8			
17-β-Östradiol	pg/ml	< 5–60	139–299	99–171	< 5–28
Progesteron	ng/ml	< 1,82		3,3–30,0	
Testosteron	ng/ml	0,23–4,15[a]			
Androstendion	ng/ml	0,8–4,5			0,3–2,0
DHEA-S	μg/ml	0,23–4,15[a]			
Kortisol	ng/ml	Morgens: 70–250 Abends < 60			
T3	ng/ml	0,7–2,0			
T4	ng/ml	40–120			
fT3	pg/ml	2,2–4,7			
TSH	mE/ml	0,2–4,0			

Tabelle 2.5 b. Normalbereiche Hormonlabor der Klinik für Frauenheilkunde und Geburtshilfe, Lübeck (Werte entsprechen den Normalbereichen nach Herstellerangaben)

		Männer	Frauen (Reproduktionsphase)			Frauen (Postmenopause)
			Follikelphase	periovulatorisch	Lutealphase	
LH	mIU/ml	0,9–10,6	1,1–11,1	17,5–72,9	0,4–15,1	6,8–46,6
FSH	mIU/ml	2,0–17,7	3,6–16,0	3,1–28,9	1,8–11,7	22,9–167
Östradiol	pg/ml	< 5–48	< 5–60	139–299	99–171	< 5–28
Progesteron	ng/ml	< 2,40	< 1,82		3,29–30,0	
Prolaktin	ng/ml	1,8–14,4		3,6–14,8		
SHBG	nmol/l	13,9–58,8		20,3–131,0[c]		
DHEA-S	μg/ml	0,69–5,04	0,23–4,15[d]			
Testosteron	ng/ml	2,20–9,20	0,20–1,25[d]			

	U/ml				
AFP (α-Fetoprotein)	0–10	10.01–20	20.01–100	100.01–500	> 500
Verteilung der Werte bei Normalpersonen (n = 200)	94%	4.5%	1.5%	0%	0%

[a] Basalwerte zwischen dem 3.–5. Zyklustag.
[b] Aufgrund der kurzen t½ zur Messung im peripheren Blut nicht geeignet!
[c] bei Amenorrhœ: 25,9–107,0 nmol/l, bei Hirsutismus: 14,9–88,2 nmol/l.
[d] Basalwerte zwischen dem 3.–5. Zyklustag
HCG mIU/ml: < 5 (negativ)

chungen des normalerweise harmonischen endokrinen Systems, den hormonbildenden Drüsen sowie der Zielorgane, auf funktionellem Weg beseitigt werden.

2.1.6 Aufbau und Bestimmung von Hormonrezeptoren

Aufbau des Steroidhormonrezeptors

Steroidhormonrezeptoren haben alle einen strukturell ähnlichen Aufbau. Daher sind sie in der Lage nicht nur das spezifische Peptid, sondern auch, aber mit geringerer Affinität, andere Steroide zu binden. Der große Anteil an Strukturhomologie (zwischen 40–50%) zwischen den Steroidhormonrezeptoren impliziert die Existenz einer sogenannten Steroidrezeptor-Superfamilie (Abb. 2.4).

Steroidhormonrezeptoren erfüllen als Regulatormoleküle mindestens 3 Hauptfunktionen. Sie sind in der Lage

- entspechende Hormone mit mehr oder weniger Affinität zu binden (Region E),
- an DNA zu binden (Region C) und
- Gentranskription zu regulieren (Regionen A und B).

Im Gegensatz zu Peptidhormonrezeptoren, die membranständig sind, sind Steroidhormonrezeptoren als nukleäre Rezeptoren intrazellulär und modulieren die Transkription der „Targets". Der Östrogenrezeptor wird als ein Homodimer und der Progesteronrezeptor als heterodimeres Protein charakterisiert. Unterschiedliche Splicevarianten jedes Systems wurden zusätzlich beschrieben (Östrogenrezeptor β1 u. β2). Die biologische Rolle der Varianten unterliegt der derzeitigen Forschung.

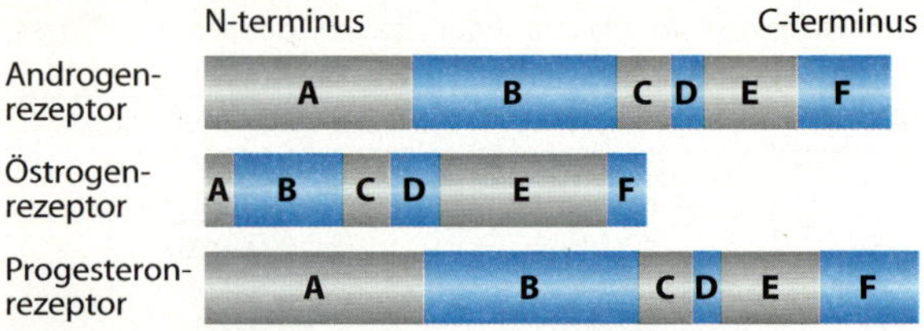

Abb. 2.4. Schematischer Aufbau einiger Steroidhormonrezeptorengene. Einige Rezeptoren wurden von verschiedenen Arbeitsgruppen sequenziert und kloniert. Entsprechend der Aminosäuresequenzhomologie wurden die Rezeptoren in sechs Domänen unterteilt. Das N-terminale Fragment der Rezeptoren zeigt die größte Varianz zwischen den Rezeptoren, in Länge und Aminosäuresequenz. Region *C* wurde als DNA-Bindungsdomäne identifiziert. Region *E* representiert die Steroidbindungsdomäne. Sie ist eine hochkonservierte Region innerhalb der Mammilaria. Zum Beispiel unterscheiden sich der humane- und der Kaninchen-PR nur in einer einzigen AS

Klinische Bedeutung des Steroidhormonrezeptors

Die Bestimmung der Steroidhormonrezeptoren findet häufig bei pathologischen Zuständen, z. B. in Tumoren, Vitamin-D-Verwertungsstörungen u. ä. Anwendung, wenn die alleinige Bestimmung der hormonellen Spiegel keine Aussage über die Funktionslage im Gewebe zuläßt.

Einige der klinisch relevanten, malignen Neoplasien entstehen aus steroidhormonempfindlichen Epithelzellen. Daher sind sie in ihrem Wachstums- und Differenzierungsverhalten hormonabhängig. Die endokrine Therapie mit ovariellen Hormonen und ihren Antagonisten nimmt daher einen entscheidenden Platz in den Behandlungsschemata der Karzinome ein.

Bei Patientinnen mit primärem Mammakarzinom gelten neben dem axillären Lymphknotenstatus, der Größe des Primärtumors, dem Menopausenstatus und der histopathologischen Klassifikation der Östrogen-(ER)-Status, seine abhängigen Proteine und der Progesteron-Status als wichtige, klinisch anerkannte Prognosefaktoren. Es konnte gezeigt werden, daß Patientinnen mit einem hohen ER/PR-Gehalt im Zytosol im Tumorgewebe eine bessere Prognose haben. Zusätzlich ist auch bekannt, daß das Ansprechen auf eine endokrine Therapie besser ist. Mehrheitlich wird in der Literatur dem positiven ER-Nachweis in der Postmenopause eine wesentliche Bedeutung für das Gesamtüberleben zuerkannt. Dem PR wird häufig, wenn überhaupt, nur eine unterstützende Funktion bescheinigt. Der prädiktive Wert des Steroidhormonrezeptorstatus für das Auftreten eines Rezidivs konnte weder für prä- noch postmenopausale Patientinnen ermittelt werden. Die Vorhersage für ein längeres rezidivfreies Intervall wird durch neue Prognosefaktoren, wie unterschiedliche Klassen von Proteasen, deren Inhibitoren und Rezeptoren (Matrixmetalloproteasen, Zysteinproteasen, Aspartyl- und Serinproteasen) sowie die Bestimmung der Mikrometastasierung im Knochenmark besser erfaßt.

Progesteronrezeptor (PR). Der menschliche Progesteronrezeptor (PR) ist ein nukleärer Transkriptionsfaktor, der die Progesteronaktivität am Zielgewebe vermittelt. Derzeit wurden 3 verschiedene PR-Proteine, PR A (81–83 kDa), PR B (116–120 kDa) und PRC' (78 kDa), beschrieben. Der unterschiedliche Gehalt an PR A und PR B läßt auf unterschiedliche Funktionszustände und biologische Aktivitäten schließen.

Der PR pendelt kontinuierlich zwischen Nukleus und Zytoplasma. Der Rezeptor diffundiert in das Zytoplasma und wird aktiv in den Zellkern transportiert. Das gleiche Phänomen wurde für den ER und den Glukokortikoidrezeptor beschrieben.

Androgenrezeptor (AR). Er ist ebenfalls Mitglied der Superfamilie der ligandenvermittelten Transkriptionsregulatoren. Der AR vermittelt die Androgenreaktionen im Zellkern. Jedoch wird auch die Wirkung von verschiedenen Gestagenen, z. B. Medroxyprogesteronazetat (MPA), vom AR vermittelt. Es konnte nachgewiesen werden, daß auch ER/PR-negative Zellen reagieren können. Dies ist durch die Homologie im Aufbau der Rezeptoren möglich.

Die Androgenwirkung erfolgt nicht nur durch den Androgenrezeptor. Es wurde ein androgeninduzierter Wachstumsfaktor, der androgenabhängige Wirkung im malignen Gewebe vermittelt, beschrieben. Androgene scheinen bei der Entstehung von Endometriumkarzinomen eine entscheidende Rolle zu spielen.

Alterationen im Androgenrezeptorgen mit Funktionseinschränkungen des Androgenrezeptors führen zu genetisch determinierten Erkrankungen wie der testikulären Feminisierung.

Vitamin-D-Rezeptor. Angeborene Störungen des Vitamin-D-Rezeptors führen unter anderem zu geringem Kalziumeinstrom in die Zellen, verringertem Knochenwachstum und Haarverlust. Durch Rezeptoranalysen kann man zwischen therapierbaren und therapierefraktären Störungen unterscheiden. Kommt es zur Substitution einer Aminosäure im Bereich der DNA-bindenden „zink-finger-Domäne", führt dies zur Wirkungsstörung des Vitamin-D-Rezeptors. Patienten mit einer derartigen Störung sind therapierefraktär gegenüber einer Behandlung mit Vitamin D.

Gängige Labormethoden für die Routinebestimmung von Steroidhormonrezeptoren

Bis heute existieren für Hormonrezeptoren noch keine Meßdaten die eindeutige Aussagen zum Rezeptorbesatz der Zellen und des Gewebes treffen können. Die Objektivität der Daten ist nicht immer einheitlich. Zwar versucht man durch immer höhere Präzision der Techniken die Daten zu quantifizieren, konnte aber bis heute keine international gültigen Einheiten festlegen. Dadurch ist die direkte Einstufung der erhaltenen Daten und Rückschlüsse auf den Funktionszustand nicht möglich.

Zur Charakteristik der Gewebe und ihres Rezeptorbesatzes kommen verschiedene Verfahren zum Einsatz. Unter Verwendung von Antikörpern und artifiziellen Liganden wurden verschiedene definierte und leicht anwendbare Methoden zur Charakterisierung von Tumoren entwickelt. Sie beruhen alle auf einem Prinzip: Rezeptoren des zu untersuchenden Gewebes binden spezifische Antikörper oder artifizielle Liganden. Diese gebundenen Peptide werden dann, den einzelnen Verfahren angepaßt, detektiert und nach Vergleich mit einer Kontrolle klassifiziert. Das Ergebnis ist eine qualitative Aussage. Die Interobserver-Varianz versucht man heute durch hochtechnisierte Auswerteverfahren so gering wie möglich zu halten; die Möglichkeiten sind z.B:

- Immunhistochemie (IHC),
- biochemische Nachweise (ELISA, RIA),
- In-situ-Hybridisierung (ISH),
- Durchflußzytometrie (FACS) und
- konfokale Laserscanmikroskopie (CLSM).

Immunhistochemie. Die Immunhistochemie (IHC) ist eine leicht durchführbare Methode. Dabei werden poly- und monoklonale Antikörper gegen bestimmte Proteine auf einen Gewebeschnitt aufgebracht und durch nachfolgende Anfärbung sichtbar gemacht. Eine hohe Intra- und Interassayvarianz und die hinzukommende Erfahrung und Subjektivität des Untersuchers brachten die Methode oft ins Kreuzfeuer der Kritik.

> **!** Dabei ist als ***Intraassayvarianz*** die abweichende Färbung innerhalb eines Reaktionsansatzes, als ***Interassayvarianz*** die Abweichung von Färbung zu Färbung und von Labor zu Labor bei Nutzung des gleichen Protokolls zu verstehen.

Durch große Ringversuche und die Versendung von Vergleichsmaterialien versucht man einen einheitlichen Standard in vielen histopathologischen Laboratorien zu erreichen. Von Vorteil ist die Möglichkeit, die Bestimmung sowohl prospektiv am Gefrierschnitt, als auch retrospektiv am Paraffinmaterial durchzuführen.

Heutzutage ist die Analyse der IHC durch den Einsatz der Computertechnologie in der Mikroskopie eindeutiger und reproduzierbarer geworden. Inter-Untersuchervarianzen konnten zunehmend ausgeschaltet werden. Die Mikroskopphotometrie und TV-Densitometrie erbrachten einen gewaltigen Fortschritt.

Die APAAP-Methode (Alkalische Phosphatase – Anti-Alkalische Phosphatase) gilt als eine der sensitivsten und gebräuchlichsten, immunenzymatischen Färbemethoden für die Lichtmikroskopie. Vorteil ist die Zuordnung der nachgewiesenen Proteine zu bestimmten zellulären Strukturen. Eine Unterscheidung zwischen Produktions- und Funktionsort ist dabei nicht möglich.

ELISA/RIA. Eine Bestimmung des Gehaltes eines Gewebes an verschiedenen Proteinen ist u. a. mittels der „enzyme-linked immuno sorbent assay" (ELISA)-Technik oder auch der Radio-Immunoassay (RIA)-Technik möglich. Durch spezifische Antikörper ist der quantitative Nachweis der Antigene möglich. Die Detektion erfolgt entweder enzymatisch oder radioaktiv.

Durch den vorher notwendigen Gewebeaufschluß ist ein Bezug zu den Zellen, aus denen vermeintlich das Antigen stammt, nicht mehr möglich. Je nach Aufschlußmethode wird das zu bestimmende Antigen aus dem Zytosol oder dem Detergentaufschluß bestimmt. Daher ist eine direkte Korrelation zwischen ER/PR-Bestimmungen durch biochemische bzw. IHC-Methoden nicht möglich.

In-situ-Hybridisierung. Die In-situ-Hybridisierung erlaubt die Detektion spezifischer DNA- oder RNA-Sequenzen einer Zelle. Da die Zellen nicht aus ihrem Zellverband gelöst werden, ist eine Zuordnung zur jeweiligen Struktur möglich. Struktur-Funktionsbeziehungen können daraus abgeleitet werden. Der große Vorteil der In-situ-Hybridisierung liegt in der Möglichkeit, direkt genomische Charakteristika, Genaktivität bzw. Nukleinsäuren nachzuweisen und einzelnen Zellen im Gewebeverband zuzuordnen. Die In-situ-Hybridisierung kann sowohl an formalinfixiertem, paraffineingebettetem Gewebe als auch an Gefrierschnitten durchgeführt werden. Da bei der Gefrierschnittechnik zwischen dem Auftauen und der Fixierung des Schnittes die im Gewebe enthaltenen Enzyme aktiviert werden können, findet in der Routine meist das in Paraffin eingebettete Gewebe Einsatz. Die verwendeten Sonden können radioaktiv und in zunehmendem Maße auch nicht-radioaktiv markiert werden. Dadurch ist der Einsatz, wenn auch technisch aufwendig, in der klinischen Routine möglich geworden.

Durchflußzytometrie. Die Durchflußzytometrie ist ein neues Gebiet der Tumorforschung. Die Methode ist relativ schnell, besitzt eine hohe Sensitivität und erlaubt die simultane Messung verschiedener physikalischer und chemischer Eigenschaften einzelner fluoreszent-markierter Zellen und Partikel, verschiedener zellbiologischer Parameter der Tumorzellpopulation oder deren Zellkernen. Die Durchflußzytometrie ist eine breit genutzte Technik, um zelluläre Rezeptoren zu identifizieren und quantifizieren. Damit ist eine Möglichkeit eröffnet, neue biologische, therapeutische und prognostische Kriterien des Tumors zu erfassen. Gleichzeitig zu den Bindungsstudien können Affinitätsuntersuchungen und Rezeptorbesatzanalysen der Zellen durchgeführt werden. Fluoreszent-markierte Antikörper oder Liganden werden für die Durchflußzytometrie eingesetzt. Mittels der Durchflußzytometrie ist ebenfalls eine Zellzyklusanalyse möglich.

Ursprünglich aus der Grundlagenforschung kommend, findet die Durchflußzytometrie derzeit mehr und mehr Einsatz in Forschungslaboratorien und klinischer Routine. Die klinische Relevanz der untersuchten Parameter wird derzeit überprüft und sorgt für eine zunehmende Zahl an diagnostischen und prognostischen Untersuchungen.

Vorteil der Methode ist die Möglichkeit auch verschiedene, getrennt analysierte, lebende Zellarten innerhalb einer Probe zuverlässig, objektiv und in kürzester Zeit (bis zu 3000 Zellen/s) zu untersuchen und Einflüsse und Veränderungen durch die Fixierungsmethoden und Paraffinisierung außer acht zu lassen.

Laserscanmikroskopie. Die exakte Lokalisation der Rezeptoren und die Internalisation der Liganden rükken mehr und mehr in den Blickpunkt des Interesses. Durch bessere Kenntnis der Biologie der Rezeptoren ist eine spezifischere, wirkungsvollere Therapiemöglichkeit gegeben. Ein weiteres Untersuchungsmittel, zum besseren Verständnis der Wirkungsweise der Rezeptoren, ist die konfokale Laserscanmikroskopie (CLSM). Mit ihrer Hilfe ist es derzeit möglich, an einzelnen Zellen, losgelöst aus dem Zellverband, die Untersuchungen durchzuführen. Es liefert quantitative Informationen über die dreidimensionale Struktur mikroskopischer Objekte. Es kann sowohl frisches, als auch Paraffin-fixiertes Material zum Einsatz kommen.

Durch die Mikrodissektion, d.h. unter mikroskopischer Analyse, werden ausgewählte Bereiche des Tumors oder des zu analysierenden Gewebes für die entsprechenden Analysen vorbereitet. So kommt man der eigentlichen Biologie näher.

2.2 Physiologie des menstruellen Zyklus

...

EINLEITUNG
Das Auftreten uteriner Blutungen in regelmäßigen zeitlichen Abständen von normalerweise 28 Tagen ist das äußere Kennzeichen der Geschlechtsreife einer Frau. Die uterine Blutung zeigt dabei den Anfang eines ovariellen Zyklus an, der sich in den gleichfalls zyklisch auftretenden Veränderungen der Gebärmutterschleimhaut widerspiegelt. Diese sind wiederum durch die Veränderungen in der hormonellen Situation der Frau bedingt.

Zyklusrhythmik

Der erste Tag der Menstruation wird als 1. Zyklustag bezeichnet. Im regelhaften Zyklus erfolgt der Eisprung am 14. Zyklustag. Danach folgt die Gelbkörperhormonphase (Lutealphase), die im ovulatorischen Zyklus konstant 14 Tage beträgt.

!

Im Gegensatz zu der im Regelfall nach stattgehabtem Eisprung konstanten Dauer der Lutealphase von 14 Tagen, kann die Phase der Eizellreifung (Follikelphase), die dem Eisprung vorangeht, durchaus variieren.

So können Zykluslängen zwischen 24 und 35 Tagen durchaus normal sein. Ist dagegen im Einzelfall die Lutealphase verkürzt und geht sie mit Blutungsstörungen wie Schmier- oder Zwischenblutungen einher, so muß sie als gestört betrachtet werden. Man spricht dann von einer sogenannen Corpus-luteum-Insuffizienz. Diese wiederum ist meist Folge einer gestörten Eizellreifung.

2.2.1 Der neuroendokrine Regelkreis des menstruellen Zyklus

Die zyklische Funktion des Ovars der erwachsenen Frau ist eingebettet in den Regelkreis der Organsysteme von Hypothalamus, Hypophyse und Ovar (Abb. 2.5). Der Hypothalamus als übergeordnetes Organ setzt in pulsatiler Form das in den Neuronen seines mediobasalen Anteils gebildete Gonadotropin-Releasinghormon (GnRH) frei. Hierbei handelt es sich um ein aus 10 Aminosäuren bestehendes Peptid (Dekapeptid), dessen Isolierung und Charakterisierung 1971 durch die Forschergruppen um Schally und Guillemin erfolgte (Abb. 2.6). Für diese bahnbrechende Arbeit erhielten beide im Jahre 1977 den Nobelpreis.

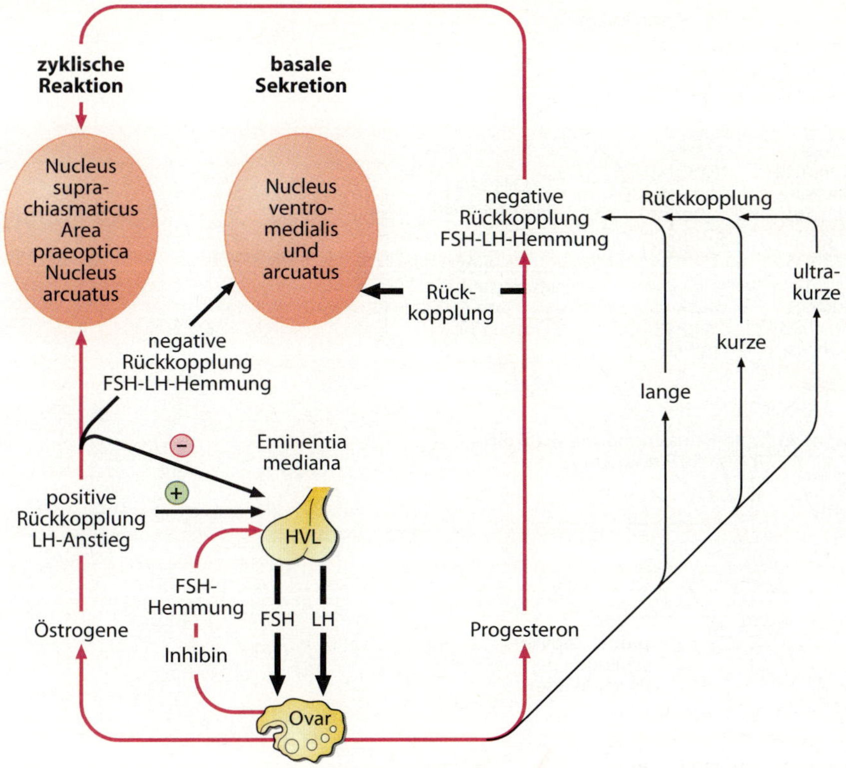

Abb. 2.5. Gegenwärtige Vorstellungen über die Rückkopplung („Feedback") im Regelkreis Hypothalamus – Hypophysenvorderlappen – Ovar (Gonadostat)

	1	2	3	4	5	6	7	8	9	10
GnRH	pGlu	His	Trp	Ser	Tyr	Gly	Leu	Arg	Pro	Gly-NH_2
Goserelin	pGlu	His	Trp	Ser	Tyr	D-Ser	Leu	Arg	Pro	AzGly
Buserelin	pGlu	His	Trp	Ser	Tyr	D-Ser	Leu	Arg	Pro	Ethyl amid
Nafarelin	pGlu	His	Trp	Ser	Tyr	D-Nal (2)	Leu	Arg	Pro	Gly-NH_2
Leuprorelin	pGlu	His	Trp	Ser	Tyr	D-Leu	Leu	Arg	Pro	Ethyl amid
Triptorelin	pGlu	His	Trp	Ser	Tyr	D-Trp	Leu	Arg	Pro	Gly-NH_2
"Nal-Glu"	AcD NAL(2)	D4Cl PHE	DPAL	Ser	Arg	D Glu (AA)	Leu	Arg	Pro	DALA
Antide	AcD NAL	D4Cl PHE	DPAL	Ser	Nic LYS	DNic LYS	Leu	IprLYS	Pro	DALA
Cetrorelix	NAcD NAL(2)	D4Cl PHE	D3PAL	Ser	Tyr	DCit	Leu	Arg	Pro	DALA
Ganirelix	NAcD NAL(2)	D4Cl PHE	D3PAL	Ser	Tyr	DHarg (Et$_2$)	Leu	Harg (Et$_2$)	Pro	DALA

Abb. 2.6. GnRH-Analoga (chemische Struktur)

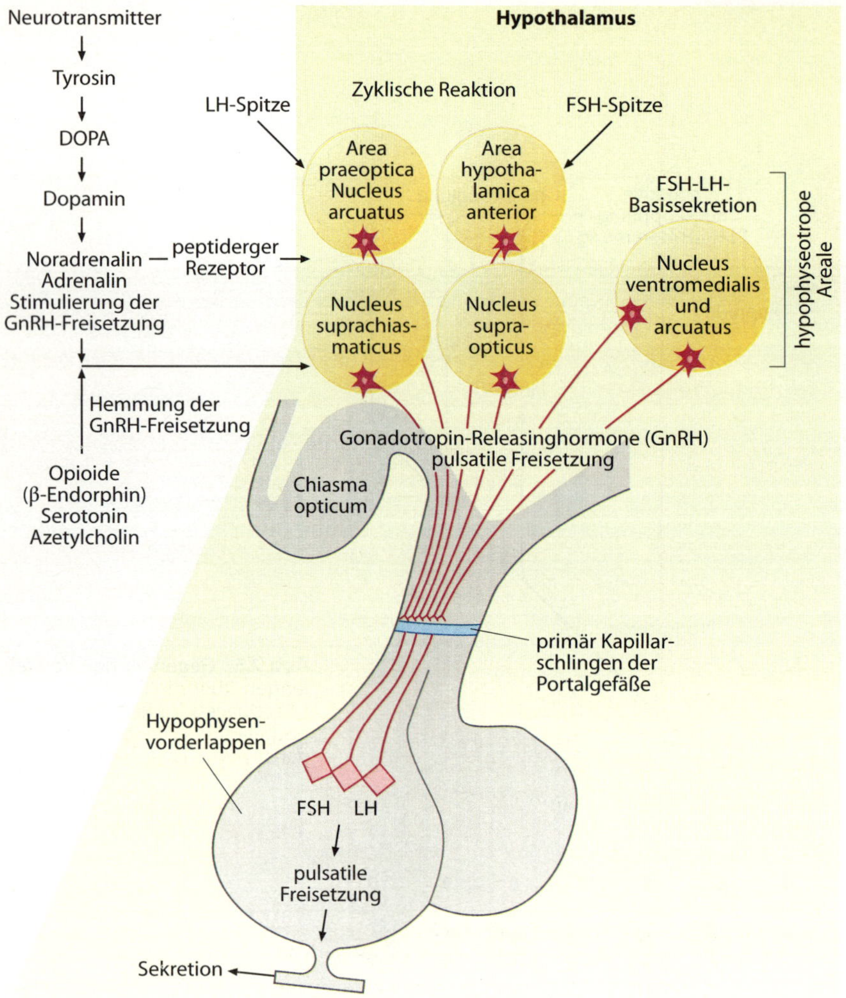

Abb. 2.7. Biochemische und funktionelle Regelung der FSH- und LH-Sekretion im Hypothalamus-HVL-System

Das GnRH gelangt über das hypophysäre Pfortadergefäßsystem zum Hypophysenvorderlappen (Adenohypophyse). Dort bindet es an die GnRH-Rezeptoren der gonadotropen Zellen, die ca. 10 % der Zellmasse der Adenohypophyse ausmachen. Diese gonadotropen Zellen synthetisieren und sezernieren unter dem stimulierenden Einfluß des GnRH die Gonadotropine, follikelstimulierendes Hormon (FSH) und luteinisierendes Hormon (LH; Abb. 2.7).

GnRH

Die pulsatile Sekretion des GnRH aus dem Hypothalamus ist entscheidend für die Aufrechterhaltung der hypophysären und ovariellen Funktion. Die außerordentlich niedrige Konzentration und die kurze Halbwertszeit des GnRH von nur wenigen Minuten gewährleisten, daß jeder GnRH-Puls auch als einzelner stimulierender Impuls von der Hypophyse registriert und mit einer adäquaten Reaktion beantwortet werden kann. Der zeitliche Abstand zwischen zwei Pulsen beträgt beim Menschen etwa 70–90 min. Die Spontanaktivität des sogenannten hypothalamischen Pulsgenerators wird dabei von einer Reihe von Neurotransmittern (Norepinephrin, GABA, Dopamin, Serotonin), Neuropeptiden (Neuropeptid-Y, Proenkephalin, Prodynorphin, Proopiomelanokortin und Kortikotropin-Releasinghormon), endogenen Opioiden (β-Endorphin) und Steroiden (Östradiol, Progesteron, Testosteron) moduliert. So wird unter dem Einfluß der steigenden Progesteronkonzentrationen die Pulsfrequenz in der Lutealphase deutlich gegenüber der Follikelphase verlangsamt (Abb. 2.8). Eine Erhöhung der Pulsfrequenz bis hin zu einer GnRH-Dauerstimulation würde jedoch zu einem völligen Zusammenbruch des Regelkreises und zu einer Einstellung der ovariellen Funktion führen. Diese Erkenntnis hat man sich in den Fällen zunutze gemacht, in denen eine temporäre, aber prinzipiell reversible Kastration einer Patientin angestrebt wird.

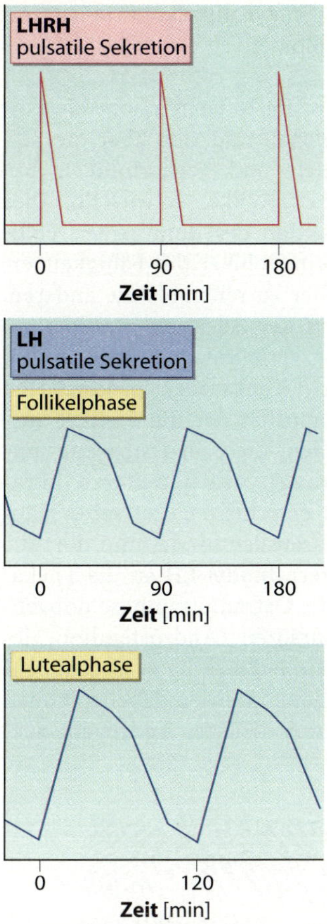

Abb. 2.8. Pulsatile Sekretion von LHRH und LH. In Follikel- und Lutealphase unterschiedliche Höhe und Intervalle

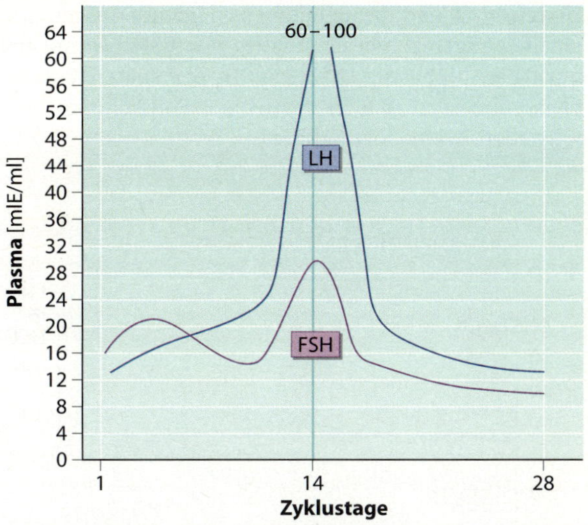

Abb. 2.9. FSH- und LH-Werte im Plasma während des normalen Zyklus

2.2.2 Follikelreifung

Recruitment. Unter dem Einfluß des pulsatil-sezernierten GnRH sezerniert die Adenohypohyse FSH und LH. Übersteigt die Konzentration von FSH im Serum einen bestimmten, individuell unterschiedlichen Schwellenwert (threshhold concentration), so kommt es zur Rekrutierung der sogenannten ***Follikelkohorte*** in beiden Ovarien. Dies bedeutet, daß mehrere Primordialfollikel in den Prozeß der Follikelreifung eintreten. Gleichzeitig wird die Östradiolsynthese und

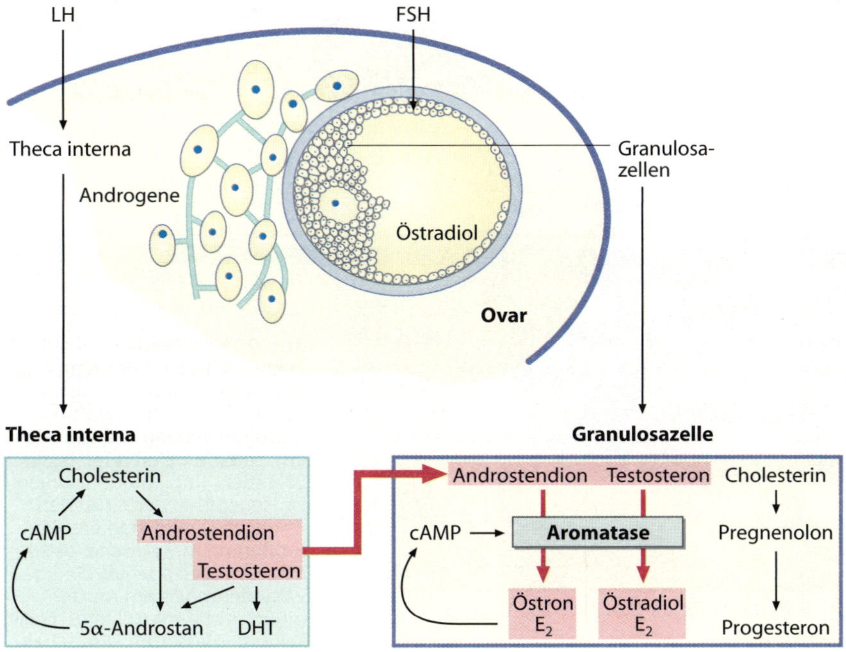

Abb. 2.10. LH stimuliert die Theca interna und die Androgenbildung aus Cholesterin; FSH fördert die Östrogenbildung in den Granulosazellen aus Androgenen über die Stimulierung des Enzyms Aromatase; FSH und LH stimulieren die Progesteronbildung in den Granulosazellen aus Pregnenolon

Sekretion in den die Follikel auskleidenden Granulosazellen angeregt. Dieser Anstieg von FSH beginnt im normalen biphasischen Zyklus in der späten Lutealphase und setzt sich in der frühen Follikelphase des folgenden Zyklus fort (Abb. 2.9).

Dieses „Recruitment“ der Follikelkohorte ist mit dem 3. Zyklustag abgeschlossen.

Selektion. Allerdings wird im Normalfall nur ein Follikel die volle Reife erreichen und sich über die Stadien des Sekundärfollikels und Tertiärfollikels hin zum sprungbereiten Graaf-Follikel entwickeln. Dies bezeichnet man als Selektion des dominanten Follikels. Es bedeutet, daß ein Follikel die Fähigkeit erwirbt, schneller und früher zu reifen als die anderen. Der genaue Mechanismus der Selektion ist nicht geklärt, jedoch scheint das Verhältnis zwischen in den die Follikel umgebenden Thekazellen produzierten Androgenen und der Kapazität der die Follikel auskleidenden Granulosazellen, diese in Östrogene umzuwandeln (Aromatisierung), neben weiteren intraovariellen Mechanismen entscheidend zu sein. Während FSH an die Granulosazellen bindet und dort die Östrogensynthese induziert, bindet LH an die Thekazellen, in denen die für die Östradiolsynthese notwendigen androgenen Präkursoren (Androstendion, Testosteron) gebildet werden. Follikel die in ungenügendem Maße FSH akkumulieren, werden dabei zu hohen Konzentrationen nicht-aromatisierter Androgene aus-

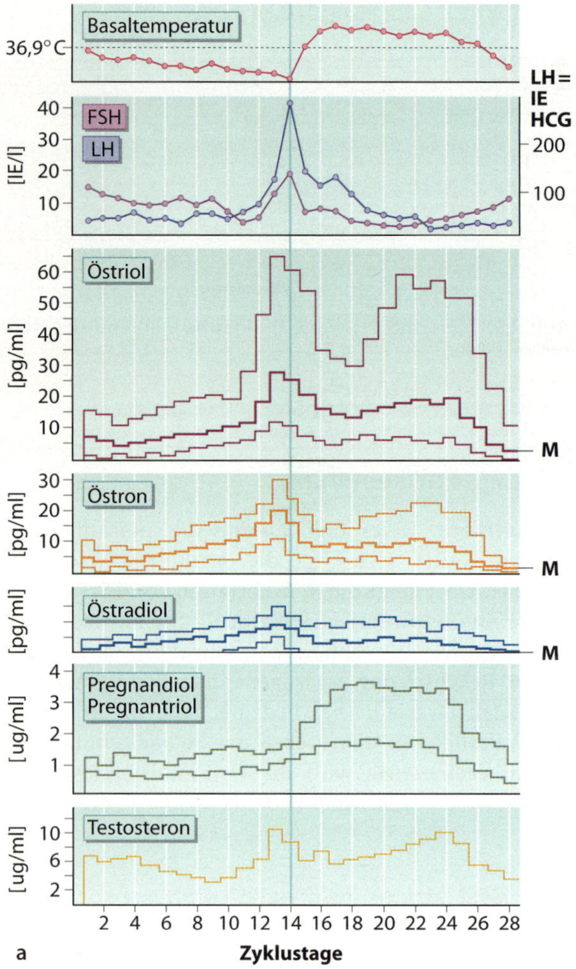

a

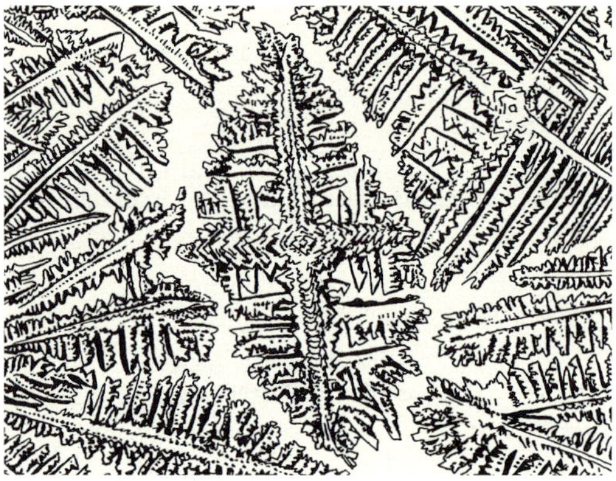

b

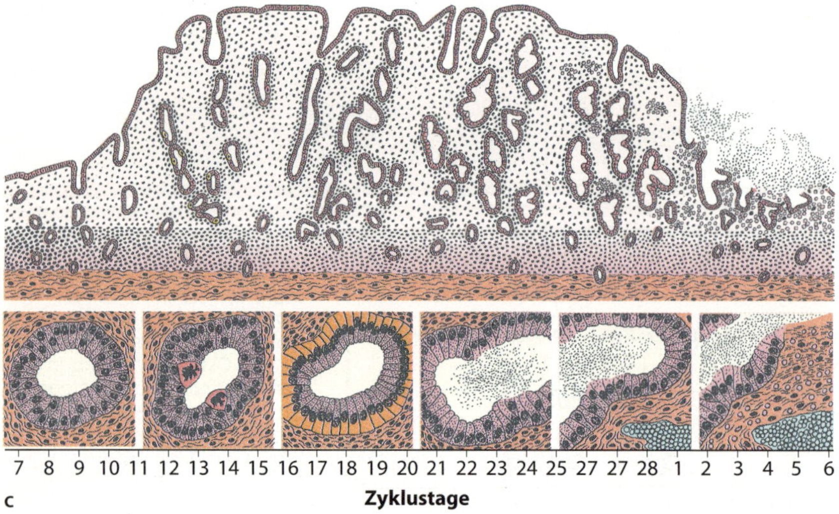

c

Abb. 2.11. **a** Hormonverlauf im Zyklus. *M* Beginn der Menstruation. **b** Farnphänomen im Zervixschleim. Zeichen kräftiger Östrogenwirkung. **c** Endometrium. *Links*: Proliferation. *Rechts*: Sekretion, Implantation. *Unten*: Drüsenepithel der einzelnen Zyklusphasen in stärkerer Vergrößerung. **d** Zyklische, östrogen- und gestagenabhängige Veränderungen am Muttermund und Zervixschleim. Follikeldurchmesser im Ultraschall

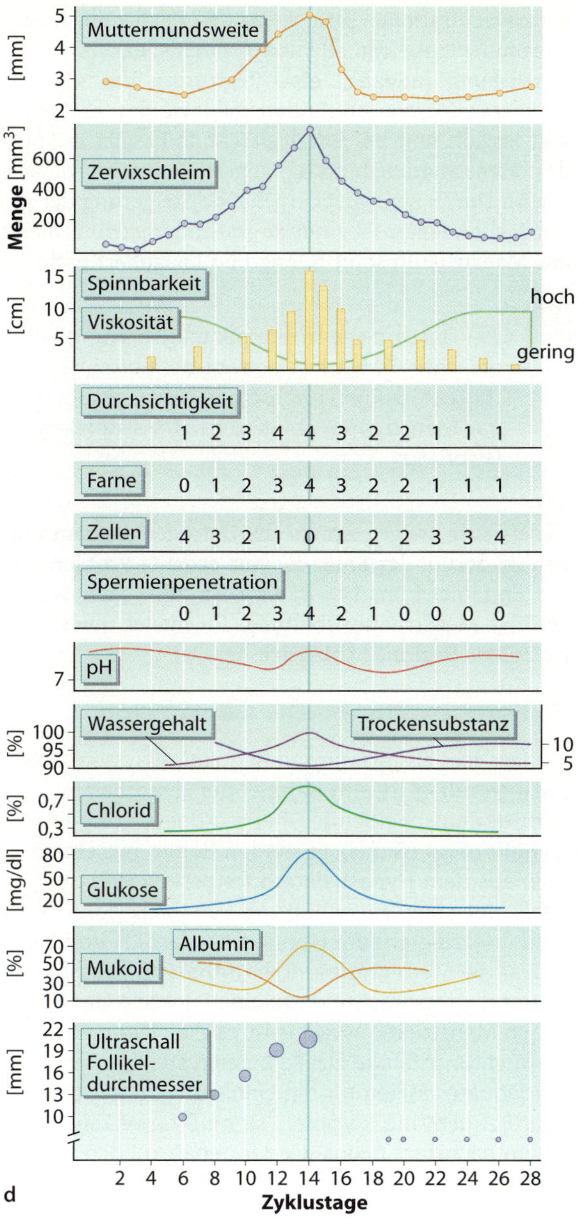

Abb. 2.11 d. (Legende s. S. 34)

gesetzt und gehen durch Atresie zugrunde. Im Gegensatz zu diesen ist die Aromataseaktivität der Granulosazellen des dominanten Follikels funktionell an seine FSH- und LH-Rezeptoren gekoppelt. Angesichts fallender FSH-Konzentrationen und steigender LH-Konzentrationen zur Zyklusmitte hin, stimuliert LH im Falle des dominanten Follikels sowohl die Androgensynthese als auch die Aromatisierung und dadurch die Östrogensekretion. Der dominante Follikel produziert mehr Östrogene als der nicht dominante. Dies spiegelt seinen höheren Bedarf an Androgenen als Substrat für die Aromatisierung wider. Gleichzeitig produziert der dominante Follikel verstärkt Inhibin, ein parakrines Hormon, das zusätzlich die Reifung weiterer Follikel bremst. Die Selektion des dominanten Follikels ist mit dem 7. Zyklustag abgeschlossen (Abb. 2.10). Die Phase des dominanten Follikels ist gekennzeichnet durch einen exponentiellen Anstieg der Östrogene im Serum. Durch das sog. „negative Feedback" kommt es zu einem zwischenzeitlichen Absinken der FSH- und LH-Konzentrationen.

2.2.3 Ovulation

Nach Erreichen einer maximalen Östrogenkonzentration von zwischen 150 und 500 pg/ml Östradiol im Serum, unmittelbar vor dem Sprung des Graaf-Follikels, kommt es zu einer massiven Freisetzung von luteinisierendem Hormon durch die Adenohypophyse („LH-Peak"; „positiver Feedback"). Diese massive Freisetzung von LH ist der eigentliche, die Ovulation auslösende Faktor. Der Eisprung tritt ca. 10–12 h nach dem LH-Maximum ein. Er induziert somit die Bildung des Gelbkörpers, die im Anstieg des Progesterons zum Ausdruck kommt.

Die Ovulation hat eine Blutung aus eingerissenen Thekagefäßen in die Follikelhöhle zur Folge. In dieser entsteht ein kleines Blutgerinsel, das sog. Corpus rubrum.

2.2.4 Corpus luteum

Der Abbau des Corpus rubrum erfolgt durch Granulozyten und Histiozyten und dauert durchschnittlich 3–4 Tage, in denen das in der Follikelhöhle zurückgebliebene, LH-Rezeptoren tragende Granulosaepithel unter dem Einfluß von hypophysärem LH in den Gelbkörper, das Corpus luteum, umgewandelt wird. Dies ist eine kleine, kompakte, temporär aktive Drüse, die das Gelbkörperhormon, das Progesteron, produziert. Die Produktion des Progesterons äußert sich aufgrund seines thermogenetischen Effektes in der hyperthermen Phase des Zyklus. Die Körpertemperatur der Frau steigt nach dem Eisprung um mindestens 0,3 °C innerhalb von 2 Tagen an und bleibt während der 2. Zyklushälfte, die normalerweise 14 Tage dauert, konstant erhöht. Die Messung der morgendlichen Basaltemperatur erlaubt daher, zwischen einem ovulatorischen und einem anovulatorischen Zyklus zu unterscheiden (s. auch Basaltemperaturkurve, Kap. 4.1).

Danach vollzieht sich seine Rückbildung, so daß zum Schluß ein kleines narbiges Residuum verbleibt, das Corpus albicans. Nach dem Abfall des Progesterons setzt die Menstruationsblutung ein, FSH und LH steigen leicht in ihren Konzentrationen an, eine neue Follikelkohorte wird rekrutiert und ein neuer Menstruationszyklus beginnt.

Tabelle 2.6. Hormonelle Stimulation und Wirkung am Erfolgsorgan (Endometrium)

Östrogene	Proliferation des Endometriums
Östrogene + Progesteron	Sekretorische Transformation des proliferierten Endometriums
Absinken der Hormone	Hormonentzugsblutung = menstruelle Blutung

2.2.5 Die Menstruationsblutung

Während in der ersten Hälfte des Menstruationszyklus die Östrogene eine Proliferation des Endometriums bewirken, wird dieses nach stattgehabter Ovulation durch das dann vom Ovar freigesetzte Progesteron sekretorisch transformiert. Dies äußert sich in einem starken Längenwachstum der Drüsen und einer vermehrten Sekretion eines glykogenreichen Schleims, so daß es zu einer weiteren Verdickung der Schleimhaut kommt, die in der 2. Zyklushälfte 7–8 mm stark ist. Bleibt eine Konzeption in dem jeweiligen Zyklus aus, so sinken die Progesteron- und Östrogenkonzentrationen zum Ende des Zyklus ab. Dieser Hormonentzug, vor allem der Entzug der Progesteronwirkung induziert eine Regression des sekretorisch-transformierten Endometriums, das in kurzer Zeit zerfällt und bei Erhalt der Zona basalis in Form der Menstruationsblutung abgestoßen wird (Tabelle 2.6). Durch eine vorübergehende Steigerung der gewebsgebundenen Fibrinolyse im Endometrium bleibt das Menstruationsblut flüssig und koaguliert nicht.

!

Der durch diese Hormonentzugsblutung verursachte Blutverlust beträgt bei normaler Blutungsstärke im Durchschnitt 50 ml. Dabei ist das Menstruationsblut zu ca. 3/4 arteriellen Ursprungs.

Gleichzeitig steigen erneut die Östrogenkonzentrationen im Serum der Frau, die eine erneute Proliferation des Endometriums bewirken. Dies führt zum Versiegen der Menstruationsblutung. Ein neuer menstrueller Zyklus beginnt (Abb. 2.11).

ZUSAMMENFASSUNG

Hormone wirken nur in einem fein abgestimmten Regulationssystem, das anatomisch und funktionell geordnet ist. Am Beispiel der Hypothalamus-Hypophysen-Ovar-Achse ist der entscheidende übergeordnete Pulsgeber das Gonadotropin-Releasinghormon (GnRH). Es wird in Pulsen mit einem Abstand von ca. 70–90 min aus dem Hypothalamus freigesetzt und regt die Hypopyhse zur ebenfalls pulsatilen Ausschüttung von follikelstimulierendem Hormon (FSH) und luteinisierendem Hormon (LH) an. LH und FSH wiederum bewirken am Ovar die Steroidhormonbiosynthese. Dieses Zusammenspiel ermöglicht erst die regelrechte endokrine Funktion der Frau im reproduktiven Alter. Beim Menstruationszyklus ist es Ziel, jeden Monat in der Zyklusmitte eine befruchtungsfähige Eizelle bereitzustellen und dem potentiellen Embryo ein adäquates Milieu für die Einnistung zu verschaffen. Sollte es nicht zu einer Befruchtung kommen, so muß bewerkstelligt werden, daß die Chancen im nächsten Zyklus wieder genauso hoch sind. Mit dem Abbluten der Endometriumschleimhaut (Menstruation) beginnt der neue Zyklus. Der Kreis ist geschlossen.

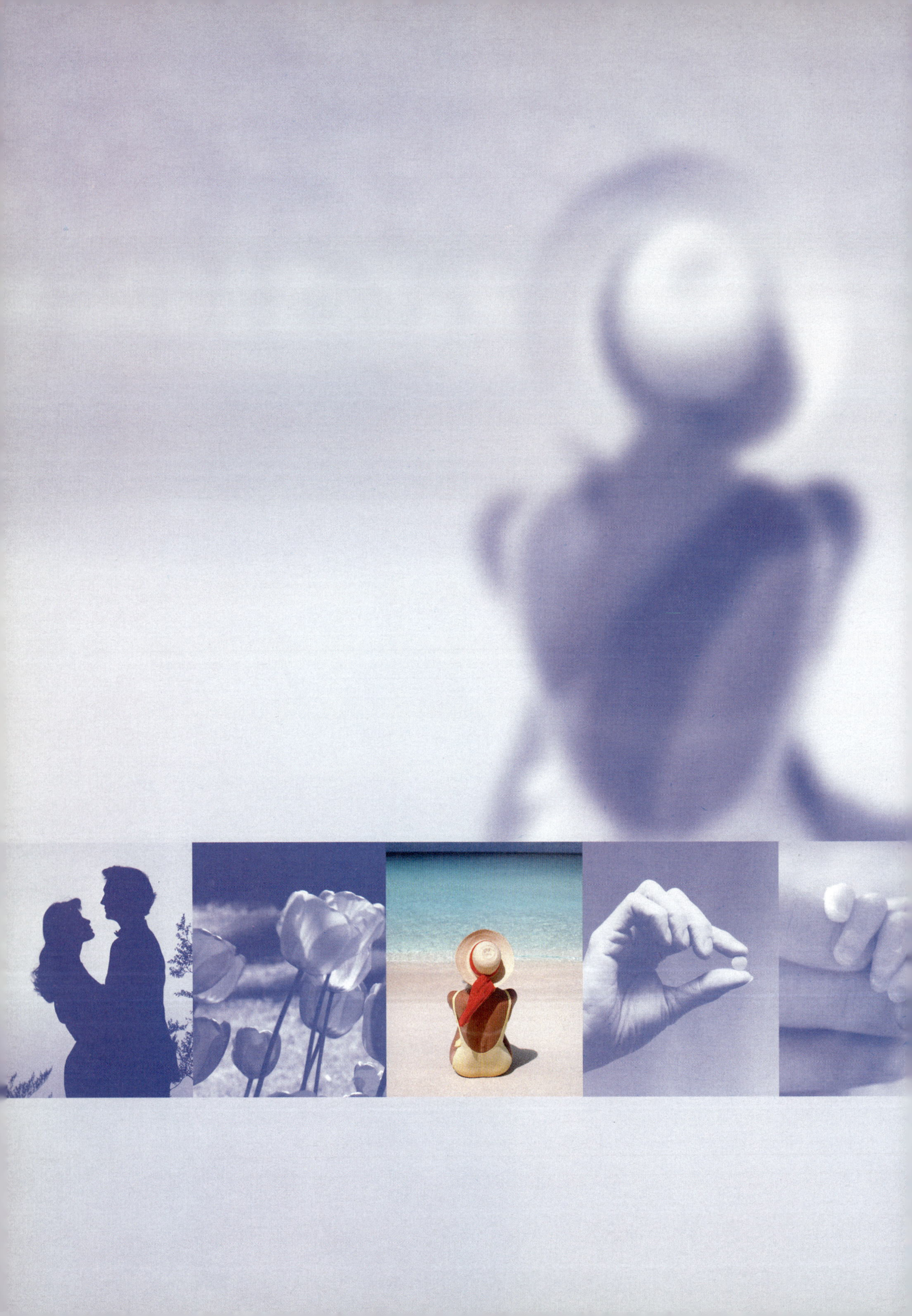

Pathologische Endokrinologie 3

M. Bals-Pratsch, J.M. Weiss und
E. Lehmann-Willenbrock

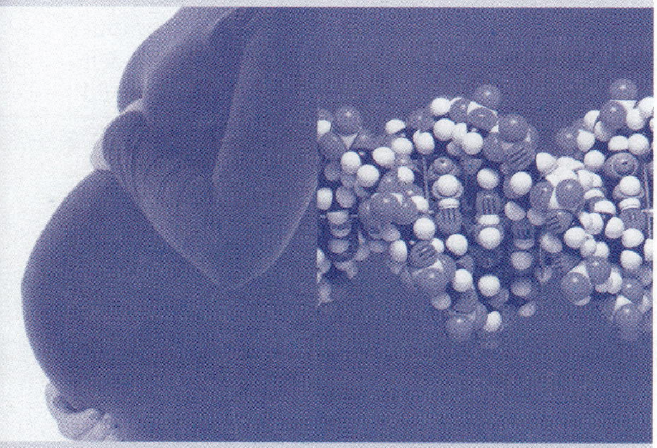

3.1 Ovarialinsuffizienz

Ein Ausfall oder eine Einschränkung der Ovarialfunktion wird als Ovarialinsuffizienz bezeichnet. Funktionsstörungen der Ovarien äußern sich häufig durch Zyklusstörungen.

DEFINITION

Eine ***primäre Amenorrhoe*** liegt vor, wenn nach Vollendung des 15. Lebensjahres die Regelblutung (Menarche) noch nicht eingetreten ist. Eine mögliche Ursache ist die Pubertas tarda. Von einer ***sekundären Amenorrhoe*** spricht man, wenn die Menstruation über 3 Monate ausgeblieben ist und keine Gravidität besteht.

Klassifikation der Amenorrhoe

Die Ursache einer Amenorrhoe kann eine Fehlbildung, eine Erkrankung oder Funktionsstörung der Ovarien sein. Sie kann auf jeder Ebene des Regelkreises Hypothalamus – Hypophysenvorderlappen – Ovar, im Uterus oder in der Vagina sowie in anderen endokrinen Organen liegen. Anatomische Fehlentwicklungen sind nur für ca. 1% der Amenorrhoen verantwortlich. Daher ist ein endokrines Schema zur Einteilung der verschiedenen Formen der Amenorrhoen sinnvoll. Eine Amenorrhoe kann beispielsweise entsprechend der Höhe der Gonadotropinspiegel klassifiziert werden. Dies ist bei Kinderwunsch von prognostischer Bedeutung für den Erfolg einer ovariellen Stimulation. Eine Einteilung in eine normogonadotrope, hypergonadotrope und hypogonadotrope Amenorrhoe ist möglich. Nach dem Serumprolaktinspiegel kann weiter eine hyperprolaktinämische von einer normoprolaktinämischen Amenorrhoe unterschieden werden. Erhöhte Androgene können zu einer hyperandrogenämischen Amenorrhoe führen.

Bei der ovariellen Amenorrhoe ruht in der Regel die generative Ovarialfunktion, so daß es nicht zur Eizellreifung und Ovulation kommt. Bei der hypo- und hypergonadotropen Amenorrhoe mit verminderten oder erhöhten Gonadotropinspiegeln fehlt zusätzlich die endokrine Ovarialfunktion, so daß ein Östrogenmangel besteht.

Bei der primären Amenorrhoe stehen organische Ursachen im Vordergrund, bei der häufigeren sekundären Amenorrhoe handelt es sich vorwiegend um funktionelle Störungen. Entsprechend der Lokalisation der Organstörung unterteilt man in eine hypothalamische, hypophysäre, ovarielle, uterine oder extragenitale Amenorrhoe.

Hypothalamische Amenorrhoe

Die hypothalamische Amenorrhoe beruht auf einem Mangel oder Fehlen der hypothalamischen GnRH-Sekretion, während der Hypophysenvorderlappen und die Ovarien meist funktionell intakt sind.

Funktionelle Störungen. Sie sind die häufigste Ursache der sekundären hypothalamischen Amenorrhoe. Meist handelt es sich um reaktiv-psychische Faktoren, die den neuroendokrinen Stoffwechsel im Hypothalamus beeinflussen und zu einer verminderten GnRH-Sekretion führen. Es kommt zur vermehrten β-Endorphin- und Prolaktinausschüttung, so daß eine Verminderung der pulsatilen LH-Freisetzung und eine niedrigere FSH- und Östradiolkonzentration im Serum resultieren. Zunächst kommt es zum Ausfall der zirkadianen spontanen LH-Episoden. In dieser Phase ist die Spontanheilungsrate hoch. Dauert die psychogene Belastung an, kommt es auch zum Verlust der nächtlichen LH-Pulse mit der Folge einer länger dauernden Amenorrhoe. Im Interesse der Selbsterhaltung des Organismus wird in Streßsituationen der generative Regelkreis zugunsten vitaler Körperfunktionen (Nebennieren- und Schilddrüsenfunktion, Regulation des Zuckerhaushaltes) gedrosselt. Es kommt zu einer hypogonadotropen Amenorrhoe. Besondere Formen der funktionell-hypothalamischen Amenorrhoe sind die Anorexia nervosa sowie die Amenorrhoe bei Leistungssport und Gewichtsverlust.

Anorexia nervosa. Die Anorexia nervosa handelt sich um eine psychogene Eßstörung. Sie tritt meist bei Adoleszenten und jungen Frauen vor dem 25. Lebensjahr auf. Im Vordergrund steht die ausgeprägte Reduktion des Körpergewichtes. Somatische Erkrankungen, die diese Gewichtsabnahme verursachen könnten, fehlen. Es besteht eine gestörte Körperwahrnehmung und Einstellung zur Nahrungsaufnahme. In der akuten Phase kommt es zu einer drastischen Suppression der LH-Sekretion und -Pulsatilität ähnlich präpubertären Mustern. Bei der Anorexia nervosa handelt es sich um ein primär psychiatrisches Krankheitsbild mit ungünstiger Prognose (20% therapeutische Gewinne, 40% spontane Remissionen und 5% infauste Prognose).

Organische Ursachen. Hypothalamische Amenorrhoen sind selten organisch bedingt. Am häufigsten beruht die primäre hypothalamische Amenorrhoe auf einem Mangel an GnRH, der auf Anlage (***kongenitale Aplasie***)- und Reifungsstörungen oder eine pränatale Schädigung der Steuerungszentren zurückzuführen ist. Außerdem können ***Fehlbildungen*** im Bereich des Ventrikelsystems sowie ***Tumoren*** in dieser Region Drucknekrosen des Hypothalamus, und bei Tumorausdehnung auch der Hypophyse, verursachen. ***Trau-***

men wie Schädelhirnverletzungen, degenerative oder ***entzündliche Prozesse*** im Bereich der hypothalamischen Steuerungszentren können in seltenen Fällen zu einer sekundären hypothalamischen Amenorrhoe führen.

Eine seltene, familiär auftretende hypothalamische Amenorrhoe in Kombination mit einer kongenitalen An- oder Hypoosmie durch Fehlentwicklung des Bulbus olfactorius ist das ***Kallmann-Syndrom*** (= olfaktogenitale Dysplasie). Die Verbindung von GnRH- und olfaktorischen Neuronen ist embryologisch dadurch zu erklären, daß beide Neurone einen gemeinsamen Ursprung haben und GnRH-Neurone entlang der olfaktorischen Axone zu ihrem Zielort im Hypothalamus wandern.

Überwiegend ist das männliche Geschlecht betroffen (Inzidenz 1:10.000, bei Frauen 1:50 000). Das Kallmann-Sydrom ist häufig mit einer Rot-Grün-Blindheit oder Nierenfehlbildungen assoziiert. Ein Mädchen mit diesem Syndrom zeigt typischerweise eine verzögerte pubertäre Entwicklung. Eine endokrine Therapie sollte nach Diagnosestellung zur Ausbildung der sekundären Geschlechtsmerkmale und zur körperlichen Reifung begonnen werden.

Hypophysäre Amenorrhoe

Hypophysär bedingte Amenorrhoen beruhen auf einer Schädigung oder Fehlentwicklung der Hypophyse. Die primäre hypophysäre Amenorrhoe ist extrem selten. Auf Grund der großen Reservekapazität der Adenohypophyse kommt es zur gonadalen Insuffizienz erst, wenn der Ausfall mindestens 75 % beträgt. Ein Defizit an Wachstumshormon ist am häufigsten. Es tritt isoliert oder in Kombination mit dem Fehlen anderer troper Hormone auf. Je nach Ausmaß der Läsion sind auch partielle Ausfälle der Gonadotropinsekretion oder auch anderer hypophysärer Steuerungshormone die Folge. Es existieren vereinzelte Berichte eines isolierten Mangels an LH, FSH, TSH und Prolaktin. Ursachen der primären Hypophyseninsuffizienz sind neben Entzündungen (Lues, TBC, Autoimmunhypophysitis) vor allem Tumore mit und ohne endokrine Aktivität (z. B. Kraniopharyngeom). Adenome des Hypophysenhinterlappens können ebenfalls eine Amenorrhoe verursachen. Tritt ein GH-produzierender Tumor vor Abschluß des Längenwachstums auf, kommt es neben der Amenorrhoe zum Hochwuchs, nach Epiphysenschluß zur Akromegalie. ACTH-produzierende Adenome des Hypophysenvorderlappens sind die häufigste Ursache (80 %) für ein Cushing-Syndrom mit der typischen Symptomatik Adipositas, Mondgesicht, Striae, Hypertonie und Hyperglykämie. Neben den endokrinen Symptomen bestehen bei größeren Hypophysentumoren ophthalmologische und neurologische Symptome wie Gesichtsfeldausfälle (Scheuklappenblindheit oder bitemporale Hemianopsie) sowie Kopfschmerzen und röntgenologische Veränderungen der Sella turcica.

Prolaktinom. Der häufigste Hypophysentumor ist das Prolaktinom. Hyperprolaktinämien sind in ca. 20 % der Fälle Ursache einer sekundären Amenorrhoe. Es handelt sich um ein benignes Prolaktin-sezernierendes Adenom. Es werden ***Mikro-*** (< 10 mm Durchmesser) und ***Makroprolaktinome*** (≥ 1 cm Durchmesser) unterschieden. Mikroprolaktinome sind am häufigsten. Die Größe des Adenoms korreliert grob mit der Höhe des Prolaktinspiegels. Kleine Mikroadenome, die die Struktur der Sella turcica nicht verändern, können nur durch CT- und MRT-Untersuchungen erfaßt werden. Therapie der Wahl sind Dopaminagonisten wie Bromocriptin und das langwirksame und gut verträgliche Cabergolin. Eine transnasale-transsphenoidale mikrochirurgische Tumorentfernung ist selten und nur bei großen Makroadenomen erforderlich.

Sheehan-Syndrom. Das Sheehan-Syndrom (postpartale Hypophysenvorderlappeninsuffizienz mit Agalaktie) ist heute nur noch selten zu beobachten. Die Ursache ist eine postpartale Nekrose der Adenohypophyse, die nach Geburtskomplikationen mit schwerer Hämorrhagie und konsekutivem hypovolämischen Schock mit Mikrothrombosierung auftreten kann. Je nach Ausmaß der Nekrose findet man nur den Ausfall der Gonadotropine als alleiniges Symptom (leichte Form) oder auch den Ausfall von ACTH, TSH und Prolaktin.

Ovarielle Amenorrhoe

Für eine ovarielle Amenorrhoe gibt es generell zwei Gründe: fehlende, rudimentär angelegte, hypoplastische Ovarien oder eine erworbene ovarielle Funktionsstörung. Die volle Geschlechtsreife wird entweder nicht oder nur wenige Jahre erreicht. Die Genitalorgane und daraus resultierend die sekundären Geschlechtsmerkmale bleiben bei einer ***kongenitalen Störung*** unterentwickelt. Die seltene primäre Ovarialhypoplasie (reine Gonadendysgenesie) ist durch kleine, parenchymarme Ovarien bei normalem Karyotyp gekennzeichnet. Die echte Gonadenagenesie ist extrem selten.

Aufgrund der ovariellen Störung kommt es zu einer verminderten ovariellen Östrogenproduktion. Als Folge davon sezerniert die Hypophyse vermehrt Gonadotropine (negativer Feedback). Es kommt zur hypergonadotropen Amenorrhoe. Die FSH-Werte sind auf das 10–40 fache, die LH-Werte auf das 5–10 fache im Vergleich zur FSH- und LH-Sekretion bei regelrechter Ovarialfunktion in der Geschlechtsreife erhöht. Diese postmenopausalen FSH-Werte sind gleichzeitig der Schlüssel zur Diagnose.

Gonadale Ursachen stehen unter den primären Amenorrhoen an erster Stelle. In vielen Fällen findet man ***chromosomale Störungen.*** Es betrifft vor allem verschiedene Formen der Gonadendysgenesie (Ullrich-Turner-Syndrom, Swyer-Syndrom, gemischte Gonadendysgenesie, Triplo-X-Syndrom), den Pseudohermaphroditismus masculinus (testikuläre Feminisierung) und den echten Hermaphroditismus (Ovotestes). Unter den sekundären ovariellen Amenorrhoen steht das ***Climakterium praecox*** an erster Stelle. Es kommt zu einer vorzeitigen Erschöpfung des Keimepithels. Eine Ovarialbiopsie zeigt im histologischen Bild nur wenige Primordialfollikel als Korrelat zum Verbrauch der Primordialfollikel im Ovargewebe. Eine spontane Remission kommt daher kaum vor. Allerdings kann das Eintreten der primären Ovarialinsuffizienz einen wellenförmigen Verlauf über Monate zeigen. Dieses kann an schwankenden FSH-Werten und erneuten Regelblutungen erkennbar sein. Beim sogenannten „Resistant-ovary-syndrome" findet man im Gegensatz zum Climacterium praecox einen erhaltenem Follikelapparat mit verschiedenen Reifungsstadien der Follikel. Sie können infolge blokkierender Autoantikörper oder Mutationen im Gonadotropinrezeptor nicht zu präovulatorischen Follikeln heranreifen.

Andere Ursachen der ovariellen Amenorrhoe sind die ***Ovarektomie***, Atrophie durch ***Bestrahlung***, ***Zytostatika*** oder ***schwere Infektionen.*** Auch im Zusammenhang mit einer ***Tubenligatur*** und einem ausgeprägten ***Nikotinabusus*** wird ein vorzeitiges Erlöschen der Ovarialfunktion gesehen. Bei ***Autoimmunerkrankungen*** (Morbus Addison, Hashimoto-Thyreoiditis, Morbus Basedow) kann das Ovar durch zirkulierende Autoantikörper beteiligt sein und eine immunologisch bedingte hypergonadotrope Ovarialinsuffizienz resultieren. Eine immunsuppressive Therapie zur Verbesserung der Ovarfunktion ist auch mit hohen Glukokortikoid-Dosen in diesen Fällen nicht möglich. ***Ovarialtumoren*** können auf mechanischem (Verdrängung oder Zerstörung des Ovarialgewebes) oder funktionellem Weg zu einer Amenorrhoe führen. In letzterem Fall kommt es hauptsächlich bei androgen- oder östrogenproduzierenden Ovarialtumoren durch eine zentrale Hemmung der Gonadotropinausschüttung zu einer Amenorrhoe.

Uterine Amenorrhoe

Die uterine Amenorrhoe ist primär durch eine Fehlanlage oder sekundär durch erworbene Veränderungen des Endometriums bzw. der Gebärmutter bedingt.

> **!** Die Ovarialfunktion ist in der Regel normal. Daher sind die sekundären Geschlechtsmerkmale meist voll ausgebildet.

Der primären uterinen Amenorrhoe liegt häufig eine Uterus- und/ oder Vaginalaplasie oder -fehlbildung zu Grunde (***Mayer-Rokitansky-Küster-Syndrom***). Auch eine zu forcierte Abortkürettage oder Nachräumung im Wochenbett kann zu einer sekundären uterinen Amenorrhoe führen. Diese ist Folge einer vollständigen oder partiellen Entfernung des Endometriums einschließlich der Basalis. Synechien mit einer kompletten oder partiellen Verödung des Cavum uteri sind die Folge (***Asherman-Syndrom***). Sehr selten können auch Entzündungen wie eine Endometritis tuberculosa oder eine schwere puerperale Infektion zur Zerstörung des Endometrium führen.

Extragenitale Amenorrhoe

Funktionsstörungen anderer endokriner Organe wie der Nebennierenrinde und der Schilddrüse können mit einer primären oder sekundären Amenorrhoe einhergehen. Die geeignete Therapie der Grundkrankheit führt meist zu einer Wiederherstellung der reproduktiven Funktion. Häufig führen auch angeborene oder erworbene Störungen der Nebennierenrindenfunktion (klassisches adrenogenitales Syndrom AGS oder „Late-onset-Form") ohne endokrine Therapie zu einer Amenorrhoe. Andere Erkrankungen, wie das Cushing-Syndrom, aber auch Hypothyreosen und schwere Allgemeinerkrankungen wie Leukämie und Morbus Hodgkin können als Begleitsymptom eine Amenorrhoe haben. Pathophysiologisch ist bei der primären Hypothyreose das hypothalamische TRH erhöht, welches die Prolaktinausschüttung stimuliert und somit zu einer hyperprolaktinämischen Amenorrhoe führen kann. Bei einer Diabetikerin kann eine schlechte Einstellung zu Zyklusstörungen bis hin zur Amenorrhoe führen.

3.2 WHO-Klassifikation der funktionellen Ovarialinsuffizienz

Patientinnen mit Zyklusstörungen können entsprechend einem Schema der WHO den Ovarialinsuffizienz-Gruppen I bis VII (1976) zugeordnet zugeordnet werden. Zusätzlich zu ihrem diagnostischen Wert hat sich die WHO-Klassifizierung der Ovarialinsuffizienzen vor allem wegen ihrer therapeutischen Bedeutung für Sterilitätspatientinnen bewährt.

Gruppe I: Hypogonadotrope normoprolaktinämische Ovarialinsuffizienz

Kriterien. Diese Patientinnengruppe ist durch normale Serumprolaktinspiegel, erniedrigte Gonadotropinspiegel und fehlender Entzugsblutung nach exogener

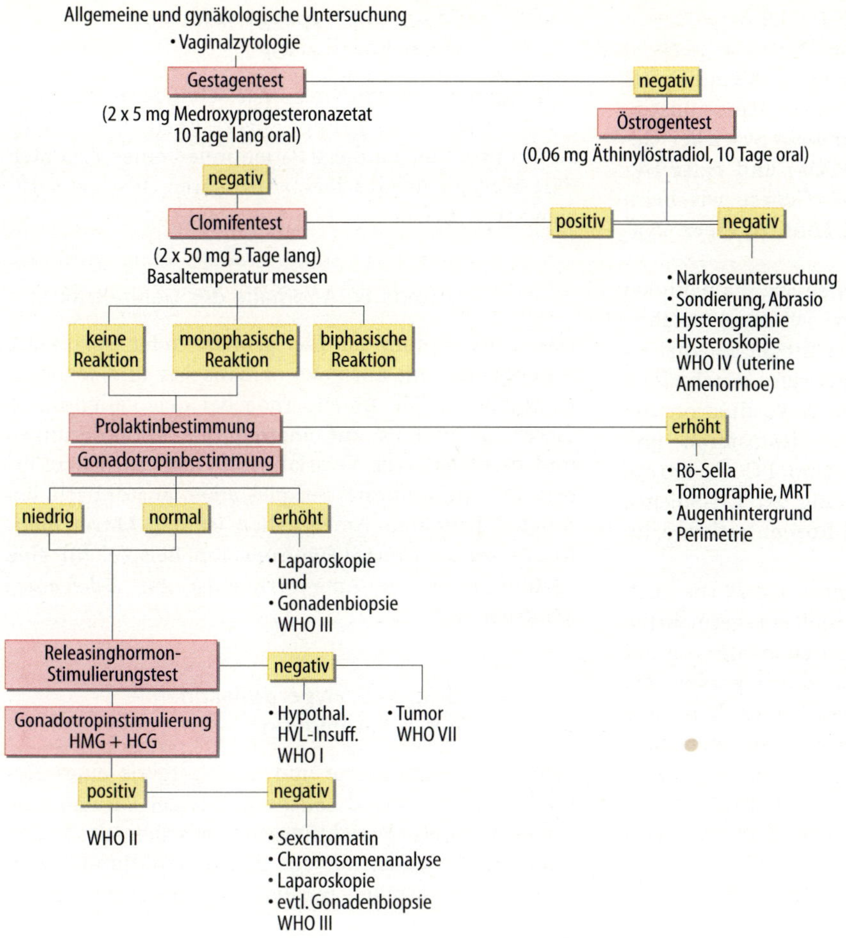

Abb. 3.1. Schema des diagnostischen Vorgehens bei Amenorrhoe

Gestagenzufuhr als Folge des Östrogenmangels gekennzeichnet. Ein Hypophysentumor läßt sich durch radiologische Diagnostik ausschließen.

Amenorrhoische Patientinnen mit einer Pubertas tarda (idiopathische Entwicklungsverzögerung), einem Kallmann-Syndrom, aber auch mit einer chronischen Verlaufsform einer Anorexia nervosa gehören in Gruppe I.

Diagnostik. Die Bestimmung der basalen LH-, FSH-Östrogen- und Prolaktinkonzentrationen ist häufig nicht ausreichend, so daß dann ein GnRH-Test ggf. mit pulsatiler GnRH-Vorbehandlung indiziert ist (siehe Abb. 3.1).

Gruppe II: Normogonadotrope normoprolaktinämische Ovarialinsuffizienz

Patientinnen haben spontane Blutungen (Gruppe IIa) oder sind amenorrhoisch (Gruppe IIb). Letztere haben zumindest einen positiven Gestagentest, d.h. eine Abbruchblutung nach Gestagengabe. Es besteht eine Corpus-luteum-Insuffizienz, bei ausgeprägteren Störungen auch eine Anovulation mit Zyklusstörungen im Sinne von Poly-, Oligo- oder Amenorrhoen (vgl. 3.3.1).

Gruppe IIa. Die ***Corpus-luteum-Insuffizienz*** ist Folge einer inadäquaten Follikelreifung. Dadurch ist der Östrogenanstieg verzögert. Die Östrogen- und Progesteronkonzentrationen sind subnormal. Der Verdacht auf eine Corpus-luteum-Insuffizienz gründet sich auf eine verkürzte hypertherme Phase von unter 11 Tagen oder auf einen treppenförmigen Anstieg der Basaltemperaturkurve. Eine Lutealinsuffizienz kann durch serielle Progesteronbestimmungen objektiviert werden. Auch im anovulatorischen Zyklus kann es zur Follikelreifung kommen. Durch Luteinisierung der Granulosa- und Thekazellen können trotz Ausbluten der Ovulation geringe Progesteronmengen gebildet werden. Dennoch bleibt der thermogenetische Effekt aus und die Basaltemperaturkurve verläuft monophasisch (Progesteron < 13 nmol/l).

Gruppe IIb. Bei diesen Patientinnen liegt eine primäre oder sekundäre Amenorrhoe vor. Ursächlich kann eine unzureichende hypothalamische GnRH-Sekretion wie beispielsweise bei einer akuten ***anorektischen Reaktion***

in der Adoleszenz sein. Der GnRH-Test kann bei diesen Patientinnen im Hinblick auf die Prognose wertvoll sein. Bei guter Reaktion der Gonadotropine auf GnRH sind die Aussichten für eine Spontanremission günstig.

Aber auch eine ***Hyperandrogenämie*** ovarieller Genese wie beim PCO-Syndrom (PCOS) und einer Hyperthecosis ovarii oder adrenaler Genese wie beim Adrenogenitalen Syndrom (AGS) kann zu einer Ovarialinsuffizienz führen.

Im gesamten, massiv entwickelten Stroma befinden sich bei der ***Hyperthecosis ovarii*** neben atretischen Follikeln multiple Inseln hyperplastischer luteinisierter Thekazellen. Sie sind möglicherweise durch einen ovariellen Enzymdefekt mit erhöhter Produktion von Progesteron, 17α-OH-Progesteron, Testosteron und 5α-DHT bedingt. Im Gegensatz zum PCO-Syndrom findet sich keine tonische Erhöhung der LH-Spiegel. Vielmehr sind die LH- und FSH-Konzentrationen im unteren Normbereich.

Ebenso kommt es beim ***konnatalen AGS*** wie auch bei der ***„Late-onset-Form"*** aufgrund der vermehrten adrenalen Androgenproduktion zu einer Störung der Follikelreifung durch Suppression der hypophysären Gonadotropinausschüttung. Es wird spekuliert, daß insbesondere beim Salzverlustsyndrom der intrauterine Androgenexzess möglicherweise zerebrale Strukturen in der Fetalzeit maskulinisiert hat. Dementsprechend würde sich keine zyklische Gonadotropinsekretion entwickeln.

Die klassische konnatale Form fällt direkt postpartal durch ein intersexuelles Genitale unterschiedlicher Ausprägung auf. Die Formen reichen von einer einfachen Klitorishypertropie bis hin zu einer vollständigen Virilisierung des äußeren Genitale mit Ausbildung eines Sinus urogenitalis. Beim unkomplizierten AGS ist nur die Kortisolbiosynthese in der Zona fasciculata gestört, während beim Salzverlustsyndrom, ein 21-Hydroxylase-Defekt auch in der Zona glomerulosa mit einem substitutionspflichtigen Aldosteronmangel besteht. Die „Late-onset-Form" wird in der Pubertät durch eine Virilisierung und progredienten Hirsutismus bei meist gleichzeitig bestehender Ovarialinsuffizienz evident. Der Enzymdefekt läßt sich durch Bestimmung des meist bereits basal massiv erhöhten 17-OHP bzw. des überschießenden Anstieges nach ACTH-Stimulation nachweisen.

> **!** Junge Frauen mit AGS leiden an einem Hirsutismus, einer Zyklusstörung im Sinne einer Oligo- oder Amenorrhoe und haben insbesondere bei virilisiertem Genitale psychische Probleme.

Ein Drittel der Patientinnen kann wegen eines mangelhaft ausgebildeten Introitus vaginae keinen regelrechten Geschlechtsverkehr ausüben.

Gruppe III: Hypergonadotrope Ovarialinsuffizienz

Patientinnen mit primärer oder sekundärer Amenorrhoe werden dieser Gruppe zugerechnet. Im Vergleich zu Gruppe I zeigen diese Patientinnen einen erhöhten FSH-Wert als Ausdruck einer primären Ovarialinsuffizienz (vgl. 3.1).

Gruppe IV: Anomalie des Genitaltraktes

Das Leitsymptom ist die primäre oder sekundäre Amenorrhoe mit normaler somatischer und sexueller Entwicklung. Die Amenorrhoe bei den Patientinnen dieser Gruppe ist auf anatomische Veränderungen und nicht auf eine Ovarialinsuffizienz zurückzuführen. Das bekannteste Beispiel einer anatomisch bedingten primären Amenorrhoe ist das ***Mayer-Rokitansky-Küster-Hauser-Syndrom.*** Ein Beispiel für eine sekundäre uterine Amenorrhoe ist das ***Asherman-Syndrom*** (vgl. 3.1).

Gruppe V: Hyperprolaktinämie mit Tumorbildung

Erhöhte Prolaktinwerte und der Nachweis eines Hypophysentumors sind Leitsymptome der Patientinnen dieser Gruppe. Prolaktinwerte zwischen 1500 und 2000 mU/l deuten auf ein Mikroprolaktinom, während Werte darüber hinaus ein Makroprolaktinom vermuten lassen.

Pathophysiologisch führen erhöhte Prolaktinspiegel zur Aufhebung der pulsatilen LH-Ausschüttung. Eine Störung der Eizellreifung sowie eine herabgesetzte Ansprechbarkeit von Hypothalamus und Hypophyse auf östrogene Stimuli mit Beeinträchtigung der positiven Rückkopplung von Östrogenen auf die LH-Ausschüttung ist die Folge. Es resultiert eine Corpus-luteum-Insuffizienz, ein anovulatorischer Zyklus oder in ausgeprägten Fällen eine Amenorrhoe. Erhöhte Prolaktinkonzentrationen gehen außerdem mit einer verminderten Progesteronbildung einher.

Die hypophysäre Prolaktinsekretion steht über den Portalvenenplexus im Hypophysenstiel unter hemmender dopaminerger hypothalamischer Kontrolle. Liegt eine tumorbedingte Hyperprolaktinämie vor, läßt sich das autonome laktotrophe Tumorgewebe durch Dopamin nicht mehr hemmen. Der hypothalamische dopaminerge Tonus ist stark erhöht und beeinträchtigt die pulsatile GnRH-Sekretion. Bei der Genese von Prolaktinomen werden Östrogene immer wieder als ursächlich diskutiert, zumal Prolaktinome bei Frauen häufiger als bei Männern gefunden werden und während einer Gravidität die laktotrophen Zellen im HVL proliferieren.

Durch die historischen Krankheitsbilder wie das ***Chiari-Frommel-Syndrom*** (Amenorrhoe bei postpartal persistierender Laktation), das ***Argonz-del-Castillo-Syndrom*** (Amenorrhoe, Galaktorrhoe bei erniedrigten Gonadotropinen) und das ***Forbes-Albright-Syndrom*** (Amenorrhoe, Galaktorrhoe und Hypophysentumor) war die Bedeutung des Prolaktins für die Reproduktion schon längere Zeit evident. Die Galaktorrhoe gilt als fakultatives Symptom der Hyperprolaktinämie. Differentialdiagnosen der Hyperprolaktinämie mit einem pathologischen Sellabefund sind: Schwere Hypothyreosen, aber auch die Akromegalie. Letztere geht in 30–50% der Fälle mit einer Hyperprolaktinämie einher. Eine supraselläre Extension eines Hypophysentumors oder Herniation einer suprasellären Zisterne können durch Kompression des Hypophysenstiels und resultierendem Dopaminmangel an der Hypophyse eine sogenannte Entzügelshyperprolaktinämie hervorrufen.

Gruppe VI: Hyperprolaktinämie ohne Tumorbildung

Patientinnen dieser Gruppe unterscheiden sich von Gruppe V durch den fehlenden Tumornachweis. Eine Hyperprolaktinämie ohne Tumornachweis kann funktionell oder aber medikamentös durch Beeinflussung des Dopaminstoffwechsels bedingt sein. Daher muß eine sorgfältige Medikamentenannamnese bei hyperprolaktinämischen Patientinnen erfolgen. Zu den Medikamenten, die Hyperprolaktinämien auslösen können, zählen Dopaminrezeptorblocker bzw. Dopaminentspeichernde Substanzen wie Phenothiazine, trizyklische Antidepressiva, Butyrophenone, Anxiolytika, Reserpin, Methyldopa, Metoclopramid, Sulpirid, Östrogene und Cimetidin.

> **!** Schwangere und stillende Frauen zählen nicht zur Patientinnengruppe VI, da es sich hier um eine physiologische Hyperprolaktinämie handelt.

Gruppe VII: Normoprolaktinämische Ovarialinsuffizienz mit Tumornachweis

In dieser Gruppe werden Patientinnen zusammengefaßt, die einen meist hormoninaktiven Tumor im Bereich der Hypophyse haben. Ähnlich wie in Gruppe I besteht bei einem normalen bis subnormalen FSH-Wert ein Östrogenmangel. Durch Zerstörung und Raumforderung können diese Tumore, bei denen es sich in der Kindheit und Adoleszenz meist um ***Kraniopharyngeome*** handelt, die angrenzenden Strukturen wie die GnRH-produzierenden Neurone in ihrer Funktion beeinträchtigen. Dadurch erklärt sich die Funktionsruhe der Ovarien. Die Patientinnen werden häufig durch eine ***Pubertas tarda*** in Kombination mit Kopfschmerzen, Übelkeit, Gesichtsfeldausfällen und Kreislaufstörungen auffällig. Eine intraselläre Ausbreitung kann mit einer allgemeinen Hypophyseninsuffizienz mit Minderwuchs, Hypothyreoidismus und Nebennierenrindeninsuffizienz vergesellschaftet sein.

Therapie der funktionellen Ovarialinsuffizienz

Die Therapie der funktionellen Ovarialinsuffizienz orientiert sich grundsätzlich daran, ob eine Konzeption erwünscht ist, oder nicht. Liegt ein Tumor der Ovarialfunktionsstörung zu Grunde, so ist eine tumorspezifische Therapie erforderlich.

Substitutionstherapie. Zur Therapie empfiehlt sich die sequentielle oder kombinierte Substitution mit Östrogenen und Gestagenen in physiologischen Dosen. Sie gewährleistet regelmäßige Entzugsblutungen aus einem sekretorisch transformierten Endometrium. Die Folgen eines unbehandelten Östrogenmangels sind die frühzeitige Osteoporose und Herz-Kreislauferkrankungen. Diese Langzeitschäden sind insbesondere für junge Patientinnen fatal. Durch die psychotrope Wirkung von Östrogenen kann außerdem die Neigung zur depressiven Verstimmung, Reizbarkeit und zu Schlafstörungen günstig beeinflußt werden. Bei der Gonadendysgenesie empfiehlt sich in der Adoleszenz zunächst eine niedrige Dosierung der Östrogene, da möglicherweise so eine Verbesserung des Längenwachstums erreicht werden kann.

> **!** Die alleinige Östrogensubstitution ist grundsätzlich kontraindiziert, da unter einer solchen Monotherapie das Risiko von Korpuskarzinomen erhöht ist. Eine Ausnahme besteht nur bei hysterektomierten Frauen.

Natürliche, konjugierte Östrogene sind wegen günstigeren Wirkungen auf den Stoffwechsel dem Äthinylöstradiol als synthetischem Östrogen in oralen Kontrazeptiva vorzuziehen. Es gibt Östrogen-Gestagen-Kombinationen als monophasische oder abgestufte Kombinationspräparate sowie Sequenzpräparate. Die Präparate unterscheiden sich hauptsächlich hinsichtlich des Gestagenanteils mit den bekannten verschiedenen Partialwirkungen (antiandrogen, androgen, etc.). Es stehen neben Östrogengelen auch inzwischen therapeutische Systeme (Membranpflaster oder Matrixpflaster) für eine sichere transdermale Östrogensubstitution zur Verfügung. Die Östrogenpflaster müssen üblicherweise mit einer zyklusgerechten peroralen Gestagentherapie kombiniert werden. Es sind heutzutage auch Kombinations„pflaster“ für eine sequentielle (Estracomb TTS®) oder kombinierte Substitutionstherapie (Estragest®) verfügbar. Wünscht eine Patientin eine Substitutionstherapie mit sicherem kontrazeptiven Schutz, sind niedrig dosierte Ovulationshemmer bei großer Auswahl an Fertigpräparaten indiziert.

Therapie der Ovarialinsuffizienz bei Kinderwunsch. Siehe hierzu Kap. 5. Die Sterilitätsbehandlung richtet sich nach der Form der Ovarialinsuffizienz (Gruppen I–VII nach WHO). Meist handelt es sich um eine ovarielle Stimulationsbehandlung.

3.3 Zyklusstörungen

EINLEITUNG

Unter dem Begriff Zyklusstörungen sind Abweichungen vom normalen Menstruationszyklus zusammengefaßt. Es werden Störungen des Blutungsrhythmus, des Blutungsmusters, azyklische und dysfunktionelle Blutungen und Zusatzblutungen unterschieden. Organische Veränderungen wie Myome, Polypen und Karzinome können ebenfalls Blutungsstörungen verursachen. Die Art der Zyklusstörung wird graphisch im sog. Kaltenbach-Schema dargestellt (Abb. 3.2).

Eumenorrhoe. Eine Eumenorrhoe (normale Regelblutung) liegt vor, wenn die Blutung 3–7 Tage dauert, alle 21–35 Tage eintritt, nicht übermäßig stark – der gesamte Blutverlust sollte weniger als 80 ml erreichen – und nicht schmerzhaft ist. Die Variabilität der Zykluslänge sollte jedoch in mehreren aufeinanderfolgenden Zyklen nicht mehr als 5 Tage ausmachen. Im Mittel beträgt die Dauer der Menstruation 4–5 Tage, der Blutverlust ca. 50 ml und das Blutungsintervall 27–28 Tage. Tatsächlich sind allerdings sind nur 10–15 % aller Zyklen genau 28 Tage lang.

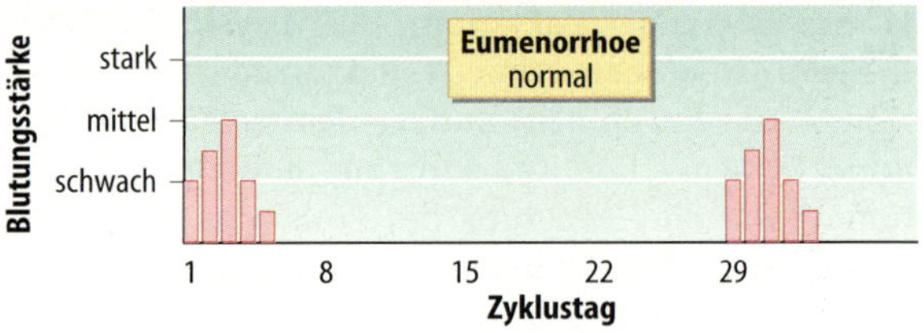

Abb. 3.2. Kaltenbach-Schema bei normaler Blutung

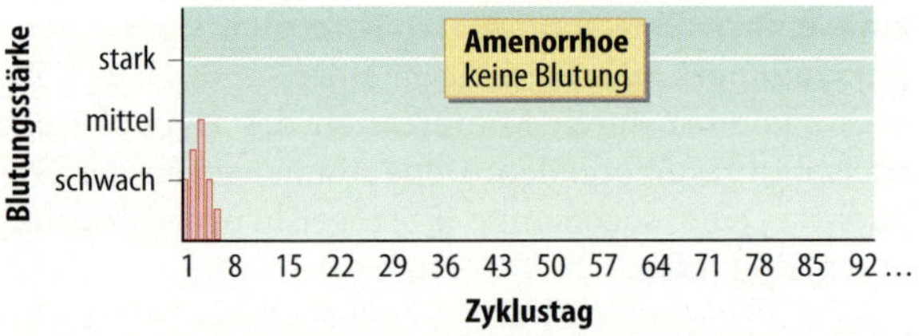

Abb. 3.3. Kaltenbach-Schema bei Amenorrhoe

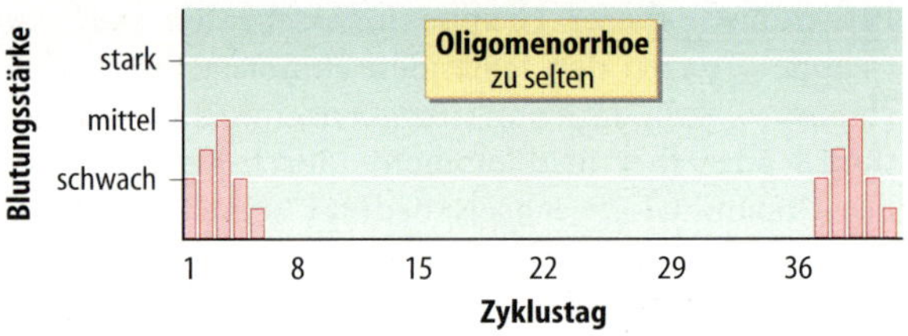

Abb. 3.4. Kaltenbach-Schema bei Oligomenorrhoe

3.3.1 Regeltempostörungen

DEFINITION

Störungen des Blutungsintervalles, auch Regeltempostörungen genannt, sind Deviationen der Blutungsabstände bei meist erhaltener Zyklizität der Menstruation.

Im Extremfall finden keine Regelblutungen statt. Tempostörungen haben bei ovulatorischen Zyklen ihre Ursache in einer ***Verkürzung oder Verlängerung der Follikelphase.*** Es schließt sich häufig eine normale Corpus-luteum-Phase an. Allerdings kann auch gerade die Gelbkörperphase als Folge einer unzureichenden Follikelreifung Ursache der Tempostörung sein.

Auch bei anovulatorischen Zyklen können Rhythmusstörungen auftreten.

Wird nur eine Regulierung des Zyklus gewünscht, kommen Östrogen-Gestagen-Kombinationspräparate oder zyklisch Gestagene zum Einsatz. Besteht Kinderwunsch, ist eine ovarielle Stimulationsbehandlung indiziert.

Amenorrhoe. Eine Amenorrhoe (keine Regelblutung) ist definiert als das Fehlen oder Ausbleiben der Regelblutung ***länger als 3 Monate*** (vgl. 3.1, Abb. 3.3). Während einer ***Gravidität und Stillperiode*** handelt es sich dabei um einen physiologischen Zustand.

Oligomenorrhoe. Ist der Abstand zwischen zwei Blutungen länger als 35 Tage, liegt eine Oligomenorrhoe vor (zu seltene Regelblutungen, Abb. 3.4). Die Oligomenorrhoe gehört zu den häufigen Zyklusstörungen und kann bereits nach der Menarche als ***primäre Oligomenorrhoe*** auftreten. Besonders häufig ist die ***sekundäre Oligomenorrhoe*** bei perimenopausalen Frauen als Zeichen einer beginnenden Ovarialinsuffizienz zu beobachten. In der Entwicklung einer hypothalami-

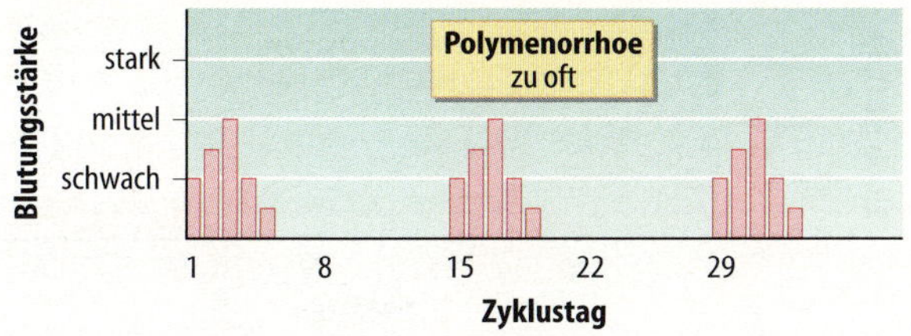

Abb. 3.5. Kaltenbach-Schema bei Polymenorrhoe

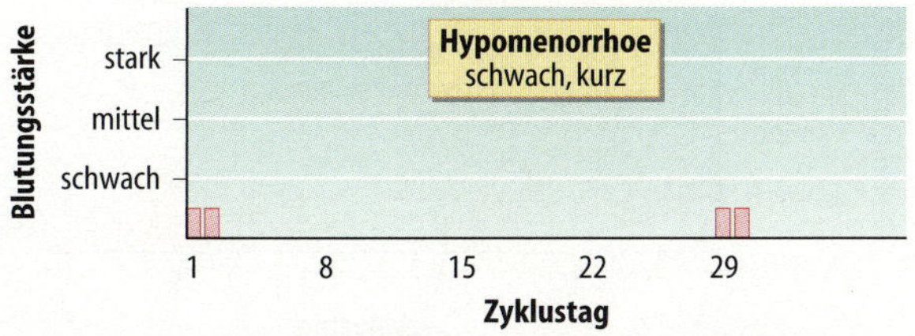

Abb. 3.6. Kaltenbach-Schema bei Hypomenorrhoe

schen Amenorrhoe aus einer Eumenorrhoe kann die Oligomenorrhoe eine Zwischenstufe darstellen. Bei ovulatorischen Zyklen ist die Follikelphase aufgrund einer verzögerten Follikelreifung und nicht die Gelbkörperphase verlängert. Sie ist verkürzt oder normal.

Polymenorrhoe. Ist der Zyklus kürzer als 21 Tage, handelt es sich um eine Polymenorrhoe (zu häufige Regelblutungen, Abb. 3.5).

> **!** Als kürzeste Dauer eines biphasischen Zyklus werden 21 Tage angenommen.

Die Blutungsstärke ist meist normal, kann jedoch auch verstärkt sein (***Hyperpolymenorrhoe***). Es wird ein breites Spektrum an Störungen beobachtet:

- verkürzte Follikelphase bei normaler Corpus-luteum-Phase,
- normale Follikelphase bei verkürzter Corpus-luteum-Phase oder
- anovulatorische Zyklen (monophasische Polymenorrhoe).

Anhand der Basaltemperaturmessung kann die Form der Polymenorrhoe erkannt werden.

> **!** Eine Polymenorrhoe macht dann eine Hormonbehandlung notwendig, wenn die gehäuften Blutungen gleichzeitig verstärkt sind und aus dem Blutverlust eine ***sekundäre Anämie*** resultiert.

3.3.2 Regeltypusstörungen

DEFINITION
Unter Regeltypusstörungen werden Anomalien des Blutungsmusters zusammengefaßt. Es liegt eine verstärkte, eine verminderte und verkürzte oder eine verlängerte Regelblutung vor.

Regeltypusanomalien werden im Gegensatz zu den Regeltempostörungen mit verändertem Blutungsintervall vorwiegend durch organische Störungen verursacht.

DEFINITION
Bei einer ***Hypomenorrhoe*** beträgt der Blutverlust weniger als 25 ml. Eine ***Hypermenorrhoe*** liegt vor, wenn der Blutverlust 150 ml übersteigt. Von einer ***Menorrhagie*** spricht man, wenn die Regelblutung länger als 7 aber kürzer als 14 Tage dauert.

Hypomenorrhoe. Zu schwache Regelblutungen sind meist auf 1–2 Tage oder gar nur Stunden verkürzt und werden durch endometriale Störungen verursacht (Abb. 3.6). So kann beispielsweise eine Gestagenbehandlung über mehrere Wochen zu einer Atrophie des Endometriums führen. Eine prämenstruelle Regression oder unvollkommene, d.h. oberflächliche Abstoßung des Endometriums können weitere Ursachen sein (dysfunktionelle Störung). Das ***Asherman-Syndrom*** (vgl. 3.1.), kann auch Ursache einer zu schwachen Regelblutung sein.

Eine Hypomenorrhoe ist bei ovulatorischen Zyklen nicht zwingend behandlungsbedürftig. Bei Therapiewunsch der Patientin kann eine Östrogen-Gestagen-Sequentialtherapie oder eine hochdosierte Östrogentherapie zum Aufbau des Endometriums erwogen werden. Besteht jedoch bei einer anovulatorischen Zyklusfunktion eine unterregelstarke Blutung, ist vor allem bei Kinderwunsch eine sorgfältige endokrinologische Abklärung erforderlich. Dabei ist vor allem an hyperandrogenämische und hyperprolaktinämische Störungen zu denken. Bei der klinischen Untersuchung sollte auf die Leitsymptome Hirsutismus bzw. Galaktorrhoe geachtet werden.

Hypermenorrhoe. Die Ursachen der Hypermenorrhoe sind ca. 80% organisch, 15% funktionell und 5% extragenital (Abb. 3.7). Die Kontraktionsfähigkeit des Uterusmuskels kann durch organische Störungen wie intramurale und submuköse Myome, Endometriose des Myometriums (Endometriosis genitalis interna = Adenomyosis uteri), entzündliche und narbige Prozesse (Adnexitis, Parametritis, Endometritis), Uterushypoplasie (muskelschwacher Uterus), Retroflexio

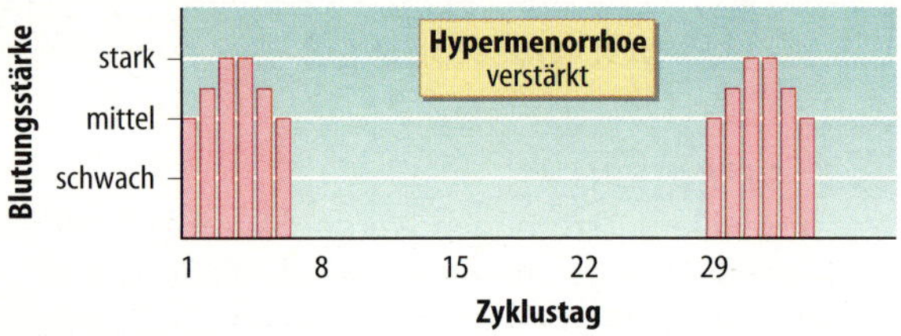

Abb. 3.7. Kaltenbach-Schema bei Hypermenorrhoe

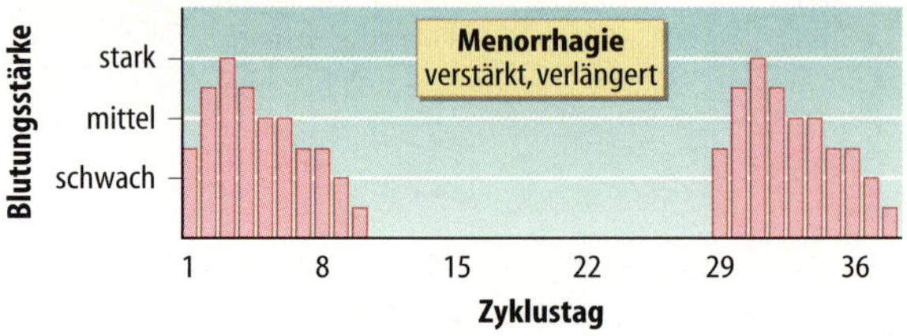

Abb. 3.8. Kaltenbach-Schema bei Menorrhagie

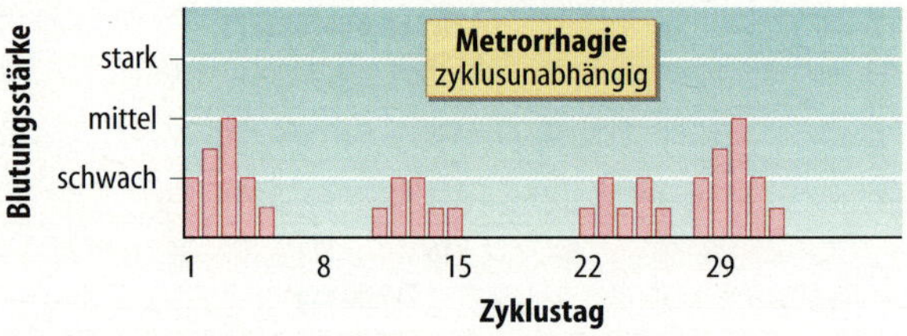

Abb. 3.9. Kaltenbach-Schema bei Metrorrhagie

uteri, Polypen und Karzinome des Endometriums sowie auch Intrauterinpessare eingeschränkt sein. Hormonelle Ursachen wie beispielsweise ein Gestagendefizit mit mangelhafter Transformation des Endometriums sowie eine lokale Hyperfibrinolyse können ebenfalls eine überregelstarke Blutung bedingen. Allgemeinerkrankungen, eine venöse Stauung im kleinen Becken, Gerinnungsanomalien wie Thrombozytopenie, Thrombasthenien oder durch die Einnahme von Antikoagulantien (Kumarinderivaten) sind weitere, wenn auch seltene Ursachen. Der Grad einer sekundären Anämie sowie der Abgang von Koageln sind wichtige Hinweise für die Blutungsstärke. Durch eine gynäkologische Untersuchung und Sonographie der Genitalorgane läßt sich die Ursache meist rasch ermitteln. Eine fraktionierte Abrasio dient nicht nur zur Blutstillung, sondern auch zum Ausschluß von benignen und malignen Neubildungen wie Polype oder dem Endometriumkarzinom.

Menorrhagie. Eine zu starke und verlängerte Regelblutung wird als Menorrhagie bezeichnet und hat meist die selben organischen Ursachen wie die Hypermenorrhoe (Abb. 3.8).

> **!** Vor- bzw. Nachblutungen können zu einem der Menorrhagie ähnlichen Blutungsmuster führen. Diese funktionell bedingten Blutungen sind in der Regel relativ schwach und damit von der Menorrhagie meist leicht zu unterscheiden.

Therapie bei Regeltypusstörungen

Bei organisch oder extragenital bedingten Hypermenorrhoen muß eine kausale und damit oft operative Behandlung erfolgen. Bei schwächeren Hypermenorrhoen ist oft ein Therapieerfolg bereits durch eine gestagenbetonte Östrogen-Gestagen-Kombination möglich (z. B. täglich vom 5.–25. Zyklustag). Eine weiterere Therapiemöglichkeit besteht in der hochdosierten Gestagentherapie, welche zur Atrophie des Endometriums führt (5.–25. Zyklustag täglich 10–20 mg Norethisteronacetat). In bedrohlichen Fällen wird die medikamentös induzierte, reversible therapeutische Amenorrhoe durch mehrmonatige kontinuierliche Anwendung angestrebt, beispielsweise durch Gabe von Danazol, einem GnRH-Analogon (z. B. Triptorelin, Goserelin) oder neuerdings auch von einem GnRH-Antagonisten (Cetrotide). Diese antigonadalen Medikamente werden vor allem zur konservativen Behandlung oder präoperativen hormonellen Vorbehandlung von Myomen sowie der Endometriose eingesetzt. Flankierend kommen Uterotonika (Sekalepräparate) sowie antifibrinolytischer Hämostyptika zum Einsatz. Die Hysterektomie sollte bei abgeschlossener Familienplanung und unbefriedigendem konservativen Behandlungserfolg erwogen werden (in besonderen Fällen auch hysteroskopische Endometriumablation möglich). Bei der Menorrhagie kommen grundsätzlich die gleichen Behandlungen wie bei der Hypermenorrhoe in Betracht.

3.3.3 Azyklische Dauerblutung (Metrorrhagie)

DEFINITION

Eine Metrorrhagie (azyklische oder dysfunktionelle Dauerblutung) ist eine unregelmäßige, länger als 14 Tage anhaltende, zyklusunabhängige Blutung (Abb. 3.9).

Organische Ursachen sind:

- Uteruskarzinome (Tuben-, Endometrium- und Zervixkarzinome),
- submuköse Myome,
- Polypen der Korpusschleimhaut,
- schwere Endometritis und
- Granulosazelltumor (östrogenbildender Ovarialtumor).

Als weitere Ursachen kommen Intrauterinpessar oder Blutungsanomalie unter Ovulationshemmern in Betracht. Eine gestörte Frühschwangerschaft (Abort, ektope Gravidität) ist immer auszuschließen. Mit Ausnahme der juvenilen Blutungsstörung erfordert jede Dauerblutung eine diagnostische Klärung durch eine fraktionierte Abrasio. Die weitere Therapie richtet sich bei organischen Störungen nach dem Grundleiden.

Follikelpersistenz. Die Follikelpersistenz ist vor allem in der Adoleszenz (juvenile Blutung) sowie in der Prä- und Perimenopause die dominierende Ursache für eine Dauerblutung. Trotz einer Follikelreifung erfolgt keine Luteinisierung. Es findet keine Ovulation statt, der Follikel bleibt bestehen und bildet über 5–8 Wochen weiterhin Östrogene. Dieses führt zu einer unphysiologisch langen Endometriumproliferation und Entwicklung einer glandulär-zystischen Hyperplasie. Nach mehreren Wochen kommt es in Folge eines relativen Östrogenmangels zu einer Durchbruchblutung. Die Blutungen treten zunächst herdförmig auf und erfassen schließlich immer größere Bezirke des Endometriums. Die Schleimhaut wird durch die fehlende gestageninduzierte Tranformation verzögert abgestoßen. Typischerweise kommt es zu einer Dauerblutung, die sehr stark werden kann.

> **!** Klinisch ist der Verlauf typischerweise durch ein blutungsfreies Intervall von 4–8 Wochen charakterisiert, welches der Durchbruchsblutung vorausgeht.

Die Sonographie zeigt den persistierenden Follikel und weist damit auf die Diagnose. Die Kürettage mit histologischer Bestätigung einer glandulär-zystischen Hyperplasie ist für die Sicherung der Diagnose unerläßlich. Bei länger bestehender Dauerblutung kann die Schleimhaut fast völlig abgestoßen sein, so daß bei einer Abrasio nur noch Reste zu finden sind (= abgeblutete glandulär-zystische Hyperplasie).

Therapie der azyklischen Dauerblutung

Die Therapie richtet sich nach der Dauer der Blutung. Die kombinierte Östrogen-Gestagen-Gabe über 10–14 Tage führt bei kürzeren Dauerblutungen innerhalb von 3–4 Tagen zur Blutstillung. Etwa 2–3 Tage nach Absetzen der Tabletten tritt eine Hormonentzugsblutung ein. Bei längeren Blutungen (> 3 Wochen) ist zur Blutstillung zunächst die Epithelialisierung und danach der zyklusgerechte Aufbau des Endometriums durchzuführen. Das kann durch eine orale oder parenterale Sequentialtherapie mit Östrogenen und Gestagenen erfolgen. Nach jeder erfolgreichen Blutstillung empfiehlt sich eine hormonelle Prophylaxe über 3–6 Zyklen mit Östrogen-Gestagen-Kombinationen.

Die juvenile Dauerblutung bei Follikelpersistenz wird vorzugsweise mit Dydrogesteron (Duphaston) behandelt. 20–30 mg pro die über 10–12 Tage dienen zur Transformation des Endometriums. Auch hier empfiehlt sich eine prophylaktische Weiterbehandlung über 3–6 Zyklen. Nur bei Versagen der Hormonbehandlung ist eine Abrasio indiziert. Prämenopausal kann bei typischer Anamnese (Dauerblutung nach blutungsfreiem Intervall) und unverdächtigen kolposkopischen, zytologischen und palpatorischen Befunden primär die hormonale Blutstillung durchgeführt werden. Bei massiver Blutung ist die Kürettage als Notfallbehandlung indiziert. In der Peri- und Postmenopause muß primär die fraktionierte Abrasio durchgeführt werden.

> **!** Blutstillung ist sowohl durch die fraktionierte Abrasio als auch durch Östrogen-Gestagen-Kombinationspräparate zu erzielen. Im Einzelfall ist in Abhängigkeit vom Alter und dem gynäkologischen Befund zwischen beiden zu entscheiden.

3.3.4 Zusatzblutungen

DEFINITION
Alle Blutungen, die zusätzlich zur normalen Menstruationsdauer von 7 Tagen auftreten, werden als Zusatzblutungen bezeichnet.

Sie können als prämenstruelle, postmenstruelle oder periovulatorische Blutung auftreten und sowohl organisch als auch funktionell bedingt sein (Abb. 3.10).

Es gibt eine Reihe von organischen Erkrankungen, die Zusatzblutungen verursachen können:

- Entzündungen (Kolpitis, Endometritis),
- Myome,
- Korpus- und Zervixpolypen,
- Karzinome des Uterus,
- der Vagina und der Vulva,Portioektopien,
- Verletzungen und hämorrhagische Diathesen.

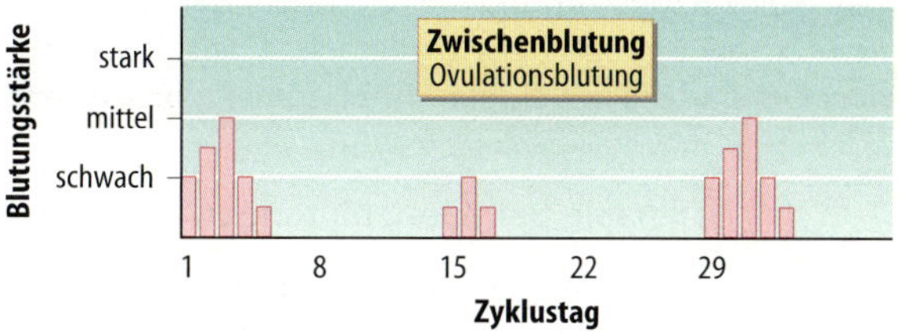

Abb. 3.10. Kaltenbach-Schema bei Zwischenblutung

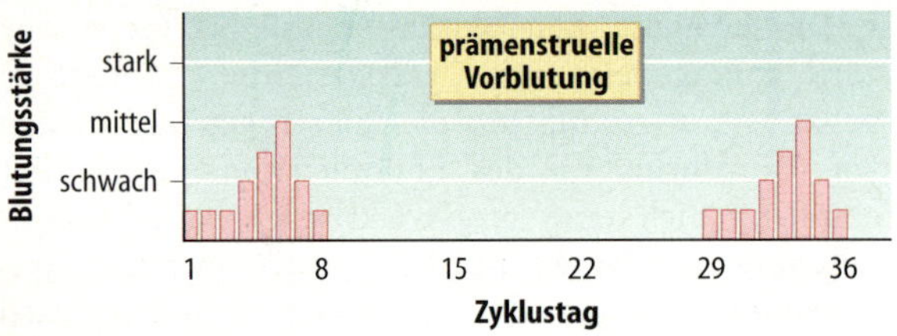

Abb. 3.11. Kaltenbach-Schema bei prämenstrueller Vorblutung

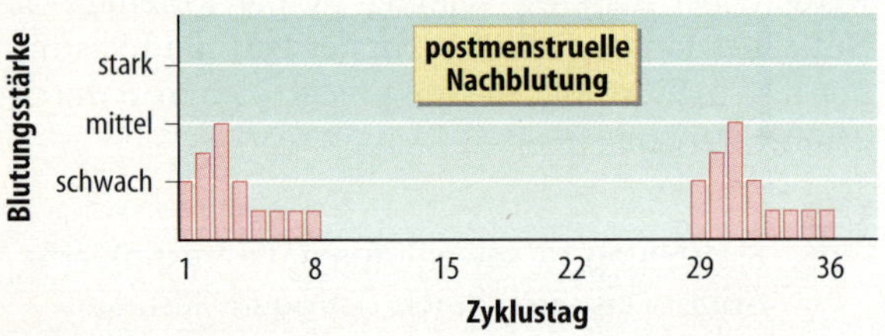

Abb. 3.12. Kaltenbach-Schema bei postmenstrueller Nachblutung

> **!** Erst wenn man durch eine sorgfältige Diagnostik organisch bedingte Ursachen ausgeschlossen hat, kann eine funktionelle Störung angenommen werden. Bei der Abklärung spielt die fraktionierte Abrasio eine wichtige Rolle.

Funktionelle Störungen. Zu den funktionell verursachten Zusatzblutungen sind die prä- und postmenstruelle Blutung und die Ovulationsblutung zu zählen. ***Prämenstruelle Schmierblutungen*** 2–3 Tage vor Eintritt der Regelblutung können auf einer Corpus-luteum-Insuffizienz mit einem vorzeitigen Abfall der Progesteron- und Östradiolkonzentrationen beruhen (Abb. 3.11). Basaltemperturmessungen zeigen häufig eine verkürzte Hyperthermiephase mit einem kletterförmigen Verlauf. Biochemisch sind erniedrigte Progesteronkonzentrationen mittluteal nachweisbar. ***Postmenstruelle Blutungen*** treten als Schmierblutungen im Anschluß an die Regelblutung oder nach 1–2tägigem Intervall auf. Sie beruhen häufig auf einer verzögerten Regeneration des Endometriums infolge einer eingeschränkten ovariellen Östrogenbildung im Follikelapparat (Abb. 3.12). ***Ovulationsblutungen*** sind Östrogenentzugsblutungen, die durch das Absinken des Östrogenspiegels periovulatorisch ausgelöst werden. Oft sind sie mit einem Mittelschmerz kombiniert.

Therapie bei Zusatzblutungen

Die hormonell bedingten Blutungsstörungen können durch alleinige Östrogenbehandlung oder Östrogen-Gestagen-Therapie behandelt werden. Bei der prämenstruellen Blutung wird eine Östrogen-Gestagen-Substitution vom 16.–25. Zyklustag empfohlen. Die Behandlung einer Ovulationsblutung mit einer Östrogensubstitution vom 12.–16. Zyklustag ist nur erforderlich, wenn sie als Störung empfunden wird. Eine postmenstruelle Blutung kann mit einem niedrig dosierten Östrogen vom 3.–7. Zyklustag behandelt werden. Damit erreicht man eine schnellere Epithelisierung des Endometriums. Eine verzögerte Abstoßung des Endometriums ist beispielsweise die Folge einer verzögerten Rückbildung des Corpus luteum mit verzögertem Abfall der Östrogene und des Progesterons. Hier besteht die Therapie in der Verabreichung einer Östrogen-Gestagen-Kombination 5 Tage vor der erwarteten Menstruation.

3.3.5 Dysmenorrhoe (Algomenorrhoe)

DEFINITION

Als Dysmenorrhoe bezeichnet man ein Krankheitsbild, das durch eine sehr schmerzhafte Regelblutung mit ausgeprägten Allgemeinbeschwerden gekennzeichnet ist. Man unterscheidet die ***primäre Dysmenorrhoe***, die einige Monate nach der Menarche nach Einsetzen ovulatorischer Zyklen eintreten kann und die ***sekundäre Dysmenorrhoe***, die erst später erworben wird und meist auf organischen Veränderungen beruht.

Klinik. Das Bild ist durch krampfartige Unterleibsschmerzen geprägt, die einige Stunden vor Blutungsbeginn oder am ersten Blutungstag einsetzen und spätestens mit der Menstruation enden. Die Schmerzintensität ist zu Beginn der Menstruation am stärksten und läßt nach 10–12 h nach. Begleitsymptome können Rückenschmerzen, Übelkeit, Erbrechen, Kopfschmerzen bis hin zur Migräne und Kollapsneigung sein.

Vorkommen. Besonders häufig findet sich eine primäre Dysmenorrhoe bei jungen Mädchen bis zum 20. Lebensjahr. Sie bessert sich danach häufig spontan und oft nach der ersten Schwangerschaft.

Pathogenese. Ursächlich wird ein Ungleichgewicht zwischen Stimulation der $PGF_{2\alpha}$-Synthese im Endometrium durch Östrogene und Hemmung durch Progesteron angenommen. Die höchsten Prostaglandinkonzentrationen konnten während der ersten Stunden der Menstruation nachgewiesen werden. Insbesondere wird einem Abfall des Serumprogesteronspiegels in der späten Lutealphase große Bedeutung für die Freisetzung der Phospholipase A_2 zugeschrieben. Unter der Einwirkung dieses Enzyms entsteht aus Phospholipiden Arachidonsäure, aus der schließlich die Prostaglandine $F_{2\alpha}$ und E_2 hervorgehen. Prostaglandin $F_{2\alpha}$, das im sekretorisch transformierten Endometrium vermehrt gebildet und zur Zeit der Menstruation freigesetzt wird. Es bewirkt starke spastische Kontraktionen des Myometriums, die zu krampfartigen Schmerzen führen können. Durch den Übergang der Prostaglandine in die Blutbahn sind die Begleitsymptome der Dysmenorrhoe erklärbar.

Ursachen. Die ***primäre Dysmenorrhoe*** beruht meist nicht auf pathologischen Organveränderungen im kleinen Becken. Befunde wie Uterushypoplasie sowie Retroflexio uteri werden als Ursache meist überbewertet. Psychische Faktoren können eine Rolle spielen.

Als Ursache der ***sekundären Dysmenorrhoe*** kommen eine Endometriose, Adenomyose (Endometrioseherde im Myometrium), Myome, Uterusfehlbildungen, Zervikalstenose, Intrauterinpessare sowie Entzündungen der Adnexe und des Endometriums vor. Zum sicheren Ausschluß pathologischer Veränderungen im kleinen Becken trägt die Laparoskopie bei. Psychosomatische Faktoren können auch bei der sekundären Dysmenorrhoe eine Rolle spielen (z.B. Streß durch Gewalterfahrung, auch Vergewaltigung). Im Verdachtsfall sollte eine psychosomatische Mitbehandlung erfolgen.

Therapie. ***Prostaglandinsynthesehemmer*** reduzieren die Prostaglandinbildung im Endometrium und erzielen Schmerzerleichterung. In etwa 80% aller Fälle wird Beschwerdefreiheit erreicht. Oft bedarf es dazu allerdings einiger Zeit und der Anwendung verschiedener Substanzen. Der günstige Effekt von ***Ovulationshemmern*** auf die Dysmenorrhoe erklärt sich durch die stark reduzierte Prostaglandinbildung im atrophischen und prädezidual umgewandelten Endometrium. Hormonale Kontrazeptiva sind bei der primären Dysmenorrhoe Mittel der Wahl, wobei gestagenbetonte Ovulationshemmer besonders geeignet sind. Besteht keine Notwendigkeit für eine Kontrazeption, kann durch Gestagengaben in der 2. Zyklushälfte (16.–25. Zyklustag) ebenfalls ein therapeutischer Erfolg erzielt werden.

Bei ***psychogen bedingter Dysmenorrhoe*** lassen sich in vielen Fällen die Beschwerden durch Psychotherapie oder autogenes Training verbessern. Symptomatische Maßnahmen wie Wärme (ansteigende Sitzbäder, prämenstruell heiße Fußbäder), Hydrotherapie und gymnastische Übungen sind oft zur Unterstützung der Psychotherapie nützlich.

Ist die sekundären Dysmenorrhoe organisch bedingt, muß das Grundleiden therapiert werden. Das Alter der Patientin und die Frage des Kinderwunsches sind besonders für eine Operationsindikation zu berücksichtigen.

> **!** In vielen Fällen ist auch bei der sekundären Dysmenorrhoe durch Anwendung von Ovulationshemmern Schmerzfreiheit zu erzielen.

3.3.6 Prämenstruelles Syndrom (PMS)

DEFINITION

Als prämenstruelles Syndrom bezeichnet man ausgeprägte psychische und physische Beschwerden, die fast ausschließlich bei ovulatorischen Zyklen 7–10 Tage vor der Menstruation beginnen und mit dem Einsetzen der Regelblutung aufhören.

Epidemiologie. Das prämenstruelle Syndrom betrifft bevorzugt Frauen vom 40. Lebensjahr an bis zur Menopause. Schätzungsweise 20–40% aller Frauen leiden in der 2. Zyklushälfte unter verschiedenen Beschwerden. Bei 10–20% aus dieser Gruppe sind die Beschwerden behandlungsbedürftig.

Klinik. Die Symptome des PMS treten grundsätzlich prämenstruell oder in der gesamten zweiten Zyklushälfte auftreten. Folgende Symptome sind typisch:

- Brustspannen und empfindliche Brustwarzen (Mastodynie),
- abdominale Beschwerden mit Völlegefühl und Meteorismus,
- Ödeme aller Körperregionen (vor allem der Hände, der Füße und des Gesichtes),
- Herz-Kreislauferscheinungen,
- Kopfschmerzen (Migräne),
- gesteigertes Durst- und Hungergefühl und
- ausgeprägte psychische Störungen in Form von Angstzuständen, psychischer Labilität mit aggressiver oder depressiver Neigung bis zur Lethargie, Erschöpfungszuständen und Schlaflosigkeit, teilweise in Verbindung mit Triebstörungen (gesteigerte Libido oder abnormes Eß- und Trinkverhalten).

Die psychischen Symptome werden nicht selten mit Konflikten in der Familie und am Arbeitsplatz in Verbindung gebracht.

Pathogenese. Die genaue Ursache des prämenstruellen Syndroms ist unklar. Alle bisher erhobenen Befunde deuten auf eine multifaktoriell bedingte Störung hin, die durch ein hormonelles Ungleichgewicht ausgelöst wird. Frauen mit einer psychovegetativen Labilität leiden häufiger unter PMS. Der Nachweis niedriger Progesteronkonzentrationen und erhöhter Östrogenspiegel in der 2. Zyklushälfte deutet auf ein Ungleichgewicht der Östrogen-Progesteron-Relation als eine Ursache des prämenstruellen Syndroms hin. Die Bedeutung von Prolaktin, Nebennierenrindensteroiden, antidiuretischem Hormon (ADH) und Aldosteron sowie Prostaglandinen für die Pathogenese des prämenstruellen Syndrom wird aufgrund widersprüchlicher Studienergebnisse kontrovers diskutiert. Nach neueren Untersuchungen ist auch eine Beziehung zwischen dem Endorphinstoffwechsel und dem prämenstruellen Syndrom denkbar. Obwohl der Beweis aussteht, wird allgemein das PMS mit den geschilderten Symptomen als neuroendokrine Störung angesehen.

Therapie. Die unklare Ursache des PMS gestattet keine kausale Therapie. Als symptomatische Therapie werden Gestagene sowie niedrigdosierte hormonale Kontrazeptiva in der 2. Zyklushälfte (16.–25. Zyklustag) zum Ausgleich der Schwankungen der Sexualsteroidhormone eingesetzt. Bei ausgeprägten prämenstruellen Ödemen ist die Kombination mit einem Diuretikum, z. B. mit dem Aldosteronantagonisten Spironolacton indiziert. Eine leichtere Mastodynie läßt sich meist durch eine Lokalbehandlung mit Progesterongel lindern. Bei stärkeren Beschwerden sind Gestagene oder – auch bei normalem Prolaktinspiegel – Dopaminagonisten wie Bromocriptin in der 2. Zyklushälfte angezeigt. Psychische Symptome werden durch α-adrenerge Agonisten (z. B. Clonidin) und psychovegetativ wirksame Medikamente günstig beeinflußt. Eine Mitbetreuung durch einen Psychotherapeuten ist häufig günstig.

3.4 Nichthormonell bedingte Blutungsstörungen

E. Lehmann-Willenbrock

3.4.1 Anlage- und Entwicklungsstörungen

Uterushypoplasie mit einer Kontraktions und/oder einer vaskulären Blutungsschwäche

Pathogenese. Bei einem hypoplastischen Uterus, der keine Anzeichen einer Fusions- oder Kanalisationsstörung der Müller-Gänge zeigt, ist eine Verzögerung in einer späteren Entwicklungsstufe eingetreten. Es kann ein ***Uterus infantilis*** bestehen, der auch im Erwachsenenalter noch ein Längenverhältnis von Korpus zu Zervix wie 2:1 aufweist.

Diagnostik. Kennzeichnend ist die Hypermenorrhoe. Bei der Inspektion zeigt sich die Portio eher zierlich, palpatorisch stellt sich der Uterus klein und gestreckt dar. Bei der Vaginosonographie ist das Endometrium schmal, u. U. läßt sich das auffällige Längenverhältnis von Korpus zu Zervix darstellen.

Therapie. Ein prämenstruelles Gestagendefizit ist zu substituieren, zusätzlich können Mutterkornalkaloide symptomatisch eingesetzt werden. Bei erheblicher Hypoplasie ist ein Versuch mit einer hormonellen Therapie mit hohen Östrogen-Gestagen-Dosen über 10–15 Wochen (sogenannte Scheinschwangerschaft) angezeigt; dieser ist allerdings weniger erfolgreich, wenn nicht ein Hormonmangel, sondern eine mangelnde Reaktivität der Gebärmutter auf Hormone die Ursache für die Entwicklungsverzögerung ist.

3.4.2 Entzündliche und iatrogene Veränderungen

Akute Endometritis

Pathogenese. Die akute Endometritis entsteht fast immer durch eine aszendierende bakterielle Infektion von der Zervix her (s. Kap. 17.4). Begünstigend für die Überwindung des inneren Muttermundes wirken Menstruation, Geburten, Fehlgeburten, aber auch ärztliche Maßnahmen wie Kürettagen, Hysteroskopie, Hysterosalpingographie, Pertubation oder Einlage eines Intrauterinpessars.

Diagnostik. Es besteht eine Hypermenorrhoe, eine Menorrhagie, evtl. als postmenstruelle Nachblutung, oder eine Metrorrhagie. Die Inspektion zeigt manchmal einen eitrigen Ausfluß aus dem äußeren Muttermund, die Palpation des Genitale ergibt bei isolierter Endometritis keinen charakteristischen Befund. Ist die Gebärmutter druckempfindlich und vergrößert, ist eine begleitende Myometritis anzunehmen. Ein stärkerer Anstieg der Entzündungsparameter (Temperatur, Leukozytenzahl, BSG, CRP) weist ebenso wie eine Dolenz in den Adnexen auf eine Aszension in die Eileiter hin. Die vaginale Sonographie kann ebenfalls Hinweise auf eine Beteiligung der Adnexe geben. Wegen der Gefahr einer Aszension mit nachfolgender tubarer Sterilität ist vor allem bei jüngeren Frauen, die noch Kinderwunsch haben, eine differenzierte bakteriologische Untersuchung insbesondere des Zervixabstrichs sinnvoll. Eine Pyometra tritt dagegen als Komplikation eher bei höherem Lebensalter auf; hier liegt oft ein Korpuskarzinom vor.

Therapie. Zur Regeneration der Schleimhaut werden hochdosierte Östrogene eingesetzt, zyklisch ergänzt durch Gestagene. Eine antibiotische Therapie sollte stets durchgeführt werden bei jüngeren Frauen, die noch Kinderwunsch haben, und vor einer diagnostischen Kürettage, falls eine solche aus differentialdiagnostischen Erwägungen nötig ist.

Chronische Endometritis

Pathogenese. Die chronische Endometritis kann zu fibrösen Veränderungen, vermehrter oberflächlicher Vaskularisation und „Nachhinken“ im zyklischen Aufbau des Endometriums führen. Sie tritt in Zusammenhang mit einer Entzündung der Adnexe, aber auch nach Strahlentherapie auf.

Diagnostik. Es besteht eine Hypo- oder (insbesondere nach Radiatio) Amenorrhoe. Die Inspektion und die Palpation des Genitale ergeben keinen charakteristischen Befund. Die vaginale Sonographie zeigt ein schmales Endometrium. Die Strichkürettage ergibt erst die Diagnose; sie sollte unter Beachtung des Zyklustages interpretiert werden.

Therapie. Wie bei der akuten Endometritis werden hochdosierte Östrogene eingesetzt, zyklisch ergänzt durch Gestagene. Der Erfolg hängt davon ab, wieviel regenerationsfähiges Endometrium noch vorhanden ist.

Entzündliche Veränderungen im kleinen Becken

Pathogenese. Aszendierende Entzündungen können zu langfristigen Veränderungen der Adnexe führen: Peritubare Adhäsionen, Hydro-/Pyo-/Hämatosalpingen, Adnexkonglomerattumoren können als Restzustand verbleiben.

Diagnostik. Es bestehen gelegentlich Dysmenorrhoen, Unterbauchschmerzen und Dyspareunie sowie Sterilität. Entzündungsparameter (Leukozytenzahl, BSG, CRP) können erhöht sein. Die Inspektion des Genitale ergibt keine Auffälligkeit, bei der Palpation findet man ein- oder beidseitige Adnextumoren, die wenig mobil sind. Eine bakteriologische Diagnostik ist sinnvoll. Die vaginale Sonographie zeigt oft (pseudo-) mehrkammrige, dickwandige Tumoren; das Bild kann malignen Prozessen ähneln. Auch bei der Pelviskopie/Laparoskopie, die von manchen Autoren zur Sicherung der Diagnose und gezielten Erreger/Resistenzbestimmung empfohlen wird, ist die Unterscheidung nicht einfach, manchmal ergibt erst die Histologie die endgültige Diagnose.

Therapie. Eine ***hochdosierte Antibiotikatherapie*** sollte durchgeführt werden. Manche Autoren empfehlen Zusatztherapien mit Kortikosteroiden oder Antiphlogistika, andere eine Ergänzung der primären Therapie durch Abszeßeröffnung mittels sonographisch gesteuerter Punktion oder Pelviskopie/Laparoskopie. Kommt es nicht zu einer raschen Besserung der Symptome, sollte großzügig chirurgisch interveniert werden, wobei hier nicht unbedingt die definitive Behandlung, sondern unter Umständen lediglich die Abszeßeröffnung etc. erfolgt. Sind alle Entzündungszeichen abgeklungen, kann dann die endgültige operative Sanierung vorgenommen werden, entweder durch Entfernung der Erkrankungsherde oder, wenn noch Kinderwunsch besteht, evtl. auch organerhaltend mit Tubenkorrektur. Die Eingriffe können per laparotomiam mikrochirurgisch oder, bei entsprechenden technischen Voraussetzungen mit gleichen Erfolgsaussichten, mittels Pelviskopie/Laparoskopie durchgeführt werden.

Fritsch-Asherman-Syndrom

Pathogenese. Beim Fritsch-Asherman-Syndrom liegen bindegewebige Narbenzüge zwischen den Uteruswänden vor, die meist durch eine forcierte Abrasio post partum oder post abortum hervorgerufen worden sind. Ursachen sind Verletzungen der Lamina basalis des Endometriums und des Myometriums mit nachfolgender Bildung von Granulationen und schließlich Narbenbrücken (Synechien) zur gegenüberliegenden Seite.

Diagnostik. Neben der Hypo- oder Amenorrhoe besteht meist eine, dann uterine, Sterilität. Bei der vaginosonographischen Untersuchung lassen sich manchmal Synechien als Unterbrechung des Endometrium-Reflexes darstellen. Die sonographische Darstellung kann u. U. durch die Durchführung einer Hydropertubation verbessert werden, das Pertubationsmedium kann dabei mit Ultraschall-kontrastgebenden Partikeln angereichert werden. Die Sondierung des Uterus gelingt meist nicht. Eine direkte Darstellung der Synechien ermöglicht die ***Hysteroskopie***.

Therapie. Mittels ***operativer Hysteroskopie*** durchtrennt man die Synechien. Meist gelingt dies mit der Schere problemlos, möglich ist auch die gleichzeitige Koagulation durch monopolaren Hochfrequenzstrom oder der Einsatz eines Lasers. Geringfügige Synechien lösen sich gelegentlich schon durch den Druckaufbau im Cavum uteri bei der Hysteroskopie. Bei unübersichtlichen Verhältnissen, insbesondere bei fraglicher Uterusfehlbildung, empfiehlt sich eine Durchführung unter pelviskopischer/laparoskopischer Sicht.

Im Anschluß an die operative Therapie sollte das Cavum uteri offengehalten werden. Man kann hierfür einen Ballonkatheter, später auch ein Intrauterinpessar verwenden. Gleichzeitig verabreicht man hochdosiert Östrogen über mindestens 14 Tage, um die Proliferation des verbliebenen Endometriums anzuregen.

Zervixstenose

Pathogenese. Die Zervixstenose ist die häufigere, weniger ausgeprägte Form des Fritsch-Asherman-Syndroms (s. dort), bei der die Synechien nur in Höhe des inneren Muttermundes oder im oberen Zervixdrittel lokalisiert sind.

Diagnostik. Auch hier besteht eine Amenorrhoe oder Dysmenorrhoe, meist kombiniert mit Sterilität. Manchmal ist auch eine Hämatometra vorhanden. Das sonographische Bild ist weniger eindeutig; typisch ist aber auch hier, daß die Sondierung des Uterus und auch die Hysteroskopie erschwert ist.

Therapie. Ziel der Therapie muß sein, das Cavum uteri sicher zu erreichen. Gelingt die „blinde“ Sondierung nicht problemlos, sollte man darauf verzichten, mit größerem Kraftaufwand die Überwindung der Stenose zu erzwingen: Dies führt zu einer via falsa, die weitere Therapieversuche im Anschluß sehr erschwert. Besser ist es, wenn ein mit dieser Methode Erfahrener mittels eines zarten diagnostischen Hysteroskops vorsichtig unter Sicht den Weg ins Cavum uteri sucht. Hilfreich ist hierbei die gleichzeitige sonographische Kontrolle, insbesondere wenn präoperativ ein hoher Aufbau des Endometriums durch hochdosierte Östrogengabe erreicht worden ist, im Zweifelsfall auch die Durchführung unter pelviskopischer/laparoskopischer Sicht. Ist der Weg ins Cavum uteri sicher gefunden, wird er mit Hegarstiften (Metallstäbe zunehmender Dicke) dilatiert. Anschließend sollte man für einige Tage ein Hamm-Röhrchen einlegen, um eine erneute Stenosierung zu vermeiden. Eine zyklische Hormonbehandlung für 2–3 Monate sollte dem operativen Eingriff folgen.

3.4.3 Tumoröse Veränderungen

Polypen des Corpus uteri

Korpuspolypen (Adenoma corporis uteri) bilden sich auf dem Boden einer Hyperplasie der Gebärmutterschleimhaut. Meist vom Fundus ausgehend, treten sie in 80% der Fälle solitär auf. Gehäuft kommen sie in der Peri- und Postmenopause vor, können aber auch in jedem anderen Lebensalter auftreten. Sie reagieren manchmal wie Endometrium auf Östrogene und Gestagene, oft aber auch nur auf Östrogene (glandulärzystische Polypen). Einzelheiten zu Diagnostik und Therapie siehe Kap. 18.5.1.

> **!** Eine maligne Entartung kommt nur bei 0,36–1,12% vor, allerdings sind 30% (in der Postmenopause 55%) der Korpuspolypen mit einem Endometriumkarzinom vergesellschaftet.

Myome

Das (Fibro-) Leiomyom des Uterus entsteht als gutartiger Tumor aus einer dysregulierten Myometriumzelle. Man findet in ihnen klonale chromosomale Aberrationen. Meist sind sie intramural (55%) oder subserös (40%) lokalisiert, seltener findet man sie in der Zervix (9%) oder submukös (2,5%). Ein Östrogenstimulus fördert ihr Wachstum, Ovulationshemmer verringern nach epidemiologischen Studien das Risiko ihrer Entstehung. Myome treten häufig multipel auf. Etwa 20% der Frauen sind nach dem 35. Lebensjahr Myomträgerinnen. Einzelheiten zu Diagnostik und Therapie siehe Kap. 18.5.1.

Metropathischer Uterus

Pathogenese. Die Ursache ist unklar. Man diskutiert eine chronische Subinvolution des Uterus nach Geburten oder Aborten, vielleicht auch eine Bindegewebsvermehrung. Das Verhältnis von metropathischem Uterus zu Uterus myomatosus beträgt in Operationspräparaten etwa 1:15.

Diagnostik. Es besteht eine Menorrhagie oder Hypermenorrhoe. Die Inspektion und die Palpation des Genitale ergibt einen vergrößerten Uterus, Druckschmerz besteht im allgeneinen nicht. Die vaginale Sonographie zeigt eine Wandverdickung des Myometriums bis zu 2 cm und eine Sondenlänge von 10 cm und mehr, oft auch gleichzeitig Anzeichen für eine Endometrium-Hyperplasie.

Therapie. Eine Abrasio dient dem Ausschluß endometrialer Veränderungen, beseitigt aber die Symptome nicht, ebenso wie hormonelle Therapieversuche. Eher ist an eine Hysterektomie zu denken.

Adenomyosis uteri (siehe Kap. 16)

Pathogenese. Eine Adenomyose bedeutet, daß Endometriuminseln inmitten des Myometriums nachweisbar sind. Diese Inseln reagieren meist nur auf Östrogene, ähnlich den Korpuspolypen (s. dort). Das umgebende Myometrium neigt dazu, ebenfalls zu proliferieren. Die Erkrankung ist typisch für das 4.–5. Lebensjahrzehnt.

Diagnostik. Es besteht eine Hypermenorrhoe oder Menorrhagie, manchmal eine sekundäre Dysmenorrhoe. Die Inspektion und die Palpation des Genitale ergibt einen mäßig vergrößerten Uterus, besonders prämenstruell ist dieser druckschmerzhaft. Die vaginale Sonographie ist in der Hand des Erfahrenen in der Lage, eine Adenomyose recht genau vorherzusagen, mit ähnlichen Ergebnissen wurde auch die Kernspintomographie als Diagnostikum eingesetzt, dennoch wird sich häufig erst bei der Hysterektomie eine Adenomyose als Zufallsbefund ergeben.

Therapie. Bei Patientinnen mit noch bestehendem Kinderwunsch gibt es nur symptomatische Therapiemöglichkeiten, bei den übrigen ist bei Beschwerden die Hysterektomie die Therapie der Wahl. Wenn man erwägt, auf eine Hysterektomie zur Behandlung zu verzichten und wegen der Blutungsstörungen lediglich eine Entfernung des Endometriums durchzuführen, ist es sinnvoll, die Invasionstiefe der Endometriose ins Myometrium histologisch zu erfassen, um bei tiefer Invasion doch besser eine Hysterektomie durchzuführen.

Karzinome

Pathogenese. Karzinome des Uterus entstehen im Endometrium oder in der Transformationszone (s. Kap. 18.5).

Diagnostik. Sie sind typischerweise durch Metrorrhagien charakterisiert. Die Inspektion und die Palpation des Genitale ist beim Korpuskarzinom meist unauffällig, beim Zervixkarzinom hilfreich, wenn es sich nicht ausschließlich intrazervikal entwickelt hat. Die Zytologie hat beim Zervixkarzinom eine Sensitivität von etwa 85%, beim Korpuskarzinom liegt sie deutlich niedriger. Auch die Kolposkopie dient nur der Erfassung des Zervixkarzinoms. Die vaginale Sonographie dagegen erreicht eine höhere Sensitivität beim Endometriumkarzinom, allerdings sind hier falsch-positive Befunde häufig. Die gezielte Biopsie der Portio mit Zervix-Abrasio oder die Konisation (heutzutage seltener) einerseits, bzw. die Hysteroskopie und fraktionierte Abrasio andererseits sind die Maßnahmen, die beim geringsten Verdacht auf ein Karzinom des Uterus empfohlen werden sollten.

Therapie. Zur Therapie der Karzinome von Zervix und Corpus uteri s. Kap. 18.

Endometriose (siehe Kap. 16)

!

Amenorrhoe bei:
- Vaginalatresie
- Hymenalatresie
- Fritsch-Asherman-Syndrom
- Zervixstenose
- Fehlbildungen des Uterus

Hypermenorrhoe bei:
- intramuralen und submukösen Myomen
- metropathischem Uterus
- Adenomyosis
- Endometritis
- Polypen
- Uterushypoplasie mit einer Kontraktions und/oder einer vaskulären Blutungsschwäche

Postmenstruelle Nachblutung bei:
- vorausgegangener Abrasio
- vorausgegangener Geburt
- Endometritis

Hypomenorrhoe bei:
- chronisch-entzündlichen Veränderungen des Endometriums
- iatrogenen Veränderungen: Fritsch-Asherman-Syndrom

Metrorrhagie bei:
- Karzinomen
- submukösen Myomen
- Polypen
- Endometritis

Dysmenorrhoe bei:
- Uterus bicornis mit abflußgestörtem Nebenhorn
- Endometriose
- Adenomyosis uteri
- Uterus myomatosus
- entzündlichen Veränderungen im kleinen Becken
- narbigen Stenosen im Zervikalkanal

ZUSAMMENFASSUNG

Wir unterscheiden Zyklustempo- von Zyklusmusterstörungen. Ihre Form erschließt sich am besten bildlich im sog. Kaltenbach-Schema, das bei jeder gynäkologischen Anamnese erfaßt wird. Die Wichtigkeit der Anamnese wird auch dadurch deutlich, daß etliche Allgemeinerkrankungen den Menstruationszyklus beeinträchtigen. Sind diese Erkrankungen ausgeschlossen, wird in einem Stufenplan – vor allem zur Abklärung der Amenorrhoe – die Diagnostik mit Funktionstests und Hormonanalysen vorangetrieben. Der Gestagen-, Östrogen-Gestagen-, Clomiphen- und GnRH-Test gehören ebenso dazu wie eine Bestimmung von Prolaktin, Gonadotropinen, Schilddrüsenhormonen und den Steroidhormonen. Bei Blutungsstörungen sind zwei wichtige Fragen vordringlich zu klären:

- Kinderwunsch?
- Karzinom?

Die Möglichkeit, daß sich hinter jeder Blutungsstörung ein bösartiges Geschehen verbergen kann, muß immer im Hinterkopf bleiben.

Bei nicht bestehendem Kinderwunsch sollte, wann immer möglich, im Sinne einer Prävention eine Hormonersatztherapie, vorzugsweise mit konjugierten Östrogenen und Gestagenen, durchgeführt werden. Heute stehen dafür auch transdermale Systeme zur Verfügung.

Bei Kinderwunsch kommen die in Kapitel 5 dargelegten Behandlungen zur Ovulationsinduktion und kontrollierten ovariellen Hyperstimulation zur Anwendung.

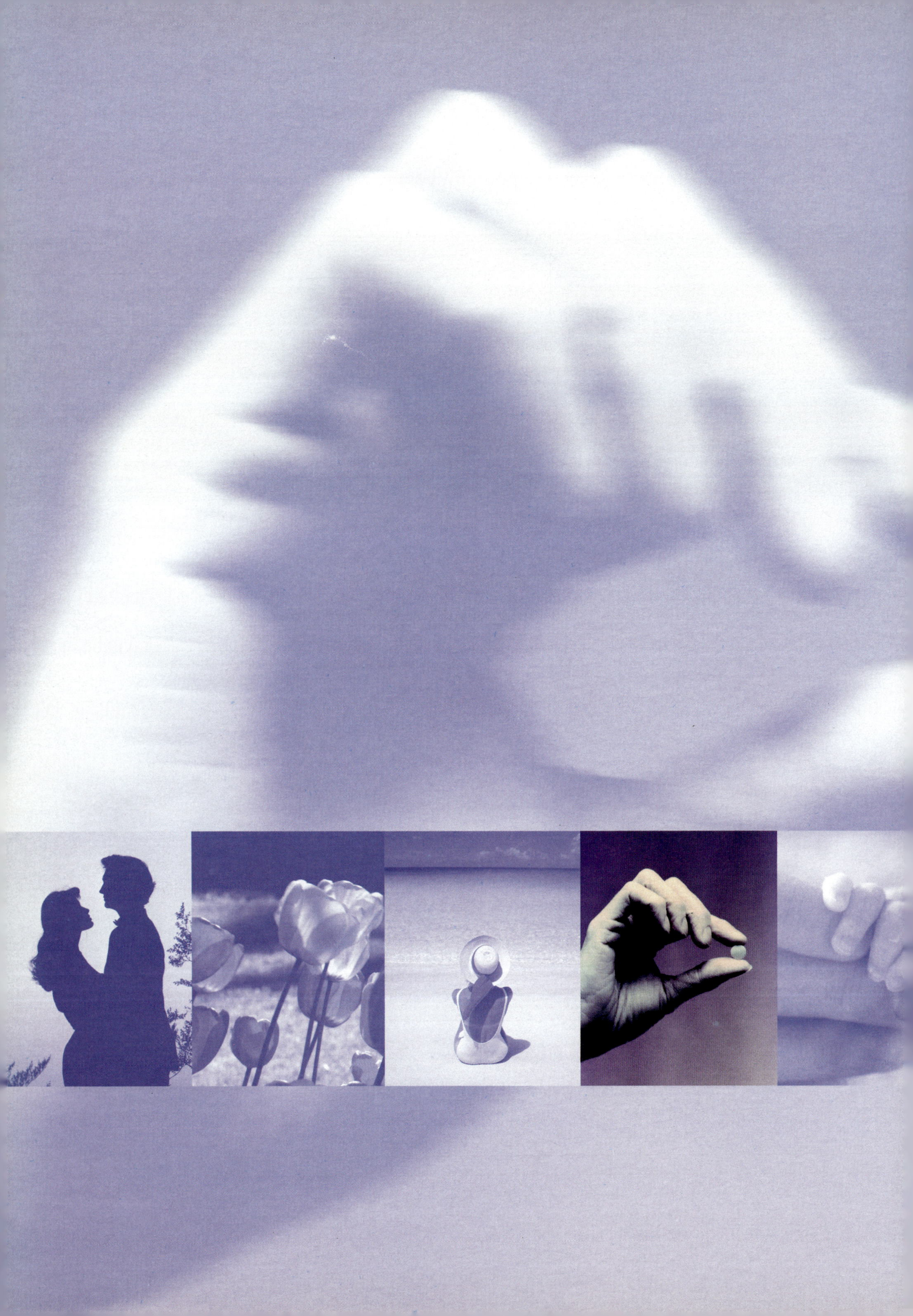

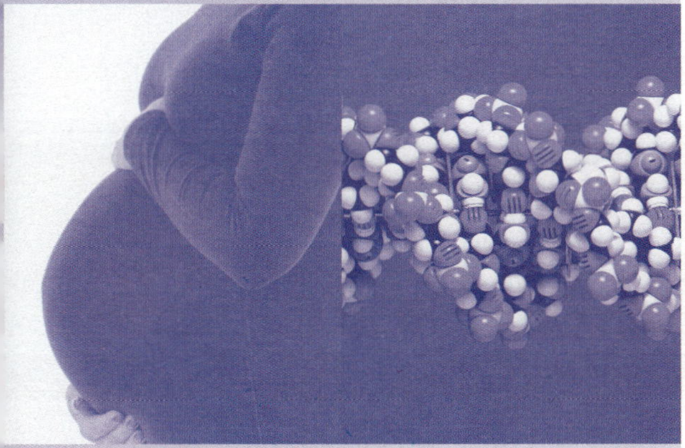

4 Kontrazeption

S. Gröger und B. Grüne

EINLEITUNG
Der Empfängnisverhütung kommt eine große bevölkerungspolitische Bedeutung zu. Obwohl die Sterberate mittlerweile in den meisten mitteleuropäischen Ländern die Geburtenrate übersteigt, nimmt die weltweite Bevölkerungszahl weiter exponentiell zu. Jedes Jahr werden mehr als 200 Mio. Frauen schwanger. Die Verdopplungsrate der Weltbevölkerung beträgt nunmehr weniger als 50 Jahre. 1930 lebten etwa 2 Mrd. Menschen auf der Erde, inzwischen ist die Weltbevölkerung auf 6 Mrd. Menschen angewachsen.

Eine wirkungsvolle Kontrolle der Bevölkerungsentwicklung weltweit ist eine wichtige politische Aufgabe.

4.1 Allgemeine Aspekte der Empfängnisverhütung

Gesundheitspolitischer Aspekt. Eine sichere Kontrazeption bedeutet die Reduktion von unerwünschten Schwangerschaften und damit die Senkung der Abortinduktionen sowie der damit verbundenen Komplikationen. Besonders in Ländern, in denen Schwangerschaftsabbrüche gesetzlich verboten und deshalb von Laien unter unzureichenden hygienischen und apparativen Bedingungen durchgeführt werden, ist die Morbidität und Mortalität der betroffenen Frauen hoch.

Jährlich sterben an Folgen von Schwangerschaft und Geburt 585 000 Frauen weltweit, wobei 99 % der Todesfälle in Entwicklungsländern auftreten. Besonders gravierend zeigt sich die Situation der Müttersterblichkeit in den Ländern Afrikas, Mittel- und Südamerikas wie auch in Afghanistan und Nepal. Dort liegt sie mit 0,9–1,8 Sterbefällen pro 100 Geburten im Vergleich zu hochentwickelten Staaten mit 3–10 Sterbefällen pro 100 000 Geburten um den Faktor 200 höher. Ursächlich für diese Todesfälle sind in 1. Linie Sepsis, Eklampsien und Blutungen, wobei Frauen in der ***Adoleszenz,*** mit ***hoher Parität*** oder im ***höheren Lebensalter*** gehäuft betroffen sind.

Die Hälfte aller mütterlichen Todesfälle sind im Zusammenhang mit illegalen Schwangerschaftsabbrüchen zu sehen.

Soziokulturelle Aspekte. Effektive Antikonzeptionsmethoden stehen den meisten Frauen in Entwicklungsländern nicht zur Verfügung.

In den Ländern Chile und Singapur beispielsweise gelang es, durch staatliche Maßnahmen zur Geburtenkontrolle und durch die Legalisierung der Schwangerschaftsunterbrechungen die Müttersterblichkeit drastisch zu senken.

Grenzen sind der Geburtenkontrolle jedoch vor allem in Ländern gesetzt, in denen eine große Zahl an Nachkommen traditionell erwünscht ist. Denn diese leistet den entscheidenden Beitrag für die Altersversorgung des Elternpaares. Durch die außerdem wirtschaftlich bedingte hohe Kindersterblichkeit in diesen Ländern ist damit die Anzahl der Schwangerschaften einer Frau nur schwer zu senken.

Durch empfängnisverhütende Maßnahmen kann den ***individuellen Ansprüchen*** eines Paares auf eine freiere und bewußtere Lebens- und Familienplanung nach persönlichen Vorstellungen und Lebensumständen Rechnung getragen werden. Kontrazeption bedeutet eine Trennung von Fruchtbarkeit und Sexualität und kann durch Abbau von Ängsten vor einer ungewollten Schwangerschaft das sexuelle Erleben positiv beeinflussen.

Sicherheit. Die Zuverlässigkeit einer Verhütungsmethode wird an der Anzahl der unerwünschten Schwangerschaften bezogen auf ein definiertes Zeitintervall gemessen. Berücksichtigung findet die praktische Zuverlässigkeit unter Einschluß von Anwendungsfehlern und nicht die theoretische Zuverlässigkeit. Der üblicherweise benutzte Pearl-Index bezeichnet die Versagerquote einer Methode pro 100 Frauenjahre, also die Anzahl der ungewollten Schwangerschaften, die auftreten, wenn 100 Frauen eine Methode jeweils ein Jahr lang anwenden (Tabelle 4.1).

! ***Pearl-Index***: Zahl der ungewollten Schwangerschaften pro 100 Frauenjahre bzw. 1 200 Anwendungsmonate.

Tabelle 4.1. Pearl-Index verschiedener Kontrazeptionsmethoden

Methode	Pearl-Index
Laparoskopische Tubensterilisation	0,09–0,4
Depot-Gestagene (parenteral)	0,03–0,9
Monophasische Kombinationspräparate, Stufenpräparate	0,1–1,0
Sequenzpräparate	0,2–1,4
Minipille	1
Intrauterinpessar (IUP)	0,14–2
Diaphragma und Spermizid	2–4
Kondom	4–5
Sympto-thermale-Methode	0,8
Basaltemperaturmethode	1–3
Zervixschleimmethode	15–32
Zeitwahl nach Knaus-Ogino	15–40
Portiokappe	7
Chemische Spermizide	12–20
Coitus interruptus	8–38
Keine Kontrazeption	> 80

Die Häufigkeit des Geschlechtsverkehrs findet im Pearl-Index keine Berücksichtigung.

Ohne Anwendung einer empfängnisverhütenden Maßnahme ist die Schwangerschaftsrate größer als 80 pro 100 Frauenjahre. Methoden der Empfängnisverhütung mit geringem Pearl-Index stellen bei der Frau die hormonale Kontrazeption und die Intrauterinspirale dar, beide haben den Vorteil der Reversibilität.

Die Zuverlässigkeit der oralen hormonalen Kontrazeption ist jedoch von der Compliance der Anwenderin abhängig. Die meisten ungewollten Schwangerschaften unter Pillenanwenderinnen treten durch fehlerhafte Einnahme auf.

Verträglichkeit. Eine empfängnisverhütende Methode sollte möglichst wenige unerwünschte Wirkungen haben. Wichtig ist die Relation des Risikos von Nebenwirkungen einer Methode zu den möglichen Komplikationen von Schwangerschaft und Geburt. In der Diskussion um die Morbiditätssteigerung in Bezug auf thromboembolische Erkrankungen unter Pillenanwenderinnen wird häufig außer acht gelassen, daß in der Schwangerschaft ein deutlich höheres ***Thromboembolierisiko*** besteht.

Die spezifischen Nebenwirkungen kontrazeptiver Methoden werden in den folgenden Abschnitten erörtert.

4.2 Natürliche Familienplanung

Die Methoden der sogenannten natürlichen Familienplanung oder natürlichen Empfängnisverhütung basieren auf der Beobachtung physiologisch auftretender Merkmale der fruchtbaren und unfruchtbaren Phase des weiblichen Zyklus. Mit Hilfe dieser Methoden können zum einen Schwangerschaften geplant, zum anderen auch eine Empfängnisverhütung durchgeführt werden. Voraussetzung ist eine gewissenhafte und exakte Beobachtung der zyklusbedingten Veränderungen sowie ein weitestgehend konstanter Lebensrhythmus, um mögliche Störeinflüsse gering zu halten.

Bei der natürlichen Empfängnisverhütung erfolgt in der fruchtbaren Phase kein Geschlechtsverkehr, man spricht auch von der „periodischen Enthaltsamkeit“. Ziel der natürlichen Familienplanung ist, durch Kenntnis des Zyklusgeschehens die Zyklustage mit konzeptionsfähiger Oozyte zu erkennen und an diesen Tagen auf Kohabitationen zu verzichten. Mechanische oder chemische Hilfsmittel werden nicht verwendet.

Diese Methoden kommen dem Wunsch vieler Frauen nach Erhalt der natürlichen, biologischen Rhythmen entgegen. Das weltweit wachsende Interesse an natürlichen empfängnisverhütenden Maßnahmen erklärt sich einerseits durch die Vorbehalte und teilweise unberechtigten Ängste vor unerwünschten Wirkungen der hormonalen Kontrazeptiva. Anderseits läßt sich die zunehmende „Pillenmüdigkeit“ auch auf die möglichen psychisch bedingten Grenzen dieser Form der Verhütung zurückführen.

Dagegen ist die natürliche Empfängnisverhütung maßgeblich von der ***Akzeptanz*** und ***Kooperation beider Partner*** abhängig. Sie setzt die Bereitschaft voraus, sich mit dem eigenen Körper zu beschäftigen und auf ein Maß an Spontanität zu verzichten. Bei sachgerechter Anwendung der medizinisch unbedenklichen Methoden der natürlichen Familienplanung erreichen diese eine kontrazeptive Sicherheit, welche für viele Paare ausreichend oder mangels Alternative akzeptabel ist. Die Sicherheit dieser Methoden erhöht sich durch ihre Kombination.

DEFINITION

Natürliche Empfängnisverhütung: Periodische Enthaltsamkeit in Abhängigkeit von beobachteten physiologischen Veränderungen im Zyklus einer Frau.

Kalendermethoden (Knaus und Ogino). Die frühen Methoden der natürlichen Empfängnisverhütung orientierten sich ausschließlich an den zeitlichen Abläufen des Zyklus. Seit dem Altertum gibt es diverse Vorstellungen vom Zeitpunkt der fruchtbaren Tage. Bereits im 12. Jahrhundert beschreibt der jüdische Gelehrte Maimonides den 14. Zyklustag als den einzigen Tag der möglichen Empfängnis.

Zu Beginn der 40er Jahre untersuchte der japanische Gynäkologe Ogino bei Laparotomien die Ovarien auf sprungreife Follikel und Gelbkörper. Die Ovulation liegt nach Ogino (1932) zwischen dem 12. und 16. Tag vor der folgenden Menstruation. Der österreichische Gynäkologe Knaus (1933) geht von einer Ovulation am 15. prämenstruellen Tag aus. Unter der Annahme einer konstanten Corpus-luteum-Phase des Zyklus können so die fruchtbaren und unfruchtbaren Tage ermittelt werden. Die Kalendermethode nach Knaus und Ogino begrenzt die fruchtbare Phase des Zyklus unter Berücksichtigung einer dreitägigen Spermienüberlebenszeit auf die Tage 9–17, an den restlichen Tagen soll ein ungeschützter Geschlechtsverkehr möglich sein. Voraussetzung ist das Vorliegen eines Menstruationskalenders über 12 Monate bei einem regelmäßigen ungestörten Zyklus. Der Pearl-Index beträgt 15–40.

> **!** Somit ist die Kalendermethode aufgrund ihrer Unzuverlässigkeit weniger zur Empfängnisverhütung als zur Bestimmung der fruchtbaren Tage bei Kinderwunsch geeignet.

Basaltemperaturmethode. Mit der Messung der Körpertemperatur war es erstmals möglich, den Zeitpunkt der erfolgten Ovulation im laufenden Zyklus zu erkennen. Dieses Phänomen wurde von dem niederländischen Gynäkologen van de Velde 1927 beschrieben.

Bei der Basaltemperaturmethode nach Döring, einer Weiterentwicklung der Empfehlung von Knaus und Ogino, wird der thermogenetische Effekt des vom Corpus luteum gebildeten Progesterons zur Empfängnisverhütung genutzt. 24–36 h nach der Ovulation tritt ein Temperaturanstieg ein. Mit der oral, rektal oder vaginal gemessenen morgendlichen Aufwachtemperatur kann durch den Temperaturanstieg der Beginn der unfruchtbaren Tage nach der Ovulation identifiziert werden. Auf sechs Tage mit niedriger Temperatur soll ein Temperaturanstieg um mindestens 0,2 °C an 3 aufeinanderfolgenden Tagen mit gleichbleibend höheren Temperaturen folgen (s. Abb. 4.1 a).

! Ein ***signifikanter Temperaturanstieg*** zeichnet sich dadurch aus, daß er innerhalb von maximal 48 h eintritt und über mindestens 3 aufeinanderfolgende Tage eine um mindestens 0,2 °C höherliegende Temperatur als an den vorausgegangenen 6 Tagen aufweist (WHO).

Während dieser durchschnittlich 12–13 Tage andauernden hyperthermen Phase ist die Patientin ab Tag 3 nach dem Temperaturanstieg bis zur folgenden Menstruation unfruchtbar.

Bei langsamem, treppenförmigem oder sägezahnartigem Temperaturanstieg sind 5 ansteigende Temperaturwerte bis zum Beginn der infertilen Phase abzuwarten (s. Abb. 4.1 b–d).

Bei regelmäßigem Zyklus, korrekter und konsequenter Anwendung mit täglicher Messung der Basaltemperatur vor dem Aufstehen zu gleicher Zeit und unter gleichen Bedingungen, dem Notieren von fieberhaften Zuständen, psychischen Anspannungsphasen oder Alkoholkonsum erweist sich diese strenge Form der Methode, bei der der Geschlechtsverkehr auf die postovulatorische unfruchtbare Phase be-

a) normaler, biphasischer Verlauf

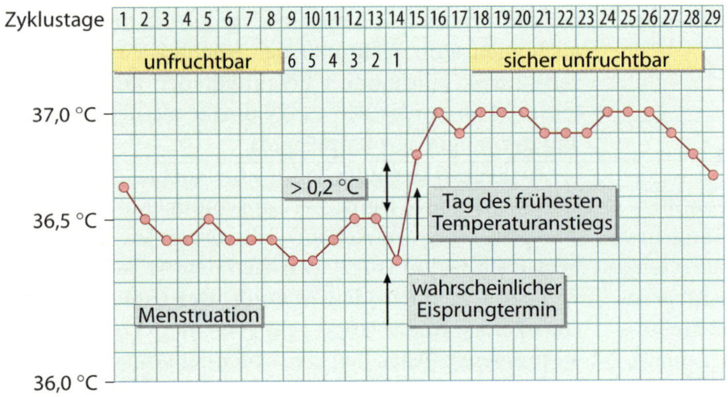

Abb. 4.1 a–d. Basaltemperaturkurven. **a** Normaler, biphasischer Verlauf. **b** Langsamer Anstieg. **c** Treppenförmiger Anstieg. **d** Sägezakkenförmiger Anstieg

b) langsamer Anstieg

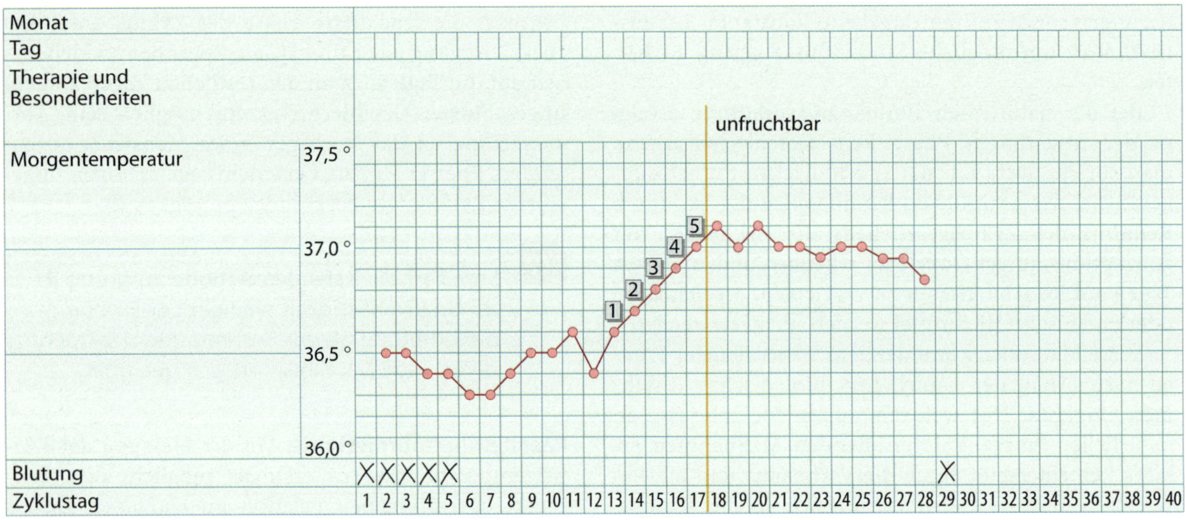

c) treppenförmiger Anstieg

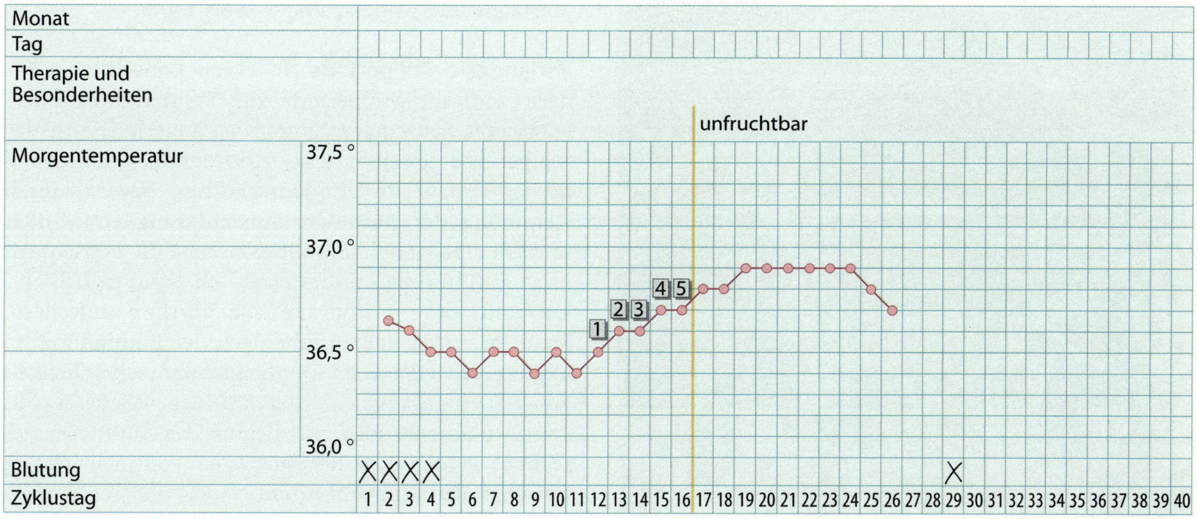

d) sägezackenförmiger Anstieg

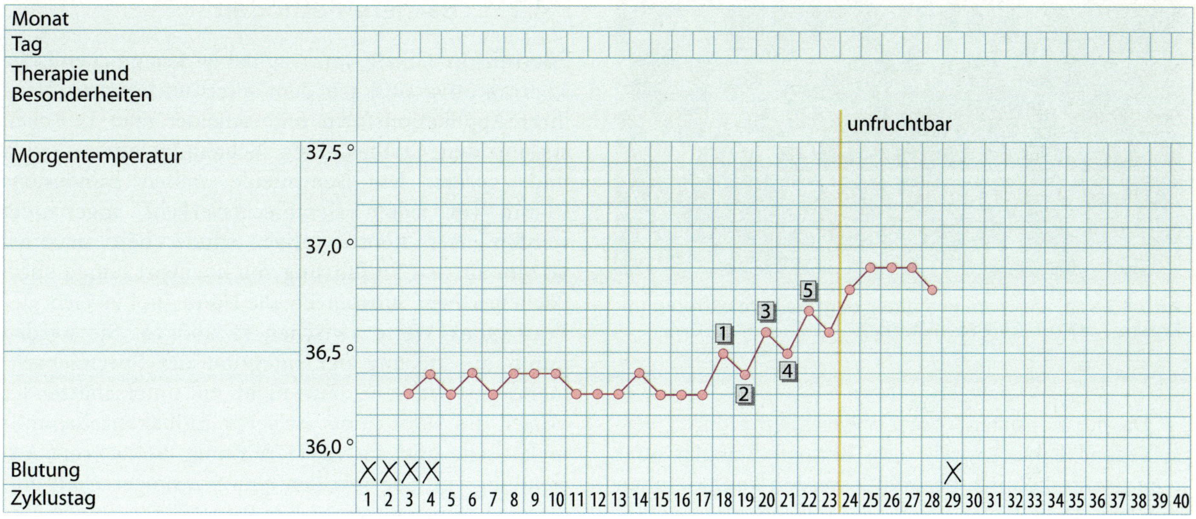

Abb. 4.1 c, d. (Legende s. S. 58)

schränkt ist, mit einem Pearl-Index von 1 als relativ sicher.

Bei der erweiterten Form der Basaltemperaturmethode werden zusätzlich anhand von mindestens 12 vorausgegangenen Meßzyklen 6 Tage vom frühesten Ovulationstermin abgezogen, um den 1. fruchtbaren Tag festzulegen. Die Zeit von Zyklusbeginn bis 6 Tage vor dem frühesten Temperaturanstieg gilt als präovulatorisch unfruchtbare Phase.

Hier wird von einer Befruchtungsfähigkeit der Spermien von 48–72 h und der Eizelle von 6–12 h ausgegangen.

Zervixschleimstrukturmethode nach Billings. Die Bewertung der zyklusabhängigen quantitativen und qualitativen Veränderungen des Zervikalschleims wurde erstmals 1964 von dem australischen Neurologen Billings beschrieben. Um den Ovulationszeitpunkt herum erhöht sich östrogenabhängig die Menge des Zervikalschleims, der an Viskosität verliert und Transparenz gewinnt. Der periovulatorische Zervixschleim ist glasklar und läßt sich zwischen Daumen und Zeigefinger mehrere Zentimeter lang spinnen.

Im Gegensatz zur Basaltemperaturmessung ist mit der Beobachtung des Zervixschleims bereits der Beginn der fruchtbaren Phase zu erkennen. Nach der Zervixschleimmethode tritt die postovulatorisch unfruchtbare Phase 3 Tage nach der maximalen ***Spinnbarkeit*** ein (s. Abb. 4.2).

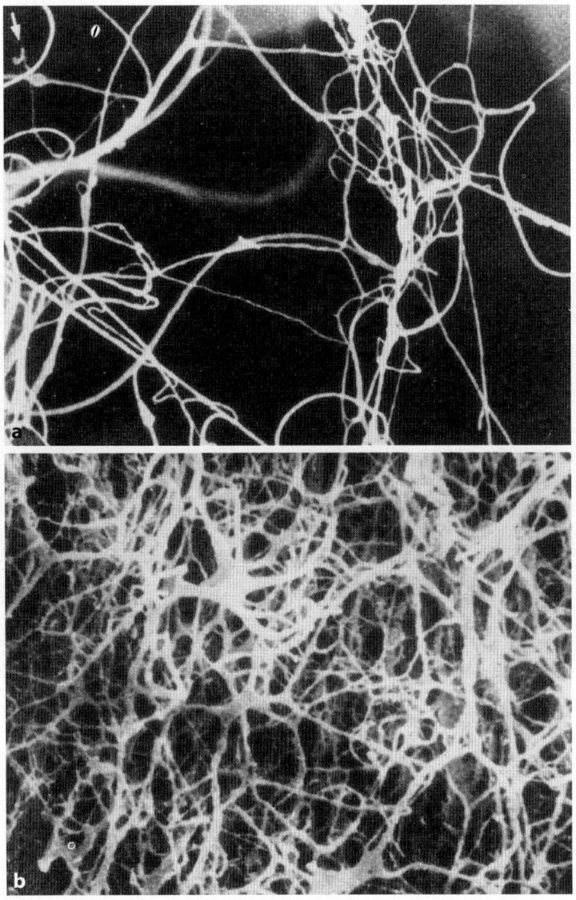

Abb. 4.2 a, b. Zervixmukus unter dem Rasterelektronenmikroskop prä- und postovulatorisch

Da die Konsistenz des Zervixschleims durch verschiedene Faktoren, wie zum Beispiel Ejakulat oder eine floride Kolpitis, beeinflußt werden kann, können nur zwei Drittel aller Frauen die typischen periovulatorischen Veränderungen des Zervixmukus beobachten. Die Versagerquote der Zervixschleimbeobachtung beträgt 15–32% und kann als ausschließliche kontrazeptive Methode nicht empfohlen werden.

In der Sterilitätsdiagnostik wird die Beobachtung der Zervixschleimstruktur zur Bestimmung des Ovulationstermines eingesetzt.

Symptothermale Methode nach Rötzer. Die Kombination von Beobachtung der zyklischen Zervixschleimveränderungen mit der basalen Aufwachtemperaturkurve (Rötzer 1968) stellt die zuverlässigste Methode der natürlichen Familienplanung dar. Sie zählt bei regelrechter Anwendung mit einem Pearl-Index von 0,8 zu den sicheren kontrazeptiven Methoden. Berücksichtigung finden auch die durch Selbstuntersuchung ermittelten zyklischen Veränderungen der Portio bezüglich Größe, Lage und Konsistenz sowie der Öffnungsgrad des äußeren Muttermundes. Andere mögliche Zusatzkriterien sind Symptome wie Mastalgie und Mittelschmerz (Abb. 4.3).

Verlängerte Stillperiode. In vielen Entwicklungsländern wird die Stillperiode zur Verhinderung unerwünschter Schwangerschaften verlängert. Die in der Stillperiode jeweils durch die Mamillenstimulation hervorgerufene Prolaktinausschüttung bewirkt durch Hemmung der pulsatilen Ausschüttung von GnRH und LH eine Anovulation. Bei Frauen, die konsequent ohne Zufütterung mindestens 5- bis 6mal täglich stillen und eine postpartale Amenorrhoe aufweisen, kann im ersten halben Jahr nach der Entbindung im allgemeinen von einer Empfängniswahrscheinlichkeit von 2% ausgegangen werden. Mit dem Wiedereintritt von Ovulationen muß mit Beginn des Zufütterns gerechnet werden oder bei Intervallen von mehr als 4 h zwischen den Stillmahlzeiten.

4.3 Barrieremethoden

Spermizide. Lokale, intravaginal wirksame chemische Kontrazeptiva sind seit dem Altertum bekannt. Nach ihrer Applikationsform unterscheidet man zwischen spermiziden Cremes, Gels, Schaumtabletten, -ovula und -sprays. Die Spermizide sollten mindestens 10 min vor jedem Geschlechtsverkehr angewendet werden. Der kontrazeptive Schutz hält maximal 60 min an. Seit Einführung von hochwirksamen oberflächenaktiven Substanzen wie Nonoxinol erreicht der Pearl-Index Werte zwischen 12 und 20. Sie werden durch die Störung der Integrität der Spermienzellmembran wirksam. Ein nicht zu unterschätzender Vorteil des Nonoxinols ist seine antibakterielle, antimykotische und antivirale Wirkung. Sollte trotz Anwendung von Spermiziden eine Schwangerschaft eingetreten sein, gibt es bisher keine Hinweise für eine erhöhte fetale Fehlbildungsrate (Tabelle 4.2).

Scheidendiaphragma. Nach dem Erstbeschreiber Mensinga (1882) wird das Scheidendiaphragma in einigen Ländern auch Mensinga-Pessar genannt. Es besteht aus einem mit Gummi bezogenen flexiblen Drahtspiralring und einer dünnen Latexscheidewand.

Tabelle 4.2. Vaginal anzuwendende Spermizide in Deutschland

Handelsname	Spermizider Wirkstoff
A-gen 53 (Vaginalzäpfchen)	Nonoxinol-9 und Schwefelsäureester
Ortho-Gel, nur in Verbindung mit einem Diaphragma anzuwenden	Nonoxinol-9
Patentex Oval N (Schaumovula)	Nonoxinol-9
Lea Patentex Gel	Nonoxinol-9

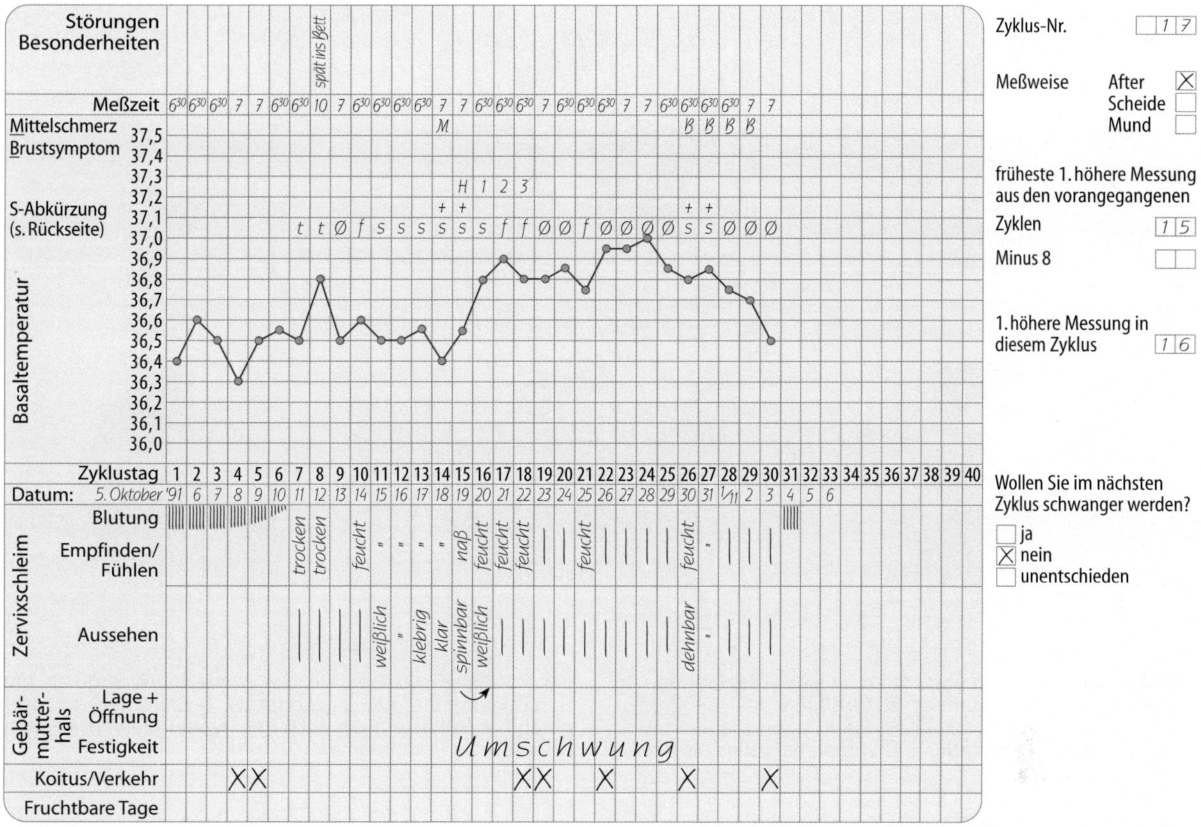

Abb. 4.3. Ausgefülltes Zyklusblatt der symptothermalen Methode. Der Tag des Höhepunktes des Schleimphänomens ist mit *H* gekennzeichnet

Der Durchmesser von 45 bis 105 mm muß der Parität und Anatomie entsprechend individuell angepaßt werden. Bei zu kleinem Diaphragma ist der kontrazeptive Effekt durch die mögliche Dislokation oder mangelnde Abdichtung unzuverlässig, bei zu großem Diaphragma verspürt die Trägerin ein Druckgefühl. Die Zuverlässigkeit des Diaphragmas gleicht mit einem Pearl-Index von 2 bis 4 derjenigen des Präservativs, wobei man während des ersten Anwendungsjahres mit einer Versagerquote von 10–15 % rechnen muß. Die kontrazeptive Sicherheit ist abhängig vom anatomisch korrekten Sitz und von der richtigen Anwendung des Diaphragmas. Eine sorgfältige Unterweisung der Patientin in der Handhabung des Kontrazeptivums ist obligatorisch. Der vordere Rand muß hinter der Symphyse, der hintere Rand im hinteren Scheidengewölbe sitzen und die Portio innerhalb des Ringes palpabel sein (Abb. 4.4). Das Diaphragma wird, um die kontrazeptive Wirkung zu erhöhen, mit einer spermiziden Creme (Ortho-Gel) bestrichen, vor dem Geschlechtsverkehr eingeführt und verbleibt mindestens 6 h postcoitatem intravaginal. Kontraindikationen sind Allergien gegen Gummi oder Spermizide, eine floride Kolpitis, Zysto- oder Rektozelen, Vesiko- oder Rektovaginalfisteln, eine ausgeprägte Retro- oder Anteflexio uteri, vaginale Fehlbildungen und die Wochenbettphase. Bei längerem intravaginalen Verbleib des Diaphragmas (mehr als 24 h) kann es zu einer lokalen Reizung mit vermehrtem Fluor kommen. Ein neueres Modell aus Silikon wird durch einen Ventilmechanismus auf der Portio fixiert und kann problemlos bis zu 48 h liegen bleiben (lea contrazeptivum).

Scheidenschwamm. Bei diesem in Deutschland nicht zugelassenen Präparat handelt es sich um ein weiches mit Spermiziden beladenes Polymer, welches maximal 24 h vor dem Geschlechtsverkehr eingesetzt wird und frühestens 6 h nach der letzten Kohabitation entfernt werden sollte. Der Schwamm ist nur für die einmalige Anwendung bestimmt.

Die empfängnisverhütende Wirkung besteht in einer mechanischen Hemmung der Spermienaszension, in der Spermienabsorption und -devitalisierung (Abb. 4.5).

Portiokappe. Die Portiokappe ist ein kleines, halbkugelförmiges Hütchen aus Gummi oder Hartplastik, welches evtl. in Kombination mit Spermiziden jeweils bis zu drei Wochen über die Portio gesetzt wird. Wegen ihrer schlechten kontrazeptiven Sicherheit (Pearl-

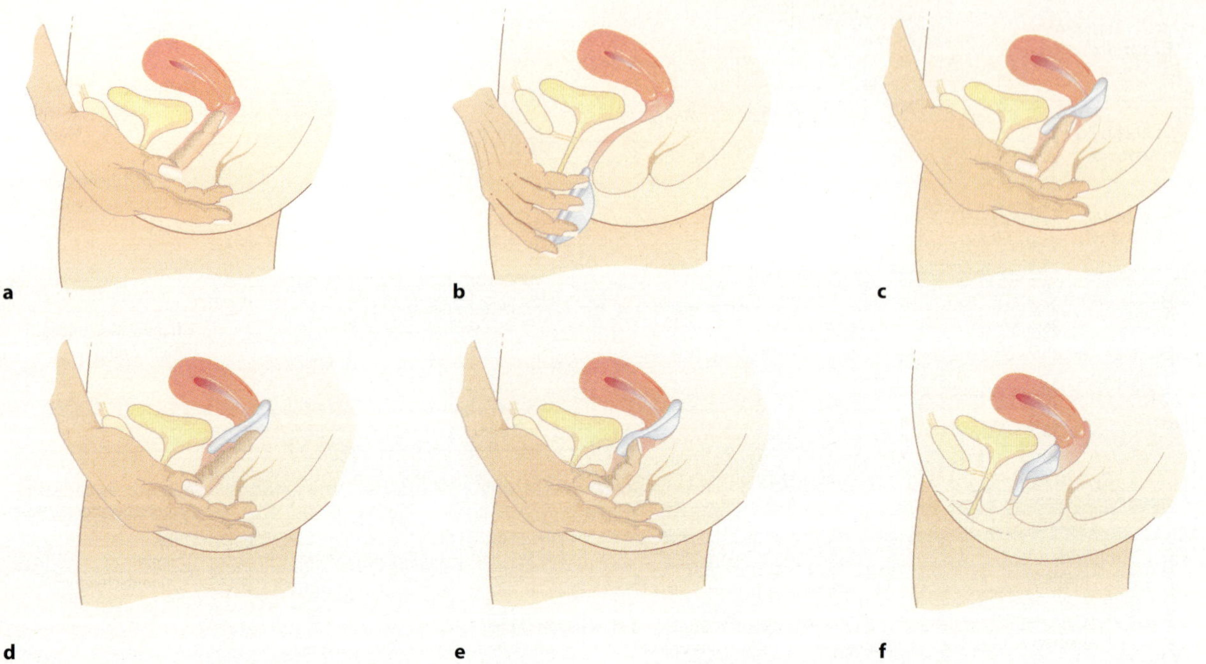

a b c d e f

Abb. 4.4 a–f. Einsetzen und Entfernen eines Diaphragmas. **a** Ertasten des Muttermundes. **b** Einführen des mit Creme oder Gel bestrichenen zusammengedrückten Diaphragmas. **c** Hochschieben des vorderen Diaphragmarandes bis hinter das Schambein. **d** Ertasten des Muttermundes durch die Gummimembran zur Lagekontrolle. **e** Entfernen des Diaphragmas frühestens 6 h nach dem letzten Verkehr **f** Falsch eingeführtes Diaphragma

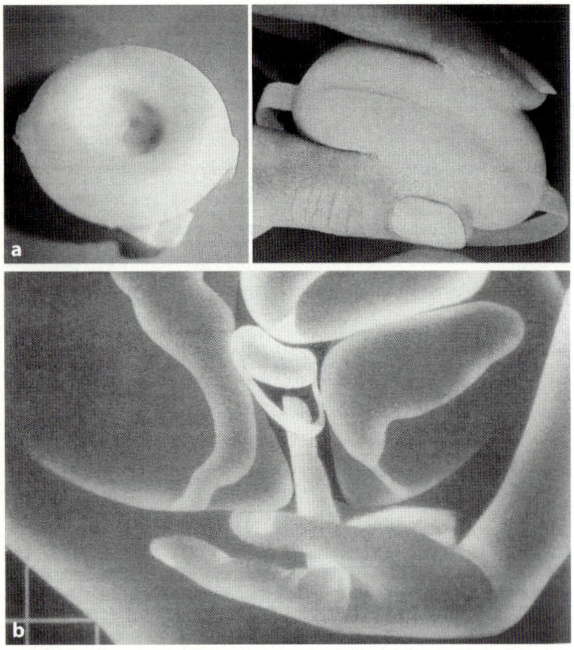

Abb. 4.5. Spermizidbeladener Vaginalschwamm

Index: 7), der relativ häufig auftretenden lokalen Reizungen und der nicht ganz einfachen und daher zumeist den Gynäkologen erfordernden Applikation wird die Portiokappe heute kaum noch angewendet.

Kondom für die Frau. Das Kondom für die Frau (Femidom) besteht aus einem 15,5 cm langen mit Nonoxynol beschichtetem Polyurethan-Schlauch, der mittels eines flexiblen Ringes, ähnlich dem Diaphragma, intravaginal fixiert wird. Ein 2. Ring am äußeren Ende des Kondoms bedeckt den Introitus, wodurch ein guter Schutz vor sexuell übertragbaren Erkrankungen gewährleistet ist. Bei Anwendung dieses Kondoms ist ein Gleitmittel erforderlich. Die kontrazeptive Sicherheit ist mit einem Pearl-Index von 1–14 etwas geringer als die des Kondoms für den Mann. In Deutschland wurde die Zulassung dieses Kondoms bisher nicht in Erwägung gezogen (Abb. 4.6).

Scheidenspülung. Die unmittelbar postkoital durchgeführte Scheidenspülung ist eine sehr unsichere Kontrazeptionsmethode, da die Spermien nachweislich schon Sekunden nach der Ejakulation in den Zervikalkanal eindringen. Bereits 15 min postcoitatem sind Spermien im Douglas-Raum nachweisbar. Die Versagerquote dieser unter Teenagern in den USA zeitweise weitverbreiteten und mit koffeinhaltiger Limonade durchgeführten Methode zur vermeintlichen Empfängnisverhütung beträgt über 30 %.

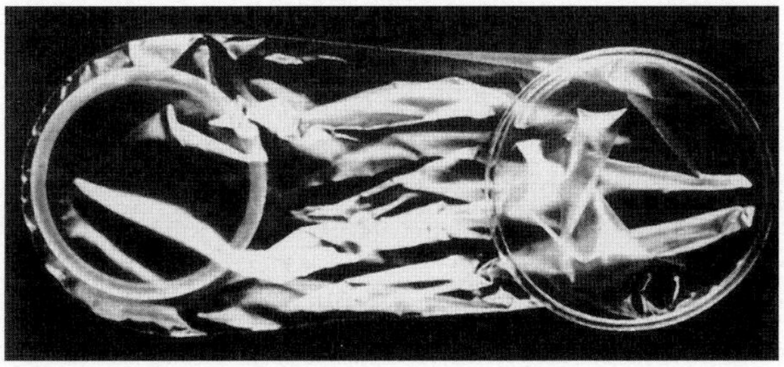

Abb. 4.6. Kondom für die Frau

Tabelle 4.3. Wirkungsmechanismen von Ovulationshemmern

- Hemmung der hypothalamisch-hypophysären GnRH- und Gonadotropinausschüttung
  - Unterdrückung der pulsatilen GnRH-Ausschüttung
  - Störung der ovariellen Follikelreifung durch verminderte Ausschüttung von FSH
  - mittzyklischer LH-Peak und Ovulation bleiben aus
- Gestagenabhängige Abschwächung der präovulatorischen Verflüssigung des Zervixschleims mit resultierender Verhinderung der Spermienaszension
- Kapazitationshemmung der Spermien durch Progestagene
- Verschlechterung der Nidationsbedingungen durch verfrühten Gestageneffekt am Endometrium, durch den eine Hemmung der Endometriumtransformation, das verfrüht aber unvollständig in die Sekretionsphase eintritt
- Beeinflussung der Tubenmotilität, progesteronabhängige Verminderung von Zilienanzahl und Ziliengröße der Tubenepithelien

4.4 Hormonale Methoden der Empfängnisverhütung

Hormonale Kontrazeptiva können in oraler, parenteraler und lokaler Form verabreicht werden. Sie beinhalten Kombinationen aus Östrogenen und Gestagenen oder ausschließlich Gestagene.

Man unterscheidet Ovulationshemmer (orale Kombinationspräparate, parenterale Depotgestagene) von Kontrazeptiva, welche die Ovulation nicht unterdrükken („Minipille") und Interzeptionspräparate („Pille danach"), durch welche eine Implantationshemmung erfolgt. Eine nach Gestagenen geordnete Aufstellung der Kontrazeptiva findet sich in Tabelle 4.13.

Ovulationshemmer

Weltweit benutzen 65–70 Mio. Frauen die „Pille". Der erste orale Ovulationshemmer wurde 1957 in den USA unter dem Namen Enovid auf den Markt gebracht. Unter dem Namen Anovlar brachte die Firma Schering 1961 ein Präparat auf den europäischen Markt.

In den nunmehr 40 Jahren seit Einführung der Pille wurden immer niedriger dosierte Formen entwickelt, um unerwünschte Folgeerkrankungen wie Thromboembolien weitgehend zu reduzieren. Auch andere von den Anwenderinnen beklagte Nebenwirkungen wie Mastodynie und Kopfschmerzen verminderten sich infolge der Dosisreduktion.

Zunehmend machte man sich die Ovulationshemmer auch in therapeutischer Hinsicht nutzbar.

Es wurde beobachtet, daß bei Einnahme der Pille die Inzidenz bestimmter neoplastischer Erkrankungen wie zum Beispiel des Korpus- oder Ovarialkarzinoms geringer ist.

Wirkungsweise der Ovulationshemmer. Ovulationshemmer blockieren die hypophysäre Gonadotropinsekretion. Die verminderte Ausschüttung von FSH hemmt die Follikelreifung. Durch das Ausbleiben des LH-Peak fehlt die Ovulationsinduktion.

Gestagene erhöhen die Viskosität des Zervixschleims und hindern die Spermien an der Aszension durch den Zervikalkanal. Zusätzlich wird dessen mittzyklische Öffnung gehemmt. Durch die Progestagene tritt eine Kapazitationshemmung der Spermien ein, so daß die Akrosomenreaktion der Spermien als Voraussetzung für die Verschmelzung von Oozyte und Spermium unterbleibt.

Zusätzlich bewirkt die Gabe von Progestagenen in der Proliferationsphase einen verminderten Aufbau des Endometriums und ungenügende Transformation in der Sekretionsphase. Diese veränderten Schleimhautverhältnisse wirken hemmend auf die Nidation der Blastozyste.

Des weiteren verändern Ovulationshemmer die Zusammensetzung des Tubensekrets, die Tubenmotilität und vermindern die Zilienanzahl und -größe (Tabelle 4.3).

Östrogenkomponente. Die in der hormonalen Kontrazeption eingesetzten synthetischen Östrogene leiten sich von dem natürlich vorkommenden Estradiol ab. Zur Verfügung stehen das am häufigsten verwendete Steroid Ethinylestradiol (EE) und Mestranol (ME). Das in einigen älteren Präparaten verwendete Mestranol wird durch Abspaltung einer Methylgruppe bei der Leberpassage in das wirksame Ethinylestradiol umgewandelt. Das quantitativ aktivere Ethinylestradiol hat bei gleichgewichtiger Menge eine um den Faktor 1,6 höhere Wirksamkeit als Mestranol.

Die Bindung des Ethinylestradiol an die Östrogenrezeptoren übersteigt die Wirksamkeit der physiologischen Östrogene. Durch die Ethinylgruppe an C-17 wird die hepatische Metabolisierung verzögert und die Substanz bleibt mit einer Halbwertszeit von 7 h länger aktiv. Die qualitativen Wirkungen des in den proximalen Dünndarmabschnitten vollständig resorbierten Ethinylestradiols unterscheiden sich nicht von denen des natürlichen Estradiols. Es führt zu einer Stimulation östrogenabhängiger Gewebe wie z.B. Endometrium, Myometrium, Vaginalschleimhaut, Brustdrüse und Urothel.

Nach oraler Verabreichung von Ethinylestradiol wird nach etwa 2 h ein Konzentrationsmaximum im Serum erreicht, nach 24 h sind nur noch 20–30 % nachweisbar. Aus der Höhe der Serumöstrogenspiegel kann nur bedingt ein Rückschluß auf die Östrogenwirkung erfolgen, da der stabile Östrogenrezeptorkomplex am Zielorgan wesentlich länger nachweisbar ist. Bei gleicher Einnahmedosis finden sich erhebliche inter- und intraindividuelle Schwankungen der Serumspiegel, welche nicht in Zusammenhang mit Körpergewicht und Körperoberfläche stehen.

Die Metabolisierung des Ethinylestradiols in der Leber beginnt mit der Oxidation der Ethinylgruppe durch die Zytochrom P450-abhängigen Monooxygenasen. Dieses Schlüsselenzym wird durch das entstehende Substrat gleichzeitig irreversibel gehemmt. Die hieraus resultierende Verlangsamung des Abbaus aller 17-alkylierten Steroide führt so mit zunehmender Einnahmedauer zu ansteigenden Serumkonzentrationen.

Ethinylestradiol wird vorwiegend an Albumin gebunden, nur 1–2 % liegen in freier Form vor. In geringen Mengen ist das Ethinylestradiol an das sexualhormonbindende Globulin (SHBG) und an das Transkortin (KBG) gebunden.

Das Ethinylestradiol wird überwiegend renal als Glukuronid im Urin und als Ethinylestradiolsulfat mit der Galle ausgeschieden.

Östrogendosis. Die 1. auf dem Markt befindliche Pille Enovid enthielt 9,85 mg Norethynodrel und 0,15 mg Mestranol und war ein Kombinationspräparat. 1975 wurde die 1. Mikropille unter dem Namen Microgynon eingeführt, sie enthält 0,15 mg Levonorgestrel und 30 μg Ethinylestradiol.

DEFINITION

Eine ***Mikropille*** beinhaltet weniger als 50 μg Ethinylestradiol pro Dragée.

Seit 1994 sind Präparate mit einer Ethinylestradioldosis von nur 20 μg auf dem internationalen Markt. Die Ovulation wird durch diese Präparate ebenfalls suffizient supprimiert. Man beobachtet bei diesen Präparaten eine Zunahme von Zwischenblutungen in den ersten Einnahmemonaten sowie von unbedenklichen Ovarialzysten durch den nur noch partiellen antigonadotropen Effekt und die damit verbundene ovarielle Restaktivität.

Günstig wirkt sich die Dosisreduktion auf die durch die ethinylestradiolabhängige Induktion des Transkortins deutlich erhöhten Gesamtkortisolwerte im Serum aus.

Gestagenkomponente. Die Wirkung des physiologischerweise im Corpus luteum vorkommenden Progesteron besteht in einer sekretorischen Umwandlung des Endometriums nach erfolgter östrogenabhängiger Proliferation sowie in einem Erhalt der Schwangerschaft. Nach der Ovulation kommt es zu einer gestagenbedingten Erhöhung der Basaltemperatur. Nur durch die östrogenabhängige Induktion von Progesteronrezeptoren an den Erfolgsorganen ist dort eine Gestagenwirkung möglich. Infolge einer Hemmung der Rezeptorexpression durch die Gestagene selbst kommt es durch Dosissteigerung zu einem Wirkungsverlust.

Ziel der Entwicklung der synthetischen Gestagene war eine Verlängerung der biologischen Halbwertszeit, welche z.B. beim Norethisteron 7,5 h beträgt.

1938 wurde das vom Progesteron strukturell unterschiedliche, aber in seiner Wirkung vergleichbare, Ethyltestosteron entwickelt. Die später eingeführten 19-Nortestosteronderivate zeigten auch bei peroraler Anwendung eine ausreichende biologische Verfügbarkeit.

Gestagene, die heute in der hormonalen Kontrazeption eingesetzt werden, leiten sich vom 19-Nortestosteron und vom 17α-Hydroxyprogesteron ab. Die Dosis der Gestagenkomponente in oralen Kombinationspräparaten liegt zwischen 75 μg und 2 mg.

Gestagene, die sich vom *Nortestosteron* ableiten, werden als ***Gonane*** bezeichnet. Abhängig von den an C-Atom-13 gebundenen Gruppen unterscheidet man 13-Methyl-Gonane und 13-Ethyl-Gonane. Außerdem werden sie nach der Reihenfolge ihrer 1. Zulassung einer 1., 2. und 3. Generation zugeordnet (Tabelle 4.4).

Die 13-Methyl-Gonane mit Ausnahme des Dienogest werden erst nach Metabolisierung in der Leber zu Norethisteron biologisch wirksam. Nach rascher

Tabelle 4.4. 19-Nortestosteronderivate – Gonane

1. Generation	2. Generation	3. Generation
13-Methyl-Gonane	13-Ethyl-Gonane	13-Ethyl-Gonane
• Norethisteron • Norethisteronacetat • Lynestrenol	• Norgestrel in 2 Steroisomeren: → Dextronorgestrel (D-Norgestrel) → Levonorgestrel (L-Norgestrel)	• Norgestimat • Gestoden • Desogestrel
• Norethynodrel • Ethinodioldiacetat		13-Methyl-Gonane • Dienogest

Tabelle 4.5. 17α-Hydroxyprogesteronderivate – Pregnane

• Cyproteronacetat
• Chlormadinonacetat
• Medroxyprogesteronacetat

Resorption aus dem Dünndarm durchlaufen sie die Leberpassage und sind im Serum zu einem Drittel an das sexualhormonbindende Globulin (SHBG) und zu zwei Dritteln an Albumin gebunden. Aufgrund einer geringgradigen Umwandlung in Ethinylestradiol findet sich bei fast allen 13-Methyl-Gonanen eine partielle Östrogenwirkung. Die androgene Partialwirkung dieser Gestagene läßt sich von ihrer strukturellen Ähnlichkeit zum Testosteron ableiten.

Eine Ausnahme bildet das ***Dienogest***, welches sich in seinem biologischen Wirkprofil von den anderen Vertretern der 13-Methyl-Gonane unterscheidet. Dienogest wird nicht erst nach Metabolisierung wirksam, hat eine antiandrogene Partialwirkung und progesteronartige Wirkung und wirkt daher eher wie die klassischen Pregnane. Aufgrund seines chemischen Aufbaus mit einer Zyanomethylgruppe an C-Atom-17 kommt es nicht zu der bei anderen Sexualsteroiden auftretenden Hemmung der Zytochrom P450-abhängigen Monooxygenasen, so daß eine vergleichsweise höhere tägliche Dosis verabreicht werden muß.

Die in Bezug auf die Applikationsmenge wirksamsten Gestagene sind die 13-Ethyl-Gonane. Daher kommt in den täglich erforderlichen Dosierungen die androgene Partialwirkung kaum zum Tragen. In diese Gruppe gehört das in zwei Stereoisomeren vorkommende Norgestrel, das nur als ***Levonorgestrel*** hormonell wirksam ist. Die Gestagene ***Desogestrel*** und ***Norgestimat*** werden erst nach Metabolisierung wirksam, wobei der wirksame Metabolit des Norgestimat vor allem das Levonorgestrel ist. Das am stärksten wirksame Gestagen ist das ***Gestoden***, welches bereits in einer Dosis von 40–50 µg ovulationshemmend wirkt. In wesentlich höheren Dosierungen, die für die üblichen Ovulationshemmer nicht relevant sind, findet sich beim Gestoden eine antimineralokortikoide natriuretische Wirkung.

Die andere Gruppe der Gestagene sind die dem Progesteron verwandten 17α-Hydroxyprogesterone, auch ***Pregnane*** genannt. Diese zeichnen sich durch eine glukokortikoide Partialwirkung aus. Das lipophile Steroid ***Cyproteronacetat*** hat die stärkste antiandrogene Partialwirkung und wird deshalb zur Therapie von Androgenisierungserscheinungen eingesetzt. Die Metabolisierung in der Leber verläuft vergleichsweise langsam. Ebenso wie das etwas schwächer antiandrogen wirkende ***Chlormadinonacetat*** wird es über Konjugate mit der Galle ausgeschieden.

Das ebenfalls in diese Gruppe einzuordnende ***Medroxyprogesteronacetat*** verfügt über eine schwache androgene Partialwirkung und wird als Depotgestagen zur Ovulationshemmung eingesetzt (Tabelle 4.5).

Formen der oralen hormonalen Kontrazeption

Kombinationspräparate (1-Phasenpräparate). Unter monophasischen Kombinationspräparaten versteht man diejenigen Kontrazeptiva, die eine konstante Tagesdosis an Östrogenen und Gestagenen während des gesamten Einnahmezyklus beinhalten.

Nach einer Einnahmephase von 21 Tagen folgt ein 7-tägiges einnahmefreies Intervall, in dem die Abbruchblutung eintritt.

Modifizierte Kombinationspräparate (Mehr-Stufenpräparate). Die sogenannten Stufenpräparate sind modifizierte Kombinationspräparate. Bei den 2-Stufenpräparaten wird in der 11 Tage umfassenden 1. Einnahmehälfte eine niedrigere Gestagendosis verabreicht als in der 2. Hälfte. Die Östrogendosis ist gleichbleibend.

In den 3-Stufenpräparaten wird die Gestagendosis in zwei Stufen gesteigert. Die Östrogendosis ist gleichbleibend oder mittzyklisch etwas erhöht.

Ziel der Anwendung eines Stufenpräparates ist es, die Gesamtdosis der Gestagene und damit deren unerwünschte Wirkungen zu senken.

Durch den früh einsetzenden Gestageneffekt wird die Proliferation und Transformation am Endometrium wirkungsvoll gehemmt. Auch der präovulatorische LH-Peak wird zuverlässig blockiert. Die Follikelreifung hingegen wird nicht vollständig unterdrückt.

Sequenzpräparate (2-Phasenpräparate). Sequenzpräparate enthalten in der 1. Zyklushälfte lediglich Östrogene, in der 2. Hälfte eine Kombination aus Östrogenen und Gestagenen. Die Dauer der ausschließlichen Östrogenwirkung beträgt 6–7 Tage.

Diese Applikationsform ist dem natürlichen Zyklus nachempfunden. Es resultiert ein nahezu physiologischer Effekt am Endometrium, wobei jedoch die Gestagenwirkung vorzeitig einsetzt (Abb. 4.7).

> **!** ***Stufenpräparat***: Kombinationspräparate, d.h. alle Pillen enthalten Östrogen und Gestagen, mit Steigerung der Gestagen- und ggf. Östrogendosis
> ***Sequenz- oder Zweiphasenpräparat***: Gestagene erst in der 2. Zyklushälfte.

Minipille. Die Minipille ist ein niedrig dosiertes, reines Gestagenpräparat, welches kontinuierlich ohne pillenfreies Intervall eingenommen wird. Zur Verfügung stehen die Gestagene Levonorgestrel, Lynestrenol, und Norethisteron.

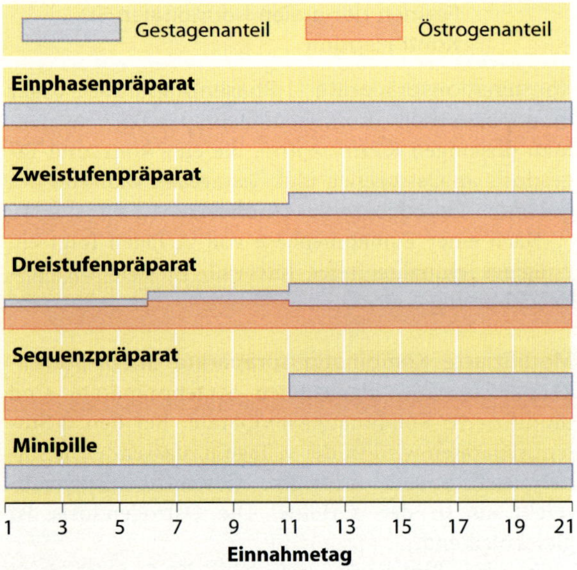

Abb. 4.7. Schematische Darstellung der Zusammensetzung hormonaler Kontrazeptiva

DEFINITION

Die ***Minipille*** ist ein reines Gestagenpräparat, dessen kontrazeptive Sicherheit von seiner pünktlichen und regelmäßigen Einnahme abhängt.

Nur 10–40% der Zyklen unter der Minipille sind anovulatorisch. Obwohl die Ovulation selbst nicht verhindert wird, führt die Minipille zu einer Verminderung der Gonadotropinsekretion und damit zu einer Beeinträchtigung der Follikelreifung. Die hauptsächliche Wirkung besteht jedoch in der zervikalen Dysmukorrhoe, die sich in einer Viskositätserhöhung und einer verminderten Spinnbarkeit ausdrückt. Dies führt zu einer Verhinderung der Spermienaszension.

Die Akzeptanz der Minipille ist durch häufig auftretende Blutungsirregularitäten im Vergleich zu Kombinationspräparaten schlechter.

Reine Gestagenpräparate eigenen sich für die Anwendung während der Stillzeit, bei älteren Patientinnen und mit Einschränkung auch bei Raucherinnen und Patienten mit erhöhtem Thromboserisiko. Ihre Zuverlässigkeit ist von der Genauigkeit der Einnahme mit einem Toleranzintervall von nur 3 h abhängig, bei regelrechter Anwendung jedoch mit einem Pearl-Index von 1 zufriedenstellend.

Depotgestagene. Bei den Depotgestagenen handelt es sich um eine parenterale Form der hormonalen Kontrazeption. Es stehen die Gestagene Medroxyprogesteronacetat und Norethisteronenantat zur Verfügung, die durch intramuskuläre Injektionen in 12-wöchigen Abständen verabreicht werden (***Drei-Monats-Spritze***). Die Wirkungsweise entspricht der Minipille, der Pearl-Index liegt bei 0,5. Häufige Nebenwirkungen sind Blutungsstörungen und eine mögliche Atrophie des Endometriums, der eine länger andauernde Amenorrhoe nach Absetzen des Präparates folgt.

Subkutane Gestagenimplantate. Weltweit verbreitet sind Gestagenmonopräparate in Form von subkutan applizierten Silastikstäbchen (Norplant). Diese in Deutschland nicht verfügbare Darreichungsform ist vor allem in den USA sehr populär. Die 6 elastischen Stäbchen werden in Lokalanästhesie in das Subkutangewebe des Oberarms implantiert und enthalten jeweils 36 mg Levonorgestrel, die tägliche Wirkstofffreisetzung reduziert sich mit der Liegedauer. Die Zuverlässigkeit bei bis zu 5-jähriger Anwendungsdauer liegt bei einem Pearl-Index von 0,2. Das Risiko von Zyklusirregularitäten ist hoch, normalisiert sich aber weitgehend im Laufe der Anwendung. Eine Weiterentwicklung als 1-Stäbchenversion mit abbaubarer Matrix ist vorgesehen, so daß sich die z. T. schwierige Explantation nach Ablauf der Wirkdauer erübrigt (Abb. 4.8).

Maßnahmen bei Einnahmefehlern

Die Einnahme der oralen Kontrazeptiva erfolgt in 24-h-Intervallen. Beträgt die Pause zwischen der Einnahme zweier Dragées bei Kombinationspräparaten mehr als 36 h, kann während des Zyklus nicht mit einer sicheren Antikonzeption gerechnet werden. Wird die Einnahme einer „Pille" um weniger als 12 h verschoben, besteht der Kontrazeptionsschutz weiterhin. Häufig kommt es nach verlängertem Einnahmeintervall zu Zwischenblutungen. Jedoch kann bei Ausbleiben derselben nicht von einer suffizienten Hemmung der Ovulation ausgegangen werden.

Trotzdem ist auch nach Vergessen eines Dragées die kontrazeptive Sicherheit von Kombinationspräparaten hoch. Einnahmefehler zu Beginn der 1. Zyklushälfte beeinträchtigen die Zuverlässigkeit des Kontrazeptivums mehr als während der 2. Zyklushälfte. Bei vergessener Pilleneinnahme in der 1. Einnahmewoche wird die Fortsetzung der Einnahme des Kontrazeptivums nach Einnahme des vergessenen Dragées unter zusätzlicher Anwendung einer Barrieremethode in den folgenden 7 Tagen empfohlen. Sofern in den vorausgegangenen 72 h Geschlechtsverkehr stattgefunden hat, sollte außerdem eine interzeptive Maßnahme („Pille danach") erfolgen. Bei einem vergessenem Dragée in der 2. und 3. Einnahmewoche ist die kontrazeptive Sicherheit im allgemeinen nicht vermindert.

Sollte es in einem Zeitraum von 3–4 h nach Pilleneinnahme zu Erbrechen oder Diarrhoe kommen, ist aufgrund der möglicherweise unvollständigen Resorption wie bei unterlassener Pilleneinnahme zu verfahren.

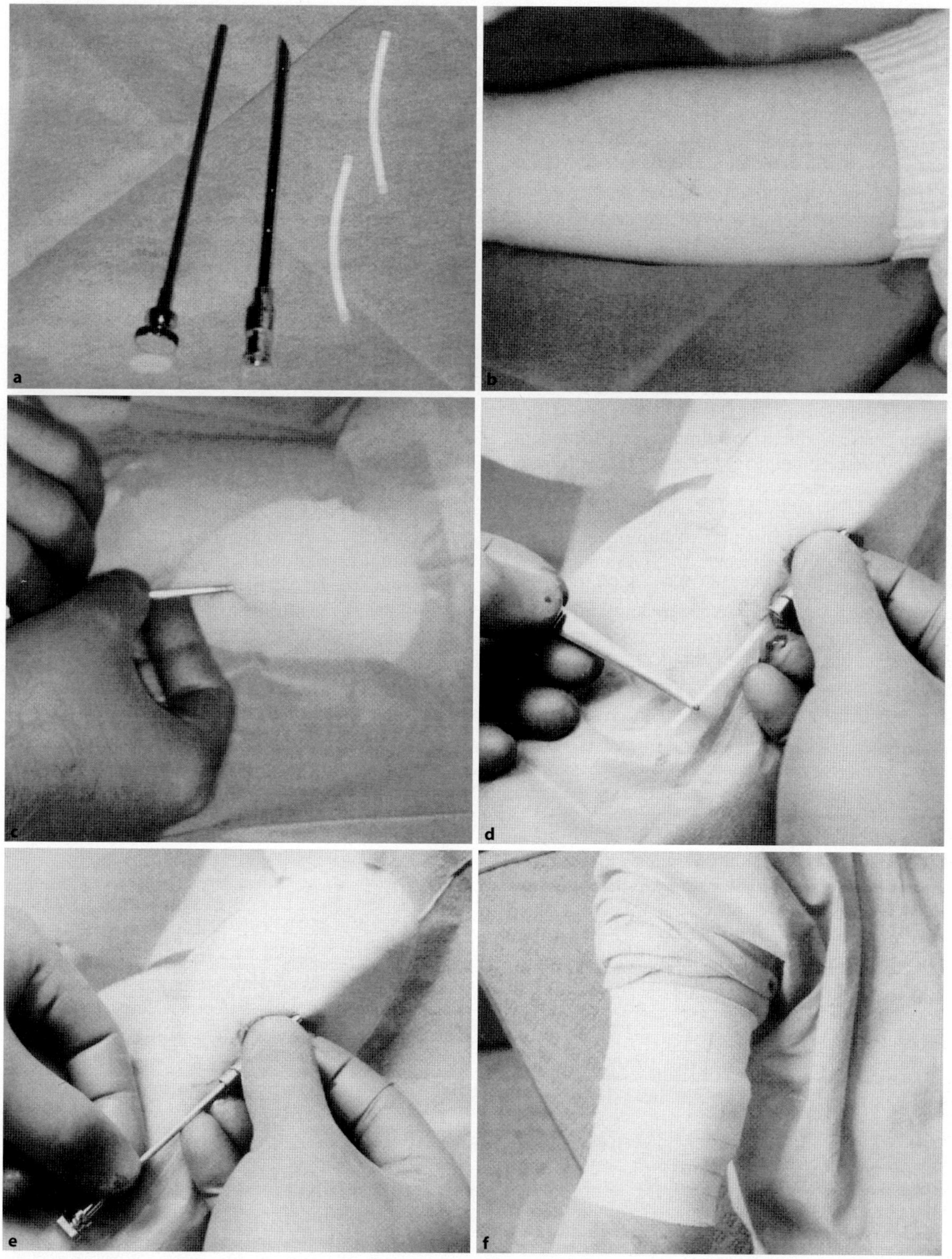

Abb. 4.8 a–f. Implantation von Norplant zur Langzeitkontrazeption

Im Gegensatz zu den Kombinationspräparaten kann bei Einnahmefehlern eines reinen Gestagenpräparates („Minipille") oder eines Sequenzpräparates während des aktuellen Einnahmezyklus nicht mehr von einer kontrazeptiven Sicherheit ausgegangen werden. Bereits nach Verzögerung der Einnahme von mehr als 3 h ist die empfängnisverhütende Wirkung eines reinen Gestagenpräparates in Frage gestellt, eine postkoitale Kontrazeption ist notwendig.

Wechselwirkung mit Medikamenten

Da zahlreiche Medikamente den gleichen hepatischen Metabolisierungsvorgängen unterworfen sind wie die Steroide der Kontrazeptiva, kommt es zu einer wechselseitigen Beeinflussung der Bioverfügbarkeit.

Die Induktion von Zytochrom-P450-assoziierten Monooxygenasen durch bestimmte Medikamente (z. B. Barbiturate, Rifampicin) beschleunigt die Inaktivierung der Steroide.

Antibiotika führen zu einer Abschwächung der Pillenwirksamkeit, neben Durchbruchsblutungen besteht das Risiko einer Schwangerschaft. Die Hemmung hepatischer Oxygenasen (z. B. durch Cotrimoxazol, MAO-Hemmer, Cimetidin) führt zu einer verlangsamten Metabolisierung und damit Wirkungsverstärkung. Kontrazeptive Steroide selbst inhibieren die Zytochrom-P450-Monooxygenasen und führen zu einem Anstieg von Serumkonzentrationen der um die Metabolisierung konkurrierenden Medikamente (s. Tab. 4.6).

Zyklusmodifikationen

Der dem normalen Zyklus angepaßte 3-Wochenrhythmus mit 1-wöchiger Einnahmepause der Pille ist nicht zwingend. Eine individualisierte Handhabung zur Verschiebung der Blutung ist vor allem bei einphasischen Kombinationspräparaten durch Weglassen oder Hinzufügen von Dragées ohne Bedenken möglich. Auch die kontinuierliche Einnahme des Kontrazeptivums über wenige Monate ist möglich. Allerdings steigt mit zunehmender Einnahmedauer das Risiko von Zwischenblutungen. Bei Stufen- oder Sequenzpräparaten werden zur Menstruationsverschiebung nur die Tabletten der letzten Phase einer neuen Packung verwendet. Bei einer Verlängerung der Einnahmedauer muß beachtet werden, daß einige Präparate neben den 21 steroidhaltigen Tabletten, anstelle eines einnahmefreien Intervalls, 7 Plazebos enthalten, um die Pilleneinnahme zur unterbrechungsfreien täglichen Routine werden zu lassen.

Indikation zur Pillenpause

6 Wochen vor großen elektiven chirurgischen Eingriffen kann ein Absetzen von hormonalen Kontrazeptiva mit Ausnahme von Depotgestagenen und der Minipille wegen des erhöhten Risikos thromboembolischer Komplikationen empfohlen werden. Die Einnahme sollte 2–3 Wochen postoperativ wieder aufgenommen werden. Bei kleineren oder ungeplanten Eingriffen wird zu einer generellen „Low-dose"-Heparinisierung und Frühmobilisierung unter Fortsetzung der Pilleneinnahme geraten.

Regelmäßiges Absetzen im Sinne einer Pillenpause bei langjähriger Anwendung erscheint nicht notwendig, da die früher angenommene sekundäre Amenorrhoe nach Beendigung der Pilleneinnahme (*„Post-pill"-Amenorrhoe*) nicht belegt werden konnte.

Tabelle 4.6. Interaktionen hormonaler Kontrazeptiva mit anderen Medikamenten

Interagierendes Pharmakon	Auswirkung	Interaktionsmechanismus
Cumarine Benzodiazepine Cyclosporin trizyklische Antidepressiva Pethidin	verminderte oxydative Metabolisierung des interagierenden Pharmakons ⇒ geringe Wirkungsverstärkung	Hemmung des Zytochrom-P450 durch hormonale Kontrazeptiva
Nichtsteroidale Antiphlogistika	beschleunigte Elimination der Analgetika ⇒ geringe Beeinträchtigung der Wirkung	Induktion von hepatischen Enzymen durch Kontrazeptiva
Sulfonamide, MAO-Hemmer Kortikosteroide, Cimetidin orale Antidiabetika vom Tolbutamidtyp	verminderte oxydative Metabolisierung beider interagierender Substanzen ⇒ deutliche Wirkungsverstärkung möglich	Hemmung des Zytochrom-P450 durch hormonale Kontrazeptiva und interagierende Substanz
Barbiturate, Carbamazepin Rifampicin Phenytoin	beschleunigte Elimination der Steroide ⇒ Kontrazeptive Sicherheit gefährdet	Zytochrom P450 Induktion durch interagierendes Pharmakon
Laxantien Antibiotika	reduzierte Aufnahme der Steroide Unterbrechung des enterohepatischen Kreislaufs ⇒ Kontrazeptive Sicherheit gefährdet	Beschleunigung der Darmpassage Schädigung der Darmbakterien

Tabelle 4.7. Östrogen- und gestagenbedingte Symptome

	östrogenbedingte Symptome	gestagenbedingte Symptome
Zyklus	Hypermenorrhoe	Hypomenorrhoe und Metrorrhagien
ZNS	Übelkeit, Kopfschmerzen	Depression, Müdigkeit
Brust	Mastodynie, Mastopathie	mögliche Abnahme des Brustumfangs
Vagina und Uterus	zervikaler Fluor Myomwachstum	trockene Scheide, Kolpitiden
Gewicht	Wassereinlagerung, Ödeme und schnelle Gewichtszunahme	Appetitsteigerung und allmähliche Gewichtszunahme
Haut	Hyperpigmentation, trockene Haut, Chloasma in Sommermonaten	Akne, Seborrhoe, Haarausfall, Exantheme
Verschiedenes	Blutdruckanstieg	Libidoverlust

Allgemeine Begleiterscheinungen

Durch Beeinflussung des zerebralen Gefäßtonus treten ***Kopfschmerzen*** unter Pilleneinnahme in ungefähr 5% auf. Unter Pilleneinnahme auftretende Kopfschmerzen zwingen gelegentlich zu einem sofortigen Absetzen des hormonalen Kontrazeptivums, können jedoch durch Wechsel auf ein anderes Präparat oft vermieden werden. Seltener sind schwere zerebrovaskuläre Reaktionen, die sich als erstmals auftretender Migräneanfall oder Sehstörungen unter oraler Kontrazeption bemerkbar machen können und eine absolute Kontraindikation für deren Einnahme darstellen.

Östrogenbedingt kann es zu einer raschen ***Zunahme des Körpergewichtes*** kommen, während die gestagenabhängige Gewichtszunahme eher langsam verläuft. Von Bedeutung sind hier eine Beeinflussung des Wasser-Elektrolythaushaltes sowie eine Appetitsteigerung.

An der Haut kann es östrogenbedingt im Zusammenhang mit UV-Strahlung durch Melanozytenstimulation zu ***Hyperpigmentierung*** und Pigmentverschiebungen, ähnlich dem Chloasma uterinum, kommen. Protektiv wirkt die abendliche Einnahme des Kontrazeptivums und die Anwendung von lichtschutzfaktorhaltigen Hautpflegemitteln. Lichtdermatosen und ein Lupus erythematodes können unter mit UV-Strahlen kombiniertem Östrogeneinfluß exazerbieren. Gestagene mit androgener Partialwirkung können zu ***Akne***, ***Seborrhoe*** und ***Haarausfall*** führen. Bei diesen Nebenwirkungen ist das Umsetzen auf ein Präparat mit höherem Östrogenanteil oder eine Pille mit antiandrogen wirkendem Gestagen (Cyproteronacetat, Chlormadinonacetat oder Dienogest) sinnvoll.

Als gestagenbedingte Erscheinungen werden ***Antriebsarmut, Verstimmung, Affektlabilität, Müdigkeit*** und ***Libidoverminderung*** angesehen (Tabelle 4.7).

Beeinflussung von Genitalorganen und Blutungsverhalten

Östrogenabhängig kommt es vermehrt zu ***zervikalem Fluor***, während sich gestagenbedingte Symptome eher in einer ***trockenen Scheide*** äußern.

Unter Östrogeneinfluß kommt es zu einer ***Wachstumsstimulation am Myometrium***, das Wachstum vorbestehender Myome wird von den üblichen Kombinationspräparaten jedoch nicht gefördert.

Bei der im einnahmefreien Intervall auftretenden Blutung handelt es sich um eine Hormonentzugsblutung und nicht um eine Menstruationsblutung im eigentlichen Sinne. Die vor allem durch das Wegfallen der Steroide bedingte Entzugsblutung fällt in der Regel deutlich schwächer aus als die normale Menstruation. Eine Steigerung der Östrogendosis führt zu einer Blutungsverstärkung, während mit einer Steigerung der Gestagendosis eher eine Hypomenorrhoe auftritt.

Unter Pilleneinnahme können sich Zwischenblutungen, selten eine Pillenamenorrhoe oder nach Absetzen des Präparates in Einzelfällen eine „Postpill“-Amenorrhoe manifestieren.

Zwischenblutungen treten vor allem bei niedrig dosierten Präparaten und überwiegend in den ersten Einnahmezyklen auf. Deshalb sollte mit einem Absetzen oder Wechsel eines Präparates aufgrund von Metrorrhagien 3–6 Monate abgewartet werden. Bei Blutungen in der 1. Einnahmehälfte empfiehlt sich die Erhöhung der Östrogendosis, während Blutungen in der 2. Zyklushälfte eher auf eine Erhöhung der Gestagendosis ansprechen. Andere Ursachen von Zwischenblutungen (Karzinom!) sollten grundsätzlich ausgeschlossen werden.

Unter einer ***Pillenamenorrhoe*** versteht man ein Ausbleiben der Blutung unter Pilleneinnahme, die sich durch eine unzureichende sekretorische Umwandlung des Endometriums erklärt. Bei den derzeit im Handel befindlichen Präparaten tritt sie mit einer Inzidenz von 0,5–2% auf. In jedem Falle sollte bei ausbleibender Blutung ein Schwangerschaftstest durchgeführt werden.

Eine *„Postpill"-Amenorrhoe*, das Ausbleiben der Blutung nach Absetzen der Pille, kommt mit einer Inzidenz von 1–2% nicht häufiger vor als eine sekundäre Amenorrhoe ohne Pilleneinnahme.

Auswirkungen auf die Brustdrüse

Östrogene stimulieren die Epithelproliferation der Milchgänge, während Gestagene die Alveolenbildung des Drüsenparenchyms fördern. In hoher Dosierung oder nach längerer Anwendungsdauer wirken Gestagene jedoch antiproliferativ auf die Brustdrüse, so daß sie zur Therapie von Mastopathien oder Mammakarzinomen eingesetzt werden. Durch Steigerung der Gestagendosis ist die Behandlung einer Mastalgie und Mastodynie aufgrund deren antiöstrogener Effekte möglich.

Das Auftreten benigner Brusttumoren ist unter Einnahme gestagenhaltiger Ovulationshemmer reduziert.

Systemspezifische Nebenwirkungen, Interaktionen und Kontraindikationen

Fettstoffwechselstörungen. Sie zählen zu den kardiovaskulären Risikofaktoren unter Pilleneinnahme. Deshalb sollte eine regelmäßige Kontrolle von Cholesterin- und Triglyzeridwerten sowie die Aufklärung der Patientinnen über Ernährungsgewohnheiten erfolgen. Die Östrogenwirkung übt mit der Anhebung des HDL/LDL-Quotienten einen positiven Einfluß auf den Fettstoffwechsel aus, während vor allem Gestagene mit androgener Partialwirkung den HDL/LDL-Quotienten senken. Insbesondere bei Raucherinnen hat dies eine deutliche Erhöhung des Myokardinfarktrisikos zur Folge.

Blutdruck. Die bei den höher dosierten Pillen häufiger auftretenden schweren ***Hypertonien*** finden sich unter Einnahme von Mikropillen in weniger als 1% der Fälle. Eine prädisponierende Bedeutung hinsichtlich der Ausbildung eines Hypertonus unter Einnahme von oralen Kontrazeptiva haben Faktoren wie Adipositas, Alter und Rauchen. Als Konsequenz gelten diese Risikofaktoren jenseits des 35. Lebensjahres, vorausgegangener Herzinfarkt, tiefe Venenthrombose oder Hypertonus (RR >160/95 mmHg) als absolute Kontraindikationen für die Anwendung hormonaler Kontrazeptiva. Der Östrogenanteil oraler Kontrazeptiva scheint als Folge einer dosisabhängigen Aktivierung des Renin-Angiotensin-Aldosteron-Systems sowie Interaktionen mit dem Prostaglandin- und Endothelinsystem mit der Entstehung von Bluthochdruck in Zusammenhang zu stehen.

> **!** Eine regelmäßige Kontrolle des Blutdruckes unter Pilleneinnahme ist obligat.

Leichten Blutdruckanstiegen sollte unter Berücksichtigung anderer kardiovaskulärer Risikofaktoren mit einer Umsetzung auf ein niedriger dosiertes Präparat begegnet werden (Tabele 4.8).

Kohlenhydratstoffwechsel. Moderne Ovulationshemmer beeinflussen den Kohlenhydratstoffwechsel beim Gesunden nur unwesentlich. Nüchternblutzuckerwerte sind unter Einnahme oraler Kontrazeptiva nicht signifikant verändert. In Glukosetoleranztests findet sich bei den meisten Frauen unter Ovulationshemmereinnahme eine geringfügige Blutzuckererhöhung. Die leichte Erhöhung des basalen Insulinspiegels wird als Folge der Verringerung von Insulinrezeptoren in der Leber mit daraus resultierender erhöhter Insulinsekretion gewertet.

Die Nebenwirkungen auf den Kohlenhydratstoffwechsel sind dosisabhängig und sprechen für die Verordnung niedrig dosierter Kombinations- und Stufenpräparate. Je nach Zugehörigkeit des Gestagenanteils zu den Gonanen oder Pregnanen beeinflussen sie mehr die Insulinresistenz oder den Cholesterin- und Triglyzeridspiegel, der zusätzlich von der begleitenden Östrogendosis abhängig ist.

Wegen der Gefahr einer Manifestation eines Diabetes unter der Verordnung von Ovulationshemmern kommt dem anamnestischen Ausschluß einer diabetischen Diathese große Bedeutung zu (Tabelle 4.9).

Frauen mit latentem Diabetes, also bereits pathologischem Glukosetoleranztest, sollten angesichts der Gefahr einer Entwicklung eines manifesten und irreversiblen Diabetes nach Möglichkeit auf die Einnahme oraler Kontrazeptiva verzichten.

Der manifeste Diabetes kann durch eine kontrazeptivabedingte weitere Erhöhung des Insulinbedarfes und zusätzliche ungünstige Beeinflussung der Fettstoffwechselsituation mit der Folge zusätzlicher Schäden am Gefäßsystem eine relative Kontraindikation für die Verordnung von Ovulationshemmern darstellen.

Im Falle dennoch stattfindender hormonaler Kontrazeption bei Diabetikerinnen sind daher zu Beginn der Therapie engmaschige Kontrollen des Glukose- und Fettstoffwechsels sinnvoll.

Leberfunktion. Die Sexualsteroide der Ovulationshemmer beeinträchtigen zwar die Gesamtfunktion der ***Leber*** nicht, üben aber spezifische Wirkungen auf Teilmechanismen des hepatischen Stoffwechsels aus. Ihre Metabolisierung findet überwiegend in der Leber statt und kann durch zusätzliche Einnahme enzyminduzierender Medikamente beschleunigt werden, so daß die kontrazeptive Sicherheit reduziert ist. Andererseits kann die Hemmung der Zytochrom-P450-assoziierten Monooxygenasen durch die Sexualsteroide die Wirkdauer anderer, um diese oxydative Metabolisierung konkurrierender Medikamente und der Sexualsteroide selbst verlängern (Tabelle 4.6).

Tabelle 4.8. Kontraindikationen gegen hormonale Kontrazeptiva

Absolute Kontraindikationen	Relative Kontraindikationen
• vorausgegangene thromboembolische Erkrankungen, • bekannte Störungen im Blutgerinnungs- oder Fibrinolysesystem (z. B. Protein C-Mangel, Protein S-Mangel, AT III-Mangel) • Lupus erythematodes • andere Thromboserisikofaktoren	• längerfristige Immobilisation • starke Varikosis • Z. n. oberflächlicher Beinvenenthrombose • akute Thrombophlebitis • Epilepsie
• Ischämische Herzerkrankung • Angina pectoris • Herzklappenerkrankungen • zerebrovaskulärer Insult • Hypertonie > 160/95 mmHg	• Grenzwerthypertonie (> 140/90)
• starker Nikotinabusus, vor allem bei Frauen über 35 Jahren	• leichtes Zigarettenrauchen • Alter über 40 Jahre
• Dyslipoproteinämien mit Angiopathien • schwere Hypertriglyzeridämie	• mäßiggradige Hypertriglyzeridämie
• schwer einstellbarer Diabetes mellitus • Diabetes mellitus mit Angiopathien	• insulinpflichtiger Diabetes mellitus • Gestationsdiabetes
• akute und chronische Lebererkrankungen (z. B. Hepatitis, Porphyrie, fokal noduläre Hyperplasie) • cholestatische Erkrankungen • Dubin-Johnson- und Rotor-Syndrom	• Cholangiopathie • chronische Nierenerkrankungen • chronisch entzündliche Darmerkrankungen (M. Crohn, Colitis ulcerosa)
• Adipositas permagna	• Adipositas
• Erstmanifestation oder Exazerbation einer Migräne	• unkomplizierte Migräne
• Tumore (Mammakarzinom, Lebertumore) • Präkanzerosen der Zervix uteri	• wachsende Myome
• Hämolytisch urämisches Syndrom	• Multiple Sklerose • chronisch entzündliche Darmerkrankungen (Morbus Crohn, Colitis ulcerosa)
• Schwangerschaft	• Chorea Huntington

Tabelle 4.9. Anamnestische Angaben bei diabetischer Diathese

• Familiäre Belastung
• Diabetische Komplikationen während früherer Schwangerschaften
• Frauen mit makrosomen Kindern (> 4000 g Geburtsgewicht)

Neben der verstärkten Bildung von Transportglobulinen, Angiotensinogen, Plasminogen, gerinnungsfördernden Faktoren (Prothrombin, Fibrinogen, Faktor V, VII, VIII, X, XII) und Lipoproteinen beobachtet man enzyminduzierende Einflüsse der Kontrazeptiva etwa auf die γ-Glutamyltransferase, die β-Glukuronidase, die Leukinaminopeptidase und die alkalische Leukozytenphosphatase.

Inwieweit die kontrazeptivaassoziierte Erniedrigung einiger Vitaminkonzentrationen (Vitamin B_1, B_2, B_6, B_{12}, Folsäure und Vitamin C) unmittelbare Folge der Wirkstoffeinnahme ist oder auf andere Faktoren wie begleitenden Nikotinkonsum zurückzuführen ist, bleibt unklar.

Synthetische Steroide beeinträchtigen die Bildung und Sekretion der Gallensäure und fördern die Entstehung von Gallensteinen durch die Cholestase. In seltenen Fällen kann ein cholestatischer Ikterus auftreten. Familiäre oder erworbene Leberfunktionsdefekte wie das Rotor- oder Dubin-Johnson-Syndrom stellen Kontraindikationen einer hormonalen Kontrazeption dar, während ausgeheilte Hepatitiden nicht als solche angesehen werden. Eine vorbestehende Leberzirrhose wird durch orale Kontrazeptiva nicht beeinflußt.

Gerinnungssystem. Eine Risikoerhöhung für die Entwicklung von ***Thrombosen und Embolien*** unter Ovulationshemmereinnahme korreliert positiv zu der verabreichten Ethinylestradioldosis. So ist die Inzidenz bei Einnahme eines Präparates mit einer Ethinylestradioldosis von 30 µg nur noch halb so hoch als bei einer Dosis von 50 µg. Unter der deutlichen Dosisreduktion in modernen Kombinationspräparaten trat eine wesentliche Senkung des absoluten Thromboserisikos ein. Das Risiko einer unter Pilleneinnahme auftretenden Thrombose beträgt nach derzeitiger Einschätzung 3–4:10000 Anwenderinnen pro Jahr und liegt bei Frauen ohne orale Kontrazeption bei 1:10000 Frauen pro Jahr.

Neben der Dosisreduktion hat die Aufklärung über mögliche Prädispositionen für Pillenkomplikationen und Ausschluß von Risikokollektiven von der hormonalen Kontrazeption zur Reduktion von Thrombosen beigetragen.

Tabelle 4.10. Prävalenz von Inhibitorenmangelsyndromen

Prävalenz	Merkmalsträger in der asymptomatischen Bevölkerung [%]	Merkmalsträger unter allen Thrombose-erkrankten [%]	Merkmalsträger unter Thrombosepatienten mit positiver Familienanamnese [%]
AT-III Mangel	0,1	1,2	4,2
Protein-C-Mangel	0,3	3,6	4,9
Protein-S-Mangel	0,1	2,4	5,1
Resistenz gegen aktiviertes Protein-C (APC-Resistenz)	5,7	28	46

Tabelle 4.11. Relatives Thromboserisiko bei Faktor-V-Mutation bedingter APC-Resistenz

keine Pille, keine APC-Resistenz	1,0
niedrig dosierte Pille, keine APC-Resistenz	2–4
APC Resistenz, heterozygoter Defekt	3–8
APC Resistenz, homozygoter Defekt	80–100
APC Resistenz, heterozygoter Defekt und Ovulationshemmereinnahme	30
APC Resistenz, homozygoter Defekt und Ovulationshemmereinnahme	> 200

Derzeit sind mehr als 100 Punktmutationen katalogisiert, die über eine Änderung der Proteinstrukturen von Gerinnungshemmstoffen zu einer vererbbaren Thromboseneigung führen. Ein Beispiel ist die Faktor-V-Mutation, eine autosomal-dominant vererbte Strukturanomalie des Faktor-V-Proteins, die ein Andocken des spezifischen Inhibitors (aktiviertes Protein C = APC) erschwert. Diese Punktmutation findet sich bei etwa 5,7 % der Normalbevölkerung und immerhin bei 46 % der Thrombosepatienten mit positiver Famlienanamnese (Tab. 4.10).

Thrombophilien manifestieren sich oft erst im Rahmen von Auslösersituationen wie Operationen, Immobilisation, oft in höherem Lebensalter oder bei Einnahme oraler Kontrazeptiva. Gerinnungsstörungen lassen sich bei bis zu 60 % aller Thrombosepatienten nachweisen, so daß ein Aspekt der Kontrazeptionsberatung die Erkennung thrombophiler Diathesen und die Information der betroffenen Frauen über die damit einhergehende erhöhte Gefährdung ist.

Es darf nicht außer acht gelassen werden, daß die Thromboemboliegefährdung jeder Frau während einer Schwangerschaft mit einem relativen Risiko von 20 erheblich über dem Risiko einer Thrombose bei Pillenanwenderinnen liegt (Tabelle 4.11).

Ovulationshemmer und Neoplasierisiko

Da die karzinomatöse Entartung von Zellen ein multifaktorielles Geschehen ist, kann der Einfluß von Sexualsteroiden nur schwer eingeschätzt werden. Grundlage der klinischen Bewertung sind zahlreiche Fall-, Kontroll- und Kohortenstudien.

Brust. In Abhängigkeit von Einnahmedauer und Dosis der Gestagenanwendung reduzieren Ovulationshemmer das Risiko ***gutartiger Brusttumore.***

Die Inzidenz eines ***Mammakarzinoms*** ist allgemein zunehmend und wird nach derzeitiger Meinung nicht von der Einnahme oraler Kontrazeptiva beeinflußt. Ein Anstieg des Karzinomrisikos bei Frauen unter 25 Jahren oder langer Einnahmedauer von Ovulationshemmern vor der ersten ausgetragenen Schwangerschaft wird kontrovers diskutiert. Denkbar ist die östrogenabhängige Wachstumsstimulation bereits existierender Tumore, bei denen Kontrazeptiva nicht als Initiatoren der Mammakarzinomentwicklung sondern eher als Promotor der Wachstumsgeschwindigkeit wirken können.

Ovar. Durch die Hemmung von Follikelreifung und Ovulation sinkt die Häufigkeit des Auftretens von ***funktionellen Ovarialzysten*** und deren Folgeerkrankungen wie Stieldrehung, Ruptur und Blutung unter Ovulationshemmern. In positiver Korrelation zur Anwendungsdauer sinkt das Risiko – auch nach Absetzen des Präparates – an einem ***epithelialen Ovarialkarzinom*** zu erkranken. Die zugrunde liegenden Daten stammen aus Studien mit Ovulationshemmern, deren Ethinylestradiolanteil 50 μg beträgt. Inwieweit diese Ergebnisse auf die „Low-dose"- (30–35 μg EE) und „Ultra-low-dose"- (< 30 μg EE) Pillen übertragbar sind, muß offen bleiben. Das Auftreten eines ***muzinösen Ovarialkarzinoms*** hingegen läßt sich durch Ovulationshemmer nicht beeinflussen.

Uterus. Abhängig von der Dauer der Einnahme nimmt die Häufigkeit von ***Myomen*** unter hormonaler Kontrazeption ab. Da das Myomwachstum durch Östrogene gefördert wird, ist im Falle bekannter Myome ein Präparat mit niedrigem Östrogenanteil oder ein reines Gestagenpräparat vorzuziehen. Von ätiologischer Bedeutung für das ***Endometriumkarzinom*** scheint eine Östrogenstimulation bei unzureichender sekretorischer Umwandlung des Endometriums zu sein. Die Einnahme von oralen Kontrazeptiva senkt das Risiko dieser Erkrankung mit zunehmender Einnahmedauer, so daß nach 12 Jahren das relative Risiko 0,3 beträgt. In Studien, die sich mit der Inzidenz des

Uterussarkoms befassen, kann keine Beziehung zur Einnahme der Pille gefunden werden.

Zervix. Das ***Zervixkarzinom*** ist der zweithäufigste maligne Tumor der Frau. Unter Berücksichtigung des sozioökonomischen Status, des Sexualverhaltens und der Vorsorgeanamnese finden die Mehrzahl aller Studien zu dieser Fragestellung eine Erhöhung des relativen Risikos auf 1,5 an einem Plattenepithelkarzinom der Zervix zu erkranken für Frauen, welche die Pille einnehmen. Die Bedeutung für die Inzidenz eines Adenokarzinoms der Zervix ist ungeklärt.

Leber. Abhängig von der Einnahmedauer ist die Häufigkeit des Auftretens von ***Lebertumoren.*** Sowohl Östrogene als auch Gestagene beeinflussen die Entstehung der meistens gutartigen Lebertumore. Das ***Leberzelladenom*** tritt mit einer Inzidenz von 3–4/100 000 Frauen sehr selten auf. Unter Einnahme einer östrogenhaltigen Pille besteht ein etwa 3–4 fach höheres Risiko. Die klinische Bedeutung der Leberzelladenome liegt vor allem in der rupturbedingten Blutungsgefahr. Ein Einfluß auf die ***fokale noduläre Hyperplasie*** ist nicht bewiesen, sie wird jedoch sicherheitshalber als Kontraindikation angesehen.

Die Inzidenz des ***Leberzellkarzinoms*** liegt in Deutschland bei etwa 1,6 pro 100 000 Frauen. Die Diskussion einer möglichen Induktion von Lebertumoren durch Cyproteronacetat beruhte auf vorläufigen Untersuchungsergebnissen, die eine gentoxische Wirkung an Hepatozyten von Ratten belegten. Diese sollte auf einer vermehrten Bildung von DNA-Adduktoren und konsekutiv hohen DNA-Reparaturaktivitäten beruhen. In vitro konnte ebenfalls eine gentoxische Wirkung an menschlichen Leberzellen nachgewiesen werden. Aufgrund epidemiologischer Daten ist ein Zusammenhang bisher nicht ersichtlich. In der Weltliteratur wurde bei einem Gesamtverbrauch von 147 Mio. Zykluspackungen Diane und Diane-35 (enthält 35 µg EE und 2 mg Cyproteronacetat) kein Fall eines hepatozellulären Karzinoms beschrieben; die Gesamthäufigkeit ist seit der Einführung des Cyproteronacetates nicht gestiegen. Die Inzidenz des Leberzellkarzinoms unterliegt starken regionalen Schwankungen aufgrund der Korrelation zu chronischen Hepatitisinfektionen und ist von einer Vielzahl weiterer ätiologischer Faktoren wie Alkoholabusus und Aflatoxineinwirkung abhängig. Insgesamt spielen Sexualsteroide eine eher untergeordnete Rolle.

Haut. In ***malignen Melanomen*** können Östrogenrezeptoren nachgewiesen werden. Die darauf begründete Vermutung einer positiven Korrelation zu hormonalen Kontrazeptiva konnte nicht bestätigt werden.

Hypophyse. Das Risiko der Entwicklung eines ***Prolaktinoms*** oder anderer Hypophysentumore unter hormonaler Empfängnisverhütung ist ebenfalls nicht erhöht.

Kontrazeption nach malignen Erkrankungen

Nach Primärbehandlung eines ***Mammakarzinoms*** sowie während einer Chemotherapie werden nicht-hormonale Kontrazeptiva empfohlen (Intrauterinpessar, Barrieremethoden, Spermizide). Abhängig von Prognose, Dauer des rezidivfreien Intervalls und der Hormonrezeptorexpression des Tumorgewebes können nach strenger Indikationsstellung auch Kombinationspräparate eingesetzt werden.

Eine Hormonsubstitution nach Erkrankung an einem ***Ovarialkarzinom*** ist aufgrund der eher protektiven Wirkung bedenkenlos durchführbar. Beispielweise kann nach einseitiger Ovarektomie ohne Hysterektomie wegen eines Borderlinetumors eine hormonale Kontrazeption erfolgen.

Nach einer Konisation wegen einer prämalignen Vorstufe des ***Zervixkarzinoms*** (CIN: „cervical intraephithelial neoplasia“) wird von einer hormonalen Empfängnisverhütung abgeraten. Eine Hormonsubstitution nach erweiterter abdominaler Hysterektomie nach Wertheim-Meigs und gleichzeitiger Ovarektomie mit Kombinationspräparaten ist jedoch möglich.

Kontrazeption bei Jugendlichen und rechtliche Gesichtspunkte

Immer wieder werden moralische, juristische und medizinisch-endokrinologische Bedenken einer hormonalen Kontrazeption bei jugendlichen Mädchen entgegengebracht. Ein Einfluß der Sexualsteroide auf das Längenwachstum der Knochen ist hauptsächlicher Grund für die medizinischen Bedenken gegenüber einer hormonalen Empfängnisverhütung bei jungen Mädchen. Jedoch ist mit einem Knochenalter von 15 Jahren bereits 99 % der Erwachsenengröße erreicht und die zur Wachstumshemmung notwendige Ethinylestradioldosis von 100 µg wird in den üblichen Präparaten weit unterschritten. Die Beobachtung, daß sogar nach therapeutischem Einsatz extrem hoher Östrogen- und Gestagendosen in der Behandlung des idiopathischen Hochwuchses völlig ungestörte ovulatorische Zyklen auftreten, widerlegt die Annahme einer Störung der Zyklusausreifung.

Dem behandelnden Arzt obliegt die Beurteilung der Einsichts- und Urteilsfähigkeit eines minderjährigen Mädchens ab dem 14. Lebensjahr, welches die Verordnung eines Kontrazeptivums wünscht. Die Verhinderung einer unerwünschten Schwangerschaft hat Vorrang vor anderen Rechtsbedenken bei der Verordnung von Kontrazeptiva an Jugendliche. In der Arzt-

Patienten-Beziehung unterstehen Jugendliche nicht unbedingt dem elterlichen Sorgerecht. Der Arzt macht sich demzufolge nicht strafbar, wenn er Minderjährigen Kontrazeptiva ohne Einvernehmen mit den Eltern verordnet. Grundsätzlich gilt die ärztliche Schweigepflicht auch gegenüber den Eltern der Jugendlichen. In jedem Fall ist eine ausführliche Dokumentation des Aufklärungsgespräches und die schriftliche Einwilligung des Mädchens in die gewählte kontrazeptive Maßnahme ratsam. Vor dem 14. Lebensjahr ist die Zustimmung des Sorgeberechtigten in der Regel erforderlich.

Therapeutischer Einsatz von Ovulationshemmern

Kontrazeptiva können aufgrund ihrer breitgefächerten Wirkung auch als Therapeutika eingesetzt werden (Tabelle 4.12).

Hyperandrogenämie. Bei der Beurteilung von ***Androgenisierungserscheinungen*** sind ausgeprägte ethnisch bedingte Unterschiede zu beachten. Grund für eine therapeutische Intervention ist häufig der Wunsch der Patientin. Eine vermehrte Androgenproduktion in Nebennierenrinde und Ovarien, z. B. bei polyzystischen Ovarien (s. Seite 92), kann Ursache von Androgenisierungs- und Virilisierungserscheinungen sein. Differentialdiagnostisch sollten testosteronproduzierende Tumore, exogene Androgenzufuhr, chromosomale Anomalien und Nebennierenrindenerkrankungen ausgeschlossen werden. Zeichen einer vermehrten Androgenwirkung an der Haut sind eine Veränderung des Terminalhaares sowie der androgenetische Haarausfall. Bei stark erhöhten Androgenspiegeln kommt es zu einer Klitorishypertrophie, zu einem Tieferwerden der Stimme, einer Amenorrhoe und Mammahypoplasie. Durch vermehrte Talgbildung treten Akne und Seborrhoe auf. Eine Bestimmung der erhöhten Androgenkonzentrationen im Serum sollte wegen starker Schwankungen der Serumspiegel in der frühen Follikelphase in mehreren Kontrollen erfolgen.

Zur Therapie der Hyperandrogenämie kommen primär Kombinationspräparate mit antiandrogen wirksamen Gestagenen in Frage (Cyproteronacetat, Chlormadinonacetat und Dienogest). Bei Virilisierungserscheinungen ohne erhöhte Serumtestosteronspiegel kommt es durch die antiandrogene Behandlung ebenfalls zu einer Besserung der Symptomatik. Denn auch eine erhöhte Dichte der Androgenrezeptoren in der Haut oder eine erhöhte Aktivität der 5-α-Reduktase, die das Testosteron in das biologisch wirksame Dihydrotestosteron überführt, kann Ursache für die Androgenisierungserscheinungen sein.

Zyklusstörungen. Blutungsstörungen im Sinne von ***Hypermenorrhöen*** und ***Menometrorrhagien*** können durch Ovulationshemmergabe positiv beeinflußt werden. Bei den überwiegend sehr jungen Frauen mit ***Dysmenorrhöen*** kann eine vermehrte Bildung von Prostaglandin $F_2\alpha$ im sekretorisch umgewandelten Endometrium stattfinden, welche durch Östrogene stimuliert und durch Gestagene gehemmt wird. Unter der Vorstellung, eine lokale Östrogendominanz am Endometrium auszugleichen, werden Dysmenorrhöen mit kombinierten Kontrazeptiva erfolgreich behandelt, ebenso mit Prostaglandinsynthesehemmern (s. Kap. 3.1).

Eine Stabilisierung der Blutungsintervalle und Blutungsstärke kann durch die Gabe von Ovulationshemmern bei Oligomenorrhöen erreicht werden.

Als ***prämenstruelles Syndrom*** wird ein in der 2. Zyklushälfte auftretender Symptomenkomplex aus depressiver Verstimmung, vorübergehender Gewichtszunahme, schmerzhafter Schwellung der Brust, Kopfschmerzen und weiteren uncharakteristischen Beschwerden bezeichnet. Dieses hauptsächlich bei Frauen zwischen der 3. und 4. Lebensdekade auftretende komplexe und nicht ausschließlich endokrin bedingte Syndrom kann durch die Gabe von oralen Kontrazeptiva nur teilweise beeinflußt werden. Besserung tritt vor allem bei den durch eine hormonale Inbalance verursachten Beschwerden wie Mastalgien und prämenstruelle Wassereinlagerungen auf.

Tabelle 4.12. Therapeutischer Einsatz von hormonalen Kontrazeptiva

Zielorgan	Indikation	Therapeutisch erwünschte Wirkung
Haut	Akne, Hirsutismus, Seborrhoe	Hemmung der endogenen Androgensynthese sowie günstige Wirkung von Östrogenen und Gestagenen an Haut und Hautanhangsgebilden
Mamma	Mammahypoplasie Mastopathie	mäßige, reversible Volumenzunahme Beschwerdebesserung
Ovar	funktionelle Ovarialzysten	geringere Inzidenz und Rückbildung vorhandener Zysten
Zyklusstörungen	Oligomenorrhoe, Menorrhagien, Hypermenorrhoen Dysmenorrhoe prämenstruelles Syndrom Endometriose	Zyklusnormalisierung durch regelmäßige Entzugsblutungen Abnahme der Blutungsstärke Verminderung der Schmerzhaftigkeit Besserung der Beschwerden Atrophie von Endometrioseherden

Endometriose. Gestagenbetonte Kontrazeptiva können therapeutisch zur Behandlung der leichten Endometriose eingesetzt werden, wobei eine kontinuierliche Einnahme ohne Pillenpause über 6 Monate empfohlen wird. Alternativ kommt eine hochdosierte ebenfalls kontrazeptiv wirkende reine Gestagentherapie neben anderen medikamentösen oder chirurgischen Behandlungsmöglichkeiten in Frage (s. Kap. 16).

Ovarialzysten. ***Funktionelle Ovarialzysten*** sollten sich unter Einnahme der Pille zurückbilden, anderenfalls ist nach mehrwöchigem Behandlungsversuch die histologische Abklärung anzuraten. Ovarialzysten treten unter Ovulationshemmereinnahme um 40–50% seltener auf. Blastome sind einer hormonellen Therapie nicht zugänglich.

Ovulationshemmereinnahme in der Frühschwangerschaft

Eine Feminisierung männlicher Embryonen durch Einnahme von Gestagenen mit antiandrogener Partialwirkung wie Cyproteronacetat in der Phase der Geschlechtsdifferenzierung (45.–90. Tag p. c.) ist möglich, wurde jedoch unter den niedrigen Steroiddosen der hormonalen Kontrazeptiva nicht beobachtet. Mit einem erhöhten Risiko kongenitaler Fehlbildungen ist bei Einnahme von Kombinationspräparaten oder reinen Gestagenen in der Frühschwangerschaft nicht zu rechnen. Allerdings ist die Rate der Schwangerschaften mit extrauterinem Sitz unter fortgesetzter Gestageneinnahme mit 10% deutlich erhöht. Die Abortrate wird durch die Einnahme eines Kontrazeptivums nicht beeinflußt.

Tabelle 4.13. Übersicht hormonaler Kontrazeptiva nach Gestagenen geordnet *(Enthaltene Östrogene: Ethinylestradiol (EE), Mestranol (ME))*

Norethisteron (NET) und Norethisteronacetat (NETA)

Kombinationspräparate		
Handelsnamen	Östrogen	Gestagen
EVE 20	EE 20 μg	NET 0,5 mg
Conceplan, Nora Ratiopharm	EE 30 μg	NET 0,5 mg
Sinovula mikro	EE 30 μg	NET 0,5 mg
Ovysmen 0,5/35	EE 35 μg	NET 0,5 mg
Ovysmen 1/35	EE 35 μg	NET 1,0 mg
Ortho-Novum 1/50	ME 50 μg	NET 1,0 mg
Neorlest 21	EE 30 μg	NETA 0,6 mg
Non-Ovlon	EE 50 μg	NETA 1,0 mg

Stufenpräparate			
Handelsnamen	Tablettenanzahl	Östrogen	Gestagen
Sinovula	11 10	EE 50 μg EE 50 μg	NETA 2,0 mg NETA 2,0 mg
Synphasec	6 5 10	EE 35 μg EE 35 μg EE 35 μg	NET 0,5 mg NET 1,0 mg NET 0,5 mg
TriNovum	7 7 7	EE 35 μg EE 35 μg EE 35 μg	NET 0,5 mg NET 0,75 mg NET 1,0 mg

Sequenzpräparate			
Handelsname	Tablettenanzahl	Östrogen	Gestagen
Sequostat	6 15	EE 50 μg EE 50 μg	– NETA 1,0 mg

Reine Gestagenpräparate (Minipille)	
Handelsname	Gestagen
Micronovum	NET 0,35 mg

Depotgestagen zur Injektion	
Handelsname	Gestagen
Noristerat	Norethisteronenantat 200 mg

Tabelle 4.13. *(Fortsetzung)*

Lynestrenol (LYN)

Kombinationspräparate		
Handelsname	Östrogen	Gestagen
Pregnon L, Ovoresta M	EE 37,5 µg	LYN 0,75 mg
Yermonil	EE 40 µg	LYN 2,0 mg
Ovoresta	EE 50 µg	LYN 1,0 mg
Lyndiol, Lyn-ratiopharm	EE 50 µg	LYN 2,5 mg

Sequenzpräparate			
Handelsnamen	Tablettenanzahl	Östrogen	Gestagen
Nuriphasic, Ovanon (Ovanon 28), Lyn-ratiopharm-Sequenz	7 15 (6 Placebo)	EE 50 µg EE 50 mg	– LYN 2,5 mg

Reine Gestagenpräparate (Minipille)	
Handelsname	Gestagen
Exlutona	LYN 0,5 mg

Levonorgestrel (LNG), Norgestrel (NG)

Kombinationspräparate		
Handelsnamen	Östrogen	Gestagen
Leios, Miranova	EE 20 µg	LNG 0,10 mg
MonoStep, Minisiston	EE 30 µg	LNG 0,125 mg
Microgynon 21, (Microgynon 28: plus 7 Placebo) Stediril-30, Femigoa, Femranette mikro	EE 30 µg	LNG 0,15 mg
Neo-Stediril, Gravistat 125	EE 50 µg	LNG 0,125 mg
Neogynon 21, Stediril-d	EE 50 µg	LNG 0,25 mg
Stediril	EE 50 µg	NG 0,5 mg

Stufenpräparate			
Handelsnamen	Tablettenanzahl	Östrogen	Gestagen
Triquilar, (Triquilar 28) Trinordiol, (Trinordiol 28), Triette, Trisiston	6 5 10	EE 30 µg EE 40 µg EE 30 µg	LNG 0,05 mg LNG 0,075 mg LNG 0,125 mg
Trigoa, Nova Step TriStep	(7 Placebo) 6 5 11	 EE 30 µg EE 50 µg EE 40 µg	 LNG 0,05 mg LNG 0,05 mg LNG 0,125 mg
Sequilar, (Sequilar 28), Perikursal 21	11 10 (7 Placebo)	EE 50 µg EE 50 µg	LNG 0,05 mg LNG 0,125 mg

Reine Gestagenpräparate (Minipille)	
Handelsnamen	Gestagen
28 Mini, Microlut, Micro-30 Wyeth	LNG 0,03 mg

Gestoden (GSD)

Kombinationspräparate		
Handelsnamen	Östrogen	Gestagen
Femovan, Minulet	EE 30 µg	GSD 0,075 mg

Tabelle 4.13. *(Fortsetzung)*

Desogestrel (DSG)

Kombinationspräparate		
Handelsnamen	Östrogen	Gestagen
Lovelle, Desmin 20	EE 20 µg	DSG 0,15 mg
Marvelon, Desmin 30	EE 30 µg	DSG 0,15 mg

Stufenpräparate			
Handelsname	Tablettenanzahl	Östrogen	Gestagen
Biviol	7 15	EE 40 µg EE 30 µg	DSG 0,025 mg DSG 0,125 mg

Sequenzpräparate			
Handelsname	Tablettenanzahl	Östrogen	Gestagen
Oviol 22, (Oviol 28)	7 15 (6 Placebo)	EE 50 µg EE 50 µg	– DSG 0,125 mg

Norgestimat (NGM)

Kombinationspräparate		
Handelsname	Östrogen	Gestagen
Cilest	EE 35 µg	NGM 0,25 mg

Stufenpräparate			
Handelsname	Tablettenanzahl	Östrogen	Gestagen
Pramino	7 7 7	EE 35 µg EE 35 µg EE 35 µg	NGM 0,180 mg NGM 0,215 mg NGM 0,250 mg

Dienogest (DNG)

Kombinationspräparate		
Handelsnamen	Östrogen	Gestagen
Valette	EE 30 µg	DNG 2,0 mg

Chlormadinonacetat (CMA)

Kombinationspräparat		
Handelsname	Östrogen	Gestagen
Ovosiston	ME 80 µg	CMA 2 mg
Belara	EE 30 µg	CMA 2 mg

Stufenpräparate			
Handelsname	Tablettenanzahl	Östrogen	Gestagen
Neo-Eunomin	11 11	EE 50 µg EE 50 µg	CMA 1,0 mg CMA 2,0 mg

Cyproteronacetat (CPA)

Kombinationspräparat		
Handelsname	Östrogen	Gestagen
Diane 35	EE 35 µg	CPA 2,0 mg

Medroxyprogesteronacetat (MPA)

Depotgestagen zur Injektion	
Handelsname	Gestagen
Depot-Clinovir	MPA 150 mg

4.5 Interzeptiva

DEFINITION

Interzeption: Postkoitale Kontrazeption durch Hemmung der Nidation (Einnistung) der befruchteten Eizelle.

Medikamentöse Interzeption

Nach ungeschütztem Geschlechtsverkehr in der fruchtbaren Periode kann durch die heute üblichen östrogen- und gestagenhaltigen Interzeptiva eine postkoitale Empfängnisverhütung durchgeführt werden. Die sogenannte ***„Pille danach“*** („Morning-after-pill“) stört die Synchronisation zwischen Blastozystenentwicklung und Nidationsbereitschaft des Endometriums. Bei rechtzeitiger Einnahme beträgt die Zuverlässigkeit 99 %. Die Einnahme ist nur einmalig im Zyklus sinnvoll und erfordert für den restlichen Zyklus andere Methoden der Kontrazeption. Von den insgesamt 4 Dragées des als Interzeptivum zumeist verwendete Tetragynon werden 2 innerhalb von 48 h nach der ungeschützten Kohabitation und weitere 2 in einem Abstand von 12 h verabreicht. Jedes Dragée enthält 50 μg Ethinylestradiol und 0,25 mg Levonorgestrel.

! Die „Pille danach“ ist nur für den Notfall geeignet, sie ersetzt keinesfalls die Pille.

Alternativ ist auch die postkoitale Einlage eines ***Intrauterinpessars*** innerhalb von 3 bis 4 Tagen zur Hemmung der Nidation möglich (s. Kap. 4.6).

Auch das in Deutschland seit Juli 1999 zugelassene ***Antiprogesteron Mifepriston (Mifegyne)*** könnte im Sinne einer „Morning-after-pill“ die Einnistung einer Frühschwangerschaft verhindern, diese Indikation ist jedoch in der Zulassung nicht eingeschlossen. Mifegyne vermag eine Frühschwangerschaft bis zum 49. Tag p. m. vollständig zu unterbrechen. Nach dem 27. Tag p. m. ist eine zusätzliche Prostaglandinanwendung notwendig, um die Versagerquote des Vorgehens auf 2–8 % zu beschränken. In Deutschland erhältliche Prostaglandine besitzen derzeit keine Zulassung zum Schwangerschaftsabbruch. Für die Indikation von Mifegyne als medikamentöses Abtreibungsmittel wird in Deutschland der sichere Nachweis einer vitalen intrauterinen Gravidität mit positiver Herzaktion gefordert, um unnötige Interruptiones der 35 % ohnehin gestörten Frühschwangerschaften zu vermeiden. Es ergibt sich somit ein Anwendungsbereich für Mifegyne vom 42. Tag p. m. (sicherer Nachweis einer Herzaktion) bis zum 49. Tag p. m. (Tabelle 4.14)

Tabelle 4.14. Sicherheit von interzeptiven Maßnahmen

	Sicherheit %
• „Pille danach“	
• Kombinierte Östrogen-Gestagen-Präparate bis zu 48 Stunden nach ungeschütztem Geschlechtsverkehr	99
• reine Gestagenpräparate bis zu 3 Stunden nach ungeschütztem Geschlechtsverkehr	93–97
• Antiprogesteron Mifegyne (Mifepriston) bei Einnahme innerhalb der Implantationszeit	99
• Postkoitale IUP-Einlage Einlage innerhalb von 3–4 Tagen	99

4.6 Intrauterinpessar

Aus dem Altertum ist überliefert, daß man bei Kamelen durch eine Einlage von Steinen in den Uterus eine Empfängnis vor langen Märschen verhindern wollte. Bereits bei Hippokrates findet man Berichte über die Einlage von Fremdkörpern in den menschlichen Uterus zur Empfängnisverhütung.

Der als ringförmige Metallspirale konstruierte Gräfenberg-Ring wurde in den 20er Jahren dieses Jahrhunderts entwickelt. Die später entstandene Lippes-Schleife hatte den Vorteil, daß die Einführung über einen Applikator meist ohne Zervixdilatation durchgeführt werden konnte und die intrauterine Verweildauer unbegrenzt war.

Die Umwicklung der Intrauterinpessare (IUP) mit Kupferdraht führte zu einer Steigerung der kontrazeptiven Sicherheit, wegen der Abnutzung des Drahtes muß ein Wechsel alle 5 Jahre erfolgen. Kupferdraht-umwickelte IUP gelten heute als die klassischen Spiralen.

Eine Weiterentwicklung stellen die gestagenhaltigen Pessare dar. Seit 1997 ist ein auf der Basis der Nova-T entwickeltes IUP unter der Produktbezeichnung Mirena auf dem deutschen Markt, welches am vertikalen Arm mit einem Depot von 52 mg Levonorgestrol ausgestattet ist. Die täglich freigesetzten 20 μg LNG liegen unterhalb der Ovulationshemmdosis, so daß von einem der Minipille vergleichbaren Kontrazeptionsmechanismus auszugehen ist.

Während unter kupferhaltigen IUP mit einer Verstärkung der Menstruationsblutung zu rechnen ist, kommt es bei Anwendung der LNG-IUP zu einer Abschwächung der Blutung bis hin zur Amenorrhoe.

In Anpassung an die Uterusgröße werden IUP in verschiedenen Größen angeboten (Abb. 4.9 a, b).

Wirkungsweise und Sicherheit. Die Hauptwirkung der IUP besteht in einer Inaktivierung der Spermatozoen über eine sterile Entzündungsreaktion des Endometriums, außerdem wirken die von kupferhaltigen

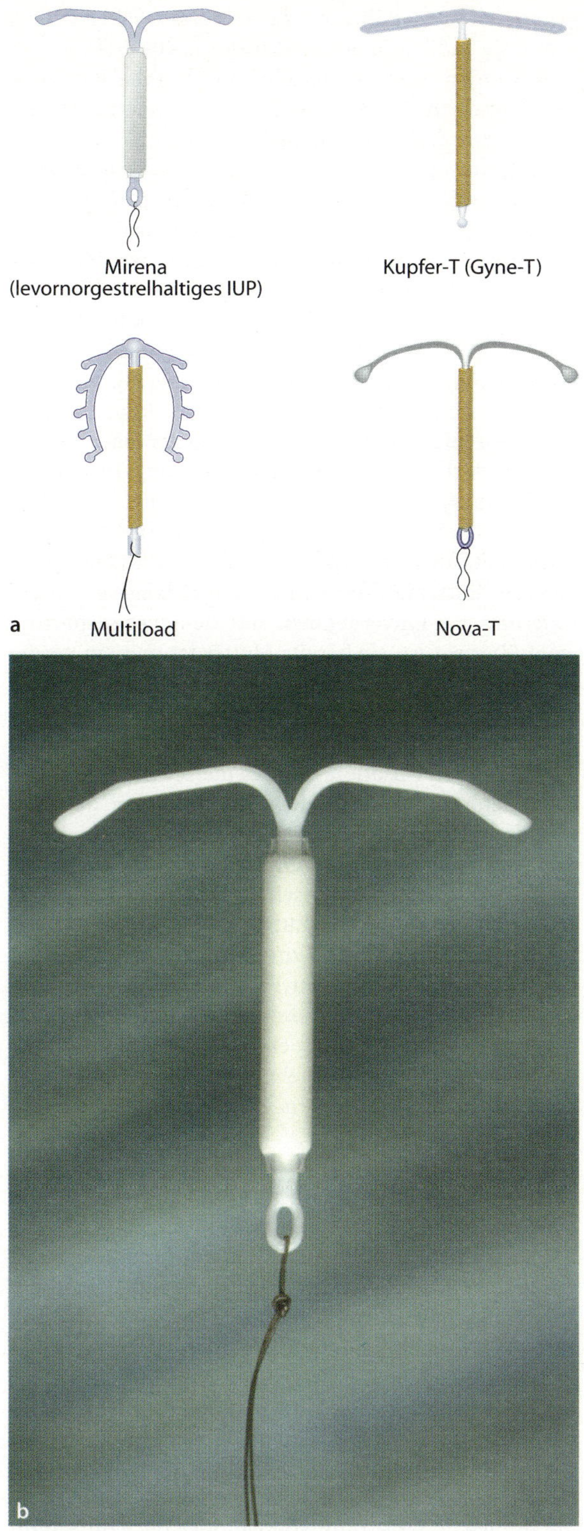

Abb. 4.9. **a** Handelsübliche Intrauterinpessare. **b** Levonorgestrelhaltiges Intrauterinpessar Mirena der Fa. Schering AG

Tabelle 4.15. Kontraindikationen gegen Intrauterinpessare

Veränderungen der Form des Cavum uteri	• Uterus myomatosus • Uterus bicornis oder subseptus • Uterushypoplasie
Genitale Infektionen	• Kolpitis • Endometritis, Endomyometritis • Salpingitis
Andere Kontraindikationen	• starke Dys- oder Hypermenorrhoe • unklare genitale Blutungen • Antikoagulantientherapie • Schwangerschaft

IUP freigesetzten Kupferionen spermizid. Gestagenhaltige Pessare verändern zusätzlich die Zervixschleimviskosität und hemmen damit die Spermienaszension. Die früher angenommene Vermutung einer abortiven Wirkung, welche in einer Hemmung der Nidation bereits befruchteter Eizellen besteht, muß widerrufen werden und gilt lediglich für die postkoitale Anwendung.

Der Pearl-Index kupferhaltiger IUP liegt bei 0,5–2, für das Levonorgestrol-IUP wird ein Pearl-Index von 0,14 angegeben. Während die Zuverlässigkeit eines unmittelbar post partum applizierten IUP reduziert ist, entspricht sie post abortionem der einer Einlage post menstruationem.

Applikation eines IUP. Vor der Einlage eines IUP sollte durch eine klinische Untersuchung sowie die Durchführung einer Transvaginalsonogaphie die Größe und Lage des Uterus im kleinen Becken abgeklärt werden, Uterusfehlbildungen sollten ausgeschlossen werden. Des Weiteren sollte eine mikroskopische Beurteilung der vaginalen Keimbesiedlung erfolgen, eine evtl. Kolpitis sollte vor der Einführung des IUP saniert werden.

Eine IUP-Einlage muß unter ***aseptischen Bedingungen*** erfolgen. Die letzten Tage der Menstruation sind aufgrund der physiologischen Erweiterung des Zervikalkanals besonders günstig für die Einführung des Pessars. Bei Frauen, die bereits geboren haben, gelingt eine Sondierung der Zervix in der Regel ohne Probleme, anderenfalls muß eine vorsichtige Dilatation mittels Hegar-Stiften erfolgen. Danach wird der Applikator in das Cavum uteri vorgeschoben und das IUP darüber eingeführt, welches sich erst intrauterin zu seiner normalen Form entfaltet. Die aus dem Zervikalkanal ragenden Rückholfäden werden auf ca. 2 cm Länge gekürzt.

Mögliche Komplikationen. Um eine Perforation des Uterus durch die Spirale auszuschließen, erfolgt nach Einlage derselben eine sonographische Lagekontrolle, der Abstand des IUP zum Fundus sollte bei regelrechter Lage gering sein. Das Risiko der Perforation ist bei Einlage des Pessars unmittelbar post partum besonders hoch, deshalb sollte eine Spiraleneinlage möglichst erst 6 Wochen nach einer Entbindung erfolgen.

Eine weitere *Ultraschallkontrolle* wird üblicherweise nach etwa 6 Wochen durchgeführt, da die spontane Expulsionsrate während der 1. Menstruationsblutung am größten ist. Weitere Kontrollen erfolgen zumeist in sechsmonatigen Abständen.

Neben der spontanen Ausstoßung der Spirale sind aufsteigende Infektionen die am meisten gefürchtete Komplikation. Zahlreiche neuere Studien zeigen jedoch, daß genitale Infektionen bei Spiralenträgerinnen vor allem in zeitlichem Zusammenhang mit der Spiraleneinlage stehen und nach längerer Liegezeit keine erhöhte Inzidenz haben. Die Annahme von höheren infektionsbedingten Infertilitätsraten bei Pessarträgerinnen, die zu einer weitgehenden Vermeidung dieser Kontrazeptionsmethode bei Nulliparae geführt hat, kann bei sorgfältiger Applikation unter aseptischen Kautelen nicht gehalten werden. Kontraindikationen gegen die Einlage eines IUP sind in Tabelle 4.15 dargestellt.

Gründe zur Entfernung der Spirale. Die Akzeptanz kupferhaltiger Spiralen ist wesentlich von der Zunahme der Menstruationsstärke und der damit verbundenen Dysmenorrhoe beeinfußt. Obwohl diese Beschwerden meist bei längerer Anwendung des Pessars abnehmen, sind sie der häufigste Grund seiner Entfernung. Weitere Gründe sind Dislokationen innerhalb des Uteruskavums oder in die Zervix sowie die seltene Perforation. Echte Unverträglichkeiten im Sinne einer Kupferallergie sind die Ausnahme.

Schwangerschaft bei liegendem IUP. Sollte bei liegendem Intrauterinpessar eine Schwangerschaft eintreten, besteht ein erhöhtes Abortrisiko von etwa 50%, welches durch Entfernen der Spirale in der Frühschwangerschaft gesenkt werden kann. Zuvor muß eine exakte sonographische Beurteilung der Lage des IUP zur Fruchthöhle erfolgen, um eine iatrogene Schädigung derselben durch die Entfernung des IUP zu vermeiden. Unter den Aborten ist die Rate der septischen Verläufe erhöht. Bei liegendem Pessar ***besteht kein erhöhtes Risiko von Fehlbildungen***, auch die freiwerdenden Kupferionen haben keinen teratogenen Effekt. Die Rate der extrauterinen Graviditäten ist bei den unter der Spirale eintretenden Schwangerschaften um das 5fache erhöht.

4.7 Definitive Kontrazeption (Sterilisation)

Im allgemeinen zählt man zu den Kontrazeptiva nur die reversiblen Methoden. Die Sterilisation stellt hingegen eine irreversible Methode der Empfängnisverhütung mit hoher Sicherheit dar. Vor dem Hintergrund der vielfältigen Kontrazeptionsalternativen sollte die Indikation zur Tubensterilisation streng gestellt werden. Insbesondere bei jungen oder kinderlosen Frauen ist eine sorgfältige Auseinandersetzung mit diesem definitiven Eingriff notwendig. Vielerorts werden in Abhängigkeit von Kinderzahl und Alter der Patientin richtungsweisende Indikationskataloge erstellt, die zu einer präoperativen Beurteilung des Sterilisationsbegehrens herangezogen werden. Als prognostisch ungünstig für eine Tubensterilisation stellten sich eine krisenhafte Partnerschaftssituation sowie ein enger zeitlicher Zusammenhang zwischen Sterilisationswunsch und vorausgegangener Schwangerschaft dar. Allzu häufig finden sich Frauen infolge eines voreilig durchgeführten Eingriffs nach einem Wandel der individuellen Lebensplanung in den reproduktionsmedizinischen Sprechstunden mit dem Wunsch nach Refertilisierung ein. Sofern klare Kontraindikationen gegenüber anderen Methoden bestehen, der Entschluß der Patientin über längere Zeit gereift und im Einvernehmen mit dem Lebenspartner wohl überlegt ist, sie bereits Mutter ist und ein gewisses Alter erreicht hat, kann der Entschluß zur Tubensterilisation leichter getragen werden.

Zahlreiche Studien zur psychosozialen Problematik nach Tubensterilisation zeigen eine retrospektive Unzufriedenheit bei 5–25% der Frauen, wobei darunter vorübergehende Zweifel, psychosomatische Beschwerden, depressive Verstimmungen bis hin zu zwanghaftem Refertilisierungswunsch zusammengefaßt sind. Die größte retrospektive Zufriedenheit findet sich bei Frauen, deren Motivation zur Sterilisierung aus Gründen einer abgeschlossenen Familienplanung bei subjektiv idealer Kinderzahl entstand. Die ärztliche Aufgabe im Rahmen der präoperativen Beratung der Patientin mit Sterilisationsbegehren besteht in einer suffizienten Aufklärung vor dem Hintergrund der persönlichen Biographie.

Zeitpunkt des Eingriffs und Vorgehensweise. Es gilt die Empfehlung, eine Tubensterilisation möglichst in der 1. Zyklushälfte durchzuführen, um das Vorliegen einer frühen Schwangerschaft auszuschließen. Anderenfalls muß eine explizite Aufklärung der Patientin erfolgen. Als Routinemethode gilt die laparoskopisch durchgeführte Koagulation im isthmischen Tubenbereich beidseits (Abb. 4.10). Ergänzend kann eine Durchtrennung der Tube im Koagulationsbereich erfolgen. Eine Unterbindung mit speziellen Kunststoffclips kann die Koagulation ersetzten. Im Rahmen von Laparotomien, die infolge anderer Indikationen oder bei Kontraindikationen gegenüber dem laparoskopischen Vorgehen durchgeführt werden, kommen weitere Verfahrensweisen wie zum Beispiel eine beidseitige Fimbriektomie zum Einsatz. Unmittelbar post partum kann die Tubenligatur aufgrund des vergrößerten Uterus über eine kleine subumbilikale Laparotomie erfolgen.

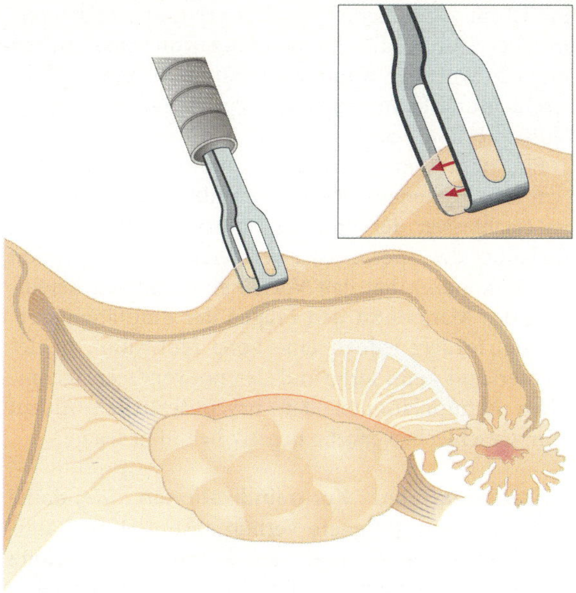

Abb. 4.10. Elektrokoagulation der Tube mit bipolarer Koagulationszange

Eine neue Sterilisationsmethode, bei der eine transuterine hysteroskopische Tubenkoagulation durchgeführt wird, ist derzeit in der Entwicklung.

Sicherheit und mögliche Komplikationen. Die Zuverlässigkeit der Methode ist von der operativen Technik abhängig. Eine durch Verwachsungen erschwerte intraabdominale Übersicht kann vor allem in der Hand eines ungeübten Operateurs zur Unterbindung einer falschen Struktur wie zum Beispiel des Lig. rotundum führen. Infolge ausgedehnter Koagulation kann es durch eine Schädigung des R. ovaricus der A. uterina und konsekutiver ovarieller Minderperfusion zu einer vorzeitigen Ovarialinsuffizienz und Menopause kommen.

Als weitere Komplikationen des Eingriffs neben dem allgemeinen Narkoserisiko sind vor allem die speziellen Risiken laparoskopischer Operationen wie Verletzung von größeren Gefäßen oder Darmläsionen zu nennen. Sollte es nach Tubensterilisation zu einer Schwangerschaft kommen, ist die Wahrscheinlichkeit eines ektopen Sitzes erhöht. Bei Sterilisationen im Wochenbett ist die Gefahr der Tubenrekanalisation und damit die Versagerquote erhöht. Über die durchschnittliche Versagerrate von 0,01–0,4 % sollte die Patientin sorgfältig aufgeklärt werden.

Möglichkeit der Refertilisierung. Die operative Refertilisierung ist in maximal 80 % der Fälle mit Schwangerschaftsraten von bis zu 60 % möglich. Außerdem bieten sich die Methoden der artifiziellen Fertilisation (In-vitro-Fertilisation/Embryotransfer) an.

4.8 Kontrazeption beim Mann

Im Vergleich zu den multiplen empfängnisverhütenden Methoden bei der Frau stehen für den Mann derzeit nur zwei relevante Möglichkeiten zur Verfügung: das Kondom als reversible Methode und die Sterilisation mittels Vasektomie bei abgeschlossener Familienplanung. In der klinischen Prüfung befinden sich kontrazeptive Methoden, die testikulär an der Spermatogenese oder posttestikulär bei der weiteren Reifung und Aktivierung der Spermien im Nebenhoden ansetzen (Tabelle 4.16).

Im Gegensatz zur Frau, bei der die hormonale Kontrazeption die nur einmal im Monat auftretende Ovulation unterdrücken soll, muß beim Mann ein kontinuierlicher Prozeß der Bereitstellung von 30 Mio. Keimzellen pro Tag unterbunden werden. Hormonelle Verhütungsmethoden beim Mann haben den Nachteil, daß es durch die supprimierte Testosteronproduktion neben der Hemmung der Spermatogenese zu einer sekundären Atrophie der Geschlechtsorgane und dem Verlust der Libido kommt.

Hormonelle Kontrazeption

GnRH-Analoga senken die LH- und FSH-Freisetzung aus der Hypophyse. Infolgedessen ist die FSH-abhängige Spermatogenese sowie die LH-induzierte Testosteronbildung in den Leydig-Zwischenzellen vermindert. Da Testosteron neben der Spermatogenese auch die Ausprägung der sekundären männlichen Geschlechtsmerkmale und die Libido beeinflußt, ist bei Gabe von GnRH-Analoga eine Testosteronsubstitution zum Ausgleich des peripheren Testosterondefizites erforderlich. Auch GnRH-Antagonisten und alleinige Testosteronapplikationen wurden auf ihre kontrazeptive Wirkung hin untersucht.

Antispermatogene Substanzen

Von der WHO wurde der Wirkstoff ***Gossypol*** als eine weitere potentielle Methode der Kontrazeption für den Mann getestet. Gossypol ist eine in der baumwollverarbeitenden Industrie freigesetzte Substanz, die bei dort beschäftigten Arbeitern zu Azoospermie und Sterilität führt. Die Spermatogonien werden durch ei-

Tabelle 4.16. Angriffspunkte kontrazeptiver Maßnahmen beim Mann

Hemmung der Spermatogenese	Hormone (GnRH-Analoga & Testosteron) Antispermatogene Substanzen (Gossypol)
Vermeidung der Befruchtung	Coitus interruptus Kondom Vasektomie

nen veränderten Prostaglandinspiegel geschädigt. Neben einer Hypokaliämie trat in 10–20% eine anhaltende Störung der Spermatogenese nach Absetzen der Substanz auf, so daß die weitere Entwicklung der Substanz eingestellt wurde.

Hemmung der Epididymusfunktion

Nach Abschluß der testikulären Spermato- und Spermiogenese werden die unreifen Spermien in den Epididymus (Nebenhoden) transportiert. Die Hemmung der weiteren Reifung und Aktivierung der Spermien bietet weitere Angriffspunkte für die Kontrazeption beim Mann. Bei diesem noch in der klinischen Prüfung stehenden Verfahren tritt die Wirkung ohne Latenzzeit ein und beeinflußt weder die Spermatogenese noch den männlichen Hormonhaushalt.

Coitus interruptus

Die Unterbrechung der Kohabitation zur Vermeidung der intravaginalen Ejakulation ist die älteste und auch heute noch weit verbreitete Methode zur Empfängnisverhütung. Die Zuverlässigkeit dieses Verfahrens ist mit einem Pearl-Index von 8–38 sehr gering, da sie ein hohes Maß an Kontrolle erfordert. Die bereits präejakulatorisch im Prostatasekret enthaltenen Spermien sind vermutlich nicht Ursache der geringen Zuverlässigkeit. Die vaginal nachgewiesene Spermienanzahl ist nämlich so gering, daß sie einer mit Sterilität verbundenen hochgradigen Oligospermie entsprechen würde. Im übrigen ist der Coitus interruptus ein meistens für beide Partner psychisch unbefriedigendes Verfahren.

Kondom

Das Kondom (Präservativ) ist das älteste mechanische Verhütungsmittel und heute die am weitesten verbreitete kontrazeptive Methode. Die große Beliebtheit des Präservatives beruht neben der bei korrekter und konsequenter Anwendung relativ hohen Zuverlässigkeit auf der auch für den Laien verständlichen Wirkungsweise. Die Anwendung eines Kondoms stellt eine mechanische Barrieremethode dar, durch die der Kontakt zwischen Sperma und Vagina verhindert wird. Das Kondom erreichte durch den gleichzeitigen Schutz vor einer Übertragung von Infektionen insbesondere im Hinblick auf HIV-Infektionen in den letzten Jahren einen großen Stellenwert. Vor allem in Ländern, in denen eine hormonale Kontrazeption nicht verfügbar ist, wird das Kondom in ca. 70% zur Empfängnisverhütung angewendet.

Anwendungsweise und Sicherheit. Die für das Kondom ermittelte Versagerquote liegt bei 4–5 unerwünschten Schwangerschaften pro 100 Frauenjahre und ist im wesentlichen durch Anwendungsfehler verursacht. Durch die Verwendung von zusätzlichen Spermiziden oder Kondomen mit spermizider Gleitbeschichtung kann die kontrazeptive Sicherheit noch deutlich erhöht werden.

Ein richtig angewendetes Kondom hat ein etwa 1 cm überstehendes Reservoir (Abb. 4.11) und wird bei Nachlassen der Erektion sofort entfernt, um ein Auslaufen des Spermas zu vermeiden. Kontrazeption mittels Kondom hat den Vorteil einer aktiven Beteiligung des Mannes an den Fragen der Empfängnisverhütung, fordert jedoch eine hohe Motivation beider Partner und kann aufgrund der notwendigen technischen Manipulationen den psychosexuellen Ablauf beim Geschlechtsverkehr negativ beeinflussen.

Indikationen und Kontraindikationen. Kondome sind besonders geeignete Verhütungsmittel bei häufigem Partnerwechsel und dem Wunsch nach Schutz vor sexuell übertragbaren Erkrankungen. Außer seltenen allergischen Reaktionen in Form von Kontaktdermatitiden an Vagina oder Penis gibt es keine Kontraindikationen für die Anwendung eines Kondoms.

Risiko sexuell übertragbarer Erkrankungen bei Kondomanwendung. Das relative Risiko für eine HIV-Übertragung ist mit 0,4 auf weniger als die Hälfte reduziert. Das Risiko aszendierender Genitalinfektionen bei der Frau ist unter der Anwendung von Kondomen deutlich geringer. Dieses gilt ebenso für die Inzidenz der HPV-assozierten Zervixdysplasie.

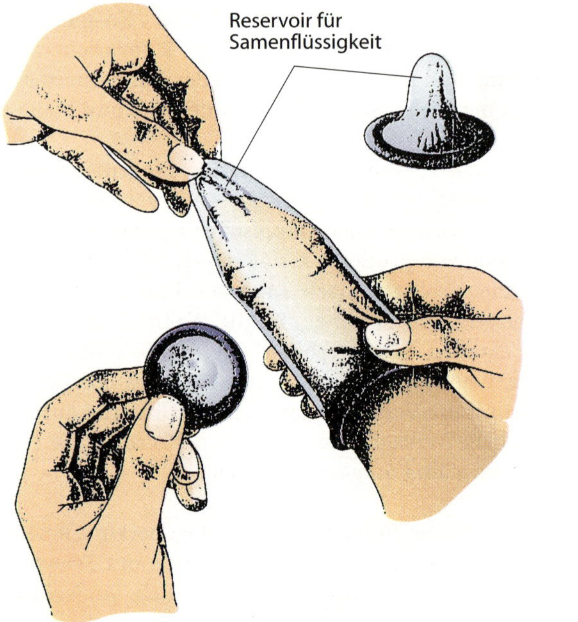

Abb. 4.11. Korrekte Anwendung eines Kondoms

Definitive Kontrazeption beim Mann (Sterilisation)

Die Sterilisation des Mannes erfolgt in der Regel ambulant in Lokalanästhesie durch eine Vasektomie. Bei diesem Verfahren wird der Ductus deferens (Samenleiter) beidseits ligiert und durchtrennt. Die durch zwei kleine Skrotalinzisionen jeweils drei Zentimeter langen Ductus deferens-Resektate werden histologisch untersucht.

> **!** Da sich noch bis zu 12 Wochen nach dem Eingriff Spermatozoen in Prostata und Gangsystem nachweisen lassen, sollte mittels zweier Kontrollspermiogramme eine Azoospermie nachgewiesen werden, bevor auf andere Kontrazeptionsmethoden verzichtet wird.

Der Operationserfolg einer Refertilisierung durch Vasovasostomien ist abhängig von der Art und dem Ausmaß der Vasektomie, dem Zeitintervall zwischen Vasektomie und Vasovasostomie, der mikrochirurgischen Technik bei der Refertilisierung sowie der häufigen Bildung von Auto-Antikörpern gegen Spermatozoen. Die Wiederherstellung der Samenleiterpassage gelingt durch Refertilisierungsoperation in bis zu 65% der Fälle, die postoperative Schwangerschaftsrate liegt jedoch aufgrund der fertilitätsbeeinträchtigenden Auto-Antikörper nur bei 47%.

ZUSAMMENFASSUNG

Es kann nicht Aufgabe des Gynäkologen allein sein, die moralischen, ethischen, soziokulturellen und religiösen Fragen der Kontrazeption zu beleuchten. Dennoch muß man sich darüber im Klaren sein, daß das Thema in diesem Kontext steht. Gerade die jüngst geführte Diskussion anläßlich der Einführung von Mifegyne in Deutschland macht dies deutlich. In Drittweltländern hat Verhütung einen bevölkerungspolitisch überlebenswichtigen Aspekt.

Um die richtige der verschiedenen Kontrazeptionsmethoden für die jeweilige Frau zu finden, müssen Sicherheitsbedürfnis, Anamnese und Risiko abgewogen werden. Für eine 30jährige, die in einer festen Beziehung lebt, stellt sich die Situation anders dar als für einen Teenager. Die Jugendliche, bei der der Schutz vor einer ungewollten Schwangerschaft im Vordergrund steht, ist im allgemeinen, sofern keine Kontraindikationen vorliegen, mit einem niedrig dosierten Kombinationspräparat (Mikropille) gut beraten. Natürliche Methoden, die auf zunehmendes Interesse der Patientinnen stoßen, stellen große Anforderungen an die Partnerschaft, ihre Sicherheit kann bei gewissenhafter Anwendung hoch sein. Die Kenntnis dieser Methoden läßt sich von der Frau ebenfalls nutzen, um den optimalen Konzeptionszeitpunkt bei Kinderwunsch zu erkennen.

Definitive Methoden (Sterilisation) sind nur nach ausführlichem Gespräch, vorzugsweise bei Frauen mit gesunden Kindern über 35 Jahren, im emotional unbelasteten Kontext durchzuführen.

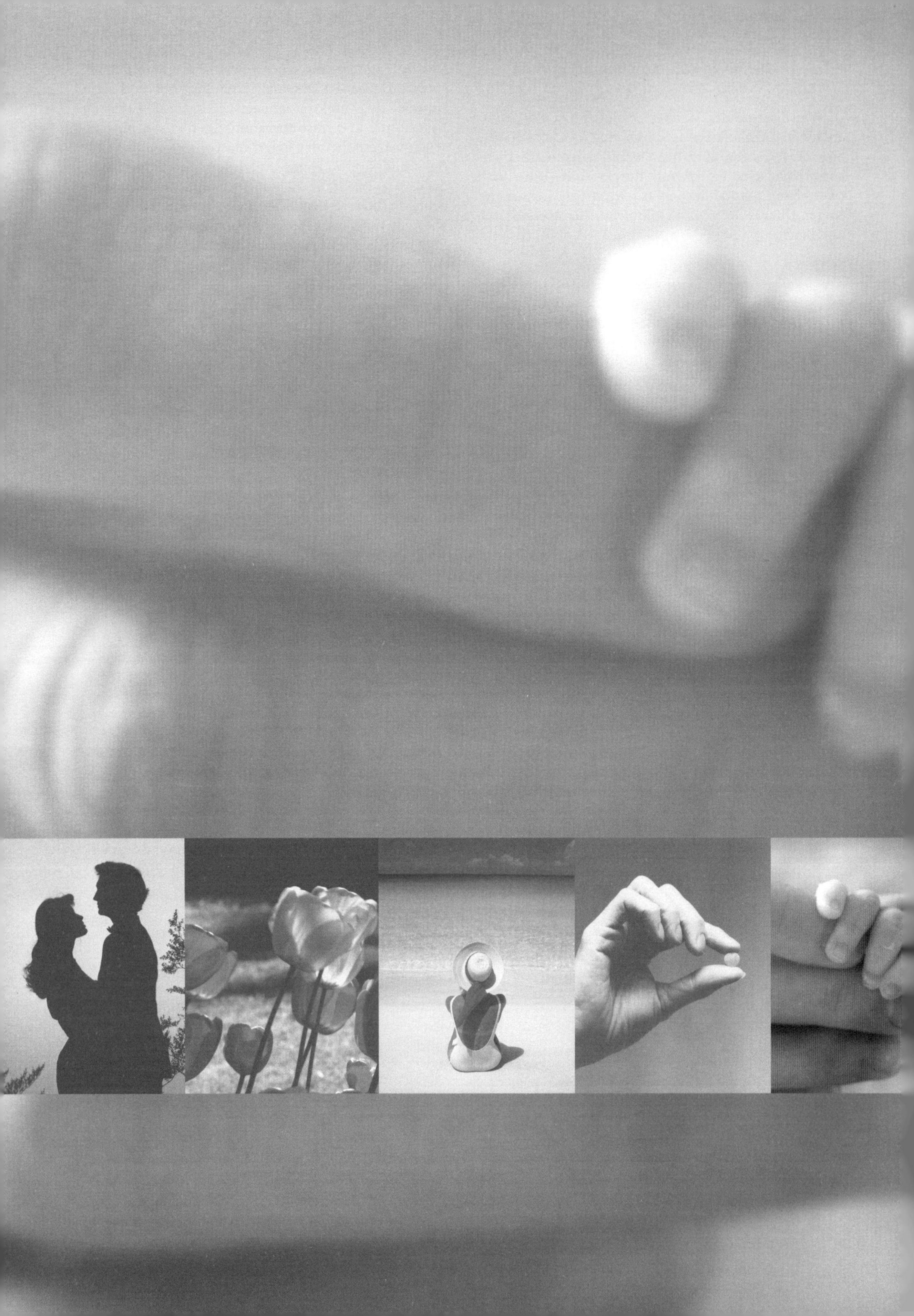

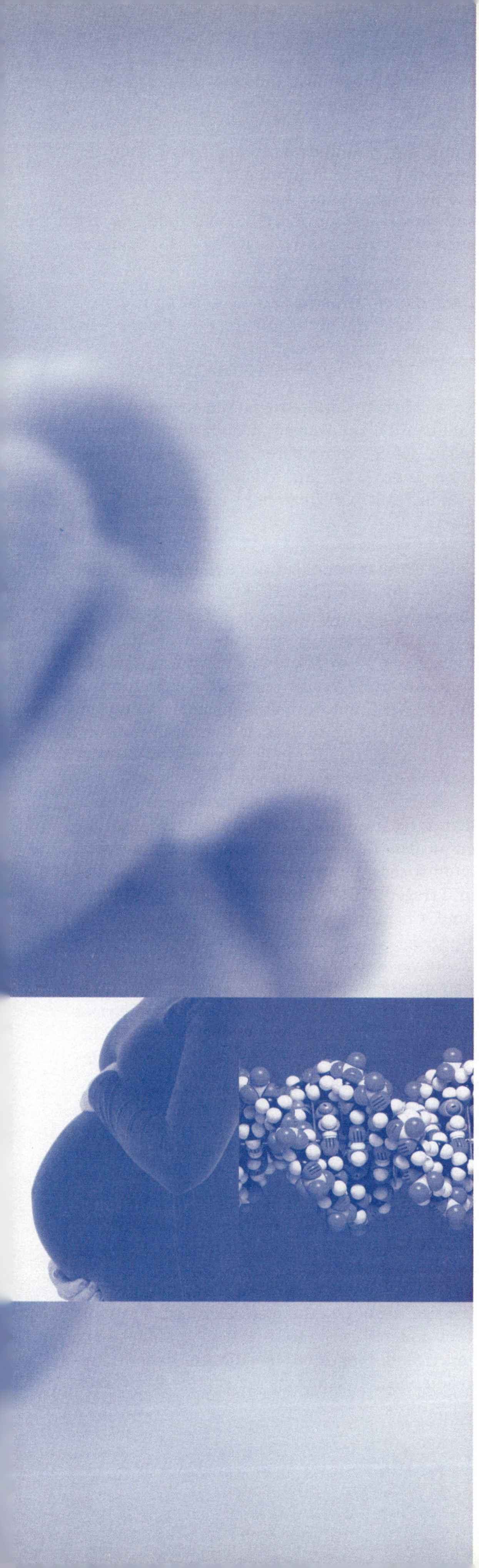

Sterilität und Infertilität

T. Schill, D. Strik und U. Germer

EINLEITUNG

Kinderlosigkeit ist ein Problem, von dem weltweit etwa 60 bis 80 Mio. Paare betroffen sind. In Deutschland schätzt man, daß das Problem der Kinderlosigkeit in den letzten 2 Jahrzehnten von 8% auf 15% zugenommen hat, wobei es keine gesicherten Zahlen zur Häufigkeit der Sterilität in Deutschland gibt.

Für die betroffen Paare bedeutet die ungewollte Kinderlosigkeit meist eine große Belastung. In den europäischen Ländern handelt es sich häufig um Paare, bei denen bis zum Auftreten des Kinderwunsches andere Lebensziele – berufliche Ausbildung oder Ungebundenheit – vorrangig sind. Die verschiedenen zuverlässigen Kontrazeptionsmethoden erlauben heute eine individuelle Familienplanung. Wenn der Kinderwunsch sich dann innerhalb einer bestimmten Zeit nicht erfüllt, steht eine Vielzahl von diagnostischen und therapeutischen Methoden zur Verfügung, die Ursache der ungewollten Kinderlosigkeit zu ergründen und zu behandeln.

5.1 Ätiologie der Infertilität

Die Ursachen der Infertilität sind vielfältig und teilweise multifaktoriell. Aus didaktischen Erwägungen wird die Ätiologie der Sterilität in einzelne Ursachen untergliedert. Die tägliche Praxis zeigt, daß häufig nicht nur ein einzelner Faktor für die Kinderlosigkeit verantwortlich gemacht werden kann.

DEFINITION

Eine Ehe oder Partnerschaft gilt als steril, wenn bei bestehendem Kinderwunsch und regelmäßigem, ungeschütztem Geschlechtsverkehr innerhalb von 2 Jahren keine Schwangerschaft eintritt.

Unter ***primärer Sterilität*** (impotentia concipiendi) versteht man, daß eine Frau noch nie konzipiert bzw. ein Mann noch nie ein Kind gezeugt hat. Bei der ***sekundären Sterilität*** ist bereits eine Schwangerschaft vorausgegangen, unabhängig davon, ob diese zu einem lebenden Kind, zu einem Abort oder zu einer Extrauteringravidität geführt hat.

Im deutschsprachigen Raum unterscheidet man zusätzlich zwischen Sterilität und Infertilität. Bei der ***Infertilität*** (impotentia generandi) tritt eine Schwangerschaft ein, diese kann jedoch nicht bis zur Geburt eines lebenden Kindes ausgetragen werden.

Es gibt fließende Übergänge zwischen Sterilität und Infertilität; häufig liegen beiden Erkrankungen gleiche Ursachen zugrunde. Daher werden die Begriffe oft synonym verwendet.

Verteilung der Sterilitätsursachen. Die Gründe für die ungewollte Kinderlosigkeit bei Paaren liegen in ca. 45% der Fälle bei der Frau, in 40% beim Mann und sind in ca. 15% ungeklärt. Eine Minderung der Fertilität bei beiden Partnern ist bei ca. 35% zu finden.

> **!** Aus diesem Grund sollte vor einer invasiven Diagnostik bei der Frau immer die männliche Fertilität überprüft sein.

Bei den weiblichen Sterilitätsursachen stehen in Industrienationen die endokrinen Störungen mit 40% an der Spitze, gefolgt von tubaren mit 20–30%. Uterine (6%), zervikale (4%) und vaginale (5%) Ursachen sind deutlich seltener. In 10–15% bleibt die Ursache ungeklärt.

Regionale Unterschiede. Bei der weiblichen Sterilität finden sich Unterschiede zwischen Industrieländern und Entwicklungsländern. In den Industrieländern liegt die Verteilung von primärer und sekundärer Sterilität bei 2/3 zu 1/3, während in Entwicklungsländern die primäre Sterilität relativ selten ist. Die Hauptursache für Sterilität sind dort meist Genitalinfektionen, wie Lues, Gonorrhoe und auch Genitaltuberkulose, die in ihrer Folge zu einem Eileiterverschluß und damit zur tubaren Sterilität führen.

Bei etwa der Hälfte der Patientinnen mit tubarer Sterilität findet man durch Untersuchungen Veränderungen an den Tuben, die auf eine vorausgegangene asymptomatische Adnexitis schließen lassen. Die häufigsten Erreger dieser schleichenden Tubeninfektionen sind Chlamydien. Weitere Risikofaktoren sind vorausgegangene Laparotomien, schwere Adnexitiden mit Tuboovarialabzeß oder die Anwendung eines Intrauterinpessars. Eine weitere Ursache für tubar oder uterin bedingte Sterilität ist die Endometriose (s. Kap. 5.6 und 16). Unterschiedliche Stadien der Erkrankung finden sich bei 20–30% der Frauen mit unerfülltem Kinderwunsch.

Alter und Sterilität. Die Fertilität der Frau ist terminiert durch die biologische Alterung des Ovars. Die spontane Konzeptionsrate ist nach dem 30. Lebensjahr deutlich geringer als bei jüngeren Frauen. Nach einer Studie aus den USA soll sich die mittlere Zeit bis zum Eintreten einer spontanen Schwangerschaft vom 15.–24. Lebensjahr bis zum 35.–44. Lebensjahr verdoppeln. Dies ist nicht nur auf die biologische Alterung der Ovarien zurückzuführen, sondern auch auf die Zunahme anderer Sterilitätsursachen, wie Adhäsionen nach operativen Eingriffen, Infektionen, Endometriose, Myome, etc. Andererseits lassen sich bei Frauen

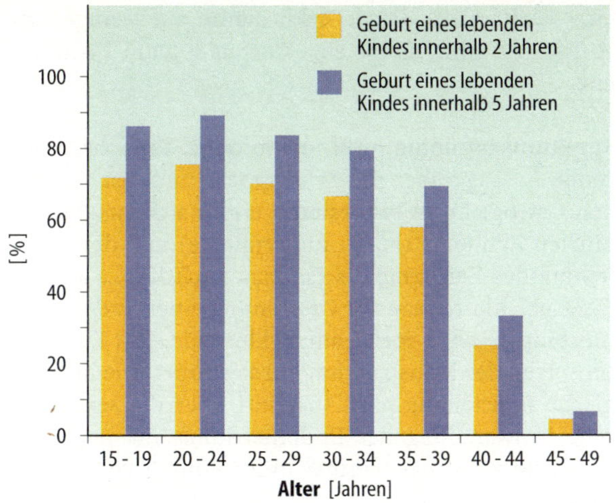

Abb. 5.1. Altersabhängigkeit der Fertilität in einer Population ohne Empfängnisverhütung

in der Postmenopause nach entsprechender hormoneller Vorbehandlung durch Eizellspende Schwangerschaften erzeugen, die ausgetragen werden. Eine deutliche Abhängigkeit der Erfolgsrate einer Sterilitätsbehandlung vom Lebensalter der Patientin gilt als gesichert (Abb. 5.1).

Der Zusammenhang zwischen Alter und Fertilität beim Mann ist letztlich nicht sicher geklärt. Die altersabhängige Zunahme des Anteils fehlgebildeter Spermien liegt unterhalb der 90 er Perzentile des Normbereichs. Häufig wird die abnehmende Fertilität des Mannes auf andere Faktoren, wie die abnehmende Koitusfrequenz und das fortgeschrittene Lebensalter der Partnerin zurückgeführt.

Weitere Ursachen. Chronische Intoxikationen mit ***Umweltgiften***, sowie Alkohol-, Nikotin- und Drogenabusus können die Fertilität negativ beeinflussen.

Raucherinnen haben eine erhöhte Inzidenz von Zyklusstörungen, Fehl- und Todgeburtenraten. Mäßiger Alkoholkonsum scheint sich auf die Abortrate nicht wesentlich auszuwirken, Kinder von Frauen und Männern mit übermäßigem Alkoholgenuß wiesen jedoch ein niedrigeres Geburtsgewicht auf. Chronischer Alkoholkonsum kann zur Hodenatrophie mit Spermatogenesestörung führen. Insgesamt vermutet man eine kumulativ-negative Wirkung der Umwelt- und Genußgifte auf die Fertilität.

Verschiedene ***Allgemeinerkrankungen*** können Ursache von Fertilitätsstörungen sein. Dazu gehören in erster Linie endokrinologische Erkrankungen, Autoimmunerkrankungen und Nierenerkrankungen.

6 % der Fertilitätsstörungen liegt eine ***Eßstörung*** zugrunde. Sowohl das Übergewicht (> 120 % des Idealgewichtes) als auch das Untergewicht (< als 85 % des Idealgewichtes) gehen mit einem erhöhten Risiko ungewollter Kinderlosigkeit einher.

5.2 Diagnostisches Vorgehen

Die Abklärung einer Sterilitätsursache betrifft nicht nur den einzelnen Patienten, sondern das ungewollt kinderlose Paar. Meist ist es die Frau, die wegen dieses Problems zunächst den Gynäkologen aufsucht. Da die Sterilität in ca. 40 % der Fälle durch den Mann mitverursacht ist, muß die Abklärung des männlichen Faktors früh in den diagnostischen Plan aufgenommen werden.

Invasive oder operative Verfahren sollten erst später zum Einsatz kommen. Eine Ausnahme besteht, wenn anamnestische Risiken bestehen, die das Vorliegen bestimmter Erkrankungen wahrscheinlich machen. So können vorausgegangene Laparotomien oder Adnexitiden auf einen Tubenverschluß hinweisen.

Ursachen für eine Sterilität ohne Therapiemöglichkeit sind in erster Linie

- Chromosomenstörungen,
- Agenesie der Genitalorgane anderer Ursache
- sowie die hypergonadotrope Ovarialinsuffizienz (s. Kap. 3).

5.2.1 Anamnese

Vor der Untersuchung steht die ausführliche Anamnese. Wenn möglich, sollte diese sowohl einzeln als auch in Anwesenheit beider Partner erhoben werden. Die ärztliche Schweigepflicht gilt gegenüber beiden Partnern. Daher darf durch den behandelnden Arzt beispielsweise keine Information über vorausgegangene Schwangerschaften an den Partner ohne Einverständnis des Patienten gegeben werden. ***Vorausgegangene Schwangerschaften*** sind zu erfragen, ebenso evtl. bereits in früheren Partnerschaften bestandene ungewollte Kinderlosigkeit.

Bei Frauen muß eine genaue ***Zyklusanamnese*** erhoben werden, mit Fragen nach der Menarche, Zykluslänge, Dauer der Menstruation, Zwischenblutungen und Dysmenorrhoe. Hinweise auf evtl. bestehende Verwachsungen können vorausgegangene Bauchoperationen (z. B. Appendektomie) oder gynäkologische Infektionen geben. ***Schmerzen*** bei der Defäkation oder Miktion können bei chronischen Entzündungen oder Endometriose vorkommen. ***Chronische Entzündungen*** (z. B. M. Crohn, Autoimmunerkrankungen etc.) oder Stoffwechselerkrankungen (Schilddrüsenfunktionstörung, Diabetes mellitus) müssen erfragt, evtl. abgeklärt und behandelt werden.

Die ***vegetative Anamnese*** kann Anhaltspunkte für endokrine Störungen geben, z. B. Hitzewallungen und Schweißausbrüche als Zeichen einer Ovarialinsuffizienz, oder ausgeprägte Nervosität und Schlafstörungen bei Schilddrüsenfunktionsstörung. Angaben zu Alkohol-, Nikotin-, Drogen- oder Medikamentenabusus, aber auch eine aufgrund einer internistischen Grunderkrankung notwendige Dauermedikation (z. B. Antihypertensiva, Antikonvulsiva), oder durch exzessive Diäten bedingte Gewichtsveränderungen können bereits Hinweise auf mögliche Ursachen der ungewollten Kinderlosigkeit sein.

Bei der ***Sozialanamnese*** sind Fragen nach der beruflichen Belastung, den Wohnungsverhältnisse und evtl. bestehender chronischer Exposition von Umweltgiften am Arbeitsplatz und in der Freizeit (Holzschutzmittel, Schwermetalle etc.) wichtig.

> **!** Neben der Angaben zur Dauer des Kinderwunsches ist die Häufigkeit und der Zeitpunkt des Geschlechtsverkehrs sowie die Aufklärung über den optimalen Konzeptionszeitpunkt wichtig. In diesem Rahmen können bereits psychische oder Partnerschaftsprobleme erkannt und angesprochen werden.

5.2.2 Körperliche und gynäkologische Untersuchung

Inspektion von Körperbau, der Haut (Behaarungstyp, Akne), der Ausbildung der sekundären Geschlechtsmerkmale, der Schilddrüse und der Mammae (Galaktorrhoe) ergeben Hinweise auf mögliche endokrine oder chromosomale Störungen. Der gynäkologische Tastbefund ist häufig unauffällig. Es lassen sich jedoch ein durch Myome vergrößerter Uterus, verdickte Adnexen nach Adnexitis oder Resistenzen im Bereich der Adnexe oder im Douglas erkennen. Schmerzen und Resistenzen im Douglas finden sich häufig bei einer Endometriose.

Bei der Inspektion von Vagina und Zervix sollte auf Infektionen und Neoplasien geachtet und zugleich eine zytologische Untersuchung durchgeführt werden. Die Kolpitis und die häufig damit verbundene Zervizitis sollten wegen der Verursachung eines „spermafeindlichen Milieus“ behandelt werden.

5.2.3 Funktionsteste und Hormonbestimmung

Basaltemperatur. Die morgendlich gemessene Basaltemperaturkurve zeigt bei einem Zyklus mit Ovulation einen biphasischen Verlauf mit Temperaturanstieg von 0,5 C° 1–2 Tage nach der Ovulation. Bei fortlaufend korrekter Messung, d. h. immer zur selben Zeit vor dem Aufstehen und immer an derselben Stelle (oral, vaginal oder anal) gemessen, gilt ein ausbleibender Temperaturanstieg als Zeichen der Anovulation, ein langsamer oder treppenförmiger Anstieg oder eine Verkürzung der 2. Zyklushälfte auf weniger als 10 Tage als Hinweis für eine Corpus-luteum-Insuffizienz.

Funktionszytologie und -histologie. Eine orientierende Aussage über die Zyklusphase und den Einfluß von Östrogen und Progesteron ergibt sich aus der vaginalen Zytologie (Funktionszytologie) und der Beurteilung des Zervixmukus (s. dazu auch Kap. 2 und 3). Eine Strichkürettage zur Gewinnung einer Endometriumsbiopsie wird meist am Zyklusende, 2–3 Tage vor Einsetzen der Menstruation durchgeführt. Die histologische Beurteilung gibt Auskunft über die sekretorische Umwandlung des Endometriums, die nach anfänglichem Östrogeneinfluß unter Einfluß von Progesteron eintritt.

Hormonprofil. Durch die Einführung von quantitativen Analysemethoden wie ELISA oder RIA kann heute schnell und zuverlässig eine endokrine Diagnostik erfolgen. Um zyklusabhängige Einflüsse der Follikelreifung und Fehlinterpretationen zu vermeiden, sollte die Blutentnahme für eine sogenannte Basishormonanalyse zu Zyklusbeginn erfolgen und im allgemeinen folgende Hormone umfassen: LH, FSH, Prolaktin, Progesteron, Östradiol, Testosteron, DHEA-S und TSH. Eine Follikelreifungsstörung und damit Sterilität kann durch eine Hyperprolaktinämie, erhöhte Androgenspiegel oder eine Schilddrüsenfunktionsstörung verursacht werden.

Die Bestimmung des Östrogens zur Beurteilung der Follikelreifung sollte mehrfach während der Follikelphase wiederholt werden. Ebenso kann die Corpus-luteum-Insuffizienz nur durch eine mehrfache Progesteronbestimmung nach der Ovulation ausgeschlossen werden. Bei einer Corpus-luteum-Insuffizienz liegen in der 2. Zyklushälfte niedrige Progesteronwerte vor oder die 2. Zyklushälfte ist auf weniger als 10 Tage verkürzt.

Endokrine Funktionsteste. Im Gegensatz zur einmaligen Basishormonbestimmung gilt der Gestagen – oder Östrogen-Gestagentest sowie der GnRH-Test als Funktionstest. Bei Oligomenorrhoe oder Amenorrhoe kann zur Auslösung einer Blutung ein Gestagentest durchgeführt werden. Dabei werden der Patientin Gestagene zur sekretorischen Umwandlung des Endometriums gegeben. Anschließend erfolgt eine Blutung, sofern zuvor durch endogenen Östrogeneinfluß das Endometrium aufgebaut worden ist. Falls der ***Gestagentest*** negativ ausfällt, wird ein ***Östrogen-Gestagentest*** zum Ausschluß einer uterinen Amenorrhoe angeschlossen. Schließlich kann durch einen ***GnRH-Test*** bei niedrigen Gonadotropinwerten zwischen hypothalamischem und hypophysärem Hypogonadismus unterschieden werden. Zur Zyklusmitte kann mittels Serumprobe oder Urinstix der präovulatorische LH-Anstieg bestimmt werden, der der Ovulation ca. 36–40 h vorausgeht und somit die Ovulation voraussagt.

Durch die wiederholte transvaginale Sonographie kann das Wachstums des Follikels und nach dessen Ruptur kann, als Nachweis der Ovulation, häufig freie Flüssigkeit im Douglas beobachtet werden. Ein präovulatorischer Follikel hat einen Durchmesser von ca. 20 mm.

Postkoitaltest. Der Postkoitaltest, früher Sims (1868)-Huhner (1913)-Test genannt, kann erste Hinweise auf die Störungen der männlichen Fertilität ergeben. ***Durchführung***: Nach 3- bis 5-tägiger sexueller Karenz des Mannes wird 9–24 h nach dem Koitus endozervikal Mukus aus dem Zervikalkanal entnommen und unter dem Phasenkontrastmikroskop beurteilt. Sind motile Spermien vorhanden, wird der Test als positiv beurteilt. Lassen sich auch bei mehrmaliger Wiederholung keine oder nur unbewegliche Spermien nachweisen, besteht der Verdacht auf eine männliche Infertilität, die durch die Beurteilung des Ejakulates (Spermiogramm) diagnostiziert werden kann.

5.2.4 Invasive Diagnostik

Darunter fallen operative Eingriffe zur Abklärung der Sterilität. In erster Linie handelt es sich dabei um die ***Laparoskopie*** (Bauchspiegelung), ***Hysteroskopie*** (Spiegelung der Gebärmutter) und ***Tuboskopie*** (Spiegelung der Eileiter), zum Ausschluß von Eileiterverschlüssen oder Verwachsungen mit Fixierung der Tuben. Die Hysterosalpingographie (radiologische Darstellung von Uterus und Tuben mit Hilfe von Kontrastmittel) wird wegen der gonadalen Strahlenbelastung und fehlender Aussage über peritubare Adhäsionen immer seltener durchgeführt. Ebenso wird die Pertubation der Eileiter mangels Validität kaum noch durchgeführt. Alternativ kann durch die transvaginale Applikation von Ultraschallkontrastmittel durch eine transvaginale Sonographie eine Tubenpassage nachgewiesen werden (Hysterosalpingosonographie). Wie bereits erwähnt sollten diese Maßnahmen erst nach Abklärung der endokrinen Situation und der männlichen Sterilitätsfaktoren veranlaßt werden.

5.3 Endokrine Störungen

Unter diesem Begriff kann man die ganze Bandbreite der Störungen auf der Hypothalamus-Hypophysen-Gonaden-Achse zusammenfassen, die auf verschiedenen Ebenen gestört sein kann. Da der Hypothalamus das Bindeglied zwischen Kortex, Vegetativum und Endokrinum darstellt, sind Störungen sowohl durch physische als auch psychische Streßfaktoren auslösbar (s. Kap. 2.1). Verantwortlich für die Ausschüttung der Gonadotropine in der Hypophyse ist die pulsatile Sekretion von Gonadotropin-Releasinghormon (GnRH) aus dem Hypothalamus. Eine Änderung der GnRH-Pulsfrequenz scheint über eine gestörte Gonadotropinsekretion Ursache diverser Störungen der Ovarialfunktion zu sein, und ist primär nicht von einer Störung der gonadalen Hypophysenfunktion zu unterscheiden. Zur Physiologie des Regelkreises s. Kap. 2.2. Symptome von ovariellen Funktionsstörungen, d. h. Follikelreifungsstörungen sind, unabhängig von ihrer Ursache, meist Blutungsstörungen bis zur Amenorrhoe oder vegetative Symptome, ähnlich denen der Perimenopause (Hitzewallung, Schweißausbrüche).

Die WHO hat zur Diagnostik und Klassifizierung der funktionellen Sterilität die Ovarialinsuffizienz in 7 Gruppen aufgeteilt (s. Kap. 3.1.8).

5.3.1 Hypothalamische-hypophysäre Ovarialinsuffizienz

Hypogonadotrope Ovarialinsuffizienz oder hypothalamisch-hypophysäre Dysfunktion

Bei der hypothalamischen Ovarialinsuffizienz ist durch eine Störung der GnRH-Sekretion die Stimulation der hypophysären Gonadotropinsynthese vermindert, so daß bei schwerer Dysfunktion ein hypogonadotroper Hypogonadismus wie bei der primären hypophysären Insuffizienz entsteht. Im GnRH-Test zeigt sich bei der hypothalamischen Störung ein Anstieg von FSH und LH, der bei der hypophysären Störung ausbleibt.

Ätiologie. Die Patientinnen mit einer hypothalamisch bedingten Ovarialinsuffizienz sind häufig Patientinnen mit Anorexia nervosa oder Hochleistungssportlerinnen. Auch andere psychische Konflikt- und Streßfaktoren, wie exzessive Diäten oder erschwerte Lebensbedingungen (Krieg), können zu einer sekundären Amenorrhoe als Ausdruck der hypothalamisch bedingten Ovarialinsuffizienz führen. Organische Ursachen für eine hypogonadotrope Ovarialinsuffizienz sind eher selten. Dazu gehören Tumoren, Meningitiden, Traumata, strahlenbedingte und vaskuläre Schäden des Hypothalamus oder der Hypophyse. Beispiel für einen vaskulär bedingten Funktionsausfall der Hypophyse ist das Sheehan-Syndrom. Hier hat die durch Schockzustände unter der Geburt aufgetretene Minderperfusion der Hypophyse konsekutiv Ausfälle verschiedener hypophysärer Funktionen zur Folge.

Corpus-luteum-Insuffizienz

Eine Sonderform der hypothalamisch-hypophysären Dysfunktion stellt die Corpus-luteum-Insuffizienz dar (WHO-Gruppe II). Dabei handelt es sich um eine ungenügende Sekretion der vom Corpus luteum produzierten Produkte, in erster Linie um Progesteron, aber auch Östradiol, Inhibin und Relaxin (Funktion bisher nicht geklärt). Progesteron wird im Corpus luteum synchron zu der pulsatilen Ausschüttung von LH sezerniert. Von Corpus-luteum-Insuffizienz spricht man, wenn wiederholt eine ungenügende oder zu kurze Progesteronsekretion während der Lutealphase auftritt. Die meisten Autoren sprechen von einer Corpus-luteum-Insuffizienz, wenn die Lutealphase auf weniger als 10 Tage verkürzt ist. Die Ursache für eine Corpus-luteum-Insuffizienz liegt in einer Follikelreifungsstörung in der 1. Zyklushälfte. Daraus folgt eine unvollkommene Ausbildung des Corpus luteum, was sich dann durch eine Verkürzung der 2. Zyklushälfte, prämenstruelle Schmierblutung und einen treppenförmigen Anstieg der Basaltemperatur bemerkbar macht. Ein weiteres Symptom kann eine Sterilität sein, denn wahrscheinlich ist die Synchronisation zwischen Transportdauer des Embryos durch die Tuben und der Transformation des Endometriums gestört. Eine Implantation des Embryos bleibt aus. Durch den vorzeitigen Abfall der Progesteron- und auch Östrogenkonzentration in der 2. Zyklushälfte kommt es dann zum vorzeitigen Eintritt der Blutung.

Epidemiologie. Bei ungewollter Kinderlosigkeit findet man in 5–10% eine Corpus-luteum-Insuffizienz. Bei der einzelnen Patientin muß diese nicht dauerhaft, sondern kann auch sporadisch auftreten. Man fand bei als normal fertil angesehenen Frauen in 4,4%, bei Frauen mit tubarer Sterilität in 2,9% und Frauen mit ungeklärter Sterilität in 21% eine Störung der Lutealphase im Sinne einer Phasenverschiebung des Endometriums.

Ätiologie. Wie bereits oben erwähnt handelt es sich überwiegend um eine hypothalamisch-hypophysäre Dysfunktion bei normalen Gonadotropinspiegeln. Diese Konstellation ist kurz nach der Menarche, postpartal und prämenopausal physiologisch. Sie kann aber auch durch physischen (z.B. extremer Sport) oder psychischen Streß oder durch Diäten verursacht sein.

Diagnose

Die ***Diagnostik*** unterteilt sich in

- ***Anamnese***: meist haben die Frauen mit Corpus-luteum-Insuffizienz einen verkürzten Zyklus mit Vor- und Nachblutungen.
- ***Klinik***: kurze Hyperthermiephase von weniger als 11 Tagen, evtl. ein verzögerter Temperaturanstieg (treppenförmig) der Basaltemperaturkurve. Manchmal Mastodynie (empfindliche Brust) in der 2. Zyklushälfte.
- ***Labor***: Progesteronbestimmung in der 2. Zyklushälfte. Eine Einzelbestimmung hat aber nur begrenzte Aussagekraft, da die Progesteronkurve eine Glockenform und zirkardiane Schwankungen aufweist.
- ***Ultraschall***: Die Follikelreifung und die Ovulation lassen sich durch serielle transvaginale Ultraschalluntersuchungen überwachen.
- ***Endometriumbiopsie***: Zur Beurteilung der zeitgerechten Transformation des Endometriums kann eine Endometriumbiopsie erfolgen. Diese sollte ca. 3–5 Tage vor Einsetzen der erwarteten Menstruation durchgeführt werden. Die histologische Beurteilung und die korrekte zeitliche Zuordnung erfordern jedoch spezielle Erfahrung. Diese Methode wird vorwiegend in den USA propagiert, weniger in Europa.

> **!** Keine der genannten Untersuchungen kann für sich alleine eine Corpus-luteum-Insuffizienz diagnostizieren, Hinweise darauf ergeben sich immer erst aus der Zusammenschau der Befunde.

5.3.2 Hypergonadotrope Ovarialinsuffizienz – primäre Ovarialinsuffizienz

Physiologisch tritt die hypergonadotrope Ovarialinsuffizienz in der Prämenopause auf. Läßt die ovarielle Steroidbiosynthese nach, kommt es durch einen negativen Feedbackmechanismus zum Anstieg der Gonadotropinsekretion der Hypophyse. Bei manchen Frauen ist die ovarielle Steroidbiosynthese bereits vor der Menopause so gestört, daß es zu einem mäßigen Anstieg der basalen Gonadotropinserumspiegel kommt. Ungefähr 10–15% aller Amenorrhöen sind wohl durch eine sekundäre hypergonadotrope Ovarialinsuffizienz bedingt.

Ätiologie. Die Beschädigung des Keimepithels kann durch Zytostatika, Strahlentherapie oder operative Entfernung des Ovarialgewebes verursacht sein. Bei Patientinnen mit Zytostatikatherapie kann sich die Ovarialfunktion nach Abschluß der Therapie wieder einstellen, das Risiko der verfrühten Menopause ist jedoch deutlich erhöht.

> **!** Die LD-50-Bestrahlungsdosis für menschliche Ovarien liegt bei 4 Gray.

Weitere Ursache für eine hypergonadotrope Ovarialinsuffizienz ist das idiopathische Climacterium praecox. Darunter versteht man eine durch äußere Faktoren nicht zu erklärende hypergonadotrope Ovarialinsuffizienz ohne Follikulogenese vor dem 40. Lebensjahr.

Schließlich kommen noch seltene Autoimmunerkrankungen, Chromosomenstörungen oder kongenitale Fehlbildungen als Ursache in Frage.

Prophylaxe. Durch die laparoskopische Oophoropexie kann durch Verlagerung der Ovarien aus dem Bestrahlungsfeld hinter den Uterus vor der Radiatio des kleinen Beckens eine Gonadenfunktion erhalten werden. Ein weiterer noch experimenteller Ansatz ist die laparoskopische Entnahme von Ovarialgewebe vor der Bestrahlung mit anschließender Kryokonservierung, um bei Bedarf später die In-vitro-Maturation der Eizellen für eine künstliche Befruchtung durchzuführen. Eine Ganzkörperbestrahlung führt meist zu einem irreversiblen Verlust der Gonadenfunktion.

5.3.3 Hyperprolaktinämie

Die basale Prolaktinsekretion wird von hypothalamischen Zentren reguliert (s. Kap. 2.1). Die Regulation des Prolaktins wird hauptsächlich über eine durch Dopaminrezeptoren vermittelte Inhibition gesteuert. Unabhängig von der Ursache der Prolaktinerhöhung kann diese für Störungen der Follikulogenese und der Corpus-luteum-Phase verantwortlich sein. Ein erhöhter Prolaktinspiegel führt zur Abnahme der GnRH-Pulsatilität und konsekutiv zur Abnahme der hypophysären Gonadotropinsekretion mit Folge einer Follikelreifungsstörung. Zyklusstörungen, das heißt Oligo- oder Polymenorrhoe bis hin zur Amenorrhoe können auftreten. Die Hauptwirkung des Prolaktins ist die Stimulation der Brustdrüsen. Ein erhöhter Prolaktinspiegel kann auch bei nicht schwangeren Frauen zur Galaktorrhoe führen. Bei Frauen mit unerfülltem Kinderwunsch wird in bis zu 20 % ein erhöhter Prolaktinspiegel gefunden. Gelegentlich weisen Patientinnen mit Hyperprolaktinämie eine Erhöhung adrenaler Androgene auf, die sich bei Therapie des erhöhten Prolaktinsspiegels ebenfalls normalisieren können.

Ätiologie. Eine Ursache der Hyperprolaktinämie ist die quantitative Zunahme der prolaktinsezernierenden Zellen durch ***Mikro- oder Makroadenome*** oder Zellhyperplasie in der Hypophyse.

Des weiteren kommt es zu einer erhöhten Prolaktinausschüttung durch ***vermehrte TRH-Sekretion*** des Hypothalamus, z. B. bei einer Hypothyreose, da durch das fehlende negative Feedback der Schilddrüsenhormone vermehrt TRH ausgeschüttet wird und TRH zum Prolaktin-stimulierenden Komplex gehört.

Verschiedene ***entzündliche Erkrankungen*** im Bereich der Hypothalamus-Hypophyse, z. B. Herpes Zoster, Enzephalitis oder ***Traumata*** können ebenso wie ***Streß*** (bereits die Blutentnahme kann genügend Streß bedeuten) und ***Brustwarzenstimulation*** (keine Hormonbestimmung nach Mammapalpation) zur Prolaktinerhöhung führen.

Insbesondere muß an die Einnahme von zentral wirksamen ***Medikamenten*** als Ursache einer Prolaktinerhöhung gedacht werden. Dazu gehören Anxiolytika, Antidepressiva, H_2-Blocker, zentralwirksame Antihypertensiva und Dopaminrezeptorantagonisten wie Neuroleptika.

> **!** Häufige Ursachen von Hyperprolaktinämie sind Streß, Medikamenteneinahme oder Mikroprolaktinome.

Diagnostik. Um eine Hyperprolaktinämie zu erkennen werden folgende Schritte eingeschlossen:

- Anamnese: Raumfordende Prozesse im Bereich der Hypophyse können Einschränkungen des Gesichtsfeldes, Kopfschmerzen, erhöhten Hirndruck oder Ausfall endokriner Regelkreise (Diabetes insipidus, Hypothyreose, NNR-Insuffizienz, Galaktorrhoe) verursachen.
- Klinische Untersuchung zum Ausschluß einer Galaktorrhoe, bei Tumorverdacht Gesichtsfelduntersuchung zum Ausschluß von Einschränkungen des Gesichtsfeldes als Folge einer Kompression des Chiasma opticum.
- Bestimmung des Serumprolaktins, TSH basal und evtl. TRH-Test.
- Röntgenaufnahme der Sella, MRT oder CT vom Schädel bei deutlich erhöhten Prolaktinwerten (>40–50 ng/ml). Mikroadenome (< 1 cm) entgehen gelegentlich den bildgebenden Verfahren und sind eine Ausschlußdiagnose.

5.3.4 Störungen der Schilddrüsenfunktion

Sowohl Hypo- als auch Hyperthyreosen können für Störungen der Ovarialfunktion verantwortlich sein. Bei Frauen mit gestörter Ovarialfunktion findet man in ca. 5–15 % eine gestörte Schilddrüsenfunktion. In der gynäkologischen Praxis finden sich häufiger Hypothyreosen als Hyperthyreosen. Eine genaue Erklärung des Pathomechanismus ist noch nicht bekannt. Das fehlende negative Feedback der Schilddrüsenhormone bei der Hypothyreose führt zur vermehrten TRH-Auschüttung im Hypothalamus mit Folge einer vermehrten Sekretion von Prolaktin und LH aus der Hypophyse.

Die Hyperthyreose findet sich seltener bei Sterilitätspatientinnen. Sie führt vermehrt zu Aborten.

Ätiologie. Die latente Hypothyreose ist die häufigste Schilddrüsenfunktionsstörung und ist vor allem in

Jodmangelgebieten verbreitet. Von latenter Hypothyreose spricht man, wenn die peripheren Schilddrüsenhormone im Normbereich liegen, das basale TSH gleichzeitig erhöht oder die TSH-Sekretion nach TRH-Stimulation vermehrt ist.

Eine manifeste Hypothyreose kann entweder angeboren oder erworben sein. Erworbene Hypothyreosen sind meist Folgen von Thyreoiditiden, wie der Hashimoto-Thyreoiditis, einer Autoimmunerkrankung. Strumektomie, Radiojodtherapie, medikamentöse Behandlung (Thyreostatika, Lithium) oder Hypophyseninsuffizienz (Hypopituitarismus) können ebenfalls Ursache von einer Schildrüsenunterfunktion sein.

Die Hyperthyreose ist meist durch Autoimmunerkrankung (M. Basedow) oder durch Autonomie des Schilddrüsengewebes bedingt.

Diagnostik. Zur Diagnostik der Schilddrüsenerkrankung gehören:

- ***Anamnese***
- ***Klinische Untersuchung***: Struma, Herzfrequenz, Blutdruck, Exophtalmus, Myxödem
- ***Labor***: Bestimmung der peripheren Schilddrüsenwerte, des TSH und evtl. Durchführung eines TRH-Tests.
- ***Bildgebende Diagnostik:*** Sonographie, ggf. Szintigraphie.

! Als Screening-Test ist die Bestimmung des TSH basal ausreichend.

5.3.5 Hyperandrogenämie und polyzystisches Ovarsyndrom (PCOS)

Klinik. Neben klinischen Androgenisierungserscheinungen kann eine Hyperandrogenämie Zyklusstörungen bis hin zur Amenorrhoe verursachen und somit Ursache einer Sterilität sein. Bei etwa 30 % der Patientinnen mit hormonell bedingter Sterilität findet man erhöhte Androgenwerte. Veränderungen der Ovarien im Sinne eines PCOS werden durch die Sonographie erkannt und treten gehäuft bei Patientinnen mit Hyperandrogenämie auf, sind jedoch auch ohne diese zu finden.

Ort der vermehrten Androgenbildung kann entweder die Nebennierenrinde oder das Ovar selbst sein. Dabei wird in der Nebennierenrinde überwiegend Dehydroepiandrosteron und Dehydroepiandrosteronsulfat (DHEA/DHEAS) und im Ovar Testosteron gebildet.

Pathogenese. Durch die chronisch erhöhten Androgenwerte im Plasma kommt es zu einer azyklischen Östrogensynthese, da die im peripheren Fettgewebe vorhandene Aromatase Androgene in Östrogene umwandelt. Dieser azyklische Einfluß scheint die Pulsatilität von GnRH zu verändern und die Empfindlichkeit der Hypophyse für GnRH zu steigern. Die LH-Sekretion reagiert dabei sensibler als die FSH-Produktion, was zu einer Zunahme des LH/FSH-Quotienten auf Werte >2 führt. Dadurch wird die LH-abhängige Synthese von Androgen aus Cholesterol in den Thekazellen des Ovars stimuliert. Die Androgene werden wiederum durch die FSH-abhängige Aromatase in den Granulosazellen in Östrogen metabolisiert. Damit ist ein Circulus vitiosus geschlossen (Abb. 5.2). Die LH-abhängige Androgensynthese ist nicht verbunden mit einer adäquaten FSH-abhängigen Aromatisierung der Androgene in Östrogene. Die intrafollikulär überwie-

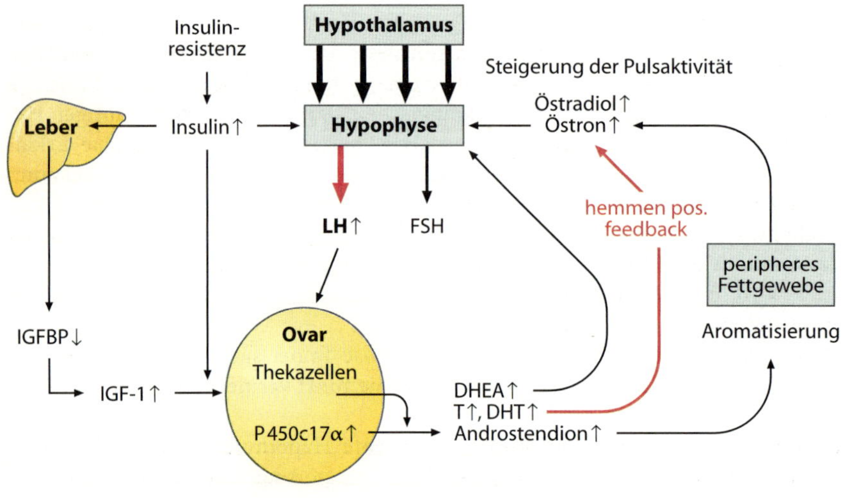

Abb. 5.2. Pathophysiologie des PCOS

genden Androgene hemmen die Follikelentwicklung und führen zu einer Atresie des Follikels. Als Symptom der Follikelreifungsstörung entwickelt sich das PCO mit multiplen kleinen subkapsulär gelegenen Follikeln.

Ätiologie. Selten liegt der Hyperandrogenämie eine Tumorerkrankung zugrunde. Hierzu gehören u. a. das ACTH-produzierende Hypophysenadenom (M. Cushing), Nebennierenrindentumore oder ein androgenproduzierender Ovarialtumor (z. B. Arrhenoblastom). Anamnestisch ist eine iatrogeninduzierte Hyperandrogenämie z. B. durch Anabolika auszuschließen. Gelegentlich ist ein Enzymmangel der Nebenniere Ursache der Hyperandrogenämie, meist mit Erhöhung des 17-α-Hydroxyprogesterons bei dem häufigsten autosomal-rezessiv vererbten Enzymdefekt, der die 21-Hydroxylase betrifft. Seltener sind Defekte der 11-β-Hydroxylase oder der 3-β-Hydroxysteroiddehydrogenase. In den meisten Fällen liegt jedoch eine moderate Hyperandrogenämie unklarer Genese vor.

PCO-Syndrom

Das Vollbild des PCO-Syndroms wurde erstmals 1935 von Stein und Leventhal beschrieben und nach ihnen benannt. Kennzeichnend ist die deutliche Vergrößerung beider Ovarien mit verdickter Tunica albuginea und polyzystischen Veränderungen, Amenorrhoe, Hirsutismus und Adipositas. Es scheint sich um ein multifaktorielles Geschehen zu handeln, bei dem die bereits erwähnten Pathomechanismen (Hyperandrogenämie) zum Tragen kommen. Auch Hyperprolaktinämie und Hyperinsulinämie mit evtl. bestehender Insulinresistenz scheinen in der Pathogenese des PCOS eine Rolle zu spielen. In seiner Ätiologie ist es bisher nicht eindeutig geklärt. Eine familiäre Häufung des PCOS weist auf eine genetische Prädisposition hin.

Diagnostik. Die Diagnose des PCO-Syndroms umfaßt:

- *Anamnese*: Oligo-/Amenorrhoe, Sterilität
- *Körperliche Untersuchung*: Adipositas, Hirsutismus, Akne, Alopezieneigung
- *Labor*: Der LH/FSH-Quotient ist zugunsten von LH verschoben. Die Diagnose eines adrenalen Enzymdefektes erfolgt durch den ACTH-Test (überschießender Anstieg des 17-α-Hydroxyprogesterons nach ACTH-Gabe) und einen Dexametasonhemmtest (Bestimmung von Testosteron und DHEAS nach vorheriger Suppression der Nebenniere durch abendliche Einnahme von Kortison). Zusätzlich Glukosetoleranztest zur Abklärung einer möglichen Insulinresistenz und einer gestörten Glukosetoleranz.
- *Bildgebende Verfahren*: CT, NMR und Sonographie bei Verdacht auf androgenproduzierenden Tumor des Ovars oder der Nebenniere. Ultraschalluntersuchungen zeigen vor allem beim PCO-Syndrom vergrößerte Ovarien mit beiderseits peripher gelegenen, perlschnurartigen multiplen kleinen Follikelzysten.

5.4 Organische Störungen

5.4.1 Zervikale Störungen

Angaben zur Häufigkeit der Zervixpathologie als eine Ursache der Sterilität variieren zwischen 5–10 %.

Funktion. Das kryptenförmig angelegte endozervikale Zylinderepithel der Endozervix dient als Reservoir für Spermien. Diese sind dort auch nach vielen Stunden vital nachweisbar. Der vom Zylinderepithel gebildete Mukus ist alkalisch und dient den Spermien als Schutz vor dem sauren Vaginalsekret. Durch die im Zervixmukus enthaltenen Immunglobuline und antibakteriellen Enzyme bekommt die Zervix eine Barriere- und Filterfunktion. Sie verhindert das Eindringen von pathogenen Mikroorganismen und sorgt für eine Selektion von funktionell und morphologisch intakten Spermatozoen. Die Konsistenz und Menge des Zervixmukus verändert sich während des Zyklus. Unter Östrogeneinfluß, periovulatorisch, nimmt die Menge und Spinnbarkeit zu und die Viskosität ab. Durch Veränderungen des Zervixmukus kann es zu fehlender Spermienaszension und Spermienkapazitation und somit zum Ausbleiben der Konzeption kommen.

Der überwiegend bindegewebige Anteil der Zervix (im Gegensatz zum überwiegend muskulären Anteil des Corpus uteri) erfüllt die Haltefunktion der Zervix während der Schwangerschaft. Eine mangelnde Haltefunktion (Zervixinsuffizienz) kann zu rezidivierenden Aborten führen.

Ätiologie. Die Ätiologie umfaßt:

- *Hormonelle Faktoren*: Eine gestörte Follikelreifung mit verminderter Östrogenproduktion kann Ursache einer unzureichenden Mukusqualität sein. Hinweise auf hormonelle Störungen kann die Beurteilung der sogenannten Zervixfaktoren (Tabelle 5.1) ergeben.
- *Immunologische Faktoren*: In weniger als 2 % finden sich lokale Spermaantikörper der IgA-Klasse im Zervikalschleim, diese besetzen die Spermatozoen und führen zu deren Immobilisation. Dabei scheinen lokale immunologische Faktoren eine weitaus größere Rolle zu spielen als die systemischen.
- *Entzündliche Faktoren*: Eine chronische Zervizitis, bedingt durch aufsteigende Infektionen aus der Scheide durch Chlamydien, Mykoplasmen, Staphy-

Tabelle 5.1. Zervixschleimcore nach Insler u. Lunenfeld (1983). Punktzahl = A + B + C + D (maximale Punktzahl = 12) (ZK Zervikalkanal)

Punktezahl	0	1	2	3
Menge des Zervikalsekrets (A)	Kein Sekret	Wenig. Eine geringe Menge Sekret ist im ZK feststellbar	Vermehrt. Ein glänzender Tropfen ist im ZK sichtbar	Reichlich. Sekret fließt spontan aus dem ZK
Muttermundsweite (B)	Geschlossen Mukosa blaßrosa Os externum kaum für dünne Sonde durchgängig		Teilweise offen. Mukosa rosa, ZK für Sonde leicht durchgängig	Offen. Mukosa hyperämisch, Os externum weit offen
Spinnbarkeit (C)	Keine	Leicht. Ein Faden kann, ohne abzureißen, auf etwa ¼ des Abstandes zwischen äußerem Muttermund und Vulva gezogen werden	Gut. Dies ist auf der Hälfte des Abstandes möglich	Sehr gut. Der Faden kann bis über die Vulva gezogen werden, ohne abzureißen
Farnbildung (D)	Kein kristallisierbares Sekret	Linear. Feine Linien an einigen Stellen	Partiell. Gutes Farnkrautphänomen mit seitlichen Verzweigungen an einigen Stellen	Komplett. Volles Farnkrautphänomen über das ganze Präparat

lo-, Streptokokken, Kolibakterien oder Gonokokken, kann Ursache einer zervikal bedingten Sterilität sein.

- ***Morphologische Veränderungen***: Strikturen am äußeren oder inneren Muttermund können nach Infektionen entstehen, in seltenen Fällen auch idiopathisch bedingt sein. Verletzungen nach Kürettage, Geburtstrauma oder postoperativ nach Konisation oder Portioamputation können Ursache eines veränderten Zervixmilieus, aber auch durch die dadurch bedingte mangelhafte Haltefunktion Ursache von rezidivierenden Aborten sein.

Diagnostik. Die Diagnostik umfaßt morphologisch-funktionelle Untersuchungen:

- Der Postkoitaltest kann bei schlechten Zervixfaktoren oder männlicher Infertilität pathologisch sein
- Bakteriologischer Abstrich
- Spermiogramm (s. unten)

5.4.2 Uterine Störungen

Epidemiologie. Uterine und tubare Störungen machen etwa ein Drittel der weiblichen Sterilitätsursachen aus. Tubare Störungen sind dabei häufiger als uterine.

> **!** Uterine Störung können das Endometrium oder das Myometrium betreffen und eine Implantation der Blastozyste durch funktionelle oder mechanische Störungen verhindern.

Ätiologie. Eine ***gestörte Follikelreifung*** kann zu einer ungenügenden sekretorischen Umwandlung oder Phasenverschiebung des Endometriums innerhalb des Zyklus führen, so daß die Implantation der Blastozyste verhindert wird.

Infektionsbedingt, z. B. nach Endometritis, kann es zu Narbenbildung oder Adhäsionen im Uteruskavum kommen.

Ebenso führen forcierte oder häufige Abrasiones durch Destruktion der Zona basalis des Endometriums zu einer sekundären Amenorrhoe (Asherman-Syndrom, s. Kap. 3.2.2).

Uterus-Septen oder ***Myome*** können die Proliferation des Endometriums aufgrund von Durchblutungsstörungen beeinträchtigen. Myome können die Fertilität beeinträchtigen, wenn sie submukös oder intramural liegen. Gestielte oder subseröse Myome haben keinen Einfluß, solange sie nicht die intramuralen Tubenabschnitte komprimieren.

Bei den angeborenen ***Uterusfehlbildungen*** sind es in erster Linie die Fehlbildungen der Müller-Gänge, die Fertilitätsprobleme bereiten. Zu diese gehören: Uterus subseptus, Uterus septus, Uterus bicornis, Uterus unicornis und Uterus duplex (s. Kap. 1.2). Uterusfehlbildungen führen jedoch häufiger zu habituellen Aborten (Infertilität) als zur primären Sterilität. Selten kommt eine Uterus- und Scheidenaplasie, das sogenannte Rokitansky-Küster-Mayer-Hauser-Syndrom, vor.

5.4.3 Tubare Störungen

Funktion. Aufgabe der Tuben ist es, die Eizelle nach dem Eisprung aufzunehmen. Sie muß der Eizelle und den aszendierenden Spermien ein physiologisches Milieu für die hier stattfindende Befruchtung bieten. Deshalb muß neben der Durchgängigkeit auch die Beweglichkeit der Tube und die Integrität der Schleimhaut gewährleistet sein. Störungen in diesen Bereichen können zur Sterilität führen. Häufig sind Infektionen Ursache für einen Verschluß des Eileiters oder Veränderungen der Tubenschleimhaut. Folge ist die ausbleibende Konzeption oder die Störung des Transportes der Blastozyste durch die Tube mit Eintreten einer Tubargravidität.

Ätiologie. Am häufigsten handelt es sich um ***postinfektiöse*** Veränderungen der Tuben. Eine der häufigsten oft symptomlosen Salpingitiden/Adnexitiden sind die Infektionen mit Chlamydien. Letztere ist in den Industrieländern inzwischen häufiger als die klassischen sexuell übertragbaren Erkrankungen, wie Gonorrhoe oder Lues. In den Entwicklungsländer stehen diese mit zunehmender Inzidenz immer noch an erster Stelle. Auch die Genitaltuberkulose spielt in diesen Länder als Ursache für einen Tubenverschluß eine große Rolle. Der fieberhafte Abort, Infektionen und Komplikationen nach Kürettagen sind häufig Ursachen einer sekundären Sterilität.

Postoperative Adhäsionen nach Appendektomie oder Eingriffen im kleinen Becken können die Tubenfunktion beeinträchtigen.

Eine ***Endometriose*** kann die Tubenfunktion durch Verschluß oder Adhäsionen und narbige Veränderungen in der Tubenwand beeinflussen.

Eine Sonderform der Endometriose stellt die ***Salpingitis isthmica nodosa*** mit Knotenbildung am Tubenabgang dar. Diese findet man gehäuft nach Aborten oder Abruptiones.

Eine Sterilisatio kann als iatrogene Ursache eines Tubenverschlusses angesehen werden. Bei jungen Frauen und bei Wöchnerinnen, die sich direkt postpartal zu einer Tubenligatur entschlossen haben, scheint der Wunsch nach einer Refertilisierung später gehäuft aufzutreten.

Diagnostik. Die Abklärung der tubaren Störungen umfaßt folgende Schritte:

- ***Anamnese***: Frühere Adnexitiden oder Laparotomien, anamnestische Angaben zum Vorliegen einer Endometriose
- ***Klinisch-gynäkologische Untersuchung***
- ***Bildgebende Verfahren***: Sonographie zur Beurteilung des Endometriums, der Ovarien sowie zum Ausschluß von Saktosalpingen oder Myomen
- ***Abklärung des Tubenfaktors***: Kontrastsonographie mit Echovist. Wegen der gonadalen Strahlenexposition ist die Hysterosalpingographie (HSG) etwas in den Hintergrund getreten.

Laparoskopie, Chromopertubation und Hysteroskopie gelten als der „golden standard“ zur Beurteilung der Tubenfunktion. Im Gegensatz zur HSG und Hysteroskopie ist durch Laparoskopie eine Beurteilung der Tubenmotilität und peritubarer Adhäsionen möglich. Eine weitere Verbesserung der Tubendiagnostik bedeutet die Entwicklung von flexiblen Endoskopen, mit Durchmessern unter 2 mm, die transluminal durch das Uteruskavum in das Tubenlumen eingebracht werden können (Tuboskopie). Mit der sogenannten *LICHT*-Untersuchung (***L***aparoscopy ***I***ncluding ***H***ysteroscopy, ***C***hromopertubation and ***T***uboscopy) kann in einer Narkose (bei Minilaparoskopie in Analgosedierung) das ganze innere Genitale abgeklärt und es können evtl. gefundene Läsionen therapeutisch angegangen werden.

5.5 Immunologische Störungen

Verschiedene immunologische Vorgänge scheinen im Zusammenhang mit Sterilität und Infertilität zu stehen. Bisher sind die Angaben zu den verschiedenen immunologischen Faktoren noch sehr widersprüchlich. Wie bereits beim Thema Zervixfaktor besprochen, scheinen die bei Frauen gelegentlich nachgewiesenen Serumantikörper gegen Spermien oder verschiedene Teile der Spermatozoen weniger eine Rolle zu spielen, als die lokal vorhandenen Spermaantikörper vom Typ IgA im Zervixmukus.

Eine der Ursachen habitueller Aborte scheint das ***Antiphospholipidsyndrom*** zu sein. Bei diesen Patientinnen findet man neben den gehäuften Aborten und Totgeburten auch eine Thrombose/Embolieneigung, Autoimmun-Thrombozytopathien oder Coombs-positive hämolytische Anämien. Laborchemisch lassen sich erhöhte Titer für Lupus-Antikoagulans und Antikardiolipin-Antikörper nachweisen, wie sie bei Patientinnen mit Lupus erythematodes oder anderen Autoimmunerkrankungen des Bindegewebes gefunden werden.

In der Literatur wird ein Zusammenhang von Sterilität/Infertilität und das Vorliegen einer gleichen HLA-DR-Typisierung oder ein sehr hoher Übereinstimmungsgrad beider Partner kontrovers diskutiert. Einige Autoren beschreiben einen Zusammenhang von Sterilität/Infertilität bei Paaren, bei denen die gleiche HLA-DR-Typisierung oder ein hoher Übereinstimmungsgrad vorliegt, den andere Untersucher nicht nachweisen konnten.

5.6 Endometriose (s. auch Kap. 16)

DEFINITION

Unter Endometriose versteht man alle außerhalb der Gebärmutterschleimhaut (= ektop) vorkommenden gutartigen Wucherungen des Endometriums (z. B. Ovar, Vagina, Douglas)

Lokalisation. Man unterscheidet nach Lokalisation zwischen Endometriosis genitalis externa (Lokalisation in primären Geschlechtsorganen außer Corpus uteri) und Endometriosis genitalis interna (Lokalisation im Myometrium), welche synonym mit dem angloamerikanischen Terminus „Adenomyosis uteri" verwendet wird. Die Tubenwandendometriose wird auch als „Salpingitis isthmica nodosa" bezeichnet. Desweiteren unterscheidet man noch die eher selten auftretende Endometriosis extragenitalis (außerhalb der primären Geschlechtsorgane, z. B. Darm, Netz, Lunge, Knochen, Nerven, Leber, Haut).

Symptome. Ektopes Endometrium proliferiert unter Östrogeneinfluß und tritt anlalog zu dem Endometrium im Uteruskavum unter Gestageneinfluß in die Sekretionsphase über. Prämenstruell vergrößern sich die Endometrioseherde durch Ödeme und während der Menstruation durch das sich ansammelnde Blut, das bis zur Zystenbildung führen kann. Die Volumenzunahme erzeugt Druck auf das anliegende Gewebe und meist starke Schmerzen (Dysmenorrhoe). Darüberhinaus wird durch den chronischen „Entzündungsreiz" der Endometrioseherde die Ausbildung von Adhäsionen gefördert, die ihrerseits Schmerzen induzieren können.

Inzidenz. Angaben über die Häufigkeit der Endometriose in der weiblichen Bevölkerung sind schwankend, da nur eine Laparoskopie oder Laparotomie die Diagnose sichern kann; man schätzt die Prävalenz in den USA auf 1–7%. Ein Anstieg der Inzidenz der Endometriose während der letzten Jahre mag auf den vermehrten Einsatz der diagnostischen Pelviskopie zurückzuführen sein.

Prädisposition. Die Endometriose ist eine Erkrankung von Frauen im reproduktiven Alter, wird jedoch auch bei jungen Mädchen und postmenopausalen Frauen beschrieben.

Frauen mit kürzerem Menstruationszyklus und längerer Blutungsdauer, insbesondere mit prämenstruellen Blutungen, haben mehr als doppelt so häufig eine Endometriose, wie Frauen mit einem langen Blutungsintervall und kürzerer Blutungsdauer.

Weibliche Verwandte von Endometriosepatientinnen haben ein erhöhtes Erkrankungsrisiko, was für eine polygene Vererbung der Endometriosedisposition spricht.

Theorien zur Pathogenese

Morphologische Aspekte. Es existieren mindestens 16 verschiedene Entstehungstheorien, die 3 größeren Kategorien zuordnet werden: Transplantation (Implantationstheorie, benigne Metastase), In-situ-Entwicklung und Kombinationstheorien.

Die bevorzugte Theorie ist die der ***Transplantation*** endometrialen Gewebes an ektope Lokalisationen. Eine solche „Endometriumtransplantation" kann auf unterschiedlichen Wegen erfolgen. Den häufigsten stellt die retrograde Menstruation dar, ein physiologischer Vorgang, bei dem während der Menstruation kleinste Mengen vitalen Endometriumgewebes durch die Tuben in das kleine Becken gelangen. Für die Möglichkeit einer mechanischen Transplantation spricht auch das Auftreten von endometroidem Gewebe in Laparotomienarben nach Eingriffen am Uterus und verschiedene experimentelle Modelle bei Nagetieren, die lediglich nach operativen Eingriffen Endometriose bekommen. Die Ausdehnung der Endometriose per continuitatem ist durch Verwachsungen ungenügend versorgter Tubenstümpfe mit den nächstliegenden Geweben im kleinen Becken belegt. Ein intraabdominaler Lymphknotenbefall läßt sich als eine Form ***„benigner Metastasierung"*** auffassen.

Neben der Transplantationstheorie zur Entstehung der Endometriose wird die Theorie einer In-situ-Entwicklung, insbesondere der ***Zölommetaplasie***, d. h. eine Transformation pluripotenter Zölomepithelzellen in Endometriumzellen, aufgrund äußerer Reize diskutiert. Morphologische Untersuchungen von Endometrioseimplantaten zeigen, daß auch Differenzierungsstörungen ursächlich an der Endometrioseentwicklung beteiligt sein müssen. Eine Kombination aus Transplantation und In-situ-Entwicklung der Endometrioseherde scheint möglich.

> **!** Die Entstehung der Endometriose ist letztendlich noch unklar.

Immunologische Aspekte. Es wird vermutet, daß die Endometriose mit einer Störung des Immunsystems verbunden ist und als eine Autoimmunerkrankung zu verstehen ist. Zahlreiche Veränderungen der humoralen und zellulären Immunität wurden beschrieben.

So weisen Endometriosepatientinnen erhöhte Autoantikörperspiegel gegen endometriale Zellen in Serum und Peritonealflüssigkeit auf.

Weitere Antikörper gegen diverse subzelluläre Elemente oder Zellmembranbestandteile konnten nachgewiesen werden, beispielsweise Antikörper gegen

Phospholipide, Histone, Doppelstrang-DNA, Kardiolipin oder Ribonukleoproteine (in höherer Konzentration bei Endometriosepatientinnen). Andere Autoren berichten von veränderten Serumkonzentrationen der Komplementfraktionen C3 und C4 bei Endometriose.

Zahlreiche Untersuchungen der Peritonealflüssigkeit zeigten bei Patientinnen mit Endometriose eine Vermehrung der Peritonealmakrophagen und einen stärkeren Aktivitätsgrad derselben. Auch die natürlichen Killerzellen (NK-Zellen), deren Aufgabe die Abwehr von Tumorzellen ist, weisen bei Endometriose eine Funktionsstörung auf. In Zytotoxizitätsexperimenten mit Effektorzellen gegen autologe Endometriumzellen konnte eine eingeschränkte Fähigkeit zur Zellyse bei Patientinnen gezeigt werden.

Störung der Spermienfunktion. Es gibt Hinweise für eine Störung der Spermienfunktion durch Endometriose. So scheint die Bindungskapazität der Spermien an die Zona pellucida des Ovums durch die Einwirkung von Peritonealflüssigkeit gestört zu sein. Auch wird eine verstärkte Spermienphagozytose durch Peritonealmakrophagen beschrieben.

Wachstumsfaktoren. Bei der Entstehung und Ausbreitung der Endometriose scheinen verschiedene Wachtumsfaktoren involviert. Die Proliferation von endometrialen Stromazellen wird durch PDFG („platelet derived growth factor") dosisabhängig gesteigert. Die Bedeutung von TNF-α für die Endometriose liegt in der Induktion der Neoangiogenese. Man fand höhere Konzentrationen im Peritonealsekret von Patientinnen mit Endometriose, als in einer Kontrollgruppe.

CA-12-5. Erhöhte CA-12-5-Serumkonzentrationen bei Endometriose beschränken sich auf die fortgeschrittenen Krankheitsstadien (AFS III/IV). CA-12-5 kann aufgrund der geringen Sensitivität nicht als Screeningtest eingesetzt werden, wobei ein gewisser Nutzen in der Rezidivdiagnostik liegt. Auch andere Tumormarker wie CA-19-9 und CA-15-3 können bei Endometriose in erhöhter Konzentration vorliegen.

Interleukin-1 (IL-1). Interleukin-1 ist ein Syntheseprodukt aktivierter Makrophagen, das die Prostaglandin- und Fibrinogensynthese induziert und die Fibroblastenproliferation stimuliert. Dies könnte die Adhäsionsbildung bei fortgeschrittenen Endometriosestadien erklären.

Lymphokine. Neuere Untersuchungen zeigten eine gesteigerte Interferon (IFN)-γ-Synthese der Asziteszellen von Endometriosepatientinnen in vitro. Das von den T-Lymphozyten synthetisierte IFN-γ aktivieren Peritonealmakrophagen.

Hormonelle Faktoren. Anovulationen und Oligoovulationen wurden bei etwa 17% der Patientinnen mit Endometriose diagnostiziert, wobei der Zyklusstörung verschiedene Ursachen zugrunde liegen. Eine Lutealinsuffizienz scheint bei Endometriose häufiger aufzutreten. Mögliche Ursachen könnten die niedrigeren Konzentrationen von LH-Rezeptoren in Follikeln und Corpora lutea von Endometriosepatientinnen sein. Eine andere Ursache von Zyklusstörungen sind die bei Endometriosepatientinnen gelegentlich erhöhten Prolaktinbasalwerte.

Klinik

Das klinische Beschwerdebild ist abhängig vom Ausmaß der Erkrankung sowie von der Lokalisation der Endometriose. Typischerweise treten die Beschwerden prämenstruell und während der Menstruation auf. Bei der Endometriosis genitalis interna steht inbesondere die ***Dysmenorrhoe*** mit heftigen Uterusschmerzen im Vordergrund, die aufgrund der Volumenzunahme im Uterus 2–4 Tage vor der zu erwartetenden Regel einsetzen. Während und nach der Regelblutung lassen die Schmerzen nach. Da die Kontraktilität des Uterus jedoch vermindert ist, kommt es zur Hypermenorrhoe. Bei der Endometriosis genitalis externa treten die Beschwerden je nach Befall des Organs auf. Bei Tubenbefall findet man knotige Veränderungen (Salpingitis isthmica nodosa, SIN), die häufig zur Tubenokklusion führen. Bei der Ovarialendometriose, der zweithäufigsten Lokalisation, sind die Endometrioseherde zumeist an der Rinde zu finden und können zu Ovarialzysten (Schokoladenzysten) konfluieren. Die retrozervikale (Douglas-) Endometriose führt zu Verwachsungen mit dem Darm mit Schmerzen bei Kohabitation (***Dyspareunie***) und Defäkation. Die seltene Endometriosis extragenitalis kann evtl. aufgrund ihrer Periodensynchronität diagnostiziert werden, ansonsten sind die Beschwerden variabel und die Erkrankung ist schwer zu erkennen.

Endometriose und Sterilität

Daß die Endometriose Sterilität und Infertilität bewirken kann ist unumstritten. Ungeklärt ist, in welchem Maße eine leichte Endometriose die Fertilität einer Frau einschränkt. Man nimmt an, daß 30–40% aller Frauen mit Endometriose ungewollt kinderlos sind. Einerseits kann die Endometriose mit immunologisch-hormonellen oder Störungen der Spermienfunktion einhergehen und als Begleiterscheinung der ungewollten Kinderlosigkeit interpretiert werden. Andererseits sehen viele Autoren die mechanisch-topographischen Behinderungen des Eitransports (durch Verwachsungen, Tubenobstruktion, größere Endometriome der Ovarien) im Vordergrund und halten die chirurgische Behandlung für angebracht.

Diagnostik

> **!** Bei der Anamneseerhebung ist auf folgende typische Beschwerden zu achten:
>
> - die Dysmenorrhoe,
> - der prämenstruelle Unterbauchschmerz,
> - prämenstruelle Schmierblutungen,
> - die zyklusabhängige Dysurie,
> - die Dyspareunie (Schmerzen beim Geschlechtsverkehr) und
> - ungewollte Kinderlosigkeit.

Weitere Aufschlüsse gibt die gynäkologische Untersuchung:

- ***Inspektion***: Am äußeren Genitale sind Endometrioseherde eher selten.
- ***Spekulumuntersuchung***: Auf der Portio können flohstichartige Einblutungen sowie livide oder bräunliche Retentionszysten beobachtet werden. Eine Prädilektionsstelle, an der Endometrioseherde als livide Knötchen makroskopisch erkennbar sind, ist der Fornix posterior vaginae.
- ***Palpation***: Typische Befunde sind: retroflektierter evtl. immobiler, dolenter Uterus, Adnextumoren sowie dolente, fein- oder grobknotige Indurationen auf den Ligg. sacrouterina
- ***Ultraschall***: Ovarialtumor mit homogenem Binnenecho

Ergibt sich bei der gynäkologischen Untersuchung der Verdacht auf eine Endometriose, empfiehlt sich eine Rektoskopie bei Defäkations- oder Kohabitationsbeschwerden und Zystoskopie bei Hämaturie. Letztendlich kann die Diagnose nur durch eine Pelviskopie gesichert werden, die bei Kinderwunsch mit einer Chromopertubation verbunden werden kann. Pelviskopisch ist das Bild der Endometriose vielfältig. Typisch sind livide kleinknotige Auflagerungen auf den Ovarien und/oder dem Peritoneum im kleinen Becken. Bei Biopsie der Herde ist häufig eine Diskrepanz zwischen einem negativen histologischen Befund und dem eindeutigen klinischen Eindruck zu finden.

Zur Bewertung der laparoskopischen Befunde steht das revidierte Punktsystem der American Fertility Society (1985) zur Verfügung, das in Tabelle 5.2 dargestellt wird.

Therapie

Es lassen sich grundsätzlich zwei Therapieansätze unterscheiden:

- ***Chirurgische Therapie***
  - Laparoskopie mit elektro- oder laserchirurgischer Behandlung der Endometrioseherde.
  - Sanierung von ausgedehnten oder anatomisch schwer zugänglichen Endometriosebefunden per laparotomiam und Rekonstruktion der veränderten anatomischen Verhältnisse.
  - Bei Adhäsionen und Schokoladenzysten ist eine medikamentöse Behandlung meist unwirksam.
- ***Medikamentöse Therapie***
  - Hemmung der körpereigenen Östrogenproduktion durch GnRH-Analoga.

Tabelle 5.2. Revidierte Klassifikation der Endometriose der American Fertility Society (1985)

Peritoneum	Endometriose	< 1 cm	1–3 cm	> 3 cm
	oberflächlich	1	2	4
	tief	2	4	6
Ovar	R oberflächlich	1	2	4
	tief	4	16	20
	L oberflächlich	1	2	4
	tief	4	16	20
	Obliteration des Douglas-Raums	partiell	vollständig	
		4	40	
Ovar	Ädhäsionen	< 1/3 verschlossen	1/3–2/3 verschlossen	> 2/3 verschlossen.
	R dünner Überzug	1	2	4
	dicht verwachsen	4	8	16
	L dünner Überzug	1	2	4
	dicht verwachsen	4	8	16
Eileiter	R dünner Überzug	1	2	4
	dicht verwachsen	4 (a)	8 (a)	16
	L dünner Überzug	1	2	4
	dicht verwachsen	4 (a)	8 (a)	16

(a) Wenn das Fimbrienende der Eileiter vollständig verschlossen ist, wird eine Punktzahl von 16 festgelegt.
Gesamtpunktzahl:

Stadium I (minimal) 1–5
Stadium II (gering) 6–15
Stadium III (mäßig) 16–40
Stadium IV (schwer) > 40

Weitere Endometrioseherde/begleitende Pathologie.

- Endometriumatrophie durch synthetische Steroide (Gestagene, Danazol, als langfristige Nachbehandlung gestagenbetonte Ovulationshemmer).
- Analgesie mit Prostaglandinsyntheseinhibitoren.
- Bewährt hat sich eine Kombination der Therapieformen als eine ***3-Stufen-Behandlung:***
- 1. Stufe: Laparoskopie, verbunden mit Adhäsiolyse und Koagulation von kleinen Endometrioseherden sowie bioptische Sicherung der Endometriose. Bei ausgeprägter Endometriose Laparatomie zur Resektion der Endometrioseherde.
- 2. Stufe: bei ausgedehnteren Befunden medikamentöse Therapie für 3–6 Monate, mit GnRH-a oder Danazol.
- 3. Stufe: 2 Monate nach Ende der medikamentösen Therapie mikrochirurgische Entfernung der Endometrioseresttherde. Organresezierende Verfahren im Bereich der Adnexe sind bei der Patientin mit Kinderwunsch mit großer Zurückhaltung einzusetzen.

5.7 Männliche Sterilität

Wie bereits erwähnt liegen die Ursachen der ungewollten Kinderlosigkeit in 40 % der Fälle beim Mann, in 35 % findet sich bei beiden Partnern eine eingeschränkte Fertilität. Aus diesem Grund ist eine frühzeitige Diagnostik und evtl. Therapie der männlichen Infertilität im Rahmen der Sterilitätsabklärung eines Paares anzustreben.

Ätiologie. Ursächlich können der Infertilität des Mannes verschiedene Faktoren zugrunde liegen. Meist liegt eine Störung der Spermatogenese vor, seltener ein kompletter Verschluß der ableitenden Samenwege, eine Ejakulations- oder Erektionsstörung. Es kann sich um eine angeborene oder erworbene Störung der Testes handeln, aber auch um extratestikuläre Störungen im Bereich der ableitenden Samenwege, der akkzessorischen Geschlechtsdrüsen oder der Ejakulation. In bis zu 50 % läßt sich keine Ursache der Fertilitätsstörung finden.

DEFINITION

Prinzipiell kann man zwischen einer

Impotentia coeundi = Unmöglichkeit der Penetration und einer

Impotentia generandi = Unmöglichkeit der Fertilisierung aufgrund einer gestörten Spermatogenese oder eines Verschlusses der ableitenden Samenwege bei normaler Spermatogenese im Hoden unterscheiden.

Pathogenese. Ursache für eine ***primäre Störung*** der testikulären Funktion ist in erster Linie der Maldeszensus testis, die Orchitis nach Mumps, Schäden durch Trauma oder Torsion, Varikozelen, Durchblutungsstörung, Medikamente (Zytostatika, Hormone), Genußgifte (übermäßiger Alkoholgenuß, Nikotinabusus, Drogen), Intoxikationen (Blei, Kadmium, chlorierte Kohlenwasserstoffe), die primäre Leydig-Zellinsuffizienz, genetische Faktoren (Klinefelter-Syndrom, Chromosomenaberrationen) und Streß.

Die ***sekundären Störungen*** der testikulären Funktion sind eher selten (3 %) Es liegt meist ein Hypogonadismus aufgrund einer gestörten Hypothalamus-Hypophysen-Funktion (HVL-Insuffizienz) zugrunde. Ebenso finden sich Hodentumoren selten als Ursache einer männlichen Infertilität.

Zu den ***extratestikulären Ursachen*** zählen Adnexitis (Prostatitis), Transport- und Entleerungsstörungen oder Stenosen der ableitenden Samenwege aufgrund von Infektionen oder Fehlbildungen (z. B. bei Mukoviszidose).

! Meist läßt sich keine Ursache für die gestörte Spermatogenese nachweisen, man spricht dann von einer idiopathischen Spermatogenesestörung.

Diagnostik. Die Diagnose der männlichen Infertilität beinhaltet:

- ***Anamnese***: Fragen nach dem Einsetzen der Pubertät, Kinderkrankheiten (Mumps), chronisch-rezidivierende Infekte, Hodenhochstand, Hernien, Geschlechtskrankheiten, in den letzten Monaten abgelaufene, hochfieberhafte Infekte (können zu einer Einschränkung der Spermatogenese führen), Verletzungen, Operationen im Unterbauch, Stoffwechselerkrankungen (Diabetes mellitus). Fragen nach außergewöhnlichem Streß, evtl. bestehender Exposition von Umweltgiften, Radioaktivität. Fragen nach Medikamenteneinnahme: Psychopharmaka, Zytostatika, Antihypertensiva, Antiepileptika, Hormonpräparate (Anabolika).
- ***Körperliche Untersuchung***: Körperproportion, Entwicklung der sekundären Geschlechtsmerkmale, Inspektion und Palpation des Genitale, Gynäkomastie.
- ***Labor***: Zur Basisuntersuchung gehört das Spermiogramm (Tabelle 5.3). Das Sperma wird nach einer Karenz von 2–7 Tagen durch Masturbation gewonnen.

Tabelle 5.3. Spermiogramm: Referenzbereich normaler Ejakulation nach WHO 1993

Volumen	2,0 ml oder mehr
pH	7,2–7,8
Spermienkonzentration	20 Mio./ml oder mehr
Gesamtspermienzahl	40 Mio. pro Ejakulat oder mehr
Motilität	> 50 % Vorwärtsbeweglichkeit
Morphologie	Normbereich normale Formen laborabhängig
Leukozyten	< 1 mill/ml

DEFINITION

Folgende ***Befunde*** können anhand des Spermiogramms erhoben werden:

Normozoospermie = normale Zahl, Form und Morphologie

Azoospermie = keine Spermatozoen im Sperma nachweisbar

Kryptozoospermie = nur vereinzelt Spermatozoen nachweisbar (< 0,05 Mill./ml)

Oligozoospermie = < 20 Mio. Spermatozoen/ml

Asthenozoospermie = herabgesetzte Progressivmotilität
(< 50 %) bei normaler Morphologie und normaler Spermatozoenzahl

Teratozoospermie = Anteil Spermien mit normaler Morphologie bei normaler Spermatozoenzahl vermindert (Normbereich laborabhängig)

Nekrozoospermie = alle Spermatozoen tot (gesichert durch Eosintest)

OAT = Oligo-Astheno-Teratozoospermie

Biochemische Untersuchungen werden zum Nachweis von Fruktose, saurer Phosphatase, und Glukosidase durchgeführt. Diese Parameter untersuchen die Funktion von Samenblasen, Prostata und Nebenhoden. Desweiteren können eine Reihe von zusätzlichen Parametern untersucht werden.

Weitere Laboruntersuchungen betreffen die ***Hormonanalytik***, vor allem die Gonadotropine LH und FSH und das Testosteron.

Eine ***zytogenetische Untersuchung*** (Chromosomenanalyse) sollten vor allem bei hochgradiger OAT oder der Azoospermie wegen der gehäuft auftretenden Chromosomenanomalien veranlaßt werden.

Bildgebende Verfahren: Sonographie mit Dopplersonographie zum Nachweis einer Varikozele und Ausschluß von Hodentumoren.

5.8 Psychosomatische Aspekte der Sterilität

Seit etwa 30 Jahren hat durch die Einführung und Anwendung der „Pille" die Erfüllung des Kinderwunsches einen Paradigmenwechsel erfahren. Den Erwartungen der Paare nach scheint man sicher verhüten

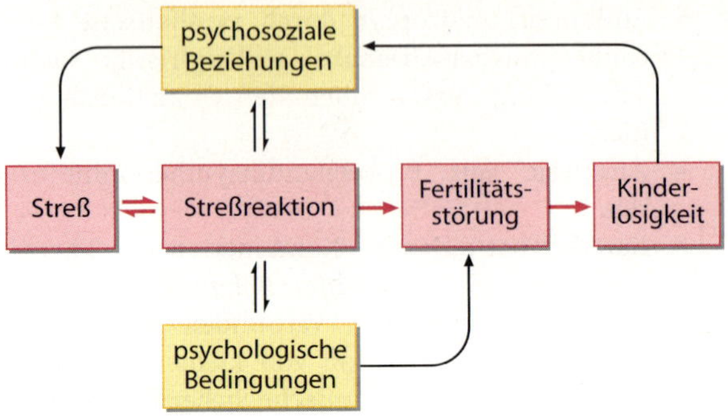

Abb. 5.3. Psychosomatische Aspekte ungewollter Kinderlosigkeit

und ebenso sicher – wenn gewollt – eine Schwangerschaft eintreten lassen zu können. Die Entscheidung für oder gegen ein Kind ist dabei nie eine ganz rationale; es spielen immer unbewußte Wünsche und Bedürfnisse eine Rolle.

Kinderwunsch. Wenn sich der Kinderwunsch nicht erfüllt, kann das bei dem betroffenen Paar große emotionale und psychische Probleme hervorrufen. Dabei handelt es sich bei der Sterilität nicht um eine Krankheit im üblichen Sinne, sondern um ein Symptom der Störung einer nicht lebensnotwendigen Körperfunktion. Aus diesem Grunde sind neben der medizinischen Abklärung und Behandlung des Kinderwunsches auch psychosomatische, psychische und evtl. sogar psychiatrische Aspekte in Diagnostik und Therapie notwendig (Abb. 5.3).

Die Frage, warum man sich ein Kind wünscht, wird meist mit trivialen Antworten wie „ein Kind gehört einfach dazu" oder „wenn verheiratet, dann auch Kinder" etc. beantwortet. Der Kinderwunsch ist primär als etwas „Normales" und „Gesundes" anzusehen, er kann aber auch durch seine Nichterfüllung eine überdimensionierte und damit krankmachende Form annehmen. Bei manchen Paaren werden unbewußt Erwartungen an das Kind gestellt, die auch als „Messiasphantasien" bezeichnet werden. Die Erfüllung des Kinderwunsches ist dann häufig verknüpft mit der Erwartung, daß durch das Kind z. B. die Partnerschaft gefestigt wird, daß das soziale Ansehen bei Familie, Freunden und Beruf sich erhöht, daß „das Leben mehr Sinn" macht, Einsamkeit oder Langeweile vertrieben werden, oder eigene Insuffizienzgefühle kompensiert werden.

Probleme für die Frau. Für die Frau kann die Nichterfüllung des Kinderwunsches eine narzißtische Kränkung mit Erschütterung ihres Selbstwertgefühls, ihres Lebensstatus und ihres Körpergefühls bedeuten. Viele Frauen, aber auch die entsprechenden Partner, durchlaufen bei der Verarbeitung des Kinderwunsches verschiedene Phasen. Meist kommt zuerst die Überraschung, daß es nicht selbstverständlich ist, ein Kind zu bekommen oder zu zeugen. Danach kommen in unterschiedlichem Ausmaß Phasen der Verzweiflung, Frustration, Hilflosigkeit, Angst und Trauer. Bei der Suche nach den Ursachen können Schuldgefühle und gegenseitige Schuldzuweisungen auftreten.

Auswirkung für das Paar. Diese verschiedenen Reaktionsmuster können bei allen Formen der Sterilität auftreten. Eine Sonderstellung nimmt aber die sogenannte ungeklärte Sterilität (funktionelle oder idiopathische Sterilität) ein. Man spricht von ***ungeklärter Sterilität***, wenn nach ausführlicher Diagnostik keine organische Ursache gefunden wurde. Gerade bei diesen Paaren scheinen psychogene Faktoren und Motivationskonflikte eine große Rolle zu spielen.

Auf die Paarbeziehung und die Dynamik der Beziehung hat die Sterilität einen großen Einfluß. Mann und Frau sollten sich über die unterschiedlichen Konflikte, die im Zusammenhang mit dem unerfüllten Kinderwunsch stehen, klar werden. Häufig besteht z. B. bei berufstätigen Frauen ein Konflikt, ob der Beruf dem Kinderwunsch untergeordnet werden soll, oder es bestehen übertriebene Idealvorstellungen von einer Elternschaft. Auch der Einfluß der Sterilität und deren Therapie auf die Sexualität der Paare muß beachtet werden. Durch den steigenden „technologischen" Ausbau der Sterilitätsdiagnostik und Therapie scheint sich die Emotionalität und Intimität der Sexualität zu vermindern. Einige Studien zeigten eine Verminderung der Libido der Sterilitätspaare und passagere Potenzstörungen bei den Männern.

Die psychische und physische Belastung während der Therapie erfordert häufig psychologische Unterstützung. Dabei scheinen die eigentlichen medizinischen Maßnahmen, wie Blutabnahme, Laparoskopie, Narkose, Follikelpunktion oder Embryotransfer nicht als so belastend empfunden zu werden wie die Wartezeiten der verschiedenen Behandlungschritte. Die Sterilitätstherapie selbst kann berufliche (wegen des hohen Zeitaufwandes), psychische, körperliche, Partnerschafts- und Sexualprobleme induzieren.

Arzt-Patient-Verhältnis. Auch das Arzt-Patient-Verhältnis spielt in der Sterilitätstherapie eine bedeutende Rolle. Er ist der medizinische Ansprechpartner, muß aber auch die emotionalen Aspekte des Paares miteinbeziehen, wodurch er in die Zweierbeziehung des Paares eindringt. In manchen Fällen wird er als Rivale gesehen, da er in seinem Handeln „potenter" wirkt. Die Patienten stellen sehr hohe Erwartungen an den Arzt, die falls sich der Kinderwunsch trotz Therapie nicht erfüllt, häufig in Unzufriedenheit und Ablehnung des Arztes münden mit der Folge des häufigen Arztwechsels. Der behandelnde Arzt sollte nicht in die Rolle des „Schöpfers" geraten und nicht unkritisch den Anstoß zu immer weiteren Therapien geben.

Evaluierung. Die hier aufgezeigten Aspekte stellen nur einen kleinen Ausschnitt aus der Vielzahl der Probleme der Psychologie und Psychosomatik in der Reproduktionsmedizin dar. Skizziert werden sollte, daß eine kompetente psychologische und psychosomatische Exploration und Betreuung der Patientenpaare aus einer Kinderwunschsprechstunde sowohl zu Beginn, als auch während und am Ende einer Sterilitätstherapie erforderlich ist. Der behandelnde Arzt sollte sich in psychosomatischen Fragestellungen auskennen, aber auch bei Erkennen von schweren psychologischen Störungen die Weiterbehandlung durch Psychotherapie oder Paartherapie bei entsprechend ausgebildeten Psychologen/Psychotherapeuten veranlassen.

5.9 Therapie der Sterilität

5.9.1 Behandlung der ovariellen Funktionsstörungen

Antiöstrogene

Zu dieser Therapeutikagruppe gehören Clomifen, Tamoxifen, Epimestrol und Cyclofenil (Strukturformeln s. Abb. 2.2). In der Sterilitätstherapie wird zumeist Clomifen eingesetzt. Indikation sind die hyperandrogenämische und die hypothalamisch-hypophysäre Ovarialinsuffizienz.

> **!** Wegen der guten oralen Bioverfügbarkeit und guten Verträglichkeit findet Clomifen Anwendung in der Sterilitätsbehandlung.

Clomifencitrat (CC). Als Antiöstrogen besetzt CC die Östrogenrezeptoren am Hypothalamus. Die Blockade der negativen Rückkopplung (feedback) des Östradiols auf hypothalamischer Ebene resultiert in einer Erhöhung der GnRH-Pulsfrequenz und -Amplitude, gefolgt von einer Zunahme der Pulsfrequenz von FSH und LH in der Hypophyse. Gleichzeitig besitzt CC einen schwachen, östrogenartigen Effekt, der ausreicht, um auf hypophysärer Ebene die gonadotropinproduzierenden Zellen für GnRH-Pulse zu sensibilisieren. Beide Mechanismen führen zu einer Stimulation der Follikulogenese in den Ovarien. Hier entwickeln sich unter dem Einfluß der Gonadotropine ein oder mehrere konzeptionsfähige Oozyten. Voraussetzungen für die Wirksamkeit des Clomifens ist ein normogonadotropes Hormonprofil und ein positiver Gestagentest bei Patientinnen mit Amenorrhoe.

Klassische Indikationen für die CC-Therapie sind Follikelreifungsstörung und Corpus-luteum-Insuffizienz. Kontraindikationen sind bestehende Ovarialzysten, Gravidität und Leberfunktionsstörungen. Nebenwirkungen unter CC sind: Mehrlingsgraviditäten, Ovarialzysten, Hitzewallungen, Schwindelgefühl und Brustspannen. Eine weitere unerwünschte Nebenwirkung betrifft die Verschlechterung der Zervixfaktoren aufgrund der Antiöstrogenwirkung des CC. Die Dosis zur Follikelstimulation liegt bei 50–100 mg CC/die über 5 Tage in der 1. Zyklusphase, z.B. vom 3. bis 7. oder 5. bis 9. Zyklustag. Bei Dosierung über 150 mg können antiöstrogene Effekte auf das Endometrium und die Lutealfunktion auftreten. Zur Vermeidung dieser Nebenwirkungen kann die kombinierte CC/Gonadotropin-Behandlung oder Kombination des CC mit lokal, intravaginal applizierten Östrogenen durchgeführt werden. Um einer Corpus-luteum-Insuffizienz vorzubeugen, kann eine Lutealphasenunterstützung mit Progesteron oder HCG erfolgen.

Statistisch ist die Schwangerschaftsrate in den ersten 3 Behandlungszyklen am höchsten, die kumulative Schwangerschaftsrate nimmt nach 6–8 Zyklen nicht mehr zu. Die Ovulationsraten liegen zwischen 50–96%. Die Schwangerschaftsrate liegt bei anovulatorischen Patientinnen bei 25–56%.

Tamoxifen. Die Wirkung von Tamoxifen entspricht der von Clomifen. In Deutschland ist es zur Sterilitätstherapie nicht zugelassen.

Cyclofenil. Der Wirkstoff ist wie Tamoxifen ein Diethylstilbestrol. Es hat eine schwache östrogene Partialwirkung sowie einen antiöstrogen Effekt. Seine ovulationsinduzierende Wirkung ist geringer als die von Clomifen. Nebenwirkungen sind seltener als bei CC. Die Ovulationsraten liegen zwischen 65 und 95%, die Schwangerschaftsraten zwischen 10 und 60%.

Epimestrol. Epimestrol ist ein Östriolderivat. Seine Antiöstrogenwirkung ist am geringsten von allen Antiöstrogenen. Die Ovulationsraten liegen zwischen 35 und 86%, die Schwangerschaftsraten zwischen 4 und 61%.

Gonadotropine

Die ovarielle Stimulation mit Gonadotropinpräparaten ist seit mehr als 30 Jahren fester Bestandteil der klinischen Routine. Anfang der 60er Jahre wurde von ersten Schwangerschaften nach ovarieller Stimulation mit aus dem Urin postmenopausaler Frauen extrahiertem humanem Menopausengonadotropin (hMG) berichtet. Mittlerweile steht neben hMG auch FSH zur Induktion der Follikelreifung zur Verfügung. Der vorerst letzte Schritt in der Entwicklung gonadotroper Hormonpräparate wurde mit der Einführung von rekombinantem FSH in die ovarielle Stimulationsbehandlung vollzogen. HMG steht als subkutan oder intramuskulär zu applizierende Substanz mit 75 IE LH und 75 IE FSH pro Ampulle zur Verfügung.

Indikationen. Indikationen für den Einsatz von Gonadotropinen in der Sterilitätsherapie sind die Clomifen-resistente Ovarialinsuffizienz, alle Formen der hypophysär bedingten Ovarialinsuffizienz (WHO I) und das PCO-Syndrom. Sie ist außerdem grundsätzlich induziert nach erfolgloser Clomifenstimulation und bei männlicher Infertilität in Kombination mit der homologen Insemination. Inzwischen durchgesetzt hat sich die hormonelle Stimulation mit Gonadotropinen als Vorbereitung für die extrakorporale Befruchtung.

Methode. Die Behandlung mit Gonadotropinen beginnt am Anfang des Menstruationszyklus, beispielsweise am 2. oder 3. Zyklustag. In Abhängigkeit von der täglich applizierten Menge an Gonadotropinen entwickeln sich ein oder mehrere Follikel, deren Anzahl und Größe sonographisch bestimmt werden können. Parallel mit dem Wachstum der Follikel und der Reifung der Oozyten steigt der Östradiolspiegel im Serum. Die Ovulation muß durch HCG induziert werden. Die Anzahl der konzeptionsfähigen Oozyten kann im Einzelfall vor Behandlungsbeginn nicht bestimmt werden, sondern ist von der Sensibilität der Ovarien gegenüber den Gonadotropinen abhängig. Letzteres macht eine individuelle, sonographische und hormonelle Zyklusüberwachung notwendig, um das Mehrlingsrisiko für die Patientin einschätzen zu können. Neben dem Mehrlingsrisiko birgt die Behandlung mit Gonadotropinen das Risiko der ovariellen Überstimulation. Hier kommt es zur Ausbildung von Aszites und Pleuraergüssen einhergehend mit intravasalem Flüssigkeitsverlust. Infolge der Hämokonzentration steigt das Risiko für thromboembolische Erkrankungen.

Follikelstimulierendes Hormon (FSH). Erhöhte LH-Konzentrationen während der frühen Follikulogenese sollen sich nachteilig auf die Eizellreifung auswirken und mit einer hohen Abortrate einhergehen. Durch den Einsatz reiner FSH-Präparate wird die Gabe von LH in der frühen Follikelphase vermieden. Endogene LH-Konzentrationen von 1 bis 10 mIE/ml reichen für die Induktion der Follikelreifung mit FSH aus. FSH stimuliert die Aromataseaktivität in den Granulosazellen und somit die Produktion von 17β-Östradiol, das für die Eizellreifung im Follikel essentiell ist. Damit scheint FSH besonders geeignet zur Therapie der durch einen erhöhten LH-Spiegel verursachten Follikelreifungsstörung, wie der hyperandrogenämischen Ovarialinsuffizienz (PCO-Syndrom). Neuerdings steht rekombinantes FSH für die ovarielle Stimulation zur Verfügung.

5.9.2 Behandlung der hypothalamischen und hypogonadotropen Ovarialinsuffizienz mit pulsatiler GnRH-Gabe

Zur Ovulationsinduktion bei der hypothalamischen und hypogonadotropen Ovarialinsuffizienz stehen zwei Wege zur Verfügung, die an unterschiedlichen Angriffspunkten der hypothalamisch-hypophysär-ovariellen Achse ansetzen: Die Behandlung mit Gonadotropin-Releasinghormonen (GnRH) oder Gonadotropinen. Mit Gonadotropinen wird das Ovar direkt unter Umgehung der endogenen Gonadotropinsekretion der Hypophyse stimuliert, wie bereits beschrieben (s. Behandlungsmethoden bei ovariellen Funktionsstörungen mit Antiöstrogenen und Gonadotropinen).

> ! Die pulsatile Behandlung mit GnRH führt zu einer weitgehend physiologischen Stimulation mit LH und FSH.

1971 isolierten Schally et al. einen hypothalamischen „releasing factor" für LH und FSH. Noch im gleichen Jahr wurde die Aminosäuresequenz bestimmt und GnRH synthetisch hergestellt. Eine suffiziente Sekretion hypophysärer Gonadotropine ist von einer pulsatilen Freisetzung des GnRH aus dem Hypothalamus abhängig. Ist diese gestört, kommt es zur Anovulation mit hypogonadotroperhypothalamisch bedingter Amenorrhoe. Zu Beginn der 80er Jahre wurde die pulsatile Therapie mit GnRH in die Klinik eingeführt und erste Schwangerschaften erzielt.

Indikationen. Die Hauptindikation ist die hypothalamische Ovarialinsuffizienz (WHO-Gruppe I). Bei der hypergonadotropen Ovarialinsuffizienz oder einem Ausfall der gonadotropen Hypophysenfunktion ist die GnRH-Behandlung nicht wirksam. Eine nicht therapierte Anorexia nervosa als Ursache der hypothalamischen Ovarialinsuffizienz gilt als Kontraindikation für eine Sterilitätstherapie.

Tabelle 5.4. Pulsatile GnRH-Stimulation i.v.- vs. s.c.-Applikation (Handelsmann 1984, Soules 1986)

	i.v. Gabe	s.c. Gabe
Dosierung	5–20 μg/90 min	20–50 μg/90 min
Präparat	Lutrelef Zyklomat pulse set i.v. 0,8 mg/ 3,2 mg (Ferring, Kiel)	Lutrelef Zyklomat pulse set s.c. 0,8 mg/3,2 mg (Ferring, Kiel)
Vorteile	Geringe Dosierung, höhere Effizienz, physiologischere Serumpeaks	Anwenderfreundlich
Nachteile	Katheterinfektion, aufwendigere Betreuung	Längere Behandlungsdauer, schlechter kontrollierbare Follikelreifung

Methodik. Die Applikation des GnRH erfolgt mittels einer automatischen Pumpe (Zyklomat, Ferring).

Dosierung. Durch den Einsatz der GnRH-Pumpe ist eine große Variabilität von Pulsfrequenz und Bolusmengen möglich. Da GnRH in der follikulären Phase physiologisch alle 60–90 min pulsatil ausgeschüttet wird, wird diese Frequenz als Standard in der Therapie benutzt (Tabelle 5.4). Eine Verlängerung der Pulsintervalle auf 2 h führt zu einer Abnahme der Ovulationsrate von über 90 auf 74%, niedrigeren LH-Peaks und Progesteronspiegeln nach der Ovulation. Sowohl die subkutane als auch die i.v.-Gabe sind möglich. Die i. v.-Gabe ist jedoch erfolgreicher. Tabelle 5.4 gibt einen Überblick bezüglich der Dosierung sowie Vor- und Nachteile.

Ergebnisse – Ovulationsraten und Schwangerschaften. Die Ovulationsraten sind von der gewählten Frequenz-Dosis-Kombination sowie der Grunderkrankung abhängig. Im Durchschnitt liegt die Ovulationsrate bei 70–75%, die Schwangerschaftsrate bei 18% pro Zyklus. Bei der i. v.-Therapie sind > 90% der Patientinnen der WHO-Gruppe I nach 2–3 Behandlungsmonaten schwanger.

5.9.3 Behandlung des Syndroms der polyzystischen Ovarien (PCOS)

Die Adipositas gilt als eine Ursache der Hyperandrogenämie und des PCOS. Jedoch sind viele Patientinnen mit polyzystischen Ovarien normgewichtig, die die typischen endokrinen Veränderungen (Hyperandrogenämie, erhöhte LH/FSH-Quotienten) und einen unerfüllten Kinderwunsch aufweisen, so daß verschiedene Therapieansätze existieren:

Diät

Eine Gewichtsreduktion bei den Patientinnen mit Adipositas und PCOS oder Hyperandrogenämie führt häufig zur Wiederaufnahme ovulatorischer Zyklen und Normalisierung der Androgenspiegel. Allerdings scheinen Patientinnen mit androider Verteilung des Fettgewebes, also an Bauch und Taille, häufiger eine Hyperandrogenämie aufzuweisen als Patientinnen mit gynoider Verteilung des Fettgewebes an Oberschenkeln und Gesäß.

Medikamentöse Behandlung

Die häufig vorhandene Hyperandrogenämie macht eine antiandrogene Therapie notwendig (s. Behandlung der Hyperandrogenämie), die bereits zur Normalisierung der Follikelreifung führen kann.

Bei der medikamentösen Ovulationsinduktion mit CC und Gonadotropinen ist wegen der großen Sensibilität der polyzystisch veränderten Ovarien die Gefahr eines ovariellen Überstimulationssyndromes sowie höhergradiger Mehrlinge hoch.

Clomifen. Bei persistierender Follikelreifungsstörung nach Gewichtsreduktion und antiandrogener Therapie wird in erster Linie wegen der oralen Bioverfügbarkeit Clomifen zur Ovulationsinduktion eingesetzt.

Gonadotropine. Läßt sich durch eine CC-Behandlung keine Follikelreifung induzieren (Clomifenresistenz) kann eine niedrig dosierte hMG- bzw. FSH-Therapie mit engmaschiger Kontrolle der ovariellen Reaktion erfolgen. Am 2.–5. Tag im Spontanzyklus oder nach Induktion einer Abbruchblutung beginnt die niedrig dosierte Gonadotropintherapie (z. B. FSH 75 IE/die). Die Kontrolle der Follikelreifung per Ultraschall und Hormonbestimmungen erfolgt ab dem 6. Stimulationstag, so daß die FSH-Therapie dann mit individuell abgestimmter Dosierung fortgeführt wird. In einigen Fällen kann nach geringer Dosiserhöhung eine überschießende Reaktion des Ovars mit Reifung von mehr als 20–30 Follikeln auftreten, so daß die Erhöhung der Gonadotropin-Medikation, trotz verlängerter Behandlungsdauer, langsam im Abstand von 7 Tagen erfolgen sollte.

> **!** Um eine polyfollikuläre Reaktion des Ovars zu verhindern, bedarf es einer oft Low-dose-Gonadotropin-Stimulation, bei der Arzt und Patientin viel Geduld benötigen.

GnRH. Die pulsatile GnRH-Therapie (s. Behandlung der hypothalamischen Sterilität mit GnRH) ist bei PCOS möglich, weist aber nur Ovulationsraten von 50 % mit Schwangerschaftsraten von 28 % pro ovulatorischem Zyklus auf.

GnRH-Analoga. Eine GnRH-Analoga-Therapie vor Beginn der ovariellen Stimulationsbehandlung mit Gonadotropinen führt zur Suppression des erhöhten endogenen LH-Spiegels, der sich während der Follikulogenese nachteilig auf diese auswirken und mit einer erhöhten Abortrate einhergehen soll.

Operative Therapie

Bei einigen Patientinnen mit PCOS kann medikamentös keine monofollikuläre, sondern lediglich eine polyfollikuläre Reaktion des Ovars mit hohem Risiko für eine höhergradige Mehrlingsschwangerschaft erzielt werden. Als alternative Therapie sei die extrakorporale Fertilisierung mit Reduktion des Mehrlingsrisikos bei polyfollikulärer Reaktion des Ovars oder die selektive transvaginale Follikelreduktion vor der Ovulation erwähnt. Die operative Therapie des PCOS durch Teilresektion der Ovarien ist obsolet. Denn der Nachteil von Ovarkeilresektionen liegt in dem Risiko der fertilitätsmindernden postoperativen Adnexadhäsionen. Auch durch die laparoskopischen Techniken mit punktueller Koagulation von Ovargewebe wird das Risiko nur wenig vermindert. Postoperativ tritt bei 90 % der Patienten, meist nur vorübergehend, eine Follikelreifung ein.

> **DER FALL**
>
> **Anamnese.** 28 jährige Patientin von 1,60 m Größe und 80 kg Gewicht, neigt zu Aknebildung, leicht androgenisierter Behaarungstyp, Oligomenorrhoe, Kinderwunsch seit 3 Jahren, Versuch der Gewichtsreduktion seit mehreren Jahren erfolglos, Z. n. 3 erfolglosen Clomifenbehandlungen.
>
> **Befunde.** Im Hormonprofil erhöhtes LH sowie leicht erhöhte Androgene, im Ultraschall bds. vergrößerte Ovarien mit am Rand in Reihe angeordneten kleinen Zysten, Normozoospermie des Partners.
>
> **Diagnose.** Syndrom der polyzystischen Ovarien PCOS.
>
> **Therapie.**
> - ggf. erneut Gewichtsreduktion unter psychologischer Begleittherapie mit konsekutiv evtl. wiederauftreten eines biphasischen Zyklus.
> - Ovulationsinduktion mit einer Clomifen bzw. Low-dose-Stimulation mit FSH mit engmaschigen Hormon- und Ultraschall-Kontrollen.

5.9.4 Behandlung der Hyperandrogenämie

Eine Hyperandrogenämie kann – unabhängig von ihrer Genese – Ursache einer Follikelreifungsstörung und Sterilitätsursache sein. Klinisch weisen die Patienten mit erhöhten Androgenspiegeln Virilisierungserscheinungen auf, die oft eine Therapie auch bei nicht vorhandenem Kinderwunsch erforderlich machen. Eine erhöhte Androgenrezeptordichte als Ursache der Androgenisierungserscheinungen ist nicht kausal zu behandeln, sondern nur über eine Senkung des Androgenspiegels. Eine Therapie der Hyperandrogenämie mit oralen Kontrazeptiva, Cyproteronacetat, Gestagenen oder Spironolakton kann nur bei nicht vorhandenem Kinderwunsch erfolgen.

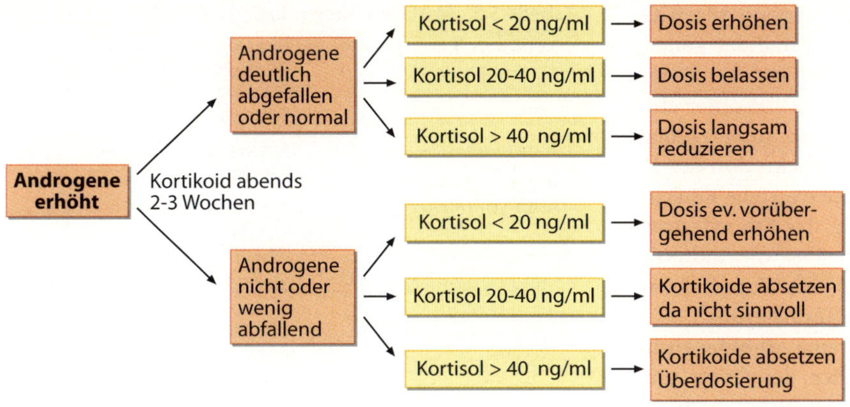

Abb. 5.4. Behandlung der Hyperandrogenämie durch Kortikoide

Cyproteronacetat (CPA) ist gestagen wirksam und kann in der Sterilitätstherapie wegen der ovulationshemmenden Wirkung und des Risikos der Verweiblichung männlicher Embryonen nicht eingesetzt werden. Es wirkt antiandrogen über eine kompetitive Hemmung von Androgenrezeptoren. In Kombination mit einem Ovulationshemmer wird zusätzlich die gonadale Androgenproduktion gehemmt. Niedrig dosierte Standardtherapie ist die zyklische Gabe von 2 mg CPA/die unter gleichzeitiger Gabe von Ethinylestradiol.

In Abhängigkeit von der Genese der Hyperandrogenämie stehen verschiedene Therapiekonzepte, insbesondere für Patientinnen mit Kinderwunsch, zur Verfügung.

Adrenale Ursachen

Die Nebennierenrindentumoren sind selten und bedürfen einer chirurgischen Exstirpation.

Häufiger ist die verminderte Aktivität von Enzymen der Nebenniere, meist der 21-Hydroxylase mit Anstieg des 17-OH-P und des Testosterons. Die Therapie dieser kongenitalen Nebennierenrindenhyperplasien (AGS = adrenogenitales Syndrom) liegt in einer Glukokortikoidtherapie zur Suppression der ACTH-Stimulation der Nebenniere mit der Folge, verminderter Sekretion adrenaler Androgene und Kortisolvorstufen. Mädchen mit klassischem AGS fallen unmittelbar nach der Geburt durch ein Salzverlustsyndrom und Klitorishypertrophie auf und benötigen eine lebenslange Glukokortikoidtherapie mit Suppression der Nebennierenrinde zur Senkung des erhöhten Aldosteronspiegels.

> **!** Die adrenale Androgensynthese kann durch Kortikosteroide supprimiert werden.

Patienten mit einem sog. Late-onset-AGS, d.h. Manifestation erst in der Pubertät, die häufig als Erwachsene durch Virilisierungserscheinungen auffallen, erhalten Glukokortikoide in einer Dosierung, die den Androgenspiegel senken. Eine Normalisierung der Androgene kann meist nicht erzielt werden, da die Kortisontherapie in der notwendigen suppressiven Dosis zu dem klinischen Bild eines Cushing-Syndromes führt. Die Kortisontherapie wird üblicherweise mit Hydrocortison durchgeführt (s. Abb. 5.4).

Bei Kontraindikationen gegen eine Kortisoltherapie kann bei strenger Indikationsstellung eine orale Spironolaktontherapie mit 100 mg/die für 21 Tage mit anschließender 7tägiger Pause erfolgen, sofern kein Kinderwunsch vorliegt. Spironolakton hemmt die Synthese der ovariellen Androgene, fördert als Antagonist der Mineralkortikoide die Kaliumretention und wirkt blutdrucksenkend.

Zentrale Ursachen

Nur symptomatische Tumore an der Hypophyse (z.B. mit Sehstörungen oder anderen Symptomen der Raumforderung) wie das Makroprolaktinom sollten chirurgisch entfernt werden. Prolaktinome werden ansonsten grundsätzlich mit Dopaminagonisten behandelt.

Ovarielle Ursachen

Hormonproduzierende Ovarialtumoren (Arrhenoblastom, Granulosazelltumor, Hiluszelltumor, Lipidzelltumor, Gynandroblastom), welche einer chirurgischen Therapie bedürfen, sind selten Ursache der Hyperandrogenämie. Eine Veränderung der Ovarien im Sinne eines polyzystischen Ovars (PCOS) ist dagegen bei der Hyperandrogenämie häufig und vermutlich Folge und nicht Ursache der hormonellen Störung. Eine ovariell bedingte Hyperandrogenämie kann Folge eines erhöhten basalen LH-Spiegels mit Stimulation der intraovariellen Androgensynthese über eine Aktivierung der Thekazellen sein. Kausale Therapie wäre eine Suppression der hypophysären LH-Sekretion z.B. durch GnRH-Analoga. Letztere führen jedoch zu einer kompletten Suppression der hypophysären Gonadotropinsekretion mit völligem Ausfall der gonadalen Steroidproduktion. Praktikabler ist der Einsatz von Gestagenen, die die Sekretion von LH unter chronischem Östrogeneinfluß vermindern oder Ovulationshemmern, die die LH- und FSH-Sekretion der Hypophyse und sekundär die gesamte ovarielle Funktion hemmen. Ovulationshemmer, d.h. das Ethinylestradiol, wirken indirekt antiandrogen über die Induktion der hepatischen SHBG-Synthese mit Verminderung des freien, biologisch wirksamen Testosterons.

Vermutet wird darüberhinaus eine erhöhte Androgenproduktion in Thekaluteinzellen des Ovars unter dem Einfluß adrenerger Innervation. Hier würde eine Reduktion der Streßfaktoren die Therapie sein.

Konstitutionelle Faktoren

Adipositas ist durch eine diätetische Therapie zu behandeln. Häufig tritt eine Normalisierung der Androgenspiegel und der Follikelreifung nach Gewichtsreduktion ein. Glukokortikoide und Cyproteronacetat können eine Gewichtszunahme zur Folge haben und eine Gewichtsreduktion als kausale Therapie erschweren.

Metabolische Faktoren

Hyperandrogenämie kann auch Folge von Stoffwechselerkrankungen (Hyperinsulinämie, Diabetes mellitus, Schilddrüsenerkrankungen, Leber- und Nierenerkrankungen) sein.

5.9.5 Behandlung der Hyperprolaktinämie

Bei Hyperprolaktinämie ist eine sorgfältige Medikamentenanamnese zu erheben, da eine Reihe von Medikamenten Auswirkungen auf die Prolaktinsynthese haben, wie Neuroleptika, Antidepressiva, Antihypertensiva oder H_2-Blocker (Tabelle 5.5).

> **!** Bei Hyperprolaktinämie ist eine iatrogen induzierte Erhöhung des Prolaktinspiegels durch Medikamente auszuschließen. Bei deutlicher Hyperprolaktinämie ist ein Hypophysentumor auszuschließen.

Die Höhe der basalen Prolaktinspiegel steht in positiver Korrelation zur Tumorgröße. So finden sich bei Prolaktinkonzentrationen von 50–100 ng/ml Serum häufig Mikroadenome (< 1 cm) und bei Konzentrationen von über 100 ng/ml Makroadenome. Bei letzteren ist vor Beginn einer Kinderwunschbehandlung zu klären, ob eine transsphenoidale Tumorentfernung erforderlich ist. Die in der Schwangerschaft durch Tumorwachstum befürchteten Komplikationen sind vor allem bei Mikroprolaktinomen selten (Visusausfall, Blutungen mit Kompressionssymptomen) und während der Schwangerschaft kann die Behandlung mit Prolaktinhemmern fortgeführt werden. Ein teratogenes Risiko scheint für Bromocriptin nicht vorhanden zu sein.

Tabelle 5.5. Medikamenteninduzierte Hyperprolaktinämie

Neuroleptika	Phenothiazine (Atosil) Butyrophenone (Haldol) Pimozid Sulpirid
Antidepressiva	Amitryptilin (Saroten) Doxepin (Aponal)
Antihypertensiva	Methyldopa Clonidin Reserpin
Magen-Darm-Mittel	Metoclopramid (Paspertin) Domperidon Cimetidin Ranitidin

Prolaktinhemmer

Prolaktinhemmer wirken als Dopaminagonisten an den D2-Rezeptoren der laktotrophen Zellen der Adenohypophyse und hemmen hier die Synthese und Freisetzung von Prolaktin (Tabelle 5.6).

Im Rahmen einer Sterilitätstherapie soll durch eine Normalisierung des Prolaktinspiegels ein ovulatorischer Zyklus mit suffizienter Corpus-luteum-Phase erreicht werden. Eine Hypoprolaktinämie durch Überdosierung der Prolaktinhemmer kann von einer Corpus-luteum-Insuffizienz bis hin zur Anovulation führen.

Bromocriptin. Seit seiner Einführung in den 70er Jahren erfolgt die Standardtherpie der Hyperprolaktinämie mit dem Mutterkornalkaloidderivat Bromocriptin. Die Einnahme erfolgt 2mal pro Tag, eine Reduktion der Nebenwirkungen ist jedoch mit kleineren Einnahmeintervallen und niedriger Einzeldosis sowie einschleichender Dosierung zu erzielen. Die Nebenwirkungen von Bromocriptin leiten sich aus dem systemischen Effekt seiner dopaminergen Wirkung wie auch Interaktionen mit serotoninergen und adrenergen Rezeptoren ab. Häufige Symptome sind Übelkeit, Hypotonie, Müdigkeit, abdominelle Beschwerden und Verschlechterung einer Psychose. Die inital gewählte Dosis zur Behandlung einer leichten Hyperprolaktinämie beträgt 1,25–2,5 mg/die Bromocriptin, eine Steigerung bis auf max. 20–30 mg/die kann erforderlich sein.

Ca. 2 Wochen nach Therapiebeginn sollte eine Kontrolle des Prolaktinspiegels und ggf. eine Dosisan-

Tabelle 5.6. Übersicht über die verschiedenen Prolaktinhemmer

Präparat	Wirkdauer	Medikation oral	Ovulationsrate	Schwangerschaftsrate	Indikation
Bromocriptin	12 h	2 × 1,5–7,5 mg/die	85%	45%	Standardtherapie
Lisurid	6–12 h	2 × 200–600 μg/die	85%	45%	Standardtherapie
Metergolin	24 h	1 × 8–12 mg/die	50–60%	10–20%	Bromocriptinunverträglichkeit
Cabergolin	14 die	4 × 0,5 mg/14 die	72%	45%	Bromocriptinunverträglichkeit
Quinagolid	24 h	1 × 0,06 mg/die	85%	45%	Bromocriptinresistente Hyperprolaktinämie

passung erfolgen. Die therapeutisch wirksame Dosis ist erreicht, wenn bei Prolaktinspiegeln unter 15–20 ng/ml ein biphasischer Zyklusverlauf erreicht wird. Häufig ist eine Dauertherapie während der Sterilitätsbehandlung notwendig.

Lisurid. Es hemmt als Ergotderivat wie Bromocriptin die hypophysäre Prolaktinsekretion und weist ähnliche Nebenwirkungen auf.

Metergolin. Diese Substant ist ein Derivat der Mutterkornalkaloide, wirkt aber im Unterschied zu den anderen Substanzen zentral vorrangig über einen Serotoninantagonismus und besitzt eine schwach dopaminerge Wirkung. Die Nebenwirkungen sind geringer als beim Bromocriptin.

Cabergolin. Cabergolin ist ein dopaminerges Ergolinderivat mit extrem langer Halbwertzeit und Wirkungsdauer bei sehr guter Verträglichkeit. Es wird neuerdings auch zum primären Abstillen im Wochenbett eingesetzt.

Quinagolid. Octahydrobenzo(g)quinoline ist ein neu entwickeltes synthetisches Nonergotderivat, welches wie Cabergolin eine weitgehend selektive Wirkung am hypophysären D2-Rezeptor entfaltet. Es hemmt die Prolaktinfreisetzung nach einmaliger Gabe signifikant über 24 h.

5.9.6 Behandlung von Schilddrüsenerkrankungen

Hyperthyreose. Eine Hyperthyreose wird bei 1–2% der Sterilitätspatientinnen beobachtet und wird mit Thyreostatika in Kombination mit Schilddrüsenhormonen behandelt. Die Sterilitätstherapie darf erst nach Absetzen der Thyreostatika und normaler Schilddrüsenfunktion begonnen werden.

Hypothyreose. Die Hypothyreose wird durch Substitution mit L-Thyroxin behandelt. Die Therapiekontrolle erfolgt nach ca. 2 Wochen durch Bestimmung des TSH und der Schilddrüsenhormone. Die latente Hypothyreose ist keine behandlungsbedürftige Schilddrüsendysfunktion und bedarf daher auch keiner Therapie. Sie stellt einen biochemischen Befund dar als Ergebnis eines Stimulationstestes mit TRH. Bei Kinderwunsch sollte aber ein Jodmangel, sofern bekannt mit Jodid behandelt werden (100–200 μg/die).

Neben der erhöhten TRH-Sekretion kann bei Hypothyreose eine Hyperprolaktinämie auftreten, welche durch L-Thyroxin mitbehandelt wird.

> **!** Ovarielle Funktionsstörungen können Folge einer Hyper- und Hypothyreose sein.

5.9.7 Behandlung der zervikalen Sterilität

Hormonelle Behandlung

Bei ungünstigen Zervixfaktoren können diese durch Gabe von Ethinylestradiol 40–80 μg pro Tag vom 8.–12. Zyklustag verbessert werden. Ein Nachteil der Behandlung ist die mögliche Verschiebung der Ovulation. Alternativ kann durch eine ovarielle Stimulation mit Gonadotropinen eine Verbesserung der Zervixfaktoren erzielt werden, wobei die Entwicklung von mehreren Follikeln zu bedenken ist (vom 7.–11. Tag tgl. HMG).

Antibiotische Behandlung

Sowohl die meist asymptomatische (Chlamydien) als auch die symptomatische (z.B. Gonokokken oder Mykoplasmen) Zervizitis bewirkt eine Verschlechterung der Zervix-Mukus-Qualität. Bei Feststellung einer Zervixinfektion durch bakteriologische Untersuchung sollte eine spezifische Therapie erfolgen (Tabelle 5.7).

Immunologische Behandlung

Bei Nachweis von lokalen Spermatozoenantikörpern bei der Frau ist die Therapie der Wahl die (intrauterine oder intratubare) Insemination. Eine systemische

Tabelle 5.7. Antibiotikatherapie bei verschiedenen Infektionen in den unteren Abschnitten des Uterus (Runnebaum, Rabe 1985)

Keim	Antibiotikum 1. Wahl	Antibiotikum 2. Wahl (je nach Antibiogramm)
Chlamydien	Tetrazykline 20 Tage tgl. 200 mg (einschl. Partner)	Erythromycin 4 mal 500 mg tgl. für 20 Tage
Mykoplasmen	Tetrazykline 20 Tage tgl. 200 mg (einschl. Partner)	Erythromycin 4 mal 500 mg tgl. für 20 Tage
Gonokokken	Penicillin G + Probenecid Amoxycillin Tetrazyklin, (2 g tgl. 1 Woche) Erythromycin	Penicillin G 10 Mill. IE i.v.
Enterokokken	Nach Antibiogramm	
Streptokokken	Penicillin G	
Straphylokokken	Di-Flucloxacillin tgl. 2–3 g	Penicillin G, Erythromycin Cephalosporine
Candida albicans	oral und lokal	Nystatin, Miconazol, Clotrimazol, Econazol, Nifuratel, Sporostacin
Spirochäten	Lang wirksame Penizilline	1 Inj. 1,4 Mill E Benzathin-Penizillin G tgl. 0,6 Mill. E. Procam-Penizillin G für 8 Tage
Gardnerella vaginalis (Amin-Kolpitis)	Metronidazol für 3 Tage (Partnerbehandlung)	

Glukokortikoidbehandlung hat sich mangels Effektivität nicht durchgesetzt. Führt die Inseminationsbehandlung nicht zum Erfolg, ist als ultima ratio die In-vitro-Fertilisation zur Umgehung immunkompetenter Organe, wie der Zervix, in Erwägung zu ziehen.

! Ursache der zervikalen Sterilität können ein Östrogenmangel, eine Infektion oder evtl. lokale Anti-Spermatozoen-Antikörper sein.

DER FALL

Anamnese. 24 jährige Patientin mit 29tägigem Zyklus, Kinderwunsch in dieser Partnerschaft seit 1 1/2 Jahren, seit ca. 1 Jahr rezidivierender Fluor.

Befunde. Im Zervikalabstrich Nachweis von Chlamydien und Mykoplasmen, Krebsvorsorge PAP III; Partner: Normozoospermie.

Diagnose. Zervizitis

Therapie. Antibiotische Therapie bei beiden Partnern mit Tetrazyklinen. Im Anschluß daran Kontrolle des zytologischen Abstriches. Langfristig Ausschluß eines Tubenverschlusses.

5.9.8 Behandlung der uterinen Sterilität

Angeborene oder erworbene Störungen der normalen Anatomie des Corpus uteri können zu Sterilität oder häufiger zu Infertilität, d.h. Abortneigung, führen.

Angeborene uterine Fehlbildungen

Eine angeborene Uterusfehlbildung wie Uterus bicornis oder subseptus gilt als Sterilitätsursache. Allerdings wird der überwiegende Teil der Patientinnen mit diesen Uterusfehlbildungen schwanger und entbindet ein lebendes Kind. Treten jedoch rezidierend Aborte bei diesen Patientinnen auf, besteht eine Indikation zur operativen Entfernung des Septums.

Im Falle des Uterus bicornis bestand die Therapie in der Vergangenheit zumeist in der operativen Entfernung der medialen Wände der beiden Uterushörner und der anschließenden Wiedervereinigung der verbleibenden Teile (***Strassmann-Operation***). Die postoperative Erfolgsrate lag bei 65–70 % an Lebendgeburten, die jedoch wegen der Gefahr einer Uterusruptur per Sectio entbunden werden sollten.

In den letzten Jahren wird zur Korrektur eines partiell oder komplett septierten Uterus ein weniger invasives, hysteroskopisches Vorgehen durchgeführt, bei dem das Septum mit Mikroscheren, Laser- oder Elektroresektoskop abgetragen wird. Schwangerschaftsraten von 80 % bei Uterus subseptus und von 89 % bei Uterus septus sind möglich. In 67 % bzw. 75 % der Fälle konnte postoperativ ein lebensfähiges Kind ausgetragen werden. Die Vorteile der hysteroskopischen Metroplastik liegen in der kürzeren Hospitalisierungszeit, der reduzierten Morbidität, dem geringeren Risiko pelviner Adhäsionen, sowie der möglichen vaginalen Entbindung.

Frauen mit nicht oder nur rudimentär angelegtem Uterus können nicht schwanger werden. Zu diesen Patientinnen gehören Frauen mit einer Uterus- und

Scheidenaplasie, wie sie beim sog. Rokitansky-Küster-Mayer-Hauser-Syndrom anzutreffen ist.

> **!** Bei Feststellung einer symmetrischen Fehlbildung am Uterus ist an das oftmals kombinierte Auftreten von Vaginalsepten und Nierenagenesien zu denken.

Uterine Synechien und Obliteration des Cavum uteri

Die Therapie der partiellen oder kompletten Obliteration des Cavum uteri (auch als „Asherman-Syndrom" bezeichnet), das durch häufige und forcierte Kürettagen und Abrasiones entsteht, besteht in der Dilatation des Zervixkanals mit Bougierung des Cavum uteri und Lösen von Synechien unter hysteroskopischer Kontrolle mit anschließender lokaler oder systemischer Applikation von Östrogenen oder von Östrogen-Gestagen-Kombination über einige Zyklen. Während des Heilungsprozesses wird das Cavum uteri offengehalten, z.B. mit einem Intrauterinpessar (IUP) oder einem Ballonkatheter. Voraussetzung für einen Therapieerfolg sind regenerationsfähige Endometriuminseln im Cavum uteri. Die Schwangerschaftsraten werden postoperativ mit 40–70% angegeben.

Myome des Uterus

Die Behandlung des Uterus myomatosus ist abhängig von Beschwerdesymptomatik sowie Größe, Anzahl und Lokalisation der Myome.

Heutzutage stehen 4 Therapiekonzepte zur Verfügung, die zum Teil in Kombination angewandt werden:

- hormonelle Myomverkleinerung,
- laparoskopische Myomentfernung,
- transzervikale, hysteroskopische Myomentfernung und
- mikrochirurgische Myomentfernung.

Hormonelle Therapie mit GnRH-Analoga und Antagonisten. Die Verabreichung dieser Substanzen hemmt die Freisetzung von Gonadotropinen in der Hypophyse und somit auch die gonadale Aktivität. Die Herabsetzung des Östrogenspiegels bewirkt eine Reduktion des Myomvolumens wie in der Menopause, sofern die Myome Östrogenrezeptoren aufweisen.

Gegenwärtig werden die GnRH-Analoga zur Größenreduktion der Leiomyome vor chirurgischer Resektion eingesetzt, da sie sich nach Beenden der medikamentösen Therapie unter Östrogeneinfluß erneut vergrößern.

Laparoskopie. Das Prinzip der laparoskopischen Myomenukleation soll exemplarisch für die intramuralen Myome dargestellt werden. In die Umgebung des Myoms wird zur Vasokonstriktion und Verringerung des Blutverlustes eine verdünnte Adrenalin- oder Vasopressinlösung injiziert. Die Oberfläche des Uterus wird monopolar-elektrisch oder mit einem Laser eröffnet und die Muskulatur durchtrennt, bis die Oberfläche des Myoms erreicht wird. Es wird mit einer Greifzange oder einem Myombohrer gefaßt und unter Zug extrahiert. Ein neuer Therapieansatz zur leichteren Extraktion und Blutstillung ist die Myomkoagulation per Bipolarsonde. Nach erfolgter Exstirpation wird die entstandene Wundhöhle bei Blutungen koaguliert und das Myombett endoskopisch vernäht. Nach Zerstückelung des Myoms mittels Morcellator kann das Myom stückweise aus dem Abdomen über die Arbeitstrokare der Laparoskopie entfernt werden.

Hysteroskopie. Durch die Einführung der Lasertechnik und die Entwicklung von Resektoskopen können Myome hysteroskopisch abgetragen werden. Die Aufdehnung des Uterus bei der hysteroskopischen Myomentfernung kann mit flüssigen und gasförmigen (CO_2) Medien erfolgen. Nachteil des CO_2-Gases sind u.a. Rauchbildung und des flüssigen Mediums Blasenbildung und Elektrolytverschiebungen durch die Flüssigkeitsresorption.

Mikrochirurgie. Die Laparatomie mit Mikrochirurgie hat ihre Position als Standardoperation verloren, ist aber immer noch berechtigt bei großem Uterus myomatosus mit multiplen intramuralen Myomen sowie laparoskopisch inoperablen Myomen.

> **!** Durch die Weiterentwicklung von neuen Koagulationstechniken, Optiken und Instrumenten ist die laparoskopische bzw. hysteroskopische Entfernung von Myomen die heutige Standardtherapie.

> **DER FALL**
> **Anamnese.** 33 jährige Patientin mit Hyper- und Dysmenorrhoe, Kinderwunsch seit 3 Jahren, Z.n. 2 Frühaborten, laut Basaltemperaturkurve biphasischer Zyklus.
>
> **Befunde.** Normales Hormonprofil, Normozoospermie des Partners, im Ultraschall deutlich vergrößerter retroflektierter Uterus mit einem Myom von 6 cm Größe im Fundusbereich und einem 3 cm großen subserösen Myom, welche das Cavum uteri eindrücken.
>
> **Diagnose.** Uterus mit intramuralem und subserösem Myom.
>
> **Therapie.** Zur Myomverkleinerung 3 Monate GnRH-Analoga dann laparoskopische und hysteroskopische Myomextraktion.

5.9.9 Behandlung der tubaren Sterilität

Für die Therapie der tubar bedingten Sterilität gibt es im wesentlichen zwei Verfahren.

Entweder kann durch eine operative Behandlung die Tubenpassage wiederhergestellt oder eine In-Vitro-Fertilisation (IVF) durchgeführt werden.

Die Wahl der Therapiemöglichkeiten ist im Einzelfall abhängig vom möglichen Therapieerfolg, der u.a. von der Fertilität des Partners, dem Alter der Patientin und von dem Ausmaß des Tubenschadens abhängig ist.

In diesem Kapitel wird nur auf die operativen Möglichkeiten eingegangen. Die Behandlung mittels IVF wird in Kap. 5.10 erörtert. Der Vorteil der Tubenchirurgie im Gegensatz zur IVF-Behandlung liegt bei erfolgreicher Operation in der Möglichkeit der natürlichen Empfängnis ohne weitere ärztliche Hilfestellung, so daß die Mehrzahl der Patientinnen mehrere Kinder nach erfolgreicher Tubenrekanalisierung gebären.

Mikrochirurgische Behandlung

Die konventionelle Chirurgie ist wegen der deutlich niedrigeren Geburten- und Schwangerschaftsrate zugunsten der Mikrochirurgie, d.h. Operation mit feinsten Instrumenten, weitgehend verlassen worden.

Techniken. Bei der mikrochirurgischen Tubenrekonstruktion kommen verschiedene Techniken zum Einsatz:

- Adhäsiolyse, d.h. Lösen von Verwachsungen im Bereich des Ovars (Ovariolyse), der Tuben (Salpingolyse) und außerhalb des inneren Genitals.
- Rekonstruktive Eingriffe an der Tube sind:
  - Neo-Implantationen der Tube nach Resektion des proximalen verschlossenen Tubensegments oder
  - tubotubare Anastomose, wobei das okkludierte Tubensegment reseziert wird und die Tubenenden miteinander verbunden werden unter Wiederherstellung eines Tubenlumens.
  - Bei Verschluß des distalen Tubenendes d.h. des Fimbrientrichters kann eine Salpingoneostomie (Herstellung eines neuen Ostium) oder eine
  - Fimbrioplastik (Rekonstruktion vorhandener Fimbrien) erfolgen.

Die Entscheidung welche Technik der Tubenchirurgie eingesetzt wird, ist abhängig von den anatomischen Verhältnissen bei der einzelnen Patientin.

Indikation. Die Indikation zur rekonstruktiven Tubenchirurgie ergibt sich aus dem unerfüllten Kinderwunsch eines Paares bei nachgewiesenem Tubenschaden nach Ausschluß einer männlichen Infertilität. Bei zusätzlicher männlichen Infertilität hat die extrakorporale Befruchtung, ggf. mit intrazytoplasmatischer Spermieninjektion (ICSI) höhere Erfolgsraten als die Mikrochirurgie. Die höchsten Schwangerschaftsraten ergeben sich bei mikrochirurgischer Refertilisierung nach vorrausgegangener Sterilisation.

Kontraindikationen. Kontraindikationen für die Mikrochirurgie sind: floride Entzündungen, Tuberkulose (TBC), Fehlen von mehr als 2/3 der Pars ampullaris, Gesamttubenlänge von weniger als 4 cm und langstreckige Obliteration der Tube.

Relative Kontraindikationen sind: Alter der Patientin über 39 Jahre, schwere männliche Infertilität, Zweiteingriff nach Mikrochirurgie, Doppelverschluß (proximaler und distaler Tubenverschluß), „frozen pelvis" oder eine ausgeprägte Tubenwandpathologie.

Nach erfolgreicher mikrochirurgischer Operation treten die meisten Schwangerschaften innerhalb der nächsten 1,5 Jahre ein. Tritt nach dieser Zeit keine Schwangerschaft ein, ist dies nicht zwangsläufig gleichbedeutend mit einer Reokklusion der Tube. 2 Jahre nach mikrochirurgischer Tubenrekonstruktion sollten dennoch alternative Möglichkeiten der Sterilitätstherapie, meist In-vitro-Fertilisation (IVF) eingesetzt werden.

Der Entschluß für oder gegen eine mikrochirurgische Tubenrekonstruktion ist abhängig von der zu erwartenden Erfolgsrate, die von Ausprägung und Lokalisation des Tubenschadens abhängt. So liegt die Schwangerschaftsrate nach mikrochirurgischer Fimbrioplastik zwischen 56 und 66% und bei mikrochirurgischer Salpingoneostomie zwischen 18 und 42%.

Bei mikrochirurgischer Reananstomose liegen die Schwangerschaftsraten in Abhängigkeit von der Lokalisation der Tubenschadens zwischen 44 und 93%.

Laparoskopische Behandlung

Der Vorteil der operativen Laparoskopie liegt in der im Vergleich zur Laparotomie reduzierten Traumatisierung und der schnellen Rekonvaleszenz der Patientin. Die distale Tubenpathologie, inbesondere leichte, peritubare Adhäsionen sowie dünnwandige Hydrosalpingen und Tubenphimose lassen sich per Laparoskopie therapieren. Nach operativer Tubenchirurgie mittels Laparoskopie werden Geburtenraten von bis zu 63% erzielt. Dies entspricht in etwa den Ergebnissen nach mikrochirurgischer Operation.

Die Behandlung der proximalen Tubenpathologie mittels der operativen Laparoskopie ist problematisch, da die Präparation einer Anastomose unter Erhalt des Tubenlumens im proximalen Tubenabschnitt extrem schwierig ist.

Tuboskopische Behandlung

20–25% der Tubenpathologie gehen auf eine proximale Tubenokklusion (PTO) zurück. Mögliche Okklusionsursachen sind die Salpingitis isthmica nodosa (tubare Endometriose), Polypen und Entzündungen mit Adhäsionen und reversiblen Obliterationen (Pluges) und als Spätzeichen Fibrose. Es ist von entscheidender Bedeutung zwischen irreversiblen und reversiblen Obliterationen, funktionellen Spasmen und Schleimhautabnormalitäten zu differenzieren. Bei der histologischen Aufarbeitung von Tubengewebe nach Exzision und Refertilisierung einer PTO kann in bis zu 60% ein normal histologischer Befund erhoben werden. In diesen Fällen sind passagere funktionelle Störungen oder reversible Veränderungen zu vermuten, die Ursachen der erhöhten Schwangerschaftsraten nach Hysterosalpingographie bzw. Chromopertubation sein könnten.

Erste Ansätze zur Behandlungen der Tubenokklusionen wurden bereits Mitte des 19. Jahrhunderts beschrieben. Neuere Versuche unter hysterosalpingographischer Kontrolle die PTO mit einem Ballonkatheter zu behandeln, beruhen letztendlich auf dem blinden Einsatz eines koaxialen Katheters zur Sprengung der Obstruktion unter Zuhilfenahme der taktilen Fähigkeit des Operateurs. Durch Kombination von Laparoskopie und transzervikaler Tuboskopie mittels eines evertierenden Kathetersystems ist es mittlerweile möglich, unter gleichzeitiger optischer Kontrolle den Verschluß zu lokalisieren und zu überwinden.

Der Vorteil der transzervikalen Tubendilatation liegt in der geringen Invasivität und Kürze der Operation. Von Nachteil ist die Perforationsrate der Tube, deren Relevanz zur Zeit noch unklar ist, so wie auch die Rate der postoperativen Reokklusion. Durch die transzervikale tuboskopische Technik wie Katheterisierung und Ballondilatation ist die PTO in bis zu 60% therapierbar.

5.10 In-vitro-Fertilisation und Embryotransfer

Allgemeine Aspekte

In unserer Gesellschaft betrifft die ungewollte Kinderlosigkeit ca. 12–15% der verheirateten Paare. Die Hauptursachen sind die tubare, endokrine, idiopathische und die männliche Sterilität.

Unter der IVF-Methode und Embryotransfer versteht man die Befruchtung von Oozyten, die durch vaginale ultraschallgesteuerte Punktion gewonnen werden und dann im Reagenzglas mit dem Sperma des Partners in vitro inseminiert und fertilisiert werden. 40–50 h später werden sie dann als Frühembryos im Vier- bis Achtzellstadium in das Cavum uteri übertragen.

Die Patientinnengruppen, die von der seit Ende der 70er Jahre angewandten In-vitro-Fertilisation (IVF) profitierten, waren Patientinnen mit tubarer Sterilität und Patienten mit geringer Subfertilität.

Die erste Schwangerschaft durch IVF mit transzervikaler Rückführung des Embryos in die Gebärmutter (Embryotransfer) und daraus resultierender Geburt von Luise Brown gelang 1978 Steptoe und Edwards nach laparoskopischer Aspiration einer Eizelle im Spontanzyklus.

Gesetzliche Voraussetzungen

Gemäß den Richtlinien der Bundesärztekammer können die In-vitro-Fertilisation und der Embryotransfer nur bei Ehepaaren im homologen System (keine Samenspender) vorgenommen werden. Ausnahmen bedürfen einer positiven Einzelfallentscheidung der jeweiligen Ethikkommission bei der zuständigen Ärztekammer.

Das Gesetz zum Schutz von Embryonen (Embryonenschutzgesetz) vom 13.12. 1990 regelt den rechtlichen Rahmen zur Durchführung der In-vitro-Fertilisation. Danach sind die Möglichkeiten der Leihmutterschaft und der Eizellspende ausgeschlossen, wie dies z.B. in England möglich ist. Es dürfen innerhalb eines Zyklus nicht mehr als 3 Embryonen übertragen werden. Auch dies ist in anderen europäischen Ländern nicht gesetzlich begrenzt mit dem Ergebnis einer deutlich erhöhten Rate an Mehrlingsgraviditäten (insbesondere Tripletts und Quadtripletts). Die Geschlechtswahl (sexing) und das Klonen sind ausdrücklich verboten.

Ovarielle Stimulationsbehandlung

Von großer Bedeutung bei der IVF-Behandlung ist die Gewinnung mehrerer befruchtungsfähiger Oozyten, da mit der Anzahl der später transferierten Embryonen (max. 3) die Schwangerschaftsrate steigt. Durch eine ovarielle Stimulation wird das Heranreifen mehrerer Oozyten in den Ovarien induziert. Hierfür stehen mehrere Behandlungsschemata zur Verfügung. Anfangs wurden Clomifencitrat- bzw. HMG-Stimulationen favorisiert. In den letzten Jahren hat sich aber zunehmend die kombinierte Gonadotropin/GnRH-Agonisten-Behandlung durchgesetzt.

(Einzelheiten zu Clomifen, HMG und FSH, s. Kap. 5.9.1 Behandlungsmethoden bei ovariellen Funktionsstörungen.)

Gonadotropin-Releasinghormon-Agonisten (GnRH-a). Die Isolierung und Charakterisierung des GnRH-Moleküls durch Schally 1971 ermöglichte wesentliche Fortschritte in der Untersuchung der Hypothalamus-Hypophysen-Achse. Bei den GnRH-a handelt es sich um synthetische Deka- oder Nonapeptide mit – im

Vergleich zum natürlichen GnRH-Molekül – geringen Veränderungen der Aminosäuresequenz. Die Substanzen zeichnen sich durch eine 100 bis 200 fach höhere Bindungsaffinität zu den GnRH-Rezeptoren der Adenohypophyse aus und haben eine längere Halbwertzeit.

Die Wirkung der GnRH-a liegt in der Suppression der endogenen Gonadotropinsekretion der Hypophyse (Down-Regulation). Initial tritt jedoch ein sogenannter „Flare-up-Effekt" d.h. ein Anstieg von LH und FSH im Serum durch die Entleerung der endogenen LH- und FSH-Reserven der Hypophyse auf. Die GnRH-a sind in verschiedenen Applikationsformen verfügbar (Nasenspray, Subkutaninjektion, intramuskuläre Injektion) und weisen verschiedene Halbwertzeiten auf. So hält die Wirkung der Depotpräparate z.B. über 4–6 Wochen an.

Die Vorteile der GnRH-a-Applikation bei der IVF-Therapie sind folgende:

- Das Problem vorzeitiger Luteinisierungen durch Ovulationen während der ovariellen Stimulationstherapie mit der Konsequenz von Therapieabbrüchen im IVF-Programm kann durch GnRH-a auf 2% gesenkt werden.
- Aufgrund der niedrigen Gonadotropinspiegel wird eine ovarielle Follikelsynchronisation erreicht, die das Heranreifen mehrerer Oozyten in gleicher Reifungsphase ermöglicht.
- Der negative Einfluß erhöhter LH-Spiegel auf die Follikelreifung, die Eizellqualität und das Entwicklungspotential von Embryonen kann durch GnRH-a nahezu ausgeschaltet werden.
- GnRH-a sind geeignet, die IVF-Behandlung zeitlich zu programmieren, daß die Eizellgewinnung und der Embryotransfer an vorbestimmten Tagen erfolgen können.

GnRH-Antagonisten. Der Vorteil der GnRH-Antagonisten liegt in einer schnellen (innerhalb weniger Stunden) LH- und FSH-Blockade ohne „Flare-up-Effekt". Aufgrund dieser Eigenschaften können die Antagonisten auch zur Vermeidung vorzeitiger LH-Peaks unter ovarieller Stimulation mit Gonadotropinen eingesetzt werden.

Stimulationsprotokolle

Die einzelnen Protokolle für die GnRH-a/HMG-Therapie in IVF-Programmen unterscheiden sich hinsichtlich der Dauer der Behandlung mit GnRH-a und dem Zeitpunkt der GnRH-Applikation innerhalb des Zyklus (Abb. 5.5). Wegen der Möglichkeit der Ovarialzystenbildung durch den Flare-up-Effekt der GnRH-a

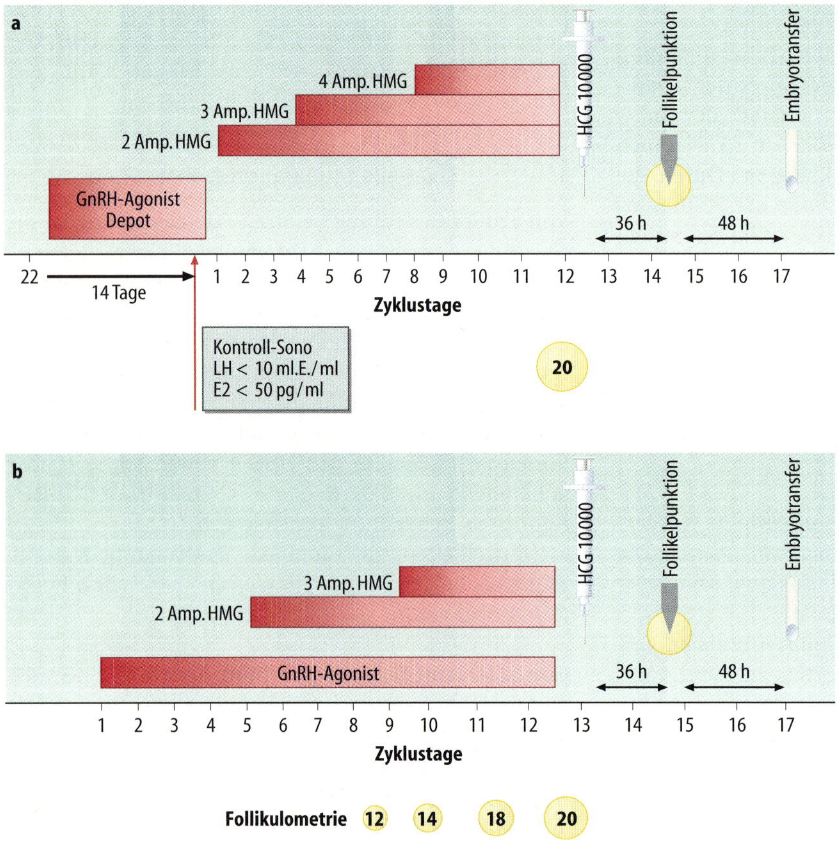

Abb. 5.5. Ovarielle Stimulation mit HMG nach Vorbehandlung mit GnRH-a, Stimulationsablauf im **a** langen und **b** kurzen Protokoll

sollte vor Gonadotropingabe eine Sonographie der Ovarien erfolgen.

Kurzprotokoll. In diesem Protokoll wird der initiale „Flare-up-Effekt" von LH und FSH für die Stimulation synergistisch mit den applizierten Gonadotropinen genutzt und gleichzeitig die Follikelreifung vor vorzeitiger Ovulation geschützt. Im Kurzprotokoll kommen GnRH-a vom 1. Zyklustag bis zum Tag, an dem die Kriterien für die Ovulationsinduktion mit HCG erfüllt sind, zur Anwendung. Die HMG- oder FSH-Applikation beginnt parallel mit dem Zyklusbeginn.

Langprotokoll. Im langen Protokoll wird der Beginn der GnRH-a-Behandlung meist in die 2. Zyklushälfte des Vorzyklus gelegt, während die Gonadotropintherapie erst nach Einsetzen der hypophysären Suppression beginnt. Die Stimulation im Langprotokoll mit der GnRH-Depot-Applikation in der frühen Lutealphase (18.–22. Zyklustag) ist das z.Zt. häufigste Schema in den IVF-Programmen. 10–15 Tage nach Beginn des GnRH-a-Einsatzes und nach Abbruchblutung erfolgt ein sonographischen Ausschluß von Ovarialzysten, eine E2-Bestimmung (unter 40 pg/ml) und der Ausschluß einer Gravidität. Die ovarielle Stimulation besteht dann in einer täglichen HMG- und/oder FSH-Applikation mit einer individuellen Anpassung der Dosierung an die ovarielle Reaktion, die durch transvaginale sonographische Follikulometrie und die Bestimmung des Östradiolspiegels kontrolliert wird.

Die Vorteile des Langprotokolls gegenüber dem kurzen Protokoll ergibt sich aus der sicheren Blockade erhöhter LH-Werte und damit der geringeren vorzeitigen Luteinisierung. Allerdings wird dieser Vorteil mit einem deutlich höheren Verbrauch an Gonadotropinen zur Stimulation erkauft. Die geringe Ausfallrate von Patientinnen durch vorzeitige Luteinisierungen sowie höhere Schwangerschaftsraten und niedrigere Abortraten rechtfertigen aber den Einsatz von GnRH-a im IVF-Programm.

Ultralangprotokoll. Die Indikationen für die langdauernde (3–6 Monate) GnRH-a-Therapie in der IVF sind sehr heterogen. Vor allem profitieren Patientinnen mit einer Endometriose und PCOS von einer längerfristigen „Down-regulation" im Vergleich zum Kurzprotokoll durch eine höhere Schwangerschaftsrate.

Ovulationsauslösung

Humanes Choriongonadotropin (HCG). Die Ovulationsauslösung mit HCG ist die Standardtherapie in IVF-Zyklen. Die Vorteile ergeben sich aus der exakten Terminierung der Eizellgewinnung und der gleichzeitigen Prävention der Lutealinsuffizienz. Die Vorgänge, die durch HCG als Ersatz für LH in Gang gesetzt werden, bestehen in der Luteinisierung der Granulosazellen, dem Übergang von der Östrogen- zur Progesteronproduktion, der Wiederaufnahme der Meiose und der Eizellreifung. Die Ovulationsauslösung mit 10 000 IE HCG sollte erfolgen, wenn der sonographische Leitfollikel eine Größe von ca. 18–20 mm erreicht hat und die Gesamtöstrogenkonzentration umgerechnet bei ca. 300 pg Östradiol pro reifem Follikel liegt. Der entscheidende Nachteil der Ovulationsauslösung mit HCG ist die mögliche Auslösung eines Hyperstimulationssyndromes bei Risikopatienten mit PCO-Syndrom und E2-Werten >3 000 pg/ml unter der Stimulationstherapie. Dieser Nachteil wird durch die längere Halbwertzeit des HCG gegenüber dem natürlichen LH (2–3 Tage vs. 1–2 h) verstärkt.

Rekombinantes LH. Neben HCG kann LH, daß seit neustem auch rekombinant hergestellt wird, den natürlichen LH-Peak ersetzen (z. Zt. nur in Studien).

Therapieabbruch. Indikationen für einen Therapieabbruch sind gegeben bei:

- insuffizienter Follikelreifung: Die gewonnenen Eizellen sind unreif und die Fertilisierung bleibt aus.
- vorzeitiger Luteinisierung bzw LH-Anstieg oder Progesteronanstieg: Die punktierten Oozyten sind häufig degeneriert und nicht befruchtungsfähig.
- drohendes schweres Überstimulationssyndrom (Ovarienhyperstimulationsyndrom OHSS): Bei frühzeitigem Verdacht auf Entwicklung eines OHSS ist wegen der Gefahr für die Patientin ein Therapieabbruch gerechtfertigt.

Follikelpunktion

Zu Beginn der IVF-Behandlungen erfolgte die Follikelpunktion zur Eizellgewinnung über eine Laparoskopie. Dank der Weiterentwicklung der transvaginalen Sonographie erfolgt die Follikelpunktion heutzutage auf transvaginalem Weg unter sonographischer Kontrolle. Jeder einzelne Follikel wird sonographisch dargestellt und mittels einer feinen Kanüle punktiert. Der Inhalt des Follikels und die darin enthaltende Oozyte wird über eine elektronisch gesteuerte Vakuumpumpe aspiriert und in einem Auffangröhrchen gesammelt.

Spermaaufbereitung

Das durch Masturbation gewonne Ejakulat muß vor Kontakt mit den Oozyten aufbereitet werden. Morphologisch normale und motile Spermien sollen dabei in möglichst hoher Konzentration gewonnen und zelluläre Bestandteile, Debris, Mikroorganismen, Seminalplasma und Agglutinate, welche die Fertilisierung behindern, entfernt werden. Zur Anwendung kommen dabei mehrere Methoden, wobei je nach Spermiogramm das adäquate Aufbereitungsverfahren verwendet wird:

- Percoll zur Konzentration motiler Spermien.
- Glaswollfiltration zur Konzentration morphologisch normaler Spermien.
- Zentrifugation zur Konzentration seminalplasmafreier Spermien.
- Swim-up zur Konzentration motiler und morphologisch normaler Spermien.
- Mini-Swim-up zur Konzentration motiler und morphologisch normaler Spermien bei extremem OAT-Syndrom.

Methoden der Fertilisierung und Spermiengewinnung

Bei der IVF-Behandlung werden Oozyten und Spermien in-vitro kultiviert, mit Eintreten einer spontanen Fertilisierung oder zusätzlich wird die Mikroinjektion zur assistierten Fertilisierung angewandt.

Die Entwicklung der Mikroinjektion resultierte aus den schlechten Fertilisationsraten bei deutlicher männlicher Subfertilität.

Die Indikationen für die Mikroinjektion sind: Fertilisierungsraten unter 10% nach konventionellen IVF, Akrosomendefekte, ausgeprägte Oligoasthenoteratozoospermie (OAT), immunologische Sterilität, Azoospermie infolge Verschluß der ableitenden Samenwege, retrograde Ejakulation und Anejakulation.

Gab es vor der Entwicklung der Mikroinjektion bei ausgeprägter OAT, außer bei hypogonadalem Hypogonadismus keine Therapieansätze, so ist es jetzt selbst bei Azoospermie mittels mikrochirurgischer epididymaler Spermienaspiration (MESA), testikulärer Spermienextraktion (TESE) oder perkutaner Spermienaspiration (PESA) möglich, Spermien zu gewinnen, um dann die Mikroinjektion durchzuführen. Diese extrem aufwendige Therapie weist jedoch geringere Erfolgsraten auf als die IVF-Behandlung ohne assistierte Fertilisation (Abb. 5.6).

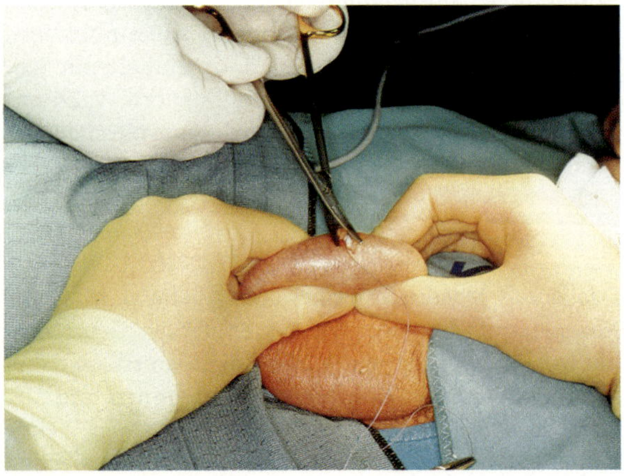

Abb. 5.6. Hodenbiopsie für testikuläre Spermatozoenextraktion (TESE)

Assistierte Fertilisation – Mikroinjektion. Bei eingeschränkter Samenqualität scheitert die Fertilisation der Oozyte häufig bereits daran, daß das Spermatozoon nicht die Zona pellucida (ZP) durchdringen kann. Gordon und Talansky beschrieben erstmals 1987 und 1988 das Durchbohren der Zona pellucida (Zona „drilling") mit vorsichtig aufgebrachter, angesäuerter Tyrode-Lösung. Cohen et al. gelang es erstmalig, bei eingeschränkter männlicher Fertilität nach mechanischer Öffnung der Zona pellucida mittels einer Glaspipette eine Schwangerschaft zu erzielen („Partial Zona Dissection", PZD). 1987 wurde erstmals von Laws-King und Ng über Fertilisationen mit nachfolgenden Schwangerschaften durch das mechanische Einbringen einzelner Spermien in den perivitellinen Raum berichtet („Subzonal Insemination", SUZI).

Bei allen diesen sogenannten Mikroinjektionsmethoden muß eine motile Samenzelle die Verschmelzung mit der Ooplasmamembran selbst erreichen, weshalb oft eine Befruchtung ausbleibt.

1992 berichteten Palermo et al. über Fertilisationen mit nachfolgenden Schwangerschaften durch die direkte Injektion eines Spermiums in das Zytoplasma („Intra-Cytoplasmic-Sperm-Injection", ICSI), jene Technik, welche nun den medizinischen Durchbruch bei der Behandlung der ausgeprägtesten männlichen Infertilitäten bedeutet und schon nach kurzer Zeit zur Methode der Wahl aller Mikrofertilisationsverfahren wurde.

Technik und Durchführung der intrazytoplasmatischen Spermiuminjektion (ICSI). Bei der intrazytoplasmatischen Spermiuminjektion wird die letzte Barriere zum Zytoplasma der Eizelle, das Oolemma, überwunden. Bei einer 200 fachen Vergrößerung wird eine Samenzelle immobilisiert und mittels einer Injektionspipette aufgenommen. Die Oozyte wird mit der Haltepipette angesogen, so daß der Polarkörper entweder oben (12 Uhr) oder unten (6 Uhr) zu liegen kommt. Die Injektionspipette wird dann in die Oozyte und in das Zytoplasma eingestochen und die Samenzelle injiziert (Abb. 5.7).

ICSI und Fehlbildung. Seit Anwendung der Mikroinjektion gibt es Diskussionen über die Fehlbildungsrate nach ICSI, da durch diese Methode die natürliche Auslese der Samenzellen umgangen wird. In der Auswertung der Studien ergab sich weder ein höheres Abort- noch Fehlbildungsrisiko gegenüber spontan entstandenen Schwangerschaften. In einer pädiatrischen Follow-up-Studie wurden 130 durch ICSI konzipierte Kinder mit 130 durch Standard-IVF gezeugten Kindern verglichen. Auch hierbei ergaben sich hinsicht-

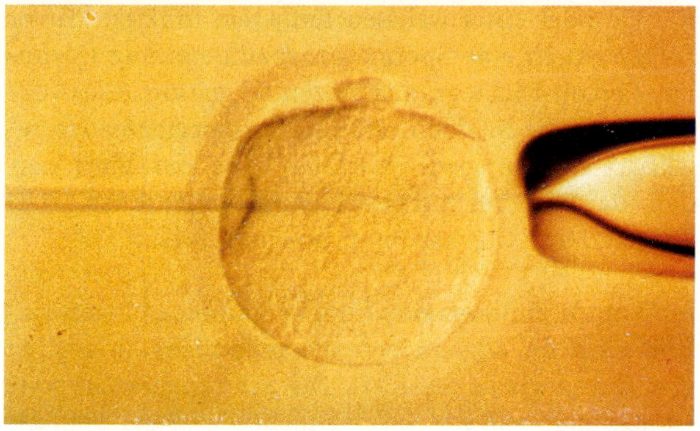

Abb. 5.7. Injektionsvorgang bei der intrazytoplasmatischen Spermieninjektion (ICSI)

lich kongenitaler Anomalien und chromosomaler Defekte keine Unterschiede. Obwohl die Geburt des ersten durch IVF mit ICSI gezeugten Kindes erst wenige Jahre zurückliegt, geht man davon aus, daß keine erhöhte Fehlbildungsrate durch ICSI induziert wird.

Elektronenmikroskopische Untersuchungen an Spermatozoen zum Ausschluß schwerster Gametendefekte bei denen eine extrem geringe Fertilisierungschance zu erwarten wäre, sind sehr aufwendig. Eine humangenetische Untersuchung des Ehemanns wird bei schwerer OAT, Azoospermie und monomorphen Defekten angeraten, da eine balanzierte chromosomale Aberration Ursache der Fertilisierungsstörung sein könnte und ggf. unbalanziert an Nachkommen weitergegeben werden kann.

Fertilisationsbeurteilung

16 bis 18 h nach der Insemination bzw. Mikroinjektion werden die Oozyten auf das Vorhandensein von Vorkernen d.h. männliche und weibliche Genome, untersucht. Falls mehr als drei Oozyten Vorkerne zeigen, können die überzähligen Oozyten im Pronukleusstadium kryokonserviert werden. Eine Kryokonservierung von Embryonen ist in Deutschland nicht erlaubt.

Embryotransfer

48 h nach Eizellgewinnung werden entsprechend des Embryonenschutzgesetzes maximal 3 Embryonen intrauterin transferiert. Hierbei ist es entscheidend, daß der Transfer atraumatisch erfolgt.

Lutealphasenunterstützung

Bei der ovariellen Stimulation ist unter Einsatz eines GnRH-a die Gelbkörperfunktion durch die prolongierte Reduktion der LH-Sekretion gestört mit der Folge einer verkürzten Lutealphase. Deswegen ist die Lutealphasenunterstützung mit HCG oder Gestagenen Standardtherapie. Letztere werden bei erhöhtem Risiko für ein ovarielles Hyperstimulationssyndrom (OHSS: E_2-Werte >3000 pg/ml zum Zeitpunkt der Follikelpunktion) bevorzugt eingesetzt.

Erfolgsrate

Die Erfolgsrate der IVF/ICSI-Methode hängt von einer Reihe von Faktoren ab. Zu diesen zählen insbesondere das Alter der Patientin, das Ausmaß der männlichen Infertilität, die Anzahl der übertragenen Embryonen und das Ausmaß der ovariellen Funktionsstörung. Die Schwangerschaftsrate nach IVF liegt berechnet pro Punktion bei 18,5% und pro Embryotransfer bei 25%. Ca. 15% dieser Schwangerschaften enden in einem Frühabort. Die Schwangerschaftsraten nach IVF mit ICSI liegen pro Transfer gerechnet etwas höher, bei 28%. Die kumulative Schwangerschaftsrate für IVF bei verschiedenen Indikationen (tubar, andrologisch, idiopathisch) ist 75,5% nach insgesamt 7 und mehr IVF-Zyklen. Die Rate an Mehrlingsschwangerschaften liegt bei etwa 15–20%, wobei mit 3–4% Drillings- bzw. 0,1% Vierlingsschwangerschaften zu rechnen ist. Letztere sind durch das Auftreten von monozygoten Gemini zu erklären. Von einem Erfolg dieser Methode sollte man nur dann sprechen, wenn eine Schwangerschaft nicht nur induziert, sondern auch ausgetragen wird und mit der Geburt eines gesunden Kindes endet („Baby-take-home“). Aborte oder gar die sog. biochemischen Schwangerschaften, die nur durch den Nachweis von Choriongonadotropinen belegt wurden, sind für die Patientin kein Erfolg. Auch die hohe Rate an Mehrlingsschwangerschaften, die mit einer deutlich höheren Morbidität und Mortalität für Mutter und Kinder einhergehen, sind kritisch zu betrachten. Um dieses Risiko zu minimieren, könnten – jedoch auf Kosten der Schwangerschaftsrate – weniger als 3 Embryonen in utero transferiert werden, was insbesondere bei jüngeren Patientinnen mit höherer Schwangerschaftsrate zu bevorzugen ist. Durch die Senkung der Mehrlingsrate kann die Frühgeburtlichkeit der Kinder, die eines der Hauptprobleme der Mehrlinge ist, reduziert werden. Bei Transfer von mehr als 3 Embryonen, wie außerhalb von Deutschland üblich, können höhergradige Mehrlingsgraviditäten mit extrem hohem Abortrisiko oder Frühgeburtlichkeit resultieren. In Kenntnis der schlechten Überlebensrate werden „Embryoreduktionen“ durchgeführt. Unter Embryoreduktion oder Embryozid wird das Abtöten einzelner Embryonen meist durch intrakardiale Kaliumchlorid-Injektion verstanden. Risiken des Eingriffs sind: vorzeitige Wehen, Infektion, Abort und dadurch Verlust der gesamten Schwangerschaft, sowie psychologische Probleme bei den Eltern. Der Eingriff ist insgesamt sehr kritisch zu bewerten nicht nur wegen der hohen Abortrate, sondern vor allem aufgrund der ethisch-moralischen

Problematik, da die Reduktion der Mehrlingsgravidität durch eine verminderte Anzahl transferierter Embryonen zu vermeiden wäre.

> **!** Die ovarielle Stimulation zur IVF/ICSI-Behandlung erfolgt meistens mit GnRH-a-Depot und HMG/FSH. Es resultiert eine „Baby-take-home"-Rate von ca. 18%.

DER FALL

Anamnese. 33jährige Patientin, voraus geht eine spontan eingetretene Schwangerschaft in gleicher Ehe, welche per sekundärer Sectio mit Endomyometritis im Wochenbett beendet wurde, bis vor 2 Jahren Spiralenträgerin, regelmäßige Zyklen, seit 2 Jahren erneuter Kinderwunsch.

Befunde. Normales Hormonprofil, bei der diagnostischen Laparoskopie zeigt sich ein Verwachsungsbauch, die Chromopertubation ist negativ bei dickwandiger Sactosalpinx, die Tuboskopie zeigt rarifizierte Schleimhaut, der Ehemann hat eine Normozoospermie.

Diagnose. Tubare Sterilität

Therapie. In Bezug auf den Kinderwunsch ist in Anbetracht des laparoskopischen Befundes eine IVF-Behandlung indiziert, die aufgrund des Alters der Patientin sowie der Normozoospermie gute Erfolgsaussicht hat.

5.11 Inseminationsbehandlungen

Homologe Insemination

Die Übertragung des durch Masturbation gewonnenen Spermas des Partners in den Uterus erfolgt zum Zeitpunkt der Ovulation. Vorraussetzung für die Konzeption ist das Vorhandensein einer Tubendurchgängigkeit. Die Technik und Indikationen werden dargestellt.

Technik. Das Sperma wird in einer Plastikkappe vor die Portio gelegt oder kleine Mengen direkt in den Zervikalkanal, Corpus uteri oder Tube mit Hilfe einer Kanüle oder eines weichen Katheters injiziert. Zuvor sollten durch eine Spermatozoenaufbereitung (Swim-up, Percoll-Dichtegradientenzentrifugation, Glaswollfiltration) die intakten und motilen Spermatozoen selektiert werden sowie Prostatasektete extrahiert werden, da diese bei intrauteriner Inseminationen (IUI) schmerzhafte Uteruskontraktionen bewirken.

Indikation. Indikationen für eine homologe Insemination sind im allgemeinen die männliche Infertilität und die zervikale Sterilität. Die Schwangerschaftsrate ist abhängig von der Spermaqualität und der Follikelanzahl und nimmt mit der Zahl der IUI-Zyklen ab. Als Konsequenz sollte nach 4–6 IUI-Zyklen in Kombination mit der Gonadotropinstimulation bei durchgängigen Tuben eine extrakorporale Fertilisierung erfolgen (Tabelle 5.8).

DER FALL

Anamnese. 29jährige Patientin mit normalem Zyklus, Z.n. einer Schwangerschaft mit anderem Partner, Kinderwunsch seit 2 1/2 Jahren.

Befunde. Normales Hormonprofil, unauffälliger Ultraschall, der mittzyklisch durchgeführte Postkoitaltest zeigt unbewegliche Spermien bei normalem Zervixschleim, das daraufhin erstellte Spermiogramm bestätigt die Motilitätseinschränkung.

Diagnose. Männliche Infertilität

Therapie. Ovarielle Stimulation und homologe intrauterine Insemination nach Spermaaufbereitung.

Heterologe (donogene) Insemination

Bei diese Form der Insemination werden Spermien eines fremden – in der Regel anonymen – Spenders verwendet. Die Indikation zur heterologen Insemination ist bei extremer männlicher Infertilität (insbesondere der Azoospermie) gegeben. Dank der Weiterentwicklung der IVF-Technik durch die intrazytoplasmatische Spermainjektion (ICSI) mit der Spermagewinnung aus dem Hoden (MESA, TESE, PESA, s. Kap. 5.10 IVF) wird diese Therapie zunehmend seltener eingesetzt.

Tabelle 5.8. Indikationen zur homologen Insemination

Von seiten des Mannes	Von seiten der Frau	Von seiten des Paares
Parvisemie	Gestörte Zervixfunktion (Dysmukorrhoe, Spermatozoen-Antikörper bei der Frau)	Gestörte Spermatozoen-Mukus-Interaktion (negativer Postkoitaltest)
Impotentia coeundi	Faktoren, die eine vaginale Deponierung unmöglich machen (z. B. Scheidenstenose, Dyspareunie)	psychologische Indikationen
OAT		
Retrograde Ejakulation		
Spermatozoen-Antikörper beim Mann		

Die heterologe Insemination ist mit großer Verantwortung für den Arzt verbunden, da sie mit ethischen, rechtlichen und medizinischen Problemen behaftet ist. Die medizinischen Einwände betreffen die Übertragung von Infektionen oder Erbkrankheiten des Spenders auf die Patientin. Die rechtlichen Einwände umfassen zwei Komplexe:

- Die Anonymität des Spenders einerseits und das Recht eines jeden Einzelnen auf Wissen um die Abstammung.
- Der zweite Komplex umfaßt mögliche Unterhaltsansprüche des Kindes gegenüber dem Spender und ersatzweise gegenüber dem Arzt.

Die ethisch-moralischen Einwände betreffen neben den Gesichtspunkten in der Paarbeziehung Schuldgefühle, den Verlust der natürlichen Familienstruktur aber auch mißbräuchliche Anwendung der Technik zur „Menschenzucht" und zur Fortpflanzungsmanipulation. So kann in den USA der Spender anhand eines Kataloges mit Photo und Lebenslauf ausgewählt werden. Wenn ein Arzt für sich keine unüberwindbaren Bedenken gegen eine heterologe Insemination hat und bereit ist, diese Hilfestellung zu geben, sollten zuvor in einem ausführlichem Aufklärungsgespräch die Patientin und ihr Partner über die Problematik der heterologen Insemination und die Alternativen (IVF mit ICSI) aufgeklärt werden. Nach den seit Oktober 1990 gültigen Richtlinien des Bundesausschusses der Ärzte und Krankenkassen über ärztliche Maßnahmen zur künstlichen Befruchtung müssen heterologe Insemination (d.h. auch bei verheirateten Paaren) und auch die mögliche ovarielle Stimulationsbehandlung und deren Überwachung, finanziell von der Patientin selbst getragen werden.

Intratubarer Gametentransfer (Gamete-intra-fallopian tube-transfer GIFT)

Bei dieser Technik werden per Laparoskopie Oozyten und gewaschene und aufbereitete Spermatozoenfraktionen in eine oder beide Tuben gebracht. Die Fertilisation erfolgt dann spontan innerhalb der Tube. Voraussetzung für diese Technik ist die Existenz von mindestens einer funktionsfähigen Tube. In der Regel werden maximal 3 Eizellen mit den aufbereiteten Spermatozoen eingespült. Das GIFT-Verfahren wird in erster Linie bei idiopathischer (unerklärbarer) Sterilität sowie männlicher Infertilität eingesetzt. Darüberhinaus hat sich die Methode bei einigen anderen Sterilitätsursachen (Endometriose, immunologisch bedingte Sterilität) als erfolgreich erwiesen. Allerdings wird sie heute selten durchgeführt.

5.12 Behandlung der immunologischen Sterilität/Infertilität

Bei der Behandlung der immunologischen Sterilität/Infertilität gibt es 3 Therapiekonzepte:

- ***Aktive Immunisierung***: Bei Sterilitätspaaren und Patientinnen mit rezidivierenden Aborten kann man im maternalen und paternalen Serum in einigen Fällen eine übermäßig häufige Übereinstimmung von humanen Leukozytenantigenen finden (HLA-Sharing), wodurch eine Störung im „trophoblast-lymphocyte-crossreacting"-System (TLX) resultieren kann. Die aktive Immunisierung der Patientin erfolgt durch intrakutane, subkutane oder intravenöse Gabe von paternalen oder nicht verwandten Blutspender-Lymphozyten. Dieses Therapiekonzept wird sehr kontrovers diskutiert, so daß es sich nicht als Standardtherapie empfiehlt.
- Der Stellenwert einer ***passiven Immuntherapie*** mit polyvalenten Immunglobulinen ist sehr umstritten. Eine große deutsche plazebokontrollierte Studie wurde 1991 bei fehlendem Wirkungsnachweis vorzeitig abgebrochen.
- Die ***Immunsuppression*** durch Glukokortikoide hat ebenfalls in der Therapie von Sterilitätspaaren und bei Patientinnen mit rezidivierenden Aborten keinen Stellenwert.

5.13 Allgemeinerkrankungen

Allgemeinerkrankungen wie Nierenerkrankungen, Herz-Kreislauf-Erkrankungen, Erkrankungen des Magen-Darm-Trakts, Autoimmunerkrankungen, Nikotinabusus, Alkoholabusus, Eßstörungen und Störungen des Körpergewichts, die einen negativen Einfluß auf die Fertilität ausüben, können durch eine gründliche Anamnese erkannt und fachspezifisch therapiert werden.

5.14 Behandlung der idiopathischen Sterilität

Bei etwa 15 % aller sterilen Paare wird man trotz intensiver Diagnostik keine Ursachen für die Unfruchtbarkeit finden. In dieser Situation ist bei jungen Paaren und kürzer bestehendem Kinderwunsch ein abwartendes Verhalten sinnvoll.

In einer prospektiven randomisierten Multizenterstudie untersuchte die European Society of Human Reproduction and Embryology (ESHRE) verschiedene Therapiemodalitäten bei ungeklärter Sterilität. Hierbei zeigte sich, daß die kontrollierte HMG-Überstimulation, alleine im Vergleich zu einer Kombination mit intrauteriner Insemination, intraperitonealer Insemination, In-vitro-Fertilisation oder Gametentransfer deutlich unterlegen war. Signifikante Unterschiede zwischen den einzelnen Techniken der assistierten Fortpflanzung ergaben sich nicht, die kumulative Schwangerschaftsrate betrug 27% gegenüber 15% bei kontrollierter ovarieller Überstimulation ohne assistierte Befruchtung.

ZUSAMMENFASSUNG

In der Reproduktionsmedizin erfolgten in den letzten 3 Jahrzehnten große Fortschritte. In der Therapie der weiblichen Sterilität können Follikelreifungsstörungen durch eine ovarielle Stimulationsbehandlung mit Gonadotropinen oder Antiöstrogenen behandelt werden. Durch die Entwicklung der minimal-invasiven Chirurgie (MIC) und Mikrochirurgie ist die Rekonstruktion von Tube und Samenwegen sowie die Beseitigung uteriner Sterilitätsursachen mit gutem Erfolg möglich. Die extrakorporale Befruchtung gilt aufgrund der guten Erfolgsaussichten nicht nur als Alternative zur Mikrochirurgie bzw. MIC oder als ultima ratio nach erfolgloser Sterilitätstherapie, sondern hat ihre Berechtigung neben der tubaren Sterilität auch bei männlicher Infertilität. In Kombination mit der assistierten Fertilisierung (ICSI) kann der Kinderwunsch Paaren erfüllt werden, bei denen vor wenigen Jahren lediglich eine heterologe IUI zu einer Schwangerschaft geführt hätte. Besonderes Augenmerk und kritische Auseinandersetzung mit der Sterilitätstherapie verdienen die damit verbundenen Risiken, wie Mehrlingsgraviditäten, das OHSS und der Mißerfolg, die eine ausführliche Aufklärung des Paares vor Therapiebeginn erforderlich machen. Auch bei männlicher Infertilität bedeutet eine Sterilitätstherapie die Behandlung der Frau, da eine kausale Therapie des Mannes nur in seltenen Fällen möglich ist. Trotz der guten Erfolgsaussichten der IVF-Behandlung kann keine Garantie für deren Erfolg gegeben werden, so daß u.U. nach vielen Jahren frustrierender und belastender Sterilitätstherapie der Kinderwunsch nicht erfüllt werden kann. Eine Unterstützung des Paares während und nach der Therapie durch geschulte Psychologen ist wünschenswert.

II Schwangerschaft und Geburt

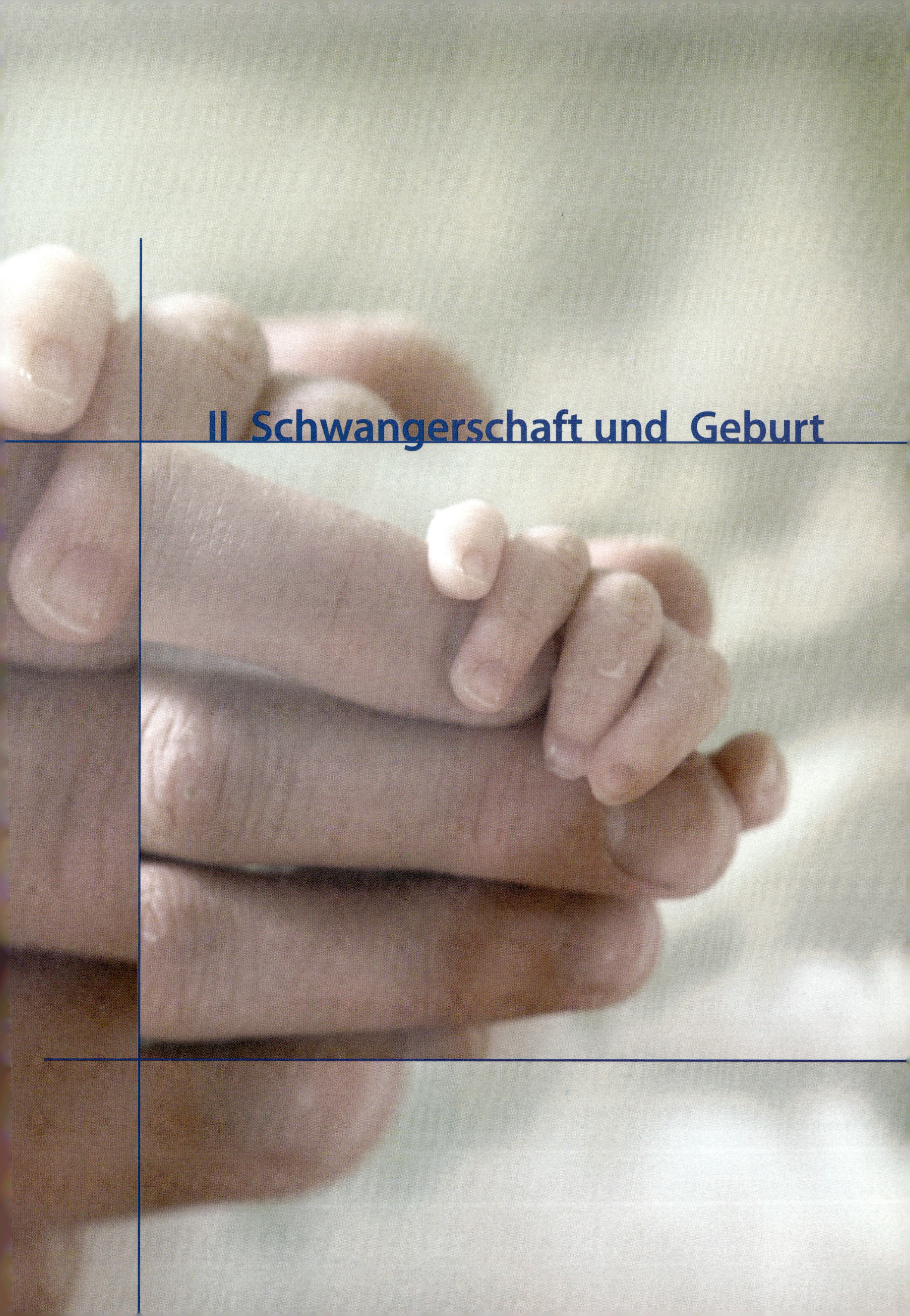

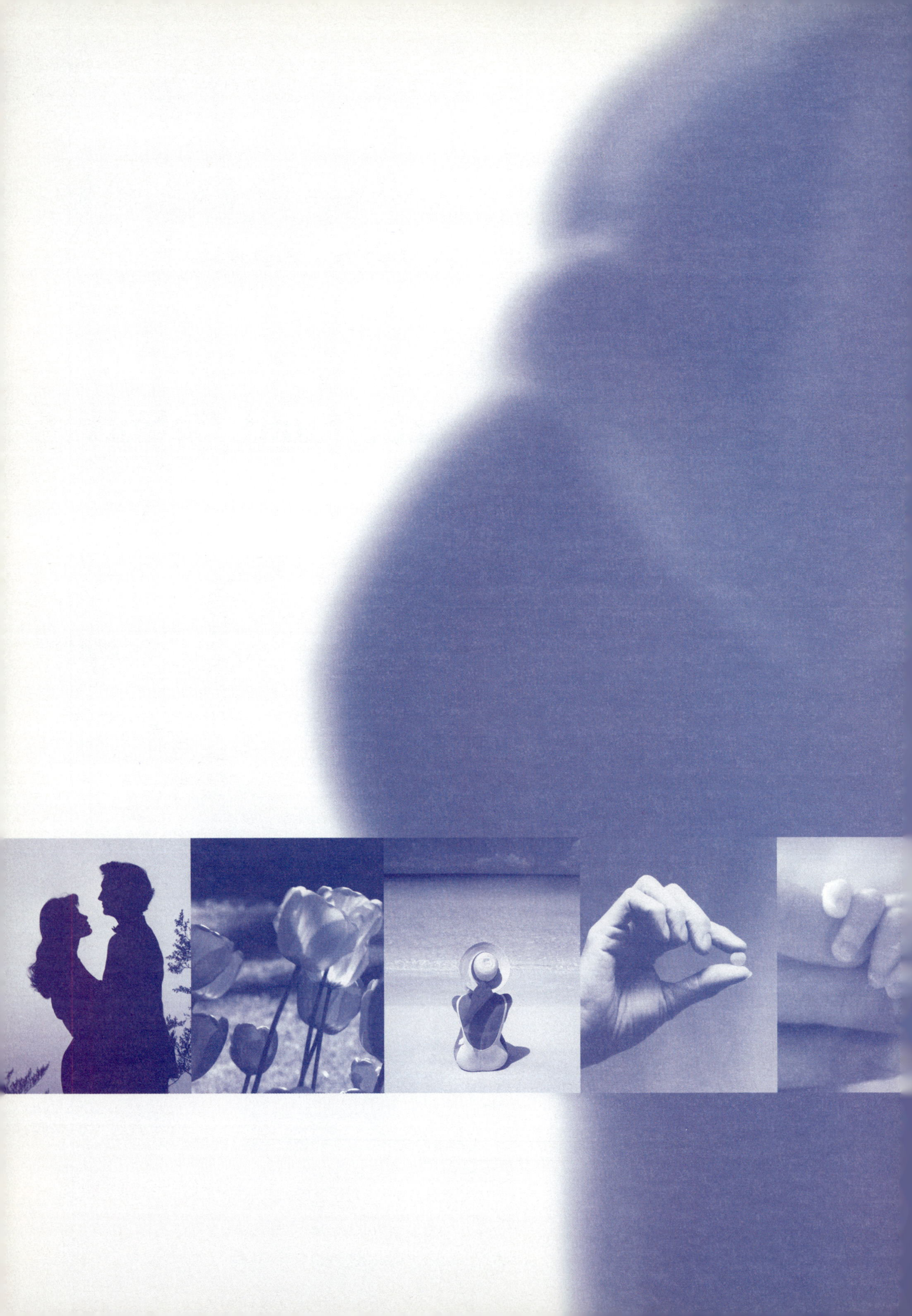

Normale Schwangerschaft und Geburt 6

P. Baumann, A. Geipel, M. Ludwig,
K.-T.M. Schneider und A. Schultze-Mosgau

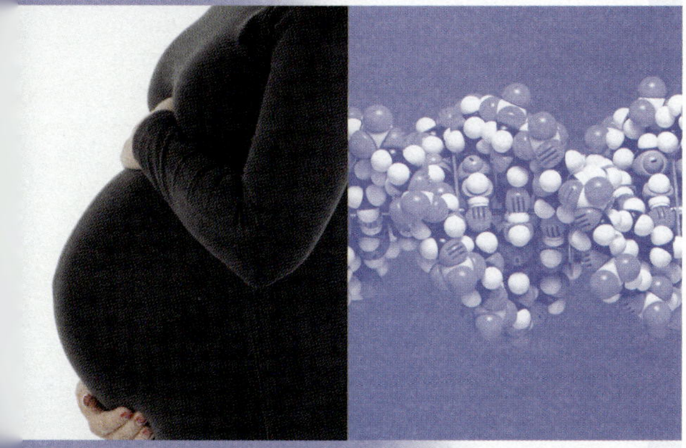

EINLEITUNG

Die Geburt und die ersten Stunden danach sind die risikoreichste Zeit des menschlichen Lebens. Der Übergang von der Fremdversorgung durch die mütterliche Plazenta auf die Eigenversorgung des Neugeborenen mit allen lebensnotwendigen Stoffen erfordert eine tiefgreifende Umstellung des Stoffwechsels und des gesamten Atem- und Herz-Kreislauf-Systems (postpartale Adaptation).

Die Entwicklung eines Menschen aus einer einzigen befruchteten Zelle ist ein komplizierter Vorgang, der auch nicht mit der Geburt, sondern eigentlich erst mit dem Tod abgeschlossen ist. Man unterscheidet dabei zwischen der pränatalen – also vor der Geburt stattfindenden – und der postnatalen Entwicklung. Die postnatale Entwicklung umfaßt alle Prozesse, die nach der Geburt ablaufen: Vom Zähnekriegen während der Kindheit über die Geschlechtsreifung des Jugendlichen bis hin zum Erwachsenenalter und später dann dem körperlichen Abbau im Alter.

Die pränatale Entwicklung läßt sich grob in 3 Abschnitte unterteilen:

- Das Stadium der ersten Zellteilungen umfaßt alle Prozesse von der Befruchtung bis zur Einnistung der befruchteten Eizelle und ist etwa mit dem 10. Tag nach der Befruchtung abgeschlossen.
- Die Entwicklung des Embryos beginnt in der 2. Woche und endet in der 10. Woche nach der Befruchtung mit der Anlage der Organe. Der Kliniker notiert allerdings für die 10. Woche ab erfolgter Befruchtung (= Gestationsalter) bereits die 12. SSW (Schwangerschaftswoche), da er nach dem Datum der letzten Menstruation – post menstruationem (p.m.) – rechnet. Die folgenden Angaben beziehen sich, wenn von SSWs (Schwangerschaftswochen) die Rede ist, auf diese klinische Zählweise.
- Ab der 13. SSW wird der Keim als Foetus bezeichnet. Während des Foetalstadiums erlangt die Frucht die Geburtsreife; besonders in den letzten 2 Monaten kommt es zu einer erheblichen Gewichtszunahme.

6.1 Normale Schwangerschaft: Konzeption und Implantation

M. Ludwig und A. Schultze-Mosgau

Voraussetzung für eine Konzeption ist das Zusammentreffen einer befruchtungsfähigen Oozyte, die sich in der Metaphase II befindet und einem Spermatozoon, das den Kapazitationsvorgang und die akrosomale Reaktion abgeschlossen hat. Der sich entwikkelnde Embryo kann sich im Blastozystenstadium, nach Differenzierung zum Tropho- und Embryoblasten, im Endometrium implantieren und zu einer Schwangerschaft entwickeln.

6.1.1 Follikelreifung und Oogenese

Der heranreifende Follikel bietet der Eizelle das endokrine Milieu, in dem sie ihre Befruchtungsfähigkeit erlangt.

Primärfollikel. In der frühen Phase der ovariellen Entwicklung liegen die Keimzellen dicht zusammen und werden bereits in der Embryonalzeit von flachen Epithelzellen aus dem Rete ovarii und von einer Basalmembran umschlossen und getrennt (Abb. 6.1). Mit der Bildung dieser Primär- oder Primordialfollikel entsteht eine funktionelle Einheit und es beginnt die Follikulogenese. Für die Entwicklung dieser follikularen Struktur ist das Rete ovarii unbedingt erforderlich und bei Entfernung dieses Gewebes ist ein normaler Aufbau der Follikel nicht möglich.

Sekundärfollikel. Während der Primärfollikel von einer einzigen Schicht von Granulosazellen umgeben ist, ist der Follikel im fortgeschrittenen Reifestadium (Sekundärfollikel) von einer dicker werdenden mehrschichtigen Granulosazellschicht umgeben. Die Entwicklung des Sekundärfollikels ist zum einen durch ein Wachstum der Oozyte und zum anderen durch eine Vermehrung der Granulosazellen charakterisiert, in denen bereits ovarielle Steroide (Androgene, Gestagene und Östrogene) synthetisiert werden können.

Tertiärfollikel. Der Übergang vom Sekundär- zum Tertiärfollikel mit Ausbildung der Follikelhöhle ist langsam und kontinuierlich. Die Granulosazellen vermehren sich weiter unter dem stimulierenden Einfluß der Steroide und Gonadotropine (FSH und LH) und eine zunehmende Flüssigkeitsansammlung entwickelt sich im interzellulären Raum der Granulosazellen. Durch die intrafollikuläre Flüssigkeitszunahme kommt es zu einer Auseinanderdrängung der Granulosazellen und dadurch zum Entstehen der Follikelhöhle. Die Eizelle wird durch den Cumulus oophorus

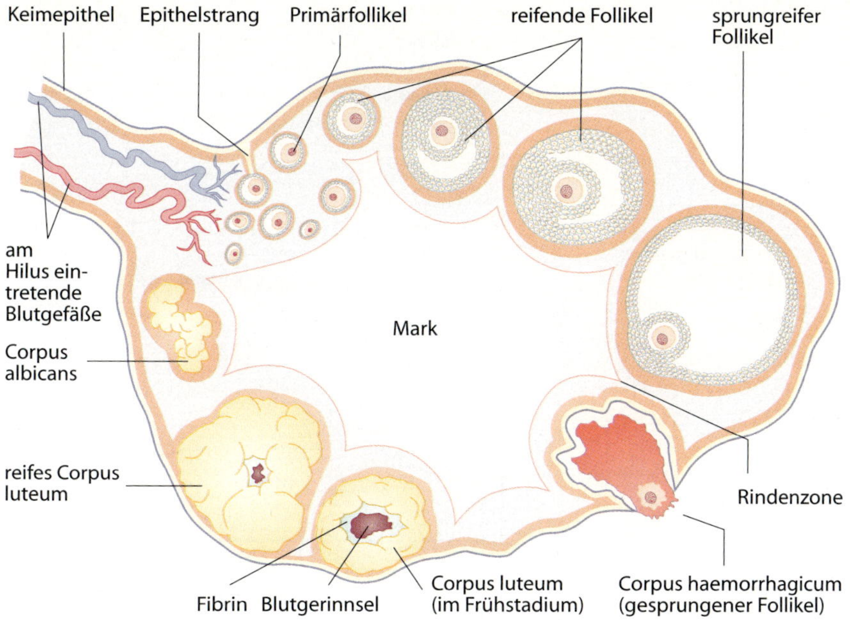

Abb. 6.1. Menschliches Ovar mit Follikelreifung, Ovulation und Entwicklung Corpus luteum

geschützt und im Follikel in eine exzentrische Lage gebracht.

Die Anwesenheit von FSH und Östrogenen in der Follikelflüssigkeit des Tertiärfollikels ist für die weitere Entwicklung der Granulosazellen und das Wachstum von entscheidender Bedeutung. Die Synthese der verschiedenen Steroide ist innerhalb des Follikels einem funktionell bestimmten Anteil zugeordnet. So sind die Granulosazellen ein bevorzugter Ort der Östrogenproduktion, die durch die FSH-abhängige Aromataseaktivität gesteuert wird. Die Androgene hingegen werden hauptsächlich in den Thekazellen unter dem Einfluß des LH stimuliert (Abb. 6.2). Diese Androgene können dann durch die FSH-induzierte Aromatase in Östrogene konvertiert werden. Dieses Zweizell- und Zweigonadotropinkonzept der ovariellen Steroidgenese konnte durch In-vitro-Studien bestätigt werden.

Follikelreifung und ovarieller Zyklus. Der Hypothalamus und die Hypophyse beeinflussen entscheidend den Ablauf des ovariellen Zyklus und regulieren durch das positive und negative Feedback die Freisetzung der Gonadotropine. Obwohl mehrere Follikel zunächst in die Entwicklung eingehen, erreicht in jedem ovariellen Zyklus normalerweise nur ein Follikel die vollständige präovulatorische Reife, während die anderen atretisch werden. Mit zunehmender Proliferation der Granulosazellen bildet der präovulatorische Follikel ansteigende Östrogenmengen. Dadurch nimmt auf der einen Seite die Ausstattung des Follikels mit FSH-Rezeptoren zu, wodurch auch bei fallenden FSH-Serumspiegeln immer für diesen präovulatorischen Follikel ausreichende FSH-Mengen gebunden werden. Zum anderen kommt es als Folge dieses Östrogenanstiegs zu einem positiven Feedback auf die LH-Sekretion, wodurch der präovulatorische dominante Follikel zur Ovulation gelangt (Abb. 6.3).

Die Qualität der Ovarialfunktion läßt sich durch sonographische und hormonelle (Östradiol, Progesteron, FSH, LH, Prolaktin, Androgene) Untersuchungen einfach beurteilen.

Der Beginn des LH-Anstiegs scheint der verläßlichste Indikator für die bevorstehende Ovulation zu sein und findet etwa 35–40 h vor der Ruptur des Follikels statt. Durch das LH werden zum einen die Granulosazellen luteinisiert und in zunehmendem Maße Progesteron synthetisiert, die gemeinsam mit der aktivierten Prostaglandinsynthese durch Proteolyse zu einer Aufweichung und Ruptur der Follikelwand führen (Abb. 6.4).

Während der Oogenese erreicht die Oozyte durch die meiotische Reifung ihre Befruchtungsfähigkeit.

Nach Abschluß der mitotischen Vermehrungsphase der Oogonien werden die Keimzellen Oozyten genannt, von Follikel- oder Granulosazellen umgeben. Die Follikelzellen dringen aktiv zwischen die Oogonien, trennen diese und bilden mit den Oozyten zusammen den Primärfollikel. Die Oozyten gehen in die meiotische Prophase ein und verweilen in der stationären Phase (Diplotän) bis kurz vor der Ovulation. Kurz vor der Geburt haben im Fetus des Säugetiers alle Oozyten das Diplotänstadium erreicht. Wenn diese stationäre Phase vorliegt, bildet sich ein Kern heraus, der als germinal vesicle bezeichnet wird.

Nur ein kleiner Teil der Oozyten, die während der Oogenese entstehen, überlebt die Embryonalzeit, die

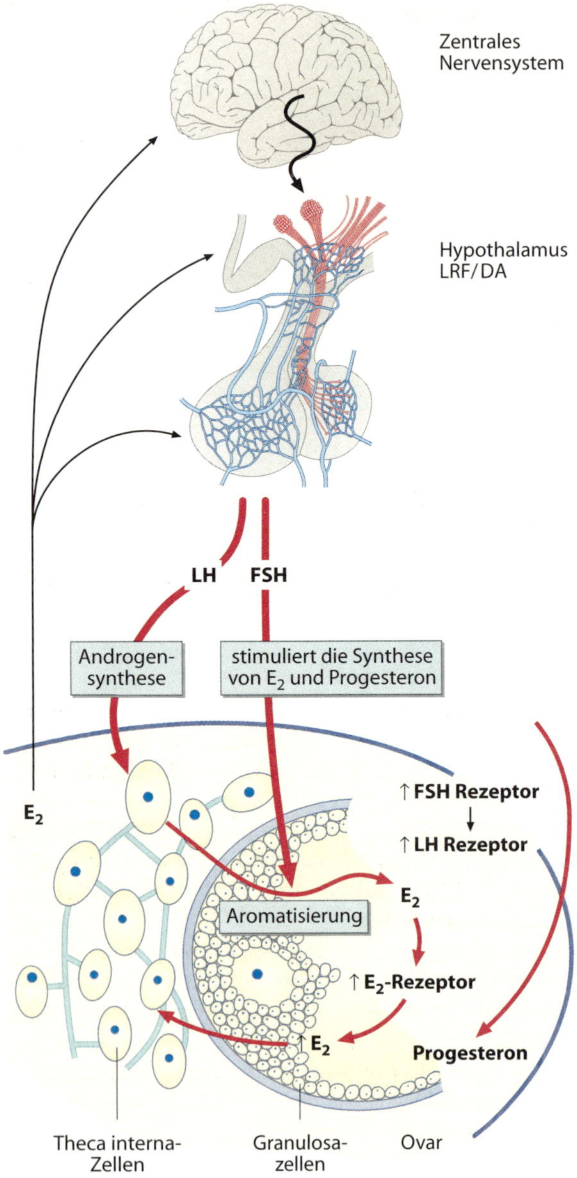

Abb. 6.2. Gonadotropinabhängige Steroidsynthese in den verschiedenen Zellgeweben des Tertiärfollikels

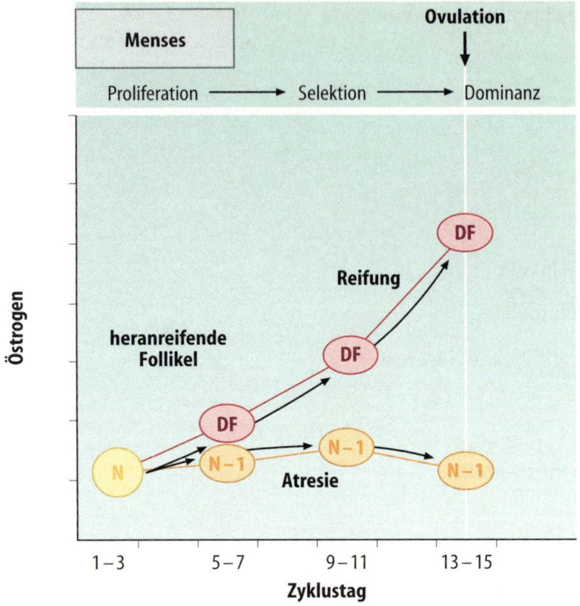

Abb. 6.3. Schematischer Ablauf der Follikelreifung und der Selektion des dominanten Follikels

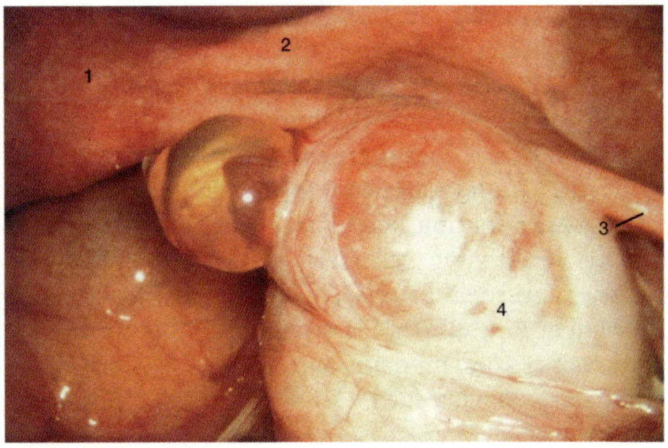

Abb. 6.4. Ovulation beim Menschen

anderen gehen zugrunde. In den menschlichen Ovarien steigt zunächst während der Transformation der Oogonien in Oozyten die Zahl der Keimzellen von 600 000 im 2. Embryonalmonat auf etwa 6 Mio. im 5. Monat an. Nach Beendigung dieser mitotischen Vermehrungsphase sinkt jedoch die Zahl der Eizellen bis zur Geburt auf etwa 2 Mio., von denen wiederum nur die Hälfte bestehen bleibt. Lediglich ca. 300.000, d. h. weniger als 5% der Ausgangszahl, überleben mehr als 7 Jahre. Letztlich gelangen ca. 450 Follikel in der Geschlechtsreife zur Ovulation.

Die Oozyte mit einem Durchmesser von 100 μm ist die größte Zelle des Menschen. Sie besteht aus dem Zellkern mit dem chromatinreichen Nukleus, dem reichlich als Energiespender dienenden Ooplasma und einer glasklaren Hülle der Zona pellucida, die wiederum von der Corona radiata, entstanden aus Granulosazellen, umgeben ist (Abb. 6.5).

Erste meiotische Teilung. Während der Wachstumsphase des Follikels verbleibt die Oozyte zunächst im Diplotänstadium, in dem der Kern einen vollständigen diploiden Chromosomensatz hat (Abb. 6.6). Erst einige Stunden vor der Ovulation nimmt die Oozyte die Meiose mit den entscheidenden letzten Reifungsvorgängen auf. Die Kernmembran der Eizelle löst

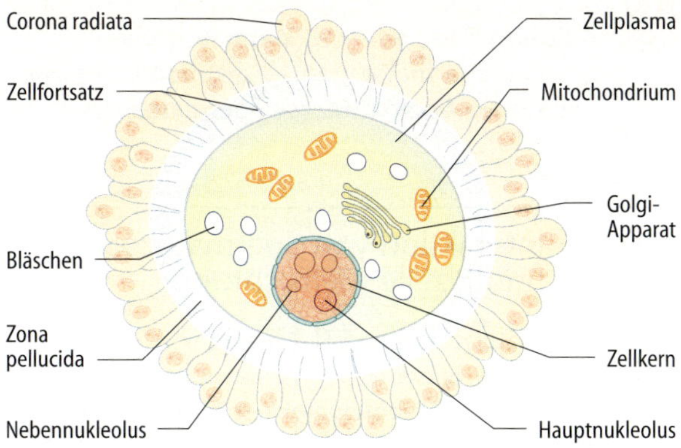

Abb. 6.5. Halbschematische Darstellung einer menschlichen Eizelle

sich auf, die Chromosomen bewegen sich an die Peripherie der Eizelle und verdichten sich. Es vollzieht sich die 1. meiotische Teilung, eine Reduktionsteilung, bei der der Chromosomensatz halbiert wird. Es bildet sich die sekundäre Oozyte mit einem haploiden Chromosomensatz und das erste Polkörperchen, das mit einem Zytoplasmaanteil und ebenfalls haploiden Chromosomensatz ausgestoßen wird. Der Kern der Eizelle verbleibt in der Metaphase II bis zur Ovulation. Sowohl in der Eizelle als auch im Polkörperchen liegen die Chromosomen frei im Zytoplasma ohne eine Kernmembran.

Zweite meiotische Teilung. Sie vollzieht sich erst nach Eindringen eines Spermatozoons in die Eizelle. Aus dieser Teilung geht eine reife, befruchtete Eizelle und ein 2. Polkörperchen hervor. Nach der Penetration eines Spermatozoons werden die Chromosomen der reifen Eizelle von einer Kernmembran umschlossen und bilden den weiblichen Vorkern, der dann mit dem männlichen Pronukleus verschmelzen kann und eine diploide Zygote entstehen läßt.

Der Ablauf dieser meiotischen Reifung ist von entscheidender Bedeutung für die Fortpflanzung, da die Eizelle nur nach der Entwicklung des Nukleus zur Metaphase II fertilisierbar ist. Darüberhinaus beinhaltet diese kurze Phase der Oogenese nicht nur den Ablauf der Meiose, sondern auch erhebliche Veränderungen im Stoffwechsel der Eizelle, die als zytoplasmatische Reifung bezeichnet werden.

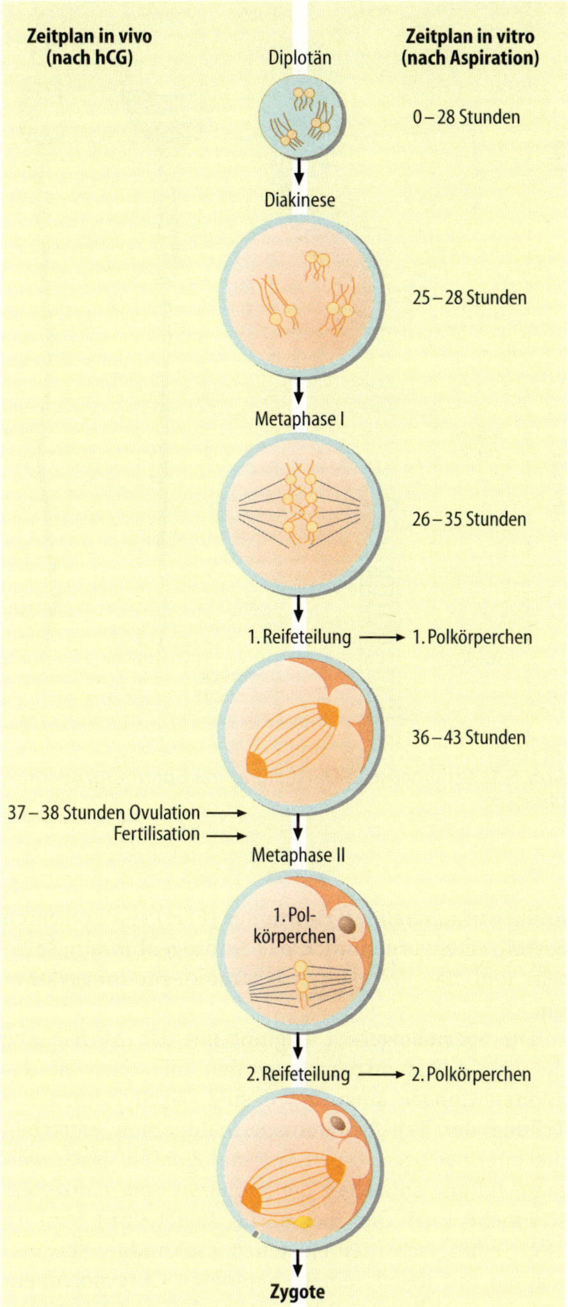

Abb. 6.6. Schematische Darstellung des zeitlichen Ablaufs der Meiose

6.1.2 Spermatogenese

Die Entwicklung einer Spermatogonie zu einem reifen Spermatozoon (Abb. 6.7) erfordert 60 bis 70 Tage. Dieser Prozeß benötigt 3 mitotische und 2 meiotische Teilungen. Die Spermatogenese beginnt mit der Pubertät und wird kontinuierlich während des gesamten Lebens eines Mannes aufrechterhalten. Sie findet in den ***Tubuli seminiferi*** des Hodens statt. Leydigzellen und Sertolizellen dienen im Interstitium nutritiven Zwecken. Leydigzellen werden durch das luteinisierende Hormon (LH) stimuliert und synthetisieren Androgene, im besonderen das Testosteron. Die Differenzierung der primären Spermatozyten in sekundäre Spermatozyten, in Spermatiden und Spermatozoen beginnt nach Abschluß der Meiose. Unter Einfluß des

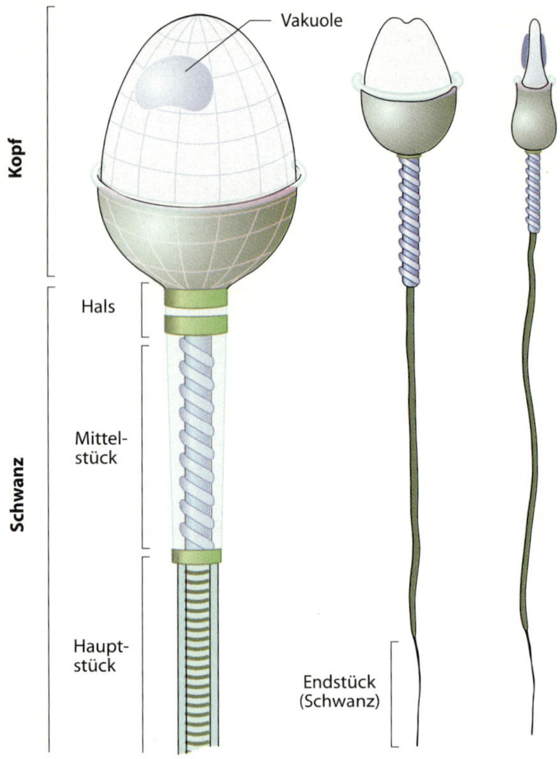

Abb. 6.7. Schematische Darstellung der Spermatozoenmorphologie

follikelstimulierenden Hormones (FSH) synthetisieren Sertolizellen vornehmlich das Androgenbindungsprotein und das Testosteron-/Östradiol-Bindungsglobulin.

Die Spermatogenese beginnt mit der Aktivierung der Typ-A-Stammspermatogonien, die auch in der adulten Gonade aufzufinden sind. Nach mitotischer Teilung der Typ-A-Stammspermatogonien entstehen die intermediären Typ-B-Spermatogonien. Nach weiterer Teilung entstehen die primären Spermatozyten. Nunmehr setzt die meiotische Reifeteilung ein. In zwei Teilungsschritten entstehen 4 sekundäre Spermatozyten mit jeweils einem haploiden Chromosomensatz. Nach Vollendung der 2. meiotischen Reifeteilung beginnt die Differenzierung der sekundären Spermatozyten in Spermatiden und Spermatozoen. Das reife menschliche Spermatozoon hat eine Länge von etwa 50 μm. Der Spermatozoenkopf hat eine ellypsoide Gestalt und ist etwa 5 μm lang und 3,5 μm breit. Etwa 65% des Kopfes bestehen aus dem Nukleus, in dem das genetische Material in kondensierter, kompakter Form vorliegt. Der Spermatozoenschwanz gliedert sich in 4 Abschnitte: das Halsstück, Mittelstück, Hauptstück und Endstück. Das Mittelstück ist spiralförmig von einer Vielzahl von Mitochondrien umgeben, die als Energielieferanten der Spermatozoen fungieren.

> **!** A-Spermatogonie → B-Spermatogonie → primäre Spermatozyten → sekundäre Spermatozyten → Spermatide → Spermatozoon

6.1.3 Interaktion von Spermatozoon und Eizelle (Befruchtung)

Durch den mittzyklischen LH-Anstieg wird die Ovulation vorbereitet. Die aus dem Ovar ausgestoßene Eizelle wird vom Fimbrientrichter der Tuba uterina aufgenommen und in den ampullären Abschnitt befördert, den Ort des Aufeinandertreffens von Eizelle und Spermatozoon. Der Transport der Spermatozoen durch den weiblichen Genitaltrakt vollzieht sich relativ rasch. Spermatozoen können in der Peritonealhöhle etwa 15 min nach Eintritt in den Zervikalkanal nachgewiesen werden. Nur eine geringe Menge aller Spermatozoen erreicht diesen Ort. Während des Transportes durchlaufen die Spermatozoen 3 weitere Reifungsschritte:

- die Kapazitation,
- die Hyperaktivierung und
- die Akrosomenreaktion.

Während der Kapazitation wird die Oberflächenbeschaffenheit des Spermatozoons durch Umverteilung seiner Glykoproteine und Glykolipide verändert. Hyperaktivierung bedeutet eine qualitative Veränderung der zielgerichteten Motilität und zeigt ein typisches Bewegungsmuster. Die Akrosomenreaktion beginnt zum Zeitpunkt der Erkennung und Bindung an die Zona pellucida einer Eizelle. Das Akrosom bedeckt zu zwei Drittel den Spermatozoenkopf und beinhaltet Akrosin und Hyaluronidase, die eine entscheidende Bedeutung für die Penetration und Fusion von Spermatozoen und Eizelle haben. Nach erfolgter Akrosomenreaktion präsentiert sich der Spermatozoenkopf mit seinen Rezeptoren der Zona pellucida, bindet an sie und bereitet die Fusion von Spermatozoon und Eizelle vor. Von besonderer Bedeutung für die Bindung der Spermatozoen an die Zona pellucida ist das ZP-3 (Zona-protein-3). Nach der Bindung des Spermienkopfes an die Zona pellucida erfolgt die Penetration tangential durch die Zona pellucida und das Oolemma der Eizelle (Abb. 6.8). Nach Gametenfusion kommt es zur Exozytose der an der Peripherie der Eizelle liegenden kortikalen Granula, die zur Vergrößerung der Eizelloberfläche und Veränderung der Eizellmembran führen, so daß keine weiteren Spermatozoen in die Eizelle eindringen können. Man spricht hier vom sogenannten ***Polyspermieblock***. Das eingedrungene Spermatozoon aktiviert die Eizelle. Es kommt zur Wiederaufnahme der 2. meiotischen Reifeteilung, die mit dem Ausschleusen des 2. Polarkörpers beendet ist. Der Kern des inkorporierten Spermatozoenkopfes dekonden-

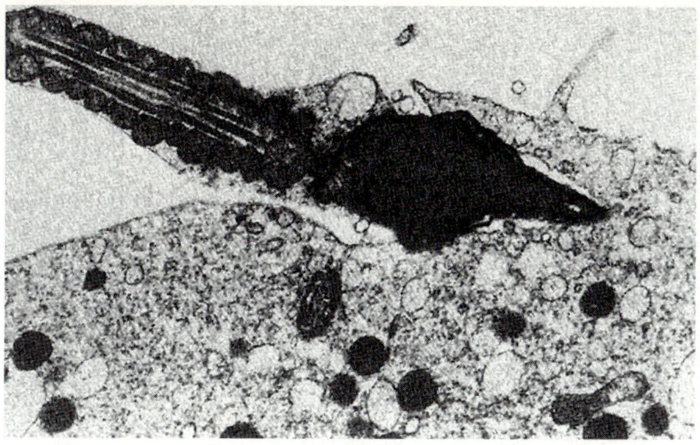

Abb. 6.8. Penetration der Zona pellucida durch ein Spermatozoon (elektronenmikroskopisches Bild, Vergrößerung × 15.000)

siert und gibt die paternalen Chromosomen frei. Maternaler und paternaler haploider Chromosomensatz formieren sich zu den 2 Vorkernen (Pronuclei), bevor der weitere mitotische Zellteilungsmechanismus zum Entstehen des Embryos führt (Abb. 6.9 u. 6.10).

6.1.4 Implantation

Entstehung der Blastomere. Nach Vollendung des Befruchtungsvorganges beginnt die so entstandene Zygote (= befruchtete Eizelle) sich zu teilen. Die dann rasch hintereinander ablaufenden Mitosen werden durch diesen Befruchtungsvorgang aktiviert. Normalerweise beginnt der Teilungsvorgang bereits im Eileiter, ca. 30 h nach der Befruchtung, während die Zygote noch in der Zona pellucida eingeschlossen ist. Mit jeder Teilung entstehen neue Blastomeren – Tochterzellen –, die mit fortschreitender Teilung kleiner werden, da der Embryo noch nicht an Masse zunimmt. Diese Teilungsstadien werden in Abhängigkeit von der Anzahl der Blastomeren genauer als 2-Zell-, 4-Zell-, 8-Zell-Stadium u. s. w. bezeichnet.

Während dieser Teilungsstadien läuft die ***Kompaktierung*** ab. Darunter versteht man eine Veränderung der Zelloberflächen, die nach dem 16-Zell-Stadium einsetzt und ca. 8 h dauert. Dadurch lagern sich die aneinanderliegenden Blastomerenflächen eng aneinander, es kommt zur Ausbildung interzellularer Kontakte, während sich auf den frei liegenden Oberflächen zahlreiche Mikrovilli ausbilden. Außerdem kommt es zu zytoplasmatischen Polarisierungserscheinungen, so daß das außenliegende Zytoplasma eine andere Zusammensetzung an Proteinen und Organellen enthält im Vergleich zu dem innenliegenden Zytoplasma. Es ist eine allgemein akzeptierte Meinung, daß bis zu dem 8-Zell-Stadium die Zellen totipotent oder omnipotent sind, d. h., jede Blastomere ist in der Lage, ein neues Individuum hervorzubringen. Nach diesem Stadium geht die Totipotenz verloren.

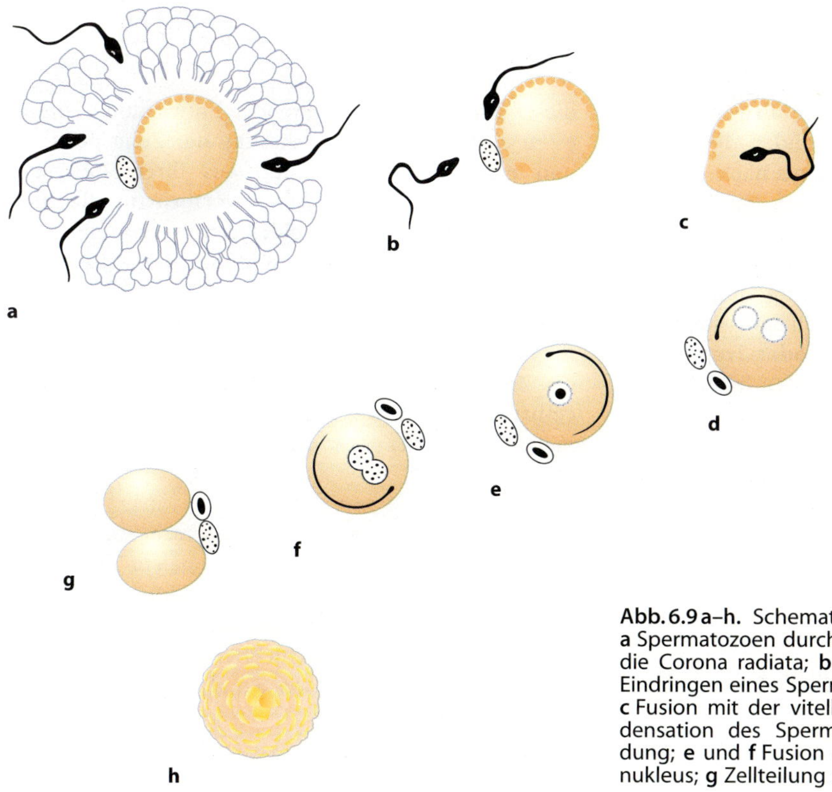

Abb. 6.9 a–h. Schematische Darstellung der Fertilisierung. **a** Spermatozoen durchdringen den Cumulus oophorus und die Corona radiata; **b** Penetration der Zona pellucida und Eindringen eines Spermatozoons in den perivitellinen Spalt; **c** Fusion mit der vitellinen Membran der Eizelle; **d** Dekondensation des Spermatozoennukleus und Pronukleusbildung; **e** und **f** Fusion des männlichen und weiblichen Pronukleus; **g** Zellteilung zum Zweizell-Embryo; **h** Morula

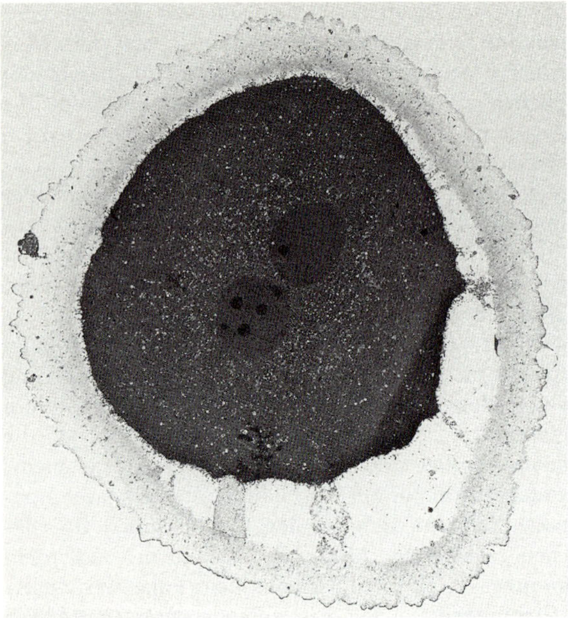

Abb. 6.10. Eizelle im Pronukleusstadium (elektronenmikroskopisches Bild)

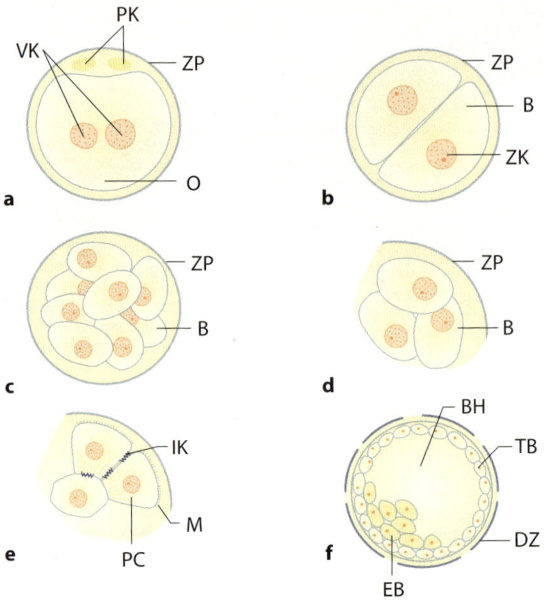

Abb. 6.11. a Eizelle *(O)* im Vorkernstadium mit Polkörperchen *(PK)*, männlichem und weiblichem Vorkern mit Nukleoli *(VK)* und umgeben von einer intakten Zona pellucida *(ZP)*. Nach der ersten Teilung entsteht ein zweizelliger Embryo **b**. Man erkennt die beiden Blastomeren *(B)* mit je einem Zellkern *(ZK)*. Durch weitere Teilungen erhält man einen 8-Zeller **c**. Hier liegen die Zellen noch in einer gelockerten Assoziation zueinander **d**. Nach der Kompaktierung kommt es zu interzellulären Kontakten *(IK)*, Mikrovilli *(M)* und einer Polarisierung des Zytoplasmas *(PC)* **e**. Durch Konfluieren von interzellulären Spalten entsteht schließlich nach der Morula die Blastozyste mit Blastozystenhöhle *(BH)*, Trophoblasten *(TB)* und Embryoblasten *(EB)* **f**. Die Zona pellucida beginnt teilweise zu degenerieren *(DZ)*

Etwa 3 Tage nach der Befruchtung gelangt der Embryo in die Gebärmutterhöhle. Zu diesem Zeitpunkt besteht er aus 12 bis 16 Zellen und hat ein maulbeerartiges Aussehen. Dieses Stadium wird als Morula bezeichnet.

Blastozyste. Mit weiteren Zellteilungen kommt es zur Ausbildung von Erweiterungen der Interzellularräume innerhalb der Morula. Diese Erweiterungen fließen schließlich zusammen und bilden die Blastozystenhöhle. Damit ist – etwa 4 Tage nach der Befruchtung – die Blastozyste entstanden. Sie ist – außer durch die Blastozystenhöhle – gekennzeichnet durch die deutliche Trennung eines äußeren Zellmantels und einer Zusammenlagerung innenliegender Zellen. Der Zellmantel, der die Blastozystenhöhle umrahmt, wird als Trophektoderm oder Trophoblast bezeichnet. Die Zusammenlagerung der innenliegenden Zellen wird als Embryoblast oder auch als „inner cell mass" bezeichnet. Während die Trophektodermzellen die spätere Plazenta bilden werden, entstehen aus dem Embryoblasten vorwiegend die 3 Keimblätter und damit die embryonalen Strukturen (Abb. 6.11).

!
Zellmantel → Trophoblast → Plazenta
„inner cell mass" → Embryoblast → Embryo

Lyse der Zona pellucida. Die Blastozyste bleibt etwa 2 Tage im Uteruskavum und expandiert während dieser Zeit. Mit fortschreitender Entwicklung kommt es zu einer lokalen Auflockerung der Zona pellucida und die Blastozyste schlüpft aus ihrer Hülle, der Zona pellucida, heraus. Verantwortlich für die Lysis der Zona pellucida ist möglicherweise ein endometrial-sezerniertes Protein, das durch den sich teilenden Embryo aktiviert wird. Am 6. Tag nach der Befruchtung liegt die Blastozyste aufgrund des Schlüpfungsvorgangs und einer fortschreitenden Auflösung der Zona pellucida völlig frei und legt sich mit dem embryonalen Pol des Trophektoderm an das Endometrium an. Dies leitet den Vorgang der Implantation ein.

Implantation. Die Implantation erstreckt sich von der Kontaktaufnahme zwischen embryonalem Trophektodermpol, der Invasion in das Endometrium und schließlich bis zur Kontaktaufnahme mit der oberflächlichen Funktionalisschicht. Diese eng aufeinander folgenden Vorgänge werden als ***Apposition-Adhäsion-Invasion*** bezeichnet.

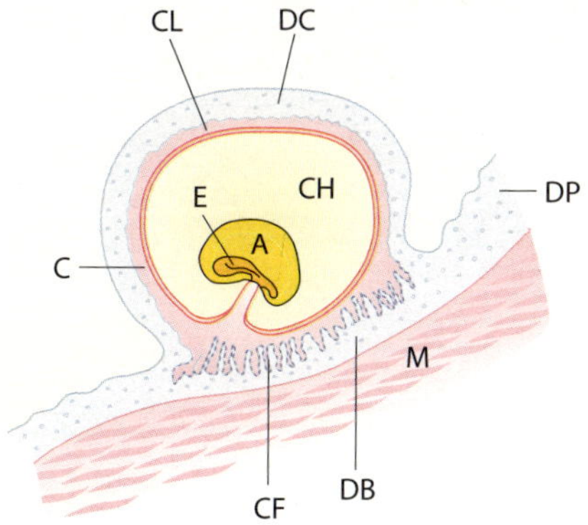

Abb. 6.12. Eine schematische Übersicht zur Situation von Decidua basalis *(DB)*, Decidua parietalis *(DP)* und Decidua capsularis *(DC)*. Das Chorion *(C)* stellt den embryonalen Teil der Plazenta dar. Man kann mit fortschreitender Entwicklung das zottenreiche Chorion frondosum *(CF)* als Anteil der Basalplatte und das zottenfteie Chorion laeve *(CL)* am abembryonalen Pol unterscheiden. Der Embryo *(E)* liegt – über den Haftstiel mit der Basalplatte verbunden – in der Amnionhöhle *(A)*. Nach weiterem Wachstum wird die Amnionhöhle die Chorionhöhle *(CH)* fast vollständig ausfüllen und das Amnion wird mit dem Chorion verkleben. Die Fruchthöhle, die man aus der Schwangerschaft kennt, wird durch die Amnionhöhle gebildet

> **!** Die Implantation ist abgeschlossen, sobald sich Trophoblast und Endometrium morphologisch untrennbar als funktionelle Einheit zu einem System verbunden haben, dessen Aufgabe es ist, den Embryo mit Nährstoffen zu versorgen. Dieser Zustand ist ca. 9–10 Tage nach der Befruchtung erreicht.

Der Vorgang der Implantation ist nur möglich durch die Sekretion von Hormonen, Enzymen und immunmodulierenden Substanzen, sowie die Ausbildung von Adhäsionsmolekülen, Rezeptoren und progesteronabhängigen endometrialen Pinopodien. Letztere sollen insbesondere um den 6. bis 8. Tag nach der Ovulation zu finden und für die Resorption von Flüssigkeit aus dem Uteruskavum verantwortlich sein. Damit wird, so die Hypothese, ein optimales Milieu für die Implantation geschaffen.

Dezidua. Damit einher geht die Umformung des Endometriums zur sogenannten Dezidua. Betroffen ist vor allem das Stroma. Die Stromazellen vergrößern sich und lagern Fett und Glykogen ein, die typischen Kennzeichen der Deziduazellen, die während der gesamten Schwangerschaft erhalten bleiben. Es kommt ferner zur Einwanderung immunkompetenter Zellen und zur Ausbildung einer spezifischen extrazellulären Matrix. Insgesamt bezeichnet man das Endometrium während der Schwangerschaft als Dezidua graviditatis.

Eine typische pathologische Veränderung der Dezidua ist das ***Arias-Stella-Phänomen,*** das als Folge einer persistierend erhöhten Gonadotropinstimulation auftritt. Man findet hyperchromatische polymorphe Zellkerne, die z. B. als Hinweis auf eine Extrauteringravidität dienen können.

Bei der Dezidua unterscheidet man die Decidua capsularis, die sich über der entwickelnden Frucht in das Uteruskavum vorwölbt, die Decidua basalis, die direkt unterhalb der Implantationsstelle liegt, und die Decidua parietalis, die das Uteruskavum wandständig auskleidet. Im weiteren Verlauf der Schwangerschaft verschmelzen Decidua parietalis und capsularis miteinander (Abb. 6.12).

6.1.5 Entwicklung der Plazenta

Morphologie der Plazenta

Entstehung des uteroplazentaren Kreislaufs. Der bevorzugte Implantationsort der Blastozyste liegt an der gut durchbluteten Fundusrückwand. Dabei dient das aufgelöste Gewebe der ***histiotrophen*** Ernährung des Keimes. Bereits am 8. Tag ist eine Differenzierung des Trophoblasten in den innen (zur Blastozystenhöhle) gelegenen ***Zytotrophoblasten*** und den äußeren ***Synzytiotrophoblasten*** erkennbar. Letzterer zeichnet sich durch fehlende Zellgrenzen aus. Synzytiotrophoblast entsteht überall dort, wo Trophoblastzellen mit mütterlichem Gewebe in Kontakt kommen.

Am 9. Tag werden im lakunären Stadium im Synzytium Vakuolen sichtbar, die schließlich zu Lakunen konfluieren. Schließlich ist die Blastozyste vollständig ins Endometrium eingedrungen, Epithel wächst über die Nidationsstelle, die so am 11./12. Tag nach der Ovulation nur noch als Vorwölbung erkennbar ist.

Die Lakunen konfluieren dann zu einem Netz, und durch weitere Invasion werden mütterliche Kapillaren des venösen und arteriellen Schenkels arrodiert und Blut gelangt in das lakunäre Netzwerk. Aufgrund der Tatsache, daß sowohl venöse als auch arterielle Kapillaren arrodiert werden, kommt es bei dem daraus resultierenden Druckgefälle zum plazentaren Blutfluß. Es ist ein uteroplazentarer Kreislauf entstanden, die Ernährung kann von nun an ***hämatotroph*** erfolgen (Abb. 6.13).

Die Trabekel des Synzytiums, also das zwischen den Lakunen liegende Gewebe, sind am 13. Tag strahlenförmig ausgerichtet, durch Einwachsen von Zytotrophoblast werden sie zu Primärzotten: Zytotrophoblast, der außen von einer Synzytiumschicht überzogen ist. Zu Beginn der 3. Woche ist so das Chorion villosum mit zahlreichen ***Primärzotten*** entstanden, die sich jetzt durch Einwachsen von Mesodermzellen aus dem extraembryonalen Mesoderm zu Sekundärzotten wandeln. ***Sekundärzotten*** besitzen also einen Überzug aus Synzytium, darunter eine Schicht Zytotrophoblast und einen Kern aus Mesenchymzellen. Zum Ende der

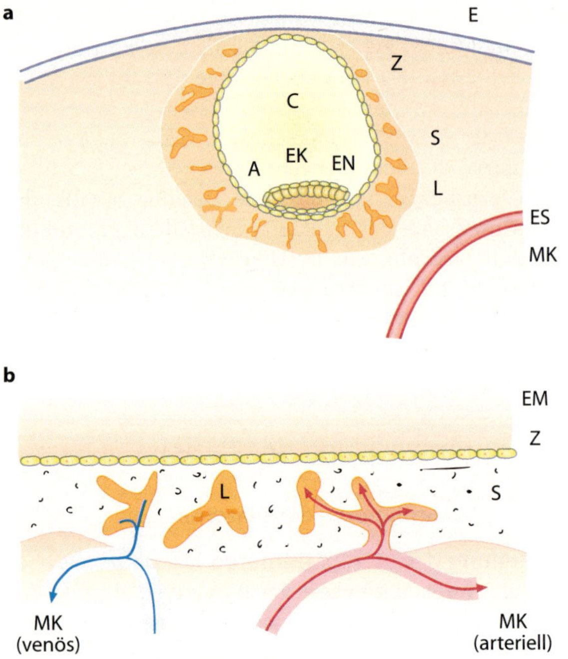

Abb. 6.13. **a** Nachdem der Embryo vollständig in das Endometrium eingedrungen ist, verschließt sich das Epithel *(E)* darüber und der Embryo ist eingebettet im endometrialen Stroma *(ES)*. Man erkennt den Embryo mit bereits differenziertem Ektoderm *(EK)* und Entoderm *(EN)* sowie die Amnionhöhle *(A)*, ausgekleidet mit Amnionepithel. Er liegt eingebettet in der Chorionhöhle *(C)*, die umgeben wird von Zytotrophoblasten *(Z)* und dem Synzytiotrophoblasten *(S)*. Letzterer ist durchsetzt von Lakunen *(L)*. Im endometrialen Stroma erkennt man eine mütterliche Kapillare *(MK)*. **b** Diese Kapillaren werden im arteriellen und venösen Schenkel arrodiert, so daß in den Lakunen, die untereinander zum intervillösen Raum verbunden sind, ein Blutfluß etabliert werden kann. Außerdem ist das extraembryonale Mesoderm *(EM)* zu sehen

3. Woche sind im eingewanderten Mesoderm Blutzellen und Kapillaren entstanden, man spricht von ***Tertiärzotten***, die später noch weiter aussprossen und sogenannte „Verzweigungen" bilden. Durch Anschluß der Zottengefäße an die Gefäße in Chorionplatte und Haftstiel wird die Verbindung zwischen Plazenta und Embryo hergestellt, in der 4. Woche beginnt das Herz zu schlagen und das Blut zirkuliert nicht nur in den plazentaren Lakunen, sondern auch im embryonalen Kreislauf (Abb. 6.14).

Das mütterliche Blut kommt jedoch nur in die Lakunen und daher nur in Kontakt mit Synzytiotrophoblast. Die Plazentaschranke besteht zu diesem Zeitpunkt – also in der 4. Woche – aus Synzytium, Zytotrophoblast, Bindegewebe, Basalmembran und Endothel. Im Laufe der Zeit wird der Zytotrophoblast abgebaut und es finden sich im 4. Monat Kapillaren, die direkt an das Synzytium grenzen. Zytotrophoblast und Bindegewebe sind also nicht mehr unbedingt Teil der Plazentaschranke.

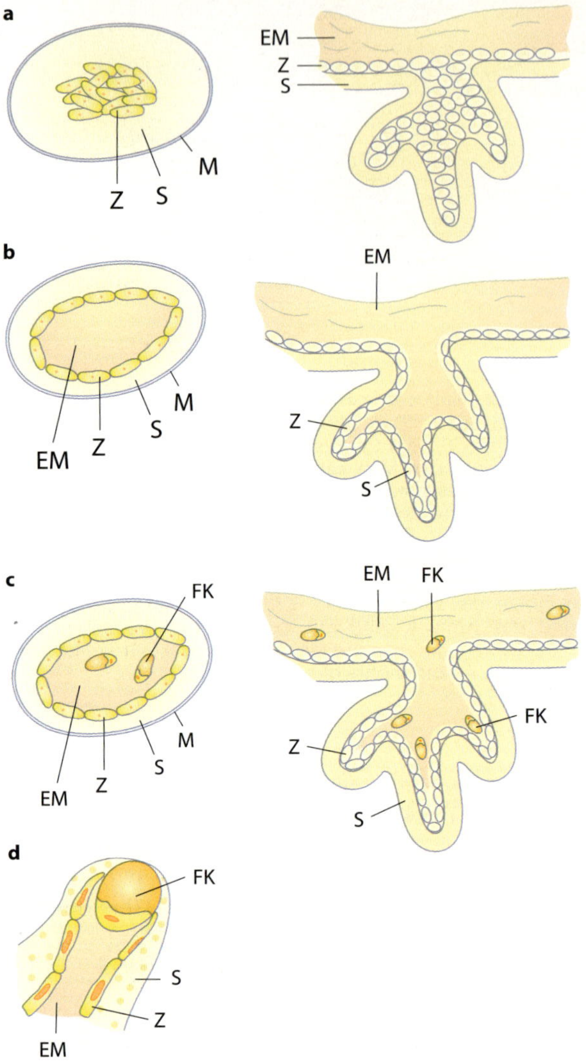

Abb. 6.14 a–d. Die Entwicklung der Plazentazotten. Sie geht von den Primärzotten **a** aus. Man findet einen Synzytiumsaum *(S)* mit Mikrovillibesatz *(M)*. Das Zottenstroma besteht lediglich aus Zytotrophoblastzellen *(Z)*. **b** Durch Einwanderung von extraembryonalem Mesoderm *(EM)* kommt es zur Differenzierung der Sekundärzotten. **c** Tertiärzotten sind durch das Auftreten von fetalen Kapillaren innerhalb des Mesoderms gekennzeichnet *(FK)*. **d** In den ausdifferenzierten Tertiärzotten ist die Plazentabarriere teilweise auf eine ausgezogene Synzytiotrophoblastschicht mit direkt anliegender Endothelzelle einer fetalen Kapillare reduziert. Nur so kann eine ausreichende Diffusion von Nährstoffen gewährleistet werden

> **!** Fetales Blut und mütterliches Blut haben über die intakte Plazenta keinen Kontakt miteinander – es liegt damit die Situation einer hämochorialen Plazenta vor.

Plazentaabschnitte. Unter dem Chorion versteht man den fetalen Anteil der Plazenta. Im 2./3. Monat kann man das embryonal gelegene Chorion frondosum

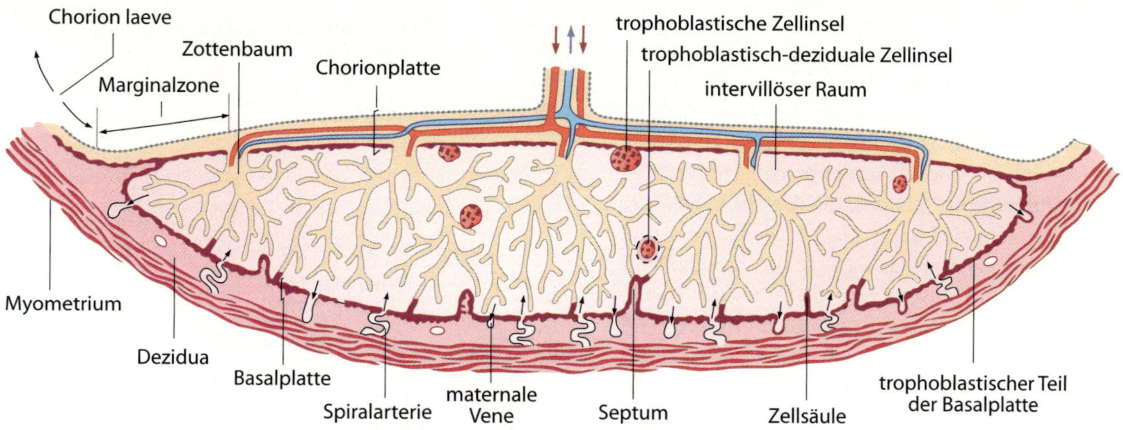

Abb. 6.15. Der schematische Schnitt durch die Plazenta zeigt die wichtigsten Strukturen. Es wird deutlich, daß ein Kotyledone (zwischen zwei dezidualen Septen) mehrere zu- und abführende maternale Gefäße besitzt. Ferner kann man sehen, daß die Zottenbäume ebenfalls nicht auf einen Kotyledonen begrenzt sind, sondern z.T. auch auf die benachbarten übergreifen.

(mit Zotten) vom abembryonal gelegenen Chorion laeve (ohne Zotten) unterscheiden. Von der Deziduaplatte, der Decidua basalis, wachsen Deziduasepten in die Lakunen – die auch in ihrer Gesamtheit als intervillöser Raum bezeichnet werden – und begrenzen 15 bis 25 Kotyledonen. Diese Septen nehmen jedoch keine Verbindung mit der Chorionplatte auf und stellen die funktionelle Einheit der Plazenta dar. Sie geben der maternalen Seite der Plazenta das typische gefelderte Aussehen. Die fetale Seite ist glatt und mit kubischem Amnionepithel bedeckt. Bisweilen wird der fetale Kotyledone, ein Zottenbaum mit seinen Verzweigungen, vom mütterlichen – dem o.g. Plazentalappen – unterschieden.

Die ausdifferenzierte Plazenta ist makroskopisch in 3 Abschnitte teilbar. Man kann die dem Uterus zugewandte Basalplatte und gegenüberliegend die Chorionplatte unterscheiden. Beide gehen am Rand ineinander über. Dazwischen liegen die Chorionzotten im intervillösen Raum, der in die Kotyledonen unterteilt ist.

Die Chorionplatte läßt sich in 5 Schichten gliedern:

- das Amnionepithel, das den Abschluß zur Amnionhöhle hin bildet,
- das Amnionbindegewebe,
- eine Zwischenschicht mit amorpher Grundsubstanz und verschiedenen Zellen (Fibrozyten u.a.),
- Chorionbindegewebe und
- Trophoblast, mit Zytotrophoblast, Fibrinoid und Synzytiotrophoblast.

Der Synzytiotrophoblast bildet den Abschluß hin zum intervillösen Raum. Unter dem Fibrinoid versteht man eine plazentatypische Substanz. Sie zeichnet sich aus durch eine Anfärbbarkeit mit sauren Farbstoffen und ist mikroskopisch homogen oder faserig bis netzartig. Fibrinoid tritt in den verschiedensten Regionen der Plazenta auf und wird im allgemeinen als zelluläres Abbauprodukt verstanden.

Die Basalplatte gliedert sich in 7 Schichten:

- der zum intervillösen Raum hin liegenden Synzytiotrophoblasten,
- eine Bindegewebsschicht,
- das fakultativ vorkommende Rohr-Fibrinoid,
- ein Zellstreifen mit sogenannten X-Zellen,
- das Nitabuch-Fibrinoid,
- die Dezidua und
- die Lösungszone (Abb. 6.15).

> **!** Die Plazenta im engeren Sinne besteht aus dem maternalen Teil – der Decidua basalis – und dem fetalen Teil – dem Chorion frondosum. Die Plazenta ist diskoidal, d.h. kreisförmig, hat einen Durchmesser von 15 bis 25 cm, ein Gewicht von etwa 500 g und eine Dicke von ca. 3 cm.

Plazentaformanomalien. Neben der normalen Plazentaform, also der diskoidalen Plazenta, die man in 90 % der Fälle findet, existieren auch andere Formen. In 8–9 % ist die Plazenta gelappt (Placenta biloba), in 0,1 % geteilt (Placenta duplex oder bidiscoidalis), in weiteren 0,1 % gibt es einen isoliert liegenden bzw. mit der Hauptplazenta verbundenen Nebenlappen (Placenta succenturiata) und jeweils in weniger als 0,1 % ist die Plazenta gürtelförmig (Placenta zonaria oder annularis) oder ihre Zotten sind diffus in lockerer Anordnung über das gesamte Chorion verteilt (Placenta membranacea oder diffusa).

Nabelschnur. Die Nabelschnur bildet die Verbindung zwischen Embryo und Plazenta. Sie entsteht aus dem

Haftstiel, indem sich das Amnion an diesen anlagert und ihn schließlich umgibt. Es befinden sich dann neben dem Allantoisgang, der für die Entwicklung der Umbilikalgefäße von Bedeutung ist, den zwei Umbilikalarterien und einer Umbilikalvene des Haftstiels auch der Dottergang und die zugehörigen Dottergefäße in der Nabelschnur. Bis auf die Umbilikalgefäße, von denen die Arterien eine starke Media mit viel Muskelzellen und elastischen Fasern zur Kontraktion unter der Geburt aufweisen, verschwinden die restlichen Komponenten und sind in der Regel bei der Geburt nicht mehr zu sehen.

Der Nabelschnuransatz erfolgt nur in ca. 10–30% der Fälle annähernd zentral. Meist ist er exzentrisch, und in Ausnahmefällen auch am Plazentarand oder sogar an den Eihäuten, d.h. velamentös, gelegen (Insertio velamentosa).

Physiologie der Plazenta (Abb. 6.16)

Plazentaschranke. Durch die Ausbildung der Plazentaschranke liegt eine passive Filtermembran vor, die aufgrund des zwischen mütterlichem und embryonalem bzw. fetalem Kreislauf herrschenden Druckgefälles die Diffusion verschiedener, im Blut gelöster Substanzen erlaubt oder verhindert.

Die Plazenta ist jedoch nicht nur passiver Filter, vielmehr liegt hier ein Organ mit hohem Metabolismus vor, das auch aktive Transportmechanismen unterstützt.

Der Fet pumpt pro Minute fast sein gesamtes Blutvolumen einmal durch die Plazenta. Die wesentliche Austauschfläche für jegliche Substanzen ist dabei die vom mütterlichen Blut umspülte Oberfläche der Zottenbäume. Wesentliche Barriere für den Stoffübertritt bildet dabei der Synzytiotrophoblast, da hier die einzige Schicht vorliegt, die nicht parazellulär umgangen werden kann. Alle Substanzen werden daher transsynzytial, über ein apikales Plasmalemm, das Zytoplasma und das basale Plasmalemm transportiert.

> **!** Transportmechanismen der Plazenta sind: Diffusion, erleichterte Diffusion, aktiver Transport, Pinozytose und Diapedese.

Diffusion. Unter Diffusion versteht man den passiven Transport aufgrund eines Konzentrationsgefälles. Dies gilt im wesentlichen für Sauerstoff und andere Gase, Wasser und zahlreiche Medikamente.

Die Sauerstoffversorgung des Feten kann aufgrund des niedrigen Konzentrationsunterschiedes zwischen mütterlichem und fetalem Blut nur aufgrund zusätzlicher Hilfsmechanismen gewährleistet werden. Solche sind:

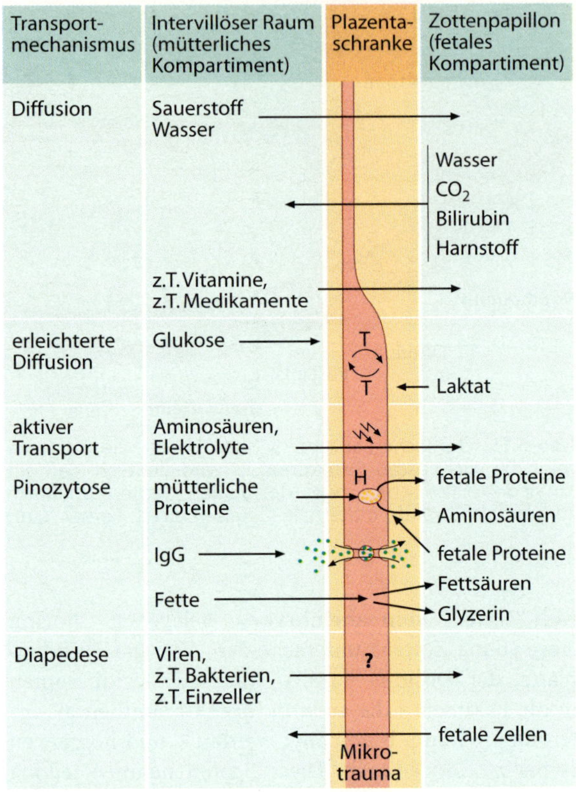

Abb. 6.16. Die verschiedenen Transportmechanismen zur Überwindung der Plazentaschranke. Die Diffusion findet vor allem in den Abschnitten der Tertiärzotten statt, in denen Kapillarendothel nur durch einen dünnen Streifen extraembryonalen Mesoderms und Synzytiotrophoblasten vom intervillösen Raum getrennt ist. Die anderen Prozesse sind aufwendiger und benötigen Transportproteine *(T)* oder Energie *(E)*. In den Transport von Proteinen durch Pinozytose sind höchstwahrscheinlich die sogenannten Hofbauer-Zellen *(H)* des extraembryonalen Mesoderms involviert. In diesen Zellen erfolgt der Katabolismus zu einzelnen Aminosäuren oder die Modifizierung mütterlicher zu fetalen Proteinen. Die genauen Prozesse, die bei der Diapedese eine Rolle spielen, sind sicherlich vielfältig und in ihrer Eigenart noch nicht endgültig geklärt.

- Eine erhöhte Sauerstoffaffinität des fetalen Blutes, begründet in dem Anteil an HbF und der niedrigen Bindungskapazität von 2,3-Diphosphoglyzerat.
- Antagonisiert wird die Sauerstoffaffinität des fetalen Blutes durch den niedrigeren pH-Wert im Vergleich mit dem mütterlichem Blut. Andererseits nimmt durch die Sauerstoffabgabe und die Kohlendioxidaufnahme der pH-Wert des mütterlichen Blutes während der Plazentapassage ab, dies wiederum hat eine niedrigere Sauerstoffaffinität des mütterlichen Blutes zur Folge und beeinflußt die Sauerstoffabgabe an das fetale Blut positiv (Bohr-Effekt). = Eine Senkung des pH-Wertes führt zu einer Verschiebung der Sauerstoffbindungskurve nach rechts → erleichterte Abgabe von O_2.

- Die Sauerstoffbindungskapazität ist aufgrund des höheren Hb-Wertes im fetalen Blut (180 g/l) im Vergleich zum maternalen Blut (120 g/l) erhöht.
- Die physiologische Tachykardie des Feten.

Erleichterte Diffusion. Bei der erleichterten Diffusion wird der zu transportierende Stoff an ein Trägermolekül gebunden, der Transport ist somit abhängig von der Konzentration derartiger Moleküle. Dieser Mechanismus ist verantwortlich für den Transport von Glukose und Laktat. Im Gegensatz zur Diffusion ist daher dieser Transportmechanismus durch Konzentrationsänderungen nicht beliebig steigerbar. Im Gegensatz zum aktiven Transport verbraucht er jedoch keine Energie. Dieser Transportweg wird wohl vor allem an den Epithelplatten beschritten, d.h. dort, wo fetales Endothel direkt an den Synzytiotrophoblasten angrenzt.

Aktiver Transport. Aminosäuren und Elektrolyte werden aktiv, d.h. durch energieverbrauchende Prozesse, über die Plazentaschranke transportiert. Für viele andere Substanzen ist der Transportmechanismus heute noch unklar.

Pinozytose. Durch Pinozytose ist der Transport hochmolekularer Substanzen wie Proteine und Fette möglich, da normalerweise per diffusionem nur Moleküle bis 10.000 Dalton die Membranen passieren können. Unter Pinozytose versteht man die Aufnahme eines Stoffes über die Membran per Invagination in einen Vesikel, der dann durch das Zytoplasma transportiert und auf der anderen Seite der Zelle sezerniert wird. Dies ist ein wesentlicher Transportweg für das Immunglobulin G (IgG), das den passiven Immunschutz des ungeborenen Kindes gewährleistet. Die Pinozytose ist wahrscheinlich nur in der maternofetalen Richtung ausgeprägt. Fetale Proteine, die die fetalen Kapillaren verlassen, werden im Zottenstroma phagozytiert und abgebaut.

Diapedese. Eine Durchwanderung der Plazentabarriere wird als Diapedese bezeichnet. Sie ist der verantwortliche Weg für transplazentare Infektionen des Feten durch Bakterien und insbesondere Viren. Eine besondere Form der „Diapedese“ ist der Übertritt von größeren Megen fetalen Blutes in die mütterliche Zirkulation nach Mikrotraumen. Dies kann in folgenden Schwangerschaften zu Rhesus-Inkompatibilitäten (Mutter: Rh-, Fet: Rh+) führen. Auch in der normalen Schwangerschaft findet jedoch ein Übertritt fetaler kernhaltiger Zellen in die mütterliche Zirkulation statt. Dies macht die Isolierung fetaler Zellen aus mütterlichem Blut und eine daran durchgeführte Diagnostik möglich. Eine solche Technik könnte möglicherweise in Zukunft die anderen Formen der Pränataldiagnostik ersetzen. Momentan befinden sich derartige Untersuchungen jedoch noch im Experimentalstadium (s. Kap. 8).

6.1.6 Endokrinologie der Schwangerschaft

Die Hypophyse

In der Schwangerschaft nimmt die Hypophyse deutlich an Größe zu. Die Größenzunahme der Adenohypophyse steht dabei mit dem hypertrophen und hyperplastischen Wachstum laktotroper, Prolaktin-sezernierender Zellen, im Vordergrund. Das Prolaktin wird zum geringeren Anteil auch in der Dezidua produziert. Eine Abnahme der somatotropen Zellen wurde beschrieben, die jedoch eher relativ ist. Die morphologischen Veränderungen in der Hypophyse werden von funktionellen begleitet.

Gonadotropine. Der LH-Spiegel verringert sich in der Frühschwangerschaft und fällt rapide ab, so daß das LH zum Geburtstermin kaum mehr nachweisbar ist. Die Freisetzung von LH und FSH nach Stimulation mit GnRH nimmt bemerkenswerterweise in der Schwangerschaft ab. Die zunehmende Konzentration der Steroide bewirkt durch eine negative Rückkopplung eine Suppression der Gonadotropinsekretion.

Prolaktin (PRL). Die Konzentation steigt nach der Implantation und dem Anstieg der Steroide des Corpus luteum graviditatis, der durch das HCG des Trophoblasten stimuliert wird, an. Die primäre physiologische Rolle von Prolaktin besteht darin, die Brust für die Laktation vorzubereiten und diese im Wochenbett einzuleiten und aufrechtzuerhalten. Eine Plazentagängigkeit für das Prolaktin besteht nicht.

Wachstumshormon (STH). Während der Schwangerschaft sind die Konzentrationen des somatotropen Hormons (STH) vergleichbar derer bei nichtschwangeren Frauen. Es wird ein negativer Rückkopplungseffekt von humanem Plazentalaktogen (HPL) auf die maternale STH-Sekretion angenommen. Die STH-Sekretion als Antwort auf eine Insulin-induzierte Hypoglykämie ist vom 2. Trimenon bis zum Wochenbett vermindert. Die Gründe hierfür sind nicht völlig klar, jedoch scheinen die Steroide und Proteohormone der Plazenta hierbei eine Rolle zu spielen. Eine diaplazentare Passage des STH besteht nicht.

Adrenokortikotropes Hormon (ACTH). Die Plasmakonzentrationen von ACTH sind während der Schwangerschaft vermindert, was offenbar auf die Wirkung der Östrogene und des Progesterons zurückzuführen ist. Während in der Frühschwangerschaft die niedrigsten ACTH-Konzentrationen zu finden sind, steigen die Werte zwischen der 26. SSW und dem Geburtstermin auf ein Maximum an. Eine Plazentagängigkeit für das ACTH besteht nicht.

Thyreoideastimulierendes Homon (TSH). Im 1. Trimenon erfolgt eine Größenzunahme der Schilddrüse durch Zunahme der Follikelgröße, der Menge an Kolloid, der Höhe des Follikelepithels und erhöhten Vaskularisation. Die östrogenbedingte Zunahme der TBG-Konzentration bedingt eine Zunahme der Gesamtkonzentration von Trijodthyronin (T 3) und Thyroxin (T 4). Die jeweilige freie Form ändert sich jedoch nur wenig. Die Stoffwechsellage der Schwangeren ist somit euthyreot.

Die Ovarien

In der Frühschwangerschaft sorgt das Corpus luteum graviditatis für eine Größenzunahme der Eierstöcke. Es kommt zu einer Hyperämie, vermehrter Vaskularisation, Hypertrophie des Stromas mit Wassereinlagerung und dezidualer Umwandlung. Das plazentare HCG ist im 1. Trimenon verantwortlich für das Hormonmilieu der Schwangerschaft. Die Corpus-luteum-Funktion verringert sich nach der 8. SSW. Nachzuweisen ist dies durch die Konzentration der 17α-Hydroxyprogesteron-Konzentration (17α-OH-P) im Plasma, die mit der Corpus-luteum-Funktion korreliert, da der Trophoblast keine 17α-Hydroxylaseaktivität besitzt (Abb. 6.17)

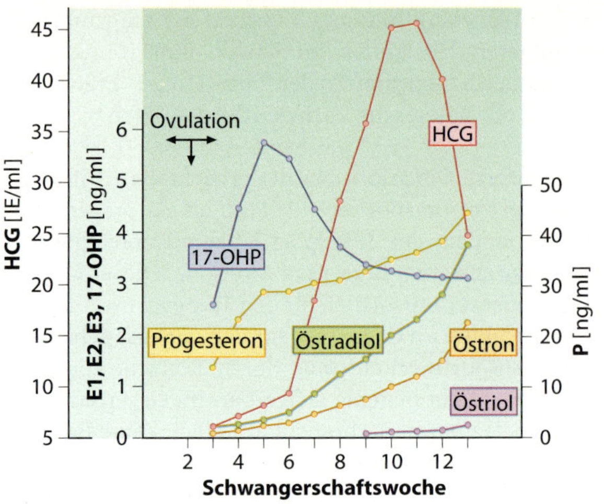

Abb. 6.17. Hormonkonzentrationen

Die Nebennierenrinde

Mineralkortikoide (Zona glomerulosa). Die Konzentration der Mineralkortikoide (z. B. Aldosteron, 11-Desoxykortikosteron) steigt im Laufe der Schwangerschaft an. Der Anstieg des Progesterons, welcher den Aldosteron-Effekt am renalen Tubulus antagonisiert, verursacht einen kompensatorischen Anstieg der Plasma-Renin-Aktivität. Gleichzeitig steigt unter dem Einfluß von Östrogen die Synthese von Angiotensinogen in der Leber. Diese Veränderungen resultieren in einer erhöhten Produktion von Angiotensin II. Angiotensin II wiederum stimuliert die Zona glomerulosa, was zu einer Zunahme der Aldosteron-Synthese führt. Im letzten Trimenon sind die Blutkonzentrationen von Aldosteron 10–30 fach erhöht gegenüber dem nichtschwangeren Zustand.

Glukokortikoide (Zona fasciculata). Während der Schwangerschaft nimmt die Konzentration von Transkortin, dem kortisolbindenden Globulin entsprechend der östrogengesteuerten Synthese in der Leber zu. An Transkortin gebundenes Kortisol besitzt keine biologische Aktivität. Kortisol ist zum Teil an Albumin gebunden, und über 7–8 % zirkulieren als freies, biologisch aktives Kortisol. Freies Kortisol steigt in der Schwangerschaft zunehmend an. Am Termin ist die Kortisol-Konzentration zweieinhalbfach höher als bei Nichtschwangeren. Trotz der Zunahme an freiem Kortisol manifestieren sich keine Symptome von Hyperkortisolismus, mit der möglichen Ausnahme bei der Glukosetoleranz, Aminoazidurie und Striae gravidarum.

Androgene (Zona reticularis). Die Testosteronproduktion nimmt im Laufe der Schwangerschaft nicht zu. Dennoch steigen die Plasmakonzentrationen von Testosteron während der Schwangerschaft, was auf den 5 fachen Anstieg des Geschlechtshormon-bindenden Globulins (SHBG) zurückzuführen ist. Die Konzentrationen von freiem Testosteron sind entweder unverändert oder diskret erniedrigt im Vergleich zum nichtschwangeren Zustand. Dehydroepiandrosteron (DHEA) und seine sulfatierte Form, Dehydroepiandrosteronsulfat (DHEA-S), werden primär von der Zona reticularis gebildet. Die Konzentration von DHEA im Blut von Schwangeren ist entweder unverändert oder etwas niedriger als bei Nichtschwangeren. Trotzdem verdoppelt sich die Produkionsrate von DHEA während der Schwangerschaft, wie auch dessen Clearancerate. DHEA wird in der Plazenta zu Östron und Östradiol umgewandelt. Die Produktionsrate von DHEA-S verdoppelt sich bis zum Geburtstermin. Die metabolische Clearancerate nimmt jedoch gleichzeitig um das 8 fache zu. Somit sind die Plasmakonzentrationen halb so hoch wie die bei Nichtschwangeren. Die mütterliche Clearancerate von DHEA-S ist zu je einem Drittel auf die Umwandlung in Östron und Östradiol, auf die 16α-Hydroxylierung in der Leber mit Umwandlung in Östriol und schließlich auf den Abbau zu neutralen Metaboliten zurückzuführen. Nahezu die Hälfte der Östron- und Östradiolproduktion und ca. 10 % der Östriolproduktion werden vom mütterlichen DHEA und DHEA-S abgeleitet.

Die Schilddrüse

Während der Schwangerschaft steigt das thyroxinbindende Globulin (TBG) unter dem Einfluß der Östrogene an. Die mittlere Konzentration verdoppelt sich. Das TGB bindet etwa 85% der Schilddrüsenhormone. Es erfolgt ferner eine Bindung an das tyroxinbindende Präalbumin und an Albumin. Die TBG-Bindungskapazität verdoppelt sich während der Schwangerschaft. Der prozentuale Anteil von Thyroxin, welches an TBPA bindet, verringert sich deutlich. Somit steigen die absoluten T3- und T4-Konzentrationen während der Schwangerschaft, was zu einem Anstieg des proteinbindenden Jods (PBJ) führt. Die Konzentration von freiem T3 und freiem T4 sind unverändert oder geringfügig erhöht während der Schwangerschaft. Da nur freies T3 und T4 physiologisch aktiv sind, spiegelt ein erhöhtes PBJ keinen Hyperthyreoidismus wider.

Die Plazenta als endokrine Drüse

Die Veränderungen im endokrinen System während der Schwangerschaft beginnen mit der Endokrinologie der Plazenta. Aus dem Trophoblasten, der sich in die Dezidua des Uterus eingesenkt hat und die mütterlichen Blutgefäße eröffnet, um die Verbindung beider Kreisläufe herzustellen, wird im Laufe der Entwicklung über die Bildung von Chorion laeve und Chorion frondosum die Plazenta. Die Biosynthese der wichtigsten mütterlichen Hormone wird während der ganzen Schwangerschaft durch die Plazenta ergänzt (Abb. 6.18).

Dies ist deshalb nötig, weil die endokrinen Drüsen der Mutter nicht in der Lage sind, die erforderlichen großen Mengen an Hormonen, wie sie zur Entwicklung und Erhaltung der Schwangerschaft benötigt werden, zu bilden. Es kommt hinzu, daß Hypophyse und Hypothalamus durch hohe Steroidkonzentrationen auf dem Wege der Rückkopplung gehemmt werden, während die Plazenta einer solchen negativen Rückkopplung offenbar nicht unterliegt. Die Plazenta ist eine endokrine Drüse, die Proteohormone wie auch Steroidhormone in einer einzigen Zellart, dem Synzytium bildet. Sie sind mittlerweile zu einem großen Teil strukturell identifiziert worden. Darüber hinaus ist die Plazenta Nähr-, Ausscheidungs- und Stoffwechselorgan für den Feten – also eine Art Lunge, Leber, Darm und Niere. Schließlich stellt sie eine Barriere dar, welche in begrenztem Umfang die für den Feten unerwünschten mütterlichen Stoffe abfiltert und die erwünschten passieren läßt.

Die Regulationsmechanismen für die Biosynthese dieser plazentaren Proteohormone und deren Funktion sind bisher noch nicht geklärt. Es kommen eine Reihe von plazentaren Proteinen hinzu, für die bisher eine Funktion nicht bekannt ist (Tabelle 6.1).

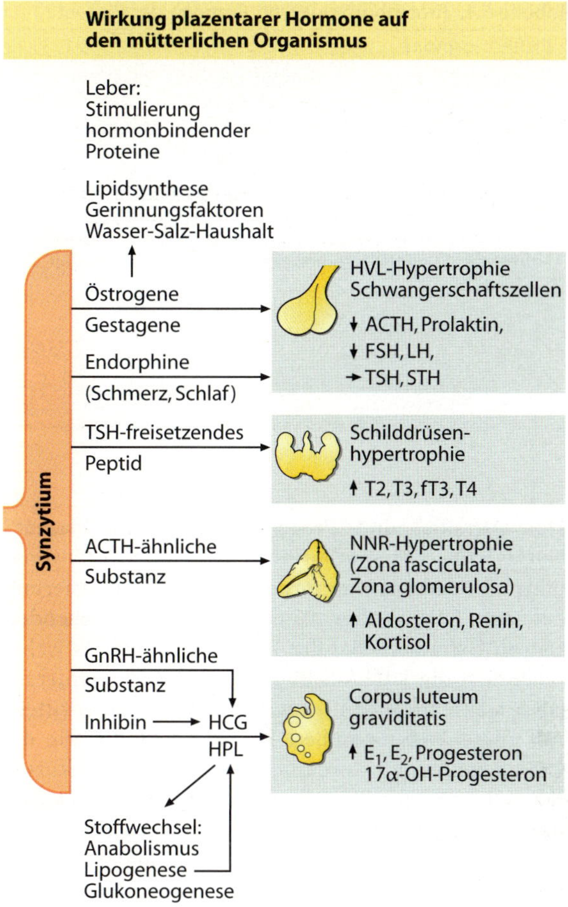

Abb. 6.18. Wirkung plazentarer Hormone auf den mütterlichen Organismus

Humanes Choriongonadotropin (HCG). Das erste plazentare Hormon, das isoliert wurde, war das humane Choriongonadotropin (HCG), ein Glykoprotein, das sich aus zwei unterschiedlichen Untereinheiten (α und β) zusammensetzt und ein Molekulargewicht von 30.000 Dalton (d) aufweist. Die α-Untereinheit des HCG ist identisch mit der des follikelstimulierenden Hormons (FSH), des luteinisierenden Hormons (LH) und des thyreoideastimulierenden Hormons (TSH). Die β-Untereinheit hat einige strukturelle und immunologische Eigenschaften gemeinsam mit LH, aber β-HCG enthält zusätzlich noch eine Sequenz von 30 Aminosäuren am terminalen Ende. Die Konzentration von HCG steigt in der Schwangerschaft rapide an, um in der 10. SSW einen Gipfel zu erreichen. Der rapide HCG-Anstieg spiegelt sich in einer Verdoppelung etwa alle 48 h wider. Die HCG-Produktion fällt daraufhin stetig ab, bis nach ca. 18 Wochen ein Plateau erreicht wird, welches bis zum Termin bestehen bleibt (Abb. 6.19).

Das HCG erhält in der Frühgravidität die Funktion des Corpus luteum graviditatis mit der Produktion

Tabelle 6.1. Proteohormone und Proteine der Plazenta

Proteohormone	Proteine
Humanes Choriongonadotropin (HCG) Humanes Plazentalaktogen (hPL) bzw. Humanes Chorionsomatotropin (hPS) Humanes Chorioncorticotropin (hCC) Humanes Chorionthyreotropin (hTC) Humanes chorionfollikelstimulierendes Hormon (hCFSH) Humanes uterotropes Plazentahormon (hUTHP) Humanes Choriongonadotropin-Releasing-Hormon (HCGn-RH) Humanes Chorionthyreotropin-Releasing-Hormon (HCTRH)	*a. Enzyme* Alkalische Phosphatase (HSAP) Cystinaminopeptidase (CAP) = Oxytocinase Diaminoxydase (DAO) 17β-Hydroxvsteroid-Oxydoreduktase (17β-HSD) ***b. Schwangerschaftsproteine*** Schwangerschaftsprotein 1 (SP1) Schwangerschaftsprotein 2 (SP2) = SHBG Schwangerschaftsprotein 3 (SP3) = schwanger schaftsassoziiertes α2-Glykoptorein (α2-PAG) Schwangerschaftsassoziiertes Plazentaprotein A (PAPP-A) Schwangerschaftsassoziiertes Plazentaprotein B (PAPP-B) Plazentaproteine 1–22 (PP1–22)

von Östradiol und Progesteron, bis die Plazenta hauptsächlich Steroidhormone bei der Schwangeren bildet. In der Plazenta fördert es die Aromatisierung des aus DHEA über Androstendion entstehenden Östron-Östradiols. Bei der Frucht stimuliert es wahrscheinlich die DHEA-S-Bildung in der Nebennierenrinde während des mittleren Schwangerschaftsdrittels. Auf diese Weise reguliert die Plazenta die für die Östrogenbildung erforderliche Menge von Präkursoren selbst. Später übernimmt mit zunehmender Reifung des Hypothalamus-Hypophysenvorderlappensystems das ACTH - wahrscheinlich mit anderen hypophysären Hormonen zusammen - diese Rolle der Nebennierenrindenstimulierung.

Bei männlichen Neugeborenen fördert das HCG unter anderem den Deszensus der Hoden. Sobald die Verbindung mit dem mütterlichen Blutstrom durch die Einnistung der Zotten des Synzytiotrophoblasten hergestellt ist, gibt das Ei als Zeichen für den Eintritt einer Schwangerschaft das HCG in den mütterlichen Kreislauf ab. Bereits zu diesem Zeitpunkt kann man durch radioimmunologische (Empfindlichkeit < 5 IE β-HCG) oder durch die modernen, sehr empfindlichen und spezifischen immunologischen Tests das Vorhandensein von β-HCG nachweisen. Im normalen Konzeptionszyklus ist HCG im mütterlichen Blut etwa ab dem 20. bis 22. Tag mittels Radioimmunoassay (RIA) nachweisbar.

Der Nachweis der HCG-Sekretion der präimplantierten Blastozyste ist zumindest experimentell bereits gelungen.

Die etwas weniger empfindlichen Schwangerschaftstests werden erst nach dem weiteren Ansteigen der Produktion von Choriongonadotropin, also 12 Tage nach ausgebliebener Regelblutung, bei einer HCG-Konzentration von etwa 25–2 000 IE/ml Urin oder Blut positiv.

Therapeutisch kann es anstelle von LH zur Stimulierung eines insuffizienten Corpus luteum oder zur Ovulationsauslösung nach Stimulation des Follikelwachstums mit Gonadotropinen verwendet werden.

Im Verlaufe der Schwangerschaft sind die α- und β-Untereinheiten im Serum und im Plazentagewebe vorhanden. Während die β-Untereinheit zum Ende der Schwangerschaft geringer wird, steigt die α-Untereinheit allmählich während der gesamten Schwangerschaft an. Das plazentare GnRH und Progesteron sowie Progesteronmetaboliten beinflussen die Steuerung der HCG-Sekretion. Östradiol scheint darauf keinen Einfluß zu haben. Die Sekretion des HCG erfolgt überwiegend in den mütterlichen Kreislauf.

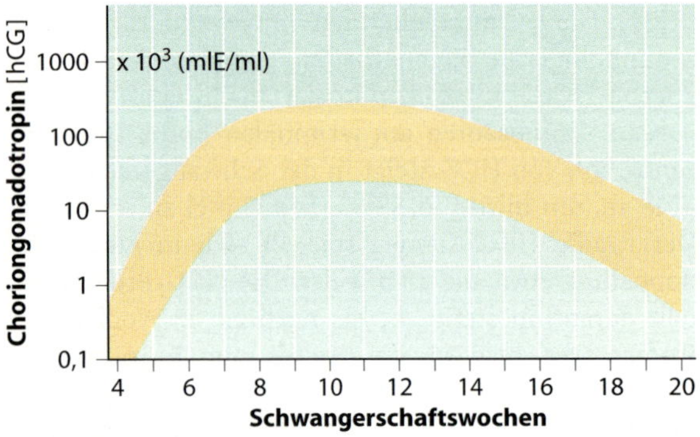

Abb. 6.19. HCG-Verlauf

Humanes Plazentalaktogen (HPL). Ein zweites Proteohormon, das humane Plazentalaktogen, ist ebenfalls ein Hauptprodukt der Plazenta. Das HPL kann im Serum ab der 8. SSW gemessen werden. Im Gegensatz zum HCG nimmt die Serumkonzentration des HPL im Verlaufe der Schwangerschaft stetig zu. Die Produktion beträgt bis zu 2 g täglich zum Zeitpunkt des Geburtstermins.

HPL stimuliert die Entwicklung der Brüste und bereitet im Zusammenspiel mit Steroidhormonen die Brust für die Laktation vor. In Ergänzung reguliert das HPL auch den Metabolismus. Sein Effekt ist dem anabolen Effekt des humanen Wachstumshormons

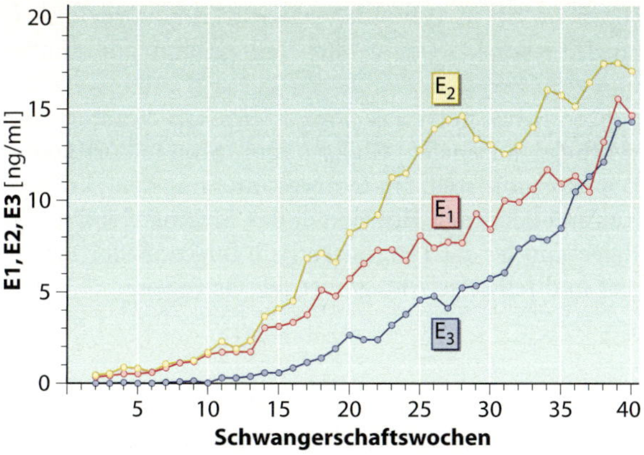

Abb. 6.20. Östrogenkonzentrationsveränderungen während der normalen Schwangerschaft

ähnlich, zu welchem es strukturelle Gemeinsamkeiten aufweist. Das HPL besitzt einen Glukosespareffekt und einen lipolytischen Effekt, welche mit dem Antiinsulineffekt in Zusammenhang stehen und ist daher als bedingt „diabetogen" anzusehen. Eine Versorgung des Feten mit Glukose und Aminosäuren ist somit gewährleistet. Eine fortbestehende Hypoglykämie führt zu einem Anstieg der mütterlichen HPL-Konzentrationen.

Das Hormon wird überwiegend in den Nierentubuli und in der mütterlichen Leber abgebaut. Im Zusammenspiel mit HCG stimuliert es die Progesteronbildung im Corpus luteum. Beim Feten wirkt es in Ergänzung zum Insulin wachstumsfördernd. HPL scheint die Umwandlung von 16α-Hydroxydehydroepiandrosteron zu Östriol zu fördern.

HPL kann im Synzytiotrophoblasten bereits am 5.–11. Tag nach der Nidation gefunden werden. Der Anstieg im mütterlichen Blut beginnt erst nach der 5. SSW und erreicht ein Plateau ab der 36. SSW.

Östrogene. Die Östrogene, vornehmlich Östron, Östradiol und Östriol, die bei der Schwangeren zirkulieren, werden von der fetoplazentaren Einheit produziert. Die Konzentrationen steigen kontinuierlich während der Schwangerschaft bis zum Geburtstermin an.

Die Plazenta ist nicht in der Lage, Östrogen aus Azetat zu synthetisieren und muß deshalb das Cholesterol nutzen. Obwohl der Fetus Azetat als Präkursor nutzen kann, beginnt die größte Steroidhormonsynthese in der fetalen Nebenniere mit Cholesterol, welches im Fetalblut proteingebunden vorliegt.

Das Hauptöstrogen, das in der Schwangerschaft synthetisiert wird, ist Östriol. Es leitet sich weitestgehend von dem Präkursor Dehydroepiandrosteronsulfat (DHFA-S) ab, das in der fetalen Nebenniere gebildet wird. DHEA-S wird anschließend in der fetalen Leber in 16α-Hydroxydehydroepiandrosteronsulfat (16α-OH-DHEA-S) hydroxyliert. Die Plazenta kann diese Leistung nicht vollbringen, weil ihr ein effizientes 16α-Hydroxylasesystem fehlt. Es besteht eine signifikante Korrelation zwischen Plasma- und Urinöstriol.

Östron und Östradiol werden durch Wirkung der plazentaren Aromatase aus Androgenen (Dehydroepiandrosteron, Androstendion und Testosteron) gebildet.

Die Konzentrationsveränderungen von unkonjugiertem Östron, Östradiol und Östriol während der normalen Schwangerschaft sind in Abbildung 6.20 wiedergegeben.

Progesteron. Die Hauptrolle des Progesterons liegt in der Bildung und Erhaltung der Decidua graviditatis.

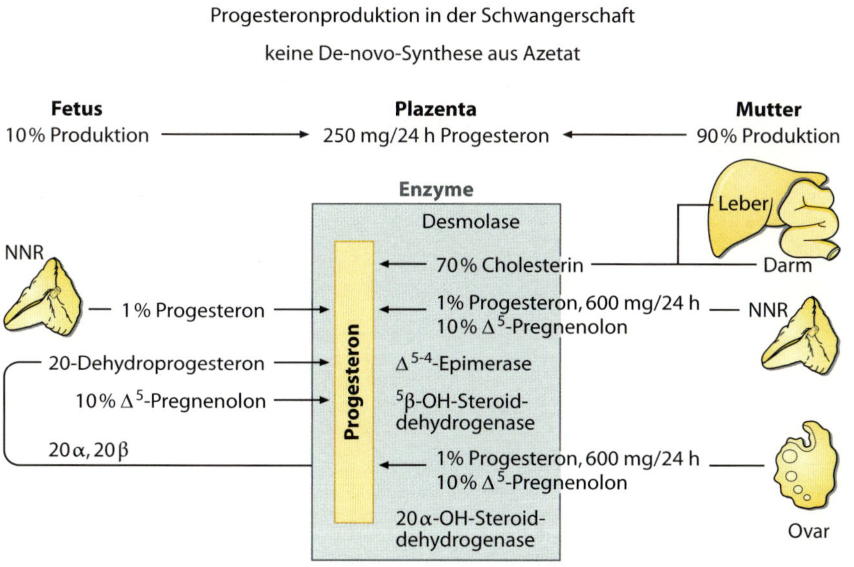

Abb. 6.21. Progesteronproduktion in der Schwangerschaft

Die Biosynthese erfolgt über die Vorstufen Cholesterin und Pregnenolon, welche fast ausschließlich aus der mütterlichen Leber, Darm und Nebennierenrinde stammen (Abb. 6.21).

Progesteron wird fast ausschließlich in der Plazenta gebildet. Die Produktionsrate von Progesteron sowie die Blutprogesteronspiegel steigen bis zum 3. Trimenon an. Das Hormon leitet sich zu 80 % vom mütterlichen Cholesterol ab, der Rest vom fetalen Cholesterol und direkt aus Azetat. Progesteron liegt größtenteils (über 90 %) in gebundener Form vor, vornehmlich an Transkortin. Der größte Teil gelangt zur Mutter und zum Fetus.

Der Fetus nutzt das Progesteron als Vorstufe zur Synthese adrenaler Gluko- und Mineralkortikoide. Das Hormon stellt im Synergismus mit den β-rezeptorstimulierenden Hormonen das Myometrium ruhig. Insgesamt ist das Progesteron ein funktioneller Synergist und teilweise Antagonist der Östrogene.

ZUSAMMENFASSUNG

Die Reifung einer Eizelle und eines Follikels wird durch ein kompliziertes Zusammenspiel von Hypothalamus, Hypophyse und Ovar hormonell kontrolliert. Das Gonadotropin-Releasinghormon (GnRH) stimuliert die Synthese und Sekretion des follikelstimulierenden Hormons (FSH) und des luteinisierenden Hormons (LH) im Hypophysenvorderlappen. Die Gonadotropine stimulieren im Ovar Wachstum und Reifung eines Follikels. Der heranreifende Follikel bietet der darin enthaltenen Eizelle die Bedingungen, die für die Erlangung der Befruchtungsfähigkeit erforderlich sind. Der mittzyklische LH-Anstieg führt zur Ovulation, d. h. zur Ausstoßung einer befruchtungsfähigen Eizelle in der Metaphase II vor Vollendung der 2. Meiose aus dem Follikelmilieu. Aus dem verbliebenen Follikel bildet sich das Corpus luteum, dessen Gelbkörperhormon (Progesteron) das Endometrium auf die Einnistung des Embryos vorbereitet.

Im menschlichen Ovar befinden sich zum Zeitpunkt der Geburt etwa 300 000 Oozyten im Stadium des Diplotän. Die Fusion mit einem menschlichen Spermatozoon initiiert die Wiederaufnahme der 2. meiotischen Reifeteilung.

Die Spermatogenese – von der Spermatogonie zum reifen Spermatozoon – dauert etwa 60 bis 70 Tage. Das Spermatozoon trägt einen haploiden Chromosomensatz. Während des Transportes durch den weiblichen Genitaltrakt findet die Kapazitation statt. Der Kontakt des Spermatozoons mit der Eizelle löst die Akrosomenreaktion aus. Rezeptoren an der Spermatozoenoberfläche und auf der Zona pellucida der Eizelle vermitteln den Gametenkontakt. Nach Penetration der Zona pellucida fusioniert das Spermatozoon mit dem Plasmalemm der Eizelle und gelangt in das Ooplasma. Die 2. meiotische Reifeteilung der Eizelle endet mit dem Eindringen des Spermatozoons. Nach Dekondensation des Spermiennukleus bilden maternales und paternales Chromatin jeweils einen Vorkern. Die Fertilisierung beginnt mit der Syngamie, der Verschmelzung beider Vorkerne. Die Embryonalentwicklung beginnt mit dem 1. mitotischen Zellteilungszyklus.

6.2 Normale Schwangerschaft: Physiologische Veränderungen

P. BAUMANN

EINLEITUNG

Die komplexen und vielfältigen physiologischen Veränderungen, die bereits in den frühen Schwangerschaftswochen beobachtet werden können, sind Anpassungsprozesse, die zu einem Großteil von sezernierten Produkten der Plazenta hervorgerufen werden. Einige dieser Veränderungen treten auf, damit den Bedürfnissen des Embryo Rechnung getragen wird; nachdem jedoch einzelne dieser Veränderungen vonstatten gegangen sind, reagiert der mütterliche Organismus mit einer Reihe spezifischer Veränderungen, die den mütterlichen Bedürfnissen dienen.

Eine der ersten Veränderungen ist zum Beispiel eine Exaggeration des Progesteroneffektes, der regelmäßig während der Lutealphase des Zyklus zu beobachten ist. Eine stetig ansteigende Plasmaprogesteronkonzentration resultiert in einem niedrigeren Stellwert im Hypothalamus für den Kohlendioxydpartialdruck (pCO_2) im Plasma. Der CO_2-Partialdruck fällt von etwa 40 auf etwa 32 mm Hg. Darüberhinaus wird das Atmungszentrum empfindlicher gegenüber einer bereits geringen Zunahme der Kohlendioxydkonzentration. Ein Anstieg des pCO_2 um 1 mm Hg hat eine Zunahme der Ventilation um ca. 6 l pro min zur Folge, was einer mehrfachen Änderung gegenüber der nichtschwangeren Frau entspricht.

Die Ventilation ist generell früh gesteigert, wobei die Steigerung am Termin etwa 40% beträgt. Während des gesamten Schwangerschaftsverlaufes ist die Steigerung der Ventilation ausgeprägter als der Bedarf an Sauerstoff. Der Sauerstoffpartialdruck (pO_2) nimmt bereits in der Frühschwangerschaft von einem Mittelwert um 95 mm Hg bei der nichtschwangeren Frau auf im Mittel 106 mm Hg zu und verharrt auf diesem Niveau bis zum Termin.

Wahrscheinlich erleichtert der reduzierte pCO_2 des maternalen Plasmas dem Feten die Elimination von CO_2. Ginge diese Senkung jedoch nicht mit anderen Anpassungsvorgängen einher, würde sich auch der pH des maternalen Blutes in unzulässiger Weise ändern. Zum Ausgleich wird daher auch die Plasmabikarbonatkonzentration durch renale Ausscheidung erniedrigt, ein Vorgang, der seinerseits wiederum eine Reduktion der Na^+-Konzentration im Plasma nach sich zieht. Die Tatsache, daß der pH im mütterlichen Blut normal bleibt, deutet auf eine perfekte Kompensation hin, die dadurch charakterisiert ist, daß der chronischen respiratorischen Alkalose eine chronische metabolische Azidose gegenüber steht.

Die erniedrigte Na^+-Konzentration führt zu einem Abfall der Osmolalität im Plasma von etwa 290 auf ca. 280 mosm/kg Plasmawasser. Dieser Abfall ist sogar noch größer als bei einer nichtschwangeren Frau nach einer ausgeprägten Wasserbelastung und ist mehr als hinreichend, um die Sekretion von antidiuretischem Hormon (ADH) aus der Neurohypophyse zu unterbinden. Dies führt im Gegenzug zur Polyurie, Perioden gesteigerten Durstgefühls und ausgeprägter Diurese nach Flüssigkeitsaufnahme, mithin zu Symptomen, wie sie bei den meisten Schwangeren während des 1. Trimenons beobachtet werden können.

6.2.1 Atmung

Lungenvolumina. Bei unveränderter Vitalkapazität ist das Luftvolumen, welches pro Minute geatmet wird, wegen der Zunahme des Totraumvolumens erheblich größer. Residualvolumen und totales Lungenvolumen sind reduziert, die respiratorische Kapazität ist jedoch gesteigert. Ebenso ist die alveoläre Ventilation dergestalt gesteigert, daß die Verteilung und Mischung des Atemgases während der Spätschwangerschaft effizienter ist.

Sauerstoffverbrauch. Die Steigerung des Gesamtsauerstoffverbrauchs in der Spätschwangerschaft liegt zwischen 40 und 60 ml/min, was einer Steigerung von ca. 20% entspricht. In dem gleichen Umfang, wie die Steigerung der alveolären Respiration 60% überschreitet, kommt es zu einer persistierenden Hyperventilation, die, wie eingangs erwähnt, für den erniedrigten pCO_2 verantwortlich ist. Bei Höhenlagen ist zu berücksichtigen, daß sich auf die ohnehin gesteigerte Ventilation und die resultierende Erniedrigung im pCO_2 die schwangerschaftsbedingten Veränderungen aufpflanzen.

Dyspnoe. Dyspnoe auch im Sitzen ist ein in der Schwangerschaft häufig geklagtes Symptom. Ganz offenkundig handelt es sich hierbei nicht um den Ausdruck einer limitierten pulmonalen Kapazität. Möglicherweise liegt das Gefühl von Luftnot darin begründet, daß das ventilatorische Angebot in dem bewußten Moment der Sauerstoffnachfrage der Schwangeren nicht angemessen ist. Die bestehende Schwangerschaftshyperventilation könnte in Anbetracht ohnehin reduzierter alveolärer Kohlendioxydpartialdrücke als „unzureichend" empfunden werden und das Gefühl von Luftnot vermitteln.

6.2.2 Herz und Kreislauf

Unter klinischen Gesichtspunkten sind die kardiovaskulären Veränderungen in der Schwangerschaft von herausragender Bedeutung, insbesondere wenn es um die Betreuung von Schwangeren mit kardialen Erkrankungen geht. Interessanterweise findet der größte Teil dieser Veränderungen bereits im 1. Trimenon statt, zu einem Zeitpunkt also, wenn nachhaltige Veränderungen in der uterinen Zirkulation noch bevorstehen. Bei den Veränderungen in der Spätschwangerschaft ist zu berücksichtigen, daß diese durch die Lage der Mutter, insbesondere durch die Rückenlage, nachhaltig beeinflußt werden.

Blutdruck

Der mittlere arterielle Blutdruck (errechnet durch Addition von 1/3 der Differenz zwischen systolischem und diastolischen Druck zum diastolischen Druck) fällt im Laufe der Schwangerschaft zunächst ab, bis er im 2. Trimenon seinen tiefsten Punkt erreicht, um danach bis zum Termin hin langsam wieder anzusteigen. Bei arteriellen Mitteldrücken von ≥ 95 mm Hg im 2. Trimenon besteht die Gefahr der Entwicklung einer schwangerschaftsinduzierten Hypertonie im letzten Trimenon. Arterielle Mitteldrücke von ≥ 105 mm Hg (z. B. 145/90 mm Hg) im letzten Trimenon sind als Hochdruck zu betrachten.

Herzminutenvolumen

Zum Ende des 1. Trimenons hin hat das Herzminutenvolumen um 25 bis 50 % zugenommen. Danach kommt es während des 2. Trimenons um eine weitere Zunahme um ca. 10 %; das so erreichte Herzminutenvolumen bleibt bis zum Ende der Schwangerschaft unverändert. Diese Angaben beziehen sich auf Messungen, die an Schwangeren in Seitenlage vorgenommen wurden. Ursprüngliche Beobachtungen, denen zufolge es in den letzten beiden Monaten der Schwangerschaft zu einem Rückgang des Herzminutenvolumens kam, mußten revidiert werden, da die Messungen an Schwangeren in Rückenlage erfolgt waren und inzwischen bekannt ist, daß bei Rückenlage der Uterus aufgrund seiner Größe die V. cava inferior komprimiert und den Rückfluß des Blutes zum rechten Vorhof hin signifikant behindert.

Die basale Herzfrequenz nimmt um etwa 10 Schläge pro min zu und ist damit für einen geringen Teil am gesteigerten Herzminutenvolumen verantwortlich. Den weitaus größeren Anteil an der Zunahme des Herzminutenvolumens hat hingegen die Zunahme des Schlagvolumens. Die maximale Zunahme des Herzminutenvolumens bei Schwangeren in Ruhe bzw. außerhalb von Wehentätigkeit variiert zwischen 1,2 bis 3,1 l/min.

Gefäßwiderstand. Der Abfall des arteriellen Mitteldruckes, insbesondere während des 2. Trimenons, geht mit einem signifikanten Rückgang im peripheren Gesamtgefäßwiderstand einher. In der 2. Hälfte der Schwangerschaft stellt die uteroplazentare Zirkulation ein Gefäßkurzschlußgebiet mit niedrigem Widerstand („low resistance shunt") dar, das wahrscheinlich für den größten Teil des reduzierten peripheren Gefäßwiderstandes verantwortlich ist; am Unterarm wie auch am Bein läßt sich jedoch ebenfalls ein deutlich reduzierter Gefäßwiderstand nachweisen.

Ursache. Die Ursache der frühen Zunahme des Herzminutenvolumens ist im einzelnen nicht bekannt, dürfte jedoch in den hormonalen Veränderungen der Schwangerschaft zu suchen sein. Die schwangerschaftsbedingten Kreislaufveränderungen können z. B. am nichtschwangeren Schaf durch Infusion von Östrogen imitiert werden.

Einfluß von Wehen. Unter der Geburt nimmt das Herzminutenvolumen bei jeder Wehe um etwa 15 bis 20 % zu. Diese Zunahme beginnt bereits, bevor die Wehe palpiert werden kann und kehrt auf dem Höhepunkt der Wehe zum Ausgangswert zurück. Zur gleichen Zeit nimmt der arterielle Mitteldruck zu; dies bedeutet insgesamt eine erhebliche Zunahme der Herzarbeit. Weder die Zunahme des Herzminutenvolumens noch der Anstieg des arteriellen Mitteldruckes lassen sich durch Analgesie ausschalten, was dagegen spricht, daß es sich hier lediglich um schmerzinduzierte Anpassungseffekte handelt. Anscheinend werden dem zentralen Blutvolumen mit Beginn einer Wehe etwa 500 ml Blut zugeführt, wodurch der arterielle Mitteldruck ansteigt. Auf dem Höhepunkt der Kontraktion ist die uteroplazentare Zirkulation, die ein Gebiet niedrigen Gefäßwiderstandes darstellt, vorübergehend abgekoppelt, was möglicherweise für den Anstieg des arteriellen Mitteldrucks und den Abfall des Herzminutenvolumens verantwortlich ist.

Zusätzlich zu den Kreislaufveränderungen unter jeder Kontraktion ist am Ende der Austreibungsphase generell eine Zunahme des Herzminutenvolumens um ca. 40 % zu beobachten, die im Gegensatz zu den Veränderungen unter der Wehe durch Schmerzausschaltung beeinflußt werden kann. Dies legt nahe, daß Schmerzen und Anspannung hierfür die Ursache sind.

Umstellung nach der Geburt. Unmittelbar nach der Geburt kontrahiert sich der Uterus und es kommt erneut zu einem Autotransfusionseffekt, der jedoch weitestgehend durch äußeren Blutverlust von im Mittel 300 ml kompensiert wird. Die Gabe von Mutterkornalkaloiden führt, wegen ihrer uteruskontrahierenden Eigenschaften bei vielen Frauen, insbesondere bei denen mit präexistentem Hochdruck, zu einem Anstieg des arteriellen Mitteldruckes, was die Herzarbeit weiter steigert.

Man möchte annehmen, daß Wehentätigkeit und vaginale Geburt bei Frauen mit Herz-Kreislauf-Erkrankungen vermieden werden sollten. Die klinische Erfahrung hat jedoch gezeigt, daß die verschiedenen postoperativen Komplikationen, die sich nach einem Kaiserschnitt einstellen können, gefährlicher sein können, als die Zunahme der Herzarbeit unter einer normalen Geburt. Offenkundig sollte bei diesen Frauen die Geburt so schmerz- und streßfrei wie möglich vonstatten gehen. Anhaltendes, forciertes Pressen während der Austreibungsperiode sollte vermieden werden, ebenso wie potentiell drucksteigernde Medikamente (Adrenalinzusätze in Lokalanästhetika) oder Mutterkornalkaloide.

Blutfluß. Der mütterliche hepatische und zerebrale Blutfluß weisen in der Schwangerschaft keine Veränderungen auf. Der renale Blutfluß hingegen ist um 400 ml/min gesteigert; das entspricht einer Zunahme um fast 50 %. Diese Veränderung erfolgt bereits während des 1. Trimenons. Danach verharrt die Nierendurchströmung auf hohem Niveau und fällt im letzten Schwangerschaftsmonat wieder etwa ab. Es muß dabei betont werden, daß diese Feststellungen an Schwangeren getroffen wurden, die sich in Rückenlage befanden. Der Blutfluß im Unterarm, in erster Linie der Blutfluß zu den Muskeln, weist jenseits der 24. SSW eine beträchtliche Steigerung auf; dies ist begleitet von einem ausgeprägten Rückgang des Gefäßwiderstands im Unterarm.

Auch wenn sich die Verteilung des zusätzlichen Herzminutenvolumens von 1200 bis 3100 ml/min nicht völlig exakt angeben läßt, ist leicht vorstellbar, daß der Uterus, die Nieren und die Extremitäten den größten Anteil daran haben.

Vena-cava-Okklusionssyndrom. Eine besondere Kreislaufreaktion bei der Schwangeren stellt das V.-cava-Okklusionssyndrom dar. In geringem Grade kommt es bei allen Schwangeren in der 2. Schwangerschaftshälfte zu einer Kompression der V. cava inferior, wenn sie auf dem Rücken liegen. Der venöse Druck distal vom Uterus steigt dann um etwa 20 bis 30 mm Hg an und wird in die unteren Extremitäten fortgeleitet. In gewissem Maße trifft dies auch in stehender Position zu und führt zu einer Konzentration von Blut in Beinen und Oberschenkeln, wodurch ein systolischer RR-Anstieg von 30 % und mehr erreicht wird. Nach 4 bis 5 min gesellt sich eine Bradykardie als Zeichen eines vasovagalen Reflexes hinzu. Die Kombination von Hypotension und Bradykardie (das V.-cava-Okklusionssyndrom) reduziert das Herzminutenvolumen um fast die Hälfte und manchen Schwangeren wird an diesem Punkt schwarz vor Augen begleitet von Übelkeit. In der Regel drängt es die Schwangeren sich auf die Seite zu drehen, wodurch der Rückfluß freigegeben wird und die Symptome verschwinden. Das Korrelat des V.-cava-Okklusionssyndroms im CTG ist eine tiefe, wannenförmige Dezeleration.

Blut- und Erythrozytenvolumen

Plasmavolumen. Das Gesamtplasmavolumen nimmt ebenfalls bereits in der Frühschwangerschaft zu, folgt der Zunahme des Herzminutenvolumens jedoch mit etwas Abstand. 75 bis 85 % der Zunahme des Blutvolumens erfolgt bis zur Mitte der Schwangerschaft (Abb. 6.22). Bei Einlingsschwangerschaften nimmt das Blutvolumen bis zum 8. Monat zu, um dann bis zum Termin langsam abzufallen. Bei Mehrlingsschwangerschaften ist die Zunahme des Blutvolumens ausgeprägter und hält bis zur Entbindung an.

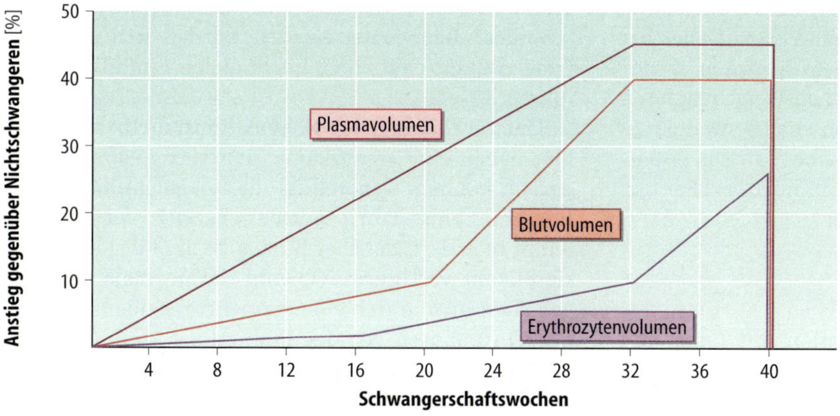

Abb. 6.22. Verhalten von Blut-, Plasma- und Erythrozytenvolumen in der Schwangerschaft

Das Ausmaß der Zunahme des Plasmavolumens kann zwischen 40 bis 90 % variieren, abhängig von der Größe der Mutter und des Feten. Empirisch erstellte Formeln lassen z. B. die Vorhersage zu, daß die maximale Zunahme des Plasmavolumens einer ca. 155 cm großen, 55 kg schweren Schwangeren etwa 88 % – zwischen 2120 und 4000 ml – betragen, wohingegen die einer 175 cm großen und 77 kg schweren Schwangeren 60 % – zwischen 3000 und 4800 ml – betragen sollte.

Erythrozytenvolumen. Das Volumen der Erythrozyten nimmt ebenfalls zu, liegt aber häufig hinter dem Plasmavolumen zurück; dies schlägt sich in einem erniedrigten Hämatokrit und erniedrigter Hämoglobinkonzentration nieder.

Ursachen. Es sind verschiedene Versuche unternommen worden, die Zunahme des mütterlichen Plasmavolumens zu erklären. Die Tatsache, daß die Veränderungen früh in der Schwangerschaft auftreten, spricht dafür, daß hormonale Ursachen eine Rolle spielen. Der intrinsische Tonus der Gefäßwände verringert sich, wobei es sich um einen direkten hormonalen Effekt auf die Gefäßwand handeln dürfte. Dies in Verbindung mit der zunehmenden vaskulären Kapazität des Uterus führt zu einer beträchtlichen Zunahme des intravaskulären Kompartimentes. Es ist denkbar, daß im 2. und 3. Trimenon die Kurzschlüsse der Gefäße mit niedrigen Widerständen in der uteroplazentaren Zirkulation zu einer Zunahme des Blutvolumens in der gleichen Weise führen, wie es bei einer arteriovenösen Fistel der Fall ist. Letztenendes muß mehr Hohlraum für Blut vorhanden sein, und ob dieser vermehrte Hohlraum zu wenig gefüllt oder überfüllt ist, ist eine interessante theoretische Frage. In vielerlei Hinsicht stellen die Veränderungen, die in der Spätschwangerschaft beobachtet werden, wie gesteigerte Aldosteron-Sekretionsraten, eine gesteigerte Natriumretention, die Tendenz zur Hypotonie, wenn die Schwangere sich aufrichtet wie schließlich auch ein hoher, venomotorischer Tonus, der den intrinsischen hormonalen atonischen Effekt kompensieren soll, solche Veränderungen dar, wie sie eher bei Hypovolämie denn bei Hypervolämie beobachtet werden. Daher hat es den Anschein, daß die Volumenrezeptoren in der Schwangerschaft nicht in der gleichen Weise reagieren wie es bei Hypervolämie bei einer nichtschwangeren Frau zu erwarten wäre. Dies legt nahe, daß das potentielle intravaskuläre Kompartiment noch größer ist, als die Steigerung des Blutvolumens.

Hämatologie, Gerinnung

Eisenbedarf. Auch unter Substitution mit Eisen fällt die Hämoglobinkonzentration im Verlauf der Schwangerschaft auf Werte um etwa 10 g/l. Trotz dieser Tatsache sind als Ergebnis einer akzelerierten Produktion roter Blutzellen während der Schwangerschaft ca. 450 ml an Erythrozyten zusätzlich verfügbar. Dieses Erythrozytenvolumen enthält 500 mg Eisen, was gleich oder sogar größer der Menge des Gesamtkörpereisens nichtschwangerer Frauen ist; der Fet verfügt über 300 mg Eisen. Häufig übersteigt der Gesamtbedarf an Eisen die mit der gewöhnlichen Nahrung angebotene Menge, so daß eine Eisensubstitution, insbesondere in der 2. Schwangerschaftshälfte angezeigt sein kann.

Folsäurebedarf. Ursache einer Megaloblasten-Anämie aufgrund eines Folsäuremangels ist häufig auf einen Mangel an tierischem Eiweiß sowie einen Mangel an frischem oder ungekochtem Gemüse zurückzuführen. Der Bedarf an Folsäure ist während der Schwangerschaft auf etwa das 5fache gesteigert; er beträgt ca. 0,5 mg/Tag. Sinnvoll ist es, die Eisensubstitution durch eine Substitution mit Folsäure von etwa 0,3 mg/Tag zu ergänzen.

Leukozytenzahl. Die Zahl der Leukozyten ist während der Schwangerschaft mäßig erhöht auf Werte zwischen 6 000 und 12.000/mm^3; durch den Geburtsstreß kann die Zahl auf über 20.000/mm^3 ansteigen. Die Zellen enthalten erhöhte Mengen an alkalischer Phosphatase.

Gerinnungssystem. Eine Reihe von Komponenten des fibrinolytischen Systems weist während der Schwangerschaft Konzentrationsänderungen auf. Der Fibrinogenspiegel steigt um ca. 50 % an, die Konzentration einer ganzen Reihe anderer Faktoren ist z. T. ebenfalls erheblich erhöht (Tabelle 6.2).

Zusätzlich zu den in der Tabelle 6.2 aufgeführten Veränderungen ist die Thrombozytenzahl mäßig erhöht, die Thrombozytenhaftung ist etwas herabgesetzt, die Plasminogenkonzentration ist erhöht und die fibrinolytische Aktivität des Plasmas ist vermindert. Unter qualitativen Gesichtspunkten entsprechen alle diese Veränderungen denen, wie sie bei Frauen unter der Einnahme von kombinierten Östrogen-Progestin-Ovulationshemmern vor Einführung der „Mikropillen" beobachtet wurden, so daß sich diese Effekte zwanglos auf einen hormonalen Einfluß zurückführen lassen.

Untersuchungen zur Koagulationskinetik von Vollblut haben eine signifikante Hyperkoagulabilität aufdecken können. Generell ist die Koagulabilität (Reaktionszeit plus Fibrin-Formationszeit) von 12 auf 8 min reduziert; darüber hinaus ist die Fibrinolysezeit signifikant verlängert. Obwohl die normale Schwangerschaft nicht durch eine vermehrte Inzidenz spontaner Thrombosen vor der Entbindung kompliziert zu sein scheint, treten Episoden disseminierter intravasaler Gerinnung bei Schwangeren im Zusammenhang

Tabelle 6.2. Veränderungen von Komponenten des Blutgerinnungssystems unter dem Einfluß der Schwangerschaft

Faktor	Name	Einfluß der Schwangerschaft
I	Fibrinogen	mäßiger Anstieg
II	Prothrombin	keine Veränderung
III	Thromboplastin	mögliche Freisetzung bei vorzeitiger Plazentalösung
IV	Kalzium	geringfügige Reduktion
V	Proakzelerin	geringfügige Reduktion
VII	Prokonvertin	deutlicher Anstieg
VIII	Antihämophilie-Faktor	in einigen Fällen erhöht
IX	Plasma-Thromboplasmin-Komponente	in einigen Fällen erhöht
X	Stuart-Faktor	deutlicher Anstieg
XI	Plasma-Thromboplastin-Antezedent	keine Veränderung
XII	Hageman-Faktor	–
XIII	Fibrin-stabilisierender Faktor	erniedrigt

mit Infektionen, vorzeitiger Plazentalösung, Eklampsie, Gefäßverletzungen und Fruchtwasserembolien häufiger auf.

6.2.3 Stoffwechsel

Kohlenhydratstoffwechsel

Der Intermediärstoffwechsel ist auf die Speicherung überschüssiger Energie nach Nahrungsaufnahme eingerichtet, um Energie für Fastenperioden bereitzustellen. Glukose z.B, die aus dem Gastrointestinaltrakt resorbiert worden ist, findet sich verteilt auf die extrazelluläre Flüssigkeit. Ein gewisser Anteil wird für unmittelbare metabolische Bedürfnisse utilisiert; der Rest kann in der Leber oder der Muskulatur als Glykogen, im Fettgewebe als Triglyzeride gespeichert werden. Insulin wird während des Absorptionsprozesses von Glukose und Aminosäuren freigesetzt und hohe Konzentrationen im Blut werden durch die insulinogenen Effekte steigender Blutzucker- und Aminosäurekonzentrationen unterhalten. Insulin bewerkstelligt die Einschleusung von Glukose und Aminosäuren in die Muskelzellen und in die Zellen des Fettgewebes. Amniosäuren werden im Muskel als Protein gespeichert. Insulin fördert auch die Aktivität des Enzyms, welches die Spaltung exogener veresterter Fette bewerkstelligt (Lipoproteinlipase), so daß Fettsäuren aus der Nahrung gespeichert werden können. In diesem Sinne ist Insulin ein anaboles Hormon.

Die Hauptaufgabe des Stoffwechsels besteht letztlich darin, sicherzustellen, daß das Zentralnervensystem ständig mit Glukose versorgt wird. Schätzungsweise 140 g Glukose werden täglich durch das Zentralnervensystem eines Erwachsenen oxydiert.

Versorgung des Feten. Dieses Bild ist in der Schwangerschaft beträchtlich komplizierter. Eine weitere Struktur kommt hinzu, der Konzeptus, der ebenfalls einen Glukosekonsumenten darstellt. Der Fet benötigt zum Wachstum darüberhinaus Aminosäuren. Daher ist die Mutter einem konstanten Abfluß von Glukose und Aminosäuren aus ihren Körpervorräten unterworfen. Der Konzeptus entzieht der Mutter Glukose und Aminosäuren in konstanter Rate, unabhängig von einer vorhandenen oder fehlenden Nahrungsaufnahme der Mutter. Bei anhaltender Mangelernährung haben die fetalen Organe unterschiedliche Prioritäten was die Utilisation der verfügbaren Nährstoffe betrifft. Unter diesen Bedingungen wird das Hirngewicht gegenüber anderen Organen bevorzugt aufrecht erhalten.

Um eine kontinuierliche Versorgung des Feten mit Glukose und Aminosäuren zu gewährleisten, muß die Mutter gewisse Adjustierungen vornehmen. Sie kann Glukose nicht wie außerhalb der Schwangerschaft ununterschieden nutzen. Während die Schwangerschaft voranschreitet, reduziert sich die periphere Glukose-Utilisation der Mutter. Die gewöhnliche hypoglykämische Antwort auf eine Insulintherapie ist in der Schwangerschaft herabgesetzt. Diese progrediente biologische Resistenz gegenüber exogenem Insulin, die in der Schwangerschaft beobachtet werden kann, wird durch erhöhte Plasmakonzentrationen dieses Hormons kompensiert. Darüber hinaus ist die Insulin-Antwort bei Glukosebelastung gesteigert und es besteht eine Inselzellhyperplasie des mütterlichen Pankreas.

Fettstoffwechsel

Der Stoffwechsel der Schwangeren ist in dem Sinne verändert, daß Kohlenhydrate für den Konzeptus und für ihr eigenes Nervensystem konserviert werden. Kontrollmechanismen sind dergestalt verlagert, daß Fett konsumiert wird, wenn immer es möglich ist. Fettspeicher werden mobilisiert und die Konzentration an freien Fettsäuren im Plasma ist erhöht. Man mag annehmen, daß diese Veränderungen durch lipolytische Hormone, wie z.B. Adrenalin, Wachstumshormon oder Glukagon, vermittelt werden. Tatsächlich ist dies jedoch nicht der Fall. Die Exkretion von Katecholaminen ist während der ersten 24 h nach der Geburt erhöht, während der Schwangerschaft läßt sich eine persistierende Konzentrationserhöhung jedoch nicht nachweisen. Wachstumshormonkonzentrationen im mütterlichen Blut sind niedrig; dies in ausgeprägtem Kontrast zu den hohen Konzentrationen, die im Fetalblut gefunden werden.

HPL. HPL, das von der Plazenta sezerniert wird, ist ebenfalls ein lipolytisches Hormon in dem Sinne, daß seine Administration zu einem Anstieg der Lipolyserate und der Konzentration an freien Fettsäuren im Plasma führt. Es gibt keine bekannten Kontrollmechanismen für die Sekretion von hPL, und es ist durchaus möglich, daß die autonome tägliche Freisetzung großer Mengen an hPL für zahlreiche der augenfälligen diabetogenen Veränderungen in der Schwangerschaft verantwortlich ist. Die Rolle von hPL beim Lipidmetabolismus der Mutter könnte darin bestehen, daß Kohlenhydrate durch die Bereitstellung einer alternativen Energiequelle eingespart werden, nämlich den freien Fettsäuren, die, in hoher Konzentration in den Zellen vorhanden, die Glukose-Utilisation behindern. Die Triglyzerid- und Glykogenspeicher werden natürlich bei jeder Nahrungsaufnahme der Mutter durch die herkömmlichen Mechanismen wiederhergestellt. Der Anti-Insulin-Effekt von hPL, dessen Konzentration chronisch erhöht ist, ist möglicherweise für die hohen Insulinwerte in der Schwangerschaft verantwortlich.

Fettsäuren. Freie Fettsäuren überschreiten die menschliche Plazenta von der Mutter zum Feten. Sie stammen in erster Linie von freien Fettsäuren, die an Albumin gebunden im mütterlichen Serum gegenwärtig sind. In geringerem Maße können fetale Fettsäuren von mütterlichen Serum-Triglyzeriden herstammen, die durch eine plazentare Lipoproteinlipase in freie Fettsäuren und Glyzerol gespalten werden. Bei diabetischen Schwangerschaften können größere Mengen freier Fettsäuren von der Mutter zum Feten gelangen. Die Konzentration freier Fettsäuren im mütterlichen Blut ist in der Schwangerschaft signifikant erhöht und bei diabetischen Schwangeren finden sich noch höhere Spiegel an freien Fettsäuren. Die arteriovenöse Differenz der Konzentration freier Fettsäuren im Nabelschnurblut deutet darauf hin, daß der Fet signifikante Mengen an freien Fettsäuren extrahiert. Trotzdem ist die Konzentration freier Fettsäuren im fetalen Blut im Vergleich zum Erwachsenen erheblich niedriger.

Eiweißstoffwechsel

Das kontinuierliche Wachstum des Feten hängt von der vollständigen Verfügbarkeit aller Aminosäuren und Energie ab, die die Maschinerie der Proteinsynthese unterhalten. Insulin spielt eine bedeutende Rolle bei der Proteinsynthese aufgrund dessen, daß es den Transport von Amniosäuren in die Zelle bewerkstelligt. Die kontinuierliche Sekretion von Insulin in einer höheren als normalen Rate während der Schwangerschaft stellt eine adäquate Proteinsynthese für die Mutter sicher. Es ist bislang unklar, ob Insulin beim Feten eine ähnliche Rolle spielt.

Die Konzentrationen aller Aminosäuren sind im fetalen Blut höher als im mütterlichen; die fetomaternale α-Amino-Stickstoff-Ratio liegt zwischen 1,03 und 3,00. Während der Schwangerschaft sind die Aminosäurespiegel im maternalen Plasma niedriger (3,2 mg/100 ml) als außerhalb der Schwangerschaft; diese Werte kehren jedoch einige Tage nach der Entbindung in den Normalbereich zurück (4,3 mg/100 ml). Die Spiegel im Feten scheinen vergleichbar mit den Spiegeln bei erwachsenen, nichtschwangeren Frauen zu sein.

Phenylalanin. Phenylalaninkonzentrationen sind bei der Schwangeren deutlich niedriger als bei der Nichtschwangeren, wohingegen die fetalen Phenylalaninspiegel gegenüber denen der Mutter gesteigert sind. Es konnte gezeigt werden, daß der Plasma-Phenylalaninspiegel bei einer Schwangeren, die heterozygot für Phenylketonurie ist, tatsächlich erhöht ist. Da die fetomaternale Ratio auch bei erhöhten Phenylalaninspiegeln annähernd die gleiche bleibt, würde dies bedeuten, daß die Spiegel beim Feten weit oberhalb der normalen Werte liegen würden. Daraus wurde gefolgert, daß Frauen mit Phenylketonurie, die schwanger werden, hinsichtlich der Eiweißmenge auf eine adäquate, jedoch keinesfalls überreiche Nahrungszusammensetzung achten sollten, um einer Schädigung des Feten vorzubeugen.

Plasmaproteine. Die Serumalbuminkonzentration fällt mit fortschreitender Schwangerschaftsdauer nachhaltig ab, und es kann ein kleinerer Abfall der Gammaglobulinkonzentrationen beobachtet werden. Sowohl Betaglobulin wie auch Fibrinogen steigen an; die Gesamtplasmaproteine sind in der Schwangerschaft jedoch erniedrigt. Einige Serumenzyme, wie die alkalische Phosphatase, Diaminoxidase und die Oxytozinase sind deutlich erhöht.

Mineralhaushalt

Kalzium. Über die Veränderungen des Kalzium-Metabolismus in der Schwangerschaft ist wenig bekannt. Der Konzeptus benötigt insgesamt ca. 30 g Kalzium, das meiste davon während der 2. Hälfte der Schwangerschaft. Osteomalazie wurde gelegentlich einmal bei Schwangeren beschrieben, aber in jedem Falle handelte es sich um außergewöhnliche soziale Umstände. Die ausgedehnten Kalziumspeicher im mütterlichen Knochen machen es unwahrscheinlich, daß unter adäquater Nahrungsaufnahme eine Depletion der Speicher erfolgen sollte. Da die Effizienz der Kalziumresorption im Gastrointestinaltrakt auf seinen Bedarf abgestellt ist, darf es als wahrscheinlich gelten, daß Kalzium während der Schwangerschaft effizienter resorbiert wird als außerhalb.

Die Konzentration von PTH im Blut liegt während der 1. Schwangerschaftshälfte im Normalbereich nichtschwangerer Frauen. Von der 20 bis 24 SSW sinkt die Konzentration zunächst ab, um danach bis zum Termin hin wieder anzusteigen und dabei einen Wert um das 2,4fache des Wertes nichtschwangerer Frauen zu erreichen. Es gibt Hinweise, daß die Kalzitoninkonzentration im maternalen Serum sich in der Spätschwangerschaft verdoppelt. Dieser Anstieg könnte als Kompensationsmechanismus dienen, um die osteolytische Aktivität der erhöhten PTH-Konzentrationen zu kompensieren, während gleichzeitig der Wirkung von PTH auf den Darm und die Nieren zur Befriedigung zusätzlicher Kalziumbedürfnisse in der Schwangerschaft stattgegeben wird.

Die Gesamtkalziumkonzentration im maternalen Serum fällt während der Schwangerschaft. Dieser Abfall beginnt kurz nach der Konzeption und schreitet bis zur Mitte des 3. Trimenons voran. Die Konzentrationen anorganischen Phosphors im Serum fallen schrittweise bis ungefähr zur 30. SSW, um dann wieder anzusteigen und zum Termin hin normale Werte zu erreichen. Der Abfall der Kalziumkonzentration im Serum ist eine Folge des Abfalls der Serum-Proteinkonzentrationen. Das Verhalten von Kalzium- und Albuminkonzentrationen in der Schwangerschaft ist identisch. Demzufolge ändert sich die Konzentrationen ionisierten Kalziums während der Schwangerschaft wahrscheinlich nicht. Kalziumionen werden vom mütterlichen ins fetale Blut gegen einen Kalziumgradienten transportiert; die Konzentrationen an Serumkalzium beim Feten übersteigen diejenigen bei der Mutter um 1 bis 2 mg/100 ml am Termin.

Die gegenwärtig empfohlene Aufnahme von Kalzium in der Schwangerschaft mit der Nahrung liegt bei 1200 mg pro Tag und liegt damit 400 mg höher gegenüber einer nichtschwangeren Erwachsenen. Der Bedarf an Kalzium während der Stillperiode stellt eine Zunahme von 150 bis 300 mg pro Tag gegenüber der nichtschwangeren Frau dar und hängt von der produzierten Milchmenge ab. Der Genuß von etwa einem Liter Vollmilch pro Tag enthält in etwa die notwendige Menge an Kalzium sowohl in der Schwangerschaft wie auch während der Stillzeit.

Eisen. Im Gegensatz zu Kalzium gibt es kein großes Eisendepot und ein Eisenmangel kann sich durchaus insbesondere bei Frauen einstellen, da sie mit jeder Menses etwa 50 ml an Blut verlieren. Der Ersatz dieser Blutmenge allein erfordert die Substitution von 0,9 mg Eisen pro Tag. Die durchschnittliche nichtsubstituierte Nahrung enthält kaum genügend Eisen um diesen Erfordernissen gerecht zu werden.

Trotz der Tatsache, daß die durchschnittliche Schwangere über nur geringe oder gar keine Eisenspeicher verfügt, ist der Eisenbedarf während der Schwangerschaft beträchtlich. Das durchschnittliche reife Neugeborene enthält ca. 250 bis 300 mg Eisen. Das fetale Blut in der Plazenta und in der Nabelschnur enthält weitere 50 mg. Das maternale Erythrozytenvolumen nimmt während der Schwangerschaft zu und es sind ca. weitere 500 bis 600 mg Eisen notwendig für die zusätzlichen 450 bis 550 ml an roten Blutzellen. So gesehen liegt der gesamte mütterliche Eisenbedarf im Mittel zwischen 750 und 900 mg oder etwa 5 mg pro Tag im 2. und 3. Trimenon.

Obgleich es relativ einfach ist, den physiologischen Eisenbedarf zu errechnen, ist es nicht möglich, den durch Nahrung gedeckten Eisenbedarf zu errechnen, da mit der Nahrung aufgenommenes Eisen nicht quantitativ aus dem Darm resorbiert wird. Zweiwertiges Eisen wird besser resorbiert als dreiwertiges Eisen; daher wird die Menge an resorbiertem Eisen durch die Gegenwart bzw. die Abwesenheit reduzierender Agenzien, wie Ascorbinsäure, beeinflußt. Die empfohlenen Substitutionsmengen für die Schwangere basieren auf dem physiologischen Bedarf.

Vitamine

Es ist weit verbreitet die „empfohlenen Tagesmengen" an Vitaminen während der Schwangerschaft höher anzusetzen. Beweise für einen Vitaminmangel während der Schwangerschaft gibt es für die meisten Vitamine nicht.

Folsäure. Folsäure scheint jedoch eine Ausnahme darzustellen. An einer Reihe von Müttern konnte nach der Entbindung gezeigt werden, daß bei nahezu einem Drittel Hinweise für einen Folsäuremangel zu finden waren. Mängel bei der Aufnahme, Resorption, Utilisation oder Metabolismus von Folsäure können bei der Ätiologie des Folsäuremangels eine Rolle spielen. Andere Möglichkeiten sind gesteigerter Bedarf, wie bei Mehrlingsschwangerschaften oder kurz aufeinanderfolgenden Schwangerschaften oder hämolytischen Erkrankungen. Die Substitution von 0,3 mg Folsäure pro Tag mit der Nahrung während des 3. Trimenons dürfte jedoch ausreichen, um die Serumfolsäurespiegel der meisten Schwangeren im Normalbereich nichtschwangerer Frauen zu halten.

6.2.4 Wasser- und Elektrolythaushalt

Allgemeine Veränderungen

Die Veränderungen des Körperwassers und der Elektrolyte in der Schwangerschaft werden wichtig, wenn es darum geht, die Bedeutung generalisierter Ödeme, die bei einem nicht unbedeutenden Teil der Schwangeren zu irgendeinem Zeitpunkt in der Schwangerschaft anzutreffen sind, zu würdigen. Das Gesamtkörperwasser bei Schwangeren am Termin ohne Ödeme ist um ca. 7,5 l erhöht. Dieses Wasser verteilt sich auf verschiedene Kompartimente.

Das zusätzliche extrazelluläre, extravaskuläre Flüssigkeitsvolumen wird mit der Deuterium-Oxyd-Methode bestimmt. Größere Volumina finden sich in erster Linie im interzellulären Raum, wo Wasser sich zwanglos mit der Grundsubstanz verbindet, einem Material ähnlich der Wharton-Sulze der Nabelschnur. Eine direkte, absolute Messung des gesamten extrazellulären Raumes ist nicht möglich, da Tracer wie Natrium, Chlorid, Thiozyanat und Sulfat in unterschiedlichem Ausmaß in die Zellen gelangen, wohingegen große Nichtelektrolyte wie Inulin oder Mannitol diese Räume u. U. überhaupt nicht überschreiten können. Die wahren Werte liegen irgendwo zwischem dem Natriumraum und dem Inulinraum; auf dieser Annahme basieren auch Schätzungen der Zunahme während der Schwangerschaft.

Bei der Annahme, daß diese Schätzungen für eine Standardschwangere tatsächlich zutreffen (entsprechende Untersuchungen wurden in der Vergangenheit durchgeführt), fällt auf, daß sogar in Abwesenheit klinisch nachweisbarer Ödeme die Gewebe in einem Maße von zusätzlichen 1,7 l Wasser mehr hydriert sind und daß im Falle klinisch nachweisbarer Ödeme weitere 3,3 l hinzukommen. Natürlich erfordert jeder Liter zusätzlichen extrazellulären Wassers eine entsprechende Retention von Natriumchlorid, um die normale Osmolalität zu gewährleisten.

Knöchelödeme. Demonstrierbare, auf die Knöchel begrenzte Ödeme sind auf den erhöhten kapillären Filtrationsdruck, der durch die aufrechte Körperhaltung vorgegeben ist, zurückzuführen. Sie haben daher nichts damit zu tun, wie das renale Tubulussystem mit Salzen und Wasser umgeht und sind daher von untergeordneter physiologischer Bedeutung. Eine Behandlung, wenn sie denn überhaupt indiziert ist, würde darauf abzielen, durch Lageänderung den kapillären Druck zu reduzieren oder Stützstrümpfe zu tragen, um den Gewebedruck zu erhöhen. Es ist demzufolge offenkundig unvernünftig, Diuretika zur Behandlung von Knöchelödemen einsetzen zu wollen.

Generalisierte Ödeme. Generalisierte Ödeme, die sich als überschießende Gewichtszunahme manifestieren, geschwollene Finger sowie andere Hinweise für eine Ödembildung im Bereich der oberen Körperhälfte, werden zu irgendeinem Zeitpunkt in der Schwangerschaft bei etwa einem Viertel der Schwangeren im Mutterpaß dokumentiert. Ödembildung, die von einem Anstieg des systolischen und diastolischen Blutdrucks und einer Proteinurie begleitet wird (eine Kombination, die bei etwa 4% der Erstgebärenden und weniger häufig bei Mehrgebärenden auftritt), wird als Präeklampsie bezeichnet, ein eindeutig abnormaler, krankhafter Prozeß. Wegen dieser Assoziation ist einer generalisierten Ödembildung mit Vorsicht zu begegnen; die Bedeutung generalisierter Ödeme in Abwesenheit einer Blutdruckerhöhung und einer Proteinurie ist jedoch nach wie vor unklar, denn die Mehrheit der Schwangeren mit generalisierten Ödemen entwickelt keine Präeklampsie und es gibt Untersuchungen, die darauf hinweisen, daß Schwangere mit generalisierten Ödemen Neugeborene mit einem geringgradig höheren Geburtsgewicht und weniger perinatalen Problemen zur Welt bringen. Es ist möglich, daß generalisierte Ödeme ohne Blutdruckanstieg und Proteinurie Folge eines reduzierten kolloidosmotischen Drucks im Plasma sind und daher als physiologische Anpassungsreaktion in der Schwangerschaft gedeutet werden können, wohingegen generalisierte Ödeme in Verbindung mit Präeklampsie das Ergebnis einer gestörten Nierenfunktion sind, das auf die primäre Natriumchlorid-Retention und sekundäre Einlagerung von Wasser zurückzuführen ist. Bislang ist es nicht möglich, die verschiedenen Ursachen generalisierter Ödembildung in der Schwangerschaft zu unterscheiden.

Nierenfunktion und Harntrakt

Morphologische Veränderungen. Ungefähr 80% aller Schwangeren weisen eine signifikante Weitstellung beider Ureteren und der Nierenbeckenkelchsysteme auf. Diese Veränderung kann bereits ab der 9. SSW beobachtet werden und wird aus diesem Grunde als hormonal verursacht betrachtet. Kymographische Studien haben gezeigt, daß die Dilatation mit dem Grad der Atonie korrespondiert. Später in der Schwangerschaft kommen jedoch mechanische Faktoren ins Spiel, da die Dilatation fast immer auf der rechten Seite mehr ausgeprägt ist, insbesondere oberhalb des Beckenrandes. Dies wird von einigen Autoren mit der gewöhnlichen Dextroversion des schwangeren Uterus in Zusammenhang gebracht. Das Volumen des Urins in den Ureteren und den Nierenbecken, der sogenannte Totraum, ist von normalerweise 6 bis 15 ml auf 20 bis 60 ml erhöht. Die verzögerte Fließgeschwindigkeit des Urins trägt ebenfalls zu der gesteigerten Empfänglichkeit Schwangerer für Harnwegsinfekte bei.

Renaler Blutfluß. Die Menge an Plasma, das die Nieren durchströmt, wurde klassischerweise durch die Clearance einer Substanz wie Para-Aminohippursäure bestimmt; davon werden 92% bei einem Durchgang extrahiert. Seine Clearance (Ausscheidung im Urin pro min dividiert durch die Plasmakonzentration) ist daher ein Maß für den effektiven renalen Plasmafluß, der unter Einbeziehung des Hämatokritwertes in Blutfluß umgewandelt werden kann.

In den 50 er Jahren war die Nierendurchblutung in der Schwangerschaft Gegenstand zahlreicher Untersuchungen. Diese kamen zu dem Ergebnis, daß der renale Plasmafluß von einem Wert von 600 ml/min bei der nichtgraviden Frau während des 1. Trimenons auf 836 ml/min ansteigt, während des 2. Trimenons auf etwa 750 ml/min abfällt, um zum Termin hin den Ausgangswert einer nichtgraviden Frau wieder erreicht zu haben.

Die Tatsache, daß die größte Zunahme in der Frühschwangerschaft erfolgt, legt die Vermutung nahe, daß es sich um eine hormonal beeinflußte Veränderung handelt.

Glomeruläre Filtrationsrate. Das Volumen des pro Minute gebildeten glomerulären Filtrates kann durch die Clearance einer Substanz ermittelt werden, die durch die renalen Tubuli nicht reabsorbiert wird, wie das Inulin. Für nichtgravide Frauen liegen die Normwerte zwischen 100 und 120 ml/min pro 1,73 m^2 Körperoberfläche. Zwischen dem 4. und dem 8. Schwangerschaftsmonat bewegt sich die glomeruläre Filtrationsrate zwischen 150 und 180 ml/min, was einer Zunahme von 60 % entspricht.

Insoweit, als die Zunahme der glomerulären Filtrationsrate proportional größer ist als die Zunahme des renalen Plasmaflusses, steigt der Anteil des gefilterten Plasmas, d. h. der Filtrationsfraktion, von 0,18 auf etwa 0,22 an.

Die Kreatininclearance entspricht in etwa der glomerulären Filtrationsrate und wird unter klinischen Bedingungen deshalb gewöhnlich herangezogen, wenn es darum geht, die renale Filtrationsfunktion zu beurteilen.

Bedeutung der erhöhten glomerulären Filtrationsrate. Die Tatsache, daß die renale Exkretion von Kreatinin und Harnstoff mit ihren Filtrationsraten fluktuiert, ist dafür verantwortlich, daß ihre Plasmakonzentrationen in der Schwangerschaft erheblich reduziert sind. Die Kreatininkonzentration sinkt von 0,67 ± 0,14 auf 0,46 ± 0,13 mg/100 ml Serum. Die Blutharnstoffkonzentration fällt von einem nichtschwangeren Spiegel von 13 ± 3 auf 8 ± 1,5 mg/100 ml.

Man muß bedenken, daß, wenn die Menge an Wasser, die von den Glomeruli filtriert wird, um etwa 60 % erhöht ist, auch alle im Plasmawasser gelösten Bestandteile in entsprechender Menge filtriert werden, wodurch die von den renalen Tubuli zu leistende Reabsorption beträchtlich gesteigert wird. Wenn die Menge an filtrierter Glukose z. B. um die Hälfte ansteigt und die maximale Fähigkeit der Niere, Glukose zu reabsorbieren nicht gesteigert ist, dann wäre zu erwarten, daß eine Glukosurie in der Schwangerschaft viel häufiger beobachtet würde, insbesondere auch bei nur mäßig erhöhten Blutglukosekonzentrationen. Dies wird als erniedrigte Nierenschranke für Glukose bezeichnet; die Kenntnis, wo diese bei einer individuellen Patientin liegt, kann insbesondere bei Vorliegen eines Diabetes mellitus Typ I oder eines Gestationsdiabetes Bedeutung erlangen.

Exkretion von Aminosäuren. Die Schwangerschaft ist ebenfalls durch eine beträchtliche Aminoazidurie charakterisiert, von der ein Großteil auf die gesteigerte glomeruläre Filtrationsrate zurückzuführen ist. Es liegt jedoch eine erhebliche Variation der Exkretionsraten unterschiedlicher Aminosäuren vor. Die Plasmakonzentrationen von Histidin, Arginin und Threonin sind in der Schwangerschaft trotz gesteigerter renaler Clearance deutlich erhöht. Vor der Einführung sensitiver Tests zum Nachweis von HCG im Urin wurde interessanterweise der Nachweis von Histidin im Urin bei der Diagnose der Schwangerschaft genutzt. Etwa die Hälfte des vermehrt ausgeschiedenen Histidins kann auf die erhöhte glomeruläre Filtrationsrate zurückgeführt werden, etwa ein Viertel auf eine Erniedrigung der reabsorptiven Kapazität und das verbleibende Viertel auf eine Reduktion des mütterlichen Histidin-Metabolismus. In Analogie dazu kann unterstellt werden, daß der Metabolismus von Arginin und Threonin in ähnlicher Weise reduziert ist.

Natriumausscheidung. Die Ausscheidung von Natrium ist so komplex, daß sie sich einer Analyse entzieht. Einerseits können Minutenveränderungen in der Reabsorptionsrate von Natrium nicht zuverlässig gemessen werden, können andererseits jedoch erhebliche Auswirkungen haben. Wenn der Prozentsatz filtrierten Natriums, der von der Niere reabsorbiert würde, von 99,4 % auf 99,5 % in der Schwangerschaft stiege, brächte dies eine Zunahme des Körpergewichts um 250 g pro Tag mit sich. Diejenigen Faktoren, die zur Natriumretention tendieren, sind:

- eine gesteigerte Östrogensekretion,
- ein geringer Anstieg des freien Plasmakortisols,
- ein nachhaltiger Anstieg der Aldosteron-Sekretionsrate und
- die aufrechte Körperhaltung oder die Rückenlage, die beide zu einer venösen Druckerhöhung in der unteren Körperhälfte und zu einem pooling von Natriumchlorid und Wasser führen.

Folgende Faktoren fördern die Natriumausscheidung in der Schwangerschaft:

- Die Zunahme der Filtrationsfraktion aufgrund der hohen glomerulären Filtrationsrate,
- die stetig ansteigenden Plasma-Progesteronkonzentrationen, das natriuretische Eigenschaften aufweist und die Wirkung von Aldosteron am renalen Tubulus antagonisiert und
- die Bildung von Atrial matriuretic hormone (ANPH) in den Muskelzellen des Vorhofs sowie

von Brain natriuretic peptide (BNP), eines noch stärkeren plazentaren Vasodilatators, der auch von Amnionzellen sezerniert wird.

Es ist bekannt, daß es geburtshilflichen Physiologen schwerfällt, die Besonderheiten der Natrium- und Wasserausscheidung in der Schwangerschaft zu erklären, da ganz offensichtlich jeder einzelne Faktor, der die Retention oder Exkretion von Natrium und Wasser kontrolliert, aufgrund der Schwangerschaft verändert ist. Die fast einzige Veränderung, für die die meisten Beobachter eine gemeinsamen Nenner finden, ist, daß bei Präeklampsie der renale Blutfluß und die glomeruläre Filtrationsrate reduziert sind und Natrium und Wasser retiniert werden.

Das Renin-Angiotension-Aldosteron-System

Die normal verlaufende Schwangerschaft ist durch einen beträchtlichen Anstieg der Reninaktivität im peripheren Blut und einen Anstieg in der Reninsubstratkonzentration charakterisiert. Insoweit Renin ein Enzym darstellt, das durch seine Wirkung auf das Reninsubstrat Angiotensinogen zur Bildung von Angiotensin führt, sind die absoluten Konzentrationen von Angiotensin in der Schwangerschaft ebenfalls erhöht. Trotzdem ist der arterielle Mitteldruck in der Schwangerschaft erniedrigt, und es konnte gezeigt werden, daß die Reaktivität des Gefäßsystems (Blutdruckverhalten) auf Angiotensin in der Schwangerschaft beträchtlich reduziert ist. Bei der Präeklampsie ist die Reduktion der Reaktivität des Gefäßsystems verlorengegangen, was für den Hochdruck verantwortlich sein dürfte.

Insofern als Angiotensin die Aldosteronsekretion aus der Nebennierenrinde stimuliert, kommt es während der Schwangerschaft zu einem progredienten Anstieg der Plasma-Aldosteronkonzentration. Die klinische Bedeutung der Veränderungen im Renin-Angiotensin-Aldosteron-System in der normal verlaufenden Schwangerschaft werden bis heute nicht in allen Einzelheiten verstanden.

6.2.5 Gastrointestinal-hepatisches System

Kapriolen schlagendes Eßverhalten ist in der Schwangerschaft recht verbreitet, besonders im 1. Trimenon. Die weit verbreitete Übelkeit kann zu Gewichtsverlust führen, wobei die Mehrheit der Schwangeren gleichzeitig über gesteigerten Appetit berichtet und eine nicht unbeträchtliche Anzahl ausgefallene Eßgelüste angibt. Wenn eine Laborratte vor die Wahl gestellt wird, wird sie sich immer wieder der für die Schwangerschaft wichtigen Nahrung zuwenden; beim Menschen jedoch ist dieses instinktive Verhalten weitgehend verloren gegangen, und es kann gelegentlich ein bizarres Eßverhalten ohne jegliche Beziehung zu tatsächlichen Erfordernissen beobachtet werden. Im allgemeinen ist die Nahrungsaufnahme gesteigert, in der 1. Schwangerschaftshälfte mehr als dem tatsächlichen Bedarf entsprechend, so als antizipierte der schwangere Organismus die Notwendigkeit Nährstoffe zu speichern.

Übelkeit. Die physiologische Grundlage der Übelkeit, die meistens als morgendliche Übelkeit imponiert, ist bis heute kaum verstanden. Möglicherweise besteht eine Beziehung zu den rasch steigenden Östrogenspiegeln. In vielen Fällen exzessiven Erbrechens, der sog. Hyperemesis gravidarum, werden tiefverwurzelte psychologische Faktoren, wie eine unbewußte Ablehnung der Schwangerschaft, zur Erklärung herangezogen.

Mundraum. Der Gaumen ist häufig geschwollen und hyperämisch und kann, wohl unter dem Einfluß von Hormonen, leicht bluten. Entgegen landläufiger Meinung („jede Schwangerschaft kostet die Mutter einen Zahn") führt Schwangerschaft jedoch nicht zu vermehrtem Auftreten von Zahnerkrankungen wie Karies; notwendige Instandsetzungs-/Instandhaltungsmaßnahmen können während jedes Zeitpunktes der Schwangerschaft vorgenommen werden, ohne daß Komplikationen befürchtet werden müßten.

Sodbrennen. Während des 1. und 2. Trimenons ist die Säurebildung des Magens reduziert wie auch die Reaktion auf Histamin reduziert ist. Damit einher geht ein weniger häufiges Auftreten peptischer Ulzera.

Während der gesamten Schwangerschaft besteht eine relative Atonie des Intestinaltraktes, d. h. des Ösophagus, des Magens, der Gallenblase, des Dünndarms und des Dickdarms. Aller Wahrscheinlichkeit nach hängt dies mit den gleichen hormonalen Einflüssen zusammen, die auch für die Relaxation der glatten Muskulatur in Arterien, Venen und Ureteren verantwortlich sind. Die Verbindung von relaxiertem Mageneingangssphinkter und Aufwärtsdruck des expandierenden Uterus auf den Magen führt zu einer hohen Inzidenz an Sodbrennen. Dieses ist offenkundig nicht auf eine Hyperazidität zurückzuführen, obwohl die Symptomatik durch Gabe von Antazida aber auch von Neostigmin, das den Sphinktertonus steigert, günstig beeinflußt werden kann. Die relative Atonie des Kolons führt zu häufigerem Auftreten von Obstipation, einem in der Schwangerschaft ebenfalls häufig vorkommenden Beschwerdebild.

Leber. Die Leber wird in der Schwangerschaft ohne Zweifel verstärkt in Anspruch genommen, ohne daß jedoch klare Daten vorliegen. Bei der Ratte bewirkt die Schwangerschaft eine Zunahme der Lebermasse, einen höheren Proteingehalt und eine höhere Rate der Sauerstoffutilisation. Leberfunktionstests bei Schwangeren liegen im Normalbereich mit Ausnahme der Hippursäureausscheidung nach Administration von Natriumbenzoat. Dies spiegelt jedoch weniger eine beeinträchtigte Leberfunktion als vielmehr eine gesteigerte Kompetition um Konjugation mit anderen Substanzen wider. Leberbiopsien lassen im histologischen Bild charakteristische Veränderungen vermissen.

Cholestase. Gelegentlich einmal entwickeln Schwangere eine Cholestase, die sich als generalisiertes Hautjucken manifestiert. Der Pruritus ist auf die Retention von Gallensalzen zurückzuführen, die auch in Abwesenheit eines Ikterus meßbar erhöht sind. Dieser Zustand kann durch Gabe von Phenobarbital 30 bis 60 mg 3mal pro Tag in der Vorstellung erfolgreich behandelt werden bestimmte hepatische Enzyme die für den Gallensalz-Metabolismus zuständig sind, zu induzieren. Die Cholestase selbst ist das Ergebnis plazentarer Steroide und bei denselben Frauen, die in der Schwangerschaft eine entsprechende Symptomatik gezeigt haben, konnte diese Symptomatik unter Gabe hormonaler Antikonzeptiva wieder beobachtet werden.

6.2.6 Haut

Striae gravidarum. Etwa die Hälfte aller Schwangeren entwickeln vorzugsweise im 3. Trimenon z.T. tiefrote bis bläuliche unterhalb des Hautniveaus und vor allem im Bereich des Abdomens liegende Streifen; gelegentlich erscheinen diese auch über den Mammae. Diese „Schwangerschaftsstreifen“ oder Striae gravidarum persistieren, nachdem sie sich einige Monate nach der Entbindung silbrig glänzend verfärbt haben.

Hyperpigmentierung. Die Linea alba im Bereich des unteren Abdomens, die Vulva, die Areolen der Mammae und das Gesicht weisen eine mehr oder minder starke Zunahme der Pigmentation auf. Im Bereich der Stirn und der Wangen imponiert diese Hyperpigmentation vor allem bei kaukasischen brünetten Schwangeren als Chloasma gravidarum; Sonnenlicht verstärkt das Chloasma. Darüber hinaus entwickeln insbesondere kaukasische Frauen Spinnennaevi. Diese bestehen aus dilatierten präkapillären Gefäßen, die von einer zentralen, dilatierten Arteriole ausstrahlen, die selbst als kräftig roter Punkt erscheint; es wird vermutet, daß diese ebenfalls eine Sekundärerscheinung hoher Östrogenspiegel darstellen. Aus völlig obskuren Gründen können sich gelegentlich im Bereich des Schultergürtels und des Halses multiple, filiforme Fibrome entwickeln.

6.2.7 Psyche

Die emotionale Reaktion auf das Bekanntwerden der Schwangerschaft wird initial sehr davon abhängen, ob die Schwangerschaft geplant oder ungeplant, erwünscht oder unerwünscht war. Die Tatsache, daß eine Schwangerschaft vordergründig geplant war, bedeutet nicht zwangsläufig, daß sie auch erwünscht war, da die Motivation schwanger zu werden komplex und vielschichtig ist.

Vorstellungen, die eine Frau bewegen können, Kinder zur Welt zu bringen, können die sozialen Erwartungen von Mutterschaft sein, Identifikationen mit ihrer Mutter oder mit Kindheitserinnerungen aus dem Familienleben, antizipierte Verbesserungen ihrer Partnerbeziehung, die, den Partner zu halten oder an sich zu binden, bis hin zu der Vorstellung einer Bestrafung der eigenen Eltern. Auch wenn die Vorstellung, ein Kind zu gebären, furchteinflößend sein mag, überwiegt bei manchen Frauen der „peer pressure“, hervorgerufen durch schwangere Altersgenossinnen, und läßt sie schwanger werden oder die Schwangerschaft tritt unter dem Erwartungsdruck von Angehörigen ein.

Nicht alle diese Motivationen sind mit einer gelassenen Akzeptanz der Schwangerschaft vereinbar, so daß sich die emotionale Antwort auf die Schwangerschaft einerseits als Hysterie oder akute Angstneurose, andererseits als psychosomatische Symptome wie exzessives Erbrechen darstellen kann. Ob eine starke unbewußte Ablehnung die Ursache rezidivierender Aborte sein kann, wie gelegentlich vertreten wurde, sei dahingestellt. Unzweifelhaft dagegen ist, daß ungewollte Schwangerschaften, insbesondere solche außerhalb einer festen Partnerbeziehung, oder wenn die Schwangerschaft durch den Partner abgelehnt wird, zu situativen Depressionen bis hin zur Suizidgefährdung führen können. Schwangerschaft ist eine einzigartige Lebenssituation insofern, als sie Adaptation statt Aktion erfordert. Frauen, die Probleme bei der Bewältigung anderer Lebenssituationen haben, werden sich mit der Adaptation an eine Schwangerschaft schwertun. Obwohl eine frühe Schwangerschaft eine wenig konkret faßbare Situation darstellt, kann die Vorstellung so zerstörerisch und bedrohlich wirken, daß die Frau sie um jeden Preis aus der Welt schaffen will, ohne Rücksicht auf körperliche Schäden oder zukünftige Fertilität. In vielerlei Hinsicht präsentiert sich die ungewollte Schwangerschaft daher als krankhafter Zustand.

In der Spätschwangerschaft sind frühere Konflikte gewöhnlich gelöst, die Schwangere hat eine positive Einstellung gewonnen und empfindet Vorfreude, was nicht heißt, daß sie völlig ohne jede Anspannung ist. Befürchtungen, das Kind könnte fehlgebildet sein, herrschen vor, ergänzt durch Furcht vor bevorstehenden Schmerzen und (Geburts-)Verletzungen und Bedenken, der Mutterschaft nicht gewachsen zu sein.

ZUSAMMENFASSUNG

Im Verlauf der Schwangerschaft sind vielfältige physiologische Anpassungsvorgänge nötig. Diese Veränderungen geschehen in nahezu allen Organsystemen. Die Kenntnis derer ist unabdingbare Voraussetzung dafür zu entscheiden, ob tatsächlich eine Pathologie vorliegt. Einige wichtige Adaptionen sind:

- Steigerung der Ventilation
- Steigerung des Herzminutenvolumens
- Zunahme des renalen Blutflusses
- Zunahme des Plasmavolumens
- Zunahme des Gesamtkörperwassers
- Abnahme des Gesamtgefäßwiderstandes
- Abnahme der Osmolalität

6.3 Schwangerenvorsorge

K. T. M. Schneider

EINLEITUNG

Die regelmäßige Untersuchung und Betreuung während der Schwangerschaft – unter dem Begriff ***Schwangerenvorsorge*** zusammengefaßt – hat das Ziel, beim Kind so früh wie möglich Regelwidrigkeiten der Fruchtanlage und der intrauterinen Entwicklung, sowie bei der Schwangeren Störungen im Schwangerschaftsverlauf mit möglicher mütterlicher Gefährdung zu erkennen.

Die fetale Morbidität und Mortalität im Verlauf der Schwangerschaft und der Perinatalperiode zeigen nachweislich eine deutliche Abhängigkeit von der Frequenz und der Qualität der Vorsorgeuntersuchungen. Aber auch die mütterliche Sterblichkeit während Schwangerschaft und Geburt, die nur in ca. 50 % durch schwangerschaftsunabhängige Erkrankungen verursacht ist, kann durch eine regelmäßige Schwangerenvorsorge reduziert werden.

Die ***kontinuierliche Überwachung der Schwangerschaft*** stellt also sowohl bezüglich des Feten als auch der Mutter eine ***entscheidende Präventivmaßnahme*** zur Risikoverminderung für Mutter und Kind dar.

Dieser Bedeutung tragen das Mutterschutzgesetz bzw. die Mutterschaftsrichtlinien Rechnung, in denen ein diagnostisches Routineprogramm vorgeschrieben ist. Die jeweiligen Untersuchungsergebnisse werden in einem ***Mutterpaß***, den die Schwangere nach Feststellung der Schwangerschaft erhält, registriert. Zudem dient er der Kommunikation zwischen verschiedenen behandelnden Ärzten und der Klinik.

6.3.1 Erstuntersuchung

Vor der Konzeption

Frauen mit belasteter Anamnese infolge früher durchgemachter Erkrankungen, bestehender chronischer Leiden, genetischer Krankheiten in der eigenen Familie oder der des Partners benötigen eine ausführliche ***Beratung*** möglichst schon vor der Planung einer Schwangerschaft. Hierdurch können ***Belastungsfaktoren*** bereits vor einer Gravidität abgeklärt werden, die Gefährdung von Mutter oder Kind abgewogen und evtl. Präventivmaßnahmen eingeleitet werden.

Ein Optimum dieser ***prägraviden Vorsorge („prepregnancy care")*** läßt sich erreichen, wenn bereits ab der Adoleszenz anläßlich einer gynäkologischen Untersuchung auf diese Fragen eingegangen wird, ggf. abklärende Maßnahmen ergriffen werden und – wenn erforderlich – auch therapeutische Schritte in die Wege geleitet werden.

Besondere Aufmerksamkeit gilt dabei Fragen der Infektionsexposition und des Impfschutzes. Aber auch die Erkennung von organischen Erkrankungen, Endokrinopathien (z. B. Diabetes mellitus), genitalen bzw. extragenitalen Fehlbildungen oder Stoffwechselanomalien mit erhöhtem genetischem Risiko sowie gefährdenden Lebensgewohnheiten (z. B. Nikotin-, Drogen-, Medikamentenabusus etc.) kann Anlaß zu einer weiterführenden Abklärung sein und damit der erste Schritt zu einer Prävention oder Therapie vor Eintritt einer Schwangerschaft.

Nach der Konzeption

Die erste Untersuchung sollte möglichst bald nach dem Ausbleiben der Periode erfolgen, damit wesentliche Befunde (z. B. Vitalitätsnachweis, Sitz der Schwangerschaft) erhoben werden können und die Betreuung schon zu einem frühen Zeitpunkt in der Schwangerschaft einsetzt.

Allgemeinanamnese

Bei der Erhebung der allgemeinen Anamnese sollte vor allem auf Veränderungen geachtet werden, die eine mögliche Beeinträchtigung oder Gefährdung für den Verlauf der Schwangerschaft darstellen. Außerdem stellt die ausführliche Anamnese die erste Kontaktaufnahme mit der Schwangeren dar, in der neben physischen auch psychische Belastungen mit möglicher Auswirkung auf die Schwangerschaft erkannt werden sollten.

Geburtshilflich-gynäkologische Anamnese

Bei der geburtshilflich-gynäkologischen Anamnese müssen einige Punkte akzentuiert abgefragt werden, da sie zur Feststellung der Schwangerschaft und zur gezielten nachfolgenden Überwachung wesentlich beitragen.

Zyklusanamnese. Die exakte Zyklusanamnese ist sowohl für die Bestimmung des voraussichtlichen Entbindungstermines als auch für die Erkennung prägravider ovarieller Funktionsstörungen von Bedeutung. Prinzipiell macht jede amenorrhoeische Phase (sekundäre Amenorrhoe) im fertilen Alter den Nachweis oder Ausschluß einer Gravidität erforderlich.

Die Bestimmung des voraussichtlichen Entbindungstermines erfolgt primär aufgrund des ***1. Tages der letzten Menstruationsblutung*** (p.m., post menstruationem), da der Konzeptionstermin (p.c., post conceptionem) in der Regel nicht bekannt ist. Zu erfragen sind also Datum, Dauer und Stärke der ***letzten*** und ***vorletzten Periode*** sowie die Intervalle und Regelmäßigkeit des bisherigen Zyklus.

Dabei muß beachtet werden, daß die letzte Menstruationsblutung in Abhängigkeit von der vorletzten Ovulation aufgetreten ist und damit mit einer eingetretenen Schwangerschaft nicht in Verbindung steht. Bezugnehmend auf die letzte Menstruationsblutung ist daher die Berechnung des aktuellen Gestationsalters als Folge der letzten Ovulation relativ unsicher. Sie sollte nur vorgenommen werden, wenn ein durchgehend regelmäßiger Zyklus vorlag. Da die Corpus-luteum-Phase einer fertilen Frau konstant 14 Tage dauert und somit eine Ovulation konstant 14 Tage vor der nachfolgenden Menstruationsblutung erfolgt, muß bei einem regelmäßig verkürzten oder verlängerten Zyklus eine entsprechende Korrektur vorgenommen werden.

Oft sind jedoch die Angaben über die letzte Periode für die Zeitbestimmung der Schwangerschaft gar nicht oder nur begrenzt verwertbar: Die als letzte Periode angegebene Blutung kann nach bereits erfolgter Konzeption als sog. ***Implantationsblutung*** aufgetreten sein, die Blutung ist dann häufig verkürzt und/oder abgeschwächt gewesen. Die Häufigkeit von menstruationsähnlichen Blutungen beträgt auch noch nach der Konzeption um den Zeitpunkt der erwarteten Periode herum 4%, in diesen Fällen kann ein späterer Beginn der Schwangerschaft vorgetäuscht werden. Weiterhin können bei vorausgegangener oraler Kontrazeption die Follikelreifung und Ovulation in den ersten Monaten verzögert sein und bedingen damit ebenfalls einen abweichenden Konzeptionstermin.

In allen diesen Fällen muß eine objektive Befunderhebung beispielsweise mittels sonographischer Scheitel-Steiß-Längenmessung zur Ermittlung des Gestationsalters vorgenommen werden.

Der letzte ***Ovulationstermin*** erlaubt die exakte Bestimmung des Schwangerschaftsalters. Er läßt sich aus folgenden Informationen ermitteln:

- genaue Zyklusanalyse
- wahrscheinlicher Kohabitationstermin
- Auswertung einer Basaltemperaturkurve

Die ***Basaltemperaturmessung*** gibt bei Frauen, die regelmäßig eine Ruhetemperaturkurve führen, bereits frühzeitig einen Hinweis auf eine erfolgte Konzeption. Charakteristisch hierfür ist die Verlängerung der postovulatorischen hyperthermen Phase. Bleibt die Temperaturkurve 16 Tage und mehr auf dem erhöhten Niveau (ca. 0,6 °C über dem präovulatorisch gemessenen Temperaturverlauf), so kann mit einer Zuverlässigkeit von 97% auf den Eintritt einer Schwangerschaft geschlossen werden. Der Zeitpunkt der Ovulation bzw. Konzeption ist dann aus dem Kurvenverlauf abzulesen.

Bekannt ist der Ovulationstermin weiterhin nach einer ***Sterilitätsbehandlung*** durch Induktion der Ovulation oder nach einer Insemination.

Bestimmung von Gestationsalter und Geburtstermin

Zur Bestimmung des Gestationsalters und damit des voraussichtlichen Geburtstermines lassen sich folgende Parameter verwenden:

- Zyklusanamnese
- Konzeptionstermin
- erstes Auftreten von subjektiven Schwangerschaftszeichen
- Zeitpunkt des ersten positiven β-HCG-Tests
- Biometrie, Frühultraschall
- Zeitpunkt von ersten Kindsbewegungen
- Palpation (Uterusgröße, Symphysen-Fundusabstand)

Mittels Zyklusanamnese und Konzeptionstermin lassen sich bei zuverlässigen Angaben und regelmäßiger Periode relativ genaue Bestimmungen des Schwangerschaftsalters durchführen. Relativ unsichere Zeichen sind die Zeitpunkte des erstmalig positiven Schwangerschaftstestes, der ersten verspürten Kindsbewegungen oder der beginnenden subjektiven Schwangerschaftszeichen. Zum einen unterliegen diese Ereignisse einer relativ großen biologischen Variabilität, zum anderen sind sie in starkem Maße von der mütterlichen Perzeption abhängig und damit erheblichen Wahrnehmungsfehlern unterworfen. Diese Angaben sollten daher nur hilfsweise zur Berechnung des voraussichtlichen Entbindungstermines herangezogen werden.

> ! Die Ultraschallbiometrie im I. Trimenon erlaubt bei wiederholter Durchführung die zuverlässigste Festlegung des Geburtstermines.

Vor allem bei fragmentarischen Daten zu den einzelnen angeführten Punkten sollten möglichst viele Parameter für die Bestimmung des Gestationsalters herangezogen werden, um so die Genauigkeit dieser Bestimmung zu erhöhen.

> ! ***Schwangerschaftsdauer post conceptionem (p.c.)***: Die durchschnittliche Dauer der Schwangerschaft beträgt beim Menschen nach der Konzeption 267 Tage, das sind 38 Wochen oder 9 1/2 Lunarmonate (à 28 Tage) mit einem Schwankungsbereich von ± 7,6 Tagen.
>
> Da jedoch nur bei ca. 30 % der Schwangeren der Konzeptionstermin zu erfragen ist, muß in der Regel von der letzten Menstruationsblutung ausgegangen werden.
>
> ***Schwangerschaftsdauer post menstruationem (p.m.)***: Der Berechnung vom Gestationsalter und damit voraussichtlichem Entbindungstermin wird daher üblicherweise das Datum des 1. Tages der letzten Menstruationsblutung zugrunde gelegt. Die Schwangerschaftsdauer beträgt damit im Mittel 281 Tage, d. h. 40 Wochen oder 10 Lunarmonate mit einem Schwankungsbereich von ± 12,7 Tagen. Diese Berechnung setzt allerdings einen Zyklus von 28 Tagen voraus.

Naegele-Regel. Die Berechnung des voraussichtlichen Entbindungstermines erfolgt nach der Naegele-Regel. Als Bezugspunkt dient ***der 1. Tag der letzten Menstruationsblutung.*** Durch ***Subtraktion von 3 Kalendermonaten*** und ***Addition von 7 Tagen und 1 Jahr*** erhält man das Datum der voraussichtlichen Entbindung.

Bei verkürztem oder verlängertem Zyklus kommt die „erweiterte" Naegele-Regel zur Anwendung. Bei verkürztem Zyklus (z. B. 24 Tage) werden die bis zu einem 28-tägigen Zyklus fehlenden Tage (z. B. 4 Tage) vom Geburtstermin subtrahiert (z. B. 1. Tag der letzten Periode minus 3 Monate plus 7 Tage plus 1 Jahr minus 4 Tage). Bei verlängertem Zyklus (z. B. 35 Tage) werden die Tage, die über einem 28-tägigen Zyklus liegen (z. B. 7 Tage) zum Geburtstermin addiert (z. B. 1. Tag der letzten Periode minus 3 Monate plus 7 Tage plus 1 Jahr plus 7 Tage).

> ! ***Nägele-Regel:*** Letzte Periode – 3 Monate + 1 Jahr + 7 Tage (bei 28-tägigem Zyklus)

Diese Regel enthält allerdings den sog. Kalenderfehler, da die unterschiedliche Länge der Kalendermonate unberücksichtigt bleibt. Bei den heute üblichen ***Gravidarien***, d. h. Schwangerschaftsdatenscheiben, ist ein direktes und damit weitgehend exaktes Ablesen des Geburtstermines möglich. Zusätzlich sind auf diesen Scheiben oft weitere orientierende Daten wie ultrasonographische Biometriedaten, Zeitpunkt erster Kindsbewegungen oder die Fristen des gesetzlichen Mutterschutzes ablesbar.

Die Berechnungen mit Naegele-Regel oder Gravidarium unterliegen jedoch aufgrund der biologischen Variabilität der Schwangerschaftsdauer bzw. Tragzeit einer Einschränkung. Die Variabilität von Tragzeit und damit Geburtstermin folgt weitgehend einer Normalverteilung. Nach einer Schwangerschaftsdauer von 281 Tagen p. m., d. h. am errechneten Termin erfolgen nur 3,9 % der Geburten, 26,4 % aller Geburten liegen im Bereich einer Woche und 66,6 % der Entbindungen in einem Zeitraum von 3 Wochen um den errechneten Geburtstermin herum (Abb. 6.23, Tabelle 6.3).

> ! Zur Vermeidung unnötiger Ängste sollte die Schwangere daher bei Angaben zum voraussichtlichen Geburtstermin unbedingt auf diese physiologische Schwankungsbreite aufmerksam gemacht werden.

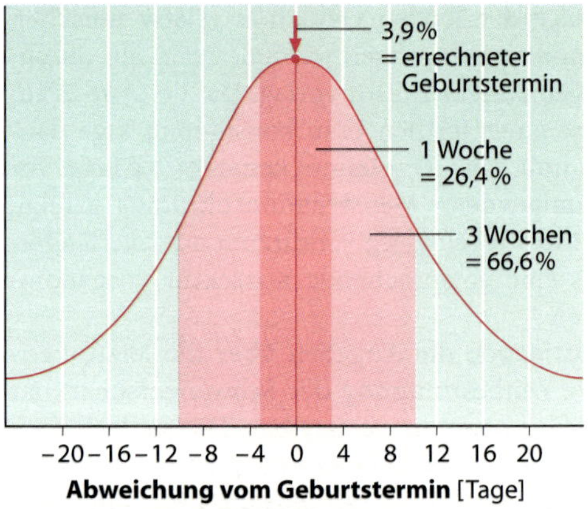

Abb. 6.23. Mittlere Schwangerschaftsdauer p. m.

Tabelle 6.3. Sicherheit bei der Bestimmung des Geburtstermines

Berechnungsgrundlage	Schwankungsbereich
1. Tag der letzten Regel (Naegele-Regel)	± 12,7 Tage
Bekannter Konzeptionstermin	± 7,6 Tage
Ultraschallbiometrie Scheitel-Steiß-Länge	± 4,7 Tage

Ultraschall. Die fetale Ultraschallbiometrie erlaubt in der ersten Schwangerschaftshälfte mit großer Genauigkeit die Bestimmung des Gestationsalters und damit die Festlegung des Geburtstermines. Während in der zweiten Schwangerschaftshälfte die unterschiedliche individuelle Entwicklung zu beträchtlichen physiologischen Schwankungen der einzelnen Maße bei gleichem Gestationsalter führen kann, verläuft das Größenwachstum in der ersten Schwangerschaftshälfte interindividuell konstant und ist nur vom Gestationsalter abhängig. Geeignete Normkurven erlauben daher in diesem Zeitraum den Rückschluß von Biometriemaßen auf Schwangerschaftsalter, vor allem bei wiederholt durchgeführten Messungen.

Bei der Ultraschallbiometrie in der frühen Schwangerschaft (sog. Frühultraschall) werden in erster Linie folgende Maße verwendet:

- mittlerer Amniondurchmesser (MAD)
- Scheitel-Steiß-Länge des Embryos (SSL, Abb. 6.24)
- biparietaler Durchmesser des fetalen Kopfes (BIP)

Die Streubreite dieser Messungen liegt bei nur 5–6 Tagen. Die Genauigkeit der ultrasonographischen Bestimmung des Gestationsalters mittels der Scheitel-Steiß-Längenmessung beträgt ± 4,7 Tage (s. Abb. 6.24). Damit ist die Sonographie in der Frühschwangerschaft am besten zur Bestimmung, Überprüfung und evtl. Korrektur des Gestationsalters und mutmaßlichen Geburtstermines geeignet.

Die erhobenen Ultraschallbefunde müssen exakt mit Untersuchungsdatum, errechneter SSW zum Zeitpunkt der Untersuchung und Meßdaten im Mutterpaß vermerkt werden, ggf. vorgenommene Korrekturen des Entbindungstermines sind zu kennzeichnen. Diese Dokumentation erlaubt jedem weiterbetreuenden Arzt, sich selbst ein genaues Bild über das Schwangerschaftsalter zu verschaffen.

Aufgrund möglicher extrinsischer Einflußfaktoren auf das fetale Gewicht, sollte aufgrund von Ultraschallmessungen jedoch jenseits der 20. SSW keine Terminkorrektur mehr vorgenommen werden. Zu bedenken ist aber auch, daß insbesondere bei ansonsten gesichertem Termin ultrasonographisch festgestellte, frühe symmetrische Wachstumsverzögerungen Hinweis für eine Karyotypanomalie sein können.

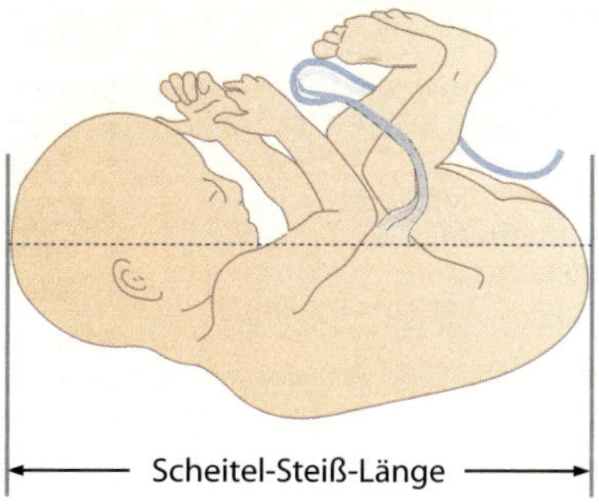

Abb. 6.24. Messung der Scheitel-Steiß-Länge

Schwangerschaftsalter und Tragzeit

Das Schwangerschaftsalter wird in vollendeten SSWs und Tagen der angebrochenen SSW p. m. angegeben. Dementsprechend beträgt z. B. ein Gestationsalter von 260 Tagen ab Beginn der letzten Periode 37 abgelaufene (= vollendete) SSWs + 1 Tag und wird kurz mit 37 1/7 SSWs definiert. Zur präzisen Berechnung dient die Schwangerschaftsdatenscheibe.

Das Schwangerschaftsalter zum Zeitpunkt der Geburt wird in 3 Perioden unterteilt:

DEFINITION

- ***Frühgeburtlichkeit***: Tragzeit weniger als 37 vollendete SSWs (≤ 259 Tage) p. m.
- ***Geburt am Termin***: Tragzeit von 37 bis weniger als 42 vollendete SSWs (= 259–293 Tage) p. m.
- ***Übertragung***: Tragzeit von 42 vollendeten Wochen (≥ 294 Tage) p. m.

In der praktischen Geburtshilfe ist auch der Abschnitt Trimenon (= 3 Kalendermonate) für die Zeitangabe in der Schwangerschaft gebräuchlich.

DEFINITION

- ***I. Trimenon***: 01.–13. SSW
- ***II. Trimenon***: 14.–26. SSW
- ***III. Trimenon***: 27.–39. SSW

Spezielle geburtshilfliche Anamnese

Die spezielle geburtshilfliche Anamnese dient als erster Filter für die Erfassung von Gefährdungszeichen und damit der Erfassung von Schwangerschaften mit erhöhtem geburtshilflichem Risiko (Tabelle 6.4).

Vorausgegangene Schwangerschaften. Große Bedeutung für die in Frage kommende Schwangerschaft besitzen ***Zahl, Verlauf und Ausgang*** vorausgegangener Schwangerschaften und Geburten.

Allgemeine Anamnese	Geburtshilfliche Anamnese
Erkrankungen • Niere, Harnwege • Herz, Kreislauf, Blutdruck • manifeste und latente Infektionen • Immunschutz (Impfungen) • organische Erkrankungen • Endokrinopathien (v.a. Diabetes mellitus) • Allergien	Spontanaborte • Frühabort • Spätabort Schwangerschaftsunterbrechungen • indikationslose Interruptio • mütterliche Indikation
Operationen • intraabdominelle Eingriffe • Skelett (v.a. Becken) • Unfälle	Ausgetragene Schwangerschaften • Zahl, Abstand • Verlauf, Dauer • Schwangerschaftserkrankungen • Entbindungsart • geburtshilfliche Komplikationen • kindliche Daten • Nachgeburtsperiode • Wochenbett
Familienanamnese	**Gynäkologische Anamnese**
Genetische Belastung • angeborene Fehlbildungen • angeborene Stoffwechselstörungen • Chromosomenanomalien	Erkrankungen • Fehlbildungen • Tumoren • Ovarialinsuffizienz
Sozialanamnese	
Lebensgewohnheiten • Genußmittel (Rauchen, Alkohol) • Suchtmittel • Medikamente • Reisen • Ernährung Arbeitsbelastung	Operationen • Uteruseingriffe • Brustoperationen

Tabelle 6.4. Hinweise für Schwangerschafts- bzw. Geburtsrisiken aus der allgemeinen bzw. geburtshilflich-gynäkologischen Anamnese

Definitionsgemäß wird dabei sowohl aus anamnestischen als auch prognostischen Gründen zwischen der Zahl der vorausgegangenen Graviditäten und der Zahl der vorausgegangenen Geburten (ab der 21. SSW p. c.) unterschieden.

DEFINITION

Demnach ist eine

- Nulligravida eine Frau, die bisher noch nicht schwanger war,
- Primigravida (Erstgravida) eine Frau, die erstmals schwanger ist oder bei der eine Schwangerschaft vorausgeht,
- Plurigravida (Zweitgravida, Drittgravida u. s. w.) eine Frau, bei der 2–5 Schwangerschaften vorausgehen,
- Multigravida (Sechstgravida, Siebtgravida u. s. w.) eine Frau, bei der mehr als 5 Schwangerschaften vorausgehen.

Für die Geburtsmechanik ist die Angabe der vorausgegangenen Geburten von Interesse. Diese werden daher ohne die bevorstehende Geburt der bestehenden Schwangerschaft gezählt. Demnach ist eine

- Nullipara eine Frau, die noch nicht geboren hat,
- Primipara (Erstpara) eine Frau, die einmal geboren hat,
- Pluripara (Zweitpara, Drittpara u. s. w.) eine Frau, die 2–5 Mal geboren hat,
- Multipara (Sechstpara, Siebtpara u. s. w.) eine Frau, die mehr als 5 Geburten hinter sich hat.

Eine Schwangere kann also z. B. Multigravida, jedoch Nullipara sein, wenn sie nach wiederholten (habituellen) Aborten zur ersten Geburt kommt.

Sind bereits Schwangerschaften vorausgegangen, so müssen deren Abstand, Verlauf und Ausgang detailliert erfragt werden. Dazu gehören Angaben über Schwangerschaftserkrankungen, die jeweilige Schwangerschaftsdauer, die Art der Entbindung (spontan, vaginal-operativ, Sectio caesarea), Gründe für eine evtl. operative Entbindung, die geburtshilflichen Komplikationen einschließlich Nachgeburtsperiode. Weiterhin sind Geschlecht und Größe des (der) Kindes (Kinder), der Zustand bei der Geburt mit besonderer Berücksichtigung perinataler Todesfälle und Fehlbildungen, der Wochenbettsverlauf, die Stillperiode und die weitere Entwicklung des Kindes zu dokumentieren.

Bei vorausgegangenen Frühgeburten gilt die Aufmerksamkeit der Schwangerschaftsdauer und der vermuteten Ursache der vorzeitigen Geburt. Diese Angaben müssen auch bei vorausgegangenen Mangelgeburten erfragt werden, da gerade beim Vorliegen derartiger anamnestischer Befunde mit einem höheren Wiederholungsrisiko zu rechnen ist und sinnvollerweise bereits frühzeitig entsprechende prophylaktische Maßnahmen zu treffen sind (z. B. großzügige Herausnahme aus dem Arbeitsprozeß bei belastenden Tätigkeiten).

Symptome/Erkrankungen zum Schwangerschaftsbeginn. Gezielte Aufmerksamkeit muß der Frage nach Erkrankungen seit dem Zeitpunkt der vermuteten Empfängnis gelten, die sich nachteilig auf die Fruchtentwicklung auswirken können.

Hierzu zählen Infektionskrankheiten wie beispielsweise Röteln, Ringelröteln oder Toxoplasmose, aber auch andere Virusinfektionen oder fieberhafte Infekte. Zeitpunkt und Ablauf der Erkrankung, diagnostische und therapeutische Maßnahmen (bakteriologische oder serologische Untersuchungen, bildgebende Diagnostik, Medikamenteneinnahme) sind zu dokumentieren oder ggf. zu veranlassen.

Bei Rückfragen nach gegenwärtigen Beschwerden stehen Änderungen im subjektiven Empfinden im Vordergrund, die auf der schwangerschaftsbedingten Umstellung des mütterlichen Organismus beruhen. Sie sind als physiologisch anzusehen und zählen zu den sog. unsicheren Schwangerschaftszeichen.

Allgemeinuntersuchung

Neben der geburtshilflichen Untersuchung der Schwangeren sollte in jedem Fall bei der Erstvorstellung eine internistisch orientierte Allgemeinuntersuchung erfolgen. Sie dient der Erkennung von extragenitalen Erkrankungen und Störungen der Organfunktion. Diese können nämlich auch bei latenter Ausprägung unter der Belastung durch die Schwangerschaft zu einer Gefährdung von Mutter und Kind führen. Zudem kann bei der Allgemeinuntersuchung bereits der Konstitutionstypus der Schwangeren mit seinen Hinweiszeichen auf die Beckenform und damit den Entbindungsverlauf erfaßt werden.

Die Allgemeinuntersuchung wird gemäß den Mutterschaftsrichtlinien obligatorisch durch folgende Untersuchungen ergänzt (siehe auch Anhang):

Bestimmung des Körpergewichtes. Das zu erwartende Kindsgewicht wird entscheidend über das mütterliche Ausgangsgewicht determiniert. So können untergewichtige Frauen eher leichte, adipöse Schwangere dagegen eher makrosome Feten erwarten.

Physiologischerweise ist durch das Wachstum von Uterus und Frucht sowie durch eine vermehrte Wasserretention eine Gewichtszunahme von 250–400 g/Woche bzw. eine Gesamtzunahme von 15–20 % des Ausgangsgewichtes zu erwarten. In den ersten 16 SSWs ist jedoch noch keine Gewichtszunahme erforderlich. Die Gesamtzunahme von ca. 9–12 kg wird im Einzelnen vor allem durch das Gewicht des Kindes (3,0–3,5 kg), Fruchtwassers (0,5 kg), Uterus (1,0 kg), Plazenta (1,0 kg), Wassereinlagerung (4,0–6,0 kg) und Brustvergrößerung (0,5 kg) bedingt. Eine übermäßige Gewichtszunahme v.a. zwischen 20. und 30. SSW kann Hinweis auf überkalorische Ernährung oder vermehrte Ödembildung und damit möglicherweise Entwicklung einer Gestose sein.

Blutdruckmessung. Eine Schwangerschaftshypotonie besteht bei systolischen Blutdruckwerten < 110 mm Hg. Eine Schwangerschaftshypertonie wird bei Blutdruckwerten von systolisch > 135 mm Hg und diastolisch > 90 mm Hg definiert, wobei in neueren Definitionen ausschließlich auf die Erhöhung des diastolischen Blutdruckes fokussiert wird. Beide Formen der Kreislaufdysregulation sollten durch entsprechende Anpassung der Lebensweise und bei Persistenz gegebenenfalls medikamentös behandelt werden.

Urinuntersuchung. Der Mittelstrahlurin sollte mittels Teststreifen auf Eiweiß, Glukose, Ketonkörper, Leukozyten und Nitrit untersucht werden. Bei entsprechenden Befunden oder Beschwerden sind weiterführende Untersuchungen zu veranlassen (z. B. bakteriologische Untersuchungen, oraler Glukosetoleranztest oder 24-h-Sammelurin auf Eiweißausscheidung).

Hämoglobinbestimmung. Infolge des erhöhten Eisenbedarfs während der Schwangerschaft besteht bei ca. 30 % aller Schwangeren eine Anämie mit Hämoglobinwerten < 11,0 g/dl. Zur Verlaufskontrolle sollte daher aufgrund der steigenden Gefährdung von Mutter und Kind v. a. durch Pyelonephritis, Gestose, Infektionen oder Nachgeburtskomplikationen ca. alle 8 Wochen eine Hämoglobinbestimmung erfolgen. Weitere Auffälligkeiten des Blutbildes sollten entsprechende Untersuchungen nach sich ziehen (z. B. Thalassämie-Abklärung insbesondere bei Mittelmeeranrainern).

Blutgruppenbestimmung. Die Ermittlung von Blutgruppe und Rhesusfaktor sowie ein Antikörpersuchtest dienen zum einen der Erkennung einer möglichen Blutgruppeninkompatibilität insbesondere bei Rh-negativen Schwangeren, zum anderen wird durch eine bereits erfolgte Blutgruppenbestimmung im Notfall die Latenzzeit bis zur Verabreichung von evtl. notwendigen Blutkonserven verkürzt.

Infektionsdiagnostik. Bei jeder Schwangeren sollten ein Röteln-Hämagglutinationshemmtest (Röteln-HAH) sowie eine Luessuchreaktion mittels Treponema-pallidum-Hämagglutinationshemmtest (TPHA-Test) veranlaßt werden, wobei die Inzidenz dieser Erkrankung stark rückläufig ist. Ein ausreichender Schutz vor einer Rötelninfektion besteht laborabhängig ab einem Titer von 1:16 bis 1:32, Schwangere mit einem Titer von 1:8 sollten sich besonders vor einer möglichen Rötelninfektion schützen (d.h. vor allem Kontakt mit Kleinkindern vermeiden), der Rötelntiter sollte in der frühen Schwangerschaft wiederholt kontrolliert und im Wochenbett eine aktive Immunisierung veranlaßt werden.

Je nach anamnestischer Belastung sind weitere Untersuchungen auf Infektionen notwendig, beispielsweise bei gefährdeten Personen auf Hepatitis B, bei begründetem Verdacht auf Toxoplasmose und aufgrund der Bedeutung latenter Vaginalinfektionen für die Entstehung einer Amnioninfektion oder vorzeitiger Wehen bereits in der frühen Schwangerschaft ein Vaginalabstrich auf pathogene Keime.

HIV-Test. Zum Ausschluß einer HIV-Infektion - vor allem bei Zugehörigkeit zu den bekannten Risikogruppen - sollte bei jeder Schwangeren ein HIV-Test durchgeführt werden. Dieser ist jedoch auch heute nur auf freiwilliger Basis möglich, eine entsprechende Eintragung im Mutterpaß gibt nur die Durchführung, nicht jedoch das Untersuchungsergebnis an. In einigen Großstädten Deutschlands ist die HIV-Infektion sogar zur häufigsten Infektionskrankheit in der Schwangerschaft geworden. Aus diesem Grunde und wegen des ggf. hohen Infektionsrisikos für Kind (etwa 40%), Pflegepersonal und Ärzte, sollte jeder Schwangeren unbedingt zu einem HIV-Test geraten werden. Bei bekannter Infektion können dann geeignete prophylaktische Maßnahmen mit erwiesener Risikoreduktion getroffen werden. So senkt beispielsweise eine Entbindung durch Kaiserschnitt bzw. auch eine antepartual durchgeführte Behandlung mit Virostatika nachgewiesenermaßen das kindliche Infektionsrisiko.

Da sich die Latenzzeit einer HIV-Infektion bis zur klinischen Manifestation durch eine Schwangerschaft verkürzen kann, ist der HIV-Nachweis auch im Bestätigungstest („Western-blot") eine medizinische Indikation zum Schwangerschaftsabbruch.

Ausgehend von den Ausgangswerten der angeführten Untersuchungen und zusätzlichen anamnestischen Hinweisen werden dann weitere diagnostische und ggf. therapeutische Maßnahmen in die Wege geleitet. Ergeben sich von der Norm abweichende Befunde, so ist die Gravida als Risikoschwangere einzustufen und die Betreuung zu intensivieren. Im allgemeinen wird dann die Geburt auch prophylaktisch als Risikogeburt eingestuft.

6.3.2 Feststellung der Frühgravidität

Bei der Feststellung einer Gravidität sind je nach Eindeutigkeit des Untersuchungsergebnisses mehrere Verfahren kombiniert anzuwenden, so daß eine Schwangerschaft entweder sicher diagnostiziert oder sicher ausgeschlossen werden kann (Tabelle 6.5).

Gynäkologische Untersuchung

Zur Diagnose einer frühen Schwangerschaft wird die Untersuchung in gleicher Weise wie bei der gynäkologischen Exploration vorgenommen. Obligatorisch werden im Rahmen der Krebsfrüherkennung ***Zellabstriche*** von Ekto- und Endozervix entnommen. Bei der Inspektion und bimanuellen Palpation liegen einige schwangerschaftstypische Veränderungen vor. Schon in den ersten Wochen nach Konzeption kommt es infolge einer Weitstellung der Gefäße und vermehrten Durchblutung zu einer lividen Verfärbung der Schleimhäute von Introitus und Vagina. Der Tastbefund läßt üblicherweise erst ab der 7./8. SSW p.m. die Vergrößerung des Uterus erkennen. Vor diesem Zeitpunkt kann die Auflockerung des Uterus v.a. im Isthmusbereich diagnostisch hinweisend sein (Hegar-Schwangerschaftszeichen, Abb. 6.25). Bei der bimanuellen Untersuchung scheinen sich dabei innere und äußere Untersucherhand zu berühren, da die aufgelockerte Zervix keinen Widerstand bietet. Ferner kann bei der Palpation eine Asymmetrie des Uterus durch eine einseitige Ausladung im Bereich der Implantationsstelle auffallen (Piscacek-Schwangerschaftszeichen, Abb. 6.26).

Selbstverständlich gehört zur palpatorischen Befunderhebung auch die Beurteilung der Adnexe und Parametrien. Häufig findet sich dasjenige Ovar, das das Corpus luteum graviditatis trägt, vergrößert.

Schwangerschaftstest

Die Indikationsstellung zum β-HCG-Test erübrigt sich zwar bei eindeutigem Schwangerschaftsnachweis vor allem durch die Sonographie, ist jedoch bei unklaren

Tabelle 6.5. Diagnostische Möglichkeiten zur frühzeitigen Erkennung einer Schwangerschaft

Anamnese	**Abdominalsonographie**
• Amenorrhoe	• Amnionhöhle (ab 6.–7. Woche p.m.)
• Basaltemperatur	• Embryo mit Dottersack (ab 7. Woche p.m.)
• subjektive Schwangerschaftszeichen	• Herzaktionen, Bewegungen (ab 7.–8. Woche p.m.)
Untersuchung	**Vaginalsonographie**
• livider Introitus vaginae	• Endometrium mit Chorionhöhle (∅ = 2 mm) (ab 4. Woche p.m.)
• Hegar-Zeichen	• Dottersack (∅ = 2–3 mm) (ab 5. Woche p.m.)
• Piscacek-Zeichen	• Embryo mit Herzaktionen (ab 5.–7. Woche p.m.)
• Vergrößerung des Uterus	
Schwangerschaftstest	
• β-HCG qualitativ (Urin), 14 Tage p.c.	
• β-HCG quantitativ (Serum), 8–12 Tage p.c.	

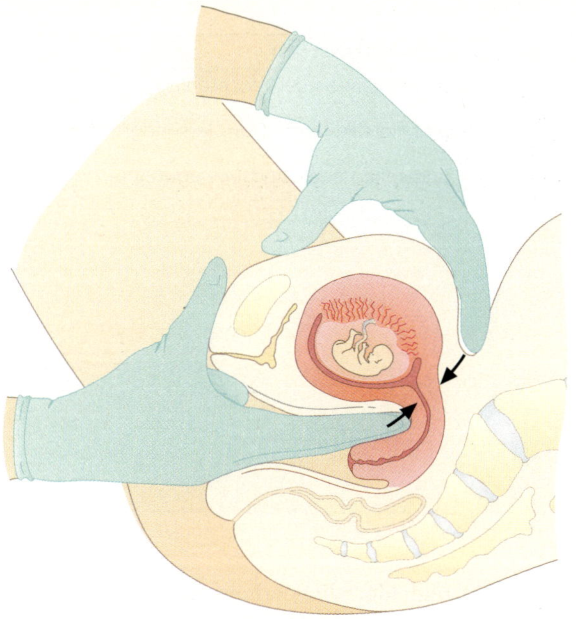

Abb. 6.25. Hegar-Schwangerschaftszeichen. Infolge der Zervixauflockerung scheinen sich die Finger der inneren und äußeren Hand zu berühren

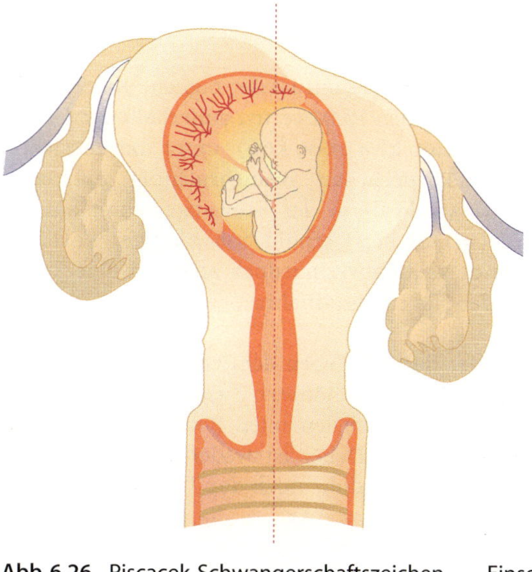

Abb. 6.26. Piscacek-Schwangerschaftszeichen. Einseitige Ausladung des Uterus im Bereich der Implantationsstelle

Verläufen z. B. bei Verdacht auf Früh- bzw. Tubarabort sehr hilfreich.

Der immunologische Nachweis von β-HCG im Urin fällt bei hoher Testempfindlichkeit bereits zum Zeitpunkt des Ausbleibens der Menstruationsblutung positiv aus (Titereinstellung 500–800 IE/l). Ist ein noch frühzeitigerer Nachweis einer Schwangerschaft klinisch von Bedeutung, so kann der quantitative HCG-Nachweis im Blutplasma herangezogen werden. Mit diesem Nachweisverfahren ist eine Schwangerschaft bereits 8–12 Tage nach der Ovulation, also noch vor Ausbleiben der Menstruationsblutung diagnostizierbar. Verlaufskontrollen des HCG-Titers sind vor allem bei der differentialdiagnostischen Beurteilung einer Extrauteringravidität von Bedeutung. Ab einem Serumtiter von beispielsweise ca. 2000 IE/l ist eine regelrechte, intrauterine Fruchtanlage sonographisch zu erkennen, wogegen bei der extrauterinen Gravidität zu diesem Zeitpunkt oft nur eine (leere) „Pseudo"-Fruchtblase imponiert.

Ultraschall

Bei jeder Unsicherheit über den letzten Regeltermin und über den erhobenen Befund ist großzügig und frühzeitig die Ultrasonographie einzusetzen. Sie erlaubt schon früh in der Schwangerschaft den Nachweis und die Bestimmung des Gestationsalters einer Gravidität. Die frühe und exakte Bestimmung oder sonographische Bestätigung des Gestationsalters besitzt im Hinblick auf die spätere Erkennung von Wachstumsretardierungen oder einer Plazentainsuffizienz große Bedeutung. Mit Hilfe der Vaginalsonographie, die eine Positionierung des Schallkopfes nahe der zu untersuchenden Region ermöglicht, sind bereits ab der 4. Woche p. m. die Chorionhöhle und Nidationsstelle zu erkennen (Tabelle 6.6).

Beckendiagnostik

Die Beckendiagnostik hat zum Ziel, Maß- und Formanomalien des mütterlichen Beckens zu erkennen und ein Mißverhältnis zwischen kindlichem Kopf und Geburtskanal festzustellen oder auszuschließen. Die anatomische Beckendiagnostik (vgl. die funktionelle Beckendiagnostik unter der Geburt) dient der Bewertung der räumlichen Gegebenheiten im knöchernen Geburtskanal und wird im Rahmen der vaginalen Untersuchung vorgenommen. Dabei wird geprüft, ob das Promontorium prominent und mit den Fingerspitzen erreichbar ist, wie weit die Spinae ischiadicae vorspringen oder wie nachgiebig das Steißbein erscheint. Ein spitzer Schambogenwinkel (normalerweise ca. 90°) kann Hinweise auf eine Verengung des Beckenausgangs geben. Grobe Form- und Maßanomalien infolge von z. B. Hüftleiden oder Beckenfrakturen oder sich auf die Beckenneigung auswirkende Beinlängendifferenzen sind inspektorisch in der Regel problemlos zu erkennen.

Insgesamt jedoch ist die anatomische Beckendiagnostik nur von ***eingeschränktem Wert***, da sie sowohl die kindlichen Maße und dessen Adaptation an den Geburtskanal, als auch die funktionellen Beckenveränderungen unter der Geburt nicht berücksichtigt. Eine sorgfältige Beckendiagnostik ist daher nur noch bei vorangegangener Schnittentbindung aufgrund ei-

Tabelle 6.6. Unsichere und sichere Schwangerschaftszeichen

Unsichere Schwangerschaftszeichen	Sichere Schwangerschaftszeichen
• morgendliche Übelkeit (Vomitus matutinus), gelegentliches Erbrechen, Schwindelgefühle • Brustspannen, Brustvergrößerung, Abgang von Vormilch (Kolostrum) • Abnahme der Leistungsfähigkeit, depressive Verstimmungen • Speichelfluß, ungewohnte Bevorzugung oder Ablehnung bestimmter Speisen, Obstipation • gehäufte Miktionen • Ausbleiben der Periode • Zunahme Leibesumfang • Hautveränderungen, v.a. Hyperpigmentierung der Bauchmittellinie und im Gesicht (Chloasma uterinum) • livide Verfärbung Vaginalschleimhaut, verstärkter Fluor vaginalis • Vergrößerung und Auflockerung des Uterus (Hegar-, Piscacek-Schwangerschaftszeichen) • Hyperthermie in der Basaltemperaturkurve (>14 Tage) • positiver Schwangerschaftstest	• sonographischer Nachweis der Fruchtanlage (ab 4.–5. Woche) • Nachweis fetaler Herzaktionen (Dopplersonographie, ab 5.–6. Woche) • Fühlen von Kindsteilen oder Kindsbewegungen

nes Geburtsstillstandes oder kindlicher Lageanomalien von Bedeutung. Auf eine äußere Beckenmessung kann aufgrund der unsicheren Rückschlüsse auf die inneren Beckenmaße heute verzichtet werden.

6.3.3 Beratung nach Feststellung der Gravidität

Bei der Beratung der Schwangeren im Anschluß an die Feststellung einer intakten Gravidität stehen allgemeingültige Verhaltenshinweise sowie bei individuellen Besonderheiten entsprechende spezielle Empfehlungen im Vordergrund. Weiterhin wird die Schwangere auf die Notwendigkeit regelmäßiger Kontrolluntersuchungen hingewiesen, da erwiesenermaßen die regelmäßig entsprechend der Mutterschaftsrichtlinien durchgeführte Schwangerschaftsüberwachung entscheidend zur Senkung der mütterlichen und kindlichen Morbidität und Mortalität beiträgt.

Ernährung

Die Ernährung der Schwangeren muß dem Energie- und Nährstoffbedarf von Mutter und Kind Rechnung tragen. Dabei macht es die bei uns übliche Form der Ernährung in der Regel selten notwendig, einschneidende Korrekturen vorzunehmen. An die Möglichkeit einer Unter- bzw. häufiger Fehlernährung ist v.a. bei Untergewicht, fehlender Gewichtszunahme im Verlauf der Schwangerschaft, Anorexie und bei speziellen Diäten aufgrund einer chronischen Krankheit zu denken.

Adipositas. Besondere Beachtung verdienen auch bereits vor Eintreten einer Schwangerschaft übergewichtige Frauen. Da bei ihnen signifikant häufiger geburtshilfliche Komplikationen auftreten und die kindliche Morbidität und Mortalität erhöht ist, sollten sie zur Gruppe der Risikoschwangeren gerechnet werden. Eine Reduktion des Übergewichtes ist mit Rücksicht auf den Feten nicht ratsam, jedoch sollte die graviditätsbedingte Zunahme kontrolliert und qualitativ balanciert werden, sowie ein oraler Gukosetoleranztest (oGTT) ca. in der 28. SSW bzw. gegebenenfalls früher veranlaßt werden.

Energiebedarf. Insgesamt ist der tägliche Kalorienbedarf gegenüber den Richtwerten außerhalb der Gravidität (ca. 8400 kJ = 2000 kcal) unter Berücksichtigung der körperlichen Beanspruchung um etwa 1260 kJ (= 300 kcal) in der Schwangerschaft auf ca. 9660 kJ (= 2300 kcal) erhöht, bei gängiger Kost implizieren diese Richtwerte jedoch oft sogar eine Reduzierung der Nahrungsaufnahme.

Zusätzlicher Bedarf. Neben dem vermehrten Proteinbedarf gilt es v.a. dem höheren Zusatzbedarf an Mineralstoffen und Spurenelementen Rechnung zu tragen (Tabelle 6.7 u. 6.8). Dabei ist weder eine Einschränkung der Kochsalzzufuhr noch der Trinkmenge erforderlich.

Da die Mineral- und Vitaminbilanzierung je nach Eßgewohnheiten unzureichend sein kann, ist die vorsorgliche Gabe von Kombinationspräparaten zu empfehlen. Um eine Struma congenita des Neugeborenen und damit zusammenhängende Entwicklungsstörungen des Knochens (Wachstumsverzögerung) und des Zentralnervensystems zu vermeiden, ist eine ***Jodprophylaxe*** in der Schwangerschaft (Jodidtabletten, 200 μg/Tag) zu empfehlen. Der erhöhte Bedarf an Eisen und Folsäure sollte ebenfalls entsprechend substituiert werden (z.B. Eisen 100 mg + Folsäure 0,5 mg/Tag), v.a. wenn erniedrigte Hb-Werte (< 12 g/dl) vorliegen. Die Substitution von ***Folsäure*** sollte präkonzeptionell beginnen, da hierdurch die Rate an Neural-

Substanz	Empfohlene Mehrzufuhr	Relative Mehrzufuhr
Kalzium	400 mg (3)	50%
Phosphor	200 mg (3)	25%
Magnesium	100 mg (2)	33%
Eisen	7 mg (3)	39%
Jod	30 µg (3)	15%
Zink	10 mg (2)	67%
Vitamin A	RÄ 0,3 mg (2)	38%
Vitamin D	5 µ g (2)	100%
Vitamin D	2 mg (2)	17%
Vitamin B1 (Thiamin)	TÄ 0,3 mg (2)	25%
Vitamin B2 (Riboflavin)	0,3 mg (2)	20%
Niacin	NÄ 2 mg (2)	13%
Vitamin B6	1,0 mg (2)	63%
Folsäure	fFÄ 160 µ g (3)	100%
Pantothensäure	2 mg (2)	25%
Vitamin B12	1,0 µ g (2)	20%
Vitamin C	25 mg (2)	33%

(1) = Empfehlung für Frauen mit überwiegend sitzender Beschäftigung (Alter 19–35 Jahre)
(2) = Ab 4. Schwangerschaftsmonat
(3) = Gesamte Schwangerschaft

Tabelle 6.7. Empfohlene Mehrzufuhr an essentiellen Nährstoffen während der Schwangerschaft (Deutsche Gesellschaft für Ernährung). *RÄ* Retinol-Äquivalent, *TÄ* Tokopheroläquivalent, *NÄ* Niacin-Äquivalent, *fFÄ* Freie-Folsäure-Äquivalent

Tabelle 6.8. Täglicher Bedarf an Protein, Fett und Kohlenhydraten *(KH)* während der Schwangerschaft

	I. und II. Trimenon	III. Trimenon
Proteine	70 g (16%)	85 g (17%)
Fette	80 g (18%)	80 g (16%)
KH	290 g (66%)	340 g (67%)

rohrdefekten um bis zu 70% gesenkt werden kann. Die einfach zu steigernde Zufuhr von Milch oder Milchprodukten (ca. 500 g/Tag) deckt in der Regel ausreichend den erhöhten Bedarf an Kalzium. Eine zusätzliche Zufuhr von Magnesium (bis zu 500 mg/Tag) kann insbesondere bei vorzeitiger Wehentätigkeit indiziert sein (Tabelle 6.9).

Kontrolle. Die einfachste Form der diätetischen Überwachung ist die Gewichtskontrolle anläßlich der regelmäßigen Kontrolluntersuchungen. Die durchschnittliche Gewichtszunahme während der Gravidität sollte ***12,0–13,5 kg*** betragen. Dabei erfolgt in den ersten 3 Monaten normalerweise keine Zunahme, gelegentlich kommt es infolge einer verstärkten Emesis gravidarum sogar zu einer Gewichtsabnahme. In diesen Fällen ist auf eine ausreichende Zufuhr an Nährstoffen zu achten, gelegentlich kann im Falle einer Hyperemesis gravidarum sogar eine parenterale Ernährung erforderlich werden. Im II. und III. Trimenon sollte die Gewichtszunahme 400–500 g/Woche bzw. 2 kg/Monat nicht überschreiten, dies sollte angesichts des vermehrten Hungergefühles und der Neigung zu Obstipation besonders beachtet werden. Schlackenreiche Kost ist dabei ballaststoffarmer Ernährung vorzuziehen.

Genußmittel

Rauchen und regelmäßiger ***Alkoholgenuß*** beeinträchtigen den Schwangerschaftsverlauf und die fetale Entwicklung und führen zu einer erhöhten Rate geburtshilflicher Komplikationen und kindlicher Fehlbildungen.

Alkohol stellt heute die häufigste teratogene Noxe dar ***(embryofetales Alkoholsyndrom).*** Rauchen (sowohl Aktiv- wie auch Passivrauchen) bedingt über eine Verminderung der präplazentaren und plazentaren Durchblutung oft eine intrauterine Wachstumsretardierung und erhöht zusätzlich das kindliche Risiko aufgrund einer gesteigerten Frühgeburtlichkeit und höheren Rate von vorzeitiger Plazentalösung. Neben Alkohol und Nikotin stellt der übermäßige ***Koffeingenuß*** (mehr als 3 Tassen Kaffee, Tee, bzw. mehr als 2 l Cola/die) ein oft vernachlässigtes Problem dar, das bei Kumulation zu einer intrauterinen Mangelentwicklung führen kann.

Es gilt daher, diese Einflußfaktoren ab der frühen Gravidität auszuschalten. Hierfür ist die Phase der

Substanz	Dosierung	Bemerkungen
Folsäure	500 µg/d	sofort nach Feststellung der Gravidität
Eisen	100–200 mg/d	je nach Hb-Wert
Jod	200 µg/d	v.a. in Jodmangelgebieten
Magnesium	100–500 mg/d	je nach Zusatzrisiken
Vitamine (v.a. A, B1, B2, B6, E)	Kombinationspräparat	je nach Zusatzrisiken

Tabelle 6.9. Medikamentöse Substitution von essentiellen Nährstoffen während der Schwangerschaft

Übelkeit in der Frühschwangerschaft und der Emesis gravidarum ein geeigneter Zeitpunkt.

Ein zunehmendes Problem auch in der Schwangerschaft stellt die ***Drogenabhängigkeit*** dar, da sich mehr als 80% der drogenabhängigen Frauen im gebärfähigen Alter befinden. Bei diesem Kollektiv müssen die zahlreichen drogenbedingten Komplikationen, die gleichzeitig gehäuft bestehenden venerischen Erkrankungen sowie Hepatitiden und HIV-Infektionen beachtet werden. Grundsätzlich ist ein Pädiater zur Geburt hinzuzuziehen.

Medikamente

Durch die besondere Hormonsituation und den damit verbundenen veränderten Stoffwechsel ändert sich häufig die Reaktion auf Arzneimittel. Insbesondere aber schränkt der Embryo die Wahl der Medikamente bei einer in der Schwangerschaft notwendigen Therapie entscheidend ein. Nur für einen kleinen Teil der gebräuchlichen Medikamente sind die embryotoxischen Gefahren bekannt. Die Einnahme von Medikamenten während der Schwangerschaft, insbesondere in den ersten Monaten, bedarf daher einer strengen Indikationsstellung, da nahezu alle Medikamente außer wenigen, z. B. Heparin, plazentagängig sind.

Impfungen

Auf eine aktive Impfung während der Schwangerschaft sollte soweit wie möglich verzichtet werden. Einerseits ist durch die veränderte Immunsituation während der Gravidität die Antikörperbildung meist vermindert und die Erregervermehrung begünstigt, andererseits besteht in gewissen Fällen eine mögliche Gefährdung des Kindes in Form von Fehlbildungen oder intrauterinen Infektionen.

Die passive Immunisierung mit Immunglobulinen stellt bei Infektionsexposition in der Frühschwangerschaft wie z. B. bei Röteln, Mumps, Windpocken oder Hepatitis A die einzige prophylaktische Möglichkeit dar. Dabei ist eine möglichst rasche Gabe und die adäquate Dosierung für die Effektivität einer solchen Behandlung ausschlaggebend.

Arbeit

Starke körperliche Beanspruchung im Beruf aber auch in Haushalt oder Freizeit kann sich nachteilig auf den Schwangerschaftsverlauf auswirken und ist statistisch mit einer erhöhten Frühgeburtsrate assoziiert. Da die uteroplazentare Perfusion keiner Autoregulation unterliegt, führt schwere körperlicheArbeit zu einer Umverteilung von Blutvolumen und Sauerstoffträgern in die beanspruchte Muskulatur. Es sollten daher alle Möglichkeiten der Erleichterung unter Berücksichtigung der im Mutterschutzgesetz festgelegten Schutzvorschriften und Schutzfristen ausgeschöpft werden. Gegebenenfalls ist ein Arbeitsplatzwechsel, zumindest vorübergehend, zu befürworten und zu unterstützen. Auch die Körperhaltung bei der Arbeit, z. B. langes Stehen kann eine zusätzliche negative Auswirkung auf die uteroplazentare Perfusion und eine erhöhte Rate von Früh- und Totgeburten zur Folge haben.

> **!** Die uteroplazentare Perfusion unterliegt ***keiner*** Autoregulation.

Sport

Gemäßigte sportliche Betätigung (z. B. Schwimmen, Wandern, Gymnastik) wirkt sich bei ungestörter Schwangerschaft angesichts der zivilisationsbedingten relativen Bewegungsarmut meist positiv auf das mütterliche Empfinden aus. Dagegen sind Leistungs- und Kraft- und Kampfsportarten sowie Disziplinen mit stärkeren Erschütterungen oder Sturz- und Verletzungsgefahr zu vermeiden.

Reisen

Die mit einem Auslandsaufenthalt einhergehenden Belastungen werden von der schwangeren Frau (und oft auch dem betreuenden Arzt) vielfach unterschätzt. Weite und anstrengende Reisen, insbesondere auch in Länder mit extremen Klima- und Höhenschwankungen und mit dem Risiko von Magen-Darm-Infektionen sowie speziellen Impfvorschriften sollten daher unterbleiben. Das mittlere Trimenon ist dabei noch als der stabilste Schwangerschaftsabschnitt anzusehen, im I. Trimenon besteht ein gewisses Abortrisiko, im III. Trimenon die Gefahr der Frühgeburt. Zug und Flugzeug sind bei weiteren Reisen dem Auto vorzuziehen, wobei die entsprechenden Vorschriften v. a. von Luftverkehrsgesellschaften zu beachten sind (in der Regel werden Flugreisen nur bis 6 Wochen vor dem errechneten Entbindungstermin gestattet). Bei den immer beliebteren Flugreisen ist zu beachten, daß der Kabineninnendruck aus Gewichts-/Kostengründen nur auf eine Berghöhe von ca. 2000 m kompensiert wird und langes bewegungsloses Sitzen in der Schwangerschaft die Thrombosegefahr erhöht. Vor Reisebeginn sollte eine Kontrolluntersuchung insbesondere bezüglich des Zervixstatus erfolgen.

Sexualverhalten

Bis zum Ende des 2. Schwangerschaftsmonates wird Zurückhaltung bezüglich Kohabitationen empfohlen. Während der weiteren Schwangerschaft braucht das Sexualverhalten bei normalem Befund zunächst keinen Einschränkungen unterliegen. In der fortgeschrittenen Schwangerschaft ist die Seiten- oder Knie-Ellen-

Tabelle 6.10. Aufgaben der normalen Schwangerenvorsorge und Zeitpunkt der empfohlenen Durchführung

Anamnese • Zyklusanamnese • allgemeine Anamnese • Familienanamnese • geburtshilfliche und gynäkologische Anamnese	bei Erstuntersuchung, Zwischenanamnese bei allen Kontrolluntersuchungen
Bestimmung von Gestationsalter und Entbindungstermin	bei Erstuntersuchung, ggf. Korrektur bei entsprechenden sonographischen Befunden im weiteren Verlauf bis zur 20. SSW
Untersuchungen	
• Bestätigung der Schwangerschaft durch Palpation, Schwangerschaftstest, Ultraschall	bei Erstuntersuchung
• Allgemeinuntersuchung	bei Erstuntersuchung
• Körpergewicht, Gewichtszunahme	bei allen Kontrolluntersuchungen
• Blutdruckmessung	bei allen Kontrolluntersuchungen
• Mittelstrahlurinuntersuchung	bei allen Kontrolluntersuchungen
• Blutbildkontrolle	bei Erstuntersuchung, je nach Ausgangswert oder Klinik bei weiteren Kontrollen
• Blutgruppenbestimmung	bei Erstuntersuchung
• Antikörpersuchtest	bei Erstuntersuchung, Wiederholung 24.–28. SSW, bei Rh-negativen Schwangeren Wiederholung in der 20.–24. SSW und in der 30.–34. SSW
• Rötelntiter	bei Erstuntersuchung, ohne nachgewiesene Immunität Wiederholung in der 16.–17. SSW
• HIV	bei Erstuntersuchung
• Hepatitisserologie	bei anamnestischen Risiken ab 32. SSW
• Zervixabstrich	Zytologie (PAP) und pathogene Keime in der Frühschwangerschaft, B-Streptokokken ca. 10 Tage vor Entbindungstermin
• oraler Glukosetoleranztest	Screeningtest 28.–32. SSW
Pränatale Diagnostik	Zeitpunkte je nach Indikation und Untersuchung
Palpation	
• Innere Untersuchung (Zervixstatus)	bei allen Kontrolluntersuchungen
• Äußere Untersuchung (Leopold-Handgriffe, Symphysen-Fundus-Abstand)	ab ca. 28. SSW
Sonographische Überwachung	
• Biometrie	um die 10., 20. und 30. SSW
• Fehlbildungsausschluß	ca. 20. SSW
Dopplersonographie	ab 20. SSW bis Termin bei Vorliegen von definierten Anamnese- bzw. Befundrisiken
Antepartuale Kardiotokographie	
• Non-Streßtest	ab Erreichen des Entbindungstermines, früher
• Streßtest	ab 22. SSW bei Vorliegen von Anamnese- bzw. Befundrisiken
Beratung • Medikamente, Impfungen • Sport, Reisen • Ernährung, Hygiene	bei Erstuntersuchung und entsprechenden Fragestellungen im weiteren Verlauf
Geburtsvorbereitung • Information • Atemübungen • Entspannungsübungen • Gymnastik	Geburtsvorbereitungskurse in der Regel im III. Trimenon

bogenlage vorzuziehen. In den letzten 4 Wochen vor dem Geburtstermin ist von Kohabitationen im allgemeinen abzuraten, da die Irritation der Zervix zu vorzeitigen Wehen oder zum Blasensprung führen kann. Dagegen ist bei gewünschtem Geburtsbeginn z. B. bei Terminüberschreitung durch den Prostaglandingehalt des Ejakulates eine Weheninduktion möglich.

Bei entsprechenden anamnestischen oder bestehenden Risiken (habituelle Aborte, Zervixinsuffizienz, vorzeitige Wehentätigkeit, uterine Blutungen, Placenta praevia) muß der Arzt auf die zusätzliche Gefahr durch den Geschlechtsverkehr hinweisen.

6.3.4 Erkennung von Risikoschwangerschaften

Ungefähr 20 % aller Graviditäten gehören der Gruppe der Risikoschwangerschaften an. Werden anamnestisch oder anläßlich einer Untersuchung Risikofaktoren (Tabelle 6.10) bekannt oder nachgewiesen, so ist die Patientin einer Risikosprechstunde zuzuleiten, wo die erforderlichen diagnostischen und therapeutischen Maßnahmen je nach Situation einschließlich der stationären Betreuung ergriffen werden können. Bei Hinweisen auf ein erhöhtes Risiko pränatal nachweisbarer genetischer Defekte sollte über die Möglichkeiten und Konsequenzen der pränatalen Diagnostik informiert und ggf. eine genetische Beratung und nichtinvasive bzw. invasive Pränataldiagnostik empfohlen werden.

6.3.5 Unerwünschte Schwangerschaft

Schwerwiegende individuelle Beratungsprobleme stellen sich, wenn die Schwangerschaft ungeplant oder ungewollt ist und der Wunsch nach einem Schwangerschaftsabbruch geäußert wird. Eine besondere Problematik ergibt sich nach der neuesten Rechtssprechung aus dem Wegfall der früheren embryopathischen Indikation, die jetzt auf dem Umweg über eine erhebliche psychische Belastung der Schwangeren zu einer medizinischen Indikation umformuliert werden muß und damit theoretisch zu jedem Schwangerschaftszeitpunkt einen Schwangerschaftsabbruch möglich macht. Unter der Voraussetzung, daß keine schwerwiegende körperliche Beeinträchtigung (medizinische Indikation) für den Schwangerschaftsabbruch vorliegt, wird der betreuende Arzt alle biographischen, sozialen und psychischen Aspekte zu analysieren versuchen und im einzelnen im Rahmen der Beratung gewichten müssen. Zusätzliche Schwierigkeiten ergeben sich bei einer minderjährigen Schwangeren. Ihr Einverständnis vorausgesetzt, sollten hier die Eltern oder gesetzlichen Vertreter zur Bewältigung der Situation herangezogen werden.

6.3.6 Überwachung der Schwangerschaft

Vorsorgeintervalle

Die empfohlenen Intervalle der Vorsorgeuntersuchungen wurden von Saling in der mnemotechnisch einfachen Regel zusammengefaßt (s. Tabelle 6.10):

- in den ersten 4 Monaten alle 4 Wochen,
- in den folgenden 3 Monaten alle 3 Wochen,
- in den folgenden 2 Monaten alle 2 Wochen und
- im letzten Monat wöchentlich.

Bei Regelwidrigkeiten oder Risikoschwangerschaften (z. B. Zwillinge) ist selbstverständlich ein Abweichen von diesem Plan und die Festlegung individueller, häufigerer Vorsorgeintervalle erforderlich.

Der Befunderhebung geht jeweils eine Zwischenanamnese voraus, um zwischenzeitlich aufgetretene Störungen zu erfassen. Dabei soll auch der Zeitpunkt der ersten Kindsbewegungen erfragt werden. Sie werden von der Erstgebärenden etwa in der 20.–21. SSW und von der Mehrgebärenden in der 17.–18. SSW verspürt.

Obligatorische Befunderhebung

Folgende Parameter sind regelmäßig zu kontrollieren (s. Kap. 6.3.1):

- Blutdruck
- Gewicht (insbesondere Berücksichtigung der Gewichtszunahme)
- Ödeme/Varikosis
- Mittelstrahlurin auf Eiweiß, Glukose, Leukozyten, Nitrit, Keton, ggf. bakteriologische Untersuchung
- Blutbild (Hämoglobin, Thrombozyten) je nach Ausgangswert

Antikörper. In der 16.–17. SSW sollte bei Schwangeren, die nicht immun gegen ***Röteln*** sind, eine erneute Antikörperuntersuchung erfolgen. In der 24.–28. SSW ist der Antikörpersuchtest zu wiederholen.

Bei ***Rh-negativen*** Schwangeren sollte der 2. Antikörpersuchtest bereits in der 20.–24. SSW und ein 3. Antikörpersuchtest in der 30.–34. SSW erfolgen. Bei negativem Testergebnis sollte in der 28.–29. SSW bei allen Rh-negativen Schwangeren eine Rhesusprophylaxe (Anti-D-Gabe) durchgeführt werden, um einer Sensibilisierung in der Spätschwangerschaft vorzubeugen. Darüber hinaus sollte bei Rh-negativen Schwangern nach intrauterinen Eingriffen (z. B. nach Amniozentese) bzw. bei vorzeitiger Wehentätigkeit angesichts der dann höheren Gefahr eines Übertrittes von Fetalblut in den mütterlichen Kreislauf mit anschließender Sensibilisierung eine Anti-D-Gabe erfolgen.

Bei gefährdeten Personen bezüglich ***Hepatitis B*** ist nach der 32. SSW eine Untersuchung auf HBsAg („Hepatitis B surface antigen") durchzuführen.

Diabetesscreening. Da bei mehr als 5 % aller Schwangerschaften ein manifester Gestationsdiabetes mit entsprechenden Risiken für Mutter und Kind auftritt, sollte bei allen Schwangeren zwischen der 28. und 32. SSW als Basisscreening ein oraler Glukosetoleranztest (oGTT) mit 50 g Glukose in 200 ml Wasser empfohlen werden. Die Schwangere muß dafür nicht nüchtern sein, die Blutzuckerbestimmung erfolgt 1 Stunde nach Glukoseapplikation. Für den Fall eines pathologischen Testergebnisses ist ein regulärer oGTT mit 75 g Glukose durchzuführen, bei dem Nüchternblutzucker sowie der Blutzucker 1 und 2 h nach Glukoseaufnahme erfaßt werden.

Ultraschall. Außerdem sollten obligatorisch 3 Ultraschalluntersuchungen (etwa 10., 20. und 30. SSW) erfolgen. Diese Untersuchungen beinhalten neben der Diagnosestellung einer Gravidität die Beurteilung und Verlaufskontrollen folgender Parameter:

- Feststellung der Vitalität und des Sitzes der Schwangerschaft

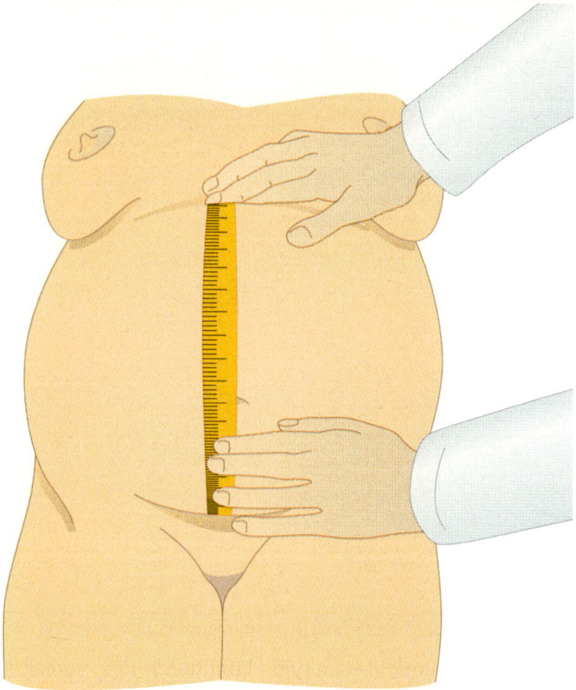

Abb. 6.27. Messung des Symphysen-Fundusabstandes

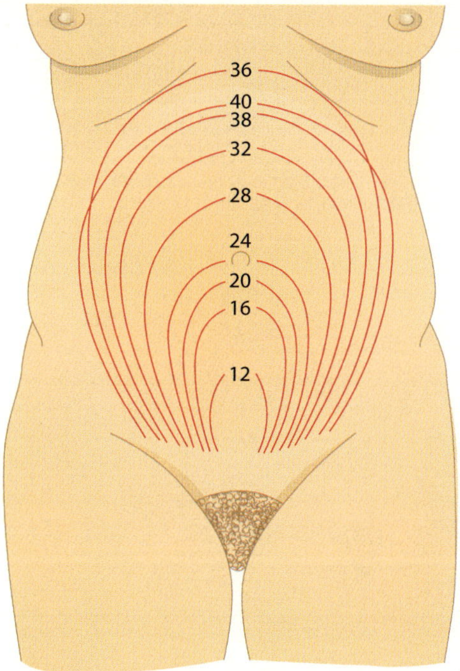

Abb. 6.28. Symphyen-Fundusabstand in verschiedenen SSWs

- Biometrie zur wiederholten Kontrolle des Gestationsalters und Erkennung von Wachstumsanomalien
- Erkennung bzw. Ausschluß fetaler Fehlbildungen
- Feststellung der Lage des Kindes und von Lageanomalien
- Beurteilung der Plazenta
- Kontrolle der Fruchtwassermenge
- Beurteilung der geburtsmechanischen Situation

Bei Vorliegen von entsprechenden Risiken (z. B. intrauterine Wachstumsretardierung) ist eine zusätzliche dopplersonographische Überwachung der Schwangerschaft indiziert.

Geburtshilfliche Untersuchung

Etwa bis zur 16. SSW erfolgen die Untersuchungen auf dem gynäkologischen Untersuchungsstuhl mittels der üblichen bimanuellen gynäkologischen Untersuchungstechnik (sterile Handschuhe). Dabei wird die Größenzunahme des Uterus sowie der Höhenstand des Fundus uteri als Parameter für das fetale Wachstum kontrolliert, zugleich dient die innere Hand der Zustandsdiagnostik der Zervix. In der weiteren Schwangerschaft finden die Untersuchungen auf der Liege statt. Bei der äußeren Untersuchung sollen Fundusstand, Lage und Größe des Kindes sowie die Fruchtwassermenge beurteilt werden. Es können dabei folgende Techniken angewendet werden:

Symphysen-Fundusabstand (Abb. 6.27). Die für das Wachstum des graviden Uterus in Abhängigkeit vom Gestationsalter gängigen Angaben über den Fundusstand (1. Leopold-Handgriff, s. unten) sind mit Unsicherheiten behaftet. Etwas zuverlässiger ist die Messung des Symphysen-Fundusabstandes zwischen Oberrand der Symphyse und dem Fundus uteri entlang der Längsachse des Uterus (Abb. 6.28). Entsprechende Normogramme bieten Anhaltspunkte für das zeitgerechte Wachstum, stärkere Abweichungen oder bekannte Schwangerschaftsrisiken (z. B. Zustand nach intrauteriner Wachstumsretardierung) sollten aber immer zur sonographischen Biometrie Anlaß geben.

1. Leopold-Handgriff (Abb. 6.29). Man legt beide Handflächen über den Fundus uteri und ermittelt seinen ***Höhenstand***, indem Nabel, Rippenbogen und Xyphoid als Bezugspunkte benutzt werden. Gleichzeitig läßt sich durch Palpation des im Fundus befindlichen Kindsteils ein erster Anhaltspunkt über die gegenwärtige Lage des Kindes gewinnen. Während im I. und II. Trimenon die Lage noch wechselnd ist, haben ab der 32. SSW schon ca. 80 % und bis zum Ende der Schwangerschaft ca. 96 % der Kinder die Schädellage eingenommen. Dabei wird der kindliche Kopf vom unteren Uterinsegment „eingefangen" und dann in dieser Lage gehalten.

2. Leopold-Handgriff (Abb. 6.30). Beide Hände werden flach den Seiten des Uterus aufgelegt. Dabei sol-

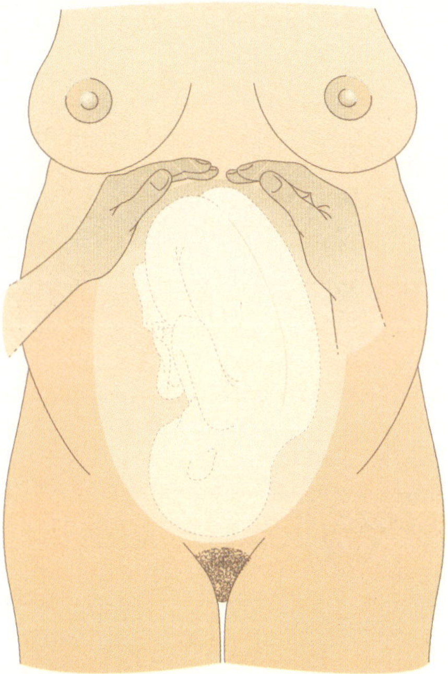

Abb. 6.29. 1. Leopold-Handgriff. Ermittlung des Fundusstandes

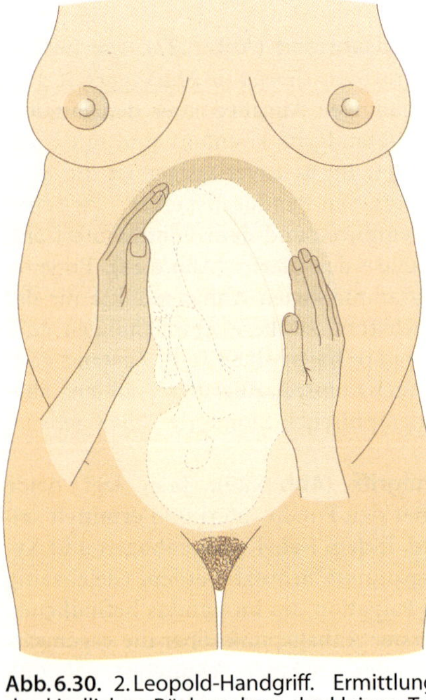

Abb. 6.30. 2. Leopold-Handgriff. Ermittlung der Stellung des kindlichen Rückens bzw. der kleinen Teile

len die durchgehende Partie des kindlichen Rückens auf der einen Seite und die Extremitäten auf der anderen Seite palpiert werden. Bei erschwerter Exploration (Adipositas, straffe Bauchdecken) können Kindsbewegungen, die meist auf der Seite der Extremitäten spürbar sind, die Ermittlung ***der Lage des kindlichen Rükkens*** vereinfachen.

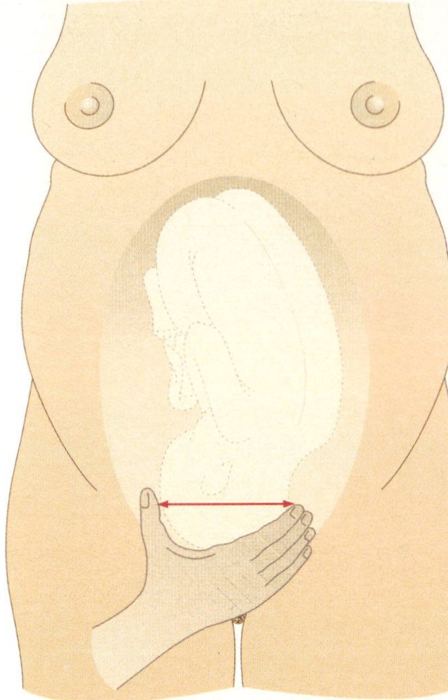

Abb. 6.31. 3. Leopold-Handgriff. Ermittlung des vorangehenden Teiles

3. Leopold-Handgriff (Abb. 6.31). Zwischen dem abgespreizten Daumen und den übrigen Fingern der rechten Hand soll ***das über dem Beckeneingang stehende kindliche Teil*** lokalisiert und identifiziert werden. Durch vorsichtiges Verschieben läßt sich feststellen, ob der vorangehende Teil noch beweglich über dem Beckeneingang steht. Das durch leichte, ruckartige Bewegungen auslösbare sog. ***Ballottement*** (Ausweichen des Kopfes aufgrund der flexiblen Halswirbelsäule) fehlt, wenn der Kopf bereits Beziehung zum Becken aufgenommen hat oder der Steiß vorangeht. Wird eine Beckenendlage vermutet, kann der gleiche Handgriff am Fundus durchgeführt und hier der kindliche Kopf getastet werden.

4. Leopold-Handgriff (Abb. 6.32). Der Untersucher steht neben der Untersuchungsliege mit dem Blick zum Fuß der Schwangeren, die ulnaren Kanten beider Hände dringen zwischen den Rand des oberen Schambeinastes beidseits und dem vorangehenden Teil gegen den Beckeneingang vor. So läßt sich der ***Höhenstand von Kopf oder Steiß*** abschätzen.

Handgriff nach Zangenmeister. Dieser liefert nach Blasensprung oder unter der Geburt eine zusätzliche Information zum Nachweis oder ***Ausschluß eines Mißverhältnisses*** zwischen kindlichem Kopf und mütterlichem Becken. Die linke Handfläche wird auf die Sym-

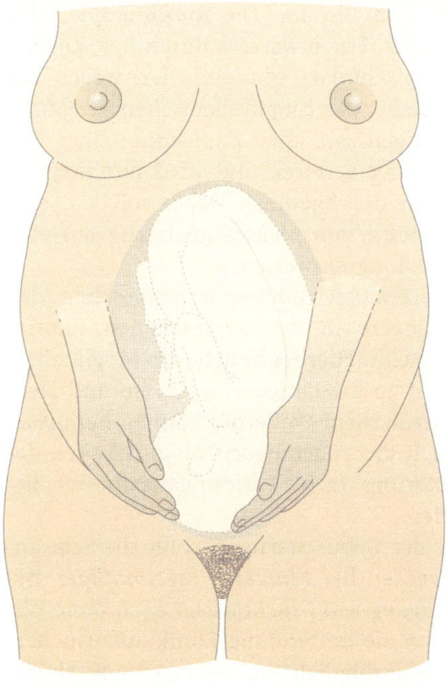

Abb. 6.32. 4. Leopold-Handgriff: Ermittlung der Beziehung des vorangehenden Teiles zum Beckeneingang

physe, die rechte auf den kindlichen Kopf aufgelegt. Wenn die auf dem kindlichen Kopf aufgelegte flache Hand die Symphyse überragt, ist ein Mißverhältnis anzunehmen.

Vaginale Untersuchung. Bei der vaginalen Untersuchung, die bei fortgeschrittener Schwangerschaft ebenfalls auf der Liege durchgeführt werden kann und aufgrund der Gefahr der Keimverschleppung mit sterilen Handschuhen durchgeführt werden sollte, ist der Zervixstatus und Höhenstand des vorangehenden Teils zu erfassen.
Beurteilt werden folgende Befunde:

- Zervixlänge (verkürzt sich bei zunehmender Geburtsbereitschaft),
- Zervixstellung (Achse wandert bei zunehmender Geburtsbereitschaft von sakraler Stellung in Richtung Scheidenniveau),
- Zervixkonsistenz (wird bei zunehmender Geburtsbereitschaft weicher und nachgiebiger),
- Muttermundsweite (Eröffnung bei zunehmender Geburtsbereitschaft) und
- Höhenstand (vorangehender Teil tritt bei zunehmender Geburtsbereitschaft tiefer und ist im Becken fixiert).

Zur Entnahme von Abstrichen ist weiterhin eine gynäkologische Spiegeleinstellung erforderlich, diese ist auch bei einer diagnostizierten Placenta praevia die einzige Möglichkeit, den Zervixstatus zu erheben.

Kontrolle der fetalen Vitalität

Die fetale Herzaktion ist im Ultraschall üblicherweise ab der 6.–7. SSW p. m. zu erkennen. In diesem Zeitraum sind auch Bewegungen des Embryos als Zeichen einer intakten Gravidität sonographisch zu beobachten. Eine kontinuierliche Registrierung der Herzaktion mittels Dopplersonographie ist erst ab etwa der 12. SSW möglich.

Zur Beurteilung der kindlichen Vitalität stehen in der 2. Schwangerschaftshälfte folgende Methoden zur Verfügung:

Kindsbewegungen. Diese werden von der Erstgebärenden etwa ab der 20. SSW, von der Zweit- und Mehrgebärenden etwa ab der 17. SSW wahrgenommen. Als subjektives Maß sind sie weitgehend von der Perzeption der Schwangeren abhängig, entsprechende Protokolle, die die Schwangere erhält, vereinfachen zumindest die Dokumentation. Bei gravierender Abnahme von Kindsbewegungen kann dies auf eine ernsthafte fetale Gefährdung hinweisen, die eine weiterführende Diagnostik notwendig macht. Diesbezüglich hat auch die Aufklärung zu erfolgen. Generell gilt im Gegensatz zur nicht subjektiv wahrnehmbaren Kindsbewegungsdauer jedoch die Abnahme der Häufigkeit (Anzahl) der Kindsbewegungen als ***Spätwarnzeichen.***

Eine objektivere Erfassung kindlicher Bewegungen ist mit der Kineto-Kardiotokographie (K-CTG) möglich. Dabei ist mit zunehmender Einschränkung der fetalen Versorgung zunächst eine Abnahme der Bewegungsdauer und erst bei drastischer Gefährdung eine Abnahme der Bewegungsanzahl zu verzeichnen.

Antepartuale Kardiotokographie. Aufgrund der häufigen falsch-positiven Befunde und der damit z. T. unnötigen klinischen Konsequenzen ist der antepartuale Einsatz der Kardiotokographie (CTG) nur auf Hochrisikokollektive zu beschränken. Neben der Dopplersonographie, die langfristige Störungen der Versorgungslage anzeigt, ist jedoch das CTG bisher die einzige Methode, den aktuellen fetalen Zustand antepartual gegebenenfalls auch kontinuierlich zu erfassen. Hiermit sind engmaschige CTG-Kontrollen in der Nähe oder bei Überschreitung des Entbindungstermines weiterhin gerechtfertigt und indiziert. Die Untersuchungsfrequenz ist abhängig vom Ausmaß der angenommenen Gefährdung und kann von wöchentlich über täglich und mehrmals täglich bis hin zum Dauer-CTG variieren.

Streßtests. Die Streßtests stellen eine Sonderform der antepartualen CTG-Überwachung dar. Dabei wird das fetale Herzfrequenzmuster unter kindlicher Belastung, die sich bei uterinen Kontraktionen oder körperlicher Anstrengung der Mutter einstellt, beurteilt. Besonders bei der Terminüberschreitung kann hier die fetale Reservekapazität überprüft werde. Bestehen keine besonderen Hinweise auf eine Plazentainsuffizienz, so sollte bei etwa 10-tägiger Terminüberschreitung z.B. ein Oxytozin-Belastungstest durchgeführt werden.

Sonographie und Dopplersonographie. Die Sonographie steht während der gesamten Schwangerschaft für die fetale Zustandsbeurteilung zur Verfügung. Zum einen liefern Biometrie, Fruchtwassermenge und Plazentamorphologie Informationen über den langfristigen Versorgungszustand des Feten, zum anderen bietet sich mit der Herzbeurteilung auch ein schneller Einblick in den momentanen fetalen Vitalitätszustand. Dies kann vor allem bei invasiven Maßnahmen der pränatalen Diagnostik wichtig sein. Mit der Dopplersonographie können bei entsprechender Indikation vielfältige Fragestellungen bezüglich der Notwendigkeit von Blutumverteilungen, der fetalen Versorgungslage, aber auch fetaler Fehlbildungen oder mütterlicher Risiken verfolgt werden. Ihr Einsatz bietet sich daneben auch noch bei Unsicherheiten in der Interpretation der fetalen Herzfrequenzregistrierung in den frühen SSWs an. Mit der Dopplersonographie steht auch in Terminnähe ein diagnostisches Instrument zur Zustandsdiagnostik zur Verfügung. Zwar sind pathologische Resultate wie beispielsweise die Hirnsparschaltung aufgrund des Termineffektes nicht zu verwerten, bei normalen Flußmustern kann jedoch von einer ausreichenden Versorgungslage des Kindes ausgegangen werden.

Die sonographische Beurteilung der ***Fruchtwassermenge*** kann wertvolle Hinweise auf eine Einschränkung der Versorgung am Ende der Schwangerschaft und bei Terminüberschreitung liefern. Die Fruchtwassermenge ist bei einer relativen plazentaren Insuffizienz aufgrund der durch die verschlechterte Nierenperfusion eingeschränkten fetalen Ausscheidungsmenge zunehmend vermindert, die Plazenta selbst weist oft ausgedehnte Verkalkungsbezirke auf, wobei jedoch aus dem morphologischen Grad der Verkalkung – insbesondere in späten SSWs – keine eindeutigen Rückschlüsse auf den funktionellen Zustand getroffen werden können.

Zusatzuntersuchungen am Ende der Schwangerschaft

Die Befunderhebung und Beratung in den letzten Wochen vor dem Entbindungstermin sollen schwerpunktmäßig auf die bevorstehende Geburt ausgerichtet sein. Bei Terminüberschreitung sind die Intervalle der Kontrolluntersuchungen zu verkürzen und entsprechende Untersuchungen zur fetalen Zustandsdiagnostik durchzuführen.

Zur Überwachung der kindlichen Vitalität in Terminnähe oder bei Terminüberschreitung kommen die o.a. Verfahren zum Einsatz. Die ***Amnioskopie***, also die Beurteilung des Fruchtwassers durch den Zervixkanal und die Fruchtblase hindurch, hat wegen der zur Verfügung stehenden biophysikalischen Verfahren und der schwierigen zeitlichen Zuordnung einer Hypoxie an Bedeutung verloren und wird nur noch in wenigen Kliniken durchgeführt. Dabei soll v.a. eine ***Grünfärbung*** infolge von Mekoniumabgang auf eine kindliche Gefährdung hinweisen.

In den Mutterschaftsrichtlinien ist vorgesehen, daß sich die Schwangere in der vorgesehenen Entbindungsklinik vorstellt. Hierbei besteht die Möglichkeit, die Örtlichkeiten zu besichtigen und Ärzte und Hebammen kennenzulernen. Weiterhin können bei dieser Gelegenheit auch die angebotenen Möglichkeiten der Geburtserleichterung (z.B. Periduralanästhesie) besprochen werden.

In der Nähe des Geburtstermins, sollte die Schwangere beraten werden bei ***Einsetzen regelmäßiger Wehen*** oder bei ***Abgang von Fruchtwasser*** auch ohne Wehen unverzüglich die Entbindungsklinik aufzusuchen, damit so bald wie möglich die Überwachung einsetzen kann. Ist bei den vorausgehenden vaginalen Untersuchungen der vorangehende Kopf noch nicht fest im Becken fixiert, muß nach einem vorzeitigen Blasensprung der Transport in die Klinik liegend erfolgen, da hier die Gefahr des ***Nabelschnurvorfalls*** besteht.

Psychosomatische Geburtsvorbereitung

Die Geburt kann wesentlich durch eine psychosomatisch orientierte Betreuung der Schwangeren sowie durch entsprechende ***Geburtsvorbereitungskurse*** erleichtert werden. Derartige Veranstaltungen dienen vor allem der ***Information*** über den Geburtsablauf, die Geburtsmethoden, die angewendeten Überwachungsverfahren und die Versorgung des Neugeborenen. Das Wissen um diese Zusammenhänge steigert die rationale Akzeptanz bestimmter Vorgänge im Zusammenhang mit der Geburt und kann zu einem Abbau von Negativeindrücken beitragen. Werden diese Kurse in Kooperation von Geburtshelfern, Hebammen, Kinderärzten und Pflegepersonal durchgeführt, rundet sich auch das oftmals für die Schwangere verwirrende Bild bezüglich Zuständigkeit und Kompetenzen ab. Die werdenden Väter sollten selbstverständlich in diese Vorbereitungen miteinbezogen werden.

Neben diesen Informationsveranstaltungen können Schwangerenvorbereitungskurse nach ***Read*** oder ***Lamaze*** sowie andere Methoden, z.B. autogenes Training, zur Geburtserleichterung beitragen.

Nach dem Konzept von Read (1890–1959) ist der Schmerz bei dem physiologischen Vorgang der Geburt in erster Linie psychisch bedingt und geht vorwiegend auf eine tiefe, tradierte Angst (= psychische Spannung) als Ausgangspunkt seelisch-körperlicher Fehlsteuerungen (Verkrampfung) zurück. Aus dieser psychosomatischen Fehlhaltung entsteht das ***„Angst-Spannungs-Schmerz-Syndrom"***. Durch intensive Vorbereitung der Frauen mit dem Ziel der „natürlichen, angstfreien Geburt" soll diese Reaktionskette bereits während der Schwangerschaft durchbrochen bzw. vermieden werden.

Die Methode von Lamaze geht von einem neurophysiologischen Ansatz aus. Der Circulus vitiosus „Angst – Spannung – Schmerz" beruht im Sinne der Pawlow-Theorie auf negativen bedingten Reflexen, die durch positive Reflexe ersetzt weden können. Die positive Motivation zur Geburt soll erreicht werden, indem die Angst vor der Geburt durch die Freude auf das Kind ersetzt wird.

Beide Methoden verfolgen letztlich dasselbe Ziel und unterscheiden sich kaum hinsichtlich der Erfolgsquoten.

In der praktischen Vorbereitung bildet die ***Schwangerengymnastik*** einen wichtigen Bestandteil, dazu zählen Lagerungs- und Entspannungsübungen, die Beckenbodengymnastik und ebenso die Schulung der Atmung mit Einübung der Konzentration auf die günstigste Atemtechnik zur Verarbeitung der Wehen und der optimalen Oxygenierung des Kindes in den einzelnen Phasen der Geburt.

Insgesamt hat sich gezeigt, daß eine gute Geburtsvorbereitung den Analgetikaverbrauch unter der Geburt reduziert und daß die Geburt, insbesondere die Eröffnungsphase, nachweislich schneller verläuft.

ZUSAMMENFASSUNG

Über zwei Drittel der fetalen Morbidität und Mortalität sowie ein erheblicher Anteil der schwangerschaftsbedingten mütterlichen Morbidität treten vorgeburtlich auf. Diese Gefahren können durch eine fachgerecht durchgeführte Schwangerenvorsorge zum großen Teil frühzeitig erkannt werden. Durch dann eingeleitete zusätzliche diagnostische bzw. therapeutische Maßnahmen ist nachweislich eine signifikante Reduktion von Morbidität und Mortalität erzielbar. In einigen Fällen wie bei habituellem Abort oder Diabetes mellitus ist bereits eine präkonzeptionelle Beratung sinnvoll. Mit frühzeitigem, ultrasonographischem Nachweis der Schwangerschaft und Festlegung des Gestationsalters lassen sich in Verbindung mit weiteren ultrasonographischen Kontrollen um die 10., 20. und 30. SSW bereits ein sehr großer Anteil an Störungen erkennen bzw. vermeiden. Es muß allerdings betont werden, daß erst anamnestische Risiken bzw. klinische Befunde, die bei jeder Schwangerenvorsorge neu zu erheben sind, sinnvolle Indikationen für weiterführende Streßtests, dopplersonographische Messungen oder zusätzliche Ultraschalluntersuchungen darstellen. Beratungen bezüglich den zu erwartenden physiologischen Veränderungen (z. B. Gewichtszunahme) evtl. sinnvoller genetischer Abklärung, einer gesunden Lebensweise der Schwangeren sowie die frühzeitige Erkennung möglicher geburtsmechanischer Probleme helfen Gefahren für den Schwangerschafts- wie den Geburtsverlauf deutlich zu verringern. Alle erhobenen Befunde sollten im Mutterpaß, den die Schwangere immer bei sich tragen soll, dokumentiert werden.

6.4 Die physiologisch-anatomischen Grundlagen der Geburt

K.-T. M. Schneider

EINLEITUNG

Der Erwerb des aufrechten Ganges gehört zu den bedeutensten Schritten im Verlauf der Evolution des Menschen. Während bei vierbeinigen Tieren nur ein geringer Anteil des Gesamtkörpergewichts auf das Becken einwirkt, trägt das Becken beim Menschen die Hauptlast. Dementsprechend sind die Iliosakralgelenkflächen verbreitert und das Becken stärker mit der Wirbelsäule verankert. Hierzu waren einige anpassende Veränderungen nötig. Die Lendenwirbelsäule verkürzte sich im Laufe der Evolution um ein Segment, während die Verbreiterung des Os sacrum sowie des Os ilium zu einer Abflachung des gesamten Beckengürtels führte. Schwangerschaftsdauer und Geburtsablauf sind an die anatomischen Beziehungen zwischen mütterlichem Becken und kindlichem Kopf adaptiert. Die Geburt wird zu einem Zeitpunkt der intrauterinen Entwicklung terminiert, zu dem der kindliche Kopf das mütterliche Becken noch verlassen kann. Im Vergleich zu den meisten Säugetieren ist das menschliche Neugeborene zu diesem Zeitpunkt nicht ausreichend für das extrauterine Leben vorbereitet, eine längere intrauterine Wachstums- und Entwicklungsphase wäre jedoch mit den anatomischen Beziehungen zwischen mütterlichem Becken und kindlichem Kopf nicht vereinbar. Die Geburt stellt also auch heute noch einen der risikoreichsten Augenblicke im Dasein eines Menschen dar.

Die genaue Kenntnis der ***geburtsmechanischen Gesetze***, denen das Kind auf seinem Weg durch das mütterliche Becken unterworfen ist, ist unabdingbare Voraussetzung für jeden Geburtshelfer. Die Geburtsleitung setzt das Wissen um die ***Anatomie des weiblichen Beckens mit seinen Maßen, Ebenen und Räumen*** sowie das Wissen um die ***Maße und Konfigurationsmöglichkeiten des kindlichen Kopfes*** voraus. Dabei dürfen die durch schwangerschaftsspezifische Veränderungen bedingte physiologische Anpassungsfähigkeit des mütterlichen Beckens und die Physiologie der Wehen und des Wehenablaufs in ihrer Bedeutung für den Verlauf der Geburt nicht vernachlässigt werden.

6.4.1 Beckengeometrie

Beckenformen

Schwere pathologische Beckenveränderungen sind dank der Fortschritte der präventiven Medizin, der ärztlichen Versorgung und der verbesserten sozioökonomischen Lebensbedingungen heute selten geworden. Genetische Faktoren und Umwelteinflüsse wie Ernährung, Klima, Trauma, Krankheit und häufige sitzende Haltung bedingen die konstitutionellen Varianten des weiblichen Beckens.

Das ***fetale Becken*** besitzt eine typische Trichterform und zeigt keine spezifischen Geschlechtsunterschiede. Mit Beginn der Pupertät differenziert sich unter hormonellem Einfluß das weibliche Becken vom männlichen. In dieser Zeit beginnen sich auch die konstitutionellen Beckenformen herauszukristallisieren. Die „reinen" Formen sind selten, es überwiegen Übergangsformen, die jeweils einem der Haupttypen angenähert sind.

Es können ***4 konstitutionelle Haupttypen*** (nach Caldwell und Molloy, 1933) unterschieden werden: Das gynäkoide, androide, anthropoide und platypeloide Becken.

Gynäkoides Becken. Die Form des gynäkoiden (weiblichen) Beckens repräsentiert die ***geburtshilflich ideale Form*** des Beckens mit ***einem leicht querovalen, fast runden Beckeneingang***. Die Aushöhlung des Kreuzbeines ergibt eine runde und geräumige Beckenmitte. Der suprapubische Winkel beträgt > 90° und entspricht etwa einem romanischen Bogen. Der Beckenausgang ist relativ weit (Abb. 6.33 a).

Androides Becken. Diese dem männlichen Becken angenäherte Variante ist gekennzeichnet durch einen eher ***herzförmigen oder dreieckig geformten Beckeneingang***. Die Kreuzbeinhöhle ist flacher als bei dem gynäkoiden Becken und dementsprechend relativ enger. Die Seitenwände weisen eine leichte Konvergenz auf und bedingen dadurch eine Annäherung der Spinae ischiadicae und eine Verkleinerung des suprapubischen Winkels, der eher einem gotischen Bogen ähnelt. Es resultiert ein vergleichsweise enger Beckenausgang. Das androide Becken begünstigt eine ***okzipitoposteriore Einstellung*** des kindlichen Kopfes im Beckeneingang (Abb. 6.33 b).

Anthropoides Becken. Beim anthropoiden („affenähnlichen") Becken ist der Beckeneingang ***längsoval*** gestaltet, gekennzeichnet durch einen im Vergleich zum gynäkoiden Becken größeren anterior-posterioren Diameter, der dem Beckeneingang eine annähernd eiförmige Gestalt verleiht. Das Becken ist elongiert, der Beckenausgang leicht verengt. Dadurch besteht

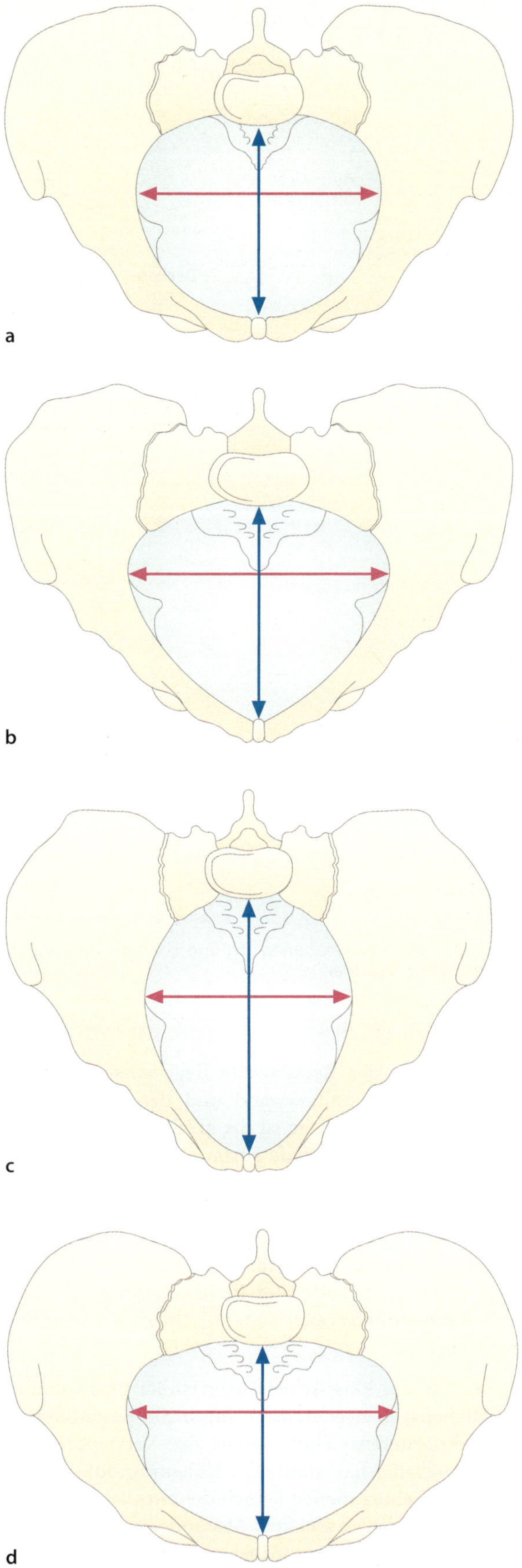

Tabelle 6.11. Häufigkeit der konstitutionellen Varianten des weiblichen Beckens. (nach Kyank et. al, 1980)

Formvarianten	Relative Häufigkeit [%]
Gynäkoides Becken	50–65
Androides Becken	15–20
Anthropoides Becken	15–25
Platyopeloides Becken	5

eine gewisse Prädisposition zum ***hohen Geradstand*** und zur ***hinteren Hinterhauptslage*** (Abb. 6.33 c).

Platypeloides Becken. Charakteristika des platypeloiden („flachen") Beckens sind ein ***abgeflachter querovaler Beckeneingang*** mit relativ vergrößertem queren und verkleinertem geraden Durchmesser. Der suprapubische Winkel und der Beckenausgang sind ausreichend weit (Abb. 6.33 d, Tabelle 6.11).

Beckendiagnostik

Beckenmaße. Die Beckendiagnostik erfolgt zwar bereits während der Schwangerschaft, muß aber immer sub partu überprüft werden. Die allgemeine und geburtshilfliche Anamnese sowie die Beurteilung der körperlichen Konstitution im Rahmen der Schwangerenvorsorge liefern erste Hinweise auf eine mögliche Beckenverengung. Die Inspektion der ***Michaelis-Raute*** (Abb. 6.34 a–c), die innere Austastung des Beckens durch die vaginale Untersuchung (das Promontorium sollte digital nicht erreicht werden) sowie die Palpation des Schambogenwinkels ergibt im Zusammenspiel einen Eindruck der anatomischen Verhältnisse des Beckens. Der Befund muß immer in Relation zur Größe des kindlichen Kopfes interpretiert werden. Die Ultraschallbiometrie des Feten liefert hierzu wichtige Informationen. Die Ausmessung der Conjugata vera obstetrica kann relativ zuverlässig mittels Vaginosonographie bei noch nicht ins Becken eingetretenem kindlichen Kopf durchgeführt werden. Bei entsprechender Fragestellung (z. B. Nullipara mit kindlicher Beckenendlage und Wunsch der vaginalen Entbindung) kann die Bekkenmessung durch ***Magnetresonanztomographie*** oder ***Computertomographie*** (eine Schicht!) wichtige präzise Meßwerte für geburtsmechanische Verhältnisse liefern.

◁ **Abb. 6.33 a–d.** Beckenformen. **a** Gynäkoides (weibliches) Becken. Leicht querovaler bis annähernd runder Beckeneingang, geburtshilflich ideale Form. **b** Androides (männliches) Becken. Herzförmiger bis annähernd dreieckiger Beckeneingang. **c** Anthropoides (affenähnliches) Becken. Längsovaler Beckeneingang mit relativ vergrößertem geradem Durchmesser. **d** Platypeloides (flaches) Becken. Abgeflachter, querovaler Beckeneingang mit relativ vergrößertem querem und vergleichsweise verkleinertem geradem Durchmesser

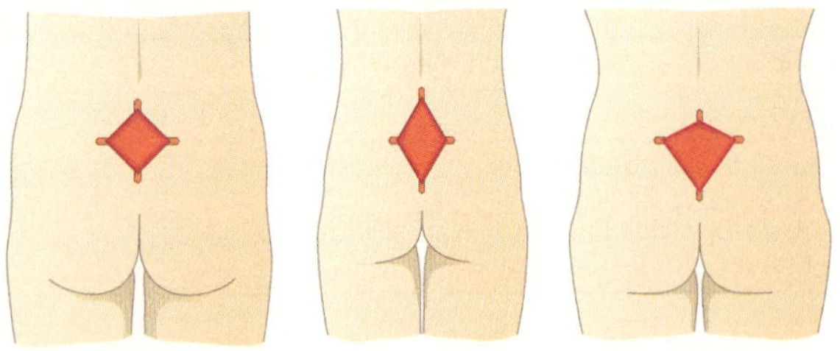

Abb. 6.34 a–c. Formen der Michaelis-Raute. **a** bei normalem gynäkoidem Becken, **b** bei allgemein verengtem (infantilem) Becken, **c** bei platypeloidem bzw. plattem Becken

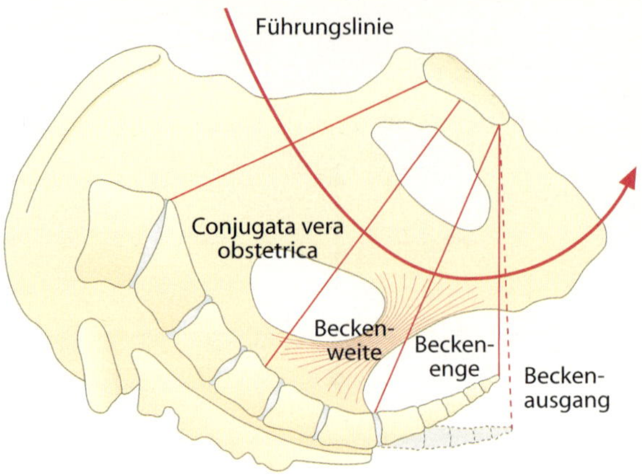

Abb. 6.35. Die „klassischen" Ebenen im kleinen Becken mit Führungslinie (Beckenachse). (Mod. nach Niedner 1986)

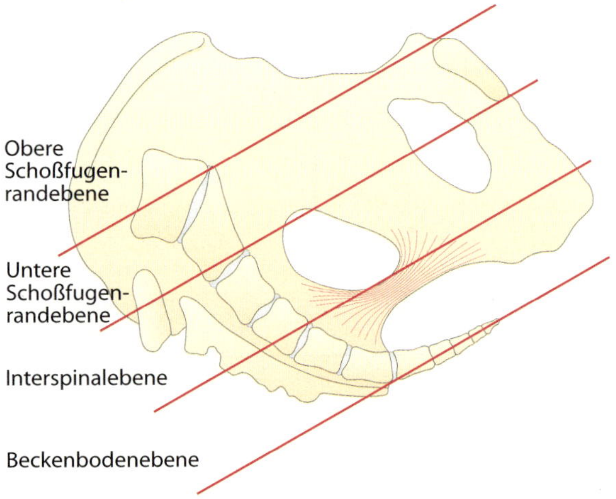

Abb. 6.36. Die Parallelebenen (Hodge-Ebenen) im kleinen Becken. (Nach Niedner 1986)

Prognostisch unsicher sind die Werte der äußeren Beckenmessung, auf die heute verzichtet werden kann.

Bei der Nullipara deutet die Aufnahme des engen Kontakts zwischen kindlichem Kopf und Becken innerhalb der letzten 4 Monate vor dem Termin auf normale Verhältnisse im Beckeneingang hin.

> **!** Trotz normaler Befunde oder nur leichter Formabweichungen ist immer einzukalkulieren, daß sich unter der Geburt infolge von Haltungs- und Einstellungsanomalien des vorangehenden kindlichen Teils oder eines unerwartet großen Kindes ein relatives Mißverhältnis manifestieren kann, das die Beendigung der Geburt auf vaginalem Wege unmöglich oder nicht ratsam macht.

Geburtskanal. Der knöcherne Geburtskanal, das sog. kleine Becken, ist mit seinen Dimensionen von entscheidender Bedeutung für den Geburtsablauf. Die knöcherne Wand des Beckenkanals besteht aus den ***beiden Hüftbeinen*** (Ossae coxae, die je aus Os ilium, Os ischii und Os pubis zusammengesetzt sind), die beiderseits von lateral her bogenförmig nach vorne verlaufen und durch die Symphyse syndesmotisch aneinander gefügt sind. Dorsal wird das kleine Becken durch die Innenfläche des ***Os sacrum*** und des ***Os coccygis*** vervollständigt (s. Kap. 1.1).

Ebenen, Räume und Maße des Beckens

Das kleine Becken wird in ***4 sog. „klassische" Beckenebenen***, deren Größe und Konfiguration für den Geburtsverlauf bedeutend sind, unterteilt (Abb. 6.35; s. auch Kap. 1.1.4).

- Der ***Beckeneingang*** befindet sich in Höhe der Conjugata vera und wird durch den oberen Symphysenrand, das Promontorium und seitlich durch die Lineae terminales festgelegt. Die Form ist ***oval*** und weist in querer Richtung den größten Durchmesser auf.
- Die Ebene der ***Beckenweite*** liegt zwischen Mitte der Symphysenhinterwand und der Mitte des 3. Kreuzbeinwirbels. Sie ist die größte Ebene im Becken und hat eine ***runde*** Form.
- Die Ebene der ***Beckenenge*** bildet der Unterrand der Symphyse, die Spinae ischiadicae und die Articulatio sacrococcygis. Ihre Form ist ***oval*** mit größtem Durchmesser in sagittaler Richtung.
- Den Abschluß bildet der ***Beckenausgang*** zwischen Symphysenunterrand, Tubera ischiadica und Steißbeinspitze.

Dieses aus der klassischen Geburtshilfe übernommene Ebenensystem erleichtert durch die Beschreibung des gekrümmten Geburtskanals das Verständnis für den Geburtsmechanismus. Zur Höhenstanddiagnostik unter der Geburt dienen jedoch die ***parallelen Ebenen nach Hodge***, die im gleichen Abstand von jeweils 4 cm im kleinen Becken angeordnet sind (Abb. 6.36).

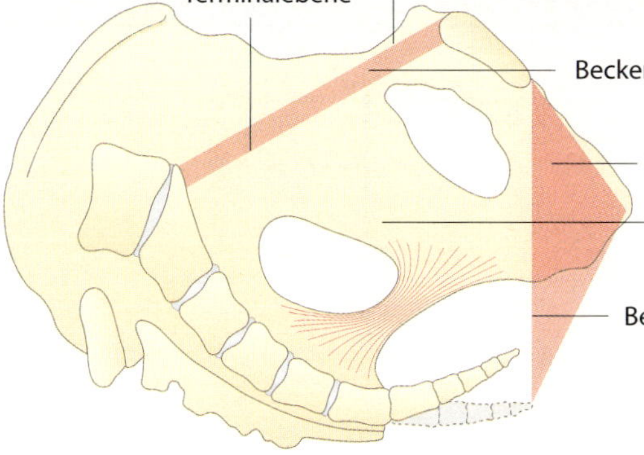

Abb. 6.37. Die Räume des kleinen Beckens

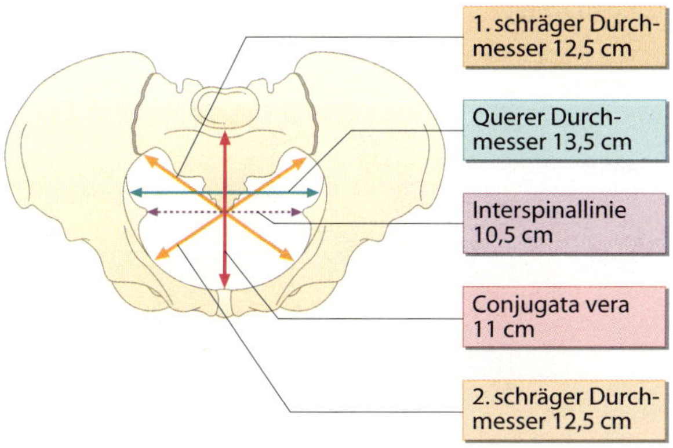

Abb. 6.38. Beckeneingang mit querem, geradem und schrägem Durchmesser

Das Parallelebenensystem besteht von kranial nach kaudal aus

- der ***oberen Schoßfugenrandebene***, die vom Oberrand der Symphyse zum Promontorium zieht,
- der ***unteren Schoßfugenrandebene***
- der ***Interspinalebene***
- und der ***Beckenbodenebene***.

Entsprechend kann der Höhenstand des kindlichen vorangehenden Teiles neben den Angaben der parallelen Beckenebenen auch in Zentimeter ober- oder unterhalb der als Nullinie definierten Interspinalebene angegeben werden.

Mit Hilfe der Ebenen beider Systeme können die geburtsmechanisch-relevanten ***Räume des kleinen Beckens*** definiert werden (Abb. 6.37).

Beckeneingangsraum. Der Beckeneingangsraum als Übergang vom großen zum kleinen Becken wird kranial durch die Beckeneingangsebene oder obere Schoßfugenrandebene begrenzt. Die kaudale Abgrenzung ist durch eine Ebene durch die seitlichen Anteile der Linea terminalis gegeben. Diese Ebene trifft auf die Symphysenhinterwand etwa 1 cm unterhalb des oberen Schoßfugenrandes, an der am weitesten nach innen vorspingenden Stelle, also dort, wo im klassischen Ebenensystem die Conjugata vera obstetrica ansetzt (Abb. 6.38). Dieser Eingangsraum stellt also einen nur ca. 1 cm hohen Zylinder von ***querovaler*** Gestalt dar. Der kleinste sagittale Durchmesser ist die Conjugata vera obstetrica, die am „normalen weiblichen Becken" 11 cm beträgt und vaginosonographisch oder röntgenologisch (z. B. durch MRT) präzise ausmeßbar ist. Sonographische Messungen sprechen dafür, daß die Conjugata vera heute als Zeichen der Wachstumsakzeleration eher mit 12 cm anzunehmen ist. In der Praxis werden jedoch weiterhin die bisher gültigen Beckenmaße als Grundlage für geburtshilfliche Entscheidungen benutzt.

Der quere Durchmesser des Beckeneingangs (***Diameter transversa***) beträgt in Höhe der Linea terminalis 13,5 cm.

Der schräge Durchmesser (***Diameter obliquus***) beträgt entsprechend der querovalen Form der Bekkeneingangsebene in Höhe der Linea terminalis 12,5 cm. Übereinkunftsgemäß wird als ***I. schräger Durchmesser*** die Distanz zwischen der linken Eminentia iliopubica und der rechten Articulatio sacroiliaca und als ***II. schräger Durchmesser*** entsprechend die Distanz von rechts vorne nach links hinten bezeichnet. Die geburtshilfliche Bedeutung liegt darin, daß sich bei der I. (linken) vorderen Hinterhauptslage die Pfeilnaht durch den I. schrägen Durchmesser in den geraden Durchmesser dreht. Gleiches gilt für die II. (rechte) vordere Hinterhauptslage (Abb. 6.39).

Von praktischer Bedeutung für die geburtshilfliche Untersuchung ist die ***Conjugata diagonalis***, die vom Symphysenunterrand zum Promontorium reicht und 12,5 cm mißt. Einer Faustregel folgend erhält man durch Abzug von 1,5 cm von der Conjugata diagonalis die Distanz der (nicht palpablen) Conjugata vera obstetrica. Für die Praxis bedeutet dies: Wird bei der vaginalen Untersuchung das Promontorium vom hinteren Scheidengewölbe aus nicht erreicht, kann die Conjugata diagonalis als normal angenommen werden

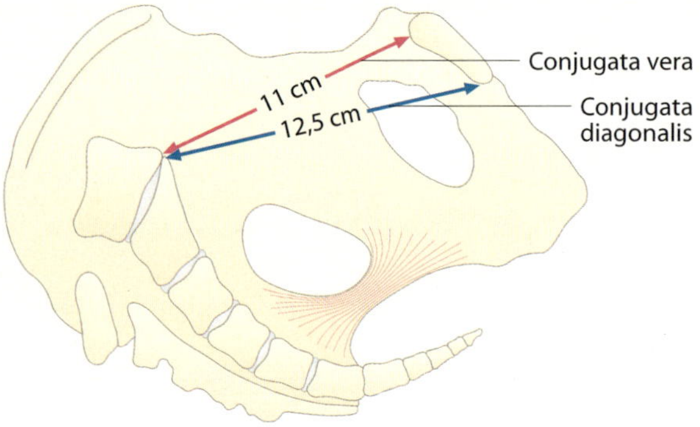

Abb. 6.39. Verlauf der Conjugata vera und diagonalis

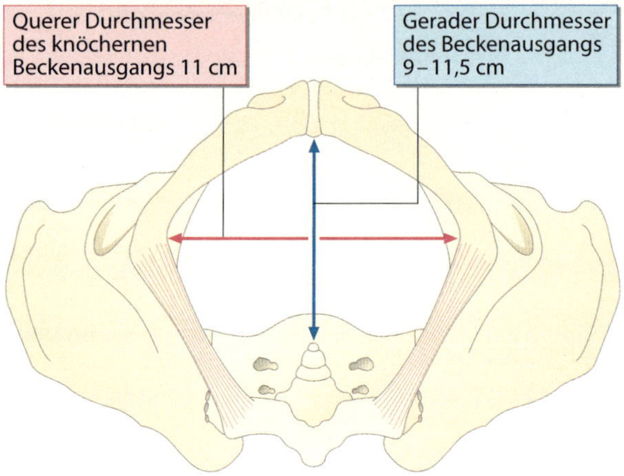

Abb. 6.40. Die Durchmesser des Beckenausgangs von unten betrachtet

und zugleich auf ein regelrechtes Maß der Conjugata vera rückgeschlossen werden. Läßt sich dagegen das Promontorium tasten, so spricht der Befund für eine Verengung des Beckeneingangs im geraden Durchmesser.

Beckenmitte. Die Beckenmitte oder Beckenhöhle umfaßt den Raum der klassischen Beckenweite und wird kranial durch die untere Schoßfugenrandebene begrenzt. In diesem runden, geräumigen Teil des Beckens hat der kindliche Kopf die Möglichkeit zur Drehung und nimmt die für den weiteren Geburtsverlauf günstige ***Beugehaltung*** ein. Die Beckenhöhle verjüngt sich kaudalwärts bis zur knöchernen Engstelle des Beckens in Höhe der Spinae ossis ischii. An dieser Stelle beträgt der quere Durchmesser, die Interspinallinie auf der Interspinalebene nur 10,5 cm.

Beckenausgangsraum. Der Beckenausgangsraum schließt sich an die Beckenhöhle an und ist kranial durch die zwischen Unterrand der Symphyse und der Steißbeinspitze gelegene Beckenausgangsebene abgegenzt. Kaudal wird der Beckenausgangsraum seitlich durch die Tubera ischiadica und die Ligg. sacrotuberalia, hinten durch die Steißbeinspitze und vorn durch den Schambogen begrenzt (Abb. 6.40). Die kaudale Öffnung entspricht somit ***2 Dreiecken***, deren gemeinsame Basis eine Verbindungslinie zwischen den Tubera ischiadica bildet und deren Spitzen vorne den unteren Symphysenrand und hinten die Steißbeinspitze darstellen. Das geburtshilflich wichtigste Maß ist die Distanz zwischen dem Unterrand der Symphyse und der Steißbeinspitze. Sie beträgt nur 9 cm, ist jedoch im sakrokozygealen Gelenk auf 11,5 cm erweiterbar. Dadurch wird dem kindlichen Kopf der Austritt im geraden Durchmesser ermöglicht. Seitlich wird der Beckenausgangsraum durch die Levatorschenkel auf ca. 9 cm eingeengt, die durch ihre Anordnung dem Kopf ein Drehmoment verleihen und ihn in den geraden Durchmesser lenken.

Durch die physiologischen Veränderungen während der Schwangerschaft und unter der Geburt unterliegen die Beckenmaße einer gewissen ***Variabilität***. Infolge der Auflockerung des Beckenrings wird die Symphyse bei Eintritt des kindlichen Kopfes in das kleine Becken erweitert, leicht nach kaudal verlagert und trägt auf diese Weise zur Vergrößerung der Conjugata vera um 0,5–1 cm bei. Beim Austritt des Kopfes kommt es zusätzlich zu einer Kranialbewegung der Symphyse als Folge der kontrahierten Rektusmuskulatur während der Preßwehen und der Lagerung mit stark gebeugten Oberschenkeln. Dadurch wird insgesamt der gerade Durchmesser des Beckenausgangs um ca. 2 cm verlängert.

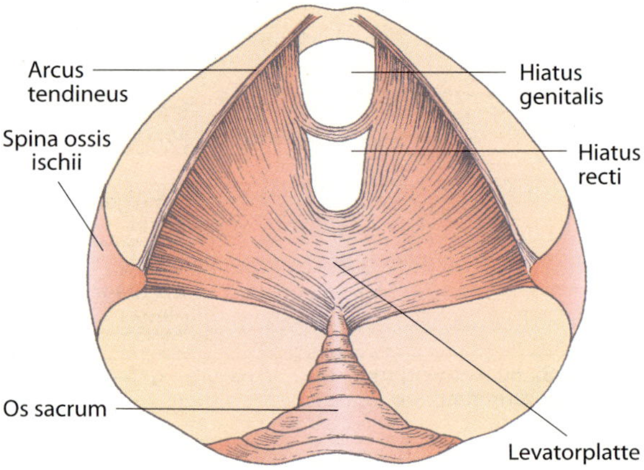

Abb. 6.41. Muskelschichten des Beckenbodens. (Diaphragma pelvis, Verlauf des M. levator ani)

Den ***kaudalen Abschluß des Beckenkanals*** bilden die Muskelschichten des Beckenbodens, die sich dem Beckenausgang direkt anschließen (Abb. 6.41).

Die Verbindungslinie der Mittelpunkte aller geraden Durchmesser des kleinen Beckens nennt man ***Beckenachse*** oder ***Führungslinie***. Diese kraniokaudalwärts verlaufende gedachte Linie beschreibt die Richtung des Geburtsweges, den der kindliche Kopf vom

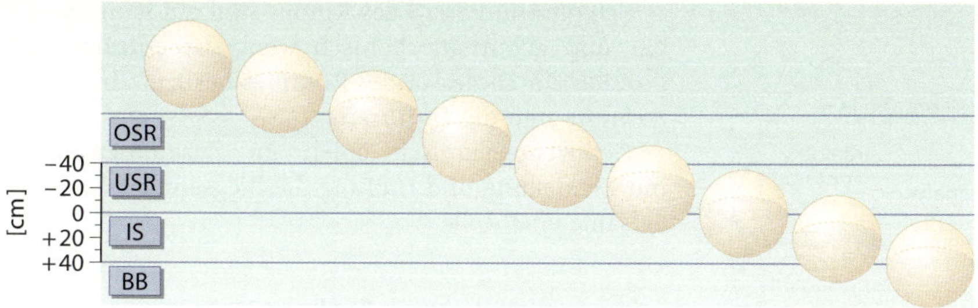

Abb. 6.42. Schematische Darstellung des kindlichen Kopfes in seinen Beziehungen zu den Beckenetagen im Verlauf der Geburt. *OSR* obere Schoßfugenrandebene (Beckeneingangsebene), *USR* untere Schoßfugenrandebene, *IS* Interspinalebene, *BB* Beckenbodenebene

Beckeneingang bis zum Beckenausgang nehmen muß. Der Übergang zwischen gestrecktem und gebogenem Teil liegt zwischen unterer Schoßfugenrandebene und Interspinalebene. Diese Stelle wird als ***„Knie des Geburtskanals"*** bezeichnet. Nach dieser Biegungsstelle verläuft die Führungslinie zum Zentrum des Beckenausgangs hin und setzt sich in den unter der Geburt ausgedehnten Muskelschichten im kaudalen Abschluß des Beckenkanals fort (Abb. 6.42).

6.4.2 Maße und diagnostische Orientierung am Feten

Aus Sicht der Geburtshilfe wird die Passage durch das mütterliche Becken neben dessen Anatomie ***durch Form und Maße des kindlichen Kopfes*** bestimmt, da er den umfänglichsten und den am wenigsten verformbaren kindlichen Teil darstellt. 96% aller Geburten erfolgen in Schädellage, d.h. mit dem kindlichen Kopf als vorangehendem Teil. Die Maße des unkonfigurierten Kopfes sind in Tabelle 6.12 aufgelistet.

Der Vergleich der Maße des mütterlichen Beckens mit denen des kindlichen Kopfes zeigt die Notwendigkeit der Anpassung des kindlichen Kopfes an die anatomisch vorgegebenen Verhältnisse im mütterlichen Becken. Nur der gebeugte und sich rechtzeitig vom queren in den geraden Durchmesser drehende Kopf benötigt jeweils den geringsten Raum auf seinem Weg durch das kleine Becken.

Die Schädelknochen sind bei der Geburt noch durch bindegewebige ***Nähte (Suturae)*** verbunden, die an den ***Fontanellen*** zusammentreffen und eine (eingeschränkte) Konfigurierbarkeit des Kopfes unter der Geburt gestatten – im Gegensatz zu dem nicht verformbaren Gesichtsschädel und der Schädelbasis.

Für die geburtshilfliche Diagnostik ist die Kenntnis des Verlaufs der Nähte und der Gestalt der Fontanellen von größter Bedeutung, da sich der Geburtshelfer anhand dieser Strukturen über die Haltung und die Einstellung des kindlichen Kopfes orientieren kann (Abb. 6.43 a, b).

Am Kopf sind folgende Nähte zu unterscheiden:

- die ***Pfeilnaht (Sutura sagittalis)*** zwischen den Scheitelbeinen,
- die ***Stirnnaht (Sutura frontalis)*** zwischen den Stirnbeinen,
- die ***Kranznaht (Sutura coronaria)*** seitlich zwischen Stirn- und Scheitelbein,
- die ***Lambdanaht (Sutura lambdoidea)*** zwischen Hinterhauptsschuppe und Scheitelbeinen.

Identifizierbar sind die Nähte durch die zugehörigen Fontanellen:

Tabelle 6.12. Kindliche Kopfmaße (am nichtkonfigurierten Kopf)

Längsdurchmesser	[cm]	Verlauf	Zugehörige Umfänge	[cm]
Diameter frontooccipitalis = gerader Durchmesser	12,0	Glabella – Hinterhaupt	Circumferentia frontooccipitalis	34,0
Diameter suboccipitobregmaticus = kleiner schräger Durchmesser	9,5	Nacken – große Fontanelle	Circumferentia suboccipitobregmatica	32,0
Diameter mentooccipitalis = großer schräger Durchmesser	13,5	Kinn – Hinterhaupt	Circumferentia mentooccipitalis	38,0
Querdurchmesser	[cm]			
Diameter biparietalis = großer querer Durchmesser	9,5	Distanz der Scheitelbeinhöcker		
Diameter bitemporalis = kleiner querer Durchmesser	8,0	Größte Distanz zwischen den Kranznähten		

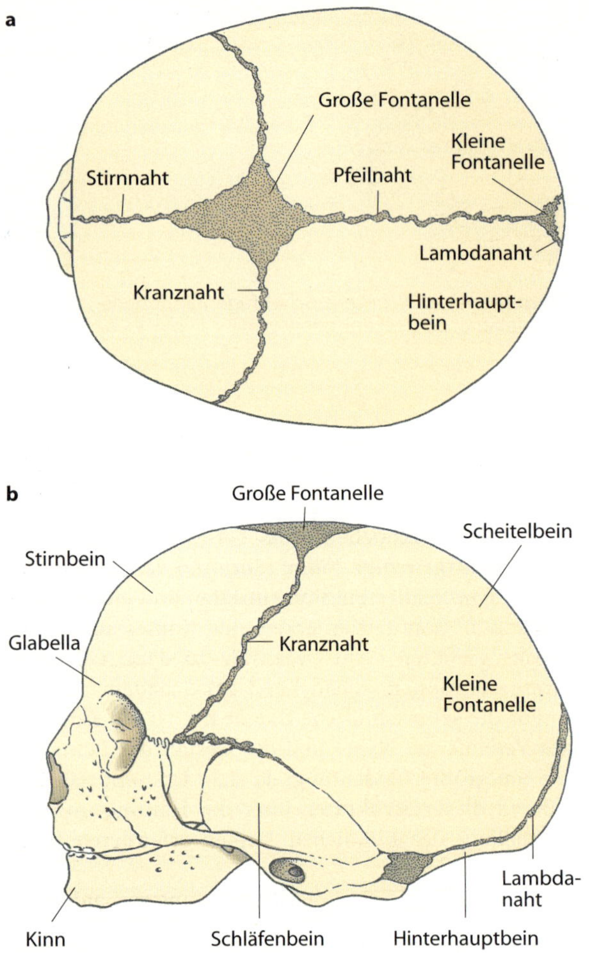

Abb. 6.43 a, b. Der kindliche Schädel. **a** Von oben gesehen mit kleiner (dreieckig gestaltet) und großer (rhombisch gestaltet) Fontanelle, der zwischen beiden Fontanellen verlaufenden Pfeilnaht sowie der Lambda-, Stirn- und Kranznaht. **b** Der kindliche Schädel von der Seite gesehen

- Die ***große Fontanelle (Stirnfontanelle, Fonticulus anterior)*** besitzt eine ***viereckig***-rhombische Gestalt durch das Zusammentreffen von ***vier*** Nähten (Pfeilnaht, Stirnnaht, beide Kranznähte).
- Die ***kleine Fontanelle (Hinterhauptsfontanelle, Fonticulus posterior)*** besitzt eine ***dreieckige*** Gestalt durch die Vereinigung ***dreier*** Nähte (Pfeilnaht, beide Schenkel der Lambdanaht).

Die für die Diagnostik wichtigsten Orientierungshilfen am kindlichen Kopf sind die beiden Fontanellen mit ihrer dreieckigen (kleine Fontanelle) bzw. viereckigen (große Fontanelle) Form und die Pfeilnaht als Verbindungsnaht. Aus dem Verlauf der Nähte und dem Stand der Fontanellen können wichtige Rückschlüsse auf die Einstellung des kindlichen Kopfes und damit auf die Anpassung an die vorgegebenen Verhältnisse im mütterlichen Becken gezogen werden.

Schulter und ***Steiß*** des Kindes sind gut konfigurierbar und geburtsmechanisch wenig bedeutsam. Den größten Durchmesser des Rumpfes besitzen die ***Schulterbreite*** und die ***Hüftbreite***.

Geburtsmechanisch spielt im Zusammenwirken mit Einstellung und Haltung die Biegsamkeit der Wirbelsäule eine Rolle.

Fetale Lage, Stellung, Haltung und Einstellung

Für den Ablauf der Geburt bzw. die Beurteilung der geburtshilflichen Situation sind unter geburtsmechanischen Gesichtspunkten zur Bestimmung der Beziehung zwischen mütterlichem Geburtskanal und Kind folgende Bezeichnungen gebräuchlich:

Die Lage (Situs). Sie bezeichnet ***das Verhältnis der Längsachse des Kindes zur Längsachse der Mutter bzw. des Uterus***. 99 % aller Geburten erfolgen aus Längslage, nur 1 % aus den regelwidrigen Quer- und Schräglagen des Kindes.

Bildet der Kopf den vorangehenden Kindsteil, so spricht man vereinfacht von einer Schädellage, stellt der Steiß den vorangehenden Kindsteil dar, so handelt es sich um eine Beckenendlage. Von den Längslagen entfallen 96 % auf eine Schädellage, die die normale, regelrechte Lage des Kindes unter der Geburt darstellt.

Die Stellung (Positio). Sie ***beschreibt die Beziehung der Oberfläche der Frucht zur Innenfläche des Uterus***; in praxi beschreibt die Stellung bei der ***Längslage*** die ***Position des kindlichen Rückens***.

Übereinkunftsgemäß befindet sich der Rücken bei der I. Stellung auf der linken Seite der Mutter, bei der II. Stellung auf der rechten. Ia- bzw. IIa-Stellung bedeutet eine Tendenz des kindlichen Rückens nach vorne, Ib- bzw. IIb-Stellung entsprechend eine Tendenz des kindlichen Rückens nach hinten.

Besteht eine ***Querlage***, so richtet sich ***die Stellung nach dem kindlichen Kopf***: Befindet er sich auf der linken Seite, so handelt es sich um eine I. Querlage, befindet sich der kindliche Kopf rechts, so spricht man von einer II. Querlage.

Die Haltung (Habitus). Sie beschreibt die ***Beziehung der Längsachse des kindlichen Kopfes zur Längsachse des kindlichen Rumpfes***. Während des Durchtretens durch das kleine Becken macht der kindliche Kopf in Abhängigkeit vom Höhenstand Haltungsänderungen durch. Er kann eine ***indifferente***, eine ***Beuge***- oder ***Streckhaltung*** einnehmen. Die Diagnose kann bei der vaginalen Untersuchung durch Palpation von Form und Lage der Fontanellen gestellt werden. Im Falle einer regelwidrigen Streckhaltung werden die Vorderhaupts-, die Stirn- und Gesichtshaltung unterschieden.

Die genannten Begriffe Lage, Stellung und Haltung werden bei der Diagnose zusammengefaßt. So bedeutet z.B. die Angabe „II. vordere Hinterhauptslage", daß sich das Kind in Schädellage befindet, daß der Rücken eine IIa-Stellung aufweist und daß der Kopf eine Flexionshaltung eingenommen hat.

Die Einstellung (Praesentatio). Sie beschreibt die mechanische Anpassung des Kindes an die vorgegebenen Formen der verschiedenen Etagen des Geburtskanals. Die Einstellung ergibt sich aus Lage, Stellung und Haltung des Kindes. Entscheidend sind der Verlauf der Schädelnähte und die Orientierung der großen und kleinen Fontanelle in Beziehung zu den verschiedenen Ebenen und Diametern im kleinen Becken. Als ***Leitstelle*** wird derjenige Abschnitt des vorangehenden Kindsteiles bezeichnet, der in der Führungslinie des Geburtskanals am tiefsten steht.

Geburtsmechanismus bei der vorderen Hinterhauptslage

Auf seinem Weg durch den Geburtskanal muß sich der kindliche Kopf den vorgegebenen Formen und unterschiedlichen Weiten des kleinen Beckens anpassen. Er folgt dabei ***dem Gesetz des geringsten Zwanges.*** Dazu muß er folgende Bewegungen mit Haltungs- und Einstellungsänderungen vollziehen:

- Tiefertreten und Eintreten in den Beckeneingang (***Progressionsbewegung***),
- Beugung (***Flexion***),
- innere Drehung (***1. Rotation***),
- Streckung (***Deflexion***),
- äußere Drehung (***2. Rotation***).

Eintreten. Beim Eintritt in das kleine Becken nimmt der Kopf Beziehung zum kleinen Becken auf und paßt sich dem ***querovalen Beckeneingang*** an, indem er sich quer und in ***indifferenter Haltung*** mit der Circumferentia frontooccipitalis einstellt. Die Pfeilnaht verläuft dabei quer und steht meist in der Führungslinie zwischen Symphyse und Promontorium (= synklitische Einstellung, achsengerechte Einstellung). Große und kleine Fontanelle befinden sich in gleicher Höhe.

Asynklitismus. Eine vor Wehenbeginn bestehende leichte Lateralflexion des quer im Becken stehenden Kopfes kann durchaus als physiologisch gelten. Führt das hintere Scheitelbein, so handelt es sich um einen ***hinteren Asynklitismus*** bzw. eine ***Litzmann-Obliquität.*** Bleibt diese Einstellung auch nach Beginn der Wehentätigkeit erhalten, so liefert sie erste Hinweise auf einen möglicherweise im geraden Durchmesser verengten Beckeneingang. Das gleiche gilt für die ***vordere Scheitelbein-Einstellung (= vorderer Asynklitismus bzw. Naegele-Obliquität)***, die jedoch prognostisch günstiger zu werten ist, als der hintere Asynklitismus, der bei Weiterbestehen eine Geburtsunmöglichkeit darstellt (s. auch Kap. 9.5).

Flexion. In der ***topfförmigen Beckenhöhle*** führt der Kopf zur Formübereinstimmung beim Tiefertreten eine Beugung (***Flexion***) aus. Dies kann bei der vaginalen Untersuchung an der nun führenden kleinen Fontanelle diagnostiziert werden. Die Beugebewegung wird durch die geringeren Gewebewiderstände am Vorderhaupt im Vergleich zum Hinterhaupt begünstigt.

1. Rotation. Um am Beckenboden in der am besten passenden Ausgangsstellung anzukommen, muß sich der Kopf um 90° drehen, wobei das Hinterhaupt nach vorne zu liegen kommt. Dem ***Levatormuskel*** kommt dabei eine richtende Kraft zu. Der Kopf gelangt auf diese Weise bis zum Beckenausgang, mit der Pfeilnaht im geraden Durchmesser tastbar. Die ***Drehung*** ist palpatorisch am Verlauf der Pfeilnaht aus dem queren über den I. oder II. schrägen in den geraden Durchmesser des Beckens zu verfolgen.

Mit Erreichen des Beckenausgangs wird der Austrittsmechanismus wirksam. Beim Durchtritt des in den geraden Durchmesser gedrehten Kopfes durch den Längsspalt des Hiatus genitalis, den längsovalen Beckenausgang und die anschließenden Weichteile werden die Flexionshaltung und die Führung der kleinen Fontanelle zunächst noch beibehalten.

Streckung. Um aus dem Geburtskanal austreten zu können, muß der Kopf das Knie des Geburtskanals überwinden. Dazu muß er sich am Symphysenrand anstemmen und sich ***von einer tiefen Beugehaltung zunehmend in eine Streckhaltung*** begeben. Die Abbiegung des Geburtskanals nach vorne und die Richtung der leichtesten Abbiegbarkeit der Wirbelsäule nach hinten entsprechen sich dabei. Nachdem das Hinterhaupt unter der Symphyse sichtbar geworden ist, werden durch anhaltende Streckung des Kopfes unter Dehnung der Weichteile des Beckenbodens der Scheitel, die Stirn und schließlich das Kinn über den Damm geboren. Bei diesem regelrechten Geburtsmechanismus werden die mütterlichen Weichteile am wenigsten belastet. Der schrittweise Durchtritt des kindlichen Kopfes durch den Geburtskanal in der vorderen Hinterhauptslage ist in seinen wesentlichen Etappen in der Abbildung 6.44a–e dargestellt und durch die jeweiligen Untersuchungsbefunde charakterisiert.

2. Rotation. Es schließt sich nun die ***Geburt der Schultern*** an. Der Abstand zwischen kindlichem Kopf und Schultergürtel entspricht in etwa der Entfernung zwischen Beckeneingang und Beckenausgang. Während der Kopf im geraden Durchmesser geboren wird, tre-

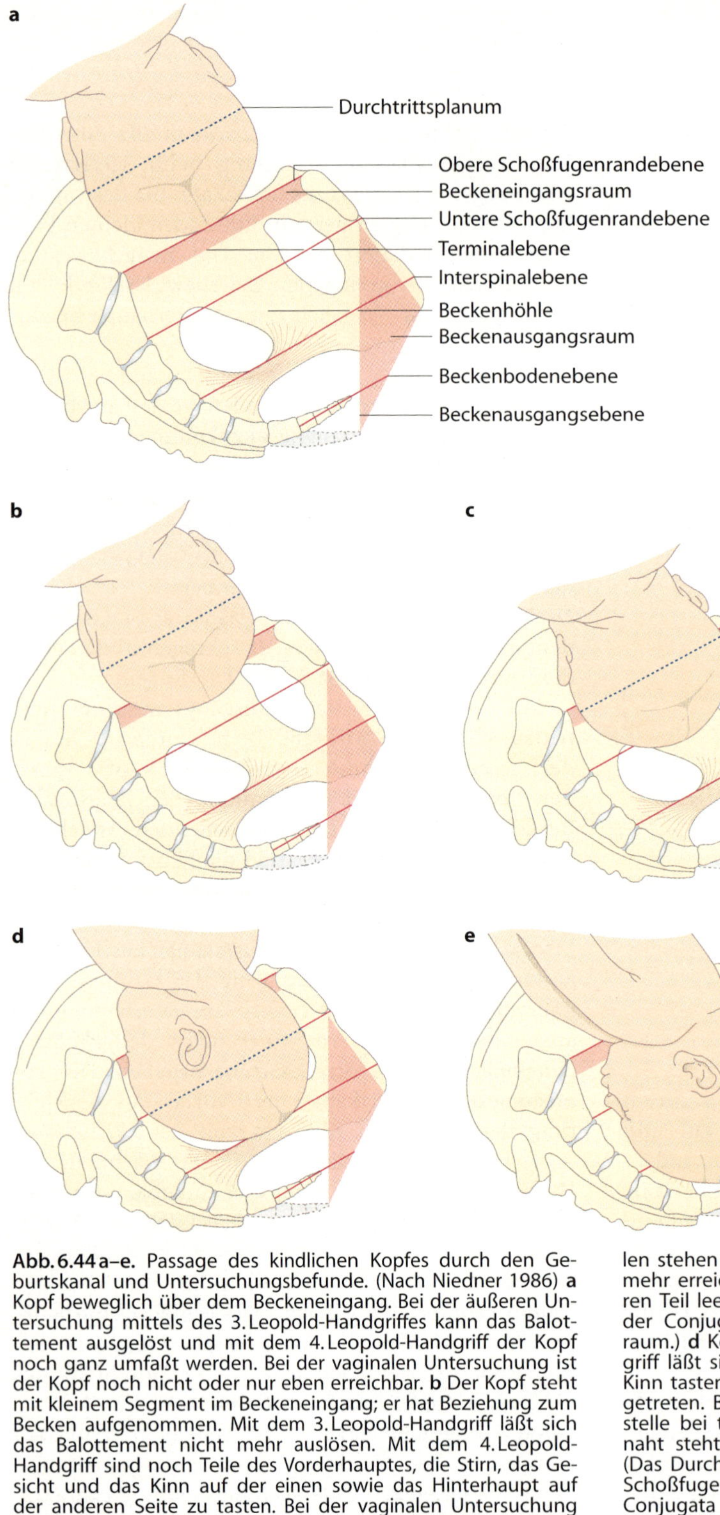

Abb. 6.44 a–e. Passage des kindlichen Kopfes durch den Geburtskanal und Untersuchungsbefunde. (Nach Niedner 1986) **a** Kopf beweglich über dem Beckeneingang. Bei der äußeren Untersuchung mittels des 3. Leopold-Handgriffes kann das Balottement ausgelöst und mit dem 4. Leopold-Handgriff der Kopf noch ganz umfaßt werden. Bei der vaginalen Untersuchung ist der Kopf noch nicht oder nur eben erreichbar. **b** Der Kopf steht mit kleinem Segment im Beckeneingang; er hat Beziehung zum Becken aufgenommen. Mit dem 3. Leopold-Handgriff läßt sich das Balottement nicht mehr auslösen. Mit dem 4. Leopold-Handgriff sind noch Teile des Vorderhauptes, die Stirn, das Gesicht und das Kinn auf der einen sowie das Hinterhaupt auf der anderen Seite zu tasten. Bei der vaginalen Untersuchung findet sich die Leitstelle zwischen oberer und unterer Schoßfugenrandebene, die Pfeilnaht quer, die Haltung des Kopfes indifferent. Die Kreuzbeinhöhle ist leer. **c** Kopf im Beckeneingangsraum. Äußerlich kann der weitere Geburtsverlauf nur noch mit dem 4. Leopold-Handgriff kontrolliert werden. Mit ihm ist noch der untere Teil der Stirn, das Gesicht und das Kinn sowie auf der Gegenseite der untere Teil des Hinterhauptes zu fühlen. Vaginal ist die Leitstelle etwa 1 cm unterhalb der unteren Schoßfugenrandebene, also bei –3 cm zu fühlen. Die Pfeilnaht verläuft quer, die Haltung des Kopfes ist indifferent, die Fontanellen stehen also gleich hoch. Das Promontorium läßt sich nicht mehr erreichen und die Kreuzbeinhöhle ist nur noch im unteren Teil leer. (Das Durchtrittsplanum befindet sich in der Höhe der Conjugata vera, der engsten Stelle im Beckeneingangsraum.) **d** Kopf steht in Beckenmitte. Mit dem 4. Leopold-Handgriff läßt sich nur noch der untere Teil des Gesichtes und das Kinn tasten. Das Hinterhaupt ist vollständig in das Becken eingetreten. Bei der vaginalen Untersuchung findet sich die Leitstelle bei tastbaren Spinae in der Interspinalebene. Die Pfeilnaht steht im schrägen Durchmesser, der Kopf ist gebeugt. (Das Durchtrittsplanum befindet sich in der Höhe der unteren Schoßfugenrandebene, hat also die engste Stelle in Höhe der Conjugata vera passiert.) **e** Kopf steht auf Beckenboden. Der Höhenstand wird nicht mehr nach dem Durchtrittsplanum, sondern nach der Leitstelle definiert, da mit dem 4. Leopold-Handgriff der Kopf nicht mehr zu fühlen ist. Bei der inneren Untersuchung sind die Spinae und die Kreuzbeinhöhle nicht mehr zu tasten, da die Wölbung des Kopfes die Levatormulde ausfüllt. Der Kopf ist in der Tiefe zu sehen, die Pfeilnaht verläuft gerade, und der Kopf ist maximal gebeugt. Das Durchtrittsplanum steht parallel zur Beckenausgangsebene in der Höhe der Spinae. Der Beckenausgangsraum wird von dem Durchtrittsplanum erst dann erreicht, wenn der Kopf beim Austritt durchschneidet

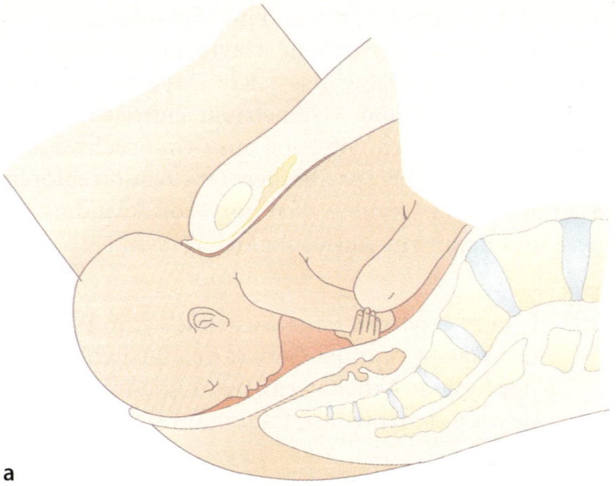

a

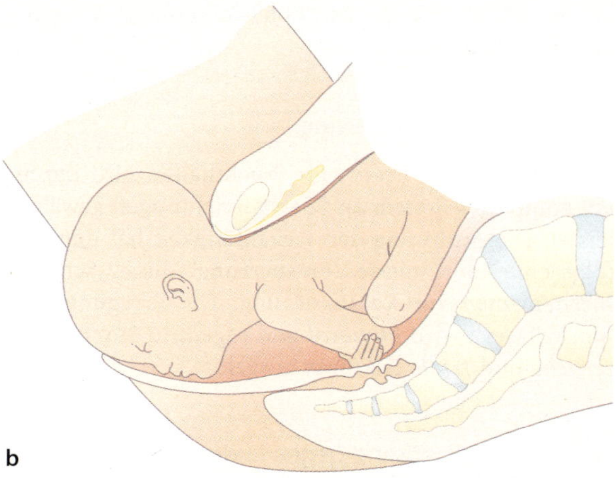

b

Abb. 6.45 a, b. Kopfentwicklung. a Austrittsmechanismus des Kopfes mit gerade verlaufender Pfeilnaht. Die Beugehaltung wird aufgegeben. Der Nacken beginnt sich als Hypomochlion am unteren Symphysenrand anzustemmen. b Austritt des Kopfes mit zunehmender Streckung unter Anstemmen des Nackens an der Symphyse

ten die Schultern entsprechend dem Bestreben nach Formübereinstimmung mit querverlaufender Schulterbreite in das Becken ein, vollziehen dann wie zuvor der kindliche Kopf eine Drehbewegung in der Beckenhöhle, um den Beckenausgang mit der Schulterbreite im Längsdurchmesser zu passieren. Die innere Drehung der Schultern überträgt sich über die Halswirbelsäule auf den bereits geborenen Kopf, so daß dieser noch zu einer äußeren Drehung veranlaßt wird. Damit erfolgt eine ***Drehung des Kopfes in seine ursprüngliche Ausgangsstellung***: Das Gesicht ist bei der I. Lage dem rechten und bei der II. Lage dem linken Oberschenkel der Mutter zugewandt. Das Austreten der Schultern im geraden Durchmesser wird vom Geburtshelfer aktiv unterstützt, indem der Kopf nach hinten abwärts geneigt wird, bis die vordere Schulter geboren ist (Abb. 6.45 a, b). Durch anschließendes Heben des Kopfes wird die hintere Schulter über den Damm geleitet (Abb. 6.46).

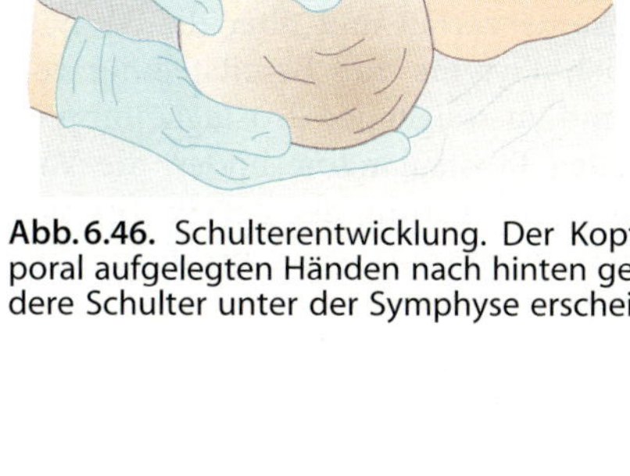

Abb. 6.46. Schulterentwicklung. Der Kopf wird mit bitemporal aufgelegten Händen nach hinten gesenkt, bis die vordere Schulter unter der Symphyse erscheint

Rumpf und ***Extremitäten*** folgen spannungslos. Das Kind wird dabei entlang der Führungslinie um die Symphyse herum auf den Bauch der Mutter zu entwickelt.

6.4.3 Wehenphysiologie

Der Uterus hat zwei spezialisierte, einander entgegengesetzte Funktionen wahrzunehmen: Ab der Implantation dient er mit Hilfe eines sehr komplexen Sicherungssystems als ***„Fruchthalter“*** und ist vor allem mit Ernährungsaufgaben betraut. Mit Geburtsbeginn muß er binnen Stunden zum ***Austreibungsorgan*** werden und im Myometrium koordinierte Erregungs- und Kontraktionsabläufe zur zügigen Expulsion des Feten entwickeln.

Die biochemischen, energetischen Reaktionen sind im Myometrium dieselben, wie sie im quergestreiften Muskel ablaufen. Der Gehalt an Kreatinsulfat, ATP, ADP und Aktin/Myosin steigt in den Uteruszellen gegen Ende der Schwangerschaft an. Auch für die Erregungsbildung in der Muskelzelle des Uterus gelten grundsätzlich die für kontraktile Zellen und Systeme bekannten bioelektrischen Erregungsabläufe. Erregungsbildung und -ablauf entsprechen dem ***Typ der tetanischen Kontraktion*** sowohl in der Einzelzelle, als auch im gesamten Uterusmuskel. Wesentlich erscheint, daß einzelne oder Gruppen von Muskelfasern zu isolierten Erregungsbildungen fähig sind, die als ***Schrittmacherpotentiale*** zu gelten haben. Sie entstehen unter physiologischen Bedingungen bevorzugt in einer – meist der ***linken*** – ***Fundusecke***. Es besteht also eine ***physiologische, regionale Dominanz*** der Erregungsbildung, sie kann jedoch grundsätzlich multifokal ausgelöst werden und von beliebigen Regionen des Uterus in variierender Zahl ausgehen. Dieses Phänomen erklärt z. T. die pathophysiologischen Vorgänge der Wehendystokie.

Wehenauslösung

Die Funktion des Uterus als Fruchthalter wird durch ein komplexes System an Sperrvorrichtungen gewährleistet. Die Auslösung der Wehentätigkeit hat demzufolge eine koordinierte „Entsperrung" dieser Schutzmechanismen zur Voraussetzung. Die Erregung der Muskelfasern wird ***humoral*** und ***vegetativ*** durch ***mütterliche*** und ***fetale Faktoren*** ausgelöst.

> **!** Wehenauslösend gegen Ende der Schwangerschaft wirken vor allem
>
> - Oxytozin,
> - Prostaglandine,
> - Östrogen, Progesteron,
> - α-Stimulatoren und
> - mechanische Faktoren.

Primär kommt die Wehenauslösung durch die ***Interaktion zwischen Oxytozin und Prostaglandinen*** zustande. Die synergistische Wirkung steigender Konzentrationen dieser beiden Hormone initiiert, steuert und unterhält die zur Geburt führende Wehentätigkeit. Am Ende der Tragzeit fungieren ***Dehnungs-*** und ***Alterungsvorgänge*** im mütterlichen und fetalen Kompartiment als Stimuli für die Oxytozin- und Prostaglandinsynthese.

Oxytozin. Oxytozin senkt bei vorhandener Sensibilität des Myometriums das Membranpotential und ***erhöht*** dadurch die ***Erregbarkeit des Uterusmuskels***. Zudem wirkt es ***stimulierend*** auf die ***Prostaglandinsynthese*** über die zunehmende Konzentration spezifischer Oxytozinrezeptoren.

Die Oxytozinkonzentration im mütterlichen Plasma steigt im Verlauf der Schwangerschaft an, erreicht aber erst sub partu signifikant erhöhte Werte. Entscheidend ist die Oxytozinempfindlichkeit des Myometriums, bedingt durch die signifikante Zunahme der Oxytozinrezeptoren gegen Ende der Schwangerschaft. Eine gleichsinnige Zunahme der Oxytozinrezeptoren findet sich in der Dezidua. Sie verfügt über hohe Kapazitäten zur Prostaglandinproduktion, die wahrscheinlich über spezifische Oxytozinrezeptoren stimuliert wird.

Im ***fetalen Kompartiment*** nimmt die Oxytozinkonzentration mit fortschreitender Schwangerschaft ebenfalls stetig zu. Die fetale Hypophyse vermag nachweislich ab der 14. SSW Oxytozin zu sezernieren. Die Ausschüttung erreicht mit einer Steigerung am Termin bei spontanem Wehenbeginn ihr Maximum in Höhe des ca. 50 fachen der Ausgangswerte. Nach Einsetzen der Wehen findet sich eine signifikante Differenz in der arteriovenösen Oxytozinkonzentration der Nabelschnurgefäße. Das fetale Oxytozin erreicht Eihäute, Dezidua und Myometrium entweder transplazentar oder durch Diffusion aus dem Fruchtwasser und führt über die spezifischen Oxytozinrezeptoren in Amnion und Dezidua dort zur Prostaglandinsynthese und damit zur Auslösung der Wehen.

> **!** Fetales Oxytozin trägt wesentlich zum Beginn der Wehen und der Geburt bei. Bei Fehlen hypophysärer Aktivität z. B. beim Anenzephalus werden gehäuft Übertragungen beobachtet.

Prostaglandine. Den Prostaglandinen ***PGF2α*** und ***PGE2*** kommt eine entscheidende Rolle für Start und Ablauf der Geburtswehen zu. Ihre Funktion liegt vornehmlich in

- dem Geburtsbeginn mit spontaner, koordinierter Wehentätigkeit, Induktion der „gap-junctions" (beschleunigter Kalziuminflux durch Brückenverbindungen zwischen den Zellen),
- der Dilatation der Zervix,
- der Austreibungsperiode und
- der Lösung der Plazenta.

Im Verlauf der Schwangerschaft ruht die Prostaglandinsynthese im mütterlichen und fetalen System weitgehend. Am Termin werden dann Stimuli wirksam, die eine verstärkte und schließlich maximale Prostaglandinproduktion in Gang setzen. Erst sub partu nimmt die Konzentration von Prostaglandinvorläufern und PGF2 α und PGE2 im mütterlichen Plasma und im Fruchtwasser zu. Zu den Stimulatoren der Prostaglandinsynthese werden v. a. die ***zunehmende Oxytozinrezeptorendichte in Myometrium, Dezidua und Amnion*** gerechnet, ferner die ***Dehnung des Myometriums***, v. a. des unteren Uterinsegments in der Austreibungsperiode. Die wehenauslösende Funktion der Prostaglandine besteht ferner in der ***Induktion der „gap-junctions"***, elektronenoptisch nachweisbarer Zellbrücken, die für die regelrechte Erregungsübertragung von einer Muskelzelle zur anderen notwendig sind.

Zusätzlich spielen ***Alterungsvorgänge*** in Dezidua und Amnion eine Rolle; es kommt zum ***Lysosomenzerfall*** und über ***Enzymaktivierung*** zur Bereitstellung von Arachidonsäure als Ausgangssubstanz der Prostaglandine.

Auch in der ***Zervix*** kommte es mit der Reifung zu vermehrtem Lysosomenzerfall und über die Aktivierung der speziellen Enzyme zur Bereitstellung von Arachidonsäure und zu steigender Prostaglandinproduktion. Die lokalen Prostaglandine bilden die Voraussetzung für die Auflockerung der Zervix. Die sich erweiternde Zervix produziert ihre Prostaglandine schließlich autonom.

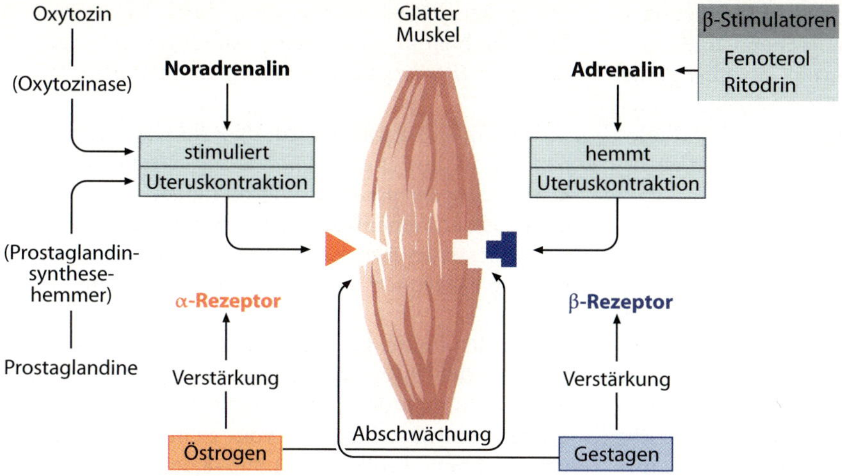

Abb. 6.47. Östrogen-/Gestagen-Interaktion bei der Wehenauslösung

Der ***Blasensprung*** führt ebenfalls zur Zunahme der lokalen Prostaglandinproduktion in Amnion und Zervix.

Post partum produziert die Plazenta erhebliche Mengen Prostaglandine, die zur Dauerkontraktion des Uterus und über diese zur Ausstoßung der Plazenta führen.

Auch für die Prostaglandine gilt, daß mütterliches und fetales Kompartiment in enger Kommunikation zum Ingangkommen und zur Aufrechterhaltung der Wehen beitragen und schließlich die Geburt und die Nachgeburt steuern.

Östrogen, Progesteron und weitere Hormone. Die Aktivität von Östrogenen und Progesteron wirkt sich eher indirekt und unterstützend auf die Auslösung der Wehen aus. Ihre Konzentration steuert das Niveau des Membranpotentials oder Ruhepotentials der Uterusmuskulatur. Dabei wirken beide Hormone eher antagonistisch: Östrogene steigern die Erregbarkeit und den Aktinomyosingehalt, Progesteron entfaltet in der Schwangerschaft eher einen ruhigstellenden Effekt, abgesichert durch eine veränderte Stellwirkung der α-Rezeptoren. Am wehenbereiten Uterus wirkt Progesteron koordinierend auf die Kontraktionen der Uterusmuskulatur.

Die ***Steroide der fetalen Nebenniere*** scheinen bei der Auslösung der Wehen durch Stimulation der endogenen PGF2α-Synthese eine unterstützende Rolle spielen. Eine wichtige Aufgabe in dem komplexen System von Sperrung und Entsperrung der Wehentätigkeit erfüllen die β-adrenergen Erregungsüberträger und -blocker.

α- und β-Rezeptorensystem. Die Erregungsübertragung erfolgt an der glatten Muskelzelle durch Überträgersubstanzen, die an den α- und β-Rezeptoren angreifen. Wahrscheinlich wirkt ***Noradrenalin*** dabei als vegetativer Transmitter am ***α-Rezeptor*** der Muskelfaser und ***stimuliert die Uteruskontraktion. Adrenalin*** besitzt dagegen eine überwiegende Affinität zu den ***β-Rezeptoren*** und führt durch deren Stimulation zur ***Erregungshemmung.*** Die Stellwirkung der Rezeptoren wird dabei durch Östrogen und Progesteron maßgeblich beeinflußt: Östrogen steigert die Empfindlichkeit der α-Rezeptoren und fördert die Erregbarkeit des Myometriums. Progesteron erhöht dagegen die Empfindlichkeit der β-Rezeptoren und bremst damit die Erregbarkeit des Uterusmuskels. Auf diese Weise bilden beide Hormone ein bedeutsames zusätzliches Sicherheitspotential während der Gravidität (Abb. 6.47). Einer Änderung der maternalen neurovegetativen Erregbarkeit, die zentralnervös ausgelöst wird und über das α-Stimulatorensystems zu Frühgeburtsbestrebungen führen kann, steht die spezielle β-adrenergische Blockierung entgegen, die durch die Prostaglandine und durch die Östrogen-Gestagen-Produktion der fetoplazentaren Einheit gesteuert wird.

> **!** Das Wissen um die adrenerge Kontrolle, speziell die Vermittlung der Kontraktilitätshemmung durch β-Rezeptoren, hat zur Anwendung adrenergischer Substanzen (β-Stimulatoren, β-Sympatomimetika) in der Geburtshilfe geführt. Sie bieten die Möglichkeit, die vorzeitige Wehentätigkeit bei Frühgeburtsbestrebungen zu hemmen oder zu unterbinden.

Außer den membranaktiven Substanzen wie Oxytozin, Östrogen und Progesteron dienen humorale und vegetativ-nervöse sowie fetale und plazentare Einflußfaktoren zum einen dazu, als mehrfach gesicherte Sperrvorrichtung die Funktion des Uterus als „Brutraum" zu gewährleisten. Zum anderen sind sie dafür verantwortlich, die Wehentätigkeit in Gang zu setzen und den Uterus als Austreibungsorgan wirksam werden zu lassen. Daraus folgt aber auch, daß Störungen in der Kette der erregungsstimulierenden und erregungshemmenden Regulative sowohl den Zeitpunkt der Geburt beeinflussen – z. B. zur Frühgeburt oder auch Übertragung führen können – als auch pathologische Kontraktionsvorgänge unter der Geburt auslösen können.

Mechanische Faktoren. Mechanische Faktoren wie intraamnialer Druck, die Dehnung des Myometriums durch die wachsende Frucht und der Zervixverschluß bilden schwangerschaftserhaltende oder geburtsauslösende Regulative. So führen Zervixinsuffizienz oder vorzeitiger Blasensprung mit intraamnialem Druckverlust zur Durchbrechung der Sicherheitsfunktionen und zur Wehenauslösung. Andererseits führt eine mechanische Reizung der Zervix und Vagina zu einer vermehrten Ausschüttung von Oxytozin und damit zur Wehentätigkeit (***Ferguson-Reflex***).

6.4.4 Wehenablauf in der Schwangerschaft und unter der Geburt

Die Analyse der einzelnen Uteruskontraktionen, der Wehen, zeigt eine steile Amplitude mit einem Anstieg (***Crescente***) während 25–50 s bis zu einem Wehengipfel (***Akme***), gefolgt von einer Erschlaffungsphase (***Decrescente***) von maximal 50–75 s Dauer.

Wehentyp. Nach Baumgarten werden *3* ***physiologische Wehentypen*** unterschieden:

- ***Wehentyp I*** ist charakterisiert durch einen allmählichen Druckanstieg vor der Akme und einen steilen Abfall danach. Diesen Verlauf nehmen ca. 80 % der Wehen in der ***beginnenden Eröffnungsphase***: Ihr Anteil sinkt bis zur vollständigen Erweiterung des Muttermundes auf 10 %.
- Der ***Wehentyp II*** mit gleichmäßigem Anstieg (Crescente) und Abfall (Decrescente) der Kontraktion findet sich in der ***Eröffnungsphase*** wie auch in der ***Austreibungsphase***, jedoch jeweils nur in einem Anteil von ca. 30 %.
- Der ***Wehentyp III*** verhält sich spiegelbildlich zum Wehentyp I: einem steilen Crescente folgt eine langsame Erschlaffungsphase. Diese Form der Wehen scheint die uteroplazentare Durchblutung am wenigsten einzuschränken und ist bei ca. 90 % der Wehen in der ***Austreibungsphase*** zu finden.

Wehenaufzeichnung. Die äußere Ableitung der Wehen (***äußere Tokometrie***) erlaubt nur eine begrenzte Aussage über Wehentyp und Wehenfrequenz. Grundtonus und aufgezeichnete Amplituden korrelieren nicht mit der Kontraktilität der Uterusmuskulatur. Eine präzise Messung kann nur durch transzervikale Katheterableitung intrauterin durchgeführt werden. Diese ist allerdings nur wenigen Indikationen vorbehalten.

Die ***Wehenfrequenz*** wird als Zahl der Kontraktionen pro 10 min angegeben. Die sog. ***Montevideo-Einheit*** wertet die gesamte Wehentätigkeit als das Produkt aus der Wehenfrequenz/10 min und den intrauterin gemessenen Druckamplituden in der Wehenakme. Dies spielt jedoch in der Routineanwendung keine Rolle.

Anhaltspunkte für die erforderliche Energie und Leistung der Uterusmuskulatur unter der Geburt liefert die Summe der Druckamplituden, die ab einem Muttermundsdurchmesser von 2 cm bis zu seiner vollständigen Eröffnung 4.000–8.000 mm Hg (533–1.066 kPa) beträgt und durch 80–160 Kontraktionen erreicht wird.

Wehenausbreitung. Die Uteruskontraktion beginnt im Fundus in der Nähe einer – meist der linken – Tubenecke als dem Bereich ***mit regionaler Dominanz der Erregungsbildung***. Die Erregung breitet sich von dort mit einer Geschwindigkeit von 2 cm pro s innerhalb von ca. 15 s kaudalwärts über den gesamten Uterus aus. Dabei bestehen zwischen Korpus, Isthmus und Zervix uteri Intensitätsunterschiede mit Dominanz im Korpus in der Eröffnungsperiode. Dauer, Intensität und absteigende Ausbreitung der Wehen sind von großer Wichtigkeit für die Dilatation der Zervix. Die synchrone Entspannung in der Wehenpause ermöglicht die Rückkehr des intraamnialen Drucks in seine Ausgangshöhe von ca. 10 mm Hg. Dadurch wird plazentare Durchblutung gewährleistet und das Kind kann sich vom Streß der Druckerhöhung erholen.

Schwangerschaftswehen

Schwangerschaftswehen treten in Form von sog. Alvarez-Wellen oder Braxton-Hicks-Kontraktionen auf.

Alvarez-Wellen. Sie finden sich etwa ab der 20. SSW als unkoordinierte lokale Kontraktionen mit niedriger Amplitude und hoher Frequenz. Sie werden von der Schwangeren nicht verspürt.

Braxton-Hicks-Kontraktionen. Diese Wehenart tritt zwischen der 20. und 30. SSW auf. Sie ist durch eine höhere Intensität gekennzeichnet und erfaßt einen größeren Teil des Uterus. Ihre (physiologische) Frequenz beträgt bis zur 30. SSW maximal 3 Kontraktionen in einer Stunde.

Die Häufigkeit dieser Kontraktionen ist weiterhin von der Körperhaltung- und -aktivität abhängig. So steigert Stehen bzw. Gehen die Kontraktionshäufigkeit um das 2 bis 3 fache. In der aufrechten Körperhaltung trägt ein Teil dieser Kontraktionen zur Verhinderung einer orthostatischer Dysregulation bei. Infolge des Uterusgewichtes wird bei 2/3 aller Schwangeren eine pelvine Stauung und venöse Rückflußstörung beobachtet, die zu präschockähnlichen Symptomen (vergleichbar dem Rückenlagenschocksyndrom) führen kann. Spontan auftretende Uteruskontraktionen führen zu einer Aufrichtung der Gebärmutter und verhindern infolge des hierdurch verbesserten venösen Rückstroms eine orthostatische Dysregulation.

Vorwehen. Bei den sog. Vorwehen handelt es sich um Kontraktionen, die durch einen Druckanstieg bis zu 30 mmHg gekennzeichnet und physiologischerweise ab der 38. SSW auftreten. Sie sind schmerzlos und besitzen die Aufgabe, die Zervix in den letzten Wochen der Schwangerschaft geburtsbereit zu machen. Sie tragen zur Verkürzung und Auflockerung der Zervix um mehr als ein Drittel der ursprünglichen Länge bei. Dabei erfährt der Zervikalkanal eine erste Weiterstellung. Bei Mehrgebärenden treten diese Vorgänge ausgeprägter in Erscheinung als bei Erstgebärenden. Diese für den Geburtsbeginn wichtigen Veränderungen lassen sich unter Berücksichtigung des Höhenstandes des vorangehenden Teils mit Hilfe eines Scores bewerten (s. dort).

Senkwehen. Gegen Ende der Schwangerschaft bewirken Senkwehen ein Tiefertreten des kindlichen Kopfes. Dies führt zur Aufnahme der Beziehung zum Beckeneingang oder schon zum Eintritt des kindlichen Kopfes in das kleine Becken. Der Fundus uteri rückt dabei um ca. 2–3 cm tiefer, dies wird von der Schwangeren oft als Entlastung im Oberbauch mit Erleichterung der Atmung empfunden. Der Übergang der Vor- und Senkwehen zu den Geburtswehen ist fließend.

Geburtswehen

Eröffnungswehen. Sie weisen einen vergleichsweise höheren Tonus bei gleichzeitig höherer Amplitude und Frequenz auf. Der intrauterine Druck erreicht Werte bis zu 60 mmHg (ab einem Druck von ca. 25 mmHg werden Wehen als schmerzhaft empfunden). Eröffnungswehen führen zu einer weiteren Auflockerung und Dilatation der Zervix, wobei der kindliche führende Teil allmählich tiefer tritt. Die physiologische Frequenz dieser Wehen schwankt zwischen 5 und 20 Wehen pro Stunde bei einer Wehendauer von 30–60 s. Als optimal und günstig für einen zügigen Geburtsfortschritt gilt eine Frequenz von 2–3 Wehen pro 10 min bei einer Dauer von mindestens 30 s und einer Druckhöhe von 60 mmHg. Die Eröffnungsphase endet mit der vollständigen Eröffnung der Muttermundes. Bei Erstgebärenden dauert die Eröffnungsphase physiologischerweise bis zu 12 h, bei Mehrgebärenden durchschnittlich 7 h, sie kann jedoch auch erheblich schneller verlaufen.

Austreibungswehen. Der Übergang der Eröffnungswehen in die Austreibungswehen gestaltet sich fließend und ist durch eine Steigerung der Wehenstärke und -frequenz bis zu 3 Kontraktionen in 10 min gekennzeichnet. Die Wehenintensität nimmt reflektorisch mit der Erhöhung des Drucks des kindlichen Kopfes auf die Zervix zu. Der intraamniale Druck steigt auf Werte von mehr als 100 mmHg mit maximalen Werten bis 225 mmHg an. Die durchschnittliche (physiologische) Dauer der Austreibungsperiode beträgt für Erstgebärende 50 min und für Mehrgebärende 20 min.

Nachgeburtswehen. Die Nachgeburtswehen setzen nach einer kurzen Phase der Adaptation des Uterus an sein verringertes Volumen nach der Geburt des Kindes ein. Sie verlaufen mit gleicher Amplitude und mit nachlassender Frequenz im Vergleich zu den Austreibungswehen. Die Nachgeburtswehen bewirken die Lösung der Plazenta von ihrer Uterushaftfläche und führen in durchschnittlich 10–15 min zur Ausstoßung der Plazenta. Zudem bewirken sie den Verschluß uteriner Gefäße und verhindern damit einen höheren postpartalen Blutverlust der Mutter.

ZUSAMMENFASSUNG

Idealerweise ist das weibliche Becken gynäkoid, d.h. queroval und besitzt einen breiten Beckenausgang > 90 Grad. Formabweichungen sind das herzförmige androide, das im Beckeneingang längsoval geformte anthropoide Becken bzw. das queroval abgeflachte platypeloide Becken. Die Inspektion der Michalis-Raute sowie die vaginale Beckenaustastung, insbesondere mit der Fragestellung ob das Promontorium erreichbar ist, geben klinische Hinweise auf ein anomal verengtes Becken. Ultraschall-, Magnetresonanz- und computertomographische Untersuchungen können zu objektiveren Messungen verhelfen. Entscheidend ist aber auch die Größe des kindlichen Kopfes im Verhältnis zum mütterlichen Becken und seine Konfigurationsfähigkeit unter der Geburt.

Die Höhenstandsbeurteilung des vorangehenden Pols bezieht sich auf die obere und untere Schoßfugenrandebene, die Interspinal- und Beckenbodenebene. Der Beckeneingangsraum ist queroval, der Beckenmittenraum rund und der Beckenausgangsraum längsoval. Entsprechend müssen Kopf und Schultern jeweils eine innere und äußere Drehung durchlaufen, um sich diesen anatomischen Gegebenheiten anzupassen.

Die Kenntnis der Lage der kindlichen Schädelnähte und Fontanellen hilft bei der Beurteilung ob der Geburtsablauf (Stellung, Haltung, Einstellung) entsprechend dem jeweiligen Höhenstand des Köpfchens regelrecht ist.

Sowohl der mütterliche wie auch der fetale Organismus tragen zur Weheninduktion bei. Neben Oxytozin und Prostaglandinen für die in Terminnähe der Rezeptorgehalt zunimmt, stehen Östrogene, Progesteron, β-Stimulatoren und mechanische Faktoren miteinander in einem unmittelbaren Zusammenspiel. Während Noradrenalin als vegetativer Transmitter am α-Rezeptor der Muskelfaser die Uteruskontraktion stimuliert, hat Adrenalin wegen seiner überwiegenden Affinität zu den β-Rezeptoren eine hemmende Wirkung auf die Uterusmuskulatur. Den Prostaglandinen kommt bei der Geburt insbesondere eine wichtige Rolle bei der Erweichung und Dilatation der Zervix sowie bei der gefäßtonisierenden Wirkung nach Ausstoßen der Plazenta (Nachgeburtsperiode) zu. Die Erregungsausbreitung erfolgt absteigend am Uterusmuskel, wobei in der Schwangerschaft Alvarez-Wellen und Braxton-Hicks-Kontraktionen ab der 20. SSW und eine gesteigerte Kontraktionsfrequenz in der aufrechten Körperhaltung beobachtet werden.

Vor- und Senkwehen wirken geburtsvorbereitend auf die Zervix und führen zu einem Tiefertreten des kindlichen Köpfchens. Unter der Geburt werden die Eröffnungswehen von den Austreibungswehen unterschieden, die einen noch höheren Druck aufweisen. Wegen der Auswirkung dieser Wehen auf die uteroplazentare und Gehirnperfusion des Feten muß dieser in der späten Eröffnungs- und Austreibungsperiode kontinuierlich überwacht werden.

6.5 Physiologischer Geburtsablauf

K.-T. M. Schneider

EINLEITUNG

Der Geburtsablauf wird eingeteilt in eine

- Eröffnungs-,
- Austreibungs- und
- Nachgeburtsperiode.

Im Gegensatz zum Tierreich erfordert das menschliche Becken ein komplexes Zusammenspiel zwischen Beugung, Tiefertreten und Formanpassung des Kopfes und der Schultern an die jeweiligen Beckenebenen unter gleichzeitiger Retraktion und Eröffnung des Zervikalkanals. Nur eine exakte Kenntnis dieser physiologischen Vorgänge erlaubt, auch Abweichungen im Sinne einer pathologisch verlaufenden Geburt festzustellen.

6.5.1 Eröffnungsperiode

Die Eröffnungsphase der Geburt ist gekennzeichnet durch eine fortschreitende ***Auflockerung*** und ***Dilatation der Zervix*** uteri bis hin zur vollständigen Eröffnung des Muttermundes. Dabei verlagert sich der Muttermund physiologischerweise aus seiner sakralen Position in die Führungslinie des Geburtskanals.

Die Dilatation des Muttermundes ist die Folge der zunehmenden Wehentätigkeit der Uterusmuskulatur und des Tiefertretens des kindlichen Kopfes. Retraktion der Korpusmuskulatur und Distraktion im Bereich des unteren Uterinsegments bewirken eine mechanische Erweiterung der Zervix. Zudem bewirken lokale Stoffwechselveränderungen im Kollagenfaserbereich eine die Dilatation begünstigende Auflockerung des Zervixbindegewebes.

Die Prostaglandine spielen dabei eine besondere Rolle. Sie induzieren über Enzymaktivierung eine Verminderung und ein Auseinanderrücken der Kollagenfibrillen und führen so zu der sog. „Reifung" der Zervix.

Zusätzlich wirken sich der hydraulische Druck der Fruchtblase, ihr Vordringen in die sich verkürzende

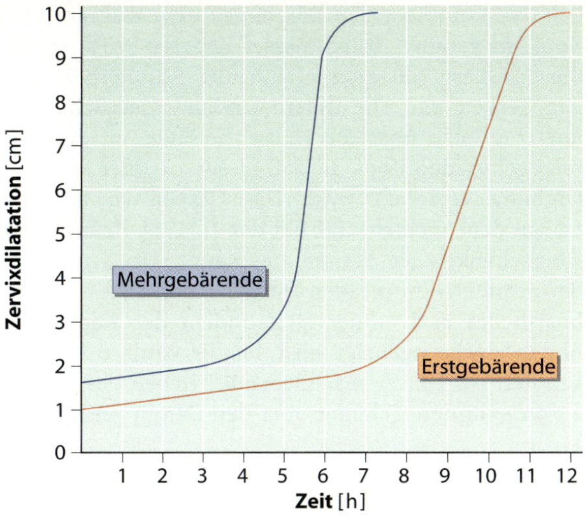

Abb. 6.48. Zervixdilatation bei Erst- und Mehrgebärenden

und öffnende Zervix, der nachfolgende, auf die Zervix drückende Kopf und die Entleerung der zervikalen Schwellkörper dilatatorisch auf die Zervix aus. Mit Beginn der Geburtswehen erfolgt die Ausstoßung des zervikalen Schleimpfropfes, der durch erste, minimale Gewebeläsionen blutig tingiert imponiert. Dieses sog. „*Zeichnen*" gilt als frühes klinisches Zeichen der Eröffnung des Muttermundes.

Für die ***Eröffnungsperiode*** ist das Auftreten regelmäßiger, schmerzhafter Wehen kennzeichnend. Sie kann nach Stärke der Wehen und Dauer der Muttermundsdilatation in eine sog. ***Latenzphase*** und in eine ***Aktivphase*** unterteilt werden. Der Vorgang der Eröffnung des Muttermundes unterscheidet sich bei Erst- und Mehrgebärenden. Die Dauer entspricht bei Erstgebärenden durchschnittlich 12 h, bei Mehrgebärenden dagegen nur 6–7 h (Abb. 6.48). Die Zervix muß sich bei Erstgebärenden weiter verkürzen; die Dilatation der Zervix beginnt am inneren Muttermund. Erst nach vollständiger Verkürzung der Zervix beginnt auch die Eröffnung des äußeren Muttermundes. Bei der Mehrgebärenden verlaufen Verkürzung der Zervix und Eröffnung des innern und äußeren Muttermundes zeitgleich, was zur Folge hat, daß die Zervix bei der Mehrgebärenden wesentlich länger erhalten bleibt. Dies muß bei der Befunderhebung in der Eröffnungsphase berücksichtigt werden.

Latenzphase

Die Latenzphase wird als die Zeitspanne der Verkürzung der Zervix bei noch fehlender oder geringer Öffnung des Muttermundes bezeichnet. Sie nimmt in der Regel den größten Teil der Eröffnungsphase in Anspruch und dauert bei Erstgebärenden (bis zu einer Muttermundsweite von 2–3 cm) durchschnittlich 7 h. Bei der Mehrgebärenden beginnt der Muttermund sich wesentlich schneller zu öffnen.

Aktivphase

In der Aktivphase erfolgt mit zunehmender Wehentätigkeit relativ schnell die eigentliche, vollständige Erweiterung des Muttermundes, bei Erstgebärenden über eine Dauer von ca. 3–5 h. Während sich der kindliche Kopf in dieser Phase zunehmend beugt und sich hierdurch das Durchtrittsplanum verkleinert, tritt er mit querstehender Pfeilnaht in Formübereinstimmung zum querovalen Beckeneingang allmählich tiefer. In Beckenmitte erfolgt eine Rückdrehung des kindlichen Köpfchens in den geraden Durchmesser, damit die Schultern den knöchernen Beckeneingang ungehindert passieren können.

Den Abschluß der Eröffnungsperiode bildet der vollständig eröffnete Muttermund, der sich allmählich über den tiefergetretenen Kopf zu retrahieren beginnt.

6.5.2 Blasensprung

Unter dem Einfluß der Senk- und Vorwehen beginnt gegen Ende der Schwangerschaft eine erste Ablösung des unteren Eipols im Bereich des inneren Muttermundes. Das untere Uterinsegment entfaltet sich mit zunehmender Erweichung der Zervix und Dilatation des Muttermundes. Durch die Steigerung des intraamnialen Druckes bildet sich die sog. Vorblase, die eine Fruchtwasseransammlung zwischen unterem Eipol und nachfolgendem Kopf darstellt.

Der Zeitpunkt des spontanen Blasensprungs unter der Geburt hängt sowohl von der ***Weite des Muttermundes*** und der ***Intensität der Wehen***, als auch von der sog. ***Bruchspannung*** und der ***Verschieblichkeit der Eihäute*** gegeneinander ab. Bei zwei Drittel der Gebärenden tritt der spontane Blasensprung erst am Ende der Eröffnungsperiode bei vollständig eröffnetem Muttermund auf und wird dann als rechtzeitiger Blasensprung bezeichnet. Er bewirkt ein Tiefertreten des kindlichen Kopfes, der dann eine abdichtende Funktion übernimmt. Dadurch wird der größte Teil des Fruchtwassers noch zurückgehalten und die Aufrechterhaltung des intraamnialen Drucks gewährleistet.

Vorzeitiger Blasensprung. Der vorzeitige Blasensprung ist definiert als der Blasensprung vor dem Einsetzen regelmäßiger Eröffnungswehen. Er tritt bei ca. 20 % aller Geburten auf und ist häufiger bei Nulli- als bei Mehr- und Multiparae zu beobachten. Meist geht der vorzeitige Blasensprung an Terminnähe mit einem primär weitgestellten Zervikalkanal oder einem frühzeitig eröffneten Muttermund einher. Diese Konstellationen begünstigen die Keimbesiedelung des unteren Eipols, die zu einer Arrosion der Eihäute und in ihrer Folge zum vorzeitigen Blasensprung führen kann.

Frühzeitiger Blasensprung. Als frühzeitiger Blasensprung wird der Blasensprung zu Beginn der Eröffnungsperiode bezeichnet.

Verspäteter Blasensprung. Tritt der Blasensprung erst während der Austreibungsperiode bei vollständig eröffnetem Muttermund auf, so spricht man von verspätetem Blasensprung.

Hoher Blasensprung. Der hohe Blasensprung bezeichnet die Ruptur der Eihäute oberhalb des unteren Eipols. Die Fruchtblase kann bei der vaginalen Untersuchung noch getastet werden, obwohl Fruchtwasser abfließt. Die Rupturstelle der Eihäute kann sich spontan wieder verschließen. Wird der hohe Blasensprung gefolgt von einem regelrechten Blasensprung am unteren Eipol, so spricht man von einer ***zweizeitigen Ruptur der Eihäute.***

6.5.3 Austreibungsperiode

Die Austreibungsperiode beginnt mit der vollständigen Eröffnung des Muttermundes und endet mit der Geburt des Kindes. Sie sollte bei Erstgebärenden nicht wesentlich länger als 1 h, bei Mehrgebärenden maximal 30 min dauern. Wird dieser Zeitrahmen überschritten, müssen vom Geburtshelfer Abweichungen vom physiologischen Geburtsverlauf (wie z.B. kindliche hintere Hinterhauptslage) ausgeschlossen werden.

Erreicht der kindliche Kopf als vorangehender Teil den Beckenboden, so löst er durch seinen Druck auf das untere Uterinsegment bei der Gebärenden ***reflektorisch*** den ***Drang zum aktiven Mitpressen*** während der Wehen aus. Die Austreibungswehen werden in dieser Phase durch willkürliche Betätigung der Bauchdeckenmuskulatur unterstützt. Dadurch werden intrauteriner und intraabdomineller Druck synchronisiert und die Weichteile des Beckenbodens ausreichend gedehnt. Wird der kindliche Kopf (bzw. der vorangehende Kindsteil) in der Wehe in der Vulva sichtbar, so spricht man vom ***„Einschneiden“*** des kindlichen Kopfes.

Als ***„Durchschneiden“*** des Kopfes wird bezeichnet, wenn der Kopf auch außerhalb der Wehe in der klaffenden Vulva sichtbar bleibt und nicht mehr zurück gleitet. Während dieser Phase erreicht der Damm seine maximale Dehnung. Der Sphincter ani klafft weit.

Nachdem das Hinterhaupt unter der Symphyse sichtbar geworden ist, werden durch anhaltende Streckung des Kopfes unter Dehnung der Weichteile des Beckenbodens der Scheitel, die Stirn und schließlich das Kinn über den Damm geboren. Während der Kopf im geraden Durchmesser geboren wird, treten die Schultern mit querverlaufender Schulterbreite in das Becken ein. Die innere Drehung der Schultern überträgt sich über die Halswirbelsäule auf den bereits geborenen Kopf, so daß dieser zu einer äußeren Drehung veranlaßt wird. Das Gesicht ist bei der I. Lage dem rechten und bei der II. Lage dem linken Oberschenkel der Mutter zugewandt. Das Austreten der Schultern im geraden Durchmesser wird vom Geburtshelfer aktiv unterstützt, indem der Kopf nach hinten abwärts geneigt wird, bis die vordere Schulter geboren ist. Durch anschließendes Heben des Kopfes wird die hintere Schulter über den Damm geleitet.

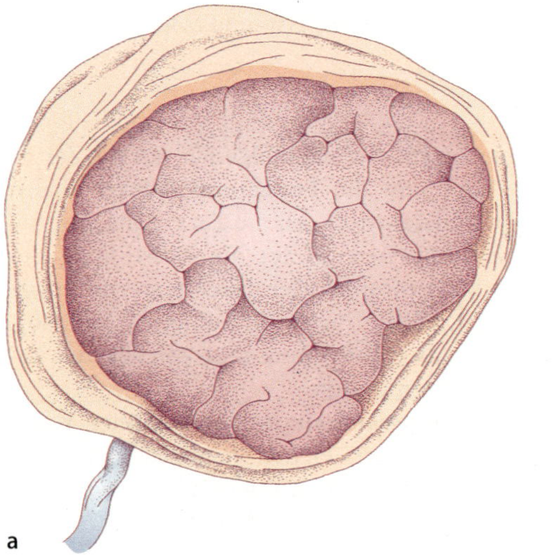

a

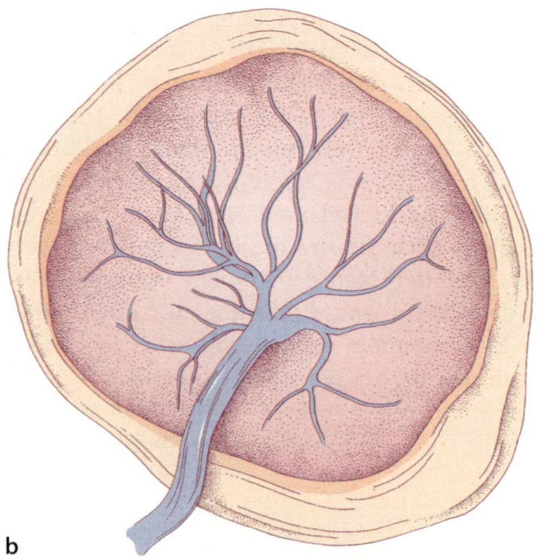

b

Abb. 6.49 a, b. Plazenta. **a** Mütterliche Seite: Man erkennt auf der Haftfläche – durch Furchen (Sulci) getrennt – die einzelnen Plazentalappen (Lobi, Kotyledonen). Die Plazenta weist keine Defekte auf. Die Eihäute sind überall intakt. **b** Fetale Seite: Die Nabelschnur zeigt einen zentralen Ansatzpunkt. Man erkennt, unter dem Amnion verlaufend, die sich verzweigenden Äste der Nabelschnurgefäße

Mit der Entwicklung von Rumpf und Extremitäten, die spannungslos folgen, ist die Austreibungsperiode beendet.

In der Austreibungsperiode, insbesondere in der ***Preßphase***, besteht für das Kind eine ***erhöhte Gefährdung***, weil die Preßwehen mit einer vergleichsweise ausgeprägten Minderperfusion von Uterus und Plazenta einhergehen und das Kind damit in eine akute Asphyxie geraten kann. Zusätzlich ist der kindliche Kopf einem verstärkten Druck von außen ausgesetzt. Dies kann zu einer verminderten Durchblutung des kindlichen Gehirns führen. Aus diesen Gründen ist eine kontinuierliche Überwachung des Feten in der Austreibungsperiode zwingend erforderlich.

6.5.4 Nachgeburtsperiode

Die Nachgeburtsperiode erstreckt sich von der Geburt des Kindes bis zur ***Ausstoßung der Plazenta*** und dauert physiologischerweise maximal 20–30 min.

Nach der Geburt des Kindes werden aus der Plazenta große Mengen an Prostaglandinen freigesetzt, die zu starken Uteruskontraktionen führen (vor allem Prostaglandin $F_{2\alpha}$). Durch die Verkleinerung des Uterus nach der Geburt des Kindes vermindert sich die Plazentahaftfläche. Die daraus resultierende Flächenverschiebung führt zur Ablösung der Plazenta in der Decidua spongiosa. Der basale Rest der Dezidua verbleibt am Myometrium und wird erst mit den Lochien abgesondert. Die mit der Plazenta gelöste Schicht der Dezidua ist auf der maternalen Plazentahaftfläche als grauweißlicher Schleier erkennbar.

Lösungsmechanismen

Bei dem ***Lösungsmechanismus nach Schultze*** (bei 3/4 aller Geburten) beginnt die Plazentaablösung im Zentrum der Plazentahaftfläche. Dabei werden uteroplazentare Gefäße eröffnet, worauf sich ein retroplazentares Hämatom entwickelt. Dieses Hämatom begünstigt mit seiner Ausbreitung in die Peripherie die weitere Ablösung der Plazenta von der Uterusinnenseite. Ist die Plazenta vollständig gelöst, retrahiert sich der Fundus uteri kranialwärts, was als sog. „Hochsteigen der Gebärmutter" beschrieben werden kann. Die Ausstoßung der Plazenta erfolgt mit der fetalen Seite und dem Nabelschnuransatz zuerst (Abb. 6.49 a, b).

Der ***Lösungsmechanismus nach Duncan*** ist bei etwa 1/4 der Geburten zu beobachten. Er zeichnet sich durch den Beginn der Lösung am plazentaren Rand aus und ist durch eine Blutung nach außen begleitet. Bei der Ausstoßung erscheint zuerst die Randpartie der Plazenta in der Vulva. Der Blutverlust ist infolge der peripher beginnenden Lösung und der dadurch bedingten leicht verringerten Gefäßkompression meist etwas größer, als bei dem Lösungsmodus nach Schultze.

Blutstillung

Der ***physiologische Blutverlust*** in der Nachgeburtsperiode beträgt durchschnittlich 300–500 ml. Die Blutstillung wird dabei durch mehrere, z. T. synergistisch wirkende Mechanismen sichergestellt:

Die Nachgeburtswehen bewirken durch die verstärkte Kontraktion der Uterusmuskulatur eine ***Kompression der Gefäße*** und drosseln den uterinen Blutzufluß. Nach Abklemmen der Nabelschnur ist durch die veränderte ***Hämodynamik*** die uterine Durchblutung ebenfalls etwas reduziert. Zudem kommt es zur ***Aktivierung des Gerinnungssystems*** über die Thromboplastinaktivierung, ausgelöst durch den Zerfall von Thrombozyten. Dies führt zur Thrombosierung in den uteroplazentaren Gefäßen, die wiederum durch die bereits in der Schwangerschaft vorbereitete Endothelproliferation erleichtert wird.

ZUSAMMENFASSUNG

Der physiologische Geburtsbeginn ist gekennzeichnet durch das Auftreten regelmäßiger Wehentätigkeit, die zu einer Dilatation der Zervix und einer Eröffnung des Muttermundes führt. Der meist spontan auftretende Blasensprung begünstigt die weitere Freisetzung endogener Prostaglandine und das Tiefertreten des vorangehenden kindlichen Pols. Reflektorisch einsetzende Preßwehen leiten bei vollständig eröffnetem Muttermund die sogenannte Austreibungsperiode ein. Das Kind muß hierbei durch Kopfbeugung, Tiefertreten und Formübereinstimmung mit den verschiedenen Beckenebenen (Beckeneingang queroval, Beckenmitte rund und Beckenausgang längsoval) mit Kopf und Schultern eine gegenläufige Schraubenbewegung durchlaufen. In der Nachgeburtsperiode wird die Plazenta geboren, Nachwehen, Ausschüttung von Prostaglandinen und Aktivierung der Gerinnungskaskade verringern hierbei den Blutverlust.

6.6 Leitung und Überwachung der Geburt

K.-T. M. Schneider

EINLEITUNG

Die Geburt stellt mit Einsetzen der Wehen besondere Anforderungen an die uteroplazentare Reservekapazität und ist darüber hinaus mit vielfältigen Risiken für Mutter (z. B. Blutungsrisiko) und Kind (z. B. Nabelschnurkomplikation, Hypoxiegefahr) verbunden. Aus diesen Gründen ist die Geburt, obwohl sie nur wenige Stunden dauert, im physiologischen Leben gleich für 2 Individuen der gefährlichste Lebensabschnitt. Diese Erkenntnis sowie die raschestmögliche Verfügbarkeit der operativen Entbindung haben dazu geführt, daß Geburtsleitung und Überwachung von der primär hebammenüberwachten Hausgeburt von einer durch Hebammen und Ärzte gemeinsam geleiteten und überwachten Geburt in der Klinik abgelöst wurde. Dieses Vorgehen schließt aber die Schaffung eines intimen Umfeldes und einer familienbezogenen Atmosphäre, die der Besonderheit des Geburtsvorgangs Rechnung trägt, nicht aus. Treten keine Risiken auf, kann der Klinikaufenthalt kurz gestaltet (ambulante Entbindung) und die weitere Betreuung durch ambulante Hebammen, Kinderärzte und Gynäkologen vorgenommen werden. Auch bei Nichtrisikoschwangerschaften treten jedoch bei bis zu 15 % Risiken neu und unerwartet unter der Geburt auf. Da dieser Zeitraum mittlerweile sehr gut überwacht wird und aus pathologischen Veränderungen in der Regel auch rechtzeitig genug die richtigen Konsequenzen gezogen werden, lassen sich nachweislich nur 10–15 % neuromotorischer Spätschäden einem Fehler der Geburtsüberwachung zuordnen. Um den erreichten Standard zu halten und wegen der auch heute noch bei Juristen und Gutachtern breit verankerten Verknüpfungstendenz einer motorischen bzw. neurologischen kindlichen Behinderung mit dem Geburtsereignis ist eine sorgfältige Überwachung, Geburtsleitung und Dokumentation zwingend erforderlich. Dabei empfehlen die Fachgesellschaften für Perinatalmedizin und die Deutsche Gesellschaft für Gynäkologie und Geburtshilfe spätestens ab der fortgeschrittenen Eröffnungs- und in der Austreibungsperiode eine kontinuierliche fetale Überwachung. Pathologische CTG-Muster sollten mittels fetaler Skalpblutanalyse validiert sowie eine Entschluß-Entwicklungszeit zur Sectio caesarea binnen 20 min vorgehalten werden können.

6.6.1 Aufnahme und Geburtsvorbereitung

Meist stellen sich die Schwangeren früh in der Eröffnungsphase im Kreißsaal zur Aufnahme vor.

! Folgende Kriterien sind als Zeichen der bevorstehenden Geburt zu werten:

- regelmäßige Wehentätigkeit in Abständen von 10 min,
- „Zeichnen" (Abgang des hellen oder leicht blutig tingierten Schleimpfropfs) und
- Abgang von Fruchtwasser (vor- und frühzeitiger Blasensprung).

Je nach Häufigkeit und Stärke der Wehentätigkeit werden vom Geburtshelfer oder der Hebamme eine Reihe von Vorbereitungs- und Untersuchungsmaßnahmen vorgenommen.

Obligatorisch sind die ***Auskultation der kindlichen Herztöne***, wobei die fetale Herzaktion über mindestens 20 min kardiotokographisch aufgezeichnet werden soll, sowie die ***äußere und innere Untersuchung*** zur Evaluierung des Geburtsfortschritts. Befindet sich die Kreißende am Beginn der Eröffnungsperiode, so kann unter Zuhilfenahme aller verfügbaren Unterlagen, insbesondere des Mutterpasses, die Anamnese unter besonderer Berücksichtigung von Schwangerschafts- und evtl. Geburtsrisiken vervollständigt werden. Es folgt die äußere Untersuchung mittels der 4 ***Leopold-Handgriffe*** sowie die innere Untersuchung zur Evaluierung des Muttermundbefundes und der Kontrolle des vorangehenden Kindsteiles.

Es werden folgende Befunde erhoben:

- ***Position der Portio*** in Bezug zur Führungslinie (sakral, mediosakral, zentriert, ventral),
- ***Konsistenz*** des Muttermundes (weich, mittel, derb),
- ***Muttermundsweite*** in Zentimeter,
- Spannung und Vorwölbung der ***Fruchtblase*** oder Abgang von Fruchtwasser bei Blasensprung, wobei die Farbe und der Trübungsgrad des Fruchtwassers als Hinweis auf das Befinden des Kindes beschrieben werden muß (klar, grünlich, erbsbreiartig; vgl. Kap. 6.7),
- ***Höhenstand*** des Kopfes in Bezug zu den parallelen Beckenebenen, wobei die Interspinalebene als „Nullebene" angesehen wird,

- Stand und Form (Identität) der erreichbaren ***Fontanelle*** bezogen auf die Beckenachse zur Evaluierung für Haltung und Stellung des kindlichen Kopfes,
- Verlauf der ***Pfeilnaht*** als Indiz für Einstellung und Rotation des kindlichen Kopfes,
- ***Austastung des mütterlichen Beckens*** (Promontorium erreichbar, Os sacrum gut ausgehöhlt und normal lang, Steißbein federnd, Beckenboden ausreichend nachgiebig, Beckenausgang normal weit) und
- Abschätzung der Größe des kindlichen Kopfes in Relation zum mütterlichen Becken.

Bei regelrechtem geburtshilflichen Befund und normaler Herzaktion des Kindes erfolgt die Erhebung des Allgemeinstatus der Mutter mit Bestimmung des Gewichts, Messung von Puls und Blutdruck, Messung der Körpertemperatur und Urinkontrolle.

Zur Vorbereitung der Geburt können folgende Maßnahmen durchgeführt werden: Entleerung des Darmes durch Einlauf und Vollbad oder Dusche. Dabei muß beachtet werden, daß bei vorzeitigem Blasensprung und noch nicht fest in das mütterliche Becken eingetretenem Kopf die Schwangere sich nur in liegender Position aufhalten darf, um das Risiko des ***Nabelschnurvorfalls*** zu minimieren.

Betreuung. Die ***psychische Betreuung*** der Kreißenden gehört zu den wichtigen Aufgaben des Geburtshelfers und der Hebamme. Heute nehmen die meisten Schwangeren, häufig gemeinsam mit ihrem Partner, an Geburtsvorbereitungskursen teil und haben detaillierte Vorstellungen über den organisatorischen Ablauf der Geburt. Themen, die bei Beginn der Geburt mit der Kreißenden besprochen werden sollten sind z. B. der venöse Zugang, der zu Beginn der Geburt gelegt werden sollte (um eine sofortige Möglichkeit der intrauterinen Reanimierung des Kindes zu haben), der Einsatz von wehenunterstützenden Mitteln, die freie Bewegungsmöglichkeit während der Eröffnungsphase, wann und warum eine Episiotomie geschnitten werden sollte, die Benutzung eines Gebärstuhles, die Lagerung des Kindes nach der Geburt, das „Anlegen" des Kindes nach der Geburt. Um Ängsten der Kreißenden entgegenzuwirken, sollte eine möglichst ausführliche Information über erhobene Befunde und über den voraussichtlichen weiteren Ablauf der Geburt in verständlichen Worten erfolgen. Fragen zur ***Geburtserleichterung*** insbesondere zur ***Schmerzbekämpfung*** sollten frühzeitig mit der Kreißenden besprochen werden. Verschiedene Formen der Schmerzbekämpfung, von physiotherapeutischen Maßnahmen über medikamentöse und „alternative" Möglichkeiten bis hin zur anästhesiologischen Schmerzbekämpfung in Form der PDA (Periduralanästhesie) sollten frühzeitig angeboten werden.

Das Ziel der psychoprophylaktischen Geburtsvorbereitung ist die möglichst entspannte und angstfreie Geburt.

6.6.2 Allgemeine Prinzipien der Geburtsleitung und -überwachung

Die Überwachung der Geburt hat die Aufgabe, das Wohlbefinden von Mutter und Kind sicherzustellen, den Fortgang der Geburt zu kontrollieren und mütterliche und kindliche Gefahrenzustände unmittelbar zu erfassen.

Der ***Allgemeinzustand der Kreißenden*** wird unter der Geburt regelmäßig durch Puls-, Blutdruck- und Temperaturmessungen überprüft. Dabei erfolgt bei fehlenden Geburtsrisiken die Puls- und Blutdruckkontrolle stündlich, die Messung der Temperatur bei erhaltener Fruchtblase in Abständen von 2 bis 3 h, bei eröffneter Fruchtblase dagegen ebenso in Intervallen von einer Stunde.

Der Fortgang der Geburt wird durch die ***vaginale Untersuchung*** über die Weite des Muttermundes, über dessen Konsistenz und Nachgiebigkeit, über den kindlichen Höhenstand in Bezug zu den Beckenebenen und den Verlauf der Pfeilnaht evaluiert. Dabei wird der Stand der Leitstelle in Zentimetern über- („I+") oder unterhalb („I-") der Interspinalebene angegeben. Abhängig von der Stärke und der Frequenz der Wehen wird die innere Untersuchung in Abständen wiederholt. Bei regelmäßiger Wehentätigkeit beträgt das Zeitintervall zwischen zwei Untersuchungen meist 2 h. Die früher übliche rektale Untersuchung bietet bei Einhaltung von aseptischen Grundregeln (Händedesinfektion, sterile Handschuhe, Desinfektion des Introitus) keinen Vorteil im Vergleich zur vaginalen Untersuchung und ist heute vollständig durch die vaginale Untersuchung ersetzt worden. Der 4. Leopold-Handgriff erlaubt durch die ***äußere Untersuchung*** eine Aussage darüber, wie tief der kindliche Kopf bereits in das Becken eingetreten ist.

Bei der Lagerung der Kreißenden empfiehlt sich die ***Seitenlagerung***, da es bei Rückenlagerung durch Druck des graviden Uterus auf die V. cava zu hypotonen Reaktionen kommen kann (***V. cava-Kompressions-Syndrom***), die eine Hypoxie des Feten mit Abfallen der kindlichen Herztöne nach sich ziehen können. Dies äußert sich in im CTG aufgezeichneten Dezelerationen, denen meist durch Umlagerung der Kreißenden auf die Seite gegengesteuert werden kann.

Nach Aufnahme der Schwangeren im Kreißsaal wird ihr ein ***venöser Zugang*** gelegt. Damit ist bei Notsituationen die intravenöse Applikation von wehenhemmenden Mitteln (als intrauterine fetale Reanimation) oder die sofortige Einleitung einer Narkose möglich. Auch können jederzeit Medikamente und Infusionen, die insbesondere bei längerer Geburtsdauer mit erhöhtem Flüssigkeitsbedarf oder bei der Periduralanästhesie nötig werden, zugeführt werden.

Die ***Kardiotokographie*** (CTG) erlaubt die Überwachung des Kindes über die Aufzeichnung der kindlichen Herztöne in Relation zur Wehentätigkeit. Die momentane fetale Herzfrequenz wird simultan mit der Uteruskontraktion akustisch wiedergegeben und graphisch dargestellt. Dadurch können fetale Gefahrenzustände bei O_2-Minderversorgung des Feten sofort erkannt und erforderliche Maßnahmen ergriffen werden.

Bei vielen Frauen besteht eine Abneigung gegen den Einsatz der Technik bei einem so natürlichen Vorgang wie der Geburt. Es gehört zu den Aufgaben eines Geburtshelfers und einer Hebamme, der Kreißenden die Notwendigkeit der ***kontinuierlichen Überwachung des Geburtsablaufs*** und insbesondere des kindlichen Wohlergehens zu erklären. Wichtig ist, alle erhobenen Befunde wie auch die Interpretation der kardiotokographischen Aufzeichnungen zeitlich genau und zuverlässig zu dokumentieren. Die Daten können in ein sog. ***Partugramm*** eingetragen werden, das u. a. mittels graphischer Aufzeichnung von Muttermundsweite, Pfeilnahtverlauf und Höhenstand der Leitstelle einen schnellen Überblick über den Geburtsverlauf ermöglicht.

Eröffnungsperiode

Für Erst- und Mehrgebärende gilt trotz ihres unterschiedlichen Eröffnungsmodus, daß der Beginn der Eröffnungsperiode zeitlich sehr variiert. Ein „geburtsbereiter“ Muttermundsbefund bedeutet nicht gleichzeitig den Beginn einer regelmäßigen Wehentätigkeit mit fortschreitender Öffnung des Muttermundes. Der Geburtshelfer wird sich in dieser Phase der Geburt zunächst abwartend verhalten. Bei risikofreier Schwangerschaft und fehlenden Anzeichen eines vorliegenden Geburtsrisikos können die Wehen durch Umhergehen der Kreißenden unterstützt werden. Kontrollen der fetalen Herztöne und der Wehentätigkeit erfolgen intermittierend durch das CTG, wobei die Zeitspannen zwischen den Untersuchungen 2 h nicht überschreiten sollten. Wenn sich zeigt, daß die Kreißende die Wehen nicht verarbeiten kann, nicht die notwendige Entspannung findet und der Muttermund eine Tendenz zur Dystokie erkennen läßt, so stellt sich die Frage nach der medikamentösen Geburtserleichterung bzw. nach der Geburtsanalgesie (s. Kap. 6.8).

Überwachung der kindlichen Herztöne. Die Kontrolle der kindlichen Herztöne erfolgt bei erhaltener Fruchtblase in der Eröffnungsperiode üblicherweise über die ***externe Ableitung.*** Können über die externe Ableitung bei z. B. adipösen Bauchdecken, hyperaktivem Kind, Unruhe der Kreißenden oder erforderlicher Lagerung der Kreißenden die kindlichen Herztöne nur intermittierend aufgezeichnet werden, so empfiehlt sich zur besseren Kontrolle die ***interne Ableitung*** über das Anbringen einer Elektrode an die kindliche Kopfschwarte (KSE). Das Anbringen dieser Elektrode setzt die instrumentelle Eröffnung der Fruchtblase voraus. Die ***Kopfschwartenelektrode*** erlaubt nicht nur eine fortlaufende Aufzeichnung des CTG sondern ermöglicht der Kreißenden zugleich einen größeren Bewegungsfreiraum.

Sprengung der Fruchtblase. Bei der ***iatrogenen Eröffnung der Fruchtblase*** in der frühen Eröffnungsphase muß darauf geachtet werden, daß das Fruchtwasser langsam abfließt, um bei hochstehendem kindlichen Kopf das Risiko eines Nabelschnurvorfalls zu minimieren. Meist wirkt die Eröffnung der Fruchtblase durch den zunehmenden Druck des kindlichen Köpfchens auf den Muttermund wehensteigernd. Erweist sich die Zervix als noch nicht geburtsbereit, so ist im Interesse des Kindes nach Möglichkeit die Vorblase zu belassen, da sie ein schonendes Polster zwischen vorangehendem Teil und rigidem Muttermund darstellt und den Kopf dadurch weniger den Geburtskräften unmittelbar aussetzt. Die Blasensprengung bedarf also in der Eröffnungsphase einer strengen Indikationsstellung. Sie sollte nur vorgenommen werden, wenn ein Geburtsfortschritt zu erwarten ist und die Geburt in absehbarer Zeit beendigt werden kann. Durch die eröffnete Amnionhöhle kann das Aufsteigen von Bakterien begünstigt werden, die innerhalb kurzer Zeit zum ***Amnioninfekt*** und zur Infektion des Feten führen können.

Der untere Eipol wird mit 2 Fingern getastet und zwischen beiden Fingern die Fruchtblase instrumentell angeritzt. Neben dem sog. Blasensprenger, einem hakenartigen Instrument, stehen zur Eröffnung der Fruchtblase auch die Branche einer Kugelfaßzange oder die Spitze der Kopfschwartenelektrode zur Verfügung. Die Blasensprengung kann unter amnioskopischer Sicht vorgenommen werden, was den Vorteil hat, daß Farbe und Beschaffenheit des Fruchtwassers schon in situ kontrolliert werden können und die Läsion eines aberrierenden Gefäßes vermieden werden kann.

Nach Eröffnung der Fruchtblase müssen, wie auch nach spontan erfolgtem Blasensprung, die kindlichen Herztöne kontrolliert werden, um eine Kompression der Nabelschnur auszuschließen. Bei spontanem Blasensprung ist eine vaginale Befundkontrolle obligatorisch.

Befunde für die Geburtsprognose. Einige geburtsprognostisch wichtige Befunde geben darüber Auskunft, ob der Kopf die Beckenpassage geburtsmechanisch regelrecht vollzieht. Wird die Leitstelle in der unteren Schoßfugenrandebene getastet, steht der

Kopf (bei normaler Konfiguration des kindlichen Kopfes) mit seinem größten Umfang am Beckeneingang in Höhe der Conjugata vera. Tastet sich die Leitstelle in Höhe der Interspinalebene, hat der Kopf mit seinem größten Umfang den Beckeneingang bereits passiert und ist in das kleine Becken eingetreten. Der 4. Leopold-Handgriff bestätigt diesen Befund.

Aus dem Verlauf der Pfeilnaht und der Erreichbarkeit der Fontanellen ist abzuleiten, ob der kindliche Kopf sich tiefertretend in den entsprechenden Durchmesser dreht und ob die kleine Fontanelle die Führung übernimmt.

Bei antepartal ultrasonographisch groß gemessenem Kopf kann bei der vaginalen Untersuchung dessen Konfigurabilität beurteilt werden. Eine evtl. ***Kopfgeschwulst*** (***Caput succedaneum***), die bei kräftigen Wehen und protrahiertem Geburtsverlauf bis zu 2 cm ausgebildet sein kann, ist bei der Evaluierung des Höhenstandes zu berücksichtigen.

> **!** Die Leitstelle bezieht sich immer auf den tiefsten Punkt des knöchernen Schädels in der Führungsachse.

Bei jeder Untersuchung muß sich die Aufmerksamkeit darauf richten, Regelwidrigkeiten in Einstellung und Haltung zu erkennen.

Die innere Drehung des Kopfes kann durch Lagern der Kreißenden unterstützt werden, indem sich die Kreißende auf die Seite legt, auf der sich der Teil des kindlichen Kopfes befindet, der die Führung übernehmen soll, der also tiefertreten und nach vorne rotieren soll.

Austreibungsperiode

Die Austreibungsperiode beginnt mit der vollständigen Eröffnung des Muttermundes und kündigt sich häufig durch stärkeres „Zeichnen" infolge von Gefäßläsionen bei der maximalen Ausweitung des Muttermundes an. Der Beginn der Austreibungsperiode ist durch folgende Kriterien gekennzeichnet:

- Retraktion des vollständig erweiterten Muttermundes über den kindlichen Kopf,
- weiteres Tiefertreten des Kopfes,
- innere Drehung des Kopfes und
- Drang zum aktiven Mitpressen.

Die ***Retraktion des Muttermundes*** in den letzten Wehen der Eröffnungsphase über den kindlichen Kopf wird von der Kreißenden oft als sehr schmerzhaft empfunden. Erreicht der kindliche Kopf den Beckenboden, wird reflektorisch der ***Drang zum aktiven Mitpressen*** ausgelöst. Bevor die Kreißende jedoch diesem Drang nachgeben darf, muß in der vaginalen Untersuchung Einstellung und Haltung des kindlichen Kopfes kontrolliert werden. Bei noch stehender Fruchtblase kann im Rahmen dieser Untersuchung eine Blasensprengung vorgenommen werden. Ist der Muttermund noch als Saum zu tasten, sollte die Kreißende mit den Wehen ***nicht aktiv mitpressen***, da die Gefahr einer „Einklemmung" der vorderen Muttermundslippe zwischen Kopf und Symphysenhinterwand mit ausgeprägter Ödembildung besteht. Um die Preßperiode mit ihrer Belastung für Mutter und Kind nicht unnötig zu verlängern, sollte mit dem Pressen nicht zu früh begonnen werden. Dem reflektorischen Drang zum Mitpressen kann am besten durch Veratmen (tiefe In- und Expiration) der Wehe oder durch sog. Hechelatmung während der Wehe entgegengewirkt werden. Hat sich die Pfeilnaht noch nicht in den geraden Durchmesser gedreht, so wird die Kreißende gemäß der Lagerungsregel vorübergehend auf die entsprechende Seite gelagert und kann aus dieser Position mitpressen.

Haltung der Kreißenden. Bei gerade verlaufender Pfeilnaht erfolgt die Austreibung üblicherweise aus der Rückenlage. Dabei ist zu beachten, daß das Kreuzbein flach aufliegt. Dadurch läßt sich die Lordose der Lendenwirbelsäule ausgleichen und der intraabdominale Druck besser in Richtung lenken. Während der Preßwehen werden die Beine in Hüft- und Kniegelenken angewinkelt und in gespreizter Position durch Umfassen der Oberschenkel angezogen. Hals- und Brustwirbelsäule werden gebeugt, der Kopf kann dabei von einer Hilfsperson gestützt werden. Das Mitpressen kann jedoch auch in Seitenlage oder in halbsitzender oder sitzender Stellung (Gebärstuhl) erfolgen.

Pressen. Mit dem ***Mitpressen*** soll erst ***in der Wehenakme*** begonnen werden. Meist kann die Kreißende während einer Wehe 2–3 mal mitpressen, um den optimalen Effekt zu erreichen. Obligatorisch wird die Gebärende vor der Austreibung in der Technik und Verarbeitung der Preßwehen und des aktiven Mitpressens unterwiesen. Von großer Wichtigkeit sind korrigierende Anleitungen in der Wehenpause, die von der Kreißenden durch tiefe Bauchatmung zur Entspannung und zur besseren Perfusion von Uterus und Plazenta genützt werden soll.

Die ***Austreibungsperiode*** ist für das Kind der ***gefahrvollste Abschnitt der Geburt***:

- Die plazentare Perfusion und damit die fetale Sauerstoffversorgung wird durch die starke Wehentätigkeit vermindert.
- Der Kopf ist bei seiner Passage durch das Becken einem verstärkten Druck ausgesetzt.
- Nabelschnurkomplikationen wirken sich infolge des Tiefertretens des Feten vermehrt aus.

Um kindliche Gefahrenzustände sofort zu erkennen und die Geburt gegebenenfalls operativ beendigen zu können, muß in dieser Phase der Geburt eine ***konti-***

nuierliche Überwachung der kindlichen Herztöne gewährleistet sein.

Das Klaffen des Anus und die Vorwölbung des Dammes zeigen das beginnende „Hochsteigen" des Kopfes an, der vor dem „Einschneiden" zunächst in der Tiefe sichtbar wird. Die Zeit, die der kindliche Kopf zur Überwindung des Dammes benötigt, hängt neben der Wehenkraft und der Intensität des Mitpressens von der Höhe und Elastizität des Dammes, von der Weite des Schambogens und der Größe, Haltung und Konfigurierbarkeit des kindlichen Kopfes ab.

Unterstützung. Bei verzögertem Durchschneiden kann das Mitpressen der Kreißenden durch ***„Kristellern"*** unterstützt werden. Dabei übt eine Hilfsperson durch die auf den oberen Pol des Uterusfundus flach aufgelegte Hand oder den Unterarm Druck in Richtung Beckenboden aus. Dieser Handgriff kann allerdings bei forcierter Anwendung zu einer vorzeitigen Lösung der Plazenta, einer fetomaternalen Transfusion, zur Kompression des fetalen Schädels und zur Fraktur von mütterlichen Rippenbögen führen. Er ist daher nur sehr zurückhaltend und nur bei entsprechender Indikationsstellung anzuwenden.

Dammschutz. Beim Durchschneiden des Kopfes besteht die Aufgabe der Hebamme neben der sorgfältigen Anleitung der Kreißenden im Dammschutz. Dazu umfaßt die linke Hand der Hebamme den führenden Teil des Kopfes (meist das Hinterhaupt) und kontrolliert durch leichten Gegendruck ein langsames Durchtreten. Die rechte, gespreizte Hand umgreift den gedehnten Damm und unterstützt das Hochsteigen des Kopfes. Durch das Zusammenspiel beider Hände kann das Hinterhaupt in der günstigen Beugehaltung um die Symphyse dirigiert werden und der Kopf nach diesem Raumgewinn möglichst schonend und entlastet über den Damm geleitet werden. Verzögert sich der Durchtritt des Kopfes, so kann er vom Hinterdamm aus an der Stirn angehoben werden (Hinterdammgriff nach Ritgen).

Episiotomie. Der ***Dammschnitt*** (Episiotomie) dient der Entlastung des kindlichen Kopfes und der mütterlichen Weichteile. Insbesondere bei Mehrgebärenden und weichem Damm (bei fehlenden fetalen Gefahrenzuständen) kann auf den Dammschnitt verzichtet werden. Die ***Indikation zur Episiotomie*** kann meist erst kurz vor dem Durchschneiden gestellt werden. Bei makrosomem Kind, Frühgeburtlichkeit, vaginal-operativer Entbindung oder bei drohender kindlicher Asphyxie ist die Episiotomie obligatorisch. Der heute häufig aus Angst vor Dyspareunie infolge der Narben geäußerte Wunsch der Gebärenden nach Vermeidung eines Dammschnittes soll nach Möglichkeit – vorausgesetzt, die geburtshilfliche Situation erlaubt dies – respektiert werden.

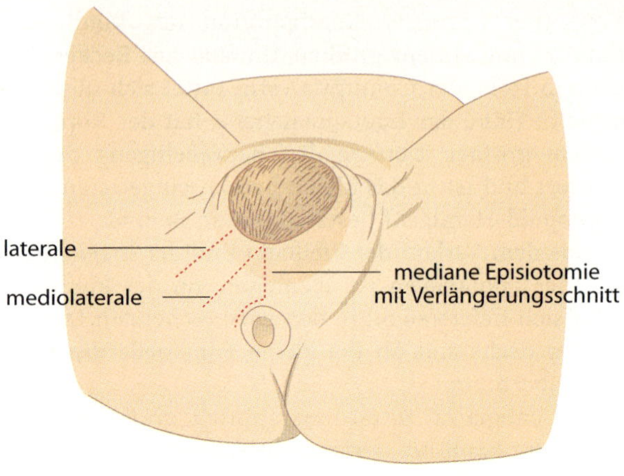

Abb. 6.50. Die Schnittführung beim Anlegen der medianen, mediolateralen und lateralen Episiotomie

Nach der Schnittführung werden

- die ***mediane Episiotomie***,
- die ***mediolaterale Episiotomie*** und
- die ***laterale Episiotomie*** unterschieden (Abb. 6.50).

Der Dammschnitt wird auf Höhe der Wehe mit einer speziellen Episiotomieschere nach evtl. vorheriger Lokalanästhesie angelegt, da zu diesem Zeitpunkt der Damm gespannt und die lokale Schmerzempfindlichkeit herabgesetzt ist.

Die ***mediane Episiotomie*** durchtrennt den bindegewebigen Teil des Dammes und schont somit muskuläre Strukturen und bedingt einen nur geringen Blutverlust. Sie ist einfach zu versorgen und gibt die besten Narbenverhältnisse. Es besteht jedoch die Gefahr des Weiterreißens mit Läsion des M. sphincter ani. Dieser Komplikation kann durch eine rechtzeitige Weiterführung des Schnittes um den Sphinktermuskel herum vorgebeugt werden, was jedoch häufig zu sehr unübersichtlichen Wundverhältnissen führt, die eine operative Versorgung des Schnittes schwierig machen. Daher wird heute bei Notwendigkeit der Schnitterweiterung meist eine Sphinkterotomie (mit glatten und übersichtlichen Wundverhältnissen, die eine exakte Naht des M. sphincter ani mit guter Restitution des Dammes ermöglichen) empfohlen.

Die gebräuchlichste Form der Episiotomie ist die ***mediolaterale Episiotomie***, bei der Fasern des M. bulbospongiosus durchtrennt werden. Dies schafft mehr Raum als die mediane Schnittführung, ist jedoch mit größerem Blutverlust und schwierigerer operativer Versorgung verbunden. Die Verletzung des Sphinktermuskels bei Weiterreißen des Schnittes stellt eine wesentlich seltenere Komplikation dar.

Die ***laterale Episiotomie*** kommt im allgemeinen nur bei operativen Entbindungen in Frage, wenn viel Raum benötigt wird. Bei dieser Schnittführung wird der M. bulbospongiosus in seinem Muskelbauch quer durchtrennt. Die Wiederherstellung der topographischen Verhältnisse erfordert hohes technisches Können. Wundheilungsstörungen und ein späteres Klaffen der Vulva sind typische Komplikationen der lateralen Episiotomie.

Nach Anlegen der Episiotomie wird der Kopf meistens in der folgenden Wehe geboren:

Hat der Kopf nach seiner Geburt die physiologische Rückdrehung mit dem Gesicht zur Seite hin vorgenommen, so faßt ihn die Hebamme mit bitemporal flach aufgelegten Händen und senkt ihn nach hinten, bis die vordere Schulter unter der Symphyse geboren ist. Dieses Vorgehen wird durch das Hochlagern des Steißes erleichtert. Dann hebt sie den kindlichen Kopf und leitet die hintere Schulter über den Damm, wobei sich die vordere Schulter am Symphysenunterrand anstemmt. Rumpf und Extremitäten folgen zwanglos, unterstützt durch leichten Zug nach vorne, indem die 5. Finger der den Kopf schienenden Hände in die Achselhöhlen des Kindes greifen.

Mit der Geburt des Kindes ist die Austreibungsperiode beendet.

Beurteilung und Versorgung des Neugeborenen

Unmittelbar nach der Geburt wird dem Neugeborenen zwischen den Beinen der Mutter oder auf deren Brust aus Mundhöhle und Nasen-Rachen-Raum mittels eines Katheters Schleim und Fruchtwasser ***abgesaugt***, um die Gefahr der Aspiration zu vermeiden. Besteht der Verdacht auf eine amniale Infektion oder enthält das Fruchtwasser Mekonium, muß das Kind bereits sofort nach Geburt des Kopfes am Damm – noch vor dem ersten Atemzug – abgesaugt werden. Das ***Abnabeln*** erfolgt mit Nachlassen der Nabelschnurpulsation; bei Rhesus-negativen Müttern muß sofort nach Geburt abgenabelt werden. Dabei wird die Nabelschnur etwa 15–20 cm vom Nabel entfernt zwischen 2 stumpfen Klemmen durchtrennt und zur endgültigen Abnabelung später ein Kunststoffklipp ca. 1 cm distal vom Nabel gesetzt und dort durchtrennt.

Ein unauffälliges Neugeborenes wird nach der Geburt bzw. nach dem Abnabeln mit dem Bauch auf den nackten Leib der Mutter gelegt, um den ersten Haut- und Blickkontakt zu fördern. Dabei muß es mit warmen Tüchern abgetrocknet und bedeckt werden.

> **!** Der Vitalitätszustand des Neugeborenen wird 1, 5 und 10 min nach der Geburt nach dem Apgar-Score sowie durch die Bestimmung des Nabelschnurarterien-pH-Wertes beurteilt (Tabelle 6.13 u. 6.14).

Tabelle 6.13. Prognostische Bewertung der Mikroblutuntersuchung (MBU). (Nach Saling)

Physiologischer Bereich:	pH	≥ 7,25	MBU wiederholen, wenn Warnsignal auftritt
Präpathologischer Bereich:	ph 7,24–7,20		Bei Risikogeburt Entbindung, sonst Wiederholung innerhalb von 30 min; bei fallender Tendenz: je nach geburtshilflicher Situation intrauterine Reanimation und/oder Entbindung
Pathologischer Bereich:	ph	< 7,20	Intrauterine Reanimation, Entbindung

Leitung der Nachgeburtsperiode

Die Leitung der Nachgeburtsperiode hat ihr Ziel vor allem in der Vermeidung von unnötigem Blutverlust.

Für die ***Lösung der Plazenta*** ist von entscheidender Bedeutung, daß unmittelbar nach der Geburt des Kindes große Mengen an Prostaglandinen freigesetzt werden, die zu einer Dauerkontraktion des Uterus führen (s. Kap. 6.4.3). Die Plazenta wird durch leichten kontinuierlichen Zug an der Nabelschnur extrahiert. Gleichzeitig übt die andere Hand Druck auf die Vorderwand des kontrahierten Uterus aus, um ihn in Streckstellung zu bringen und um dadurch die Extraktion in der Führungslinie zu erleichtern (Brandt-Andrews-Technik). Auf diese Weise wird der in Kapitel 6.5.4 geschilderte physiologische Lösungsmechanismus abgekürzt und der Blutverlust verringert. Unterstützend kann hierbei die i.v. Gabe von Oxytozin sein. Bei ca. 80 % der Frauen erscheint die Plazenta bereits mit der ersten Traktion, andernfalls wird der Versuch nach einigen Minuten wiederholt. Folgt die Nachgeburt auch dann noch nicht, so empfiehlt es sich, zunächst noch abzuwarten, weil der inzwischen spastisch gewordene Muttermund die gelöste Plazenta nicht passieren läßt. Im allgemeinen weicht dieser Spasmus nach 20–30 min. Bleibt der Zug an der Nabelschnur auch dann erfolglos, so muß die ***Plazenta manuell gelöst*** werden, um größeren Blutverlust zu vermeiden.

> **!** **Plazentalösungszeichen**
> - *Schröder-Zeichen:* Uterus steigt über den Nabel hoch, kantet nach rechts und wird hart
> - *Küstner-Zeichen:* Beim Druck auf die Bauchdecke oberhalb der Symphyse, steigt der Uterus nach oben und nimmt die Plazenta mit, wenn sie noch nicht gelöst ist, die Nabelschnur verkürzt sich.

Tabelle 6.14. Dem Apgar-Score angepaßtes Umbilikalaziditätsschema. (Nach Saling 1987)

Zustand des Kindes						
Neuköllner modifiziertes APGAR-Schema (A)						
Punkte	2	1	0	Sofort post part.	5 min	10 min
Nabelschnur	Prall	Mittelgradig gefüllt	Schlaff	1 min 5–10 Sekunden	–	–
Tonus und Bewegungen	Gut	Herabgesetzt	Fehlen			
Reaktion auf Reize	Gut	Herabgesetzt	Fehlt			
Hautfarbe (am Stamm o. im Gesicht)	Rosig	Blau	Blaß			
Atmung	Ungestört	Gestört	Fehlt			
Herzschlagfrequenz	≥ 100	Unter 100	Fehlt	–		
		A-Gesamtpunkte:				

Ua pH akt	Klinische Bezeichnung	Umbilikalaziditäts-Schema		
≥ 7,35	Optimale	Azidität	10	pH aktuell Umbil.-Arterie (Ua):
7,30–7,34			9	
7,25–7,29	Noch normale		8	
7,20–7,24			7	
7,15–7,19	Leichte	Azidose	6	Ua-Punkte:
7,10–7,14			5	
7,05–7,09	Mittelgradige		4	
7,00–7,04			3	
6,90–6,99			2	
6,80–6,89	Schwere		1	
< 6,80			0	A-UA: /

Manöver bei erschwerter Lösung

- Crédé
- Baer

Der normale Blutverlust beträgt ca. 300 ml. Bei stärkerer Blutung und vergeblicher Traktion an der Nabelschnur wird die manuelle Lösung der Plazenta sofort vorgenommen.

Drohen bei der Entwicklung der Plazenta die Eihäute abzureißen, so werden sie durch Nachfassen mit stumpfen Klemmen oder durch Drehen der Plazenta unter leichtem Zug herausgeleitet.

Anschließend erfolgt die ***Prüfung der Plazenta auf ihre Vollständigkeit.*** Die Plazenta wird an der Nabelschnur hochgehalten, um die herunterhängenden Eihäute zu beurteilen. Dabei ist vor allem auf frei endende Gefäße zu achten, da sie einen Hinweis auf eine zurückgebliebene Nebenplazenta vermitteln, die eine Nachtastung des Cavum uteri nötig macht. In utero zurückgebliebene Eihautreste gehen meist im Wochenbett spontan ab. Zur Beurteilung der mütterlichen Seite der Plazenta wird diese flach ausgebreitet. Reste des retroplazentaren Hämatoms werden abgestreift. Bei Verdacht auf Substanzdefekt muß das Uteruskavum instrumentell nachgetastet werden, um spätere Komplikationen zu vermeiden (s. Kap. 9.5).

Nach Gewinnung und Beurteilung der Plazenta erfolgt die Versorgung der Episiotomie oder evtl. Geburtsverletzungen.

Damit ist die Geburt beendet. Die Entbundene bleibt noch für etwa 2 h in Überwachung durch die Hebamme, um eine Uterusatonie mit der Gefahr einer postpartalen Hämorrhagie sofort zu erfassen. Der ***Fundusstand*** – normalerweise post partum zwei Querfinger unterhalb des Nabels – und der ***Kontraktionszustand*** des Uterus werden wiederholt kontrolliert.

6.6.3 Alternative Gebärhaltungen, Unterwassergeburt

Die Einführung der ***Geburt im Liegen*** wird auf die Entbindungspraxis am Hof des französischen Sonnenkönigs Ludwig des XIV. zurückgeführt. Seit dieser Zeit finden Geburten in Europa aber auch in anderen Industriestaaten vorwiegend in der liegenden Körperhaltung statt. Während zu Beginn der modernen Überwachungsära Anfang der 60er Jahre die Überwachungstechnologie die Schwangeren weitgehend immobilisierte, sind heutzutage auch ***alternative Gebärhaltungen*** ohne Einbußen an Überwachungsqualität – z. B. durch Verwendung telemetrischer Funküberwachung – möglich. Gebärstuhl, Gebärhocker, Matten, Sprossenwände, Seile etc. erlauben die ***Geburt im Sitzen, Hocken, im***

Vierfüßlerstand oder sogar im Stehen. Moderne Gebärbetten und Gebärvorrichtungen (Radgebärstuhl) erlauben ebenfalls vielfältige Abwandlungsmöglichkeiten von der liegenden Gebärposition. Der aufrechten Körperhaltung wird teilweise eine gewisse Einsparung an Schmerzmitteln und eine bessere muskuläre Koordinationsmöglichkeit für die Schwangere in der Austreibungsperiode zugeschrieben. Andererseits ist diese Körperhaltung energetisch aufwendiger, der eigentliche Geburtsvorgang läßt sich schlechter beobachten und es werden öfter ödematöse Labienschwellungen gesehen. Grundsätzlich ist eine völlige Bewegungsfreiheit und Wahl der gewünschten Geburtsposition für die Schwangere möglich, sofern dies für sie bzw. ihr Kind kein erkennbares Risiko beinhaltet.

Zunehmend werden von geburtshilflichen Abteilungen ***Unterwassergeburten*** angeboten, mit dem Gedanken des schonenderen Übergangs für den Feten aus einer Umgebung, die das intrauterine Milieu simuliert und gleichzeitig für manche Schwangere möglicherweise ein entspannenderes Geburtsambiente bereitstellt. Durch den sogenannten „diving reflex" wird eine unbeabsichtigte Aspiration des Kindes unter Wasser unwahrscheinlich. Problematisch sind allerdings der erschwerte Dammschutz und die Unmöglichkeit einer vaginaloperativen Entbindung sowie Transporterschwernisse bei einer Notfallsectio. Zu denken geben sollte ebenfalls, daß abgesehen von bekannt gewordenen fetomaternalen Zwischenfällen für diese Form der Entbindung weder Anleihen in alten Kulturen noch im Tierreich gefunden werden können (der Wal als lebendgebärender Säuger bringt sein Neugeborenes sofort an die Wasseroberfläche).

6.6.4 Ambulante Klinikentbindung

Bei der ambulanten klinischen Geburt erfolgt die Entlassung der Patientin unmittelbar nach Abschluß einer obligaten Beobachtungszeit von ca. 4 h. Die weitere postpartale Überwachung von Mutter und Kind durch eine ambulant tätige Hebamme sowie die U2-Untersuchung und die Durchführung des Vorsorgeprogramms auf angeborene Stoffwechseldefekte (Guthrie-Test, TSH-Bestimmung) müssen sichergestellt sein. Für eine ambulante Entbindung kommen nur Schwangere mit fehlenden Schwangerschafts- und Geburtsrisiken in Frage. Nach unauffälligem Spontanpartus liegt die mütterliche Komplikationsrate mit der Notwendigkeit der stationären Überwachung bei ca. 5%. In ca. 10% der Fälle treten postpartal kindliche Komplikationen (z.B. Ikterus neonatorum) auf, die eine spätere Hospitalisierung des Neugeborenen nötig machen.

6.6.5 Hausentbindung

Immer häufiger wird der Geburtshelfer mit dem Wunsch nach einer ***Hausgeburt*** konfrontiert. Nostalgische, psychologische und emotionale Vorstellungen, daß das Kind in familiärer Umgebung, unmittelbar in der Familie eingebettet, auf die Welt kommen soll, spielen dabei eine Rolle. Ein wesentlicher Punkt bei der Beratung der Schwangeren sollte die Aufklärung über die möglichen Risiken einer Geburt ohne die Möglichkeit des operativen Eingreifens sein. Auch bei risikofreiem Schwangerschaftsverlauf und normalen geburtshilflichen Verhältnissen kommt es in ca. 20% der Fälle zu Komplikationen, die mit kindlicher Asphyxie einhergehen können und die eine operative Beendigung der Geburt aus kindlicher Indikation erforderlich machen. Angesichts der erreichten niedrigen Morbiditäts- und Mortalitätsziffern, bedeutet eine Hausgeburt einen bewußten Verzicht auf den erreichten medizinischen Fortschritt und das Eingehen eines schweren, unkalkulierbaren Risikos.

ZUSAMMENFASSUNG

Regelmäßige Wehentätigkeit, „Zeichnen" bzw. Abgang von Fruchtwasser sollten die Schwangere zur Vorstellung im Kreißsaal veranlassen. Die Hebamme bzw. der Arzt wird dann aufgrund des Vaginalbefundes und der Zusatzkriterien entscheiden, ob eine Aufnahme in den Kreißsaal erfolgt. Das Legen eines venösen Zugangs sowie die anfänglich intermittierende, dann kontinuierliche Überwachung des Feten und der Wehen mittels des CTG gehören zu den Routineüberwachungsmethoden, die selbstverständlich auch die psychologische Betreuung und Schmerzbekämpfung beinhalten. Ca. alle 2 h werden ferner Blutdruck, Puls und Temperaturbefunde erhoben, sowie der Geburtsfortschritt durch erneute vaginale Untersuchung kontrolliert. In einem Partogramm wird ferner verfolgt, ob mit der Muttermundseröffnung auch ein entsprechendes Tiefertreten des Köpfchens und eine Rotationsanpassung an die jeweiligen Beckenräume erfolgt. Hilfestellung hierzu gibt insbesondere der 4. Leopold-Handgriff. In der Austreibungsperiode muß die

Schwangere darauf aufmerksam gemacht werden, wann sie ihrem Preßdrang ungehindert nachgeben darf (vollständiger Muttermund, kindliche Leitstelle knapp über Beckenboden). Die Hebamme muß den Dammschutz durchführen. In besonderen Situationen ist ein Dammschnitt (Episiotomie) erforderlich. Die Primärversorgung des risikolosen Neugeborenen obliegt dem Geburtshelfer. Nach Abtrocknen, Abnabeln und Warmhalten sind die meisten Neugeborenen ausreichend vital und lebensfrisch. Die Zustandsbeurteilung erfolgt sowohl über die 1, 5 und 10 min Apgar-Werte, als auch objektiver über die Messung des pH-Wertes aus der Nabelschnurarterie.

Die Leitung der Nachgeburtsperiode hat zum Ziel den Blutverlust zu minimieren, die Plazenta auf Vollständigkeit zu prüfen und auf ausreichende Tonisierung des Uterus zu achten.

Alternative Gebärhaltungen sind möglich, sofern hierdurch keine Gefährdung von Mutter oder Kind herbeigeführt wird. Aus vielfältigen Erwägungen muß die Hausgeburt gegenüber der Klinikgeburt oder ambulanten Entbindung als bewußter Verzicht auf erzielbare Sicherheit mit entsprechend erhöhtem Risikopotential angesehen werden.

6.7 Überwachungsmethoden des Feten

K.-T. M. Schneider

EINLEITUNG

„Der Fötus athmet durch die Placenta. Wird derselbe durch die Unterbrechung des Gasaustausches asphyctisch, so treten an demselben die gleichen Erscheinungen auf, wie bei der Asphyxie überhaupt, und nach den darüber bekannten Lehren lässt sich auch die Pulsverlangsamung des dysapnoeischen Fötus erklären.

Die Frequenz der fötalen Herztöne beträgt in der Regel 132 bis 140. Es existiren zwar viel weitere Grenzen; aber unter und über der angegebenen Zahl kommen sie seltener vor, und es ist für jeden Fall fraglich, ob nicht gewisse vorübergehende Störungen das ausnahmsweise Verhalten verursachen.

Während der Contraktion des Uterus sind die Herztöne nicht wahrnehmbar; unmittelbar beim Nachlass sind sie auf einige Secunden langsamer, aber unter normalen Verhältnissen nimmt ihre Frequenz rasch wieder zu und wird gleich wie bei der vorangegangenen Wehenpause."

aus: Lehrbuch der Geburthilfe für Ärzte und Studierende von Paul Zweifel. Ordentlicher Professor und Director der Geburthülflich-Gynäkologischen Klinik der Universität Leipzig 1892

War früher das Pinard-Holzstethoskop das einzige Überwachungsinstrument, wurden in den letzten Jahren eine Fülle von Verfahren ***für die fetale Zustandsdiagnostik ante und sub partu*** entwickelt. Großteils werden diese Methoden bereits zur klinischen Entscheidungsfindung herangezogen, teilweise befinden sie sich noch in der Entwicklung (Tabelle 6.15).

Zu den mittlerweile ***etablierten physikalisch-chemischen Überwachungsmethoden*** gehören

- die ***Kardiotokographie (CTG)*** (antepartual unbelastet bzw. belastet),
- die ***Ultraschalluntersuchung,***
- die ***dopplersonographische Untersuchung,***
- die ***Amnioskopie*** und
- die ***Fetalblutanalyse.***

Zu den ***biochemisch-endokrinologischen Überwachungsmethoden*** zählen vor allem:

- die ***Östriolbestimmungen im Plasma*** oder ***im 24-h-Urin*** und
- die ***hPL-Bestimmungen im Plasma.***

Die hormonelle Überwachung der Schwangerschaft ist jedoch durch die biophysikalischen Methoden mittlerweile fast vollständig verdrängt worden.

Alle Methoden zur Überwachung des Feten dienen dem Ziel, eine intrauterine Gefährdung möglichst frühzeitig und treffsicher zu erkennen, um das geburtshilfliche Management so zu gestalten, daß eine Notsituation des Feten abgewendet und bleibender Schaden vermieden werden kann.

Eine intrauterine fetale Notsituation ist immer Ausdruck eines gestörten maternofetalen Austausches mit konsekutivem Sauerstoffmangel.

Tabelle 6.15. Fetale Meßparameter und eingesetzte Überwachungsmethoden. Klinisch häufiger eingesetzte Verfahren sind **fett**, Methoden die noch im Forschungsstadium sind, *kursiv* angegeben

Meßparameter (Methode)	
Schwangerschaft	unter der Geburt
Atemfrequenz (Ultraschall, Doppler)	*Blutdruck* (via SO_2-Messung)
Biophysikalisches Profil (Ultraschall, CTG)	**Biophysikalisches Profil** (Ultraschall, CTG)
Blutwerte, -gase (Nabelschnurpunktion)	**Blutwerte, -gase** (Fetalblutanalyse)
Blutgase nichtinvasiv (NIRS*)	*Blutgase nichtinvasiv* ($tcPO_2$, $tcPCO_2$, NIRS*)
Blutströmungsmuster (Doppler)	**Blutströmungsmuster** (Doppler)
EKG (F-EKG via maternale Bauchdecken)	*EKG* (fetales Skalp EKG)
Fruchtwasserfarbe (Amnioskopie)	**Fruchtwasserfarbe** (visuell)
Herzfrequenz (CTG-Doppler-Signal)	**Herzfrequenz** (CTG-EKG bzw. Doppler)
Kindsbewegungsmuster (KCTG**)	*Kindsbewegungsmuster* (KCTG)
Plazentafunktion (hPL, Östriol)	*Sauerstoffsättigung* (SO_2-Messung)
Ultraschall	**Ultraschall**

* Nah-Infra-Rot-Spektrometrie, ** Kineto-Cardio-Toko-Graphie

6.7.1 Kardiotokographie

Die Kardiotokographie hat wie kaum eine andere Methode die Geburtsmedizin beeinflußt, da sie bereits in der Schwangerschaft als intermittierendes Verfahren eingesetzt werden kann, vor allem aber sub partu die kontinuierliche Überwachung des Feten gestattet. Damit wurde die stichprobenartige, diskontinuierliche Auskultation der kindlichen Herztöne mit dem Stethoskop durch die fortlaufende akustische Wiedergabe und graphische Aufzeichnung der momentanen fetalen Herzfrequenz (***Kardiographie***) abgelöst. Die in sie gesteckten hohen Erwartungen hat sie allerdings nur teilweise erfüllt (s. Kap. 6.7.3).

Parallel wurde die empirische Beurteilung der Wehenqualität durch Handauflegen auf das Abdomen im Bereich des Fundus uteri durch die lückenlose graphische Darstellung der Wehentätigkeit (***Tokographie***) ersetzt.

Die kombinierte Anwendung beider Verfahren – die ***Kardiotokographie (CTG)*** mit ***simultaner Registrierung der fetalen, momentanen Herzfrequenz und der Uteruskontraktionen*** – gibt Aufschluß über die aktuelle, fetale O_2-Versorgung. Diese Information beruht auf den Beziehungen zwischen O_2-Angebot und reaktiver Herzfrequenz unter physiologischen und pathophysiologischen Bedingungen. Eine normale Herzfrequenzvariation ist Ausdruck einer konstanten O_2-Versorgung; das bedeutet, daß jede Minderung des O_2-Angebotes zur Alteration der fetalen Herzaktion führt. Die für den Feten verfügbare O_2-Menge ist dabei abhängig vom O_2-Gehalt des mütterlichen Blutes, der uteroplazentaren Durchblutung und der Menge des intervillösen Blutpools, der das O_2-Reservoir des Feten darstellt. Außer einer durch systemische Erkrankungen bedingten, generellen maternalen Hypoxämie kann es vor der Geburt durch zahlreiche Stör- und Einflußgrößen zu Einschränkungen der fetalen Versorgung kommen, die allerdings oft erst durch Zusatztests der fetoplazentaren Einheit (Wehen, bzw. mütterliche Kreislaufbelastung, s. Kap. 6.7.2 und 6.7.3) erkannt werden können.

Methoden zur Erfassung und Registrierung der fetalen Herzfrequenz

Zur Überwachung der ***fetalen Herzfrequenz (FHF)*** stehen verschiedene Methoden zur Verfügung, die wahlweise zusammen mit der Tokographie eingesetzt werden.

Phonokardiographie. Diese zuerst eingesetzte Methode wird wegen der zahlreichen Stör- und Einflußmöglichkeiten (Adipositas, Vorderwandplazenta, Gefäß-, Darm-, Umweltgeräusche, starke Kindsbewegungen) nicht mehr so häufig angewandt.

Die Ableitung des fetalen Herzschalles erfolgt mit einem ***Spezialmikrofon*** als Transducer von den mütterlichen Bauchdecken über dem Punctum maximum der auskultatorisch ermittelten kindlichen Herztöne. Die durch die Herzaktion induzierten Impulse werden aufgefangen und die Zeitintervalle zwischen den aufeinanderfolgenden Herztönen verglichen und von Schlag zu Schlag („Beat-to-Beat") auf die Frequenz pro Minute hochgerechnet.

Elektrokardiographie. Zur Registrierung des fetalen EKG werden die elektrischen Herzpotentiale ***extern*** – via ***mütterliche Bauchdecken*** – abgeleitet. Die Störgrößen wie Muskelpotentiale, vor allem aber das mütterliche EKG, lassen sich mittlerweile weitgehend eliminieren (z. B. sind die fetalen R-Zacken bei fetaler Schädellage den mütterlichen entgegengerichtet). In der frühen Schwangerschaft wirkt die Vernix caseosa jedoch als elektrischer Isolator und erschwert die Registrierung, im Gegensatz zu hypotrophen Feten, denen die Vernix caseosa fehlt. Ungeeignet ist die abdominale Ableitung auch bei Zwillingsschwangerschaf-

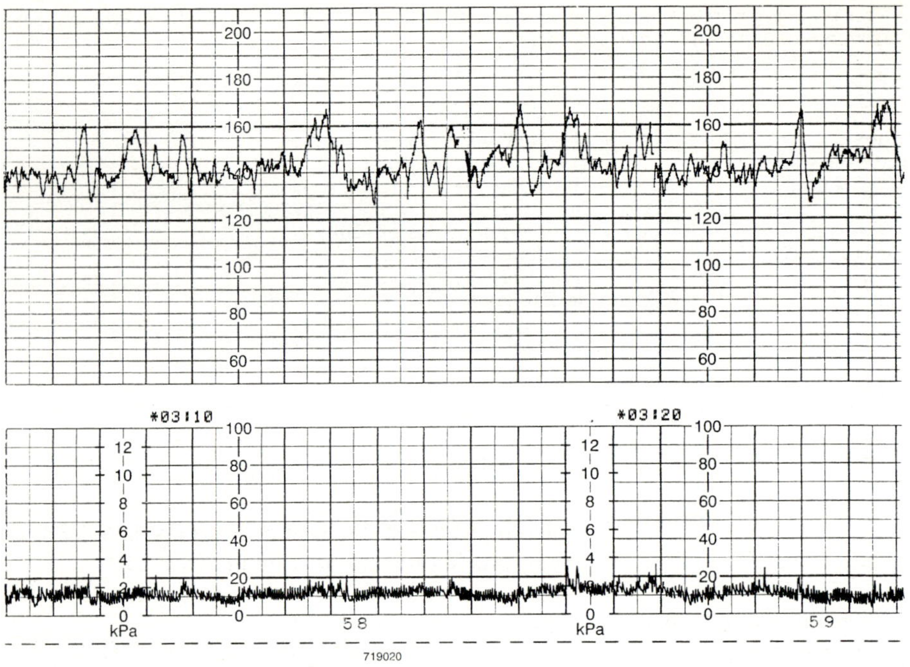

Abb. 6.51. Unauffälliges antepartuales Kardiotokogramm (CTG, Aufzeichnung mit Dopplersignal-Autokorrelationsmethode). *Oben:* Fetale Herzfrequenz mit normaler Basalfrequenz und normaler Fluktuation. *Unten:* Wehenkurve ohne nachweisbare Wehentätigkeit

ten, da neben den mütterlichen R-Zacken noch 2 kindliche R-Zacken unterschiedlicher Frequenz auftreten und die Differenzierung der beiden Herzfrequenzen nahezu unmöglich machen.

Nach der 36. SSW ist das abdominale fetale EKG in ca. 80 % ein brauchbarer Indikator des kindlichen Befindens. Sub partu liegt die Versagerquote zwischen 1 und 5 %. Eine „Hypervoltage" (große R-Zacke) deutet auf einen vollständigen Verlust der Vernix und eine mögliche Übertragung hin.

Aufgrund der erwähnten Einschränkungen wird die Methode jedoch nur noch an wenigen Zentren bei bestimmten Indikationsstellungen angewandt.

Doppler-Ultraschall-Kardiographie. Die ultrasonographische Registrierung der fetalen Herzfrequenz basiert hierbei auf der Ausnutzung des ***Dopplereffektes*** – der Erfassung des Echos „eingeschallter" Ultraschallwellen von bewegten Grenzflächen.

Die ***„Beat-to-Beat-Analyse"*** oder die Analyse der Dopplerverschiebung gibt das fetale Herzfrequenzsignal zwar unverfälscht wieder, der Anteil von Signalverlusten bzw. -Beeinträchtigungen ist aber relativ hoch.

Einen technischen Durchbruch bezüglich einer optimierten kontinuierlichen Registrierung erbringt die Signalverarbeitung nach dem ***Autokorrelationsprinzip.*** Sie beruht auf dem statistischen Vergleich von 2 Signalen gleicher Herkunft bezüglich Struktur und Periodizität. Die durch Integralbildung ermittelte Autokorrelationsfunktion ist von den Schwankungen des Eingangssignals weitgehend unabhängig. Die Signalerkennung ist hiermit so zuverlässig geworden, daß die früher verpönten, da zuviele Störsignale aufnehmenden Breitstrahlköpfe der Doppler-Ultrasono-Kardiographie, wieder mit Vorteil (auch sich wegbewegender Fetus wird erfaßt) eingesetzt werden können (Abb. 6.51). Ein gewisses Problem besteht darin, daß die apparative „Logik" ausgeprägte Schwankungen der FHF (z. B. bei Arrhytmien) nicht exakt wiedergeben kann und bei Signalausfällen „unechte", durch den Ähnlichkeitsvergleich aber zu erwartende Herzfrequenzen, zur Erzielung einer ungestörten Schreibung „eingestreut" werden.

Diese Methode wird mittlerweile ante- wie subpartual am häufigsten eingesetzt.

Methoden zur Erfassung und Registrierung der Wehenfrequenz und -form

In der Wehe kontrahiert sich die Gebärmutter und richtet sich gleichzeitig gegen die Bauchdecken auf. Diese Bewegung des Uterus wird durch einen auf die ***mütterlichen Bauchdecken*** aufgesetzten ***Druckaufnehmer*** (Statham-Element) nach mechanoelektrischem Prinzip als isometrische Messung registriert. Die extern gemessenen Zustandsänderungen werden über einen Wandler (Transducer) in elektrische Spannungswerte umgeformt. So wird eine sichere Registrierung der Wehenfrequenz und vororientierend auch der Wehenform möglich. Die Messung erlaubt jedoch keine Aussage über den absoluten Basaltonus und die Wehenintensität (Amplitude). Um letztere extern zu erfassen, bedarf es der zusätzlichen Beurteilung durch die flach aufgelegte Hand. Durch die Trennung der FHF- und Wehentransducer kann die Wehenregistrierung im Zuge der Überwachung immer an derselben Stelle über dem Fundus uteri erfolgen und vergleichbare Tokogramme liefern. Ab der 20. SSW lassen sich in über 70% technisch einwandfreie CTG-Kurven erhalten.

> **!** Wegen des meist im Bereich des linken Fundus befindlichen „Wehenschrittmachers", sollte der Transducer bevorzugt dort angelegt werden.

Durchführung der Kardiotokographie

Indikationsstellung. Die ***antepartuale Kardiotokographie*** ist eine nicht invasive Methode zur Diagnostik bzw. zum Ausschluß einer intrauterinen Hypoxie. Ihre Anwendung im unausgewählten Kollektiv führt jedoch nicht zu einer Absenkung der perinatalen Morbidität bzw. Mortalität. Die Spezifität der Methode ist zu gering, so daß ein allgemeines Screening nicht empfohlen werden kann. So beschränkt sich ihr Einsatz auf die ***Überwachung von Risikoschwangerschaften***. In Anlehnung an die Empfehlungen der Standardkommission für Perinatalmedizin ***werden relative und absolute Indikationen*** unterschieden (Tabelle 6.16).

Nach den Mutterschaftsrichtlinien (s. Anhang) wird die Indikation zum antepartualen CTG auch dann als gegeben angesehen, wenn neben den oben beschriebenen Risiken der Verdacht auf eine vorzeitige Wehentätigkeit besteht, bzw. auskultatorisch Abweichungen von der normalen Herzfrequenz festgestellt werden. Eine derartige CTG-Überwachung erscheint jedoch nur dann sinnvoll, wenn aus der Interpretation auch geburtshilfliche Konsequenzen gezogen werden können, d.h. zu einem Gestationsalter in dem mit einem potentiellen Überleben des Feten gerechnet werden kann. Dies ist in perinatologischen Zentren heute teilweise schon ab der abgeschlossenen 24. SSW der Fall.

Praktisches Vorgehen. Beim Anlegen der Transducer muß darauf geachtet werden, daß sich die Mutter idealerweise in der halblinken Seitenlage bzw. in sitzender Position befindet, da in der Rückenlage infolge eines V. cava-Kompressionssyndroms gravierende Blutdruckabfälle mit entsprechenden fetalen Oxygenierungsstörungen und pathologischen Veränderungen des Herzfrequenzmusters auftreten können. In der stehenden Position ist die fetale Herzfrequenz erhöht, es kann hier ebenfalls durch Kompression der Beckenvenen zu einer venösen Rückflußbehinderung der Mutter kommen. Die Dauer der Registrierung sollte bei 30 min liegen, falls fetale Schlafphasen (s. unten) vorliegen („eingeengte" Oszillation) auf 40 bis 60 min ausgedehnt werden.

Die Wiederholungsfrequenz richtet sich nach der klinischen Situation, d.h. bei fehlender Klinik (z.B. nur anamnestisches Risiko) und unauffälligem CTG genügen größere bis mehrwöchige Abstände, bei hohem fetalen Risiko können im Rahmen eines stationären Aufenthaltes 3 mal täglich bzw. sogar kontinuierliche CTG-Überwachungen notwendig werden.

Regelung der fetalen Herzfrequenz

Funktionell gesehen bestehen die Kreislaufzentren aus einem sympathischen (N. sympathicus) und einem parasympathischen Zentrum (N. vagus). Anatomisch gibt es kein isoliertes, morphologisch faßbares Zentrum. Die einzelnen Zentren sind auf verschiedene Kerngebiete verteilt. Diese befinden sich u.a. in der

Tabelle 6.16. Indikationen zur antepartualen CTG-Überwachung (nach Empfehlungen der Standardkomission für Perinatalmedizin)

relative	absolute
• Zust. nach Sterilitätsbehandlung • Verstorbenes/geschädigtes Kind in Anamnese • Erstpara < 18 > 34 Jahre • Mehrgebärende > 39 Jahre	• Oligo-, Polyhydramnion • Subjektiv abnehmende Kindsbewegungen • Terminüberschreitung • Insulinpflichtiger Diabetes mellitus • Rhesusinkompatibilität • V. auf Plazentainsuffizienz • Mehrlingsgravidität • Vorzeitige Wehen, drohende Frühgeburt • Zustand nach Trauma • Placenta praevia • Blutung in der 2. Schwangerschaftshälfte • Mekoniumhaltiges Fruchtwasser

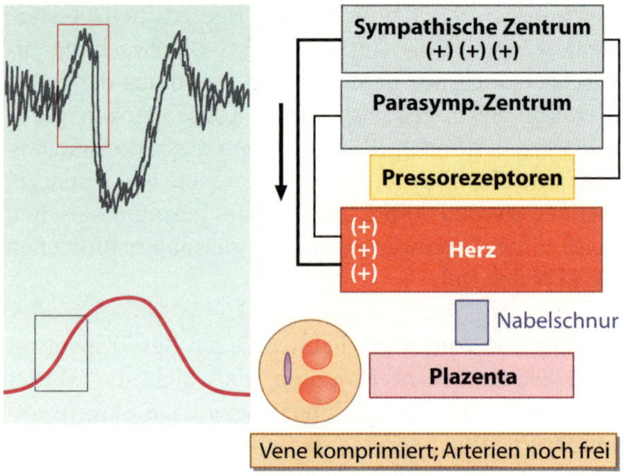

Abb. 6.52. Initiale Akzeleration. Durch Kompression der Nabelschnurvene bei noch offenen Nabelschnurarterien kommt es zu einer verminderten diastolischen Herzfüllung. Aus der hierdurch verminderten Pressorezeptorenstimulation resultiert ein Überwiegen des Sympathikotonus. Dies führt zu einer kompensatorischen Steigerung der Herzfrequenz mit dem Ziel, die Herzauswurfleistung bei vermindertem Schlagvolumen konstant zu halten

Hirnrinde, dem Hypothalamus und dem limbischen Kortex.

Die Aufgabe des fetalen Herz-Kreislauf-Systems besteht in einer ausreichenden Versorgung der Organe mit Nährstoffen und O_2. Eine sinnvolle Abstimmung der Versorgung einzelner Organe unter Störeinflüssen ist ohne ***Regelung und Steuerung*** nicht möglich. Das registrierte fetale Herzfrequenzmuster ist das Ergebnis zahlreicher solcher Steuerungs- und Regelungsvorgänge. Sowohl die fetale Herzfrequenz als auch das (nicht registrierte) Schlagvolumen sind Stellgrößen um das Herzminutenvolumen konstant zu halten. Für die Organdurchblutung sind ferner Blutdruck und Blutverteilung wichtige Kreislaufvariablen.

Die CTG Diagnostik erfaßt *3 **Störgrößen***:

- ***Druckstörungen*** (durch ***Pressorezeptoren*** vermittelt),
- ***O_2-Versorgungsstörungen*** (durch ***Chemorezeptoren*** vermittelt) und
- ***Kombinationen von Druck- und O_2-Versorgungsstörungen.***

Druckstörungen. Sie können z. B. durch ***Nabelschnurkompression*** umbilikoplazentare Perfusionsstörungen zur Folge haben. Diese Störungen treten fast ausschließlich nur unter Wehentätigkeit auf. Die umbilikoplazentare Perfusion umfaßt ca. zwei Drittel des fetalen Schlagvolumens (ca. 300–400 ml/min). Zu Wehenbeginn kommt es zunächst zu einer Kompression der dünnwandigen Nabelvene, die im Vergleich zu den Arterien zudem einen wesentlich geringeren Innendruck aufweist. In der Wehenakme kommt es zusätzlich auch zu einer Kompression der Nabelschnurarterien mit Stimulation der ***Pressorezeptoren*** im Aor-

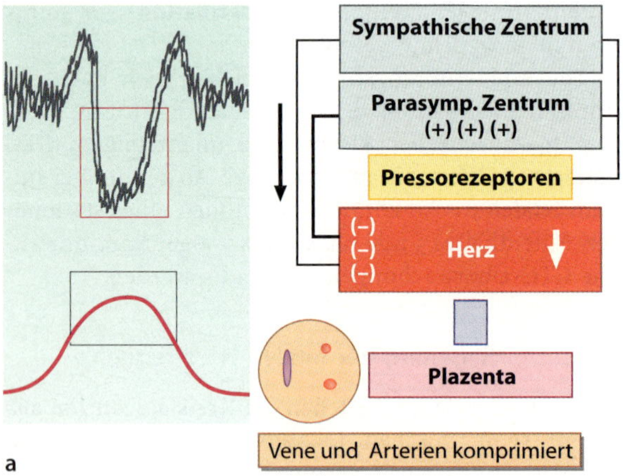

a

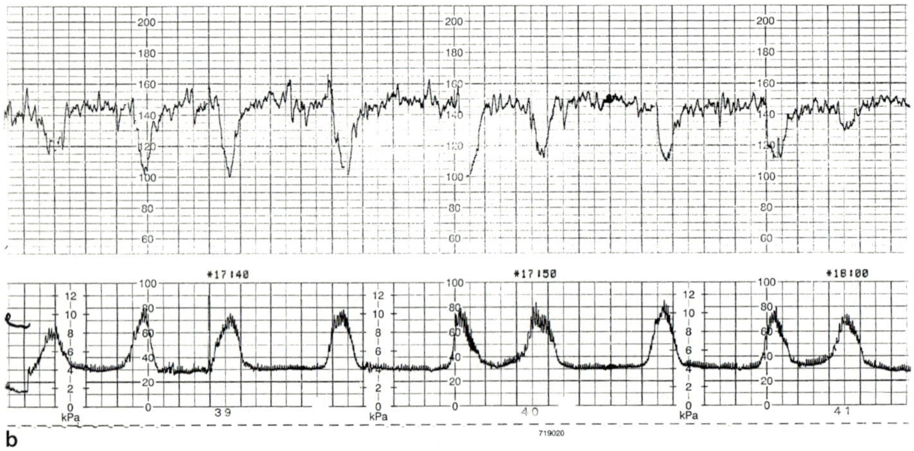

b

Abb. 6.53 a, b. Frühe Dezeleration, Dip I. **a** Haensel-Schema. In der Wehenakme werden sowohl die Vene als auch die Arterien komprimiert. Es kommt zu einem Rückstau auch im arteriellen Gefäßsystem und durch die resultierende Druckerhöhung im Aortenbogen zu einer Stimulation der Pressorezeptoren. Hierdurch wird eine vagotone Reaktion ausgelöst. Diese führt zu einem Abfall der fetalen Herzfrequenz. **b** Echtregistrierung

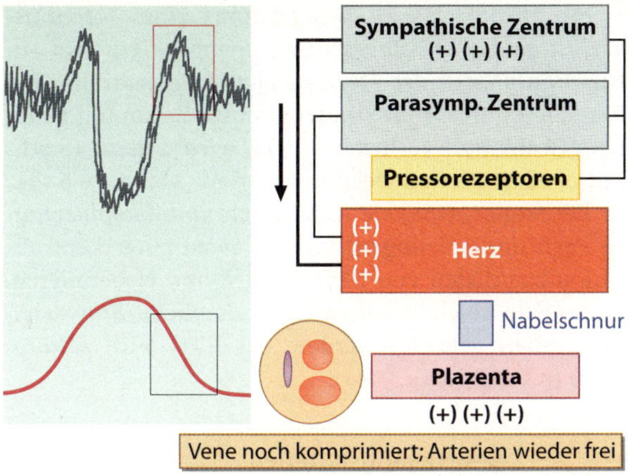

Abb. 6.54. Akzeleration nach Dezeleration. Am Ende der Wehe sind bei reduziertem Druck auf die Nabelschnur die Arterien wieder frei, die Vene dagegen noch komprimiert. Es kommt über eine Reduktion der Pressorezeptoraktivität bei verminderter diastolischer Füllung wiederum zu einem Überwiegen des Sympathikotonus mit postkompensatorischer erneuter Akzeleration der FHF

tenbogen und Auslösung einer vagotonen Reaktion und Ausbildung einer sogenannten ***frühen Dezeleration (Typ I, Dip I Frühtief)***. Die kompressorische Auswirkung einer Wehe auf die Nabelschnur und auf die FHF wird in den Abbildungen 6.52–6.54 modellhaft demonstriert.

Umbilikoplazentare Perfusionsstörungen können zum O_2-Mangel führen. Sie können auch kombiniert mit anderen Störungen auftreten. Die in den Abbildungen 6.52–6.54 beschriebene klassische Dezelerationsform ist eher die Ausnahme als die Regel.

Unter der Wehe kann der auf den fetalen ***Kopf einwirkende Druck*** die 3–4fache Stärke des Wehendruckes annehmen. Die Störgrößeneinwirkung erfolgt in diesem Falle direkt am Kreislaufzentrum. Es erfolgt durch eine Blockade des Sympathikus mit Überwiegen des Parasympathikus eine Dezeleration ohne Zeitverzögerung (***frühe Dezeleration, Dip I***).

O_2-Versorgung. Die ***Regelung bei O_2-Versorgungsstörungen*** erfolgt analog der Druckregelung. Als Regelgröße fungiert die O_2-Sättigung des Blutes (Einflußgrößen: pH, HCO_3^-, CO_2, Pufferkapazität). Als Störgrößen kommen ein vermindertes O_2-Angebot bzw. ein erhöhter O_2-Verbrauch in Frage. ***Meßfühler*** für den O_2-Mangel sind ***Chemorezeptoren***, die im Kreislaufzentrum eine Triggerung erzeugen, die zur Akzeleration der FHF führt. Im Falle der kompensierten Regulation kommt es in der Wehenakme zu einer verminderten O_2-Sättigung, die zu einer Chemorezeptoren-vermittelten Anregung des Sympathikotonus mit der Folge einer akzelerativen Beschleunigung der FHF führt (Abb. 6.55). Derartige ***Akzelerationen*** zeigen die Fähigkeit aber auch die Notwendigkeit zur Kompensation einer durch Verminderung des O_2-Angebotes entstandenen Störung.

Kann der O_2-Mangel im Gewebe durch beschleunigten Antransport nicht mehr ausgeglichen werden,

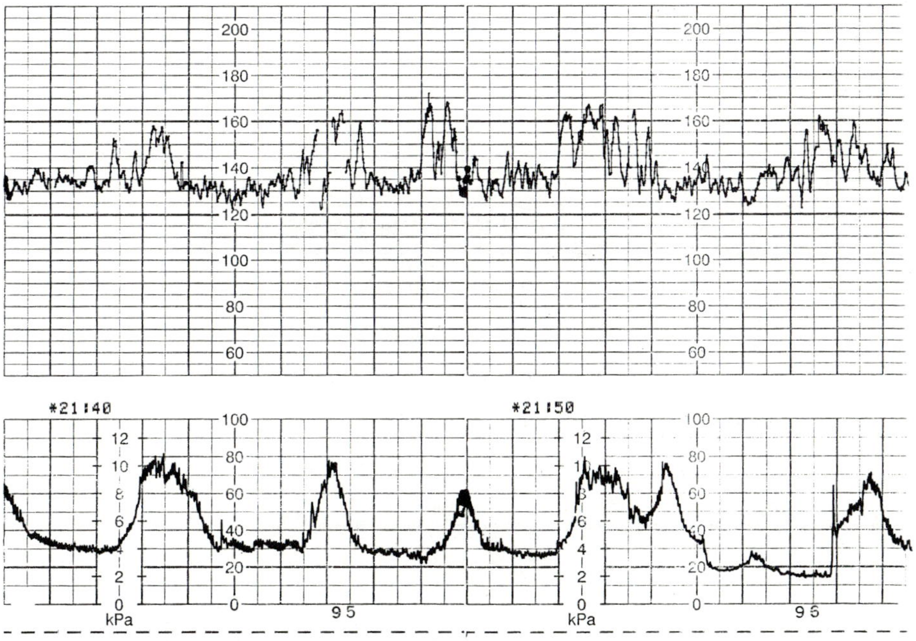

Abb. 6.55. Periodische Akzelerationen der FHF synchron zur Wehentätigkeit sind Ausdruck der Notwendigkeit zu kompensieren. *Oben:* Fetale Herzfrequenz. *Unten:* Wehenschreibung

kommt es zu einer depressorischen Reaktion (***Dezeleration***). Es überwiegt der Parasympathikus, die FHF dezeleriert und erreicht gegenüber der Wehenakme mit einer Verspätung („***lag time***") ihren Tiefpunkt. Auch nach Ende der Kontraktion ist das ursprüngliche Niveau der Basalfrequenz noch nicht erreicht (***Spätdezeleration, Dip II, Typ II Dezeleration***; Abb. 6.56 a, b). Entsprechend ihrem Entstehungsmechanismus ist sie meist uniform (rund). Chemorezeptoren lösen relativ langsam ablaufende biochemisch gesteuerte Prozesse aus. Die Dezeleration ist meist das zeitversetzte Spiegelbild der Wehe. Die Zeitverzögerung („lag time") repräsentiert die Pufferfunktion des intervillösen Raumes. Sie beträgt als „Totzeit" ca. 30–60 s. Das Auftreten von Spätdezelerationen (Dip II) bei normaler Wehentätigkeit kennzeichnet einen in der Regel durch morphologische Störungen fixierten und damit nicht therapierbaren O_2-Mangel (Ursachen: z. B. Plazentainsuffizienz, Anämie).

Ein ***chronischer*** O_2***-Mangel*** führt zum ***Aktivitätsverlust beider Kreislaufzentren (Sympathikus und Parasympathikus)***: das Herz schlägt ohne zentralmodulierende Einflüsse im Sinusrhythmus. Es kommt zu einem Oszillationsverlust, das ***CTG wird „silent"*** (Stadium der kompletten Dekompensation; Abb. 6.57–6.59).

Bei ***fetaler Asphyxie*** (z. B. durch ***umbilikoplazentare Perfusionsstörungen***) kommt es zu einer Zentralisation zugunsten von Herz, Gehirn und Nebennieren. Es muß in solchen Fällen eine erhebliche ***Blutverteilungsarbeit*** geleistet werden, das CTG wird ***saltatorisch*** (s. Abb. 6.58 u. 6.59).

Beurteilungskriterien

Zur systematischen Beurteilung des Kardiotokogramms (CTG) sind folgende Kriterien des fetalen Herzfrequenzmusters von Bedeutung und synoptisch zu berücksichtigen:

- Basalfrequenz,
- Veränderung (Alteration) der FHF,
- Oszillation (Fluktuation),
- Oszillationsfrequenz (Nulldurchgänge) und
- Oszillationsamplitude (Bandbreite).

Basalfrequenz. Die über einen längeren Zeitraum mit weitgehend konstantem Mittelwert beibehaltene FHF wird ***Basal- oder Grundfrequenz*** genannt (s. Abb. 6.51). Das Niveau der Basalfrequenz in der CTG-Aufzeichnung wird durch eine gedachte horizontale Linie durch den Mittelwert der Oszillationen gekennzeichnet – die ***Basislinie (Baseline)***.

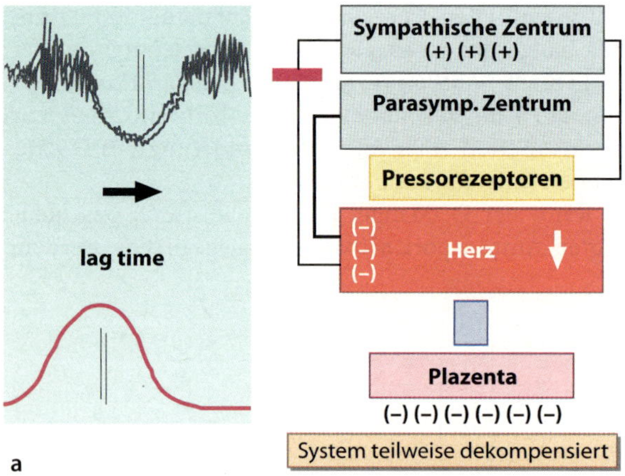

a

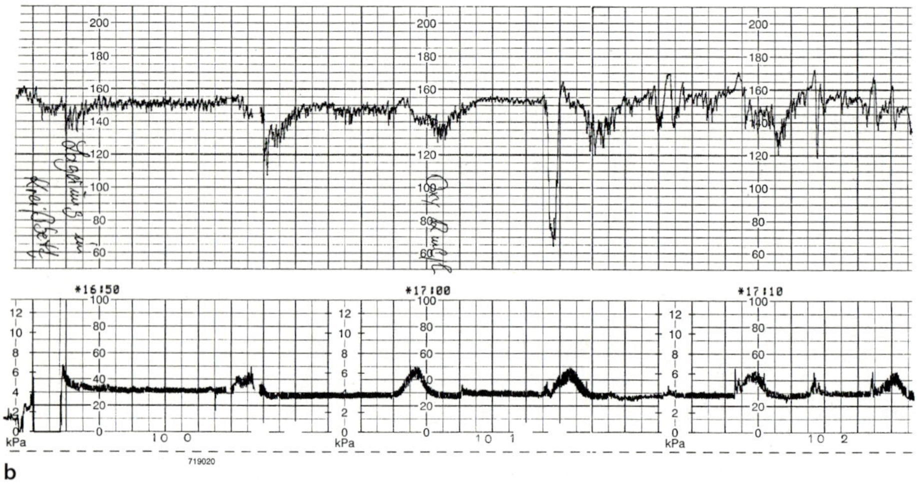
b

Abb. 6.56 a, b. Späte Dezelerationen, Dip II. **a** Haensel-Schema. Der Abfall der Herzfrequenz setzt erst nach Beginn der Wehe ein. Der Tiefpunkt der Dezeleration wird meistens erst nach der Wehenakme erreicht. Der Wiederanstieg zur Basalfrequenz erfolgt erst nach Wehenende. **b** Echtregistrierung. *Oben:* Fetale Herzfrequenz. *Unten:* Wehenschreibung

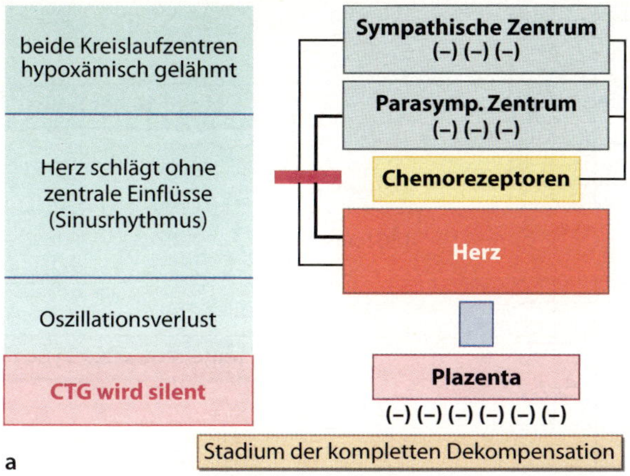

a

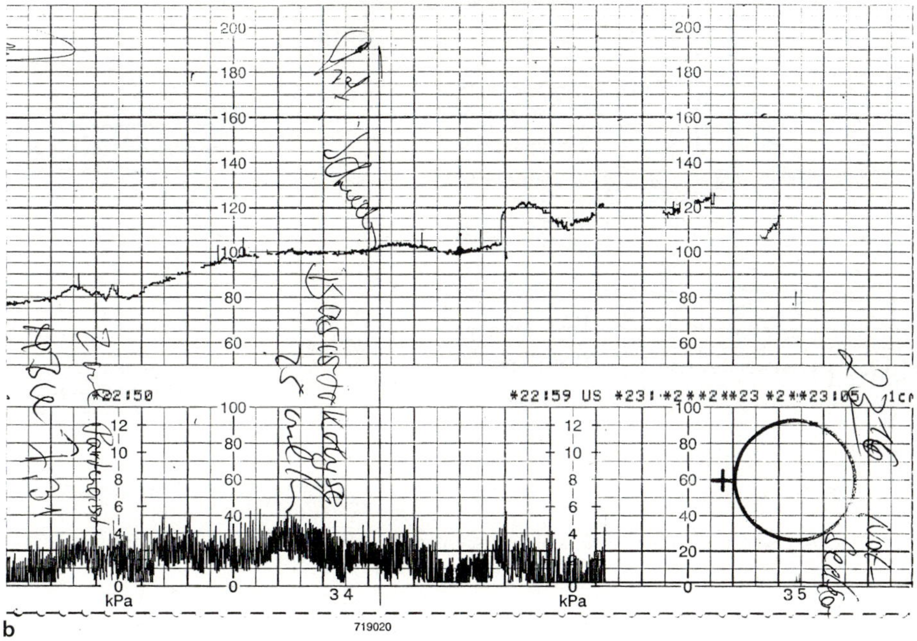

b

Abb. 6.57. a Haensel-Schema. Bei chronischer Hypoxie werden sowohl Sympathikus wie Parasympathikus gelähmt. Es kommt zu einer Einschränkung der Makrofluktuation und der Oszillationsamplitude. b Echtregistrierung

DEFINITION

Veränderungen (Alterationen) der FHF sind durch eine Frequenzzunahme oder -abnahme markiert und werden in

- ***langfristige,***
- ***mittelfristige*** und
- ***kurzfristige***

FHF Alterationen unterteilt.

Als ***langfristige FHF-Veränderungen*** gelten im Vergleich zur ***Normokardie*** die

- Tachykardie und die
- Bradykardie.

Für die ***basale Herzfrequenz*** sind nach den neuen FIGO-Richtlinien (Tabelle 6.17) folgende ***Grenzbereiche*** zu beachten:

- normale FHF (Normokardie) (110–150 SpM; SpM = Schläge pro Minute)
- leichte Tachykardie (150–170 SpM, > 10 min)
- schwere Tachykardie (> 171 SpM, > 10 min)
- leichte Bradykardie (100–110 SpM, > 3 min)
- schwere Bradykardie (< 100 SpM, > 3 min)

Tachykardie. Eine fetale Tachykardie beobachtet man antepartual relativ häufig. Sie kann bei entsprechendem Gestationsalter Zeichen der Unreife des Sympathikotonus sein. Sie kann aber auch durch eine Tachykardie der Mutter, z. B. bei fieberhaften Erkrankungen, ausgelöst werden, ferner medikamentös, z. B. durch β-Mimetika, bedingt sein. Auf der anderen Seite stellt sie jedoch das erste Signal einer beginnenden fetalen Hypoxämie bzw. Hypoxie dar. Die Tendenz zur Tachykardie hat als Hinweis auf eine fetale Hypoxämie zu gelten, auch wenn die basale FHF den

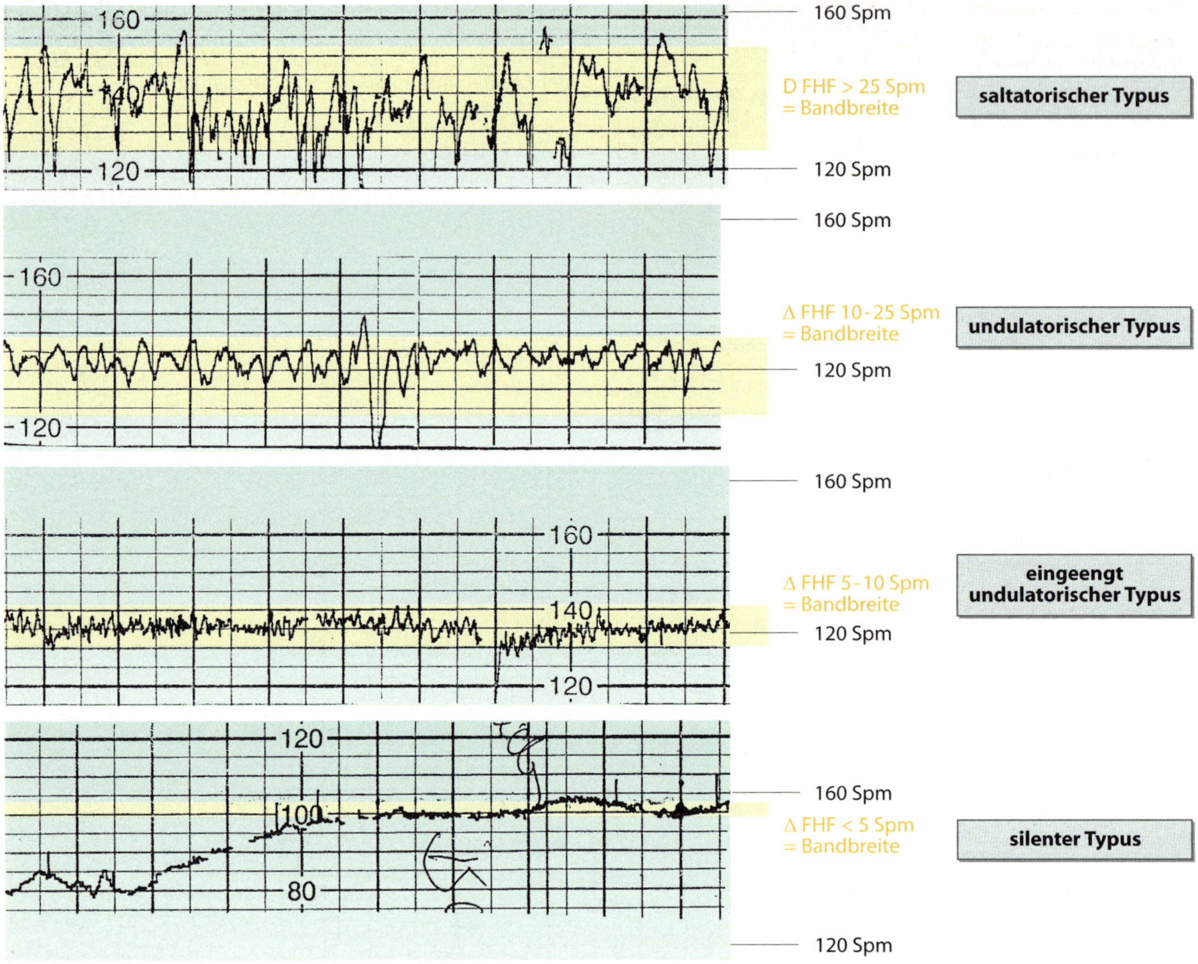

Abb. 6.58. Schematische Darstellung der Oszillationstypen. *FHF* Schlag-zu-Schlag-Variationen der fetalen Herzfrequenz, *SpM* (Herz) Schläge/min

Form	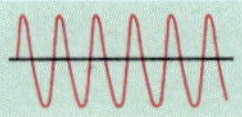	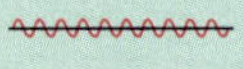	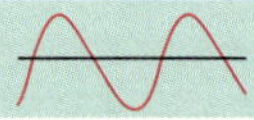	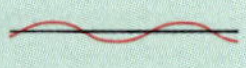
Amplitude der Oszillation (Bandbreite)	groß	klein	groß	klein
Zahl der Nulldurchgänge pro Minute	groß	groß	klein	klein
Beurteilung	physiologisch	vermutlich günstig	ungünstig	pathologisch

Abb. 6.59. Schematische Darstellung des Zusammenhanges zwischen Oszillationsamplitude (Bandbreite) und Oszillationsfrequenz (Anzahl der Nulldurchgänge/min) in ihrer prognostischen Wertigkeit. Als Nulldurchgänge werden die Schnittpunkte der Oszillationsamplitude mit einer fiktiven Nullinie bezeichnet, die durch die Mitte der jeweiligen Amplitude gelegt wird (schematisch als Gerade eingezeichnet). Die Prognose des Kindes verschlechtert sich, wenn gleichzeitig sowohl eine Abnahme der Nulldurchgänge als auch der Bandbreite erfolgt

Grenzwert von 150 SpM noch nicht erreicht oder überschritten hat. Bei einer schweren Tachykardie (> 170 SpM) muß eine Bedrohung des Feten angenommen werden. Im Wechsel mit periodischen Dezelerationen ist sie als prognostisch ungünstig zu werten.

Bradykardie. Eine isolierte, gleichbleibende fetale Bradykardie ist vor der Geburt selten; ihre Registrierung lenkt den Verdacht auf einen konnatalen Herzfehler, isoliert oder in Verbindung mit weiteren Anomalien. Zusammen mit anderen von der Norm abweichenden Kriterien des CTG muß eine anhaltende Ver-

Tabelle 6.17. Intrapartuale CTG-Beurteilung nach FIGO-Kriterien (1987)

Parameter	normal	suspekt	pathologisch
FHF-Basalfrequenz	110–150 SpM	150–170 SpM leichte Tachykardie 100–110 SpM leichte Bradykardie	> 170 schwere Tachykardie < 100 schwere Bradykardie
FHF-Oszillationen (Variabilität)	5–25 SpM	5–10 SpM > 40 min > 25 SpM (saltatorisch)	< 5 SpM (silent)
Akzelerationen (n/10 min)	≥ 2	keine > 40 min	keine
Dezelerationen	keine, periodische	periodische, variable	schwere variable, schwere frühe, späte

langsamung der basalen Herzfrequenz als unmittelbare Bedrohung des Kindes und damit als prognostisch sehr ernst beurteilt werden.

DEFINITION

Als ***mittelfristige FHF-Veränderungen*** gelten:
- periodische Akzelerationen
- sporadische Akzelerationen
- periodische Dezelerationen
  - frühe Dezelerationen (Dip I)
  - späte Dezelerationen (Dip II)
  - variable Dezelerationen
- sporadische Dezelerationen
  - Dip 0
  - prolongierte Dezelerationen

Akzelerationen. Im Unterschied zur Tachykardie spricht man von Akzeleration, wenn eine Frequenzbeschleunigung von mindestens 15 SpM über mindestens 15 s bis zu maximal 10 min Dauer anhält.

Die Akzeleration bedeutet in erster Linie die physiologische Anpassung an einen erhöhten O_2-Verbrauch oder an ein vermindertes O_2-Angebot und kann dann als Zeichen der Kompensation angesehen werden.

Eine ***unabhängig von der Wehe*** auftretende ***sporadische Akzeleration*** ist daher ohne klinische Bedeutung. Sie wird z.B. bei Kindsbewegungen oder dem „Weckversuch" beobachtet, auch bei der fetalen Skalpblutanalyse, Anlegen der Kopfschwartenelektrode oder auch der vaginalen Untersuchung. Sie bildet die Grundlage zur Beurteilung des Non-Streß-Testes (NST). Eine ***kurzfristige Akzeleration*** kann auch durch eine passagere Nabelschnurkompression ausgelöst werden. Der Verdacht darauf verstärkt sich, wenn die sporadische Akzeleration bei Kindsbewegungen mit einer Dezeleration Dip 0 einhergeht. Die Dignität ergibt sich aus der weiteren Überwachung.

Die ***wehenabhängige, periodische Akzeleration*** ist ernster zu bewerten (s. Abb. 6.55). Wehenkonform deutet sie als kompensatorische Reaktion eine beginnende fetale Hypoxie an oder ist bereits Ausdruck eines verminderten O_2-Angebotes während der Wehe (z.B. bei Plazentainsuffizienz) oder einer Nabelschnuralteration. Offenbar liegt dem Anstieg der Herzfrequenz eine hypoxiebedingte Erregung des sympathischen Zentrums durch Reizung der Chemorezeptoren am Sinus caroticus bzw. Arcus aorticus zugrunde. Hält der pO_2-Abfall an, so wird die kompensatorische Herzfrequenzsteigerung insuffizient, und es kommt zur Dezeleration. Ebenso ist als prognostisch ungünstig zu bewerten, wenn periodische Akzelerationen in die kontinuierliche Tachykardie übergehen.

Dezelerationen. Eine intermittierende Verlangsamung der FHF von mindestens 15 SpM über mindestens 15 s bis zu höchstens 3 min Dauer wird zur Abgrenzung gegenüber der Bradykardie als Dezeleration bezeichnet. Auch bei den Dezelerationen unterscheidet man ***periodische (wehenabhängige)*** und ***sporadische (wehenunabhängige)*** Dezelerationen.

Zur prognostischen Beurteilung der ***periodischen (wehenabhängigen) Dezeleration*** unterscheidet man *3 Wehenreaktionstypen*:

Die ***frühe Dezeleration (Typ I-Dezeleration, Dip I, Frühtief) setzt mit der Wehe ein und ist mit Wehenende bereits wieder aufgehoben*** (s. Abb. 6.53). Sie stellt die physiologische, reflektorische Antwort auf die intrauterine Drucksteigerung mit Druckerhöhung auf den fetalen Kopf während der Uteruskontraktionen dar. Es kommt zu einer Herabsetzung des Sympathikotonus und damit zur Vagotonie mit konsekutiver Verlangsamung der Herztöne. Die frühe Dezeleration ist aus dem spiegelbildlichen Verhalten des fetalen Herzfrequenzmusters zum Verlauf der Wehenkurve abzulesen.

Die ***späte Dezeleration (Typ II-Dezeleration, Dip II, Spättief), setzt erst nach Beginn der Wehe ein.*** Der Tiefpunkt der Dezeleration wird meist erst nach der Wehenakme erreicht, und der Wiederanstieg zur Basalfrequenz hinkt dem Wehenabfall um ca. 30 s nach (s. Abb. 6.56).

Eine singuläre Dezeleration vom Typ II muß als Warnzeichen betrachtet werden. Dagegen ist ein

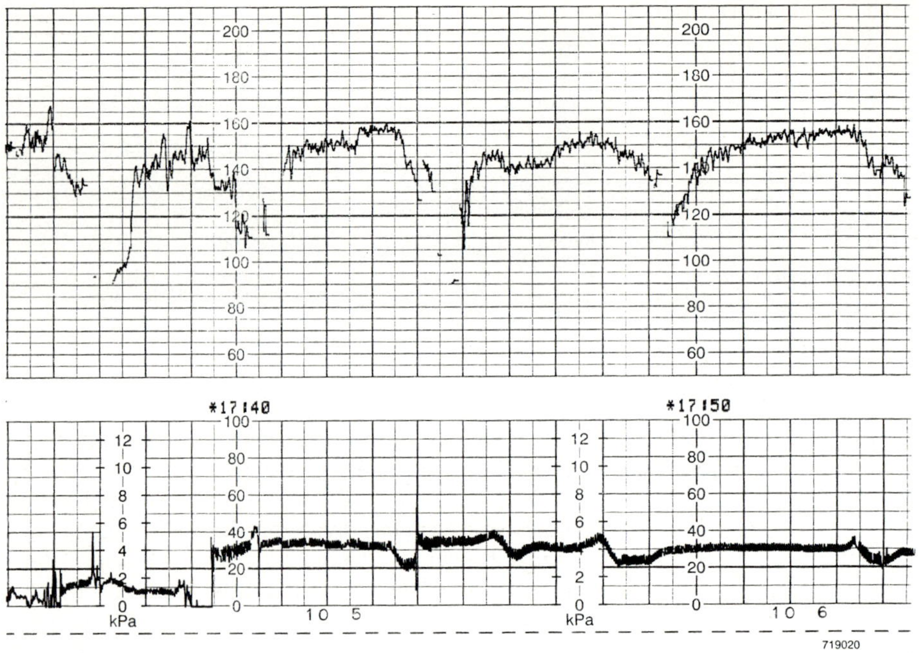

Abb. 6.60. Variable Dezelerationen sind gekennzeichnet durch den wechselnden zeitlichen Bezug zu den Wehen. *Oben:* Fetale Herzfrequenz. *Unten:* Wehenschreibung

wiederholtes Auftreten als Zeichen einer ***drohenden intrauterinen Asphyxie*** infolge erniedrigter O_2-Spannung zu werten. Die vielfältigen Ursachen einer intrauterinen Mangeldurchblutung können ***präplazentar*** (z. B. mütterlicher Blutdruckabfall, uterine Hyperaktivität) oder ***plazentar*** (z. B. Plazentainsuffizienz) bedingt sein. Mit Absinken des O_2-Druckes kommt es anfänglich zur kompensatorischen Akzeleration mit Anstieg der FHF. Mit Unterschreiten eines kritischen O_2-Druckes wird jedoch zugleich die Dezelerationsschwelle unterschritten und eine FHF-Verlangsamung ausgelöst. Sie kommt dadurch zustande, daß die Hypoxämie zunächst eine Beeinträchtigung des Sympathikuszentrums mit konsekutiver Vagotonie auslöst. Außerdem nimmt die Ansprechbarkeit der Chemorezeptoren nach anfänglicher Reizung (mit Akzeleration der FHF) bei fortbestehendem O_2-Mangel ab; schließlich wird die Erregungsbildung im Myokard verlangsamt. So wird verständlich, daß sich neben der respiratorischen auch eine metabolische Azidose ausbildet. Persistierende späte Dezelerationen gehen in $>70\%$ mit einer Abnahme der pH-Werte auf $<7{,}25$, Erhöhung des pCO_2 und Abfall der O_2-Sättigung einher. Die klinischen Konsequenzen bestehen in dieser Situation antepartual in einer Beseitigung der Noxen (z. B. Kupierung vorzeitiger Wehen durch Tokolyse = ***intrauterine Reanimation***), Einsatz weiterer diagnostischer Verfahren (z. B. Dopplersonographie), unter der Geburt zusätzlich im Ausschluß falsch-positiver Befunde mittels der fetalen Skalpblutanalyse und/oder, je nach geburtshilflicher Situation, in der baldigen Entbindung.

Am häufigsten sind Dezelerationen mit wechselndem zeitlichen Bezug zu den Wehen. Sie werden als ***variable Dezelerationen*** oder als Kombination von Dip I und Dip II klassifiziert, sind also Folgen von Herzfrequenzabfällen, die kurz vor, während und nach der Wehe einsetzen (Abb. 6.60). Sie stellen Zeichen einer einschneidend eingeschränkten Hämodynamik dar und treten v. a. bei Nabelschnurkompressionen auf (Vagotonie oder hypoxisch bedingte Tonusverminderung des Sympathikus). Auch die wehenbedingte uteroplazentare Mangeldurchblutung kann zu wiederholten späten oder sporadisch-prolongierten Dezelerationen führen. Läßt sich die Ursache beseitigen (z. B. durch Lagewechsel der Mutter, Beckenhochlagerung, Tokolyse), so kann bei noch kompensierter Situation die Ausgangsfrequenz evtl. wieder erreicht werden.

> **!** Das geburtshilfliche Handeln entspricht dem Verhalten bei späten Dezelerationen.

Sporadische Dezelerationen sind dadurch gekennzeichnet, daß sie – im Gegensatz zu periodischen Dezelerationen – ***unabhängig von regelmäßigen Uteruskontraktionen*** vorkommen, und zwar als ***Typ 0 (Dip 0)*** oder als ***prolongierte Dezeleration***.

Typ 0 (Dip 0) stellt eine kurzfristige, bis zu 30 s dauernde Verlangsamung der fetalen Herzfrequenz dar, die als Ausdruck einer Alteration der Nabelschnur, z. B. einer Nabelschnurumschlingung mit passager verminderter O_2-Zufuhr während der Kindsbewegungen zu deuten ist.

Prolongierte Dezelerationen sind durch eine mehr oder weniger abrupte und für mehrere Minuten anhaltende Verlangsamung der Herzfrequenz gekennzeichnet. Sie beginnen ***simultan mit dem auslösenden Ereignis*** (z. B. mütterlicher Blutdruckabfall, Rückenlageschocksyndrom, erhöhter Basaltonus des Uterus, aber auch bei akuter Nabelschnurkomplikation).

> **!** Eine prolongierte Dezeleration stellt stets die Antwort auf eine akute Mangeldurchblutung bei bis dahin regelrechter uteroplazentarer Versorgung dar.

Sie ist ***immer hypoxisch*** bedingt und daher ***stets bedenklich.*** Nach Abklingen bzw. Beseitigung der Ursache kehrt die FHF entweder in die Ausgangsfrequenz zurück – meist über eine kompensatorische Tachykardie – oder das ursprüngliche FHF-Niveau kann infolge der Dekompensation des fetalen Herz-Kreislauf-Systems nicht wieder erreicht werden, und der Übergang in die bedrohliche Bradykardie ist die Folge.

Kurzfristige Veränderungen der fetalen Herzfrequenz – Oszillation (Fluktuation). Eine zusätzliche wesentliche Information zur Beurteilung der Versorgungssituation des Kindes liefert ***der Oszillationstypus (Fluktuationen, Undulationen).***

DEFINITION
Die Oszillationen stellen wehenunabhängige, kurzfristige FF-Veränderungen dar, die den lang- und mittelfristigen FF-Alterationen aufgepfropft sind.

Sie spiegeln die ständigen Schwankungen der momentanen Herzfrequenz um eine Mittelwerts- oder Nullinie weder, die bei Schlag-zu-Schlag-Registrierung in Erscheinung treten. Sie sind Ausdruck des stetig wechselnden Einflusses von Parasympathikus und Sympathikus auf die Erregungsbildung im Sinusknoten und ***stellen die Reaktion des Herzens auf die stete Umverteilung des Blutes in der fetalen Körperperipherie da.*** Ihre Beurteilung erlaubt sowohl unter physiologischen als auch unter pathophysiologischen Bedingungen eine qualitative Aussage über die Reaktionsfähigkeit des fetalen Herz-Kreislauf-Systems auf endogene und exogene Reize (s. Abb. 6.58 u. 6.59).

Meßbare Parameter sind die ***Oszillationsfrequenz (Makrofluktuation)*** und die ***Oszillationsamplitude (Bandbreite)*** (s. Abb. 6.59).

Die ***Oszillationsfrequenz*** (Anzahl der Oszillationen/min) ***oder Makrofluktuation*** kann ermittelt werden durch

- die Anzahl der ***Nulldurchgänge/min*** = Zahl der Schnittpunkte der Oszillationsamplituden mit einer nur gedachten Nullinie, die durch die Mitte der registrierten Amplituden verläuft, oder
- durch die ***Bestimmung der Gipfelpunkte oder Umkehrpunkte.***

Die Oszillationsfrequenz ist ein zusätzliches wichtiges Kriterium zur Beurteilung der FHF bzw. des aktuellen fetalen Zustandes und prognostisch wie die Bandbreite (s. unten) zu interpretieren. Eine Abnahme deutet auf eine potentielle Hypoxie hin.

> **!** Ein Verlust der Oszillationsfrequenz weist auf eine gravierende hypoxisch/azidotische Gefährdung hin.

Die ***Oszillationsamplitude*** oder ***Bandbreite*** (Höhe der Oszillationsausschläge) ist durch den Amplitudenabstand der höchsten und niedrigsten Umkehrpunkte gekennzeichnet.

Bandbreite und Frequenz der Oszillationen ändern sich gegenüber der Norm bei Beeinträchtigung der Reaktionsfähigkeit durch Hypoxie und/oder Azidose. Ein pathologisches Muster kann aber auch bei physiologischen fetalen Verhaltenszuständen vorgetäuscht werden. In Abhängigkeit von der Amplitude (Bandbreite) unterscheidet man ***4 Fluktuationsmuster*** (s. Abb. 6.59):

- den silenten Typ (Oszillationstyp 0) < 5 SpM,
- den eingeengt-undulatorischen Typ (Oszillationstyp I) 5–10 SpM,
- den undulatorischen Typ (Oszillationstyp II) 10–25 SpM und
- den saltatorischen Typ (Oszillationstyp III) > 25 SpM.

Der ***silente Typ*** (Oszillationstyp 0) ist als potentielles ***Hypoxiezeichen*** zu interpretieren. Es tritt ein Verlust der Oszillationsamplitude bei „Beat-to-beat"-Registrierung unter 5 SpM ein. Das Auftreten eines solchen Musters unter der Geburt verlangt die weitere Abklärung durch eine fetale Skalpblutanalyse. Als besonders ungünstig ist der silente Typ in Kombination mit späten Dezelerationen zu bewerten. Die Geburt muß umgehend angestrebt werden (s. Abb. 6.58 u. 6.59).

Ohne prognostische Bedeutung ist der silente Verlauf, wenn sich der Fetus im Ruhezustand befindet (häufig durch Weckversuch zu identifizieren) oder über die Mutter medikamentös gedämpft ist (auch i. v. Magnesiumgabe senkt die Oszillationsamplitude). Außerdem findet sich dieser Typ bei kardialen Anomalien und auch beim Anenzephalus als Ausdruck der fehlenden zentralen Steuerungsmechanismen.

> **!** Der eingeengt-undulatorische Typ (Oszillationstyp I) ist ebenfalls als Warnhinweis für eine potentielle Hypoxie zu werten (s. Abb. 6.58 u. 6.59).

Der ***undulatorische Typ*** (Oszillationstyp II) mit einer Amplitude von 10–25 SpM und 5–10 Nulldurchgängen/min ***spiegelt das normale Reaktionsmuster wider*** (s. Abb. 6.58 u. 6.59). Er ist bei der antepartalen Kontrolle als Zeichen ungestörten kindlichen Befindens zu werten.

Die ***saltatorische Undulation*** (Oszillationstvp III) ist meist ein Hinweis auf eine Nabelschnurkompression. Wenn sie zusammen mit späten Dezelerationen auftritt, ist in Abhängigkeit vom sub partu festgestellten fetalen Skalpblut-pH die Beendigung der Geburt angezeigt (s. Abb. 6.58 u. 6.59).

Synoptische Bewertungsschemata (CTG-Scores)

Bei synoptischer Betrachtung von Bandbreite und Oszillationsfrequenz können folgende Interpretationshilfen gegeben werden:

Als physiologisch gilt eine große Oszillationsamplitude von 10–25 SpM und eine hohe Zahl von Nulldurchgängen (5 bis ≥ 10/min). Die Prognose für den Feten ist noch günstig, wenn trotz einer Einengung der Oszillationen noch eine hohe Zahl der Nulldurchgänge registriert wird. Bei abnehmender Zahl der Nulldurchgänge muß trotz großer Amplitude der Fetus als bedroht angesehen werden, insbesondere wenn die Zahl der Nulldurchgänge auf weniger als 2/min abnimmt.

Das durch eine schwere Hypoxie bedingte silente Herzfrequenzmuster ist sowohl durch eine geringe Bandbreite, als auch eine niedrige Zahl der Nulldurchgänge gekennzeichnet. Als sicher pathologisch muß ein silenter Kurvenverlauf mit einer Bandbreite von < 5 SpM und einer Frequenz von Nulldurchgängen < 2/min gewertet werden (s. Abb. 6.58 u. 6.59).

Gerade die zusätzliche Analyse von Oszillationstyp und Makrofluktuation (Nulldurchgänge) erlaubt eine wesentlich differenziertere prognostische Abschätzung eines Hypoxierisikos.

Es wurden zahlreiche Bemühungen unternommen, für die Beurteilung des CTG quantitativ-qualitative Bewertungsschemata in Form von Punktesystemen zu entwickeln. Ein solcher Index soll dem Geburtshelfer Entscheidungshilfen liefern, die es ihm erleichtern, das kindliche Risiko zuverlässiger einzuschätzen und die entsprechenden Konsequenzen zu ziehen.

Als Beispiel sei der für das antepartale CTG entwickelte ***Fischer-Score*** (Fischer et al., 1976) herangezogen. Er basiert auf den ***5 definierten Kriterien***:

- basales Herzfrequenzniveau,
- Bandbreite,
- Zahl der Nulldurchgänge,
- Akzelerationen und
- Dezelerationen.

Für jedes Merkmal werden ähnlich wie beim Apgar-Schema 0–2 Punkte vergeben. Zwei Punkte repräsentieren ein normales Muster, 1 Punkt gilt als prognostisch unsicher, kein Punkt wird bei prognostisch ungünstigem FHF-Muster vergeben. Maximal sind also 10 Punkte erreichbar (Tabelle 6.18).

Zur Beurteilung der ***basalen Herzfrequenz*** ist ein Zeitfaktor eingeführt worden. Eine suspekte Veränderung eines der Kriterien, die während der Registrierdauer von 30 min auftritt und länger als 10 min anhält, beeinflußt die Punktzahl. Ungünstige Zusatzsymptome senken die prognostische Gesamtwertung, die wie folgt gewertet wird:

Tabelle 6.18. Schema zur Beurteilung des fetalen Zustandes aus 5 Parametern des antepartualen Kardiotokogramms (Fischer-Score)

Parameter		Punkte			
		0	1	2	S
Basale FHF	Niveau [Spm]	< 100 > 180	100–120 160–180	120–160	
	Oszillationsamplitude (Bandbreite) [Spm]	< 5	5–10 > 30	10–30	
	Oszillationsfrequenz (Nulldurchgänge pro Minute)	< 2	2–6	> 6	
FHF-Alterationen	Akzelerationen	Keine	Periodische	Sporadische	
	Dezelerationen	Späte, variable mit prognostisch ungünstigen Zusatzkriterien	Variable	Keine, sporadisch auftretende Dip 0	
Zustandsindex					

Tabelle 6.19. Fetale Verhaltenszustände („fetal behavioral states")

Zustand F1 (quiet sleep)	CTG: Körperbewegungen: Augenbewegungen:	normfrequent, eingeschränkt bis silent (Typ A) ruhig, gelegentliche Rumpfbewegungen keine
Zustand F2	CTG: Körperbewegungen: Augenbewegungen:	normfrequent, undulatorisch, Akzelerationen (Typ B) häufig einschl. Kopf und Extremitäten vorhanden
Zustand F3 (REM* sleep)	CTG: Körperbewegungen: Augenbewegungen:	normfrequent, undulatorisch, ohne Akzel. (Typ C) keine vorhanden
Zustand F4 (jogging fetus)	CTG: Körperbewegungen: Augenbewegungen:	normfrequent, Akzel. um 30 bqm, kurzzeitige Tachykardie (Typ D) häufig vorhanden

- *8–10 Punkte: physiologisch*
- *5–7 Punkte: prognostisch fraglich*
- *0–4 Punkte: pathologisch*

Bei einem Punktwert von 5–7 werden zusätzliche Tests zur Ermittlung des fetalen Zustands empfohlen. Bei einem Punktwert von 0–4 sollte bei entsprechender Reife des Kindes die Entbindung angestrebt werden. Im Bereich der extremen Frühgeburtlichkeit können Zusatzuntersuchungen wie die dopplersonographische Messung des fetalen Gefäßwiderstandes oder die streng zu indizierende Nabelschnurpunktion mit Analyse der Blutgase falsch-pathologische CTG-Muster entkräften, so daß eine iatrogene Frühgeburtlichkeit vermieden werden kann.

Der positive Effekt der Benutzung von Scores liegt darin, daß der Betrachter veranlaßt wird, alle Kriterien der fetalen Herzaktion isoliert zu analysieren. Ein Nachteil liegt in einer deutlich schlechteren Reproduzierbarkeit der Bewertung, je mehr Parameter in einen solchen Score eingehen.

Stör- und Einflußgrößen

Neben dem ***Gestationsalter, fetalen Erkrankungen, der mütterlichen Körperhaltung, -temperatur und -aktivität,*** sowie dem Einfluß ***kreislaufwirksamer Medikamente*** sind vor allem fetale Schlaf-Wach-Rhythmen physiologische ***fetale Verhaltenszustände („fetal behavioral states"),*** die z.B. ein hypoxieverdächtiges CTG-Muster vortäuschen können (F1-Status). Es lassen sich ab der 35. SSW ***5 verschiedene repetitiv-wiederkehrende Verhaltensmuster*** beobachten (Tabelle 6.19). Neben motorischen Aktivitäten von Rumpf, Gliedmaßen und Augen, die sich mittels Ultraschall nachweisen lassen, wird das CTG zur Ermittlung des Aktivitätszustandes herangezogen. Ein Aktivitätszustand gilt dann als gegeben, wenn die in Tabelle 6.19 geforderten Kriterien simultan über mindestens 3 min nachweisbar sind. Die Koordination dieser Leistungen spiegelt die Reifung des fetalen Nervensystems wider.

Der Fetus verbringt ca. 35% seiner Zeit im ***F1****(quiet sleep)*-***Status*** (mittlere Dauer 25 min, range –50 min). Das CTG kann in dieser Phase eingeschränkt bis silent erscheinen und so ein ***hypoxieverdächtiges Muster*** vortäuschen. ***Rat: Prolongation der CTG-Schreibung über 50 min bzw. vibroakustische Stimulation.***

Ca. 43% der Zeit verbringt der Fetus im ***F2-Status*** (mittlere Dauer 50 min), in dem er ein typisch ***reaktives CTG*** aufweist.

Interpretationsprobleme können bei einem ***F4-Status*** auftreten, wenn die ***Akzelerationen und passageren Tachykardien*** fälschlicherweise als tachykardes CTG mit Dezelerationen fehlinterpretiert werden. Auch hier schafft eine Verlängerung der Registrierdauer Klarheit.

Bei 5–10% aller Feten läßt sich auch am Termin keiner der 4 Zustände definieren. Es konnte weiterhin gezeigt werden, daß bei wachstumsretardierten Feten sowie Kindern diabetischer Mütter die Entwicklung der typischen Verhaltenszustände verlangsamt abläuft.

Auch das ***Gestationsalter*** beeinflußt maßgeblich das fetale Herzfrequenzmuster. Die fetale Basalfrequenz sinkt physiologischerweise ab der 20. SSW, in der sie durchschnittlich 150 SpM beträgt, bis zur 32. SSW um ca. 1 Schlag pro Woche. Oszillationsamplitude und -frequenz nehmen bis zur 30. SSW, die FHF-Akzelerationen dagegen stetig zu. Finden sich in der 20. SSW lediglich in 50% aller CTG-Registrierungen Akzelerationen, ist dies mit 30 SSW in 75% der Fall. Umgekehrt nehmen Dezelerationen, die sich zwischen der 20. und 30. SSW in den meisten CTG-Ableitungen nachweisen lassen, mit zunehmendem Gestationsalter ab. Bis zur 30. SSW lassen sich physiologischerweise dreimal mehr Akzelerationen als Dezelerationen im CTG nachweisen.

Verschiedene ***fetale Erkrankungen*** können die Interpretation des fetalen Herzfrequenzmusters erschweren. So können Herzrhythmusstörungen Brady- oder Tachykardien verursachen, ohne daß eine hypoxische Gefährdung bestehen muß. Bei einer ausgeprägten fetalen Anämie lassen sich sinusoidale CTG-Muster beobachten, die ebenfalls nicht eng mit einer Hypoxämie korreliert sind. Auch bei chromosomalen Aberrationen werden häufiger pathologische CTG-Muster beobachtet, die nicht zu einer fetalen Asphyxie führen.

> **!** ***Medikamente*** können wie folgt die FHF beeinflussen:
>
> ***Eingeschränkte Oszillationsamplitude:***
>
> - Opiatderivate
> - Diazepam
> - Magnesiumsulfat
> - Lokalanästhetika
>
> ***Tachykardie:***
>
> - β-Sympathikomimetika
> - Atropin
>
> ***Bradykardie:***
>
> - Betablocker
> - Lokal/Regionalanästhetika

6.7.2 CTG-basierte Testverfahren ohne Belastung der uteroplazentaren Perfusion

Am ***wehenlosen Uterus*** steht zur Beurteilung der Versorgungslage des Feten das ***Fluktuationsmuster*** im Vordergrund. Eine regelrechte Makrofluktuation zusammen mit einer normalen, unverdächtigen Oszillationsamplitude ist für den weiteren Schwangerschaftsverlauf als prognostisch günstig zu werten. Abweichungen von der normalen Oszillationsfrequenz und -amplitude sprechen für eine bereits bestehende Gefährdung.

Non-Streß-Test (NST)

Sehr häufig wird das CTG in der wehenlosen Situation einer sogenannten Non-Streß-Test (NST)-Beurteilung unterzogen, bei der ausschließlich die reaktive Akzeleration der FHF im Zusammenhang mit Kindsbewegungen berücksichtigt wird. Die FHF wird über 20 min registriert, wobei als *„**reaktives**“* (unauffälliges) CTG gilt, wenn der Fetus in diesem Zeitraum mindestens 2 seiner Bewegungen mit einer Akzeleration beantwortet (Tabelle 6.20). Bleibt die Herzfrequenzbeschleunigung aus (***nichtreaktives CTG***), so kann ein Weckversuch mittels einer ***vibroakustischen Stimulation*** erfolgen bzw. ist eine zeitliche Verlängerung des NST oder dessen Wiederholung angezeigt.

Fetale Stimulationstests

Fetale Stimulationstests werden bei pathologisch erscheinendem CTG-Muster zur Differenzierung physiologischer Schlafzustände von hypoxisch bedingten Veränderungen eingesetzt. Neben der manuellen ***Stoßpalpation*** werden vor allem ***akustische Testverfahren*** angewandt. Am besten bewährt hat sich die sogenannte ***vibroakustische Stimulation.*** Dabei wird ein Elektrolarynx auf das Abdomen der Schwangeren aufgesetzt und beobachtet, ob nach 5–10 s dauernder Stimulation ein Wechsel der FHF zu einem reaktiven Muster erfolgt.

Biophysikalisches Profil

Besonders im angloamerikanischen Sprachraum wird nach auffälligem NST ein sogenanntes biophysikalisches Profil durchgeführt (Tabelle 6.21, s. Tabelle 6.20). Dieses enthält als zusätzliche Parameter zur Beschreibung des antepartualen fetalen Gefährdungszustandes den ultrasonographischen Nachweis von fetalen Körper- und Atembewegungen sowie die Abschätzung der Fruchtwassermenge.

Es erfolgt eine Score-Einteilung ähnlich dem Apgar-Schema oder dem Fischer-Score, wobei in der Wertung insbesondere einer reduzierten Fruchtwassermenge als chronischem Marker große Bedeutung beigemessen wird.

> **!** Das biophysikalische Profil gilt als eines der treffsichersten Instrumente in der antenatalen Überwachung.

Kinetokardiotokographie (KCTG)

Mittels des CTG läßt sich unter Berücksichtigung entsprechender Algorhithmen über den Ultraschall-Dopplertransducer eine signifikant reproduzierbarere Registrierung der ***fetalen Bewegungen*** erreichen, als

Tabelle 6.20. Durchführung und Beurteilung ausgewählter Testverfahren

Test	untersuchte Parameter	normal	pathologisch
NST	FHF Seitenlage 20 min	≥ 2 FHF-Akzelerationen bei fetalen Bewegungen	< 2 FHF-Akzerationen bei fetalen Bewegungen
SST	FHF Stehen 10 min ≥ 3 Wehen: < 3 Wehen:	keine Spätdezelerationen ≥ 1 FHF-Akzelerationen bei fetalen Bewegungen	Spätdezelerationen keine FHF-Akzelerationen bei fetalen Bewegungen
OBT	FHF 3 Wehen/10 min	keine Spätdezelerationen	Spätdezelerationen
BPS	NST, Fruchtwasser, Kindsbewegungen	8–10 Punkte	≤ 4 Punkte

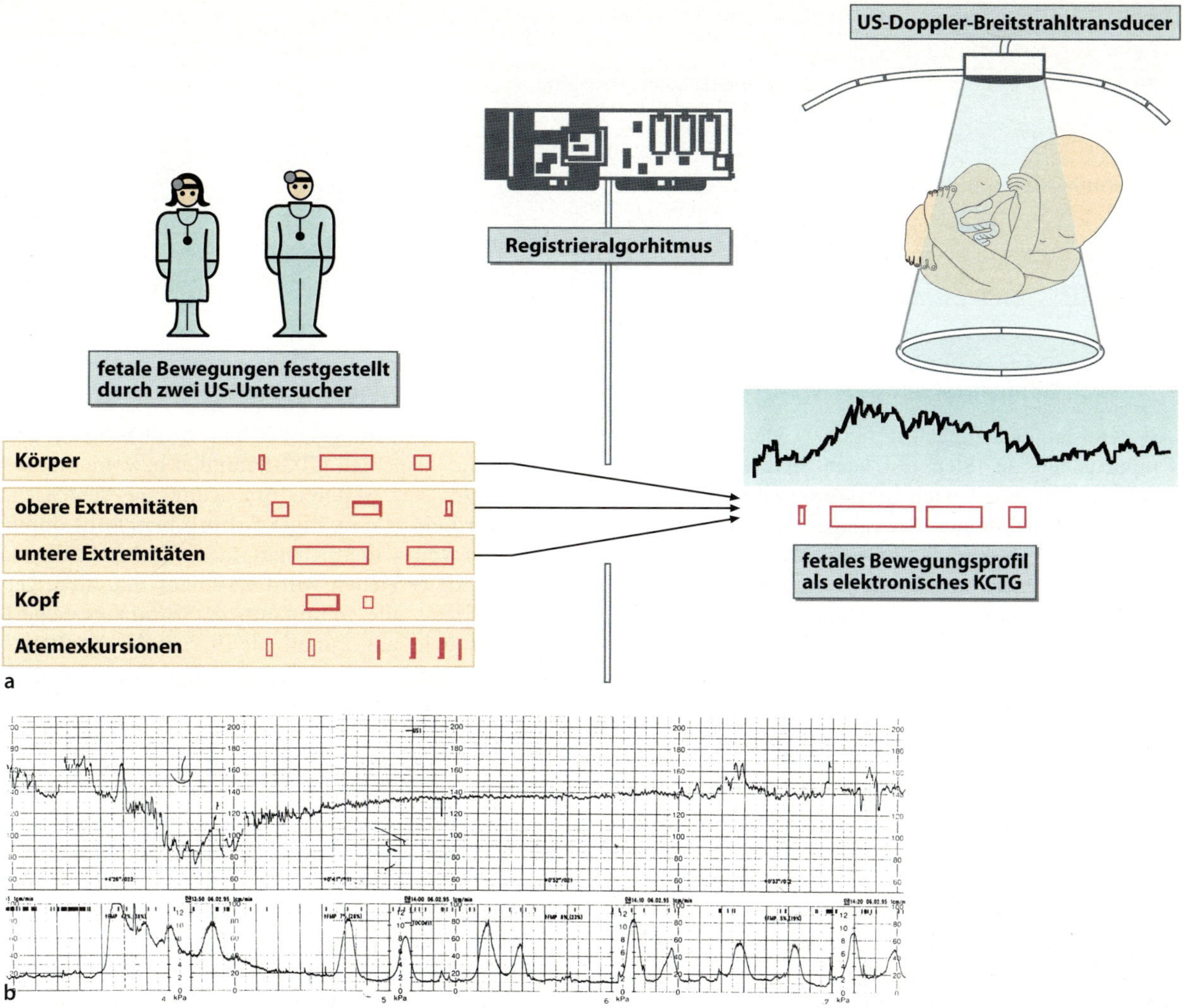

Abb. 6.61 a, b. Herkunft und Darstellung von Kindbewegungen im Kinetokardiotokogramm (K-CTG). **a** Der Algorhithmus wurde nach der ultrasonographischen Detektion von Kindsbewegungen durch 2 verschiedene Untersucher ermittelt. Anzahl und Dauer der Bewegungsblocks geben Hinweise auf fetales Verhalten und intrauterine Gefährdung. Im KCTG *oben:* fetale Herzfrequenz, in der *Mitte:* Bewegungscluster, *unten:* Wehenschreibung. **b** Subpartuales Kardiotokogramm mit Aufzeichnung der Kindsbewegungen (KCTG, Aufzeichnung mit Dopplersignal-Autokorrelationsmethode). *Oben:* Fetale Herzfrequenz mit kurzfristiger Bradykarie. *Mitte:* Kindsbewegungscluster. *Unten:* Wehenkurve mit kurzfristiger Polysystolie. Unmittelbar nach der FHF-Dezeleration kommt es zu einer Reduktion der Dauer von Kindsbewegungen (Ökonomisierung), die während der gesamten langsamen Erholungsdauer der FHF bestehen bleibt und dann erst wieder zum ursprünglichen Muster zurückfindet

z.B. durch die subjektive Angabe der Schwangeren (Abb. 6.61 a). Bei einer uteroplazentaren Minderversorgung kommt es zuerst zu einer Reduktion der Kindsbewegungsdauer, bei fortgeschrittener Depriviation auch zu einer Reduktion der Anzahl der Kindsbewegungen (Abb. 6.61 b). Mithilfe der KCTG-Registrierung lassen sich indirekt 3 der 5 Kriterien des biophysikalischen Profils ohne Mehraufwand kontinuierlich mit den gleichen Transducern erfassen.

6.7.3 Testverfahren mit Belastung der uteroplazentaren Perfusion

Zusätzliche ***Belastungsstests*** gestatten eine weitere Abklärung des kindlichen Gefährdungsgrades (s. Tabelle 6.21). Ihr Einsatz ist dann sinnvoll, wenn weitere Hinweise auf eine drohende intrauterine Gefährdung vorliegen (z.B. Verdacht auf intrauterine Mangelentwicklung, Oligohydramnion, abnehmende objektiv erfaßte Kindsbewegungen s. oben).

Tabelle 6.21. Testverfahren der uteroplazentaren Reservekapazität mit und ohne Belastung

Fetale Zustandstests		Erstschreiber	
Wehenbelastungstests	Oxytozinbelastungstest (OBT)	Hammacher	1968
	Mamillenstimulationstest	Freeman	1982
	Steh-Stress-Test (SST)	Schneider	1987
	Prostaglandinbelastungstest	Göschen	1986
Kreislaufbelastungstests	Treppensteigetest	Stembera	1965
	Kniebeugenbelastungstest	Saling	1979
	Steh-Stress-Test (SST)	Schneider	1987
Tests ohne Belastung	Non-Stress-Test (NST)	Rochard	1976
	Biophysikalisches Profil (BPS)	Manning	1980

Treppensteigetest

Als Kreislaufbelastungstest fungiert der sogenannte Treppensteigetest (Step test nach Stembera). Unmittelbar anschließend nach der körperlichen Belastung wird in der halblinken Seitenlage ein CTG geschrieben. Ruft diese Kreislaufbelastung der Mutter eine passagere uterine Minderdurchblutung hervor und reagiert der Fetus darauf mit einer Dezeleration, so deutet der Befund auf eine eingeschränkte plazentare Leistungsreserve.

Kniebeugenbelastungstest

Stattdessen kann man auch den Kniebeugenbelastungstest (nach Saling) anwenden. Nach 10 min Vorregistrierung läßt man die Gravida 10–15 Kniebeugen durchführen und schreibt anschließend das CTG. Der Test wird in dem gleichen Sinne wie der Treppensteigetest interpretiert, ist also als verdächtig bzw. pathologisch einzustufen, wenn unmittelbar nach der mütterlichen Belastung eine Dezeleration der FHF beobachtet wird.

Steh-Streß-Test (SST)

Der sogenannte Steh-Stress-Test (SST, nach K.T.M.Schneider) ist eine Kombination von Kreislauf- und Wehenbelastung. Er nutzt die physiologische Situation einer uteroplazentaren Perfusionsbeeinträchtigung im Stehen aufgrund einer Kompression pelviner Gefäße und die gleichzeitig um den Faktor 3 gegenüber der liegenden Körperhaltung erhöhte Inzidenz spontaner uteriner Kontraktionen. Treten während einer 10-minütigen CTG-Registrierung im Stehen mindestens 3 von der Schwangeren gespürte Kontraktionen auf, wird der Test wie der OBT (s. unten) gewertet. Das heißt, er gilt als pathologisch, wenn Spätdezelerationen auftreten. Sind weniger als 3 spontane Kontraktionen vorhanden, erfolgt eine Auswertung wie beim NST: Tritt im Überwachungszeitraum mindestens eine mit einer Herzfrequenzakzeleration korrelierende Kindsbewegung auf, wird der SST als reaktiv bezeichnet (s. Tabelle 6.20).

Oxytozinbelastungstest (OBT)

Der Oxytozinbelastungstest (OBT) wird häufig bei unklaren bzw. suspekten CTG-Befunden bzw. nichtreaktiven Testen zur weiteren Abklärung angeschlossen. Dabei wird ein 10-minütiger Geburtsausschnitt durch Induktion von 3 deutlich gespürten Wehen imitiert. Um dies zu erreichen, wird Oxytozin mit niedriger Ausgangsdosis alle 10 min um 0.4 IE/min gesteigert (3 IE Oxytozin auf 250 ml physiologische Kochsalz- oder Lävuloselösung), bis regelmäßige Kontraktionen auftreten. Die Verabfolgung von Oytozin als Nasenspray hat sich wegen der schlechteren Steuerbarkeit nicht durchgesetzt. Der Test gilt als pathologisch, wenn Spätdezelerationen beobachtet werden (s. Tabelle 6.20). Wurde bereits unbelastet ein hypoxieverdächtiges CTG registriert, so ist zu erwarten, daß unter der Wehentätigkeit eine weitere Einschränkung der uteroplazentaren Perfusion eintritt. Es besteht dann die Gefahr einer Dekompensation mit einer u.U. vital bedrohlichen Gefährdung des Feten. Die Dauer des Testes richtet sich nach der Reaktion der fetalen Herzaktion auf die Wehentätigkeit. 10 IE/min sollten jedoch nicht überschritten werden. Nach Beendigung der Oxytozininfusion und Sistieren der Uteruskontraktionen sollte die kardiotokographische Überwachung noch über mindestens 30 min fortgesetzt werden.

Das weitere Vorgehen richtet sich nach dem Ausfall des CTG unter Berücksichtigung aller Beurteilungskriterien.

Grundsätzlich darf der Oxytozinbelastungstest nur unter Bereitstellung von Tokolytika und der Möglichkeit der raschen Durchführung einer Sectio caesarea vorgenommen werden. Dies ist auch der Grund dafür, warum dort, wo mit der Methode der Dopplersonographie z.B. der Grad der fetalen Zentralisation nichtinvasiv und ohne Zusatzbelastung feststellbar ist, in den meisten Fällen auf die Durchführung eines OBT verzichtet werden kann.

Mamillenstimulationstest

Der Mamillenstimulationstest macht sich die endogene Ausschüttung von Oxytozin zunutze. Die Schwangere wird aufgefordert ihre Mamillen über einen kurzen Zeitraum zu frottieren. Ziel ist es, wie beim OBT 3 Wehen pro 10 min zu erreichen und zu beobachten, ob die fetale Herzfrequenz auf diese Belastung reagiert. Die Annahme, daß die Freisetzung von körpereigenem Oxytozin physiologisch und unbedenklich sei, ist jedoch irrig, da eine Steuerbarkeit nicht gegeben ist und in prospektiven vergleichenden Studien eine gegenüber dem OBT höhere Inzidenz an Polysystolien und Dauerkontraktionen beobachtet wird. Deshalb müssen bei diesem Test mindestens die gleichen Sicherheitsvorkehrungen getroffen werden wie bei dem Oxytozinbelastungstest. Wegen der schlechten Steuerbarkeit wird dieser Test kaum durchgeführt.

Prostaglandinbelastungstest

Bei diesem Test wird ***Prostaglandin-Gel*** in die Zervix appliziert. Ziel dieses Vorgehens ist es, durch Wehenauslösung die uteroplazentaren Reserven zu testen (Beurteilung wie OBT) und gleichzeitig eine Zervixreifung herbeizuführen. Dabei wird eine hierdurch induzierte Einleitung der Geburt als erwünscht angesehen. Als Einschränkung muß auch hier die schlechte Steuerbarkeit der einmal applizierten Dosis sowie die Beschränkung des Vorgehens auf die Zeit um den Geburtstermin angesehen werden. Bei der Durchführung ist eine vorausgegangene Sectio zu bedenken.

6.7.4 Vorgehen bei pathologischem Testausfall

Das ***Routinevorgehen*** in Risikosituationen besteht zunächst in der Durchführung ***unbelasteter,*** CTG-basierter Testverfahren. Bei ***pathologischem Ausfall*** wird in der Regel eine ***zusätzliche abklärende Untersuchung*** z.B. mit Hilfe des biophysikalischen Profils, des OBT bzw. einer dopplersonographischen Untersuchung durchgeführt.

- Ein hochpathologischer primärer Testausfall erfordert je nach Gestationsalter die sofortige Entbindung, wobei man sich großzügig zur primären Sectio caesarea entscheiden sollte.
- Ein suspektes oder nicht beurteilbares Ergebnis auch im 2. Test verlangt die kurzfristige Wiederholung, bzw. kann bei entsprechendem Gestationsalter die Geburteinleitung erwogen werden. Im Bereich der Frühgeburtlichkeit sollte zwischen der vor der vollendeten 24. und 32.–34. SSW eine Stimulation der fetalen Lungenreife vorgenommen werden.

> **!** Alle beschriebenen fetalen Zustandstests sind besser geeignet bei unauffälligem Ausfall die fetale Nichtgefährdung, als bei pathologischem Ausfall die fetale Gefährdung zu prognostizieren.

Nach Möglichkeit sollen immer mehrere Verfahren der Schwangerenüberwachung gleichzeitig angewandt werden, um die Grundlage für eine therapeutische Entscheidung nicht von einem einzigen Parameter abhängig zu machen, sondern möglichst breit abzusichern. Gleichzeitig festgestellte Risiken (z.B. IUGR) erhöhen die prognostische Treffsicherheit des pathologischen Testausfalls.

6.7.5 Dopplersonographische Blutströmungsmessung

In der Schwangerschaft gewinnt das gepulste Dopplerverfahren zur Prüfung des Blutflußverhaltens der fetoplazentomaternalen Einheit zunehmend an Bedeutung. Der Vorteil der Methode liegt in der Möglichkeit erstmals nichtinvasiv das Blutströmungsmuster und -verhalten sowohl in uteroplazentaren wie in fetalen Gefäßen beurteilen zu können. Darüber hinaus bietet die Methode Hilfestellung bei der Erkennung verschiedener Fehlbildungen. Sie erlaubt ferner die Überprüfung der Auswirkung therapeutischer Maßnahmen auf den Gefäßwiderstand. Aufgrund der in der 1. Schwangerschaftshälfte noch stattfindenden physiologischen Veränderungen und auch aus Sicherheitserwägungen (bei langdauernder Anwendung mit hohen Intensitäten liegt eine Erwärmung des fetalen Gewebes potentiell im Bereich des Möglichen) sollte der Einsatz der Dopplersonographie am Feten auf die 2. Schwangerschaftshälfte und bestimmte Indikationsstellungen beschränkt sein.

Indikationsstellung. Die antepartuale, dopplersonographische Messung maternalen bzw. fetalen Blutströmungsverhaltens ist eine nichtinvasive Methode zur Abschätzung einer chronischen intrauterinen Hypoxie. In den bisher vorliegenden Studien ist kein Benefit der Methode im Screeningeinsatz am unausgewählten Patientengut zu erkennen. Dagegen erlaubt die Methode bei folgenden Indikationsstellungen eine Triage in ein hochgefährdetes und ein weniger gefährdetes Kollektiv:

- Verdacht auf vorliegende bzw. anamnestische intrauterine Wachstumsretardierung (IUGR)
- Verdacht auf vorliegende bzw. anamnestische hypertensive Schwangerschaftserkrankung
- Diskordantes Zwillingswachstum
- Verdacht auf fetale Fehlbildung, insbesondere bei Herzvitien
- Pathologisches CTG, insbesondere in der Frühschwangerschaft

Die ***Dopplersonographie*** ist allerdings konventionellen Verfahren wie der Blutdruckmessung oder der Ultraschallbiometrie in der Erkennung der schwangerschaftsinduzierten Hypertonie bzw. der intrauteri-

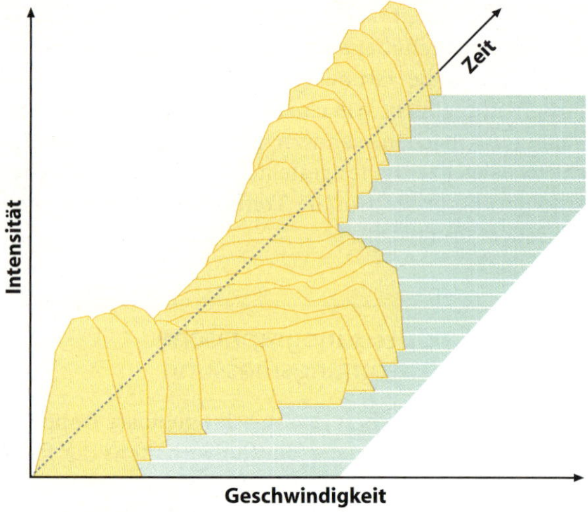

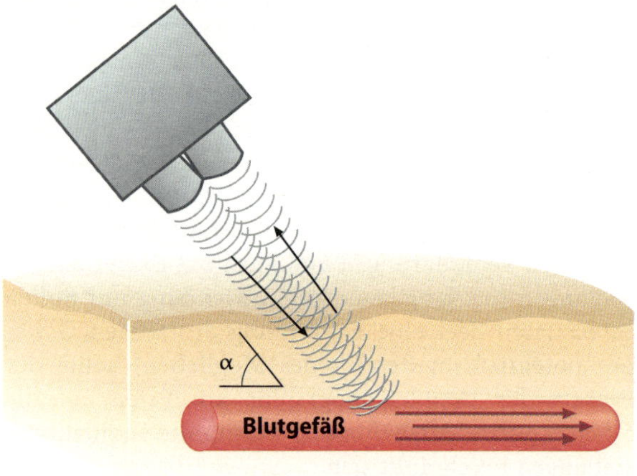

Abb. 6.62. Doppler-Prinzip zur Messung von Blutströmungsgeschwindigkeiten. Nach Spektralanalyse wird die Verteilung der Blutströmungsgeschwindigkeiten der korpuskulären Blutbestandteile während der Systole und Diastole auf einer Zeitachse dargestellt

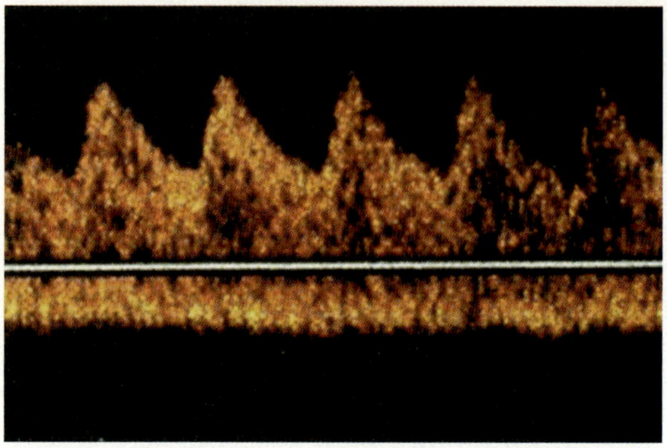

Abb. 6.63. Beispiel einer Darstellung des Dopplersignals aus einer A. umbilicalis mit Hilfe eines farbcodierten Duplex-Scanners (nähere Erklärung im Text)

nen Wachstumsretardierung unterlegen. Die Dopplersonographie erlaubt allerdings bei Feststellung eines derartigen Risikos eine genauere Abschätzung des intrauterinen Asphyxierisikos. Antepartual gewonnene Blutanalysen aus der Nabelschnur weisen ebenso wie plazentamorphologische Veränderungen gute Korrelationen mit pathologischen Dopplerindizes auf.

> **!** Die Methode ist nicht geeignet, akute Risiken wie durch Blutdruckabfall der Mutter bedingte Minderperfusion, Plazentalösungen oder später erfolgende Nabelschnurkomplikationen anzuzeigen. Zudem ist ihre Aussagekraft in den fetalen Gefäßen in der Frühschwangerschaft und im Bereich der Übertragung eingeschränkt.

Das Dopplerprinzip

Das Dopplerprinzip besteht darin, daß Ultraschallwellen, die auf ein sich bewegendes Objekt treffen, mit veränderter Frequenz zurückkehren, während Ultraschallwellen von einem immobilen Objekt in der gleichen Frequenz reflektiert werden. Auf dieser Basis arbeiten die fetalen Herzfrequenzdetektoren, die reflektierte, in ihrer Frequenz geänderte Schallwellen in akustische und/oder optische Signale umwandeln. Der Unterschied zwischen emittierter Dopplerfrequenz und von den Blutbestandteilen reflektierter Schallfrequenz (Dopplershift) ist proportional der Flußgeschwindigkeit des Blutes (Abb. 6.62).

Während sogenannte ***„Continuous-wave"-Dopplergeräte*** kein gezieltes Aufsuchen von Blutgefäßen ermöglichen, erlauben dies die ***Duplex-Scanner***. Durch ein gepulstes Dopplerverfahren kann unter gleichzeitiger Darstellung des „Real-time"-Bildes das Zielgefäß aufgesucht, gefäßüberdeckend ein Dopplerschallfenster eingesteuert und ein für das jeweilige Gefäßgebiet charakteristisches Blutströmungsmuster abgeleitet werden (Abb. 6.63). Durch ***Farbcodierung*** mit Beimischung von Grüntönen lassen sich Blutrichtung, Geschwindigkeit und das Auftreten von Turbulenzen weiter differenzieren. Nach Vereinbarung werden Flüsse, die auf den Schallkopf zulaufen, rot, solche die sich von ihm wegbewegen, blau dargestellt.

> **!** Das Verhältnis von systolischen zu diastolischen Maximalgeschwindigkeiten wird auch als ***Gefäßwiderstand*** bezeichnet.

Physiologie und Pathophysiologie

Uteroplazentares Gefäßsystem. Physiologischerweise sinkt der Gefäßwiderstand im uteroplazentaren Strombett, d. h. in ***den Spiralarterien, Aa. arcuatae und den Uteringefäßen*** als Folge der Trophoblastinva-

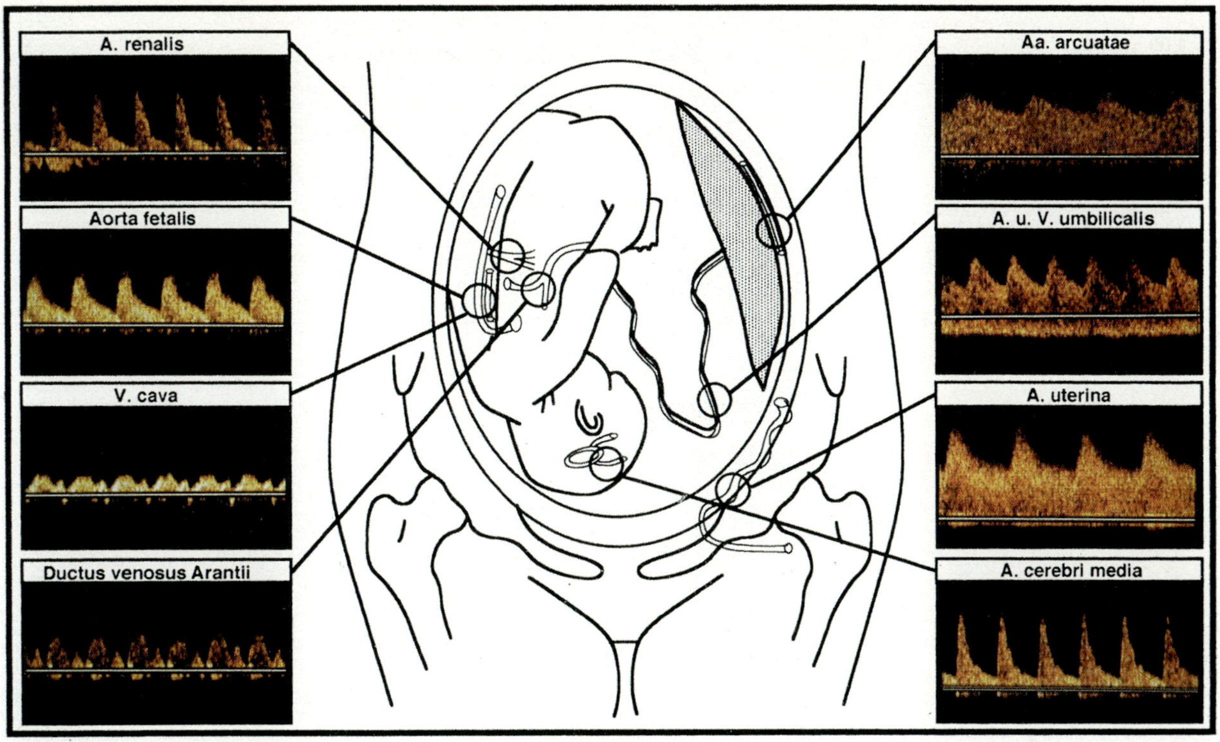

Abb. 6.64. Typische unauffällige Blutströmungsmuster in uteroplazentaren, umbilikalen und fetalen Gefäßgebieten

sion bis zur ca. 20.–24. SSW ab. Bei normaler uteroplazentarer Durchblutung findet sich in den uterinen Gefäßen ein ***niedriger Gefäßwiderstand***, ausgedrückt durch eine niedrige Pulsatilität (Abb. 6.64 u. 6.65).

Eine chronische ***uteroplazentare Insuffizienz*** führt dagegen zu einem Anstieg des Gefäßwiderstandes und damit zu einer ***erhöhten Pulsatilität.*** Eine charakteristische ***frühdiastolische Inzisur (notch)***, die nach der 20. SSW persistiert, kann einen frühen Hinweis auf eine sich später entwickelnde ***schwangerschaftsinduzierte Hypertonie*** als Folge der Beeinträchtigung der uteroplazentaren Perfusion geben (Abb. 6.66).

> **!** Vor der 20. SSW ist ein derartiger notch meist noch physiologisch!

Aa. umbilicales. In den Aa. umbilicales kommt es ebenfalls zu einer ***Widerstandsabnahme*** im nachgeschalteten plazentaren Strombett, die aufgrund einer stetigen Zunahme der tertiären Stammzotten bis zum Termin anhält und mit einer Zunahme der diastolischen Flußgeschwindigkeiten einhergeht (s. Abb. 6.64 u. 6.65).

Um und *nach* dem ***Geburtstermin*** wird in diesem Gefäß ein Abfall der diastolischen Flußgeschwindigkeiten (= Wiederanstieg des Widerstandes) bei gleichzeitiger Zunahme des diastolischen Flusses im fetalen Gehirn (= ***Termineffekt***) beobachtet, der in der Regel nicht mit einer hypoxischen Gefährdung verbunden ist.

Bei ***chronischen plazentaren und/oder präplazentaren Perfusionsbeeinträchtigungen*** nimmt der Gefäßwiderstand der Aa. umbilicales vor allem durch eine Reduktion der diastolischen Blutflußgeschwindigkeiten ab. Bei drastischer Einschränkung kann diese Reduktion bis zur Grenze der Nichtnachweisbarkeit (***diastolischer Nullfluß, „zero flow"***) gehen. In Extremfällen kommt es in diesen Gefäßen sogar zu einer ***diastolischen Flußumkehr („reverse flow").***

Aorta fetalis. Das ***physiologische*** Dopplerfrequenzmuster der ***Aorta*** des Feten weist im Vergleich zu den Aa. umbilicales eine ***höhere Pulsatilität*** (höherer Gefäßwiderstand) aufgrund relativ niedriger diastolischer Flußgeschwindigkeiten auf (s. Abb. 6.64). Während der Schwangerschaft bleibt der zentralnervös regulierte Gefäßwiderstand in der Aorta fetalis weitgehend konstant (s. Abb. 6.65).

Im Falle der ***Perfusionsbeeinträchtigung*** können die gleichen pathologischen Flußmuster (***„zero flow", „reverse flow"***) wie in den Aa. umbilicales (s. oben) beobachtet werden.

A. cerebri media. Auch im fetalen Gehirn (A. cerebri media) ist ***ein pulsatiles Muster*** mit niedrigen enddiastolischen Blutflußgeschwindigkeiten ***physiologisch*** (s. Abb. 6.64). Wie in der Aorta fetalis bleibt bei unge-

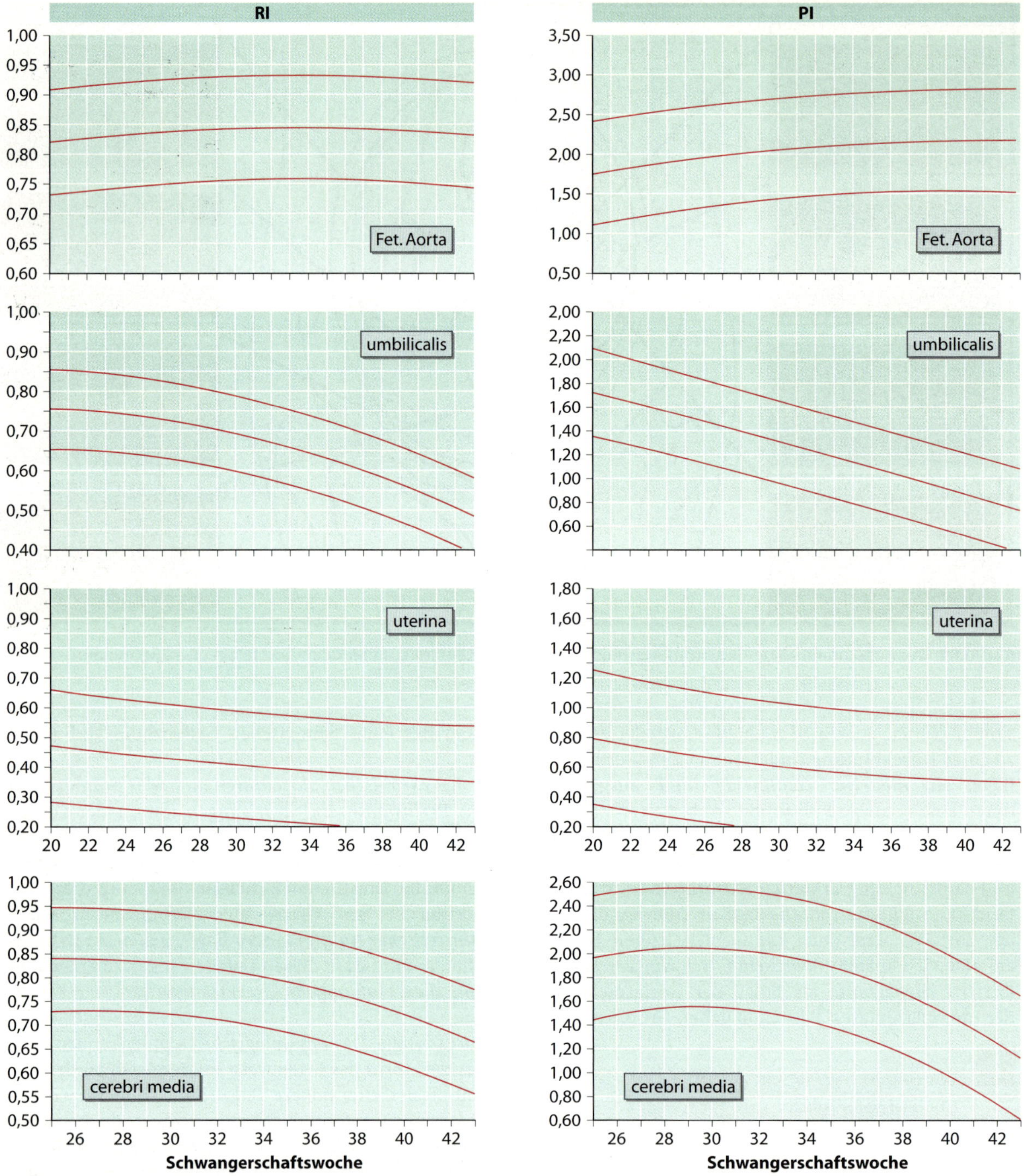

Abb. 6.65. Physiologisches Verhalten des Widerstandes in uteroplazentaren und fetalen Gefäßen während der Schwangerschaft ermittelt an Nichtrisikoschwangerschaften und -geburten

störten uteroplazentaren Perfusionsverhältnissen der ***Gefäßwiderstand*** im fetalen Gehirn während der Schwangerschaft ***weitgehend konstant*** (s. Abb. 6.65). Lediglich um und nach dem Geburtstermin (Bereich der ***Übertragung***) wird der oben beschriebene ***Termineffekt*** mit einer Absenkung des Gefäßwiderstandes (= Erhöhung der diastolischen Flußgeschwindigkeit) häufiger beobachtet. Er geht in der Regel nicht mit einer hypoxischen Gefährdung einher.

Im Falle einer ausgeprägten ***uteroplazentaren Minderperfusion*** kommt es im Feten, vermittelt durch Chemorezeptoren im Aortenbogen, zu einer ***Blutumverteilung*** zugunsten lebenswichtiger Organe wie dem Gehirn, dem Herz und den Nebennieren (***Sauer-***

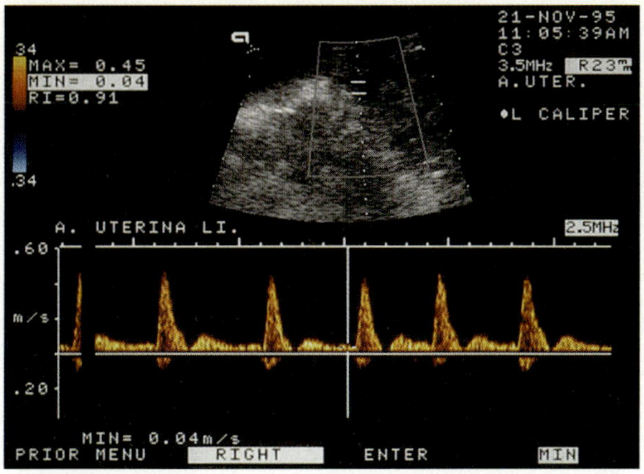

Abb. 6.66. Frühsystolische Inzisur (notch) in der A. uterina re. bei einer Schwangeren ohne Klinik in der 26. SSW. Die Patientin entwickelte später eine Präeklampsie

stoffsparschaltung, „brain-sparing-effect“). Andere Organe wie z. B. Intestinum oder Nieren werden dagegen minderperfundiert. Die Unterversorgung der Nieren führt wiederum über eine verminderte Urinausscheidung zum Bild des Oligohydramnions.

! Die Blutumverteilung vor dem Termin ist stets ein Warnhinweis für eine drohende intrauterine Asphyxie.

Weitere Blutgefäße. Generell ist je nach Auflösung des B-Bildes und Sensitivität der Dopplereinrichtung bei günstigem Einfallswinkel das Blutströmungsmuster aus jedem fetalen Gefäß ableitbar. Für die Einordnung der klinischen Situation sind die oben genannten Gefäße in der Regel jedoch ausreichend. In der ***A. renalis*** läßt sich bei chronischer Plazentainsuffizienz eine Erhöhung des Gefäßwiderstandes nachweisen. Nach neueren Untersuchungen scheinen auch ***Gefäßwiderstandserhöhungen im venösen System*** (z. B. Ductus venosus Arantii bzw. ein pulsatiles Muster in der V. umbilicalis) auf eine beginnende fetale Dekompensation hinzudeuten.

Beurteilungskriterien

Aufgrund von Blutgasanalysen aus der Nabelschnur sind fetale Hypoxämie und Azidose gut mit dem Schweregrad der dopplersonographisch festgestellten Perfusionsbeeinträchtigung korrelierbar. Ähnliche Zusammenhänge lassen sich zwischen dem Ausmaß pathologischen Blutströmungsverhaltens und den in der Plazenta gefundenen morphologischen Veränderungen feststellen.

Die beste Reproduzierbarkeit in der Beurteilung des Blutflußspektrums wird durch eine Beurteilung seiner Hüllkurve erreicht (= ***Analyse der Maximalgeschwindigkeiten***). Dabei werden ***Indizes*** verwendet, die das Verhältnis von den systolischen zu den enddiastolischen Maximalgeschwindigkeiten ermitteln (Abb. 6.67).

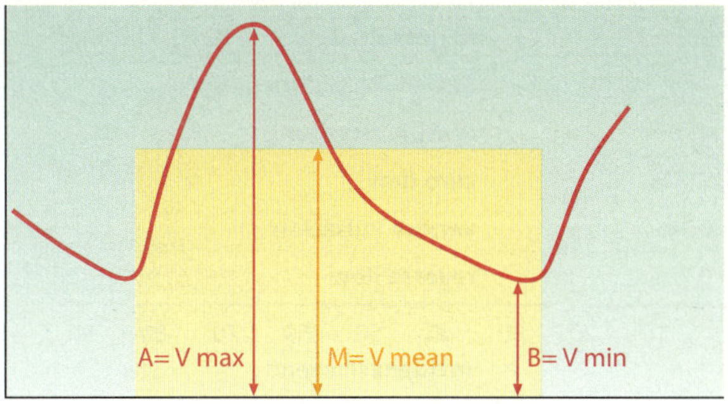

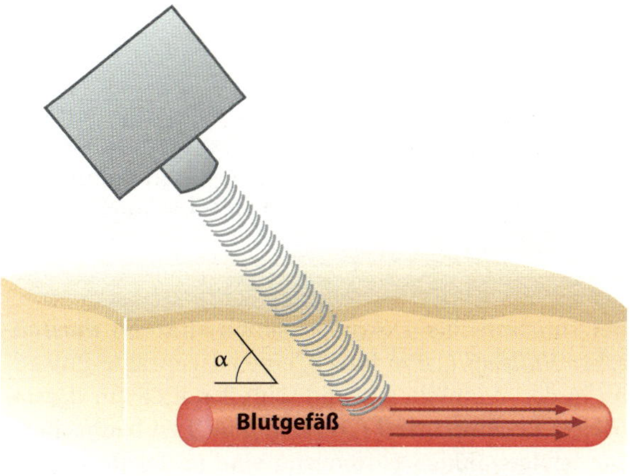

Abb. 6.67. A/B-Ratio, Resistenz-Index und Pulsatilitätsindex als das verbreiteste Verfahren zur Berechnung des Gefäßwiderstandes

Insbesondere weisen Erniedrigungen bzw. ein Verlust der enddiastolischen Strömungsgeschwindigkeit auf einen erhöhten Gefäßwiderstand in der nachgeschalteten Strombahn und damit auf eine Perfusionsbeeinträchtigung hin.

In der ***Pathologie-Kaskade*** (Abb. 6.68) kommt es zunächst zu einer ***Abnahme der diastolischen Flußgeschwindigkeiten in den peripheren Gefäßen***. Zusätzlich kann eine frühsystolische Inzisur (notch) in den maternalen Uteringefäßen auf eine Widerstandserhöhung in der Diastole hinweisen noch bevor diese durch eine Blutdruckerhöhung erkennbar wird (s. Abb. 6.66).

Bei notwendiger ***Kompensation*** kommt es zu der beschriebenen Blutumverteilung mit gleichzeitiger Widerstandsabsenkung im fetalen Gehirn ***(Sauerstoffsparschaltung bzw. „brain-sparing-Effekt“)***.

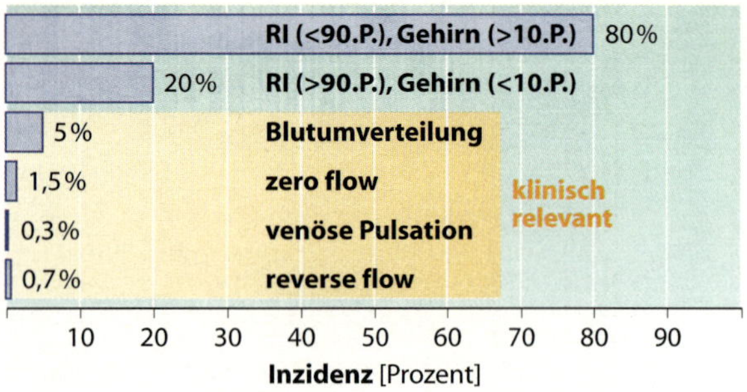

Abb. 6.68. Art und Inzidenz von dopplersonographischen Flußmustern nach zunehmender Pathologie gestaffelt. (Verteilung in einem universitären Patientengut)

> **!** Bei weiter hochpathologischem peripheren Flußmuster kann eine Zunahme der Pulsatilität in den fetalen Hirngefäßen den Verlust der Kompensationsfähigkeit bedeuten (z. B. durch Hirnödem).

Bei zunehmender Dekompensation sind ein ***diastolischer Nullfluß („zero flow")***, eine ausgeprägte Pulsation in der V. umbilicalis und schlußendlich ein ***diastolischer Rückwärtsfluß („reverse flow")*** zu beobachten. Die letztgenannten Flußmuster sind in der Regel Ausdruck plazentamorphologisch-fixierter Perfusionsbeeinträchtigungen und deshalb meist irreversibel.

> **!** Bereits bei einer notwendigen Blutumverteilung muß mit rezidivierenden Hypoxien gerechnet werden. Eine stationäre Aufnahme erscheint ratsam. Bei „zero" bzw. „reverse flow" steigt die Rate bereits hypoxämischer bzw. azidotischer Kinder drastisch an.

Die Gefahr eines intrauterinen Absterbens bei derartigen Flußmustern wird in der Literatur zwischen 15% und 50% innerhalb einer Woche nach Feststellung angegeben! Gleichzeitig wird bei diesen Flußmustern eine deutlich erhöhte Rate (bis 12%) an Herz- und weiteren Fehlbildungen einschließlich Chromosomenanomalien beobachtet.

> **!** Falls nicht schon primär die entdeckte Fehlbildung Indikation zur Doppleruntersuchung war, sollte nach Fehlbildungen gefahndet und eine rasche Karyotypisierung – am sichersten via Plazentazentese – durchgeführt werden.

Bei mit dem Leben zu vereinbarender Situation sollten die letztgenannten Flußmuster, die in der Regel irreversibel sind, je nach Gestationsalter und Leistungsfähigkeit der Neonatologie, Indikation zur Sectio caesarea sein. Die Falschpositivrate liegt unter 1%. Zur Reduktion der Folgemorbidität sollte die Entbindung an einem perinatalmedizinischen Zentrum erfolgen.

Fehlerquellen bei der Messung

Häufige Fehlerquellen bei der Messung sind:

- Wahl eines zu flachen Einfallwinkels (ideal: < 60° Dopplereinfallsrichtung zur Gefäßlängsachse),
- ein zu hoher Gefäßwandfilter (ideal: < 100 Hz),
- Messung während starker kindlicher Aktivität und
- Brady- bzw. Tachykardie.

Die einzige Möglichkeit, falsch zu hohe (gute) diastolische Flußgeschwindigkeiten zu erzielen, ist bei der Messung während kindlicher Tachykardie gegeben, da dann die diastolische Füllungszeit verkürzt ist und die normalerweise anzutreffenden enddiastolischen Veränderungen maskiert werden. Bei zu starkem Transducerdruck auf den fetalen Kopf kann über eine intrakranielle Druckerhöhung ein pulsatileres Flußmuster im Gehirn vorgetäuscht und u. U. eine Blutumverteilung zum Gehirn unentdeckt bleiben. Wegen der physiologischen Veränderungen in der 1. Schwangerschaftshälfte, die als pathologische Muster fehlgedeutet werden können, und auch aus Sicherheitserwägungen heraus sind Messungen am Feten erst ab der 20. SSW unter den oben angegebenen Indikationen sinnvoll.

Die aussagekräftigsten und reproduzierbarsten Gefäßgebiete sind auf der mütterlichen Seite die Aa. uterinae, auf der fetalen Seite die A. umbilicalis, die Aorta fetalis (allerdings oft schwierig im richtigen Winkel einzustellen) sowie die A. cerebri media.

6.7.6 Biochemisch-endokrinologische Überwachungsverfahren

Wie bereits erwähnt sind die biochemisch-endokrinologischen Überwachungsverfahren fast vollständig durch die physikalisch-chemischen Methoden verdrängt worden.

Östriolbestimmungen

Das im mütterlichen Plasma bzw. Harn gemessene ***Östriol*** korreliert mit dem Gewicht des Feten und der Größe sowie dem Gewicht seiner Nebennierenrinden und deren Funktion. Es stellt in der Schwangerschaft eine gemeinsame Syntheseleistung der Vorstufen (DHEA-S und DHEA) aus der fetalen Nebennierenrinde und deren Aromatisierung in der Plazenta dar. Die Östriolsynthese nimmt in der Schwangerschaft um mehr als das 100fache zu (Abb. 6.69). Nach der 30. SSW ist der Anstieg besonders steil. Nach der

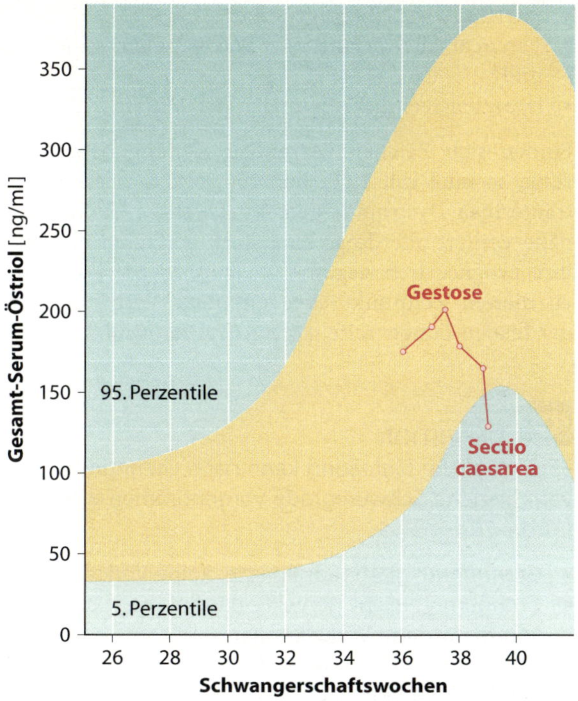

Abb. 6.69. Gesamtöstriol im Serum Schwangerer. Bei der Plazentainsuffizienz (im Beispiel bei Präeklampsie) finden sich erniedrigte Werte bzw. ein steiler Abfall

36. SSW findet sich meist ein Plateau bei starker individueller und interindividueller Streuung der Werte.

Östriol im 24-h-Harn oder freies Östriol im Blutplasma zeigen eine gute Korrelation mit dem Zustand des Embryos und des Feten. Von der 8.–16. SSW an geben Östriolbestimmungen einen wichtigen Anhalt für die Intaktheit einer Schwangerschaft und für die Prognose einer drohenden Fehlgeburt zusammen mit β-HCG und Progesteronbestimmungen sowie dem Ultraschall. Später, nach der 34. SSW, ist nur Östriol für die Überwachung der gefährdeten Schwangerschaft von Wert. Im letzten Schwangerschaftstrimenon bildet die Nebennierenrinde der Frucht 80–90 % der Östriolvorläufer (hauptsächlich DHEA-S). Die tägliche Produktion von DHEA-S durch die fetale Nebennierenrinde liegt bei 75 mg/24 h, die für DHEA bei 15 mg. Dagegen bildet die mütterliche Nebennierenrinde nur 15 % dieser Vorläufer.

Die ***Östrogensynthese*** in der Plazenta aus adrenalen C_{19}-Steroidvorläufern ist in hohem Grade ***sauerstoffempfindlich.*** Liegt eine Verminderung der uteroplazentaren Durchblutung vor und ist dadurch das O_2-Angebot und die Versorgung der Frucht vermindert, so kommt es sogleich zu einem Absinken der Östriolwerte, infolge der Beeinträchtigung der Bildung von Vorläufern und des biosynthetischen Plazentastoffwechsels. Dies ist der Grund, warum die Östriolbestimmung grundsätzlich zur Erfassung des fetalen Befindens geeignet ist.

Die Östriolbestimmung wurde durch folgende Gründe durch die neuen leistungsfähigeren Verfahren (Dopplersonographie) zunehmend in den Hintergrund gedrängt:

- Es bestehen erhebliche diurnale Schwankungen der Östriolkonzentrationen. Die tägliche Schwankungsbreite und der methodische Fehler der Östriolwerte liegen bei etwa ±20 %.
- Die Ergebnisse sind in aller Regel nur durch den Vergleich serieller, am besten täglicher Untersuchungen möglich (Kostenfaktor), zumal ein Absinken der Östriolwerte überraschend innerhalb von 24–48 h erfolgen kann (s. Abb. 6.69).
- Das Ergebnis der Bestimmung ist erst mit Zeitverzögerung verfügbar.
- Außer bei Plazentainsuffizienz können die Östrogenwerte auch durch andere Einflußgrößen erniedrigt sein (z. B. Sulfatasemangel in der Plazenta, bei Gabe bestimmter Medikamente wie z. B. Ampizillin, Rifampizin oder bei schweren fetalen Fehlbildungen).
- Versager mit falsch-positiven oder falsch-negativen Ergebnissen sind möglich, insbesondere bei mütterlichem Diabetes mellitus und bei der Rh-Erythroblastose.

Bei Induktion der Lungenreife mit Betamethason, tritt dieses der Mutter injizierte Kortikosteroid rasch durch die Plazenta hindurch und hemmt die fetale hypophysäre ACTH-Synthese und -Sekretion und damit die Kortisol- und DHEA-S-Produktion der fetalen Nebennierenrinde. Durch das Absinken des plazentaren Östrogenvorläufers DHEA-S sinkt der Östrogenspiegel in Plasma und Harn der Schwangeren auf niedrige Werte ab.

In fraglichen Fällen kann auch ein ***DHEA-S-Belastungstest*** durchgeführt werden, der von den genannten Einflußgrößen weniger abhängig ist. Dabei wird der Plazenta der Schwangeren durch intravenöse Injektion von 50 mg DHEA-S eine hohe Dosis dieses adrenalen Östrogenvorläufers angeboten. Die „Verstoffwechselung" dieses Steroids in der Plazenta wird durch die Bestimmung von Östradiol oder Östron im Plasma vor und nach der DHEA-S-Injektion gemessen. Nach neueren Untersuchungen scheint auch eine gute Übereinstimmung der Tests mit der Dopplermessung der uteroplazentaren Perfusion zu bestehen, wobei letztere auch wegen der besseren Patienten-Compliance wahrscheinlich vorzuziehen ist.

hPL

Die Bestimmung von ***„human Placenta Lactogen" (hPL)***, das in der Plazenta synthetisiert wird, korreliert eng mit dem Plazentagewicht (hPL ist z. B. bei Diabetes mellitus bzw. Mehrlingsgravidität erhöht).

Wegen mangelnder Korrelation zum klinischen Verlauf hat sich diese Bestimmung nicht bewährt und gilt mittlerweile als obsolet.

Weitere Hormone

Die Bestimmung von ***Östetrol, Progesteron, 17α-Hydroxyprogesteron, Pregnandiol, Oxytozinase, hitzestabiler alkalischer Phosphatase, 17β-Oxydoreduktase, schwangerschaftsspezifischen Proteinen (SP1) oder AFP*** (α-Fetoprotein) haben sich bisher zur Schwangerschaftsüberwachung als wenig geeignet erwiesen.

6.7.7 Ultraschallsonographische Zustandsdiagnostik

Auf die Ultraschallmethode im speziellen, deren Einsatz im Screening sowie zur Erkennung fetaler Fehlbildungen wird im Kapitel pränatale Diagnostik und Therapie ausführlich eingegangen (s. Kap. 8.1 und 8.2). In diesem Abschnitt sollen die Möglichkeiten des Ultraschalls für die Zustandsdiagnostik des Feten in der 2. Schwangerschaftshälfte dargestellt werden. Neben der Beschreibung der

- ***Plazentasonomorphologie*** kommt hierfür die
- ***Bestimmung der Fruchtwassermenge***, insbesonder aber die
- ***fetale Biometrie*** in Frage.

Plazentabeurteilung

Die ultrasonographische Plazentabiometrie liefert approximativ Auskunft über die Größe (Flächenausdehnung), Dicke und das Volumen der Plazenta. Der Verdacht auf eine Plazentainsuffizienz im Zusammenhang mit einer Mangelentwicklung der Frucht kann durch den Befund einer ***auffallend kleinen Plazenta*** gestützt werden, während eine auffallend große Plazenta bei Feten diabetischer Mütter und bei Hydrops fetalis (M. haemolyticus) angetroffen wird und ein Kriterium für die prognostische Beurteilung bilden kann.

Die pränatale Ultraschallplazentamorphologie zur differenzierten Analyse und Beurteilung der Plazentastrukturen ist nach Entwicklung hochauflösender Ultraschallgeräte mit abgestufter Grauwertdarstellung möglich geworden. Anhand bestimmter Kriterien (Fibrinoidablagerung, Fibrinplaques und Kalzifizierung graduell unterschiedlicher Ausdehnung, subchoriale Blutansammlungen) erlaubt sie z. B. ***Aussagen über den Reifegrad bzw. Alterungsgrad der Plazenta in Korrelation zum Gestationsalter.***

Die intrauterine ***morphologische Plazentadiagnostik mittels Ultraschall*** kommt in Frage bei:

- übertragener Schwangerschaft,
- Verdacht auf intrauterine Wachstumsretardierung und
- hypertensiven Erkrankungen der Mutter.

Finden sich Zeichen vorzeitiger Reifung bzw. Alterung, so muß mit einer höheren Rate der fetalen intrauterinen Dystrophie gerechnet werden. In Terminnähe verliert allerdings eine stark verkalkte Plazenta ihre prognostisch negative Bedeutung. Sie korreliert zu diesem Zeitpunkt eher mit dem Vorhandensein der fetalen Lungenreife, als mit Dysmaturität.

DEFINITION

Eine mögliche Einteilung kann nach Grannum in 3 verschiedene Schweregrade vorgenommen werden (Abb. 6.70 a–c):

- ***Grannum 0***: glatte Basalplatte, keine Verkalkungen
- ***Grannum 1***: leicht gewellte Basalplatte, kleine kommaförmige Verkalkungen
- ***Grannum 2***: stärker gewellte Basalplatte, kokardenähnliche Verkalkungen
- ***Grannum 3***: stark eingezogen Basalplatte mit echodichter Abgrenzung der Kotyledonen.

Höhere Schweregrade nehmen in Terminnähe an Häufigkeit zu.

Fruchtwasserbeurteilung

Ursachen einer Dyshydramnie (Poly-/Oligohydramnion). Die Fruchtwassermenge ist in der 2. Schwangerschaftshälfte wesentlich von der Teilnahme des Feten am Flüssigkeitsaustausch bestimmt. Eine vermehrte Fruchtwassermenge (***Polyhydramnion***) muß Hinweis dafür sein, nach anatomischen Anlagestörungen im Magen-Darm-Trakt zu fahnden.

Eine auffällig verringerte Fruchtwassermenge, die auch als ***Oligo-*** bzw. ***Anhydramnion*** bezeichnet wird, kann ein verläßlicher chronischer Marker für eine Plazentainsuffizienz mit intrauteriner Malnutrition sein. Differentialdiagnostisch muß in diesem Zusammenhang an folgende Störungen gedacht werden:

- ***Vorzeitiger Blasensprung***
- ***Urogenitalsystemfehlbildungen*** (reduzierte fetale Urinausscheidung)
- ***Plazentare bzw. umbilikale Fehlanlagen***
- ***Plazentainsuffizienz***

Ein unerkannter ***vorzeitiger Blasensprung*** ist eine häufige Ursache einer pathologisch verminderten Fruchtwassermenge. Er kann klinisch zunächst unerkannt bleiben und sollte z. B. durch Instillation einer farbmarkierten (Indigokarmin) physiologischen, sterilen Infusionslösung, die via Amniozentese in die Amnionhöhle eingebracht wird, ausgeschlossen werden.

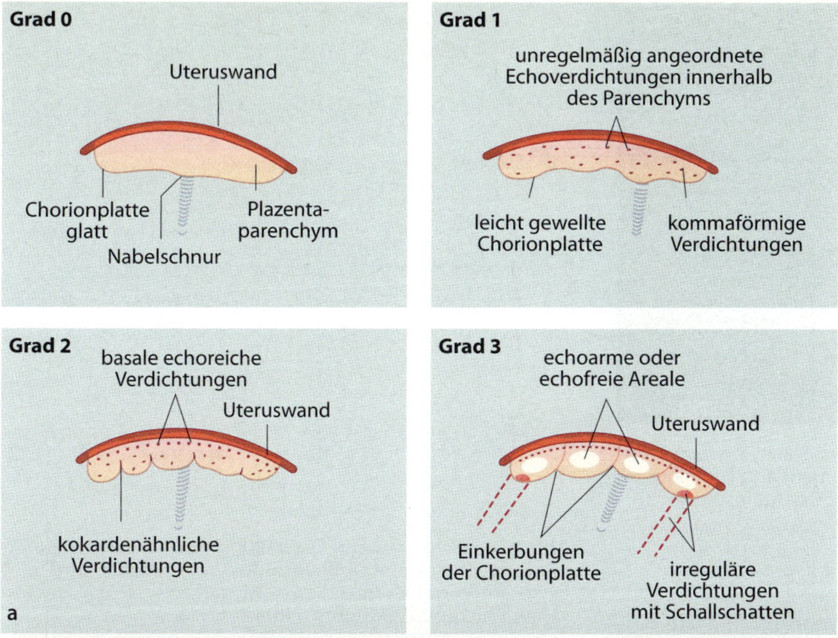

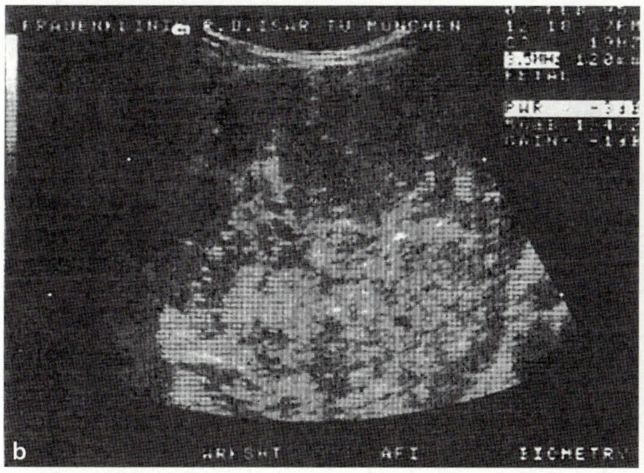

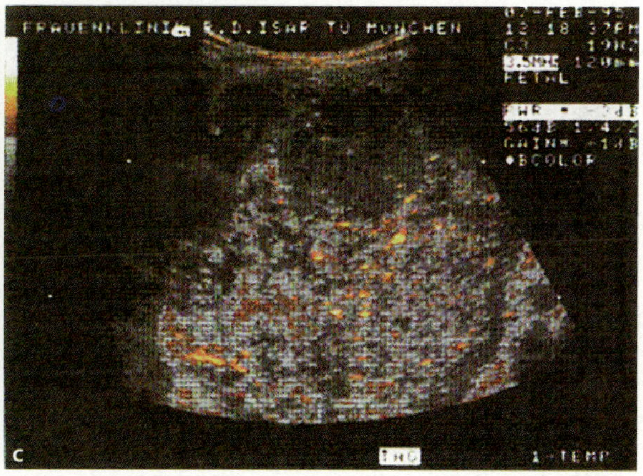

Abb. 6.70 a–c. Plazentaverkalkung. **a** Einteilung nach Grannum Grad I–IV. Darstellung einer Plazenta Typ Grannum II-III im Graubild **b** und Bicolor-Bild **c**. In der letzteren Darstellung heben sich die Verkalkungen deutlicher ab

Einen wesentlichen Beitrag zur Fruchtwassermenge steuert die fetale Urinproduktion bei. Diese kann bei ***Fehlbildungen des Urogenitalsystems*** wie Stenosen in den ableitenden Harnwegen stark eingeschränkt bzw. bei bilateraler Nierenagenesie völlig ausbleiben.

Fehlanlagen im Bereich der Plazenta bzw. der Nabelschnur können über eine nutritive Minderversorgung des Feten ebenfalls eine reduzierte Fruchtwassermenge zur Folge haben. Als Ursachen kommen ***Chorangiome*** der Plazenta, arteriovenöse plazentare shunts zwischen den Kreisläufen monochorialer Zwillinge (***fetofetales Transfusions-Syndrom***) bzw. eine ***singuläre*** (Abb. 6.71), aber auch eine ***überzählige 3. Nabelschnurarterie*** in Frage. In ausgeprägten Fällen der intrauterinen Mangelversorgung des Feten kommt es aufgrund einer teleologisch sinnvollen Blutumverteilung zugunsten seiner lebenswichtigen Organe zu einer verminderten Nierenperfusion mit entsprechend reduzierter renaler Ausscheidungsleistung und Urinproduktion.

Aus den gleichen Gründen kommt es dann, wenn größere Plazentaareale z. B. durch vorzeitige Zottenreifung oder Infarzierung ausfallen und für die Perfusion nicht mehr zur Verfügung stehen, zum Bild der ***plazentaren Insuffizienz***.

> **!** Die Plazentainsuffizienz ist das Unvermögen der Plazenta, durch adäquate Versorgung des Feten mit Nährstoffen und Sauerstoff dessen Wachstum entsprechend seinem Potential beizubehalten (Wulf).

Auch hier wird wegen der gestörten fetalen Nierenperfusion und der entsprechend ***reduzierten Urinausscheidung*** eine signifikante Verringerung der Fruchtwassermenge beobachtet.

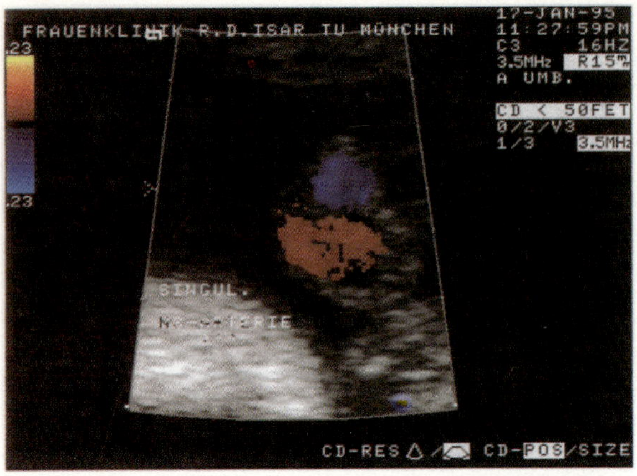

Abb. 6.71. Fardopplersonographischer Nachweis einer singulären Nabelschnurarterie in Zusammenhang mit einer intrauterinen Wachstumsretardierung (Plazentainsuffizienz)

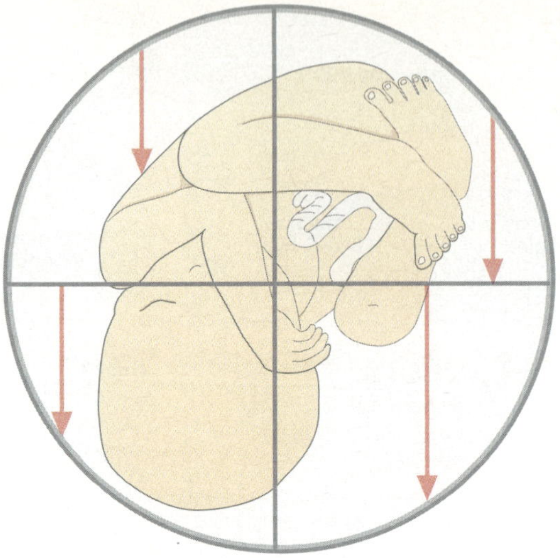

Abb. 6.72. Schematische Darstellung des Vorgehens zur Ermittlung des „amniotic fluid index". Der Uterus wird in 4 Quadranten geteilt und die jeweils tiefsten vertikal gemessenen Fruchtwasserdepots addiert

Beurteilung der Fruchtwassermenge. Physiologischerweise nimmt die Fruchtwassermenge zunächst mit dem Gestationsalter zu, in Terminnähe und über dem Termin jedoch wieder ab. Um den Geburtstermin beträgt die physiologische Fruchtwassermenge ca. 1 Liter.

Als Marker für eine ***pathologisch reduzierte Fruchtwassermenge*** kann eine ***visuelle*** als auch ***metrische*** Beurteilung vorgenommen werden.

Visuell fällt bei drastisch verminderter Fruchtwassermenge die schlechte ultrasonographische Darstellbarkeit des Feten auf. Echoleere, schwarz erscheinende, vermeintliche Fruchtwassernischen lassen sich durch Hinzuschalten der Farbkodierung mittels eines Duplex-Scanners („color flow mapping") oft als Nabelschnurkonvolute entlarven; es handelt sich in Wirklichkeit um eine Anhydramnie.

Die exakteste (volu)***metrische Bestimmung*** des Fruchtwassers gelingt durch Einbringen einer farbversetzten Lösung bekannter Konzentration und Messung ihrer anschließenden Verdünnung durch Vermischung mit dem Fruchtwasser („***dye dilution Methode***"). Damit läßt sich z. B. ermitteln, ob die Fruchtwassermenge bezogen auf das Gestationsalter außerhalb der Normbereiche liegt.

Klinisch völlig ausreichend und nichtinvasiv ist jedoch der ultrasonographische ***vertikale Abgriff von Fruchtwasserdepots.*** Für die ***Definition eines Oligohydramnions*** werden verschiedene Grenzwerte aufgeführt: Nachweis von Fruchtwasserdepots mit maximal 1, 2 bzw. 3 cm vertikaler Ausdehnung.

Eine systematischere Schätzung der Fruchtwassermenge erlaubt der ***„amniotic fluid index" (AFI).*** Bei diesem werden die maximalen Fruchtwasserdepots in allen 4 Quadranten des Uterus vertikal-biometrisch erfaßt und addiert (Abb. 6.72). Interponierte „kleine Teile" des Feten bzw. Nabelschnur werden beim Meßstreckenabgriff nicht abgezogen. Ein ***AFI ≤ 5 cm*** (= addierte vertikale Fruchtwassermenge aus den 4 Quadranten) gilt als pathologisch (Oligohydramnion).

Beurteilung der Fruchtwasserbeschaffenheit und -farbe (Amnioskopie). Mit der Entwicklung der Amnioskopie (Saling 1961) wurde über einen direkten Zugang zum Kind zum erstenmal eine präpartuale Zustandsdiagnostik möglich. Die Amnioskopie erlaubt es, den unteren Eipol mit der Vorblase einzusehen. Eine auffallend geringe Vorwassermenge findet sich bei Oligohydramnie, Präeklampsie, Übertragung oder einem intrauterinen Mangelzustand. Das anmioskopisch nachgewiesene Fehlen der Fruchtblase sichert die Diagnose des vorzeitigen Blasensprunges. Weiterhin bietet die Anwendung des Anmioskops den Vorteil, die instrumentelle Eröffnung der Fruchtblase sub partu unter Sicht vornehmen zu können.

Voraussetzung für die Durchführung der Amnioskopie ist die Durchgängigkeit des inneren Muttermundes, zumindest für den kleinsten Tubus (s. unten). Eine strikte Kontraindikation stellt die vaginale Blutung wegen der möglichen Placenta praevia dar.

Man benutzt ein der Weite des Muttermundes entsprechendes Spezialendoskop mit einem Durchmesser von 12, 16 oder 20 mm (ausgestattet mit Obturator und Lichtquelle), das entweder nach Spekulumeinstellung unter Sicht eingeführt oder unter digitaler Kontrolle transvaginozervikal durch den inneren Muttermund an den unteren Eipol herangeleitet wird.

Anhand optischer Kriterien des Fruchtwassers kann das Befinden des Feten beurteilt werden. Der Nachweis des intrauterinen ***Fruchttodes*** aufgrund ***rötlich-bräunlichen (fleischwasserfarbenen)*** Fruchtwassers erfolgt heutzutage allerdings eher ultrasonographisch, der eines ***M. haemolyticus (Gelbfärbung)*** durch geeignete pränatale diagnostische Maßnahmen.

> !
>
> Als Gefährdungshinweis des vitalen Feten gilt eine Grünfärbung des Fruchtwassers. Dieses Kriterium beruht auf der Tatsache, daß bei hypoxischen Gefahrenzuständen die Darmperistaltik des Feten stimuliert und durch Mekoniumabgabe in das Fruchtwasser eine Grünverfärbung der Amnionflüssigkeit herbeigeführt wird.

Nach ungestörtem Schwangerschaftsverlauf wird nur bei annähernd 5% der anmioskopisch überprüften Graviden grünes Fruchtwasser beobachtet, bei Risikoschwangeren jedoch in bis zu 30% der Fälle. Der Einsatz der Amnioskopie ist in den letzten Jahren aus folgenden Gründen zurückgegangen:

- hohe Falschpositivrate (Ca. 80% der Feten mit mekoniumhaltigem Fruchtwasser sind nicht hypoxämisch bzw. azidotisch.),
- fehlender Frühwarneffekt (Bei den richtig-positiven Fällen ist die Hypoxämie bereits eingetreten, sie kann bis zu 3 Tage zurückliegen.) und
- neuere Überwachungsverfahren (z. B. die Dopplersonographie) zeigen früher und verläßlicher die fetale Gefährdung an.

Die Amnioskopie hat dennoch auch heute noch einen, wenngleich auch eingeschränkteren, Stellenwert:

- Sie ist eine risikoarme, leicht wiederholbare, materiell und zeitlich wenig aufwendige Suchmethode, die auf eine potentielle Gefährdung des Feten aufmerksam macht.
- Die gebotene Wiederholung in kurzen Abständen garantiert eine engmaschige Überwachung gut umrissener Risikogruppen (insbesondere in der Terminüberschreitung). Gleichzeitig kann der Reifezustand der Zervix als wertvolle Zusatzinformation in das weitere Vorgehen einbezogen werden.

> !
>
> Der ***Mekoniumnachweis*** mit Hilfe der Anmioskopie hat heute ausschließlich diagnostische und keine unmittelbaren geburtshilflichen Konsequenzen. Der Mekoniumnachweis sollte Veranlassung zur sofortigen Überwachung mit den verfeinerten Methoden der Diagnostik bilden.

Ultraschallbiometrie

Das fetale Geburtsgewicht ist von 2 Variablen abhängig, dem Gestationsalter und dem fetalen Wachstum. Bei gleichem Gestationsalter sind niedrige Fetalgewichte mit steigender perinataler Mortalität korreliert. Das für das Gestationsalter untergewichtige Kind (***SGA*** = „*S*mall for *G*estational *A*ge") ist, wenn es sich dabei ätiologisch um eine intrauterine Wachstumsretardierung (***IUGR*** = „*I*ntra*u*terine *G*rowth *R*etardation") handelt, der stärkste Prädikator für die perinatale Mortalität. Die antenatale ultrasonographische Diagnostik beschränkt sich zunächst einmal auf die Feststellung des SGA-Feten. Grundvoraussetzung für eine suffiziente Diagnose ist eine ***exakte Bestimmung des Gestationsalters*** z. B. mittels der Messung der Scheitel-Steiß-Länge in der Frühschwangerschaft. Die graphische Darstellung der Biometriewerte in Normkurven erleichtert die Diagnostik. Durch die Messung von ***Kopf- und Abdomendurchmesser bzw. -umfang sowie der Femurlänge, kann das fetale Gewicht*** in utero abgeschätzt und daraus der Entwicklungsstand abgeleitet werden (Abb. 6.73). Bei Risikoschwangerschaften wie Gestose, Diabetes und Rh-Inkompatibilität ist ein ultrasonographischer Verdacht auf eine fetale Mangelentwicklung klinisch besonders hoch zu gewichten.

Symmetrische Wachstumsretardierung. Das Verhältnis von Kopf zu Thorax (***Kopf-Thorax-Index***) gibt zugleich Aufschluß über die entsprechenden Körperproportionen. In die Bestimmungen geht mit ein, daß die Wachstumsgeschwindigkeiten von Kopf und Rumpf während der normalen Entwicklung differieren. Der tägliche Zuwachs des biparietalen Durchmessers verringert sich im II. Trimenon signifikant, während die Wachstumsraten des thorakalen Durchmessers im II. und III. Trimenon konstant bleiben, so daß gegen Ende der Tragzeit ein Verhältnis beider Durchmesser von 1:1 erreicht wird. Eine ***symmetrische Wachstumsretardierung*** ist eher in der Frühschwangerschaft zu beobachten, wo aufgrund äußerer oder intrinsischer Einwirkungen in einer Phase der Vermehrung der Zellzahl alle Organe im Körper gleichmäßig betroffen sind. Genetische Störungen müssen in einem solchen Fall ausgeschlossen werden.

Asymmetrische Wachstumsretardierung. In der 2. Schwangerschaftshälfte kommt es aufgrund einer Blutumverteilung des Gehirns zu einem Weiterwachstum desselben („Brain sparing effect"), während gleichzeitig z. B. durch Utilisierung der Glykogenreserven in der Leber und durch Minderperfusion anderer Organe ein ***asymmetrisches Wachstumsbild*** mit einem, vor allem im Abdomenumfang, zurückbleibenden Wachstum festgestellt werden kann. Ca. 70% aller Wachstumsretardierungen zeigen dieses, aufgrund der

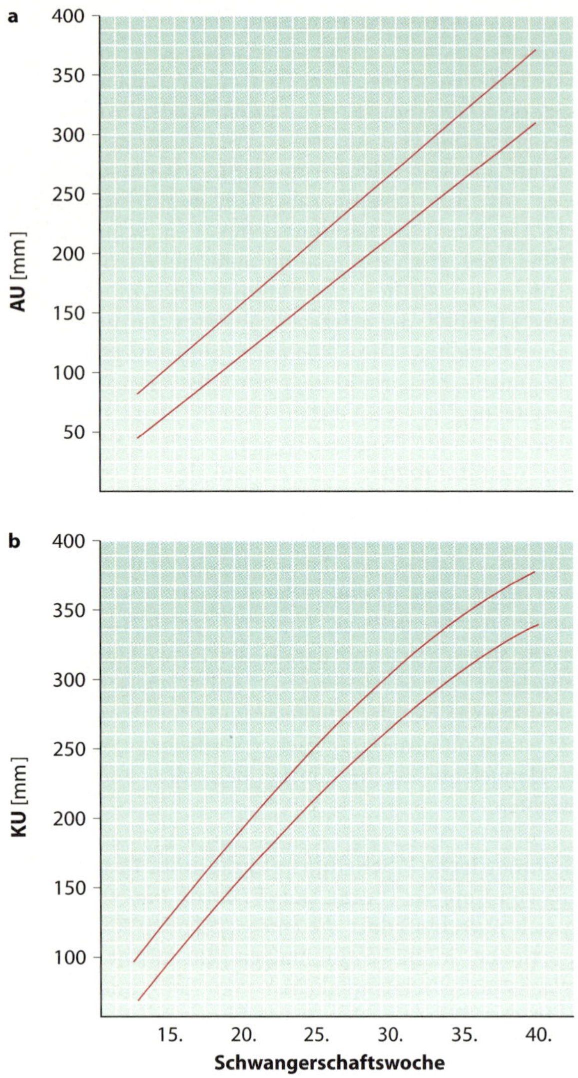

Abb. 6.73. Entwicklung von **a** Abdomen- und **b** Kopfumfang während der Schwangerschaft bei unkomplizierten Verläufen

genannten Kompensationsmechanismen, asymmetrische Bild.

Zur ***Abschätzung des chronischen Hypoxierisikos*** bei derartig nachgewiesener SGA-Situation bietet sich heutzutage die ***dopplersonographische Diagnostik*** in den uteroplazentaren und fetalen Gefäßen an.

Fetale Atembewegungen

Zwerchfellbewegungen des Feten sind bis zur 18. SSW zu ca. 50% als „Schluckauf" registrierbar. Dieser kann einen dopplersonographisch feststellbaren Rückfluß im arteriellen Gefäßsystem des Feten verursachen. Im weiteren Schwangerschaftsverlauf nimmt die Frequenz des Schluckaufs ab und die der Atembewegungen zu. Diese werden ab der 28. SSW dominant. Sie sind integraler Bestandteil des biophysikalischen Profils. Die Atembewegungen des Feten werden an rhythmischen Formveränderungen erkennbar und betragen 40–50/min. Wahrscheinlich existieren verschiedene Atemfrequenzmuster, deren Korrelation mit dem kindlichen Befinden zwar sicher, aber prognostisch noch nicht eindeutig zu werten ist.

6.7.8 Kardiotokographie in der Austreibungsperiode

Leitung der Austreibungsperiode (AP)

Sobald der Muttermund vollständig eröffnet ist, beginnt die ***Austreibungsperiode***, unabhängig vom Höhenstand des vorangehenden Kindsteiles. ***Während der Austreibungsperiode sollte die FHF ausschließlich kontinuierlich registriert werden.***

Für die ***passive Phase der AP*** (ohne Mitpressen) sollte bei unauffälligem CTG heutzutage ***kein fixes Zeitlimit*** aufrechterhalten werden.

Anders verhält es sich mit der aktiven Preßphase, die das größte Asphyxierisiko in sich birgt. Während den Preßwehen steigt der intrauterine Druck auf > 100 mm Hg an. Hierdurch kommt es insbesondere bei zusätzlicher Nabelschnurkompression zu einer teilweise erheblichen Störung der Oxygenierung.

> **!** Die Preßperiode sollte daher nicht länger als 1/2 Stunde bzw. nicht mehr als 10 Preßwehen betragen.

Bedeutung pathologischer Herzfrequenzmuster in der AP

Saltatorisches Muster. Ein saltatorisches CTG-Muster mit einer Oszillationsamplitude > 25 SpM kann Hinweis auf eine Nabelschnurkomplikation mit konsekutiver Ausbildung einer Azidose sein. Man kann sich durch eine fetale Skalpblutanalyse (FSBA) allenfalls einen zusätzlichen Zeitgewinn verschaffen. Ansonsten sollte die Entbindung innerhalb der nächsten 15 min angestrebt werden.

Dezelerationen. Ein Zuwarten bei schweren variablen Dezelerationen ist nur bei erhaltenen Oszillationen und ohne ungünstige Zusatzkriterien erlaubt. Allgemein sind variable Dezelerationen, d. h. von der Wehenform unabhängige Dezelerationen, der in der AP mit 45–65% am häufigsten auftretende Dezelerationstyp.

Solange bei ***Typ I-Dezelerationen (Dip I, Frühdezelerationen, Frühtief)*** der Frequenzabfall < 40 SpM beträgt und keine ungünstigen Zusatzkriterien hinzukommen, darf zugewartet werden. Bei einem Frequenzabfall > 60 SpM, besteht jedoch die Möglichkeit der Entwicklung einer Azidose, man sollte dann innerhalb von 15–20 min die Entbindung anstreben.

Typ II-Dezelerationen (Dip II, Spätdezelerationen, Spättief) treten meist schon in der Eröffnungsperiode auf, sie sind jedoch in der AP nicht weniger ernst zu nehmen.

> **!** Auch ein nur geringgradiger später Abfall der FHF (Spätgirlande) ist insbesondere bei gleichzeitigem Oszillationsverlust und silentem Muster hochgradig asphyxieverdächtig.

Er kann am leichtesten erkannt werden, wenn man in Verlaufsrichtung der CTG-Registrierung die Kurve analysiert. Auch in diesem Fall sollte die Entbindung rasch (ca. innerhalb von 15 min) angestrebt werden.

Bradykardie. Ursachen einer Bradykardie in der AP sind eine durch die uterine Aktivität gestörte Plazentaperfusion, eine Nabelschnurkompression sowie der als obsolet anzusehende Parazervikalblock. Differentialdiagnostisch sollte man immer auch an einen fetalen AV-Block III denken, der im Gegensatz zur echten Bradykardie nicht unbedingt zur raschen operativen Entbindung zwingt.

> **!** Jede Bradykardie > 15 min Dauer in der AP führt beim Feten zu einer metabolischen Azidose.

Bei guten fetalen Reserven darf dieser Zeitraum maximal ausgenutzt und Bradykardie in Kauf genommen werden, bei erschöpften fetalen Reserven sollte jedoch innerhalb von 5 min entbunden werden. Als Merkregel kann gelten, daß der ***fetale pH pro Minute Bradykardie um ca. 0.01 pH Einheiten absinkt*** (d.h. bei einem Ausgangs-pH von 7,30 fällt der pH innerhalb von 10 min auf 7,20).

Auch bei der Leitung der AP gilt, daß der prognostische prädiktive Wert pathologischer CTG-Muster zunimmt, wenn mit Einschränkungen der uteroplazentaren Reservekapazität zu rechnen ist. Dies ist u.a der Fall bei Verdacht auf IUGR, SIH, Oligohydramnion, Übertragung, Mekoniumabgang (außer bei BEL in der AP) und Frühgeburtlichkeit.

> **!** Die Kardiotokographie ist eine sensitive aber relativ unspezifische Methode für die Erkennung einer fetalen Gefährdung sub partu.

6.7.9 Fetale Skalpblutanalyse

Nur 30–50 % der Feten mit „hochpathologischem" CTG-Muster wie z.B. Spätdezelerationen sind bei der Geburt hypoxämisch oder azidotisch. Die alleinige geburtshilfliche Indikationsstellung anhand des Kardiotokogramms führt zu einer ***signifikanten Zunahme der operativen Entbindungsfrequenz.*** In Kombination mit der von Saling eingeführten direkten Blutabnahme am fetalen Skalp, können mit der Bestimmung von pH, PCO_2, PO_2, base excess sowie des fetalen Hämoglobins, die Oxygenierung fetaler Gewebe sowie die Pufferreaktionen erfaßt werden. In modernen Blutgasanalysegeräten werden die Werte simultan berechnet. In Kenntnis dieser Informationen ***können unnötige operative Entbindungen vermieden werden.*** Von allen genannten Parametern eignet sich für die klinische Zustandsdiagnostik am besten der ***pH-Wert des Fetalblutes.*** Die früher als Mikroblutuntersuchung (MBU) bezeichnete Methode sollte zur Unterscheidung zur antepartualen fetalen Mikroblutanalyse via Nabelschnurpunktion exakter ***fetale Skalpblutanalyse (FSBA) oder Saling-Technik*** genannt werden.

Azidoseursachen

Das von Saling (1966) entwickelte Verfahren basiert auf der Tatsache, daß jeder Sauerstoffmangel über eine anaerobe Glykolyse mit erhöhter Bildung von Milchsäure zur Vermehrung der H^+-Ionenkonzentration führt und dadurch eine metabolische Azidose bewirkt. Als Ursache der metabolischen Azidose kommen 2 Faktoren in Betracht:

- Durch die Uteruskontraktionen ***nimmt die Alkalireserve im mütterlichen Blut ab.*** Die vermehrt gebildeten Säuren, v.a. Milchsäure, treten via Plazenta auf den Feten über und bedingen eine sogenannte ***Infusionsazidose.*** Dies kann über den Nachweis einer Azidose im Rahmen einer Blutabnahme bei der Mutter nachgewiesen werden, spielt jedoch für den Feten nur eine untergeordnete Rolle.
- Der entscheidende Faktor ist die ***Hypoxämie des Feten*** infolge plazentarer Minderdurchblutung oder Nabelschnurkomplikation mit einer konsekutiven Reduktion des O_2-Angebotes. Dann kommt es im Feten selbst zur ***anaeroben Glykolyse mit eigener Lactatbildung*** und zu einer ***metabolischen Azidose.*** Dabei gilt der sogenannte Basenüberschuß (= „base excess" = BE) als Maß für die metabolische Azidität. Er entspricht der Differenz aus dem tatsächlichen Pufferbasengehalt der Blutprobe und dem physiologischen Pufferbasengehalt (= Gehalt an Anionen, die zur Pufferung normalerweise zur Verfügung stehen). Der ***Standardbikarbonatwert***

(STB) als Bezugswert in mval/l bedeutet den Bikarbonatgehalt im Plasma nach O_2-Sättigung des Blutes bei 40 mm Hg CO_2-Partialdruck und 37 °C.

Ein Abfall des pH-Wertes im fetalen Blut kann z. T. auch aus einer ***respiratorischen Azidose*** resultieren. Diese stellt sich ein, wenn der ***Gasaustausch gestört*** und ***CO_2 retiniert wird bzw. nicht eliminiert werden kann (Hyperkapnie)***. Auch die Störung des Gasaustausches läßt sich – einfacher als aus dem O_2- oder CO_2-Partialdruck oder dem Grad der Sauerstoffsättigung – durch die ***Bestimmung des pH-Wertes*** im Blut erfassen.

> **!** Somit kann der aus einer metabolischen und respiratorischen Azidose resultierende Abfall des fetalen pH-Wertes als Meßgröße für die Beurteilung des plazentaren Gasaustausches herangezogen werden.

Technik der fetalen Skalpblutanalyse

Voraussetzung für die Durchführbarkeit der Methode ist die Passierbarkeit der Zervix zumindest für ein schmales Amnioskop sowie die freie Zugänglichkeit an den vorangehenden fetalen Teil (Kopf oder Steiß). Bei geschlossener Zervix, im Bereich der extremen Frühgeburtlichkeit (zu dünne Skalphaut und zu weicher Schädel), bei Placenta praevia oder 2. Zwilling bzw. nicht führendem Mehrling ist die Technik nicht anwendbar (ca. 10–20 % der Indikationen).

Nach Blasensprung bzw. instrumenteller Eröffnung der Fruchtblase wird der vorangehende Teil endoskopisch mit einem durch eine Kaltlichtquelle beleuchtbaren Spezialamnioskop eingestellt, die geplante Inzisionsstelle mit Öl betupft, damit der austretende Blutstropfen sich formiert und aus 1–2 kleinen V-förmig angebrachten Stichinzisuren Blut in eine heparinisierte Glaskapillare angesaugt und analysiert (Abb. 6.74).

> **!** Es ist von Vorteil die Stichinzision im oberen Gesichtsfeld des Amnioskopes durchzuführen.

Der Druck über das Amnioskop sollte dabei nur mäßig sein, um eine Kompression des Kapillarbettes zu verhindern. Durch eine Hilfsperson kann durch einen leichten Fundusdruck eine bessere Einstellung des fetalen Köpfchens erzielt werden. Man erhält arteriovenöses Mischblut.

Indikation zur fetalen Skalpblutanalyse

Bei der Indikationsstellung sollten neben dem CTG-Muster der aktuelle Stand und der Verlauf der Geburt sowie Begleitrisiken, die die Spezifität des CTG erhöhen können (IUGR, SIH) mitberücksichtigt werden.

Die FSBA ist bei folgenden klinischen Situationen indiziert:

- suspekter Basalfrequenz (FHF < 110 bzw. > 150 SpM)
- ausgeprägten frühen Dezelerationen, bei späten oder variablen Dezelerationen
- pathologischen Oszillationstypen (bei silentem und bedingt bei saltatorischem FHF-Muster)
- bei schwer deutbarem „suspektem" CTG-Muster

Für die Indikationsstellung ist nicht zuletzt die Sicherheit der Aussage über die aktuelle metabolische Situation, d. h. den tatsächlichen Gefährdungsgrad des Feten, maßgebend.

Die Zahl der falsch-negativen FSBA (= normazider Geburts pH unmittelbar nach präazidotischer bzw. azidotischer FSBA) ist mit 6 % niedrig und das fetale Risiko (Blutung aus der Einstichstelle oder Infektion) sehr gering. Dennoch sollte in folgenden Situationen ***eine FSBA bzw. deren Wiederholung vermieden werden***:

- bei hereditären Gerinnungsstörungen
- bei extremer Frühgeburtlichkeit
- bei HIV-Erkrankung der Mutter
- bei Normalisierung des CTG nach geeigneten Maßnahmen (z. B. Lagerung, Tokolyse, Abstellen eines Wehentropfes)
- bei Nichtnormalisierung des CTG nach geeigneten Maßnahmen (s. oben). Hier sollte je nach klinischer Situation die Entbindung angestrebt werden
- während oder kurz nach einer Bradykardie
- bei einer terminalen Bradykardie (Entbindung anstreben)

> **!** Die Fetalblutanalyse ist nur dann sinnvoll, wenn auch unmittelbare geburtshilfliche Konsequenzen gezogen werden können.

Bewertung der Befunde

Wichtig ist zu betonen, daß selbst bei Brady-/Tachykardie sowie bei den verschiedenen Dezelerationstypen eine Azidose sehr unwahrscheinlich ist, solange keine Einschränkung oder gar ein Verlust der Makrofluktuation zu verzeichnen ist.

Bei parallel bestehender Pathologie, wie Übertragung, Mekoniumabgang, IUGR mit Oligohydramnion, SIH tritt eine Azidose wegen der eingeschränk-

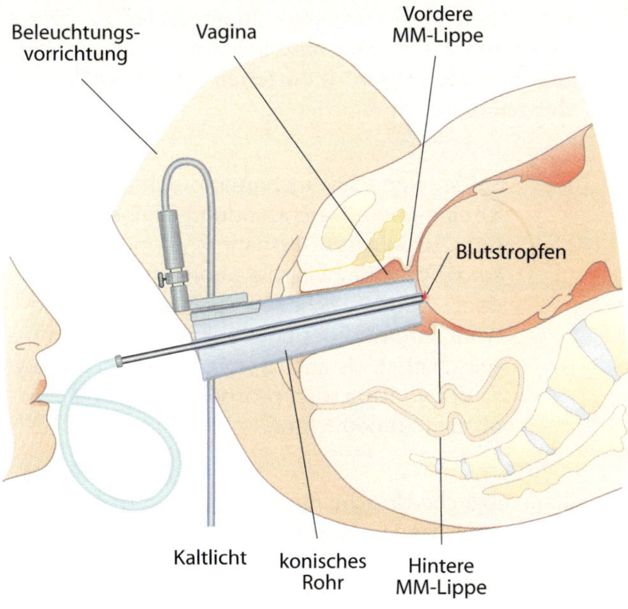

Abb. 6.74. Schema der Blutentnahme vom fetalen Kopf unter der Geburt (Saling-Technik)

ten uteroplazentaren Reservekapazität jedoch wesentlich rascher ein, als bei einem gesunden Terminfeten.

Normwerte. Für die einzelnen Phasen der Geburt existieren Normbereiche mit denen die gemessenen Werte verglichen und entsprechend beurteilt werden können.

Die wichtigsten ***physiologischen Normwerte*** sind:

- Eröffnungsperiode pH 7,33, pCO_2 45 mm Hg, STB (Standardbikarbonat) 19 mval/l
- Austreibungsperiode pH 7,28, pCO_2 51 mm Hg, STB 16 mval/l

Handlungsbedarf besteht bei einem ***pH-Wert*** ***< 7,25*** (Tabelle 6.22). Ein einzelner pH-Wert kann jedoch gerade im präazidotischen Bereich (< 7,25–> 7,20) zu Fehlschlüssen verleiten. Für ***pCO_2*** betragen die ***Grenzwerte*** in der ***Austreibungsperiode 62 mm Hg***, für ***STB 20–23 mval/l.***

Fehler. Wichtig ist ferner der Ausschluß folgender ***Fehlermöglichkeiten***:

- Blutentnahme aus großer Kopfgeschwulst (Blutstase)
- Fruchtwasserbeimengung (pH-Wert in der Regel falsch zu niedrig)
- Kapillare zu stark heparinisiert (pH-Wert falsch zu niedrig)
- nicht anaerobe Blutabnahme (pO_2 falsch zu hoch, pCO_2 falsch zu niedrig)
- Verwendung von Plastikkapillaren (pCO_2 wegen Abdiffusion falsch zu niedrig)

Bei Luftkontakt von > 5 s ist über den Abfall des PCO_2 ein Abfall des pH Wertes von lediglich ca. 1 % zu erwarten. Die Aufbewahrung der Blutprobe in Glaskapillaren ist bei Raumtemperatur bis zu 30 min möglich, ohne daß signifikante pH-Veränderungen zu erwarten sind. Mit die wesentlichste Fehlerquelle stellen schlecht gewartete Blutgasanalysatoren dar (Eichung, Thermostatisierung etc.).

Die übliche Meßungenauigkeit liegt in der Größenordnung von ± 0,002 pH Einheiten. Unter Routinebedingungen werden trotz der oben genannten Störgrößen nur in ca. 1 % der Messungen Ungenauigkeiten > 0,07 pH Einheiten beobachtet.

Tabelle 6.22. Empfohlenes Vorgehen in Abhängigkeit vom Ergebnis der fetalen Skalpblutanalyse (nach Saling)

Physiologischer Bereich	pH ≥ 7.25	FSBA wiederholen bei Warnsignal
Präpathologischer Bereich	pH 7.24–7.20	bei Risikogeburt Entbindung, sonst Wiederholung < 30 min. Bei fallender Tendenz intrauterine Reanimation oder Entbindung
Pathologischer Bereich	pH < 7.20	intrauterine Reanimation und Entbindung

6.7.10 Wertigkeit der Überwachungsmethoden

Mitte der 60er Jahre wurde die elektronische CTG-Überwachung zunächst ohne wissenschaftlichen Nachweis eines klinischen Vorteils weit verbreitet eingeführt. Es bestand die Hoffnung durch ein antepartuales Screening und eine intrapartuale kontinuierliche Überwachung rechtzeitig fetale Hypoxiezustände zu erkennen und so neurologische Folgeschäden wie z.B. die Zerebralparese oder Todesfälle zu vermeiden. Seit dieser Einführung wurden 4 ***prospektiv randomisierte Studien*** zum Stellenwert routinemäßiger CTG-Registrierungen in Hochrisikokollektiven während der Schwangerschaft durchgeführt. Diese konnten keinen positiven Effekt auf die perinatale fetale Morbidität und Mortalität nachweisen. Bis dato wurden 7 prospektive Studien mit insgesamt >17000 Fällen zum Stellenwert des CTG sub partu publiziert. Dabei wurde eine kontinuierliche CTG-Registrierung randomisiert und einer nur auskultatorischen Überwachung gegenübergestellt. Auch unter der Geburt konnte kein statistisch signifikanter Vorteil der CTG-Überwachung bezüglich der fetalen Morbidität und Mortalität herausgearbeitet werden. Im sogenannten Dublin-Trial war allerdings die Rate neonataler zerebraler Krampfanfälle in der elektonisch monitorisierten Gruppe signifikant geringer, während die Langzeitbeobachtung der Kinder keine Unterschiede in der neurologischen und kognitiven Entwicklung aufwies.

Dagegen läßt sich in fast allen Studien eine signifikant ***erhöhte Rate von abdominalen und vaginaloperativen Entbindungen*** bei elektronischer Geburtsüberwachung nachweisen.

In einer Metaanalyse der prospektiven Studien ist ableitbar, daß alleine durch antepartualen Einsatz der Dopplersonographie eine signifikante Reduktion der perinatalen Mortalität zu erzielen ist, während – v.a. bedingt durch eine iatrogen erzeugte Frühgeburtlichkeit – sich in der CTG überwachten Gruppe sogar eine erhöhte Mortalitätsrate findet (Abb. 6.75). Durch den Einsatz der FSBA läßt sich sub partu allerdings die Rate der „falsch"-induzierten operativen Entbindungen drastisch reduzieren.

> **!** Sofern eine FSBA technisch durchführbar ist, ist eine operative Entbindung alleine aufgrund des CTG-Musters (Ausnahme: terminale Bradykardie bzw. Bradykardie ohne Erholungstendenz) wegen der hohen Falschpositivrate sowohl aufgrund der Empfehlungen der Fachgesellschaften, als auch aufgrund der Metaanalyse der vorliegenden prospektiven Studien als obsolet zu betrachten.

Eine mögliche Ursache für die nicht nachweisbare Reduktion der fetalen Morbidität, trotz nahezu kontinuierlicher CTG-Überwachung sub partu liegt u.U. darin, daß sich nur 10% der hypoxischen fetalen Schädigungen tatsächlich auf das Geburtsereignis zurückführen lassen. 70% der hypoxischen Schäden entstehen antenatal, ca. 20% postnatal.

Die Vorstellung eines engen Zusammenhanges zwischen pathologischem CTG, Azidose der Neugeborenen, klinischer Asphyxie und Langzeitmorbidität im Sinne von spastischer Zerebralparese muß nach heutigem Erkenntnisstand als falsch bezeichnet werden. Die pathophysiologischen Zusammenhänge sind sehr viel komplexer als lange vermutet wurde, und entsprechend schwierig ist das klinisch angepaßte Handeln.

Nur schwere und anhaltende Asphyxiezustände führen offenbar zu einer Hinschädigung.

Das American College of Obstetricians and Gynaecologists sieht aufgrund der vorliegenden Studien einen Zuammenhang zwischen Geburtsereignis und Hirnschädigung nur dann als wahrscheinlich an, wenn konsekutiv *alle* folgenden Bedingungen erfüllt sind:

- schwere metabolische Azidose (pH < 7,00)
- 5 min Apgar < 5 (persistierend > 5 min)

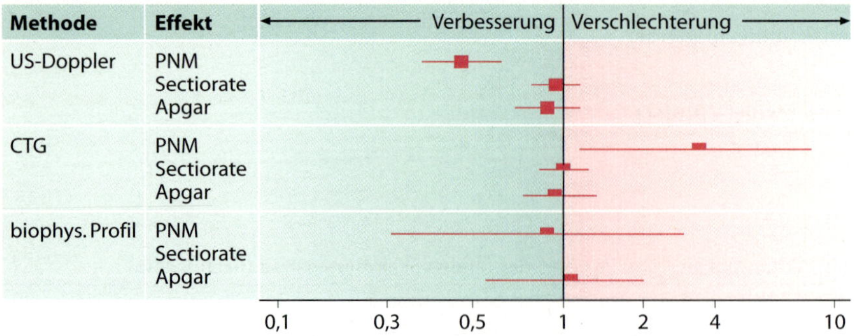

Abb. 6.75. Ergebnis der Metaanalyse prospektiver Studien bezüglich der Prüfkriterien: perinatale Mortalität *(PNM)*, Sectiorate und niedriger 5-Minuten-Apgar. Die sogenannte Odds ratio gibt Signifikanzen an, wenn der Streubereich die 1 nicht überdeckt (Analyse aus Oxford perinatal trials)

- neurologische Symptome (Krämpfe, Koma, Hypotonie) in der frühen Neonatalperiode
- hypoxisch bedingte Multiorganschäden (Herz-Kreislauf, Gastrointestinaltrakt, Nieren, Pulmo etc.)

Auch ist die ***Validität der CTG-Überwachung***, insbesondere die Spezifität (Erkennung der Gesunden) sowie der prädiktive Wert von pathologischen CTG-Befunden ***eingeschränkt*** (30–60 %). Dies liegt u. a. auch an uneinheitlichen Bewertungsmaßstäben. So gibt es z. B. keine einheitliche Definition der Amplitude und Dauer, ab der man von Akzelerationen bzw. Dezelerationen spricht. Ebenso fehlt bis jetzt eine prospektive multivariate Analyse des Aussagewertes der einzelnen CTG Beurteilungsparameter. Eine 1985 zur Standardisierung der CTG-Beurteilung durch die FIGO herausgegebene Empfehlung (s. Tabelle 6.17) wird bei weitem nicht an allen Kliniken herangezogen. Neben den zahlreichen Stör- und Einflußgrößen unterliegt die Interpretation des CTG zudem einer ***beträchtlichen intra- und interobserver Variabilität***. Der Fehler in der Reproduzierbarkeit der Einschätzung des gleichen CTG-Streifens durch den gleichen Untersucher bzw. durch einen fremden Untersucher liegt zwischen 20 und 60 %. Dagegen liegt der gleiche Fehler bei der Mustererkennung und Indexbewertung dopplersonographisch gewonnener Blutströmungskurven unter 10 %. Eine Verbesserung der CTG Interpretierbarkeit ist durch standardisierte Auswertkriterien, die Intensivierung des Trainings bzw. eine computergestützte Interpretationshilfe vorstellbar. Auch die Benutzung mehrparametriger Scores verschlechtert offenbar die Konsistenz in der Interpretation gegenüber einer vereinfachten Einteilung in ein unauffälliges Muster ohne, und ein auffälliges Muster mit Handlungs- bzw. Abklärungsbedarf.

> **!** Pathologische CTG-Befunde müssen in den meisten Fällen durch zusätzliche diagnostische Methoden weiter abgeklärt werden.

Zusammenfassend läßt sich feststellen, daß in der Vergangenheit vielfach den CTG-Veränderungen ein zu hoher Stellenwert beigemessen worden ist. Das CTG muß in diesem Licht eher als eine Vorscreening-Methode betrachtet werden, als daß aus Musterveränderungen bis auf wenige Ausnahmen unmittelbare klinische, insbesondere operative, Konsequenzen gezogen werden dürfen.

Bezüglich der diagnostischen Wertigkeit der verbreitetsten CTG-basierten Zusatztests, des Non-Streß-Testes (NST), des Oxytozin-Belastungs-Testes (OBT) und des biophysikalischen Profils (BPP) muß nach Sichtung der prospektiven Studien die Reproduzierbarkeit von NST und OBT, nicht zuletzt aufgrund uneinheitlicher CTG-Interpretation, als unbefriedigend betrachtet werden. Für das biophysikalische Profil liegen derartige Studien nicht vor. Obwohl Praktikabilität und Compliance für den NST sprechen, führt sein routinemäßiger Einsatz als Screeningverfahren nach dem Ergebnis von 4 prospektiv randomisierten Studien gegenüber einer Kontrollgruppe ohne NST-Auswertung zu keiner Verbesserung bezüglich der fetalen Morbidität und Mortalität. Für den OBT liegen bis heute erstaunlicherweise keine derartigen Studien vor. Für das biophysikalische Profil konnte allerdings in einem Kollektiv von 54.000 Hochrisikoschwangerschaften eine Falschnegativrate von nur 0,6 % bei 122.000 durchgeführten Tests beobachtet werden. Die Totgeburtrate lag mit 1,2 Promille mehr als das Dreifache niedriger als im Vergleichskollektiv (4,5 Promille), in dem kein biophysikalisches Profil durchgeführt wurde.

Angesichts der Häufung schwerer Zerebralschäden im antepartualen Bereich muß ein besonderes Ziel darin liegen, die antepartuale Überwachung zu intensivieren. Die exakte Anamnese, der klinische Befund und Methoden wie die Routineultraschalluntersuchung sind geeignet, ***Risikokollektive zu definieren***, die ante- wie subpartal einer intensivierten Überwachung z. B. mit Karyotypisierung, Dopplerultraschall, CTG-basierten Zusatztests etc. zugeführt werden sollten. Durch die Selektion einer Risikopopulation wird die Validität dieser Überwachungsmethoden zusätzlich erhöht. In dieser Kombination sollten chronische fetale Hypoxiezustände möglichst treffsicher und frühzeitig erkannt werden (Abb. 6.76).

Die Diagnostik des ***Blutströmungsverhaltens*** mit Hilfe des gepulsten Dopplerverfahrens gibt sehr frühzeitig Hinweise auf eine Plazentainsuffizienz bzw. notwendig werdende Umverteilungsvorgänge, und zwar zu einem Zeitpunkt, bevor die üblichen Parameter (CTG, fetale Biometrie, Hormondiagnostik) einen fetalen Mangelzustand vermuten lassen.

6.7.11 Neuere Überwachungsverfahren

Die Registrierung der FHF mittels des CTG bleibt, da sie nichtinvasiv und kontinuierlich durchführbar ist, das wichtigste Instrument der Basisdiagnostik in der Erkennung der fetalen Hypoxie. Vor allem muß die geringe Spezifität des CTG weiter verbessert werden. Antepartual gelingt es bereits durch eine Reihe neu eingeführter Verfahren wie Chordozentese, Ultraschall-Dopplersonographie, Kinetokardiotokographie die Rate der falsch-positiven CTG-Muster zu senken. Neuere vor allem für die subpartuale Situation (s. unten) entwickelte Verfahren müssen ihre klinische Wertigkeit vor einer vorzeitigen, unkritischen klinischen Einführung allerdings erst noch unter Beweis stellen.

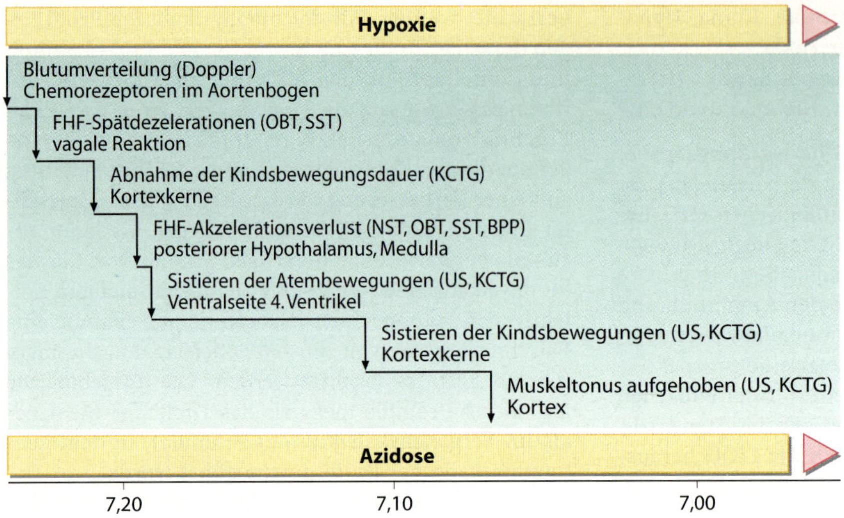

Abb. 6.76. Zeitliche Abfolge fetaler Auffälligkeiten und Angabe der Meßmethode in Abhängigkeit vom Ausmaß der Hypoxämie und Azidose

Die fetale Elektrokardiographie (EKG)

Die Direktableitung des fetalen EKG über eine fetale Skalpelektrode wird gewöhnlich nur für die Berechnung der FHF aus dem Abstand der RR-Intervalle genutzt. Es läßt sich jedoch – ähnlich wie in der Erwachsenenkardiologie – das gesamte ***EKG-Signal computerisiert analysieren.***

Durch eine Analyse der Zeitintervalle von PR und RR können z. B. hypoxiebedingte von durch Kopfkompression verursachte Bradykardien unterschieden werden. Das Verhältnis von ***PR-:RR-Intervall*** ist bei Normazidität positiv, bei saurem fetalem pH negativ.

Bei schwerer fetaler Hypoxämie werden Absenkungen der ***ST-Strecken*** und präterminal negative ***T-Wellen*** beobachtet. Die ***T/QRS-Ratio*** ist negativ mit dem fetalen pH bei leichter und mittelschwerer fetalen Hypoxämie korreliert. Die bisherigen Ergebnisse deuten darauf hin, daß durch die zusätzliche Analyse des EKG-Signals auf hypoxieverdächtige Muster eine höhere Spezifität und ein besserer prädiktiver Wert bezüglich der perinatalen Morbidität und Mortalität, als die alleinige Analyse der FHF mittels der RR-Intervallanalyse erreicht werden kann.

Computeranalyse des CTG-Signals

Verschiedene hier zur Anwendung kommende Verfahren verfolgen das gleiche Ziel, nämlich die Sensitivität und Spezifität der konventionellen CTG-Analyse zu erhöhen.

Mithilfe einer ***„online"-Computeranalyse*** gelingt es z. B. Signalausfälle zuverlässig zu erkennen und die CTG-Analyse durch eine standardisierte Computerinterpretetation frei von individuellen Fehlern und damit reproduzierbarer durchzuführen.

Lernfähige Systeme bedienen sich sogenannter ***neuronaler Netzwerksoftware***, die ähnlich wie im Gehirn durch ständiges Verknüpfen von Eingangsvariablen mit perinatalen „outcome"-Ergebnissen hinzulernt, so daß eine verbesserte und konsistentere prognostische Abschätzung des perinatalmedizinischen Risikos erreicht werden kann.

Anleihen aus der Astrophysik nimmt die sogenannte ***Chaosforschung***. Durch graphische ***Darstellung des EKG-Signals in einem 3-Phasenraum*** und durch geeignete Rechenalgorhythmen lassen sich ***Änderungen in der dynamischen Steuerung des Herzens quantifizieren.*** In der Erwachsenenkardiologie lassen sich so, besser als mit der üblichen EKG Analyse, vital bedrohte Patienten von weniger gefährdeten unterscheiden. Der Einsatz dieser Methode sub partu zeigt ebenfalls erste vielversprechende Ergebnisse.

Pulsoxymetrie (OCTG)

Die Sauerstoffsättigungs (SO_2) -messung mittels Pulsoxymetrie hat in der Erwachsenen-Intensivmedizin bereits ihren festen Platz. Beim Erwachsenen erfolgt die Messung über eine nichtinvasive Fingersonde. Durch reflexionsfotometrische ***Messung von oxygeniertem, desoxygeniertem und Gesamthämoglobin*** kann die ***Sauerstoffsättigung*** errechnet werden. Mit der Entwicklung geeigneter Sonden kann mit oder auch ohne invasive Fixierung am fetalen Skalp die Sauerstoffsättigung nach gesprungener Fruchtblase gemessen werden. Bei längerfristiger Unterschreitung von SO_2-Werten unter 50 % Sauerstoffsättigung ist mit einer deutlich erhöhten Inzidenz fetaler Azidosen zu rechnen. Die Methode ist bereits jetzt in der Lage uteroplazentare Perfusionsbeeinträchtigung durch ***relative Änderungen des SO_2-Signals*** zu detektieren. Probleme bereitet allerdings noch die Angabe von Absolutwerten und damit auch die Beschreibung geeigneter Grenzwerte, da eine zuverlässige Eichung bei der niedrigen O_2-Spannung des Fetalblutes zur Zeit noch nicht möglich ist.

Nahinfrarotspektrometrie (NIRS)

Nahinfrarotlicht kann über einen ***Laser*** emittiert menschliches Gewebe, z.B. fetales Gehirn durchdringen und wird dabei von verschiedenen Gewebekomponenten unterschiedlich stark absorbiert (***NIR-Absorptionsspektoskopie***). Nahinfrarotlicht ist biologisch weitgehend unbedenklich. Aus der Kenntnis des Absorptionsspektrums von ***Hämoglobin (Hb)*** und ***oxygeniertem Hämoglobin (HbO_2)*** sowie des für die mitochondriale Atmungskette wichtigen Enzyms ***Cytochrom aa_3*** (Katalysator für die O_2-Umsetzung in diesen Zellorganellen), lassen sich bei verschiedenen NIR-Wellenlängen erstmals der ***O_2-Gehalt im Gewebe (intrazellulär)*** und das ***relative Blutvolumen*** bestimmen.

Die Lasereinheit emittiert NIR-Licht der Wellenlängen 775, 805, 845 und 904 nm. Dieses Licht wird über eine Glasfaser mit Hilfe eines Amnioskopes zum kindlichen Kopf geleitet. Ein Sensor nimmt das wiederaustretende Licht auf und eine 2. Glasfaser leitet dieses zur Meßeinheit zurück. Die Anwendung dieser Technik ist zunächst nur intrapartal möglich und an die Voraussetzung für die Durchführbarkeit einer Amnioskopie gebunden. Sie steht zur Zeit in der Phase der klinischen Erprobung.

Magnetresonanzverfahren

Unter den bildgebenden Methoden befindet sich das Magnetresonanzverfahren (MR) noch in der klinischen Erprobung. Welche zusätzliche Hilfestellung die Kernspintomographie als bildgebendes Verfahren im Vergleich zur Ultrasonographie bietet, ist z.Z. noch offen. Gewisse Vorteile scheint diese Technik bei der Lungendiagnostik des Feten und bei der Suche nach Anomalien im Zusammenhang mit einem Oligohydramnion zu bieten. Der großzügigeren Anwendung steht – abgesehen von Kosten und Aufwand – jedoch entgegen, daß die biologischen Wirkungen der bei den NMR-Untersuchungen auftretenden Magnetfelder und hochfrequenten magnetischen Wellen noch zu wenig abgeklärt sind.

ZUSAMMENFASSUNG

Auch heute noch ist das CTG die am häufigsten angewandte Überwachungsmethode des Feten. Der Fischer-Score zieht folgende 5 Kriterien (Ideal 2 Punkte) zur Beurteilung heran (s. Tabelle 6.18):

- ***FHF***: 120–160 bpm
- ***Bandbreite***: 10–30
- ***Nulldurchgänge***: > 6
- ***Akzelerationen***: sporadische
- ***Dezelerationen***: keine

Allen Anfeindungen zum Trotz bietet dieses einfache Instrument ein wichtiges diagnostisches Werkzeug, das Grundlage für andere Überwachungsmethoden und seltener allein Grundlage für eine Beendigung der Schwangerschaft darstellen sollte.

Ergänzend kann man Testverfahren mit und ohne Belastung der uteroplazentaren Perfusion durchführen. Das biophysikalische Profil, in das neben der Beurteilung des CTG auch der ultrasonographische Nachweis von fetalen Bewegungen und Atembewegungen und die Fruchtwassermenge einfließt, ist ein sehr treffsicheres Instrument in der antenatalen Überwachung. Laborchemische Überwachungsmethoden der Schwangeren beispielsweise durch Bestimmung von hPL und Östriol sind weitgehend verlassen worden. Die Sonographie ist zwischenzeitlich bei der Aufnahme jeder Kreißenden selbstverständlich. Die Dopplersonographie scheint speziell im Risikokollektiv von hoher Aussagekraft zu sein. Unter der Geburt sollte ein suspektes CTG-Muster, das nicht sofort zum Handeln zwingt (z.B. anhaltende Bradykardie), wenn keine Kontraindikationen vorliegen, durch eine fetale Skalpblutanalyse evaluiert werden.

Neuere Methoden wie das fetale EKG, die Pulsoxymetrie, die Nahinfrarotspektrometrie, das Magnetresonanzverfahren und die computergestützte CTG-Auswertung sind noch nicht klinische Routine.

6.8 Maßnahmen der Geburtserleichterung, Schmerzbekämpfung

P. Baumann

EINLEITUNG

„... Ich finde im Buch der Geschöpfe im dritten Kapitel/ Daß der allmächtige ewige Gott unser aller erste Mutter Eva/ um Übertretung des Gebotes/ den Fluch gegeben/ daß sie in Schmerzen ihre Kinder gebären sollt'/ Welchen Fluch alle Frauen von ihr ererbt/ Und wie wohl solcher Schmerz mit keiner Vernunft/ Weisheit oder Kunst gänzlich hingeleit und gehindert mag werden/ jedoch wenn sich die schwangeren Frauen vor und in der Geburt ordentlich dazu schicken und halten/ auch mit vernünftigen gelehrten Frauen und Hebammen sich versehen/ mag solcher Schmerz gemildert und gemindert werden..."

Diese Feststellung, nachzulesen im ältesten gedruckten Lehrbuch für Hebammen in deutscher Sprache, dem „Rosengarten" von Eucharius Rösslin aus dem Jahre 1513, trifft, was die Bekämpfung des Wehenschmerzes und die Bedeutung der emotionalen Unterstützung der Kreißenden für die Schmerzverarbeitung anlangt, auch heute noch zu.

Schmerzempfindung. Mittels physikalischer Methoden – Applikation von Hitze auf ein definiertes Hautareal – sowie multidimensionaler Fragebögen wurde eine Quantifizierung und Qualifizierung von Wehenschmerzen versucht.

Die wesentlichen Erkenntnisse daraus sind, daß Wehenschmerzen nahezu den Schmerzen bei peripheren Nervenläsionen oder nach einer Amputation entsprechen, daß sie bei Erstgebärenden heftiger sind als bei Mehrgebärenden, daß aber auch eine erhebliche Spannbreite im Unterschied der Schmerzempfindung besteht, d.h. die Schmerzempfindung kann sich bis zu einem Faktor von 5 unterscheiden. Etwa 10% der Erstgebärenden und knapp 25% der Mehrgebärenden empfinden die Wehenschmerzen als leicht bis mäßig, 30% in beiden Gruppen geben schwere Schmerzen an, etwa 40% der Erstgebärenden und 35% der Mehrgebärenden leiden unter sehr schweren Schmerzen und gut 20% der Erstgebärenden bzw. gut 10% der Mehrgebärenden empfinden Wehenschmerzen als vernichtende Schmerzen. Entsprechende Untersuchungen unter Periduralanästhesie ergaben eine maximale Reduktion auf knapp 30% der initial empfundenen Schmerzintensität innerhalb von 30 und 60 min nach Induktion der Analgesie.

Geburtsvorbereitungskurse. Die Verarbeitung der mit dem Geburtsverlauf zunehmend schmerzhaften Kontraktionen durch die Kreißende ist heute vielfach Gegenstand von Geburtsvorbereitungskursen. Die gesetzlichen Krankenkassen übernehmen hierfür derzeit die Kosten. Dick-Read in Großbritannien in den 30 er Jahren und Lamaze in Frankreich in den 50 ern haben die körperlich-seelische Vorbereitung der schwangeren Frau auf die Entbindung zur Erleichterung des Geburtsvorgangs systematisch erarbeitet und schriftlich fixiert.

Schmerzwahrnehmung. Bei der Annäherung an das Phänomen „Schmerz" muß zwischen Schmerzwahrnehmung und Schmerzlokalisation einerseits und dem Schmerzerlebnis sowie der Schmerzbewertung andererseits unterschieden werden. Nicht nur, daß diese verschiedenen Funktionen von verschiedenen Arealen im Großhirn wahrgenommen werden, es besteht zwischen dem System der schnellen Schmerzlokalisation und dem System des langsamen Schmerzgefühls eine antagonistische Beeinflussung, wobei das schnelle System das langsamer leitende System hemmen kann. Dies ist wichtig für die medikamentöse Schmerztherapie. Das Schmerzerlebnis, nicht die Schmerzen selbst, können durch eine Reihe von Faktoren beeinflußt werden, wie:

- momentane Situation während der Schmerzauslösung,
- genetische Disposition,
- Erziehung,
- soziokulturelles Umfeld,
- weltanschauliche Bindungen und ethnische Herkunft.

Äußeren Determinanten unterliegt auch die Schmerzschwelle; diese kann durch Angst, Trauer, Depression, Isolation, Schlaflosigkeit, Grübeln und Sorgen erniedrigt werden, wohingegen Faktoren wie Zuwendung, Hoffnung, Schlaf, Ablenkung, Entspannung, aktive Beschäftigung mit anderen Dingen, Anxiolytika und Antidepressiva sie erhöhen können. Dies alles macht Schmerz letztendlich zu einem höchst subjektiven Erlebnis. Seine individuelle Färbung erhält er im limbischen System, ein entwicklungsgeschichtlich sehr altes System, das eine dichte Anreicherung an Opiatrezeptoren aufweist. Mit nichts kommuniziert das Großhirn so intensiv wie mit dem limbischen System, denn dort wird die einlaufende Afferenz ausgewertet und bewertet und erhält ihre ganz individuelle Färbung.

Ursachen des Wehenschmerzes. Die Ursachen des Wehenschmerzes sind letztlich unklar. Kontraktionsabhängige Ischämie und Gewebshypoxie werden angeschuldigt. Einen zusätzlichen Faktor stellt die isometrische Kontraktion des Uterus gegen den „Widerstand“ der Zervix und des Perineums dar, die als „adäquater Reiz“ der Schmerzauslösung in Hohlorganen aufgefaßt werden kann. Nach derzeitigem Verständnis werden dadurch, sowie durch physikalische und chemische Noxen, periphere Nozizeptoren – dabei handelt es sich um freie Nervenendigungen – durch ortsständige Algetika wie Bradykinin, Kallikrein, Serotonin, Histamin, Acetylcholin, Prostaglandin E sowie H^+- und K^+-Ionen erregt. Prostaglandin E nimmt insofern eine Schlüsselstellung ein, als es die Nozizeptoren nicht direkt erregt, es ohne seine Anwesenheit jedoch nicht zu einer Erregung der Schmerzrezeptoren kommt. Desgleichen sensibilisiert Acetylcholin bereits in niedrigen Konzentrationen die Nozizeptoren für andere Mediatoren.

Innervation des Uterus. Wie bei anderen Hohlorganen ist die Innervation des Uterus dem intramuralen Nervensystem zuzuordnen, einem in oder an der Wand liegenden Nervengeflecht, das seine Fasern zwar sowohl aus dem Sympathikus wie aus dem Parasympathikus bezieht, jedoch eine gewisse funktionelle Selbständigkeit aufweist; in den zahlreichen Ganglien erfolgt hier die Umschaltung zunächst nur der parasympathischen Leitungsbahnen.

Vom intramuralen Nervensystem ziehen Fasern zum seitlich der Zervix im Parametrium gelegenen Plexus uterovaginalis (Frankenhäuser-Geflecht) und höher zu den topographisch benachbart gelegenen Nervengeflechten, dem Plexus hypogastricus und Plexus mesentericus inferior, die anatomisch eine Verzweigung des Beckenteils des sympathischen Grenzstrangs darstellen, jedoch einen beträchtlichen Anteil parasympathischer Fasern aufweisen. Hier erfolgt erstmals die Umschaltung der sympathischen Neurone, die nun zum Grenzstrang verlaufen, in dessen Lumbalganglien und unteren Thorakalganglien eine erneute Umschaltung erfolgt. Über die Rr. communicantes albi, markscheidenhaltige Nervenfasern, erfolgt im Bereich der 10., 11. und 12. Thorakal- sowie dem 1. Lumbalnerven der Anschluß an das Rückenmark.

Schmerzen, wie sie während der Eröffnungsperiode weitestgehend im Corpus uteri entstehen, werden über diese Leitungsbahnen vermittelt, in der frühen Eröffnungsperiode hauptsächlich über den 11. und 12. Thorakalnerven; dies ist zu berücksichtigen, wenn eine Bekämpfung der Wehenschmerzen durch Periduralanästhesie geplant ist.

Während die Fasern des parasympathischen Nervensystems im allgemeinen den Spinalnerven folgen, ziehen sie von dem Beckenplexus als eigenständige Nn. pelvini zum 3. und 4. Sakralnerven. Ein Großteil der Schmerzen entsteht bei einer vaginalen Geburt im tiefer gelegenen Genitaltrakt, wiewohl schmerzhafte Kontraktionen aus dem Bereich des Corpus uteri während der Austreibungsperiode fortbestehen. Aus dem Bereich von Vagina, Perineum, Anus und den mehr medial und inferior gelegenen Anteilen von Vulva und Klitoris werden Schmerzreize hauptsächlich über Weiterverzweigungen der Nn. splanchnici pelvini, ihrerseits parasympathische Fasern des N. pudendus, fortgeleitet, um den Plexus sacralis zu erreichen, der sich aus Ästen der Spinalnerven L 5 bis S 3 ableitet.

Praktische Bedeutung für die Schmerzausschaltung hat der N. pudendus erlangt, weil er knapp unter der Oberfläche des Lig. sacrospinale, dort wo es an der Spina ischiadica ansetzt, verläuft und dort einer Infiltrationsanästhesie zugänglich ist.

Schmerzbekämpfung

Gegenwärtig stehen zur Bekämpfung der Wehenschmerzen Psychopharmaka, Spasmolytika, systemisch angewendete Analgetika, die o. a. Ausschaltung des N. pudendus sowie die Leitungsanästhesie in Form der Peridural-, im angelsächsischen Schrifttum als Epiduralanästhesie bekannt, zur Verfügung.

Parazervikalblock. Die Parazervikalblockade, bei der die Afferenzen im Bereich der Zervix bei 9 h und 3 h durch Infilration eines Lokalanästhetikums ausgeschaltet werden, wurde wegen wiederholt beobachteter, schwerer Bradykardien der Feten verlassen.

Inhalation flüchtiger Analgetika. Im deutschsprachigen Raum wird auch die Schmerzreduktion durch Inhalation flüchtiger Analgetika wie eines Gemisches von 50 % Stickoxyd und 50 % Sauerstoff oder von 0,35 % Methoxyflurane, 0,35–0,5 % Trichloräthylen oder 0,25–1,0 % Enfluran gemischt mit Sauerstoff oder Luft kaum noch praktiziert. Der analgesierende Effekt tritt bereits nach etwa 10–15 s ein. Gute analgetische Ergebnisse können in etwa bei einem Drittel der Kreißenden und eine teilweise Erleichterung bei einem weiteren Drittel erzielt werden.

Medikamente. Bei der Anwendung von Medikamenten unter der Geburt ist stets zu bedenken, daß transplazentar zum Kind gelangte Pharmaka bei inzwischen eingetretenem Partus nicht ausreichend aus dem Kreislauf des Kindes eliminiert werden und unerwünschte pharmakologische Wirkungen entfalten. Sedativa aus der Benzodiazepinreihe und Analgetika wie das Pethidin (Dolantin) behindern den Atemantrieb des Neugeborenen bis hin zur Atemdepression. Das Neuroleptikum Triflupromazin (Psyquil) sowie das zentral wirksame Analgetikum Meptazinol (Meptid) haben diesen Nachteil gar nicht bzw. in weitaus geringerem Maße.

Ein weiterer Nachteil von Opiaten unter der Geburt ist, daß sie die ohnehin verzögerte Magen- und Blasenentleerung der Kreißenden noch weiter behindern und das Risiko einer Aspiration, insbesondere bei Notwendigkeit einer Allgemeinanästhesie, erhöhen.

Periduralanästhesie. Die Periduralanästhesie wurde nach den Daten der schleswig-holsteinischen Perinatalerhebung 1990–1997 bei etwa 11 % aller Geburten eingesetzt; dabei bestand eine erhebliche Schwankungsbreite von 0 % bis über 40 %. Das Verfahren erfordert die ständige unverzügliche Verfügbarkeit eines Arztes, der eine assistierte Beatmung vornehmen kann für den Fall, daß es durch Aufsteigen des Anästhetikums im Periduralraum in höher gelegene Etagen zur Ateminsuffizienz kommt. Numerische oder funktionelle Thrombozytopathien, wie nach der Ingestion von Thrombozytenaggregationshemmern oder eine subklinische Infektion können einer Periduralanästhesie entgegen stehen; ebenso wie eine aktuelle oder anamnestische Erkrankung des ZNS. Vor Induktion einer Periduralanästhesie ist wegen der damit verbundenen Blockade der Vasomotorik und der daraus resultierenden Gefahr eines mütterlichen Blutdruckabfalles und nachfolgender uterinen Minderperfusion der fetoplazentaren Einheit das mütterliche Plasmavolumen durch Infusion von ca. einem Liter einer klaren Lösung zu expandieren.

Ein flexibler Kunststoffschlauch wird etwa auf Höhe des L 2-Interspinalraumes in den Rückenmarkskanal und dort nach kranial vorgeschoben, so daß die Spitze etwa auf Höhe des 12. Brustwirbelkörpers zu liegen kommt. Läßt sich Liquor aspirieren, liegt der Katheter nicht korrekt. Durch Applikation einer Testdosis von 3 ml einer 0,25 % Bupivacain-Lösung und 1:200 000 Adrenalin wird einer akzidentellen subarachnoidalen bzw. intravenösen Injektion vorgebeugt. Im ersten Fall kommt es zu einer Spinalanästhesie (T 10–S 5), die anstelle der Epiduralanästhesie noch therapeutisch genutzt werden kann. Bei intravenöser Injektion bewirkt das Adrenalin für 20–30 s eine mäßige Tachykardie und Hypertension. Größere therapeutische Dosen sollten in beiden Fällen zurückgehalten werden. Bei korrektem Sitz wird Analgesie von ca. 1,5 h Dauer durch Applikation von z. B. 5–7 ml 0,5 % Bupivacain erzielt. Es gibt verschiedene Modifikationen des Verfahrens, die sich auf den Einsatz unterschiedlicher Analgetika und deren Applikationsform (Bolusinjektion vs. kontinuierliche Infusion), aber auch die Technik, wie die Doppelkathetertechnik, beziehen. Dabei wird ein 2. Katheter nach kaudal bis auf Höhe des SWK 3 vorgeschoben. Hierdurch soll der Schmerzausschaltung in verschiedenen Phasen der Geburt noch besser Rechnung getragen werden können.

ZUSAMMENFASSUNG

Die Schmerzempfindung und das Schmerzerleben der Kreißenden wird außer von somatischen von zahlreichen psychischen und soziokulturellen Faktoren beeinflußt; auch die Ursachen des Wehenschmerzes sind vielfältig und nicht in allen Einzelheiten bekannt. Die Möglichkeiten der medikamentösen Therapie sind daher begrenzt. Auch angesichts der Nebenwirkungen, die Medikamente vor allem auch auf den Feten haben können, sollten diese mit größter Zurückhaltung eingesetzt werden: Eine Ausnahme hiervon bildet die Periduralanästhesie, die insbesondere bei Erstgebärenden eine segensreiche Geburtserleichterung darstellen kann. Wichtiger als medikamentöse Geburtserleichterung ist, daß die Kreißende bei der Bewältigung ihrer Geburtsarbeit von einer anteilnehmenden Vertrauensperson begleitet wird.

6.9 Das reife Neugeborene

K.-T. M. Schneider

EINLEITUNG

Der Geburtshelfer hat unmittelbar nach der Geburt mit dem Neugeborenen noch einen Patienten, um den es sich zu kümmern gilt. Die Umstellung des fetalen Kreislaufs und das Ingangkommen der Lungenatmung stellen für das Neugeborene zwar physiologische aber mit potentiell kritischen Störungen behaftete Anpassungsvorgänge dar. Eine intensive Beobachtung der Vitalfunktionen des Neugeborenen u. U. unter Zuhilfenahme von Laboruntersuchungen ist daher in den ersten Lebensminuten dringend erforderlich. Im weiteren Wochenbettverlauf gilt die Aufmerksamkeit der Erkennung von Entwicklungs- und Gedeihstörungen sowie dem Ausschluß von Erkrankungen aufgrund von Unreife (z. B. Hyperbilirubinämie) bzw. von anderen Erkrankungen durch Screeningtests und die ersten beiden Kinderuntersuchungen (U1, U2).

6.9.1 Postnatale Adaptation

Die Anpassungsphase des Neugeborenen an das extrauterine Leben ist gekennzeichnet durch die beginnende Lungenatmung und die damit verbundene Kreislaufumstellung mit Eröffnung der pulmonalen Strombahn.

Bei der vaginalen Geburt aus Schädellage werden bis zu 40 ml Flüssigkeit aus den fetalen Alveolen und Bronchien ausgepreßt. Beim ersten Atemzug, bei dem Drücke bis zu 70 cm H_2O (7 kPa) erreicht werden, wird die Lungenflüssigkeit durch ein entsprechendes Luftvolumen ersetzt, nach 2–3 Atemzügen ist das Residualvolumen etabliert. Das Kind wird aus Apnoe in Exspirationsstellung geboren. Ausgelöst wird der 1. Atemzug durch Kälte, vorausgegangene Kompression des Thorax beim Durchtritt durch den Geburtskanal, Hyperkapnie, Azidose und Hypoxie. Das Einströmen von Luft in die Alveolen bewirkt einen schnellen Abfall des Lungengefäßwiderstandes und einen raschen Anstieg des pulmonalen Blutvolumens. Die Stabilisierung der kindlichen Alveolen erfolgt durch den beim reifen Neugeborenen ausreichend produzierten Surfactant.

Pränatal und sub partu nicht beeinträchtigte Kinder atmen nach der Geburt spontan. Sie benötigen in der Regel weder Stimulation noch Absaugen.

! Die Adaptation vollzieht sich beim gesunden Neugeborenen innerhalb folgender Zeiten nach der Geburt (Saling 1966):

- ***1. Atemzug***: im Mittel nach 6 s, Grenzwert 20 s
- ***1. Schrei***: im Mittel nach 15 s, Grenzwert 75 s
- ***Regelmäßige Spontanatmung***: im Mittel nach 28 s, Grenzwert 90 min
- ***Hautrötung***: im Mittel nach 1 min 21 s, Grenzwert 5 min

Das normale Neugeborene kommt mit einer leichten Sauerstoffschuld zur Welt, die es durch gesteigerte Atmung und Herzschlagfrequenz innerhalb von 10–20 min nach der Geburt ausgleicht. In den 1. Lebensstunden schwankt die Atemfrequenz zwischen 30 und 60/min. Die Herzschlagfrequenz pendelt sich um 135/min ein. Die Temperaturregulierung des Neugeborenen ist noch insuffizient. Deshalb muß das Kind nach Geburt unverzüglich abgetrocknet werden, alle Maßnahmen müssen unter Wärmezufuhr (Wärmelampe) erfolgen. Die normale Kerntemperatur des Neugeborenen beträgt 37,0 Grad Celsius mit einer Abweichung von 0,5 Grad nach oben und unten. Folgen einer Hypothermie können metabolische Azidose, erhöhter Sauerstoffverbrauch, Hypoxämie und Hypoglykämie sein.

6.9.2 Zustandsdiagnostik des reifen Neugeborenen

Für die Beurteilung eines reifen Neugeborenen haben sich das Apgar-Schema und die Bestimmung des pH-Wertes aus dem Nabelschnurarterienblut bewährt.

Apgar-Score

Virginia Apgar, eine amerikanische Anästhesistin, gab 1953 das nach ihr benannte Punktesystem zur Vitalitätsbeurteilung des Neugeborenen an.

Das Apgarschema erlaubt mit Hilfe einfacher Kriterien eine schnelle und unmittelbare Beurteilung der kardiopulmonalen und neurologischen Funktionen.

! Mit 0–2 Punkten (0 = nicht vorhanden bzw. Blässe bei der Haut, 1 = leicht gestört, 2 = normal) bewertet werden (Tabelle 6.23):

- Atmung (*A*)
- Herzfrequenz (*P*)
- Muskeltonus (*G*)
- Hautfarbe (*A*)
- Reflexe beim Absaugen (*R*)

Tabelle 6.23. Zustandsdiagnostik nach dem Apgar-Index

Benotung	0	1	2
Herzfrequenz	keine	< 100/min	> 100/min
Atmung	keine	unregelmäßig	regelmäßig
Hautfarbe	blaß/zyanotisch	Stamm rosig Extremitäten zyanotisch	komplett rosig
Muskeltonus	schlaff	leicht gebeugte Extremitäten	aktive Bewegungen
Reflexerregbarkeit beim Absaugen	keine Reflexe	Grimassieren	Niesen, Husten, Schreien
Apgar-Punktsumme:			

Bewertung: Punktsumme 10–9: optimal lebensfrisch, Punktsumme 8–7: normal lebensfrisch, Punktsumme 6–5: leichte Depression, Punktsumme 4–3: mittelgradige Depression, Punktsumme 2–0: schwere Depression

Bei der Erhebung des ***Apgar***schemas ist darauf zu achten, daß die Punktevergabe nicht zu früh erfolgt. Der Ein-Minuten-Apgar-Wert ermöglicht eine schnelle Abschätzung des Zustandes nach der Geburt. Eine gewisse prognostische Bedeutung scheint dem 5-Minuten-Apgar-Wert zuzukommen, da ein Zusammenhang zwischen niedrigen Apgarwerten mit 5 min und entwicklungsneurologischen Problemen im weiteren Verlauf gezeigt werden konnte.

Es ist wichtig zu wissen, daß das Apgarschema für die postnatale Beurteilung von Frühgeborenen weniger brauchbar ist, da die Parameter Atmung, Muskeltonus und Reflexe beim Absaugen vom Gestationsalter abhängig sind.

Säuren-Basen-Status

Zur Bestimmung des Säuren-Basen-Status (Saling 1966) wird nach der Geburt des Kindes aus der Nabelschnurarterie eine Blutgasanalyse durchgeführt. Der Nabelschnurarterien-pH korreliert mit einer während Wehentätigkeit und Geburt durchgemachten Hypoxämie. Zur Unterscheidung zwischen respiratorischer und metabolischer Azidose sollte stets der PCO_2-Wert mitgemessen und der „Base-excess" (BE) angegeben werden.

Das lebensfrische Neugeborene hat einen durchschnittlichen pH-Wert von $\geq$ 7,30. PH-Werte von 7,20 bis 7,29 erfordern Beobachtung, bei einer Nabelschnurazidose < 7,20 können Maßnahmen erforderlich werden. Ob dieses notwendig ist, hängt in erster Linie vom klinischen Zustand des Neugeborenen ab. Davon abhängig sollte ein Neonatologe hinzugezogen und/oder eine weitere postnatale Blutgasanalyse durchgeführt werden.

6.9.3 Untersuchung im Kreißsaal

Das unauffällige Neugeborene wird in der Regel nach der Entbindung in trockene, warme Tücher gehüllt, der Mutter auf den Bauch gelegt und nach Auspulsieren der Nabelschnur abgenabelt. Bei ungestörter Anpassung können der 1- und 5-Minuten-Apgar-Wert erhoben werden, wenn sich das Kind noch bei der Mutter befindet.

Die endgültige Abnabelung erfolgt in der Regel durch die Hebamme. Unter aseptischen Bedingungen (Desinfektion) wird eine Einmalnabelschnurklemme ca. 1 cm vom Nabelschnuransatz entfernt angelegt und der Nabelschnurrest etwa 1 cm distal davon mit einer sterilen Schere abgetrennt. Die weitere Nabelpflege geschieht üblicherweise offen, d.h. ohne Verband, um die Mumifizierung und das Abfallen des Nabelschnurrestes etwa 7–14 Tage postnatal zu begünstigen.

Die Erhebung des 10-Minuten-Apgars, das Sondieren des Ösophagus, das bei jedem Neugeborenen durchgeführt werden sollte, sowie die U1 wird sinnvollerweise auf einem vorgewärmten Untersuchungstisch durchgeführt.

Maße des Neugeborenen

Länge, Gewicht und frontookzipitaler Kopfumfang (Hutmaß) sollten innerhalb der 1. Lebensstunde dokumentiert werden. Durch Vergleich mit Standardwachstumskurven in Abhängigkeit vom Gestationsalter kann entschieden werden, ob das Neugeborene zwischen der 10. und 90. Perzentile liegt oder ob es unter der 10. Perzentile als ***SGA*** (***s***mall for ***g***estational ***a***ge, Mangelgeborenes) oder über der 90. Perzentile liegend als ***LGA*** (***l***arge for ***g***estational ***a***ge, makrosomes Kind) bezeichnet wird. Das zwischen der 10. und 90. Perzentile liegende Kind wird als ***AGA*** (***a***propriate for ***g***estational ***a***ge, d.h. als normosomes Kind) bezeichnet (Tabelle 6.24).

Reifemerkmale des reifen Neugeborenen

Es sollten die Reifemerkmale des Neugeborenen erhoben werden, wobei in die verschiedenen Indizes die Haut, der Ohrknorpel, die Finger- und Zehennägel, die Fußsohlen und die Geschlechtsorgane eingehen (Tabelle 6.25).

Tabelle 6.24. Durchschnittsmaße des reifen Neugeborenen

Neugeborenenmaße	Durchschnitt	Streubereich
Scheitel-Fersen-Länge	50 cm	(48–54)
Gewicht	3.400 g	(2.800–4.100)
Kopfumfang (Hutmaß)	35 cm	(33,5–37,0)
Brustumfang	33 cm	(30–35)
Schulterumfang	35 cm	
Schulterbreite	12 cm	
Hüftumfang	27 cm	

Tabelle 6.25. Funktionelle Reifemerkmale des reifen Neugeborenen

- Kräftiger Schrei, ruhige Atmung
- Rosige Haut
- Gleichmäßig ausgeprägtes subkutanes Fettgewebe
- Reste von Vernix caseosa
- Reste von Lanugobehaarung im Bereich des Rückens und der Oberarmstreckseite
- Kopfhaare 3–7 cm, Stirn frei
- Ohrknorpel tastbar ausgebildet
- Nägel überragen die Fingerkuppen und erreichen die Zehenkuppen
- Fußsohlen durchgehend gefurcht
- Geschlechtsorgane:
  - Knaben: Hoden beidseits deszendiert
  - Mädchen: Große Labien bedecken Klitoris und kleine Labien

Die erste Neugeborenen-Untersuchung (U1)

Die erste Neugeborenen-Untersuchung erfolgt noch im Kreißsaal. Neben der Beurteilung der Adaptation ist besonders auf Risiken (Infektionen, Unter- Übergewichtigkeit, Unreife, Erkrankungen der Mutter) und morphologische Abweichungen von der Norm zu achten. Jede Abweichung von der Norm und jede Unsicherheit im Befund macht auch beim ansonsten unauffälligen Neugeborenen die Konsultation eines Neonatologen erforderlich. Ein Neugeborenes sollte systematisch untersucht werden, wobei auf folgende Punkte zu achten ist (Tabelle 6.26):

- ***Haut***: Hautfarbe, Hautveränderungen, Turgor, Angiome, Geburtsverletzungen
- ***Temperatur***
- ***Gehirnschädel***: Nähte, Fontanelle, Hautmarken von Elektroden, Forzeps oder Vakuumextraktor, Kephalhämatom, Geburtsgeschwulst, Asymmetrie
- ***Gesichtsschädel***: Augen, Nase, Mund- und Mundhöhle, Gaumen, Ohren
- ***Hals und Schilddrüse***: Schiefhals, Hämatom im M. sternocleidomastoideus, Klavikula
- ***Thorax***: Herztöne, Herzfrequenz, Atemgeräusch, Atemfrequenz, Seitendifferenz, Fehlbildung des knöchernen Thorax
- ***Abdomen***: Nabel, Anzahl der Nabelschnurgefäße, Leber und Milz, Resistenz, Hernien, Analöffnung, Femoralispulse
- ***Extremitäten***: Arme, Hände, Finger einschließlich Furchen, Beine, Füße, Zehen
- ***Hüften***: Es sollte die Abduktion im Hüftgelenk überprüft werden, das Ortolaniphänomen (Schnappen oder Springen im Hüftgelenk bei Abduktion und Ausrotation, bei einer angeborenen Hüftdysplasie) jedoch nicht ausgelöst werden.
- ***Wirbelsäule***: Spina bifida, Dermalsinus
- ***Genitale***: Große und kleine Labien, Vaginalsekretion, Hypospadie, Hodendeszensus, Hydrozele
- ***ZNS***: Symmetrie der spontanen Körperbewegungen, allgemeine Reflexerregbarkeit, Saug- und Schluckreflex, Art und Qualität des Schreiens, Schreitbewegungen, Mororeflex
- ***Fremdreflexe***: Handgreifreflex, Fußgreifreflex, Pupillenreaktion auf Licht
- ***Kopf- und Schulterzugreflex***: Haltung der Arme und leichtes oder deutliches Heben des Kopfes beim Aufziehen des Kindes an den Händen bis sich der Kopf gerade von der Unterlage hebt
- ***Muskeltonus***: Beugetonus der Arme und Beine: Zurückfedern (Recoil) der Arme und Beine nach passivem Strecken

Bei jedem Neugeborenen muß die Durchgängigkeit des Ösophagus vor der 1. Mahlzeit überprüft werden. Dies sollte jedoch ***frühestens 5 min postnatal*** erfolgen, um eine Reflexbradykardie zu vermeiden. Es wird eine Absaugsonde oder Magensonde schonend in den Magen vorgeschoben. Die Lage der Sonde im Magen kann überprüft werden, indem Magensaft aspiriert oder ca. 2 ml Luft mittels Spritze appliziert werden und der Austritt der Luft in den Magen mittels Stethoskop überprüft wird. Stößt die Sonde im Bereich des Ösophagus auf einen Widerstand oder löst sie einen Hustenreiz aus, so besteht der Verdacht auf eine Ösophagusatresie.

Weitere Maßnahmen beim Neugeborenen

> **!** Jedes Neugeborene muß während seiner ersten Lebensstunden sorgfältig überwacht werden.

Klinische Überwachung. Zu achten ist auf folgende Parameter:

- ***Atmung*** (Frequenz unter 60/min, keine Zyanose, keine Einziehungen, kein Stöhnen, kein Nasenflügeln)
- ***Kreislauf*** (Herzfrequenz über 100/min, Femoralispulse deutlich palpabel, Hände und Füße warm, sofortige Rekapillarisierung nach kurzem Druck auf die Haut)
- ***Temperatur*** (Rektaltemperatur 36,5 bis 37,5 °C).

Tabelle 6.26. Durchuntersuchung des Neugeborenen im Kreißsaal

Körperregion/Organ	Hinweise auf mögliche Anomalie
Kopf	
Schädel: Ausmaß der Kopfgeschwulst, Festigkeit der Schädelknochen Größe u. Spannung der Fontanellen, Breite der Nähte	Hydrozephalus, Mikrozephalus
Augen: Lidachse, Lidspalte	Epikanthus (mongoloide Lidspalte) Hypertelorismus
Ohren: Vorhandensein des Ohrknorpels, äußerer Gehörgang, Form und Sitz der Ohren, Ohranhängsel	tiefsitzende Ohren (Karyotypanomalie), Nierenfehlbildungen
Nase: Form und Gestalt	Sattelnase
Mund und Mundhöhle: Farbe der Lippen, Gaumen, Kiefer	Spaltbildungen v. Lippen u. Gaumen
Größe der Zunge	Makroglossie
Kinn	Mikrogenie, Retrogenie
Hirn- und Gesichtsschädel	
Normoplasie	Kraniofaziale Dysplasien als Hinweis auf Chromosomenanomalie
Nasopharynx	
Ösophagusdurchgängigkeit	Ösophagusatresie,Tracheo-ösophagealfistel
Hals	
Schilddrüse, Kieferwinkel, Nackenhaargrenze	Struma congenita, Halszysten Pterygium colli (Turner-Syndrom)
Thorax	
Klavikula	Fraktur
Auskultation der Lunge, Atemexkursionen, Atemfrequenz	Entfaltung, Belüftung
Herzfrequenz	
Herzgeräusche	Kongenitales Herzvitium
Abdomen	
Leber/Milzgrenzen	Infektion
Intraabdominale Resistenzen	Zystennieren
Nabel	Nabelbruch, singuläre Nabelarterie
Wirbelsäule	Spina bifida aperta/occulta, Sakralsinus
Äußeres Genitale	
Männlich: Penis – Urethramündung – Hoden	Hypospadie, Kryptorchismus
Weiblich: Labien, Klitoris	Zeichen von Intersexualität, Hypospadie, Klitorishypertrophie
Analbereich	Analatresie
Extremitäten	
Zahl der Finger und Zehen	Polydaktylie, Syndaktylie, Klinodaktylie, Vierfingerfurche (Mongolismus)
Form u. Gestalt der Extremitäten Hüftgelenke, Symmetrie d. Hautfalten	Cubitus valgus, Hackenfuß, Klumpfuß, kongenitale Hüftgelenksluxation
Haut	
Hautfarbe, Lanugobehaarung	Blässe, Zyanose, Pigmentnävi, Hämangiome
Vernix caseosa	Unreife
Hautabschilferungen	Überreife
Hand- und Fußrückenödeme	Turner-Syndrom

- ***Hautfarbe*** (rosig, während der unmittelbaren postnatalen Adaptation abnehmende diskrete periphere Blässe und Nagelbettzyanose)
- ***Neurostatus*** (Beugetonus, Fontanelle nicht gespannt, nicht vorgewölbt, keine Übererregbarkeit, kein Zittern, keine Apathie, kein schrilles, unbeeinflußbares Schreien

Laborwerte. Folgende Laborparameter sollten erhoben werden:

- ***Blutglukose:*** In den ersten 3 Lebensstunden über 35 mg/dl, ab der 3. Lebensstunde bis Ende des 1. Lebenstages über 40 mg/dl, ab 24 h über 45 mg/dl als unterste Grenze

- ***Venöser Hämatokrit***: 45–65 %
- ***Hämoglobin***: 15–22 g/dl, Leukozyten (am 1. Lebenstag) 8.000–30.000/ul.
- ***Thrombozyten***: 150 000 bis 400.000/Mikroliter
- ***pH***: In den ersten 30 min nach Geburt über 7,20, danach ansteigend auf über 7,30

Credé-Prophylaxe. Die Gonoblenorrhoe-Prophylaxe mit 1 %iger Argentum-Nitricum-Lösung (Credé) ist seit 1986 nicht mehr gesetzlich vorgeschrieben. Sie wird jedoch weiterhin vom Bundesgesundheitsamt empfohlen und ist unbedingt dann zu empfehlen, wenn das Kind während des stationären Aufenthaltes nicht täglich von Kinderärzten und/oder Kinderschwestern auf Auffälligkeiten untersucht werden kann, die Mutter nicht regelmäßig die Schwangerschaftsvorsorgeuntersuchungen wahrgenommen hat oder anamnestische bzw. klinische Hinweise auf eine mütterliche Gonorrhoe bestehen. Die Credé-Prophylaxe sollte innerhalb der 1. Lebensstunde noch im Kreißsaal durchgeführt werden, indem eine 1 %ige Argentum-Nitricum-Lösung, alternativ eine 0,5 %ige Erythromycin-Lösung oder 1 %ige Tetracyclinsalbe in den Bindehautsack des Neugeborenen appliziert wird.

Vitamin-K-Prophylaxe. Für alle Neugeborenen wird die Vitamin-K-Prophylaxe empfohlen. Diese besteht in der 3maligen oralen Verabreichung von 2 mg Vitamin K (Konakion) am ersten Lebenstag, bei der U2 und bei der U3. Alternativ kann einmalig eine Vitamin-K-Spritze (200 Mikrogramm Vitamin K pro Kilo/Körpergewicht) verabreicht werden.

Jedes Neugeborene kommt mit niedrigen Vitamin-K-Reserven auf die Welt, da Vitamin K schlecht plazentagängig ist. Insbesondere bei brusternährten Kindern kann es in seltenen Fällen zu Vitamin-K-Mangelblutungen kommen (Magen-Darm-Blutungen, Gehirnblutungen), da die Kinder bis zum Milcheinschuß der Mutter in der Regel kein Vitamin K zu sich nehmen und die Muttermilch zudem wenig Vitamin K enthält.

Erscheint das Neugeborene gut adaptiert, kann es der Mutter wieder übergeben und bereits im Kreißsaal angelegt werden. Das Saugen an der Brust regt reflektorisch die Oxytozin-Ausschüttung bei der Mutter an.

Im Kreißsaal und nach Verlegung auf die Neugeborenen-Station muß die zuverlässige Überwachung des neugeborenen Kindes gewährleistet sein.

6.9.4 Die weitere Betreuung des gesunden Neugeborenen

Wenn es der Zustand von Mutter und Kind erlauben, soll ihre Unterbringung möglichst gemeinsam nach dem „Rooming-in-System" oder seinen Varianten erfolgen. Das Kind kann jederzeit, auch nachts bei der Mutter sein Dadurch werden die Mutter-Kind-Beziehungen und das Stillen gefördert. Die Mutter gewinnt eine größere Sicherheit in der Pflege des Kindes.

Wenn auch die Betreuung des Neugeborenen heute meistens in der Hand des Pädiaters liegt, so muß sich der Geburtshelfer dennoch mit den Grundzügen der Neugeborenen-Versorgung vertraut machen. Unerläßlich ist es, daß Geburtshelfer und Neonatologe in ständigem Kontakt stehen, damit eine aufeinander abgestimmte Informationsberatung der Mutter insbesondere bezüglich des Stillens gewährleistet ist.

Klinische Überwachung und Stillanleitung

Folgende Punkte sind bei der Betreuung der Neugeborenen auf einer geburtshilflichen Abteilung zu beachten:

Temperatur. In den 1. Tagen schwankt die Temperatur zwischen 36,5 und 37,5 °C. Wegen der Temperaturinstabilität müssen alle Maßnahmen und Untersuchungen unter Infrarot-Beheizung des Untersuchungstisches erfolgen.

Gewicht. Das Kind sollte einmal täglich gewogen werden. Eine Abnahme bis zu 10 % des Geburtsgewichtes in den ersten 3–5 Lebenstagen ist normal, spätestens bis zum 10. Lebenstag sollte das Geburtsgewicht wieder erreicht sein.

Ernährung. Das unauffällige reife Neugeborene sollte gestillt werden, wobei das erste Anlegen bereits im Kreißsaal erfolgt und im weiteren das Kind nach Bedarf, spätestens jedoch alle 4 h an die Brust angelegt wird. Der Milcheinschuß erfolgt in der Regel nicht vor dem 3. Tag. Bis dahin kann dem Neugeborenen im Anschluß an das Saugen an der Brust eine 10 %ige Zuckerlösung angeboten werden. Die zugeführten Flüssigkeitsmengen in den ersten 10 Lebenstagen sind im allgemeinen gering.

! Als Faustregel kann folgendes gelten: Zweimal die ersten zwei Zahlen des Geburtsgewichtes pro Tag ergeben die Mindestmenge in ml am ersten Tag.

- 1. Tag (3000 g): 2 mal 30 ml = 60 ml
- 2. Tag: Menge des 1. Tages mal 2
- 3. Tag: Menge des 2. Tages mal 3,

weiter steigern bis 1/6 des Körpergewichtes in ml erreicht sind. Die zugeführte Milchmenge sollte nach dem 6. Lebenstag $^1/_6$ des Körpergewichts bzw. 1000 ml nicht übersteigen.

Zu den mütterlichen Stillhindernissen zählen Flach- oder Hohlwarzen, Rhagaden, Mastititis, Zustand nach ausgedehnten Mammaoperationen, medikamentöse Therapie wie Chemotherapie, gewisse Antibiotika oder Antihypertensiva, Abusus von Nikotin, Alkohol oder Drogen. Eine Übertragung von HIV oder Hepatitis C durch Muttermilch ist nicht ausgeschlossen.

Zu den kindlichen Stillhindernissen, die passager oder bleibend sein können, gehören Saugschwäche, Schluckstörungen, pulmonale Anpassungsstörungen, Infektionen, Gaumenspalte, Choanalatresie, Herzinsuffizienz.

Darmentleerung. Eine Darmentleerung sollte spätestens bis 24 h nach der Geburt erfolgt sein. Der Darminhalt des Neugeborenen besteht aus abgeschilferten Darmepithelien, Schleim, Fettsubstanzen, Gallepigment und verschluckten Lanugohaaren. Die schwarz-grüne, zähklebrige Masse wird als Mekonium oder Kindspech bezeichnet. Nach wenigen Tagen folgen sog. „Übergangsstühle", die zunehmend eine gelbliche Farbe annehmen. Unter Brustmilchernährung entleert das Neugeborene entweder einen gelblichen dünnen Stuhl oder aber einen gelblichen pastenartigen Stuhl.

Versorgung des Nabelschnurstumpfes. Die offene Behandlung ohne Nabelbinde ist von Vorteil, da sie die Mumifikation begünstigt. Bei jedem Wickeln des Kindes sollte der Nabelschnurrest inspiziert werden. Er kann mit desinfizierendem Puder oder Lösung behandelt werden oder unbehandelt bleiben, der Nabelschnurrest fällt in der Regel innerhalb von 7–14 Tagen ab.

Neugeborenen-Infektionen. Die Infektionsanfälligkeit des Neugeborenen ist besonders zu beachten. Hospitalkeime können von Ärzten und Pflegepersonal, aber auch von der Mutter und von Besuchern auf das Kind übertragen werden. Neugeborenen-Infektionen müssen frühzeitig erkannt werden, damit rechtzeitige Maßnahmen getroffen werden können.

Klinische Frühzeichen einer Neugeborenen-Infektion sind

- Atemstörungen,
- Hyper-/Hypothermie,
- Apathie,
- Hyperexzitabilität,
- Trinkschwäche,
- aufgetriebenes Abdomen,
- blaßgraues Hautkolorit,
- kühle Extremitäten,
- verlängerte Rekapillarisierungszeit,
- Ikterus,
- Erbrechen und
- Exsikkose.

Ein erhöhtes Risiko für eine Neugeborenen-Infektion findet sich bei einem Blasensprung, der länger als 12 h vor Geburt eingetreten ist, bei tachykardem CTG, bei Fieber und erhöhten Infektionsparametern der Mutter unter der Geburt. In diesen Fällen sind mikrobiologische Untersuchungen sowie Laboruntersuchungen (großes und kleines Blutbild, CRP) und eine besonders intensive Beobachtung des Kindes zu empfehlen.

Konjunktivitis. Die Augen des Neugeborenen sollten täglich inspiziert werden. Kommt es zur Rötung, Lidschwellung oder Absonderung von weißlichem oder gelblichem Sekret, sind mikrobiologische Untersuchungen mit Keim- und Resistenzbestimmungen und ggf. eine lokale antibakterielle Therapie erforderlich. Da insbesondere an eine Chlamydien-Infektion zu denken ist, sind Abstriche in einem Spezialmedium empfehlenswert.

Candida-Infektion. Weißliche, nicht abwischbare Beläge in der Mundhöhle oder der Wangenschleimhaut können auf Soor als Folge einer sub partu erfolgten Kontamination bei mütterlicher Candidabesiedelung hinweisen.

Endokrine Reaktionen. Innerhalb der 1. Lebenswoche kann bei männlichen und weiblichen Neugeborenen eine Hypertrophie der Brustdrüsen auftreten. Einige sezernieren eine milchige Flüssigkeit, die sog. „Hexenmilch". Diese Reaktionen werden durch mütterliches Prolaktin ausgelöst und stellen keinen krankhaften Befund dar. Außerdem kann es durch den Einfluß der maternoplazentaren Östrogene zur Akne des Gesichtes und bei Mädchen zu blutig tingierter vaginaler Sekretion (im Sinne einer Entzugsblutung) kommen.

Physiologischer Ikterus. Rund 50 % der Neugeborenen weisen eine mehr oder weniger ausgeprägte Gelbfärbung der Haut und der Skleren auf, die am 2. bis 3. Tag nach Geburt beginnt und in der Regel am 4. bis 5. Lebenstag ihren Höhepunkt erreicht (median bei reifen Neugeborenen 7,3 mg/dl = 125 mmol/l Bilirubin). Der Ikterus beruht auf der noch verminderten Fähigkeit der Leber, das beim Hämoglobinabbau entstehende Bilirubin mit Hilfe der Glukuronyl-Transferase an Glukuronsäure zu binden und damit wasserlöslich zu machen. Daher bestehen auch 98 % des Serumbilirubins aus der unkonjugierten Form. Eine vorübergehende Beeinträchtigung des Neugeborenen mit verstärkter Müdigkeit und Trinkunlust kann beobachtet werden.

Zu achten ist auf den ***Ikterus praecox***, den verstärkten Bilirubinanstieg am 1. Lebenstag über 7 mg/dl = 120 mmol/l. Dieser muß in jedem Fall fachärztlich abgeklärt werden.

Als ***Ikterus gravis*** wird ein unkonjugiertes Bilirubin über 16 mg/dl = 270 mmol/l bezeichnet, als ***Ikte-***

rus prolongatus die Erhöhung des Bilirubins beim reifen Neugeborenen über 14 Lebenstage. Beim reifen, unauffälligen, brustmilchernährten Neugeborenen kann sich ein verstärkter oder verlängerter Ikterus einstellen, der als ***Muttermilchikterus*** bezeichnet wird. Ob ursächlich das in der Muttermilch nachgewiesene Pregnandiol über eine Hemmung der Glukuronyl-Transferase das Auftreten des Ikterus verursacht, ist noch offen.

Zur Behandlung erhöhter unkonjugierter Bilirubinwerte kann die ***Phototherapie*** eingesetzt werden, bei der das Kind mit Blaulicht der Wellenlänge um 460 nm bestrahlt wird. Es entsteht dadurch wasserlösliches und damit gut ausscheidbares Bilirubin. Vorher müssen in jedem Fall krankhafte Ursachen des Ikterus wie verstärkte Hämolyse oder ein Anstieg des direkten Bilirubins infolge Sepsis, Hepatitis, Galaktosämie oder Gallengangsatresie ausgeschlossen werden. Nach den Empfehlungen der American Academy of Pediatrics besteht die Indikation zur Phototherapie beim gesunden Neugeborenen bei einem unkonjugierten Bilirubin von 18 mg/dl (310 mmol/l) an Tag 3, anschließend bei Werten über 20 mg/dl (340 mmol/l). Um einen unkontrollierten Anstieg der Serumbilirubinkonzentration zu Hause auszuschließen, sollte bis zur Entlassung ein Abfall der Serumbilirubinkonzentration eingetreten sein, daher kann die Phototherapie klinikspezifisch auch bei niedrigeren Werten indiziert werden. Die Toleranzgrenze von 25 mg/dl (430 mmol/l) bei der (wahrscheinlich) eine Schädigung des Neugeborenen durch eine Bilirubinintoxikation (Kernikterus) zu befürchten ist, sollte in keinem Fall überschritten werden.

Ein früher empfohlenes vorübergehendes Absetzen der Brustmilchfütterung ist nur in Ausnahmefällen zu empfehlen.

6.9.5 Die Neugeborenen-Basisuntersuchung (U2) und das Stoffwechselscreening

Der Kinderarzt sollte obligatorisch die Neugeborenen-Basisuntersuchung (U2) zwischen dem 3. und dem 10. Lebenstag durchführen.

Stoffwechselscreening

Das Stoffwechselscreening auf angeborene Hyperthyreose, Phenylketonurie und Galaktosämie ist Bestandteil der kassenärztlichen Vorsorgemaßnahmen in Deutschland. Weitere Stoffwechseluntersuchungen wie etwa auf Ahornsirup-Krankheit, Histidinämie, AGS oder Biotinidase-Mangel sind geplant, jedoch noch nicht obligatorisch. Unter der Voraussetzung, daß das Neugeborene mindestens 300 ml phenylalanin- und laktosehaltige Milch getrunken hat, kann am 5. Lebenstag Blut für den TSH- und Guthrie-Test abgenommen werden, in dem entweder aus der Ferse entnommenes kapilläres Blut oder venöses Blut auf präparierte Filterpapiervordrucke aufgetropft wird und diese an Testlabors verschickt werden. Bei positivem Ausfall des Tests wird die Geburtsklinik vom Testlabor benachrichtigt, die die Eltern informiert und weitere Untersuchungen veranlaßt.

Impfungen

Bei entsprechender Indikation (an offener Tuberkulose Erkrankte in der Familie; erhöhte Tuberkulose-Inzidenz in der Umgebung) kann innerhalb der 1. Lebenswoche durch intrakutane Injektion von BCG (Bazille-Calmette-Guérain) -Impfstoff in die Haut über dem linken Trochanter major, die Tuberkuloseschutzimpfung vorgenommen werden.

Hepatitis B. Bei durchgemachter Hepatitis B mit positivem HbS-Antigen der Mutter wird das Neugeborene bereits im Kreißsaal aktiv und passiv gegen Hepatitis B geimpft. Vor der Impfung sollte Nabelschnurblut für Hepatitis-B-Titer entnommen werden, um eine intrauterine Infektion des Neugeborenen festzustellen. Ein gegen Hepatitis B geimpftes Kind kann gestillt werden.

ZUSAMMENFASSUNG Unmittelbar nach der Geburt bedarf das Neugeborene hinsichtlich der notwendigen Adaptationsprozesse an das extrauterine Leben aufmerksamer Beobachtung. Bewährt hat sich hierfür das sogenannte Apgar-Schema, wobei nur bei komplettem Vorliegen verschiedener Brückensymptome (u.a. Geburts-pH-Wert < 7,0) aus niedrigen Apgarwerten eine ungünstige Langzeitprognose resultiert. Die erste Kinderuntersuchung (U1) erfolgt noch im Kreissaal und umfaßt neben dem Apgar-Schema eine umfassende klinische Beurteilung der Organfunktionen des Neugeborenen einschließlich der Reifezeichen und des Ausschlusses von Fehlbildungen. Bei Anpassungsstörungen des Neugeborenen müssen sofort geeignete diagnostische und therapeutische Maßnahmen eingeleitet werden. Während die Gonoblenorrhoeprohylaxe nicht mehr verbindlich vorgeschrieben aber bei verschiedenen Indikationen nach wie vor sinnvoll ist, sollte die Vitamin-K-Gabe zur Blutungsprophylaxe allen Neugeborenen verabfolgt werden. Still- und Ernährungsberatung sowie „Rooming in" und Pflege des Neugeborenen sind Gemeinschaftsaufgaben der Wochenbett- und Kinderstation. Auffälligkeiten wie ein verstärkter Neugeborenenikterus, Infektionszeichen oder z. B. Probleme mit der Abheilung des Nabels gilt es hierbei zu beachten. Die zwischen dem 3. und 10. Lebenstag durchgeführte U2-Untersuchung beinhaltet, zusätzlich zur U1-Screeninguntersuchungen, die Untersuchung auf Hyperthyreose, Phenylketonurie und Galaktosämie.

6.10 Das Wochenbett

P. Baumann und A. Geipel

EINLEITUNG

Das Wochenbett beginnt unmittelbar nach der Geburt der Plazenta und endet nach 6–8 Wochen. Es ist gekennzeichnet durch eine Reihe von Rückbildungsvorgängen des Genitalbereiches, aber auch der Kreislaufumstellung. Der zeitliche Ablauf dieser Vorgänge unterliegt großen individuellen Schwankungen und ist abhängig vom Allgemeinbefinden der Wöchnerin, dem Geburtsverlauf, der Nachgeburtsperiode sowie der häuslichen Situation.

6.10.1 Physiologie des Wochenbetts

Uterusinvolution

Die unmittelbar nach der Geburt anhaltende Kontraktion des Myometriums führt zu einer raschen Verkleinerung des Uterus. Gleichzeitig werden die zuführenden Blutgefäße der plazentaren Seite komprimiert, um so eine stärkere Nachblutung zu verhindern. Innerhalb der 1. Woche post partum verkleinert sich die Gebärmutter um etwa 50 %. Nach etwa 6 Wochen ist die Ausgangsgröße des nichtschwangeren Zustandes wieder erreicht (Tabelle 6.27).

Tabelle 6.27. Verlauf des Fundusstandes im Wochenbett

1. Tag:	1 QF unterhalb des Nabels
2. Tag:	2 QF unterhalb des Nabels
3. Tag:	3 QF unterhalb des Nabels
Nach 7 Tagen:	2 QF über Symphyse
Nach 10 Tagen:	Symphysenhöhe

Nach der Plazentalösung verbleibt nur der basale Anteil der Dezidua an der Haftfläche. Innerhalb von 72 h post partum bilden sich 2 Schichten aus. Die tiefere Schicht wird von den endometrialen Drüsenstümpfen gebildet; von ihr geht die Regeneration des neuen Endometriums aus. Dieser Prozeß ist etwa am 16. Tag post partum abgeschlossen. Zu diesem Zeitpunkt entspricht das Endometrium dem der proliferativen Phase im nichtschwangeren Zustand. Nachweisbar sind ebenfalls Reste hyalinisierter Dezidua und Leukozyteninfiltrate zum Schutz gegen eine myometriale Infektion.

Lochien

Das Blut stammt vornehmlich aus der Plazentahaftfläche. Anfänglich kann die Absonderung an Lochialsekret bis zu 500 g täglich betragen (Tabelle 6.28). Diese nimmt kontinuierlich ab und sistiert, sobald die Plazentahaftfläche epitelialisiert ist. Dieser Regenerationsprozeß ist durch eine Vasokonstriktion der Arteriolen und Thrombosierung der venösen Gefäße, gefolgt von einer Hyalinisierung, gekennzeichnet. Findet dieser Prozeß nicht in ausreichendem Maße statt, kann es zu einer Subinvolutio uteri mit einer verstärkten postpartalen Nachblutung kommen.

Das Lochialsekret ist immer keimbesiedelt. Es sind überwiegend Staphylokokken und Streptokokken enthalten.

Weitere Rückbildungsvorgänge

Zervix. Die Zervix ist innerhalb von 2–3 Tagen wieder wie im nichtschwangeren Zustand formiert, aber der

Tabelle 6.28. Im Verlauf der Wundheilung entleert sich aus dem Uterus das Lochialsekret. Folgende Stadien sind physiologisch

1. Woche:	blutige Lochien (Lochia rubia)
2. Woche:	braun-rote Lochien (Lochia fusca)
3. Woche:	gelbliche Lochien (Lochia flava)
Anfang 4. Woche:	entfärbte Lochien (Lochia alba)

Zervikalkanal ist noch immer eröffnet. Histologisch zeigt sich eine Rückbildung der endozervikalen Hyperthrophie. Insgesamt dauert dieser Prozeß 6 Wochen an.

Vagina. Die Vaginalschleimhaut erscheint unmittelbar nach der Geburt stark vaskularisiert und geschwollen. Innerhalb der ersten 3 Wochen nimmt die Vaskularisierung ab und die Ödeme bilden sich zurück. Die Kontraktilität der Vaginalmuskulatur nimmt wieder zu. Innerhalb von 3 Wochen erscheinen die Rugae wieder. Histologisch zeigt sich nach 6–10 Wochen das Vaginalepithel wie im nichtschwangeren Zustand.

Beckenbodenmuskulatur. Die Rückbildung der oft überdehnten Beckenbodenmuskulatur vollzieht sich innerhalb von 6 Wochen, sie kann jedoch durch Einrisse unter der Geburt inkomplett bleiben.

Endokrine Umstellung

Eliminierung der Schwangerschaftshormone. Nach dem Ausstoßen der Plazenta kommt es zu einer raschen Elimination der plazentaren Hormone aus dem mütterlichen Blut. Während das HCG bereits nach 36 h fast vollständig eliminiert ist, bleibt das HPL in geringen Konzentrationen noch über längere Zeit nachweisbar. Pregnandiol als Abbauprodukt des Progesterons, ist noch für ca. eine Woche im Urin nachweisbar.

Laktation. Der Östrogen- und Progesteronentzug wirken als wesentlicher Stimulus für den Beginn der Laktation. Durch das Anlegen des Kindes kommt es zur hypothalamischen Stimulation mit der Folge der reflektorischen Prolaktin- und Oxytozinfreisetzung. Während das Prolaktin die Sekretion in den Drüsenepithelien anregt, erhöht das Oxytozin die Kontraktilität der Myoepithelien der Milchgänge und damit den Milchfluß. Gleichzeitig wird die Uterusrückbildung durch das Auslösen von Nachwehen gefördert.

Menstruationszyklus. Bei nichtstillenden Müttern ist die erste Menstruation etwa 6–8 Wochen post partum zu erwarten. Die Variationsbreite bei stillenden Müttern ist groß, die Zeitspanne kann zwischen 2 und 18 Monaten nach der Entbindung liegen. Das Wiedereinsetzen der Ovulation ist bei stillenden Wöchnerinnen ebenfalls verzögert. Häufig ist mit der 1. Ovulation auch eine Menstruationsblutung verbunden, sie kann jedoch auch ohne einsetzende Blutung verlaufen. Ebenso sind die ersten Regelblutungen anovulatorisch möglich.

> **!** Die Laktationsamenorrhoe bietet keinen zuverlässigen Konzeptionsschutz, in etwa 4% kommt es während der Stillperiode zu einer erneuten Schwangerschaft.

Kontrazeption. Als Kontrazeptiva kommen reine Gestagenpräparate zur Anwendung.

Psychische Veränderungen

Ein häufiges Phänomen ist die vorübergehende Depression im Wochenbett. Sie wird bei bis zu 70% der Wöchnerinnen beschrieben. Meist tritt sie am 2. oder 3. Wochenbettag auf und dauert nur wenige Tage an. Folgende Faktoren können dabei eine Rolle spielen:

- Das emotionale „Sichfallenlassen“ nach der durchlebten Belastung und Sorge im Verlauf von Schwangerschaft und Geburt.
- Unwohlsein durch die körperlichen Umstellungsvorgänge im Wochenbett.
- Müdigkeit und Abgeschlagenheit durch Schlafentzug unter der Geburt und in den ersten Nächten in der fremden Krankenhausumgebung.
- Unsicherheit über die eigene Fähigkeit das Kind zu Hause richtig zu versorgen.

Ein Krankheitswert kommt dieser temporären Verstimmung nicht zu. Menschliche Zuwendung und eine verständnisvolle Führung helfen der Wöchnerin über die erste Unsicherheit in dieser neuen verantwortungsbelasteten Situation hinweg. Insgesamt trägt der enge Mutter-Kind-Kontakt im Wochenbett zur Intensivierung der positiven Gefühlswerte und zur Bewältigung der neuen Familiensituation bei.

6.10.2 Betreuung der Wöchnerinnen

Frühüberwachung

Unmittelbar nach Entbindung wird die Patientin in regelmäßigen Abständen überwacht, dazu gehören:

- das Messen von Blutdruck, Puls und Temperatur,
- die Kontrolle des Blutverlustes und
- die Palpation des Fundusstandes.

Diese Maßnahmen gewährleisten die Früherkennung einer verstärkten Nachblutung oder einer mangelnden Uteruskontraktion und ermöglichen ein schnelles Handeln. Im allgemeinen wird die Patientin 2 h post partum aus dem Kreißsaal auf die Wochenstation verlegt. Wünscht die Patientin eine ambulante Entbindung, wird sie für mindestens 4 h im Kreißsaal überwacht.

Wochenpflege

Nach einem normalen Geburtsverlauf steht die allgemeine Pflege und Beratung der Wöchnerin im Vordergrund.

Allgemeine Körperpflege und Genitalhygiene. Erreicht wird dies durch

- regelmäßigen Vorlagenwechsel mit anschließender gründlicher Händedesinfektion (Hinweis auf Infektiösität!),
- Spülung des Dammbereiches und
- vorzugsweise Duschbädern, keinen Vollbädern.

Frühzeitige Aktivierung der Entbundenen. Durch ausreichende ***Bewegung*** werden der Lochialfluß sowie die spontane Miktion und Defäkation gefördert, die Zahl von thromboembolischen Ereignissen und Lungenembolien nachweislich reduziert. Gleichzeitig sollen ausreichende ***Ruhezeiten*** eingehalten werden, um die Rückbildungsvorgänge zu ermöglichen. Schweres ***Heben*** ist zu vermeiden, da der Beckenboden erst nach 6–8 Wochen wieder voll belastbar ist.

Kontrolle der Uterusrückbildung und des Dammbereiches. Maßnahmen sind:

- Dokumentation der Höhe des Fundusstandes sowie der Menge und Beschaffenheit des Lochialsekretes um eine Subinvolutio uteri frühzeitig zu erkennen.
- Inspektion des Dammes und ggf. der Dammnaht, bei Schmerzen oder Entzündungen evtl. Kühlen mit Eiskrawatte oder antiphlogistischen Maßnahmen.

Regelmäßige Blasen- und Darmentleerung. Dies bedeutet:

- Kontrolle des spontanen Wasserlassens innerhalb von 4 h post partum. Nach Schwierigkeiten bei der Miktion fragen, ggf. Einmalkatheterisierung.
- Spontane Darmtätigkeit ist meist innerhalb der ersten 3 Tage gegeben, evtl. durch milde Abführmaßnahmen unterstützen.

Wochenbettgymnastik. Folgende Maßnahmen bieten sich an:

- Spezielle Atemübungen, allgemeine zirkulationsfördernde Übungen
- Training der Bauchdecken- und Beckenbodenmuskulatur
- Anleitung für die Fortsetzung der Übungen nach Entlassung aus dem Krankenhaus

Stillen und Brustpflege. Nötig wäre hier:

- Hilfestellung für das Erlernen der richtigen Stilltechnik
- Kontrolle auf Übererwärmung oder Milchstau

Ernährung. Das Personal sollte achten auf:

- Qualitativ (stillfreundlich) und quantitativ angepaßte Mahlzeiten. Der tägliche Energiebedarf beträgt ca. 2500 kcal
- Ausreichende Flüssigkeitszufuhr

Impfprophylaxe. Bei Rhesus-negativen Müttern und Rhesus-positiven Neugeborenen sollte innerhalb von 36 h 0,3 mg Anti-D-Gammaglobulin verabreicht werden. Falls kein ausreichender Röteln-Titer vorhanden ist, ist eine Immunisierung im Wochenbett nötig.

Entlassungsuntersuchung

Nach komplikationsloser Geburt und Wochenbettverlauf erfolgt die Entlassung meist am 3. Tag post partum, bei Sectio caesarea am 5.–7. postpartalen Tag. Im Rahmen der ***Abschlußuntersuchung*** erfolgt die

- Palpation und Inspektion der Mammae, insbesondere auf entzündliche Veränderungen und Fissuren.
- Kontrolle des Fundusstandes und des Zervikalkanals durch bimanuelle Tastuntersuchung: Normalerweise ist die Zervix gut formiert, der Uterus steht zwischen Nabel und Symphyse, er ist fest und nicht druckdolent, es ist ein ausreichender Lochialfluß vorhanden.
- Beurteilung von Geburtsverletzungen, Episiotomiewunden, Operationsnarben: Kontrolle der Naht, Ausschluß von Infiltrationen oder Hämatombildung.

Im Rahmen eines ***Abschlußgespräches*** wird mit der Patientin der weitere Wochenbettverlauf besprochen:

- Veränderung und Dauer des Lochialflusses
- Brust- und Genitalhygiene (vorrangig duschen)
- Wiedervorstellung bei verstärkter Blutung, Schmerzen oder Fieber
- Fortführen der begonnenen Wochenbettgymnastik
- Erörterung der Familienplanung, insbesondere des Konzeptionsschutzes für die Zeit der Laktation
- Wiederaufnahme des Geschlechtsverkehrs nach 4–6 Wochen möglich
- Ambulante Nachuntersuchung beim Facharzt, ca. 6 Wochen post partum

ZUSAMMENFASSUNG Das Wochenbett, das heute im Regelfall nur noch 3 Tage nach spontaner, unkomplizierter Entbindung dauert, erfordert die aufmerksame Beobachtung der Wöchnerin und des Neugeborenen. Dadurch können Komplikationen verhindert oder frühzeitig therapiert werden. Dies funktioniert am besten bei intensiver Kommunikation der Kinderklinik mit der Frauenklinik. So kommt es heute kaum noch zu unbeherrschbaren Krankheiten wie das früher gefürchtete Kindsbettfieber. Allerdings darf dies niemand davon entbinden, die Wöchnerin sorgfältig zu untersuchen und die von ihr geäußerten Symptome ernstzunehmen.

6.11 Laktation

K.-T. M. Schneider

EINLEITUNG
Die stillende Mutter versinnbildlicht in allen Kulturen die intensive Mutter-Kind-Beziehung, die sofort nach der Geburt beginnt, und die schutzbedürftige Symbiose des Neugeborenen mit der Mutter. Trotz aller industriellen Anstrengungen ist die Muttermilch in vielfacher Hinsicht nach wie vor den industriell hergestellten Milchprodukten überlegen. Neben ihrer idealen nahrungstechnischen Zusammensetzung und der Übermittlung von Infektions- und Immunschutz wird durch das Stillen auch die psychologisch wichtige enge Mutter-Kind-Beziehung gefördert. Eine genaue Kenntnis der Physiologie und Pathophysiologie des Stillens, des Einflusses von Medikamenten, Genußmitteln, Drogen und Umwelteinflüssen sind Grundvoraussetzungen für die vor allem für unerfahrene Erstgebärende wichtige Stillanleitung.

6.11.1 Laktogenese, Galaktogenese, Galaktopoese

Laktogenese. Die Laktation wird bereits im Verlauf der Schwangerschaft durch plazentare Östrogene, Progesteron, hPL, Prolaktin und Oxytozin morphologisch und funktionell vorbereitet (Abb. 6.77).

Während die Brust außerhalb der Schwangerschaft neben dem eigentlichen Drüsengewebe zum Großteil aus Fett- und Bindegewebe besteht, kommt es im Verlauf der Schwangerschaft aufgrund stetig steigender Östrogen- und Progesteronspiegel zu einer ausgeprägten Epithelhyperplasie mit deutlicher Zunahme des alveolären, d. h. sekretorischen Drüsenanteils und zum Rückgang des Fett- und Bindegewebeanteils.

Parallel wird ein Wachstum der Brustdrüse und ein Anstieg der peripheren Prolaktinspiegel beobachtet. Die im Laufe der ***Schwangerschaft ansteigenden Östrogen-, Progesteron- und hPL-Spiegel*** bedingen die ***Volumenzunahme der Brustdrüse*** und ***verhindern*** gleichzeitig den ***Beginn der Laktation.***

Galaktogenese. Unmittelbar nach der Geburt und der Plazentalösung kommt es zu einem Abfall der Östrogen- und Progesteronkonzentration bei einem weiterhin erhöhten Prolaktinspiegel. Dadurch wird ***der Beginn der Laktation – die Galaktogenese*** – getriggert. Eine verstärkte sekretorische Aktivität des alveolären Epithels führt am 3./4. Wochenbettstag zum eigentlichen ***„Milcheinschuß"***, zu einer Hyperämie und ödematösen Veränderung der Mammae, die oft als schmerzhaft empfunden wird. Es kommt zu einem raschen Anstieg der Synthese von Milchproteinen, Fetten und Kohlenhydraten. Die ***Vormilch – Kolostrum*** – ist vergleichsweise konzentriert; sie besteht hauptsächlich aus phagozytierten Fetttröpfchen (***Kolostrumkörperchen***); außerdem enthält sie 5% Laktose, 3,5% Proteine, 3% Fette und 0,4% Mineralstoffe. Etwa 4–5 Tage postpartal beginnt die Brustdrüse „transitorische" und ab dem 10. Wochenbettstag „reife" Muttermilch zu produzieren, die vor allem aus

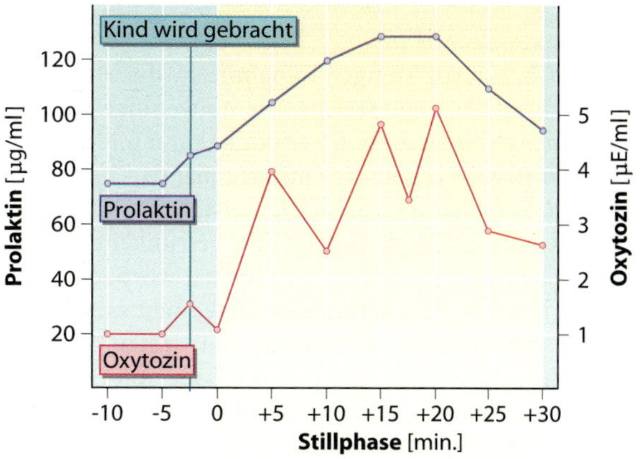

Abb. 6.77. Maternale Oxytozin- und Prolaktin-Serumkonzentrationen während der Schwangerschaft und postpartal

Laktalbumin, Kasein und Laktoferrin besteht. Insbesondere Laktoferrin besitzt bakteriostatische und bakterizide Eigenschaften zum Schutz vor Infektionen.

Galaktopoese. Das bei der Aufrechterhaltung der Milchsekretion – ***Galaktopoese*** – wirksame maternale hormonelle Zusammenspiel wird ***reflektorisch*** durch ***Mutter-Kind-Interaktionen*** gesteuert. Bereits ab der 32.–36. SSW wird beim Kind ein ausgeprägter ***Such-, Saug- und Schluckreflex*** beobachtet. Der Saugreflex hat beim reifen Neugeborenen ungefähr 30 min post partum sein erstes Intensitätsmaximum.

Durch den vom Kind ausgeübten ***Saugreiz*** werden bei der Mutter folgende Reflexe ausgelöst:

- der Milchsekretionsreflex – ***Prolaktinreflex*** – zur Freisetzung von Prolaktin, dem Schlüsselhormon der Laktogenese,
- der ***Erektionsreflex*** der Brustwarze zur Erleichterung des Auspressens beim Saugakt,
- der Milchsekretionsreflex – ***Oxytozinreflex*** oder sog. ***„Let-down-Reflex“*** –, der zur Kontraktion von die Alveolen der Brustdrüse umgebenden myoepithelialen Zellen führt und somit den Milchfluß induziert. Dieser Reflex gehört zu den Steuerungsmechanismen der Hypothalamus-Hypophyse-Nebennieren-Achse und unterliegt der psychischen Beeinflussung. Er kann z. B. durch den Anblick eines Kindes ausgelöst, jedoch durch Streß blockiert werden.

Aus dem Wissen um diese Zusammenhänge sind zur Förderung der Stilleistung (Milchmenge und Dauer der Stillperiode) folgende Maßnahmen zu empfehlen:

- frühzeitige Stillberatung,
- frühes und regelmäßiges Anlegen unmittelbar post partum,
- kontinuierlicher Mutter-Kind-Kontakt bereits in den ersten Lebenstagen („Rooming-in“) zum Einspielen der Trinkzeiten (Bedarfsfütterung),
- Vermeidung psychischer und physischer Stressoren,
- ausreichende Flüssigkeitszufuhr.

Die maximale ***Milchmenge*** liegt bei etwa 500 ml/Tag und ist bei zuvor stetiger Zunahme in der Regel am 10. postpartalen Tag erreicht. Die notwendige tägliche Trinkmenge bis zu diesem Zeitpunkt kann mit der ***Finkelstein-Regel*** – Lebenstage minus 1 mal 50 – berechnet werden. Letztlich ist jedoch die Gewichtszunahme des Kindes entscheidend. Beträgt die getrunkene Milchmenge pro 24 h 1/6–1/5 des kindlichen Körpergewichtes, so kann sie als ausreichend angesehen werden.

Bei ***erschwertem Milchfluß*** und festen Brüsten kann die Milchsekretion durch die Gabe von Oxytozin erleichtert werden. Man verabreicht 5 min vor dem Stillen oder Abpumpen einen Hub Syntocinon (ca. 4 IE Oxytozin) auf die Nasenschleimhaut oder 3–10 IE Oxytozin i. m.

Tabelle 6.29. Empfohlene Mehrzufuhr von Nahrungsenergie und Nährstoffen für voll stillende Frauen. (Nach Kübler 1984)

		Steigerung[a] [%]
Nahrungsenergie	2,1 MJ (500 kcal)	23
Protein	20 g	45
Kalzium	400 mg	50
Phosphor	400 mg	50
Magnesium	150 mg	50
Eisen	4 mg	22
Zink	5–10 mg	50
Jod	60 µg	30
Vitamin A	1 mg-Retinol-Äquivalent	125
Vitamin E	5 mg-α-Tokopherol-Äquivalent	42
Thiamin	0,5 mg	42
Riboflavin	0,8 mg	53
Niacin	5 mg-Niacin-Äquivalent	33
Vitamin B_6	0,6 mg	38
Pantothensäure	3 mg	38
Folsäure	240 µg-Freie-Folsäure-Äquivalent	150
Vitamin B_{12}	1 µg	20
Vitamin C	50 mg	67

6.11.2 Ernährung während des Stillens

Prinzipiell gilt für die Ernährung in der Stillperiode dasselbe wie in der Schwangerschaft. Die Gewichtung einzelner Nährstoffe ist jedoch etwas unterschiedlich. So besteht ein ***Mehrbedarf*** an Eisen, Kalzium, Jod, Zink und Vitaminen – insbesondere an Vitamin A, Thiamin und Vitamin C –, der durch eine entsprechende Nahrungszusammensetzung gedeckt werden sollte (Tabelle 6.29). Der tägliche Kalorienbedarf beträgt 2.500–2800 kcal.

6.11.3 Zusammensetzung der Muttermilch

Auch wenn in der Herstellung künstlicher Säuglingsnahrung große Fortschritte hinsichtlich ihrer Adaptation an die Brustmilchernährung gemacht wurden, sollte die Stillberatung zugunsten des Stillens erfolgen. Die für die noch ausreifungsbedürftigen Stoffwechselfunktionen und für den Infektionsschutz während der Neonatal- und Säuglingsperiode ***artspezifisch zusammengesetzte Muttermilch*** kann auch heute noch nicht nachgeahmt bzw. ersetzt werden. Zudem bietet das Stillen gerade für Kinder von Allergikern eine nicht zu unterschätzende Allergieprophylaxe und dient entscheidend der Intensivierung der Mutter-Kind-Beziehung.

Die Muttermilch ist gegenüber der Kuhmilch eiweißarm (0,9 g/100 ml, von denen 20 % auf nonproteine Stickstoffverbindungen entfallen), dafür aber reich an spezifischen Polyaminen, die eiweißsparend wirken. Das ***Brustmilchprotein*** enthält unter anderem ***Laktoferrin***, das eine bakteriostatische Wirkung hat, da es Bakterien das lebensnotwendige Eisen entzieht, sowie ***Lysozym*** als unspezifischen Abwehrstoff gegen Bakterien, bestimmte ***Komplementfaktoren*** und ***spezifische Immunglobuline***, v. a. IgA. Das ***Kolostrum*** enthält davon 20–50 mg/ml, die reife Muttermilch noch 0,3 mg. Es stellt einen Schutz vor den wichtigsten Bakterien und Viren der Umwelt (Enterobakterien, Enterotoxine) dar sowie vor nutritiven Allergenen. Unterstützend ist die Tatsache, daß 90 % der in der Muttermilch enthaltenden Leukozyten zur Phagozytose befähigt sind. Die mit dem Stillen aufgenommenen Lymphozyten sind etwa zur Hälfte T-Lymphozyten und in der Lage, Immunglobuline und Interferon zu bilden und das Kind mit bereits vorgebildeten Antikörpern zu versorgen. Sie persistieren für mehrere Wochen in den Payer-Plaques des kindlichen Darmes und gewährleisten damit einen Immunschutz des Säuglings, den das zu diesem Zeitpunkt noch unreife Abwehrsystem des kindlichen Organismus nicht leisten kann. So erklärt sich die bessere Resistenz gestillter Kinder gegenüber den häufigsten Infektionen und ihre geringere Anfälligkeit für Allergien. Zusätzlich wirkt das Kolostrum als natürliches ***Laxans*** und regt somit die Darmtätigkeit des Neugeborenen an.

Der Fettgehalt der Muttermilch beträgt 4,5 %. Die ***Fettsäurenzusammensetzung*** gewährleistet eine 90 %ige Utilisation und die Versorgung mit essentieller Linolsäure zur Aktivierung der Immunabwehr.

20 % der 7–8 % ausmachenden ***Kohlenhydrate*** bestehen aus synthetisch nicht herzustellenden Oligosacchariden. Durch die Förderung der ***Lactobacillus-bifidus-Flora*** hemmen diese das Wachstum von Escherichia coli. Die langsame Spaltung der ***Muttermilchlaktose*** begünstigt ein azidophiles kolifeindliches Milieu und eine geringere Belastung des kindlichen Insulinhaushaltes im Gegensatz zur künstlichen Ernährung.

Der ***Mineralgehalt*** der Muttermilch beträgt 0,2 g/100 ml. Die Resorption wichtiger Mineralstoffe wie des ***Eisens*** ist derjenigen aus der Kuhmilch überlegen, die von Zink sogar spezifisch.

Die Brustmilch berücksichtigt durch ihre Zusammensetzung die noch heranreifende intestinale Resorptionsfähigkeit und die Ausscheidungsfunktionen der Nieren und beläßt dem Kind hohe Wasserreserven.

6.11.4 Stillen

Stilltechnik

Dem erfolgreichen Stillen geht ein ***Lernprozeß von Mutter und Kind*** voraus, der idealerweise vom Pflegepersonal unterstützt wird. Auch einer Wöchnerin mit „schwer gehender", hypoplastisch und unergiebig scheinender Brust sollte das Vertrauen vermittelt werden, daß eine ausreichende Milchsekretion stimuliert werden kann, wenn die Koordination der Reflexmechanismen gelingt. Das Anlernen kann zeitraubend sein und fordert den persönlichen, psychologischen, positiv-motivierenden Einsatz überzeugter Schwestern, um die Wöchnerin von den Vorteilen des Stillens für Mutter und Kind zu überzeugen.

Das ***erste Anlegen*** sollte bereits im Kreißsaal erfolgen und nochmals ca. 6 h post partum.

Zur ***Mastitisprophylaxe*** sind die Hände vor dem Stillen gründlich zu waschen bzw. zu desinfizieren. Die Mamillen werden vor und nach dem Stillen mit in abgekochtem Wasser getränkten sterilen Mullkompressen gereinigt.

In bequemer Haltung hält die Mutter die Brust mit einer Hand und dabei mit dem Daumen und dem Zeigefinger die Brustwarze frei. So kann das Kind – mit einer Wange der Brust anliegend – die Warze bis zum inneren Rand des Warzenhofes fassen, und die Nasenatmung wird nicht behindert. Auf jeder Seite wird etwa 10 min angelegt. Alternierend wird mit der rechten oder linken Seite begonnen, da die Seite, die zuerst angelegt wird, besser leergetrunken wird. Häufigeres Stillen fördert die Milchproduktion. Die Kinder „kommen" anfänglich alle 2–3 h, später alle 4–5 h. In der Regel pendelt sich ein Nachtrhythmus mit größeren Abständen ein. Dieses „Stillen auf Verlangen" – „feeding on demand" – hat sich gegenüber dem reglementierten 4-h-Abstand (mit 8 stündiger Ruhepause) als physiologischer erwiesen, da es mehr dem mütterlichen Zuwendungsverhalten entspricht und daher die Milchsekretion steigert.

Zwischenzeitlich werden die Brustwarzen mit einer sterilen Mullkompresse, zusätzlich – zum Abfangen der nachtropfenden Milch – mit einer sterilen Mullwindel bedeckt und durch einen bequemen ***Stillbüstenhalter*** gestützt. Bei empfindlichen Brustwarzen wird zur Vermeidung von Rhagaden das Auftragen von gängigen antibiotikafreien Brustwarzensalben oder -pudern empfohlen.

Idealerweise wird 4–6 Monate gestillt. Im Falle der Verlegung des Neugeborenen in die pädiatrische Abteilung, soll die Mutter das Kind dort stillen oder ihm die abgepumpte Milch zukommen lassen.

Stillhäufigkeit und Stilldauer

Etwa 75 % der Neugeborenen werden bei der Entlassung aus der Klinik voll- bzw. teilgestillt. Nach 5 Wochen sind es noch ca. 50 %, nach 4 Monaten knapp 10 %. Damit ist diesbezüglich eine eindeutige Zunahme zu beobachten, die u. a. auf positiv motivierende Schwangerenvorbereitungskurse und Laienstillgruppen, sowie die Möglichkeit des „Rooming-in" und den Trend der selbstgewählten bedarfsabhängigen Nahrungsaufnahme zurückzuführen ist. Die Vergabe von Plaketten „stillfreundliches Krankenhaus" motiviert einerseits das Personal die Voraussetzungen für den Erwerb einer solchen Auszeichnung zu erlangen und weist andererseits die Schwangeren darauf hin, daß sich das entsprechende Haus besonders intensiv um die Stillvermittlung bemüht.

6.11.5 Schmerzhafter Milcheinschuß, Milchstau

Der Beginn der Laktation - der Milcheinschuß - bedingt eine Schwellung der Brüste, die mit einem manchmal schmerzhaften Spannungsgefühl einhergeht. Eine gelegentlich auftretende Temperaturerhöhung auf ca. 38 °C für 2 Tage ist nicht behandlungsbedürftig.

Eine Besserung der Beschwerden kann durch die lokale Applikation von feuchter Wärme und das Hochbinden der Brüste erzielt werden. Durch die Gabe eines Dopaminagonisten in niedriger Dosierung, z. B. von Bromocriptin (Pravidel) oder von Metergolin (Liserdol) wird eine kurzfristige Prolaktinsuppression bewirkt, die binnen 1–2 h zu einem Rückgang der schmerzhaften Spannung führt.

Von einem ***Milchstau*** spricht man, wenn einzelne Brustdrüsenbereiche lediglich teilweise entleert und infolge dessen hart und schmerzempfindlich werden. Dieser Zustand ist manchmal mit einem leichten Temperaturanstieg verbunden. Kälteanwendung (Eisbeutel), Vorpumpen mit der Handpumpe und vorsichtiges Ausstreichen des gestauten Bezirkes bringen Linderung. Auch bei dieser Störung wirkt die vorübergehende Prolaktinsuppression mit einem Dopaminagonisten prompt (s. oben).

6.11.6 Stillhindernisse, Abstillen

Bei ca. 1% der Mütter liegt ein Stillhindernis oder eine Kontraindikation gegen das Stillen vor.

Maternale Stillhindernisse bilden ***Flach-*** oder ***Hohlwarzen.*** Flachwarzen sind von ihrer Umgebung nicht erhaben, Hohlwarzen sind tiefer eingezogen. Im Falle von Flachwarzen können meist durch Anpumpen mit der Hand- oder der elektrischen Pumpe vor dem Anlegen die Warzen so weit vorgezogen werden, daß dem Kind ein Saugen ermöglicht wird. Ausgeprägte Hohlwarzen machen das Stillen unmöglich.

Eine mögliche primäre Störung ist die ***funktionelle Hypogalaktie***, bei der es trotz regelmäßigen Anlegens zu einer zu geringen Milchbildung kommt. Ursächlich werden hierbei psychische Faktoren wie z. B. Versagensängste maßgeblich angeschuldigt. Nach komplizierter Schwangerschaft oder Entbindung liegt eher eine ***passagere Hypogalaktie*** vor. Beim Vorliegen ausgedehnter Narben, z. B. bei Zustand nach Mastitis, hängt die Stillfähigkeit vom verbliebenen Parenchym ab.

Mögliche ***kindliche Ursachen*** für erschwertes oder unmögliches Stillen sind:

- schwaches Saugvermögen bei Früh- und Mangelgeborenen,
- faziale Spaltbildungen (Hasenscharte, Lippen-Kiefer-Gaumen-Spalte).

Die Brustmilch ist für diese Kinder besonders wichtig, so daß diese durch Abpumpen bereitgestellt werden sollte.

Kontraindikationen gegen das Stillen von ***mütterlicher Seite*** sind:

- konsumierende Erkrankungen, z. B. ein dekompensiertes Vitium cordis, Nierenerkrankungen, Wochenbettpsychose und
- Infektionskrankheiten.

Bei der stillenden Wöchnerin beginnt die ***allmähliche Rückbildung der sezernierenden Zellen zum ruhenden Epithel***, wenn die Brust nicht mehr komplett entleert wird oder es zum Überspringen von Mahlzeiten kommt. Im Falle einer zwischenzeitlichen Anstauung kann eine Entlastung durch Abpressen oder Abpumpen herbeigeführt werden.

Ist ein sofortiges ***primäres Abstillen*** aus kindlicher oder mütterlicher Indikation (z. B. intrauteriner Fruchttod, perinataler Verlust des Kindes) notwendig, so kann 3 mal 4 mg Metergolin (Liserdol) bis 3 Tage nach dem Stillstand des Milchflusses, Cabergolin (Dostinex) 1 mal 1 mg innerhalb der ersten 24 h post partum oder der Prolaktinhemmer Bromocriptin (Pravidel) 2 mal 2,5 mg oder 4 mal 1,25 mg täglich über 10–14 Tage verabreicht werden. Einer evtl. auftretenden hypotonen Reaktion muß mit einer Dosisreduktion begegnet werden.

Wird das Abstillen zu einem späteren Zeitpunkt erforderlich – ***sekundäres Abstillen*** –, z. B. im Falle einer Mastitis puerperalis, so wird mit einem Prolaktininhibitor behandelt. Unterstützend wirken physikalische Maßnahmen wie das Hochbinden der Brust, Alkoholumschläge, Kühlelemente und eine reduzierte Flüssigkeitszufuhr. Bei einer entzündlichen Indikation wird erst bei fehlender Befundbesserung, nach alleiniger Gabe von Prolaktinhemmern oder Keimzahlen über 4 mal 100.000/ml Muttermilch und/oder entsprechendem klinischen Bild, antibiotisch (oral oder intravenös) behandelt. Bei einer Abszedierung wird primär chirurgisch interveniert und gleichzeitig ein Dopaminagonist verabreicht (siehe auch Kap. 17.8.1).

6.11.7 Medikamente, Genußmittel und Umwelteinflüsse

Medikamente

Die Stillperiode bedeutet eine enge Stoffwechselverbindung zwischen Mutter und Kind. In der Phase der neonatalen Adaptation kommt es im Falle einer erforderlichen Therapie der Mutter während der Laktationsperiode beim Stillen zu einem Übertritt von Medikamenten in die Muttermilch. Die in der Muttermilch nachgewiesenen Konzentrationen sind in der Regel untoxisch und betragen häufig nicht mehr als 1–5% der von der Mutter eingenommenen Menge, da bei den meisten Arzneimitteln die Konzentration in der Milch niedriger als im Plasma ist. Dennoch ist, wenn auch selten, mit einem relevanten Übertritt von Pharmaka in die Muttermilch und mit Nebenwirkungen für den Säugling zu rechnen.Wenn 10% oder mehr einer therapeutischen Dosis übertragen werden, dann ist das Arzneimittel kontraindiziert. Der Übertritt von Substanzen erfolgt meistens durch Diffusion und ist von verschiedenen Faktoren abhängig:

- der Darreichungsform (Kapsel, Dragee, Tablette, Injektion), der Applikationsart (oral, parenteral, inhalativ) und der Höhe der Dosis,
- der Löslichkeit, dem Ionisationsgrad, dem Molekulargewicht und der Plasmahalbwertszeit des Medikaments,
- der Plasmaproteinbindung (eine geringe Plasmaproteinbindung begünstigt den Übertritt von Pharmaka in die Milch) und
- dem zeitlichen Abstand zwischen Medikamenteneinnahme und Stilltätigkeit.

Nicht nur die Substanzen selbst bedingen eine Induktion von Nebenwirkungen für den Säugling, sondern auch die besonderen physiologischen Verhältnisse des Neu- bzw. speziell des Frühgeborenen wie:

- Unreife von Leber und Nieren,
- Unreife oder kompetitive Überlastung der Entgiftungsmechanismen (oxidativer Abbau, Glukoronisierung, Azetylierung),
- Neigung zur Methämoglobinbildung,
- genetisch bedingte Enzymdefekte (selten),
- allergische Reaktionen (selten),
- Pharmaka, die eine enzyminduzierende Wirkung entwickeln, häufig schon in Dosen, die normalerweise keine Anomalien hervorrufen und
- Substanzen, die nach wiederholter Zufuhr im Fettgewebe gespeichert werden, z.B. Chlorpromazin, Bromide, Lithium und Quecksilberverbindungen.

Offen bleibt momentan noch, wie es um die Langzeitauswirkungen bestimmter Substanzen bestellt ist und ob sie die Atopiebereitschaft des Kindes anheben oder eine spezifische Sensibilisierung bedingen.

Wenn Nebenwirkungen absehbar sind, empfiehlt es sich, bei obligater Therapie die Milch zu verwerfen, oder im Falle einer unvermeidlichen Dauertherapie abzustillen. Zusätzlich sollte eine Rücksprache mit dem Pädiater erfolgen.

Im Folgenden werden einige gängige Arzneimittel hinsichtlich ihrer Anwendbarkeit und möglicher Nebenwirkungen aufgelistet (Tabelle 6.30).

Genußmittel und Drogen

Die Beurteilung der Wirkungen von Genußmittel und Drogen auf das Kind in der Stillperiode sind in Tabelle 6.31 aufgelistet.

Umwelteinflüsse

Durch Anreicherung über die Nahrungskette gelangen fast alle ***chlororganischen Pestizide*** (Pflanzenschutz- und Desinfektionsmittel) und ***polychlorierten Biphe-***

Tabelle 6.30. Beurteilung der Wirkungen einiger Medikamentengruppen auf das Kind in der Stillperiode

Medikament	erlaubt?	Kommentar
Analgetika		
Azetylsalizylsäure (ASS)	2–3	lange HWZ in MM. Kind: 10–70% einer ED; ggf. für Mutter als ED möglich
Butylscopolamin (Buscopan)	1	als ED
Diclofenac (Voltaren)	1	erlaubt, nur wenn gelegentlich gegeben
Ergotamintatrat (Cafergot)	3	
Fentanyl als ED	2	geringer MÜ, bis jetzt keine NW beobachtet
Ibuprofen (Dolgit)	1	geringer MÜ, nur wenn gelegentlich gegeben
Indomethacin	3	66–133% der TD aufgenommen
Metimazol	3	
Morphin als ED	1	nur als ED erlaubt, wenig untersucht, unter 20% einer therapeutischen ED aufgenommen
Naproxen (Proxen)	3	geringer MÜ, lange HWZ
Paracetamol	1	bis ca. 3% einer ED aufgenommen; als ED bis 1 g. Bei Langzeitbehandlung Kumulation möglich.
Pethidin (Dolantin) als ED	2	geringer MÜ bis 4% der mütterlichen Dosis. Beobachtung des Kindes: Apnoe?
Pentazocin (Fortral)	2	in geringer Dosierung erlaubt
Phenacetin	3	Methämoglobinbildung
Piroxicam (Felden)	3?	
Pyrazolderivate:Phenylbutazon; Metimazol; Propyphenazon	3	
Buprenorphin (Temgesic)	3	Apnoe möglich

Tabelle 6.30. *(Fortsetzung)*

Medikament	erlaubt?	Kommentar
Antibiotika		
Problematik: Beeinflussung der Darmflora; bakteriologische Untersuchung des Kindes bei Infektionen erschwert; Sensibilisierung; resistente Keime?		
Aminoglykoside: Gentamicin, Tobramycin (Gernebcin), Amikazin	1–2	geringer MÜ von unter 1 % der kindlichen TD; fast keine enterale Resorption
Streptomycin	1? 3?	oral kaum resorbiert
Clindamycin	2?	MÜ ++ unter 4 % einer kindlichen TD, unter guter Beobachtung erlaubt, 1 mal blutige Stühle gesehen
Cephalosporine (Spizef; Claforan)	1	MÜ weniger als 1 % der kindlichen TD
Chloramphenicol	3	MÜ +++; theoretisch Knochenmarksschädigung möglich
Clavulansäure (in Augmentan)	1	
Erythromycin oral	1	MÜ ++, unter 1 % der kindlichen TD
Erythromycin i. v.	2–3?	besser passager abpumpen lassen, Kernikterusrisiko, blutige Stühle beobachtet
Gyrasehemmer (Tarivid)	3	MÜ +++, Knorpelschäden im Tierversuch
Isoniazid	2	MÜ; *Cave:* Langzeittherapie
Ketokonazol	1	geringer MÜ
Metronidazol (Clont, Flagyl)	(2)- 3?	MÜ 1–75 % der kindlichen TD; lange HWZ; im Tierversuch kanzerogen; besser Stillpause bis 24 h nach letzter Gabe
Nalidixinsäure	3	
Nystatin	1	oral kaum resorbiert
Nitrofurantoin	3	Kernikterusrisiko, theoretische Gefahr der akuten Hämolyse bei G-6-P-D-Mangel (selten)
Penicillin	1	geringer MÜ unter 1 % der kindlichen TD
Ampicillin	1	geringer MÜ unter 0,4–1 % der kindlichen TD
Oxacillin	1?	Anwendung beim Neugeborenen problemlos
Azlocillin, Piperacillin	1?	geringer MÜ
Rifampicin	1?	MÜ ++, bis 60 % der kindlichen TD
Sulfonamide	3	MÜ ++, Risiko der Hyperbilirubinämie
Sulbactam	1–2	Durchfälle beim Kind sind denkbar
Tetracyclin	2?- 3	geringer MÜ, Störung der Darmflora, Verfärbung der bleibenden Zähne
Trimethoprim	2?	keine Berichte über NW
Vancomycin	1	oral kaum resorbiert
Antidiabetika		
Insulin	1	kein MÜ
Tolbutamid (Rastinon)	3	
Antiepileptika		
Carbamazepin (Tegretal)	2	MÜ ++, Sedierung möglich
Clonazepam	3?	MÜ +++, Spiegelkontrollen
Ethosuximid (Petnidan)	3?	MÜ +++, Spiegelkontrollen
Phenytoin	1–2?	1,5 % der mütterlichen gewichtsbezogenen Dosis tritt über
Phenobarbital	2? 3?	starker MÜ, Sedierung, Spiegelkontrollen
Valproinsäure (Ergenyl)	2	ca. 10 % der mütterlichen gewichtsbezogenen Dosis tritt über
Antihistaminika		
Clemastin (Tavegil)	3	MÜ wahrscheinlich +++; Schläfrigkeit und Irritabilität beobachtet
Tripolidin (Pro-Actidil)	1	0,1 % der TD übertragen
Meclozin	?	keine Daten
Hismanal	?	geringer MÜ; als ED akzeptabel; nur bei Hunden untersucht
Teldane	?	lange HWZ; Kumulationsgefahr
Antithrombotika		
Acenocumarol (Sintrom)	1	in der BRD nicht erhältlich
Heparin	1	kein MÜ
Streptokinase	1	kein MÜ
Phenprocoumon (Marcumar)	2??	wenig Daten. Laut AAP: ungefährliches Stillen; MÜ sehr gering; sicherheitshalber Quick-Kontrolle und Vitamin-K-Substitution 2 gtt/Wo.
Warfarin (Coumadin, in der BRD erhältlich)	1??	kein relevanter MÜ nachgewiesen
Antitussiva		
Codein	1	als ED
Pentoxyverin (Sedotussin)	3	Apnoe möglich

Tabelle 6.30. *(Fortsetzung)*

Medikament	erlaubt?	Kommentar
Asthmamittel		
Terbatulin (Bricanyl)	1	geringer MÜ
Salbutamol, Fenoterol	?	wahrscheinlich geringer MÜ
Cromoglycinsäure (Intal)	1	inhalativ und oral erlaubt
Peproterol (Allergospasmin)	1	Dosieraerosol
Theophyllin retard oral	1	MÜ bis 20% der TD
Theophyllin i.v. oder hohe Dosierung	2	Stillpause? Unruhe und Verdauungsstörungen möglich; Coffein gleichzeitig meiden
Blutungsstillende Mittel		
Methergin	2?	bis 5% der TD; beobachten; Diarrhoe, Blutdruckabfall, Unruhe möglich; nach dem Stillen einnehmen. Methergin oral wirksam? Oxytozin vorziehen?
Kortikosteroide		
inhalative Kortikosteroide	1	
Prednison, Prednisolon, Methylprednisolon bis 40 mg/d	1	MÜ gering
über 40 mg/d	2?	MÜ, wahrscheinlich weniger als 10% der kindlichen Eigenproduktion; Stillpause 4 h nach Einnahme wahrscheinlich sinnvoll
über 80 mg/d	3?	unterschiedliche Angaben
Diuretika können die Milchmenge reduzieren		
Chlorthalidon (Hygroton)	3	starker MÜ
Hydrochlorothiazid (Esidrix)	3	bei Dauermedikation: Kernikterusrisiko,
Furosemid (Lasix)		Laktationshemmung, Anstieg der kindlichen Diurese
Furosemid als ED	1	
Spironolacton (Aldactone)	3?	im Tierversuch kanzerogen
Expektorantien		
ACC, Ambroxol, Bromhexin	1	
Kalium jodatum	3	
Herz-Kreislauf-Medikamente		
ACE-Hemmer (Captopril)	1–2	geringer MÜ; Laut AAP erlaubt
Amiodaron (Cordarex)	3	
Chinidin	1–2	
Nifedipin	1–2	Stillpause 3 h nach Einnahme
Mexiletin	1–2	
Verapamil	1–2	keine NW beschrieben
Clonidin (Catapresan)	3	MÜ ++
Digitalis		
Digoxin, Methyldigoxin, Acetyldigoxin	1	geringer MÜ
Dihydroergotamin (Dihydergot)	1	nur als ED erlaubt; besser: physikalisch
Dihydroergotamin als Dauermedikation	2–3	
Dihydralazin (Nepresol)	1–2	geringer MÜ ca. 1% der TD
Disopyramid (Rytmonorm)	3	
alpha-Methyldopa (Presinol)	1–2	geringer MÜ von 3,2% der mütterlichen Dosis
Minoxidil (Lonolox)	?	wenig Erfahrung, bis jetzt keine NW beobachtet; MÜ ca. 5% der mütterlichen Dosis
Prazosin (Minipress)	2–3?	wenig Erfahrung
Procainamid	3	
Reserpin	?	keine Daten; lange HWZ
Beta-Blocker		
nein:		
Acebutolol (Prent)	3	MÜ +++
Atenolol (Tenormin)	3	MÜ +++
Sotalol (Sotalex)	3	MÜ +++
ja:		
Metoprolol (Beloc)	1?	MÜ +
Labetalol (Trandate)	1	MÜ (+)
Nadolol (Solgol)	1?	MÜ +
Oxprenolol (Trasicor)	1?	MÜ +
Propanolol (Dociton)	1	MÜ (+)
Timolol (Temserin)	1?	MÜ +

Tabelle 6.30. *(Fortsetzung)*

Medikament	erlaubt?	Kommentar
Hormone		
Cyproteronacetat (Diane 35)	3	auch mütterlich strenge Indikatiosstellung (Aknetherapie)
Oxytozin	1	wahrscheinlich kein MÜ
Gestagen Monopräparate	1	
niedrig dosierte Kombinationspräparate	1?? 2?? 3??	in Diskussion; unter 50 μg Ethinylestradiol in MM wohl nicht nachweisbar; sicherheitshalber noch abraten
Progesteron	1	MÜ ++, keine Kumulation; keine Langzeitbeobachtung vorliegend
höher dosierte Östrogenpräparate	2	Laktationshemmung möglich; Brustdrüsenschwellung beim Kind? Wassereinlagerung möglich
Lokalanästhetika		
Lidocain, Articain	1	bei einmaliger Anwendung
Prilocain	3	Methämoglobinbildner
Magen-Darm-Mittel		
Senna	2–3	
Agar-Agar	2	
Bisacodyl (Dulcolax)	2	
Rizinus	3	
Natriumpicosulfat (Laxoberal)	3	
Paraffin	1?	Diarrhoe möglich
Aluminiumhydroxid	1	bei normaler Dosierung
atropinhaltige Mittel	3	
Butylscopolamin (Buscopan)	1–2	oral oder rektal; i.v. nur als ED
Dimethylpolysiloxan (sab)	1–2	nur als ED
H2-Blocker (Tagamet, Sostril, Zantic)	3	MÜ +++; toxische Wirkung nicht berichtet; antiendokriner Effekt
Famotidin (Pepdul)	3	wenig Erfahrung
Nizatidin (Gastrax)	3	wenig Erfahrung
Magnesiumcarbonat	1	
Metoclopramid (Paspertin)	3	als ED im Ausnahmefall möglich
Mesalazin (Salofalk)	1–2	
Olsalazin	1–2	
Salazosulfapyridin (Azulfidine)	2	
Malariamittel		
Hydrochloroquin	3?	zwar geringer MÜ, aber retinotoxisch
Chinin	1–2	geringer MÜ
Sulfadoxin-Kombinationen	3	
Mefloquin	3	
Migränemittel		
Dihydergot als Dauermedikation	2–3	gering fettlöslich
Dihydergot als ED	1	
Ergotamintartrat (Gynergen)	3	
Paracetamol mit Coffein	1–2	als ED
Ibuprofen	2	
Parasitenmittel		
Benzylbenzoat (Antiscabinosum Mago)	1	
Pyrethrum (Goldgeist)	1	theoretisch keine NW zu erwarten; keine Daten vorhanden
Lindan (Jacutin)	?	dermal resorbiert; theoretisch NW denkbar
Psychopharmaka		
Amitryptilin	2–3?	MÜ 22% der mütterlichen Dosis
Benzodiazepine	2–3	Spiegel und Symptome möglich
Clobazepam (Frisium)	?	7–8% der TD
Flunitrazepam	2	3% der mütterlichen Dosis
Haloperidol	2	
Imipramin	2	1–20% der TD
Lormetazepam	1	kein wirksamer Spiegel
Lorazepam (Tavor)	?	6% der mütterlichen Dosis
Lithium	3	80% der mütterlichen Dosis
Nitrazepam (Rohypnol)	1–2	3,6% der mütterlichen Dosis, kein wirksamer Spiegel
Oxazepam (Adumbran)	1	0,9% der mütterlichen Dosis

Tabelle 6.30. *(Fortsetzung)*

Medikament	erlaubt?	Kommentar
Radionuklide		
Gallium 67	3	Stillpause 2 Wochen
Jod 125, 131	3	„längere Stillpause" je nach Dosis; nach 48 h noch 50facher Grenzwert überschritten
Technetium 99	3	Stillpause bis 48 h; HWZ 6 h
Schilddrüse		
Jod in Substitutionsdosis: 100–200 ug Jodid/d	1	für Mutter empfohlen; Bedarf des Neugeborenen: 50–80 µg Jod; mittlere Jodkonzentration in der MM ohne Jodsubstitution: 5 µg/dl
Jod oberhalb der Substitutionsdosis	3	
L-Thyroxin in Substitutionsdosis	1	
Thyreostatika		
Carbimazol	2–3	3 % der mütterlichen Dosis/kg
Propylthiouracil (Propycil)	1–2	1,5 % der mütterlichen Dosis
Thiamazol	3	11 % der mütterlichen Dosis
Virustatika		
Acyclovir (Zovirax)	1 lokal 3 i. v.	geringer MÜ; Interferenz mit kindlichen Lymphozyten? Niedriges Risiko angenommen
Wurmmittel		
Pyrviniumembolat (Melovac)	1	
Mebendazol (Vermox)	2–3	starker MÜ, Stillpause
Yomesan	2?	
Helmex	2?	

Bewertung: 1 = erlaubt, 2 = Vorsicht, mit Einschränkung erlaubt, nur nach Aufklärung der Mutter über passageres Abpumpen, 3 = verboten, ? = wenig oder keine Daten, % = aufgenommener Prozentsatz der kindlichen therapeutischen Tagesdosis

Abkürzungen: ED = Einzeldosis, TD = kindliche Tagesdosis, MÜ = Milchübertritt (+) bis +++, () = Handelsname, AAP = American Academy of Pediatrics

Tabelle 6.31. Beurteilung der Wirkungen von Genußmittel und Drogen auf das Kind in der Stillperiode

Alkohol gelegentlich (bis 4 Gläser Wein)	1	Konzentration in Blut und MM parallel; hohe Spiegel, nach dem Stillen trinken
Alkohol regelmäßig	3	Entwicklungsverzögerung, Gerinnungshemmung möglich
Nikotin:		
• mehr als 5 Zigaretten	3	MÜ +++; Unruhe und Erbrechen beobachtet; kein Beweis für langfristige Schäden; Nikotin und Cadmium: toxisch, kanzerogen; Passivrauchen begünstigt Hyperreagibilität des Bronchialsystems; Hemmung der Milchbildung
• weniger als 5 Zigaretten	1–2??	nur unmittelbar nach dem Stillen rauchen
Coffein:		
• mehr als 400 mg/d (mehr als 4 Tassen)	2–3	Hyperexitabilität möglich
• weniger als 400 mg/d	1	keine Symptome
Saccharin (Süßstoff)	1	
Heroin	3	
Methadon	1–2?	2–38 % MÜ der mütterlichen Dosis
Kokain	3	
Haschisch	3	Stillpause 18 h

Bewertung: 1 = erlaubt, 2 = Vorsicht, mit Einschränkung erlaubt, nur nach Aufklärung der Mutter über passageres Abpumpen, 3 = verboten, ? = wenig oder keine Daten, % = aufgenommener Prozentsatz der kindlichen therapeutischen Tagesdosis

Abkürzungen: MÜ = Milchübertritt, (+) bis +++

nyle (Weichmacher der Kunststoffindustrie) in das Fettgewebe. Durch Mobilisierung von Speicherfett während der Laktation werden sie vermehrt ausgeschieden bzw. gehen in die Muttermilch über. Ihre Anwendung ist seit knapp 20 Jahren in den westlichen Ländern verboten. Die vor dieser Zeit durch die Nahrung aufgenommenen Mengen lagern heute noch im Fettgewebe und gelangen daher beim Stillen in die Milch. Inzwischen konnte jedoch eine deutliche Abnahme der Chlorkohlenwasserstoffe in der Frauenmilch nachgewiesen werden. Die Kosten für die Einzelanalyse einer Muttermilchprobe belaufen sich auf ca. 2.500–5.000 DM. Epidemiologischen Untersuchungen zufolge ergeben sich für den Säugling keine toxi-

Tabelle 6.32. Beurteilung der Wirkungen von Umwelteinflüssen auf das Kind in der Stillperiode

Quecksilber	wenn keine einseitige Ernährung mit kontaminiertem Fisch oder Getreide treten keine toxischen Konzentrationen auf
Blei	Grenzwert WHO: 50 µg/l Milch; Belastung in der BRD: 9–13 µg/l MM; Abstillen ab mütterlicher Serumkonzentrationen über 40 µg/l; Gefahr der ZNS-Toxizität
Chlorierte Kohlenwasserstoffe	
Dichlordiphenyltrichlorethan (DDT), GammaHCH (Lindan); Hexachlorzyklohexan mit allen Isomeren; Aldrin; Dieldrin	aus der Pestizidanwendung; DDT und weitere Verbindungen sind durch toxischere aber weniger persistierende Chemikalien ersetzt; MM-Konzentration bei durchschnittlicher Umweltbelastung niedrig
Chlorierte Phenocarbonsäuren	
polychlorierte Biphenyle (aus Weichmachern, seit 1989 in der BRD verboten), Dioxine (ca. 75 Verbindungen) (aus Müllverbrennung, Recycling, Benzinverbrennung) Furane (ca.135 Verbindungen)	u.a. aus der Herbizidanwendung; seit ca. 40 Jahren ubiquitär; Belastung stagnierend; mittlere Belastung der MM 3–4 ng TCDD/kg Milchfett; mittlere Aufnahme des gestillten Säuglings 15–20 pg TCDD/kg = 100–150 pg Teq/kg KG; Grenzwert für Säugling: 1 pg/kg/Tag (Ernährungskomm. Dt. Gesellschaft für Kinderheilkunde) MM-Belastung mit TCCD liegt im Risikobereich; geringere Verfügbarkeit der Dioxine aus der MM? Nach Abstillen: Gewichtszunahme des Kindes und verstärkte Verdünnung? Angleichen an nichtgestillte Kinder nach 20–30 Jahren; Mehrbelastung durch Stillen: ca. 5% der Lebenszeitdosis. Bei Stillen länger als 3 Monate reichert sich PCB um den Faktor 2–3 im Säuglingsblut gegenüber dem maternalen Blut an. Unklar: Bedeutung vorgeburtlicher PCB-Belastung mittlere Aufnahme eines Erwachsenen: 2 pg TCCD/ kg KG ADI: ca. 10 pg/kg KG

Abkürzungen:
Teq = Toxizitäts-Äquivalenz-Faktor (Seveso-Dioxin hat Faktor 1)
NOEL = no effect level (für Ratte 1 ng TCCD/kg KG)
NOEL + Sicherheitsfaktor = ADI (acceptable daily intake) (für Ratte 10 pg TCCD/kg KG)

kologisch oder klinisch nachweisbaren Auswirkungen durch die Aufnahme von Rückständen in der Muttermilch. Aufgrund der nutritiven und immunologischen Vorzüge der Frauenmilch und der Bedeutung des Stillens für die Mutter-Kind-Beziehung wird von der Deutschen Gesellschaft für Kinderheilkunde das Vollstillen für 4–6 Monate empfohlen.

Schwermetalle wie ***Blei, Kadmium*** und ***Quecksilber*** werden nicht bevorzugt über die Muttermilch ausgeschieden (Tabelle 6.32).

ZUSAMMENFASSUNG

Bereits in der Schwangerschaft wird die Brustdrüse durch hormonelle Einflüsse auf ihre spätere Aufgabe vorbereitet. Vor dem am 3.–4. Wochenbettag eintretenden „Milcheinschuß" können bereits wertvolle Vormilchanteile (Kolostrum) an das Neugeborene verfüttert werden. Der Saugreiz des Kindes bewirkt seinerseits über eine Prolaktinausschüttung eine Steigerung der Milchproduktion, die durch regelmäßiges Anlegen, bei Bedarf ausreichender Flüssigkeitszufuhr und Vermeidung von Streßfaktoren, gesteigert werden kann. Die Muttermilch hat nach wie vor eine ernährungstechnisch ideale Zusammensetzung, die bisher von keinem Milchfertigprodukt übertroffen wird. Darüber hinaus wird über die Muttermilch Infekt- und Immunschutz vermittelt und die Mutter-Kind-Beziehung entscheidend gestärkt. Stillen ist allerdings mit einem erhöhten Nährstoff und Kalorienbedarf für die Wöchnerin verbunden, dem Rechnung getragen werden muß. Eine Stillanleitung sollte nicht nur Verhaltensmaßregeln wie Desinfektion, die richtigen Handgriffe und Hinweise für die Pflege der Brustwarzen beinhalten, sondern auch auf die Wirkung von Genußmitteln, Medikamenten und Umwelteinflüssen auf die Muttermilch aufmerksam machen. Da der Schadstoffgehalt gewisser Umweltgifte in der Muttermilch akkumulieren kann, sollte idealerweise 4–6 Monate gestillt werden. In Einzelfällen. (z.B. therapieresistente Mastitis puerperalis) kann das Abstillen mit Hilfe zentral wirksamer Dopaminagonisten erforderlich werden.

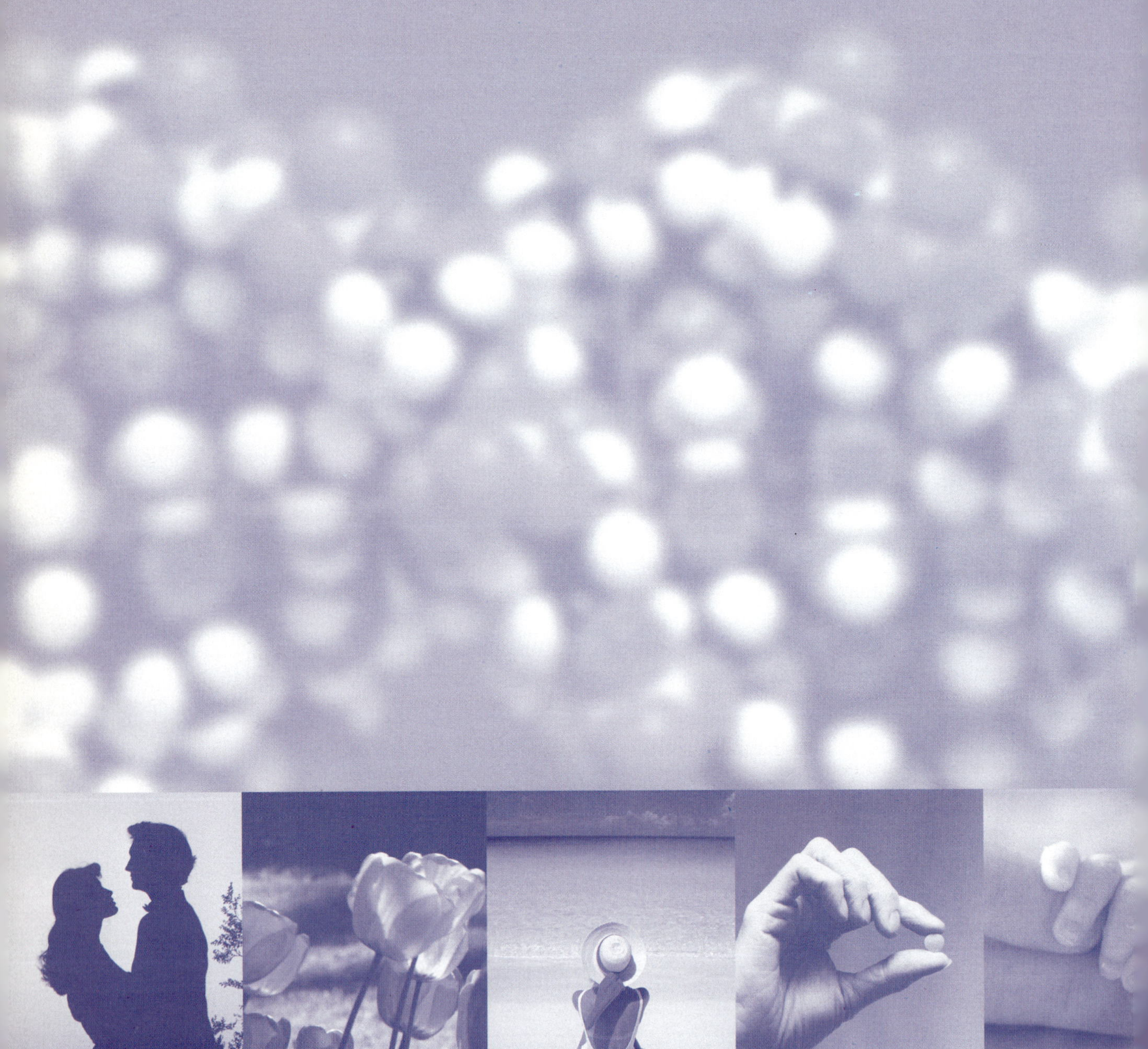

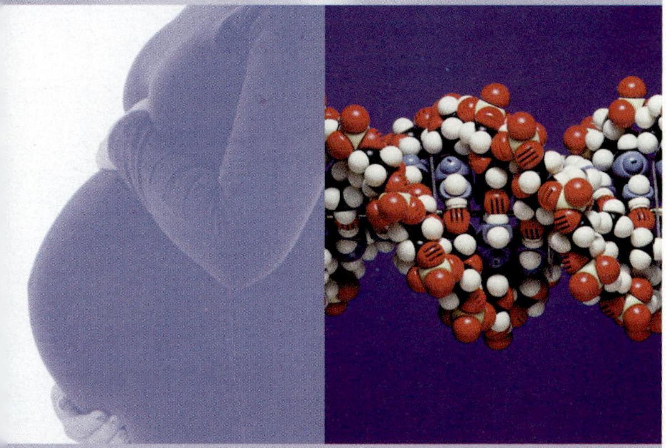

7 Genetische Grundlagen

P. Miny und W. Holzgreve

7.1 Genetische Erkrankungen

EINLEITUNG

Die Kenntnis der Grundlagen genetischer Erkrankungen ist für die Frauenärztin/den Frauenarzt in mehrerer Hinsicht von großer Bedeutung:

- Im Rahmen der pränatalen Diagnostik hat er/sie in zunehmendem Maße mit der Erkennung und der Behandlung von genetischen Erkrankungen des Feten zu tun.
- Vor allem in der endokrinologischen Sprechstunde werden Frauen mit genetisch bedingten Stoffwechselstörungen und/oder Fehlbildungssyndromen betreut.
- In der Onkologie gewinnen molekulargenetische Untersuchungsverfahren bei der Diagnostik von Krebsprädispositionen an Bedeutung.

Im Rahmen dieses Kapitels soll auf die ausführliche Darstellung der allgemeinen genetischen Grundlagen, die in zahlreichen auch kurzgefaßten Lehrbüchern behandelt sind, verzichtet werden. Statt dessen sollen diejenigen Aspekte, die speziell in der Geburtshilfe und Gynäkologie von Interesse sind, eingehender besprochen werden. Die Möglichkeiten und Risiken der Diagnose von fetalen Chromosomenstörungen sowie die Identifizierung von Risikoschwangerschaften durch geeignete Screeninguntersuchungen muß der Frauenarzt heute mit seinen Patientinnen ausführlich diskutieren. Spätestens seit der Thalidomid (Contergan)-Katastrophe Anfang der 60er Jahre ist uns allen klar geworden, daß die Schwangerschaftsvorsorge darüberhinaus Kenntnisse der Prinzipien der Teratologie und der bewiesenen schädigenden exogenen Einflüsse in der Schwangerschaft erfordert.

Voraussetzung für informierte Entscheidungen Schwangerer und zukünftiger Eltern ist häufig eine angemessene genetische Beratung, die gleichermaßen Fachkompetenz und Einfühlungsvermögen erfordert.

Als genetische Erkrankungen werden solche bezeichnet, die im weitesten Sinne auf Veränderungen der DNA beruhen. Diese sind keineswegs immer erblich. So handelt es sich bei der überwiegenden Mehrzahl aller Chromosomenstörungen (beispielsweise den numerischen Chromosomenanomalien) praktisch immer um Neumutationen. Die Vererbung von Einzelgenerkrankungen folgt den Mendel-Regeln. Darüberhinaus sind inzwischen aber auch zusätzlich spezielle Mechanismen, z.B. bei der Weitergabe mitochondrialer Gene, der Prägung von Genen und das Phänomen der uniparentalen Disomie bekannt geworden. Die meisten Krankheiten mit genetischer Komponente haben multifaktorielle Ursachen. Das Zusammenspiel von genetischen und anderen Faktoren ist heute häufig noch wenig bekannt. Die Wiederholungsrisiken der multifaktoriellen Erbleiden sind empirisch ermittelt worden.

7.1.1 Chromosomenstörungen und deren pränatale Diagnostik

Numerische Aberration. Die häufigsten Chromosomenstörungen sind Anomalien der Chromosomenzahl (Monosomien, Trisomien, Polyploidien; Tabelle 7.1). Diese entstehen entweder bei der Bildung der Keimzellen oder postmeiotisch in den ersten mitotischen Teilungen der befruchteten Eizelle. Die meisten numerischen Chromosomenanomalien sind letal. Klinisch bedeutsame Trisomien, z.B. Tris. 21, 18 oder 13 entstehen vorzugsweise in der mütterlichen Meiose. Ein wichtiger, begünstigender Faktor ist das mütterliche Alter (Abb. 7.1 u. 7.2). Während lediglich 0,5–1% aller Lebendgeborenen eine numerische Chromosomenanomalie haben, ist diese Rate bei der Untersuchung von Spontanaborten wesentlich höher (s. Tabelle 7.1).

> **!** Numerische Chromosomenanomalien sind häufig. Schätzungsweise 5% aller erkennbaren Schwangerschaften haben eine Chromosomenanomalie.

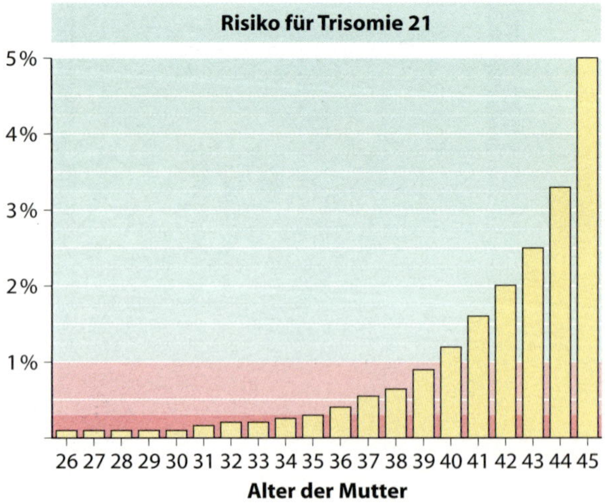

Abb. 7.1. Das Risiko für Trisomie 21 steigt mit dem mütterlichen Alter

	%			
Aneuploidie	Spontan-aborte	Totgeburten	Lebend-geborene	Überleben bis zur Geburt
alle	50	5	0.5	5
+16	7.5	–	–	0
+13, +18, +21	4.5	2.7	0.14	15
XXX, XXY, XYY	0.3	0.4	0.15	75
alle anderen	13.8	0.9	–	0
45,X	8.7	0.1	0.01	1
3n	6.4	0.2	–	0
4n	2.4	–	–	0
Strukturanomalien	2.0	0.8	0.3	45

Tabelle 7.1. Häufigkeit von Aneuploidien

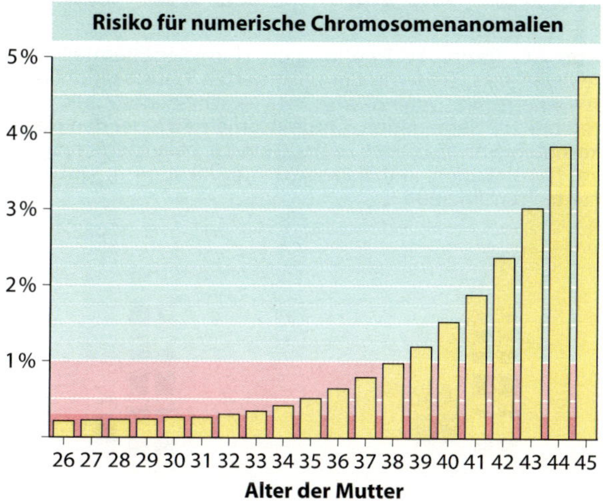

Abb. 7.2. Das Risiko für numerische Chromosomenanomalien ist vom Alter der Mutter abhängig

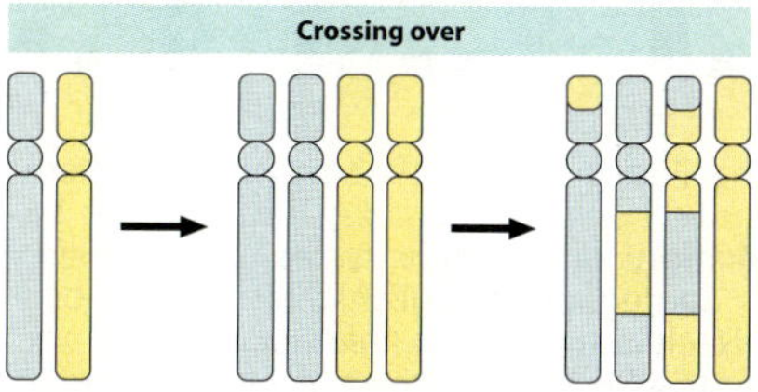

Abb. 7.3. Funktionelles Schema des Crossing overs vor Beginn der meiotischen Teilungen. Zu Einzelheiten wird auf Lehrbücher der Humangenetik verwiesen. Das Crossing over führt zur immer neuen Durchmischung der Gene bei der Entstehung der Keimzellen. *(Grau:* ursprünglich väterliches Chromosom; *gelb:* mütterliches Chromosom)

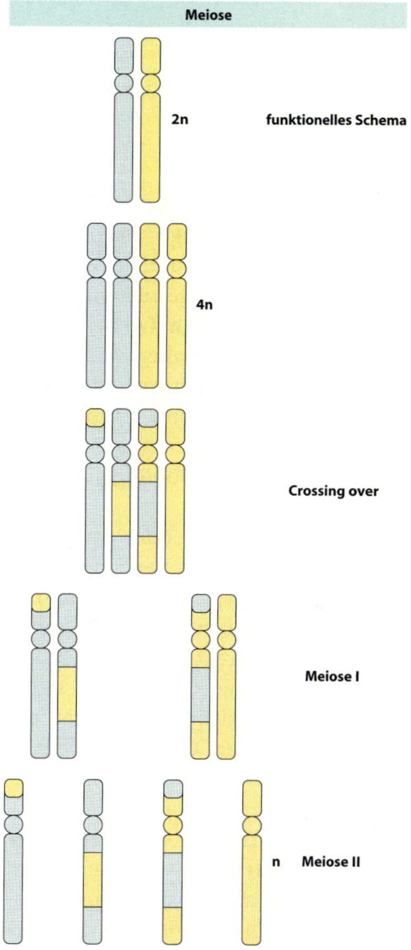

Abb. 7.4. Funktionelles Schema der meiotischen Teilungen. *(Grau:* ursprünglich väterliches Chromosom; *gelb:* mütterliches Chromosom). Am Ende der Meiose steht die haploide Keimzelle, die Gene beider elterlicher Chromosomen enthält. Im männlichen Geschlecht entstehen aus einer primordialen Keimzelle 4 Spermatozoen, im weiblichen Geschlecht eine Oozyte sowie zwei Polkörperchen

Bei der ***Mitose*** wird der diploide (doppelte) Chromosomensatz vor der Zellteilung verdoppelt, so daß beide Tochterzellen die identische genetische Information erhalten. Demgegenüber kommt es in der ***Meiose*** durch Reduktion des diploiden Chromosomensatzes zu einem haploiden (einfachen) Satz in der Keimzelle. Außerdem wird durch den Mechanismus des „Crossing over" die genetische Information neu gemischt (Abb. 7.3 u. 7.4).

Strukturelle Aberration. Strukturelle Chromosomenanomalien können neu entstehen oder von Eltern auf ihre Kinder weitervererbt werden. Sie führen praktisch nur dann zu klinischen Symptomen, wenn es

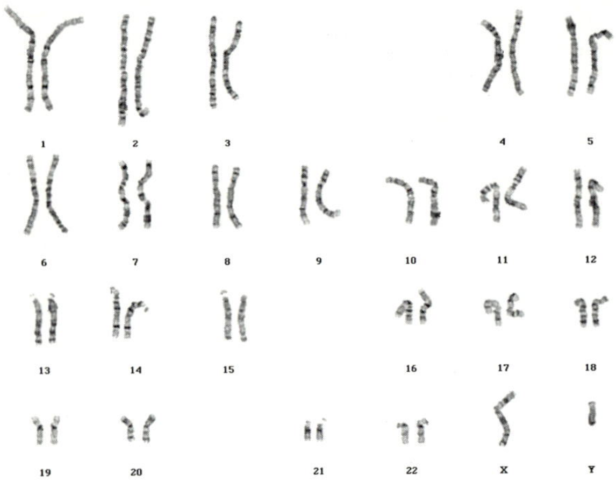

Abb. 7.5. Normales Karyogramm nach GTG-Bänderung

zum Verlust eines Chromosomenstücks oder seiner Duplikation kommt. Eine zuverlässige Diagnose ist heute zumindest bei größeren strukturellen Rearrangements durch die routinemäßig angewendeten Bänderungsverfahren zuverlässig möglich (Abb. 7.5). Bekannte Chromosomenstrukturanomalien sind beispielsweise das sog. „Cri du chat" (Katzenschrei)-Syndrom (***Deletion*** am kurzen Arm von Chromosom Nr. 5) oder das 18p-Syndrom (Deletion am kurzen Arm von Chromosom Nr. 18), die unabhängig vom elterlichen Alter häufig neu entstehen.

Der Stückaustausch zwischen 2 oder mehreren Chromosomen (***Translokation***) hat in der Regel keine Auswirkungen auf den Phänotyp. Diese treten nur dann auf, wenn durch die Bruchereignisse die Funktion eines oder mehrerer Gene direkt oder indirekt beeinträchtigt wird. Translokationen treten nicht selten familiär auf. Ihre klinische Bedeutung liegt in der Möglichkeit eines unbalancierten Chromosomensatzes bei den Nachkommen in Abhängigkeit von der Segregation der beteiligten Chromosomen (Abb. 7.6). Ein Sonderfall der Translokation ist eine zentrische Fusion zwischen 2 akrozentrischen Chromosomen (Chr. 13–15, 21 und 22), die auch als Robertson-Translokation bezeichnet wird. Klinisch wichtig ist insbesondere die zentrische Fusion zwischen einem Chromosom 14 und 21, die zu einem hohen Risiko für Down-Syndrom bei Kindern führt. Dieses beträgt etwa 15 %, wenn die Mutter Trägerin dieser Fusion ist (Abb. 7.7). Balancierte reziproke Translokationen und zentrische Fusionen werden gehäuft bei Eltern mit rezidivierenden Aborten (ca. 5 %) und bei infertilen Männern (ca. 5 %) gefunden. Zu den selteneren Strukturanomalien, die nur ein Chromosom betreffen, meist ohne klinische Konsequenzen bleiben, aber bei Nachkommen zu einem unbalancierten Chromosomensatz führen können, zählen ***Inversionen*** (Abb. 7.8 a–c).

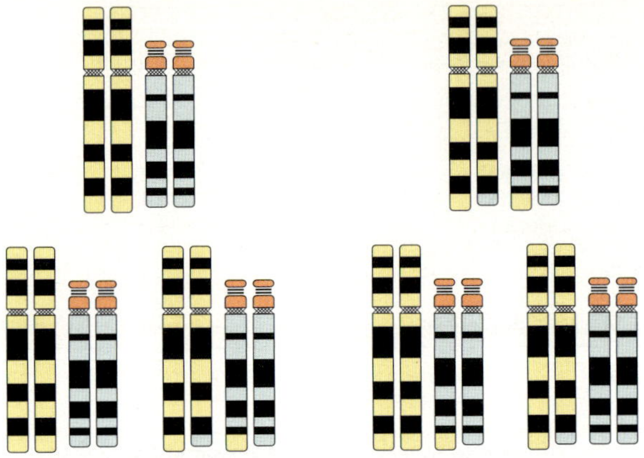

Abb. 7.6. Reziproke Translokation. Normaler Elternteil: *obere Reihe links*; Träger/in der balancierten Translokation: *obere Reihe rechts. Untere Reihe:* Vier verschiedene Möglichkeiten bei 2:2 Segregation. Chromosomensätze bei den Nachkommen *(von links nach rechts):* normal, balancierte reziproke Translokation, unbalancierte Translokation 1, unbalancierte Translokation 2

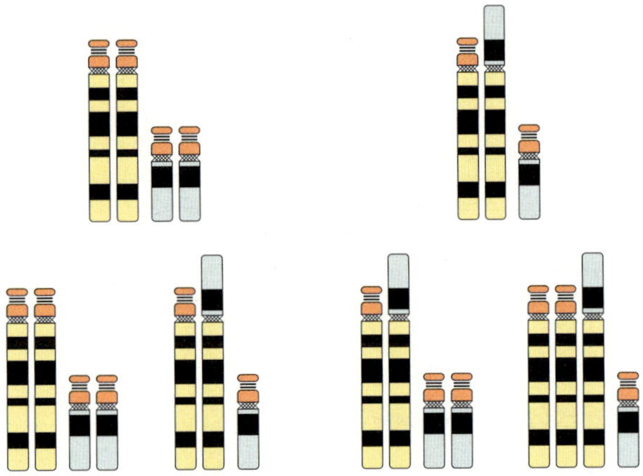

Abb. 7.7. Zentrische Fusion 14; 21 (Robertson-Translokation). Normaler Elternteil: *obere Reihe links*; Träger/in der balancierten Translokation: *obere Reihe rechts. Untere Reihe:* Vier verschiedene Segregationsmöglichkeiten. Chromosomensätze bei den Nachkommen *(von links nach rechts):* normal, balancierte zentrische Fusion, Trisomie 21, Trisomie 14

Probleme bei der pränatalen Diagnostik von Chromosomenanomalien. Für die pränatale Diagnostik relevant sind vorrangig diejenigen Chromosomenstörungen, die bei Lebendgeborenen gefunden werden (Trisomien 21, 18 und 13). Im Vergleich zu anderen Methoden in der allgemeinen medizinischen Diagnostik sprechen die bisherigen langjährigen Erfahrungen mit invasiven Methoden der Pränataldiagnostik für eine extrem hohe diagnostische Zuverlässigkeit der chromosomalen Befunde. Dies dokumentiert sich unter anderem auch darin, daß die Befunde der Schwangeren selbst schriftlich mitgeteilt werden, was in der Medizin allgemein nicht üblich ist. Eine besondere Situation besteht auch dadurch, daß Befunde an einem

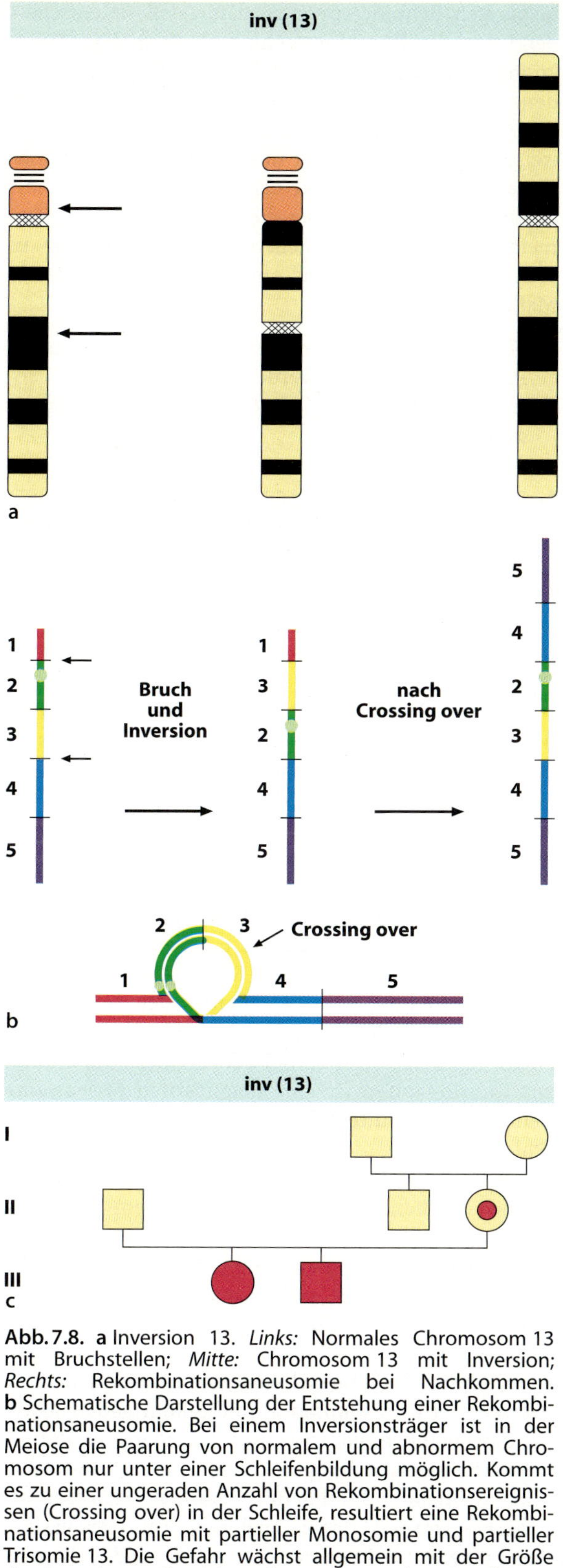

Abb. 7.8. **a** Inversion 13. *Links:* Normales Chromosom 13 mit Bruchstellen; *Mitte:* Chromosom 13 mit Inversion; *Rechts:* Rekombinationsaneusomie bei Nachkommen. **b** Schematische Darstellung der Entstehung einer Rekombinationsaneusomie. Bei einem Inversionsträger ist in der Meiose die Paarung von normalem und abnormem Chromosom nur unter einer Schleifenbildung möglich. Kommt es zu einer ungeraden Anzahl von Rekombinationsereignissen (Crossing over) in der Schleife, resultiert eine Rekombinationsaneusomie mit partieller Monosomie und partieller Trisomie 13. Die Gefahr wächst allgemein mit der Größe des invertierten Bereichs. **c** Stammbaum einer Familie mit zwei betroffenen Kindern bei Inversion 13 der Mutter

Patienten erhoben werden, der einer direkten Inspektion und körperlichen Untersuchung des Arztes nicht zugänglich ist. Dies ändert sich z. Zt. zumindest graduell mit den immer besser werdenden Möglichkeiten der Ultraschalldiagnostik.

Heute besteht, beginnend mit der 9. SSW, praktisch während der gesamten Schwangerschaft bis unmittelbar vor der Geburt die Möglichkeit für invasive Untersuchungsmaßnahmen (Kap. 8.3–8.6), die, falls erforderlich, auch sehr rasch Befunde liefern können. Voraussetzung dieser Diagnostik ist die Gewinnung von geeignetem Untersuchungsmaterial (z. B. Chorion- bzw. Plazentazotten, Amnionzellen oder fetales Blut). Allein fetales Blut ist sicher kindlichen Ursprungs, wenn eine entnahmebedingte Beimengung mütterlichen Blutes durch Coulter-Counter oder Kleihauer-Bethke-Test ausgeschlossen wurde. Fruchtwasserzellen stammen zum Teil vom Kind, z. B. aus den ableitenden Harnwegen, dem Nasenrachenraum und von anderen Lokalisationen. Allerdings bestehen Hinweise darauf, daß auch Zellen der Eihäute in Fruchtwasserzellkulturen wachsen, oder entnahmebedingt (Plazentapassage) Zellen der Plazenta in eine Amnionzellkultur gelangen können. Chorion- bzw. Plazentazotten sind sicher nicht fetalen Ursprungs, jedoch genetisch identisch, abgesehen von Mosaikbefunden innerhalb der fetoplazentaren Einheit, die diagnostisch von Bedeutung sein können, wie weiter unten ausgeführt wird. Abgesehen von Chromosomenuntersuchungen nach sog. Direktpräparation oder DNA-Isolierung aus frischen Chorion- oder Plazentazotten ist praktisch immer eine vorherige Kultivierung des gewonnenen Gewebes erforderlich, bevor weitere diagnostische Maßnahmen durchgeführt werden können.

Die ganz überwiegende Mehrzahl aller bislang durchgeführten pränatalen Untersuchungen wurde zum Ausschluß von numerischen Chromosomenanomalien des Kindes (meist wegen des sog. Altersrisikos) durchgeführt (allein mehr als 200.000 Chorionbiopsien in den letzten Jahren und vermutlich viele 100.000 Amniozentesen). Daten zur diagnostischen Sicherheit liegen aus diesem Grunde vor allem für die zytogenetische Diagnostik vor.

Fehldiagnosen können unterschiedliche Ursachen haben (Tabelle 7.2). Die überwiegende Mehrzahl aller Fehldiagnosen erscheint retrospektiv vermeidbar, andere ereignen sich methodisch bedingt und müssen

Tabelle 7.2. Mögliche Ursachen von Fehldiagnosen bei pränatalen Chromosomenuntersuchungen

- Mütterliche Zellkontamination
- In-vitro-Mutationen (Kulturartefakte)
- Chromosomale Mosaikbefunde
- Unerkannte Zwillingsschwangerschaften („vanishing twin")
- Unzulängliche Chromosomenpräparation
- Probenverwechslung

als unvermeidbar angesehen werden. Diese methodischen Unzulänglichkeiten müssen vor einer pränatalen Untersuchung mit der Schwangeren diskutiert werden. Bedeutsam ist dabei eine sorgfältige Dokumentation des Gesprächs und seiner Inhalte. Fehldiagnosen in der pränatalen Diagnostik sind in der Vergangenheit mehrfach Anlaß für juristische Auseinandersetzungen gewesen. Wie in anderen Bereichen der Medizin muß von einer zunehmenden Bereitschaft in der Bevölkerung ausgegangen werden, die Verantwortung des behandelnden Arztes bei Fehldiagnosen gerichtlich klären zu lassen.

Kontamination von Zellkulturen mit mütterlichen Zellen. Mütterliche Zellkontaminationen in Amnionzellkulturen zählen wohl zu den häufigeren Gründen für Fehldiagnosen. Daten aus großen Studien deuten auf eine Gesamthäufigkeit von ca. 0,3 % hin. Meist handelte es sich dabei um eine diagnostisch eher harmlose Beimengung von mütterlichen Zellen in der Fruchtwasserzellkultur. Mindestens 4 Kinder mit Trisomie 21, die pränatal vermutlich durch maternale Zellkontamination nicht diagnostiziert wurden, sind jedoch allein in einer US-amerikanischen Studie identifiziert worden. Uns sind mehrere Fälle aus der Bundesrepublik bekannt, die zu gerichtlichen Auseinandersetzungen führten. Nicht selten besteht bei ausschließlichem Wachstum mütterlicher Zellen in der Kultur eine charakteristische Vorgeschichte mit technisch schwieriger Punktion, mehreren Insertionen und wenig, häufig blutig tingiertem Fruchtwasser sowie nachfolgenden Kulturproblemen mit Analyse einer reduzierten Zellzahl.

DER FALL

Anamnese. Bei einer 41jährigen Patientin soll in der 16. SSW wegen des altersbedingt erhöhten Risikos für Chromosomenstörungen eine Amniozentese durchgeführt werden. Bei Adipositas der Patientin und Vorderwandmyomen gestaltet sich die Punktion schwierig, insgesamt können nur 5 ml stark blutiges Fruchtwasser gewonnen werden.

Befund. Das Wachstum der Fruchtwasserzellkultur war stark verzögert, insgesamt konnten lediglich Zellen aus 3 Kolonien eines einzigen Kulturansatzes ausgewertet werden. Diese ergaben einen weiblichen Chromosomensatz ohne Anhaltspunkte für numerische und strukturelle Chromosomenanomalien.

Verlauf. Zwei Wochen vor dem errechneten Termin kam es zur Geburt eines Knaben mit Down-Syndrom. Offensichtlich waren in der Zellkultur nur mütterliche Zellen gewachsen. Die Ursache lag vermutlich darin, daß bei der schwierigen Punktion vorrangig mütterliche Zellen gewonnen wurden. Die betroffene Mutter fordert Schadensersatz von ihrem Gynäkologen und dem zytogenetischen Labor.

Die mütterliche Zellkontamination ist nicht durch besondere Maßnahmen im Labor zu verhindern. Die bisherigen Befunde sprechen dafür, daß sie entscheidend von der Punktionstechnik abhängt. Das Risiko konnte beispielsweise dadurch erheblich gesenkt werden, daß die ersten ml des Fruchtwassers nicht für die Amnionzellkultur verwendet wurden. Möglicherweise hängt das Risiko für mütterliche Zellkontaminationen auch von der Dicke der Punktionsnadel ab, mit einem höheren Risiko bei dickeren Nadeln. Zur Vermeidung einer mütterlichen Zellkontamination in Fruchtwasserzellkulturen empfehlen sich folgende Maßnahmen:

- Verwerfen der ersten ml Fruchtwasser, die nach der Punktion gewonnen werden,
- wechseln der Nadel bei erneutem Punktionsversuch,
- Ansatz von mehr als einer Zellkultur,
- molekulargenetische Analyse von DNA-Polymorphismen (Mikrosatelliten) in der Amnionzellkultur und aus mütterlichem Blut in Risikosituationen (s. oben).

Die Gefahr einer mütterlichen Zellkontamination ist bei der Anlage von Zellkulturen aus Chorion- bzw. Plazentazotten prinzipiell größer als nach Amniozentese, da praktisch immer ein Gemisch aus Zotten und dezidualem Gewebe aspiriert wird. Aus diesem Grunde ist unmittelbar nach dem Eingriff eine sorgfältige Separation unter dem Dissektionsmikroskop von großer Bedeutung. Dabei müssen die Chorionzotten, die zur Kultur verwendet werden, gründlich gereinigt werden. Unter der Voraussetzung einer sorgfältigen Separation werden mütterliche Zellen in Chorionzellkulturen nicht häufiger gesehen als nach Amniozentese. Ein erhebliches Risiko für mütterliche Zellkontamination besteht offenbar bei der Versendung von Chorionzotten, die nicht oder nur unzureichend separiert wurden. Bei der direkten Präparation aus Chorionzotten ist eine diagnostisch bedeutsame Beimengung mütterlicher Zellen praktisch ausgeschlossen.

Auch bei fetalen Blutentnahmen kann es grundsätzlich zur Beimengung von mütterlichem Blut kommen. Vor einer Lymphozytenkurzzeitkultur muß aus diesem Grunde die fetale Herkunft des Blutes durch Kleihauer-Bethge-Test oder Coulter-Counter-Analyse bestätigt werden.

Unerkannte Zwillingsschwangerschaften. Die Einführung der Chorionbiopsie in die Routinediagnostik hat dazu geführt, daß in größerem Umfang sorgfältige Ultraschalluntersuchungen auch im 1. Schwangerschaftstrimenon durchgeführt wurden. Häufiger als erwartet wurden dabei Zwillingsschwangerschaften diagnostiziert, bei denen sich nur ein Kind weiterentwickelte. In extrem seltenen Fällen wurden sog. „vanishing twins“ als Ursache von anderweitig nicht erklärbaren diagnostischen Diskrepanzen angesehen.

ZUSAMMENFASSUNG

Eine Medikamenteneinnahme in der Schwangerschaft ist glücklicherweise nur selten Ursache von angeborenen Erkrankungen und Fehlbildungen. Ungleich häufiger muß sich der Frauenarzt mit befürchteten Auswirkungen einer solchen Medikamenteneinnahme auseinandersetzen. Eine genaue Anameseerhebung und sonografische Kontrolle des Schwangerschaftsalters kann diese Befürchtungen in vielen Fällen bereits zerstreuen. Die Zahl der Medikamente mit gesicherter teratogener Wirkung ist klein. Eine bedeutsamere Rolle spielen mütterliche Erkrankungen sowie Alkoholkonsum. Bei Infektionskrankheiten haben sich die Möglichkeiten einer Risikospezifizierung durch invasive pränatale Diagnostik und molekulargenetische Testung in den letzten Jahren deutlich verbessert.

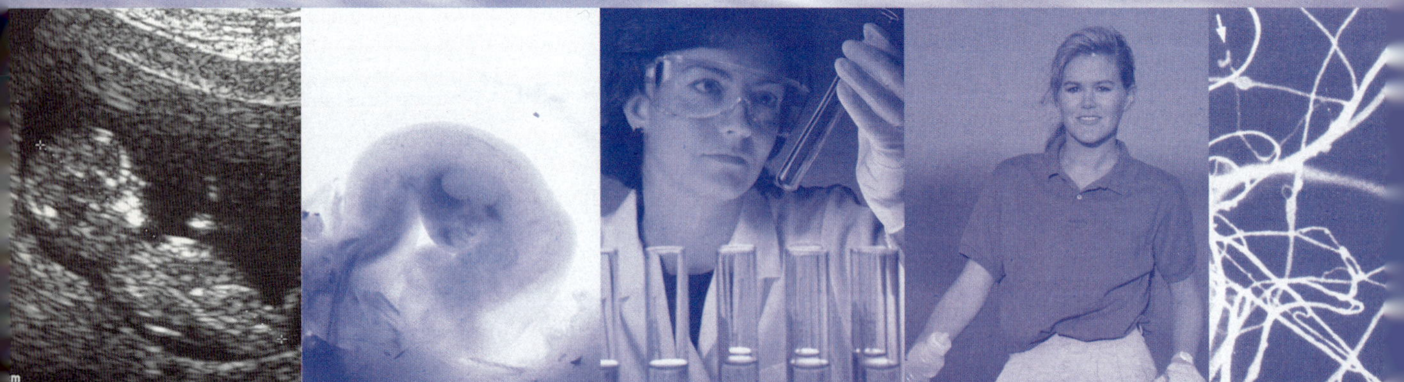

8 Pränatale Diagnostik

S. Tercanli und W. Holzgreve

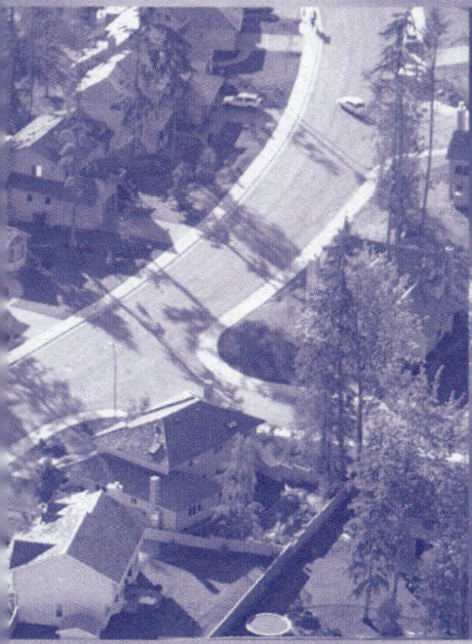

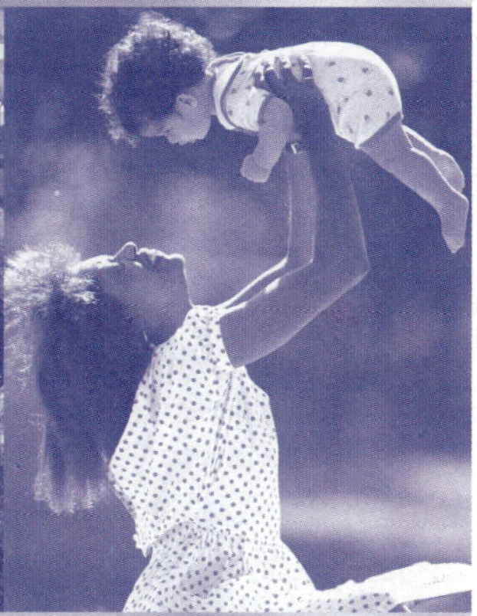

8.1 Ultraschallscreening-Untersuchungen

EINLEITUNG

Nachdem im Jahr 1958 Ian Donald über erste Einsatzmöglichkeiten der zweidimensionalen Sonographie in der Schwangerschaft und gynäkologischen Diagnostik berichtete, ist die Ultraschalluntersuchung aufgrund der verbesserten Schallkopftechnologie, Bildqualität, Einführung der Transvaginalsonographie bis hin zur farbcodierten Dopplersonographie zu einem unverzichtbaren Bestandteil in der geburtshilflichen Überwachung geworden. Etwa 2–3% der lebendgeborenen Kinder weisen schwere angeborene Fehlbildungen auf. Mit Zunahme der klinischen Anwendung können heute bereits in den Routineuntersuchungen zahlreiche Anomalien im 1. Trimenon entdeckt werden. Da die Schwangerenbetreuung meistens durch den niedergelassenen Frauenarzt durchgeführt wird, muß nicht nur der klinisch tätige Geburtshelfer, sondern auch der betreuende Arzt in der Praxis über eine entsprechende Ausbildung verfügen, um die Screening-Untersuchungen vornehmen zu können. Nach den Mutterschaftsrichtlinien sind in Deutschland 3 Ultraschallscreening-Untersuchungen in der Schwangerschaft vorgesehen. Zur Optimierung des Screenings im Hinblick auf die Effizienz, d.h. Entdeckung von Anomalien und Risikoschwangerschaften einerseits und den Aufwand an Kosten durch apparative und personelle Leistungen andererseits, wurde ein sog. „Mehrstufenkonzept" etabliert. Hiernach führt der betreuende Frauenarzt mit entsprechender Anerkennung der Grundausbildung (z.B. DEGUM-Stufe I, DEGUM = Deutsche Gesellschaft für Ultraschall in der Medizin) die Basisuntersuchung durch. Bei Feststellung von pathologischen Befunden oder anamnestischen Risiken ist die Zuweisung an erfahrenere Untersucher mit spezieller Anerkennung (DEGUM-Stufe II oder III) und entsprechender apparativer Ausstattung indiziert. Dieses Vorgehen dient einerseits einer rechtzeitigen, endgültigen Diagnosestellung bei Bestätigung von Entwicklungsstörungen mit Festlegung des weiteren Vorgehens und andererseits der Vermeidung einer unnötigen Verunsicherung der Schwangeren. In der Stufe III ist ferner die Abklärung von schwierigen bzw. sehr seltenen Problemstellungen vorgesehen.

Daneben können heute bei einer zunehmenden Anzahl von Anomalien invasive und nichtinvasive Behandlungen intrauterin (intrauterine Transfusion, vesikoamniale und thorakoamniale Shunteinlage bzw. Digitalisierung bei fetaler Tachykardie sowie Kortikoidtherapie über die Mutter beim adrenogenitalen Syndrom) durchgeführt werden.

Die Routineultraschalluntersuchung im I., II. und III. Trimenon umfaßt die Untersuchung der maternalen Strukturen im kleinen Becken, der Plazenta, der Nabelschnur, des Fruchtwassers und des Feten. Die sonographische Diagnostik beinhaltet somit:

- maternale Organbeurteilung im kleinen Becken,
- fetale Biometrie,
- Erfassung der normalen fetalen Sonoanatomie sowie pathologischer Befunde und
- extrafetale Strukturen (Fruchtwassermenge, Plazenta).

!

Ziele der pränatalen Medizin:

- Genaue Festlegung des Schwangerschaftsalters und damit Vermeidung von späteren Terminunsicherheiten sowie unnötigen Geburtseinleitungen bei vermeintlicher Terminüberschreitung
- Vermeidung von unnötigen Schwangerschaftskontrollen und Hospitalisationen
- Senkung der Komplikationsrate bei Mehrlingsschwangerschaften
- Rechtzeitige Erfassung von fetalen Fehlbildungen und Wachstumsstörungen
- Rechtzeitige Ermöglichung einer intrauterinen Therapie
- Frühzeitige Planung der postnatalen Therapie mit Festlegung des adäquaten Entbindungszeitpunkts, Ortes und Art der Entbindung in einem hierfür entsprechend ausgestattetem Zentrum mit einem interdisziplinären Team aus Geburtshelfern und Pädiatern
- Reduktion der mütterlichen und kindlichen Mortalität und Morbidität
- Reduktion von Unsicherheit und Ängsten bei den Eltern
- Reduktion von Kosten

Potentielle Risiken der pränatalen Diagnostik:

- Induktion von Ängsten und Verunsicherung der Schwangeren bei Feststellung von kindlichen Anomalien und inadäquater Beratung

- Induktion von Ängsten und Verunsicherung der Schwangeren bei irrtümlich angenommenen Fehlbildungen
- Bei übersehenen Befunden, Vermittlung von falscher Sicherheit und Erzeugung von falschen Erwartungen

8.1.1 Ultraschallscreening in der 9.–12. SSW

Die genaue Kenntnis der Sonoanatomie im 1. Trimenon ist eine wichtige Voraussetzung zur Beurteilung der normalen Schwangerschaftsentwicklung und Erfassung von pathologischen Befunden. Die Ultraschalluntersuchung ermöglicht detailliertere Aussagen über die Vitalität, das Gestationsalter und den Ort der Implantation als die klinischen und biochemischen Überwachungsmethoden. Für die sonographische Untersuchung in der Frühschwangerschaft stehen die Abdominal- und die Transvaginalsonographie zur Verfügung. Die transabdominale Methode bietet bei leicht vorgefüllter mütterlicher Harnblase eine bessere Übersicht, sodaß im späten 1. Trimenon der Embryo in seiner größten Längsachse einfacher dargestellt werden kann und auch Mehrlinge seltener übersehen werden. Bei ungünstigen anatomischen Verhältnissen wie Adipositas, Uterus myomatosus und retrovertiertem Uterus ist aber die Transvaginalsonographie zu bevorzugen, da die Sonde direkt an die zu untersuchenden Organe herangeführt werden kann. Bei der Transvaginalsonographie werden höherfrequente Sonden eingesetzt, die ein höheres Auflösungsvermögen mit daraus resultierender besserer Bildqualität aufweisen. Allerdings ist die Reichweite hierbei begrenzt, so daß höher gelegene Strukturen nicht ausreichend einsehbar sind. Grundsätzlich ist mittels der transvaginalen Sonographie die Beurteilung der Embryonalstrukturen im frühen 1. Trimenon und die Erfassung von embryonalen Anomalien im Durchschnitt eine Woche eher möglich, als mit der transabdominalen Ultraschalluntersuchung.

Im 1. Screening sind folgende Fragen zu klären:

- Implantationsort
- Darstellbarkeit des Embryos
- Vitalität
- Vorliegen einer Mehrlingsschwangerschaft
- Vorliegen eines dorsonuchalen Ödems/Auffälligkeiten/Notwendigkeit für weitergehende Untersuchungen
- Zeitgerechte Entwicklung/Biometrie

Implantationsort. Hier soll geklärt werden, ob es sich um eine intrauterine oder extrauterine Schwangerschaft handelt. Jedoch ist davon auszugehen, daß in der überwiegenden Mehrzahl der Fälle beim Vorliegen einer extrauterinen Gravidität bereits vor dem 1. Screening klinische Leitsymptome (Unterbauchschmerzen und Blutungen) auftreten werden, und diese Frage häufig nicht erst während der vorgesehenen ersten Screeninguntersuchung, sondern bei entsprechenden Hinweiszeichen, i. a. bereits zwischen der 5–8. SSW, beantwortet werden muß. Die Häufigkeit der Extrauteringravidität beträgt etwa 1 % aller Schwangerschaften. Das gleichzeitige Vorkommen einer intrauterinen und extrauterinen Implantation ist ein extrem seltenes Ereignis mit einer Inzidenz von 1:20.000–30.000. Mit den zunehmenden Erfolgen in der Sterilitätstherapie ist davon auszugehen, daß die Inzidenz von extrauterinen Schwangerschaften allerdings ansteigt.

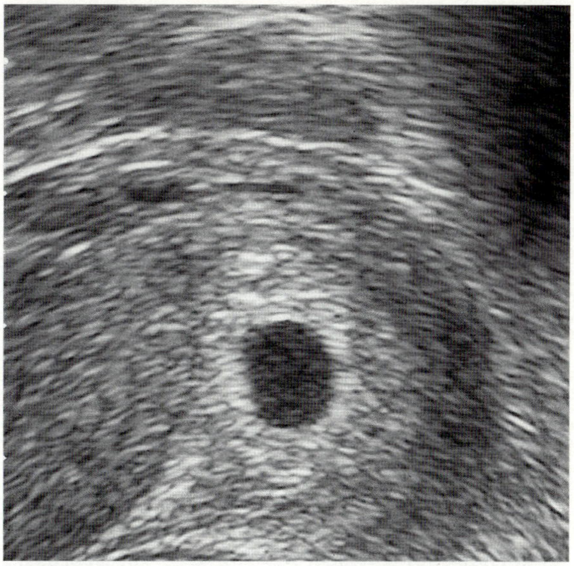

Abb. 8.1. Chorionhöhle in der rechnerisch 5. SSW mit echogenem Randsaum, welcher dem Trophoblasten entspricht

Als erstes sonographisches Zeichen einer intrauterinen Frühschwangerschaft gilt die Darstellung des Gestationssacks, der die Chorionhöhle repräsentiert (Abb. 8.1). Mittels der Transvaginalsonographie läßt sich der Gestationssack ab einer mittleren Größe von 2–3 mm bereits ab dem 14. Tag post conceptionem, d. h. mit Ausbleiben der Menstruationsblutung nachweisen. Die Chorionhöhle ist hierbei als ***exzentrisch*** im hochaufgebauten Endometrium gelegene Ringstruktur zu erkennen und von einem echogenen Randsaum, dem Trophoblasten, umgeben. Verläßlich nachweisbar ist die Chorionhöhle ab der 5. SSW bei gesichertem Gestationsalter mit einem Durchmesser von 5–6 mm. Die hiermit korrelierenden β-HCG-Werte liegen zwischen 800–1000 IU/l. Das Weiterwachstum des Gestationssacks beträgt in der Folgezeit etwa 1 mm pro Tag.

Als erste Embryonalstruktur erscheint der Dottersack in der Chorionhöhle als Ringstruktur ab der 5. SSW. Die normale Größenentwicklung des Dottersacks beträgt zwischen der 5–10. SSW ca. 3,5–7 mm. Eine abnorme Entwicklung der Dottersackgröße, d. h. z. B. < 3 mm und > 7 mm, geht mit einem erhöhten Abortrisiko einher. Durch den sonographischen Nachweis eines Dottersacks kann bereits ein sogenanntes ***Windei*** („blighted ovum") ausgeschlossen werden, da bei diesem definitionsgemäß nur Trophoblaststrukturen angelegt sind (Abb. 8.2). Auch ist bei Vorliegen eines Dottersacks in der Chorionhöhle differentialdiagnostisch die Abgrenzung gegenüber einer extrauterinen Gravidität möglich, da hierdurch gesichert ist, daß es sich bei der Ringstruktur im Cavum uteri sicher um einen Gestationssack und nicht um den sogenannten Pseudogestationssack handelt. Bei dem ***Pseudogestationssack der Extrauteringravidität*** liegt intrauterin ebenfalls eine Ringstruktur als Folge der dezidualen Umwandlung des Endometriums mit Blut- oder Sekretstau vor, so daß ein intrauteriner Gestationssack vorgetäuscht werden kann. Im Gegensatz zum Gestationssack weist der Pseudogestationssack keinen echogenen Randsaum als Korrelat des Trophoblasten auf und liegt eher ***zentrisch*** im Cavum uteri. Diese Pseudofruchthöhle kommt in ca 20 % der Extrauteringraviditäten vor.

Da eine vitale extrauterine Schwangerschaft nur in ca. 10 % der Fälle auftritt, sind andere sonographische Hinweiszeichen als der extrauterine Nachweis einer embryonalen Herzaktion in den meisten Fällen erforderlich.

!

In der Differentialdiagnostik zur Beurteilung des Implantationsortes sind folgende sonographischen Hinweiszeichen hilfreich, mit denen 80–95 % der Extrauteringraviditäten lokalisiert werden können:

- Vergrößerter Uterus ohne nachweisbare Chorionhöhle
- Nachweis eines sogenannten Pseudogestationssacks als Folge der dezidualen Umwandlung
- Nachweis einer retrouterinen Flüssigkeitsansammlung (Hämatozele)
- Nachweis eines Adnextumors
- Nachweis einer vitalen Schwangerschaft außerhalb des Cavum uteri

In der klinischen Routine stellt sich häufig die Frage nach einer Differentialdiagnostik zwischen extrauteriner Implantation, Termindiskrepanz und Abortgeschehen. Die Ultraschalluntersuchung ist hierbei den klinischen und biochemischen Parametern weit überlegen und erlaubt bei den häufig notwendigen Kontrolluntersuchungen unter Berücksichtigung der normalen sonographischen Anatomie binnen einer Woche eine sichere Abklärung.

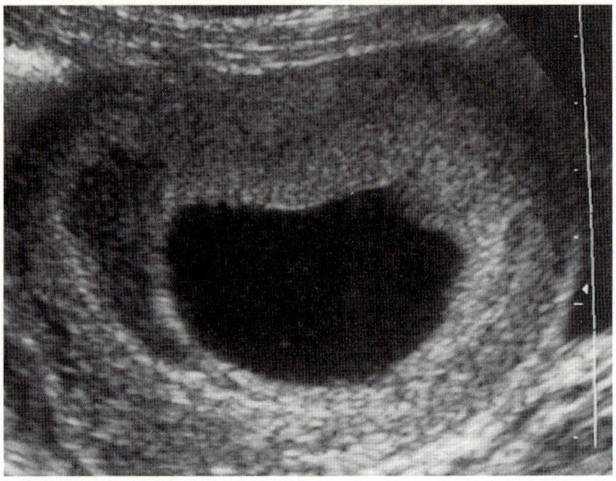

Abb. 8.2. Windei in der rechnerisch 9. SSW; sonographisch Chorionhöhle ohne Embryonalstrukturen; rechts am Bildrand bereits ein Hämatom

Darstellbarkeit des Embryos. Der Embryo kann in der normalen Schwangerschaftsentwicklung bereits in der 6. SSW ab einer Scheitel-Steiß-Länge von 2–3 mm mit zeitgemäßen Ultraschallgeräten gesehen werden. Ab der 7. SSW sollte der Embryo bei einer Scheitel-Steiß-Länge von 5 mm sicher nachweisbar sein. Er liegt dem Dottersack zu diesem Zeitpunkt eng an und ist von der ebenfalls eng anliegenden Amnionmembran umgeben. Zum Zeitpunkt des 1. Screenings ist der Embryo bei normalem Schwangerschaftsverlauf in der Amnionhöhle leicht zu beurteilen. Bei fehlenden Embryonalstrukturen muß differentialdiagnostisch eine Termindiskrepanz oder ein sogenanntes Windei in Betracht gezogen werden. Allerdings ist typischerweise beim sogenannten Windei das Wachstum der Chorionhöhle geringer, so daß sich eine für das Gestationsalter zu kleine Chorionhöhle findet. Während die normale Größenentwicklung des Gestationssacks 1 mm pro Woche beträgt, ist das durchschnittliche Weiterwachstum beim Windei 0,2 mm.

!

Ab einer Chorionhöhlengröße von 20 mm muß stets die Embryonalanlage durch Ultraschalluntersuchung darstellbar sein.

Vitalität. Als Vitalitätszeichen einer intakten Schwangerschaft gelten:

- sonographische Darstellung der Herzaktion und
- embryonale Bewegungen.

Die embryonale Herzaktion wird im B-Bild durch das Auftreten von rhythmischen Pulsationen im Herzschlauch aufgezeigt. Mit den heute verfügbaren Ultraschallgeräten ist ein kombinierter Einsatz von B-Bild und Time-motion-Verfahren (M-Mode) oder der farbcodierten Dopplersonographie nur in seltenen Fällen notwendig und allenfalls zur Dokumentation oder Feststellung der exakten Herzfrequenz sinnvoll. Mittels Transvaginalsonographie kann die fetale Herzaktion bereits mit dem Nachweis der Embryonalanlage ab der 5. SSW visualisiert werden. In der 7. SSW sollte die Herzaktion immer feststellbar sein. Serienuntersuchungen bei Patientinnen nach In-vitro-Fertilisation zeigen, daß die embryonale Herzaktion im Durchschnitt 25 Tage nach der Follikelaspiration auftritt. Bei Feststellung der Herzaktion später als 30 Tage nach Follikelaspiration ist die Wahrscheinlichkeit für einen Spontanabort deutlich erhöht. Die embryonale Herzfrequenz liegt initial bei ca. 70 Schlägen pro min und erreicht innerhalb eines Tages die von Robinson et al. bereits 1973 angegebene Normalfrequenz von durchschnittlich 123 Schlägen pro min. Die Basalfrequenz des kindlichen Herzens liegt ab der 7. SSW bei 120–160 Schlägen pro min. Ein später Anstieg der embryonalen Herzfrequenz oder eine persistierende Bradykardie können als Hinweiszeichen für eine gestörte Schwangerschaftsentwicklung gewertet werden.

Embryonale Bewegungen sind ab der 8. SSW feststellbar und ab der 10. SSW finden sich regelmäßig aktive Bewegungen. Bei fehlender Spontanmotorik kann diese in der Regel durch leichten Druck von außen erzeugt werden.

Mehrlingsschwangerschaft. Eine der wesentlichen Gründe für die Einführung des Ultraschallscreenings war, daß nur durch die Sonographie das Vorliegen und die Art der Mehrlingsanlagen bereits in der Frühschwangerschaft genau feststellbar ist und damit verbundene Risiken wie Frühgeburtlichkeit, Wachstumsretardierung, Präeklampsie, vorzeitige Plazentalösung und mehrlingsspezifische Anomalien rechtzeitig erfaßbar und ggf. präventiv behandelbar sind.

Die Häufigkeit von spontanen Mehrlingsschwangerschaften korreliert auch mit bislang nicht genau bekannten Erbfaktoren. So ist bekannt, daß nach vorausgegangener spontaner Mehrlingsschwangerschaft das Risiko für einen Wiederholungsfall doppelt so hoch ist. Ebenso besteht eine Korrelation zum mütterlichen Alter und zur Parität.

Die Inzidenz von Mehrlingen steigt aber auch weltweit im Zuge der Sterilitätstherapie stetig an. Insbesondere höhergradige Mehrlingsschwangerschaften und ihre Folgen für Mutter und Kinder sind die hierbei gefürchtetsten prä- und postnatalen Komplikationen. Die Häufigkeit von Zwillingsschwangerschaften wird in unserer Bevölkerung – bezogen auf den Anteil von Lebendgeborenen – mit etwa 1 : 80 angenommen. Demgegenüber liegt der Anteil an Zwillingsschwangerschaften im 1. Trimenon höher. Schätzungsweise etwa 40 % der im 1. Schwangerschaftsdrittel sonographisch nachweisbaren Zwillingsanlagen führen zu lebendgeborenen Zwillingen. Dies bedeutet, daß in mehr als der Hälfte der Fälle eine Embryonalanlage eingeht. Die exakte Inzidenz von sog. „vanishing-twins" (Abb. 8.3) bzw. höhergradigen Mehrlingen ist bislang jedoch nicht ausreichend evaluiert.

Neben der Erfassung der Anzahl von Embryonen ist die Festlegung der Amniozidität und der Choriozidität von besonderer Bedeutung für den Schwangerschaftsverlauf und die entsprechende Betreuung. Die sonographische Diagnostik kann hierbei leicht im 1. Trimenon bei Mehrlingsschwangerschaften festlegen, ob es sich um eine monoamniote-monochoriale oder um eine dichoriale-diamniote bzw. monochoriale-diamniote Schwangerschaft handelt. Wenn zwei getrennte Chorionhöhlen nachweisbar sind, liegen diamniote Zwillinge vor (Abb. 8.4). Ist keine Trennwand sichtbar, liegen monoamniote Verhältnisse vor. Bei in die Chorionhöhle hineinragendem Chorion mit gabelförmigem Ansatz ist von dichorialen Verhältnissen auszugehen. Dieses Phänomen wird als sogenanntes ***„Lambda-Zeichen"*** oder auch „twin-peak"-Zeichen bezeichnet und ist in der Frühgravidität der beste

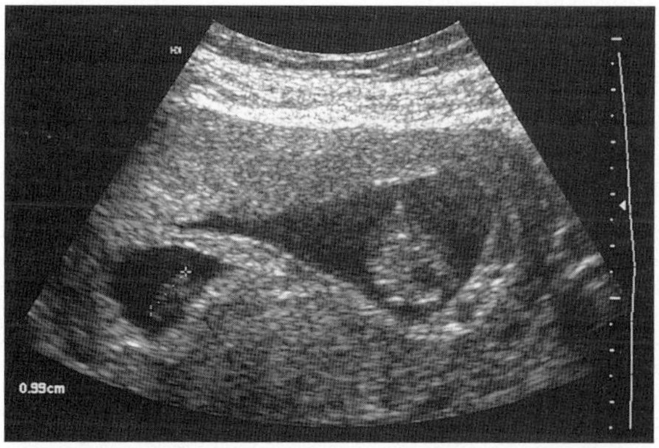

Abb. 8.3. Vanishing twin in der rechnerisch 10. SSW; bichorial-biamniale Gemini-Gravidität mit negativer Herzaktion beim Zwilling links im Bild

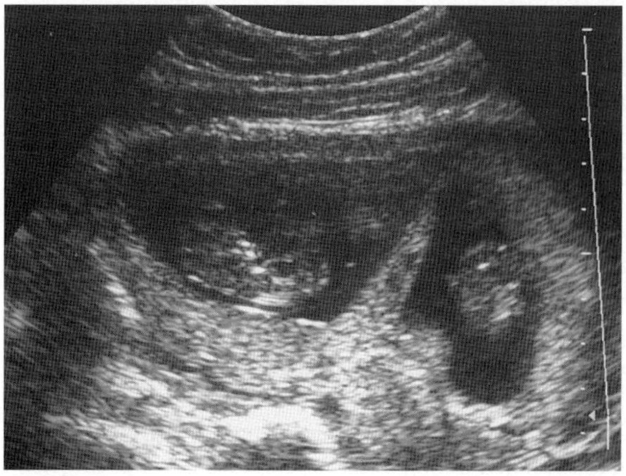

Abb. 8.4. Biamnial-bichoriale Gemini-Gravidität mit 2 getrennten Plazenten (links unten und rechts seitlich im Bild)

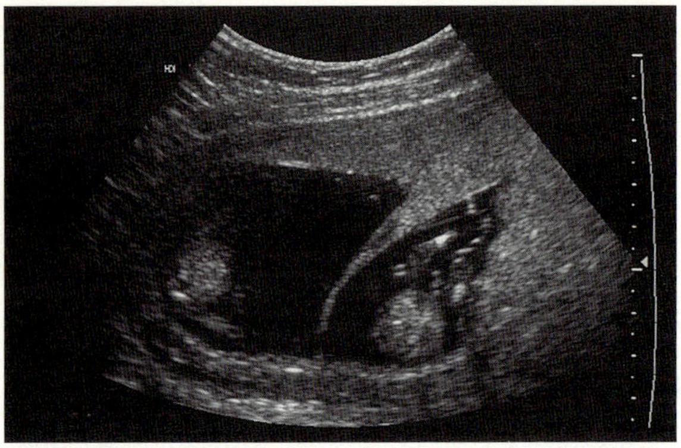

Abb. 8.5. Sogenanntes „Lambda-Zeichen" bei dichorial-diamnialer Gemini-Gravidität

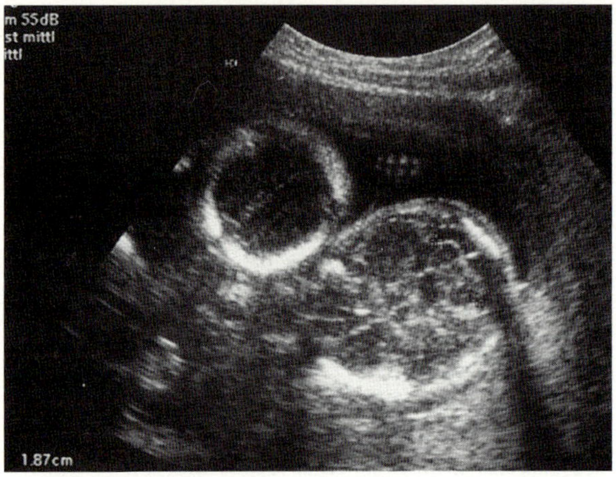

Abb. 8.6. Fetofetales Transfusionssyndrom in der 30. SSW mit diskordantem Wachstum; im Bild bereits makroskopisch zu erkennen deutlich kleineres Caput beim oberen Zwilling

Marker zur Festlegung der Plazentaverhältnisse (Abb. 8.5). Eine monochoriale Anlage liegt dementsprechend vor, wenn das Chorion nicht in die Fruchthöhle ragt.

Monozygote Mehrlingsschwangerschaften können 2 Chorien und 2 Amnien aufweisen (25%), in der Mehrheit sind sie jedoch monochorial-diamnial. Nur etwa 1% der monozygoten Zwillinge sind monoamnial. Bei monochorialen Mehrlingen ist die Gefahr für ein diskordantes Wachstum und den intrauterinen Fruchttod signifikant höher. Bei monoamnialen Verhältnissen besteht ein Risiko für spezifische Fehlbildungen wie siamesische Zwillinge und einen Acranius acardius.

In ca. 80% der Zwillingsanlagen liegen dichoriale Plazentaverhältnisse vor, wovon wiederum etwa 80% dizygot sind. Das fetofetale Transfusionssyndrom (FFTS) als spezifisches Risiko kommt nur bei monochorialen Mehrlingen vor, so daß engmaschige 10–14tägige Verlaufskontrollen erforderlich sind (Abb. 8.6). Das FFTS ist an das Ausmaß der plazentaren Anastomosen gebunden. Als Frühzeichen ist eine Diskrepanz in der Fruchtwassermenge feststellbar. Im weiteren Verlauf kommt es zu einem diskordanten Wachstum mit schwerer Wachstumsretardierung beim Donor und der Gefahr eines Hydrops fetalis beim Empfänger infolge der Hypervolämie. Beim Empfänger imponiert eine große fetale Harnblase, wohingegen der Donor eine zu kleine oder keine Harnblase aufweist. Im Spätstadium kann es zu einer Anhydramnie beim Donor kommen, so daß von einem sog. „stuck twin" gesprochen wird. Bei rechtzeitiger Erkennung eines solchen Risikos, bereits mit Festlegung der Choriozidität im 1. Screening, können derartige Gefahren frühzeitig durch serielle Amniozentesen mit Entlastung des Polyhydramnions beim Empfänger oder Lasertherapie mit Durchtrennung des entscheidenden Teils der für die Erkrankung verantwortlichen Anastomosen in der Plazenta reduziert werden.

! Die Erkennung von Mehrlingen gelingt beim 1. Screening am einfachsten, da alle Embryonen gleichzeitig im Bild dargestellt werden können und die Chorion- und Amnionverhältnisse nahezu sicher beurteilt werden können.

DER FALL

Anamnese. 34 j. GII, PI, sekundäre Sterilität, Z. n. Sterilitätstherapie (Clomiphen). Erstvorstellung in der 10. SSW wegen Drillingsgravidität.

Sonographischer Befund. Intakte intrauterine Drillingsschwangerschaft mit 3 vitalen Embryonen, wovon 2 monochorial-diamniot sind (Abb. 8.7).

Schwangerschaftsbetreuung und Verlauf. Ausführliche Beratung der Schwangeren über die Risiken und Möglichkeiten der Überwachung. In der Folge wöchentliche Schwangerschaftsvorsorge mit Ultraschallkontrollen ab der 15. SSW im Wechsel mit dem behandelnden Gynäkologen ohne Hinweis für fetale Fehlbildungen im Ultraschallmonitoring. In der 15. SSW Durchführung einer Cerclage mit Hospitalisation über 3 Tage und Einweisung der Schwangeren in entsprechende Verhaltensmaßnahmen (körperlicher Schonung etc.). Ab der 30. SSW diskrepantes Wachstum mit Wachstumsretardierung bei Drilling 1 und 2. Ambulante Betreuung während der gesamten Folgezeit bei unauffälligen Doppler-und CTG-Parametern von allen 3 Feten bis zum Eintritt regelmäßiger Wehentätigkeit in der 37. SSW. Spontangeburt aller 3 Kinder aus Schädellage in Periduralanästhesie unter Intensivüberwachung und in Sectiobereitschaft auf Wunsch der Schwangeren innerhalb von insgesamt 20 min mit guten Apgar- und pH-Werten bei allen 3 lebensfrischen Kindern (Geburtsgwichte 1.600, 1.800 und 2.900 g).

Dorsonuchales Ödem/Auffälligkeiten/Weitergehende Untersuchungen. Unter einem dorsonuchalen Ödem bzw. dem Nackenödem oder Nackentranspa-

Chorionangiome können hierbei maternale und fetale Komplikationen nach sich ziehen, wie z.B. ein Hydramnion oder vorzeitige Wehentätigkeit, aber auch eine Plazentainsuffizienz mit nachfolgender intrauteriner Wachstumsretardierung und Fruchttod wurden beschrieben. Bei den Trophoblasttumoren lassen sich zwei Typen unterscheiden. Erstens die ***komplette Blasenmole*** und zweitens die ***partielle Blasenmole*** auf die im Kapitel 18.8 näher eingegangen werden soll. Die komplette Blasenmole wird mit einer Inzidenz von ca. 1:1800 Schwangerschaften angegeben. Hierbei lassen sich keine Embryonalstrukturen nachweisen. Bei bis zu 15% der kompletten Molen kann ein invasives Wachstum oder eine Metastasierung auftreten (Abb. 8.9). Gelegentlich kann die Unterscheidung von Hämatomen zur moligen Degeneration der Plazenta beim Abortivei schwierig sein. Beim Chorionkarzinom fehlt meistens die für die Throphoblasterkrankung charakteristische Bläschenbildung, wie sie für die partielle oder komplette Blasenmole kennzeichnend ist. Im Uteruskavum findet sich eine mehr oder weniger inhomogene, echogene Masse.

Fruchtwassermenge. Als Faustregel gilt, daß die Fruchtwassermenge subjektiv als normal bezeichnet wird, wenn das Fruchtwasser in etwa eine gleich große Fläche wie das Kind einnimmt. Von einer Oligohydramnie sprechen wir dann, wenn die Fläche des Fruchtwassers wesentlich geringer ist als diejenige des Feten und der Fetus in seiner Bewegungsfreiheit eingeschränkt wird. Von einer Polyhydramnie ist dementsprechend auszugehen, wenn die Fläche des Fruchtwassers diejenige des Feten deutlich übersteigt, d.h. problemlos ein zweites Kind im Cavum uteri Platz hätte. Bei einer Anhydramnie findet sich kein sonographisch nachweisbares Fruchtwasser zwischen dem Feten und der Uteruswand, bzw. der Plazenta. Bei schwerer Oligohydramnie oder Anhydramnie können Nabelschnurschlingen gelegentlich fälschlich Fruchtwasserdepots vortäuschen, die bei stärkerer Vergrößerung oder noch besser mittels der farbcodierten Dopplersonographie jedoch gut differentialdiagnostisch abzugrenzen sind. Neben den subjektiven Parametern zur Beurteilung der Fruchtwassermenge können semiquantitative Methoden eingesetzt werden. Am besten eignet sich hierzu die Vier-Quadranten-Index-Methode nach Rutherford (amniotic fluid index = AFI). Dabei wird der Uterus in 4 Quadranten eingeteilt, in denen das größte Fruchtwasserdepot gemessen wird. Die Summe aller 4 Quadranten kann dann zugeordnet werden:

- Anhydramnie 0–5 cm
- Oligohydramnie 5,1–8 cm
- Normale Fruchtwassermenge 8,1–18 cm
- Polyhydramnie > 18 cm

Eine ältere und einfachere Methode ist die Messung eines vertikalen Fruchtwasserdepots. Das größte Fruchtwasserdepot wird hierbei vertikal gemessen, wobei der horizontale Durchmesser mindestens 1 cm betragen sollte. Liegt der gemessene Wert unter 1 cm, ist die Fruchtwassermenge reduziert. Zwischen 1–2 cm ist von einer grenzwertigen Fruchtwassermenge auszugehen. Zwischen 2–8 cm handelt es sich um eine normale Fruchtwassermenge. Eine verminderte oder vermehrte Fruchtwassermenge kann ein indirektes Zeichen für fetale Fehlbildungen und chromosomale Aberationen sein. Eine Vermehrung des Fruchtwassers findet sich bei kindlichen und mütterlichen Erkrankungen, z.B. bei maternalem Diabetes mellitus mit fetaler Makrosomie. Kindliche Anomalien wie Stenosen oder Atresien im Bereich des Gastrointestinaltrakts, Anenzephalie oder der nicht-immunologische Hydrops fetalis können in Folge der reduzierten Fruchtwasserzirkulation mit Hemmung des Schluckaktes zu einer Polyhydramnie führen. Als Begleitanomalie kann eine Polyhydramnie auch bei einem Vitium cordis hinweisgebend sein. Eine Verminderung des Fruchtwassers findet sich am häufigsten in Folge eines vorzeitigen Blasensprungs oder einer Plazentainsuffizienz. Aufgrund der eingeschränkten Nierenperfusion kommt es hierbei zu einer Abnahme der fetalen Urinproduktion. Schwere Oligohydramnien oder Anhydramnien sind das Leitsymptom von angeborenen fetalen Nierenanomalien. Fetale Chromosomenstörungen können sowohl mit einer Vermehrung als auch mit einer Verminderung der Fruchtwassermenge einhergehen.

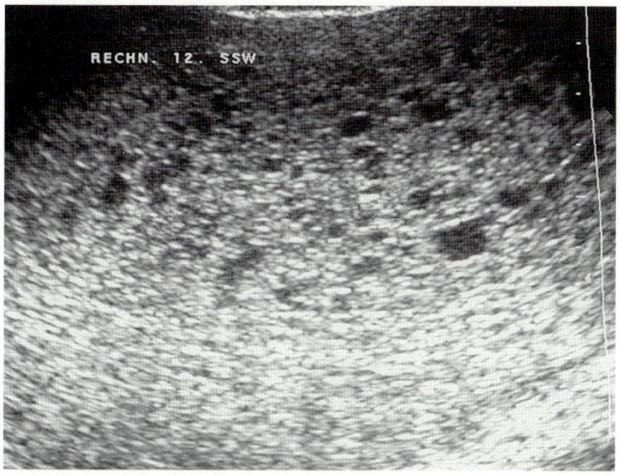

Abb. 8.9. Komplette Blasenmole in der rechnerisch 12. SSW; klinisch Fundusstand in Nabelhöhe

> **!** Eine abweichende Fruchtwassermenge im Sinne einer Poly- oder Oligohydramnie tritt als indirektes Hinweiszeichen bei zahlreichen fetalen Fehlbildungen und chromosomalen Störungen auf und sollte daher Anlaß zu einer weiteren Abklärung sein.

Körperliche Entwicklung/Biometrie. Die Biometrie des Feten beinhaltet im Routinescreening II und III die Messung von mindestens 4 Parametern. Zur Verfügung stehen hierbei:

- der biparietale Durchmesser (BPD),
- der fronto-okzipitale Durchmesser (FOD),
- der Kopfumfang (KU),
- der Abdomenquerdurchmesser (ATD),
- der anterior-posteriore Durchmesser des Abdomens (APD),
- der Abdomenumfang (AU),
- die Femurlänge (FL) und
- die Humeruslänge (HL).

Im Gegensatz zum 1. Trimenon dient die Biometrie im 2. und 3. Trimenon der Beurteilung des normalen Weiterwachstums und der Differenzierung zur fetalen Wachstumsretardierung. Aus der Biometrie heraus muß die Frage der körperlichen Entwicklung beantwortet werden. Die Beurteilung der fetalen Kopfgröße ist mit der Bestimmung mittels BPD allein nicht ausreichend, da je nach Kopfform auch bei an sich normalem biparietalen Durchmesser eine Mangelentwicklung (Mikrozephalie) vorliegen kann. Liegt die Kopfgröße oberhalb der 95er Perzentile, so ist zu denken:

- an ein falsch bestimmtes Gestationsalter, was allerdings nach der ersten Biometrie nicht mehr vorliegen dürfte,
- an intrazerebrale Anomalien (z. B. Hydrozephalie),
- Gestationsdiabetes oder
- weitere seltene Ursachen.

Wenn die Kopfgröße unterhalb der 5er Perzentile liegt, so ist zu denken an:

- Terminabweichung,
- eine Mikrozephalie oder
- sonstige Ursachen wie z. B. Chromosomenstörungen.

Die Abdomenmessungen werden an einem Horizontalschnitt durchgeführt. Vom Herz ausgehend wird die Schallebene kaudalwärts verschoben bis auf die Höhe der Magenblase und intrahepatischen Nabelvene. Die richtige Ebene ist dann erreicht, wenn die Einmündung der V. umbilicalis in den Sinus vena portae auf einem möglichst kurzen und dorsal gelegenen Stück im Bild erscheint. Wie bei den Kopfmaßen wird der quere und der a. p.-Durchmesser des Abdomens ***außen/außen*** bestimmt. Die Messung beider Durchmesser und die Verwendung des Abdomenumfangs zur Größenbestimmung ist zu empfehlen, da je nach fetaler Lage und Fruchtwassereinteilung nicht immer das Abdomen als rund dargestellt werden und damit die Streubreite gering gehalten werden kann. Schrägschnitte oder Kompression des fetalen Abdomens durch zu großen Druck mit dem Schallkopf von außen, können zu weiteren Fehleinschätzungen führen. Bei der Messung der Femurlänge sollte die Messung möglichst am quer zur Schallrichtung liegenden Knochen vorgenommen werden (Abb. 8.10). Die fetalen Maße werden auf vorgegebene Perzentilenkurven für das fetale Wachstum übertragen. Bei korrekter Terminbestimmung anläßlich der 1. Ultraschallscreening-Untersuchung ist zu erwarten, daß die Werte innerhalb der 5–95er Perzentile liegen. Abweichungen mit außerhalb des Normbereichs liegenden Werten lassen nach Ausschluß von Terminfehlern in erster Linie an eine intrauterine Wachstumsretardierung im Rahmen einer ***Plazentainsuffizienz*** im 3. Trimenon denken, im 2. Trimenon finden sich gehäuft ***fetale Anomalien oder Chromosomenstörungen*** als Ursache der Wachstumsretardierung, so daß weitere Abklärungen auch hier indiziert sind.

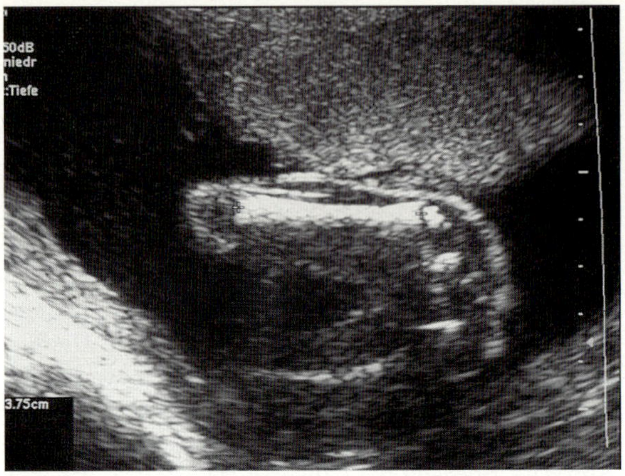

Abb. 8.10. Korrekte Messung des Femurs in der 22. SSW

> **!** Aufgrund eines unterschiedlichen Wachstumsverhaltens können sonographisch 2 Formen der Retardierung differenziert werden. Diese werden als symmetrische oder asymmetrische Wachstumsretardierungen bezeichnet.

Die symmetrische oder proportionierte Wachstumsverzögerung beginnt häufig frühzeitig im 2. Trimenon und betrifft die Kopfdurchmesser ebenso wie Rumpf- und Extremitätenmaße und betrifft 20–30 % aller Retardierungen. Hierbei kann es sich entweder um genetisch determinierte kleine und gesunde Kinder handeln oder um eine Folge von chromosomalen Störungen oder andere Fehlbildungen bzw. Anomalien aufgrund von viralen Infektionen und exogenen Noxen wie Alkoholabusus oder Drogenabusus. Die asymmetrische oder dysproportionierte Wachstumsretardierung beginnt nach initial normalem Wachstumsverhalten in der Regel im späten 2.–3. Trimenon (i.a.

nach der 30. bis 32. SSW). Mit 70–80% bildet diese Gruppe den größten Anteil an Wachstumsretardierungen. Die Hauptursache liegt in einer nutritiven Plazentainsuffizienz, wie wir sie bei maternalen hypertensiven Erkrankungen und dem Diabetis mellitus kennen.

Insgesamt ist die Typisierung der beiden Formen der Wachstumsretardierung nur mit Vorbehalt zu empfehlen, da auch sog. Mischtypen auftreten können. Erwähnt sei, daß im frühen 1. Trimenon embryonale Wachstumsdiskrepanzen nur für die Trisomie 18 und die Triploidie signifikant häufiger gefunden werden.

Körperumriß. Neben der Biometrie soll im 1. und 2. Screening eine detaillierte Sonomorphologie des Feten erhoben werden. Hierbei ist es wichtig, den Kopf, den Rumpf und die Extremitäten systematisch und in standardisierten Schnittebenen zu untersuchen. Neben dem Kopfumfang und der Kopfform, die als symmetrisch oval zu bezeichnen ist, sind Verformungen der Schädelkalotte wie z. B. das ***„strawberry sign"*** bei der Trisomie 18 wichtige Hinweiszeichen auf schwere Entwicklungsstörungen. Eine Anenzephalie kann frühzeitig bei fehlenden Schädelkonturen bereits gegen Ende des 1. Trimenons erfaßt werden. Hierbei ist zu beachten, daß eine noch prominente Area cerebrovasculosa die Differentialdiagnostik erschweren kann. Im Vergleich zum 2. Trimenon ist noch reichlich sonographisch nachweisbares Hirngewebe vorhanden, so daß das Erscheinungsbild der Anenzephalie abweichend ist von dem des 2. Trimenons, wo häufig oberhalb der Orbita keine Hirnstrukturen mehr darzustellen sind. Die Enzephalozelen, die als Abweichung der äußeren Kopfoberflächenkontur im Ultraschall erkennbar sind, werden im Kapitel 8.2.2 behandelt. Die Darstellung des fetalen Gesichts ist ein Bestandteil der differenzierten embryofetalen Beurteilung. Erwähnt sei jedoch, daß neben der Fehlbildungsdiagnostik die sonographische Darstellung des kindlichen Gesichtes vor allem zur Demonstration des Feten im 2. und 3. Trimenon für die Eltern eingesetzt wird, und es ist bekannt, daß damit auch die Mutter-Kind-Beziehung gefördert wird. Veränderungen des fetalen Gesichts können isoliert oder im Rahmen von komplexen Krankheitsbildern auftreten. Im Bereich des Kopfes können als pathologische Befunde z. B. eine Mikrognathie, eine Lippen-Kiefer-Gaumenspalte oder auch eine Makroglossie (vergrößerte Zunge, z. B. beim Beckwith-Widemann-Syndrom) erkannt werden. Im Bereich der Augen ist eine Mikrophthalmie, ein Hypertelorismus oder ein Hypotelorismus (vergrößter oder verringerter intraorbitaler Abstand) eine Zyklopie oder eine Anophthalmie hinweisend auf schwere Entwicklungsstörungen. Im Bereich der Nase kann z. B. ein Proboscis auf eine Holoprosenzephalie hinweisen. Im Bereich der Weichteilstrukturen finden sich als Bauchwanddefekte die Omphalozele oder eine Gastroschisis (Abb. 8.11), wobei letztere im Gegensatz zur Omphalozele keine erhöhte Koinzidenz mit Chromosomenstörungen zeigt. Als schwerste Form der Verschlußstörung kann z. B. beim Amnionstrangsyndrom oder in Folge eines Mittelliniendefekts bei anderen Syndromen eine komplette Eventeration leicht festgestellt werden. Auch Sakralteratome sind mit Hilfe der heute verfügbaren Ultraschallgeräte sehr einfach zu erkennen. Die Extremitäten können bereits am Ende des 2. Trimenons mit je 3 Segmenten visualisiert werden. Im 2. und 3. Trimenon kann mit etwas Geduld die Anzahl und die Stellung der Finger sowie die Fußhaltung beurteilt werden. Kommt auf derselben Schnittebene sowohl der Unterschenkel längs sowie die Fußsohle zur Darstellung, so liegt z. B. ein Klumpfuß vor (Abb. 8.12). Auch bei Auffälligkeiten in der Form und Lage sowie Anzahl der Extremitäten ist eine detaillierte Abklärung indiziert.

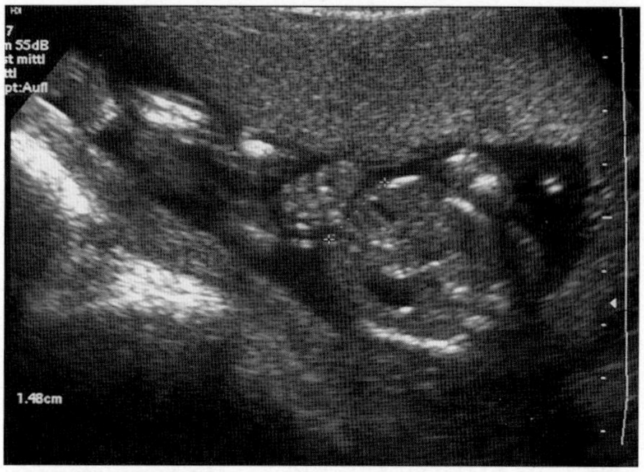

Abb. 8.11. Gastroschisis 16. SSW mit vor dem Bauch liegendem Darmkonvolut

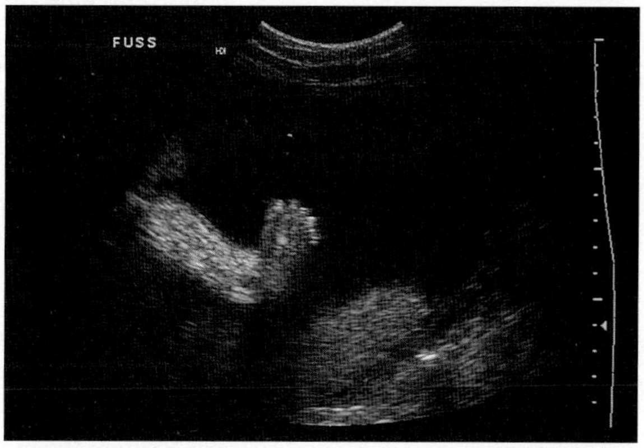

Abb. 8.12. Klumpfuß bei Arthrogryposis congenita multiplex

Tumoren oder Defekte der Körperoberfläche können als Hinweiszeichen auf eine abnorme Körperkontur angesehen werden. Beispiele hierfür sind die Meningomyelozele bei Neuralrohrdefekten, die Omphalozele bei Bauchwanddefekten, die Enzephalozele bei zerebralen Anomalien oder Sakralteratome bei kaudal gelegenen Anomalien. Als Hinweiszeichen auf abnorme Körperbinnenstrukturen sind Fehlbildungen im Inneren des fetalen Körpers anzusehen. Hierbei handelt es sich häufig um flüssigkeitsgefüllte Areale, infolge z.B. einer Darmdilatation oder bei Vorliegen von Ovarialzysten bzw. bei Nierendysplasien. Im Screening wird nicht gefordert, daß über das Erfassen der auffälligen fetalen Struktur hinaus bereits eine differentialdiagnostische Abklärung erfolgt. Gefordert wird lediglich, daß das Symptom erfaßt und adäquate Konsequenzen eingeleitet werden, die entweder in einer kurzfristigen Kontrolle oder in der Überweisung an ein entsprechendes Zentrum bestehen. Die Beurteilung der fetalen Binnenstruktur setzt jedoch stets voraus, daß die normale Sonoanatomie der fetalen Organe und des fetalen Situs bei der Untersuchung identifiziert werden. So ist eine Orientierung über die fetale Lage stets maßgeblich zur Erkennung eines Situs inversus.

ZUSAMMENFASSUNG

Mit zunehmender Erfahrung der Untersucher und bei der verbesserten Ultraschallgerätetechnik ist das Screening-Angebot mittels Sonographie heute ein kaum noch wegzudenkender, wertvoller Bestandteil der Schwangerenvorsorge. Da es sich bei der Ultraschallscreening-Untersuchung um eine diagnostische Leistung handelt, ist aber nur dann ein Nutzen zu erwarten, wenn aufgrund der erhobenen Befunde auch tatsächlich adäquate Konsequenzen gezogen werden. Selbstverständlich ist es wichtig, daß der zunehmende Fortschritt nicht zwangsläufig einen überzogenen Enthusiasmus mit unkritischer Bewertung der Effizienz nach sich zieht. Auch wenn neuere, randomisierte Untersuchungen – insbesondere in den USA – Zweifel an der Wertigkeit eines Ultraschallscreenings während der Schwangerschaft aufgeworfen haben, gibt es in den europäischen Ländern eine Reihe von direkten und indirekten Hinweiszeichen, daß ein mit der nötigen Kompetenz betriebenes Mehrstufenkonzept überwiegend positive Auswirkungen zeigt. In den Zentren fällt zunehmend auf, daß die Diagnosen inzwischen von den überweisenden Kolleginnen und Kollegen frühzeitiger und genauer gestellt werden, so daß die Beratung der Schwangeren ebenso wie die Einleitung entsprechender weiterführender Maßnahmen, auch bei seltenen Fehlbildungen, rechtzeitig einsetzen kann. Es ist davon auszugehen, daß gegenwärtig etwa 40% der konnatalen Anomalien pränatal durch die Ultraschallscreening-Untersuchung erfaßt werden. Neben direkten und indirekten Hinweiszeichen auf fetale Fehlbildungen ist zu betonen, daß die Festlegung des Schwangerschaftsalters mittels der Ultraschallbiometrie im 1. Trimenon von weitreichender Bedeutung ist. Andererseits zeigt das große Interesse der Schwangeren an den Ultraschalluntersuchungen deutlich auf, daß eine positive Mutter-Kind-Beziehung aufgebaut werden kann. In mehr als 95% der Fälle sind keine fetalen Auffälligkeiten zu erwarten, so daß der Aspekt der Beruhigung der Schwangeren im Hinblick auf Ängste nicht unterschätzt werden sollte. Daneben gilt festzuhalten, daß durch die Biometrie eine intrauterine Mangelentwicklung infolge einer nutritiven Plazentainsuffizienz wesentlich häufiger erkannt wird als eine fetale Anomalie, so daß ein rechtzeitiges Erkennen die entsprechende Einleitung von Therapiemaßnahmen erlaubt, wie z.B. die fetale Lungenreifung durch Kortikosteroidapplikation über die Mutter. Andererseits kann bei Feststellung von Entwicklungsstörungen die Schwangere auf pathologische Befunde oder auf einen komplizierten Schwangerschaftsverlauf besser vorbereitet werden. Eine wesentliche Bedingung, welche die Effizienz und Akzeptanz der Ultraschalluntersuchungen weiter verbessern dürfte, ist eine adäquate Aufklärung der Schwangeren vor der Durchführung des Ultraschallscreenings über Nutzen und Risiken einer derartigen Untersuchung. In der Schweiz hat die Diskussion um die Effizienz des Ultraschallscreenings dazu geführt, daß seit 1996 die Schwangere vor Durchführung einer Ultraschalluntersuchung über die Vor- und Nachteile sowie die gesetzlichen Bestimmungen aufgeklärt werden muß. Insbesondere die Einführung des Mehrstufenkonzepts in Deutschland mit der Verpflichtung zu weiterführenden Ultraschalluntersuchungen bei auffälligen Befunden im Routinescreening dürfte auch in der Zukunft die kindliche und mütterliche Morbidität und Mortalität noch weiter reduzieren, da insbesondere in der Stufe II eine zunehmende Anzahl von Untersuchern zu registrieren ist, so daß letale kindliche Anomalien immer häufiger früh erkannt werden dürften.

8.2 Gezielte Ultraschalldiagnostik

EINLEITUNG
Eine Indikation für eine gezielte, detaillierte Ultraschalldiagnostik (in Deutschland entsprechend DEGUM-Stufen II oder III in der Schwangerschaft) kann gegeben sein bei:

- Hinweiszeichen für eine Entwicklungsstörung bei einer vorausgehenden Sonographie
- anamnestisch erhöhtem Risiko für Fehlbildungen in der Familie (erhöhtes Wiederholungsrisiko)
- Zustand nach Medikamentenexposition in der Frühschwangerschaft mit teratogenem Risiko (z. B. Antiepileptika, Zytostatika, Cumarinpräparate)
- Infektion in der Frühschwangerschaft mit teratogenem Risiko (z. B. Röteln-, Zytomegalie-, oder Toxoplasmose-Infektionen)
- mütterlichen Erkrankungen, die mit einem erhöhten Fehlbildungsrisiko einhergehen (z. B. Diabetes mellitus Typ I)
- erhöhten AFP-Konzentration im Serum oder Fruchtwasser bzw. pathologischem Triple-Test

8.2.1 Marker für Chromosomenstörungen

Bei den im Ultraschall erfaßbaren sonographischen Leitsymptomen handelt es sich um Hinweiszeichen auf fetale Entwicklungs- bzw. Chromosomenstörungen. Sie sind somit nicht beweisend für das tatsächliche Vorliegen einer Chromosomenstörung, können aber bei adäquater Erfassung ein wichtiges Zeichen für eine Risikoerhöhung sein, die durch gezielte Ultraschalluntersuchung und weitere Abklärungen mittels invasiver Techniken bewiesen oder ausgeschlossen wird. Bei den sonographischen Hinweiszeichen auf Trisomien handelt es sich somit i. a. nicht um jeweils typische, einzelne Fehlbildungen für die jeweilige Trisomie, sondern um Befunde, die vor allem in Kombination mit anderen Fehlbildungen oder gehäuft bei einer bestimmten Chromosomenstörung auftreten, wie z. B. eine Omphalozele bei Trisomie 18 oder eine Enzephalozele bei Trisomie 13.

Hinweiszeichen Nackenödem. Als bedeutenster Marker für Chromosomenstörungen ist im I. Trimenon die sog. Nackentransparenz („nuchal translucency") zu nennen, die vor allem bei einer Trisomie 21, Trisomie 18, Trisomie 13 oder in bestimmter Ausprägung (Hygroma colli, s.unten) beim Turner-Syndrom vorkommen kann. Hierbei handelt es sich um einen echofreien (flüssigkeitsgefüllten) Raum im Nackenbereich des Embryos. Der Nachweis gelingt leicht mittels Abdominal- oder Vaginalsonographie zwischen der 11. und 13. SSW (Abb. 8.13). Nach neueren Studien können 60 % der Kinder mit Chromosomenstörungen mittels dieses einfachen Parameters erfaßt werden. In Abhängigkeit vom Ausmaß des Nackenödems in mm kann unter Hinzuziehung des mütterlichen Alters eine individuelle Risikoberechnung der Wahrscheinlichkeit für das Vorliegen einer Chromosomenstörung vorgenommen werden. Während die Wahrscheinlichkeit für das Vorliegen einer Chromosomenstörung bei einer 20jährigen Frau mit einem fetalen Nackenödem von 4 mm noch deutlich < 1% liegt, steigt sie für die 40jährige Frau auf > 10 % an. Diese statistische Mit-

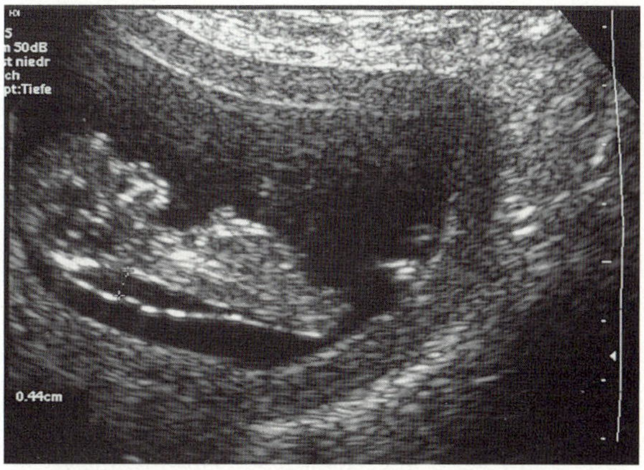

Abb. 8.13. Fetales Nackenödem von 4,4 mm bei einer 32jährigen Patientin, fetaler **Karyotyp nach** CVS: 47,xx + 21 = Trisomie 21

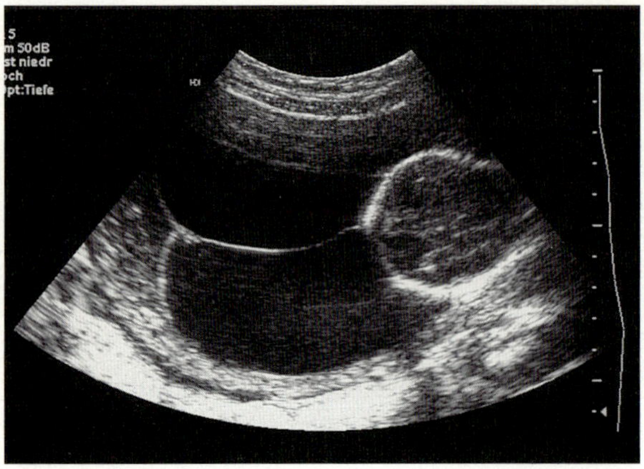

Abb. 8.14 Großes septiertes Hygroma colli beim Turner-Syndrom in der 20. SSW

teilung erlaubt somit eine individuelle Beratung der Schwangeren über das Vorliegen eines etwaigen Risikos und stellt damit eine bessere Entscheidungsgrundlage für die Frage nach einer invasiven Diagnostik dar. Eine Variante des sog. Nackenödems stellt das ***Hygroma colli*** dar, bei dem es sich um einen deutlich größeren Befund mit zystischen und septierten Arealen handelt (Abb. 8.14). Insbesondere ist beim Vorliegen eines zystischen Hygroma colli an ein Turner-Syndrom (45, x-Karyotyp) zu denken. Beim Nackenödem handelt es sich in der Regel um einen transienten Befund, der sich unabhängig davon, ob der Karyotyp normal oder pathologisch ist, spontan zurückbilden kann. Dies bedeutet, daß eine Rückbildung des Nackenödems somit kein Indiz dafür ist, daß der Fetus euploid ist.

Aber auch bei Ausschluß einer Chromosomenstörung ist gehäuft mit pathologischen Befunden beim Feten wie z. B. Herzfehlern zu rechnen. Bei einem breit angelegten Screening ist die Minimierung falsch-positiver Befunde entscheidend, z. B. kann ein enganliegendes Amnion zu einer vermeintlichen Diagnose eines Nackenödems führen und eine anschließende invasive Diagnostik nach sich ziehen, so daß ein unnötiges Eingriffsrisiko eingegangen wird. Bei Verifizierung eines embryonalen Nackenödems andererseits ist nach Ausschluß einer Chromosomenstörung eine weitere gezielte Organdiagnostik unbedingt erforderlich.

> **!** Das Nackenödem gilt heute als bedeutendster und am einfachsten zu erfassender Screening-Parameter zur Entdeckung von Chromosomenstörungen. Hierbei handelt es sich i. a. um einen transienten Marker, der zwischen der 11.–14. SSW erfaßt werden kann. Nach Ausschluß von Chromosomenstörungen ist eine gezielte Organdiagnostik im 2. Trimenon indiziert.

Hinweiszeichen Wachstumsretardierung. Eine frühe Wachstumsretardierung im 2. Trimenon geht gehäuft mit Fehlbildungen oder Chromosomenstörungen einher. Die Diagnose fetale Wachstumsretardierung im 2. Trimenon ist aber nur zuverlässig, wenn das Gestationsalter z. B. durch die Ultraschallbiometrie im 1. Trimenon gesichert ist. Betrifft die Wachstumsverzögerung alle Körperabschnitte des Feten in gleichem Maße, wird dies als symmetrische oder proportionierte Retardierung bezeichnet. Bei der asymmetrischen oder dysproportionierten Wachstumsretardierung weist nur ein Teil der Biometrie eine ausgeprägte Unterentwicklung auf, z. B. bei Mikrozephalie. Auch wenn es sich in der überwiegenden Anzahl von Fällen mit einer fetalen Wachstumsretardierung um Fälle einer nutritiven Insuffizienz handelt, zeigen die bislang vorliegenden Erfahrungen, daß in bis zu 20 % der Fälle doch Chromosomenstörungen gefunden werden können. In fast allen Fällen finden sich dann allerdings assoziierte Anomalien bei der gezielten Ultraschalluntersuchung, wenn es sich um eine Chromosomenstörung handelt. Die Wahrscheinlichkeit für Chromosomenstörungen sinkt auf unter 5 %, wenn es sich um eine isolierte Wachstumsstörung handelt und steigt auf über 40 %, wenn sich charakteristische zusätzliche Organfehlbildungen im Ultraschall zeigen. Die häufigsten Chromosomenstörungen, die mit einer Wachstumsretardierung im 2. und 3. Trimenon einhergehen, sind die Triploidie, die Trisomie 18 und die Trisomie 13.

Hinweiszeichen Kopfform und Größe. Die Form des Kopfes kann über den sog. Kopfindex (KI = BIP/FOD) definiert werden. Die ***Brachyzephalie***, die durch eine relative Verkürzung des fronto-okzipitalen Durchmessers mit Verschiebung des KI nach oben gekennzeichnet ist, findet sich gehäuft mit einer Inzidenz von insgesamt 15–30 % bei den Trisomien 21 und 13 und den Triploidien. Infolge der physiologischen Variabilität der normalen Kopfform ist dieser Parameter allein jedoch nur mit Vorsicht zu verwenden. Auch bei der ***Mikrozephalie*** mit einem Kopfumfang unter der 5er Percentile beträgt die Wahrscheinlichkeit für Chromosomenstörungen 15–25 %. Insbesondere ist auch hierbei an eine Trisomie 13 zu denken, bei der erfahrungsgemäß in über 90 % der Fälle ebenfalls assoziierte Anomalien zu erwarten sind, wie z. B. eine ***Enzephalozele***, die gehäuft mit einer Trisomie 13 und Mikrozephalie vergesellschaftet ist (s. Abb. 8.15). Differentialdiagnostisch muß hierbei ein autosomal-rezessiv vererbtes Meckel-Gruber-Syndrom (Enzephalozele, Zystenniere, Polydaktylie) erwogen werden.

Intrakraniale Anomalien. Die isolierte ***Ventrikulomegalie*** mit einer Inzidenz von 5–25/10 000 kann in bis zu 10 % der Fälle mit Chomosomenstörungen einhergehen (Trisomie 21, 13, 18 usw.). In den übrigen Fällen können zahlreiche andere Ursachen wie z. B. ein Neu-

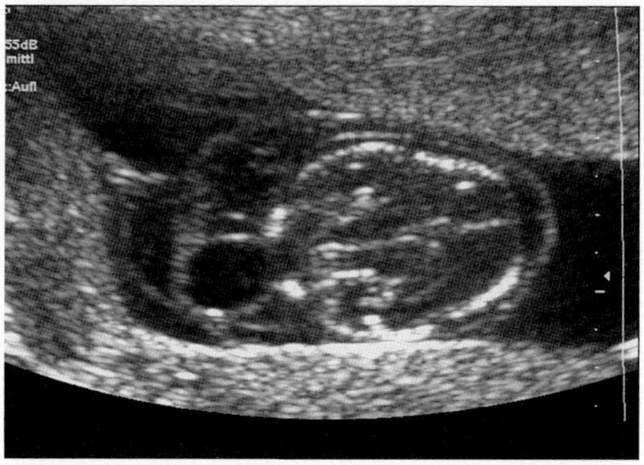

Abb. 8.15. Enzephalozele in der rechnerisch 14. SSW mit Hygroma colli bei Trisomie 13

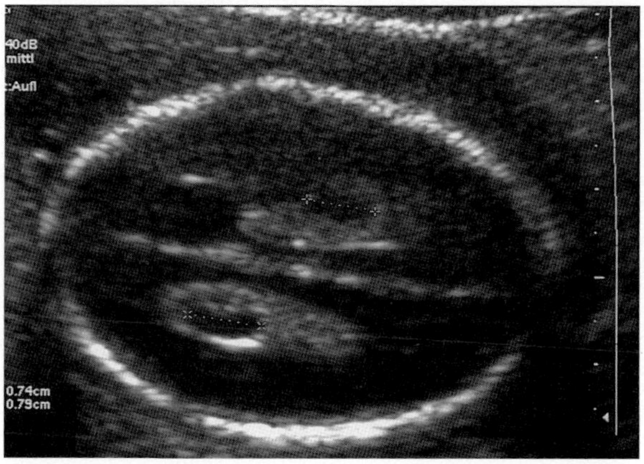

Abb. 8.16. Bds. Plexus-choroideus-Zysten in der 20. SSW

ralrohrdefekt, eine Aquäduktstenose, eine Dandy-Walker-Zyste oder auch virale Infektionen (Toxoplasmose, Zytomegalie etc.) durch gezielte Ultraschalluntersuchungen oder serologische Abklärungen pränatal diagnostiziert werden. Bei der ***Holoprosenzephalie*** mit Verschmelzung des I–III. Ventrikels und Fehlen von intrazerebralen Strukturen als Folge einer zerebralen Teilungsstörung finden sich i. a. stets zusätzliche, extrakraniale Anomalien und fasziale Dysmorphien wie z. B. ein Proboscis. Neben der Trisomie 13 und anderen selteneren strukturellen Chromosomenanomalien muß hierbei in erster Linie an exogene Noxen wie Infektionen und Alkoholabusus gedacht werden. Differenziert zu betrachten ist, ob das beidseitige Auftreten von ***Plexus-choroideus-Zysten*** eine Risikoerhöhung im Hinblick auf Chromosomenstörungen bedeutet. Sie gehören zu den transienten Befunden und finden sich bei ca. 1 % aller Schwangerschaften (Abb. 8.16). Während das Risiko für eine Trisomie 18 bei beidseitigen Plexuszysten ohne zusätzliche Anomalien etwa um 1 % anzunehmen ist, steigt

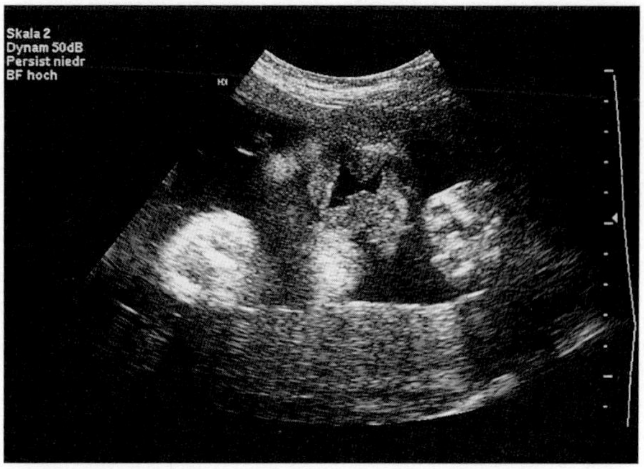

Abb. 8.17. Einseitige Lippen-Kiefer-Gaumenspalte in der 32. SSW

dieses auf über 45 % bei gleichzeitigem Nachweis von Anomalien in anderen fetalen Organsystemen.

Fasziale Anomalien. Die ***Lippen-Kiefer-Gaumenspalte*** gehört mit einer Inzidenz von ca. 1/700 Lebendgeborenen zu den häufigen kindlichen Anomalien bei der Geburt. In bis zu 40 % der Fälle finden sich diese Spaltbildungen in Verbindung mit Syndromen. An 1. Stelle ist hierbei an eine Trisomie 13, die in ca. 60 % eine Lippen-Kiefer-Gaumenspalte aufweist (Abb. 8.17), und an 2. Stelle an eine Trisomie 18 zu denken. Aber auch bei vielen anderen Syndromen finden sich Lippen-Kiefer-Gaumenspalten als sonographisch erkennbarer Marker.

Hinweiszeichen Hydrops fetalis. Beim Hydrops fetalis handelt es sich um eine unspezifische Anomalie, die einerseits infolge eines immunologischen Geschehens wie beim Morbus haemolyticus neonatorum und andererseits bei einer Reihe von anderen Grunderkrankungen auftreten kann. Neben kardiovaskulären, metabolischen, pulmonalen, gastrointestinalen und infektiösen Ursachen, sind auch hierbei die Chromosomenstörungen zu nennen (Abb. 8.18). Die Inzidenz für Chromosomenanomalien wird in der Literatur beim nicht-immunologischen Hydrops fetalis mit bis zu 40 % angegeben. Die hierbei am häufigsten gefundenen Chromosomenstörungen sind die Trisomie 21 und das Turner-Syndrom.

Hinweiszeichen Herzfehler. Kongenitale Herzfehler stellen mit einer Inzidenz von 8/1 000 Lebendgeborenen und 2–10 % der Totgeburten die häufigsten kongenitalen Anomalien dar. Während einerseits einige Herzfehler wie ein kleiner ***Ventrikelseptumdefekt*** – mit 30 % der häufigste konnatale Herzfehler – sich postnatal spontan zurückbilden können (Abb. 8.19), ist bei den zyanotischen Herzfehlern die pränatale Kenntnis von großer prognostischer Bedeutung für

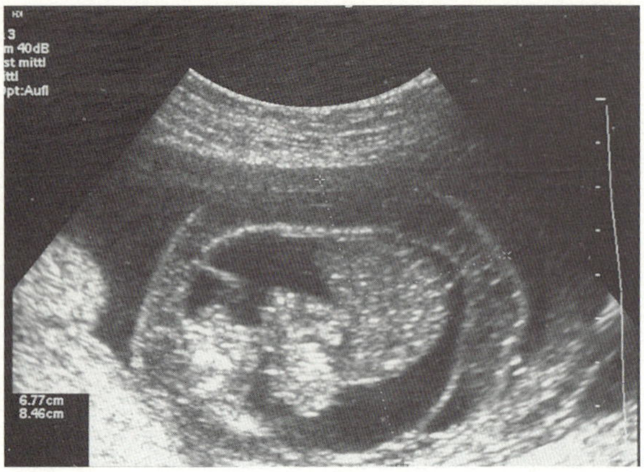

Abb. 8.18. Generalisierter Hydrops fetalis mit Aszites und Hautödem bei Turner-Syndrom 22. SSW

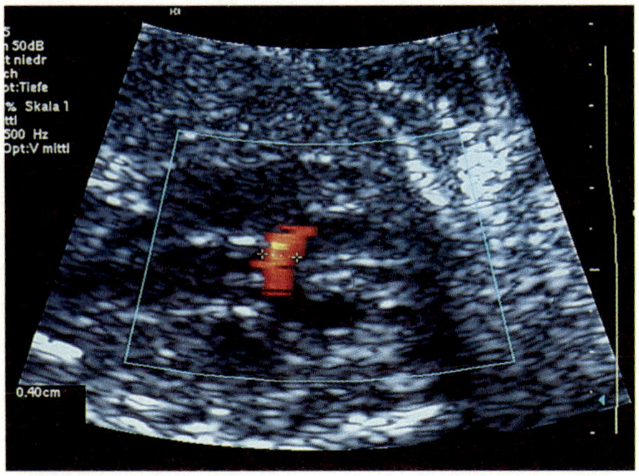

Abb. 8.19. Ventrikelseptumdefekt von 4 mm in der 32. SSW, Zufallsbefund im Screening III

das Kind. Als Beispiele hierfür sind zu nennen die ***Fallot-Tetralogie*** und die ***Transposition der großen Gefäße***. In beiden Fällen gilt die Prognose heute als relativ gut, so daß bei pränataler Kenntnis des Vitiums der postnatale Verlauf durch entsprechende Maßnahmen wie z. B. medikamentöses Offenhalten des Ductus Botalli deutlich verbessert werden kann.

DER FALL

32 j. GII, PI mit unauffälligem Schwangerschaftsverlauf und unauffälliger Familienanamnese. In der 20. SSW wird bei der sonographischen Screening-Diagnostik eine Transposition der großen Gefäße festgestellt. Vorbereitung und Beratung der Patientin gemeinsam mit der Kinderkardiologie und Empfehlung zur Geburt in einer Klinik mit angeschlossener Kinderkardiochirurgie. Schwangerschaftsverlauf unauffällig, da eine intrauterine Dekompensation bei diesem Vitium unwahrscheinlich ist, ebenso wie Chromosomenanomalien, die in diesem Fall durch eine Amniozentese ausgeschlossen wurden. Nach der Geburt sofortige Vorbereitung zur kinderchirurgischen Versorgung.

Dahingegen ist die Prognose beim Vorliegen eines sog. ***hypoplastischen Linksherzsyndroms*** weiterhin als zweifelhaft einzustufen, da auch palliative Operationen die Langzeitprognose bislang nicht befriedigend verbessern konnten. Die Inzidenz von Chomosomenstörungen bei Herzfehlern beträgt insgesamt 15–25 % und variiert in Abhängigkeit von dem zugrundeliegenden Defekt. Bei der Trisomie 18 findet sich in 99 % der Fälle ein Vitium cordis, wobei dies in der überwiegenden Anzahl einen VSD betrifft. Bei der Trisomie 13 findet sich in 90 % der Fälle ein kardialer Defekt und bei der Trisomie 21 in 40–50 %. Als häufigstes Vitium cordis der Trisomie 21 ist der ***AV-Kanal*** zu nennen, gefolgt von dem Ventrikelseptumdefekt. Damit sind fetale Herzfehler als wichtige Marker zur Erkennung von Chromosomenstörungen anzusehen. Jedoch zeigt die Erfahrung, daß nur 20–30 % der Herzfehler im Screening entdeckt werden. Die Ursache hierfür ist einerseits in der spezifischen Anatomie des fetalen Herzens und Kreislaufs zu sehen, da es sehr selten zu einer intrauterinen Dekompensation kommt. Andrerseits ist eine entsprechende apparative Ausstattung mit der Möglichkeit zur farbcodierten Dopplersonographie in der fetalen Echokardiographie unabdingbar. Zu erwarten ist aber, daß durch die routinemäßige Einstellung des ***Vierkammerblicks*** (Abb. 8.20) in der entsprechenden Standardebene eine Vielzahl von kongenitalen Herzfehlern in der Zukunft im Screening erkannt werden können. Zunehmend zeigt sich, daß in erfahrenen Zentren Herzfehler vaginalsonographisch sogar bereits im 1. Trimenon bis zur 14. SSW diagnostiziert werden können.

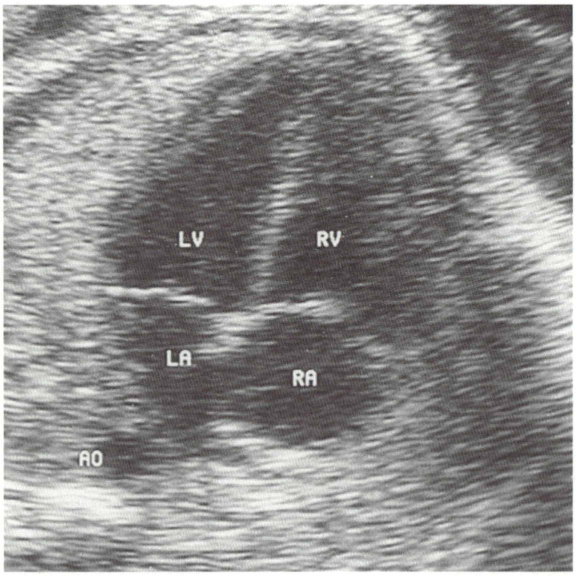

Abb. 8.20. Vierkammerblick mit rechtem und linkem Ventrikel oben und den Vorhöfen sowie Foramen ovale unten im Bild

Hinweiszeichen im Gastrointestinaltrakt. Die Inzidenz von kongenitalen ***Zwerchfellhernien*** beträgt etwa 1/3 000 Lebendgeburten. Gehäuft finden sich assoziierte Anomalien wie kardiovaskuläre Fehlbildungen und Neuralrohrdefekte. Chomosomenstörungen – wie vor allem die Trisomie 18 – finden sich in bis zu 40 % der Fälle. Oftmals fällt die Zwerchfellhernie initial durch eine Vermehrung der Fruchtwassermenge als Leitsymptom auf. Die Polyhydramnie kann hinweisgebend auf Gastrointestinalobstruktionen sein. Bei der eher seltenen ***Ösophagusatresie*** (Inzidenz ca. 2/10 000) sind Chromosomenanomalien insgesamt mit 3–4 % rar. Bei der ***Duodenalatresie*** dagegen, die sonographisch neben der Polyhydramnie vor allem durch das sog. „double bubble"-Phänomen charakterisiert ist, finden sich Chromosomenstörungen (Trisomie 21) mit einer Häufigkeit von 30–60 %.

Die ***Omphalozele*** kommt ebenfalls bei ca. 1 von 3.000 Schwangerschaften vor. Während das isolierte Auftreten einer Omphalozele mit einer Überlebensrate über 90 % eine gute Prognose aufweist, finden sich jedoch in etwa 35 % der Fälle auch Chromosomenstörungen wie die Trisomie 18 und 13. Zeigt sich im Bruchsack auch die Leber, ist die Inzidenz von Chromosomenstörungen mit ca. 15 % deutlich geringer, als wenn nur Darmschlingen im Bruchsack liegen. Hierbei beträgt die Wahrscheinlichkeit für Chromosomenstörungen über 65 %.

Hinweiszeichen im Urogenitaltrakt. Anomalien im Bereich des Urogenitaltrakts gehören zu den häufigsten nachgewiesenen Fehlbildungen, da sie sonographisch bereits ab Ende des 1. Trimenons darstellbar sind. Die Inzidenz von Chromosomenstörungen beträgt für alle Anomalien der Harnwege ca. 10–15 %. Als Leitsymptom kann eine Oligohydramnie wegweisend sein. Während sich die milde ***Hydronephrose*** gehäuft bei der Trisomie 21 findet, treten bei der Trisomie 18 und 13 eher multizystische Nieren oder eine Megablase auf.

Hinweiszeichen der Extremitäten. Klumpfüße sind mit einer Prävalenz von 1–2 auf 1.000 Schwangerschaften häufige Anomalien, in der Mehrheit der Fälle sind die Ursachen unklar, wobei in einigen Familien ein autosomal-rezessiver Erbgang vorliegen kann. Neben vielen anderen Defekten wie den Neuralrohrdefekten oder der Arthrogryposis finden sich Klumpfüße gehäuft bei der Trisomie 18. Jedoch ist wie bei der Sandalenfurche (Abb. 8.21), die sich bei der Trisomie 21 gehäuft nachweisen läßt, ein isolierter Befund viel seltener mit Chromosomenstörungen verbunden, als wenn zusätzliche Anomalien vorliegen. Eine relative Verkürzung des Femurs wird in bis zu einem Drittel der Fälle bei Trisomie 21 beschrieben, wobei es sich auch hierbei um einen unspezifischen Parameter

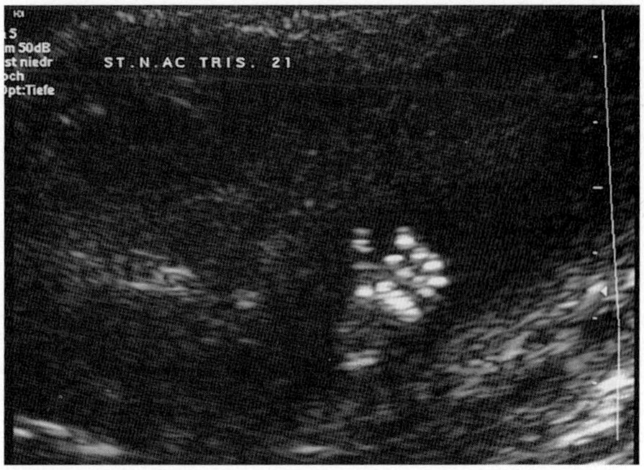

Abb. 8.21. Sandalenfurche bei Trisomie 21 in der 20. SSW

handelt, dem erst bei Nachweis von assoziierten Anomalien eine größere Bedeutung zukommt.

Sonographische Hinweiszeichen bei spezifischen Chromosomenanomalien. Bei der ***Trisomie 21 (Down-Syndrom)*** finden sich als häufige Anomalien die Brachyzephalie, die milde Ventrikulomegalie, das Nackenödem, die Herzfehler (insbesondere AV-Kanal, Ventrikelseptumdefekt, Fallot-Tetralogie), die Duodenalatresien, die milde Hydronephrose, die Verkürzung des Femurs, die Sandalenfurche, die Klinodaktylie, die Hypoplasie der Mittelphalanx des Mittelfingers sowie ein Hydrops fetalis.

DER FALL

30 j. GIII, PII in der rechnerisch 30. SSW, Vorstellung wegen sonographischem V. a. Hydrothorax im III. Screening beim behandelnden Frauenarzt. Bei der gezielten Ultraschalluntersuchung findet sich neben dem ausprägten Hydrothorax ein kompletter AV-Kanal, ein flaches Gesichtsprofil und eine Verkürzung des Femurs. Die rasche Karyotypisierung nach Plazentapunktion ergab eine Trisomie 21. Wegen der insgesamt schlechten Prognose infolge des Hydrothorax und sekundärer Lungenhypoplasie, wurde nach eingehender Beratung gemeinsam mit der Neonatologie auf eine thorakoamniale Shunteinlage verzichtet. Bis zur 38. SSW unveränderter Befund ohne signifikante Progredienz bei unauffälligen Dopplerparametern und gutem CTG, schließlich Spontangeburt. Postpartal, trotz Reanimation und Entlastungspunktion des Hydrothorax, Kind infolge der Lungenhypoplasie verstorben.

Bei der ***Trisomie 18 (Edwards-Syndrom)*** finden sich i. a. eine Reihe von Fehlbildungen gleichzeitig. Neben der Wachstumsretardierung finden sich als Marker-Symptome intrakranielle Anomalien wie Plexus choroideus-Zysten, Balkenagenesien und Erweiterung der Cysterna magna, Mikrognathie, Nackenödem, Fehlbildungen des Urogenitaltraktes, Herzvitien, Omphalozelen, Klumpfüße, Radiusanomalien (Abb. 8.22),

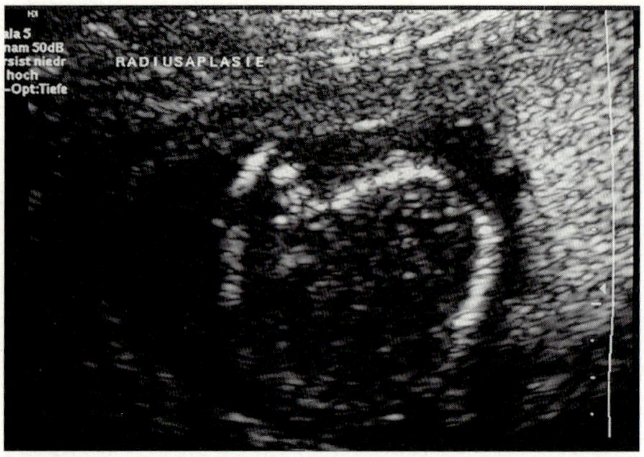

Abb. 8.22. Radiusaplasie, 14. SSW und konsekutive Handfehlstellung

überlappende Finger, Zwerchfellhernie, Nabelschnurzysten und singuläre Nabelschnurarterien.

> **DER FALL**
> 30 J. GII, PI in der rechnerisch 24. SSW, sonogr. frühe fetale Wachstumsretardierung, Ventrikelseptumdefekt, bds. Nierendysplasie, überlappende Finger mit fixierter Fehlstellung des Daumens und Zwerchfellhernie (Abb. 8.23). Plazentapunktion zur raschen Karyotypisierung ergab eine Bestätigung der Verdachtsdiagnose einer Trisomie 18.

Ähnlich wie bei der Trisomie 18 finden sich auch bei der ***Trisomie 13 (Patau-Syndrom)*** multiple Anomalien. Hierzu zählen die Nierenfehlbildungen, die Holoprosenzephalie mit fazialer Dysmorphie, Mikrozephalie, Nieren- und Herzfehlbildungen, Omphalozele, Zyklopie, Lippen-Kiefer-Gaumenspalte, Hypotelorismus und Polydaktylie.

> **DER FALL**
> 34 J. G1, P0 in der rechnerisch 20. SSW, sonogr. Holoprosenzephalie mit Proboscis (Abb. 8.24), Ventrikelseptumdefekt, Omphalozele, und hyperechogene Nierendysplasie bds., rasche Karyotypisierung bestätigt die Verdachtsdiagnose einer Trisomie 13.

Bei der ***Triploidie*** unterscheiden wir je nach Ursprung des überzähligen Chromosomensatzes 2 Formen: Stammt der überzählige Chromosomensatz vom Vater, findet sich i. a. eine partielle Blasenmole, die mit einer Risikoerhöhung für eine Triploidie von ca 50 % einhergeht. Ist der überzählige Chromosomensatz maternaler Herkunft, findet sich eine normale Plazentastruktur bei i. a. schwerer Wachstumsretardierung. Bei dieser Form kann es zu Verwechslungen mit einer nutritiven Plazentainsuffizienz kommen. Als weitere sonographische Marker sind die Syndaktylie, die faziale Dysmorphie mit kurzem Philtrum und die Ventrikulomegalie zu nennen.

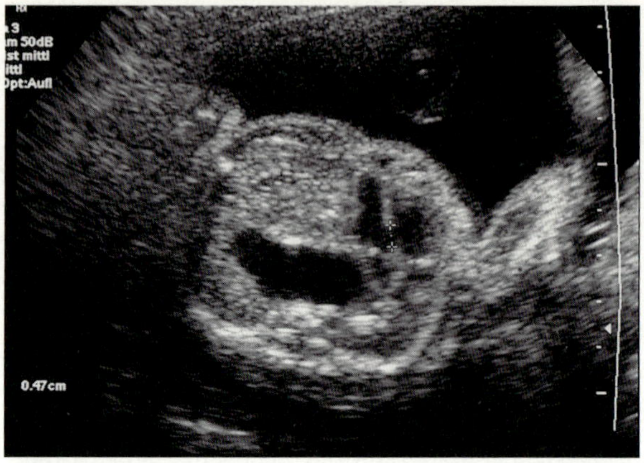

Abb. 8.23. Zwerchfellhernie mit Magenblase neben dem Herzen, welches einen Ventrikelseptumdefekt aufweist bei Trisomie 18

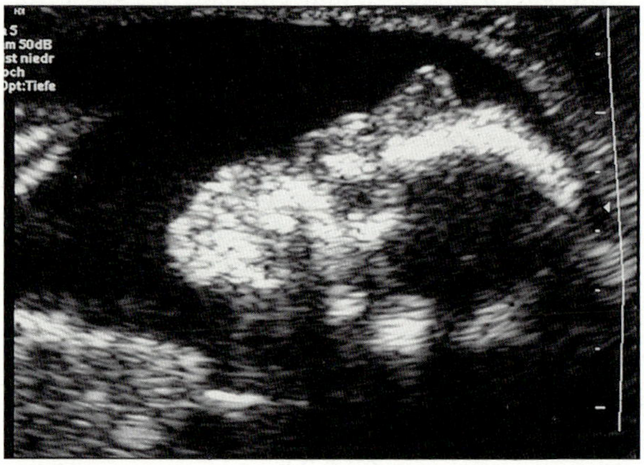

Abb. 8.24. Proboscis bei Trisomie 13 in der rechnerisch 20. SSW im Profil

8.2.2 Marker für nichtchromosomale Syndrome

Die Harnwegsfehlbildungen bei Geburt zählen mit einer Inzidenz von 0,3 % zu den häufigsten Anomalien. In einer prospektiven Studie wurde eine Inzidenz von 0,6 % pränatal ermittelt.

Mögliche Anomalien im Bereich des Urogenitaltrakts in Verbindung mit nichtchromosomalen Syndrome sind:

- ***Nierenagenesie/schwere Hypoplasie:*** Die Häufigkeit beträgt 1 : 3000 bis 1 : 10.000 unter Lebendgeborenen mit einem Wiederholungsrisiko von 2 bis 5 %. Eine beidseitige Nierenagenesie manifestiert sich in einer typischen Symptomenkombination mit

Lungenhypoplasie, Extremitätenanomalien und Potter-Fazies. Die beidseitige Nierenagenesie wird auch als Potter-Sequenz nach der erstmaligen Beschreibung durch Edith Potter 1946 bezeichnet. Sonographisch imponiert eine Oligo- bis Anhydramnie nach der 14. SSW.

- ***Urethralobstruktion:*** Eine infravesikale Stenose oder Atresie als Folge von Urethralklappen, Urethralagenesie und Kloakenpersistenz kann neben Chromosomenanomalien zu dem besonderen Krankheitsbild des sog. Prune-Belly-Syndroms führen. Hierunter versteht man die Trias Megazystis, Rektusdiastase und Kryptorchismus. Differentialdiagnostisch ist an eine Kombination mit gastroenteralen Anomalien, wie sie beim Megazystis-Mikrokolon-Hypoperistaltik-Syndrom auftritt, zu denken. Die Prognose wird bestimmt von Zeitpunkt und Schweregrad der Obstruktion. Ein guter Marker hierfür ist der Oligohydramniegrad. Eine intrauterine Therapie mit vesikoamnialer Shunteinlage ist nach pränataler Urinanalyse in ausgewählten Fällen erfolgversprechend, um der Gefahr einer konsekutiven Lungenhypoplasie und fortschreitenden Nierenfunktionsstörung vorzubeugen.
- ***Zystische Nierenfehlbildungen:*** Die zystischen Nierenerkrankungen können nach Osathanondt und Potter in 4 Typen eingeteilt werden (Tabelle 8.1).

DER FALL

30 J., GII, PI, Zuweisung in der rechnerisch 17. SSW wegen sonographisch auffälligem zystischen Befund im Abdomen und Oligohydramnie.

Familienanamnese. Unauffällig.

Patientinnenanamnese. St. n. Mammareduktionsplastik 1996, anamnestisch Asthma bronchiale.

Geburtshilfliche Anamnese. 1991 St. n. sek. Sektio caesarea bei „fetal distress".

Schwangerschaftsverlauf. Bis dato problemlos. Zuweisung am 12.9. 1997 zur Ultraschallkontrolle, bei auswärts aufgefallenem zystischen Befund im Abdomen und Oligohydramnie.

Ultraschall-Befund in der UFK. Anhydramnie bei fet. Megablase und sek. Hydronephrose, wobei das Nierenparenchym bds. echogen und zystisch erscheint. Ausgeprägte fixierte Haltung mit nicht darstellbarer Mobilität in der HWS und den Extremitäten. Keine weiteren assoziierten Anomalien bei eingeschränkter Beurteilbarkeit wegen Anhydramnie. Sonographische Diagnose: Bds. Nierendysplasie bei Megablase, V. a. Potter-Sequenz Typ IV (Abb. 8.25).

Verlauf. Nach ausführlicher Beratung: Entschluß zur Nalador-Einleitung in der rechnerisch 19. SSW bei infauster Prognose.

Obduktionsbericht. Leicht untergewichtiger männlicher Fetus (Entwicklungsstand ca. der 17. SSW entsprechend). Atresie der proximalen Urethra und Ausbildung einer Potter-Sequenz (faziale Dysmorphie und Extremitätendeformation). Dilatation der Harnblase, Hydroureter, Hydronephrose und polyzystische Nieren bds. (Typ IV nach Potter). Hypoplasie der Lungen, Hodenatrophie li., Karyotyp: 46, XY aus Plazentazotten p. p.

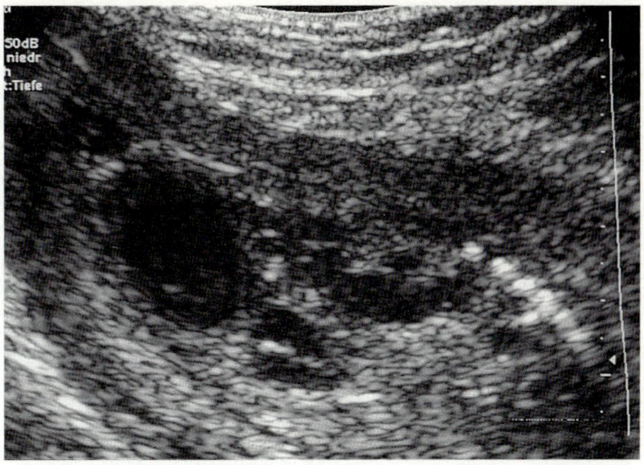

Abb. 8.25. Potter IV-Sequenz, fetale Megablase mit bds. Nierendysplasie in der 19. SSW; Anydramnie

Grundsätzlich ist bei Feststellung einer zystischen Nierendysplasie eine gezielte Abklärung im Hinblick auf assoziierte Begleitfehlbildungen zu empfehlen. So finden sich z. B. bei der ***VACTERL-Assoziation*** (***V*** = vertebral, ***A*** = anal atresia, ***C*** = cardiac anomalies, ***TE*** = tracheo oesophageal fistula with oesophageal atresia, ***R*** = renal anomalies and radial defects, ***L*** = upper limp defects) in mehr als der Hälfte der Fälle dysplastische Nierenfehlbildungen. Bei diesem Krankheitsbild liegen variable Kombinationen von Fehlbildungen vor, und für eine eindeutige Diagnosestellung müssen mindestens 3 der Leitsymptome nachweisbar sein.

Diagnosekriterien und Häufigkeit:

- Wirbelkörperanomalien: Blockwirbel, Halbwirbel, Rippendysplasien (60 %)
- Analatresie (60 %)
- Ösophagusatresie oder -stenose (60 %)
- Radiale Defekte oder Radiusaplasie (60 %)
- Nierenfehlbildungen: Agenesie, Hydronephrose, Zysten, Hufeisenniere (60 %)
- Kongenitale Herzfehler: meistens Ventrikelseptumdefekte (75 %)
- Fakultative Anomalien wie Fehlbildungen der unteren Extremitäten, singuläre Nabelschnurarterie, Genitalfehlbildungen, Zwerchfellhernie, Lippen-Kiefer-Gaumenspalte

Tabelle 8.1. Zystische Nierenfehlbildungen nach Potter

• ***Potter Typ I:***	***Autosomal-rezessive (infantile) polyzystische Nierenerkrankung***
Definition:	Autosomal-rezessive Erkrankung, mit proportioniert vergrößerten Nieren bds., durchsetzt von 1–2 mm großen Zysten, die durch eine Vergrößerung der terminalen Abschnitte der Sammelrohre entstehen (Schwammniere).
Erbgang:	autosomal-rezessiv. Ursache bei einem Teil der Patienten: Mutation auf dem kurzen Arm des Chromosoms 6
Häufigkeit:	1:1 000 bis 1:50 000 Geburten
Ultraschallbefunde:	Polyzystische Nieren (symmetrisch vergrößerte Nieren bds., mit vermehrter Echogenität), Oligohydramnie, fehlender sonographischer Blasennachweis
Assoziierte Fehlbildungen:	kongenitale Leberzirrhose, teilweise Auftreten von Zysten in Leber, Pankreas und Lunge
Prognose:	meistens infaust
• ***Potter Typ II:***	Multizystische Nierendysplasie
Definition:	Nierenerkrankung beider Nieren, einer ganzen oder eines Teiles der Niere mit vergrößerten (Potter IIa) oder verkleinerten (Potter IIb) Nieren und Zysten variabler Form und Größe.
Bilaterales Auftreten:	20%
Unilaterales Auftreten:	80%, 40% mit kontralateraler Nierenfehlbildungen, 10% mit kontralateraler Nierenagenesie, 10% mit kontralateraler Hydronephrose
Typ IIa:	Betroffene Niere ist vergrößert
Typ IIb:	Betroffene Niere ist verkleinert
Erbgang:	Sporadisch. In ganz seltenen Fällen autosomal-rezessiv, autosomal-dominant oder X-Chromosom-gekoppelter Erbgang *Gelegentliches Auftreten:* Bei mütterlichem Diabetes mellitus
Häufigkeit:	Ca. 1:10.000
Ultraschallbefunde:	Multizystische Veränderungen im Bereich einer oder beider Nieren mit Zysten bis zu über 1 cm, Oligohydramnie, Fehlen der Blase bei bilateralem Auftreten, ansonsten in Abhängigkeit von der Funktion der kontralateralen Niere.
• ***Potter Typ III:***	Autosomal-dominante polyzystische Nierenerkrankung („Adulte" Form der polyzystischen Nierenerkrankungen)
Definition:	Autosomal-dominant vererbte Erkrankung, mit Proliferation der Tubulusepithelien und Bildung von multiplen Zysten.
Erbgang:	autosomal-dominant
Ursache:	Genmutation auf dem distalen Drittel des kurzen Arms von Chromosom 16
Häufigkeit:	pränatal sehr selten
Typ 3 a:	relativ harmlos
Typ 3 b:	mit tuberöser Sklerose und Hamartomen
Typ 3 c:	regressive Form mit multiplen anderen Anomalien
Ultraschallbefunde:	Nieren mit vermehrter Echogenität, multiple Zysten, normale oder verminderte Fruchtwassermenge, pränatal extrem seltene Manifestation
Assoziierte Fehlbildungen:	Zysten in der Leber, Pankreas, Milz *Syndrome bei denen Potter-Typ-III-Nieren auftreten können:* Meckel-Gruber-Syndrom, Von-Hippel-Lindau-Syndrom.
Prognose:	Erwachsenenalter: Niereninsuffizienz, Gefahr der Urämie bei 50–60%
• ***Potter Typ IV:***	Polyzystische Nieren infolge von Urethralobstruktionen
Definition:	Polyzystische Nieren mit subkapsulären Zysten bedingt durch einen Urethraverschluß.
Erbgang:	nicht erblich
Häufigkeit:	unbekannt
Ultraschallbefunde:	Nieren mit vermehrter Echogenität, Hydronephrose, Hydroureter, Megablase, Oligohydramnie
Assoziierte Fehlbildungen:	keine
Prognose:	je nach Ausprägung verschieden

DER FALL
29 j. GI, PO, Zuweisung wegen einseitiger zystischer Nierendysplasie im Screening II.

Sonographischer Befund. Zeitgerecht entwickelte Grav., singuläre Nabelschnurarterie, Ventrikelseptumdefekt, Ösophagusatresie bei nicht darstellbarer Magenblase, zystische Nierendysplasie links, Fehlstellung und Fixierung des Daumens links (Abb. 8.26 a).

Sonographische Diagnose. V. a. Vacterl-Assoziation DD Trisomie 18, Fanconie-Anämie.

Karyotypisierung aus Plazentazotten. Normaler Chromosomensatz (46, xx). Nach ausführlicher genetischer Beratung der Patientin Entscheidung zum Schwangerschaftsabbruch, Obduktionsbefund: Bestätigung der pänatalen Diagnose in vollem Umfang einer VACTERL-Assoziation (Abb. 8.26 b).

8.2.3 Erfassung sonstiger Anomalien

Hinweiszeichen Neuralrohr. Grundsätzlich können durch einen systematischen Untersuchungsablauf eine Vielzahl von Fehlbildungen erfaßt werden. Exemplarisch hierfür sind zum Beispiel Neuralrohrdefekte (NTD). Neuralrohrdefekte gehören mit einer Inzidenz von 0,3–4/1 000 Lebendgeborenen (regionale und ethnische Variabilität) zu den häufigsten angeborenen Anomalien. Nach einer vorangegangen Schwangerschaft mit NTD ist das Wiederholungsrisiko mit 3–4 % erhöht und kann durch eine Folsäure-Prophylaxe reduziert werden. Als weitere Risikofaktoren gelten teratogene Effekte, wie bei Medikation mit Valproinsäurepräparaten zur Behandlung einer Epilepsie. Bei den Verschlußstörungen des Neurahlrohrs sind zu unterscheiden:

- *die Anenzephalie,*
- *die Spina bifida aperta* und
- *die Spina bifida occulta*

Der Anenzephalie liegt eine kraniale Verschlußstörung des Neuralrohrs zugrunde. Die Prognose ist infaust. Die Diagnose kann heute bei ausreichender Erfahrung bereits im 1. Trimenon gestellt werden, in jedem Fall sollte eine Anenzephalie in der II. Screeninguntersuchung ausgeschlossen werden (Abb. 8.27 a, b).

Bei den Verschlußstörungen der Wirbelsäule befindet sich der Defekt am häufigsten in dem kauda-

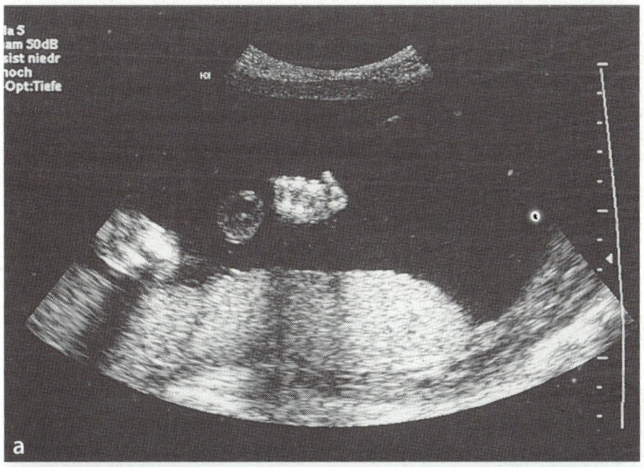

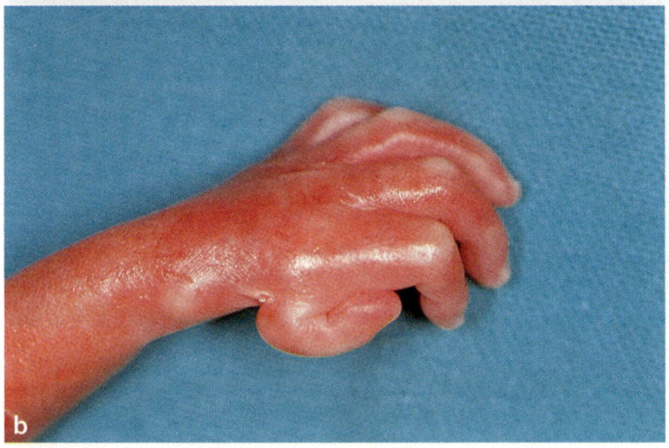

Abb. 8.26 a. Radialer Defekt mit fixierter Fehlstellung des Daumens
Abb. 8.26 b. Gleicher Fall wie in Abb. 8.26 a; fetale Hand nach Abort bei VACTERL-Assoziation

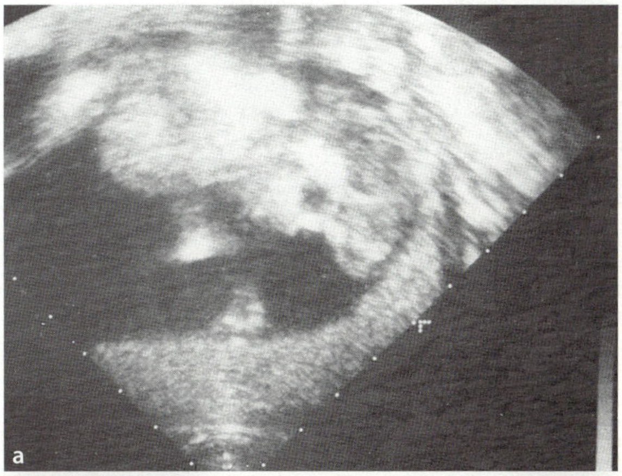

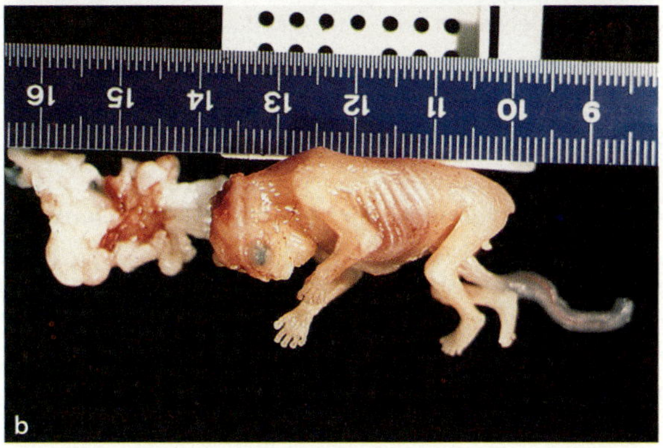

Abb. 8.27 a, b. Anenzephalie im 1. Trimenon zu beachten ist, daß die Area cerebrovasculosa noch sehr prominent ist und die Diagnose aufgrund der fehlenden knöchernen Schädelstrukturen im Vergleich zur Orbita etc. gestellt werden muß

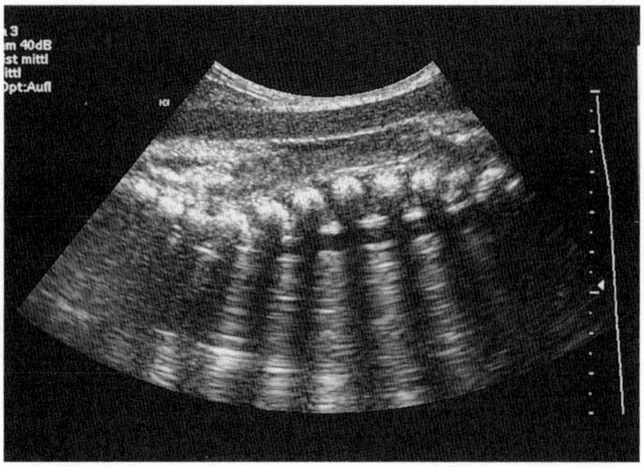

Abb. 8.28. Große lumbale Spina bifida aperta im Längsschnitt in der 35. SSW

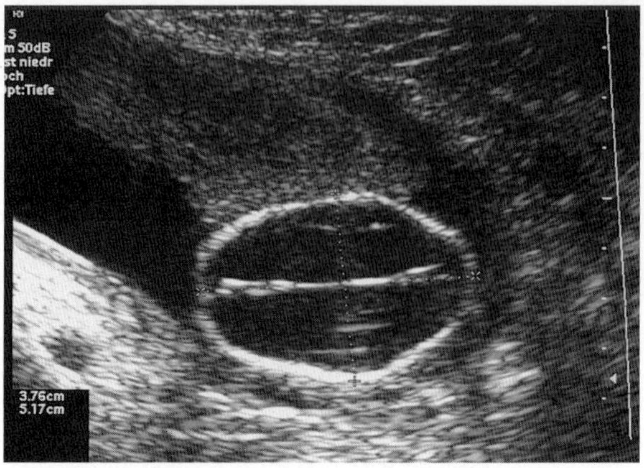

Abb. 8.30. Konsekutiver Hydrozephalus internus in der rechnerisch 18. SSW mit typischen „lemon-sign“

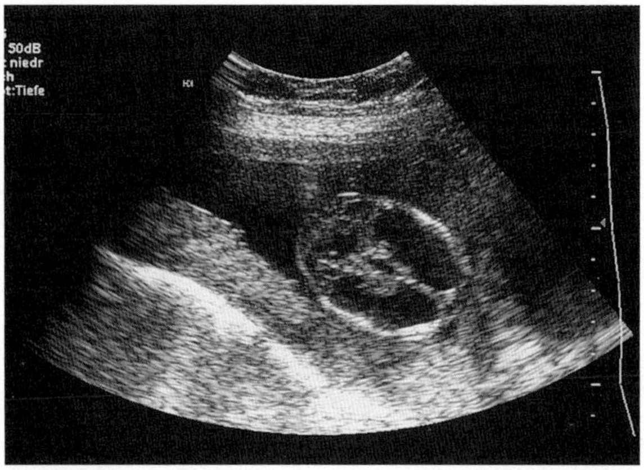

Abb. 8.29. Hydrozephalus internus mit Erweiterung der beiden Lateralventrikel und des 3. Ventrikel bei Arnold-Chiari-Symptomenkomplex in der rechnerisch 17. SSW; Obduktionsbefund: Spina bifida aperta im Bereich des Atlas

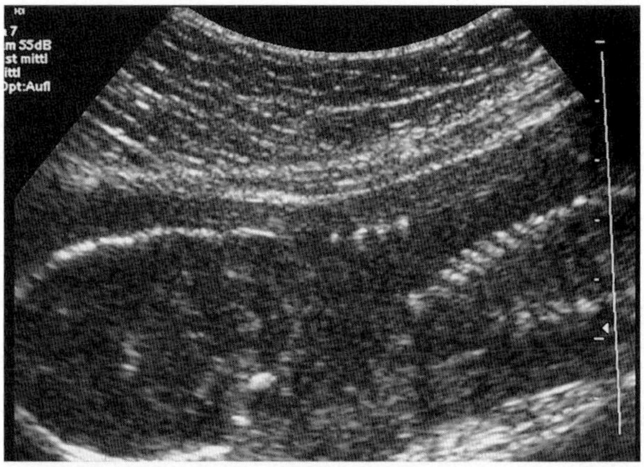

Abb. 8.31. Sogenanntes „banana-sign“ bei Spina bifida mit Absacken und Verformung des Kleinhirns

len Abschnitt (Abb. 8.28), gefolgt von der thorakalen Manifestation. Seltener und schwieriger zu diagnostizieren ist sie bei zervikaler Manifestation (Abb. 8.29).

Hinweiszeichen auf einen Neuralrohrdefekt sind:

- *eine typische Veränderung der Kopfform („lemon sign“)* (Abb. 8.30),
- *eine Veränderung der Kleinhirnform („banana sign“)* (Abb. 8.31),
- *ein konsekutiver Hydrocephalus internus,*
- *eine Erhöhung des maternalen Serum-Alpha-Fetoproteins,*
- *eine Erhöhung des Fruchtwasser-Alpha-Fetoproteins sowie der neurogenen Acetylcholinesterase.*

Ein großer Teil der Fälle mit Spina bifida aperta wird gegenwärtig im Screening nicht erkannt. Eine rechtzeitige Diagnosestellung kann jedoch die Prognose verbessern, da eine primäre Sectio caesarea im Hin-

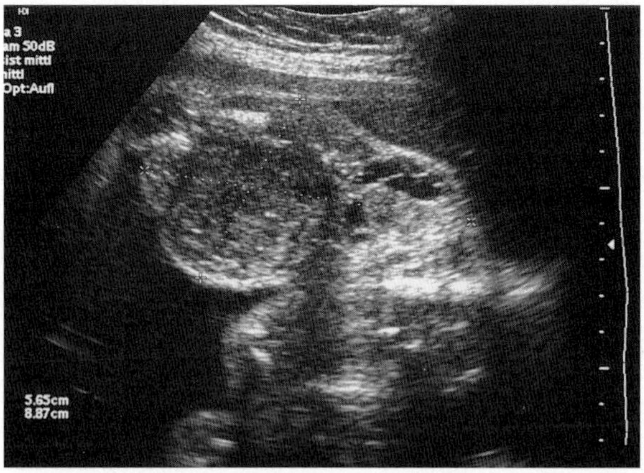

Abb. 8.32. Großer solider Tumor im Bereich der fetalen Schulter, histologisch ein extrem seltener maligner extrarenaler rhabdoider Tumor

blick auf die neurologischen und klinischen Konsequenzen prognostisch günstiger ist.

Hinweiszeichen fetale Tumoren. Fetale Tumoren zählen zu den seltenen Anomalien. Neben den Ovarialzysten sind die fetalen Teratome und die Lymph-Hämangiome zu unterscheiden. Die überwiegende Mehrheit der fetalen Tumoren sind primär-benigne. Bei den Teratomen steigt postnatal das Entartungsrisiko mit dem kindlichen Alter an. Primär-maligne Tumoren dagegen stellen pränatal eine Rarität dar.

DER FALL

31 j. Patientin in der rechnerisch 31. SSW zugewiesen wegen vorzeitiger Wehentätigkeit.

Sonographischer Befund. Polyhydramnie und solider Tumor im Bereich der fetalen Schulter (Abb. 8.32) von 8 cm, im Verlauf Nachweis eines zweiten ca. 8 cm großen Tumors im Steißbereich, im Fruchtwasser nach Entlastungspunktion des Polyhydramnions zytologischer Nachweis von malignen Zellen, zwischenzeitlich in der 32. SSW primäre Sectio wegen pathologischem CTG und vorz. Wehentätigkeit. Das Kind verstarb postnatal bei multipler Metastasierung. Der histologische Befund zeigte einen extrarenalen rhabdoiden Tumor.

ZUSAMMENFASSUNG

Die Chromosomenanomalien können grob in strukturelle und numerische Störungen unterteilt werden. Unter den Chromosomenanomalien kommt den Aneuploidien die größte Bedeutung zu. Hierunter wird das Fehlen, z. B. 45, X0 (Monosomie) oder das zusätzliche Vorhandensein einzelner Chromosomen (Trisomien), z. B. 47, XX + 21, verstanden. Bei den meisten Feten mit Chromosomenstörungen finden sich multiple, sonographisch erfaßbare, innere oder äußere Fehlbildungen, welche in Kenntnis der Ultraschallanatomie des Feten zur Beurteilung der sonographischen Pathologie und Pathophysiologie des Feten herangezogen werden können. Dank der Vielzahl von Beurteilungskriterien und der gewonnenen Erfahrungen lassen sich eine Reihe von kongenitalen Defekten bereits intrauterin aufdecken. Die Inzidenz von Chromosomenanomalien an der perinatalen Mortalität liegt etwa bei 3 pro 1.000 Lebendgeborenen. Damit gehören diese zu den häufigen Ursachen der perinatalen Mortalität. Chromosomenstörungen führen einerseits individuell zu erheblichem Leid für die betroffenen Eltern. Auf der anderen Seite ist davon auszugehen, daß das prä- und postpartale Management von Seiten der Geburtshelfer und Neonatologen entsprechend vorbereitet werden kann, wenn die Diagnose bekannt ist. Grundsätzlich muß eine invasive Pränataldiagnostik allen Schwangeren mit einem erhöhten Risiko (vor allem bei sog. Altersrisiko) angeboten werden. Jedoch ist der überwiegende Anteil der Schwangeren nicht einem Risikokollektiv zuzuordnen. Etwa 70–75 % der Kinder mit Chromosomenanomalien werden von Schwangeren mit einem a priori geringem Risiko geboren. Insofern kommt der sonographischen Diagnostik und der Erkennung von Hinweiszeichen auf chromosomale Anomalien ein besonderer Stellenwert zu. Ergeben sich aus den Hinweiszeichen im Screening z. B. Fruchtwasseranomalien, Wachstumsretardierung, Anomalien des Körperumrisses und Anomalien der fetalen Strukturen pathologische Befunde, so ist in etwa in 75 % der Fälle mit fetalen Fehlbildungen zu rechnen. Ein großer Teil betrifft hierbei die Chromosomenstörungen.

Weitaus häufiger als Chromosomenanomalien finden sich nichtchromosomale Anomalien. Hier sind an erster Stelle die angeborenen Herzfehler und die Neuralrohrdefekte zu nennen. Diese sind insofern bedeutend, da bei frühzeitiger Diagnosestellung wesentliche Konsequenzen für die Führung der Schwangerschaft und die Art der Entbindung an einer entsprechend ausgestatteten Klinik, zur unmittelbaren Versorgung des Neugeborenen, rechtzeitig eingeleitet werden können.

8.3 Amniozentese

EINLEITUNG
In den 60iger Jahren wurden erstmalig Amniozentesen im 2. Schwangerschaftstrimenon durchgeführt. Inzwischen ist diese Technik weltweit hunderttausendfach mit sehr verläßlichen Ergebnissen eingesetzt worden. Da aber die Befunde nach konventioneller Amniozentese erst um die 18. bis 20. SSW vorliegen, wurden in jüngster Zeit Bemühungen unternommen, die Fruchtwasserpunktion vorzuverlegen, wobei aus Sicherheitsgründen eine Amniozentese nicht vor der 12. SSW durchgeführt werden sollte.

8.3.1 Späte Amniozentese

DEFINITION
Die sog. späte oder klassische Amniozentese wird zwischen der 15. und 18. SSW durchgeführt. Die Ergebnisse nach konventioneller Zellkultur liegen innerhalb von etwa 2 Wochen vor.

Entwicklung. Bezeichnenderweise wurden die ersten Amniozentesen im 3. Trimenon durchgeführt, weil zu diesem Zeitpunkt durch die große Fruchtwassermenge die günstigsten Punktionsbedingungen bestehen. Die Entwicklung der Amniozentese im 2. Trimenon wurde durch die Möglichkeit von Chromosomenuntersuchungen aus Fruchtwasserzellen entscheidend gefördert. 1966 erschien der erste Bericht über eine erfolgreiche pränatale Karyotypisierung nach Amniozentese, 1968 über die Diagnose eines Down-Syndroms. Die rasante Entwicklung der pränatalen Diagnostik in den vergangenen 25 Jahren war dann neben der ständigen Verbesserung der Ultraschallgeräte vor allem auf die permanente Erweiterung des Indikationskatalogs für eine Amniozentese zurückzuführen. Der pränatale Ausschluß von Chromosomenstörungen, insbesondere von solchen, die mit dem Alter der Mutter zunehmen, ist die weitaus häufigste Indikation für eine Amniozentese. Diese hat sich als zuverlässige Routinemethode seit langem etabliert.

Techniken. Die konventionelle Amniozentese zur pränatalen Diagnostik wird in der Regel zwischen der 15. und 18. SSW durchgeführt, da zu diesem Zeitpunkt mit ca. 200 ml eine ausreichende Fruchtwassermenge gegeben ist, der Uterus auf transabdominalem Wege ohne größeres Risiko von Darm- und Blasenverletzungen erreicht werden kann, die Zelldichte im Fruchtwasser für eine erfolgreiche Zellkultur ausreichend ist und normalerweise Untersuchungsergebnisse sicher vor der 24. SSW vorliegen können. Eine sog. „Blindpunktion" nach ausschließlich palpatorischer Abgrenzung des Uterus sollte heute nicht mehr durchgeführt werden, da die Ergebnisse mit dieser Methode schlechter sind als nach vorheriger sonographischer Beurteilung der Schwangerschaft. Bei der sog. Freihandpunktionstechnik („Free hand needle"-Technik) werden mit einem „real time"-Linearscanner zunächst das Schwangerschaftsalter fetometrisch bestimmt sowie Plazentalokalisation, Fruchtwassermenge, fetale Vitalität und Anzahl der Feten beurteilt. Bei auffälligem sonographischem Befund werden detailliertere, spezielle sonographische Untersuchungen angeschlossen. Sofort nach der Befunderhebung wird die optimale Punktionsstelle im Ultraschall-Längs- und Querschnitt auf der mütterlichen Bauchdecke markiert, das Abdomen desinfiziert und das Punktionsgebiet mit sterilen Tüchern abgedeckt.

! Bei einer Amniozentese muß die mütterliche Bauchhaut sorgfältig bakteriell dekontaminiert werden.

Meist wird für die Amniozentese eine 0,7 bis 0,9 mm dicke Spinalnadel mit oder ohne Mandrin verwendet. Die ersten 1 bis 2 ml des Fruchtwasseraspirates müssen zur Verminderung des Risikos einer mütterlichen Zellkontamination verworfen werden (s. Kap. 7.1.1). Eine Fruchtwasserpunktion kann mißlingen, z. B. bei ausgeprägten Uteruskontraktionen oder beim Vorschieben der Amnionmembran mit der Nadel. Die wenigen, besonders in der älteren Literatur beschriebenen ernsthaften Komplikationen beruhen wahrscheinlich auf plötzlichen, ruckartigen Bewegungen des Feten zur Nadel hin, welche extrem selten auftreten und auch bei kontinuierlicher Ultraschallüberwachung nicht verhindert werden können.

Risiken. Grundsätzlich bestehen bei der Amniozentese, wie bei jedem invasiven Eingriff, Risiken für die Schwangere und ihr ungeborenes Kind. Insgesamt sind gravierende mütterliche Komplikationen extrem selten. Die Spontanabortrate nach der 16. SSW lag in einer dänischen Studie bei den Amniozentesepatientinnen bei 1,7% im Vergleich zu 0,7% bei den Kontrollen ($p < 0{,}01$). Es ist nicht genau bekannt, ob Hauteinziehungen bei Neugeborenen, die wie Nadeleinstichstellen aussehen können, nach Amniozentese häufiger sind als unabhängig von Eingriffen.

Rhesus-Sensibilisierung durch Amniozentese. Es ist üblich, im Anschluß an die Amniozentese bei einer rhesus-negativen Frau eine Anti-D-Prophylaxe mit einer Gabe von 300 μg Anti D durchzuführen, da die

Möglichkeit der Sensibilisierung durch eine Fruchtwasserpunktion besteht.

Amniozentese bei Mehrlingsschwangerschaften. In einer deutschen Multizenterstudie von 529 Fällen in 15 Zentren wurde eine Abortrate von 3,7 % gefunden, wobei 2,3 % bereits bis zur 20. SSW auftraten. Da auch die natürliche Komplikationsrate bei Mehrlingsschwangerschaften unabhängig von Eingriffen erhöht ist, ist ein Vergleich der Abortraten bei Einlings- und Mehrlingsschwangerschaften schwierig. Es ist üblich, zur Absicherung einer getrennten Fruchtwasserentnahme aus den verschiedenen Amnionhöhlen bei Mehrlingsschwangerschaften vor Aspiration aus dem zweiten 2–3 ml einer in Wasser verdünnten blauen Indigokarminlösung in den ersten Sack zu injizieren, um eine getrennte Fruchwasserentnahme sicherzustellen.

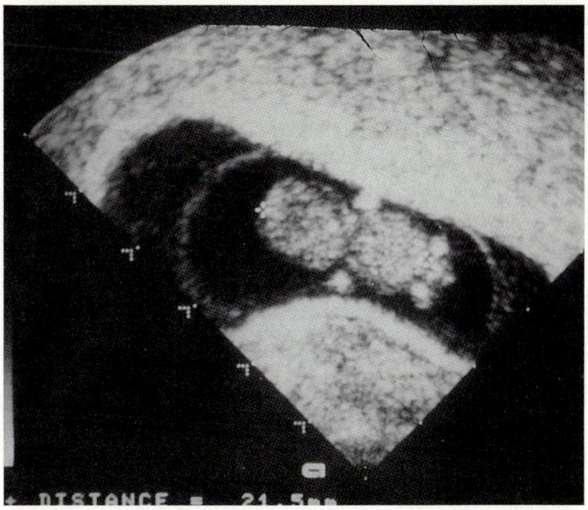

Abb. 8.33. Typische Ultraschallaufnahme einer Schwangerschaft in der 10. Woche zeigt neben dem Embryo die Amnionmembran und die extraamnionale Zölomhöhle

8.3.2 Frühamniozentese

DEFINITION

Die sog. Frühamniozentese kann zwischen der 12. und 14. SSW mit ausreichender Sicherheit durchgeführt werden.

Nach Etablierung der Chorionzottendiagnostik im 1. Schwangerschaftstrimenon ist eine Vorverlegung des Amniozentesezeitpunktes von mehreren Gruppen vorgeschlagen worden. Die Technik der sogenannten Frühamniozentese ist nahezu identisch mit derjenigen im 2. Trimenon, wobei allerdings das Risiko für ein „Vorschieben" („Tenting") der Amnionmembran (Abb. 8.33), wegen der noch sehr weichen Verhältnisse im 1. Trimenon deutlich erhöht ist. Obwohl sich die frühe Amniozentese offensichtlich wachsender Beliebtheit erfreut, gibt es bisher nur wenige systematische Untersuchungen zu deren Risiko und zur diagnostischen Sicherheit. Wegen der kleinen Fruchtwasservolumina zu diesem frühen Schwangerschaftszeitpunkt, ist zur Steigerung der Zellzahl im Kulturansatz auch eine Filtration des entnommenen Fruchtwassers und anschließende Reinjektion vorgeschlagen worden. Aufgrund der bisher vorliegenden Ergebnisse erscheint im Moment die sog. Frühamniozentese keine Alternative für Schwangerschaften vor der 12. SSW zu sein, vor allem weil kontrollierte Studien bislang weitgehend fehlen. Wenn das Ergebnis einer pränatalen Diagnostik vor der 12. SSW vorliegen soll, erscheint z.Zt. nur die Chorionzottenentnahme als geeignete Methode.

! Die Bemühungen um die Entwicklung einer Alternative zur Chorionzottenentnahme haben gezeigt, daß Amniozentesen auch zwischen der 12. und 14. SSW erfolgreich durchführbar sind.

ZUSAMMENFASSUNG

Die Amniozentese im 2. Schwangerschaftstrimenon ist die am längsten bekannte und am häufigsten durchgeführte invasive Methode zur pränatalen Diagnostik. Das eingriffsbedingte Risiko dürfte unter 1 % liegen, wobei Infektionen bzw. Blasensprung im Vordergrund stehen. Karyotypisierungen bzw. Genomanalysen können in der Regel erst nach Zellkultur durchgeführt werden. Amniozentesen können bereits direkt im Anschluß an den Zeitraum der Choriondiagnostik im ersten Trimenon, d.h. ab der 12. SSW eingesetzt werden (sog. Frühamniozentese). Aus dem Fruchtwasser kann auch eine Bestimmung des Alpha-Fetoproteinwertes und der Acetylcholinesterase, insbesondere zum Ausschluß von Neuralrohrdefekten, erfolgen.

8.4 Chorionbiopsie

EINLEITUNG

Die sog. Chorionzottendiagnostik (CVS = chorionic villus sampling) ermöglicht eine rasche Karyotypisierung bereits im 1. Schwangerschaftsdrittel. Im 2. und 3. Schwangerschaftstrimenon ist die Plazentapunktion (late CVS) die rascheste Methode zur zytogenetischen Untersuchung.

8.4.1 Chorionbiopsie im ersten Trimenon

Entwicklung. Mehrere psychologische Studien haben gezeigt, daß ein aufgrund einer pränatalen Diagnostik durchgeführter Schwangerschaftsabbruch nach Amniozentese meist sehr schwerwiegende psychologische Folgen mit oft langdauernden Depressionszuständen – bei den betroffenen Frauen – nach sich ziehen kann. Abgesehen von dem fortgeschrittenen Gestationsalter, in dem sich die Patientin bei einem evtl. Abbruch im 2. Schwangerschaftstrimenon befindet und in dem sie häufig schon Kindsbewegungen verspürt hat, ist ein weiteres wichtiges Argument für die Vorverlagerung der pränatalen Diagnostik das erhöhte Risiko eines späteren Schwangerschaftsabbruches, das z. B. in der 21. Woche etwa ***zwanzigmal*** so hoch ist, wie das einer Saugkurettage in der 8. SSW. Es ist daher leicht nachvollziehbar, daß die ersten Versuche einer vorgeburtlichen Diagnostik im 1. Trimenon bereits zu einem Zeitpunkt unternommen wurden, als sich gerade auch die Amniozentese entwickelte.

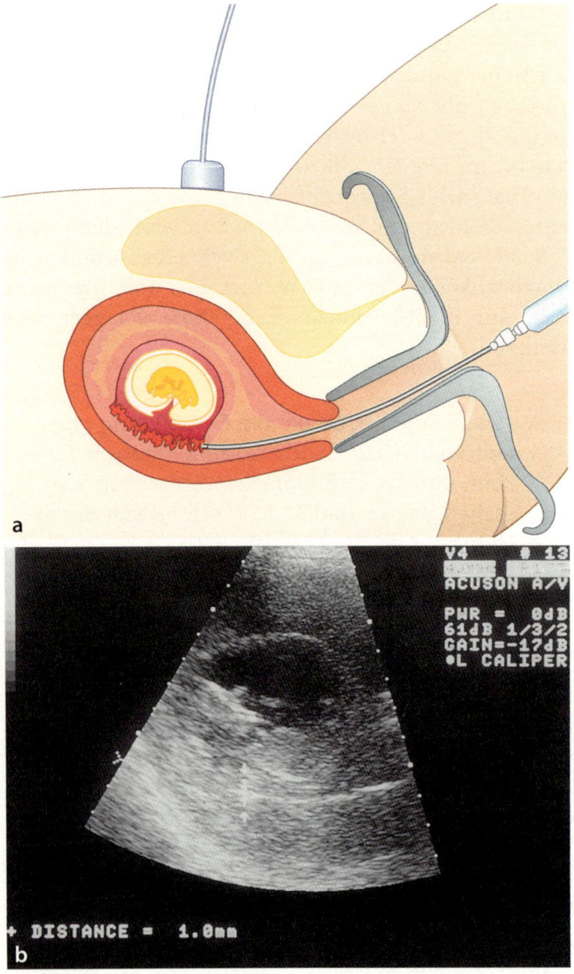

Abb. 8.34 a, b. Transzervikale Chorionzotten-Entnahme. **a** Schematische Darstellung, **b** Ultraschallaufnahme während eines Eingriffes

Technik. Der eigentliche Durchbruch auf dem Wege zur Entwicklung einer sicheren Methode zur Chorionzotten-Entnahme kam durch den Einsatz der Ultraschalldiagnostik bei den Eingriffen Anfang der 80er Jahre.

In den westlichen Ländern erfuhr die Chorionzottenbiopsie Anfang der 80er Jahre zusätzlich dadurch einen Aufschwung, daß es nun möglich wurde, mit Hilfe von DNA-Analysen aus unkultivierten Chorionzotten die Diagnose von monogenen Erkrankungen, z. B. von Thalassämien, zu stellen. International wurden bis zu Beginn des Jahres 1986 etwa 96% aller bis dahin durchgeführten Chorionzotten-Entnahmen auf transzervikalem Wege mit Kathetern (Abb. 8.34 a, b) durchgeführt. Die transabdominale Technik ist in letzter Zeit in vielen Programmen weltweit übernommen worden (Abb. 8.35 a, b).

Indikationen. Zum Indikationsspektrum s. Tabelle 8.2.

Risiken. Vermutlich lassen sich eingriffsbedingte Risiken minimieren, wenn die Wahl des Vorgehens (transzervikal versus transabdominal) im Einzelfall an den

Tabelle 8.2. Indikationen zur Chorionbiopsie im 1. Trimenon

Indikation	n	%
mütterliches Alter	3678	82,6
elterliche balancierte Chromosomenstörung	44	1,0
vorangegangenes Kind mit Chromosomenstörung	273	6,1
Risiko für monogen erbliche Erkrankung	270	6,1
sonographischer Fehlbildungsnachweis	27	0,6
andere (z. B. Infektionsdiagnostik, „psychische" Indikation)	163	3,7
gesamt	4455	100

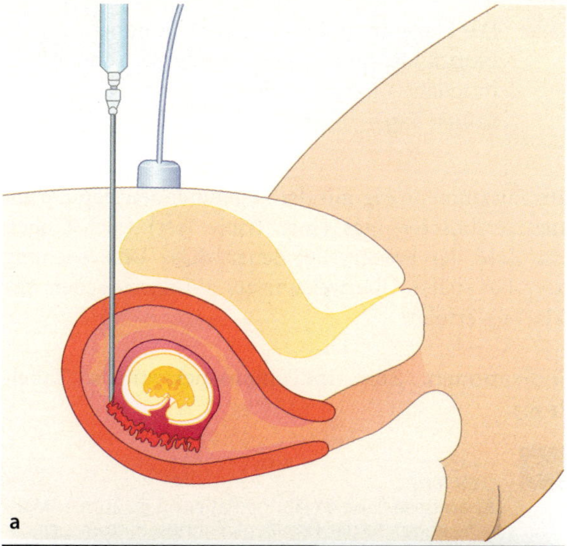

a

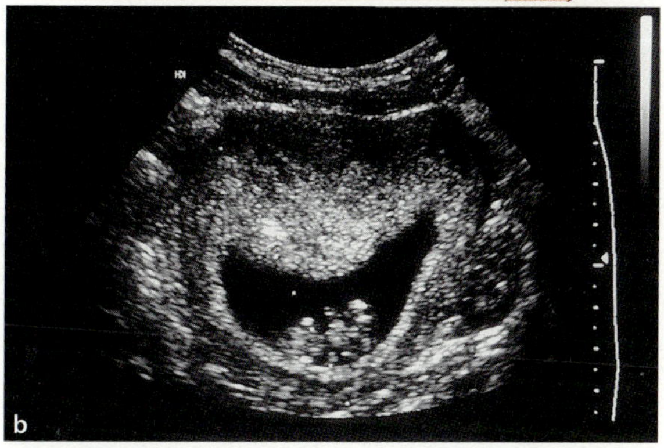

b

Abb. 8.35 a, b. Transabdominale Chorionzotten-Entnahme. **a** Schematische Darstellung, **b** Ultraschallaufnahme während eines Eingriffes

anatomischen Voraussetzungen ausgerichtet wird. Nach mehreren inzwischen publizierten Serien mit über 1.000 Fällen aus einzelnen Zentren, über 100 000 im internationalen Register erfaßten Eingriffen und mehreren sorgfältig kontrollierten – teils sogar randomisierten – Studien mit Amniozentese-Vergleichskollektiven und jeweils mehreren tausend Fällen lassen sich heute relativ verläßliche Aussagen zu den eingriffsbedingten Risiken machen. Mit Ausnahme der sog. europäischen Kollaborativstudie, die vor allem wegen methodischer Aspekte kritisiert wurde, fand sich kein statistisch signifikanter Unterschied im Fehlgeburtsrisiko zwischen CVS- und Amniozentesekollektiven. Für die nach den Erfahrungen in wenigen kleineren Serien aufgeworfene Frage nach einem erhöhten Risiko für Extremitätendefekte, fand sich im größeren internationalen Rahmen keine Bestätigung. Da eine geringe Risikoerhöhung vor allem bei sehr frühen Eingriffen nicht ausgeschlossen werden kann, sollten Chorionbiopsien nicht ohne triftigen Grund vor der 10. SSW durchgeführt werden.

8.4.2 Plazentapunktion im zweiten und dritten Trimenon (Late CVS)

Nach Etablierung der Chorionzottenbiopsie im 1. Schwangerschaftstrimenon und ersten Erfahrungen mit Plazentapunktionen im 2. und 3. Trimenon wurde diese Methode (Abb. 8.36) zur schnellen Karyotypisierung Mitte der achtziger Jahre vorgeschlagen. Sowohl zytogenetische als auch molekulargenetische Untersuchungen können nach Plazentapunktion schnell und zuverlässig durchgeführt werden. Gegenüber anderen Methoden der schnellen Karyotypisierung wie z. B. der Kordozentese bietet die Plazentapunktion vor allem bei Oligo- bzw. Anhydramnie oder auch Polyhydramnie technische Vorteile.

Bei sonographischen Auffälligkeiten des Feten und/ oder der Plazenta bzw. bei Anomalien der Fruchtwassermenge ist die Aneuploidierate mit etwa 20 % extrem hoch. Auch spät im 3. Trimenon ist eine Chromosomendirektpräparation aus Zytotrophoblastzellen möglich, obwohl der mitotische Index gegen Ende der Schwangerschaft abnimmt. Üblicherweise werden wie im 1. Schwangerschaftstrimenon neben einer direkten Chromosomenpräparation Chorion- bzw. Amnionzellkulturen untersucht. Nur in Gegenwart typischer sonographischer Fehlbildungen kann man sich allein auf das Ergebnis der direkten Chromosomenpräparation stützen. In dringenden Fällen ist durch die direkte Chromosomenpräparation eine zytogenetische Bestätigung von numerischen Chromosomenanomalien und groben Strukturdefekten am Tage des Eingriffs möglich. Eine derart schnelle zytogenetische Diagnostik ist nicht nur kurz vor Ende des 2. Trimenons, sondern auch später in der Schwangerschaft indiziert, wenn bei kompliziertem Schwangerschaftsverlauf das perinatale Management diskutiert wird. Ein Nachweis der in dieser Gruppe von Schwangerschaf-

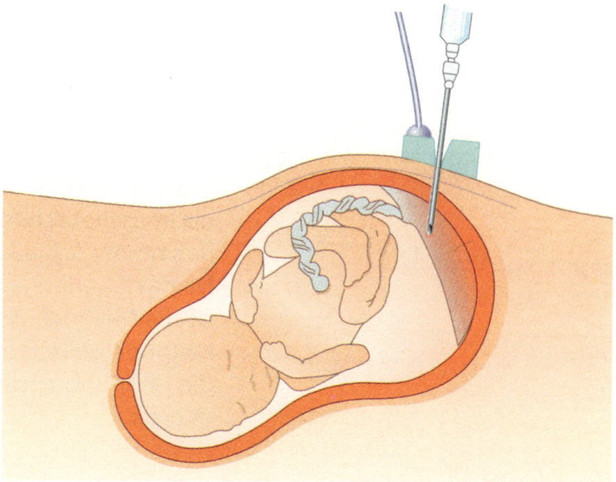

Abb. 8.36. Schematische Darstellung der Plazentapunktion (späte Chorionzottenbiopsie) im 2. und 3. Trimenon

Tabelle 8.3. Indikationen zur transabdominalen Plazentabiopsie im 2. und 3. Trimenon

1. Rötelndiagnostik, IUD-Entfernung		11
2. Befundbestätigung		46
3. Späte Anmeldung		222
erfolglose Vordiagnostik	29	
MSAFP erniedrigt	120	
DNA-Diagnostik	19	
andere (Alter etc.)	54	
4. Auffällige Ultraschallbefunde		609
gesamt		888

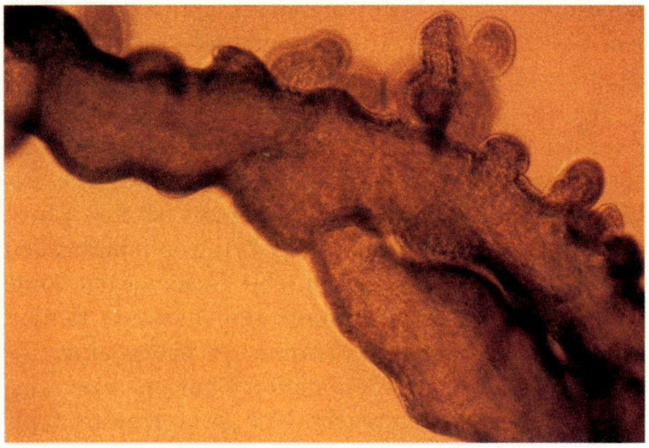

Abb. 8.37. Chorionzotte, bei der am Rande die dunkle Langhans-Zellschicht (hohe Mitoserate) und innen der Mesenchymkern erkannt werden kann

ten häufig schweren Aneuploidien, erleichtert den Verzicht auf schwangerschaftserhaltende Maßnahmen (Wehenhemmung) oder eine Geburt durch Kaiserschnitt.

! Die Plazentapunktion (späte Chorionzottenbiopsie) ist heute die Methode zur schnellstmöglichen Karyotypisierung, wenn nötig am selben Tag.

Im Zusammenhang mit der zunehmenden Popularität des Serumscreenings (sog. Triple-Test) wächst auch die Zahl der Frauen, bei denen diese Untersuchung zu einer späten Überweisung zur zytogenetischen Abklärung erfolgt.

Indikationen. Zum Indikationsspektrum s. Tabelle 8.3.

DER FALL

Anamnese. Eine 21jährige Patientin ist zum 1. Mal schwanger. In der Familienanamnese finden sich keine Auffälligkeiten und die Patientin hatte einen unauffälligen Schwangerschaftsverlauf. Eine Ultraschallscreening-Untersuchung in der 8. SSW hatte keine Besonderheiten ergeben.

Befund. Bei dem etwas wachstumsretardierten Kind fand sich bei der Ultraschallscreening-Untersuchung in der 19. SSW eine Omphalozele sowie ein Vertrikelseptumdefekt. Die Patientin wurde über die hohe Wahrscheinlichkeit eines Edwards-Syndromes (Trisomie 18) als Ursache des Befundes aufgeklärt. Sie wünschte daraufhin eine rasche Karyotypisierung.

Diagnose. Nach Plazentapunktion fand sich in der Direktpräparation eine Trisomie 18.

Prognose und Therapie. Da eine Therapie von Chromosomenstörungen nicht möglich ist und die Patientin in der Beratung von der extrem schlechten Prognose des Kindes erfuhr, entschloß sie sich zum Schwangerschaftsabbruch. Sie brauchte auch nach dem stationären Aufenthalt noch professionelle psychologische Unterstützung, um die Ereignisse zu verarbeiten.

ZUSAMMENFASSUNG

Seit Mitte der achtziger Jahre werden Chorionbiopsien im 1. Trimenon durchgeführt, entweder auf transzervikalem oder transabdominalem Weg. Bei erfahrenen Untersuchern sind beide Methoden gleich sicher und unterscheiden sich in der Rate der eingriffsbedingten Aborte beide auch nicht von der Amniozentese. Der Vorteil der Methode gegenüber der Fruchtwasserpunktion liegt nicht nur im früheren Untersuchungszeitpunkt, sondern auch in einem kürzeren Intervall zwischen Entnahme und Ergebnis im genetischen Labor. Ein Nachteil jeder frühen Diagnostik ist die zu Beginn der Schwangerschaft noch vergleichsweise hohe Spontanabortrate. Da das Choriongewebe (Abb. 8.37) eine reichhaltige DNA-Quelle darstellt, ist die Methode besonders bei molekulargenetischen Untersuchungen die Methode der ersten Wahl. Auch im 2. und 3. Schwangerschaftstrimenon ist die Chorionbiopsie (late CVS) die rascheste Methode der genetischen Diagnostik.

8.5 Endoskopie

EINLEITUNG

Die Fetoskopie ist eine endoskopische Methode, die es erlaubt, den Fetus und die Plazenta im 2. Trimenon der Schwangerschaft direkt zu betrachten und unter kontinuierlicher Sicht fetale Proben (Blut, Leber, Haut) zur pränatalen Diagnostik zu entnehmen.

Die ersten Versuche zur intrauterinen Visualisierung wurden ab Mitte der 50er Jahre mit einem Hysteroskop von 10 mm Durchmesser, das transvaginal eingeführt wurde, unternommen. Später wurden transabdominale Fetoskopien eingesetzt, um bei Rhesusinkompatibilität intraperitoneale Transfusionen unter Sicht durchgeführen zu können.

8.5.1 Fetoskopie

Eine Fetoskopie zur Visualisierung (Abb. 8.38) bzw. zur fetalen Blutentnahme wird am besten zwischen der 17. und 20. SSW durchgeführt, da dann die Fruchtwassermenge ein ausreichendes Volumen von über 150 ml hat und die Frucht für eine umfassende Visualisation noch nicht zu groß ist.

Technik. Vor Beginn des Eingriffs muß eine sorgfältige Ultraschalluntersuchung durchgeführt werden, um die Vitalität der Schwangerschaft zu beurteilen, Mehrlingsschwangerschaften zu diagnostizieren, das Schwangerschaftsalter festzustellen und je nach fetaler Position und Plazentalage die optimale Insertionsstelle festzulegen. Nach Injektion eines Lokalanästhetikums wird an der ausgewählten Insertionsstelle ein 5 mm langer Hautschnitt angelegt, durch den die Fetoskopkanüle mit Trokar eingeführt werden kann. Nach Entfernung des Trokars kann das gelungene Eindringen in die Amnionhöhle durch Aspiration von Amnionflüssigkeit gesichert werden. Wegen des begrenzten Gesichtsfelds ist die Orientierung mit dem Fetoskop gelegentlich schwierig, so daß die gleichzeitige Verwendung des Ultraschalls zur Führung der Fetoskopspitze zu den zu betrachtenden intrauterinen Strukturen sehr hilfreich sein kann. Auch bei einer sonographisch gesicherten Vorderwandplazenta kann in der Regel ein „Fenster" gefunden werden, durch welches das Fetoskop sicher eingeführt werden kann, ohne eine signifikante Blutung in die Fruchthöhle mit nachfolgender Sichtverschlechterung zu verursachen. Fetoskopien zur Visualisierung des Feten sind heute wegen der erheblichen Fortschritte bei der sonographischen Bildgebung kaum mehr indiziert.

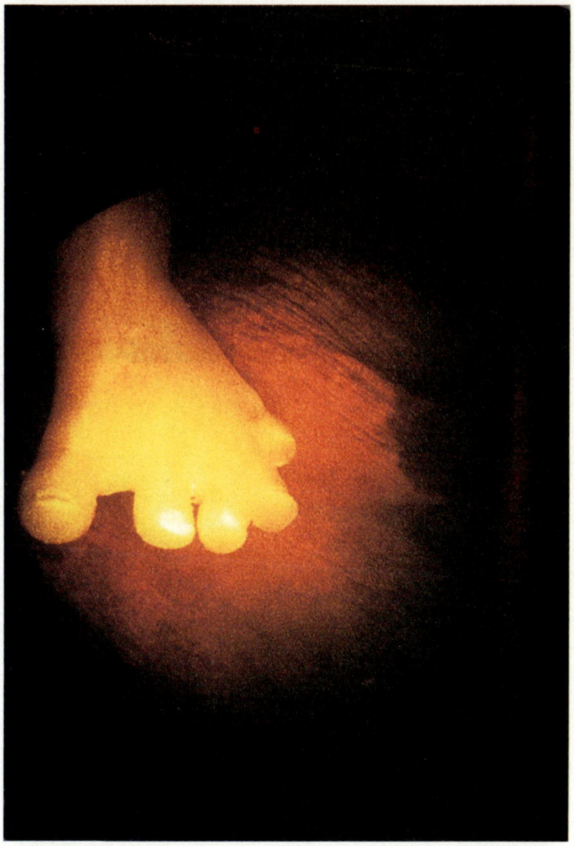

Abb. 8.38. Fetoskopische Aufnahme eines fehlgebildeten kindlichen Fußes als Zeichen eines komplexen Fehlbildungssyndromes

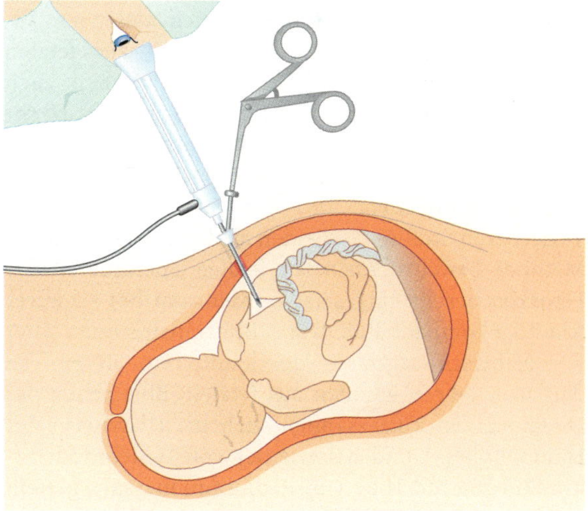

Abb. 8.39. Schematische Darstellung einer fetoskopisch-kontrollierten Hautbiopsie in utero

Die Fetoskopie hat heute kaum noch eine Bedeutung für die Visualisierung, kommt aber bei Risiko für bestimmte schwere Hauterkrankungen des Feten noch zum Einsatz.

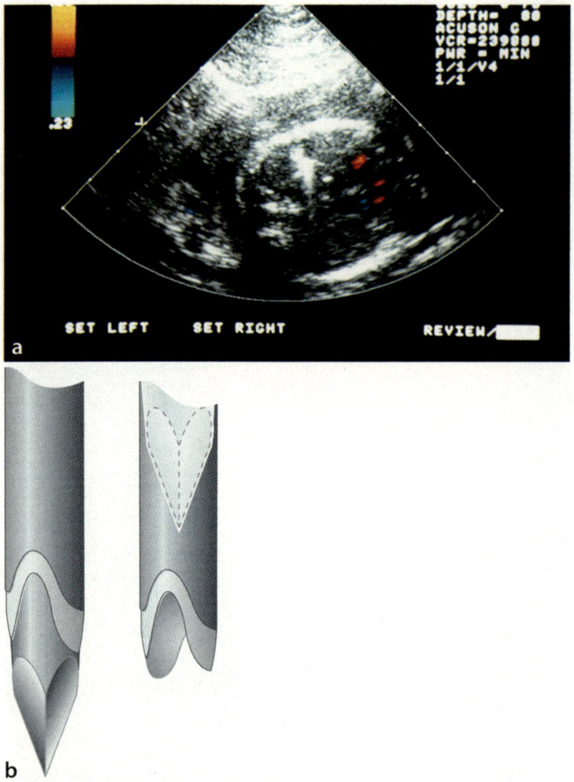

Abb. 8.40 a, b. Fetale Leberbiopsie. **a** Ultraschallaufnahme während eines Eingriffs zeigt die Nadelspitze in der fetalen Leber, **b** Schneid-Biopsie-Nadel mit Trokar oben und bei Zurückziehen des Trokars unten, wenn die Schneid-Biopsie-Spitze vorgeschoben und bevor das Vakuum über eine aufgesetzte Spritze appliziert wird

Indikationen. Die Fetoskopie hat sich außer zur Visualisierung fetaler Fehlbildungen und zur fetalen Blutentnahme in einigen Zentren inzwischen auch bei intrauterinen Hautbiopsien (Abb. 8.39) zum Nachweis schwerer angeborener Hautkrankheiten und seit kurzem auch bei fetalen Leberbiopsien (Abb. 8.40 a, b) zum Nachweis von im Fruchtwasser nicht diagnostizierbaren Stoffwechselleiden als komplikationsarme Methode bewährt. Auch zur fetalen Therapie ist das Fetoskop bereits eingesetzt worden, um bei schwerer Rhesusinkompatibilität frühe Bluttransfusionen über die Nabelschnurgefässe durchzuführen. Bereits in den 70 er Jahren konnten aus fetalem Blut neben der Diagnose von Thalassämien auch die Diagnosen der Hämophilien A und B sowie der von-Willebrandt-Erkrankungen mit Hilfe von Radioimmunassays gestellt werden. Bei der Diagnose von Hämoglobinopathien ist eine besonders sorgfältige Fetoskopietechnik erforderlich, da eine Kontaminierung des Blutes mit Fruchtwasser die Aktivitäten der Faktoren VIII und IX kritisch verändern kann. In der Mehrzahl der Fälle sind solche Untersuchungen heute mit molekulargenetischen Methoden möglich.

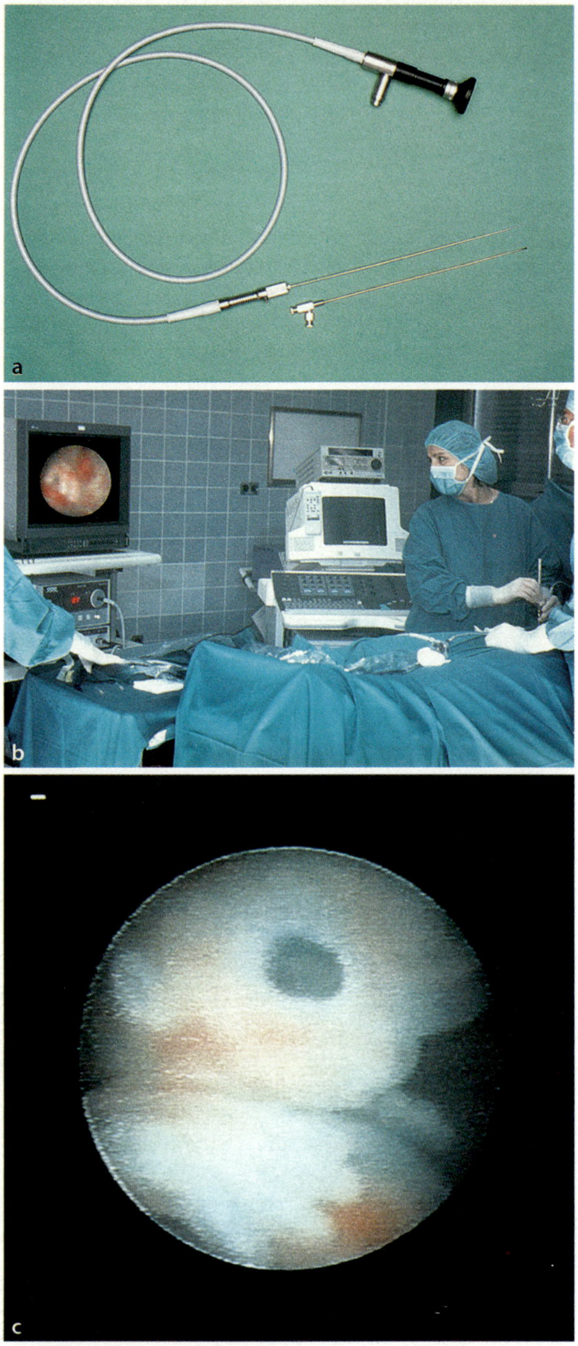

Abb. 8.41 a–c. Embryoskopie im 1. Schwangerschaftstrimenon. **a** Embryoskop, welches durch eine Nadel mit 1 mm Durchmesser geführt werden kann, **b** Aufnahme während einer Embryoskopie zeigt auf dem Video-Monitor die fetale Hand und ein Nabelschnurgefäß. **c** Endoskopische Aufnahme eines Embryos im 1. Trimenon zeigt Anteil von Gesicht, Händen und fetalem Rumpf mit Leber

8.5.2 Embryoskopie

Noch eher als experimentell anzusehen ist die Methode der Embryoskopie bei der bereits im 1. Schwangerschaftstrimenon der Embryo mit einem dünnen Endoskop transzervikal bzw. transabdominal (Abb. 8.41 a–c) inspiziert werden kann.

Technik. Die ältere Technik der Embryoskopie ist der transzervikale Zugang, bei dem nach Passage des Zervikalkanales mit einem etwa 2 mm dicken Endoskop zunächst das Choriongewebe geschlitzt werden muß, bevor das Instrument auf der Amnionmembran aufgesetzt wird. Die Rate an Komplikationen wie Blutungen, Entzündungen, Blasensprung und eingriffsinduzierter Abort waren in einigen Serien unakzeptabel hoch. Inzwischen werden Embryoskope entwickelt von nur 1 mm Durchmesser, die durch eine Nadel geführt werden können, so daß der transabdominale Zugang möglich ist. Mit dieser Technik kann in die Amnionhöhle eingedrungen werden. Die Visualisierung bereits in dieser frühen Schwangerschaftsphase kann bestechend gut sein, aber es liegen noch keine ausreichenden Informationen über die Komplikationsrate vor.

Indikationen. Obwohl die transvaginale Ultraschalldiagnostik bereits im 1. Trimenon hervorragende Ergebnisse liefert, sind Detailerfassungen, wie z.B. der Nachweis eines 6. embryonalen Fingers bei Trisomie 13 oder Meckel-Syndrom schwierig, und hier erhofft man sich Verbesserungen durch die neuen Methoden der Embryoskopie. Auch erscheint dieser Zugang für gewisse zukünftig vielleicht mögliche therapeutische Interventionen attraktiv, z.B. für die Applikation von Stammzellen direkt in die kindliche Zirkulation oder über den Dottersack. Aussagen über die Realisierbarkeit solcher Konzepte können allerdings noch nicht gemacht werden.

ZUSAMMENFASSUNG Die Fetoskopie wurde ursprünglich zur Visualisierung entwickelt aber später vornehmlich zur fetalen Nabelschnurpunktion eingesetzt. Eine ausgezeichnete Visualisierung kann inzwischen durch Ultraschall erreicht werden, und die fetoskopische fetale Blutentnahme wurde nahezu vollständig durch die Kordozentese unter Ultraschallsicht mit einer normalen Punktionsnadel ersetzt. Auch fetale Leberbiopsien werden heute weitgehend unter Ultraschallführung durchgeführt und nur für die fetale Hautbiopsie hat sich die Fetoskopie einen gewissen Stellenwert erhalten.

8.6 Kordozentese

EINLEITUNG
Die sog. Kordozentese, d.h. die Technik zur direkten, ultraschallgeführten fetalen Blutentnahme mit einer dünnen Nadel (0,7–0,9 mm) erlaubt eine beachtliche Erweiterung der Indikationen zur pränatalen Diagnostik einerseits von genetisch bedingten Krankheiten, andererseits aber auch der im ***Verlauf*** der intrauterinen Entwicklung erworbenen Erkrankungen des Fetus, z.B. Infektionskrankheiten. Hierdurch öffnet sich im Endeffekt die Tür zu einer wirklichen pränatalen Medizin.

Technik. Bei der Kordozentese wird mit Hilfe von „Real-time"-Sektor-Ultraschall die Insertionsstelle der Nabelschnur in der Plazenta so eingestellt, daß die 20 G-Nadel durch die mütterliche Bauchwand unter kontinuierlicher sonographischer Kontrolle an die Nabelschnur herangebracht werden kann (Abb. 8.42 a, b).

Eine Kordozentese ist ambulant durchführbar, außerdem erfordert sie keine Prämedikation oder Lokalanästhesie und kann im Verlauf der Schwangerschaft mehrmals wiederholt werden. Es gibt weniger Kontraindikationen im Vergleich zur Fetoskopie, da die Kordozentese jederzeit während der zwei letzten Schwangerschaftsdrittel und unabhängig von der Plazentalage und der Fruchtwasserfarbe durchgeführt werden kann.

! Auch die Umbilikalvene kann intrahepatisch beim Feten punktiert werden, wobei der Vorteil dieses Vorgehens darin liegt, daß die bei der Nabelschnurpunktion gefürchtete Verletzung der Arterien wegen der Entfernung zur Umbilikalvene in der Leber kaum passieren kann.

Kontrolle. Qualitätskontrollen der entnommenen fetalen Blutproben sind aber ein unerläßlicher Schritt, bevor eine pränatale Diagnostik durchgeführt werden kann. Schließlich könnten je nach durchzuführendem Test auch kleine Spuren einer Kontamination mit

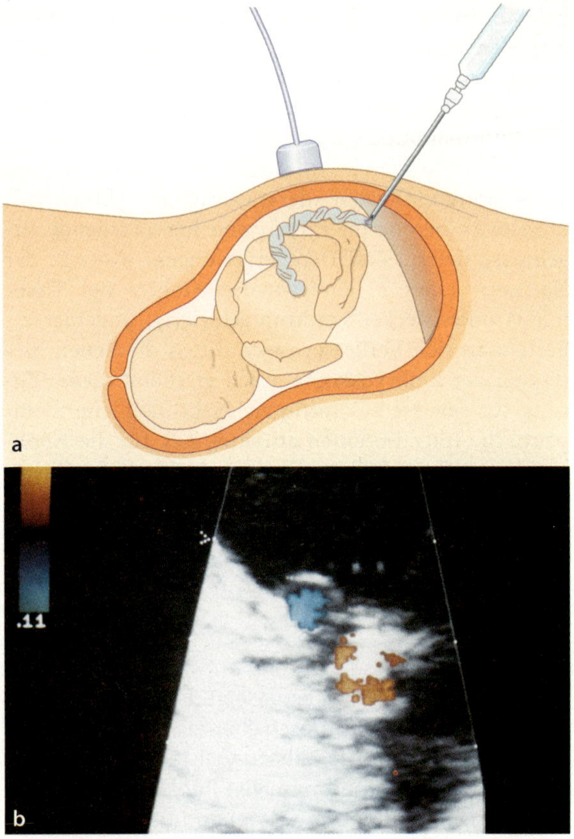

Abb. 8.42 a, b. Kordozentese unter kontinuierlicher Ultraschallsicht. **a** Schematische Darstellung, **b** Ultraschallaufnahme während einer Kordozentese zeigt Nadelspitze in der Umbilikalvene

mütterlichem Blut oder Amnionflüssigkeit das Risiko eines falschen Ergebnisses bedingen. Zum Beispiel könnte die geringste Kontamination mit mütterlichem Blut, das spezifische IgM-Antikörper gegen Toxoplasmose oder Röteln enthält, zu der Annahme führen, daß es beim Fetus ebenfalls zu einer Synthese von IgM gekommen sei.

Komplikationen. Das Eingriffsrisiko bei Kordozentese unter Ultraschallsicht im Hinblick auf die Induktion einer Fehlgeburt kann heute mit etwa 1% angegeben werden, sofern der Eingriff von Erfahrenen durchgeführt wird. In entsprechenden Zentren ist die Methode daher im Vergleich zur Amniozentese allenfalls geringfügig mit einem höheren Risiko belastet.

> **!** Die Komplikationsrate hängt natürlich stark von der Indikation ab und ist z. B. bei unauffälligen Schwangerschaften zur Abklärung von Infektionen in der Größenordnung von unter 1 %, aber bei Schwangerschaften mit z. B. nicht-immunologischen Hydrops fetalis signifikant höher gelegen.

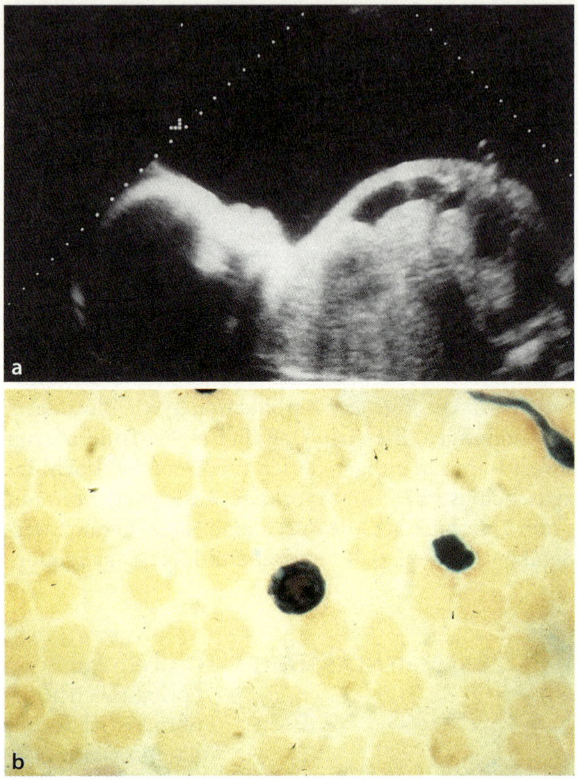

Abb. 8.43 a, b. Fet mit nicht-immunologischem Hydrops fetalis. **a** Ultraschallbild, **b** Blutausstrich zeigt sog. Lampionzellen, die typisch sind für eine Ringelröteln-Infektion in utero mit nachfolgender fetaler Anämie

> **Komplikationen.** Die Verletzungshäufigkeit lag *in großen Serien* bei unter 1 % und die Abortrate um 1–5 %.

Indikationen. Die Möglichkeit der pränatalen Infektionsdiagnostik mittels Kordozentese beruht je nach Art der Infektion auf dem Nachweis spezifischer IgM-Antikörper im fetalen Blut, auf charakteristischen Veränderungen einiger Labormeßwerte im fetalen Serum und Erregerkulturen aus fetalem Serum sowie Fruchtwasser. Es wurden allerdings (z. B. bei Röteln oder Toxoplasmose) wenige Fälle mit negativem pränatalen IgM-Befund und anschließender Geburt eines Kindes mit entsprechender Embroypathie bekannt, so daß die Sicherheit der pränatalen Untersuchungen nach intrauteriner Nabelschnurpunktion auf der Basis von IgM-Bestimmungen im fetalen Blut allein nicht als 100 %ig angesehen werden darf.

> **!** Die Kordozentese ermöglicht im 2. und 3. Trimenon eine rasche pränatale Diagnostik und bietet auch wachsende Möglichkeiten zur pränatalen Therapie.

Einen etablierten Stellenwert hat die Kordozentese auch zur weiteren Abklärung prognostisch unklarer zytogenetischer Befunde nach Amniozentese, z. B. bei Mosaikbefunden. Auch bei suspekten Ultraschallbefunden wie nicht-immunologischem Hydrops fetalis (Abb. 8.43 a, b) ist die Kordozentese die Methode der Wahl zur Karyotypisierung, weil gleichzeitig die infektionsserologischen Untersuchungen durchgeführt werden können. Eine Chromosomenuntersuchung nach Kordozentese dauert ca. 2–3 Tage (Dauer der Lymphozytenkultur).

!

Eine fetale Anästhesie bei der Kordozentese ist nicht erforderlich, weil die Nabelschnur keine Schmerzrezeptoren hat.

Auch bei einigen genetischen Erkrankungen wie beim Wiskott-Aldrich-Syndrom, bei der chronisch-granulomatösen Erkrankung und bei Immundefizienzen werden gelegentlich Kordozentesen dann zur pränatalen Diagnostik durchgeführt, wenn die DNA-Untersuchungen nicht informativ sind. Insgesamt ist die Zahl der in den Zentren durchgeführten Nabelschnurpunktionen aus verschiedenen Gründen nicht weiter steigend:

- weil die molekulargenetischen Techniken immer häufiger eine Diagnose an undifferenzierten Gewebe erlauben, z. B. auch bei der Erfassung fetaler Virusinfektionen oder der Toxoplasmose bzw. zur Bestimmung der Rhesus- und Blutplättchen-Antigenen,
- die Fluoreszenz-in-situ-Hybridisierung (FISH) eine schnelle Karyotypisierung erlaubt, ebenso wie die Plazentapunktion (späte Chorionzottenbiopsie) und die nichtinvasiven Serummarkeruntersuchungen und vor allen Dingen der Ultraschall immer häufiger den Verzicht auf invasive Untersuchungen erleichtern.

ZUSAMMENFASSUNG Fetale Nabelschnurpunktionen haben seit Einführung der Kordozentese einen festen Stellenwert in der pränatalen Medizin. Die Punktionen unter Ultraschallsicht werden mit einer Nadel von weniger als 1 mm Durchmesser durchgeführt. Das eingriffsbedingte Risiko liegt ***in der Regel*** in erfahrenen Händen unter 1 %. Hauptindikationen sind die rasche Karyotypisierung sowie die Infektionsdiagnostik. Bei nicht-immunologischem Hydrops des Kindes müssen die verschiedenen Untersuchungen zur raschen Abklärung gleichzeitig durchgeführt werden.

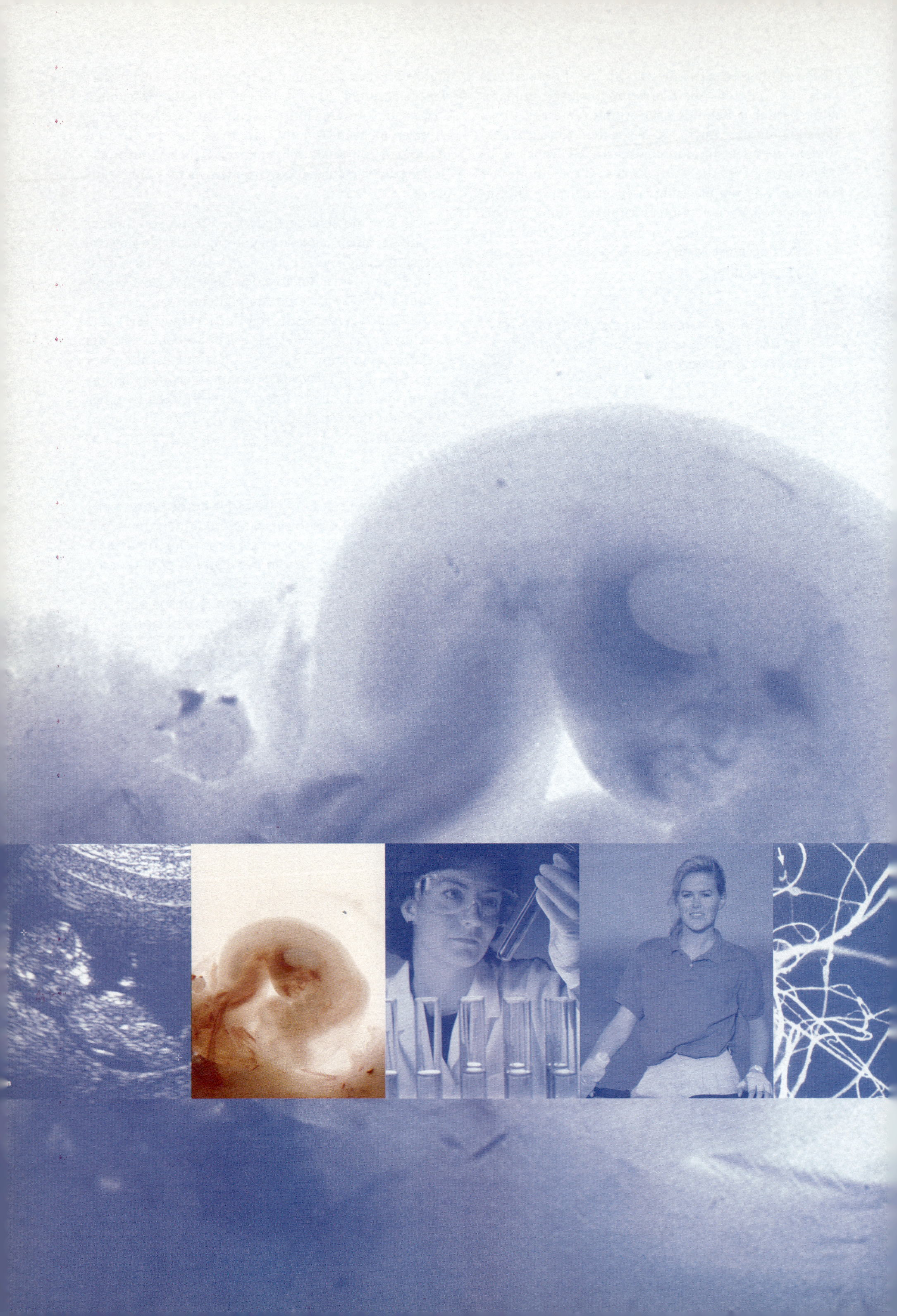

Pathologie von Schwangerschaft, Geburt und Wochenbett 9

P. Baumann, A. Geipel, I. Hösli, W. Holzgreve, K.-T.M Schneider, P.V. Surbek und S. Tercanli

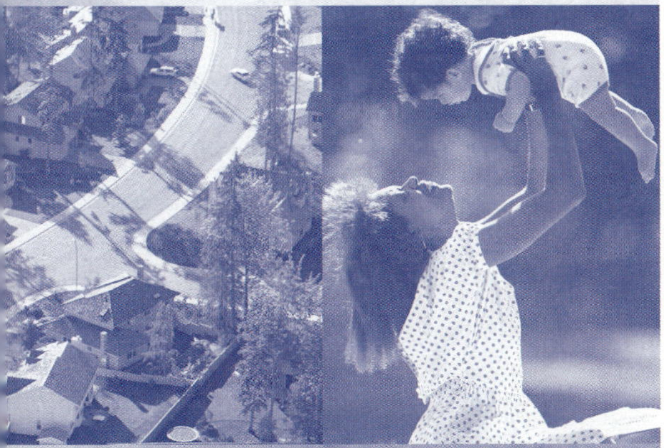

9.1 Maternale Risiken und Erkrankungen in der Schwangerschaft

I. Hösli und W. Holzgreve

EINLEITUNG

Auch wenn Schwangerschaft und Geburt heute sehr sicher geworden sind und die perinatale wie die mütterliche Mortalität nur noch bei 5/1.000 bzw. darunter liegen, können diese hervorragenden Ergebnisse nur durch optimale Schwangerenvorsorge und Geburtsüberwachung verteidigt werden. Als entscheidender Faktor hat sich die adäquate Risikoselektion herausgestellt, bei der vor allem die vorbestehenden mütterlichen Erkrankungen rechtzeitig bekannt sein müssen, damit in der für Mutter und Kind adäquaten Weise darauf reagiert werden kann. Deshalb sind in der Geburtshilfe auch gute Kenntnisse in den anderen medizinischen Disziplinen, insbesondere der inneren Medizin, gefragt.

9.1.1 Einfluß von Alter und Parität auf die Schwangerschaft

Alter über 35

In den letzten 10 Jahren hat der relative Anteil der Frauen, die nach dem 35. Lebensjahr ihr erstes Kind gebären, deutlich zugenommen. War der Anteil der Geburten von Frauen über 35 unter allen Gebärenden 1982 noch 5 %, so wird für das Jahr 2000 ein Anteil von 9 % erwartet. Es gibt zahlreiche Komplikationen, materneller und perinataler Art, die altersabhängig sind, abgesehen von der abnehmenden Fertilität und der, deswegen ebenfalls im Anstieg begriffenen, Notwendigkeit einer Sterilitätstherapie. Obgleich es keine exakte Grenze gibt, ab welchem Alter erhöhte Risiken bestehen, wurde bisher häufig das Alter von 35 Jahren angegeben.

!

Erhöhtes mütterliches Alter ist ein ***Risikofaktor*** für

- Sterilität,
- Chromosomenstörungen beim Kind und
- Aborte.

Erhöhtes mütterliches Alter ist ein ***Risikoindikator*** (klinisch meist weniger bedeutend) für

- Mehrlinge,
- Myome,
- Hypertonie,
- Gestationsdiabetes,
- prolongierten Geburtsverlauf,
- zephalopelvines Mißverhältnis,
- Wachstumsretardierung,
- vaginal-operative Geburt/Sectio,
- intra- und postpartale Blutungen und
- erhöhte perinatale Morbidität und Mortalität.

Chromosomenstörungen und Aborte. Das Risiko einer kindlichen Trisomie, zahlenmäßig am häufigsten der Trisomie 21 (Down-Syndrom), nimmt deutlich mit dem Alter der Schwangeren zu (Tabelle 9.1). Dabei ist die Inzidenz für eine Chromosomenstörung wesentlich höher als die Prävalenz bei Lebendgeburten, da viele Chromosomenstörungen in Fehlgeburten oder im intrauterinen Fruchttod im 1. oder 2. Schwangerschaftstrimenon enden. Somit ist auch die Abortrate im 1. Trimenon bei Frauen über 35 Jahren mit 12 % höher im Vergleich zu einem Kollektiv junger Frauen unter 30 Jahren mit 8 %.

Frühgeburtlichkeit und IUGR. Bei älteren Schwangeren ist einerseits die Anzahl der Kinder mit niedrigem Geburtsgewicht durch spontane und induzierte Frühgeburtlickeit erhöht, andererseits gibt es auch häufiger echte Wachstumsretardierungen. Das Risiko einer Geburt vor der 37. SSW bei einer Erstgebärenden über 35 Jahre ist immerhin um das 4fache erhöht verglichen mit Frauen zwischen 20 und 25 Jahren.

Makrosomie. Wegen des ansteigenen Risikos für Gestationsdiabetes haben ältere Schwangere eine höhere Inzidenz makrosomer Kinder. Die perinatale Morbidität ist bei den großen Kindern wegen schwieriger Geburtsverläufe und der Gefahr der Schulterdystokie erhöht.

Tabelle 9.1. Erwartete altersspezifische Rate an Chromosomenstörungen zum Zeitpunkt der Amniozentese

Mütterliches Alter (Jahre)	Rate pro 1 000 Schwangerschaften	Quotient	2 SD des Quotienten
35	7,3	1:137	101–213
36	8,6	1:116	88–172
37	10,5	1:95	78–123
38	13,0	1:77	63–98
39	16,4	1:61	52–75
40	20,7	1:48	41–58
41	26,5	1:38	32–45
42	34,1	1:29	25–36
43	41,6	1:24	20–30
44	48,0	1:21	18–25
45	59,3	1:17	14–21
46	73,6	1:14	11–17

Blutungen in der Schwangerschaft. Die Inzidenz mütterlicher Blutungen auf Grund vorzeitiger Plazentalösung oder Placenta praevia ist bedingt durch die höhere Inzidenz chronischer Hypertonien erhöht. Bei der Placenta praevia spielen sowohl erhöhtes Alter als auch Multiparität eine Rolle.

Diabetes. Die meisten Typ-II-Diabetikerinnen sind über 40 Jahre und das Vorhandensein bzw. der Grad der Vaskulopathie hängt direkt von der Dauer des Diabetes ab. Schwangerschaften bei Frauen über 35 Jahre haben ein erhöhtes Risiko für ***Gestationsdiabetes.***

Hypertonie. Es besteht eine 2–4fach erhöhte Inzidenz für Hypertonien bei älteren, im Vergleich zu jüngeren Schwangeren. Die Anzahl vorbestehender Hypertonien bei Frauen über 35 Jahren beträgt ca. 10 %. Dabei verdoppelt sich die perinatale Mortalität.

Präeklampsie. Die vorbestehende Hypertonie kann manchmal schwierig von der SS-induzierten Hypertonie unterschieden werden. Nach den letzten Studien scheint die Inzidenz für Präeklampsien nicht erhöht zu sein, solange nicht eine chronische Hypertonie besteht.

Andere Erkrankungen. Weiterhin nehmen kardiovaskuläre, neurologische, Bindegewebs-, renale oder pulmonale Erkrankungen, aber auch Alkohol- und Drogenabusus sowie Neoplasien an Häufigkeit und Schwere in Abhängigkeit vom Alter der Schwangeren zu. Da dabei auch neonatale Komplikationen zunehmen, ist die Anzahl antepartaler Hospitalisationen bei Frauen über 35 Jahren erhöht. Ebenfalls steigt das postpartale Risiko für thromboembolische Komplikationen und Lungenödem an.

Sectio caesarea. Die Sectiorate bei älteren Schwangerschaften ist erhöht. Multiple Faktoren spielen dabei eine Rolle:

- hypertensive Erkrankungen,
- Diabetes,
- vorzeitige Wehen und
- Plazentakomplikationen.

In einer Studie von 1988 lag die Sectiorate bei Frauen mit 40 Jahren oder älter um 27 % verglichen mit 7 % bei Frauen zwischen 20 und 25 Jahren.

Mütterliche Mortalität. Internistische und geburtshilfliche Komplikationen erhöhen die Mortalität bei Frauen über 35 Jahren. Der Anteil der Extrauteringraviditäten (EUG = Eileiterschwangerschaft) macht einen großen Teil der mütterlichen Mortalität in den USA aus, und auch die EUG-Wahrscheinlichkeit steigt mit zunehmendem mütterlichen Alter.

Perinatale Morbidität. Die perinatale Morbidität ist bei Frauen über 35 Jahren deutlich erhöht. Einen Großteil machen intrauterine Fruchttode und Totgeburten aus. Allerdings ergaben neuere Studien widersprüchliche Resultate. Evtl. kann der Einsatz moderner pränataler Betreuung in einem Zentrum für Geburtshilfe und Schwangerenmedizin die Zahlen reduzieren.

Neonatale Mortalität. Damit ist die Sterblichkeit innerhalb des ersten Lebensjahres gemeint. Auch hier besteht bei älteren Müttern ein höheres Risiko. Bei Frauen zwischen 25–29 und 30–34 Jahren ist das Risiko identisch, Frauen zwischen 35–39 haben ein 18 % und Kinder von Müttern zwischen 40–49 ein 69 % höheres Risiko.

Ökonomische Gesichtspunkte. Die komplexe Betreuung der älteren Schwangeren führt zu höheren Kosten, besonders Maßnahmen wie genetische Beratung, Pränataldiagnostik, Ultraschalluntersuchung aber auch vermehrte präpartale Hospitalisation z. B. wegen drohender Frühgeburt oder Hospitalisation auf einer Neugeborenenintensivstation. Andererseits ist die Schwangerschaft nach 35 heute keine Ausnahme, und die moderne Geburtsmedizin konnte zeigen, daß durch optimale Betreuung in der Schwangerschaft die perinatale Morbidität nicht mehr erhöht ist.

Schwangerschaft bei Teenagern

Seit den 80er Jahren nehmen die Schwangerschaften bei Frauen unter 20 Jahren in den USA zu, im Gegensatz zu den europäischen Ländern. Jedes 10. Mädchen in den USA zwischen 15–19 Jahren wird schwanger. Da die sexuelle Aktivität immer früher beginnt, steigt auch das Risiko schwanger zu werden, zumal die Verhütungsmethoden in dieser Altersgruppe häufig nicht konsequent angewendet werden. Die geburtshilflichen Risiken bei den 16–18jährigen beziehen sich weniger auf das Alter als auf schlechte soziale Verhältnisse wie sie bei ethnischen Minderheiten gefunden werden können. Daraus resultieren manchmal sogar Mangelernährung, schlechterer Gesundheitszustand und Armut. Häufig stammen sie aus Familien mit ebenfalls jungen Eltern. Vermehrter Drogen- und Alkoholkonsum, sexuell übertragbare Infektionen treten häufiger auf und bedrohen den Fetus. Weitere Schwangerschaftskomplikationen sind intrauterine Mangelentwicklung und Präeklampsie, Anämie bzw. Infekte, und der plötzliche Kindstod – „sudden infant death syndrome (SIDS)".

Management. Die Inanspruchnahme der Schwangerenvorsorgeuntersuchungen (Compliance) bei den jungen, schwangeren Frauen ist sehr schlecht. Eine soziale Unterstützung und psychologische Begleitung sollte unbedingt angeboten werden. Frühultraschalluntersuchungen zur Bestimmung des Gestationsalters sowie Aufklärung über Verhaltensmaßnahmen und Absetzen oder Einschränken des Drogenkonsums sind wichtige Maßnahmen, um spätere Komplikationen zu verhindern.

DER FALL

Anamnese. 42jährige I-G, bekannter Nikotinabusus von 25 Zigaretten/d, Chorionzottenbiopsie aus Altersindikation, Karyotyp, 46, XX unauffällig, Schwangerschaftsverlauf kompliziert mit einmaligem Harnwegsinfekt, antibiotische Behandlung mit Ampicillin. Hospitalisation in der 42. SSW mit Wachstumsretardierung, Oligohydramnie.

Diagnose. 42jährige I-G, 42. SSW, Plazentainsuffizienz.

Verlauf. Überwachung durch sonographische Fetometrie, gepulste Doppleruntersuchungen und CTG. Oxytozin-Belastung zum Ausschluß einer dekompensierten Plazentainsuffizienz, anschließend 2 x Priming (Einlage eines Prostaglandingels zur Zervixauflockerung) und Oxytozin-Einleitung unter PDA und Oxytozin max. Erweiterung des Muttermundes auf 3–4 cm, Portio derb und wulstig. Bei Zervixdystokie und drohender intrauteriner Asphyxie sekundäre Sectio caesarea. Mädchen, 2620 g, APGAR, pH gut, postpartaler Verlauf unauffällig.

9.1.2 Hyperemesis gravidarum

Vorformen. Nausea, d. h. morgendliche, wellenförmig auftretende nüchterne Übelkeit oder Emesis/Vomitus matutinus und Erbrechen 2–3 x/d werden auch unspezifische Schwangerschaftszeichen oder „morning sickness" genannt und treten bei bis zu 80% aller Schwangeren auf. Typischerweise beginnen sie in der 4.–8. SSW und enden mit der 16. SSW. Nur selten halten sie länger oder bis zum Ende der Schwangerschaft an. Das Allgemeinbefinden kann reduziert sein, aber eine eigentliche Erkrankung liegt nicht vor, dies kann auch zur Beruhigung der Schwangeren gesagt werden. Es entsteht kein Gewichtsverlust oder eine Elektrolytstörung. Der Übergang zur Hyperemesis ist fließend.

Symptome. Bestehen Übelkeit und Erbrechen ununterbrochen, spricht man von der pathologischen Form, der Hyperemesis gravidarum. Bei anhaltendem Erbrechen treten Gewichtsverlust, Exsikkose, Ketonämie, Aceton im Urin, Elektrolytstörungen, Oligurie mit erniedrigtem spezifischen Gewicht, Hypovolämie mit Hämokonzentration, Dehydrierung, Leber- und Nierenstörungen, sowie neurologische Störungen bis hin zu Benommenheit und Delirium auf. Falls keine Behandlung einsetzt, kommt es zur Beeinträchtigung der Leberfunktion mit Störung der Ausscheidung der Gallenfarbstoffe mit Ikterus und zu einer Schädigung der Nieren mit degenerativen Veränderungen der Tubuli im Sinne eines Salzmangelsyndroms. Diese extrem schweren Stoffwechselstörungen kommen aber heute bei Kenntnis des Krankheitsbildes nicht mehr vor. In den letzten Jahren hat die Anzahl schwerer Fälle von Hyperemesis gravidarum abgenommen, die leichten Fälle haben eher zugenommen.

Differentialdiagnose. Differentialdiagnostisch muß das HELLP-Syndrom besonders bei Übelkeit im 3. Trimenon ausgeschlossen werden, aber auch Infektionen wie Hepatitis, Cholezystitis, Pankreatitis und Pyelonephritis.

Ätiologie. Zur Ätiologie ist bis heute wenig bewiesen. Wahrscheinlich besteht ein Zusammenspiel zwischen biologischen, psychologischen und soziologischen Variablen. Die Muskelrelaxierung der Magenwandmuskulatur wirkt wahrscheinlich nur begünstigend.

Der endokrine Punkt betrifft die ***erhöhten HCG-Werte***. Es gibt Hinweise auf den Zusammenhang zwischen erhöhten HCG-Werten und erhöhten Steroidwerten und Vomitus. Auffallend ist der zeitliche Zusammenhang des häufigsten Auftretens der Emesis und der höchsten HCG-Werte, aber es gibt keine direkte Korrelation zwischen dem Ausmaß der Emesis und der Höhe der HCG-Werte. Die Nausea sistiert häufig mit Abfall des HCG-Titers oder wenn eine Nidationsstörung wie bei „missed abortion" oder dem Windei vorliegt. Bei Mehrlingsschwangerschaften und Blasenmolen mit sehr hohen HCG-Werten kann die Emesis stärker auftreten. Außerdem bewirkt das erhöhte HCG erhöhte freie T 4-Werte mit einer konsekutiven TSH-Suppression, was eine hyperthyreotische Stoffwechsellage bewirkt. Zusätzlich spielen ***psychische Faktoren*** eine sehr große Rolle. Bei den psychischen Ursachen wird die fehlende mütterliche Reife oder die unbewußte Ablehnung des Partners bzw. Kindes diskutiert. Die Hyperemesis gravidarum wird auch dem Formkreis der ***psychosomatischen Erkrankungen*** zugeordnet. Bei Frauen aus anderen ethnischen Gebieten mit Assimilationsproblemen scheint sie gehäuft aufzutreten.

Therapie. Therapeutisch steht die psychologische Betreuung im Vordergrund. Das Herauslösen aus der belastenden Umgebung reicht oft bereits aus, um die Erbrechenszustände aufzuheben. Gleichzeitig werden Umstellung der Nahrung auf mehrere kleinere Mahlzeiten mit leichter Kost und Restriktion der Flüssigkeit am Morgen empfohlen. Antiemetika können zusätzlich verabreicht werden (Meclozin, Promethazin, Metoclopramid, transdermales Scopolamin).

Die Therapie beginnt in leichten Fällen ambulant, in schweren Fällen wird die Patientin hospitalisiert. Die Flüssigkeitszufuhr erfolgt parenteral evtl. unter

Zusatz von Elektrolyten bis die Emesis persistiert. Die orale Ernährung sollte erst dann wieder aufgenommen werden, und die Patientin sollte erst dann entlassen werden, wenn sie psychisch und physisch stabilisiert ist.

> **!** Diagnostisches Vorgehen bei ambulanten Kontrollen: Gewichtskontrolle, ikterische Verfärbung der Augen, Aceton im Urin (Streifentest).

Bei stationären Kontrollen müssen Elektrolyte, Transaminasen (GOT; GPT; Bili.), Hämatokrit und Hb, Urin auf Eiweiß, spezifisches Gewicht, Aceton und Zylinder überwacht werden.

Ptyalismus gravidarum. Als Ptyalismus gravidarum wird ein vermehrter Speichelfluß bezeichnet, der sowohl bei Hyperemesis als auch isoliert in den ersten 16 SSWs auftreten kann.

> **DER FALL**
>
> **Anamnese.** 20jährige G I, Türkin, vor 7 Monaten in die Schweiz eingereist. Positiver Schwangerschaftstest, Übelkeit und Appetitlosigkeit seit der 7. SSW. Zunächst ambulante Kontrolle mit Diätanweisung und Gabe von Antiemetika. Im Ultraschall intakte intrauterine Einlingsgravidität. Erneute Konsultation 10 Tage später mit rezidivierendem Erbrechen bis zu 10 x am Tag.
>
> **Befunde.** Urin: Keton 3fach positiv, Rest o. B., Blutdruck 100/80.
>
> **Labor.** Hypokaliämie, übrige Laborwerte unauffällig.
>
> **Diagnose.** 20jährige I-G, Hyperemessis gravidarum, 10. SSW.
>
> **Prozedere.** Hospitalisation und Infusionsbehandlung sowie Antiemetika i. v. und als Suppositorien. Besprechung der möglichen Schwierigkeiten durch die nicht geplante Schwangerschaft kurz nach Einreise in eine völlig neue Umgebung und Aufklärung über die zur Verfügung stehenden Hilfen. Entlassung in der 12. SSW mit deutlicher Besserung des Allgemeinzustandes, nur leichte Übelkeit.

9.1.3 Endokrinologische Erkrankungen

Hyperthyreose

Die Hyperthyreose tritt von allen endokrinen Erkrankungen mit am häufigsten auf. Es bestehen keine Zyklusstörungen und die Fertilität ist nicht reduziert. Es gibt keine eindeutigen Hinweise für eine Verschlechterung in der Schwangerschaft. Die Kontrolle der Hyperthyreose ist essentiell für das Wohlbefinden von Mutter und Kind, unbehandelt kann bei der Mutter eine thyreotoxische Krise ausbrechen, fetale Komplikationen sind Frühgeburtlichkeit und niedriges Geburtsgewicht. Ob die schwangerschaftsinduzierte Hypertonie häufiger bei hyperthyreotischen Frauen auftritt, ist noch umstritten.

Ursache. Der Morbus Basedow ist die häufigste Ursache für eine Hyperthyreose. Seltener sind Thyrotoxicosis factitia, toxische Struma nodosa oder Throphoblasterkrankungen.

Klinik. Die klinische Diagnose kann wegen der Überlappung der normaler Schwangerschaftssymptome mit denen der Hyperthyreose schwierig sein. Die Schwangerschaft ist an sich ein hypermetabolischer Zustand mit Hitzeunverträglichkeit, Nervosität und leichter Tachykardie. Allerdings sollten persistierende Tachykardie > 100 bpm und Gewichtsverlust bei normaler Ernährung den Arzt auf die Möglichkeit der Hyperthyreose aufmerksam werden lassen. Ophthalmologische Zeichen wie Exophthalmus oder Lidptose können auch auftreten (Abb. 9.1). Lebhafte Reflexe, Tremor und die oben erwähnten ophthalmologischen Zeichen zusammen mit einer sichtbaren Struma korrelieren normalerweise auch mit den entsprechenden Laborwerten.

Labor. Die fT 4-Werte sind erhöht bei niedrigem TSH, nur selten sind die fT 3-Werte erhöht bei normalem fT 4.

Therapie. Die Behandlung besteht in der thyreostatischen Therapie oder in der chirurgischen Intervention. Aktive Radiojodtherapie ist in der Schwanger-

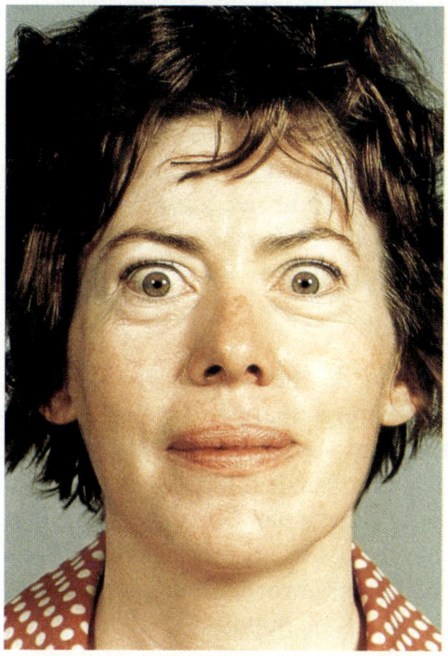

Abb. 9.1. M. Basedow-Patientin

schaft kontraindiziert, da der Fetus Jod speichert und eine Hypothyreose entwickeln kann. Meist wird die medikamentöse Therapie bevorzugt, da sie weniger Nebenwirkungen für den Fetus hat. PTU (Propylthiouracil) und Thiamazol sind in der Schwangerschaft erlaubt und blockieren die Schilddrüsenhormonsynthese. Dabei sollte die minimale Dosis eingenommen werden, um die Schwangere euthyreot zu halten. Gewöhnlich wird mit PTU in 2–3 Dosen/d begonnen. Engmaschige Kontrollen alle 2–4 Wochen schließen neben den fT 4-Werten auch Gewichts- und Pulskontrolle ein. Nach der Geburt müssen die Werte unbedingt vor Austritt aus dem Krankenhaus kontrolliert werden, da es zu einer Veränderung der Schilddrüsenlage kommen kann. Die gefürchtete Komplikation bei der Einnahme thyreostatischer Medikamente ist die ***Agranulozytose***. Die Medikamente passieren die Plazentaschranke, fetale Struma oder Hyperthyreoidismus treten allerdings nur sehr selten auf. Allerdings kann eine milde Hypothyreose in den ersten Tagen post partum gelegentlich beobachtet werden. Deshalb werden beim Neugeborenen TSH- und fT 4-Bestimmungen empfohlen. Beim Neonaten muß ebenfalls sorgfältig eine Hyperthyreose abgeklärt werden, da bei 1% aller Schwangeren mit M. Basedow eine neonatale Hyperthyreose auftritt. Erhöhte fT 4-Werte finden sich auch bei ca. 50 % der Patientinnen mit Hyperemesis, ohne daß klinische Anzeichen für eine Hyperthyreose bestehen. Nach Ende der Hyperemesis normalisieren sich die Werte spontan in ca. einem Monat.

Thyreotoxische Krise

Dieser seltene endokrinologische Notfall kann sowohl bei der unbehandelten als auch bei der behandelten Patientin auftreten. In der Schwangerschaft kann sie durch operative Eingriffe oder Infektionen oder während der Wehen ausgelöst werden. Hyperpyrexie, Tachykardie und Agitiertheit sind die Anzeichen, gefolgt von Hypotension und kardiovaskulärem Kollaps, falls die Therapie mit Propanolol nicht sofort einsetzt. Auf ausreichende Flüssigkeitszufuhr ist zu achten. PTU wird ebenfalls hochdosiert verabreicht.

Hypothyreose

Die Hypothyreose ist in der Schwangerschaft selten, da sie meist mit Infertilität einhergeht (s. Kap. 3.1 und 5). Häufig ist die Hypothyreose Folge der Hashimoto-Erkrankung, einer operativen Schilddrüsenresektion, einer Jod-131-Therapie oder einer Überdosierung mit Thyreostatika. Jodmangel ist in unseren Breiten durch nutritive Jodzusätze selten geworden, ebenso wie die sekundäre Hypothyreose bei hypothalamischen Störungen. Die fetalen Folgen einer maternalen Hypothyreose können geistige Retardierung und sogar Fehlbildungen sein. Im Labor finden sich niedrige fT 4-Werte und erhöhte TSH-Werte. Klinische Symptome sind nicht so spezifisch wie bei der Hyperthyreose:

- Allgemeine Müdigkeit,
- Schwäche,
- Gewichtszunahme,
- Kältegefühl,
- Haarausfall und
- trockene Haut sind die Anzeichen dafür.

Schwangerschaftsverlauf und Ausgang sind gut, sofern die Patientin substituiert wird.

Das Ziel der medikamentösen Therapie ist der euthyreote Zustand. Meist wird mit 0,05–0,1 mg/d L-Thyroxin begonnen, und diese Therapie wird über die gesamte Schwangerschaft fortgesetzt. Eine Normalisierung der TSH-Werte, die erst zwei Monate nach Therapiebeginn erreicht sein kann, dient der Kontrolle.

Postpartale Schilddrüsenfunktion

Postpartal kann eine subklinische Schilddrüsenerkrankung exazerbieren. Da während der Schwangerschaft die Immunitätslage supprimiert ist, kann sich eine Autoimmunerkrankung wie die Schilddrüsenerkrankung zunächst verbessern, aber nach der Geburt verschlechtern. Eine transiente thyreotoxische Krise oder Hyperthyreose kann sich 3–8 Monate pp ausbilden. Die Hyperthyreose kann sich dabei wie eine Psychose im Wochenbett äußern. 1/3 aller Fälle mit transienter thyreotoxischer Krise entwickeln später eine Hypothyreose. Bekannt ist auch der postpartale Hypothyreoidismus auf Grund des hypophysären Ausfalls, das ***Sheehan-Syndrom***. Allerdings ist die postpartale Nekrose des Vorderlappens der Hypophyse eine seltene Ursache für eine Hypothyreose im Wochenbett.

Solitäre Schilddrüsenknoten

Neu aufgetretene Schilddrüsenknoten sollten auch in der Schwangerschaft abgeklärt werden, da sie potentiell ***maligne*** sein können. Da eine Szintigraphie in der Schwangerschaft kontraindiziert ist, wird zur Abklärung die Ultraschalluntersuchung und Feinnadelbiopsie neben der Labordiagnostik herangezogen. Adenome werden mit Thyroxin supprimiert, meist kommt es zu einer Verkleinerung des Knotens. Falls der Knoten weiter wächst, muß er chirurgisch entfernt werden, da es sich auch um ein papilläres Adenokarzinom der Schilddrüse handeln kann.

Auch bei Trophoblasterkrankungen finden sich hyperthyreote Werte, sowohl beim Chorionkarzinom als auch bei der Blasenmole. Auch hier ist die erhöhte HCG-Produktion Stimulation für die Schilddrüse. Die erhöhten T 3-, T 4-Werte und evtl. Anzeichen der Hyperthyreose normalisieren sich spontan, sobald die Blasenmole kurettiert oder das Chorionkarzinom austherapiert worden ist.

Diabetes

Diabetes gehört zu den häufigsten Stoffwechselerkrankungen. Vor der Einführung des Insulins 1921 gab es kaum diabetische Schwangere, da sie häufig infertil waren und eine hohe mütterliche, aber auch kindliche Mortalität bestand, die von 65% (1920) auf 2–5% (1980) dank besserem Verständnis der Erkrankung und besseren Überwachungsmethoden gesenkt werden konnte. Die perinatale Mortalität entspricht heute der einer normalen Schwangerschaft, schließt man gewisse Fehlbildungen aus. Im 1. Trimester führen die erhöhten Östrogen- und Progesteronwerte zur Stimulierung der endogenen Insulinsekretion bei gesteigertem Glukosebedarf in der Peripherie. Dies führt wiederum zu häufigen ***Hypoglykämien*** bei insulinpflichtigen Diabetikerinnen mit der Folge einer Reduktion des Insulinbedarfs im 1. Schwangerschaftsdrittel. Andererseits wird die Lipolyse stimuliert z. T. durch HPL. Die Freisetzung von Glyzerol und Fettsäuren reduziert den mütterlichen Glukose- und Aminosäurenbedarf, so daß diese Substanzen für den Fetus reserviert sind. HPL ist für den diabetogenen Zustand verantwortlich. Die Glukosehomöostase wird in der normalen Schwangerschaft durch vermehrte Produktion und Ausschüttung von Insulin und einer gleichzeitig entstehenden Insulinresistenz aufrechterhalten. Freies Kortisol, Östrogen und Progesteron arbeiten in gleicher Weise. Mit Zunahme der Plazentagröße werden auch mehr gegen das Insulin wirkende Faktoren synthetisiert. Frauen mit Diabetes können nicht auf diesen Streß reagieren und brauchen ab dem 2. Trimenon vermehrt Insulin. Der Bedarf ist um ungefähr 30% erhöht, was dem endogenen Anstieg in der normalen Schwangerschaft entspricht. Bei grenzwertiger Insulinproduktion kann auch erst im 3. Trimenon der Insulinmangel auftreten und sich damit der Diabetes manifestieren. Mütterliche Glukose gelangt zum Fetus durch Carrier-vermittelte Diffusion. Es besteht eine enge Beziehung zwischen fetaler Glukoseaufnahme und mütterlichen Serumwerten. Die fetale Glukose bewegt sich normalerweise in engen Schranken, da die mütterliche Glukosehomöostase gut reguliert ist. Insulin, hPL, Wachstumshormon und Glukagon passieren nicht die Plazentaschranke. Während der Schwangerschaft kommt es bei der insulinpflichtigen Schwangeren zu Hyperglykämien, die auch zu ***fetalen Hyperglykämien*** führen, da Glukose die Plazenta passiert. Dadurch werden die B-Zellen des fetalen Pankreas stimuliert, die Hyperplasie führt ***zur fetalen Hyperinsulinämie***. Diese ist hauptverantwortlich für das makrosome fetale Wachstum, aber auch für das erhöhte Risiko des intrauterinen Absterbens, das sog. „respiratory distress syndrome" und andere Erkrankungen. Ebenso wie der Fetus können auch die Plazenta und die Nabelschnur verdickt sein. Bei Diabetikerinnen mit Vaskulopathie hingegen findet man eine kleine Plazenta mit verengten Dezidualgefäßen und Fibrinnekrosen. Dies findet sich typischerweise bei der intrauterinen Wachstumsretardierung.

Klassifikation und Risikoeinteilung bei Diabetes. P. White beobachtete einen Zusammenhang zwischen Auftreten des Diabetes, Dauer und Vaskulopathie auf den perinatalen Verlauf (Tabelle 9.2). Hierbei wird der Typ A auch als Gestationsdiabetes bezeichnet. Dabei wird nicht unterschieden, ob der Diabetes insulinpflichtig ist oder nur diätetisch eingestellt werden kann. Frauen mit diätetisch eingestelltem Gestationsdiabetes haben kein erhöhtes Risiko für intrauterine Fruchttode in der Spätschwangerschaft im Gegensatz zur Situation bei insulinpflichtigem Gestationsdiabetes. Klasse F beschreibt Frauen mit Nierenbeteiligung. Dabei findet sich eine Proteinurie (> 400 mg/24 h) im 1. Trimenon oder eine erniedrigte Kreatininclearance. Während der Schwangerschaft verstärkt sich die Proteinurie, das Risiko der schwangerschaftsinduzierten Hypertonie steigt besonders bei verminderter Kreatininclearance. Deshalb müssen im 1. Trimenon die Nierenwerte bestimmt werden, um einen Ausgangswert zu haben. Klasse R beschreibt Patientinnen mit proliferativer Retinopathie, die sich im Verlauf der Schwangerschaft verschlechtern kann. Bei florider schwerer Retinopathie, die nicht auf Lasertherapie in der Frühschwangerschaft anspricht, sollte ein Schwangerschaftsabbruch in Erwägung gezogen werden. Das Makulaödem wird bei signifikanter Proteinurie und

Tabelle 9.2. Klassifizierung des Diabetes mellitus (nach White 1978)

Klasse A:	Blutzuckerkontrolle mit alleinigen Ernährungsmaßnahmen (unabhängig von Diabetesdauer und Diabetesmanifestation)
Klasse B:	Klinisch manifester Diabetes Beginn nach dem 20. Lebensjahr; Dauer < 10 Jahre Eine vaskuläre Erkrankung besteht nicht
Klasse C:	Beginn zwischen dem 10. und 20. Lebensjahr oder Krankheitsdauer von 10–20 Jahren Eine vaskuläre Erkrankung besteht nicht
Klasse D:	Beginn < 10. Lebensjahr oder Dauer > 20 Jahre Schließt Patienten mit vaskulären Erkrankungen ein (Hypertonie, benigne Retinopathie, Arteriosklerose)
Klasse F:	Nephropathie mit Makroproteinurie (> 0,5 g/24 h)
Klasse H:	Koronarsklerose
Klasse R:	Proliferative Retinopathie oder Glaskörperblutung

Hypertonie bei Diabetikerinnen beobachtet. Da diese Läsion nicht auf Fototherapie anspricht, eine proliferative Retinopathie begleitet und zu starker Sehverschlechterung führt, sollte eine vorzeitige Entbindung in Erwägung gezogen werden.

Entdeckung des Diabetes in der Schwangerschaft. 90 % aller Diabetesfälle in der Schwangerschaft sind Gestationsdiabetes. Diese Schwangeren haben ein erhöhtes Risiko, später im Leben einen pathologischen Glukosetoleranztest (GTT) zu entwickeln. 50 % dieser Patienten entwickeln 15 Jahre später einen Diabetes. Da diese Schwangeren normale Nüchternglukosewerte haben, kann der Gestationsdiabetes nur mit einem Glukosebelastungstest nachgewiesen werden. Es gibt eine Reihe von Risikofaktoren, die mit Gestationsdiabetes assoziiert sind:

- familiäre Belastung,
- unklarer intrauteriner Fruchttod,
- makrosomes Kind,
- Fehlbildungen,
- Übergewicht,
- Glukosurie,
- Hypertonie und
- Alter > 35.

Interessanterweise fehlen bei 50 % aller Schwangeren mit pathologischem GTT diese Risikofaktoren, so daß die allgemeine Empfehlung gilt, je nach Inzidenz in der jeweiligen Bevölkerung alle Schwangeren durch ein Screening zu untersuchen. Dafür steht der orale Glukosebelastungstest mit 50 g Glukose zur Verfügung, bei dem die Patientin nicht nüchtern sein muß. Eine Stunde nach Glukoseaufnahme wird der Blutzukker im Serum bestimmt. Die Normwerte gehen bis zu 7,7 mmol/l. Die Sensitivität liegt bei 80 %, die Spezifität bei 90 %. Normalerweise wird die Screening-Untersuchung während der 24.–28. SSW durchgeführt. Bei pathologischen Werten wird der orale GTT 100 durchgeführt mit Nüchternwert, 1 h- und 2 h-Werten. Ca. 15 % der Schwangeren mit pathologischem GTT 50 haben auch einen pathologischen GTT 100. Der orale GTT 100 wird heute dem i. v. Test vorgezogen, da er physiologischer und sensibler ist. Bei normalem GTT und signifikanten Risikofaktoren sollte der Test zwischen der 32.–34. SSW wiederholt werden. Postpartale GTT sind nicht verwertbar. 6–8 Wochen pp kann bei Gestationsdiabetikerinnen ein 75 g oraler GTT durchgeführt werden, um zu bestimmen, ob eine Kohlenhydratintoleranz vorliegt.

Therapie des insulinpflichtigen Diabetes mellitus. Da die fetalen Glukosewerte diejenigen der Mutter reflektieren, muß eine sorgfältige Einstellung und engmaschige Überwachung erfolgen. Selbstzuckertagesprofile unter Benutzung eines Reflometers mit einer kombinierten aggressiven Insulintherapie verbessern bei Normalisierung der Glukosewerte die Resultate beim Neugeborenen. Die Schwangere protokolliert neben den Glukosewerten und der Insulindosis noch insbesondere Streßsituationen. In engmaschigen 14tägigen Kontrollen wird die Schwangere in einer Spezialsprechstunde gesehen; meist arbeiten Diabetologen und Geburtshelfer eng zusammen. Die Insulindosis wird entsprechend den Glukosewerten angepaßt. Ergänzend können auch HBA_{1C}-Werte (glykolisiertes Hämoglobin) herangezogen werden, die eine retrospektive Beurteilung der Stoffwechselsituation der letzten drei Monate erlauben. Gleichzeitig werden vaginale oder Urininfektionen abgeklärt.

Die Insulintherapie besteht aus einer Kombination von „intermediate acting" Insulin und regulärem Insulin, wobei 2/3 der totalen Insulindosis meist morgens gegeben werden und der Rest zur Abendmahlzeit. Bei der ***funktionellen Insulintherapie*** werden 40–50 % des Grundbedarfs in 2 Injektionen am Morgen und am Abend verabreicht, der Rest des Insulins wird dem Zeitpunkt und Menge der Mahlzeiten angepaßt. Die Einstellung erfolgt meist ambulant. Gleichzeitig sollte das Vorhandensein einer mütterlichen Vaskulopathie abgeklärt werden, ophthalmologische Kontrollen sollten durchgeführt werden, und die Kreatininclearance bzw. eine Proteinurie erfaßt werden. Die Diabetesdiät berechnet sich aus dem Ausgangsgewicht vor der Schwangerschaft und der Gewichtszunahme während der Schwangerschaft. Eine Gewichtsabnahme sollte nicht erfolgen. Die fetale Überwachung beinhaltet Ultraschalluntersuchungen alle 4–6 Wochen zur Kontrolle des fetalen Wachstums. Speziell im 3. Trimenon kann eine Hypertonie hinzukommen (in ca. 25 % aller diabetischen Schwangerschaften). Regelmäßige ophthalmologische Kontrollen werden ebenfalls empfohlen. Eine Ketonurie ist in der Schwangerschaft normal, sie kann aber auch Zeichen für die diabetische Ketoazidose sein, die wiederum ein erhöhtes Risiko für den intrauterinen Fruchttod darstellt.

Antepartale Überwachung. Die korrekte Einstellung des mütterlichen Blutzuckers spielt eine große Rolle in der Reduktion des fetalen Risikos. Im Tierexperiment wurde eine reduzierte Oxygenierung bei Hyperglykämie und Hyperinsulinämie festgestellt mit der Folge der Hypoxämie, Laktazidose und intrauterinen Fruchttoden. Deshalb sind Überwachungsmethoden im 3. Trimenon besonders wichtig, da das Risiko für den intrauterinen Fruchttod dann ansteigt. Zur Überwachung gehören Ultraschalluntersuchungen, bei denen neben dem fetalen Wachstum mit evtl. Gewichtsschätzung die Fruchtwassermenge und fetalen Fehlbildungen untersucht werden. Ein biophysikalisches Profil, ebenfalls mittels Ultraschall erstellt, gibt Auskunft über normale Bewegung, Atmung und Fruchtwassermenge. Bei Wachstumsretardierung oder auch sehr makrosomen Kindern im Zusammenhang mit Diabetes mellitus kann eine Doppleruntersuchung Hinweise auf eine gestörte plazentofetale Durchblutung geben. CTG-Kontrollen werden ab der 36. SSW regelmäßig durchgeführt, Belastungstest mit Oxytozin je nach Bedarf bei pathologischen Befunden. Die Instruktion der Mutter, die generell in der Schwangerschaft erfolgt, ist ebenfalls sehr wichtig. Innerhalb 12 h sollte die Mutter ca. 10 Kindsbewegungen spüren. Ansonsten wird mittels CTG der fetale Zustand überprüft. Die Makrosomie ist der Hauptrisikofaktor für die Schulterdystokie. Dementsprechend wird auch bei vermuteter Makrosomie des Kindes die Indikation für eine primäre Sectio großzügig gestellt.

Management. Dank guter Glukoseeinstellung und besserer fetaler Überwachung können heute viele Diabetikerinnen am Termin gebären. Eine evtl. Einleitung wird ab der 38. SSW versucht, zumal wenn belastende Faktoren wie Hypertonie, Nephropathie, schlechter ophthalmologischer Status, schwer einstellbarer Diabetes oder vorausgegangener intrauteriner Fruchttod vorliegen. Die routinemäßige Hospitalisation 4–6 Wochen vor Geburt wird heute dank technischer Verbesserungsmöglichkeiten der Blutzuckerkontrolle nicht mehr durchgeführt. Nur Fälle mit schwerer Vaskulopathie oder den oben erwähnten Risikofaktoren werden stationär behandelt. Obwohl in vielen Fällen exspektativ vorgegangen wird und die spontane Wehentätigkeit damit abgewartet werden kann, liegt die Sectiorate immer noch bei fast 50 % aller insulinpflichtigen Diabetikerinnen. Übertragungen sind selten und erhöhen die perinatale Morbidität und Mortalität. Während der Eröffnungs- und Austreibungsphase erhält die Patientin meist eine kontinuierliche Insulin- und Glukoselösung. Nach der Geburt fällt der Insulinbedarf auf Werte vor der Schwangerschaft zurück, so daß die diabetischen Wöchnerinnen oft ganz auf eine Insulintherapie verzichten können. Diabetikerinnen werden zum Stillen angehalten.

Frauen mit Gestationsdiabetes können fast ausschließlich ambulant behandelt werden. Diätetische Beratung und Einstellung auf 2000–2500 cal/d sind die wichtigsten ersten Maßnahmen. Besonders auf exakte BZ-Kontrollen im 3. Trimenon sollte geachtet werden, um die Makrosomie und damit die perinatale Morbidität zu reduzieren. Diskutiert wird die prophylaktische Insulingabe im 3. Trimenon bei Patientinnen, die auch nur diätetisch eingestellt werden könnten. Damit kann evtl. die postprandiale Hyperglykämie, die für die fetale Makrosomie verantwortlich gemacht wird, vermindert werden. Das Risiko für intrauterinen Fruchttod ist gering, so daß eine intensivierte antepartale Überwachung erst ab der 40. SSW zu beginnen braucht. Ausgenommen sind Fälle mit vorausgegangenem Fruchttod oder schwangerschaftinduzierter Hypertonie.

Beratung der diabetischen Schwangeren. Perinatale Morbidität und Mortalität wie intrauteriner Fruchttod, Trauma oder postpartale Atmungsstörungen sind auf Grund besserer Überwachungsmethoden gesunken. Nur leicht gesunken ist die Häufigkeit angeborener Fehlbildungen, die bei Frauen mit insulinpflichtigem Diabetes häufiger vorkommen (6–8 %) im Vergleich zum Normalkollektiv (2 %). Ausgenommen sind Frauen mit Gestationsdiabetes. Da die meisten Malformationen vor der 10. SSW entstehen und in Korrelation mit erhöhten Glukosewerten stehen, wird eine präkonzeptionelle Beratung und exakte Glukoseeinstellung empfohlen. Bei gut eingestellten Glukosewerten vor Konzeption ist die Fehlbildungsrate im Vergleich zum Normalkollektiv kaum erhöht.

Kongenitale Fehlbildungen bei Kindern diabetischer Mütter:

- ***kardial:*** z. B. Transposition der großen Gefäße, Ventrikelseptumdefekte (VSD), hypoplastisches Linksherz
- ***zentral:*** z. B. Anenzephalie
- ***Skelett:*** z. B. kaudales Regressionssyndrom, Spina bifida
- ***urogenital:*** z. B. polyzystische Nieren, fehlende Niere
- ***gastrointestinal:*** z. B. tracheoösophageale Fistel, Darmatresie

Prognose für die Mutter. Heute ist die mütterliche Mortalität vergleichbar mit der nicht diabetischer Mütter. Die Verschlechterung des Grundleidens konnte durch engmaschige Überwachung auf 1–3 % reduziert werden. Entscheidend ist bei allen Formen des Diabetes die Kooperationsbereitschaft (Compliance) der Schwangeren.

Erkrankungen der Nebenniere

M. Addison. Die NNR-Insuffizienz kann primär (M. Addison) oder sekundär bei Hypophyseninsuffizienz oder Suppression durch Kortikoide entstehen. Die Addison-Krise, eine lebensbedrohliche Erkrankung, kann unter Streß wie z. B. unter der Geburt oder postpartal erstmals auftreten. Müdigkeit, Schwäche, Erbrechen bis Hyperemesis, Blutdruckabfall, Hypoglykämie und vermehrte Pigmentierung sind die typischen Symptome (Abb. 9.2). Mineralkortikoidmangel führt zu renalem NaCI-Verlust mit Hypovolämie. Im Labor finden sich erniedrigte Plasmakortisolspiegel, aber auch niedrige und normale Werte, da das kortisolbindende Globulin vermehrt ist. Der ACTH-Test bestätigt schließlich die Diagnose. Therapeutisch werden Kortikoide eingesetzt (Kortisonacetat oder Prednison) zur Substitution und zur Verhinderung der Addison-Krise. Für die fetale Entwicklung bestehen durch die Therapie mit Kortikosteroiden keine Gefah-

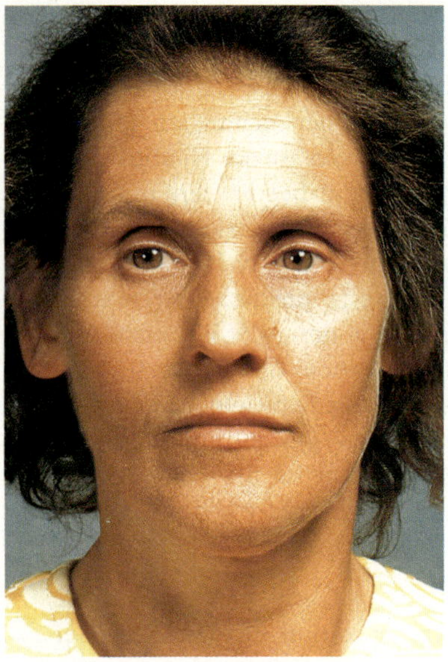

Abb. 9.2. M. Addison-Patientin

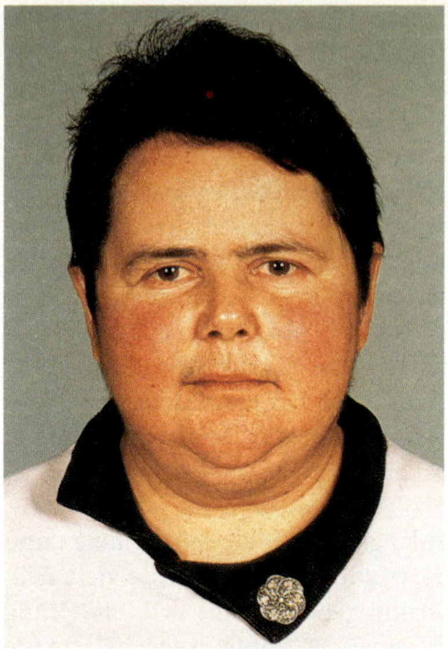

Abb. 9.3. M. Cushing-Patientin

ren. Es besteht keine Indikation zum Schwangerschaftsabbruch.

M. Cushing. Das Cushing-Syndrom, eine durch adrenale Hyperplasie verursachte Glukokortikoidüberproduktion, entsteht meist sekundär, in 70% über ein ACTH-produzierendes Mikro- oder Makroadenom der Hypophyse. Ein primärer NNR-Tumor (20–30%) ist selten. Exogene Kortikoidzufuhr oder ektope neoplastische ACTH-Produktion sind weitere seltene Ursachen. In ca. 85% sind diese Frauen infertil. Schwäche, Gewichtszunahme, Ödeme, Striae, pathologischer Glukosetoleranztest, Hypertension sind in der Schwangerschaft ähnliche unspezifische Symptome (Abb. 9.3). Im Labor zeigen sich erhöhte Kortisolspiegel und ein pathologischer Dexamethasonhemmtest. Der Schwangerschaftsverlauf beim unbehandelten M. Cushing wird durch vorzeitige Wehen und intrauterinen Fruchttod gekennzeichnet, wahrscheinlich im Zusammenhang mit Hyperglykämien. Beim Nachweis eines M. Cushing muß nach der Quelle der ACTH-Produktion gesucht werden, bei Tumoren der Hypophyse wird eine neurochirurgische operative Entfernung empfohlen. Da die Inzidenz für NN-Adenome in der Schwangerschaft erhöht ist, muß eine sorgfältige abdominelle Untersuchung mit Ultraschall bzw. MRI erfolgen. Auch hier wird eine Adrenalektomie empfohlen, da die NN-Tumoren auch maligne sein können. Schwangerschaften nach operiertem M. Cushing verlaufen bei adäquater Kortikoidsubstitution unauffällig. Die NNR-Funktion des Neugeborenen sollte jedoch überprüft werden.

Erkrankungen der Hypophyse

Patientinnen mit prolaktinproduzierenden Adenomen sind zunehmend häufiger fertil, da diese Erkrankung im Rahmen der Sterilitätsabklärung diagnostiziert und erfolgreich behandelt wird. Patientinnen mit sekundärer Amenorrhoe, Galaktorrhoe oder anovulatorischen Zyklen können erhöhte Prolaktinwerte aufweisen. Die Therapie besteht in der Suppression der Prolaktinsynthese durch dopaminerge Substanzen (Bromocriptin). Normalerweise wächst die Hypophyse in der Schwangerschaft. Mikroadenome unter 1 cm führen selten zu Komplikationen in der Schwangerschaft, während Makroadenome über 1 cm, die vor der Schwangerschaft nicht entfernt worden sind oder in der Schwangerschaft deutlich gewachsen sind, zu Verdrängungserscheinungen wie Kopfschmerzen und Sehstörungen führen können. Falls das Chiasma opticum durch Kompression des N. opticus komprimiert wird, kommt es zu einer temporalen Hemianopsie bis zum Erblinden. Prolaktinspiegel sind in der Schwangerschaft physiologisch erhöht und können nicht als Kontrolle verwendet werden. Hingegen sollten in jedem Trimester augenärztliche Kontrollen durchgeführt werden. Eine Behandlung mit Bromocriptin, die vor der Schwangerschaft begonnen wurde, wird im allgemeinen auch während der Schwangerschaft weitergeführt. Kongenitale Malformationen sind nicht bekannt. Transsphenoidale chirurgische Interventionen kommen bei schnell wachsenden Adenomen ebenfalls in Betracht. Stillen ist möglich. Da auch postpartal die Prolaktinwerte erhöht sind, muß bei der Interpretation Vorsicht geboten sein.

Diabetes insipidus. ADH-Mangel (oder Vasopressin) entsteht nach Zerstörung hypophysären Gewebes im Hinterlappen der Hirnanhangsdrüse chirurgisch oder durch Tumorwachstum. Massive Polyurie und mangelnde Konzentrierung der Nieren mit spezifischem Gewicht < 1005 sind die typischen Zeichen. Die Patientinnen leiden unter starkem Durstgefühl und trinken literweise Flüssigkeit. Die Diagnose wird bei Flüssigkeitsrestriktion mit der Hypoosmolarität des Urins und der Polyurie gestellt. Die Polyurie verschlechtert sich unbehandelt. Differentialdiagnostisch muß bei Polyurie im 3. Trimenon an den Diabetes mellitus, Hyperparathyreoidismus und chronische renale Erkrankung gedacht werden. Therapeutisch wird die synthetische Form des Vasopressins intranasal verabreicht. Wehen und Geburtsverlauf sind in den meisten Fällen von Diabetes insipidus nicht verändert, da die Oxytozinfreisetzung unabhängig von der Vasopressinausschüttung ist.

Erkrankungen der Nebenschilddrüse

Hyperparathyreoidismus. Ursache bei dieser seltenen Erkrankung in der Schwangerschaft ist meist ein parathyreoidales Adenom oder in ca. 10–20 % eine Hyperplasie der Parathyroidea. Die Fertilität ist nicht beeinflußt. Physiologischerweise besteht während der Schwangerschaft ein sekundärer Hyperparathyreoidismus, da der Kalziumbedarf für den Feten erhöht ist. Zeichen des Hyperparathyreoidismus sind unspezifisch: Müdigkeit, Schwäche, Obstipation, Abdominal- oder Rückenbeschwerden. Die Hyperkalzämie kann zu Störungen der tubulären Reabsorption führen mit konsekutiver Polyurie und Polydipsie. Selten treten Nephrolithiasis, Pankreatitis oder peptische Ulzera als Zeichen der schweren Form auf. Im Labor zeigt sich neben der Erhöhung des Kalziums eine Erniedrigung des Phosphats. Der Hyperparathyreoidismus hat eine erhöhte perinatale Morbidität und Mortalität mit vermehrten Spontanaborten und intrauterinen Fruchttoden zur Folge. Die neonatale hypokalzämische Tetanie ist für die neonatale Mortalität verantwortlich, führt aber auch in manchen Fällen zur Diagnose des Hyperparathyreoidismus bei der Mutter. Die neonatale Hypokalzämie resultiert aus der kontinuierlichen Suppression der fetalen Parathyroidea während der Schwangerschaft, bedingt durch die mütterliche fetale Hyperkalzämie. Therapeutisch wird die chirurgische Adenomentfernung bei schweren Störungen wie Knochenerkrankungen und Nephrokalzinose empfohlen. Dabei sind die Kalziumwerte > 12 mg/dl. Bei milden Fällen mit normaler Nierenfunktion wird Phosphat oral gegeben.

Hypoparathyreoidismus. Dieser kann auf unbeabsichtigter chirurgischer Entfernung der Parathyroidea z. B. während Schilddrüseneingriffen beruhen. Auch im Rahmen von verschiedenen Autoimmunerkrankungen wie M. Addison tritt er auf. Meist kann die Diagnose im Anschluß an chirurgische Eingriffe im Halsbereich gestellt werden. Im Labor besteht eine Hypokalzämie und eine Hyperphosphatämie. Müdigkeit, Lethargie, Knochenschmerzen aber auch Tetanie können auftreten mit Karpopedalspasmen (Trousseaus-Zeichen). Beim Feten wird mit der ungenügenden Zufuhr von Kalzium ein sekundärer Hyperparathyreoidismus ausgelöst mit Knochendemineralisationsstörungen bis zur Ostitis fibrosa cystica. Die Therapie besteht in der Gabe von Vitamin D.

DER FALL

Endokrinologische Erkrankung der Schilddrüse. 32jährige I-P/I-G, sekundäre Amenorrhoe von 6 Monaten. Gewichtsverlust von 2 kg. Fingertremor, heißes und feuchtes Integument, Puls 140/min bei Blutdruck 128/64, Struma I, keine Zeichen einer endokrinen Orbitopathie.

Labor. TSH erniedrigt, T3 erhöht, fT4 normal. Nachweis von Antithyreoglobulin-AK, antimikrosomale AK und hohe TRAK-AK.

Diagnose. Erstmanifestation eines Morbus Basedow mit stark positiven TRAK-AK. Sonographiebefund mit der Diagnose kompatibel. Keine endokrine Orbitopathie.

Prozedere. Beginn einer Propyl-Thiouracil-Therapie (PTU).

Verlauf. Spontanes Eintreten der regulären Menstruation, positiver Schwangerschaftstest, normaler Schwangerschaftsverlauf und Geburt unter PTU.

9.1.4 Immunologische Erkrankungen

Autoimmunthrombozytopenische Purpura (AITP, ITP)

Neben der akuten selbstlimitierenden, häufig viral verursachten Form bei Kindern, gibt es die chronische Form mit einer Inzidenz von 7–8 %. Sie gilt als die häufigste hämatologische Störung in der Schwangerschaft und beruht auf der Bildung von Autoantikörpern der Klasse IgG, die gegen Thrombozyten gerichtet sind. Die IgG-Antikörper gegen die Thrombozytenoberfläche können wegen ihrer molekularen Größe die Plazentaschranke überschreiten und zu fetalen Thrombopenien führen.

Diagnose. Als Nachweis dienen

- erniedrigte Thrombozyten (< 50.000/l),
- das Fehlen anderer autoimmunologischer Erkrankungen wie SLE oder Lupus anticoagulans,
- der Nachweis von Thrombozytenantikörpern,
- das Fehlen einer Splenomegalie,

- normale oder erhöhte Megakaryozyten im Knochenmark,
- normaler Gerinnungsstatus und
- hämorrhagische Episoden mit Hämaturie, Petechien, Epistaxis und Menorrhagien.

Management. Asymptomatische Frauen mit Thrombozyten über 50.000 und normaler Blutungszeit benötigen keine Therapie. Allerdings sollten die Werte in der Schwangerschaft verfolgt werden, da physiologisch bereits ein Abfall der Thrombozyten, vorwiegend im III. Trimenon, zu erwarten ist. Das Risiko antepartaler Blutungen ist nicht erhöht, wohl aber die Wahrscheinlichkeit postpartaler Blutungen, bedingt durch Episiotomien und Verletzung der Geburtswege. Interventionen wie Plättchentransfusionen, Immunglobulingaben i. v. oder im Notfall eine Splenektomie sind bei klinischen Manifestationen wie Petechien und ausgedehnten Hämatomen notwendig. Falls die Thrombozyten unter 50.000 fallen, können Kortikosteroide kurzfristig (5–10 ml/d) eingesetzt werden, vorwiegend am Termin, um z. B. auch eine Regionalanästhesie nach Anstieg der Thrombozyten unter der Geburt zu ermöglichen. Bei Nichtansprechen auf Steroide werden Immunglobuline (IgG) verabreicht.

Die Splenektomie ist die Therapie der Wahl außerhalb der Schwangerschaft; in der Schwangerschaft nur bei Nichtansprechen auf o. e. Therapie oder bei starken Blutungen. Die Remissionsrate liegt dann bei 60–80 %, da die Antikörperbildung vorwiegend in der Milz stattfindet. Das größte Risiko für das Kind unter der Geburt besteht in der Gefahr intrakranieller Blutungen bei fetaler Thrombopenie (< 50.000). Zur Evaluierung dieser Situation kann in der 36./37. SSW eine Nabelschnurpunktion unter Ultraschallsicht durchgeführt werden. Diese invasive Methode sollte jedoch nur dann angewendet werden, wenn bereits ein Kind mit Thrombopenie in der Familie geboren wurde, da das Eingriffsrisiko im Vergleich zu normalen Kordozentesen bei dieser Indikation erhöht ist.

Bei einer perinatalen Mortalität von 12–21 % wird eine primäre Sectio allgemein empfohlen. Da aber nur bei 10 % aller Kinder eine schwere Thrombopenie postpartal auftritt, die auch nach einer Sectio zu lebensbedrohlichen Blutungen führen kann, scheint es nicht gerechtfertigt, für *alle* eine Sectio zu proklamieren. Da das Risiko einer schweren fetalen Thrombopenie am Termin bei ca. 50 % liegt und das maximale neonatale Risiko 2–3 Tage post partum auftritt und die signifikante Reduktion neonataler Morbidität und Mortalität durch Sectio bisher nicht bewiesen werden konnte, sollte eine Schnittentbindung allein aufgrund geburtshilflicher Indikation erfolgen und nicht schon auf dem Boden einer mütterlichen ITP.

Eine Thrombozytopenie mit allen Symptomen einer ITP findet sich ebenfalls bei HIV-Infektionen (s. dort).

Alloimmunthrombozytopenie

Die Inzidenz liegt bei 1:5.000 Schwagerschaften, evtl. aber höher, da auch asymptomatische Verläufe vorkommen. Diese Erkrankung ist für den Feten wesentlich gefährlicher, da bereits zu einem frühen Zeitpunkt in der Schwangerschaft fetale Thrombopenien auftreten können, die zu schweren intrakraniellen Blutungen führen. Das Risiko für eine Hirnblutung liegt bei 10–30 %. Spätfolgen, die sich im weiteren Verlauf der Schwangerschaft entwickeln können und im Ultraschall diagnostiziert werden, sind Hydrozephalus oder Porenzephalie. Schwere geistige und körperliche Beeinträchtigung sind die Folgen für das geborene Kind. Analog zur Rhesusimmunisierung gegen fetale Erythrozyten werden von der Mutter Antikörper gegen fetale Thrombozyten gebildet, die die Plazentaschranke überschreiten und zur Zerstörung der fetalen Thrombozyten führen. Im Gegensatz zur Rhesusimmunisierung wird aber in 60 % bereits das 1. Kind betroffen sein.

Management. Die „positive" geburtshilfliche Anamnese, d. h. vorausgegangene Schwangerschaft mit Nachweis einer Alloimmunthrombopenie, bestimmt erst das Management in der folgenden Schwangerschaft. Der Nachweis wird mit anti-Thrombozytenantikörpern im mütterlichen Blut erbracht. Auch der väterliche Thrombozytenantikörperstatus wird erhoben. Die Behandlung besteht in der Gabe von Kortikosteroiden und Immunglobulinen i. v. an die Mutter. Je nach Verlauf der letzten Schwangerschaft werden durch eine Nabelschnurpunktion in der 22.–26. SSW die Thrombozyten bestimmt und abhängig von der Thrombopenie wiederholte Kontrollen empfohlen oder Thrombozyten aber auch Immunglobuline transfundiert. Bei jeder Kordozentese in utero müssen Thrombozyten für therapeutische Transfusionen zur Verfügung stehen.

AIDS

Das HIV-Virus ist ein kleines RNA-Retrovirus, das AIDS („Acquired Immunodeficiency Syndrome") verursacht. In den USA und Europa ist das HIV-1 häufiger, in Afrika überwiegt HIV-2. Die bekannten Infektionswege und damit auch die Risikofaktoren sind Kontakt mit Blut und Körperflüssigkeiten, aber auch infiziertes Material, z. B. Spritzen bei i. v. Drogenabusus oder minimale Schleimhautläsionen bei sexuellen Kontakten. Befallen werden T-Helfer-Lymphozyten, Makrophagen und die Plazenta. Die ersten Symptome sind unspezifisch und ähneln der Mononukleose. Nach einer Latenz bis zu mehreren Jahren treten Allgemeinbeschwerden wie Kachexie, generelle Lymphknotenschwellung und Fieber auf. Die Störung der humoralen Abwehr führt schließlich zu vermehrten Infekten und opportunistischen Infektionen, wie der Pneumocystis carinii-Pneumonie, dem Kaposi-Syndrom oder dem primären Lymphom im Gehirn, die letztendlich tödlich sind. Bei früh einsetzender antiretroviraler Therapie sind diese Verläufe selten geworden.

Die transplazentare Passage des Virus erfolgt in ca. 30% der Fälle. Neonatale Komplikationen wie Wachstumsretardierungen, vorzeitige Wehentätigkeit oder Frühgeburtlichkeit hängen mit den sozialen Begleitumständen oder begleitenden Infektionen zusammen.

Management. Da HIV heutzutage eine Infektion der Allgemeinbevölkerung ist, sollte jede Schwangere, mit deren Einwilligung, getestet werden. Der ELISA-Screening-Test ist ca. 6 Wochen nach einer Ansteckung positiv und hat eine sehr hohe Spezifität. Bei positivem HIV-Test sollten andere sexuell übertragbare Erkrankung abgeklärt werden (Herpes, Lues), Hepatitis B und Hepatitis C bei Drogenkonsum, sowie Zytomegalie und Toxoplasmose als häufig begleitende Allgemeininfektionen. Da die Schwangerschaft meist einen ***ungünstigen Einfluß*** auf die Erkrankung ausübt, müssen regelmäßige CD4-Zellzahlkontrollen durchgeführt werden. Aktuell wird eine antivirale Therapie ab der 16. SSW mit Zidovudin empfohlen, um sowohl die mütterliche Gefahr der Verschlechterung, aber vor allem die fetale Ansteckungsgefahr zu reduzieren. In zunehmendem Maße steht die Patientin bereits unter einer Dreierkombination mit Nukleosidanaloga, Reverse Transkriptase Hemmern (NRTI), Nicht-NRTI und Proteasenhemmern. Da neben der transplazentaren Übertragung vor allem auch die direkte Ansteckung unter der Geburt durch Verletzung der Geburtswege eine Rolle spielt, wird eine ***primäre Sectio*** geplant. Unter dieser Kombination (antiretrovirale Therapie und primäre Sectio) liegt die perinatale Infektionsrate bei 1–2%. Sicher hat die erleichterte Plazentapassage bei langer Wehentätigkeit den wichtigsten Einfluß. Nach der Geburt wird das Neugeborene ebenfalls mit antiviraler Therapie behandelt. Stillen ist kontraindiziert, da die Übertragungsrate bei ca. 40% liegt. Eine antikonzeptionelle Beratung im Wochenbett ist dringend angeraten.

9.1.5 Kardiovaskuläre Erkrankungen

Venenerkrankungen

Varizen. Eine Varikosis im Bereich der unteren Extremitäten, aber auch eine Vulva-Varikosis oder Hämorrhoiden manifestieren sich häufig in der Schwangerschaft. Neben der familiären Belastung spielt eine progesteronbedingte Vasodilatation, aber auch die Gewichtszunahme eine Rolle. Am häufigsten bildet sich eine Varikosis im Bereich der Saphena magna oder Saphena parva aus, die sich nach der Schwangerschaft teilweise zurückbildet. Bei einer erneuten Schwangerschaft ist jedoch mit einem verstärkten Aufreten zu rechnen. Als vorbeugende Maßnahmen sind ausreichende Bewegung, Hochlagerung der Beine, aber vor allem auch Kompressionsstrümpfe zu empfehlen. Eine chirurgische Intervention sollte erst nach der Laktationsperiode durchgeführt werden, wenn diese überhaupt notwendig ist. Sinnvoll sind sicher auch reine physikalisch-lokale Maßnahmen wie kalte Duschen und Gymnastik.

Thrombosen. Schwangerschaft, Geburt und Postpartalperiode sind Risikofaktoren für thromboembolische Erkrankungen. Mehrere pathophysiologische Faktoren sind dabei beteiligt:

- Der gravide Uterus komprimiert die Vv. iliacae und führt zur venösen Stase der Beinvenen.
- Mehrere Gerinnungsfaktoren steigen unter hormonalem Einfluß in der Schwangerschaft an und führen zu einer Hyperkoagulabilität.
- Antithrombin III und Protein S, die beide eine Hemmwirkung auf das Gerinnungssystem ausüben, sind leicht vermindert.
- Kommt noch zusätzlich eine positive Familienanamnese – wahrscheinlich aufgrund vererbter Proteinsyntesestörungen (Protein-C-, Protein-S-Mangel, Faktor-V-Leiden) – hinzu, steigt das Thromboserisiko deutlich (Tabelle 9.3).

Die Inzidenz einer ***tiefen Venenthrombose*** in der Schwangerschaft liegt bei 0,07% und ist auf den ganzen Zeitraum der Schwangerschaft verteilt. Die in über 70% linksseitige Venenthrombose äußert sich klinisch mit Schmerzen in der Leiste, im Adduktorenkanal, Kniegelenk und Wade, sowie bei Dorsalflexion des Fußes. Häufig bestehen subfebrile bis febrile Temperaturen. Zur Diagnose der tiefen Beinvenenthrombose gehört eine ***Duplexsonographie***. Die unbehandelte Venenthrombose führt in ca. 25% zu einer Lungenembolie. Das Risiko einer chronischen venösen Insuf-

Tabelle 9.3. Thrombosehäufigkeit während Schwangerschaft und Wochenbett in verschiedenen Risikogruppen

Risikogruppe	Thrombose-inzidenz
Normale Schwangerschaft	0,1%
Schwangerschaft nach thromboembolischer Erkrankung	5–15%
Kongenitaler Antithrombin-III-Mangel	50–70%
Kongenitaler Protein-C-Mangel	20–30%
Kongenitaler Protein-S-Mangel	10–15%
APC (aktivierte Protein C) -Resistenz (hetero- oder homozygoter Faktor-V-Leiden-Mangel)	30%

fizienz wird unterschiedlich beurteilt: die Zahlen schwanken zwischen 25 und 70%.

Die ***Lungenembolie***, die schwerste Komplikation einer tiefen Beinvenenthrombose, hat eine Mortalität in der Schwangerschaft von 0,01–0,05‰ und steigt im Wochenbett auf das 5–10fache an. Klinische Zeichen sind Tachypnoe, Dyspnoe, atemabhängige Schmerzen, Husten und Hämoptoe. Zur Bestätigung einer Lungenembolie wird neben einer Blutgasanalyse, einem EKG und Thorax-Röntgen in zweifelhaften Fällen eine Lungenszintigraphie ohne Schädigung für den Feten durchgeführt. Bei Drei-Etagen-Thrombosen muß in bis zu 40% mit einer häufig auch asymptomatisch verlaufenden Lungenembolie gerechnet werden.

Die Ovarial- oder Beckenvenenthrombose, am häufigsten mit dem CT diagnostiziert, ist wesentlich seltener, hat aber ein höheres Risiko für eine Lungenembolie oder eine Septikämie.

Bei der ***Thrombophlebitis***, die gleich häufig wie die tiefe Venenthrombose auftritt, zeigen sich schmerzhafte Venen mit einer lokalen Rötung. Die meisten oberflächlichen Thrombophlebitiden treten innerhalb 48 h nach der Geburt auf.

Die oberflächliche Thrombophlebitis wird mit Stützstrümpfen und lokal applizierten, heparinhaltigen Salben behandelt.

Bei der Ein- oder Mehr-Etagen tiefen Thrombose muß eine intravenöse Heparinbehandlung eingesetzt werden, um Lungenembolien und Rezidivthrombosen bzw. das Weiterwachsen des Thrombus zu verhindern. Weder das unfraktionierte noch das niedermolekulare Heparin tritt in den fetalen Kreislauf über, so daß keine Blutungskomplikationen zu befürchten sind. Mütterliche Komplikationen sind bei langer Anwendung in der Schwangerschaft die heparininduzierte Osteoporose und die heparininduzierte Thrombozytopenie. Ein Wechsel auf Kumarinderivate kann nur im Wochenbett erfolgen, da Embryopathien mit Veränderungen von Knochen und Knorpel entstehen können, sowie retroplazentare Hämatome oder Hirnblutungen beim Feten während des gesamten Schwangerschaftsverlaufes.

> **!** Thromoboembolische Erkrankungen sind die häufigsten Ursachen der mütterlichen Mortalität.

9.1.6 Hypertensive Erkrankungen

Hypertensive Erkrankungen komplizieren ca. 7% aller Schwangerschaften. Die Inzidenz hängt von geographischen und ethnischen Faktoren ab. Die drei häufigsten Formen sind

- Präeklampsie (70%),
- akute schwangerschaftsinduzierte Hypertonie (5%) und
- chronische essentielle Hypertonie (25%).

> **!** Der Klassiker in der Geburtshilfe ist die Präeklampsie, eine schillernde, sehr unberechenbare Erkrankung, die bei Übersehen oder zu spätem Handeln zu lebensbedrohlichen Situationen für Mutter und Kind führt.

Je nach Ausmaß der hypertensiven Erkrankung sind die Folgen für Mutter und Kind leicht- bis lebensbedrohlich. Während das Auftreten einer Hypertonie gegen Ende der Schwangerschaft nur ein leicht erhöhtes Wiederholungsrisiko bei der folgenden Schwangerschaft bedingt, bedeutet das Auftreten einer Präeklampsie vor der 28. SSW ein hohes Wiederholungsrisiko mit schweren Komplikationen in der nächsten Schwangerschaft.

Chronische Hypertonien (vorbestehende Hypertonie)

Sie ist definiert als eine schon vor der Schwangerschaft bestehende bzw. vor der 20. SSW auftretende Hypertonie. Als Grenzwert gelten 140/90 mmHg. Ursachen für Hypertonie sind:

- Primäre essentielle Hypertonie
- Sekundäre Hypertonie: renal
- Diabetische Nephropathie
- Akute Glomerulonephritis
- Chronische Nephritis
- Endokrinologisch: Thyreotoxikose
- Phäochromozytom
- Cushing-Syndrom

Patientinnen mit chronischer Hypertonie haben eine erhöhte perinatale Morbidität und Mortalität und können eine Pfropfgestose oder vorzeitige Plazentalösung erleben. Beide Komplikationen sind verantwortlich für die erhöhte Rate perinataler Todesfälle, intrauteriner Wachstumsretardierung und dadurch induzierter Frühgeburtlichkeit.

Pfropfgestose. Die Pfropfgestose tritt in ca. 10 bis 50% auf, die vorzeitige Lösung in 0,4 bis 10%, je nach Schwere und Dauer der Erkrankung. Alter, Parität, aber auch die Lage und Ausrüstung des behandelnden Krankenhauses spielen eine Rolle. Leichte hypertensive Formen haben gleich gute perinatale Resultate zur Folge, wie die nicht hypertensiven Schwangerschaften. Bei schweren Hypertonien steigt die perinatale Mortalität, besonders wenn Nierenschädigung, Präeklampsie oder vorzeitige Lösung hinzukommen. Ebenfalls ist das mütterliche Risiko erhöht. Die Mortalität beträgt bei Frauen mit schwerer Hypertonie 3–6 %. Zerebrovaskuläre Erkrankungen oder Herzinsuffizienz sind die unmittelbaren Todesursachen. Die Schwangerschaft kann weitere Verschlechterungen bringen, auch Schädigungen im kardiovaskulären System oder Nierenerkrankungen, je nach Alter der Patientin, Dauer und Schwere der Erkrankung.

Antihypertensive Therapie

Es besteht keine übereinstimmende Meinung, ab welchem diastolischen Wert welches Medikament eingesetzt werden sollte. Auch bestehen zwischen Europa, USA und Australien unterschiedliche Therapiekonzepte. Das Ziel liegt aber sicher in der Verhinderung einer Exazerbation der Hypertension, in einer Reduktion der Pfropf-Präeklampsie oder einer vorzeitigen Plazentalösung und damit einer Reduktion der perinatalen Risiken. Am häufigsten werden α_1- und/ oder β_1- bzw. β_2-Blocker und Dihydralazin verwendet.

Methyldopa. α-Methyldopa, ein α_2-Agonist, ist das Mittel der Wahl bei leichten und mittelschweren chronischen Hypertonien. Mögliche Nebenwirkungen bei der Mutter sind ein trockener Mund, Lethargie, Schwindel, bei langer Anwendung hämolytische Anämie, ein positiver Coombs-Test und Hepatitis. Fetale Nebenwirkungen sind nicht bekannt. Falls mit α-Metyl-Blockern keine Blutdrucksenkung erfolgt ist (1–2 g/die), können diese z.B. mit Hydralazin, β-Blokkern oder Diuretika kombiniert werden.

β-Blocker. Es gibt sehr viele Studien über Therapieverläufe mit verschiedenen β-Blockern bei chronischer Hypertonie. Schlußfolgerungen sind nur schwer zu ziehen, da die Gruppen heterogen sind, verschiedene Kombinationen mit anderen antihypertensiven Medikamenten angewandt werden und die Blutdruckgrenzwerte unterschiedlich lagen. Propranolol wird am häufigsten in der Schwangerschaft eingesetzt. Meist muß dieser β-Blocker mit einem Vasodilatator oder Diuretikum kombiniert werden. Gute Erfahrungen existieren auch mit Labetalol, einem nicht-selektiven β-Blocker mit gleichzeitiger α_1-Blockierung. Mütterliche Nebenwirkungen sind Bronchospasmen, Hypoglykämien, kalte Extremitäten. Diskutiert werden folgende neonatale Nebenwirkungen: neonatale Bradykardie, intrauterine Wachstumsretardierung, Hypoglykämien, gestörte Adaptation bei perinataler Asphyxie und Atmungsadaptionsstörungen.

Diuretika. Da Nichtschwangere häufig zusätzlich mit Diuretika eingestellt sind, nehmen sie diese Medikamente auch in den ersten Wochen einer Schwangerschaft ein, bis die Schwangerschaft festgestellt wird. Diuretika führen aber zu einer Reduktion des Plasma- und Extrazellulärvolumens und sollten in der Schwangerschaft ***nicht über längere Zeit*** angewendet werden, da es zu Elektrolytstörungen, Thrombopenien oder intrauterinen Wachstumsretardierungen durch Minderperfusion des Feten kommen kann. Mütterliche Nebenwirkungen sind Hypokaliämie, Hyponatriämie, Hypoglykämie und hämorrhagische Pankreatitis bis hin zum Exitus.

Vasodilatatoren. Hydralazin ist das potenteste antihypertensive Mittel und wird bei schwerer Hypertonie und bei der Präeklampsie i.v. kontinuierlich oder in Bolusform eingesetzt (Bolusdosis 5 bis 10 mg). Wegen der starken Blutdrucksenkung muß es vorsichtig dosiert werden. Die Wirkung setzt nach 15 bis 30 min ein, Nebenwirkungen sind Flüssigkeitsretention, Tachykardie und Kopfschmerzen. Oral eingenommen wirkt es wesentlich schwächer, die Dosierung beträgt 40 bis 300 mg/die. Lupus-ähnliche Symptome bei der Mutter und neonatale Thrombozytopenien sind die Nebenwirkungen. Eine Patientin mit einer chronischen Hypertonie sollte ausführlich über Medikamente während der Schwangerschaft und Komplikationen durch die Hypertonie beraten werden.

> **!** Die Betreuung sollte so früh wie möglich in der Schwangerschaft beginnen, um eine Hochrisikoschwangerschaft von einer „Low-risk"-Schwangerschaft zu unterscheiden.

Hochrisikopatientinnen bei chronischer Hypertonie

- Alter über 40 Jahre
- Dauer der Hypertonie > 15 Jahre
- Blutdruckwerte in der Frühschwangerschaft 160/110
- Diabetes
- Kardiomyopathie
- Renale Erkrankungen
- Bindegewebserkrankungen
- Vorausgegangene Thromboembolien
- Präeklampsie in vorausgegangener Schwangerschaft
- Vorzeitige Plazentalösung in vorausgegangener Schwangerschaft

Überwachung. Eine diätetische Beratung bei übermäßigem Natrium-, Alkohol-, Kaffee- und Zigarettenkonsum sowie Gewichtskontrollen sollten erfolgen. Die Patientinnen werden engmaschig je nach Schweregrad in 2–4wöchentlichem Abstand gesehen. Meist sind die Patientinnen in internistischer Kontrolle, bei der sowohl hämatologische Kontrollen als auch solche der Nierenfunktion erfolgen. Eine Proteinurie in der Frühschwangerschaft kann auf eine Kollagenose hin-

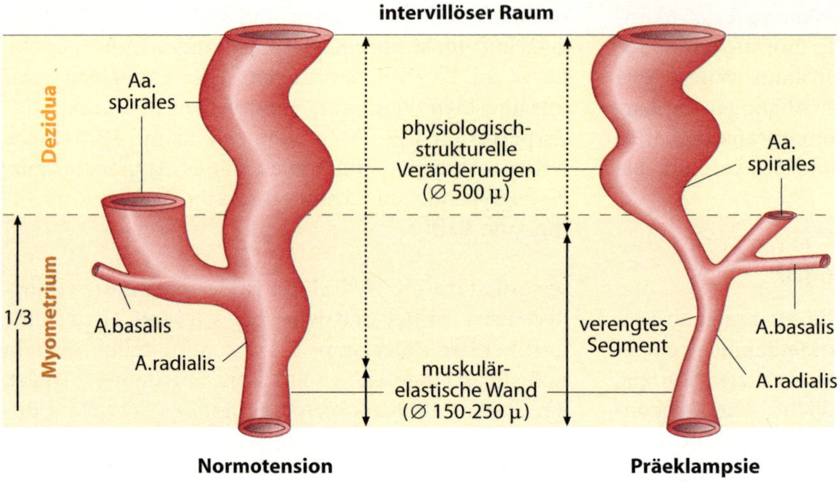

Abb. 9.4. Plazentarbett bei normaler Schwangerschaft und bei Präeklampsie

weisen und sollte mit der Bestimmung antinukleärer Antikörper abgeklärt werden. Zur fetalen Überwachung gehören engmaschige Ultraschallkontrollen mit Bestimmung des Wachstums und eine antepartale Überwachung mit CTG.

Pfropfgestose. Das Auftreten einer Pyelonephritis, die Exazerbation der Hypertonie, das Auftreten einer signifikanten Proteinurie oder der Anstieg der Harnsäure (mehr als 6 mg/dl) sind Anzeichen für eine Pfropfpräeklampsie und benötigen die Hospitalisation.

Geburtsmanagement. Bei unauffälligem fetalen Wachstum wird bei einer Patientin mit leichter Hypertonie der spontane Wehenbeginn abgewartet und auch eine Terminüberschreitung zugelassen. In Fällen der schweren Hypertonie, meist kompliziert durch Wachstumsstörungen, wird die Geburt nicht über die 40. SSW hinaus verzögert. Oft macht eine akute Verschlechterung des Zustandes der Mutter oder des Feten sogar eine vorzeitige Einleitung oder Entbindung notwendig. Im Fall der Frühgeburtlichkeit sollten zur Lungenreifung Steroide verabreicht werden.

Präeklampsie

Pathophysiologie. Bis heute war die Terminologie verwirrend: Spätgestose, Schwangerschaftsvergiftung, Toxämie oder EPH-Gestose sind veraltete Begriffe, die auf der Annahme eines zirkulierenden Toxins als Ursache beruhten. Die Pathogenese ist bis heute nicht gänzlich geklärt. Obwohl die Hypertonie ein Kennzeichen für die Präeklampsie ist, ist sie weder Auslöser noch ein Frühzeichen dieser Erkrankung.

> **!** Die Präeklampsie ist ein komplexes klinisches Syndrom, das alle Organe miteinbezieht.

Ein genereller Vasospasmus und erhöhte Sensibilität für vasoaktive Substanzen wie Angiotensin II führen zu vielen pathologischen Veränderungen in Gefäßen, Leber, Nieren oder Gehirn. Das früheste histologische Anzeichen für diese pathologische Entwicklung ist die mangelnde Throphoblastinvasion in die Spiralarterien vor der 20. SSW. Dadurch behalten die Spiralarterien ihre Muskularis und die erwünschte Gefäßdilatation bleibt aus, die trotz erhöhtem Blutvolumen zu einer Widerstandserniedrigung in der Plazenta führen würde (Abb. 9.4). Die verminderte Plazentaperfusion löst wahrscheinlich eine Permeabilitätsstörung des Endothels aus, die zu einer Dysbalance zwischen dem vasoaktiven Thromboxan und dem vasodilatierenden Prostazyklin zu Gunsten des Thromboxans führt (Abb. 9.5).

DEFINITION

Nach dem „American College of Obstetrics and Gynecology" schließt die Präeklampsie folgende ***Kardinalsymptome*** ein:

Hypertonie 140/90 nach der 20. SSW oder Anstieg um mehr als 30 mm Hg systolisch, bzw. mehr als 15 mm Hg diastolisch.

Proteinurie: > 3 g/l im 24-h-Urin.

Ödeme: Nach neueren Klassifikationen gehören sie nicht mehr zur Definition.

Definition schwere Präeklampsie:

- Blutdruck > 160 mmHg systolisch oder > 110 mmHg diastolisch (zweimal im Abstand von 6 h, in Ruhe)
- Proteinurie > 5 g/24 h (qualitativ +++ oder ++++)

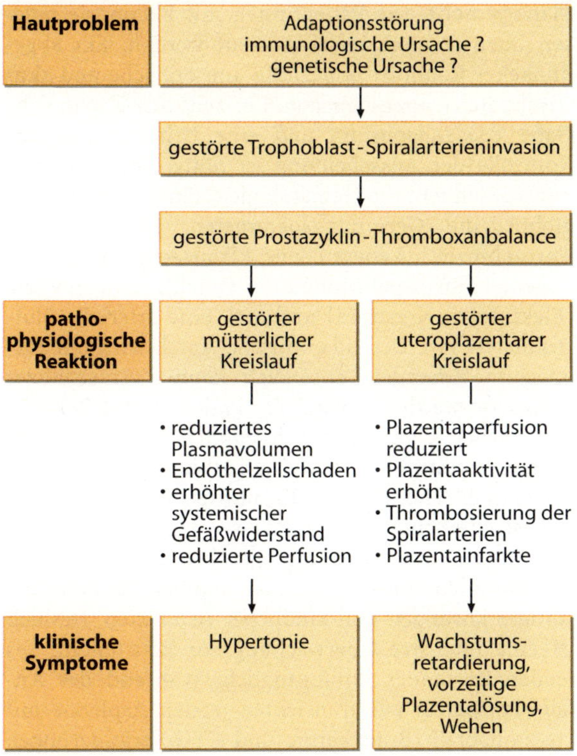

Abb. 9.5. Pathophysiologie der Präeklampsie

- Oligurie < 400 ml/24 h
- Zerebrale oder visuelle Störungen
- Epigastrische Schmerzen
- Lungenödem oder Zyanose
- Leberfunktionsstörung unklarer Ätiologie
- Thrombozytopenie

Pfropfpräeklampsie. Treten im Rahmen einer chronischen Hypertonie Steigerungen von > 30 mmHg systolisch oder von > 15 mmHg diastolisch auf oder > 20 mmHg mittlerer Blutdruck und Proteinurie, so spricht man von einer Pfropfpräeklampsie.

Renale Funktion. Bei Präeklampsie kommt es zu einem Vasospasmus und Endothelschwellung der glomerulären Kapillaren (glomeruläre Endotheliose). Die glomeruläre Filtrationsrate kann in schweren Fällen zwischen 25 und 50 % reduziert sein. Dabei bleibt das Serumkreatinin meist normal, hingegen steigt die Harnsäure an. Ein Anstieg der Harnsäure auf > 5–6 mg/dl ist ein Prädiktor für die Verschlechterung der Eklampsie und ein höherer Risikofaktor für die kindlichen Parameter.

Leberfunktion. Die Leber ist in nur ca. 10 % involviert. Es kommt zu einer Fibrinogenablagerung entlang der hepatischen Sinus. Zusätzlich steigen die Transaminasen leicht an, dagegen das Bilirubin nur selten. Erhöhte Leberenzyme gehören zum HELLP-Syndrom, bei dem neben einer Hämolyse auch erniedrigte Thrombozyten gefunden werden. Die Leberruptur ist eine dramatische, sehr seltene Komplikation, die durch Nekrose, intrahepatische und subkapsuläre Blutungen entsteht.

Hämatologische Veränderungen. Fibrinogenwerte bleiben konstant im Normbereich, die Thrombinzeit ist verlängert. Eine Thrombopenie tritt bei Vasospasmus und vaskulärem Endothelschaden auf.

Disseminierte intravasale Gerinnungsstörung. Thrombopenie, erniedrigte Fibrinogenwerte und vermehrt Fibrinspaltprodukte sind Indikatoren einer lebensbedrohlichen Komplikation, die zu vorzeitiger Plazentalösung bei schwerer Präeklampsie führen kann.

Management. Die einzig kausale Therapie der Präeklampsie ist die ***Entbindung***. Patientinnen am Termin erhalten eine Zervixreifung und Weheninduktion mit Prostaglandinen. Bei Auftreten der Symptome im 2. Trimenon erfolgt zunächst der konservative Weg mit Hospitalisation und Blutdruckeinstellung. Persistiert die Hypertonie oder kommt es zu anderen maternalen oder fetalen Verschlechterungen, muß die Geburt eingeleitet werden, unabhängig vom Gestationsalter meist mit einer elektiven Sektio. Die Gabe von Glukokortikoiden hat die perinatale Morbidität und Mortalität nicht erhöht und sollte bei Kindern vor der 32. SSW bzw. unter 1500 g durchgeführt werden. Magnesiumsulphat wird als Krampfprophylaxe i. v. bei allen Patieninnen mit schwerer Präeklampsie verabreicht. Dabei ist der Wirkungsmechanismus der Magnesiumionen umstritten, entweder wirken sie primär über die periphere Blockade an den neuromuskulären Bindungen oder zentral. Bei der i. v.-Therapie muß der Magnesiumspiegel engmaschig kontrolliert werden, da es sonst zu Atemstillstand kommen kann. Der Magnesiumspiegel sollte zwischen 2–4 mM/l liegen. Dazu werden die Patellasehnenreflexe und der Bewußtseinszustand sowie die Atemfrequenz regelmäßig kontrolliert. Wichtig ist auch die exakte Flüssigkeitsbilanz, da bei bereits bestehender Flüssigkeitsansammlung die Gefahr des Lungenödems besteht. Unter der Geburt wird die Indikation zur PDA großzügig gestellt, da damit neben der Schmerzausschaltung auch der Blutdruck stabilisiert werden kann. Auf die Gefahr der Hypotension unter PDA, aber auch des Blutverlustes unter der Geburt bei bekannter Hämokonzentration muß geachtet werden. Oft wird eine Volumengabe in Form von Plasmaexpander oder – seltener – Bluttransfusionen notwendig.

Komplikationen. Mütterliche Komplikationen sind Thrombopenie, HELLP, DIC und das Lungenödem.

Fetale Komplikationen sind Wachstumsretardierungen, intrauteriner Fruchttod bei vorzeitiger Lösung und neonatale Todesfälle. Das größte Risiko für eine vorzeitige Plazentalösung besteht bei Frauen mit Pfropfpräeklampsie/Eklampsie.

Beratung bei Schwangerschaft mit vorausgegangener Präeklampsie. Es besteht eine familiäre Prädisposition für die Präeklampsie, wenn bereits erstgradige Verwandte (Mutter oder Schwester) betroffen waren. Ebenso besteht ein erhöhtes Wiederholungsrisiko nach Auftreten einer schweren Präeklampsie zwischen der 17. und 27. SSW in der ersten Schwangerschaft. Dann kann in einer zweiten Schwangerschaft die Präeklampsie wesentlich früher, bereits im ersten Trimenon, manifest werden und deshalb müssen diese Patientinnen engmaschig betreut werden.

Eklampsie oder eklamptischer Anfall

DEFINITION

Das Auftreten von Krampfanfällen oder Koma bei Schwangerschaften mit Präeklampsie bezeichnet man als Eklampsie.

Pathophysiologie. Auch hier liegt der ***Vasospasmus*** zusammen mit Mikroinfarzierungen und Ödemem der Krankheit zugrunde. Das Multiorganversagen betrifft neben dem ZNS die Nieren, die Leber, das hämatologische und kardiovaskuläre System. Der Ausprägungsgrad hängt auch vom verzögerten Therapieeinsatz bei der Präeklampsie ab. Bei Autopsien finden sich periportale Nekrosen und hepatozelluläre Schäden in der Leber sowie Ödeme oder Blutungen im Gehirn.

Klinik. Die Eklampsie ist ein gradueller Prozeß, dem Prodrome wie ***frontale klopfende Kopfschmerzen***, Schläfrigkeit, ***Augenflimmern***, Blutdruckanstieg und exzessive Gewichtszunahme vorausgehen. Die tonisch-klonischen Krämpfe beginnen an den Extremitäten und breiten sich auf den Stamm aus. Sie dauern 60–70 s und ähneln dem Status epilepticus mit Schaum vor dem Mund und Urin- oder Stuhlabgang. Die Atmung sistiert während des eklamptischen Anfalls. Anschließend fällt die Patientin in ein tiefes Koma. Dem folgt oft ein agitiertes Stadium (Nesteln), in dem die Patientin sich nicht an das Vorgefallene erinnert. Die Atmung setzt mit tiefen und schnellen Zügen nach dem Anfall spontan ein. 50 % treten antepartal auf, die anderen 50 % intra- und postpartal, meistens zwischen der 37. bis 41. SSW. Aber auch Berichte über Eklampsien vor der 27. SSW und bis 48 h post partum und sogar nach 48 h post partum existieren. Die Inzidenz liegt bei 0,2–0,5 % aller Schwangerschaften.

Management. Die Patientinnen mit Eklampsie müssen intensiv medizinisch betreut werden. Ein abgedunkelter Raum ist notwendig, um optische und akustische Reize abzuschirmen. Ein zentraler Zugang zur Gabe von Magnesium und eine Urinableitung zur Kontrolle der Ausscheidung ist nötig. Die Labordiagnostik schließt die Hämatologie (Hämatokrit, Hämoglobin, die Gerinnungsparameter, Thrombozyten, Thrombinzeit), Leberenzyme (Transaminasen, Fibrinogen, Fibrinspaltprodukte, Quick), Nierenwerte (Elektrolyte, Kreatinin) und evtl. eine arterielle Blutgasanalyse ein. Der eklamptische Anfall wird mit Magnesium behandelt, zusätzlich können Tranquilizer eingesetzt werden. Sobald die Patientin das Bewußtsein wieder erlangt und sich stabilisiert hat, muß die Geburt angestrebt werden. Die Entbindung ist die einzig kausale Therapie der Eklampsie. Falls die Zervix reif ist, können Wehen induziert werden. Meist wird aber die elektive Sectio durchgeführt, da die intrapartale Komplikationsrate hoch ist, nämlich die Rate vorzeitiger Lösungen und kindlicher Asphyxien. Deshalb ist eine intensive Überwachung zur Beurteilung des fetalen Zustandes unumgänglich. Während des Anfalls kommt es zur transienten fetalen Asphyxie mit Herztonabfall (Bradykardie und CTG-Veränderungen mit späten Dezelerationen), allerdings normalerweise mit Erholung, sobald der Anfall vorbei ist. Persistiert der Herztonabfall, muß an die gefürchtete Komplikation der vorzeitigen Lösung gedacht werden. Eklamptische Anfälle sind lebensbedrohlich und erfordern sofortige Maßnahmen, um Morbidität und Mortalität zu senken. Folgende Punkte sind zu beachten:

- Den initialen Anfall nicht verkürzen oder abbrechen (Valium maximal 5 mg innerhalb einer Minute, da sonst Herz- und Atemstillstand auftreten können).
- Mütterliche Verletzungen verhindern (Zungenbiß, Frakturgefahr durch Sturz der Patientin, Sekret absaugen um Aspiration zu verhindern).
- Ausreichende Magnesiumgabe (i.v.-Zugang 6 mg als Startdosis über 10 bis 15 min) und Serumspiegel nicht abfallen lassen.
- Korrektur der mütterlichen Azidose (meist respiratorisch).
- Möglichst kein pharmakologischer Polypragmatismus.

Labor. Meist zeigt sich hier eine Eindickung des Volumens mit Anstieg des Hämatokrits über 40, Anstieg des Hämoglobin über 14 g/l, eine Thrombopenie, eine LDH-Erhöhung, Transaminasen- und Kreatininerhöhung.

Atypische Form der Eklampsie. Seltene Formen der Eklampsie treten vor der 20. SSW auf, meist im Zusammenhang mit partieller Blasenmole oder hydropischer Umwandlung oder mehr als 48 h post partum, die sogenannte „late post partum"-Eklampsie. Hierbei gehen starke Kopfschmerzen und Visusstörungen, Augenflimmern oder Amaurosis fugax 1 bis 2 Tage der Eklampsie voraus. Trotz des lebensbedrohlichen Bildes ist bei adäquater Therapie die Mortalität gering. Magnesiumintoxikation mit Atem- und Herzstillstand, ebenso Lungenödem, disseminierte intravasale Gerinnung und intrazerebrale Blutungen wurden beschrieben.

Prognose für den Fetus. Die Hauptrisiken sind vorzeitige Lösung der Plazenta und hypoxische Störungen während des Anfalls. Die vorzeitige Lösung kann zum intrauterinen Absterben führen. Die Frühgeburtlichkeit ist bedingt durch iatrogene vorzeitige Einleitung, z.B. durch Wachstumsretardierung. Peripartale Asphyxien sind ebenfalls weitere Komplikationen.

Kann die Eklampsie verhindert werden? Allgemein hat die Häufigkeit der Eklampsie abgenommen, da sie vorhersehbar ist. Tritt sie dennoch auf, so ist die Frühdiagnose der Präeklampsie verpaßt worden, oder es erfolgte keine pränatale Kontrolle, eine unzureichende Therapie oder die Überwachung war insuffizient. Patientinnen mit Präeklampsie sollten engmaschig ambulant kontrolliert werden und, falls Verschlechterungen eintreten, großzügig hospitalisiert werden, sowie mit Magnesium-Infusion bis 24 h post partum behandelt werden. Dennoch bleiben ca. 30% unvorhersehbar.

Prognose für die Mutter. Bei adäquat therapierter Eklampsie bleiben keine Residuen zurück. Schwestern und Töchter haben ein erhöhtes Risiko, an einer Präeklampsie zu erkranken und sollten dementsprechend informiert werden. Die Rezidivquote für Präeklampsie/Eklampsie ist ebenfalls etwas erhöht, abhängig vom Gestationsalter bei Manifestation. Vor der 35. SSW aufgetretene Präeklampsien führen zu höherer Rezidivrate als später aufgetretene mit einer höheren Inzidenz für Wachstumsretardierungen. Je früher eine Präeklampsie in der Schwangerschaft auftritt, desto schwerwiegender sind die Komplikationen in den weiteren Schwangerschaften.

HELLP-Syndrom

Das HELLP-Syndrom („*H*emolysis *E*levated *l*iver enzymes *l*ow *p*latelets") ist eine eigene Variante der Präeklampsie. Beim sog. HELLP-Syndrom findet sich am häufigsten eine Thrombopenie unter 100.000 Thrombozyten; die Transaminasen ALAT und ASAT, seltener auch das Bilirubin sind erhöht. Zeichen der Hämolyse im Blutbild sind die Erhöhung der LDH und im Urin der Nachweis von Fragmentozyten. Die Inzidenz liegt bei 2–12%, und das Krankheitsbild tritt häufiger bei Frauen mit Präeklampsie auf. Die Erkrankung wird häufig falsch diagnostiziert, da das HELLP-Syndrom mit unspezifischen Symptomen einhergeht. Oberbauchbeschwerden, Übelkeit, Erbrechen können auf eine gastrointestinale Viruserkrankung deuten und die Thrombopenie auf hämatologische Erkrankungen wie ITP oder TTP. Patientin und Fetus haben eine eindeutig schlechtere Prognose, was die mütterliche und perinatale Morbidität und Mortalität anbelangt. Meistens brauchen diese Patientinnen Bluttransfusionen oder eine Substitution von Thrombozyten und anderen Gerinnungsfaktoren. Akutes Nierenversagen, Lungenödem, Aszites, Pleuraergüsse oder Leberrupturen sind Zeichen des Multiorganversagens mit Flüssigkeitsverlust in den dritten Raum. Eine vorzeitige Plazentalösung und DIC gefährden den Fetus. Diese Patientinnen sollten im allgemeinen nach Stabilisierung entbunden werden, wenn auch einige konservative Versuche besonders bei frühem Gestationsalter beschrieben worden sind. Die Gabe von Glukokortikoiden sollte abgewogen werden.

> **DER FALL**
>
> **Anamnese.** 25jährige I-G/0-P, Einweisung in der 29. SSW mit Oberbauchschmerzen, Hyperreflexie, Hypertonie: 180/110.
>
> **Labor.** Proteinurie +++, Erhöhung der Leberwerte ASAT und ALAT auf das 8–10fache, LDH-Erhöhung auf das 4fache, Harnsäure leicht erhöht, Thrombozyten leicht erniedrigt 104.000, Fibrinspaltprodukte stark erhöht, Haptoglobin stark erniedrigt.
>
> **Diagnose.** HELLP-Syndrom.
>
> **Prozedere.** Magnesiuminfusion i.v., Beginn einer fetalen Lungenreifungsbehandlung über 24 h, antihypertensive Therapie mit Nepresol i.v. 48 h, bei weiter sinkenden Thrombozyten auf 60.000 Indikation zur primären Sectio caesarea. Knabe, 960 g, 37 cm, primäre Verlegung auf die neonatale Intensivstation. Intubation und Beatmung. Postpartaler Verlauf insgesamt erfreulich. Bei der Mutter langsame Erholung der Leberparameter und Normalisierung des Blutdruckes 2 Wochen post partum.

9.1.7 Harnwegserkrankungen

Harnstau/Harnwegserkrankungen

In der Schwangerschaft entstehen mechanisch und hormonell bedingt eine Hydronephrose sowie ein Hydroureter. Die Kompression des Ureters am Beckeneingang erfolgt durch das Wachstum des Uterus ab der 12. SSW und kann bis 12 Wochen post partum dauern. Nierenkelche, Nierenbecken und Ureter werden bis zu einer Weite von 2 cm dilatiert, was im Ultraschall sehr leicht festgestellt werden kann. Radiologische Untersuchungen sind nur für extrem seltene Situationen angezeigt. Häufiger dilatiert die rechte als die linke Seite. Die Abnahme des Uretermuskeltonus und der Ureterperistaltik sind für die Dilatation mitverantwortlich. Die Blasenkapazität nimmt in der Schwangerschaft progesteronbedingt zu, und durch die Verlagerung der Blase ins Abdomen elongiert sich die Urethra. Das inkomplette Leeren der Blase prädisponiert zu vesikourethralem Reflux sowie Urinstasis und begünstigt damit aufsteigende bakterielle Infektionen. Gleichzeitig verändert sich die Urinzusammensetzung. Alkalose, Glukosurie, Proteinurie und erhöhte Östrogenwerte begünstigen ebenfalls eine bakterielle Infektion, besonders mit E. Coli.

> ! Allgemein gilt, daß die Infektionen der ableitenden Harnwege die zweithäufigsten Erkrankungen in der Schwangerschaft nach den Anämien sind.

Einteilung. Es gibt vier Formen einer Harnwegserkrankung:

- Asymptomatische Bakteriurie
- Zystitis
- Pyelonephritis
- Akutes Urethralsyndrom

Bakteriurie. Die asymptomatische Bakteriurie ist die häufigste dieser 4 Formen und hat eine Prävalenz von 6%. Unbehandelt führt sie in 30–50% zu einer Pyelonephritis. Der Zusammenhang zwischen asymptomatischer Bakteriurie und Frühgeburtlichkeit bzw. Wachstumsretardierung wird kontrovers diskutiert.

Zystitis. Die akute Zystitis zeigt sich bei ca. 2% der Schwangeren und äußert sich in Dysurie, Pollakisurie und suprapubischen Schmerzen, aber ohne Fieber oder Rückenschmerzen. Besteht bei dieser Symptomatik keine Bakteriurie, so muß an das ***akute Urethralsyndrom*** gedacht werden, bei dem Chlamydieninfekte die Auslöser sind. Eine Korrelation mit der Pyelonephritis besteht nicht.

Pyelonephritis. Eine akute Pyelonephritis stört ca. 1–3% aller Schwangerschaften und ist begleitet von Fieber, Kältegefühl, Erbrechen oder Übelkeit und Klopfschmerz in den Nierenlogen. Die Wiederholungsrate in der Schwangerschaft liegt bei 10–18%. Frauen mit akuter Pyelonephritis haben ein erhöhtes Frühgeburtsrisiko, und es besteht die Gefahr einer fetalen Wachstumsretardierung. Die üblichen Erreger der Infektionen im ableitenden Harntrakt sind in 80–90% E. Coli und stammen aus der Flora der Fäzes. Bei Diabetikerinnen werden besonders Proteuskeime gefunden. Andere Erreger sind gramnegative Keime wie Gardnerella vaginalis, Klebsiellen, Enterobakter, Pseudomonas, Gruppe-B-Streptokokken, Enterokokken und Staphylococcus saprophyticus.

Zur ***Diagnostik*** gehört eine Urinkultur mit > 100.000 Keimen. Eine Mischflora mit dreierlei Keimen deutet auf einen nicht korrekt abgenommenen Mittelstrahlurin hin und sollte nicht gewertet werden. Eine Leukozyturie ist verdächtig, aber nicht beweisend.

Bei der ersten Konsultation wird Mittelstrahlurin für ein Urinsediment abgenommen. Eine Urinkultur muß erst bei gleichzeitigem Nachweis von Leukozyten, Bakterien und positivem Nitrit angesetzt werden.

> ! Nitrit allein oder in Kombination mit Leukozyten oder Bakterien kann mit 75%iger Sicherheit eine positive Bakterienkultur voraussagen. Leukozyten allein oder Bakterien haben nur einen sehr geringen Voraussagewert.

Die ***Behandlung*** der asymptomatischen Bakteriurie reduziert die Gefahr einer Pyelonephritis von 30 auf 3%. Meist wird eine „Single dose"-Therapie oder auch eine Fünftagestherapie mit Ampicillin oder Sulfonamiden (nicht im 3. Trimenon) eingesetzt. Auch β-Lactamantibiotika oder Cephalosporine (bei Penicillinresistenz) sind ohne fetales Risiko. Bei einer akuten Zystitis sollte länger, d.h. 7–14 Tage behandelt werden. Die Antibiotika-Auswahl ist dieselbe wie bei der asymptomatischen Bakteriurie. Nach Abschluß der Behandlung muß eine Kontrolluntersuchung des Urins durchgeführt werden. Bei allen urologischen Komplikationen empfiehlt sich eine prophylaktische Therapie während der Schwangerschaft mit antiseptischen Mitteln wie Nitrofurantoin. Bei der akuten Pyelonephritis werden die Patientinnen hospitalisiert und mit i. v. Antibiotika und Flüssigkeit zusatzbehandelt. Schwere mütterliche Komplikationen schließen septischen Schock und vorübergehende renale Dysfunktion ein. Ampicillin oder Cephalosporine werden eingesetzt, ebenso wie Aminoglykoside (Spiegelkontrolle). Zeigt sich keine deutliche Verbesserung nach 24 bis 48 h wird ein 2. Antibiotikum gegeben; eine Nephrolithiasis mit Abflußbehinderung sollte zu diesem Zeitpunkt ebenfalls ausgeschlossen sein. Die Antibiotikagabe erstreckt sich über 10–14 Tage. Auch die Einmalkatheterisierung unter der Geburt oder post partum wird häufig bei regionaler Anästhesie notwendig. Bei Harnstau und Nierendilatation ohne Nachweis eines Infektes oder Steines wird bis zum Ende der Schwangerschaft auch ein Katheter transvesikal eingelegt.

DER FALL

Anamnese. 21jährige II-G/I-P, vorbestehende chronische Niereninsuffizienz bei chronischer Pyelonephritis und sekundärer fokaler und segmentaler Glomerulosklerose. Nephrolithiasis, Proteinurie von 3–5 g/24 h und Hypertonie. In der 1. SSW Beginn einer Pfropfpräeklampsie, in der 21. SSW mit Proteinurie bis max. 28 g/24 h, Hypertonie und Kopfschmerzen. Unter Antihypertensiva Senkung der Hypertonie, im Labor tiefe Kreatininclearance, Anstieg der Harnsäure bei starkem Abfall des Gesamtproteins. In der 27. SSW intrauteriner Fruchttod bei schwerer Mangelentwicklung. Der Patientin wurde von einer weiteren Schwangerschaft dringend abgeraten, 1 Jahr später erneute spontane Schwangerschaft.

Diagnose. 21jährige II-G/I-P, St. n. intrauterinem Fruchttod in der 27. SSW infolge vorzeitiger Plazentalösung bei schwerer Pfropfpräeklampsie bei vorbestehender Nephropathie.

Prozedere. Hospitalisation ab der 23. SSW wegen arterieller Hypertonie, Ödemen und Kopfschmerzen. Unter α-Methyldopa trotzdem langsamer Anstieg der Blutdruckwerte auf 150/95. Aspirinprophylaxe ab der Frühschwangerschaft. Prophylaktische Lungenreifung mit einem Kortikoid in der 26. und 27. SSW. Wegen zusätzlich vorzeitiger Wehentätigkeit i. v. Tokolyse, Magnesium i. v., wegen Auftreten zentraler Symptome (Kopfschmerzen, gesteigerte Reflexe) akuter Anstieg der Blutdruckwerte diastolisch über 110 und gleichzeitiges Auftreten eines suspekt bis präpathologischen CTGs. Trotz i. v. Gabe von Nepresol kann die hypertensive Krise nicht beherrscht werden. Primäre Sectio caesarea in der 28. SSW. Knabe 885 g, APGAR, pH o. B. postpartaler Verlauf der Mutter o. B. Das Kind wurde auf die neonatologische Intensivstation verlegt. Der weitere Verlauf war unauffällig, bis auf eine Hörschädigung von 60%.

9.1.8 Gastrointestinale Erkrankungen

Refluxösophagitis

Sodbrennen ist ein häufiges Problem in der Spätschwangerschaft. Ursache ist eine Ösophagitis, bedingt durch Relaxierung des unteren Ösophagussphinkters und daraus resultierendem gastrointestinalem Reflux.

Management. Meistens bedarf es keiner größeren Diagnostik. Oberkörperhochlagerung, kleine häufige Mahlzeiten und Antazida lindern meistens die Beschwerden. Erst beim Persisitieren dieser Symptome ist eine endoskopische Abklärung indiziert. Bei schwerer Ösophagitis dürfen auch H2-Blocker eingesetzt werden.

9.1.9 Erkrankungen der Leber und des Pankreas

Virushepatitis

Die Häufigkeit von Hepatitiden in der Schwangerschaft wird mit 0,1% angegeben.

Hepatitis A. Die Hepatitis A – meist als Schmierinfektion übertragen – kann im Labor in der akuten Phase mit IgM-Anti-HAV bewiesen werden, ein Hinweis für eine durchgemachte Infektion sind IgG-Anti-HAV. In der Schwangerschaft können die Antikörper die Plazenta passieren, es gibt keine fetale Gefährdung, die Embryopathierate ist nicht erhöht. Eine vertikale Virusübertragung ist bei akuter Erkrankung der Mutter unter der Geburt unwahrscheinlich und bei Hepatitis A besteht auch kein Trägerstatus der Mutter.

Hepatitis B. Im Gegensatz dazu ist bei der Hepatitis B der unbekannte HB_S-Antigenträgerstatus das Hauptproblem in den industrialisierten Ländern. Das Risiko liegt dabei in der potentiellen Ansteckung des Kindes intrauterin oder unter der Geburt. Somit muß man davon ausgehen, daß ca. 1% aller Schwangeren ein potentielles Risiko für ihr Neugeborenes aufweisen. 60–80% verlaufen inapparent und ähneln grippeähnlichen Symptomen mit Fieber, Oberbauchschmerzen, Übelkeit und Diarrhoe. Ein Iktertus tritt nur in der Hälfte der Fälle auf. 80% der akuten Infektionen lösen sich innerhalb von 6 Monaten auf, in 10% persistiert das HB_S-Antigen. In den meisten Fällen resultiert daraus eine chronische aktive Hepatitis, eine chronisch persistierende Hepatitis oder selten ein akutes Leberversagen. Wird bei chronischen HB_S-Antigenträgerinnen das Kind vertikal infiziert, erleidet es ebenfalls eine chronische Hepatitis mit den Folgen einer postinfektiösen Leberzirrhose oder eines primären hepatozellulären Karzinoms. Zur Diagnostik gehören die serologischen Marker einer akuten Hepatitis B wie HB_S-Antigen, anti-HB_C, anti-HB_S, HB_C-Antigen, anti-Hb_e, Hepatitis-A-IgM und -IgG, evtl. Hepatitis C. Andere virale Infektionen wie Epstein-Barr-Virus und natürlich schwangerschaftsassozierte Erkrankungen wie die Präeklampsie/HELLP-Syndrom müssen differenzialdiagnostisch herangezogen werden.

Management. Patientinnen mit einer schweren akuten Hepatitis haben ein erhöhtes Risiko für vorzeitige Wehentätigkeit und sollten hospitalisiert werden. Infusionen, Diät und Enzymüberwachung gehören dazu, wie auch bei der Hepatitis B die Beratung und die Personen der Umgebung zu testen. Es besteht kein erhöhtes teratogenes oder kongenitales Risiko für Fehlbildungen.

!

Alle Schwangeren sollten in einem Screening-Programm auf HB_S-Antigen untersucht werden, da der HB_S-Antigen-Carrier-Status nicht immer identifizierbar ist. Im Falle eines Carrier-Status wird das Kind passiv und aktiv geimpft. Die Protektion beträgt mehr als 90 %.

Schwangerschaftscholestase

Die intrahepatische Schwangerschaftscholestase äußert sich typischerweise in Pruritus zwischen der 28. und 34. SSW ohne Hautveränderungen. Ein Ikterus ist nicht zwingend, kann aber in schweren Fällen begleitend auftreten. Häufig bemerken die Patientinnen zusätzlich eine Dunkelfärbung des Urins und Hellfärbung des Stuhls. Die Prävalenz beträgt 1–2 auf 1000 Schwangerschaften in einer Niedrigrisikopopulation und ist geographischen Unterschieden unterworfen. So ist die Inzidenz in Skandinavien, Chile oder Polen 10 bis 20 mal höher. Der Pruritus ist häufig an den Handinnenflächen und geht mit Hyperhydrose einher. Das Bilirubin ist um das 10–100 fache erhöht, ebenso die alkalische Phosphatase und die Transaminasen. Differentialdiagnostisch müssen eine Hepatitis B und eine primäre biliäre Zirrhose ausgeschlossen werden. Für die Mutter besteht kein erhöhtes Risiko, aber der Juckreiz ist sehr lästig und beeinträchtigt die Patientin. Bedingt durch die Hypoprothrombinämie (durch Vitamin-K-Malabsorption) können Blutung und daraus wiederum vorzeitige Wehen entstehen. Über die fetalen Prognosen gibt es unterschiedliche Auffassungen. Arbeiten, die absolut keine Gefährdung für den Feten sehen, stehen anderen Publikationen gegenüber, in denen ein Risiko von 15 % für intrauterinen Fruchttod, 25 % für fetale Asphyxien, 30 % für vorzeitige Wehentätigkeit und 30–40 % für mekoniumhaltiges Fruchtwasser beschrieben werden.

Management. Bei vorausgegangenen Schwangerschaften mit Schwangerschaftscholestase kann die Patientin präkonzeptionell auf eine mögliche Wiederholung von 40–60 % aufmerksam gemacht werden. Falls noch keine Diagnostik in der vorangegangenen Schwangerschaft erfolgt war, sollte eine Ultraschalluntersuchung der Leber und der Gallenblase, auch zum Ausschluß eines Gallensteins, durchgeführt werden. Pränatal gilt die Kontrolle vorwiegend dem Fetus. Eine Vitamin-K-Substitution verhindert den Abfall des Prothrombins. Der Pruritus wird mit kühlendem Hautpuder behandelt, Antihistaminika helfen nur kurzfristig und Cholestyramin, ein Gallensäurebinder, wirkt nicht immer. Nach der 36.–37. SSW kann die Geburt eingeleitet werden. Vorher wird die Schwangerschaft solange wie möglich hinausgezögert. Meistens verschwindet der Pruritus 4–6 Tage bzw. bis zu 14 Tage nach der Geburt. Die Laborparameter erholen sich langsam.

Schwangerschaftsfettleber

Die akute Schwangerschaftsfettleber ist selten und tritt bei 1 von 10.000 Schwangerschaften auf. Klassisch tritt diese im 3. Trimenon auf, induziert durch die Schwangerschaft. Das Leberversagen ist für Mutter und Kind von einer hohen Mortalität begleitet. Mütterliche Todesfälle basieren auf der hepatischen Enzephalopathie, gastrointestinaler oder urogenitaler Blutung mit anschließender DIC, Pankreatitis und Sepsis. Eine Leberbiopsie zur Diagnosesicherung kann meist wegen der schweren Gerinnungsstörung nicht durchgeführt werden. Klinische Symptome sind Übelkeit im 3. Trimenon und ein deutlich reduzierter Allgemeinzustand mit Müdigkeit, Abgeschlagenheit und Oberbauchschmerzen, gefolgt von Gelbsucht und Verwirrtheit. Meist wird die Diagnose vor der mentalen Verwirrung gestellt. Die Fettinfiltration kann auch im CT oder Ultraschall gesehen werden. Die Leberenzyme sind meist nur wenig erhöht. Hypertension und Proteinurie treten in 50 % auf und führen damit auch zur Differentialdiagnose des HELLP-Syndroms und der Präeklampsie. Auch die Harnsäure ist ebenso wie bei der Präeklampsie stark erhöht. Der intrauterine Fruchttod ist das größte fetale Risiko. Die mütterliche und kindliche Mortalität liegt zwischen 15–65 %. Die Ursache hierfür ist nicht gänzlich geklärt, hängt aber sicher mit mütterlichem Leberversagen und metabolischen Veränderungen unter Einbeziehung der Plazenta zusammen.

Management. Auch hier gilt, je eher die Diagnose gestellt wird, desto besser können Mutter und Kind überwacht und behandelt werden. Die einzige kausale Behandlung ist die Geburt und sollte in Zusammenarbeit mit Internisten, Anästhesisten und Geburtshelfern erfolgen. Die Gabe von Vitamin K, Bluttransfusionen und Thrombozyten sowie die Substitution von Gerinnungsfaktoren muß mit dem Hämatologen abgesprochen werden. Eine regionale Anästhesie ist wegen der Gerinnungssituation häufig nicht möglich, und Narkotika verschlechtern die hepatische Enzephalopathie. Parenterale Glukose wird meist benötigt, um die bestehende Hypoglykämie zu beheben. Eine prophylaktische Ulkustherapie mit Antazida und H2-Blockern sowie antibiotische Abschirmung werden oft eingesetzt. Eine Vaginalgeburt ist von seiten der Mutter aus sicherlich einer Sectio vorzuziehen. Die Rekonvaleszenz kann nach dieser Erkrankung verlängert sein, jedoch ist kein erhöhtes Wiederholungsrisiko bekannt, und auch die Leberfunktion kommt zur restitutio ad integrum.

9.1.10 Hämatologische Erkrankungen

Die pathologische Anämie in der Schwangerschaft beruht in 75–90 % auf Eisenmangel. Die Folsäureanämie – immer assoziiert mit einer Eisenmangelanämie – ist nur eine seltene Ursache. Eine perniziöse Anämie findet man kaum in der Schwangerschaft, da der Altersgipfel später liegt und auch mit Infertilität verbunden ist; eine Ausnahme bilden Vegetarier. Jede angeborene oder erworbene Störung des Hämoglobins wird sich in der Schwangerschaft verstärken.

Eisenmangelanämie

Ca. 50 % aller Schwangeren haben einen Hämatokritwert von < 32 %, in 75 % liegt ein Eisenmangel vor. Ob alle Schwangeren eine prophylaktische Eisensubstitution haben sollten, ist umstritten. Die Eisenabsorption steigt in der Schwangerschaft physiologischerweise an. Dieser Bedarf wird zum einen durch vermehrte Eisenabsorption im Duodenum und zum anderen durch Mobilisation der Eisenspeicher gedeckt. Der Eisenbedarf liegt bei 4 mg/d (außerhalb der Schwangerschaft bei 1–2 mg/d). Während der Schwangerschaft nimmt das totale Blutvolumen zu. Das Plasmavolumen vergrößert sich um 50 % und die Zahl der roten Blutzellen um 18–25 %. Damit ergibt sich eine Abnahme in der Hämoglobinkonzentration, eine sog. ***physiologische Schwangerschaftsanämie***. Der Höhepunkt liegt zeitlich in der 32. SSW. Als unterer Normwert bezeichnet die WHO 11 g/dl während der ganzen Schwangerschaft.

Bei der Eisenmangelanämie sinkt zuerst der Ferritinspiegel; der Hb-Abfall ist ein Spätzeichen. Da auch eisenabhängige Enzyme davon betroffen sind, treten deutliche Körperstörungen auf. Die Muskeln, Neurotransmitter und die allgemeine Belastbarkeit sind betroffen. Die Veränderungen auf zellulärer Ebene sind verantwortlich für ein erhöhtes Risiko der Frühgeburtlichkeit. Der Fetus deckt seinen Eisenbedarf über aktiven Transport durch die Plazenta. Bei Eisenmangel der Mutter liegt auch der Ferritinspiegel des Kindes unter der Norm. Diese anämischen Kinder können Entwicklungsstörungen zeigen, wenn sie nach der Geburt nicht mit Eisen substituiert werden. Ebenso besteht eine Assoziation zwischen mütterlicher Eisenmangelanämie und Wachstumsretardierung bei kompensatorisch vergrößerter Plazenta. Die mütterlichen und fetalen Risiken sprechen für eine großzügige Eisensubstitution in der Schwangerschaft.

Management. Bei bereits präkonzeptionell bestehendem Eisenmangel sollte unbedingt eine Eisensubstitution erfolgen. Die Nebenwirkungen der Eisengabe sind dunkle Verfärbung der Fäzes, Obstipation und Blähungen. In der Schwangerschaft empfiehlt die WHO eine Substitution von 30–60 mg/dl, bei Eisenmangel 120–240 mg/dl.

Folsäuremangel

Ursache einer megaloblastären Anämie ist ein Folsäuremangel. Die Inzidenz der megaloblastären Anämien in der Schwangerschaft beträgt 0,2–5 %. Die WHO hat als tägliche Aufnahme in der Pränatalperiode 800 µg und 600 µg in der Laktationsphase angegeben. Eine wesentlich wichtigere Rolle spielt der Folsäuremangel insbesondere bei positiver Familienanamnese im Zusammenhang mit der bewiesenen Verminderung der Häufigkeit von NTD (Neuralrohrdefekten). Somit gilt auch die Empfehlung, schon 4–6 Wochen präkonzeptionell 0,5 mg Folsäure als Prophylaxe einzunehmen.

Management. Eine prophylaktische Gabe präkonzeptionell zusammen mit einem Eisenkombinationspräparat wird allgemein empfohlen. Insbesondere bei Einnahme von Antieptileptika sollte eine prophylaktische Folsäuresubstitution durchgeführt werden.

Vitamin-B_{12}-Mangel

Eine ***perniziöse Anämie*** in den reproduktiven Jahren ist sehr ungewöhnlich, da ein Vitamin-B_{12}-Mangel meist mit Infertilität verbunden ist. Normalerweise wird der tägliche Bedarf von 3,0 µg/d in der Schwangerschaft mit tierischer Nahrung gedeckt. Reinen Vegetariern wird deshalb eine Substitution empfohlen. Im Labor findet sich neben erniedrigten Vitamin-B_{12}-Werten eine megaloblastäre, makrozytäre Anämie.

Hämoglobinopathien

Diese vererbten Hämoglobindefekte beruhen entweder auf einer gestörten Hämoglobinsynthese, z. B. Thalassämiesyndrom, oder auf einer abnormen Strukturvariante des Globins, z. B. Sichelzellanämie. Vor allem in den östlichen Mittelmeerländern, im Mittleren Osten, Indien, Südostasien und Afrika sind diese vererbten Hämoglobindefekte für eine große mütterliche Morbidität und Mortalität verantwortlich. Durch den Einwanderungs- und Migrationsstrom werden auch Europa und USA zunehmend betroffen. Unter normalen Bedingungen sind die Träger dieser Erkrankung symptomlos ohne Beeinträchtigung der Lebensqualität oder -Erwartung. In der Schwangerschaft jedoch treten folgende Probleme auf:

- Durch physiologisch gesteigerten Bedarf der Hämatopoese in der Schwangerschaft zeigen auch bisher asymptomatische Frauen Symptome.
- Eine pränatale Diagnostik, den Fetus betreffend, ist möglich.

Beta-Thalassämie. Die homozygote Thalassämia major ist selten und tritt auf, wenn beide aus dem Mittelmeerraum oder z.B. Mittleren Osten stammenden Partner Carrier dieser Beta-Thalassämie sind. Das Risiko für ein homozygotes Kind beträgt dann 25%. Auf Zypern ist die Inzidenz z.B. 1:7, in England 1:10.000. Diese Kinder benötigen regelmäßige Bluttransfusionen und daraus ergibt sich häufig eine Eisenüberladung vor allem mit Myokardschädigungen, endokrinen und hepatischen Störungen. Mit Chelatbildnern wird versucht, die Eisenüberladung einzugrenzen. Hoffnungen werden auf die Genersatztherapie gesetzt, sei es intrauterin oder postnatal.

! Eine Eisensubstitution ist absolut kontraindiziert.

Folsäure sollte substituiert werden. Die Anämie kann nur mit Bluttransfusionen in der Pränatalperiode behandelt werden. Zur Reduktion der Hämosiderose werden Chelatbildner verwendet, die eine Eisenbindung bewirken sollen.

Thalassämia minor. Die heterozygote Form, die Thalassämia minor, ist häufiger und äußert sich im Labor in einer mikrozytären hypochromen Anämie (MCV↓, MCH↓). Bestätigt wird die Thalassämie minor in der Hb-Elektrophorese durch eine erhöhte Konzentration von HbA_2 ($\alpha 2\delta 2$), welche normalerweise nur 1,5–3,5% ausmacht, und ein erhöhtes HbF (normalerweise < 1%).

Eisen darf p.o. zusammen mit Folsäure für befristete Zeit verabreicht werden. Bei Nichtansprechen auf die Eisentherapie müssen ebenfalls Bluttransfusionen appliziert werden.

Alpha-Thalassämie. Auch die Alpha-Thalassämie beruht auf einem Gendefekt und führt beim homozygoten Kind ohne intaktes Gen zum Hydrops und intrauterinen Fruchttod oder Stunden nach der Geburt zum Exitus. Diese Situation findet sich vor allem in Südostasien.

Bei der homozygoten Form sollte unbedingt eine pränatale Diagnostik durchgeführt werden, da die Kinder nicht lebensfähig sind und, bedingt durch den Hydrops, schwere geburtshilfliche Probleme bei einer vaginalen Entbindung zu erwarten sind, neben einem erhöhten Risiko für die Mutter, eine schwere Präeklampsie zu entwickeln. Im Labor findet sich eine Verminderung des MCV und MCH und eine Reduktion der α-Globinkettenproduktion. Eine Hb-Elektrophorese ist nicht sinnvoll im Gegensatz zur β-Thalassämie, da keine Verschiebung der Konzentration der Globinsynthese stattfindet. Zur Diagnostik muß eine DNA-Analyse nukleierter Zellen oder eine Untersuchung der α-Kettensynthese erfolgen.

Die heterzygote Form wird mit Folsäuresubstitution und falls notwendig Bluttransfusionen behandelt. Eine Screeninguntersuchung des Partners zum Ausschuß eines ebenfalls vorhandenen heterozygoten Zustandes und eine pränatale Beratung werden empfohlen.

Sichelzellanämie. Vornehmlich sind Dunkelhäutige aus Afrika, Saudi-Arabien und Indien von dieser Erkrankung betroffen. Von den über 250 verschiedenen Varianten der Hämoglobinkettenanomalie ist – klinisch und zahlenmäßig – die Sichelzellenanämie am wichtigsten. Hierbei ist bei der β-Kette an der Position 6 die Aminosäure Glutamin durch Valin ausgewechselt. Die Sichelzellform der Erythrozyten kann unter in-vitro-Bedingungen bei Sauerstoffabschluß sichtbar gemacht werden. Die rigide Struktur führt zur Blokkierung kleiner Gefäße und tritt bei O_2-Mangelversorgung, Azidose, Dehydrierung oder Auskühlung auf.

Die homozygote Form (HbSS) ist durch eine angeborene chronische hämolytische Anämie gekennzeichnet. Charakteristisch ist das punktuelle Auftreten von akuten schmerzhaften Krisen nach längeren Perioden allgemeinen Wohlbefindens. Die Sichelzellen führen zur Gefäßobstruktion und konsekutiv zu Infarzierungen in allen Geweben, wobei Infektionen oder Dehydrierungen diese Komplikation verstärken können. Todesfälle resultieren aus Lungenembolien. Ebenfalls sind renale Konzentrationsstörungen mit Natrium-Kalium-Verlust, Proteinurie und Hämaturie typische Anzeichen.

Die allgemeine Prognose hängt sehr von den Lebensumständen ab. Während in Afrika weniger als 10% der Kinder mit einer Sichelzellanämie überleben, sind die Prognosen in Mittelamerika sehr gut, vor allem dank rechtzeitiger und prophylaktischer Antibiotikagabe. Die Sichelzellhämoglobin-C-Erkrankung (HbSS) verläuft milder mit normalen Hb-Werten. Da sie vorwiegend symptomlos abläuft, besteht die Gefahr einer überraschenden oft fatal verlaufenden Krise in der Schwangerschaft oder im Wochenbett. Bedingt durch die Infarzierungen – auch in der Plazenta – und die verminderte Oxygenierung ist bei allen Frauen mit Sichelzellanämien die Abortrate erhöht, ebenso die Rate an Frühgeburten.

Zu den wichtigsten Voraussetzungen gehört die Optimierung des mütterlichen Gesundheitszustandes präkonzeptionell sowie evtl. eine Screeninguntersuchung des Partners, um das fetale Risiko berechnen zu können. Um Komplikationen der Schwangerschaft weitgehend auszuschließen, sind regelmäßige Bluttransfusionen in ca. 6wöchigen Intervallen notwendig. Damit kann die HbA-Konzentration bei 60–70% konstant gehalten werden.

Ebenfalls regelmäßige Kontrollen im Hinblick auf Urininfekte, Zeichen einer Präeklampsie, pathologische Nieren- oder Leberfunktionen bei der Mutter und Wachstumsretardierungen beim Feten sind notwendig. Eine gute Zusammenarbeit zwischen Hämatologen, Geburtshelfern und Anästhesisten ist Voraussetzung für den optimalen Schwangerschaftsverlauf. Auch unter der Geburt müssen Azidose, Dehydrierung, Sepsis, Hypoxie und eine prolongierte Geburt vermieden werden.

Postpartal wird diskutiert, ob unter ACE-Hemmern ein erhöhtes Thromboembolierisiko besteht. IUD-Einlagen sollten vermieden werden, da durch ein erhöhtes Infektionsrisiko ebenfalls wieder Krisen ausgelöst werden können.

Thrombozytopenien

Liegen die Thrombozyten unter 150.000/l, so spricht man von einer Thrombozytopenie. Diese Störungen können zufällig – ohne klinische Relevanz – bei einer Laborkontrolle entdeckt werden, sind aber auch wichtige Symptome bei folgenden Erkrankungen:

- Präeklampsie
- HELLP-Syndrom
- Schwerer Folsäuremangel
- DIC (disseminierte intravasale Gerinnungsstörung)
- Vorzeitige Plazentalösung
- Fruchtwasserembolie
- Intrauteriner Fruchttod

Bei den pathologischen Ursachen für Thrombopenien muß zwischen einem erhöhten Bedarf/Verbrauch und einer verminderten Produktion unterschieden werden. ***Erhöhter Bedarf bzw. Verbauch*** besteht bei

- immunologischer-autoimmunthrombozytopenischer Purpura,
- Aktivierung des Gerinnungssystems: DIC,
- Thrombozytenthromben: thrombotisch-thrombozytopenischer Purpura,
- hämolytisch-urämischem Syndrom und
- mechanischer Destruktion (Hypersplenismus).

Eine ***verminderte Produktion*** besteht bei der

- Knochenmarksaplasie und
- malignen Infiltrationen.

Idiopathische Thrombopenie. Als Zufallsbefund findet sich eine Thrombopenie bei ca. 8 % aller Schwangeren am Termin. In ca. 4 % werden auch beim Neugeborenen Thrombopenien vorübergehend beobachtet. Ca. 7 Tage postpartal steigen die Thrombozyten auf Normalwerte an.

Da es sich meist um einen Zufallsbefund unter der Geburt handelt, können präpartal auch keine Abklärungen erfolgen. Wichtig ist, eine Pathologie als Grund für die Thrombopenie auszuschließen. Vaginalgeburten sind möglich auf Grund geburtshilflicher Kriterien. Dies widerlegt den Trend zu aggressiven Interventionen, sei es fetalen Blutentnahmen oder geplanten Sectiones, da keine mütterlichen oder fetalen Risiken bestehen. Differentialdiagnostisch kommen die Autoimmun- und Alloimmun-Thrombozytopenien in Frage.

Thrombotisch-thrombozytopenische Purpura (TTP, Moschkowitz) und hämolytisch-urämisches Syndrom (HUS). Mikrothromben durch Plättchenaggregation führen bei dieser Erkrankung zu Ischämien und mikroangiopathischer Hämolyse. Die Kombination Fieber, normaler Gerinnungsstatus mit Thrombopenie, hämolytische Anämie, neurologische Störungen und renale Dysfunktion ist pathognomonisch für diese Erkrankung. Das HUS tritt bevorzugt im Wochenbett auf.

Alle Patientinnen sollten in der Schwangerschaft mit Steroiden behandelt werden. Bei resistenten Fällen wird mit Plasmainfusion oder Plasmaaustausch behandelt.

Thrombopenien durch Medikamente. Medikamentös bedingte Thrombopenien können bei 1 auf 100 bis 1 auf 10.000 Personen auftreten, je nach eingenommenem Medikament. Kurz nach der Einnahme kann es zu Blutungen oder Petechien kommen. Nach Absetzen des Medikaments steigen die Thrombozyten nach 2–3 Tagen wieder an. Zu den häufigsten Medikamenten gehören nichtsteroidale Antirheumatika, Sulfonamidderivate und Antibiotika.

Gerinnungsstörung

Die häufigste angeborene Gerinnungsstörung ist das von Willebrand-Jürgens-Syndrom, gefolgt von der Hämophilie A (Faktor-VIII-Mangel) und der Hämophilie B (Faktor-IX-Mangel). Selten nur tritt der Faktor-XI-Mangel auf.

Von-Willebrand-Syndrom. Das von-Willebrand-Syndrom ist eine autosomal dominante Erkrankung, bei der das Faktor VIII assoziierte Antigen, der von-Willebrand-Faktor (vWF), fehlt. Der Faktor VIII besteht neben diesem größeren Glykoprotein noch aus einem zweiten kleineren, dem Faktor VIII C, der genetisch auf dem X-Chromosom lokalisiert ist. Fehlt dieses kleinere Glykoprotein, so liegt die Hämophilie A vor. Im Labor zeigt sich bei der von-Willebrand-Erkrankung eine verlängerte Blutungszeit, ein verminderter vWF. Da das klinische Bild sehr variieren kann und in der Schwangerschaft normalerweise die Faktor-VIII-Aktivität zunimmt, kann sich diese Erkrankung zum Teil erst postpartal in einer vermehrten Blutung zeigen. Bei bekanntem vWF sollte die Faktor-VIII-Aktivität regelmäßig kontrolliert werden. Cyprопräzipitate können verabreicht werden, um Werte von 40 % am Termin zu erreichen.

Hämophilie A. Auch bei der Hämophilie A steigt der Plasmaspiegel in der Schwangerschaft an und fällt 2–3 Tage nach der Geburt ab. Eine Substitution mit Faktor-VIII-Konzentrat oder Cypropräzipitat ist nur bei Werten < 25 % notwendig.

Hämophilie B. Die Hämophilie B (Faktor-IX-Mangel) kommt 7 x seltener vor und wird ebenfalls X-chromosomal vererbt. Auch hier werden bei Bedarf Faktor-IX-Konzentrate verabreicht.

Akute Hämostasestörungen

Verlustkoagulopathie. Bei dieser häufigen Ursache von Gerinnungsstörungen wird ein vermehrter Blutverlust unter der Geburt (> 1500 ml) mit Einsatz physiologischer Infusionen ausgeglichen. Dabei kommt es zu einer Verdünnung mit Abfall der Thrombozyten < 50.000 und Fibrinogen < 1 g/l. Therapeutisch stehen „Fresh frozen plasma" (FFP) und Erythrozytenkonzentrate im Vordergrund.

Verbrauchskoagulopathie DIC. Die disseminierte intravasale Gerinnungsstörung („Disseminated intravascular coagulation" = DIC) ist einer der gefürchtetsten Komplikationen der Geburtshilfe und tritt immer als Sekundärphänomen auf. „Trigger" einer generalisierten Gerinnungsaktivierung können verschiedene Mechanismen sein:

- Verletzung des Gefäßendothels (z. B. bei Präeklampsie, hypovolämischem oder septischem Schock)
- Freisetzung von thromboplastischem Material (z. B. bei vorzeitiger Plazentalösung, Fruchtwasserembolie, intrauterinem Fruchttod, Chorionamnionitis)
- Bildung prokoagulierender Phospholipide (z. B. fetomaternale Blutungen, intravaskuläre Hämolyse

Die klinische Manifestation reicht von einer reinen Laborveränderung bis zu massiver Hämorrhagie.

> **!** Werden die Anfangsstadien einer DIC verpaßt, drohen schwerste Blutungskomplikationen. Trotz verbesserter perinataler Überwachung, verfeinerter hämatologischer Diagnostik und der Möglichkeit der Substitution von Gerinnungsfaktoren bleibt die DIC eine der häufigsten Ursachen mütterlicher Mortalität.

Schwere DIC mit unkontrollierbaren Blutungen treten bei 0,1 % aller Schwangeren auf. Sobald die DIC begonnen hat, beginnt ein Circulus vitiosus mit weiterem Verbrauch von Gerinnungsfaktoren und Thrombozyten. Die vorzeitige Plazentalösung ist die häufigste Ursache einer DIC. Bei ausgedehnter vorzeitiger Lösung mit abgestorbenem Fetus kann das Risiko bis auf 35–38 % steigen. Initial löst die Freisetzung von thromboplastischem Material die DIC aus, in schweren Fällen treten auch ein hypovolämischer Schock und eine vermehrte Anzahl Fibrinspaltprodukte auf, so daß massive Volumentransfusionen erforderlich werden.

Fruchtwasserembolie. Bei uns ist die Fruchtwasserembolie unter den 5 häufigsten mütterlichen Todesursachen und meistens unvorhersehbar sowie unvermeidbar. Der Nachweis einer Einschwemmung fetaler Zellen und Fruchtwasser in Lungengewebe bestätigt post mortem die Diagnose. Man nimmt an, daß Fruchtwasser durch Verletzung der Plazenta oder des unteren Uterinsegments, z. B. bei einer Sectio, eingeschwemmt wird und Thromben in den Pulmonalgefäßen eine kardiorespiratorische Dekompensation verursachen. Ein intrauterines Absterben führt zu einer Reduktion von Gerinnungsfaktoren nach ca. 3–4 Wochen. Ca. 30 % der Patientinnen, die nach dieser Zeit nicht geboren haben, entwickeln eine meist milde Form der DIC. Auch hier wird die Freisetzung thromboplastischen Materials des Feten in den mütterlichen Kreislauf als „Trigger"-Mechanismus angenommen. Heute ist diese Problematik seltener, da im Ultraschall der intrauterine Fruchttod sicher diagnostiziert werden kann und sofort anschließend eine Einleitung der Geburt erfolgt.

Andere Ursachen für eine DIC. Bei der ***Präeklampsie*** ist der Endothelschaden Auslöser einer DIC, wobei die Schädigung multiple Organe betrifft und durch Faktoren aus der Plazenta verursacht wird. Als Frühsymptom gilt ein Abfall der Thrombozyten. Schließlich kann sich das Vollbild einer DIC zeigen, und Gerinnselbildungen führen zu Leberpathologien wie beim HELLP-Syndrom. Gamnegative Keime wie Clostridien oder Bacteroides sind Auslöser eines ***septischen Aborts*** und können ebenso wie eine ***Chorionamnionitis*** oder ***postpartale intrauterine Infektionen*** über einen endotoxischen Schock eine DIC auslösen.

Eine prolongierte ***Hypervolämie*** kann ebenfalls zu einer DIC führen, ohne daß zu Beginn ein Gerinnungsproblem bestand. Diagnostisch werden neben dem gesamten Blutbild die Thrombinzeit (bei DIC verlängert), Fibrinogen und Fibrinspaltprodukte bestimmt.

Management. Das Hauptziel ist die rasche Behebung der Blutungsquelle und die Substitution von Volumen. Die Flüssigkeitsgabe verhindert eine renale Minderperfusion mit anschließendem Nierenversagen und verdünnt die Fibrinspaltprodukte bei der Leberpassage. So bald wie möglich sollten Blutprodukte wie FFP und Erythrozytenkonzentrate zur Wiederherstellung der normalen Gerinnungswerte gegeben werden. In den meisten Fällen bedeutet die Behebung eines DIC auch die Beendigung der Schwangerschaft.

DER FALL

Anamnese. 26jährige P-I/G-II, bekannte Thalassaemia minor, 8wöchiger Ferienaufenthalt in Südamerika ab der 22. SSW. Während des Aufenthalts Status febrilis bis 39°, Gliederschmerzen, makulöses Exanthem, Verdacht auf Hepatitis A. Nach der Rückkehr Diagnose der Hepatitis A, sowie Verdacht auf Dengue-Fieber bei rezidivierenden Fieberschüben bis 40°. In der 30. SSW Beginn von portiowirksamen Kontraktionen.

Diagnostik. 26jährige P-I/G-II, vorzeitige Wehentätigkeit in der 30. SSW bei florider Hepatitis A, Dengue-Fieber, Thalassaemia minor.

Labor. Anti-HAV-IgM positiv, HB_s-Antigen negativ, Anti-Hb_c-IgM negativ, HCV-AK negativ. Transaminasen auf das 20fache erhöht, Bilirubin auf das 20fache erhöht. Alle Laborwerte im Verlauf der Hospitalisation regredient. Hämoglobin 7,6 g/dl bei normalem Ferritinwert.

Weiterer Verlauf. Trotz maximaler Wehenhemmung mit i.v.-Tokolyse und prophylaktischer Lungenreifung mit Kortikosteroiden, Geburtsbeginn und Spontangeburt eines prämaturen Knaben, 1420 g, APGAR und pH o.B., postpartal Verlegung auf die neonatologische Intensivstation, keine Intubation, Verlauf o.B.

9.1.11 Maligne Erkrankungen (vgl. Kap. 21)

Maligne Erkrankungen sind für 1/3 aller mütterlichen Todesfälle verantwortlich.

Leukämien

Die akute Leukämie führt ohne Therapie nach 2–3 Monaten zum Exitus. In der Allgemeinbevölkerung liegt die Inzidenz bei 5–10 auf 100.000, in der Schwangerschaft bei 1:75.000. Die mütterlichen und fetalen Risiken hängen vom Typ der Leukämie, dem Gestationsalter und dem Management ab. Da die charakteristischen Symptome wie Müdigkeit, Kurzatmigkeit und Anämie auch typische Schwangerschaftssymptome sind, wird die Diagnose häufig verzögert gestellt. Eine Knochenmarkbiopsie muß zur Bestätigung der Diagnose durchgeführt werden. Die Transmission maligner Zellen auf den Fetus ist selten, wurde aber in einzelnen Fällen beschrieben. Ca. 20% der Kinder sind wachstumsretardiert. Unter Chemotherapie gibt es im 1. Trimenon eine erhöhte Abortrate; nach der 20. SSW eingesetzte Chemotherapien führen zu Kurzzeitveränderungen beim Neugeborenen mit den Zeichen der Knochenmarktoxizität mit Anämie, Neutropenie und Thrombopenie. Über Langzeitverläufe liegen keine kontrollierten Studien vor. Beobachtungen zeigen jedoch keine Komplikationen.

Management. Frauen im reproduktionsfähigen Alter, bei denen eine Leukämie festgestellt wird, sollten solange Antikonzeptiva einnehmen, bis die Chemotherapie abgeschlossen und eine Remission erfolgt ist. Wird bei einer Schwangeren eine Leukämie festgestellt, sollte sie sobald wie möglich behandelt werden – ***gleich wie eine Nichtschwangere*** – da die unbehandelte Leukämie eine aussichtslose Prognose hat. Neben der Chemotherapie werden Blut und Thrombozyten substituiert und eine Antibiotikagabe zur Infektabschirmung eingesetzt. Idealerweise sollte die Geburt erfolgen, wenn die Mutter in Remission ist und der Fetus optimale Überlebenschancen hat. Glukokortikoide können zur Lungenreifungsinduktion eingesetzt werden.

Die chronische Leukämie verläuft oft lange Zeit ohne Beschwerden und benötigt dann auch keine Therapie. Wenn in der Schwangerschaft die chronisch-myeloische Leukämie (CML) auftritt, ist sie durch Splenomegalie, Leukozytose und das zytogenetisch nachweisbare Philadelphia-Chromosom charakterisiert. Schließlich – nach einem durchschnittlichen Zeitraum von 3 Jahren – führt sie in der Regel in eine akute Blastenkrise. In der akuten Blastenphase gilt die gleiche Behandlung wie bei der akuten Leukämie. In der chronischen Phase wird nach dem 1. Trimenon mit Chemotherapie (alkylierende Agenzien) behandelt.

Mammakarzinom

Eins von 50 Mammakarzinomen wird in der Schwangerschaft entdeckt, oder anders ausgedrückt eine von 3000 Schwangeren ist davon betroffen. Die Prognose bei einem in der Schwangerschaft entdeckten Karzinom ist schlecht, mit einer Überlebensrate von nur 25% verglichen mit 50% bei Nichtschwangeren. Hierbei spielen sicher die verzögerte Diagnosestellung sowie verstärkte metabolische Aktivität der Mamma in der Schwangerschaft mit einem deutlichen Anstieg des Blutvolumens eine Rolle. Die vermehrte Bildung von Glukokortikoiden führt zur Reduktion der Zellimmunität und begünstigt die Implantation und das Wachstum von malignen Tumoren.

Management. Jeder palpable Knoten – auch in der Schwangerschaft – sollte mit einer Feinnadel punktiert und zytologisch bzw. bei Bedarf mit einer Standbiopsie oder Probeexzision (PE) histologisch untersucht werden. Die Mehrzahl der Mammakarzinome sind infiltrative duktale Karzinome. Ein inflammatorisches Karzinom kann als Mastitis fehlinterpretiert werden. Die Ausdehnung und der Zeitpunkt für eine operative Behandlung werden kontrovers diskutiert. Wünscht eine Frau, die Schwangerschaft fortzusetzen, sei es im 1., 2. oder 3. Trimenon, gibt es keinen Grund zu widersprechen. Postpartal sollte die Frau abstillen, da sonst ein weiterer Stimulus für die kontralaterale

Brust besteht, in der auch ein Karzinom sein kann. Eine erneute Schwangerschaft sollte frühestens nach 3 Jahren erfolgen, nach Ausschluß von Metastasen.

Zervixkarzinom

Unter allen Malignomen, die in der Schwangerschaft diagnostiziert werden, wird dieser Tumor mit 1:1.200 Schwangerschaften am häufigsten gefunden. Vaginale Blutungen sind das Hauptsymptom, wenn auch viele Patientinnen asymptomatisch sind. Schwangere mit einem Zervixkarzinom haben die gleiche Prognose wie Nichtschwangere.

Management. Als Standard gehört zu jeder Erstuntersuchung in der Frühschwangerschaft ein PAP-Abstrich. Bei verdächtigen Befunden sollte eine PE nach vorausgegangener Kolposkopie gemacht werden. 40 % der Zervixkarzinome, die in der Schwangerschaft diagnostiziert werden, sind im Stadium I. Zeigt der PAP-Abstrich eine zervikale intraepitheliale Neoplasie, sollte eine Kolposkopie und Biopsie durchgeführt werden. Bei einer Konisation liegt die Abortrate hoch: bei ca. 30 %. Bei einem invasiven Karzinom hängt die Therapie vom Gestationsalter bei Diagnosestellung ab. Vor der 20. SSW sollte mit der Patientin eine Beendigung der Schwangerschaft mit radikaler Hysterektomie und Lymphonodektomie oder Bestrahlung, je nach Stadium, besprochen werden. Nach der 20. SSW sollte eine prophylaktische Lungenreifung durchgeführt und bei Reifung des Kindes die Geburt eingeleitet bzw. eine radikale ***Sectiohysterektomie*** durchgeführt werden.

Lymphome, Morbus Hodgkin

40 % aller Lymphome sind Morbus-Hodgkin-Erkrankungen. Da die Erkrankung zwei Altersgipfel hat – 25 und 70 Jahre – ist der Morbus Hodgkin das häufigste Lymphom in der Schwangerschaft (1:1.000 bis 1:6.000 Schwangerschaften). Dank der aggressiven Behandlung, wie bei der akuten Leukämie in der Schwangerschaft, sind die Überlebensraten für Mutter und Kind wesentlich besser geworden. Klinisch manifestiert sich diese Erkrankung im Auftreten vergrößerter zervikaler oder axillärer Lymphknoten. Allgemeine Symptome wie Nachtschweiß, Fieber oder Gewichtsabnahme sind verschieden stark ausgeprägt. Die Diagnose wird durch Biopsie und Histologie gesichert. Problematisch ist ein ausführliches Staging in der Schwangerschaft und damit auch die Möglichkeit, eine exakte Stadieneinteilung durchzuführen. Die Fertilität kann nach einer Therapie stark reduziert sein. Das ***fetale Risiko*** hängt von

- der Erkrankung,
- den diagnostischen Techniken mit evtl. Komplikationen (Bestrahlung, Laparatomie),
- der therapeutischen Bestrahlung und
- der Chemotherapie ab.

Die ***Beckenbestrahlung*** (> 200 rem) kann zu folgenden Problemen führen:

- Erhöhte Abortrate bei Behandlung im 1. Trimenon
- Erhöhte Teratogenese bei Behandlung im 1. Trimenon
- Mikrozephalie, Wachstumsretardierung vor der 20. SSW
- Frühgeburtlichkeit

Non-Hodgkin-Lymphome

Im Gegensatz zu den Hodgkin-Lymphomen kommen die Non-Hodgkin-Lymphome nur selten bei schwangeren Frauen vor, da der Altersgipfel im 5. und 6. Lebensjahrzehnt liegt. Die gleichen Probleme hinsichtlich Staging existieren auch beim Non-Hodgkin-Lymphom. Auch hier wird eine aggressive Chemotherapie und Substitution von Blutbestandteilen mit Abwägen einer Schwangerschaftsbeendigung im 1. Trimester oder vorzeitiger Geburtseinleitung nach abgeschlossener Lungenreifung empfohlen.

Melanom

Das Melanom hat unter den malignen Tumoren eine Sonderstellung, da der Verlauf sich unter einer Schwangerschaft verschlechtert und in ca. 50 % Metastasen in der Plazenta gefunden werden und davon 90 % zum Feten übergehen. Mit 2,8 auf 1000 Schwangerschaften liegt die Inzidenz relativ hoch.

Management. Generell gilt, daß ein verdächtiger Nävus sofort entfernt werden sollte. Bei einer Anamnese mit Melanom in der Vorgeschichte sollten etwa 3 Jahre abgewartet werden, ehe eine Schwangerschaft empfohlen werden kann, da die meisten Rückfälle in dieser Zeit auftreten. Die Behandlung nach Biopsie oder Exzision unterscheidet sich nicht von der bei Nichtschwangeren.

Ovarialkarzinome

Die meisten Adnexzysten, die in der Schwangerschaft entdeckt werden, sind Corpus-luteum-Zysten. Die Größe kann zwischen 5 und 10 cm variieren, wobei sonographische Kriterien für Benignität klare, scharfbegrenzte Randstrukturen, einkammerige Zysten ohne papilläre Auflagerungen sind. Bei großen Zysten besteht die Gefahr einer Torquierung oder eines mechanischen Hindernisses unter der Geburt. Ovarialkarzinome treten bei 1:20.000 Schwangerschaften auf. Histologisch sind 60 % epithelialen Ursprungs, 30 % sind Dysgerminome.

Management. In den meisten Fällen handelt es sich um ein Stadium 1 A, und die einseitige Adnexektomie bei Diagnosestellung ist die Therapie der Wahl. Das Gestationsalter, der histologische Typ, Staging, der Bedarf nach zusätzlicher Chemotherapie und die Wünsche der Patientin bestimmen das Schema der Nachfolgeuntersuchungen.

DER FALL

Anamnese. 31jährige I-G/0-P. Im 1. Trimenon tastet die Patientin eine schmerzlose Lymphknotenschwellung zunächst supraklavikulär, später auch submandibulär.

Diagnostik. Feinnadelpunktion negativ, Lymphknotenbiopsie: Lymphoma malignum Hodgkin, nodulär-sklerosierende Form. MRI des Abdomens zeigt keine Lymphadenopathie. MRI von Hals und Thorax: Lymphknotenkonglomerat zervikal links mit Ausdehnung in das linksseitige vordere Mediastinum.

Diagnose. Schwangerschaftsassoziierter Morbus Hodgkin Stadium IA.

Prozedere. Chemotherapie in Graviditate nach ABDV-Schema mit Adriamycin, Bleomycin, Velbe und DTIC, engmaschige Schwangerschaftskontrollen und Ultraschall zum Ausschluß einer kardialen Dekompensation unter Adriamycin. Primäre Sectio caesarea wegen schlechtem Allgemein- und Erschöpfungszustand der Patientin. 8 Wochen postpartal Beginn der Radiatio.

DER FALL

Anamnese. 23jährige I-G/0-P. Eintritt in der 41. SSW mit regelmäßiger Wehentätigkeit, rasche Eröffnung bis Muttermund vollständig, vorangehender Teil (Kopf) VT-2, wegen schwerer prolongierter Bradykardie Entschluß zur Notfallsectio. Kind Knabe 3280 g, APGAR 6/9/10, pH 7,02/7,07. Intraoperativ kindskopfgroßer Ovarialtumor rechts, den ganzen Douglas ausfüllend (mechanische Ursache für das ausbleibende Tiefertreten des Köpfchens).

Histologie. Adnexektomie rechts, klassisches Dysgerminom, Resektion im Gesunden.

Epikrise. 23jährige I-G/0-P, Notfallsectio bei Geburtsstillstand und drohender intrauteriner Asphyxie. Dysgerminom rechts.

Verlauf. Klinische und sonographische engmaschige Kontrollen ohne Hinweis für Rezidiv.

9.1.12 Hauterkrankungen

Spezifische Dermatosen

Schwangere, die eine Effloreszenz in der Schwangerschaft aufweisen, haben entweder eine vorbestehende Hauterkrankung oder entwickeln spezifische Schwangerschaftsdermatosen.

Zu den häufigsten spezifischen Dermatosen gehören die pruriginösen urtikariellen Papeln und Plaques in der Schwangerschaft (PUPP). Dieses stark juckende Krankheitsbild – vorwiegend im 3. Trimenon – tritt betont am Abdomen, besonders im Bereich von Striae und Oberschenkel mit urtikariellen Plaques und rötlichen Papeln auf. Gesicht und Hände werden ausgespart. Im Labor findet sich keine Veränderung. Die Ätiologie ist unklar, die Inzidenz liegt zwischen 0,25 und 1%. Häufiger sind Erstgebärende betroffen.

Management. Orale Antihistaminika zusammen mit hautfettenden Emulsionen, teilweise mit lokal wirkenden Antipruriginosa kombiniert, helfen manchmal. Bei extremen Fällen werden topische oder perorale Kortikosteroide eingesetzt.

Pemphigoid (Herpes) gestationis

Im Gegensatz zu den PUPP ist der Pemphigoid mit 1:50.000 eine seltene Erkrankung in der Schwangerschaft. Außer dem Juckreiz treten auch Papeln, Plaques und vor allem Blasen auf, die in Gruppierungen angeordnet der Herpeseffloreszenz ähneln (daher der Name, aber keine virale Ätiologie). Man nimmt an, daß es sich um eine Autoimmunerkrankung handelt. Der antigenetische Trigger ist väterlichen Ursprungs. Der Beginn ist meist das 2. Trimenon, aber bei 20% manifestiert sich die Erkrankung post partum. Vom Nabel ausgehend breiten sich die Bullae auf den Rumpf, das Gesäß und die Extremitäten aus. Dabei werden auch die Hand- und Fußflächen – im Gegensatz wiederum zu PUPP – befallen. Gegen Ende der Schwangerschaft verbessert sich meist die Erkrankung, flackert jedoch im Wochenbett in 50–75% wieder auf. Das Wiederholungsrisiko ist hoch, verbunden mit einem aggravierten Verlauf in der nächsten Schwangerschaft. Nur in 5% findet man vorübergehend vesikulär-bullöse Erkrankungen bei den Neugeborenen. Die Effloreszenzen heilen bei Mutter und Kind ohne Narben ab.

Management. Schwere ausgedehnte Fälle sollten zur Geburt an ein Zentrum kommen, da neben den Hautaffektionen auch Plazentainsuffizienz mit Wachstumsretardierung beschrieben sind. Antihistamenika und topische Steroide werden lokal angewendet. Erst bei Mißerfolgen werden Steroide p.o. eingesetzt, z.B. Prednisolon. Meist kommt man nach anfänglichen 40 mg/d mit 10 mg/d als Erhaltungsdosis aus.

9.1.13 Psychiatrische und neurologische Erkrankungen

Die Epilepsie ist die häufigste neurologische Erkrankung in der Schwangerschaft und muß von der Eklampsie abgegrenzt werden. Der „Baby Blues“, eine physiologische kurzfristige depressive Verstimmung im Wochenbett muß von der echten Wochenbettdepression unterschieden werden.

Bipolare affektive Störungen

Bei dieser Störung wechseln sich manische und depressive Phasen ab. Die Inzidenz liegt bei 0,5–1,5%. Die Störung verstärkt sich im Wochenbett und kann auch auf eine Wochenbettdepression übergehen.

Management. Bei präkonzeptionell bestehender bipolarer Störung ist eine Beratung unbedingt notwendig, da trizyklische Antidepressiva und Lithium im 1. Trimenon nicht eingenommen werden dürfen. Psychiater und Geburtshelfer werden bei diesen Schwangerschaften eng miteinander zusammenarbeiten. Es ist unklar, ob sich durch eine Schwangerschaft die bipolare Störung oder die Manie verschlechtern. Es besteht ein erhöhtes Risiko für eine postpartale Depression oder Manie 7 bis 14 Tage post partum.

Lithium im 1. Trimenon verabreicht, kann zu kardialen fetalen Anomalien führen (Ebstein-Anomalie). Trizyklische Antidepressiva können Darmobstruktionen oder eine Harnretention beim Feten bewirken. Schwere Fälle müssen unter stationären Bedingungen auch mit Psychotherapie behandelt werden. Wichtig ist sicher, auf die Einheit Mutter-Kind zu achten und sie nicht einer logistisch bedingten Trennung zu unterziehen.

Schizophrenie

Gedankenstörungen und Wahrnehmungsstörungen kennzeichnen die Schizophrenie. In der Schwangerschaft kann eine präexistierende Psychose wiederauftreten. Die Komplikationsrate in der Schwangerschaft ist wahrscheinlich erhöht, teils auch durch die Agitiertheit der Schwangeren und Tendenz zur Selbstverletzung, aber auch die Rate an wachstumsretardierten Kindern ist erhöht.

Management. Tritt in der Schwangerschaft der 1. schizophrene Schub auf, so müssen andere organische Ursachen ausgeschlossen werden. Antipsychotika sollten nicht im 1. Trimenon eingesetzt werden, ebenso nicht im Wochenbett, ansonsten muß die Patientin abstillen.

Postpartale Depression

s. Kap. 9.8.7

Übersicht neurologischer Erkrankungen

Tabelle 9.4 zeigt die Häufigkeit verschiedener neurologischer Erkrankungen in einer Population im gebärfähigen Alter.

Tabelle 9.4. Häufigkeit verschiedener neurologischer Erkrankungen in einer Population im gebärfähigen Alter

Migräne	1:5
Epilepsie	1:150
Multiple Sklerose	1:1.000
Venös-zerebrale Infarkte	1:2.500–10000 Geburten
Rupturierte Zerebralaneurysmen	1:10000 Schwangerschaften
Blutungen aus zerebralarteriovenösen Malformationen	1:10000 Schwangerschaften
Myasthenia gravis	1:25.000
Maligne Hirntumore	1:50.000
Guillain-Barré-Syndrom	1,5:100.000

Epilepsie

Die Epilepsie ist die häufigste neurologische Erkrankung und betrifft 0,15–1,0% aller Frauen im gebärfähigen Alter. In den meisten Serienuntersuchungen wurde festgestellt, daß die Anfallshäufigkeit in der Schwangerschaft gleich oder sogar etwas reduziert ist. Die größten Schwierigkeiten entstehen, wenn eine Patientin mit Epilepsie schlecht kontrolliert wird und ihre antikonvulsiven Medikamente aus Angst vor Teratogenität nicht einnimmt. In diesen Fällen besteht ein erhöhtes Risiko für antepartale und postpartale Blutungen, Präeklampsie, vorzeitige Wehentätigkeit und niedriges Geburtsgewicht. Es besteht auch ein erhöhtes Risiko für fetale Anomalien, wahrscheinlich kombiniert genetisch bedingt aufgrund der Epilepsie, aber auch durch die Einnahme von Antikonvulsiva. Dieses Risiko steigt noch bei Kombination verschiedener Antikonvulsiva an. Das ***Risiko einer fetalen Anomalie*** liegt mit ca. 8–9% 2–3 x höher als in der Normalbevölkerung. Inzwischen wurde für alle wichtigen antikonvulsiven Medikamente (Hydantoin, Valproatsäure und Trimethadon) in der Schwangerschaft eine Assoziation mit syndromalen Fehlbildungen festgestellt.

Management. Eine präkonzeptionelle Beratung ist außerordentlich wichtig. Frauen, die Valproinsäure einnehmen, sollten auf ein anderes Antikonvulsivum eingestellt werden. Bei Folsäureantagonisten wie Phenytoin und Phenobarbital muß Folsäure substituiert werden. Gleichzeitig wird hiermit auch eine Reduzierung fetaler Neuralrohrdefekte mit der präkonzeptionellen Einnahme ermöglicht. Unkontrollierte Krampfanfälle sind für den Feten hinsichtlich Hypoxie sicher wesentlich gefährlicher als die Assoziation mit Antikonvulsiva. In der Schwangerschaft sinkt der Medikamentenspiegel in 60–85% der Fälle. Eine Anpassung sollte aber nur dann erfolgen, wenn unregelmäßig oder häufige Anfälle bereits aufgetreten oder zu erwarten sind. Ansonsten sollte die minimale Erhaltungsdosis gewählt werden, um die fetale Schädigung möglichst gering zu halten. Ein erhöhtes Krampfrisiko sollte allerdings nicht in Kauf genommen werden. Alle Schwangeren unter Antikonvulsiva erhalten eine ausführliche Ultraschalluntersuchung in der 20. SSW. Die Antieptileptika mit Ausnahme der Valproinsäure sind kompetitive Inhibitoren der Prothrombinvorläufer und führen zu einem Mangel an Vitamin-K-abhängigen Faktoren. Deshalb wird 4 Wochen vor der Geburt Vitamin K substituiert. Epileptische Anfälle im Wochenbett resultieren aus Schlafentzug oder diskontinuierlicher Medikamenteneinnahme. Stillen ist nicht kontraindiziert, auch Neugeborene erhalten eine prophylaktische Vitamin-K-Gabe. Differentialdiagnostisch muß ein eklamptischer Anfall von einem epileptischen Anfall unterschieden werden. Hierzu werden die Symptome Hypertonie und Proteinurie einen Wegweiser geben. Allerdings darf nicht der absolute Wert betrachtet werden, sondern allein die Blutdruckerhöhung um > 15 mmHg ist wichtig.

Differentialdiagnose Krampfanfall. Mögliche Ursachen für Krampfanfälle sind

- Eklampsie,
- Epilepsie,
- Meningitis,
- Zerebraltumoren,
- Medikamentenentzug und
- Metabolische Störungen.

Kopfschmerzen

Kopfschmerzen sind die häufigsten neurologischen Störungen in der Schwangerschaft. Mögliche Ursachen hierfür sind

- Migräne,
- Präeklampsie,
- benigne intrakranielle Hypertonien,
- Subarachnoidalblutungen,
- kortikale Venentrombosen,
- rasche Ausdehnung eines Hirntumors und
- Meningitis.

Bei den intrakraniellen Erkrankungen müssen CT und EEG durchgeführt werden. Am häufigsten beginnt eine Migräne in der Schwangerschaft mit Kopfschmerzen. Migräne findet man vorwiegend bei jungen Frauen, so daß sie einerseits bei ca. 20% aller Schwangerschaften auftritt; bei bereits vorbestehender Erkrankung sich andererseits während der Schwangerschaft verbessert.

Management. In der akuten Phase helfen Antiemetika wie Metoclopramid oder Domperidone und Analgetika wie Acetylsalicylsäure oder Paracetamol. Auf die extrapyramidalen Nebenwirkungen der Antiemetika muß aufmerksam gemacht werden. Wegen der Plättchenaffinität und der daraus resultierenden erhöhten Blutungsneigung sollte im 1. und 3. Trimenon eher Paracetamol der Vorzug gegeben bzw. das Medikament 7 Tage vor Geburt abgesetzt werden.

9.1.14 Chirurgische Eingriffe in graviditate

Allgemeine Anmerkungen

Bei den Indikationen muß zwischen schwangerschaftsbedingten Erkrankungen wie z. B. der Extrauteringravidität (EUG) und nicht schwangerschaftsbedingten Erkrankungen wie z. B. der ***Appendizitis*** unterschieden werden. Wichtig ist immer die Zusammenarbeit zwischen Geburtshelfer und Chirurg, da die Veränderungen durch die Schwangerschaft und die Differentialdiagnosen dem Geburtshelfer vertrauter sind. Die möglichen postoperativen Komplikationen sollten interdisziplinär diskutiert werden. Bestimmte Voraussetzungen sollten bei einem operativen Eingriff eingehalten werden. Die Patientin sollte wegen des Vera-cava-Syndroms nicht in Rückenlage, sondern möglichst in ***linker Seitenlage*** operiert werden.

Das ***Risiko einer Thromboembolie*** ist ca. 6 mal höher als bei einer nicht Schwangeren, bedingt durch den Anstieg aller Gerinnungsfaktoren außer Faktor XI und XIII und der verminderten fibrinolytischen Aktivität. Perioperativ sollte Heparin eingesetzt werden.

Verlängerte Hypertonien und Hypoxien sollten vermieden werden. Komplikationen bei Operationen in der Frühschwangerschaft sind eine erhöhte Abortrate und vorzeitige Wehentätigkeit im 3. Trimenon. Der optimale Zeitpunkt für geplante Eingriffe ist das 2. Trimenon. Abnorme CTGs oder perioperative Infektionen, die ebenfalls vorzeitige Wehen auslösen können, müssen überwacht und behandelt werden.

Die Wahl der Anästhesie hängt von der zugrundeliegenden Erkrankung ab. Sowohl regionale als auch allgemeine Anästhesien stehen zur Verfügung.

Im 1. Trimenon können die üblichen Schnittführungen: Wechselschnitt bei Appendektomie und untere quere Inzision gewählt werden. Im 2. und 3. Trimenon füllt der Uterus den unteren Mittelbauch aus, so daß eine mediane Laparotomie bevorzugt wird.

Da diagnostische Prozeduren in der Schwangerschaft erschwert sind und ein Krankheitsbild auch verschleiert sein kann, führt eine Verzögerung in Diagnosestellung und Therapie zu einer erhöhten mütterlichen Morbidität.

Akute Appendizitis

Die akute Appendizitis ist die häufigste chirurgische Intervention und tritt bei 1:2.000 Schwangerschaften auf. Eine Appendizitis mit Peritonitis und Perforation löst vorzeitige Wehen aus und erhöht die mütterliche und fetale Mortalität auf 17 bzw. 43%. Die anatomi-

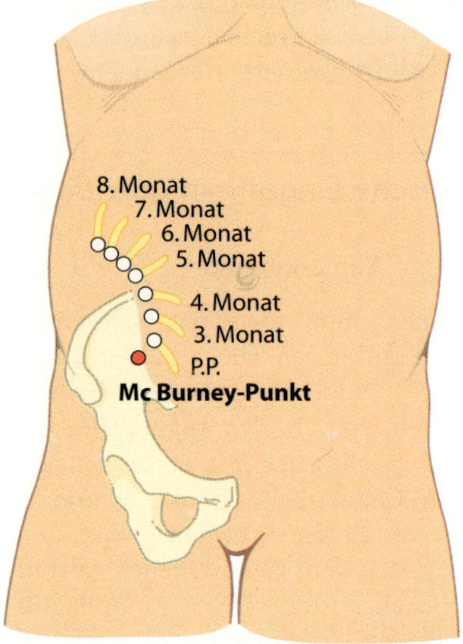

Abb. 9.6. Mc Burney-Punkte

schen Veränderungen der Schwangerschaft erschweren die Diagnosefindung und verzögern damit auch den Behandlungsbeginn.

Die Schmerzlokalisation kann im Bereich des McBurney-Punktes, aber auch ein punctum maximum in der rechten Nierenloge sein (Abb. 9.6). Übelkeit, Temperaturdifferenz axillar und rektal, Erbrechen, Obstipation, Diarrhoe sowie Laborveränderungen wie Leukozytosen und CRP-Erhöhungen können weniger ausgeprägt sein. Zusätzlich helfen evtl. sonographische Hinweiszeichen bei der Diagnosestellung einer Appendizitis. Bei der Laparotomie wird rechts paramedian ab dem 2. Trimester eingegangen. Eine Laparoskopie ist vorwiegend auf das 1. Trimenon beschränkt. Eine prophylaktische Tokolyse peri- und postoperativ wird empfohlen.

Cholezystitis

Gallensteine wachsen in der Schwangerschaft schneller und eine erste akute Cholezystitis manifestiert sich häufig zuerst in der Schwangerschaft. Die Inzidenz liegt bei 1:1.000.

Management. Bei präkonzeptionell-symptomatischen Gallensteinen sollte eine laparaskopische Cholezystektomie vorgezogen werden, da mit einer Verschlechterung in der Schwangerschaft zu rechnen ist. Bei Nachweis einer akuten Cholezystitis in der Schwangerschaft wird zunächst konservativ mit Analgetika i. v., Flüssigkeitsgabe, evtl. Antibiotika und Magensonde behandelt. Wiederholte Attacken, Gelbsucht und Leberfunktionsstörungen als Zeichen der Obstruktion der Gallenwege können Indikationen für eine Cholezystektomie sein. Soweit möglich sollten das 2. Trimenon oder das Wochenbett bevorzugt werden. Als Differentialdiagnose sind Präeklampsie oder das HELLP-Syndrom – beides Erkrankungen, die dieselben Symptome zeigen – zu nennen. Entsprechende Zusatzuntersuchungen führen hierbei weiter.

Adnextorsion

Die Adnextorsion wird meist durch eine Ovarialzyste oder einen Tumor verursacht. Im 1. Trimenon ist die EUG eine Differentialdiagnose, bei rechtsseitig auftretenden Schmerzen aber auch eine Appendizitis. Im 3. Trimenon ist eine Torquierung eher unwahrscheinlich, da der vergrößerte Uterus die Abdominalhöhle ausfüllt. Obwohl die Lutealzysten in der Schwangerschaft relativ häufig zu finden sind, bleibt die Adnextorsion eher ein seltenes Ereignis. Meist äußert sich die Adnextorsion in akuten Unterbauchschmerzen begleitet von Übelkeit, Erbrechen, einer Infektion mit leichter Temperaturerhöhung und Leukozytose. Die einzig effektive Therapie besteht in einer Laparotomie mit Detorquierung und Zystektomie bzw. Adnexektomie, falls die Adnexe bereits nekrotisch ist und die Gefäße thrombosiert sind. Auch hier wird peri- und postoperativ eine tokolytische Abschirmung zur Verhinderung vorzeitiger Wehentätigkeit empfohlen. Wird vor der 8. SSW eine Corpus-luteum-Zyste entfernt, sollte die Patientin bis zur 10. Woche mit Progesteron substituiert werden.

ZUSAMMENFASSUNG

Während bei der Erstgebärenden über 35 Jahre das erhöhte Risiko einer fetalen Chromosomenstörung im Vordergrund steht, ist bei der Teenagerschwangerschaft das psychosoziale Umfeld und eine gute Vertrauensbasis ausschlaggebend für einen ungestörten Schwangerschaftsverlauf. Die häufigen schwangerschaftsspezifischen Beschwerden wie Nausea und Emesis treten bei ca. 50 % aller Schwangeren auf. Die Hyperemesis gravidarum ist vorwiegend eine psychosomatische Schwangerschaftserkrankung. Die Erstentdeckung eines Diabetes in der Schwangerschaft ist wichtig, da durch Makrosomie des Kindes die perinatale Morbidität und Mortalität deutlich erhöht ist. Eine der häufigen hämatologischen Erkrankungen in der Schwangerschaft ist die autoimmunthrombozytopenische Purpura (ITP), die im Gegensatz zur Alloimmunthrombozytopenie nur selten zu intrakraniellen Blutungen beim Kind führt. Thromboembolische Erkrankungen sind die häufigsten Ursachen der mütterlichen Sterblichkeit in der Schwangerschaft. Vor allem bei bekannten vorbestehenden Risikofaktoren vermag eine prophylaktische kontinuierliche Heparingabe in der Schwangerschaft das Thromboserisiko deutlich zu senken. Präeklampsie, Eklampsie und HELLP-Syndrom sind klassische Krankheitsbilder in der Geburtshilfe, die mit schweren Wachstumsretardierungen und Frühgeburtlichkeit einhergehen. Je früher diese Erkrankungen festgestellt und behandelt werden, desto besser die Prognose für Mutter und Kind. Urinuntersuchungen in der Schwangerschaft entdecken asymptomatische Bakteriurien, aber auch schwerwiegende Glomerulopathien. Oberbauchschmerzen sind evtl. Anzeichen für ein akutes Magenulkus, sollten aber immer auch an das HELLP-Syndrom denken lassen. Pruritus ohne Ikterus ist sehr häufig in der Schwangerschaft anzutreffen, sollte aber immer eine Abklärung der Leber nach sich ziehen. Anämien sind die häufigsten Erkrankungen in der Schwangerschaft. Deshalb wird häufig schon präkonzeptionell eine kombinierte Folsäure- und Eisensubstitution empfohlen, zumal durch die Gabe von Folsäure die Rate an Spaltbildungen der Wirbelsäule beim Feten reduziert werden kann. Bei den malignen Erkrankungen ist das Prozedere neben der Histologie, des Gradings und Stagings sehr vom Gestationsalter abhängig. Die häufig in der Schwangerschaft auftretenden Exantheme sind durch Austrocknung der Haut bedingt und können mit entsprechender Applikation durch rückfettende Salben behandelt werden. Vor allem im Wochenbett können sich schwere depressive Verstimmungen manifestieren. Bei akut auftretenden Schmerzen in der Schwangerschaft kann die Diagnose einer Appendizitis wegen Verdrängung durch den graviden Uterus erschwert sein.

9.2 Pathologie der Frühschwangerschaft

D. V. Surbek und W. Holzgreve

EINLEITUNG

Die frühe Entwicklung der Frucht hängt von verschiedenen Gegebenheiten ab, welche unter anderem die genetische Anlage und deren phänotypische Expression, das Milieu bei der Implantation des Keimes und die Ausbildung der Trophoblastinvasion in der Dezidua beinhalten (Abb. 9.7). Bereits bei der Ovulation und beim Auffangmechanismus durch den Fimbrientrichter, bzw. bei der Wanderung der Blastozyste durch die Tube, können pathophysiologische Faktoren zu einer Fehlentwicklung im Sinne der extrauterinen Gravidität führen. Auch anatomische Konstellationen des Cavum uteri, wie das z. B. bei kongenitalen Uterusfehlbildungen der Fall sein kann, können zu einer Pathologie der Frühschwangerschaft führen. Ein außerordentlich wichtiger Faktor ist die genetische Anlage der Frucht, welche z. B. bei numerischen Chromosomenstörungen nicht nur zu einer Fehlentwicklung und zu frühem Absterben des Keimes führen kann, sondern möglicherweise sogar zur Ausbildung einer malignen Trophoblasterkrankung. In diesem Kapitel sollen die frühen Anlagestörungen der Schwangerschaft im einzelnen – mit Beschränkung auf die für den Kliniker wichtigen diagnostischen und therapeutischen Aspekte – besprochen werden.

9.2.1 Abort, Fehlgeburt

DEFINITION

Eine Schwangerschaft, welche vor Erreichen der Lebensfähigkeit des Kindes zum Ende kommt, wird als Fehlgeburt bezeichnet, wenn keine Lebenszeichen vorhanden sind.

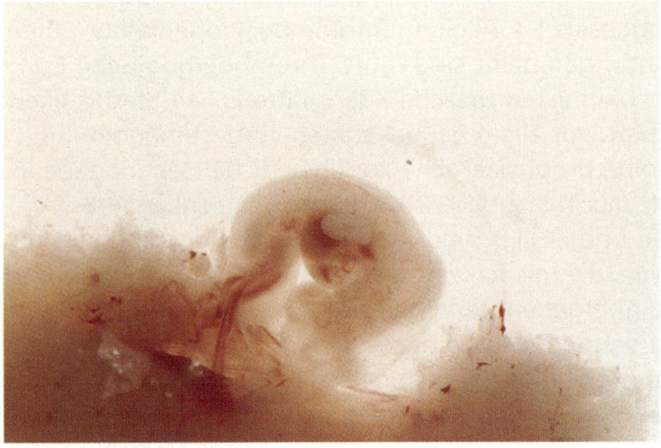

Abb. 9.7. Der menschliche Embryo

Die Grenze der Lebensfähigkeit wurde früher bei 28 SSWs oder 1000 g Geburtsgewicht gezogen. Aufgrund großer Fortschritte im Bereich der neonatologischen Intensivbehandlung von Frühgeburten sollte die Grenze heute bereits bei 24 SSWs bzw. 500 g Geburtsgewicht gezogen werden.

> **!** Jenseits der Grenze, bei 24 SSWs bzw. 500 g Geburtsgewicht, spricht man von einer Frühgeburt, falls das Kind lebend ist; andernfalls wird von einer Totgeburt (intrauteriner Fruchttod) gesprochen.

Häufigkeit. Bezüglich der Häufigkeit von Fehlgeburten (Spontanaborten) liegen insgesamt sehr unterschiedliche Angaben vor, welche zwischen 10–70% schwanken. Diese Zahl ist grundsätzlich abhängig von der Methodik, mit welcher eine Schwangerschaft diagnostiziert wird, und vom Zeitpunkt, zu welchem eine Schwangerschaft festgestellt oder ausgeschlossen wird. Prospektive Untersuchungen zeigen, daß ca. 15% aller Schwangerschaften, welche klinisch diagnostiziert wurden, in einem Abort enden. Werden jedoch sämtliche Schwangerschaften – auch diejenigen, welche lediglich biochemisch mit erhöhtem β-HCG-Wert im Serum diagnostiziert werden – berücksichtigt, beträgt die Aborthäufigkeit sogar 50–70%. Viele dieser Schwangerschaften jedoch verlaufen klinisch unbemerkt, indem sich beispielsweise der Abort lediglich in einer etwas verstärkten und verspäteten Menstruation äußert. Diese sehr frühen Aborte benötigen dann oft auch keine weitere Behandlung.

Abortursachen. Die häufigste Abortursache liegt sicher in der genetischen Anlage der Frucht. Bis zu 60% der Spontanaborte sind mit ***Chromosomenanomalien*** wie Trisomien, Triploidien, Tetraploidien oder Translokationen vergesellschaftet. Auch andere Fehlanlagen der Frucht ohne Chromosomenanomalien sind ein wichtiger Grund für Aborte. Die ***Corpus-luteum-Insuffizienz*** ist als weitere mögliche Abortursache bekannt. Bei dieser Störung kommt es durch eine ungenügende Ausbildung des Gelbkörpers nach dem Eisprung zu einer mangelhaften Bildung und Sekretion von Gestagenen. Sowohl in der periimplantatorischen wie auch in der postimplantatorischen Phase kann diese Konstellation zu einer Fehlgeburt führen. Bei Corpus-luteum-Insuffizienz ist eine adjuvante Therapie mit Gestagenen in den ersten 10–12 SSWs sinnvoll und zeigt gewisse Erfolge.

Eine weitere wichtige Ursache für Spontanaborte sind ***Infektionen***. Dies betrifft einerseits bakterielle Infektionen, die aus der Vagina in die Zervix und unter gegebenen Umständen weiter in das Corpus uteri aszendieren. Eine chronische Zervizitis oder Endometritis, welche teilweise klinisch inapparent verläuft, kann zum Abort führen. Bei dieser Konstellation kommt es typischerweise gelegentlich zum klinischen Bild des septischen Abortes. Auf der anderen Seite sind ***systemische Infektionen***, insbesondere mit Viren (Röteln, Masern, Zytomegalie), aber auch mit Bakterien (Listeriose, Lues) oder Protozoen (Toxoplasmose) mögliche Abortursachen. Diese Infektionen können ebenfalls klinisch inapparent verlaufen. Eine Diagnose mittels serologischer Untersuchung ist zwar möglich, wird jedoch mangels klinischer Konsequenzen nur in speziellen Fällen angestrebt. Als ebenfalls wichtige Abortursache gelten ***anatomische uterine Faktoren***. Zu diesen gehören in erster Linie kongenitale Uterusfehlbildungen wie Uterus bicornis, subseptus, unicollis und andere. Ein Uterus myomatosus kann insbesondere dann zu Frühaborten führen, wenn sich Myome im submukösen Bereich finden und diese die Trophoblastinvasion in die Dezidua behindern (Abb. 9.8). Es können aber auch Synechien im Cavum uteri eine Ursache sein, d.h. Verwachsungen im Cavum uteri,

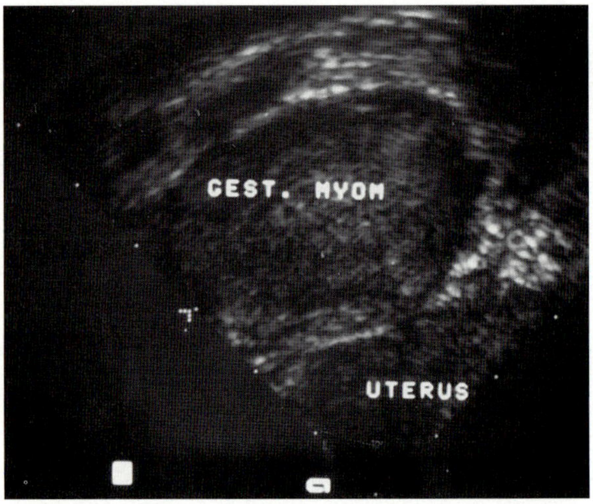

Abb. 9.8. Uterus myomatosus als Abortursache

welche zu gestörter Implantation führen. Die Verwachsungen entstehen oft iatrogen nach mehrfachen Gebärmutterausschabungen, insbesondere wenn diese beim schwangeren Uterus (Schwangerschaftsabbruch!) oder postpartal durchgeführt werden (Asherman-Syndrom, s. Kap. 3).

Als sehr spezifische Abortursache kann der ***immunologisch bedingte Abort*** angesehen werden. Hierbei kommt es wahrscheinlich durch genetisch bedingte Konstellationen des mütterlichen und väterlichen Gewebetyps (HLA-System) zu einer fehlerhaften Ausbildung der immunologischen Barriere zwischen dem HLA-haploidentischen Trophoblasten und der mütterlichen Dezidua. Auf diese Abortursache wird weiter unten in „Habitueller Abort" eingegangen.

Die ***Zervixinsuffizienz*** ist eine weitere wichtige Abortursache, führt allerdings in der Regel eher zu Aborten im 2. Trimester (sog. „Spätaborte"). Es handelt sich dabei um eine ungenügende Halte- und Verschlußfunktion der Zervix, welche auch als Bindegewebsschwäche angesehen werden kann. Pathophysiologisch kommt es zu einer progressiven, meist asymptomatischen Dilatation der Zervix im 2. Trimester. Diese wiederum führt einerseits zu mechanischer Insuffizienz, andererseits geht dabei die Abwehrfunktion der Zervix verloren, womit aszendierende Infektionen den unteren Eipol erreichen können. Die Diagnose einer Zervixinsuffizienz wird in der Regel anamnestisch gestellt, d. h. wenn ein Spätabort bereits stattgefunden hat. Eine prospektive Diagnose wird wahrscheinlich künftig durch vaginalsonographische Darstellung der Zervixstruktur möglich sein. Therapeutisch kann bei der echten (genuinen) Zervixinsuffizienz eine Cerclage oder möglicherweise ein totaler Muttermundsverschluß prophylaktisch wirksam sein. Die Cerclage als therapeutische Intervention bei noch erhaltener Schwangerschaft aber bereits teileröffnetem Muttermund kann ebenfalls zu einer Schwangerschaftsverlängerung führen; die Erfolgsrate ist hierbei jedoch geringer.

Letztendlich sind als weitere Abortursachen ***verschiedene mütterliche Erkrankungen*** möglich; hierzu zählen insbesondere endokrinologische Erkrankungen wie Diabetes mellitus oder Schilddrüsenstoffwechselstörungen. Als ***iatrogene Abortursachen*** gelten auch ionisierende Strahlen, Medikamente oder Impfungen.

Symptomatik. Das Kardinalsymptom des Spontanabortes ist ***die vaginale Blutung.*** Diese kann unterschiedlich stark ausgeprägt und insbesondere bei fortgeschrittener Schwangerschaft sehr massiv und sogar lebensbedrohlich sein. Auf der anderen Seite ist es jedoch auch möglich, daß lediglich ein kleines „Spotting" stattfindet oder überhaupt keine Blutung vorhanden ist. Ein weiteres wichtiges Symptom beim Spontanabort sind die ***Unterbauchschmerzen.*** Diese sind oft medial im Unterbauch gelegen und krampfartig; sie werden oft ähnlich wie stärkere Menstruationsbeschwerden empfunden. Grundsätzlich sind bei dieser nicht abortspezifischen Symptomatik verschiedene andere ursächliche Krankheitsbilder differentialdiagnostisch abzuklären.

> **!** Im klinischen Alltag ist es wichtig, in jedem Fall differentialdiagnostische Überlegungen und Abklärungen durchzuführen.

Bei der vaginalen Blutung in der Frühschwangerschaft und bei Unterbauchschmerzen muß z. B. eine ***Eileiterschwangerschaft*** differentialdiagnostisch ausgeschlossen werden. Es kann jedoch auch sein, daß eine Blutung in der Frühschwangerschaft etwa durch eine große ***Ektopie*** an der Portio ausgelöst wird (z. B. nach Geschlechtsverkehr). Auf der anderen Seite sind bei vorhandenen Unterbauchschmerzen in der Frühschwangerschaft andere genitale Ursachen wie ***Ovarialzysten*** mit oder ohne Einblutung, Ruptur oder Torsion möglich. Auch extragenitale Ursachen wie die ***akute Appendizitis*** müssen bei der Abklärung mitberücksichtigt und ausgeschlossen werden.

Einteilung. Abhängig vom pathophysiologischen Verlauf und der klinischen Symptomatik wird der Abort unterschiedlich bezeichnet. Es soll im folgenden auf die einzelnen Abortformen, deren Diagnostik und Behandlung eingegangen werden.

Abortus imminens

Der Abortus imminens entspricht einer ***„drohenden"*** Fehlgeburt. Hierbei ist die Schwangerschaft noch intakt, es bestehen jedoch bereits erste Zeichen eines Abortes. Es ist ein relativ häufiges Ereignis in der Schwangerschaft und führt oft zu großer Beunruhigung bei der Patientin. Grundsätzlich jedoch ist die Prognose für die Schwangerschaft in der Mehrzahl der Fälle gut, weniger häufig kommt es in der Folge zu einem Absterben der Frucht.

Diagnostik. Die Symptomatik besteht aus einer vaginalen Blutung, welche unterschiedlich stark sein kann. Hinzu kommen möglicherweise leichte ziehende Unterbauchschmerzen, welche reaktiven Kontraktionen des Myometriums entsprechen. Differentialdiagnostisch müssen bei dieser Symptomatik im 1. Schwangerschaftstrimester natürlich andere Ursachen vaginaler Blutungen ausgeschlossen werden, zu denen unter anderem die extrauterine Gravidität oder Blutungen aus einer Ektopie gehören. Die vaginale Untersuchung zeigt in der Regel einen geschlossenen Zervikalkanal mit erhaltener Portio. Der Uterus kann leicht druckdolent sein. Die wichtigste diagnostische Maßnahme ist hier die Ultraschalluntersuchung, welche transabdominal oder besser transvaginal durchgeführt wird. Wesentlich ist hierbei der Nachweis einer intrauterinen Schwangerschaft und deren Vitalität, welche mittels sonographischer Darstellung der fetalen Herzaktion bestätigt werden kann. Bei ca. 1/4 der Patientinnen kann zusätzlich ein retrochoriales Hämatom als pathologischer Befund dargestellt werden (zur sonographischen Darstellbarkeit s. Kap. 8), welches oft der Blutungsquelle entspricht. Dieses Hämatom kann entweder sukzessive vaginal abfließen oder im Verlauf organisiert werden. Es besteht ein gewisser Zusammenhang zwischen der Größe des Hämatoms und der Wahrscheinlichkeit, daß die Schwangerschaft in einer Fehlgeburt endet. Wesentlich scheint, daß der Kliniker sich im klaren ist, daß eine vaginale Blutung aus dem Trophoblast-Deziduagebiet auch ohne Nachweis eines Hämatoms vorhanden sein kann. Kann mit dem Ultraschall eine Vitalität sonographisch nicht sicher nachgewiesen werden, ist die Diagnose unter Umständen schwierig zu stellen. Hier ist unter anderem die Größe der Chorionhöhle und allenfalls das Vorhandensein eines Dottersacks und eines Embryos wesentlich. Ist die Schwangerschaft noch nicht fortgeschritten, d.h. befindet sie sich erst in der ca. 4. oder 5. Woche, ist eine eindeutige Sicherung der Diagnose durch eine Ultraschalluntersuchung oft noch nicht möglich. In dieser Situation wird als zusätzliche diagnostische Möglichkeit der β-HCG-Wert im Serum hinzugezogen. Auch hier ist jedoch oft ein einzelner Wert nicht sehr aussagekräftig. In aller Regel muß man deshalb in dieser Situation eine ***Verlaufskontrolle mit Ultraschalluntersuchungen und seriellen Bestimmungen der β-HCG-Werte*** durchführen, im Abstand von etwa 1–2 Wochen. Es kann dann im Verlauf entschieden werden, ob die Schwangerschaft noch intakt ist, d.h. ob es sich um einen Abortus imminens handelt oder ob es sich bereits um eine beginnende Fehlgeburt handelt. Bei diesen frühen Schwangerschaften, wo eine eindeutige Diagnose in der Regel zu Beginn nicht sicher stellbar ist, ist die ausführliche Aufklärung der Patientin wichtig. Hier sollte natürlich mit dem Begriff „Fehlgeburt" sehr vorsichtig umgegangen werden, da es sich um eine noch intakte Schwangerschaft handeln kann, welche später einen günstigen Verlauf nehmen und zur Geburt eines gesunden Kindes führen kann. Der psychologisch geschickte Umgang mit der Patientin ist wichtig, um nicht zusätzliche Ängste oder falsche Erwartungen auszulösen.

Bezüglich der differentialdiagnostischen Abgrenzung zu einer extrauterinen Gravidität wird auf das Kapitel 9.2.2 verwiesen.

Therapie. Mit Ausnahme von genitalen Infektionen, welche möglicherweise mit einem Abortus imminens im Zusammenhang stehen und behandelt werden können, existiert keine spezifische Therapie des Abortus imminens. Die wichtigste Maßnahme besteht – z.B. bei sonographischem Nachweis eines intrauterinen Hämatoms ohne Hinweis auf sonstige Fehlentwicklungen – in der ***körperlichen Schonung,*** welche gegebenenfalls mit einer Arbeitsunfähigkeitsbescheinigung unterstützt werden sollte. Insbesondere bei größeren retrochorialen Hämatomen oder stärkerer vaginaler Blutung ist relative Bettruhe angezeigt. Eine adjuvante Therapie, welche jedoch keine grundsätzliche Veränderung der Prognose bewirkt, ist die perorale Magnesiumtherapie. Sicher ist, daß Betamimetika als Tokolyse vor der 20. SSW nutzlos sind. Auch hier kann es für die Patientin mit ausgeprägtem Kinderwunsch schwierig sein, zu verstehen, daß keine spezifische Therapie möglich ist und der Verlauf abgewartet werden muß. Es muß allerdings davor gewarnt werden, daß unter dem Druck „ut aliquid fiat" unbewiesene Maßnahmen zur „Erhaltung" der Schwangerschaft ergriffen werden. Eine solche in den 60er Jahren vor allem in den USA praktizierte, bezüglich Wirksamkeit nicht belegte Prophylaxe mittels Gabe von Diethylstilboestroel (DES) führte bei den in utero exponierten Mädchen erst Jahre nach der Geburt zur Häufung sonst sehr seltener Vaginalkarzinome, zusätzlich zu spezifischen Fehlbildungen des Genitale.

Verlauf und Prognose. Generell erhöht sich das Risiko, daß eine Schwangerschaft in einer Fehlgeburt endet, bei Abortus imminens um das 2–3fache im Vergleich mit der asymptomatischen Schwangerschaft. Diese Zahl ist auch abhängig vom Gestationsalter, in welchem die Blutung auftritt. Sehr frühe Blutungen führen in der Regel häufiger zu einem Abort als Blutungen jenseits der 10. Woche. Der Verlauf bei Abortus imminens ist generell sehr unterschiedlich. Es gibt Verläufe, bei denen es zu rezidivierenden leichten vaginalen Blutungen kommt, welche bis weit in das 2. Trimester hinein persistieren können. Andererseits kann es sich um eine einmalige vaginale Blutung handeln, der ein absolut komplikationsloser Schwangerschaftsverlauf folgt. Generell hat sich allerdings gezeigt, daß nach einem Abortus imminens das Risiko für Schwangerschaftskomplikationen wie Frühgeburt oder Wachstumsretardierung in der laufenden Schwangerschaft leicht erhöht ist.

„Missed abortion"

Beim sog. „verhaltenen Abort" („Missed abortion") handelt es sich um ein Absterben der Frucht in unterschiedlichen Entwicklungsstadien, welches primär oglio- oder asymptomatisch verläuft. Unter Umständen manifestiert sich der Abort, d.h. das Ausstoßen der Frucht, erst einige Wochen nach dem Absterben der Frucht. Der Mechanismus der Fehlgeburt, bei dem es zu einer vaginalen Blutung, zu Uteruskontraktionen und zu einem unmittelbaren Ausstoßen der Frucht kommt, ist in diesen Fällen primär nicht gegeben.

Diagnostik. Die Diagnose „Missed abortion" wird oft zufällig bei einer Ultraschalluntersuchung gestellt, welche aus anderen Gründen durchgeführt wird. Es kann jedoch auch zu der klassischen Symptomatik von vaginaler Blutung und Unterbauchschmerzen kommen. Von „Missed abortion" spricht man in dieser Situation dann, wenn das sonographisch festgestellte Gestationsalter deutlich kleiner ist als das, welches mittels der letzten Menstruation berechnet und möglicherweise in einer vorausgegangenen Ultraschalluntersuchung bereits bestätigt wurde. Man geht dabei davon aus, daß die Frucht bereits seit einiger Zeit abgestorben ist und sich nicht weiter entwickelt hat.

Die klinische Untersuchung bei „Missed abortion" zeigt typerischerweise einen Uterus, welcher kleiner ist, als der Amenorrhoewoche entsprechend zu erwarten wäre. Die Zervix ist in der Regel fest geschlossen. In jedem Falle ist jedoch der sonographische Nachweis fehlender Vitalität unerläßlich. Wird bei einer embryonalen Länge von 3–4 mm oder darüber sonographisch keine Herzaktion gesehen, ist die Ultraschalluntersuchung beweisend für fehlende Vitalität. Auch hier ist also wiederum der Ultraschall der Schlüssel zur Diagnose. Bei einem unklaren sonographischen Bild, mit dem eine noch intakte Schwangerschaft nicht ganz ausgeschlossen werden kann, ist eine sonographische Verlaufskontrolle in 1–2 Wochen indiziert. Der Verlauf des β-HCG im Serum zeigt bei einer „Missed abortion" stagnierende oder absinkende Werte.

Therapie. In der Regel ist eine instrumentelle Ausräumung (Nachtastung) des Uterus die Therapie der Wahl. Diese erfolgt in Narkose oder Regionalanästhesie, seltener in Parazervikalblockade. Dieser Eingriff wird gemeinhin Kürettage (Gebärmutterauskratzung) genannt. Es wird dabei initial der Zervikalkanal sondiert und sukzessive, mit größer werdenden Hegarstiften, auf einen Durchmesser von ca. 10 mm dilatiert. Anschließend wird mit einer stumpfen Kürette in die Gebärmutter eingegangen und damit das Abortmaterial aus dem Cavum uteri entfernt. Es kann auch eine Abortfasszange zur Entfernung größerer Anteile eingesetzt werden. Wichtig bei diesem Eingriff ist einerseits, daß möglichst sämtliches Schwangerschaftsgewebe aus dem Uterus entfernt wird; andererseits darf die Auskratzung nicht zu tief bis in das Stratum basale der Dezidua greifen, damit später keine intrauterinen Verwachsungen entstehen. Hauptgefahr des Eingriffes sind Uterusperforationen, welche generell beim graviden Uterus, insbesondere bei der Verwendung von Instrumenten mit kleinem Durchmesser, bei der unter diesen Umständen weichen und dünnen Uteruswand gehäuft vorkommen. Weitere Komplikationen des Eingriffes sind starke intraoperative Blutungen und postoperative Infektionen. Zu Langzeitkomplikationen können mikroskopisch kleine Verletzungen in der Zervikalstruktur führen, welche bei der Dilatation des Muttermundes entstehen. Diese können später einerseits Vernarbungen und Stenosen des Zervikalkanals zur Folge haben, andererseits kann dadurch eine zervikale Insuffizienz entstehen, welche wiederum ein Risiko für die Entstehung von Spätaborten und Frühgeburten darstellt. In jedem Fall ist wichtig, daß sich der Operateur *vor* einer Kürettage ein genaues Bild über Größe und Lage des Uterus macht. Bei anteflektiertem Uterus müssen die Instrumente entsprechend in ventraler Richtung eingeführt werden, um eine Perforation im Bereich der Hinterwand zu vermeiden. Umgekehrt muß beim retroflektierten Uterus die Einführung in dorsaler Richtung erfolgen, um eine Uterusvorderwandperforation zu vermeiden. Kommt es bei der Operation zu einer Perforation, muß diese umgehend abgebrochen werden. Besteht der Verdacht auf eine unkomplizierte, kleine Perforation ohne stärkere Blutung, kann exspektativ vorgegangen werden mit antibiotischer Abdeckung. Besteht jedoch Verdacht auf eine größere Verletzung mit intraabdomineller Blutung oder Verletzung von Bauchorganen wie z. B. Dünndarm, muß im Anschluß eine diagnostische Laparoskopie zur Beurteilung des Schadens durchgeführt werden. In gewissen Fällen ist sogar eine Laparotomie zur Sanierung notwendig.

Als Prophylaxe der Zervixverletzungen durch den Eingriff sollte besonders bei der Patientin, die noch keine Geburt hinter sich hat, einige Stunden vor der Auskratzung ein Prostaglandin lokal (intrazervikal oder intravaginal) verabreicht werden. Damit wird ein Reifungsprozeß im Bindegewebe der Zervix eingeleitet, womit das Gewebe aufgelockert wird und bei der Dilatation weniger Schädigungen der Kollagenstruktur vorkommen. Diese Zervixreifung kann beispielsweise durch lokale Applikation von Prostaglandin E2 oder von Misoprostol, einem syntetischen Prostaglandin-E1-Abkömmling, durchgeführt werden.

Als Alternative zu der operativen Therapie kann eine medikamentöse Therapie mit Prostaglandinen, insbesondere mit Misoprostol – evtl. in Kombination mit einem Antigestagen (Mifepriston) oder einem Antimetaboliten (Methotrexat) – durchgeführt werden. Diese medikamentöse Therapie kann zwar ambulant erfolgen, nimmt jedoch in der Regel einige Tage in Anspruch und führt nur in einem gewissen Prozentsatz zum Erfolg, d. h. es muß oft sekundär doch eine instrumentelle Entleerung des Uterus angeschlossen werden. Im Hinblick auf mögliche Komplikationen des „Missed abortion" wie stärkere Blutung oder aszendierende Infektion sind wahrscheinlich beide Vorgehensweisen gleichwertig.

Generell wird die primär-instrumentelle Ausräumung als Therapie der Wahl bis zur 12. SSW oder einem biparietalen Durchmesser der Frucht von 20 mm empfohlen. Nach der 13. SSW, wenn der biparietale Durchmesser des Fetus über 20 mm beträgt, wird eine primär-medikamentöse Einleitung zur Ausstoßung und danach eine instrumentelle Nachtastung empfohlen, weil die primäre Operation zu hohe Risiken birgt (Blutung, Uterusverletzung). In dieser Situation wird zunächst mit hochdosierten Prostaglandinen der Abort induziert, um anschließend mittels Kürettage Restmaterial aus dem Uterus zu entfernen.

Bei Rhesus-negativen Frauen muß in jedem Fall eine Rhesus-Prophylaxe verabreicht werden. Rhesus-Sensibilisierungen kommen heute insbesondere noch nach Frühgeburten oder Schwangerschaftsabbrüchen vor, bei welchen die Rhesus-Prophylaxe vergessen wurde.

Windei

Das Windei (Synonym: Windmole, Abortiv-Ei) entspricht einer Fehlanlage des Keimes, bei der sich der Embryoblast nicht ausbildet und somit lediglich eine Chorionhöhle ohne Embryo oder Dottersack entsteht. Die Manifestation des Windei's ist ähnlich wie bei einem „Missed abortion“. Klinisch zeigt sich ein gravider Uterus, welcher in der Regel kleiner ist, als er – der Amenorrhoewoche nach – sein müßte. Die sonographische Diagnose stützt sich auf die Darstellung einer intrauterinen Chorionhöhle ohne enthaltene embryonale Strukturen. Bei einer kleinen Chorionhöhle ist wichtig, daß ein noch kleiner Embryo, welcher in einer Ecke der Chorionhöhle sitzt, nicht übersehen werden darf.

Das therapeutische Vorgehen bei Windei ist dasselbe wie bei „Missed abortion“.

Abortus incipiens, incompletus, completus

Bei einer Fehlgeburt, welche im Sinne der Ausstoßung in Gang gekommen ist, werden verschiedene Stadien unterschieden. Diese Stadien unterscheiden sich sowohl in den diagnostischen Merkmalen wie auch teilweise in den therapeutischen Ansätzen.

DEFINITION

Der ***Abortus incipiens*** ist der beginnende Abort.

Abortus incompletus: Hier hat ein Abgang von Teilen des Trophoblastgewebes oder des embryonalen Gewebes bereits stattgefunden.

Beim ***Abortus completus*** ist der Vorgang der Ausstoßung der Frucht abgeschlossen.

Diagnostik. Beim ***Abortus incipiens*** besteht eine vaginale Blutung, teilweise begleitet von Unterbauchschmerzen. Sonographisch zeigt sich eine größenmäßig der Amenorrhoedauer entsprechende intrauterine Schwangerschaft ohne Vitalitätszeichen, evtl. mit retrochorialer Hämatombildung. Das nächste Stadium ist der ***Abortus incompletus***. Der inkomplette Abort geht in der Regel mit einer starken vaginalen Blutung und kräftigen Unterbauchschmerzen einher. Klinisch findet sich bei der Spekulumuntersuchung ein bereits leicht geöffneter Muttermund; der Uterus zeigt einen erhöhten Kontraktionstonus. Bei der Ultraschalluntersuchung findet sich hier meistens keine Fruchthöhle mehr, oft wird auch kein Embryo mehr zur Darstellung kommen. Statt dessen zeigt sich eine inhomogene, teils hypodense Struktur im Cavum, die teilweise aus Abortgewebe mit oder ohne Blutkoagel oder flüssigem Blut besteht.

Beim ***Abortus completus*** hat die vaginale Blutung deutlich abgenommen oder bereits ganz sistiert. Die klinische Untersuchung zeigt einen eher kleinen, indurierten Uterus. Sonographisch kann kein sicheres Restmaterial mehr dargestellt werden, lediglich möglicherweise noch etwas Flüssigkeit mit Deziduaresten im Cavum uteri.

Therapie. Die Wahrscheinlichkeit, daß ein Abort vollständig abläuft, wird mit zunehmendem Schwangerschaftsalter jenseits der 6. Woche geringer. Jenseits der 6.–7. SSW ist deshalb eher ein aktives Vorgehen sinnvoll. Als hauptsächliche therapeutische Maßnahme muß beim Abortus incipiens und incompletus demzufolge eine instrumentelle Gebärmutterentleerung in Betracht gezogen werden. Dieser Eingriff läuft gleich ab, wie im Abschnitt über „Missed abortion“ beschrieben. Eine histologische Untersuchung des Abortgewebes ist in jedem Fall indiziert. Es können dabei nicht nur Hinweise auf mögliche Ursachen gewonnen, sondern auch Trophoblasterkrankungen ausgeschlossen werden. Zudem kann damit eine intrauterine Schwangerschaft definitiv bewiesen werden, falls dies in den klinischen und sonographischen Befunden nicht eindeutig war. Dies ist wichtig zum Ausschluß einer extrauterinen Gravidität, welche sich zuweilen mit ähnlichen Symptomen wie ein Abort manifestieren kann. Auch beim Abortus incipiens und incompletus sind alternative Therapiemöglichkeiten vorhanden. Einerseits kann im Sinne eines exspektativen Verhaltens der natürliche Ablauf des Abortes abgewartet werden. Andererseits kann der Abortvorgang medikamentös unterstützt werden, indem uterotonische Medikamente wie Prostaglandine verabreicht werden. Welches Vorgehen letztendlich das Richtige ist, ist abhängig vom Alter der Schwangerschaft, der klinischen Symptomatik, dem sonographischen Befund und der generellen Haltung und Compliance der Patientin. Bei einer Patientin z. B. mit anamnestisch 10 Wochen Amenorrhoe, starker vaginaler Blutung, ziehenden Unterbauchschmerzen und sonographisch nachgewiesenem Restmaterial im Cavum ist ein operatives Vorgehen sicher das Richtige. Im Gegensatz dazu kann bei einer Patientin in der 6. SSW, bei welcher bereits einiges Gewebe mit der Blutung abgegangen ist und sonographisch nur noch relativ wenig Gewebe sichtbar ist, ein abwartendes Vorgehen, evtl. mit medikamentöser Unterstützung (z. B. Misopostol-Tabletten) gewählt werden. Die Patientin muß in jedem Fall über die möglichen therapeutischen Alternativen und deren Vor- und Nachteile gründlich aufgeklärt werden. Eine individualisierte Therapie ist in diesem Sinne nur unter Einbezug der Patientin in den Entscheidungsprozeß möglich.

Septischer Abort

Beim septischen Abort („febriler“ Abort) handelt es sich um eine potentiell lebensbedrohliche Komplikation des Abortgeschehens im Sinne einer aszendierenden Infektion mit Gefahr der Infektionsstreuung in den gesamten Körper. Nach Aufsteigen von pathogenen Keimen durch die Zervix wird das Cavum uteri mit der Fruchthöhle und Dezidua infiziert. In diesem Stadium besteht oft eine verstärkte vaginale Blutung, jedoch noch keine ausgeprägten systemischen Infektzeichen. Die Infektion kann sich jedoch innerhalb weniger Stunden auf den ganzen Uterus und auf das parametrane Gewebe ausdehnen. Dagegen kann die Aszension auch kanalikulär erfolgen, wodurch nach einer Keimaszension in die Tuben eine Adnexitis entsteht. Von den Adnexen aus kann es in rascher Folge zu einer pelvinen und zu einer diffusen Peritonitis kommen, was zu einem lebensbedrohlichen Zustandsbild mit septischem Schock und allen dazugehörigen Komplikationen wie Nierenversagen, Ateminsuffizienz und disseminierte intravaskuläre Gerinnung führen kann. Ob es bei einer Keimbesiedelung der Frucht im Verlauf eines Abortes zu einem septischen Abort kommt oder nicht, ist einerseits abhängig von der Virulenz des Erregers, andererseits von der lokalen und systemischen Abwehrsituation der Patientin. Ein Abort, welcher febril verläuft, kann immer zu einem septischen Geschehen führen und muß dann auch in therapeutischer Hinsicht sehr ernst genommen werden. Der septische Abort ist eine klassische Komplikation des illegalen Schwangerschaftsabbruchs, welcher früher zuweilen durch Laien mittels lokaler Applikation von laugenähnlicher Flüssigkeit („Seifenabort“) oder mechanischer Manipulation mit unsterilen Instrumenten durchgeführt wurde.

Diagnostik. Die klassischen Zeichen des septischen Abortes sind primär der putride Ausfluß bzw. die übelriechende Blutung, der deutlich druckschmerzhafte Uterus und die systemischen Infektzeichen. Hierzu gehören in der klinischen Routine die Temperatur, Leukozytenerhöhung mit Granulozytose und evtl. Linksverschiebung und Erhöhung des C-reaktiven Proteins. Bei Aszension in die Adnexe und in den Bereich des Beckenperitoneums zeigt sich ein beginnender Peritonismus mit Druckdolenz, Abwehrspannung und Loslaßschmerz im Unterbauch. Der Allgemeinzustand der Patientin ist zu diesem Zeitpunkt erheblich beinträchtigt. Kommt es zu einem perakuten Verlauf des septischen Geschehens, kann es unter Umständen zu einer Leukopenie und Thrombopenie kommen. Hohes Fieber und Schüttelfrost sprechen für die Freisetzung bakterieller Endotoxine, welche rasch zum Endotoxinschock mit Hypotonie und Tachykardie führen können.

Therapie. Bestehen Zeichen für ein infektiöses Geschehen bei einem Abort ist umgehend eine Antibiotikatherapie einzuleiten. Bei akuten Infektionszeichen ist initial, nach Keimisolierung zervikal (evtl. intrauterin) und in Blutkulturen, eine intravenöse Therapie mit einem Breitband-Antibiotikum indiziert. Je nach nachgewiesener Keimart, Resistenzprüfung und klinischem Ansprechen ist auf eine spezifischere Antibiotikatherapie umzustellen.

Generell ist es wichtig, daß das infizierte Abortmaterial evakuiert wird. Die instrumentelle Ausräumung soll jedoch nur unter intravenösem Antibiotikaschutz erfolgen, um einer iatrogenen Bakteriämie entgegen zu wirken. Bei fulminantem Verlauf ist eine Heparintherapie zur Prophylaxe der disseminierten intravaskulären Gerinnung indiziert, falls keine akute vaginale Blutung besteht. Kommt es zu einer komplizierten Sepsis, müssen diese Patientinnen in jedem Fall interdisziplinär intensivmedizinisch betreut werden.

Habitueller Abort

DEFINITION

Bei drei oder mehr Spontanaborten spricht man von habituellen Aborten.

Auch wenn es sich dabei im Prinzip um eine rein zufällige Aneinanderreihung von Aborten unterschiedlichster Ursachen handeln kann, ist dennoch oft ein gemeinsamer pathophysiologischer Faktor wirksam, welcher zu den wiederholten Aborten führt. Die Häufigkeit habitueller Aborte beträgt 0,5 bis 1% auf 100 Schwangerschaften. Im folgenden soll etwas detaillierter auf mögliche Ursachen und beteiligte Faktoren bei habituellen Aborten eingegangen werden.

Genetische Ursachen. Bei bis zu 12% der Paare mit habituellen Aborten wird bei der Patientin oder ihrem Partner eine numerische oder strukturelle Chromosomenaberration gefunden. Häufig handelt es sich um balancierte Translokationen. Bei Spontanabortgewebsuntersuchungen von erstmaligen versus habituellen Aborten findet man keine vermehrten Chromosomenaberrationen bei den habituellen Aborten, es zeigen sich dort aber vermehrt strukturelle anstelle von numerischen Aberrationen.

Endokrinologische Ursachen. Beim PCO-Syndrom, dem Syndrom der polizystischen Ovarien (PCO), kommen gehäuft habituelle Aborte vor. Die Ursache dabei liegt in einer Störung der Follikelreifung. Auch die chronische Corpus-luteum-Insuffizienz kann zu rezidivierenden Aborten führen. Störungen extragenitaler endokriner Organe wie bei Schilddrüsenfunktionsstörungen und Diabetes mellitus können ebenfalls Ursache habitueller Aborte sein.

Anatomisch-funktionelle Ursachen. Anatomisch-funktionelle Anomalien wie kongenitale uterine Fehlbildungen stellen eine häufige Ursache habitueller Aborte dar. Zusätzlich können aber auch Myome, insbesondere wenn sie submukös oder intramural gelegen sind, zu Nidationsstörungen und wiederholten Aborten führen. Intrauterine Synechien (Asherman-Syndrom) wurden bereits bei allgemeinen Abortursachen erwähnt, wie auch die infektiösen Ursachen.

Immunologische Ursachen. Man weiß heute, daß immunologische Gründe zu den Hauptursachen habitueller Aborte gehören. Es handelt sich dabei um eine Störung der hochkomplexen immunologischen Mechanismen, welche den Embryo als HLA-haploidentisches Allotransplantat vor einer Abstoßung schützt. Über die immunologische Interaktion zwischen Mutter und Embryo bzw. Trophoblast ist heute vieles bekannt, man ist jedoch noch weit davon entfernt, die exakten pathogenetischen Mechanismen bei immunologisch bedingten, habituellen Aborten erklären oder gar erfolgreich behandeln zu können. Der physiologische Ablauf der Interaktion in der Frühschwangerschaft besteht einerseits in einer Maskierung der embryonalen Antigenität und andererseits in einer lokalen Beeinflussung des mütterlichen Immunsystems durch Trophoblastzellen selbst. Diese exprimieren keine der klassischen HLA-Antigene, sondern das HLA-G, welches das mütterliche Immunsystem als „eigen" erkennt, bzw. durch welche die mütterlichen „Natural killer cells" (NK-Zellen) unterdrückt werden. Wichtig ist die Ausbildung blockierender Faktoren, die das mütterliche Immunsystem daran hindern, embryonales Throphoblastgewebe anzugreifen. Es ist bekannt, daß die Ausbildung dieser blockierender Faktoren möglicherweise geringer oder ganz abwesend ist, wenn eine große Ähnlichkeit zwischen der mütterlichen und der väterlichen HLA-Antigenität besteht. Des weiteren sind ***Antiphospholipid-Antikörper,*** ein autoimmunologisches Phänomen, als Ursache habitueller Aborte bekannt. Sie kommen in Assoziation mit ***systemischem Lupus erythematodes*** vor, können aber auch isoliert als „Antiphospholipid-Antikörpersyndrom" in Erscheinung treten. Dieses Syndrom ist charakterisiert durch thromboembolische Ereignisse und wiederholte Aborte oder intrauterinen Fruchttod, typischerweise im 2. Trimenon.

Diagnostik. Die Diagnose habitueller Aborte besteht primär definitionsgemäß in der Anamnese von 3 oder mehr Fehlgeburten. Ist eine Schwangerschaft erwünscht, so sollte nach dem 3. Abort eine ausgedehntere Abklärung im Sinne einer Ursachensuche stattfinden. Diese wird, um erfolgreich zu sein, die oben genannten häufigsten Ursachen der habituellen Aborte berücksichtigen müssen. Folgende Untersuchungen sind zur weiteren Abklärung sinnvoll: ***Chromosonanalyse*** des Paares, welche in der Regel mittels Karyogramm aus Lymphozytenkulturen von peripherem Blut erfolgt. Neben der genauen ***Zyklusuntersuchung*** ist eine ausführliche ***Ultraschalluntersuchung*** des inneren Genitale (inkl. Vaginal-Ultraschall) wichtig. Damit können auch – zusammen mit der klinischen Untersuchung – gewisse uterine Fehlbildungen nachgewiesen oder ausgeschlossen und auch Myome optimal dargestellt werden (Abb. 9.9 a, b). Für die definitive Abklärung uteriner Fehlbildungen werden dann weitere diagnostische Maßnahmen wie ***Hysterosalpingographie***, ***Hysterokontrastsonographie*** oder ***Hysteroskopie*** notwendig. Die Hysteroskopie ist dabei auch Gold-Standard zur Diagnose eines Asherman-Syndroms. Der Vorteil der Hysteroskopie liegt in der gleichzeitigen diagnostischen und therapeutischen Anwendungsmöglichkeit. Es können dabei ein Uterus subseptus oder intrauterine Verwachsungen, aber auch Myome reseziert werden. Zum Ausschluß einer infektiösen Ursache sollte nebst der lokalen Infektabklärung (Zervixabstrich zur Bakteriologie, Mykologie, Chlamydien- und Mykoplasmennachweis) eine ***serologische Untersuchung*** erfolgen. Die immunologisch bedingten, habituellen Aborte sind oft Ausschlußdiagnosen. Es können aber auch blockierende antipaternale Antikörper mittels MLC („mixed lymphocyte culture") und mittels Nachweis von Antiphospholipid-Antikörpern bzw. Lupus-Antikoagulans nachgewiesen werden. Zur generellen Diagnostik bei habituellen Aborten gehört natürlich auch die ausführliche persönliche, genitale sowie eine umfassende ***psychosoziale Anamnese.***

Therapie. Kann eine Ursache von habituellen Aborten nachgewiesen werden, ist unter Umständen eine spezifische Therapie möglich. Dies betrifft beispielsweise die operativ-hysteroskopische Korrektur von Uterusanomalien im Kavumbereich oder die spezifische Behandlung von endokrinologischen Störungen und Infektionen. Das Antiphospholipid-Antikörpersyndrom

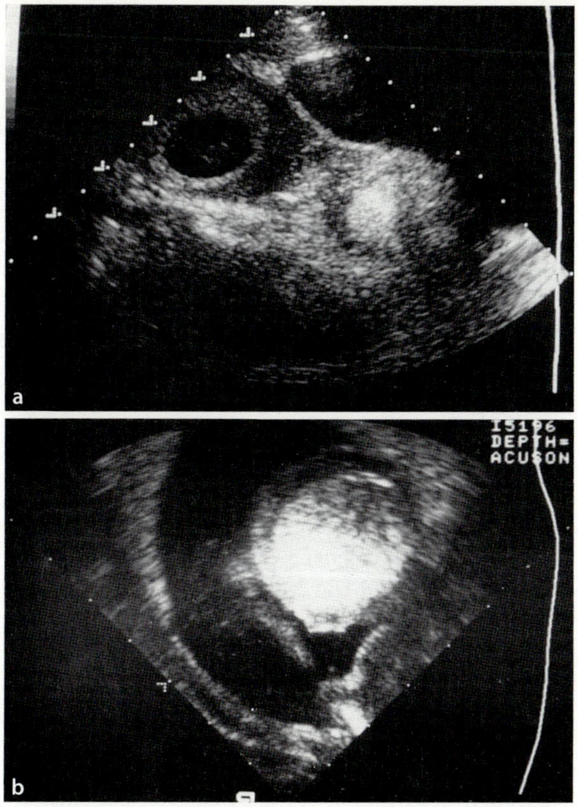

Abb. 9.9 a, b. Zervikales Myom in der Frühgravidität

kann erfolgreich mittels „Low dose"-Heparin und/oder Aspirin und/oder Glukokortikoiden therapiert werden. Es kann damit nicht nur die Abortrate reduziert, sondern auch das allgemeine „Outcome" der Schwangerschaft verbessert werden, welches bei diesem Syndrom durch eine Häufung von Wachstumsretardierungen und intrauterinem Fruchttod geprägt ist. Wahrscheinlich der umstrittenste Punkt ist die Behandlung alloimmunologischer habitueller Aborte. Eine Möglichkeit ist hier die Therapie mittels direkter Übertragung paternaler oder fremder Lymphozyten zur Ausbildung blockierender Antikörper. Auch die Therapie mittels hochdosierter intravenös verabreichter Immunglobuline hat gewisse Erfolge gezeigt. Insgesamt sind aber die Erfolge immunologischer Therapieansätze der habituellen Aborte bescheiden. Insbesondere muß berücksichtigt werden, daß die Wahrscheinlichkeit für eine Frau mit habituellen Aborten, eine Schwangerschaft austragen zu können, immerhin noch 60 % beträgt. Bei der sehr kostenintensiven Therapie mit i. v. Immunglobulinen kann diese Ziffer evtl. auf max. 70 % angehoben werden. Der Nutzen dieser aufwendigen Therapie ist somit sehr klein und nur in speziellen Fällen gerechtfertigt.

Schwangerschaftsabbruch

Der Schwangerschaftsabbruch ist in Deutschland gesetzlich durch § 218 und 219 im Strafgesetzbuch geregelt. Die gesetzliche Regelung besagt, daß ein Schwangerschaftsabbruch dann nicht strafbar ist, wenn er durch einen Arzt innerhalb von ***12 Wochen nach der Empfängnis*** (cave: Es ist sonst üblich post menstruationem zurechnen) und nach einer Beratung durchgeführt wird. Nach dieser Frist darf eine Schwangerschaft nur bei medizinischer Indikation abgebrochen werden, wenn eine schwere gesundheitliche Gefährdung der Schwangeren vorliegt oder ihr aus anderen Gründen, z. B. bei pränatal erkannten Fehlbildungen die Fortsetzung der Schwangerschaft nicht zugemutet werden kann. Es soll im folgenden nicht auf ethische, moralische oder juristische Aspekte eingegangen werden, sondern nur die Methoden des Abbruchs und die gesundheitlichen Konsequenzen beschrieben werden.

Durchführung des Schwangerschaftsabbruches. Bis zur 12. SSW bzw. bis zu einem biparietalen Durchmesser von 20 mm wird in der Regel ein primär operatives Vorgehen gewählt. Ab der 13. Woche wird generell ein primär medikamentöses Vorgehen gewählt, d. h. die Ausstoßung wird mittels Gabe von hochdosierten Uterotonika erwirkt, anschließend werden Plazentareste mittels einer Kürettage aus dem Uterus entfernt.

Operatives Vorgehen bis zur 12. Woche. Hierbei wird präoperativ, insbesondere bei Nulliparität eine Zervixreifung mit lokaler Prostaglandin-Applikation durchgeführt. Anschließend wird eine Kürettage mittels einem Saugrohr vorgenommen. Es hat sich erwiesen, daß die Absaug-Kürettage weniger Risiken mit sich bringt als die Entfernung von Abortmaterial mit Zange und Kürette.

Medikamentöser Abbruch in der Frühschwangerschaft. Dieser kann mit Mifepriston (RU 486), einem Gestagen-Antagonisten durchgeführt werden.

> **!** Die Einführung dieses Medikamentes wird in Deutschland derzeit sehr kontrovers diskutiert (1999)

Zwei bis drei Tage nach peroraler Applikation von Mifepriston wird ein stark wirksames Prostaglandin, beispielsweise Misoprostol verabreicht, welches zu einer Ausstoßung der Schwangerschaft führt. Bei richtiger Indikationsstellung und Auswahl der Patientinnen ist die Versagerquote dieser Methode sehr gering. Alternativ ist auch Methotrexat anstelle von Mifepriston verwendbar.

Schwangerschaftsabbruch nach der 13. Woche. In dieser Situation wird in der Regel mittels systemischer oder lokaler Applikation hochdosierter Prostaglandine erreicht, daß es zu kräftigen Uteruskontraktionen kommt. Diese führen in der Folge einerseits zu einem (hypoxiebedingten) Absterben des Feten, andererseits zur Ausstoßung desselben. Da Plazenta und Eihäute in der Regel nicht vollständig ausgestoßen werden, muß meistens im Anschluß eine Kürettage durchgeführt werden. Diese Methode ist zwar etwas aufwendiger als eine einmalige instrumentelle Ausräumung, sie birgt jedoch weniger Risiken und Komplikationen.

Frühkomplikationen. Es kann bei der Einleitung oder intraoperativ zu starker vaginaler Blutung kommen, insbesondere bei der fortgeschrittenen Schwangerschaft. Weiterhin sind beim Eingriff Verletzungen der Zervix oder des Corpus uteri, seltener der umliegenden Strukturen möglich. Die häufigste ist sicher die Uterusperforation. Hierbei ist es entscheidend, mit welchem Instrument diese Perforation geschieht. Wird mit der Saugkürette perforiert, führt dies eher zu einer Verletzung dahinterliegender Strukturen wie Dünn- oder Dickdarm als bei der Perforation beispielsweise mit der Uterussonde. Weiterhin können Embolien oder Narkosezwischenfälle auftreten, wobei diese allerdings heute sehr selten sind. Postoperativ kann es zu einer Infektion im kleinen Becken durch Keimaszension kommen. Bei schwerem Verlauf kann diese bis zu einem septischen Zustandsbild führen.

Spätkomplikationen. Zu den Spätkomplikationen zählen insbesondere Folgen der Verletzung der Zervixstruktur bei der Dilatation und Folgen postoperativer Infektionen. Zervixverletzungen können einerseits zu Zervixstenosen führen, andererseits (häufiger) zur Zervixinsuffizienz. Folgen davon sind – insbesondere nach mehreren Schwangerschaftsabbrüchen – Spätaborte und Frühgeburten. Es wird auch über eine Häufung von Plazentakomplikationen wie tiefem Plazentasitz, Placenta praevia und postpartalen Plazentalösungsstörungen berichtet. Eine weitere Spätkomplikation ist die Bildung intrakavitärer Adhäsionen, welche zu Implantationsstörungen und zu rezidivierenden Aborten führen kann.

Mögliche langfristige Folgen einer aszendierenden Infektion sind Sterilität, extrauterine Gravidität oder Adhäsionsbeschwerden im Unterbauch. Dieser Zusammenhang ist allerdings nicht klar nachgewiesen und sollte mit Vorsicht gewertet werden. Eine wichtige Spätkomplikation jedoch ist die Rhesus-Sensibilisierung bei Rhesus-negativen Frauen, falls eine Anti-D-Prophylaxe nicht durchgeführt wird. Des weiteren sind leichte bis schwere psychische, psychosoziale und psychiatrische Konsequenzen möglich. Auch im Bezug auf die Sexualität sind längerfristig Folgeerscheinungen, im Sinne von Sexualstörungen bekannt.

Insgesamt hat sich allerdings gezeigt, daß diese gesundheitlichen Risiken mit einer entsprechenden idealen medizinischen und psychischen Vor- und Nachbetreuung minimiert werden können, was das Ziel der ärztlichen Betreuung beim Schwangerschaftsabbruch darstellt. Auch für die beteiligten Ärzte stellt die Beteiligung an einem Schwangerschaftsabbruch eine moralisch-ethisch-psychische Belastung dar.

9.2.2 Extrauteringravidität

DEFINITION

Von einer extrauterinen Gravidität (ektope Gravidität) spricht man, wenn sich die Blastozyste nicht im Bereich der Dezidua des Corpus uteri einnistet.

Es sind dabei verschiedene ektope Lokalisationen der Einnistung möglich. Die mit Abstand häufigste Lokalisation liegt in der Tube, wobei hier auch von einer Tubargravidität gesprochen wird. Innerhalb dieser Gruppe wird zusätzlich unterschieden, ob die Schwangerschaft im Bereich des Fimbrientrichters, im ampullären Bereich, im isthmischen Bereich oder im intramuralen Bereich der Tube liegt. Bei der letztgenannten Lokalisation spricht man von der interstitiellen extrauterinen Gravidität oder der kornualen Gravidität (Abb. 9.10 a, b). Die Eileiterschwangerschaften werden gemäß ihrem Verlauf eingeteilt. Dieser zeigt zwei typische Formen: Es kann einerseits zu einer ***Tubarruptur*** kommen, bei der als Folge der Einnistung und des Wachstums der Frucht in der Tubenwand eine lokale Ischämie und Nekrose entsteht, worauf die Tube rupturieren kann. Anschließend kann es zu einer ausgeprägten intraabdominalen Blutung kommen. Bei dem sogenannten ***Tubarabort*** kommt es zu einer lokalen Ablösung der Frucht von der Tubenwand und zu einer durch die Tubenmotilität geförderten Ausstoßung des Gewebes retrograd durch den Fimbrientrichter in die Bauchhöhle. Zu einer Ruptur kommt es häufig, wenn sich die Tubargravidität im Bereich des isthmischen Teils der Tube befindet. Umgekehrt kommt es häufiger zu einem Tubarabort bei ampullärer Lokalisation.

Weitere Lokalisationen für ektope Graviditäten sind das Ovar ***(Ovarialgravidität)***, oder die Bauchhöhle ***(Abdominalgravidität)***. Innerhalb des Abdomen kann sich die Schwangerschaft theoretisch überall einnisten; beschrieben sind dabei Einnistungen im Douglas, im Omentum, in Darm, Leber oder sogar Milz. Nistet sich die Schwangerschaft nicht im Corpus uteri sondern in der Zervix ein, spricht man von einer ***Zervikalgravidität***; bei Einnistung in der Tiefe des Myometriums handelt es sich um eine ***intramurale Gravidität***. Als ***heterotope Schwangerschaft*** bezeichnet man eine Zwillingsschwangerschaft, bei der es zu

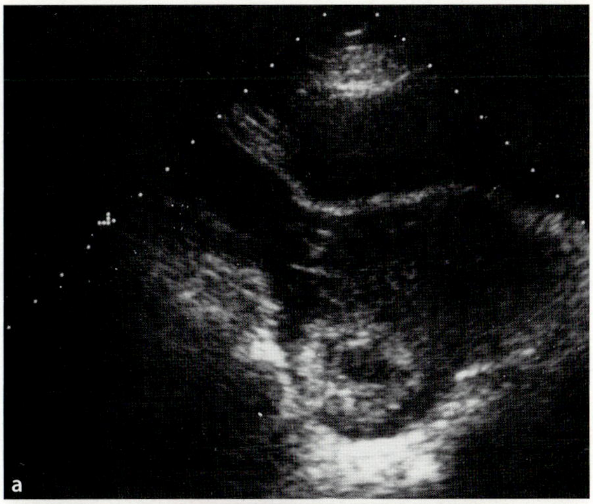

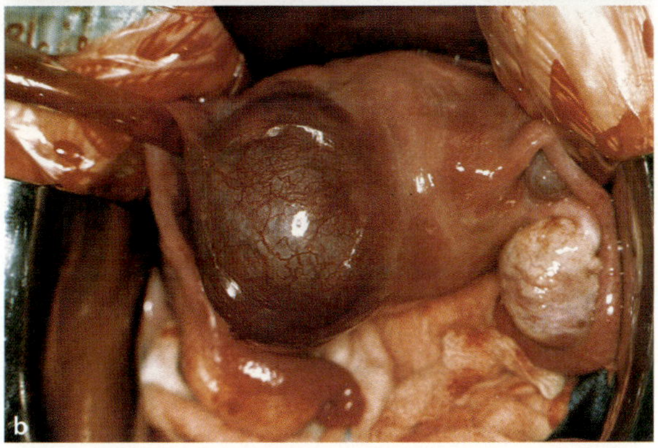

Abb. 9.10 a, b. Kornuale Schwangerschaft. **a** im sonographischen Bild, **b** im intraoperativen Situs

einer gleichzeitigen (synchronen) intrauterinen und extrauterinen Schwangerschaft kommt.

Häufigkeit

Die Häufigkeit der extrauterinen Graviditäten zeigt generell in den letzten Jahren eine zunehmende Tendenz. Die Inzidenz bewegt sich aktuell zwischen 0,5 und 2 %, je nach untersuchter Population. Die Mortalität der extrauterinen Gravidität war früher sehr hoch; in den letzten Jahrzehnten sank sie jedoch dank der Fortschritte in der Therapie auf 3,8 pro 10.000 Schwangerschaften.

Die Häufigkeitsverteilung der verschiedenen Lokalisationen der Extrauteringravidität ist wie folgt ermittelt worden:

- Tube, ampullärer Teil (80 %)
- Tube, isthmischer Teil (12 %)
- Tube, Fimbrienende (8 %)
- kornual und interstitiell (2 %)
- Abdominal (1,4 %)
- Ovarien (0,2 %)
- Zervix (0,2 %)

Ursachen und Risikofaktoren

Grundsätzlich besteht die Ursache der extrauterinen Gravidität in einer Störung des physiologischen Ablaufes von Eiauffangmechanismus, Tubenpassage und Implantation der Frucht in der Dezidua des Cavum uteri. Es werden dabei morphologische, anatomische und funktionelle Störungen des Eileiters unterschieden, wobei diese in der Regel ursächlich kombiniert beteiligt sind. Mit morphologischen Veränderungen sind insbesondere Adhäsionen peritubär, im Fimbrienbereich und im Tubenlumen gemeint, mit funktionellen Störungen die Motilität der Tube insgesamt und die Funktion der zilientragenden Mukosa. Zu einer Schädigung der wichtigen anatomischen Strukturen kommt es insbesondere in folgenden Situationen:

- Vorausgegangene aszendierende Infektionen des inneren Genitale
- Vorausgegangene Infektionen im Abdomen (z. B. Appendizitis perforata)
- Vorausgegangene chirurgische Eingriffe an den inneren Genitalien und allgemein an intraabdominalen Organen
- Vorausgegangene Aborte
- Vorausgegangene Kürettagen
- Vorausgegangene extrauterine Gravidität
- Endometriose
- Vorausgegangene Sterilisation
- Bei seltenen Komplikationen mit intrauterinen Pessaren

Diese Faktoren führen zur Schädigung von Struktur und Funktion der Tuben wie Zerstörung der Mukosa, peritubaren Adhäsionen, Phimose oder Verschluß der Fimbrientrichter, intratubaren Adhäsionen oder generellen Endometriumsveränderungen (z. B. nach Kürettage).

Letztere können eine regelrechte Implantation im Kavum verhindern, so daß die Blastozyste weiterwandert und sich im Bereich der Zervix implantiert. Zu den allgemeinen Risikofaktoren gehören zudem Nikotinabusus und Promiskuität. Bezüglich vorausgegangener Infektionen des Genitaltraktes ist zu erwähnen, daß es sich hierbei oft um Chlamydieninfektionen handelt, welche subakut bis chronisch und oligo- bis asymptomatisch verlaufen können.

Diagnose

Klinische Diagnose. Die extrauterine Gravidität kann sich in sehr unterschiedlichen klinischen Bildern äußern und ist oft schwierig zu diagnostizieren. Als Hauptsymptome gelten der ***Unterbauchschmerz*** und die ***vaginale Blutung***. Unterbauchschmerzen sind typischerweise einseitig lokalisiert und können initial relativ gering sein. In der akuten Situation jedoch, z. B. bei Tubarruptur mit nachfolgender massiver intraabdominaler Blutung kommt es zu einer akuten Schmerzsymptomatik, welche zum Vollbild des akuten Abdomens führen kann. Hier kann es auch zu den typischen Hypovolämie-bedingten Kreislaufreaktionen kommen, wie Hypotonie, Tachykardie, Pallor, kaltem Schweiß bis zum Vollbild des hämorrhagischen Schocks. Die starke Blutung verursacht oft heftigste Schmerzen im gesamten Abdomen und zusätzlich, bedingt durch eine Zwerchfellreizung, Schulterschmerzen. Eine vaginale Blutung kann ebenfalls vorkommen. Es handelt sich hierbei entweder um orthograde Blutungen aus der Tube durch den Uterus in die Vagina oder um eine Blutung im Bereich des Endometriums im Sinne einer Abbruchblutung bei sinkenden Hormonspiegeln. Oft besteht allerdings auch keine vaginale Blutung bei sekundärer Amenorrhoe. Die klinische Untersuchung zeigt in der Regel einen geschlossenen Muttermund, einen ***einseitig ausstrahlenden Portioschiebeschmerz*** und eine druckdolente und angeschwollene Adnexe auf der betroffenen Seite. Im fortgeschrittenen Stadium mit intraabdominaler Blutung kann das Abdomen aufgebläht sein und klinisch einen Peritonismus im Bereich des Unterbauches oder sogar des ganzen Abdomens zeigen.

Differentialdiagnose. Differentialdiagnostisch kommen bei bekanntem positivem β-HCG-Test eine intakte Gravidität, ein drohender oder ein bereits in Ablauf befindlicher Abort. Auch eine eingeblutete, stielgedrehte oder rupturierte Corpus-luteum-Zyste in Frage. Auch extragenitale Pathologien wie die Appendicitis acuta oder eine Gastroenteritis können selbstverständlich in der Frühschwangerschaft vorkommen und müssen differentialdiagnostisch ausgeschlossen werden. Ist das β-HCG im Serum negativ, sind insbesondere folgende Differentialdiagnosen zu stellen:

- Adnexitis acuta
- Tuboovarialabszeß
- Appendizitis
- Endometriose
- Eingeblutete, stielgedrehte oder rupturierte Ovarialzyste
- Urolithiasis

Generell ist die Differentialdiagnose nur durch zusätzliche Untersuchungen abklärbar, wozu in erster Linie der Ultraschall und das β-HCG gehören.

Labor. Das β-HCG, d.h. die β-Untereinheit des humanen Choriongonadotropins, ist ein Glykoprotein, welches im Trophoblasten gebildet wird. Bei der Frau ist der Trophoblast wahrscheinlich der einzige physiologische Bildungsort des HCG. Es gibt allerdings gewisse pathologische Situationen, in denen andere Gewebe dieses Hormon produzierten, z.B. bei Hypophysentumoren. Da jedoch diese Situationen selten sind, kann das Hormon als relativ spezifisch zum Nachweis von Trophoblastgewebe einer intrauterinen oder einer extrauterinen Schwangerschaft (oder eines gestationsbedingten Trophoblasttumors) verwendet werden. Das Hormon wurde bereits in der 1. Hälfte des Jahrhunderts mittels biologischen Tests bei Kleintieren nachgewiesen. Heute wird dazu in der Regel ein immunologischer Test verwendet, welcher mittels monoklonaler Antigen/Antikörper-Reaktionen die β-Untereinheit des HCGs spezifisch und quantitativ nachweisen kann. Die Bestimmung wird am leichtesten mittels eines einfachen Tests im Morgensammelurin durchgeführt. Dieser Test ist jedoch lediglich semiquantitativ und hat eine eingeschränkte Sensitivität. Optimalerweise muß deshalb, insbesondere wenn es um den Ausschluß einer Eileiterschwangerschaft geht, das β-HCG im Serum gemessen werden.

Physiologischerweise steigen die Werte des β-HCGs in den ersten Wochen der Schwangerschaft stark an, um ein Maximum von 50–100 000 mE/ml in der 9.–10. Woche zu erreichen. Dieser Anstieg findet initial durch eine Verdoppelung alle 1 1/2 Tage statt; anschließend verlängert sich diese Verdoppelungszeit auf ca. 3–4 Tage. Bei der extrauterinen Gravidität ist der Anstieg in der Regel geringer, erreicht irgendwann ein Plateau und kann dann sogar abfallen. Ein normaler Anstieg ist ein Hinweis auf eine intrauterine Gravidität, jedoch kein Beweis gegen eine extrauterine Gravidität.

Als weitere labordiagnostische Methode kann der Progesteronspiegel bestimmt werden. Liegt dieser unter einem bestimmten Wert (in der Regel unter 20–25 ng/ml) unterstützt dies den Verdacht einer nicht intakten, intra- oder extrauterinen Gravidität.

Ultraschall. Für eine nichtinvasive Diagnose der extrauterinen Gravidität ist die Ultraschalluntersuchung unerläßlich (s. Kap. 8). Sie wird in der Regel in Form einer transvaginalen Sonographie durchgeführt. Die diagnostische Wertigkeit des Ultraschalls alleine ist jedoch nicht ausreichend. Sie wird jedoch durch eine Kombination mit dem Verlauf des β-HCG-Wertes im Serum stark erhöht und führt dann oft zur definitiven Diagnose. Wird bei der Ultraschalluntersuchung eine intrauterine Fruchtblase mit möglicherweise embryonalen Anteilen dargestellt, kann eine extrauterine Gravidität mit großer Sicherheit ausgeschlossen werden. Zeigt sich im Ultraschallbild hingegen lediglich hoch aufgebautes Endometrium ohne Hinweis auf eine Fruchtblase, und bewegt sich der β-HCG-Wert über 1.000 bis 1500 mE/ml, kann eine intakte intrauterine Gravidität mit ziemlicher Sicherheit ausgeschlossen werden. Hierbei handelt es sich entweder um eine extrauterine Gravidität oder um einen Abort. Vorsicht geboten ist bei kleinen, teilweise rundlichen echoleeren Zonen im Endometrium, welche die Struktur einer Fruchtblase imitieren können, jedoch in Wirklichkeit einer Flüssigkeitsansammlung im Endometrium

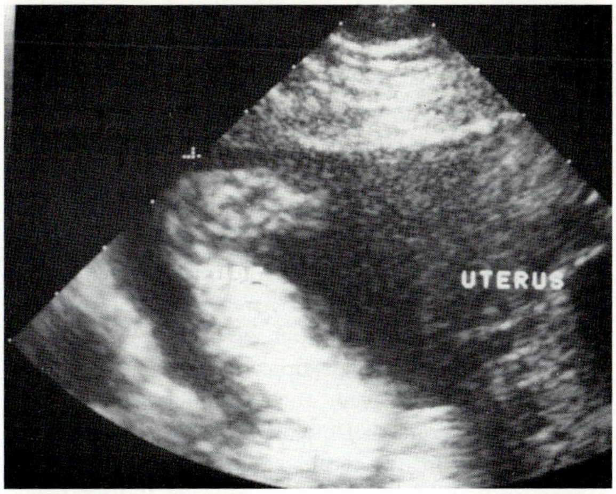

Abb. 9.11. Freie Flüssigkeit im Abdomen mit dilatierter Tube bei Tubargravidität

bei vorhandener extrauteriner Gravidität entsprechen (sog. Pseudogestationssack). Im Gegensatz zur eher dezentral im Cavum uteri gelegenen Fruchtblase bei intakter intrauteriner Schwangerschaft findet sich der Pseudogestationssack bei Extrauteringravidität typischerweise in der Mitte der Uterushöhle. Für eine extrauterine Gravidität typisch ist eine Raumforderung im Bereich einer Adnexe, welche teilweise als Fruchtblase mit oder ohne embryonale Struktur und möglicherweise sogar Herzaktion dargestellt werden kann. Hier besteht wiederum die Verwechslungsgefahr mit einem Corpus luteum bzw. einer Corpus-luteum-Zyste, welche sich jedoch im und nicht neben dem Ovar befindet. Im Douglasraum kann sich eine extrauterine Gravidität als Blutansammlung äußern, die sich im Ultraschall als freie Flüssigkeit oder als Blutkoagel (Abb. 9.11) darstellt. Auch hier jedoch ist Vorsicht geboten, da sich freie Flüssigkeit im Douglasraum auch bei intrauteriner Schwangerschaft ansammeln kann. Der einzige, für eine extrauterine Gravidität beweisende Ultraschallbefund ist die Darstellung einer Fruchthöhle mit Embryo und Herzaktion außerhalb des Cavum uteri.

Invasive Diagnostik. Die Douglaspunktion zum Nachweis eines Hämoperitoneums wurde früher durchgeführt, ist jedoch heute obsolet, weil sie durch den sensitiveren Ultraschall ersetzt wurde. Eine Kürettage mit dem Nachweis von Dezidua, jedoch ohne Trophoblastgewebe oder Embryo, kann einen Hinweis zur Diagnose geben. Letztendlich bleibt aber bei nichtinvasiv nicht auszuräumendem Verdacht die diagnostische ***Laparoskopie*** die wichtigste invasive diagnostische Maßnahme. Sie hat den Vorteil einer hohen Sensitivität und Spezifität. Zudem kann in der Regel gleichzeitig eine Therapie durchgeführt werden.

Therapie

Generell besteht heute aufgrund der verbesserten diagnostischen Mittel eine Tendenz zur früheren Diagnose der extrauterinen Gravidität. Dies ist unter anderem der Grund dafür, daß zunehmend differenziertere Therapiealternativen angewendet werden können und Faktoren wie Fertilitätserhaltung und subjektive Wünsche der Patientin bei der individualisierten Therapieplanung mitberücksichtigt werden können. Hat man früher die extrauterine Gravidität oft erst diagnostiziert, wenn die Patientin im hämorrhagischen („Prä-") Schock auf die Notfallstation kam und eine umgehende Notfall-Laparotomie notwendig war, wird heute die Diagnose oft sogar im asymptomatischen Stadium gestellt, womit auch verschiedene, z. T. nichtinvasive Therapieoptionen in Frage kommen. Im folgenden soll kurz auf die verschiedenen, insbesondere neueren Therapiemethoden eingegangen werden.

Exspektatives Vorgehen. Spontanregressionen der extrauterinen Graviditäten sind bekannt. Insbesondere bei Tubaraborten ist eine vollständige Resorption des Trophoblastgewebes im Verlauf möglich. Die Wahrscheinlichkeit, daß ein exspektatives Verhalten zum Erfolg führt, ist hauptsächlich vom Alter der extrauterinen Gravidität abhängig. Das exspektative Verhalten ist speziell dann eine Therapieoption, wenn die Patientin beschwerdefrei ist, die HCG-Spiegel unter 1000 mE/ml liegen und im Verlauf abfallen. Zudem muß durch die Ultraschalluntersuchung eine intraabdominale Blutung ausgeschlossen werden, und es darf sich im Bereich der Adnexe nur ein Befund von höchstens 2 cm sowie sicher ohne Chorionhöhle, zeigen. Zwei Punkte sind bei diesem Vorgehen zu berücksichtigen:

- Erstens muß der Wunsch der Patientin zu einem exspektativen Verhalten vorhanden sein, und darüberhinaus muß die Bereitschaft bestehen, möglicherweise sekundär eine operative Therapie und tägliche Vorstellung beim Arzt in Kauf zu nehmen.
- Zweitens ist die adäquate Selektion der Patientin sehr wichtig, zumal die fortgeschrittene extrauterine Gravidität nach wie vor lebensbedrohlich sein kann.

Operatives Vorgehen. Beim operativen Vorgehen unterscheidet man einerseits verschiedene Zugangswege, andererseits verschiedene chirurgische Vorgehensweisen. Als Zugangswege stehen grundsätzlich die Laparotomie und die Laparoskopie zur Verfügung. In über 90 % der Fälle wird heute primär eine Laparoskopie durchgeführt. In der Mehrzahl kann auch die Therapie erfolgreich laparoskopisch zu Ende geführt werden. In folgenden Fällen ist heute zuweilen noch eine Laparotomie notwendig:

- Patientin im hämorrhagischen Schock
- Unübersichtliche Verhältnisse bei starker Blutung
- Verwachsungssitus
- Technische Schwierigkeiten

Das chirurgische Vorgehen wird einerseits davon bestimmt, ob ein aktueller oder zukünftiger Kinderwunsch besteht, und andererseits durch den operativen Situs, d.h. wie ausgedehnt die Veränderungen des Eileiters sind und wie der Zustand des gegenseitigen Eileiters ist. Im Vordergrund steht das Ziel, die Eileiterschwangerschaft vollständig zu entfernen. Auf der anderen Seite ist es gerade bei der operativen Therapie wichtig, daß die Fertilitätserhaltung angestrebt wird, und daß das Risiko einer späteren erneuten extrauterinen Gravidität – welches ohnehin sehr groß ist – möglichst reduziert werden kann. Prinzipiell sollte ein ***tubenerhaltendes Verfahren*** angestrebt werden, sofern die Familienplanung der Patientin noch nicht abgeschlossen ist. Befindet sich die Eileiterschwangerschaft im ampullären Teil der Tube, ist dies in der Regel möglich. Es kann hier laparoskopisch eine ***Salpingotomie*** in Längsrichtung der Tuben erfolgen, um anschließend die Schwangerschaft mittels Löffelzange zu extrahieren oder mittels ***Aquadissektion*** (d.h. Spülung mit Wasserstrahl) aus der Tube zu entfernen (Abb. 9.12). Die Wundränder der Salpingotomie können offen gelassen werden; ein Vorteil der Tubennaht im Hinblick auf eine spätere Schwangerschaft ist nicht nachgewiesen. Alternativ kann die Tube „ausgemolken" werden, d.h. das Schwangerschaftsprodukt kann retrograd durch den Fimbrientrichter exprimiert werden. Dieses Vorgehen ist, wenn sorgfältig durchgeführt, sicher das schonendste für die Tube. Generell ist aber wichtig, daß bei diesen tubenerhaltenden laparoskopische Maßnahmen sämtliches Trophoblastgewebe aus der Bauchhöhle entfernt wird. Restmaterial im Douglas kann zu einem Peritoneal-Rezidiv mit wiederansteigenden β-HCG-Werten führen und sollte vermieden werden. Befindet sich die Schwangerschaft im isthmischen Teil der Tube, ist ein solches tubenerhaltendes Vorgehen oft nicht möglich. Häufig ist die Tube bereits rupturiert, teilweise sogar zerfetzt. In dieser Situation – außerdem auch bei nicht stillbarer Blutung bei extrauteriner Gravidität im ampullären Bereich – ist oft eine partielle Salpingektomie notwendig, die funktionell einer Tubenresektion gleichkommt (Abb. 9.13). In speziellen Fällen

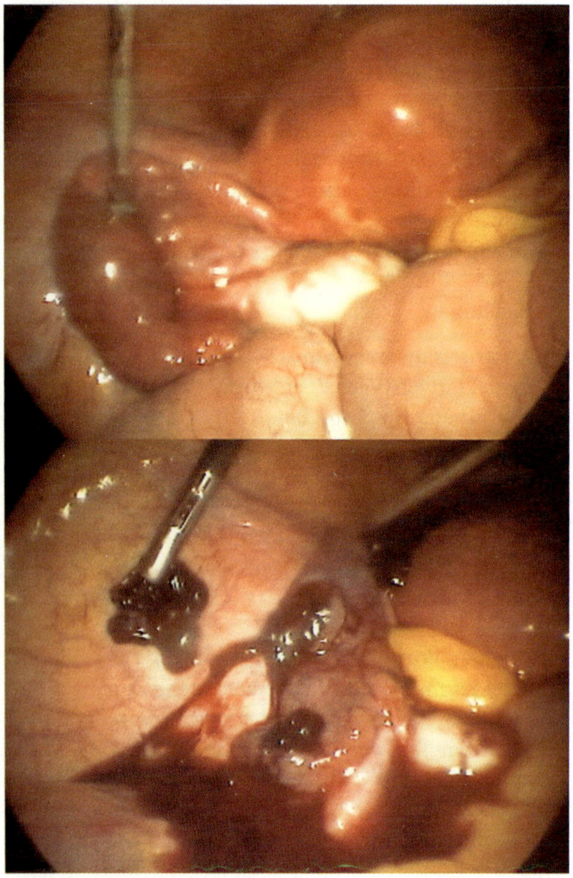

Abb. 9.12. Ampulläre Tubargravidität im laparoskopischen Bild vor und nach Salpingostomie und Entfernung

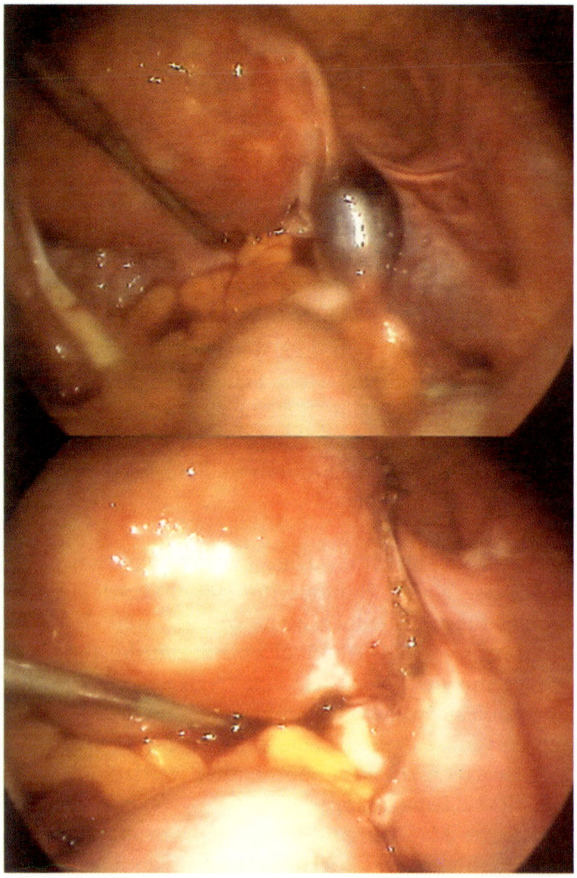

Abb. 9.13. Laparoskopische Salpingektomie bei Tubargravidität

kann hier bei gut erhaltener Resttube und erhaltenem Fimbrientrichter später eine Reanastomosierung in Betracht gezogen werden. Generell ist im Hinblick auf eine spätere Schwangerschaft insbesondere auch das Risiko für eine erneute Eileiterschwangerschaft zu berücksichtigen. Ist die betroffene Tube weitgehend durch die Eileiterschwangerschaft zerstört, macht deshalb auch der Versuch der Tubenerhaltung um jeden Preis keinen Sinn, sondern erhöht das Risiko für Rezidiv-Extrauteringraviditäten.

Besteht eine kornuale (interstitielle) Gravidität, ist ein laparoskopisches Vorgehen schwierig, und es muß oft auf eine Laparotomie umgestellt werden. Bei größeren Befunden mit starker Blutung kann unter Umständen sogar eine Hysterektomie notwendig werden.

Medikamentöse Therapie. Alternativ zu den neuen operativen Verfahren haben sich in den letzten Jahren zunehmend medikamentöse Verfahren zur Behandlung der extrauterinen Gravidität etabliert. Hierbei ist das Ziel, das Schwangerschaftsgewebe medikamentös soweit zu devitalisieren, daß es vom Organismus resorbiert werden kann. Es wird die systemisch-medikamentöse Therapie von der lokal-medikamentösen Therapie unterschieden.

- ***Systemisch-medikamentöse Therapie:*** Hierbei wird der Folsäureantagonist ***Methotrexat*** intravenös oder intramuskulär verabreicht, z.B. mit intramuskulärer Verabreichung von 50 mg/m^2 Körperoberfläche. Nach einer Woche kann, abhängig vom Abfall des β-HCG-Wertes, die Applikation derselben Dosis wiederholt werden. Der Vorteil dieser Therapie besteht in der Vermeidung jeglicher operativer Maßnahmen. Sie ist jedoch nur möglich, wenn die Patientin beschwerdefrei ist, keine Tubarruptur und intraabdominale Blutung besteht, und das β-HCG im Serum eine gewisse Grenze (in der Regel 2500 mE/ml) nicht übersteigt. Auch bei einem sonographischen Befund über 3 cm oder bei sichtbarer embryonaler Herzaktion ist ein solches Vorgehen nicht indiziert. Nachteile sind einerseits die nicht selektiven zytotoxischen Eigenschaften von Methotrexat, welche zu Nebenwirkungen wie Leukopenie, Übelkeit, Diarrhoe und Stomatitis führen können. Andererseits besteht eine gewisse Versagerquote, welche allerdings bei Einhalten der richtigen Indikationsstellung und sorgfältiger Verlaufskontrolle, bzw. wiederholter Applikation bei ungenügendem β-HCG-Abfall, deutlich reduziert werden kann. Zu beachten ist bei dieser Therapie, daß initial nach Verabreichung des Medikamentes in den ersten Tagen passagere Abdominalschmerzen auftreten können, welche jedoch meistens nicht das Verfehlen der Therapie bedeuten und insgesamt als Nebenwirkung der Therapie angesehen werden müssen. Diese Behandlung ist bei entsprechender Aufklärung und Compliance der Patientin auch ambulant möglich. Auch hier ist es jedoch wichtig, die Patientin sehr gut darüber aufzuklären, daß unter Umständen ein Therapieversagen auftreten kann, so daß letztendlich doch eine operative Maßnahme notwendig wird. Bezüglich späterer Fertilität kann dieses Verfahren, falls erfolgreich, sicher als günstig beurteilt werden.
- ***Lokal-medikamentöse Therapie:*** Die lokal-medikamentöse Therapie ist in der Regel mit einem invasiven Verfahren kombiniert. Das Medikament muß nämlich an den Ort des Geschehens selbst, d.h. direkt in die extrauterine Gravidität hinein gebracht werden. Dies kann entweder mittels Laparoskopie (z.B. bei Diagnosestellung) geschehen, andererseits ist unter Umständen, bei günstigen Verhältnissen, eine transvaginale, sonographisch gesteuerte Injektion möglich. Als Medikamente werden hauptsächlich Prostaglandine oder ebenfalls Methotrexat verwendet. Weitere mögliche Substanzen sind Mifepriston (RU 486), sofern zugelassen, oder Danazol. Möglich ist auch eine Injektion von KCl oder hyperosmolarer (50%iger) Glukoselösung.

Therapiewahl. Bei der Wahl des medikamentösen Therapieverfahrens ist wesentlich, daß berücksichtigt wird, wie die Diagnosestellung zustande kommt. Besteht grundsätzlich eine Indikation zur Laparoskopie, wird sicher eher gleichzeitig das Verfahren der lokalmedikamentösen Therapie, wenn nicht die operative Therapie gewählt. Wird jedoch keine diagnostische Laparoskopie durchgeführt, kommt bei einer systematisch-medikamentösen Therapie der Hauptvorteil zum Zug, nämlich die Möglichkeit des Verzichts auf eine Operation mit Narkose etc. Die Erfolgsrate der medikamentösen Therapie beträgt ca. 80–90%, je nach Einschlußkriterien.

Prognose. Wie bereits erwähnt können beim natürlichen Spontanverlauf verschiedenste Entwicklungen beobachtet werden. Einerseits kann es sehr früh zu einer Spontanregression und Abheilung einer Eileiterschwangerschaft kommen. Auf der anderen Seite steht der schwere Verlauf mit Tubenruptur, hämorrhagischem Schock und sogar Exitus letalis. Mit den heutigen Therapiemöglichkeiten ist die Heilungsrate und die Mortalität sehr klein geworden. Bei der operativen Therapie kommt es in weniger als 5% zu einem Therapieversagen, dies meist nach tubenerhaltenden Eingriffen. Bei der medikamentösen Therapie ist die Versagerquote, je nach Auswahlverfahren, 10–20%. Bei Versagen der Therapie, d.h. bei Trophoblastpersistenz, kann je nach Situation ein operatives Verfahren oder eine systemisch-medikamentöse Therapie mit Methotrexat gewählt werden.

Die Prognose bezüglich Fertilität ist, wie eingangs erwähnt, auf jeden Fall eingeschränkt. Die Tubendurchgängigkeit nach erfolgter organerhaltender operativer Therapie beträgt 70–80 %, nach medikamentöser Therapie 80–90 %. Die Prognose betreffend des Eintretens späterer Schwangerschaften und bezüglich des erneuten Eintretens einer extrauterinen Gravidität ist einerseits abhängig vom fortbestehenden Tubenschaden, andererseits vom Verlauf der extrauterinen Gravidität und von der Art der Therapie. Bei tubenerhaltenden Verfahren wird mit einer Rate intrauteriner Schwangerschaften von 50–60 % gerechnet; nach Salpingektomie ist diese Zahl etwas kleiner, d.h. zwischen 30–50 %. Das generelle Risiko für eine erneute extrauterine Gravidität liegt zwischen 10–20 %, wobei die systemische Methotrexat-Therapie eher günstige Erfolge zeigt. Bei tubenerhaltenden Verfahren, bei Patientinnen mit nur noch einer funktionstüchtigen Tube, ist die Schwangerschaftsrate lediglich 20–50 % und die Rate erneuter extrauteriner Gravidität 20–30 %.

Zervikale Gravidität

Aufgrund der sehr eigenen pathophysiologischen Mechanismen der zervikalen Gravidität soll hier kurz auf diese separat eingegangen werden. Bei der zervikalen Gravidität kommt es zu einer Implantation der Blastozyste im Zervikalkanal. Sie ist sehr selten, birgt aber ein großes Blutungsrisiko. Es besteht eine Korrelation mit vorausgegangenen, vor allem mehrfachen Kürettagen und Kaiserschnitten. Man geht dabei von einer verfehlten Implantation aufgrund einer lokalen Endometriumsinsuffizienz aus, welche dazu führt, daß die Frucht sich erst im Bereich der Zervix implantieren kann. Klinisch ist die Symptomatik typischerweise geprägt durch intermittierende vaginale Blutungen, mit oder ohne Unterbauchschmerzen. Bei der Untersuchung zeigt sich eine aufgetriebene Zervix, unter Umständen mit sichtbarem Trophoblastgewebe im Zervikalkanal. Sonographisch läßt sich das Schwangerschaftsprodukt in der Zervix nachweisen, wobei differentialdiagnostisch ein Abortus incipiens bzw. incompletus ausgeschlossen werden muß (Abb. 9.14 a, b). Die zervikale Schwangerschaft kann aufgrund ihrer Lokalisation sehr gefährlich sein und zu akuten massiven Blutungen führen.

Therapie. Die Therapie besteht primär, wenn möglich, in einer medikamentösen Behandlung mit Methotrexat systemisch, welches auch (bei Persistenz oder bei Vitalität der Schwangerschaft) intraamnial verabreicht werden kann. Bei stärkerer Blutung, die spontan oder bei einer Kürettage entstehen kann, muß teilweise als ultima ratio eine Hysterektomie wegen unstillbarer Blutung durchgeführt werden. Aus diesem Grunde ist es wichtig, daß die Diagnose frühzeitig und richtig gestellt wird, um eine rechtzeitige medikamentöse Therapie einleiten zu können.

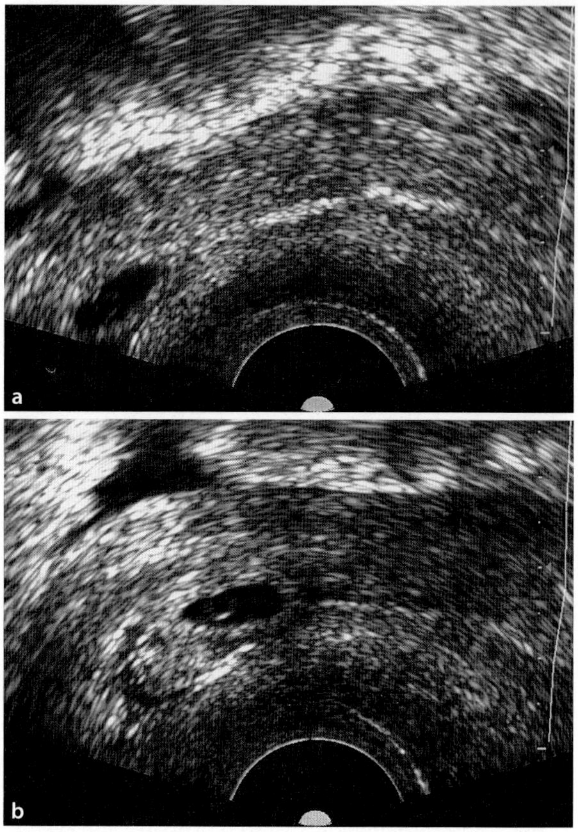

Abb. 9.14 a, b. Zervikale Schwangerschaft. **a** Befund im Zervixbereich bei leerem Cavum uteri; **b** Fruchtblase mit Dottersack in der Zervix darstellbar

Ovariale Gravidität

Eine eher seltene Lokalisation der extrauterinen Gravidität ist das Ovar. Definitionsgemäß muß diese im Ovar selbst sitzen und keine gewebliche Verbindung mit der Tube bzw. mit dem Fimbrientrichter aufweisen. Es kommt bei der Ovarialgravidität relativ früh zu einer Ruptur und oft zu einer stärkeren Blutung. Sonographisch, aber auch intraoperativ ist die makroskopische Abgrenzung von einer eingebluteten Corpus-luteum-Zyste nicht immer einfach. Therapeutisch sollte versucht werden, die Schwangerschaft auszuschälen oder höchstens eine Ovarial-Teilresektion durchzuführen. Eine Ovarektomie wegen ausgeprägter Läsion und diffusen Blutungen kann jedoch nicht immer vermieden werden.

Abdominale Gravidität

Die abdominale Gravidität ist ebenfalls ein seltenes Ereignis. Sie kommt typischerweise nach vorausgegangenen schweren Adnexitiden mit folgenden ausgeprägten Adhäsionen zustande. Es sind auch Abdominalgraviditäten nach vorausgegangener Hysterektomie bekannt. Implantiert sich der Keim im Bereich eines Gefäßbettes und gewinnt der Trophoblast guten Anschluß an die mütterliche Blutzufuhr, kann daraus eine intakte Schwangerschaft werden. Das Risiko der Patientin nimmt allerdings mit der Dauer der Schwangerschaft zu, es besteht dabei eine relativ hohe Mortalität (bis zu 20%). Es ist deshalb wichtig, bei Diagnosestellung die Schwangerschaft zu beenden. Diagnostisch spielt die Sonographie wiederum eine entscheidende Rolle, wobei neben dem ektop gelegenen Schwangerschaftsprodukt ein unauffälliger, leerer Uterus dargestellt werden kann. Differentialdiagnostisch muß allerdings ein Uterus duplex oder bicornis ausgeschlossen werden, was bei fortgeschrittener Schwangerschaft nicht ganz einfach ist. Therapeutisch muß in der Regel eine Laparotomie erfolgen, wobei ein großer mütterlicher Blutverlust vorliegen kann. Bei der Lösung der Plazenta kommt es oft zu schweren Blutungen, deren Stärke von der Lokalisation der Plazentainsertion (Peritoneum, Darm, Omentum, Leber) abhängig ist. Ist die Lokalisation bezüglich mütterlicher Gefäßzufuhr sehr ungünstig, sollte die Plazenta nach Abnabelung in situ belassen und eine hochdosierte Methotrexat-Therapie eingeleitet werden, womit das Plazentagewebe zur Regression gebracht wird.

In jedem Falle ist die Abdominalgravidität eine Situation, deren Behandlung im fortgeschrittenen Stadium hohe Risiken birgt und falls möglich, an einer Zentrumsklinik mit entsprechender intensivmedizinischer Infrastruktur erfolgen sollte.

Gestationsbedingte Trophoblasterkrankungen

Diese Erkrankungen werden detailliert im Kapitel 18.8 behandelt.

ZUSAMMENFASSUNG

Die Pathologie der Frühgravidität beinhaltet hauptsächlich drei wichtige Untergruppen. Es handelt sich dabei um Aborte, Extrauteringravidität und gestationsbedingte Trophoblasterkrankungen (s. Kap. 18.8). Kardinalsymptome für diese Krankheitsbilder sind vaginale Blutungen und Unterbauchschmerzen. Wichtigste Hilfsmittel in der Diagnostik sind neben ausführlicher Anamnese und klinischer Untersuchung die Bestimmung des β-HCGs im Serum und die Vaginalsonographie. Therapeutisch stehen medikamentöse und operative Verfahren zur Verfügung, wobei in gewissen Fällen auch das rein exspektative Vorgehen die richtige Option ist. Abschließend muß betont werden, daß es sich insgesamt um sehr häufige klinische Symptome und Diagnosen handelt und es deshalb absolut notwendig ist, ein klares klinisch-diagnostisches und therapeutisches Konzept für die jeweiligen Pathologien zu beherrschen.

9.3 Fetale Therapie

W. Holzgreve und S. Tercanli

EINLEITUNG

Ziel jeder fetalen Therapie ist, durch eine Behandlung in utero einen normalerweise bis zur irreversiblen Schädigung außerhalb des Mutterleibs fortschreitenden fetalen Krankheitsprozeß so weit aufzuhalten oder zu beheben, daß die Entbindung eines gesunden bzw. noch nicht bleibend geschädigten Kindes ohne Risiko eines schweren kindlichen Atemnotsyndroms möglich ist.

Bei Schwangerschaften nach der 32. SSW ist wegen des geringeren Risikos eine Therapie außerhalb des Mutterleibes der intrauterinen Behandlung vorzuziehen. Neue fetale Therapien sollten allerdings nur in solchen Zentren angeboten werden, in denen ein Team erfahrener Pränataldiagnostiker, Perinatologen, Hebammen, Neonatologen, Genetiker und Kinderchirurgen zur Verfügung steht.

9.3.1 Fetale Anämien

Erst in den 40iger Jahren wurde erkannt, daß Kinder, die bei rhesus-negativen Müttern verstarben (Abb. 9.15), auf der Oberfläche ihrer Erythrozyten Rhesus-Antikörper trugen, und in den 50iger Jahren wurde festgestellt, daß fetomaternale Transfusionen die Ursache maternalen Isoimmunisierung sind. In den 60iger Jahren wurde diese Erkrankungen dann zu einem Paradigma für eine erfolgreiche intrauterine Diagnostik und Therapie. Aber auch andere Ursachen für kindliche Anämien, wie fetomaternale Hämorrha-

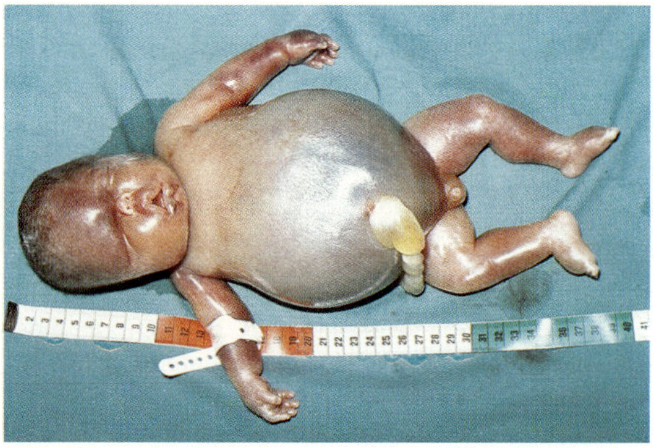

Abb. 9.15. Schwerer Hydrops fetalis bei einem Kind, welches als Folge einer Rhesus-Inkompatibilität mit nachfolgender fetaler Anämie in utero verstorben ist

gien ohne Blutgruppenverträglichkeit und Ringelröteln (Parvovirus-B19-Infektionen) wurden bekannt. Die letztgenannten können ebenso wie fetofetale Transfusionen heute teilweise erfolgreich therapiert werden.

Blutgruppeninkompatibilität

Bei der intrauterinen Behandlung der Blutgruppenunverträglichkeit geht es darum, durch rechtzeitige Gabe von Blut an das anämische Kind zu verhindern, daß dieses an den Folgen eines Hydrops universalis bereits intrauterin verstirbt, bevor eine Überlebensfähigkeit außerhalb des Mutterleibs gegeben ist.

Obwohl Inkompatibilitäten durch Antikörper gegen das D-Antigen die häufigste Form der Blutgruppenunverträglichkeiten darstellen, sind andere Antigene ebenfalls in der Lage eine so schwere hämolytische Erkrankung beim Kinde zu erzeugen, daß eine Therapie erforderlich wird. Nach der Rh-Inkompatibilität sind die nächsthäufigen Unverträglichkeiten assoziiert mit den Antigenen C, E, c, e und Kell und weniger häufig mit den Faktoren Kidd, Duffy, Kp^a oder Kp^b, k und S. Noch seltenere Ursachen sind Antigene wie Hutch, M, N, s, U und andere. Der Anteil rh-negativer Individuen schwankt von z. B. 1% in der chinesischen und japanischen bis zu 30% in der baskischen Bevölkerung.

Pathophysiologischer Mechanismus. Die mütterliche Alloimmunisierung erfolgt durch den Kontakt mit Fremdblut, am häufigsten durch fetomaternale Transfusion zum Geburtszeitpunkt. Auch bei Fehlgeburten kommt es in weniger als 1% der Fälle zu entsprechenden Hämorrhagien, bei induzierten Aborten immerhin schon bei einem Viertel der Fälle.

Ca. 6 Wochen bis 12 Monate nach dem Kontakt mit dem D-Antigen kommt es normalerweise zu einer immunologischen Antwort mit IgM-Produktion. Deswegen ist die erste Schwangerschaft normalerweise nicht gefährdet, während bei einem nachfolgenden Kontakt mit dem Antigen eine schnelle anamnestische Antwort mit IgG-Bildung erfolgt. Im Gegensatz zum ABO-System, welches auf den fetalen Erythrozyten nur schwach ausgebildet ist, sind die Rh-Antigene schon ab dem 30. Schwangerschaftstag vorhanden. Kindliche Erythrozyten, die mit RH-Antigen beladen sind, werden schnell im retikuloendothelialen System zerstört. Parallel zur Entwicklung einer kindlichen Anämie steigt die fetale Erythropoese in der fetalen Leber und Milz und damit die Zahl der Erythroblasten im peripheren Blut des Kindes an. Es entwickelt sich neben einer metabolischen Azidämie mit Laktatanstieg eine Hepatomegalie des Kindes und ein Hydrops, der im wesentlichen durch eine Herzinsuffizienz bedingt ist. Neugeborene, die im Rahmen einer Blutgruppeninkompatibilität mit Hyperbiliruinämie geboren werden, sind nach der Geburt gefährdet im Hinblick auf die Entwicklung eines Kernikterus, der sich in Lethargie, Hypertonie und neurologischen Symptomen äußert.

Überwachung bei Rh-Konstellation. Bei rh-negativen Frauen sollte der indirekte Coombs-Test bei der Erstuntersuchung in der Schwangerschaft durchgeführt werden. Der indirekte Coombs-Test sollte dann bei nicht sensibilisierten rh-negativen und rh-positivem Kindsvater im monatlichen Abstand – ab 18. bis 20. SSW – kontrolliert werden. Wenn der Vater als RH-positiver hetrozygot ist, hat das Kind natürlich nur eine 50%ige Wahrscheinlichkeit rh-positiv zu sein. Schwangere mit einer vaginalen Blutung unklarer Ursache sollten prophylaktisch Anti-D erhalten, und auch eine routinenmäßige Gabe von Anti-D in der 28. SSW hat sich bei nicht sensibilisierten rh-negativen Schwangeren als effektiv erwiesen. Nach der Geburt werden der Mutter 250–300 µg Immunoglobulin verabreicht, um eine Sensibilisierung zu verhindern. Es ist geschätzt worden, daß bei etwa einer von 400 Frauen bei der Geburt eine ausreichend große fetomaternale Transfusion stattfindet, um bei fehlender Prophylaxe zu einer Sensibilisierung zu führen. Bei Kaiserschnitt und bei manueller Plazentalösung ist das Risiko einer Sensibilisierung am höchsten, im ersten Trimenon reicht wahrscheinlich eine Standarddosis von 50 µg und im zweiten von 100 µg nach möglicher Sensibilisierung aus. Auch z. B. nach einer Amniozentese im zweiten Trimenon muß eine Anti-D-Prophylaxe erfolgten.

> **!** Bei der ersten Schwangerschaftsuntersuchung muß die Bestimmung der Blutgruppe und eine Antikörperbestimmung erfolgen.

Bei bereits sensibilisierten rh-negativen Frauen müssen regelmäßige Kontrollen des indirekten Coombs-

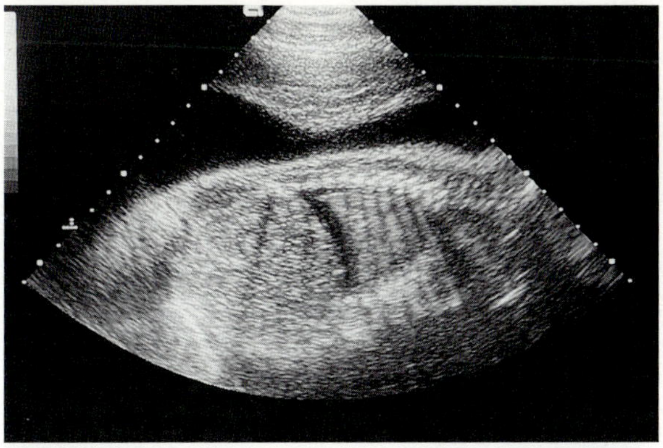

Abb. 9.16. Beginnende Aszitessichel über der fetalen Leber bei Schwangerschaft mit kindlicher Anämie

Antikörperspiegels durchgeführt werden, wobei Spiegel von 1:8 bis 1:16 als ungefährlich angesehen werden können. Bereits im Ultraschall können vor der Entwicklung eines ausgeprägten generalisierten Hydrops fetalis Hinweiszeichen wie eine leichte Aszites (Abb. 9.16) fetale Hepatomegalie, Plazentomagalie, Zunahme der Darmechogenität und des biventrikulären Herzdurchmessers festgestellt werden. Dennoch können nur invasive Methoden eine ausreichend genaue Auskunft über den Anämiegrad des Kindes geben. Im Anschluß an eine Amniozentese kann nach lichtfreier Übertragung der Fruchtwasserprobe in das Labor der sog. OD450-Wert bestimmt und das Ergebnis in das sog. ***Liley-Diagramm*** übertragen werden.

Dabei bedeutet ein Ergebnis in der Zone 1, daß keine oder nur eine milde fetale Erkrankung vorliegt, Zone 2 charakterisiert das Spektrum einer mittelschweren Erkrankung und Zone 3 bedeutet, daß sich innerhalb von 7 Tagen ein Hydrops manifestieren kann. Wenn das Ergebnis in Zone 3 liegt oder bei Kontrollamniozentesen in ein- bis zweiwöchigen Abständen eine signifikante Verschlechterung in die obere Zone 2 hinein zu erkennen ist, ist die Entbindung bzw. eine intrauterine Transfusion indiziert. Leider ist aber jede Amniozentese mit dem Risiko einer Boosterung verbunden und bis zu 10% der klinischen Entscheidungen allein auf der Basis eines OD450-Wertes würden zu einer Fehleinschätzung führen. Aus diesen Gründen hat sich in letzter Zeit ein verstärkter Stellenwert der Kordozentese als Ersatz für die seriellen Amniozentesen bei der Blutgruppeninkompatibilität entwickelt. Eine intrauterine Nabelschnurpunktion hat in erfahrenen Händen gegenüber der Amniozentese kaum noch ein höheres Risiko, und es besteht bereits bei der ersten Kordozentese die Möglichkeit, die Blutgruppe des Kindes zu bestimmen. Bei der Kordozentese kann auch der Retikulozytenwert und die Stärke des direkten Coombs-Testes gemessen werden, um das Risiko einer kindlichen Anämie zu ermitteln. In den meisten Zentren erfolgt bei schwerer Blutgruppeninkompatibilität die Entbindung in der 37. bis 38. SSW. Versuche, die mütterliche Antikörperkonzentration oder deren Effekt auf den Fetus durch Plasmapherese oder Immunglobuline zu beeinflussen, haben sich als nicht erfolgreich erwiesen, so daß nur die intrauterine Bluttransfusion eine suffiziente Therapiemaßnahme darstellt.

! Bei sensibilisierten Frauen müssen serielle Antikörperbestimmungen und Ultraschalluntersuchungen durchgeführt werden. Der Anämiegrad des Kindes wird durch Amniozentesen bzw. Kordozentesen erfaßt.

Intravasale Therapie in utero. Die ursprünglich eingesetzte Methode der intraperitonealen Transfusion beruhte darauf, daß das applizierte Erythrozytenkonzentrat des rh-negativen Spenders auf diesem Wege über die Lymphgefäße von einem nicht hydropischen Feten aufgenommen wird, während bei Hydrops die Absorption schlechter ist. Nach bestimmten Formeln kann die für eine Transfusion erforderliche Blutmenge berechnet werden. Nachdem die erste applizierte Blutmenge absorbiert worden ist, erfolgen weitere Transfusionen in drei- bis vierwöchigen Abständen. Die intraperitoneale Transfusion hat aber den Nachteil, daß das Hämoglobindefizit nur langsam korrigiert wird und bei zu starkem intraabdominalen Druck kardiale Komplikationen beim Kind entstehen können. Es ist noch nicht eindeutig klar, ob die Kombination von intravaskulärer mit intraperitonealer Blutapplikation helfen kann, die Transfusionsintervalle zu verlängern. Die intravasalen Transfusionen haben den Vorteil, daß auch bei hydropischen Feten noch therapeutische Erfolge erzielt werden können.

Das für eine intravasale Transfusion verwendete Blut sollte so frisch wie möglich und mit dem Blut von Mutter und Kind kompatibel sein. Es muß gewaschen und bestrahlt sein und hat einen Hämatokrit von ca. 70–80%. Nachdem zunächst aus einer fetalen Blutprobe von ca. 1 ml die diagnostischen Parameter (Nachweis einer reinen Fetalblutprobe, Retikulozytenzählung, Hb-Bestimmung) erfaßt wurden, kann die Bluttransfusion erfolgen, wobei die Bestimmung des intravasalen Druckes sowie die Beobachtung der kindlichen Herzaktion Komplikationen vermeiden hilft. Oft können die so in utero behandelten Kinder vaginal entbunden werden. Im Gegensatz zur pränatalen Situation ist postnatal eine Austauschtransfusion erforderlich, um einen Kernikterus zu vermeiden. Wenn es gelungen ist, durch pränatale Behandlung ein Kind bei Blutgruppeninkompatibilität am Leben zu erhalten, ist selbst bei Kindern mit Hydrops in utero die postnatale Prognose sehr gut ohne Anhalt für neurologische Schädigungen.

Wegen der Möglichkeit der pränatalen Therapie brauchen Frauen mit vorausgegangener Blutgruppeninkompatibilität nicht notwendigerweise auf weitere Schwangerschaften zu verzichten, sie sollten sich bei ihren reproduktiven Entscheidungen des Aufwandes der intrauteriner Therapie jedoch bewußt sein. Neuerdings kann der Rh-Faktor auf molekularer Ebene erfaßt werden, so daß eine Bestimmung beim Kinde aus Chorionzotten bzw. aus Amniozellen möglich ist, ohne das die Erythrozyten direkt untersucht werden müssen.

! Da Plasmapherese und Immunglobulingaben nicht erfolgreich waren, kann eine kindliche Anämie nur durch intrauterine Transfusionen intraperitoneal oder besser intravasal behandelt werden.

Fetomaternale Transfusion

Auch eine chronische fetomaternale Transfusion kann in schweren Fällen zu einer kindlichen Anämie in utero mit Hydropsentwicklung führen. Nach Erfassung des nicht immunologischen Hydrops mittels Ultraschall ist die Kordozentese zur Bestimmung der kindlichen Anämie und die Quantifizierung kindlicher Zellen im mütterlichen Blut diagnostisch wegweisend. Die Therapie ist wie bei anderen Formen der kindlichen Anämie die intrauterine Bluttransfusion entweder intraperitoneal oder besser intravasal über die Nabelvene.

Fetofetale Transfusion

Die fast ausschließlich in den Plazentae von monozygot-monochorialen Zwillingsschwangerschaften vorhandenen arteriovenösen Anastomosen können die Ursache für ein sog. Zwillings-Zwillings-Transfusionssyndrom sein (Abb. 9.17 a, b). Die Inzidenz insgesamt liegt zwischen 5 und 15% aller Zwillingsschwangerschaften, wobei ein akutes, schweres Zwillings-Zwillings-Transfusionssyndrom bei etwa 1% der monochorialen Zwillingsschwangerschaften beobachtet wird. In diesen Fällen ist der spendende Zwilling anämisch, hypovolämisch, wachstumsretardiert und befindet sich in einer Amniohöhle mit verminderter Fruchtwassermenge (Oligohydramnie). Der empfangende Zwilling dagegen ist polyzytämisch, hypervolämisch, polyurisch und bei ihm liegt eine Polyhydramnie vor. Oft entwickelt sich das Vollbild eines nichtimmunologischen Hydrops fetalis mit Aszites und Hydrothorax. Die Mortalität bei einem akuten Zwillings-Zwillings-Transfusionssyndrom zwischen der 18. und 26. SSW liegt zwischen 75 und 90%. Alleine schon durch die oft extreme Polyhydramnie kommt es häufig zu vorzeitigem Blasensprung mit resultierenden Frühgeburtskomplikationen.

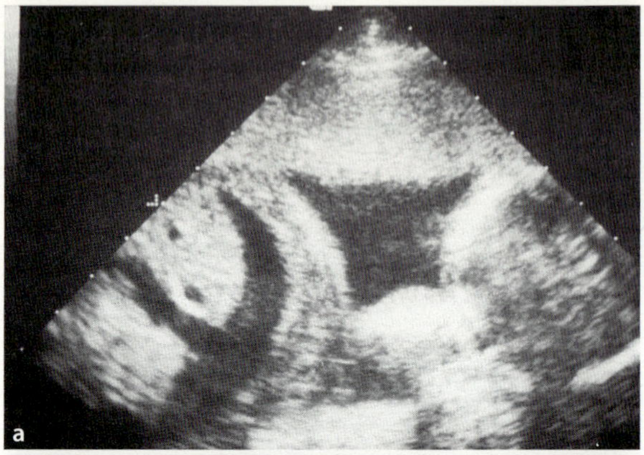

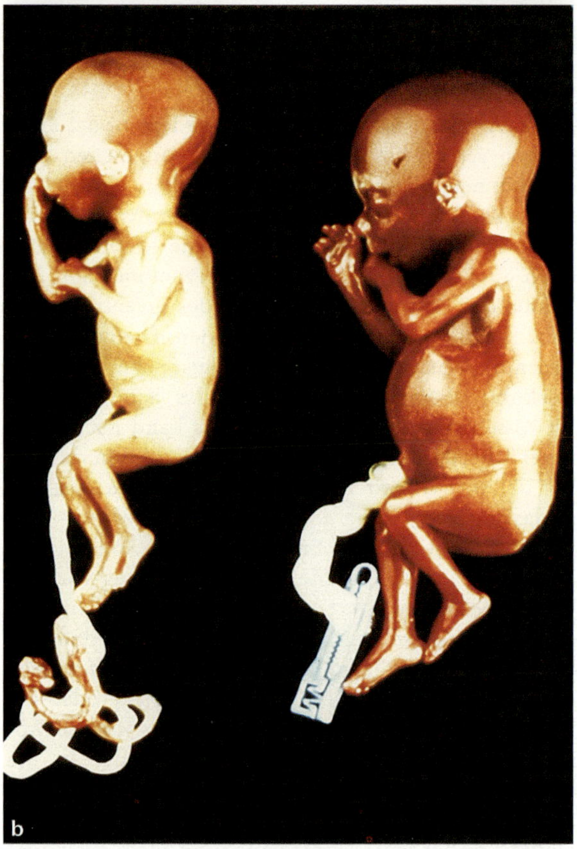

Abb. 9.17 a, b. Zwillings-Zwillings-Transfusionssyndrom. **a** Sonographisches Bild zeigt Hydrops bei dem größeren der beiden Zwillinge *(links im Bild)*, **b** Zwillinge nach intrauterinem Fruchttod zeigen Zeichen der Anämie (Blässe) beim kleineren „Spender" *(links)* und der Polyzytämie (Plethora) bei dem größeren „Empfänger" *(rechts)*

Wenn einer der beiden Mehrlinge abstirbt, sind beim Überlebenden Komplikationen wie multiple zystische Gehirn- und Nierenveränderungen beobachtet worden, möglicherweise als Folge einer disseminierten intravasalen Gerinnung (DIC) bzw. als direkte Folge einer Ischämie aufgrund der hämodynamischen Situation. Therapeutisch sind serielle Amnionzentesen zur Behandlung der Polyhydramnie durchgeführt worden, wobei der Erfolg dieser Maßnahme umstritten ist. Zur Zeit wird evaluiert, in wieweit durch die Obliteration der anastomosierenden Gefäße durch intrauterine fetoskopisch gesteuerte Laserkoagulation eine Verbesserung der Prognose erreicht werden kann.

Akardius-Akranius

Besonders problematisch ist die Situation bei der „umgekehrten arteriellen Perfusion", die sich bei Schwangerschaften mit Akardius-Akranius bzw. ***Craniopagus parasiticus*** entwickeln kann (Vorkommen bei 1/135.000 Geburten). Durch Ultraschall ist es heute aufgrund der grotesken Anomalien beim Akardius-Akranius zusammen mit der fehlenden Schädel- und Herzanlage leicht möglich, selbst im ersten Trimenon diese Diagnose zu stellen (Abb. 9.18). Der pumpende unauffällige „Zwilling" gerät dann meistens im 2. Trimenon ins Herzversagen, welches an der Entwicklung eines nichtimmunologischen Hydrops und/oder einer Polyhydramnie sonographisch erkennbar wird. Weit mehr als die Hälfte aller pumpenden Zwillinge sterben in utero als Folge des Herzversagens bzw. nach der Geburt an der Frühgeburtlichkeit. Auch wenn Maßnahmen wie serielle Amniozentesen oder Indometacin-Behandlung versucht worden sind, haben bisher nur invasive Eingriffe mit Blockierung der Nabelschnur (Abb. 9.19) vermocht, noch in einem Stadium der beginnenden Kreislaufdekompensation des pumpenden Zwillings den pathophysiologischen Prozeß soweit zu beeinflussen, daß später eine normale Entbindung möglich war. Ein invasives Vorgehen ist in solchen Fällen auch deswegen sinnvoll, weil ohne Behandlung die Größe des Parasiten auf ein Mehrfaches des pumpenden Zwillings ansteigen kann, und rein mechanisch eine vaginale Entbindung oft unmöglich wird. Eine Gerinnungsstörung nach Absterben eines Zwillings scheint generell sehr selten zu sein und kann durch die Gabe von 5.000–12.000 Einheiten Heparin subkutan gut beherrscht werden.

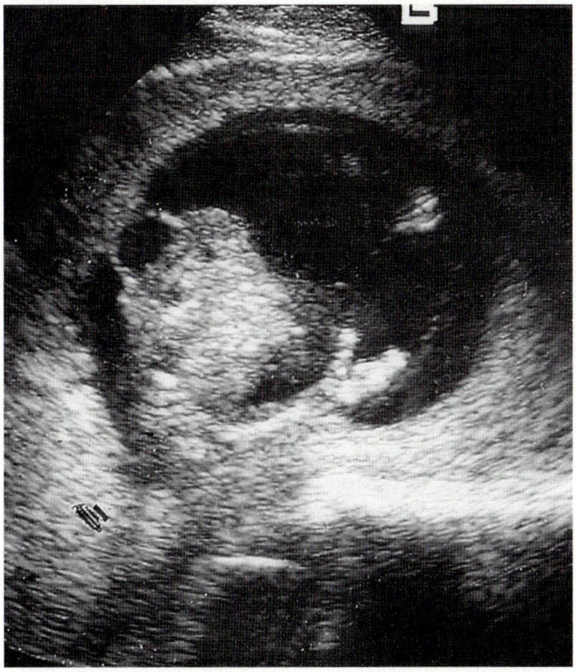

Abb. 9.18. Sonographisch bereits im 1. Schwangerschaftstrimenon erkennbare embryonale Akraniusanomalie

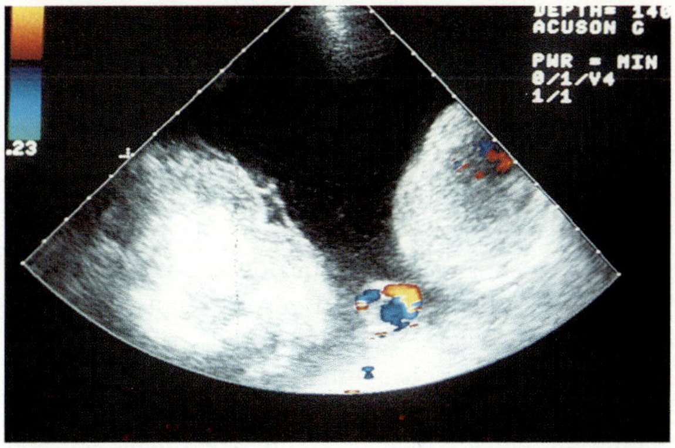

Abb. 9.19. Ultraschallaufnahme in der 21. SSW zeigt einen Akardius mit Azephalie *(links)* und den normal entwickelten Feten *(rechts)*. Bei dem pumpenden Zwilling hatte sich ein Perikarderguß entwickelt. Die Nabelschnur zum Akardius-Akranius wurde durch eine Kordozentese und das Einbringen thrombogenen Materials blockiert, so daß sich danach die Schwangerschaft ungestört weiterentwickeln konnte

> **!** Durch Blockierung von Nabelschnur- bzw. Plazentagefäßen können heute die hämodynamisch ungünstigen Verhältnisse bei Akardius-Akranius-Situation und Zwillings-Zwillings-Transfusionssyndrom behandelt werden.

Parvovirus-B19-Infektion

Gegen eine Infektion mit Ringelröteln (Parvovirus B19) sind ungefähr 50 % der Frauen im gebärfähigen Alter noch nicht immun. In der Schwangerschaft finden sich positive IgM-Befunde bei ungefähr 1 % der Frauen, wobei speziell Lehrerinnen, Kindergärtnerinnen und Frauen in ähnlichen Berufen während Epidemiezeiten ein Infektionsrisiko von etwa 20 % haben. Ungefähr 25 % der Infektionen der Erwachsenen sind asymptomatisch. Die Virämie entwickelt sich ungefähr ca. 7–8 Tage nach der Primärinfektion und verschwindet normalerweise zu dem Zeitpunkt, an dem die charakteristischen Hauterscheinungen sichtbar werden. Eine fetale Infektion kann während der virämischen Phase auftreten, wobei die transplazentare

Transmissionsrate etwa 33% beträgt. In ungefähr 10% der Fälle kommt es zum intrauterinen Fruchttod als Folge einer durch die Knochenmarksschädigung des Virus bedingten aplastischen Krise mit nachfolgender intrauterinen Anämie. Andere negative wie z.B. teratogene Effekte des Parvovirus B19 sind bisher nicht bekannt. Der Verdacht auf eine Ringelrötelninfektion im Zusammenhang mit einem pränatal nachgewiesenen nichtimmunologischen Hydrops fetalis und/oder eine entsprechende Anamnese mit serologischem Nachweis einer frischen Infektion bei der Schwangeren muß eine sorgfältige sonographische Überwachung zur Folge haben. Die Untersuchungsintervalle dürfen dabei nicht länger als eine Woche sein, um Frühzeichen einer beginnenden fetalen Anämie, beginnende Aszitessichel über der Leber, Polyhydramnie etc. sofort zu erfassen. Falls sich bei der Sonographie solche Zeichen ergeben, ist eine invasive Diagnostik zur Erfassung einer kindlichen Anämie sofort nötig, um rechtzeitig intrauterine Transfusionen durchführen zu können. Die pränatale Plazentapassage des Virus kann durch eine Parvovirus-B19-spezifische PCR-Analyse im Fruchtwasser, fetalem Blut bzw. Aszites festgestellt werden. Die pränatale Bluttransfusion bei Parvovirus-B19-bedingter fetaler Anämie ist deswegen eine besonders dankbare Aufgabe, weil die geretteten Kinder keine Schäden zurückbehalten, wenn die aplastische Krise in utero durch in der Regel mehrere Transfusionen überwunden wurde und keine sonstigen Komplikationen aufgetreten sind.

9.3.2 Medikamentöse Therapie

Obwohl die invasiven Therapien in utero gewöhnlich in der Öffentlichkeit größere Aufmerksamkeit erwekken, hat es einige der inzwischen etabliertesten Fortschritte bei der pharmakologischen Therapie über den Kreislauf der Schwangeren gegeben.

Angeborenen Stoffwechselstörungen

Der negative Effekt einiger Stoffwechselerkrankungen auf die Entwicklung des Feten ist bekannt, z.B. bei der mütterlichen Phenylketonurie oder beim schlecht eingestellten Diabetes mellitus. Auch die Ansätze einer medikamentösen Therapie über die Mutter sind nicht neu wie z.B. die Gabe von Kortikosteroiden zur Induktion der Lungenreife bei vorzeitiger Wehentätigkeit und drohender Frühgeburt. Auch die Applikation von hochdosierten Vitaminen kann bei bestimmten Stoffwechselleiden die Manifestation kindlicher Symptome verhindern. Bei der sogenannten multiplen Karboxylasedefizienz sind die mitochondrialen Bioptin-abhängigen Enzyme Propionyl-Koenzym A und B-Methyl-Crotonyl-Koenzym A in ihrer Aktivität vermindert, wodurch es in der frühen Kindheit zu Dermatitis und einer schweren metabolischen Azidose kommen kann. Durch die Supplementierung von pharmakologischen Biotin-Dosen an die Schwangere können die negativen bereits pränatal sich manifestierenden Auswirkungen der Erkrankung verhindert werden. Unerwünschte Nebenwirkungen dieser Therapie sind nicht bekannt.

Eine ähnliche Situation liegt bei der Methylmalonazidämie vor, bei der eine funktionelle Vitamin-B12-Defizienz zu Grunde liegt, wobei es verschiedene genetische Ursachen für die Methylmalonazidämie gibt. Nach pränataler Diagnose von kindlichen Wiederholungsfällen dieser Anomalie wurden diese durch orale bzw. i.v.-Gabe von Zyoanokobalamin an die Mutter erfolgreich behandelt.

Angeborene Nebennierenhyperplasie

Da bei der 21-Hydroxylasedefizienz der Stoffwechselschritt zwischen Cholesterin und Kortisol behindert ist und dadurch vermehrt 17-OH-Progesteron gebildet wird, welches seinerseits zu Androstendion und Androgenen metabolisiert wird, kommt es bei weiblichen Feten zur Vermännlichung der äußeren Genitalien bereits in utero (Adrenogenitales Syndrom, AGS). Inzwischen ist bekannt, daß durch die Gabe von Dexamethason an die Mutter diese nach der Geburt chirurgisch nur schwer zu korrigierende Vermännlichung der äußeren Genitalien von Mädchen verhindert werden kann. Für diese autosomal-rezessive Erbkrankheit steht außerdem inzwischen die Möglichkeit der DNA-Diagnostik bereits im 1. Trimenon zur Verfügung. Das übliche pränatale Behandlungsschema ist bis mindestens zu dem Zeitpunkt, wo die Chorionbiopsie bei einem weiblichen Embryo den homozygot betroffenen Zustand oder die Geschlechtsbestimmung den weiblichen Karyotyp ausgeschlossen hat, durchzuführen.

Pränatale Behandlung fetaler Herzrhythmusstörungen

Die fetale Herzfrequenz liegt normalerweise zwischen 120 und 160 Schlägen pro Minute, wobei sich mit fortschreitender Schwangerschaft eine charakteristische Variabilität von Schlag zu Schlag ergibt (Frequenz von unter 100 Schlägen). Die gelegentlich in der Frühschwangerschaft vorkommenden Sinusbradykardien sind meistens ohne negative Konsequenzen für die Entwicklung der Kinder und manchmal die Folge von Nabelschnurkompressionen bzw. Rückenlage der Mutter bei der Ultraschalluntersuchung. Wenn jedoch eine Sinusbradykardie persistiert, kann es sich um ein ernsthaftes Problem handeln. Bei Bradykardien im 2. Trimenon muß vor allen Dingen an das Vorliegen eines systemischen Lupus erythematodes oder anderer antinukleärer Erkrankungen bei der Schwangeren gedacht werden.

Vorhofektopien sind viel häufiger als ventrikuläre und treten häufig im letzten Schwangerschaftsdrittel auf. Sehr ernst zu nehmen sind solche fetale Rhythmusstörungen, welche zum Hydrops fetalis führen. Ungefähr die Hälfte aller Fälle mit nichtimmunologischem Hydrops gehen auf kardiovaskuläre Ursachen beim Feten zurück, und davon etwa 50 % auf Herzrhythmusstörungen. Bei Vorhof- und Ventrikeltachykardien haben sich inzwischen Behandlungen mit Antiarrhythmika über die Mutter und in therapierefraktären Fällen über die Nabelschnur durch Kordozentese unter Ultraschallsicht etabliert. Bei der invasiven Therapie werden länger wirkende Medikamente gegeben, und selbstverständlich muß dabei die mögliche Toxizität bestimmter Medikamente besonders beachtet werden.

Sonstige Therapien

Fetaler Kropf. Gelegentlich entwickelt sich in der Schwangerschaft von Patientinnen, die wegen einer Schilddrüsenerkrankung in graviditate behandelt werden, ein durch Ultraschall erkannbarer fetaler Kropf, häufig in Assoziation mit Polyhydramnie. Auch bei Patientinnen mit angeborenem kongenitalem Hyopthyreoidismus kann sich bereits in utero eine kindliche Wachstumsretardierung, eine Tachykardie und ein Kropf entwickeln. Die Bestimmung der Schilddrüsenhormone im Fruchtwasser ist allerdings für eine genaue Einschätzung der Situation nicht geeignet, so daß in diesen seltenen Fällen eine Kordozentese zur sicheren Bestimmung der Schilddrüsensituation indiziert werden kann. Nach exakter Diagnosestellung ist auch eine Behandlung in utero durch Gabe von Schilddrüsenhormonen über die Nabelschnur möglich, z. B. wenn ein fetaler Hypothyreodismus bei Müttern mit schilddrüsenstimulierenden Immunoglobolinen vorliegt, bei thyreostatischer Therapie der Mutter oder Wiederholungsfall eines genetisch bedingten Hypothyreodismus z. B. als Folge eines Peroxidasemangels. Nach erfolgreicher Therapie kann sich ein größerer sonographisch erkannter Kropf des Kindes in utero soweit zurückbilden, daß eine Entbindung auf vaginalem Wege möglich wird (Abb. 9.20).

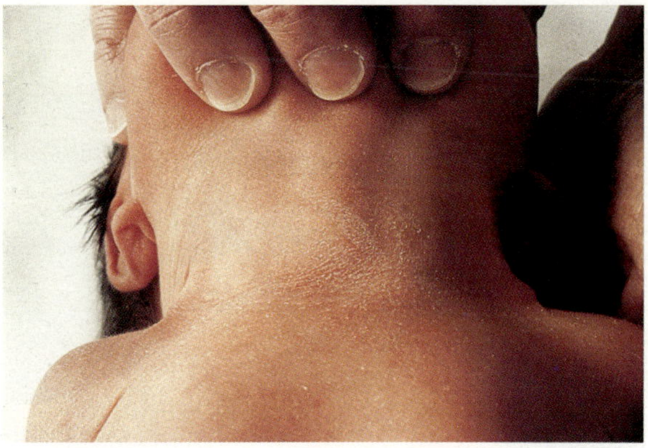

Abb. 9.20. Halsregion mit kaum noch erkennbarem kongenitalen Kropf bei einem Kind, welches wegen einer pränatal erkannten Hypothyreose erfolgreich über die Nabelschnur behandelt worden war

Stammzelltherapie. Die intrauterine Stammzelltherapie zielt darauf ab, pränatal durch Chorionbiopsie im 1. Trimenon diagnostizierbare genetische Erkrankung des hämatopoetischen Systems bzw. des Immunsystems und evtl. weitere Erkrankungen wie Speicherkrankheiten so rechtzeitig zu behandeln, daß die Stammzellen wegen der immunologischen Unreife im frühen Schwangerschaftsstadium vom Knochenmark des sich entwickelnden Kindes noch akzeptiert werden und durch den dann enstehenden stabilen Chimärismus der Defekt permanent korrigiert ist. Bei einem solcher Ansatz, der bei pränatal diagnostizierten Fällen von schwerer kombinierter Immundefizienz bereits erfolgreich war, besteht gegenüber der postnatalen Behandlung der Vorteil, daß eine Supprimierung des Empfänger-Immunsystems bzw. eine Radiotherapie zur Verhinderung einer Abstoßungsreaktion nicht nötig sind. Auch wenn solche innovativen Therapien der schweren kombinierten Immundefizienz in utero als ein Durchbruch der pränatalen Therapie anzusehen sind, muß noch geklärt werden, auf welche andere Einzelgenerkrankungen dieser Ansatz ausgedehnt werden kann und welches die optimale Form der Stammzellapplikation in der Frühschwangerschaft (fetoskopisch bzw. per Kordozentese) ist.

9.3.3 Therapie anatomischer Anomalien

Hydrothorax

Die Mortilität beim fetalen Hydrothorax ist höher als 50 %, da der intrathorakale Druck eine Lungenhypoplasie und gelegentlich einen generalisierten, nichtimmunologischen Hydrops verursacht. Wenn zu einem Zeitpunkt noch nicht vorhandener Lebensfähigkeit des Kindes ein progredienter Hydrothorax mit beginnendem Hydrops vorliegt, sind die Erfolgsaussichten einer intrauterinen vesikoamnialen Shunt-Anlage sehr gut (Abb. 9.21). Wenn eine Dekompression der Lunge in utero erreicht werden kann, bestehen nach der Geburt in der Regel keine Atmungsstörungen mehr. In den meisten Fällen bestätigt sich postnatal (nach Nahrungsaufnahme) die Diagnose eines Chylothorax, wobei die Prognose dann insgesamt gut ist.

Obstruktive Uropathie

Bei der durch den sonographischen Nachweis einer sog. ***„Schlüsselloch"-Blase*** mit ***beidseitiger Hydronephrose*** (Abb. 9.22 a, b) und ***Oligohydramnie*** leicht

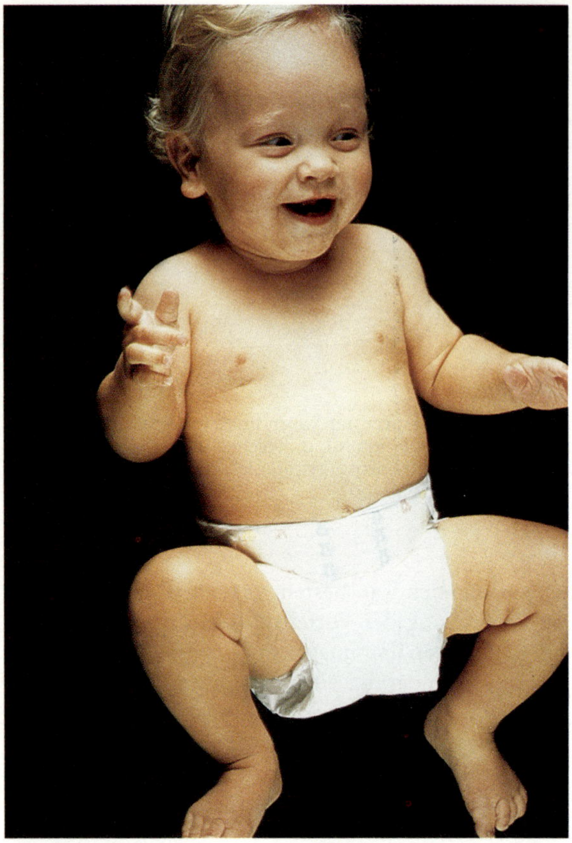

Abb. 9.21. Kind, bei dem wegen eines sonographisch erkannten Hydrothorax in der 19. SSW ein thorakoamnialer Shunt angelegt worden war. Unter der linken Brustwarze kann als Narbe die Stelle erkannt werden, an welcher der Shunt plaziert in utero gelegen hat

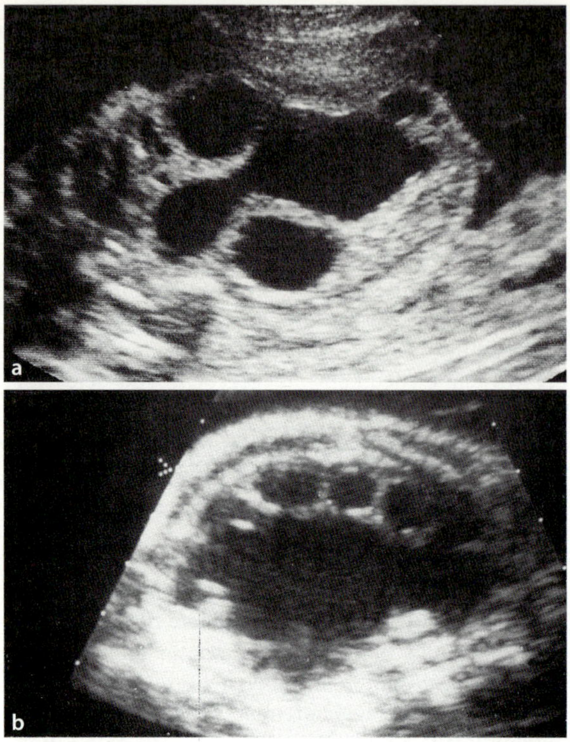

Abb. 9.22 a, b. Sonographische Bilder bei fetalem Urethralklappensyndrom. **a** Durch den Stau in der proximalen Urethra und der Blase (mit verdickter Wandung) entsteht der „Schlüssellochaspekt“, **b** Die Hydronephrose ist am gestauten Nierenbecken und Nierenkelchsystem bei durch Druck verdichtetem Parenchym erkennbar

in utero diagnostizierbaren sog. „hinteren Urethralklappensequenz“ müssen, wie bei der pränatal erkannten Hydrozephalie, zunächst sehr sorgfältig Begleitfehlbildungen und Chromosomenstörungen (Abb. 9.23) ausgeschlossen werden, bevor eine fetale Direktbehandlung versucht werden kann. Bei obstruktiven Uropathien kann der fetale Chromosomensatz auch aus dem zur Nierenfunktionsdiagnostik ohnehin zu entnehmenden fetalen Urin bestimmt werden.

Wenn bei einer Schwangerschaft vor der 32. Woche keine zytogenetischen Anomalien bzw. Begleitfehlbildungen vorliegen, entscheidet zunächst die sonographisch bestimmte Fruchtwassermenge über das weitere Vorgehen. Bei fortschreitender schwerer Oligohydramnie nach der 32. Woche sollte die vorzeitige Entbindung mit Korrektur der Harnwegsobstruktion nach der Geburt erwogen werden; hat sich die Oligohydramnie aber vor der 32. Woche manifestiert, kann hingegen ein temporärer Blasenkatheter gelegt werden.

Inzwischen ist bekannt, daß kritische Erhöhungen der Elektrolyte und der Osmolarität im fetalen Urin Hinweiszeichen auf irreversible fetale Nierenstörungen im Sinne einer Potter-IV-Dysplasie sein können. Ein Natriumgehalt über 100 mEq/ml bzw. ein Chloridgehalt über 90 mEq/ml sowie eine Osmolarität von über 210 mosm sind mit einer pathologisch-anatomisch verifizierten schweren Nierendysplasie assoziiert. Diese invasive pränatale Nierenfunktionstestung ist deshalb für die Selektion der für eine Therapie in utero geeigneten Fälle hilfreich, da allein mittels Ultraschall die Unterscheidung zwischen einfacher Hydronephrose ohne permanente Nierenschädigung und irreversibler Nierendysplasie nicht getroffen werden kann. Gegenüber der einfachen Bestimmung von Elektrolyten bzw. der Osmolarität im Urin hat die semiquantitative Messung der niedermolekularen Proteine im kindlichen Urin einen noch höheren prädikativen Wert, wobei ein hoher Anteil niedermolekularer Proteine eine tubuläre Reabsorbtionsstörung und damit einen irreversiblen Nierenschaden anzeigt.

In den – allerdings nicht sehr häufigen – Fällen, in denen eine progrediente obstruktive Uropathie beim Feten vor Eintritt einer irrversiblen Nierenschädigung in utero sonographisch erfaßt wird und der Fetus noch nicht die Lebensfähigkeit erreicht hat, kann ein

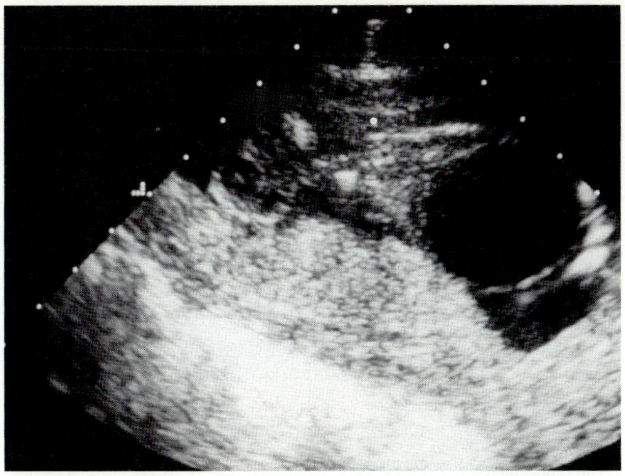

Abb. 9.23. Ultraschallbild eines Feten mit obstruktiver Uropathie, bei dem in der 13. SSW durch Plazentapunktion eine Trisomie 18 festgestellt wurde. Es liegt eine schwere Oligohydramnie vor

pränatal gelegter vesikoamnialer Shunt die erforderliche Zeitspanne überbrücken helfen und die Oligohydramnie bzw. daraus folgende Lungenhypoplasie sowie die permanente Nierenfunktionsstörung in Einzelfällen verhindern.

Obstruktiver Hydrozephalus

Die moderne Ultraschalltechnologie hat eine sichere Erkennung und Beobachtung der Progredienz eines obstruktiven Hydrozephalus ermöglicht. Seit den ersten Berichten über wiederholte intrauterine Entlastungspunktionen und insbesondere die pränatale Anlage eines ventrikuloamnialen Shunts (Abb. 9.24) zeigte sich nach Auswertung der Überlebensraten und der neurologischen Ergebnisse, daß diese nach Behandlung in utero nicht besser waren als bei der sonst üblichen Shunt-Anlage nach der Geburt.

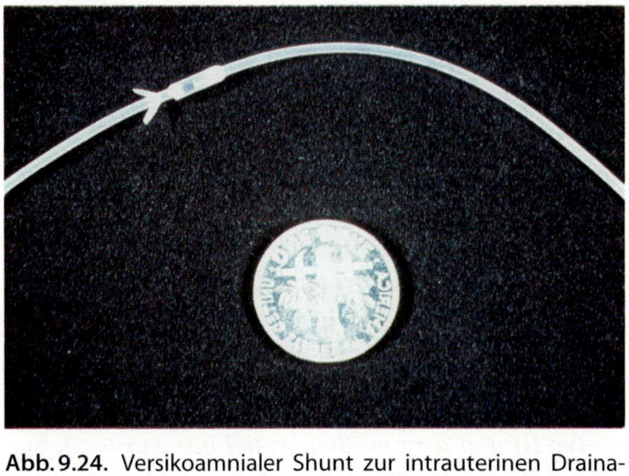

Abb. 9.24. Versikoamnialer Shunt zur intrauterinen Drainage bei obstruktivem Hydrozephalus. Das Ventil soll das Eindringen von Fruchtwasser in die Hirnventrikel verhindern

Sonstige anatomische Anomalien

Adenomatoide Lungenmalformation. Bei der sog. „kongenitalen zystischen adenomatoiden Malformation" (CCAM) handelt es sich um eine seltene Fehlbildung der Lunge des Kindes, die vorgeburtlich häufig mit Polydramnie, fetalem Hydrops (Abb. 9.25 a) und der Entwicklung einer Lungenhypoplasie (Abb. 9.25 b) assoziiert ist. Kleinere CCAM-Läsionen können in der Regel jedoch mit einem sehr guten Ergebnis chirurgisch entfernt werden (Abb. 9.25 c). Vom histologischen Aspekt her können makrozystische Tumore von solchen mit mikrozystischen Läsionen unterschieden werden, manchmal sind die Veränderungen auch eher solide. Die makrozystischen Tumoren enthalten multiple Hohlräume von mindestens 5 mm Durchmesser und sind in der Regel größer als die mikrozystischen Tumoren, welche Zysten von weniger als 5 mm Durchmesser aufweisen und solide erscheinen. Auch im Ultraschallbild sehen die mikrozystischen Läsionen wie eine solide Masse aus, während die makrozystischen flüssigkeitsgefüllt aussehen. Bei den mikrozystischen Läsionen entwickelt sich in der Regel ein nicht immunologischer Hydrops fetalis und durch die fortschreitende Kompression des Lungengewebes eine entsprechende Lungen-Hypoplasie. Die Überlebenswahrscheinlichkeit hängt stark von dem Vorhandensein eines nichtimmunologischen Hydrops ab, der sich als Folge einer Vena-cava-Obstruktion bzw. Herzkompression durch die Mediastinalverschiebung entwikkeln kann. Auch ein Proteinverlust von der Läsion in den Fruchtwasserraum kann bei der Hydropsentwicklung ursächlich sein. Obwohl Kinder mit CCAM in der Regel nach der Geburt behandelt werden, sind bei großen zystischen Läsionen mit der Gefahr der Entwicklung einer Lungenhypoplasie auch pränatal schon Dekompressionsbehandlungen durch Einzelpunktionen bzw. Anlagen von pleuroamnialen Shunts erfolgreich durchgeführt worden. Bei schweren Fällen drohender Lungenkompressionen, vor Erreichen der Lebensfähigkeit des Kindes ist sogar die Möglichkeit der „offenen Chirurigie" nach Uterotomie mit dem Ziel der Fortsetzung der Schwangerschaft erprobt worden.

Zwerchfellhernien

Aufgrund der Komplikationen durch die Lungenhypoplasie versterben trotz optimaler pränataler Diagnostik und perinataler Betreuung mehr als die Hälfte der mit Enterothorax (Abb. 9.26 a, b) geborenen Kinder. Tierexperimentelle Studien an Lämmern, bei denen mit Hilfe eines aufblasbaren Ballons im Thorax eine Zwerchfellhernie simuliert wurde, zeigten gewisse Erfolge nach Korrektur in utero, während Tiere, bei denen dieser Ballon früh genug intrauterin wieder abgelassen wurde, überlebten, da es nicht zur üblichen Lungenhypoplasie kommen konnte. Dieser expe-

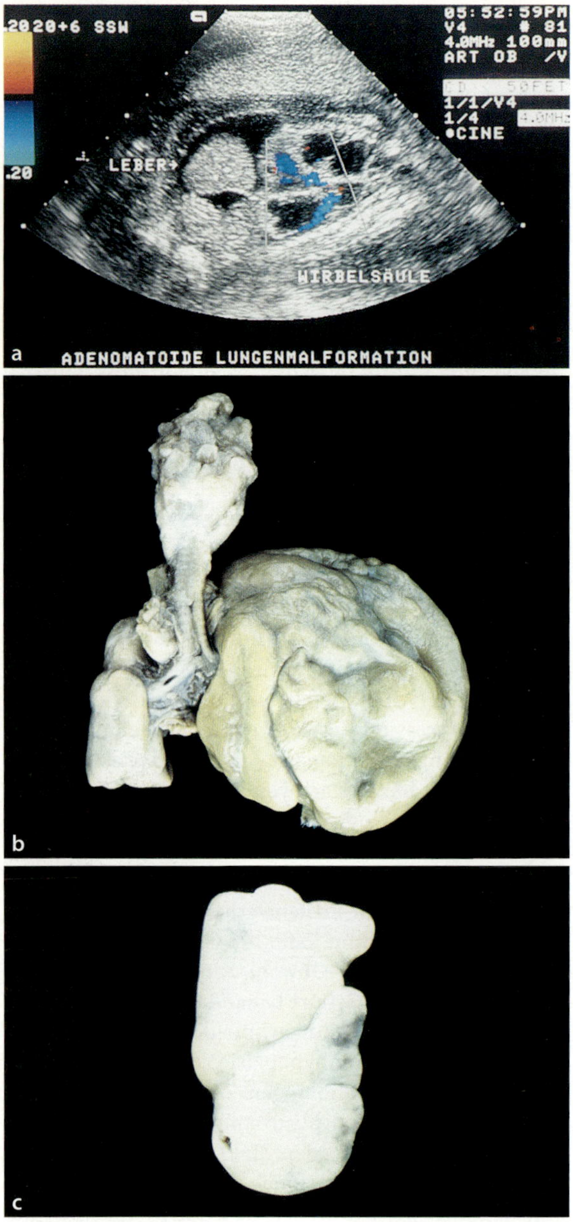

Abb. 9.25 a–c. Kongenitale zystische adenomatoide Malformation (CCAM) der Lunge. **a** Ultraschallbild eines Feten mit adenomatoider Lungenmalformation und konsekutivem Aszites unter- und oberhalb des Zwerchfelles. Die Prognose quoad vitam ist sehr schlecht. **b** Pathologisches Präparat der Atemwege bei einem Kind mit adenomatoider Lungenmalformation und konsekutiver Lungenhypoplasie. Wegen der infausten Prognose hatten sich die Eltern zu einem Schwangerschaftsabbruch entschieden. **c** Pathologisches Präparat eines Kindes, welches wegen eines zystisch degenerierten Lungenanteils postnatal erfolgreich operiert worden war

rimentelle Anhalt für ein Aufholwachstum der fetalen Lungen ist auch von Bedeutung für den Bereich der fetalen obstruktiven Uropathien, da auch eine durch fehlende Urinpunktion in utero bedingte Oligohydramnie zur Lungenhypoplasie mit kompletter Pot-

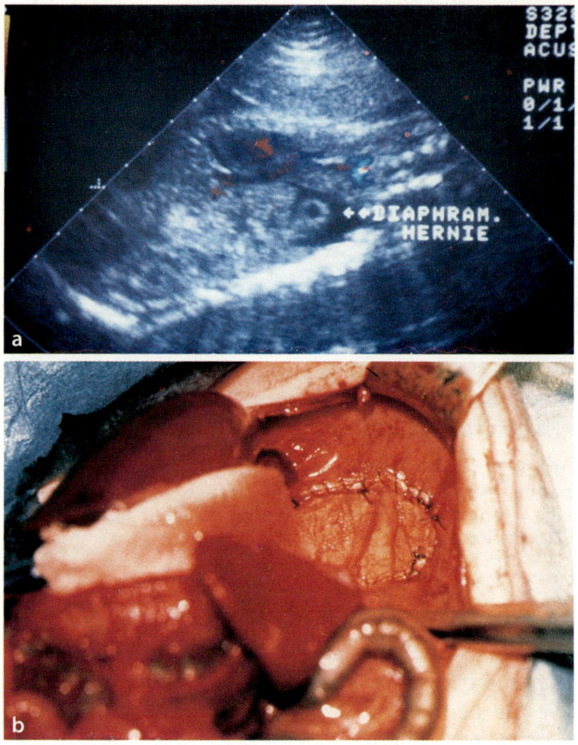

Abb. 9.26 a, b. Zwerchfellhernie. **a** Typischer Befund mit Darstellung von Teilen des Gastrointestinaltraktes neben dem fetalen Herzen im Ultraschallbild im zweiten Schwangerschaftstrimenon, **b** intraoperativer Blick vom kindlichen Abdomen auf den durch Einnähen von Dura mater gedeckten Defekt im kindlichen Zwerchfell nach der unmittelbar postnatal erfolgten Operation

ter-Sequenz führen kann. Natürlich muß bei solchen aufwendigen pränatalen Therapien nicht nur das kindliche, sondern auch das mütterliche Risiko beachtet werden, und daher können solche experimentellen therapeutischen Ansätze nur in dafür besonders ausgestatteten Zentren evaluiert werden.

Sakralteratom

Angeborene Sakralteratome (SCT) wurden bei einem von 35.000–40 000 lebend Geborenen beobachtet. Obwohl alle Sakralteratome wohl von pluripotenten Zellen vor dem kindlichen Steißbein ausgehen, ist die Prognose sowie das Vorgehen nach pränataler Diagnose stark abhängig vom Ausprägungsgrad. Wir unterscheiden:

- ***Typ I*** (Abb. 9.27 a), bei dem die Lokalisation hauptsächlich ***extrakorporal*** ist,
- ***Typ II*** (Abb. 9.27 b), bei dem zusätzlich zum extrakorporalen ein ***signifikanter intrakorporaler*** Anteil vorliegt,
- ***Typ III***, mit dem ***größten Anteil intrakorporal***, und
- ***Typ IV*** mit ***ausschließlich intrakorporaler*** Lokalisation.

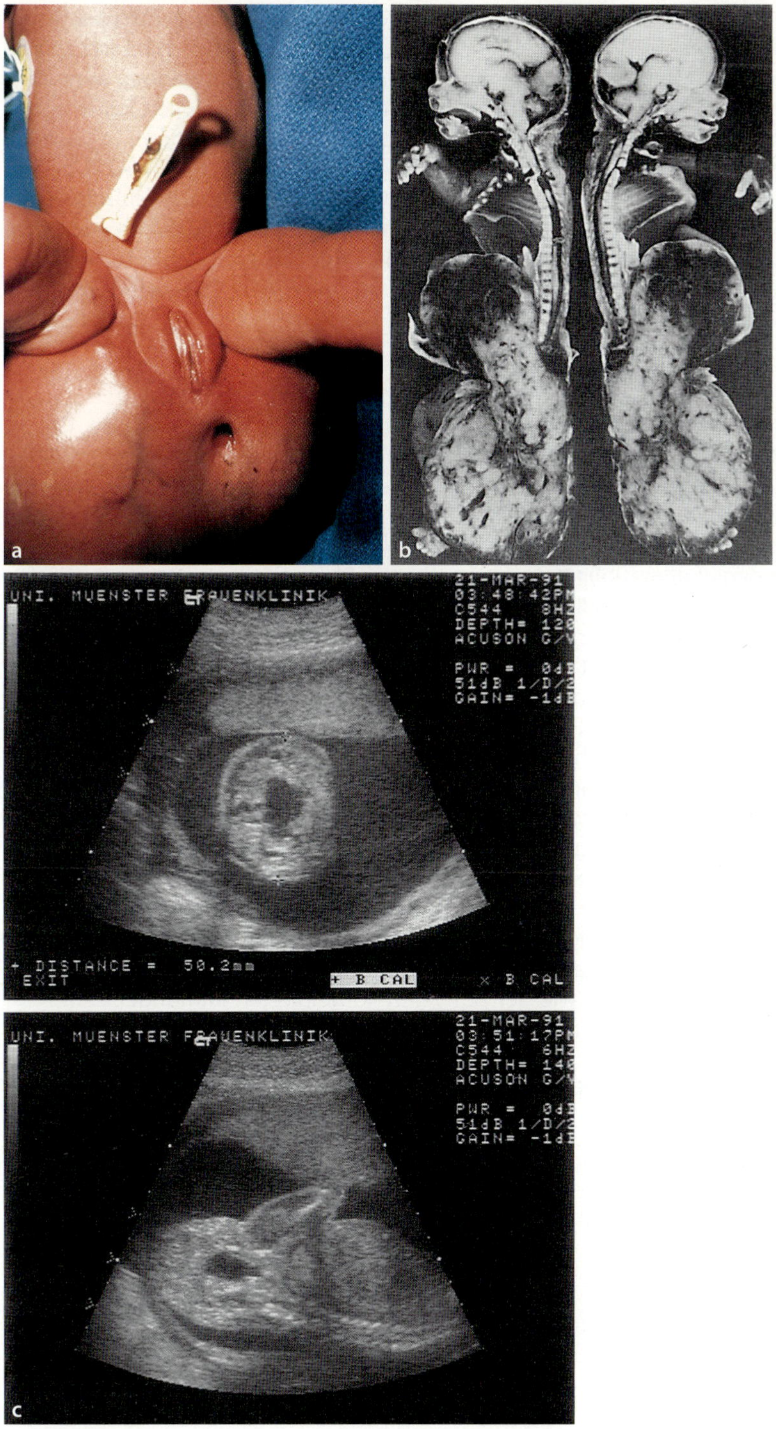

Abb. 9.27 a–c. Sakralteratome. **a** Typ I (vorwiegend extrakorporal), **b** Pathologisches Präparat (Prof. D.B. von Bassewitz, Münster) nach Schwangerschaftsabbruch bei einem Feten mit pränatal diagnostiziertem Sakralteratom Typ II (etwa gleich große intra- und extrakorporale Anteile des Teratoms), **c** Ultraschallbilder eines Sakralteratoms Typ I mit solidem und zystischem Anteil im Quer- *(oben)* und Längsschnitt *(unten)*

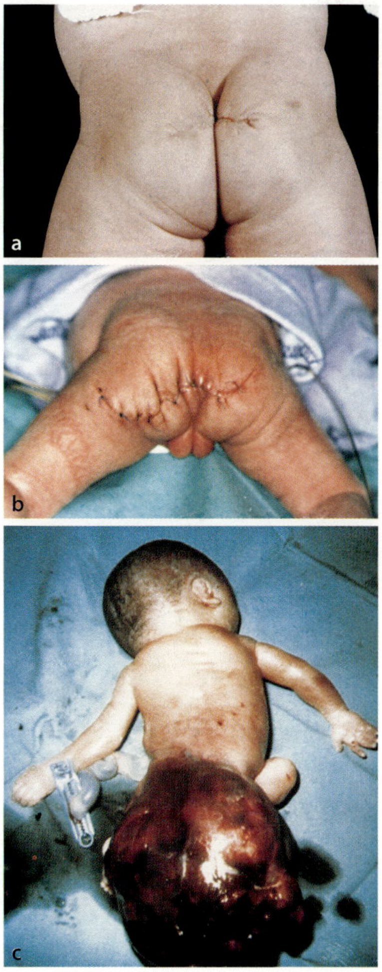

Abb. 9.28 a–c. Sakralteratome. **a** Nach chirurgischer Korrektur eines kleinen Typ-I-Tumors, **b** nach chirurgischer Korrektur eines großen Typ-I-Tumors, **c** Fet mit Typ-I-Sakralteratom, der intrauterin in seinen Tumor hinein verblutet ist. Die anämiebedingte Blässe des Kindes und der mit Blut gefüllte Tumor können erkannt werden. ▷

Sakralteratome vom Typ IV werden meistens erst nach der Geburt bemerkt, während die Typen I–III mit extrakorporalem Anteil gut vor der Geburt sonographisch erkannt werden können (Abb. 9.27 c). Speziell die SCT vom Typ I haben nach chirurgischer Korrektur eine exzellente Prognose (Abb. 9.28 a), selbst wenn der Ausgangsbefund einen größeren Durchmesser als z. B. biparietale der bipartiale Kopfdurchmesser hatte (Abb. 9.28 b). Bei der definitiven chirurgischen Korrektur muß unbedingt das Steißbein mitentfernt werden, weil sich sonst ein Rezidiv bzw. eine maligne Degeneration entwickeln kann. Eine gefürchtete Komplikation bei SCT ist eine pränatale Hämorrhagie in den Tumor. Nur eine schnelle Entbindung zum Zeitpunkt der extrauterinen Lebensfähigkeit kann in diesem Stadium die Kinder davor bewahren, in utero an Herzversagen zu sterben. Bei regelmäßiger Überwachung mit diagnostischem Ultraschall einschließlich Doppleruntersuchungen sind dabei inzwischen mehrere Fälle bekannt, in denen ein solches rechtzeitiges Einschreiten den intrauterinen Todesfall verhindern konnte (Abb. 9.28 c).

ZUSAMMENFASSUNG

Das Ziel jeder Diagnostik bei einem Kind ist vor genau wie nach der Geburt, eine rechtzeitige Behandlung des Erkrankten durchzuführen, um eine irreversible Manifestation einer angeborenen oder erworbenen Erkrankung zu vermeiden. Das etablierteste Beispiel einer erfolgreichen pränatalen Therapie ist die Gabe von Erythrozytenkonzentraten bei schwerer Blutgruppeninkompatibilität, insbesondere im Rhesus-System. Durch die Fortschritte der Ultraschalltechnologie, die eine „Real-Time-Überwachung" intrauteriner Eingriffe ermöglicht hat, sind auch wiederholte Nabelschnurpunktionen heute mit vertretbarem Risiko möglich. Auch bei Ringelröteln-infektion kann sich eine in utero behandlungswürdige fetale Anämie entwickeln. Eingriffe über die Nabelschnur sind auch bei Herzrhythmusstörungen, fetalen Schilddrüsenerkrankungen, Blockierung von Nabelschnur- bzw. plazentaren Gefäßen beim Akardius-Akranius bzw. Zwillings-Zwillings-Transfusionssyndrom möglich und sinnvoll. Medikamentöse intrauterine Behandlungen über die Mutter werden nicht nur in Form der Kortikosteroidtherapie zur Induktion der Lungenreife, sondern auch bei fetalen Tachyarrhythmien bei einem 21-Hydroxylase-Mangel des Kindes sowie vitaminabhängigen Stoffwechselerkrankungen praktiziert. Es besteht die Hoffnung, daß bei pränatal durch Chorionbiopsie diagnostizierbaren Erbkrankheiten wie der schweren kombinierten Immundefizienz durch intrauterine Stammzelltherapie beim Kind ein stabiler Chimärismus erzeugt werden kann, der die Manifestation der Erkrankung nach der Geburt permament verhindert.

9.4 Die gestörte Spätschwangerschaft

P. Baumann, K.-T. M. Schneider

EINLEITUNG

Ca. 7 % aller Geburten in Deutschland sind Frühgeburten. Obwohl infektiöse Mechanismen, die als potentiell behandlungsfähig gelten, hierbei eine bedeutende Rolle spielen, hat sich an dieser Rate in den letzten Jahren wenig verändert. Als besondere Herausforderung für die Geburtsmedizin wie für die Neonatologie muß die Gruppe der Kinder unter der 32. SSW (korrespondierendes Geburtsgewicht < 1500 g) gelten. Die Inzidenz dieser kleinen, unreifen Frühgeburten bewegt sich – möglicherweise auch bedingt durch die seit 1994 erforderliche Erfassung aller Geburten über 500 g Geburtsgewicht – ebenfalls unverändert bei ca. 1 %. Wie wichtig weitere Fortschritte auf dem Gebiet der Prävention der extremen Frühgeburtlichkeit sind, verdeutlicht die Tatsache, daß über 40 % der gesamten perinatalen Morbidität und Mortalität sich innerhalb dieser kleinen Gruppe ereignen.

9.4.1 Frühgeburt

DEFINITION

Die Frühgeburtlichkeit ist nur über die Tragzeit von unter 37 abgeschlossenen SSWs (unter 259 Tagen) definiert.

Eine weitere Unterteilung in eine Untergruppe mit sehr kurzer Tragzeit unter 32 abgeschlossenen Wochen (unter 224 Tagen) und extrem kurzer Tragzeit unter 28 Wochen (unter 196 Tagen) ist sinnvoll. Hiermit korrespondieren Geburtsgewichte von < 1500 g bzw. < 1000 g. Eine potentielle Überlebensfähigkeit von Frühgeburten wird ab der vollendeten 22. SSW beobachtet. In den meisten Zentren gilt jedoch derzeit erst die abgeschlossene 24. SSW, bzw. ein ultrasonographisches Schätzgewicht > 500 g als Voraussetzung zum sinnvollen Einsatz intensivmedizinischer Bemühungen.

Klinik der Schwangeren. In aller Regel wird sich die Frühgeburt durch Wehentätigkeit, evtl. verbunden mit „Zeichnen" (Abgang des zervikalen Schleimpfropfes mit Blutbeimengungen) ankündigen. Eher selten ist der Fall, daß die Schwangere sich vorstellt, über Ziehen in den unteren Rückenpartien oder den Oberschenkeln klagt, und ein „verstrichener", d. h. stark verkürzter und aufgelockerter sowie mehr oder weniger geöffneter Muttermund vorgefunden wird.

Entscheidungsfaktoren. Bei einer Muttermundseröffnung von 3 cm und mehr muß mit der bevorstehenden Geburt gerechnet werden. In die geburtshilfliche Behandlungsstruktur gehen verschiedene Faktoren ein, vor allem das ***Schwangerschaftsalter***, dem derzeit vor allem bei den ganz unreifen Frühgeborenen für die Prognose eine größere Bedeutung beigemessen wird als dem ***Geburtsgewicht***, dann aber auch die Möglichkeiten der neonatologischen Versorgung vor Ort. Die „intrauterine" Verlegung an ein Zentrum der Maximalversorgung zeigt gegenüber der postpartalen Verlegung günstigere Ergebnisse, was die neonatale Mortalität und Morbidität angeht. Im allgemeinen kann zwar mit der vollendeten 34. SSW davon ausgegangen werden, daß die Lungenreife gegeben ist und ein Frühgeborenes jenseits dieses Schwangerschaftsalters keine respiratorischen Probleme bieten sollte. Dies kann sich aber ganz anders darstellen, wenn bei der Mutter eine Glukose-Stoffwechselstörung während der Schwangerschaft bestand. Kinder diabetischer Mütter fallen bekanntermaßen durch ihr relativ hohes Körpergewicht und die dazu in Gegensatz stehende allgemeine, insbesondere respiratorische Unreife auf. In diesen Fällen sollte unbedingt die Möglichkeit zur sofortigen suffizienten Bekämpfung eines Atemnotsyndroms gegeben sein.

Entbindungsmodus. Eine weitere Überlegung, die bei drohender Frühgeburtlichkeit anzustellen ist, betrifft den Entbindungsmodus: Vaginale Entbindung vs. abdominale Schnittentbindung. Dies ist jeweils eine vom Einzelfall abhängig zu machende Entscheidung, die Geburtshelfer und Neonatologe gemeinsam mit den Eltern treffen sollten. Die Entscheidung über den Entbindungsmodus gewinnt bei dem gegenwärtigen Stand von Geburtshilfe und Neonatologie besondere Dringlichkeit bei Frühgeburtlichkeit unterhalb der vollendeten 32. SSW, alternativ einem geschätzten Geburtsgewicht in der Größenordnung von 1500 bis 2000 g. Hier dürfte eine Schnittentbindung in Anwesenheit des neonatologischen Teams dem Neugeborenen am ehesten optimale Startbedingungen bieten.

Klinik des Frühgeborenen. Das Frühgeborene weist gegenüber dem reifen, termingerechten Neugeborenen eine Reihe von charakteristischen Kennzeichen auf:

- unterdurchschnittliche Körpermaße,
- je nach Reife angestrengte oder beschleunigte Atmung,
- schwache Stimme (Wimmern),
- zarte, gerötete und ödematöse Haut,
- ausgeprägte Lanugobehaarung,

- fehlender Ohrknorpel,
- Nägel erreichen nicht die Finger- und Zehenkuppen,
- bei Knaben: Hodenhochstand,
- bei Mädchen: klaffende Vulva,
- reduzierte Reflexantwort beim Absaugen und
- reduzierter Muskeltonus.

Atemnotsyndrom

Das Atemnotsyndrom (respiratory distress syndrome (RDS), Infant respiratory distress syndrome (IRDS, Syndrom der hyalinen Membranenkrankheit) steht als Todesursache sehr unreifer, frühgeborener Kinder mit seinen Folgezuständen – vor allem der Ausbildung hyaliner Membranen – an 1. Stelle.

Ätiologie. Ätiopathologisch geht das Atemnotsyndrom auf die mangelnde Lungenreife zurück. Ab etwa der 24.–26. SSW werden zunehmend Alveolen ausgebildet und vaskularisiert. Ab der 26. bis 28. SSW erfolgt eine Differenzierung der Pneumozyten in Typ I und Typ II. Die Typ II-Pneumozyten produzieren ***Surfactant*** (***surf****ace* ***act****ive* ***agent***). Hiermit bezeichnet man die in allen reifen Lungen nachzuweisende, oberflächenaktive Substanz, die vorwiegend aus Phospholipiden und Lipoprotein besteht, der Alveolarinnenwand aufliegt und die Oberflächenspannung vermindert. Die Schlüsselenzyme für die Surfactant-Synthese sind erst ab der 34. Woche ausreichend aktiv. Ab dieser Zeit gelingt die Umstellung auf die Lungenatmung bei der Geburt im allgemeinen reibungslos. Außer dem primären, durch die Unreife bedingten Surfactant-Mangel kann auch eine intrapartale oder neonatale hypoxische Schädigung des Alveolarepithels mit pulmonaler Vasokonstriktion und resultierender Hypoperfusion sowie proteinreichem Exsudat in den Alveolen zur Synthesehemmung der oberflächenaktiven Substanz führen. Als schwerwiegende Folge der Vasokonstriktion kommt es zur Ausbildung von Mikrozirkulationsstörungen und zum Austritt von Plasmaproteinen aus den Kapillaren. Primärer und sekundärer Mangel an Surfactant führen zum Alveolenkollaps und intraalveolärer Ausbildung eines Fibringerüstes mit Mukopolysaccharid und Mukoproteineinlagerung. Damit ist das voll ausgeprägte, häufig finale Krankheitsstadium der ***hyalinen Membranenkrankheit*** erreicht.

Prävention. Die Prävention des Atemnotsyndroms infolge der Frühgeburtlichkeit kann durch eine Beschleunigung der fetalen Lungenreife erfolgen. Die bisher durchgeführten, kontrollierten klinischen Studien zeigen, daß durch die Gabe von ***Glukokortikoiden*** an frühgeburtsgefährdete Mütter die Häufigkeit des Membransyndroms eindeutig gesenkt werden kann. Daher ist bei drohender Frühgeburt zwischen 24 und 34 abgeschlossenen Wochen folgendes Vorgehen zu empfehlen:

An 2 aufeinanderfolgenden Tagen im Abstand von 24 h die Gabe von je 12 mg Betametasonphosphat (Celestan) i. m., Wiederholung der Maßnahme nach 7–10 Tagen. Bei vorzeitigem Blasensprung kann der Grad der Lungenreife aus dem Fruchtwasser bestimmt werden. Das Verfahren beruht auf der Tatsache, daß Surfactant mit den Sekreten der fetalen Lunge kontinuierlich in das Fruchtwasser abgegeben wird, so daß die gemessene Menge in der Amnionflüssigkeit die Syntheseleistung der Pneumozyten widerspiegelt. Mit zunehmender Reife nimmt die Lecithinkomponente zu, während das Sphingomyelin in gleichbleibender Menge gebildet wird. Daher kann aus dem Mengenverhältnis Lecithin zu Sphingomyelin, der L/S-Ratio, der Reifegrad der Lungen eingeschätzt werden. Bei entsprechender Indikation kann das Fruchtwasser auch mittels Amniozentese gewonnen werden. Als Alternative kann Ambroxol als Infusionslösungskonzentrat verabreicht werden. Diese Substanz konnte jedoch in kontrollierten Studien nicht den gleichen Effekt auf die fetale Surfactant-Produktion erreichen.

Häufigkeit. Betroffen von einem Atemnotsyndrom sind bis zu 1% der reifen Neugeborenen, bis zu 10% aller Frühgeborenen unter 37 abgeschlossenen SSWs, jedoch bis zu 50% der Frühgeborenen vor der 30. SSW.

Die enge Verknüpfung mit intrauteriner Asphyxie und Azidose macht verständlich, daß sich das Atemnotsyndrom auch bei reifen Risikokindern und bei sub partu-geschädigten Neugeborenen ausbilden kann. Es wird vermehrt beobachtet beim 2. Zwilling, bei Kindern diabetischer Mütter infolge Inaktivierung des Surfactant durch Insulin, bei Kindern mit schweren amniogenen Infektionen und bei Aspiration von Fruchtwasser, Mekonium oder Blut.

Klinik. Symptome des Atemnotsyndroms und Zeichen der akuten Bedrohung durch die gestörte Umstellung der Atmungs- und Kreislauffunktion sind:

- Tachypnoe mit einer Atemfrequenz über 60/min,
- Dyspnoe mit exspiratorischem Stöhnen, Nasenflügelatmung, inspiratorischen Einziehungen der Interkostalräume, des Jugularraumes und des Epigastriums,
- Apnoen,
- Hautblässe oder Zyanose und
- herabgesetzter Muskeltonus.

Objektive Kriterien für die Schwere des Zustandes liefern neben der klinischen Beobachtung Mikroblutuntersuchungen.

Die lebensbedrohlichen Folgen der Alveolarinstabilität sind Hypoxie, Hyperkapnie und Azidose.

Therapie. Das Frühgeborene mit Anzeichen eines Atemnotsyndroms muß unverzüglich und intensiv therapiert werden. Dies gelingt durch Anreicherung der Atemluft mit Sauerstoff, Atemhilfe bzw. Beatmung und in einer Infusionsbehandlung. Kausal kann das Atemnotsyndrom mit Gabe von ***exogenem Surfactant*** intratracheal behandelt werden.

Das Krankheitsbild des unbehandelten idiopathischen RDS entwickelt sich innerhalb von 1–5 Tagen und führt bei bis zu 1/3 der Kinder zum Tode. Überlebende zeigen häufig Defektheilungen mit Ausbildung einer bronchopulmonalen Dysplasie bzw. Folgen durchgemachter hypoxischer Hirnschädigung oder Folgen einer Hirnblutung.

ZNS-Unreife und intrakranielle Blutungen

Wegen unvollständiger axodentritischer Verbindung der Neurone im Hirnstammbereich kommt es je nach Unreife des Frühgeborenen, insbesondere im Schlaf zu periodisch abgeflachter Atmung oder zu Apnoen unterschiedlicher Dauer. Bei Apnoen über 20 s kann es zu einem Abfall der Sauerstoffsättigung, zu begleitender Bradykardie und zu Muskeltonusverlust kommen. In diesem Zusammenhang sind rezidivierende Bradykardien ebenfalls als zentrale Regulationsstörung zu betrachten. Apnoen und Bradykardien können ferner durch Hypoxie, Azidose, Hirnblutungen, Anämie oder Meteorismus hervorgerufen werden. Ab einem Reifegrad von etwa 34–36 Wochen sind Unreife-bedingte Apnoen und Bradykardien nur noch in seltenen Fällen nachzuweisen.

Infolge der noch nicht abgeschlossenen Myelinisierung und neuronalen Differenzierung ist bei entsprechender Frühgeburtlichkeit eine Störanfälligkeit der weiteren Ausdifferenzierung möglich. Das Risiko von zerebralen Krampfanfällen ist erhöht. Eine Störung der psychomotorischen Entwicklung der Kinder ist hierbei auch ohne anatomische Läsionen möglich.

Hirnblutungen sind bei niedrigem Gestationsalter häufiger nachzuweisen. Begünstigende Faktoren sind: Hyperkapnie, Hypoxie, Blutdruckschwankungen, Hypoglykämie, Hypothermie, Azidose, Streß und Injektion hyperosmolarer Lösungen. Nahezu 90 % der Blutungen bei Frühgeborenen beginnen periventrikulär-subependymal; auf ihre Einteilung und Prognose wird in Kap. 9.7 näher eingegangen. Eine hypoxisch-ischämische Schädigung mit dem Spätstadium der periventrikulären Leukomalazie (PVL) hat als Ursache eine lokale Minderdurchblutung mit fokalem Ödem infolge niedrigem oder schwankendem Blutdruck, Hypoxie, Hypokapnie, Kälte oder Azidose. Die Lokalisation dieser typischerweise millimetergroßen Nekrosen ist vorwiegend periventrikulär. Die Prognose hängt von ihrem Ausmaß ab; schwerer geistig-körperlicher Entwicklungsrückstand und spastische Bewegungsstörungen sind möglich.

Hypoglykämie

Frühgeborene neigen mehr als reife Neugeborene zu Hypoglykämien, da sie weniger Glykogenreserven in der Leber besitzen. Für die Glykolyse stehen ab der Embryonalperiode Enzyme bereit, dagegen noch nicht für die Glukoneogenese. Ein Defizit an Glykogenreserven im fetalen Herzmuskel erschwert das Überstehen von hypoxischen Phasen. Es ist insbesondere beim Frühgeborenen auf Versorgung und Pflege in thermoneutraler Umgebung zu achten, da bei Kälte ein erhöhter Energieverbrauch stattfindet.

Außer bei Frühgeburten finden sich gehäuft Hypoglykämien bei normgewichten Reifgeborenen mit niedrigem Geburtsgewicht, intrapartalen hypoxischen Phasen und insbesondere bei Kindern diabetischer Mütter. Als Hypoglykämie wird eine Blutzuckerkonzentration unter 40 mg/dl (2,2 mmol/l) bezeichnet, die sich klinisch häufig durch Zittrigkeit oder Apathie, Lethargie oder Krampfanfälle äußert. Bei protrahierten Hypoglykämien sind Entwicklungsverzögerungen beschrieben.

Therapeutisch führt man je nach Reifegrad des Kindes Glukose über eine Dauertropfinfusion oder oral zu.

Weitere Risiken

Bei einer vorzeitigen Geburt sind je nach SSW wesentliche Körperfunktionen noch nicht für die extrauterine Existenz ausreichend vorbereitet oder nur mangelhaft anpassungsfähig. Daraus folgt eine mögliche intra- und postnatale Insuffizienz bestimmter Organe und Regulationsmechanismen, die je nach Gestationsalter unterschiedlich ausgeprägt sind. Für das Frühgeborene potentiell lebensbedrohliche Folgen sind:

- ***ZNS:*** periodische Atmung, Apnoen, Bradykardien, Hirnblutungsgeführ, Gefahr der hypoxisch-ischämischen Schädigung (s. oben)
- ***Atemnotsyndrom*** (s. oben)
- ***Herz-Kreislauf:*** arterielle Hypotonie, persistierender Ductus arteriosus
- ***Leber:*** Hypoglykämie (s. oben), Hyperbilirubinämie
- ***Haut:*** Ödemneigung, Hypothermie
- ***Infektabwehr:*** Infektionsgefahr
- ***Niere:*** Überwässerung, Elektrolytstörungen
- ***Auge:*** Retinopathia praematurorum
- ***Darm:*** verzögerter Nahrungsaufbau, nekrotisierende Enterokolitis

Herz-Kreislauf-System. Die Unreife im Herz-Kreislauf-System äußert sich mit einer Neigung zu arterieller Hypotonie in den 1. Lebenstagen besonders in niedrigen Gestationsaltern. Diese kann durch Gabe von Volumen und/oder Katecholaminen behandelt werden.

Infolge der Unreife der Muskulatur im Bereich des Ductus arteriosus Botalli, über den intrauterin das Blut an der Lunge vorbeigeführt wird, kann es postnatal zu einem ***persistierend-offenen Ductus arteriosus*** kommen. Dies bleibt meist folgenlos. Bei rund 20% der Kinder, die vor der 32. abgeschlossenen SSW geboren werden, sind jedoch hämodynamische Probleme zu beobachten. Es kann sich eine pulmonale Hyperzirkulation durch einen Links-Herz-Shunt ausbilden, die behandlungsbedürftig ist. Der Spontanverschluß kann durch Flüssigkeitsreduktion oder Prostaglandinsynthesehemmer unterstützt werden oder muß operativ erfolgen.

Haut. Entsprechend dem Unreifegrad des Kindes ist die Schutzfunktion der äußeren Hautschichten noch nicht vollständig ausgeprägt, ebenso ist das Unterhautgewebe noch mangelhaft ausgebildet. Daher neigt das Frühgeborene sehr rasch zur ***Unterkühlung*** mit den potentiellen Folgen einer metabolischen Azidose, eines erhöhten Sauerstoffverbrauches, Apnoeanfällen mit erhöhtem Hirnblutungsrisiko und damit insgesamt erhöhter Sterblichkeit. Infolge der erhöhten Kapillarpermeabilität kommt es leichter zu Flüssigkeitsaustritten in das interstitielle Gewebe und damit zu Ödemen. Durch die Verletzlichkeit der Haut treten rascher Erosionen und Druckstellen auf, die potentielle Infektionsquellen sein können.

Niere. Die Unreife der Nierenfunktion bedingt eine erniedrigte glomeruläre Filtrationsrate und unreife Tubulusfunktion mit verminderter Konzentrationsfähigkeit, verminderter Fähigkeit zur Natriumrückresorption und Neigung zur metabolischen Azidose. Ein Frühgeborenes kann dadurch ein akutes Nierenversagen, eine Überwässerung, eine Azidose bzw. eine Hyponatriämie aquirieren, die das ohnehin erhöhte Mortalitätsrisiko weiter steigert.

Auge. Die ***Frühgeborenenretinopathie*** (Retinopathia praematurorum, RPP oder ROP) betrifft rund 20% der überlebenden Frühgeborenen unter 1000 g, die eine ROP unterschiedlichen Ausmaßes aufweisen. Ursächlich kommt es, ausgehend von einer durch Unreife bedingten, unvollständigen Vaskularisierung der Netzhaut zunächst zu einem postnatalen Wachstumsstop, dann zu überschießender Neovaskularisation mit Kapillaren minderer Qualität und Shuntbildung. Hieraus resultiert die Gefahr von Blutungen, von Bindegewebsproliferation und Narbenbildung. Neben ausgeprägter Unreife sind weitere pathogenetische Faktoren in überhöhten arteriellen Sauerstoffspannungen, in raschem Wechsel von Hyperoxie und Hypoxie, Azidose, Hyperkapnie, intensiver Lichteinwirkung, und gehäufter Bluttransfusionen zu sehen. Der Verlauf kann in den frühen Phasen reversibel sein. Im Extremfall kann es jedoch zu Netzhautablösungen mit fibröser Wucherung hinter der Linse kommen. Frühgeborene unter 1500 g weisen in ca. 3% das schwere Stadium IV und V auf mit hochgradigem Sehverlust bis Blindheit. In leichteren Schweregraden kann es zu Kurzsichtigkeit und Schielen kommen; Stadium I und II sind in allen Fällen reversibel.

Verdauungssystem. Die Unreife der Verdauungsfunktion zeigt sich in herabgesetzter Darmmotilität mit Neigung zu Darmtransportstörungen und verzögertem Mekoniumabgang, in verminderter Enzymproduktion und Enzymaktivität. Der Ablauf des Saugens und Schluckens kann eingeschränkt sein, obwohl erste Saugbewegungen bereits ab der 24. Woche nachgewiesen worden sind. Häufige Probleme der Frühgeborenen bestehen neben der reduzierten Darmmotilität, in abdomineller Distension sowie der Gefahr der ***nekrotisierenden Enterokolitis***, die bei bis zu 13% der Kinder unter 1500 g auftritt und in vielen Fällen operativ angegangen werden muß.

Immunabwehr. Während die zelluläre Abwehr auch bei unreifen Frühgeborenen weitgehend funktionstüchtig ist, ist die humorale Abwehr infolge niedriger Spiegel von IgA und IgM sowie die Produktion von Antikörpern beeinträchtigt. Die Exposition gegenüber ubiquitären Keimen kann zu schweren Frühgeboreneninfektionen, Sepsis, Meningitis oder Hautinfektionen führen. Wesentliche Risikofaktoren für eine Frühgeboreneninfektion sind vorzeitiger Blasensprung und Infektion der Mutter, invasive Maßnahmen und Intensivtherapie beim Neugeborenen.

Blut. Zur ***Frühgeborenenanämie*** tragen mehrere Faktoren bei: mögliche peripartale Blutungen (vorzeitige Plazentalösung, Hämatome) und iatrogene Blutabnahmen. Frühgeborene sind infolge ihres noch unreifen erythropoietischen Systems nicht zu ausreichender Produktion von roten Blutkörperchen in der Lage. Dies trifft insbesondere für Kinder unter 1000 g zu. Die Therapie besteht in der Gabe von Bluttransfusionen. Die Anregung der Blutneubildung durch Behandlung mit Erythropoietin wird derzeit noch im Rahmen von kontrollierten Studien untersucht.

Morbidität (s. auch Kap. 10)

Zu betonen ist, daß das verbesserte Überleben der Kinder in niedrigen Gewichtsklassen und niedrigem Gestationsalter nicht zu einem Anstieg der Morbidität führt. Bei Kindern unter 1500 g ist allerdings in rund 10% und unter 1000 g in rund 20% mit schwerer psychomotorischer Retardierung zu rechnen. Verhaltensauffälligkeiten, Störungen der motorischen Koordination und Konzentrationsstörungen treten bei Kindern unter 1500 g in rund 20–30% der Fälle auf. Dabei scheint dem sozialen Milieu, in dem die Kinder aufwachsen, eine entscheidende Rolle zuzukommen.

Im Vordergrund der gesamten Morbiditätsproblematik stehen die Folgeerscheinungen intrakranieller Blutungen, des Atemnotsyndroms, der Enterokolitis und der Frühgeborenenretinopathie (s. oben).

Mortalität (s. auch Kap. 10)

Die Anwendung der Tokolyse und der Lungenreife hat die Rate der Frühgeburten nicht senken können, wohl aber durch Zeitgewinn die Überlebenschancen der Kinder erhöht. Insbesondere eine In-utero-Verlegung ins Perinatalzentrum, in dem die kontinuierliche Überwachung des Feten unter der Geburt, die jeweils schonendste Art der Entbindung in Gegenwart eines neonatologischen Teams für die Akutversorgung und die direkte Übernahme auf eine neonatologische Intensivstation ohne Transport des Kindes nach außerhalb erfolgen kann, erbringt die besten Ergebnisse.

Die Überlebensfähigkeit eines Frühgeborenen sinkt mit niedrigem Gestationsalter und ist eher mit dem durch das Gestationsalter erreichten Reifegrad als mit dem erreichten Geburtsgewicht korreliert. Der steilste Anstieg der Überlebenswahrscheinlichkeit vollzieht sich zwischen 24 und 26 Wochen. Er liegt bei 26 Wochen bei rund 50 %, bei 28 Wochen bei rund 70 % und bei 32 Wochen über 90 %.

Kinder unter 1000 g weisen Mortalitätsraten von rund 30 % und Kinder unter 1500 g von rund 15 % auf.

9.4.2 Intrauterine Mangelentwicklung

Begriffsklärung. In Anlehnung an den Sprachgebrauch im Angelsächsischen wird inzwischen auch im deutschen Sprachraum der Begriff „intrauterine Wachstumsrestriktion“ anstelle von „interauteriner Wachstumsretardierung“ verwendet; auf diese Weise soll eine Assoziation dieses Begriffes mit geistiger Retardierung durch Laien vermieden werden.

Bis in die 60er Jahre des 20. Jahrhunderts hinein galten Neugeborene mit einem Geburtsgewicht von 2500 g und weniger als „Mangelgeburt“. Diese Gruppe beinhaltete somit wachstumsverzögerte Frühgeborene, anlagengerecht gewachsene Frühgeborene sowie wachstumsverzögerte Reifgeborene. Der Wissenszuwachs auf dem Gebiet fetalen Wachstums in der Folgezeit brachte neue Defnitionen hervor, wobei die Schwierigkeit einer exakten Definition jedoch weiterhin darin besteht, daß es bislang nicht möglich ist, das genetisch festgelegte Geburtsgewicht zu bestimmen. Ausgehend von der Beobachtung, daß unterhalb bestimmter Gewichtsgrenzen für das jeweilige Schwangerschaftsalter eine um ein mehrfaches erhöhte Morbidität und Mortalität bei den betroffenen Neugeborenen zu beobachten ist, wurden von unterschiedlichen Autoren unterschiedliche Grenzen festgelegt, unterhalb derer sich das Risikokollektiv konstituiert: Die 10er-Perzentile, die 5er-Perzentile oder der untere Grenzwert der 2fachen Standardabweichung vom Mittelwert des Geburtsgewichtes für die betreffende SSW, somit 3 % der Neugeborenen. Im allgemeinen orientieren sich Geburtshelfer an der 10er-Perzentile. Die Feten unterhalb dieser Grenze werden mit dem neutralen Begriff „small-for-gestational-age“ (SGA) belegt. Aufgrund des umfangreichen Einsatzes von Ultraschall zur Schwangerschaftsüberwachung ist inzwischen davon auszugehen, daß 80 bis 85 % dieser SGA-Feten „genetisch klein“, d. h. entsprechend ihrem genetischen Potential gewachsen sind, wohingegen 10–15 % aufgrund von externalen Faktoren und weitere 5–10 % aufgrund von internalen Faktoren tatsächlich wachstumsverzögert sind.

Ätiologie. Genetische Erkrankungen wie auch Syndrome ohne Chromosomenveränderungen, Infektionen wie z. B. ***Röteln*** oder ***Zytomegalie***, aber auch übermäßiger Konsum von ***Tabak***, ***Alkohol*** und sonstiger „Freizeit“-***Drogen*** (Kokain) können zu fetalen Wachstumsstörungen führen. Dabei kann das fetale Wachstum direkt aufgrund von Veränderungen im maternoplazentofetalen Transport von Nährstoffen, Energieträgern und Sauerstoff betroffen sein. Mütterliche Fehl-/Mangelernährung wie auch ***mütterliche Erkrankungen*** (kardiovaskuläre Erkrankungen und Anämie) können fetalen Wachstumsstörungen zugrunde liegen. Selten einmal beeinflussen ***fetale Anomalien***, wie eine Pankreasagenesie, Anomalien der Schilddrüse oder eine beidseitige Nierenagenesie die humorale Regulation des Wachstums.

Numerische Chromosomenfehlverteilungen wurden bei Wachstumsverzögerungen über alle SSWs hin gehäuft (ca. 20 %) beobachtet, wobei die Wahrscheinlichkeit einer Chromosomenanomalie bei Wachstumsverzögerungen in der frühen Schwangerschaft höher ist als in der Spätschwangerschaft. Die Wachstumsverzögerung bei Feten mit einer Triploidie wird häufiger bereits in der 1. Schwangerschaftshälfte, bei Feten mit einer Trisomie 18 eher in der 2. Schwangerschaftshälfte entdeckt.

Die Hauptursache der fetalen Wachstumsrestriktion ist jedoch die klassische ***uteroplazentare Dysfunktion.*** Nach gegenwärtigem Wissensstand wird die Wachstumsrestriktion plazentarer Genese durch eine Folge von Ereignissen hervorgerufen: Maternale unspezifische Gastgeber-Abwehrmechanismen sind auf die Abwehr des in Implantation begriffenen Conceptus ausgerichtet, wohingegen der Embryo diesem Angriff durch Modulation des Zytokin-Netzwerkes zu entkommen versucht. Bleibt dieser Versuch unvollkommen, resultiert daraus ein sofortiger Abort oder ein prolongierter inflammatorischer Antwortprozeß, der zu einer mangelhaften Invasion des Trophoblasten führt, deren sichtbarer Ausdruck die ineffektive Transformation von Spiralarterien und unzureichender Gewebeumbau während Implantation und früher Plazentation sind. Wachstumsrestriktion, Präeklampsie und Abruptio placentae stellen so gesehen unterschiedliche Erscheinungsformen dieser pathophysiologischen Bedingungen dar.

Bedeutung. Die praktische Bedeutung dieser gestörten Entwicklung liegt darin, daß sie mittels Doppler-Sonographie um die 18.–20. SSW herum bereits festgestellt werden kann und prognostische Bedeutung für den weiteren Schwangerschaftsverlauf besitzt.

Folgen. Eine plazentare Mangelernährung kann auf den Feten sehr unterschiedliche Auswirkungen haben. Determinierende Faktoren scheinen zu sein: Die Dauer und Periode während der Gestation der Mangelernährung, das Ausmaß des Mangels an Nährstoffen und an welchen Nährstoffen es mangelt; ob und in welchem Ausmaß Hypoxämie-induzierte, arterielle Umverteilung mit der physiologischen Versorgung individueller Organe interferiert; wann und in welchem Ausmaß die Mangelernährung vorgeburtlich oder post partum korrigiert wird. Individuelle Organe zeigen eine ganz unterschiedliche Sensitivität gegenüber einer intrauterinen Mangelversorgung, die wiederum hauptsächlich auf dem Zeitplan ihres Wachstums beruht. Bekanntermaßen treten ab dem Stadium der fertilisierten Eizelle bis zur Entbindung am Termin 42 Zellteilungszyklen auf, im Vergleich zu 5 Zyklen während des gleichen Zeitraumes postnatal. Die Entwicklung der Nephrone und Neurone ist am Termin abgeschlossen während die Betazellen des Pankreas gegen Ende des 1. Lebensjahres vollständig ausgebildet sind. Postnatales Wachstum beruht nahezu vollständig auf der Entwicklung und der Vergrößerung bereits bestehender Zellen denn auf der Hinzufügung neuer Zellen.

Wachstumsfaktoren und ihre Bedeutung. In den 80er und 90er Jahren des 20. Jahrhunderts wurden mehrere endokrine und parakrine Faktoren beschrieben, die das Wachstum auf zellulärer Ebene regulieren. Zu den Faktoren, die das Zellwachstum fördern, sind die insulin-like growth factors I und II (IGF I, II), der transforming growth factor α (TGF α), der epidermal growth factor (EGF), der platelet derived growth factor (PDGF), der fibroblast growth factor (FBGF), der hematologic growth factor (HGF) und schließlich der nerve growth factor (NGF) zu zählen. Die Inhibition des Zellwachstums wird durch die entsprechenden Bindungsproteine vermittelt wie dem transforming growth factor β (TGF β), dem Inhibin und der Müllerian duct inhibiting substance (MDIS).

In der Vergangenheit konzentrierten sich die meisten Untersuchungen auf vermindertes Zellwachstum als Folge inadäquater Nährstoffversorgung. In aller Regel konnte in diesen Tierexperimenten, aber auch im mittels Kordozentese gewonnenen Nabelschnurblut humaner Feten, eine erniedrigte Plasmaglukosekonzentration nachgewiesen werden im Vergleich zu normal wachsenden Feten. Zu den Folgeerscheinungen fetaler Hypoglykämie zählen wiederum ein reduzierter plazentarer Glukosegradient, eine limitierte Glukoseaufnahme durch fetales Gewebe wie auch eine verminderte Insulinsekretion, mit dem Endergebnis eines gesteigerten Proteinabbaues und einer verminderten Proteinbevorratung.

Die zirkulierenden Konzentrationen gewebespezifischer Wachstumsfaktoren, i. e. Insulin, IGF I und IGF II werden durch Hypoglykämie unterschiedlich herauf- und herunterreguliert. Darüberhinaus werden die fetalen Plasmakonzentrationen an Insulin durch Aminosäuren gesteuert, die deswegen für eine normales Wachstum unbedingt in ausreichender Menge vorhanden sein müssen. Verringerter plazentarer Transport von Aminosäuren mit der Folge einer Hypaminoazidämie reguliert die Insulinsekretion herunter. So gesehen kann die intrauterine Wachstumsrestriktion als erfolgreiche Adaptation, die das Überleben des Feten auf einem niedrigeren Energielevel garantiert, angesehen werden.

Diagnose. Messungen des Symphysen-Fundus-Abstandes (SFA) in definierten Zeitabständen können den 1. Hinweis auf die Entwicklung einer Wachstumsverzögerung liefern. Abgesehen vom Ende der Schwangerschaft sollte der SFA bei normalem Wachstum SSW –2 cm betragen. Die Wachstumsgeschwindigkeit der Plazenta verringert sich ab der 28.–30. SSW und kommt zwischen der 34. und 36. SSW zum Stillstand. Während dieses Zeitraumes wird die plazentar bedingte Wachstumsverzögerung manifest. Eine unzureichende Körpergewichtszunahme sollte im Hinblick auf eine Mangel- bzw. Fehlernährung der Schwangeren bei der Beurteilung des fetalen Wachstums nicht außer Acht gelassen werden, kann aber gerade bei adipösen Schwangeren fehlweisend sein.

Die Fetometrie mittels zweidimensionalem Ultraschall in etwa 2wöchigen Abständen stellt ein weiteres diagnostisches Mittel dar, die fetale Wachstumsgeschwindigkeit zu ermitteln. Eine einmalige Messung läßt zwar die Diagnose eines SGA-Feten zu, sagt aber nichts über die Wachstumsdynamik aus. Bei plazentar bedingter Wachstumsrestriktion kommt es zu einer Umverteilung des fetalen Kreislaufs mit zunächst noch aufrecht erhaltener Hirndurchlutung bei reduzierter Durchblutung der parenchymatösen Organe im Abdomen. Während die Wachstumsgeschwindigkeit des Gehirns aufrecht erhalten bleibt, fällt das Wachstum der parenchymatösen Organe im Abdomen, insbesondere der Leber, dahinter zurück. Als Folge davon zeigt sich zum einen eine abflachende Zunahme der Meßstrecken für den Rumpf bei zeitgerecht wachsenden Schädelmaßen; demzufolge wird eine Diskordanz der bis dahin parallel verlaufenden Schädel- und Rumpfmaße sichtbar. Die verminderte Nierenperfusion kann sich im Ultraschall als verminderte Fruchtwassermenge darstellen.

Eine gestörte Plazentation geht mit erhöhtem Widerstand im plazentaren Gefäßbett einher. Daraus ergeben sich spezifische Veränderungen, die sich in der 18.–20. SSW mittels Doppler-Sonographie am Blutflußverhalten in den A. uterinae sichtbar machen lassen. Je nach Ausmaß der pathologischen Plazentation kommt es früher oder später auch im fetalen Kreislauf, zunächst im Bereich der A. umbilicalis, dann im Bereich der A. cerebri media zu typischen Veränderungen des Blutflußverhaltens in der Doppler-Sonographie.

Während der in A. uterina und A. umbilicalis unter normalen Verhältnissen in der Diastole einen reichlichen Blutfluß anzeigende Kurvenabschnitt deutlich über der relativen Nullinie liegt, nähert er sich bei zunehmendem Gefäßwiderstand immer mehr der relativen Nullinie, bis er bei deren Erreichen den Stillstand des Blutflusses und beim Ausschlag unter die Nullinie einen retrograden Blutfluß während der mütterlichen bzw. fetalen Diastole signalisiert. Demgegenüber ist das typische Blutflußmuster in der A. cerebri genau umgekehrt: Niedriger Fluß während der Diastole bei normalem Gefäßwiderstand in der Plazenta, hoher Fluß bei erhöhtem Gefäßwiderstand. Dieses Phänomen wird als ***„brain sparing effect"*** bezeichnet.

> **!** „Nullfluß" und retrograder Fluß in der A. umbilicalis sowie „brain sparing effect" in der A. cerebri media zeigen mit gewissen Vorbehalten die äußerste Gefährdung des Feten an.

Überwachung des Feten. Ziel der Behandlungsstruktur des durch Wachstumsrestriktion belasteten Feten ist es, die Entbindung zu einem Schwangerschaftsalter zu erreichen, zu dem die frühgeburtsbedingte neonatale Morbidität möglichst gering gehalten werden kann. Die serielle Fetometrie mit Beurteilung der Fruchtwassermenge sowie das biophysikalische Profil geben Auskunft über die Wachstumsdynamik und die allgemeine Befindlichkeit des Feten, die Doppler-Sonographie gibt Aufschluß über das Verhalten des Flußwiderstandes im fetoplazentaren Stromgebiet sowie über das Blutverteilungsverhalten. Komplettiert werden die Möglichkeiten der Überwachung durch die Kardiotokographie am unstimulierten Uterus. Zentren mit Erfahrung im sog. Wehenbelastungstest werden diesen auch weiter zu ihren Überwachungsmöglichkeiten zählen wollen. Durch körperliche Belastung (Kniebeugen), oder Oxytozin-Nasenspray bzw. -Infusion werden uterine Kontraktionen und damit eine Verminderung des Blutflusses zum Feten hin ausgelöst. So lange sich keine wehenabhängigen, lageunabhängigen Dezelerationen zeigen, kann von einer ausreichenden Reservekapazität ausgegangen werden. Da keines der genannten Verfahren den Zeitpunkt der unumgänglichen Entbindung exakt vorhersagen kann, wird für die Qualität der Entscheidung die Erfahrung weiterhin eine große Rolle spielen. Diese kommt auch bei der Wahl des Entbindungsverfahrens zum Tragen. Ein vaginaler Entbindungsversuch unter kontinuierlicher Überwachung kann unternommen werden; das Kardiotokogramm wird den weiteren Verlauf bestimmen.

Prävention. Ein gewisser, beschränkter therapeutischer Ansatz liegt in dem Versuch der Verbesserung der Fließeigenschaften des Blutes durch Hemmung der Thrombozytenaggregation mittels geringer Gaben (um 75 mg/die; Schmerztablette: 500–1.000 mg) von Azetylsalizylsäure. Hier ist mit einem Nutzen nur bei frühzeitiger Gabe zu rechnen, d. h. wenn die Doppler-Flußprofile der Aa. uterinae in der 18.–20. SSW ein Risiko für eine intrauterine Wachstumsrestriktion bzw. einen schwangerschaftsinduzierten Hypertonus anzeigen. Die weitere Prävention einer Eskalation ist auf die Wiederherstellung einer adäquaten Beckendurchblutung ausgerichtet. Diese kann durchaus schon durch strikte körperliche Schonung erreicht werden, was an einer Rückkehr der Ultraschallparameter in den Bereich der alten Wachstumsgeschwindigkeit ablesbar wird.

9.4.3 Das dystrophe Neugeborene

Definition. Wie bereits erwähnt wurden mit diesem Begriff ursprünglich alle Neugeborenen mit einem Geburtsgewicht von 2500 g und darunter belegt, d. h. es wurde nicht nach wachstumsverzögerten Frühgeborenen, anlagengerecht enwickelten Frühgeborenen und wachstumsverzögerten Reifgeborenen unterschieden.

Klinik. Tatsächlich haben alle diese Neugeborenen auch mit den gleichen Problemen zu kämpfen, wie sie weiter oben für das Frühgeborene beschrieben wurden und die auf die Faktoren Zeit (Schwangerschaftsdauer) und Nährstoffangebot während kritischer, für die Entwicklung individueller Organe wichtiger Perioden zurückgeführt werden können: Hypoglykämien, Auskühlung, Abwehrschwäche/Infektanfälligkeit, neurologische und intellektuelle Entwicklung. Während unter den Einflußfaktoren auf die Fetalentwicklung zwar eine Hierarchie auszumachen ist, so stellt diese offenbar kein Kontinuum von der Konzeption bis zur Geburt dar. Der Zeitfaktor z. B. dominiert vor allem bei den überlebensfähigen, sehr unreifen Neugeborenen der 24. bis 28. SSW, d.h. bei Frühgeburtlichkeit wird die Prognose mehr vom Schwangerschaftsalter als vom Geburtsgewicht bestimmt. Diese Hierarchie ist jenseits der 30.–32. SSW nicht mehr zu beobachten; hier treten die Auswirkungen eines Nährstoffmangels deutlicher hervor, d.h. bei gleichem Schwangerschaftsalter hat das dystrophe Neugeborene deutliche Nachteile gegenüber dem anlagengerecht gewachsenen. Eine Sonderstellung nimmt interessanterweise die fetale Lunge ein; sie ist das wichtigste Organ, dessen Funktion sich bei dystrophen Frühgeborenen von eutrophen Frühgeborenen dahingehend unterscheidet, daß es eher eine Reifungsbeschleunigung aufweist.

Das dystrophe Neugeborene ist zum einen durch eine relativ große Körperoberfläche mit insbesondere großem Kopf, zum anderen durch geringere subkutane Fettdepots charakterisiert. Dies birgt die Gefahr des raschen Auskühlens in sich, welches das dystrophe Neugeborene härter trifft, da die metabolischen Anpassungsleistungen zur Aufrechterhaltung der Körpertemperatur wie beim eutrophen Neugeborenen ablaufen, jedoch nicht über längere Zeit aufrecht erhalten werden können.

Neben reduzierten subkutanen Fettdepots bestehen geringere Glykogenspeicher in der Leber; wegen der verzögert einsetzenden Aktivität hepatischer Enzyme ist die Glukoneogenese verzögert, dabei besteht gleichzeitig eine Hyperinsulinämie und eine herabgesetzte Katecholaminkonzentration im peripheren Blut: Dies alles läßt das Neugeborene leicht in eine Hypoglykämie abgleiten. Eine symptomatische Hypoglykämie geht mit Untergang von Hirnzellen einher. Das kann sich zunächst in Krämpfen, später als geistige Retardierung und Zerebralparese äußern. Engmaschige Blutzuckerkontrollen und alimentäre Glukosesubstitution sind daher angezeigt.

Aufgrund seines geringeren Widerstandes gegenüber Infektionen können sich Pneumonien beim dystrophen Neugeborenen leichter entwickeln. Abgesehen davon zeigt sich das dystrophe Neugeborene respiratorisch in aller Regel ausgezeichnet angepaßt.

Sowohl die humorale wie auch die zelluläre Immunabwehr sind eingeschränkt. Es finden sich weniger T-Lymphozyten im peripheren Blut, die Gammaglobulinkonzentrationen sind vermindert – insbesondere besteht ein Mangel an IgG, das normalerweise die Plazenta ungehindert passieren kann. Die neutrophilen Granulozyten verfügen über eine verminderte chemotaktische Mobilität und bakterizide Kapazität. Dystrophe Neugeborene, die in die Lage versetzt werden, rasch an Gewicht zuzunehmen, gleichen auch diese Defizite im allgemeinen rasch aus.

Es wird vermutet, daß die chronische intrauterine Sauerstoffmangelsituation die Produktion roter Blutzellen im Feten kompensatorisch steigert. Kommt es hierunter zu einem Anstieg des Hämatokrits auf 65% und darüber, verändern sich die Fließeigenschaften des Blutes und es kann vor allem in den Kapillaren des Hirn- und Darmgefäßsystems zur Stase mit Infarzierung kommen.

Gegenüber eutrophen Neugeborenen weisen dystrophe alterierte Verhaltensweisen auf. Dazu gehört ein verändertes Reflexverhalten, abgeschwächter Muskeltonus und eine allgemeine Zittrigkeit. Die Nervenleitgeschwindigkeiten sind normal, die EEG-Muster und evozierten Potentiale sind jedoch unreif. Vom Verhalten her sind diese Neugeborenen weniger aktiv und reagieren weniger auf soziale Stimuli. Von den Eltern werden sie wegen ihres erratischen Fütterungs- und Schlafmusters häufig als schwierig beschrieben. Diese Unterschiede zu eutrophen Neugeborenen scheinen mit dem Grad der Wachstumsrestriktion zu korrelieren.

Prognose. Bei einer vorausschauenden Geburtsleitung hat die Mehrzahl der dystrophen Neugeborenen eine gute Prognose, wenn nicht andere Risikofaktoren wie Frühgeburtlichkeit (genuine Zervixinsuffizienz, infektionsbedingte vorzeitige Wehentätigkeit, iatrogene Frühgeburtlichkeit wegen mütterlicher Faktoren, z.B. Präeklampsie) oder kongenitale Anomalien hinzutreten.

Wegen der eingeschränkten Reservekapazität der Plazenta ist unter der Geburt mit ausgeprägteren hypoxischen Episoden zu rechnen, die den Feten Mekonium absetzen lassen. Frühzeitiges Absaugen zur Vermeidung und Vorbeugung einer Mekoniumaspiration ist hier angezeigt.

9.4.4 Intrauteriner Fruchttod

Definition und Diagnose. Beim intrauterinen Fruchttod (IUFT) werden Lebensäußerungen des Feten nicht mehr wahrgenommen. Die Schwangere berichtet z.B., sie habe seit längerer Zeit keine Kindsbewegungen mehr gespürt. Fehlender Herztonnachweis durch einen akustischen, elektronischen Schallaufnehmer und/oder fehlende Herzaktionen im Ultraschall und/oder fehlende Herzschlagregistrierung im Kardiotokogramm bestätigen die Diagnose. Häufig wird der intrauterine Fruchttod anläßlich der o.g. technischen Untersuchungen zuerst festgestellt. Zur Bestätigung bei Verdacht auf intrauterinen Fruchttod ist es ratsam, verschiedene Nachweismethoden heranzuziehen: Bei adipösen Bauchdecken z.B. können Herzaktionen so schwierig darstellbar sein, daß sie für abwesend gehalten und erklärt werden.

Vom Abort wird der IUFT vom Kliniker dadurch unterschieden, daß der erstere mit Wehentätigkeit vergesellschaftet ist. Petrifizierte Feten nach intrauterinem Fruchttod anläßlich von Autopsien finden sich in der Literatur beschrieben.

Häufigkeit. Die Häufigkeit des intrauterinen Fruchttodes liegt derzeit um 4‰; im 19. Jahrhundert lag diese Zahl um etwa das 10fache höher. Bei Mehrlingsschwangerschaften liegt diese Zahl ebenfalls höher.

Ätiologie. Nach wie vor bleibt die Ursache in den meisten Fällen unklar; es scheint jedoch eine Beziehung zur Morphologie der Nabelschnur zu bestehen. Folgende Nabelschnurcharakteristika wurden im Zusammenhang mit intrauterinem Fruchttod beobachtet: Besonders lange/kurze Nabelschnur; höhere/niedrigere Frequenz der Windungen der Arterien um die Vene, echter Nabelschnurknoten. Darüberhinaus scheint die mehrfache Nabelschnurumschlingung des fetalen Halses/Rumpfes pathognomonische Bedeutung zu besitzen. Während alle diese Veränderungen mit Hilfe der farbkodierten Doppler-Sonographie zwar besser zu diagnostizieren sein werden, ist eine Hilfestellung bei der geburtshilflichen Behandlungsstruktur nicht unmittelbar abzuleiten. Am ehesten Versprechen diejenigen Anstrengungen Aussicht auf Erfolg, die auf die Entdeckung intrauteriner Wachstumsverzögerung bei Plazentainsuffizienz gerichtet sind; der Anteil dieser Feten an der Zahl der intrauterinen Fruchttode ist immer noch zu hoch.

Dead-fetus-Syndrom. Wird ein intrauteriner Fruchttod festgestellt, muß das sog. Dead-fetus-Syndrom ausgeschlossen werden. Hierbei handelt es sich um eine mütterliche Koagulopathie, die durch einen Abfall der Thrombozyten und im Vollbild als disseminiertes intravasales Gerinnungsgeschehen gekennzeichnet ist. Bei Mehrlingsschwangerschaften besteht die Gefahr, daß von dem verstorbenen Feten stammende Emboli in den Kreislauf des überlebenden Feten gelangen und hier zu den besonders zu fürchtenden Hirninfarkten führen können; insgesamt wird dieses Ereignis jedoch selten beobachtet.

Entbindungsmodus. Bei intrauterinem Fruchttod sollte die Mutter zu einer vaginalen Entbindung bewogen werden. Es gibt Hinweise dafür, daß die psychophysiologischen Veränderungen, die mit der Geburtsarbeit verbunden sind, insgesamt die psychische Genesung der Mutter fördern, und zwar unabhängig davon, ob es sich um einen lebenden oder toten Fetus handelt.

Trauerbewältigung. Im Umgang mit der Schwangeren, die einen intrauterinen Fruchttod erlebt, ist davon auszugehen, daß sie dieses Ereignis wie den Tod eines geborenen Kindes erlebt. [Wer es nicht erfahren hat, mag belächeln, was der Volksmund sagt: Ein Mann geht von Seite, ein Kind geht vom Herzen]. Die Reaktion darauf kann ein breites Spektrum einnehmen und den Unerfahrenen überraschen. Immer ist es sinnvoll Personen hinzuziehen, die im Umgang mit dem intrauterinen Verlust eines Kindes Erfahrung haben, ohne ausgebildete Psychologen sein zu müssen. Im allgemeinen bewältigen Frauen, die ein Kind verloren haben, die Trauerarbeit besser, wenn sie sich beim Prozeß des Abschiednehmens an etwas Konkretes halten können. Die Mutter sollte immer alle Informationen haben, die es ihr ermöglichen, selbst die Entscheidung zu treffen, ob und wann sie das Kind sehen will. Wenn die Mutter oder die Eltern das Kind nach der Entbindung zunächst nicht sehen wollen, sollte Sorge getragen werden, daß dies in einem vertretbaren Intervall noch möglich ist. Unabhängig davon sollte deshalb immer eine – soweit die Umstände dies erlauben – ansprechende Fotodokumentation in die Unterlagen aufgenommen werden, damit die Eltern auch später noch „etwas Greifbares in der Hand haben“. Die Trauerarbeit kann sich über einen Zeitraum von Monaten bis Jahren erstrecken. Frauen, denen bei der Bewältigung der Trauerarbeit adäquat geholfen wird, nehmen in dieser Zeit deutlich seltener ärztliche Hilfe wegen somatisierter seelischer Belastung in Anspruch.

9.4.5 Terminüberschreitung

Definition und Häufigkeit. Die menschliche Tragzeit beträgt vom 1. Tag der letzten Periode gemessen 10 Lunarmonate (= 280 Tage). Ein Kind, welches zwischen der vollendeten 37. und vollendeten 42. SSW geboren wird, gilt in diesem Sinne als reifes Neugeborenes. Nur etwa 5% der Neugeborenen werden exakt nach 280 Tagen geboren. Geht die Schwangerschaftsdauer über 294 Tage (10 Lunarmonate + 2 Wochen) hinaus, liegt eine Übertragung vor. Dies geschieht in einer Häufigkeit von 7% bis 12%; ohne Intervention würden etwa 4% der Schwangerschaften über 43 Wochen hinausgehen.

Ätiologie. Die Ätiologie der Übertragung ist nach wie vor unklar, wie auch der Signalgeber für das Einsetzen physiologischer, geburtswirksamer Wehen grundsätzlich bislang nicht eindeutig geortet wurde. Die hypophyseoadrenale Achse des Feten scheint hierbei von Bedeutung zu sein: Anenzephale Feten mit fehlender Hypophyse tendieren zur Terminüberschreitung; bei einer großen Anzahl Neugeborener mit Agenesie der Hypophyse als Teil komplexer Fehlbildungen, an denen diese Kinder verstorben waren, fand sich eine ausgeprägte Hypoplasie der Nebennierenrinde.

Risiken. Abbildung 9.29 zeigt, wie die perinatale Mortalität nach der 42. SSW dramatisch ansteigt, und umso mehr noch, wenn weitere Risikofaktoren wie eine Präeklampsie vorliegen.

Die überwiegende Anzahl der perinatalen Todesfälle ereignet sich vor und unter der Geburt. Hieraus wird die Verantwortung des Geburtshelfers ersicht-

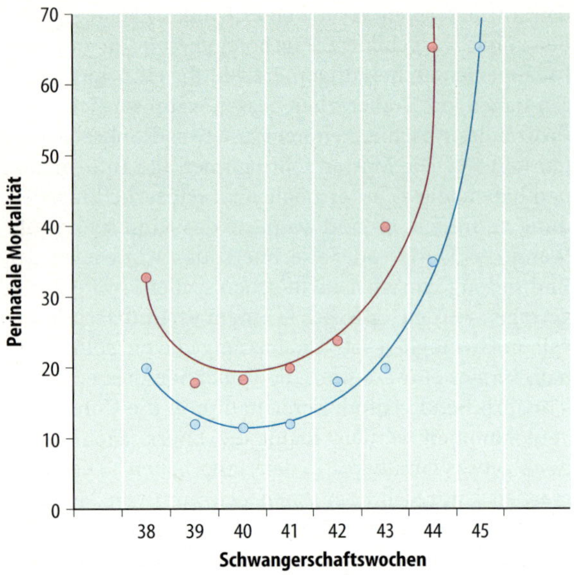

Abb. 9.29. Schematischer Verlauf der perinatalen Mortalität bei Übertragung. Dargestellt ist der Verlauf bei sonst komplikationsloser Schwangerschaft und bei Präeklampsie, die mit einer noch einmal deutlich erhöhten, perinatalen Mortalität einhergeht

lich, gefährdete Feten zu identifizieren und seine Behandlungsstruktur auf die Vermeidung von Fatalitäten, aber auch auf eine akzeptable Schnittentbindungsrate auszurichten; diese ist bei übertragenen Schwangerschaften deutlich erhöht.

Diagnostik. Diese gestaltet sich in aller Regel einfach, wenn Schwangerschaftsalter und errechneter Termin frühzeitig exakt bestimmt worden sind. Angesichts notorisch unsicherer klinischer Parameter wie der letzten Regel, dem Auftreten von Kindsbewegungen und Hörbarwerden von Herztönen mit Schallaufnehmern, oder dem Fundusstand bieten serielle Ultraschalluntersuchungen im 1. Trimenon den höchsten Grad an Genauigkeit. Treten bei fortgeschrittener Schwangerschaft dennoch Zweifel auf, bietet die Beobachtung der Fruchtwassermenge im Ultraschall Hilfestellung (Abb. 9.30).

Eine normale Fruchtwassermenge (mehr als die Summe von 7 cm vertikaler Strecken bei Einzelmessungen in den vier Quadranten der Fruchthöhle) spricht gegen eine ausgeprägte Terminüberschreitung und ein erhöhtes Risiko für den Feten. Dies gilt jedoch nur mit der Einschränkung, daß Fehlbildungen, die mit einem

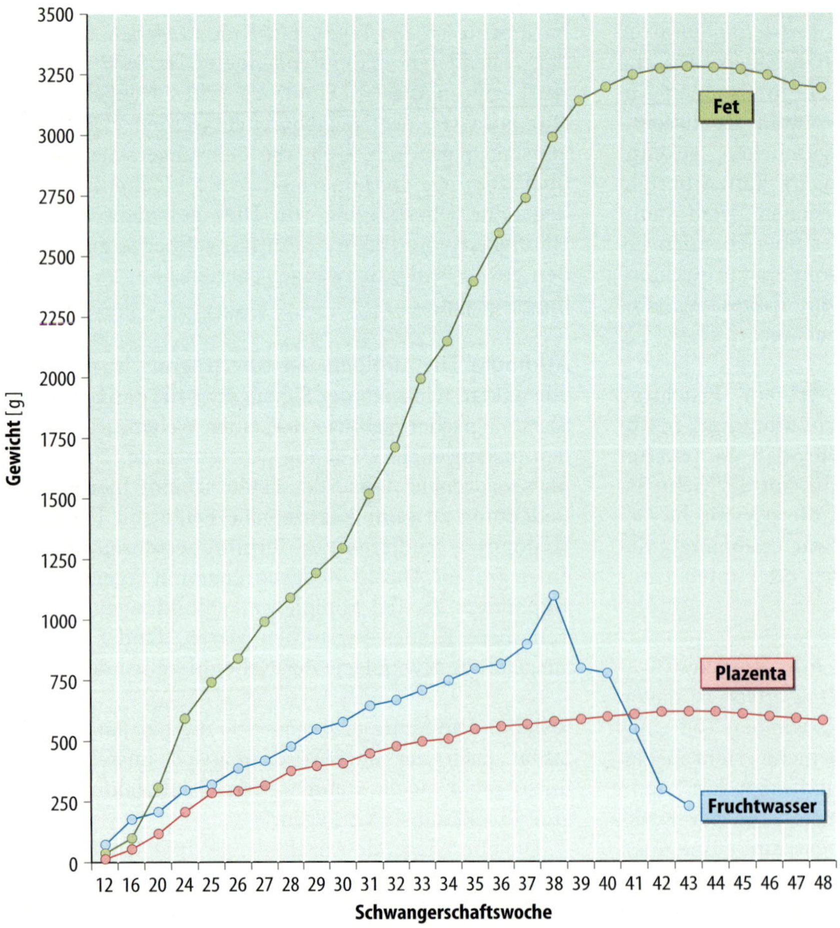

Abb. 9.30. Schematischer Verlauf der Entwicklung des fetalen Gewichtes, des Plazentagewichtes sowie des Fruchtwassergewichtes bei Übertragung

Polyhydramnion einhergehen, oder eine Zuckerstoffwechselstörung der Mutter ausgeschlossen sind.

Behandlungsstruktur bei Übertragung. Zur Beurteilung des Zustandes des Feten sollten unverzichtbar das ***Ruhe-CTG***, das ***biophysikalische Profil*** sowie die sonographische Bestimmung ***der Fruchtwassermenge*** herangezogen werden. Wird ein Tastbefund erhoben, bietet sich dann gleichzeitig auch eine Fruchtwasserspiegelung (Amnioskopie) an; damit kann eine Grünfärbung durch abgesetztes Mekonium als Ausdruck eines Streßereignisses festgestellt und es kann die Menge an Vernixflocken beurteilt werden, die umso geringer wird, je weiter die Übertragung fortschreitet.

Es liegt nahe, eine Basisbeurteilung am errechneten Termin vorzunehmen und bei der Frequenz der weiteren Untersuchungen dem individuellen Sicherheitsbedürfnis der Schwangeren Rechnung zu tragen. Lassen sich keinerlei Auffälligkeiten erkennen, kann bis zur nächsten Untersuchung eine Woche abgewartet werden, danach mindestens verdoppelt sich die Untersuchungsfrequenz pro Woche.

Bei Auffälligkeiten sollte mit der Schwangeren die Entbindung auf eine den Feten schonende Weise besprochen werden.

Das Überreifesyndrom. Übertragene Neugeborene fallen durch einen erniedrigten Ponderal-Index auf, der Ausdruck der ausgezehrten subkutanen Fettdepots ist. Die Fingernägel sind lang, Handinnenflächen, Fußsohlen und Fingerbeeren sind schrumpelig wie nach einem langem Bad („Badewannenhände"). Die Vernix-caseosa-Bedeckung des Integumentes ist nicht mehr nachweisbar, vielmehr ist die Haut ausgetrocknet, weist Epitheldesquamationen auf und ist dünn, was ihr das Aussehen von Pergament verleiht.

Übertragene Neugeborene sind gesundheitlich insgesamt anfälliger und weisen eine Reihe von neurologischen und Verhaltensbesonderheiten auf, wie Schlafstörungen während des 1. Lebensjahres, eine allgemeine Entwicklungsverzögerung mit geringgradig niedrigeren Intelligenzleistungen wie auch eine verminderte soziale Kompetenz. Diese Defizite gleichen sich in den folgenden Lebensjahren aus und sind bis zum 5. Lebensjahr in der Regel nicht mehr nachweisbar. Bemerkenswert ist, daß die Gruppe der wachstumsverzögerten, übertragenen Neugeborenen mit einem Geburtsgewicht unter 2500 g gegenüber nicht wachstumsverzögerten eine 7fach höhere neonatale Mortalität aufweist.

ZUSAMMENFASSUNG

Die perinatale Morbidität und Mortalität einschließlich der Spät- und Folgeschäden können nur dann entscheidend weiter gesenkt werden, wenn es gelingt, die Zahl der Frühgeburten zu vermindern und die Perinatalversorgung zu optimieren. Dabei ist zu fordern, daß:

- Schwangerschaften frühzeitig erkannt werden,
- gefährdete Schwangere intensiv überwacht werden,
- prophylaktische und therapeutische Maßnahmen einschließlich sozialer Hilfen und frühzeitiger Hospitalisierung ergriffen werden,
- alle Möglichkeiten zur Arretierung der Frühgeburtsbestrebungen (Tokolyse) und Beschleunigung der Lungenreife (Betametason) vorgenommen werden und
- alle Entbindungen vor abgeschlossenen 32 Wochen in Zentren mit geburtshilflicher und neonatologischer Maximalversorgung erfolgen.

9.5 Pathologische Geburt

P. Baumann

EINLEITUNG

Die Perinatalerhebungen der Länder zur Qualitätskontrolle in der Geburtshilfe geben Auskunft darüber, daß in bis zu 15% aller Fälle die Geburt kompliziert verläuft. Versucht man, Ursachen für einen pathologischen Geburtsverlauf (Dystokie) nach Kategorien zu ordnen, dann bietet sich zunächst die ***Abweichung der Geburtsdauer*** von der normalerweise zu erwartenden Geburtsdauer an; zum anderen ***rein mütterliche Ursachen*** wie Beckenanomalien, Beckendystokie, Zervixdystokie und Wehendystokien; als ***fetale Ursachen*** wären Lage- und Einstellungsanomalien anzuführen, aber auch das Vorliegen bzw. Vorfallen eines Armes, die Schulterdystokie sowie fetale Fehlbildungen; unter den ***amnialen Ursachen*** können Polyhydramnion und Oligohydramnion auf einen zu erwartenden pathologischen Geburtsverlauf hindeuten, ebenso wie der vorzeitige Blasensprung bereits Folge einer Infektion oder auch Wegbereiter für ein beginnendes Amnioninfektionssyndrom und eine Chorioamnionitis sein kann; ***umbilikale Ursachen*** stellen das Vorliegen oder das Vorfallen der Nabelschnur, die Umschlingung des kindlichen Halses oder ganzer Körperpartien durch die Nabelschnur, die kurze oder überlange Nabelschnur wie auch Gefäßanomalien der Nabelschnur dar; schließlich sind unter den ***plazentaren Ursachen*** für einen pathologischen Geburtsverlauf die Plazentainsuffizienz, die Placenta praevia, die Placenta extrachorialis wie auch Plazentalösungsstörungen zu nennen.

„Pathologische Geburt" soll in keinem Fall implizieren, daß es sich hier immer um Verläufe handelt, bei denen die vaginale Entbindung nicht möglich bzw. nicht indiziert ist. Äußere Einflüsse auf die Geburtshilfe haben dazu geführt, daß geburtshilflichen Herausforderungen immer häufiger durch eine abdominale Schnittentbindung begegnet wird.

9.5.1 Verkürzte – verlängerte – protrahierte Geburt

Normale Geburtsdauer. Die Dauer der „normalverlaufenden" Geburt mit spontan rupturiertem Amnion beträgt bei Erstgebärenden etwa 12 h, bei Mehrgebärenden etwa 7 h. Von einer „normalen" Geburtsdauer eine Vorstellung zu haben ist deswegen wichtig, weil vor allem das Überschreiten dieser Zeitdauern, insbesondere bei vorzeitigem Blasensprung, den Keim von Komplikationen in sich trägt; diesen kann durch eine prospektive Geburtsleitung am besten begegnet werden. Die Gesamtdauer der Geburt ergibt sich aus der Zeit, die bis zur vollständigen Eröffnung des Muttermundes auf ca. 10 cm benötigt wird (Eröffnungsperiode) und der Dauer bis zur vollständigen Entwicklung des Neugeborenen (Austreibungsperiode). Die Austreibungsperiode dauert bei der Erstgebärenden in etwa 1 h, bei der Mehrgebärenden ca. 20 min. Bis 2 h nach Vollständigwerden des Muttermundes haben 95% der Kreißenden entbunden.

> **!** Die Gesamtdauer der Geburt setzt sich aus der Eröffnungsperiode (etwa 11 h bei Erstgebärenden, etwa 7 h bei Mehrgebärenden) und der Austreibungsperiode (ca. 1 h, bzw. 20 min) zusammen.

Geburtsbeginn. Es kann schwierig sein, den Geburtsbeginn zeitlich exakt einzugrenzen, da dem Zeitpunkt, ab dem es zu einer kontinuierlichen Eröffnung des Muttermundes kommt, ein mehr oder weniger langer Zeitraum unproduktiver Wehentätigkeit vorausgehen kann. Im angelsächsischen Sprachgebrauch wird dieser Zeitraum als „latent phase" bezeichnet. Ist der Muttermund 3 cm weit eröffnet und besteht regelmäßige Wehentätigkeit, muß mit einem weiteren Fortschritt des geburtshilflichen Befundes und dem Eintreten des Partus gerechnet werden. Unter diesen Umständen kann hier der Beginn von Eröffnungswehen angenommen werden.

> **!** Die Schwangere wird als unter der Geburt stehend betrachtet, wenn die Eröffnungswehen begonnen haben oder – in Abwesenheit von Wehentätigkeit – der Blasensprung eingetreten ist.

Begriffliche Unterscheidungen des Geburtsvorgangs wie „rasche" Geburt oder „Sturzgeburt" spielen bei den heutigen Krankenhausentbindungen kaum mehr die Rolle wie zu Zeiten, als Hausgeburten die Regel waren. Einen Teil ihrer Bedeutung dürften diese Begriffe seinerzeit aus gerichtsmedizinischer Aufmerksamkeit bezogen haben. Diese wurde ihnen dann zuteil, wenn insbesondere bei Neugeborenen-Todesfällen zu klären war, ob der Tod des Neugeborenen durch Ertrinken in Jauche tatsächlich auf die angegebene „Sturzgeburt" anläßlich eines Abortversuches zurückzuführen war.

Verlängerte Geburtsdauer. Komplikationen ergeben sich am häufigsten aus einer verlängerten Geburtsdauer. Eine verlängerte Gesamtgeburtsdauer kann aus einer verlängerten (protrahierten) Eröffnungsperiode, einer protrahierten Austreibungsperiode oder aus beidem resultieren. In beiden Phasen kann es schließlich zum Geburtsstillstand kommen: Eine Spontangeburt ist nicht möglich – die Geburt muß vaginaloperativ oder durch abdominale Schnittentbindung beendet werden.

Ursachen protrahierter Geburt. Ursache eines protrahierten Geburtsverlaufs kann eine primäre oder sekundäre Wehenschwäche (Wehendystokie; Dystokie, griech.: erschwerte Geburt) sein, die sich auch durch Gabe von Wehenmitteln (Oxytozin) nicht überwinden läßt. Als weitere Ursache kommt eine Störung in der Geburtsmechanik in Frage, z. B. aufgrund eines relativen oder absoluten Mißverhältnisses zwischen Größe des Kindes und mütterlicher Beckengröße oder aufgrund einer Einstellungs- oder Haltungsanomalie des Kindes (z. B. hoher Geradstand); aber auch eine Beckenanomalie oder eine Scheidenanomalie (Scheidenseptum) sind als Ursachen eines protrahierten Geburtsverlaufs denkbar. Der Vollständigkeit halber seien kindliche Fehlbildungen erwähnt, wie z. B. ein Hydrozephalus oder ein Steißbeinteratom, die zu einer Störung der Geburtsmechanik führen. Da mit den Wanderungsbewegungen, die in den letzten Jahren zu beobachten sind, häufiger Schwangere mit unzureichender pränataler Vorsorge in Entbindungseinrichtungen erscheinen, sollte von Ultraschalluntersuchungen unter der Geburt großzügig Gebrauch gemacht werden.

Partugramm. Ein schneller und zuverlässiger Überblick über den zeitlichen Verlauf der Geburt läßt sich gewinnen, wenn in einem Partugramm die Muttermundsweite gegen die Zeit aufgetragen wird, wobei es wichtig ist, daß die Zeitachse nicht aus Gründen der Platzersparnis geändert wird. Die Einschätzung des Geburtsverlaufs wird vervollständigt, wenn die Veränderung des Höhenstandes des Kopfes als Element der Geburtsmechanik in dieses Partugramm mit eingezeichnet wird (Abb. 9.31).

Geburtsbeendigung. Das Wissen um die Zeitspannen, die normalerweise für die unterschiedlichen Phasen der Geburt aufzuwenden sind, ist Voraussetzung, um den zeitlichen Verlauf einer Geburt als Faktor in die Indikationsstellung zur operativen Geburtsbeendigung mit einzubeziehen. Es bestand lange Zeit ein Konsens unter Geburtshelfern, daß bei vollständiger Eröffnung des Muttermundes über 2 h die Indikation zur operativen Geburtsbeendigung gegeben war. Dieser Konsens gründete auf der Erfahrung, daß jenseits dieses Zeitraums die perinatale Morbidität sowie Mortalität und vor allem die mütterliche Morbidität zunahm. Heute werden jedoch in Abhängigkeit von der Gesamtsituation längere Zeiten toleriert. Nach langdauerndem Druck des kindlichen vorangehenden Teils auf Gefäße und Nerven können auch heute noch in der Regel reversible Sensibilitätsstörungen sowie Blasenentleerungsstörungen beobachtet werden; Drucknekrosen oder vesikozervikale, vesikovaginale sowie rektovaginale Fisteln sind zu Raritäten geworden.

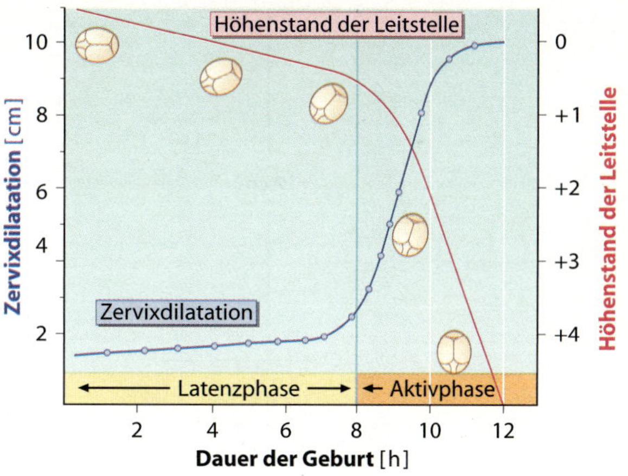

Abb. 9.31. Partugramm

> **!** Methoden der Geburtsüberwachung wie die Kardiotokographie (CTG) ergänzt durch die Mikroblutuntersuchung zur Ermittlung des fetalen Säure-Basen-Status (MBU) haben zeitliche Vorgaben bei der Indikationsstellung zur operativen Geburtsbeendigung jedoch in den Hintergrund treten lassen.

9.5.2 Mütterliche Ursachen

Beckenanomalie – Beckendystokie

Beckenmaße. Der Geburtshelfer, der die Distanz vom Daumengrundgelenk seiner Untersuchungshand bis zur Spitze des Zeigefingers kennt, hält buchstäblich ein wertvolles klinisches Hilfsmittel zur Beurteilung der Geburtswege in Händen (Abb. 9.32). Erreicht der Zeigefinger das Promontorium nicht, dann dürfte der Durchmesser des Beckens vom unteren Vorderrand der Symphyse bis zum Promontorium mehr als 13 cm betragen und somit dem normalen Maß für den Beckeneingang

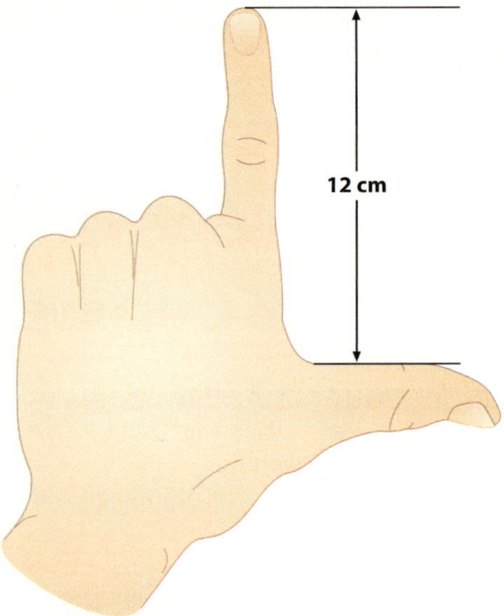

Abb. 9.32. Natürliche Distanzmessung: Abstand Daumengrundgelenk zur Zeigefingerspitze

entsprechen. Ähnlich verhält es sich mit dem Beckenausgang: Sein gerader Durchmesser, vom Unterrand der Symphyse bis zur Steißbeinspitze beträgt 9,5 cm. Das Steißbein kann dem durchtretenden vorangehenden Teil noch um ca. 2 cm nach dorsal ausweichen.

Beckenformen. Neben Verengungen auf der Bekkeneingangs- und Beckenausgangsebene kann schließlich auch eine Verengung auf der Ebene der Beckenmitte vorliegen. Die Verengungen können jeweils für sich bestehen, das Becken kann jedoch auch auf allen seinen Etagen verengt sein. Die Erfahrung mit unterschiedlichen bildgebenden Verfahren, seien es Röntgenographie, Ultrasonographie oder Magnetresonanztomographie hat gezeigt, daß die damit erhobenen Beckenmaße, so sehr sie mit den tatsächlichen Verhältnissen übereinstimmen mögen, nicht zuverlässig anzeigen, ob eine vaginale Entbindung möglich sein wird oder nicht. Auch die Beckenform, von den alten Geburtshelfern noch eingeteilt nach den zahlreichen Manifestationen verengter Becken wie dem Assimilationsbecken oder Trichterbecken, das eine anatomische Variante durch Einbeziehung des letzten Lumbal- bzw. ersten Sakralwirbels darstellt, oder dem plattrachitischen Becken nach jahrelanger Vitamin-D-Mangelernährung, spielt eine untergeordnete Rolle. Aufgrund der mit den schwangerschaftsbedingt hohen Östrogenspiegeln einhergehenden Auflockerung des pelvinen Bandapparates besteht sub partu, u. U. unterstützt durch die relaxierende Wirkung einer Periduralanästhesie, offenbar eine individuell sehr unterschiedliche Dehnbarkeit, daß erst der Geburtsverlauf Hinweise auf die Möglichkeit oder Unmöglichkeit einer vaginalen Entbindung gibt.

Auch Hüftoperationen oder vorausgegangene Bekkenfrakturen stellen per se keine Kontraindikation zur vaginalen Entbindung dar. Wohl sollten bei der Entbindungsplanung alle Anstrengungen unternommen werden, Operationsberichte und häufig vorhandene Röntgenaufnahmen einzusehen und ggf. ein orthopädisches Konsil einzuholen.

! Die Bestimmung der Beckenmaße allein kann keinen Aufschluß darüber geben, ob eine vaginale Entbindung möglich sein wird oder nicht. Vielmehr spielt auch die individuell unterschiedliche Dehnbarkeit eine große Rolle, so daß sich eine sichere Beurteilung erst im Geburtsverlauf ergibt.

Probleme beim Tiefertreten. Verengungen des Bekkens werden mit Lage- und Einstellungsanomalien in Zusammenhang gebracht. Während unter normalen Umständen der vorangehende Teil in den letzten Wochen der Schwangerschaft tiefer tritt, bleibt das Tiefertreten bei verengtem Beckeneingang entweder vollständig aus oder es kommt dazu erst unter dem Einfluß der Wehen. Wenn Schädellagen vorliegen, ballotiert der Kopf häufig über dem Beckeneingang oder legt sich in eine Fossa iliaca, so daß geringste Einwirkungen den Feten bewegen können, eine andere Lage einzunehmen. Aus großen geburtshilflichen Zentren wird berichtet, daß bei Schwangeren mit verengtem Becken z. B. Gesichts- und Schultereinstellungen 2- bis 3 mal häufiger und der Vorfall von Nabelschnur oder Extremitäten 4- bis 6 mal häufiger beobachtet werden.

Schwangere mit verengtem Beckeneingang fallen häufiger durch ihre kleine Statur auf; das Geburtsgewicht ihrer Kinder ist häufig aber auch niedriger als das von Schwangeren mit normal konfiguriertem Bekken.

Beim querovalen Becken liegt das Haupthindernis für den tiefertretenden vorangehenden Teil in dem verkürzten anteroposterioren Durchmesser. Liegt dieser unter dem biparietalen Durchmesser des kindlichen Kopfes, ist es für diesen unmöglich durchzutreten, ohne seine Größe zu verändern. Bei entsprechender vis a tergo versucht der Kopf deshalb mit seinem kleineren bitemporalen Durchmesser Beziehung zum anteroposterioren Durchmesser des Beckeneingangs aufzunehmen. Die Hebelarme am kindlichen Kopf verändern sich dadurch so, daß nunmehr der längere Arm sich in Richtung auf das Hinterhaupt bewegt mit der Folge, daß unter dem Einfluß kräftiger Wehen das Vorderhaupt deszendiert und das Hinterhaupt sich aufrichtet; insgesamt geht dieser Vorgang mit einer Extension des kindlichen Kopfes einher. In diesem Mechanismus liegt auch das häufigere Auftreten von Gesichtseinstellungen bei verengtem Beckeneingang begründet. Während sich die große Fontanelle auf der einen Seite des Beckens recht gut tasten läßt, ist dies auf der anderen Beckenseite mit der kleinen Fontanelle kaum der Fall. Gleichzeitig paßt sich der kindliche Kopf dem queren Durchmesser des Beckeneingangs an, so daß seine lange Achse, wie die Pfeilnaht anzeigt, quer zu liegen kommt.

Asynklitismus. Eine nicht ganz achsengerechte Einstellung des kindlichen Kopfes (Asynklitismus) dürfte bei jeder normalen Geburt vorkommen. Der sukzessive posteriore und anteriore Asynklitismus gestattet das Tiefertreten des kindlichen Kopfes möglicherweise überhaupt erst dadurch, daß auf diese Weise der kindliche Kopf sich dem jeweils geräumigsten Durchmesser des Beckens anpassen kann. Es ist gut denkbar, daß der Asynklitismus bei einem verengten Bekken sehr viel ausgeprägter ist (vgl. Kap. 6).

Eine unmittelbare Folge davon, daß ein verengtes Becken den kindlichen Kopf hindert, nachhaltigen Bezug zum Beckeneingang aufzunehmen, ist die Verlängerung der Geburtsdauer. Da der Zeitbedarf, den kindlichen Kopf so zu konfigurieren, daß er die verengten Geburtswege passieren kann, größer ist als bei normalen Beckenverhältnissen, ist insbesondere die Austreibungsperiode verlängert.

Zervixdilatation. Die Dilatation der Zervix wird bei intakten Eihäuten normalerweise durch den Druck der fruchtwassergefüllten Blase bewerkstelligt bzw. durch direkte Einwirkung des vorangehenden Teils, nachdem die Fruchtblase gesprungen ist. Wenn beim verengten Becken jedoch das Tiefertreten des Kopfes auf der Beckeneingangsebene behindert ist, wirkt die gebündelte uterine Kraft auf *den* Anteil der Eihäute, die unmittelbar dem Os internum der Zervix anliegen. Folglich dürfte unter diesen Umständen ein spontaner Blasensprung eher zu erwarten sein.

> **!** Voraussetzung für eine progressive Zervixeröffnung bis zur Vollständigkeit des Muttermundes ist der Druck des kindlichen Kopfes auf das untere Uterinsegment und die Zervix.

Bleibt bei gesprungener Fruchtblase der Druck des kindlichen Kopfes auf das untere Uterinsegment und die Zervix aus, sind unproduktive Wehen die Folge. Deshalb geht die weitere Zervixeröffnung nur noch schleppend oder überhaupt nicht mehr voran. Untersuchungen zur Geburtsmechanik haben zeigen können, daß die mechanische Adaptation des Kindes an die knöchernen Geburtswege bedeutenden Anteil an der Wirksamkeit uteriner Kontraktionen hat. Je besser die Adaptation, desto wirkungsvoller die Wehentätigkeit. Da bei verengtem Becken die Adaptation erschwert ist, resultiert häufig eine längere Geburtsdauer. Läßt der Grad der Beckenverengung eine vaginale Geburt nicht zu, kommt es selten zur vollständigen Eröffnung des Muttermundes. Damit erhält das Verhalten der Zervix eine gewisse prognostische Bedeutung für die Wahrscheinlichkeit einer vaginalen Geburtsbeendigung bei Schwangeren mit verengtem Beckeneingang.

> **!** Je besser die mechanische Adaptation des Kindes an die knöchernen Geburtswege, desto wirkungsvoller die Wehentätigkeit.

Dehnung des unteren Uterinsegmentes. Übergebührliche Ausziehung des unteren Uterinsegmentes stellt bei protrahierter Geburt eine nicht zu unterschätzende Gefahr dar. Wenn das Mißverhältnis zwischen kindlichem Kopf und dem Becken so ausgeprägt ist, daß der Kopf weder eine Beziehung zum Becken aufnehmen noch tiefertreten kann, wird das untere Uterinsegment zunehmend gedehnt. Zeichen der Überdehnung und drohenden Ruptur ist eine quer oder schräg irgendwo zwischen Symphyse und Nabel über den Uterus verlaufende Schnürfurche. Hier ist die umgehende Geburtsbeendigung durch Schnittentbindung indiziert; jedwede intrauterine Manöver bergen die Gefahr der traumatischen Uterusruptur in sich.

> **!** Eine Schnürfurche zwischen Symphyse und Nabel deutet auf eine drohende Uterusruptur hin. Die umgehende Geburtsbeendigung durch Schnittentbindung ist indiziert.

Caput succedaneum. Von erheblicher praktischer Bedeutung ist bei Beckenveränderungen das kindliche Caput succedaneum („stellvertretender Kopf“, Geburtsgeschwulst; Abb. 9.33). Während es sich bei jeder Geburt mehr oder weniger ausbildet, kann es beim verengten Becken eine derart monströse Form annehmen, daß es dem palpierenden Finger bereits auf der Beckenausgangsebene begegnet, obwohl der Kopf noch nicht ins Becken eingetreten ist. Das noch so ausgeprägte Caput succedaneum ist harmlos und bildet sich nach dem Partus zügig zurück; eine aktive

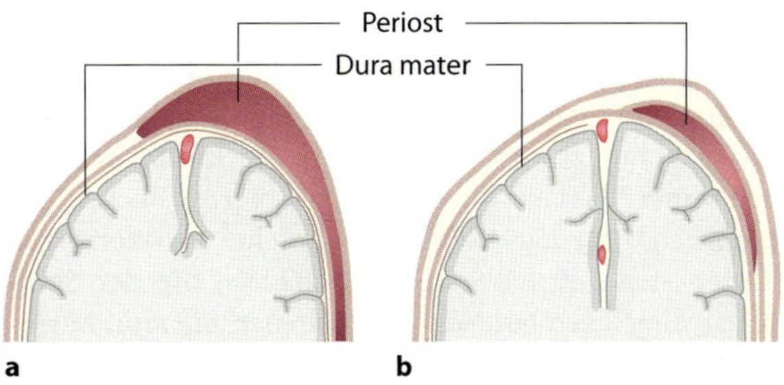

Abb. 9.33. **a** Caput succedaneum (= Geburtsgeschwulst) und **b** Kephalhämatom

Vorgehensweise, die sich aus einer falschen Einschätzung des Höhenstandes des kindlichen Kopfes ergibt, kann hingegen deletäre Folgen haben.

Konfiguration des Schädels. Eine andere Beobachtung, die bei protrahierten Geburtsverläufen bei verengtem Becken gemacht werden kann, ist die „Konfiguration" des kindlichen Kopfes. Unter kräftigen Wehen kommt es zur Überlappung der Schädelknochen entlang der großen Nähte. Als Faustregel kann gelten, daß der mediane Rand des Os parietale, welches dem Promontorium anliegt, von dem gegenüberliegenden Scheitelbein überlappt wird; das gleiche gilt für die Ossia frontalia (Stirnbeine). Die Ossia occipitalia (Hinterhauptsbeine) hingegen werden dergestalt unter die Scheitelbeine gedrückt, daß deren posteriore Ränder sie überragen. Bis zu einer Verringerung des weitesten, biparietalen Querdurchmessers des kindlichen Kopfes um 0,5 cm herum sind intrakranielle Verletzungen nicht zu erwarten; eine darüber hinausgehende Distorsion kann zu Rissen des Tentoriums oder nach Gefäßrissen zu intrakraniellen Blutungen führen.

Im Zusammenhang mit der Konfiguration des kindlichen Schädels unter der Geburt kann sich postpartal eine Impression bzw. ausgeprägte Abflachung des Scheitelbeins finden als Ausdruck dessen, daß es unter der Geburt bei verengtem Becken gegen das Promontorium gepreßt wurde. Der Grad dieser Veränderungen hängt jedoch auch sehr vom Grad der Ossifikation des knöchernen Schädels ab und kann völlig unterschiedliche Geburtsverläufe bei gleicher Ausgangssituation erklären. Während im Falle der geringer ausgeprägten Ossifikation der kindliche Schädel sich den verengten Geburtswegen anpaßt und die vaginale Entbindung ermöglicht, behält der fortgeschritte ossifizierte Schädel seine Form bei, und der resultierende Geburtsstillstand fordert die abdominale Schnittentbindung.

> **!** Der Ossifikationsgrad des kindlichen Schädels kann ausschlaggebend für die Möglichkeit oder Unmöglichkeit einer vaginalen Entbindung sein.

Zusätzlich zur Geburtsgeschwulst können gelegentlich charakteristische Druckspuren am kindlichen Skalp dort beobachtet werden, wo Kontakt mit dem Promontorium bestand. Manchmal läßt sich auf diese Weise geradezu der Verlauf, den der kindliche Kopf bei seiner Passage durch das knöcherne Becken genommen hat, nachvollziehen. Solche Markierungen finden sich auf der Seite des Schädels, die der Symphyse angelegen hat, sehr viel seltener. Sie sind harmlos und verschwinden innerhalb weniger Tage, obwohl das Auftreten von Skalpnekrosen nicht völlig ausgeschlossen werden kann.

Frakturen des Schädels. Wenn tatsächlich einmal unmittelbar postpartal Frakturen des Schädels festgestellt werden, dann sind sie in aller Regel Folge unphysiologischen Kräfteeinsatzes, sie sollen aber auch nach Spontangeburten beobachtet worden sein. Typischerweise treten diese Frakturen in zwei Formen auf:

- Zum einen als flache Mulde, bei der nur die äußere Knochenplatte imprimiert ist – diese Form wird zudem am häufigsten beobachtet und ist ungefährlich.
- Bei der anderen Form handelt es sich um eine löffelförmige Impression, die sich typischerweise gleich hinter der Kranznaht zwischen Stirnbeinen und Scheitelbeinen findet. Bei dieser Fraktur ist auch die innere Knochenplatte verletzt, und es steht zu befürchten, daß herausragende Knochensplitter das Gehirns verletzen. Diese Art der Fraktur soll in mehr als der Hälfte der Fälle zu einem tödlichen Ausgang führen. Es sollte daher unbedingt gleich nach Geburt alles unternommen werden, um in diesen Fällen die Impression zu beheben und eine intrakranielle Blutung auszuschließen.

Prognose. Die Prognose hinsichtlich einer vaginalen Entbindung bei verengtem Beckeneingang hängt neben den absoluten Beckenmaßen von zahlreichen anderen Einflußfaktoren ab. Dazu zählen die Körpermaße und Lage des Feten, der Verlauf vorausgegangener Schwangerschaften, die Qualität der Wehentätigkeit, der Zustand der Zervix, das Ausmaß, in welchem der Kopf über die Zeit deszendiert und das Konfigurationsverhalten des kindlichen Kopfes.

> **!** Unabhängig von allen anderen Faktoren kann kein reifes Kind von normaler Größe vaginal entbunden werden, wenn der anteroposteriore Durchmesser des Beckens 8,5 cm oder weniger beträgt.

Die Geburtsleitung bei verengtem Beckeneingang wird bestimmt von der Aussicht auf eine sichere, vaginale Entbindung. Falls auf der Grundlage der o. a. Kriterien eine sichere Geburt für Mutter oder Kind nicht antizipiert werden kann, sollte die Entbindung durch Sectio caesarea erfolgen. Eine instrumentelle Verkleinerung des kindlichen Kopfes (Kraniotomie) beim intrauterinen Fruchttod wird heute wohl nicht mehr in Frage kommen und es wird statt dessen die Schnittentbindung vorgenommen werden. Es wird sich jedoch nur in ganz seltenen Fällen vor Geburtsbeginn entscheiden lassen, ob eine elektive Sektio die Therapie der Wahl ist. In den meisten Fällen wird zunächst die vaginale Entbindung unter sorgfältiger Überwachung anzustreben sein. Schwangere mit verengtem Beckeneingang weisen tendenziell schwache Wehentätigkeit auf, die durch eine Leitungsanästhesie noch aggraviert werden kann. Obwohl bei kräftiger Wehentätigkeit immer auch auf eine Uterusruptur geachtet werden sollte, ist diese Gefahr bei Erstgebärenden eher gering anzusiedeln und betrifft eher die Mehrgebärende.

> ! Bei jeder Form der Beckenverengung sollte Oxytozin mit äußerster Umsicht angewendet werden, da katastrophale Folgen für Mutter und Kind drohen, solange der kindliche Kopf das Hindernis nicht passiert hat.

Verengung der Beckenmitte

Anatomie. Die Beckenmitte stellt in geburtshilflichem Sinne die Ebene zwischen Unterrand der Symphyse, den Spinae ischiadicae und dem Os sacrum nahe der Verbindung zwischen 4. und 5. Wirbelkörper dar. Zieht man eine Linie zwischen den Spinae ischiadicae, erhält man einen anterioren Anteil und einen posterioren Anteil. Der erstere wird nach ventral durch den Unterrand der Symphyse begrenzt und zu den Seiten hin durch die Rr. ischiopubicae; der letztere nach dorsal durch das Kreuzbein und zu den Seiten hin durch das Lig. sacrospinosum.

Maße. Mittlere Maße für die Beckenmitte sind wie folgt: interspinaler (transversaler) Durchmesser 10,5 cm, anteroposteriorer Durchmesser (vom Unterrand der Symphyse zur Verbindung zwischen 4. und 5. Wirbelkörper) 11,5 cm; posteriorer sagittaler Durchmesser (vom Mittelpunkt der Interspinallinie bis zum selben Punkt des Kreuzbeins) 5,0 cm. Eine Verengung der Beckenmitte ist nicht mit der gleichen Exaktheit zu definieren wie die des Beckeneingangs; sie kann aber angenommen werden, wenn die Summe aus interspinalem und posterior-sagittalem Durchmesser der Beckenmitte (normalerweise 10,5+5,0 cm, also 15,5 cm) auf 13,5 cm oder darunter fällt. Der Verdacht auf eine Verengung der Beckenmitte kann geäußert werden, wenn der interspinale Durchmesser unter 10,0 cm fällt. Ist er kleiner als 9,0 cm ist die Beckenmitte definitiv verengt.

> ! Diese Definition der verengten Beckenmitte impliziert nicht, daß es notwendigerweise zu einer erschwerten Entbindung kommen wird, sondern lediglich, daß die Möglichkeit dazu besteht und zwar in Abhängigkeit von der Größe und Form des Vorbeckens, dem Ausmaß der Beckenmittenverengung und der Größe des Feten.
>
> Die Beckenmittenverengung kommt wahrscheinlich häufiger vor als die Verengung des Beckeneingangs und ist häufig Ursache eines Geburtsstillstands mit querstehender Pfeilnaht.

Diagnose. Eine verläßliche manuelle Methode zum Nachweis einer Verengung der Beckenmitte steht nicht zur Verfügung. Die präpartale Röntgenpelvimetrie wird derzeit nicht durchgeführt, und die Magnetresonanztomographie ist wissenschaftlichen Fragestellungen vorbehalten; ihre völlige Unbedenklichkeit ist derzeit nicht gesichert. Der Verdacht auf Beckenmittenverengung kann gelegentlich bei der vaginalen Untersuchung geäußert werden, wenn die Spinae ischiadicae sehr prominent sind oder die Seitenwände des Beckens stark konvergieren.

Geburtsleitung. Oberstes Gebot der Geburtsleitung bei verengter Beckenmitte ist, die natürlichen Kräfte den weitesten Durchmesser des kindlichen Kopfes über die Enge zwischen den Spinae ischiadicae hinausbefördern zu lassen, bevor eine operative vaginale Geburtsbeendigung mittels Forzeps erwogen wird. Hat nämlich der Kopf die Enge noch nicht mit seinem weitesten Durchmesser passiert, ergeben sich bei der Forzepsentwicklung folgende Schwierigkeiten:

- Der Zug mit der Zange am Kopf hebt die Deflexion des kindlichen Kopfes auf, die die vis a tergo erzeugt.
- Die Blätter der Zange nehmen zusätzlichen Raum ein, wodurch die ohnehin bestehende Enge zunimmt.

Die Vakuumextraktion bei Verengung der Beckenmitte, die häufig als solche nicht diagnostiziert wird, bietet in der gleichen Situation den Vorteil, daß sie die Deflexion des kindlichen Kopfes zuläßt und keinen zusätzlichen Raum beansprucht. Voraussetzung ist aber auch hier, daß der Muttermund vollständig eröffnet ist. Oxytozin ist auch bei verengter Beckenmitte mit Umsicht einzusetzen.

> ! Bei verengter Beckenmitte ist an operative vaginale Geburtsbeendigung mittels Forzeps erst zu denken, wenn die natürlichen Kräfte den weitesten Durchmesser des kindlichen Kopfes über die Enge zwischen den Spinae ischiadicae hinaus befördert haben.

Verengung des Beckenausgangs

Eine Beckenausgangsverengung ist bei etwa 3 bis 5% aller Schwangeren zu finden.

DEFINITION
Eine Beckenausgangsverengung ist definiert als eine Verkürzung der Distanz zwischen den Tubera ischiadica auf 8,0 cm oder weniger.

Anatomie. Stellt man sich den Beckenausgang als von zwei Dreiecken gebildet vor mit der Verbindungslinie zwischen den Tubera ischiadica als Basis, dann werden die Seiten des anterioren Dreiecks von den Rr. pubices und die Apex von der inferioren, posterioren Fläche der Symphyse gebildet – es entsteht der „spitze Schambogen“; das posteriore Dreieck hat keine knöchernen Seitenschenkel, seine Apex stellt die Spitze des letzten sakralen Wirbelkörpers – nicht zu verwechseln mit der Spitze des Os coccygeum – dar. Aufgrund dieser Situation wird der Kopf des Kindes bei einer Verringerung der Distanz zwischen den Tubera ischiadica (und damit Verkleinerung der Basis des anterioren Dreiecks) nach dorsal verlagert.

Geburtsleitung. Ob eine vaginale Entbindung möglich wird, hängt daher letztendlich von den Ausmessungen des posterioren Dreiecks ab, genauer gesagt von der Distanz zwischen den Tubera ischiadica und dem posterosagittalen Durchmesser. Per se ist eine Verengung des Beckenausgangs nur selten die Ursache für eine Dystokie, sie findet sich meistens in Begleitung einer Verengung der Beckenmitte. Ihre eigentliche Bedeutung liegt daher weniger in der Ursache für eine Dystokie sondern vielmehr in der Ursache für schwerwiegende perineale Lazerationen. Bei sehr spitzem Schambogen kann der Kopf nicht unmittelbar unterhalb der Symphyse „steigen“, sondern wird zunehmend weiter nach dorsal auf die Rr. ischiopubici zu gedrängt. Im Extremfall der Verengung muß der Kopf um eine Linie zwischen den Tubera ischiadica herum rotieren, wodurch das Perineum extrem belastet und die Gefahr perinealer Zerreißungen außerordentlich gesteigert wird. Aus diesem Grunde sollte man sich immer ein Bild von der Form des Schambogens machen.

> **!** Die Verengung des Beckenausgangs allein ist selten die Ursache für eine Dystokie. Bei einem sehr spitzen Schambogen besteht jedoch eine extrem hohe Gefahr für perineale Zerreißungen. Die sorgfältige Begutachtung des Schambogens ist allein schon aus diesem Grund von erheblicher Bedeutung.

Allgemein verengtes Becken

Geburtsverlauf. Die Auswirkungen eines allgemein verengten Beckens auf den Geburtsverlauf sind charakteristisch. Da alle Durchmesser des Beckeneingangs verkürzt sind, erfährt der deszendierende Kopf von allen Seiten etwa den gleichen Widerstand. Folglich tritt der Kopf schräg und stark gebeugt ins Bekken ein, so daß bei der vaginalen Untersuchung die kleine Fontanelle problemlos ertastet wird, wohingegen die große Fontanelle nirgendwo erreichbar ist. Da in die Verengung alle Anteile des knöchernen Bekkens gleichermaßen einbezogen sind, kommt es zum protrahierten Geburtsverlauf, nachdem der Kopf den Beckeneingang passiert hat. Der protrahierte Verlauf beruht häufig nicht nur auf dem Widerstand des knöchernen Beckens allein, sondern ebenso häufig auf der Wehenschwäche, die in Begleitung eines verengten Beckens und normalgroßen oder makrosomen Feten angetroffen wird.

Beckenendlagen und Gesichtseinstellungen beim verengten Becken

Beckenendlage. Beckenendlagen beim auch nur mäßig verengten Becken weisen gegenüber den Schädellagen zusätzliche Besonderheiten auf. So kann es im frühen Wehenstadium zum Nabelschnurvorfall kommen, während sich in der Austreibungsperiode die Entwicklung des nachfolgenden Kopfes außerordentlich schwierig gestalten mag, wobei es zu schweren kindlichen Verletzungen und gar zum Tod kommen kann. Da der Kopf nie in Kontakt mit dem Becken ist, kann der Grad des Mißverhältnisses nie zuverlässig abgeschätzt werden. Auch bei einer Mehrgebärenden sollten geringste Abweichungen vom Geburtsverlauf, wie eine sich nicht zügig gestaltende Eröffnungsperiode, zum Anlaß genommen werden, die vaginale Beckenendlagenentwicklung zu überdenken und die Schnittentbindung vorzunehmen.

Gesichts- und Stirnlage. Sie stellen ernsthafte Komplikationen dar, da sie häufig ein erheblich ausgeprägtes Mißverhältnis anzeigen, es sei denn, der Fet ist sehr klein oder tot. Gibt es daher Anhaltspunkte für ein verengtes Becken, stellen diese Einstellungen eine Indikation zur abdominalen Schnittentbindung dar.

Pathophysiologie der Wehen – Wehendystokie

Wehenphysiologie. Erkenntnisse zur Physiologie und Pathophysiologie der Wehentätigkeit wurden insbesondere seit Ende der vierziger bis in die sechziger Jahre unseres Jahrhunderts durch extra- und intrauterine Druckmessungen mit teils invasiven, teils non-invasiven Methoden gewonnen. Diesen Erkenntnissen zufolge startet eine uterine Kontraktion in Muskelzellen des einen Uterushorns, Millisekunden später gefolgt von einer Kontraktion in Muskelzellen des anderen Uterushorns; diese beiden Wellen vereinigen sich und nehmen ihren Weg kaudalwärts über das mittlere zum unteren Uterinsegment, wobei sie an Intensität abnehmen. Typisch für uterine Kontraktionen ist, daß sie weder peristaltischen Charakter haben, noch daß es sich um simultane Kontraktionen in den verschiedenen Uterusabschnitten handelt. Damit diese Kraftwelle zu einer Dilatation der Zervix führt, muß bei intakter Fruchtblase ein intrauteriner Druck von wenigstens 15 mm Hg erreicht werden; in der Regel liegen diese Drücke weitaus höher – bis um 60 mm Hg. Auf der Grundlage dieser Erkenntnisse lassen sich Wehenstörungen nun auf eine uterine Hypotonie bzw. Hypertonie zurückführen; „hypokinetisch" bzw. „hyperkinetisch" sind ebenfalls Begriffe, mit denen Wehenstörungen bezeichnet werden.

Hypotone Dysfunktion. Bei der uterinen hypotonen Dysfunktion weisen die uterinen Kontraktionen ein regelrechtes Muster des Druckgradienten auf, jedoch liegt der bei äußerer Druckableitung gemessene maximale Druck während einer Kontraktion deutlich unter 30 mm Hg. Ursachen der primären Wehenschwäche können ein hypoplastischer oder fehlgebildeter Uterus sein, aber auch Überdehnungen des Myometriums aufgrund von Mehrlingen, fetaler Makrosomie oder eines Polyhydramnions. Die Diagnose einer uterinen hypotonen Dysfunktion bzw. einer primären Wehenschwäche läßt sich häufig erst im Rückblick stellen, da ihr Wehenbild nicht eindeutig von den muttermundswirksamen Eröffnungswehen unterschieden werden kann. Hierin liegt auch die Schwierigkeit der Behandlung: Eine primäre Wehenschwäche in der Eröffnungsperiode wird in den meisten Fällen auf die intravenöse Gabe von Oxytozin mit dem Übergang in eine regelrechte Wehentätigkeit reagieren, wohingegen die unkoordinierte Wehentätigkeit der Prodromalphase nicht beeinflußbar ist. Die sekundäre Wehenschwäche kann sich als Folge eines protrahierten Geburtsverlaufs einstellen und die Wehenunterstützung durch Oxytozin erfordern.

Hypertone Dysfunktion. Die uterine hypertone Dysfunktion ist seltener und häufig durch Oxytozininfusion unter der Geburt iatrogen herbeigeführt. Sie ist gekennzeichnet durch eine Verzerrung des Druckgradienten, dessen Maximum im mittleren Uterinsegment liegen kann, oder durch eine vollständige Asynchronie der von den beiden uterinen Hörnern ausgehenden elektromechanischen Impulse. Dies führt zu einzelnem oder kombiniertem Auftreten von Symptomen wie diskoordinierter Wehentätigkeit, Steigerung des basalen Tonus der Uterusmuskulatur wie auch des maximalen Wehendrucks; häufig ist die Wehenfrequenz auf > 5/min erhöht. Die Kontraktionen sind überaus schmerzhaft, bringen aber nicht unbedingt einen Geburtsfortschritt. Während die Gefahr bei der uterinen Hypotonie in dem protrahierten Geburtsverlauf und dem dadurch erhöhten Infektionsrisiko für das Neugeborene liegt, geht diese bei der uterinen Hypertonie von der kontraktionsabhängigen Reduktion der uterinen Durchblutung mit der Ausbildung einer azidotischen Stoffwechsellage im Feten aus. Hier ist die Adjustierung der infundierten Oxytozinmenge gefordert, bzw. die intravenöse Gabe von β-Sympathomimetika mit dem Ziel der Normalisierung der Wehentätigkeit, wenn die Hypersystolie nach Absetzen des Oxytozin persistiert.

Zervikale Dystokie

Die isolierte Zervixdystokie auf dem Boden einer rigiden Zervix oder einer Conglutinatio orificii externi uteri (Verklebung des äußeren Muttermundes des Uterus durch straffe Fasern) als Ursache eines fehlenden Geburtsfortschrittes ist selten. Anatomische Veränderungen wie Zervixnarben nach Konisatio, Cerclage oder Einrissen nach forcierter Dilatation anläßlich von Kürettagen wie auch die Conglutinatio orificii externi uteri mögen zwar Anlaß zu einer zögerlichen Muttermundseröffnung sein, durch digitale Dilatation des Zervikalkanals während der Wehe läßt sich dieses Hindernis jedoch in aller Regel ausräumen. Zudem läßt sich durch diese Manipulation der nach Ferguson benannte Reflex auslösen, der zu einer Intensivierung der uterinen Kontraktionen führt. Als weitere anatomische Ursachen einer gestörten Zervixretraktion sind das Zervixkarzinom, genitale Doppelbildungen sowie eine vorausgegangene abdominale Schnittentbindung zu nennen.

Funktionelle Zervixretraktionsstörungen können im Zusammenhang mit hypertonen uterinen Dystokien beobachtet werden. Sie machen sich dann z. B. als spastische Zervixretraktion bemerkbar, bei der sich typischerweise der äußere Muttermund in der Wehe nicht weitet, sondern verengt. Eine suffiziente analgetische, krampflösende Therapie (z. B. Periduralanästhesie), ergänzt durch Anxiolyse (Psyquil), sollte den Geburtsverlauf günstig beeinflussen.

> **!** Um den Geburtsfortschritt bei dem Verdacht einer Dystokie des Uterus und/oder der Zervix zu beurteilen, muß die Zervix durch eine Wehe hindurch, beginnend vor der Wehe, palpiert werden.

9.5.3 Fetale Ursachen

Lageanomalien

Nomenklatur. Die klassische Geburtshilfe kennt verschiedene Begriffe, um eine von der Regel abweichende und damit nachteilige Geburtsmechanik zu beschreiben. So kennt sie Regelwidrigkeiten der Lage, der Poleinstellung, der Haltung und der Einstellung. Demzufolge ist die Querlage eine Regelwidrigkeit der Lage, da die Längsachse des Körpers des Kindes nicht entlang der Längsachse des Körpers der Mutter verläuft, wohingegen in Analogie hierzu die Beckenendlage keine Regelwidrigkeit der Lage, wohl aber eine Regelwidrigkeit der Poleinstellung darstellt.

! In Bezug auf die Geburtsmechanik kann der Fet Regelwidrigkeiten der Lage, der Poleinstellung, der Haltung und der Einstellung aufweisen.

Durchtrittsplanum. Der regelwidrige Geburtsmechanismus ist abgesehen davon eng mit dem Begriff des Durchtrittsplanums verknüpft. Legt man durch einen virtuellen Feten eine Serie von transversalen Schnitten, werden die Schnittflächen unterschiedlich große Ebenen darstellen. Passiert das weiteste Planum die größte Beckenenge, werden alle folgenden Ebenen diese Enge ebenfalls passieren. Die Indikation zur vaginaloperativen Entbindung mittels Vakuum, bei dem das Durchtrittsplanum anders als bei der Forzepsentwicklung nicht beeinflußt wird, setzt z. B. voraus, daß der Kopf des Feten mit seinem weitesten Durchmesser – dieser entspricht dem biparietalen Durchmesser – die Linie zwischen den Spinae ischiadicae passiert haben soll, damit eine problemlose Entwicklung des Feten möglich ist.

Während zu allen Entwicklungsstufen des Feten der Kopf an der Stelle des biparietalen Durchmessers zwar das weiteste Durchtrittsplanum aufweist, kann aber das Verhältnis dieses Durchtrittsplanums zum weitesten Planum des Rumpfes entsprechend den Körperproportionen in verschiedenen SSWs ganz unterschiedlich sein; erst ab der 34. SSW ist dieses Verhältnis so wie am Termin. Dies hat insbesondere Konsequenzen für die geplante Geburtsleitung bei Beckenendlage.

Bis etwa zur 36. Woche hat der Fet seine endgültige Lage eingenommen – Schädellage in den meisten Fällen, Beckenendlage in ca. 6% der Fälle. Vor diesem Zeitpunkt kann der Anteil an Lageanomalien noch bis zu 15% betragen. Insbesondere bei vermehrter Fruchtwassermenge (Polyhydramnion) und nachgiebiger Uterusmuskulatur (besonders bei Vielgebärenden) wird die Querlage angetroffen, aus der heraus eine Geburt nicht möglich ist. Möglicherweise aufgrund der nachlassenden Pluriparität wird die Querlage seltener angetroffen; sie liegt derzeit weiter unter 1%. Bei Querlage in Terminnähe sollte immer auch nach einer Placenta praevia gefahndet werden, wie überhaupt alle Situationen, in denen der Kopf in Terminnähe noch „hoch steht", keinen Bezug zum Becken aufgenommen hat, dazu Anlaß geben sollten.

Beckenendlage. Komplikationen, die sich bei Beckenendlagenentwicklungen aufgrund der besonderen Geburtsmechanik ergeben können, sind die Ursache dafür, daß heute vielerorts von seiten der Geburtshelfer überhaupt nur dann in die Leitung einer vaginalen Geburt bei Beckenendlage eingewilligt wird, wenn eine Geburt eines mindestens etwa gleich kräftigen Kindes vorausgegangen ist. Diese Komplikationen hängen zum einen damit zusammen, daß bei der Beckenendlagenentwicklung der Kopf mit dem weiteren Durchtrittsplanum dem schmaleren Durchtrittsplanum folgt und schwierig und zeitraubend zu entwickeln sein kann; zum anderen ist der Abstand vom Nabelschnuransatz am Kind zu den kaudalen Körpergrenzen kürzer als zu den kranialen. Dies hat zur Folge, daß die Nabelschnur bei der Beckenendlagenentwicklung über eine längere Distanz und damit in der Regel über eine längere Zeit komprimiert wird mit der Folge der Unterbrechung der maternofetalen Zirkulation. Der Naturus ist damit einer Hypoxie ausgesetzt ist, ablesbar an häufigeren postpartalen respiratorisch-azidotischen Blutgasparametern im Nabelarterienblut.

Die Größe des Durchtrittsplanums bei Beckenendlage variiert mit dem Typ der Beckenendlage: Bei der Fußlage (ca. 25 cm) ist es kleiner als bei der einfachen Steißlage (28 cm) mit den „extended legs" – dabei liegt die untere Extremität klappmesserartig dem Rumpf an –, bei der es wiederum kleiner ist als bei der Steißfußlage (33 cm); hier „sitzt" der Fet in Hockstellung, die Fußsohlen befinden sich auf gleicher Höhe mit den Sitzbeinknochen. Problematisch ist diese Situation, weil stets mit dem Vorfall eines oder beider Füße gerechnet werden muß und sich dann völlig andere, weitaus ungünstigere geburtsmechanische Situationen darstellen.

! Die Größe des Durchtrittsplanums bei Beckenendlage variiert deutlich, je nach Typ der Beckenendlage.

Die unvollkommene Fußlage, bzw. unvollkommene Steißfußlage, bei denen ein Bein hochgeschlagen ist, haben zwar ein günstigeres Durchtrittsplanum, bieten dafür aber andere geburtsmechanische Probleme, die die Risiken einer vaginalen Entbindung erhöhen.

Während die vollkommene Steißlage etwa zwei Drittel und die Fußlage sowie die Steißfußlage etwa je ein Drittel der Fälle ausmachen, ist die der Vollständigkeit halber zu erwähnende Knielage mit unter 1% sehr selten.

Die Leitung bei der vaginalen Beckenendlagenentbindung sollte in den Händen eines Geburtshelfers liegen, der mit den geburtshilflichen Entbindungstechniken bei Beckenendlage vertraut ist (Abb. 9.34a–d).

! Grundsätzlich gilt bei Beckenendlage, wenn irgend möglich, nicht zu versuchen, durch Zug am vorangehenden Teil die Entwicklung zu beschleunigen. Hierbei besteht die Gefahr, daß die Arme hochschlagen und es wird genau das Gegenteil erreicht, da die Techniken der Armlösung weitere Zeit in Anspruch nehmen.

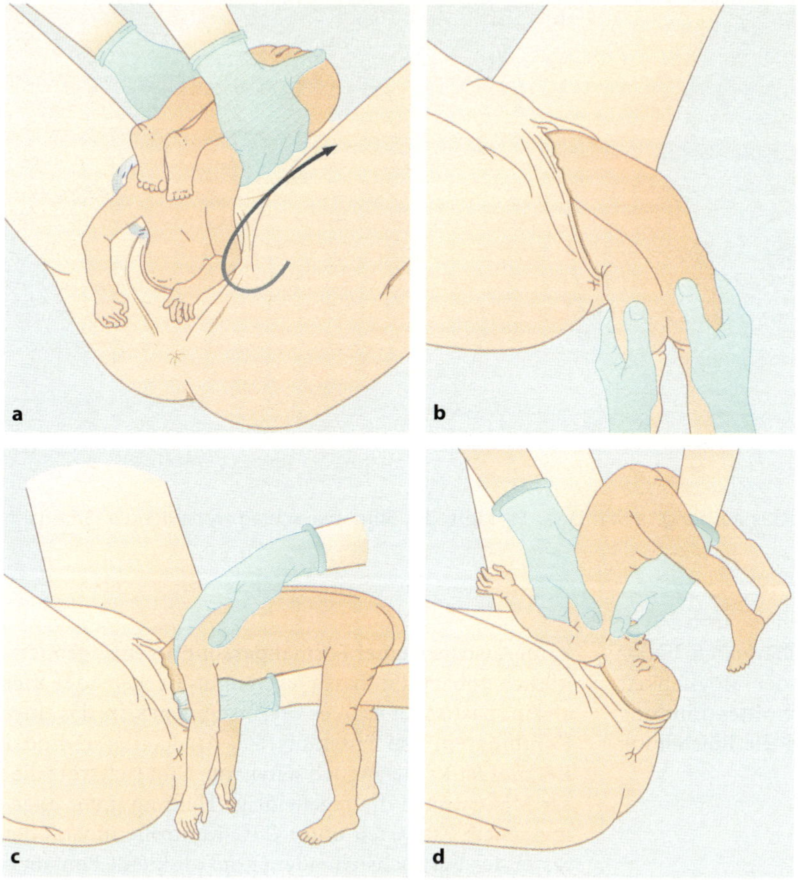

Abb. 9.34 a–d. Entbindungstechniken bei Beckenendlage. a Unterstützung der Spontangeburt aus Beckenendlage nach Bracht; b Armlösung nach Mueller; c Kopflösung nach Veit-Smellie 1. Phase; d 2. Phase

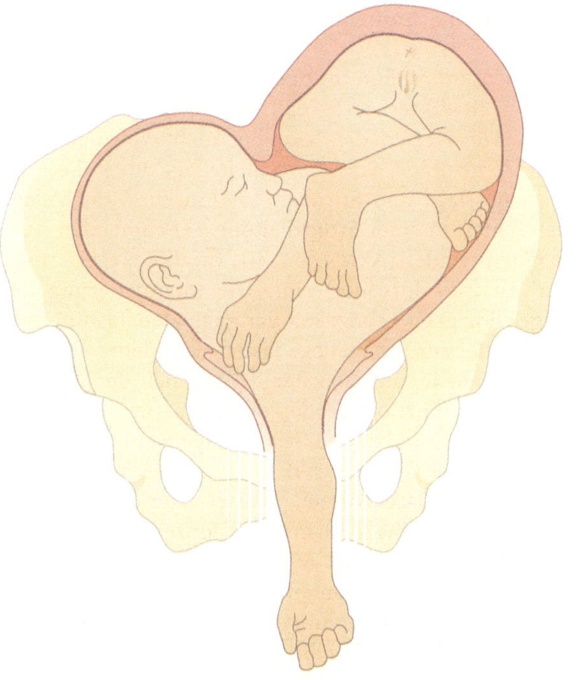

Abb. 9.35. Verschleppte Querlage mit Armvorfall und drohender Uterusruptur

Es sollte nach Möglichkeit eine Periduralanästhesie gelegt sein, damit der Beckenboden entspannt ist und die Frau nicht durch Wehenschmerzen von der Mitarbeit abgehalten wird. Der Anästhesist sollte anwesend sein, ebenso ein in der Reanimation Neugeborener versierter Arzt, im Idealfall ein Neonatologe.

Im Rahmen einer Neueinschätzung der geburtshilflichen Risiken bei einer vaginalen Beckenendlagenentwicklung hat auch die äußere Wendung des Feten eine Neueinschätzung erfahren. Bei sorgfältiger Auswahl der Schwangeren liegt die Erfolgsrate bei etwa 50 %. Die äußere Wendung wird im Sektio-OP in Anwesenheit des OP-Teams unter Ultraschallkontrolle der kindlichen Herzaktionen (Bradykardien) und der Plazenta (Lösung) vorgenommen.

Querlage. Die Querlage stellt eine seltene Lageanomalie dar. In den polfreien kaudalen Raum kann die Nabelschnur oder der kindliche Arm vorfallen – insbesondere wenn es zum vorzeitigen Blasensprung kommt, eine bei Querlage gehäuft angegebene Beobachtung (Abb. 9.35). Es liegen dann geburtshilfliche Notfallsituationen vor, die bei Tatenlosigkeit zum Tod des Kindes und der Mutter führen können. Wird die Querlage, heutzutage vornehmlich im Ultraschall, nach Ausschluß einer Placenta praevia bei vermehrter

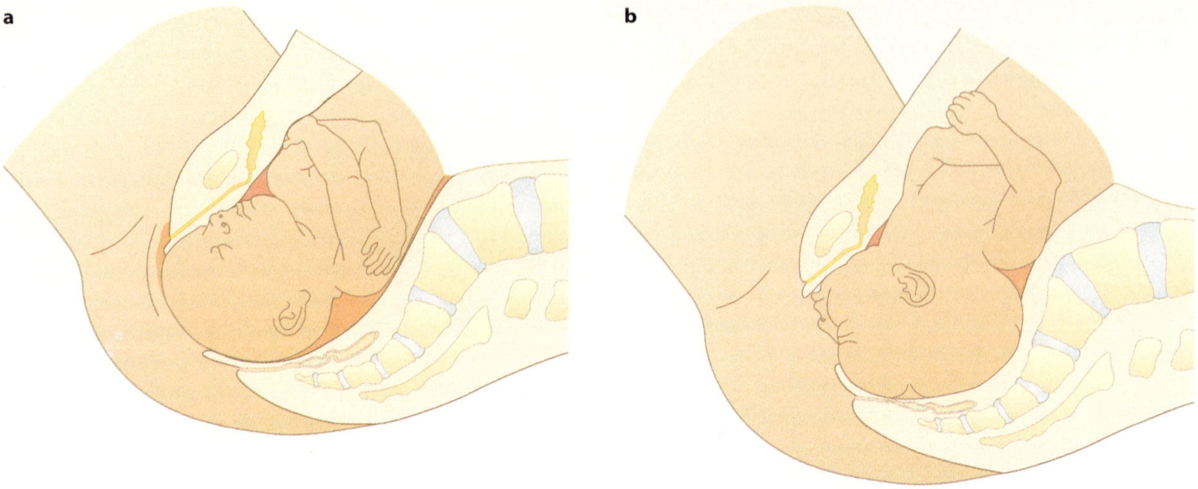

Abb. 9.36 a, b. Haltungsanomalien im Beckenausgang. **a** Stirnlage. Es führt die Stirn bei schräg verlaufender Stirnnaht. **b** Mentoanteriore Gesichtslage

Fruchtwassermenge oder bei Mehrgebärenden beobachtet, scheint es gerechtfertigt, bei der Möglichkeit der kurzfristig durchführbaren Schnittentbindung das Einsetzen von Wehentätigkeit und die Einstellung in eine Schädellage abzuwarten.

Regelwidrige Haltung

Begriffe aus der Mechanik der Geburt wie „Haltung" oder „Einstellung" lösen immer wieder lebhafte Diskussionen über die Art der Beziehung zwischen Einstellung und Haltung aus. In geburtshilflichem Sinne beschreibt „Haltung" zunächst einmal die Beziehung des Kopfes zum kindlichen Rumpf, die „Einstellung" dagegen die Beziehung des vorangehenden Teils zum Geburtskanal. Martius vertritt die Ansicht, daß die Haltungsänderung den primären Vorgang darstellt und die Einstellungsänderung von ihr abhängig ist. Es müsse z. B. beim tiefen Querstand zunächst zur Korrektur der fehlenden Beugung kommen, wenn die Drehung des Kopfes erreicht werden soll.

Regelwidrige Haltung bei Schädellage. Physiologischerweise ist die Haltung im Beckeneingang indifferent – große und kleine Fontanelle sind auf gleicher Höhe zu tasten –; der tiefstehende Kopf ist gebeugt. Die nach dem Geburtshelfer Roederer benannte ***Roederer-Kopfhaltung*** ist eine Regelwidrigkeit im Beckeneingang, wohingegen Scheitellage, Vorderhauptslage, Stirnlage und Gesichtslage die verbleibenden Regelwidrigkeiten des tiefstehenden Kopfes sind.

Roederer-Kopfhaltung. Bei der Roederer-Kopfhaltung ist, zunächst einmal unabhängig vom Pfeilnahtverlauf betrachtet, der Kopf bereits im Beckeneingang gebeugt, d. h. die kleine Fontanelle wird führend getastet. Dies kann Ausdruck einer Formanpassung an ein – geburtshilflich unbeeinflußbares – verengtes Becken oder aber an ein spastisches unteres Uterinsegment sein, das einer Kombination von Spasmolytika, Analgetika und/oder Betamimetika zugänglich sein kann. Gibt sich trotz dieser Maßnahmen die regelwidrige Haltung unter angemessenem Zuwarten unter CTG-Kontrolle nicht, oder tastet sich bei hochstehendem Kopf die kleine Fontanelle führend bei gerader verlaufender Pfeilnaht im Sinne eines hohen Geradstandes, wird die Geburtsbeendigung durch Schnittentbindung unumgänglich.

Haltungsanomalien im Beckenausgang. Sie sind dadurch charakterisiert, daß der tiefstehende Kopf beim Tiefertreten die Beugung nicht vollzogen hat, sich demzufolge, von der Scheitellage über die Vorderhauptslage und Stirnlage bis hin zur Gesichtslage betrachtet, in einer Streckhaltung zunehmenden Ausmaßes befindet (Abb. 9.36 a, b). In aller Regel erfolgt der Austritt dorsoposterior. Die Identifizierung der Regelwidrigkeit gelingt mit der vaginalen Tastuntersuchung: Bei der Scheitellage tasten sich kleine und große Fontanelle auf gleicher Höhe, bei der Vorderhauptslage führt die große Fontanelle, bei der Stirnlage die Stirn und bei der Gesichtslage werden markante Punkte des Gesichts, z. B. die Margines supraorbitales oder die Nasenwurzel, getastet. Von der physiologischen Langschädelform (Dolichozephalus) abweichende Schädelformen wie Kurzkopf, Rundkopf und Turmschädel prädisponieren zur Scheitellage und zur Vorderhauptslage, wohingegen der Hyperdolichozephalus häufig die Ursache von Stirn- und Gesichtslagen ist. Die während der Fetalperiode aufgrund der Zunahme des Gehirnvolumens sich vom Kurz- zum Langkopf ändernde Schädelform erklärt, daß bei Frühgeburten häufiger als bei Reifgeborenen Vorder-

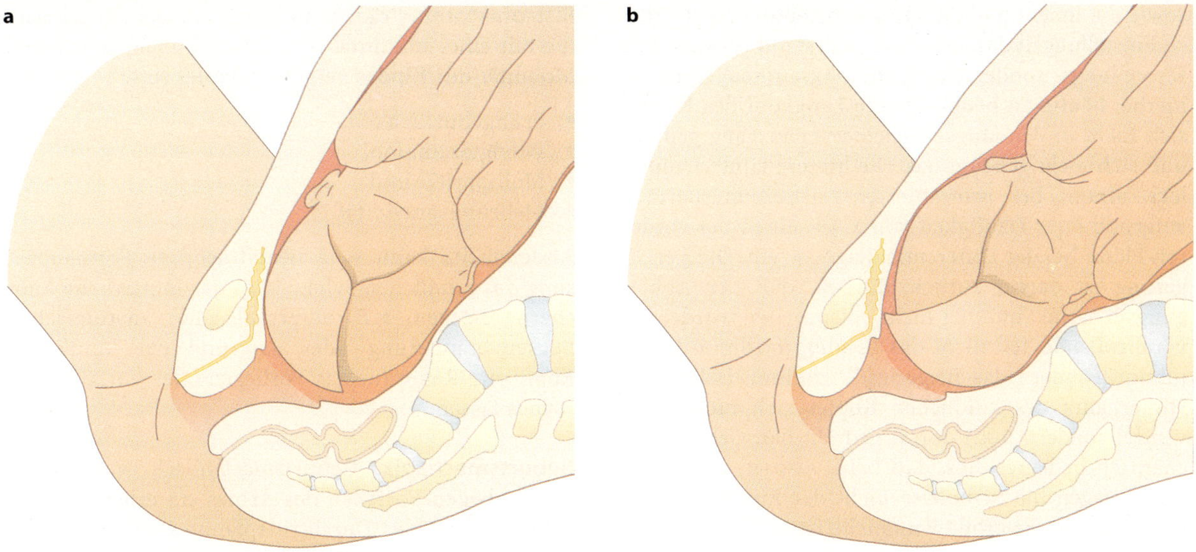

Abb. 9.37 a, b. Asynklitismus. a Vordere Scheitelbeineinstellung = verstärkte Naegele-Obliquität. Die Pfeilnaht ist dem Promontorium genähert. b Hintere Scheitelbeineinstellung = verstärkte Litzmann-Obliquität. Die Pfeilnaht ist der Symphyse genähert

hauptslagen aufgrund einer Brachyzephalie beobachtet werden.

Die geburtsmechanisch ungünstigste, gleichzeitig aber auch seltenste Haltungsanomalie ist die Stirnlage. Das Durchtrittsplanum hat mit der Circumferentia maxilloparietalis bzw. Circumferentia cygomaticoparietalis mit bis zu 38 cm den größtmöglichen Umfang. Geht die Stirnlage nicht in eine Gesichtslage über, bei der der Umfang des Durchtrittsplanums 34 cm mißt, ist ein spontaner Entbindungsversuch – wegen der in der Vergangenheit beobachteten kindlichen Mortalität von bis zu 40 % – nicht angezeigt und deshalb, vor allem bei einem großem Kind, die Geburt durch abdominale Schnittentbindung zu beenden.

Regelwidrige Einstellung

Regelwidrige Einstellungen als Folge eines fehlgeformten Beckens müssen nicht zwangsläufig, können aber einen pathologischen Geburtsverlauf nach sich ziehen. Der pathologische Geburtsverlauf beruht dann in einem dem Gesetz des geringsten Zwanges zuwiderlaufenden Geburtsmechanismus, wobei das Bestreben des kindlichen Körpers nach Übereinstimmung seiner Form mit der des mütterlichen Beckens und/oder sein Bestreben nach Übereinstimmung mit den durch die Beckenform vorgegebenen Abbiegungen behindert wird.

Entsprechend den verschiedenen Beckenetagen, die das Kind passieren muß, wird die regelwidrige Einstellung in der Beckeneingangsebene von der regelwidrigen Einstellung in der Beckenausgangsebene unterschieden. Die Diagnose der regelwidrigen Einstellung erfolgt durch Feststellung des Verlaufes der Pfeilnaht.

Beckeneingang. Regelwidrige Einstellungen in der Beckeneingangsebene sind der hohe Geradstand – hierbei verläuft die Pfeilnaht gerade – und die Scheitelbeineinstellung – hierbei verläuft die Pfeilnaht zwar regelrecht quer, ist jedoch aus der Führungslinie abgewichen. Abhängig von der Richtung, in die der kindliche Rücken weist, liegt ein dorsoanteriorer bzw. ein dorsoposteriorer hoher Geradstand vor. Je nachdem, ob bei der Scheitelbeineinstellung die Abweichung nach dorsal oder nach ventral erfolgt ist, handelt es sich um eine anteriore bzw. eine posteriore Scheitelbeineinstellung. Die Tatsache, daß es bei Scheitelbeineinstellung zum protrahierten Verlauf bzw. zum Geburtsstillstand kommt, unterscheidet diese als regelwidrige Einstellung vom vorderen bzw. hinteren physiologischen Asynklitismus (Synklitismus, „Zusammenliegen" von Pfeilnahtverlauf und Führungslinie), eine Abweichung des Pfeilnahtverlauf von der Führungslinie, die zu Geburtsbeginn beobachtet werden kann (Abb. 9.37 a, b). Während vor der routinemäßigen Anwendung des Ultraschalls in der Geburtsmedizin die Leopold-Handgriffe halfen, Klarheit über die Einstellung des Feten zu gewinnen, sind heute alle Voraussetzungen gegeben, daß die Ultraschalluntersuchung diese Rolle übernehmen könnte.

Beckenausgang. In der Beckenausgangsebene stellen der tiefe Querstand mit quer statt gerade verlaufender Pfeilnaht und mit auf gleicher Höhe zu tastenden Fontanellen, die hintere statt vordere Hinterhauptslage sowie die innere und äußere Überdrehung regelwidrige Einstellungen dar. Der tiefe Querstand ist nicht nur Einstellungs- sondern auch Haltungsanomalie, da der hierbei häufig zu beobachtende Langkopf des Kindes sich nicht in den längsovalen Beckenausgang gedreht und sich nicht gebeugt hat. Die hintere Hinterhauptslage nimmt bei protrahierter Austreibungsperiode aufgrund ihrer Häufigkeit von 2–5 % einen der vorderen Plätze bei der Differentialdiagnose ein. Die Verzögerung ist darauf zurückzuführen, daß der Abbiegungsübereinstimmung nicht entsprochen wurde, der vorangehende Teil nicht das Biegungsfazillium wahrnimmt, sondern das Biegungsdiffizillium, indem das Hinterhaupt des kindlichen Kopfes sich nicht nach ventral sondern nach dorsal gedreht hat. Geburtsmechanisch bedeutet dies, daß beim Austritt der Drehpunkt gegen die Symphyse nicht der kindliche Nakken, sondern die große Fontanelle ist.

Überdrehungen. Sie kommen vor als innere Überdrehungen, wenn der Kopf noch nicht geboren ist und als äußere Überdrehungen, nachdem der Kopf bereits geboren ist. Bei der inneren Überdrehung endet die 2. Phase der vorderen Hinterhauptslage nicht im tiefen Geradstand, sondern bei erster Stellung des Kindes (Rücken links – bezogen auf die Mutter) überdreht die Pfeilnaht und ist im 2. schrägen Durchmesser, bei zweiter Stellung des Kindes (Rücken rechts – bezogen auf die Mutter) im 1. schrägen Durchmesser zu tasten. Diese Form der Überdrehung tritt meistens nur vorübergehend auf. Von praktischer Bedeutung ist eher die äußere Überdrehung des kindlichen Kopfes. Bei gleichzeitig vorliegender innerer Überdrehung der Schultern weist dabei bei 1. Stellung des Kindes das Hinterhaupt nicht nach links, sondern nach rechts und umgekehrt. Der Überdrehung sollte bei der Entwicklung des Rumpfes nicht entgegengewirkt, sondern vielmehr entsprochen werden.

> **!** *Haltungsanomalie:* Regelwidrige Beziehung zwischen kindlichem Kopf und kindlichem Rumpf. **Einstellungsanomalie:** Regelwidrige mechanische Beziehung des vorangehenden Teils zum Geburtskanal.

Vorliegen des Armes bzw. Armvorfall bei Schädellage

In 1:1.000 bis 1:2.000 Fällen kann es unter der Geburt passieren, daß Hand mit Arm neben oder vor dem kindlichen Kopf positioniert getastet werden.

DEFINITION

Als ***Vorliegen*** wird diese Regelwidrigkeit bei intakter Fruchtblase bezeichnet, als ***Vorfall*** bei rupturiertem Amnion.

Risikofaktoren. Prädisponierend sind alle Situationen, die mit einer unmittelbar antepartal unangemessenen Mobilität des Kindes vergesellschaftet sind:

- Frühgeburtlichkeit,
- Polyhydramnion,
- Multiparität und
- Mehrlingsgravidität.

Andererseits kann eine beeinträchtigte Formanpassung des kindlichen Schädels an das mütterliche knöcherne Becken, z. B. aufgrund einer anatomischen Beckenveränderung oder aufgrund der kindlichen Kopfform, Raum für das Vorliegen oder Vorfallen des Armes lassen.

Geburtsmechanik. Geburtsmechanisch wird durch das Vorliegen/Vorfallen des Armes ein erheblich größerer Umfang des Durchtrittsplanums wirksam. Dies kann zum Geburtsstillstand führen, nicht selten zieht sich der Arm aber auch spontan zurück.

Manöver. Die Kreißende auf die dem vorgefallenen Arm entgegengesetzte Seite zu lagern, sollte hierbei zur Unterstützung versucht werden. Repositionsversuche dergestalt, daß der vorgefallene Arm vorsichtig zurückgeschoben und durch gleichzeitigen Druck auf den Fundus der Kopf ins Becken geleitet wird, können erfolgreich sein. Bei einem solchen Versuch sollte der Höhenstand des vorgefallenen Armes berücksichtigt werden, der bei unvollkommenem, wenn die Hand nicht über den Scheitel hinausragt, kaum jedoch bei vollkommenem Armvorfall erfolgreich verlaufen kann, wenn die Hand in der Vagina liegt. Unter strikter kardiotokographischer Überwachung kann in der frühen Eröffnungsperiode beim vollkommenem Armvorfall unter Lagerungsmaßnahmen das spontane Zurückziehen für kurze Zeit abgewartet werden, in der Regel wird die Geburt aber nur durch Sektio erfolgreich beendet werden können. Eine besondere Gefahr, die mit dem Armvorfall einhergeht und die vor allen Dingen bei Repositionsversuchen bedacht werden muß, ist die des Vorfalls der Nabelschnur.

Schulterdystokie

Die Schulterdystokie ist eine geburtshilfliche Notfallsituation in dem Sinne, daß sie, von einer Ausnahme abgesehen, nicht vorhersehbar ist: Bei vaginaloperativen Geburtsbeendigungen aus Beckenmitte wird sie häufiger beobachtet.

Komplikationen. Gefürchtet ist die Schulterdystokie wegen der mit ihr einhergehenden kindlichen Morbidität (Humerus-, Klavikulafrakturen, Halsplexuslähmungen unterschiedlichen Ausmaßes), die in der jüngeren Vergangenheit vermehrt Anlaß gerichtlich angeordneter Begutachtung und in den neunziger Jahren

Anlaß zur intensivierten wissenschaftlichen Auseinandersetzung mit der Schulterdystokie waren; auch Todesfälle wurden verzeichnet.

Geburtsmechanik. Geburtsmechanisch kann die Schulterdystokie als Regelwidrigkeit der 4. Phase der vorderen Hinterhauptslage insofern betrachtet werden, als bei bzw. nach Austritt des Kopfes die Formanpassungen der Schultern an den querovalen Beckeneingang bzw. an den längsovalen Beckenausgang unterbleiben. Im ersteren Fall stellen sich die Schultern nicht im hohen Schulterquerstand ein, statt dessen haftet die vordere Schulter an der Oberkante der Symphyse im hohen Schultergeradstand. Im letzteren Fall bleibt die innere Rotation der Schultern vom hohen Schulterquerstand zum tiefen Schultergeradstand aus und die Schultern stellen sich im tiefen Schulterquerstand ein.

Diagnose. So schlüssig die geburtsmechanische Definition der Schulterdystokie ist, so schwierig ist es, deren Häufigkeit festzustellen. Im angelsächsischen Sprachraum wurden Mitte der neunziger Jahre Häufigkeiten von 0,6–1,4% berichtet, in deutschsprachigen Lehrbüchern wird das Auftreten „schwerer" Schulterdystokien mit 0,2% angegeben. Wurde von Studienbeobachtern als Kriterium für das Vorliegen einer Schulterdystokie die Notwendigkeit von assistierenden Maßnahmen (s. unten), die zusätzlich zu dem üblichen, maßvollen Ziehen am Kopf des Kindes in dorsale Richtung vorgenommen wurden, herangezogen, ergab sich eine Rate von 11%. Von den beteiligten Geburtshelfern selbst wurde etwa die Hälfte weniger Schulterdystokien dokumentiert. Man kann vermuten, daß dies auf alle jene Fälle zurückzuführen war, in denen assistierende Maßnahmen prompt erfolgreich waren und subjektiv nicht der Eindruck bestand, als sei die Situation nur schwer beherrschbar gewesen. Als ein einigermaßen objektives Kriterium für eine Regelwidrigkeit in der 4. Phase der Geburt wurde deshalb das Zeitintervall zwischen Entwicklung des Kopfes und des vollständigen Rumpfes untersucht. Hierbei wurde die Kopf-Rumpf-Entwicklungszeit bei den Geburten ohne zusätzliche Manöver im Mittel mit 24 s und bei den Geburten mit zusätzlichen Manövern im Mittel mit 79 s angegeben. In einer weiteren Studie wurde das Zeitintervall zwischen Geburt des Kopfes und vollständiger Entwicklung nach Unterstützung durch maßvollen Zug mit 4–40 s, im Mittel 18 s, ermittelt, gegenüber 9–150 s, im Mittel 50 s, bei spontaner, nichtassistierter Expulsion. Prolongation durch spontane Expulsion bis zu 150 s führte in keinem Fall zu neonataler Morbidität. Während also Entwicklungen, die zusätzliche Manöver erforderten und einerseits deswegen, andererseits aber auch weil das Zeitintervall Kopf-Rumpf-Entwicklung deutlich länger war, als Schulterdystokien klassifiziert wurden, gibt es erhebliche Überschneidungen der Zeitspannen zwischen spontaner Expulsion, assistierter Entwicklung und assistierter Entwicklung mit zusätzlichen Manövern, so daß auch die Kopf-Rumpf-Entwicklungszeit erheblich an seiner vermuteten Qualität als hartem Kriterium für das Vorliegen einer Schulterdystokie einbüßt.

Risikofaktoren. Die Prognose des Auftretens einer Schulterdystokie in einer individuellen Schwangeren erweist sich als gleichermaßen schwierig. Mütterliche Faktoren wie Adipositas, Diabetes mellitus oder Multiparität stellen weniger ein Risiko an sich dar, als vielmehr die mit ihnen assoziierte fetale Makrosomie. In der Tat steigt die Zahl der beobachteten Schulterdystokien – insbesondere ab einem Geburtsgewicht von 4000 g – deutlich an.

Geburtsgewicht. Moderne Anästhesieverfahren wie die Periduralanästhesie oder Spinalanästhesie im Verein mit sonographischen Gewichtsschätzungen lassen angesichts einer fetalen Makrosomie den Entschluß von Geburtshelfern und Eltern zur Schnittentbindung leicht werden. Dabei muß aber Klarheit darüber bestehen, daß sonographisches Schätzgewicht und Geburtsgewicht zwar hoch signifikant, jedoch in einer Größenordnung von weniger als $R = 0{,}5$ korrelieren, mithin das Schätzgewicht im Einzelfall höchst ungenau und überschätzt sein kann. Außerdem wird oft außer acht gelassen, daß

- sonographische Schätzgewichte häufig extrapoliert werden, weil Referenzwerte für die Parameter, aus denen das fetale Gewicht errechnet wird, für Gewichte über 4000 g nicht vorhanden sind und
- der Schätzfehler in diesem Gewichtsbereich bei 10% liegt und mit zunehmendem Kindsgewicht zunimmt.

Schließlich konnte in einer nordamerikanischen retrospektiven Analyse des Geburtsverlaufs von 227 Kindern mit einem Geburtsgewicht von wenigstens 4500 g gezeigt werden, daß darunter keines der Kinder mit Schulterdystokie bleibende Schädigungen davongetragen hatte. Wieder eine andere Studie zeigte, daß die antenatale Vorhersage einer fetalen Makrosomie einen markanten Anstieg der Sektiorate zur Folge hatte, ohne daß es gleichzeitig zu einer Verringerung der Rate an Schulterdystokien gekommen wäre.

Zu der Frage, welchen prädiktiven Wert eine vorausgegangene Geburt mit Schulterdystokie hat, ist die Datenlage genauso widersprüchlich wie zu der Frage, ob eine protrahierte Eröffnungs- oder Austreibungsperiode häufiger mit einer Schulterdystokie assoziiert ist.

Manöver. Von der Vielzahl der Manöver, die zur Beherrschung der Schulterdystokie (hoher Schultergeradstand) empfohlen wurden, sei eines beschrieben:

- Versuchen, die Wehentätigkeit durch Einstellen einer evtl. Oxytozinunterstützung bzw. Gabe von β-Sympathomimetika zu kontrollieren.
- Raum schaffen durch Anlegen bzw. Erweiterung einer Episiotomie.
- Durch Stellungsänderung der Symphyse durch Absenken der gestreckten Beine und damit Absenken der Symphyse wird erreicht, daß der Beckeneingang gemessen an der Conjugata vera seine Weite wie bei Geburtsbeginn wieder einnimmt, d.h. um ca. 1 cm (von 12 auf 13 cm) erweitert wird.
- Äußere Überdrehung des Kopfes (bei 1. Lage Hinterhaupt in Richtung rechte mütterliche Seite drehen) versetzt die Schultern in die Lage, in den hohen Schulterquerstand zu drehen – dabei evtl. Druck mit einer Faust von abdominal unmittelbar hinter die Symphyse auf die Schulter ausüben.
- Durch anschließendes starkes Beugen der Beine in den Hüftgelenken wird nunmehr versucht, die durch das Höhertreten der Symphyse während des Geburtsverlaufs physiologische Erweiterung des Längsdurchmessers des Beckenausgangs um 1 cm (von 11,5 auf 12,5 cm) noch zu überbieten, um die vordere Schulter, die nunmehr Gelegenheit hatte, die innere Drehung in den tiefen Schultergeradstand zu vollziehen, sicher unter die Symphyse zu bringen. Der Kristeller-Handgriff sollte zur Beschleunigung der Geburtsbeendigung bei der Schulterdystokie aufgrund eines hohen Schultergeradstands nur dann zur Unterstützung herangezogen werden, nachdem die Schulter befreit und sich in den tiefen Schultergeradstand gedreht hat. Bei der Schulterdystokie aufgrund eines tiefen Schulterquerstands hingegen kann der Kristeller-Handgriff die innere Rotation der Schulter unter äußerer Rückdrehung des Kopfes nachhaltig unterstützen.

Fetale Fehlbildungen

Pränatal nicht entdeckte fetale Fehlbildungen führen dann zur regelwidrigen Geburt, wenn die Morphologie des Kindes dem Bestreben nach Formübereinstimmung und Abbiegungsübereinstimmung zwischen ihm und dem Geburtskanal entgegensteht, d.h. wenn Kopf oder Rumpf zu groß für die Geburtswege sind, oder Konturunregelmäßigkeiten der äußeren Körperhülle die Geburtswege verlegen.

Ursachen. Ursache für einen zu großen Kopf kann der Hydrozephalus sein, für einen übermäßigen Rumpf können es das „prune-belly"-Syndrom, Leber- und Nierenvergrößerungen aufgrund zystischer bzw. hydrotischer Veränderungen sowie Aszites bei Mekoniumperitonitis und für Konturunregelmäßigkeiten Teratome des Steißes oder des Halses, sowie Zelen im Kopf-, Wirbelsäulen- und Nabelbereich sein. Das ***„Prune-belly"-Syndrom*** beruht auf einer Obstruktion der fetalen Urethra, die eine monströse Megazystis zur Folge hat, die den fetalen Bauch („belly") pflaumen-(„prune")förmig erscheinen läßt. Unter Konturunregelmäßigkeiten können auch fetale Doppelbildungen eingeordnet werden; sie können wie der Dizephalus (Doppelbildung mit zwei Köpfen) oder der Kraniophagus (an den Köpfen unvollständig getrennte eineiige Zwillinge) als symmetrische oder wie der Epignathus (der parasitäre Zwilling sitzt am Gaumen des Geschwisters) als asymmetrische Doppelbildungen vorkommen.

Screening. In Ländern mit einem Schwangeren-Vorsorgeprogramm, das ein generelles Ultraschallscreening mit Untersuchungen in allen Trimestern beinhaltet, werden die meisten der genannten Fehlbildungen antenatal entdeckt werden. Klinische Hinweise auf das Vorliegen fetaler Anomalien können bei Hydramnion ein im Vergleich zum Schwangerschaftsalter überdimensionierter Bauch, ablesbar am Symphysen-Fundus-Abstand, aber auch vorzeitige Wehentätigkeit sein. Ein Hydramnion kommt bei ca. 10 % fetaler Fehlbildungen vor, bzw. wenn ein Hydramnion vorliegt, ist in ca. 30 % mit dem Vorliegen einer Fehlbildung zu rechnen. Vorzeitige Wehentätigkeit kann auch mit einer fetalen Fehlbildung vergesellschaftet sein.

Eine grundsätzlich immer unmittelbar präpartal durchgeführte Ultraschalluntersuchung kann Aufschluß über mögliche Fehlbildungen geben, so daß das geburtshilfliche Vorgehen der Situation angepaßt werden kann.

Werden Fehlbildungen antenatal entdeckt, sind bei dem Prozeß der gemeinsamen Entscheidungsfindung mit den Eltern über den Entbindungsmodus der Geburtshelfer und seine Konsiliarii, darunter in erster Linie der Neonatologe, als letztendlich diejenigen, bei denen die Verantwortung für die Entscheidung angenommen wird, in ihrer Beratung Einflüssen in mehrfacher Hinsicht unterworfen. (Um einer Schwangeren mit einem nicht lebensfähigen Feten einen spontanen, Zeit in Anspruch nehmenden Geburtsverlauf zu ersparen, würde mancher Geburtshelfer zu Sektio tendieren.) Da ist zum einen die kontinuierliche Diskussion über hohe Sektioraten in der Fachwelt. Zum anderen ist da die anhaltende, vielfach unstrukturierte, gesamtgesellschaftliche Diskussion um Definition des Menschseins, Erhalt und Beendigung menschlicher vorgeburtlicher und frühgeburtlicher Existenz. Schließlich steht die „Autonomie" der Patientin im Raum, ein Begriff, der vor allem in den USA durch die Jurisprudenz einen herausragenden Platz bei medizinischen Entscheidungsfindungen zugewiesen bekommen hat und seither auch in Deutschland mehr und mehr aus der juristischen Fachwelt in die gesamtgesellschaftliche Diskussion hineingetragen wird. Wünschenswert wäre es, bislang jedoch nicht etabliert, wenn Gremien aus Perinatologen, Psychologen, Theologen, Philosophen und aus Vertretern von Behindertengruppen in konkreten Fällen Entscheidungshilfe gewährten.

Bei einem ausgeprägten Hydrozephalus in der Spätschwangerschaft kann das Ergebnis der Entscheidungsfindung einerseits die Entbindung durch Kaiserschnitt und Maximalversorgung des Neugeborenen sein, andererseits aber auch die vaginale Entbindung mit Zephalozentese (Punktion des Hydrozephalus transvaginal und Drainage des Hirnwassers) und Extraktion mittels des Kranioklasten, wobei das Kind verstirbt.

9.5.4 Amniale Ursachen

Hydramnion (Polyhydramnie)

Bevor der Ultraschall in der Geburtshilfe Verbreitung gefunden hatte, wurde Polyhydramnie als eine 1,5 bis 2 l übersteigende Fruchtwassermenge definiert. Die Diagnose stützte sich auf die Feststellung einer unverhältnismäßigen Größe des mütterlichen Bauches bezogen auf das Schwangerschaftsalter, die Tatsache, daß fetale Teile nicht zu ertasten waren, sowie die Schwierigkeit, die kindlichen Herztöne mittels Kardiotokographie zu orten, seit diese Methode in den siebziger Jahren allgemeine Verbreitung fand. Die 50er-Perzentile für den Symphysen-Fundus-Abstand (SFA) z. B. liegt im Normalfall etwa bei – SSW in cm –2 cm. Eine mehr als perzentilengerechte Zunahme des SFA über den Schwangerschaftsverlauf muß an ein Hydramnion denken lassen; dieser Prozeß vollzieht sich meistens chronisch; ein akutes Hydramnion wird kaum bei Einlingsschwangerschaften, sondern vorzugsweise beim fetofetalen Transfusionssyndrom bei monochorialen Mehrlingsschwangerschaften beobachtet.

Diagnose. Objektivieren läßt sich das Hydramnion durch die Ultraschalluntersuchung und die transabdominale Messung der „tiefsten vertikalen Tasche“ in den vier Quadranten des Uterus. Dabei wird die längste, lotrechte Wegstrecke freien, durch kindliche Teile nicht verlegten Raumes von der Amnionvorderwand zur Amnionhinterwand in cm, in jedem von vier Quadranten gemessen. Addiert man die Meßwerte in den vier Quadranten, so sollte die Summe die 95er Perzentile für die betreffende SSW nicht überschreiten. In Terminnähe würde ein Fruchtwasserindex > 24 und < 40 cm ein mäßiges Hydramnion anzeigen, ein Fruchtwasserindex ≥ 40 cm ein Polyhydramnion. Gemäß dieser Defnition wurde ein mäßiges Hydramnion in 8,2 % von 1.177 Schwangeren gefunden, wobei keine der bekannten, mit Polyhydramnie assoziierten Entitäten nachgewiesen wurden, wohl aber eine signifikant höhere Rate von Kindern mit einem Geburtsgewicht > 4000 g. Eine einzelne vertikale Tasche mit einer Tiefe von > 6 cm läßt häufig ein akut aufgetretenes Polyhydramnion vermuten. Eine ältere ultrasonographische Definition des Hydramnions orientiert sich an einer einzigen „Fruchtwassertasche“, in der die freie Strecke > 8 cm betragen muß, um das Kriterium der Hydramnie zu erfüllen.

Häufigkeit. Je nach untersuchten Kollektiven werden die Zahlen für die Häufigkeit des Hydramnions unterschiedlich angegeben: Während auf der Grundlage der o. g. physikalischen Kriterien die Häufigkeit mit 0,4 % angegeben wurde, beträgt diese Rate seit Einführung des Ultraschalls mindestens 1 % bis zu 3,3 % über alle SSWs, bzw. zwischen 0,7 und 1,5 % im 3. Trimenon.

Bedeutung. Bei etwa 2/3 der Schwangeren mit Hydramnion sind keine weiteren mütterlichen oder fetalen Auffälligkeiten zu entdecken; die Inzidenz von Aneuplodien scheint unter diesen Schwangeren mit idiopathischem Hydramnion jedoch erhöht zu sein. Das restliche Drittel beinhaltet in der Reihenfolge ihrer Häufigkeit Schwangere mit fetalen Anomalien, einer Glukosestoffwechselstörung oder Mehrlingsschwangerschaften. Die Bedeutung der Blutgruppenunverträglichkeit als Ursache eines immunologischen Hydrops fetalis ist seit der Einführung des mütterlichen Screenings auf irreguläre Antikörper in der Frühschwangerschaft in den siebziger Jahren und die Rhesusprophylaxe am Ende des 2. Trimenons in den neunziger Jahren in den Hintergrund getreten.

Pathophysiologie. Erkenntnisse aus der Pränatalmedizin haben unser Verständnis von Physiologie und Pathophysiologie des Fruchtwassers in jüngerer Zeit bereichert. So wissen wir jetzt, daß zwischen Fruchtwassermenge und intraamnialem Druck keine direkte Korrelation besteht. Der intraamniale Druck zeigt über die Schwangerschaft einen sigmoidalen Verlauf mit einem Plateau zwischen der 16. und 26. SSW, wohingegen die Fruchtwassermenge bis etwa zur 36. SSW kontinuierlich ansteigt, um danach wieder abzufallen. Es ist auch weniger die Fruchtwassermenge, die den intraamnialen Druck (mit)bestimmt, als vielmehr die primäre Spannung der Uteruswand. Wurde z. B. im Zusammenhang mit pränatalmedizinischen Eingriffen Flüssigkeit in das Amnion instilliert, dann hing das Auftreten von Wehentätigkeit weniger mit der Menge an instillierter Flüssigkeit als mit der Änderung der uterinen Wandspannung, gemessen als intrauteriner Druck, zusammen. Dies wird durch Beobachtungen bestätigt, denen zufolge ein Zusammenhang zwischen intrauterinem Druck und Frühgeburtlichkeit als monokausalem Geschehen ebenfalls nicht hergestellt werden konnte. Lag jedoch bereits eine Fruchtwasservermehrung im Sinne eines Polyhydramnions vor, konnte eine signifikante Korrelation zwischen Fruchtwassermenge und intraamnialem Druck nachgewiesen werden. Definiert als Fruchtwasservermehrung mit tiefster vertikaler Tasche > 8 cm (s. oben) fand sich jedoch bei der Hälfte der untersuchten Schwangeren noch ein normaler intraamnialer Druck; bei tiefster vertikaler Tasche > 15 cm fand sich in allen Fällen eine Druckerhöhung. Eine von derartiger Fruchtwasservermehrung begleitete Druckerhöhung scheint nicht ohne Auswirkung auf die uteroplazentare Zirkulation zu bleiben: pO_2 und pH fielen mit zunehmendem Druck ab. Durch Entlastungspunktionen und intraamniale Drucksenkung bei Polyhydramnion läßt sich die uteroplazentare Durchblutung, ablesbar an höherem fetalen pO_2 und pH, verbessern; dabei korreliert die Menge entnommenen Fruchtwassers nicht streng mit dem Druckabfall. Ist eine Entlastungspunktion wegen mütterlicher Dyspnoe indiziert, muß man sich demzufolge darüber im klaren sein, daß damit die mütterliche Situation verbessert wird, nicht unbedingt die fetale. Intrauterine Druckmessungen sind technisch nicht unproblematisch und werden derzeit einzig in der experimentellen Medizin angewandt.

Die wenigen Studien zum Grad der Ausprägung des Polyhydramnions und Frühgeburtlichkeit haben bei idiopathischem Polyhydramnion keinen Zusammenhang zeigen können. Eine erhöhte Frühgeburtlichkeit wurde nur dann gefunden, wenn das Hydramnion mit – schlecht eingestelltem – maternem Diabetes mellitus oder fetalen Fehlbildungen assoziiert war. Zu berücksichtigen ist, daß in diesen Fällen auch ohne ein begleitendes Hydramnion die Frühgeburtenrate erhöht ist.

Wenn ein Polyhydramnion im Zusammenhang mit Fehlbildungen beobachtet wird, dann läßt es sich in der Regel auf 4 pathophysiologische Mechanismen zurückführen:

- Auf eine Störung des fetalen Schluckaktes und/oder der gastrointestinalen Resorption,
- auf renale Erkrankungen,
- auf eine vermehrte Transsudation membranöser Läsionen und
- auf eine vermehrte Urinproduktion als Kompensationsmechanismus bei Zuständen mit erhöhter kardialer Vorlast und demzufolge Druckerhöhung im venösen Kreislauf.

Unklar ist, weshalb auch bei solchen Feten mit Trisomie 18 und Trisomie 13 ein Polyhydramnion auftreten kann, die keine Fehlbildung aufweisen, die zu einer Störung der Fruchtwasserzirkulation führt (z. B. Ösophagusatresie). Dies gilt gleichermaßen für das Hydramnion, das sich bei diabetischen Schwangeren mit unzureichend eingestellter Glukosestoffwechsellage vorzugsweise im 3. Trimenon entwickelt.

Therapie. Die Behandlungsstruktur für die Kreißende mit Polyhydramnion sollte auf die häufigsten mütterlichen Komplikationen, die mit Polyhydramnie assoziiert sind, ausgerichtet sein:

- Vorzeitige Plazentalösung
- Uterine Dysfunktion
- Atonische Nachblutungen

Beim spontanen wie artifiziellen Blasensprung ist mit dem Vorfallen der Nabelschnur zu rechnen. Ist, aus welchen Gründen auch immer, eine qualifizierte pränatalmedizinische Abklärung des Polyhydramnions nicht erfolgt, bzw. eine perinatologische Behandlungsstruktur nicht formuliert, sollte das Neugeborene mit unauffälligem Äußeren trotzdem aufmerksam beobachtet und alsbald in perinatologische Obhut gegeben werden, damit hyperinsulinämischen Hypoglykämien frühzeitig entgegengesteuert wird und alle die diagnostischen Maßnahmen veranlaßt werden, die die äußerlich nicht erkennbaren Fehlbildungen auszuschließen in der Lage sind (Tabelle 9.5).

Tabelle 9.5. Vergesellschaftung von Polyhydramnion mit fetalen Erkrankungen

Störung des fetalen Schluckaktes und/oder der gastrointestinalen Resorption
• Ösophagusatresie
• Zwerchfellhernie (starke Abknickung des gastroösophagealen Winkels)
• Tumoren in Hals und Mediastinum
• Darmobstruktionen
• Neuromuskuläre Schluckstörungen (z. B. bei Arthrogryposis multiplex)
• Darmobstruktionen (zusätzliches Erbrechen des Feten)
Renale Fehlbildungen
• Subpelvine Stenose
• Refluxuropathien
• Bartter-Syndrom
Vermehrte Transsudation membranöser Läsionen
• Neuralrohrdefekte
– Anenzephalie
– Enzephalozele
– Spina bifida aperta (seltener)
• Bauchwanddefekte
– Omphalozele
– Gastroschisis (selten)
Erhöhte kardiale Vorlast mit kompensatorisch erhöhter Urinproduktion
• Fetale Anämie
– Blutgruppeninkompatibilität
– Fetomaternale Transfusion
– Parvovirus-B19-Infektion
• Kardiale Insuffizienz
– Herzfehler
– Tachyarrhythmie
– High-cardiac-output-Failure (fetale und plazentare Tumoren, arteriovenöse Fisteln, parasitärer Zwilling)
• Fetofetales Transfusionssyndrom
• Obstruktion des venösen Blutflusses
– Zwergwuchs mit Thoraxdysplasie
– Kongenitale zystisch-adenomatöse Lungenfehlbildung
– Primärer Hydrothorax

Oligohydramnion

Die Bedeutung des Oligohydramnions liegt in seiner Beziehung zur perinatalen Mortalität. Diese ist am geringsten, wenn die freie, lotrechte Wegstrecke in einer Fruchtwassertasche zwischen 2 und 8 cm liegt, und steigt bei Werten unter 2 cm steil an.

Diagnose. Unter Bezug auf den Amnionflüssigkeitsindex liegt ein Oligohydramnion dann vor, wenn der Amnionflüssigkeitsindex die 5er Perzentile für das betreffende Schwangerschaftsalter unterschreitet. Klinische Kriterien für ein Oligohydramnion sind in Umkehr zum Polyhydramnion ein weniger als perzentilengerecht zunehmender Symphysen-Fundus-Abstand sowie gut tastbare kindliche Teile; bei der Amnioskopie fällt die geringe Vorwassermenge auf.

Bedeutung. Das Oligohydramnion ist in allen Schwangerschaftsabschnitten mit einer erhöhten perinatalen Mortalität assoziiert, insbesondere aber im 2. Trimenon. Zu diesem Zeitpunkt, wenn die fetale Urinproduktion als Quelle des Fruchtwassers voll zur Geltung kommt, macht sich eine fetale Nierenagenesie oder eine anderweitige Harnwegsobstruktion deletär bemerkbar. Eine normale Fruchtwassermenge in diesem Schwangerschaftsabschnitt ist unumgänglich für die Ausbildung der fetalen Lungen. Neugeborene aus solchen Schwangerschaften versterben aufgrund der Nierenagenesie und/oder der Lungenhypoplasie.

Das Fruchtwasser kann als Erweiterung des fetalen Gefäßbettes aufgefaßt werden. Wenn der Fet gut hydriert ist und ein normales Plasmavolumen aufweist, sind Urinproduktion und Fruchtwassermenge normal. Umgekehrt, ist das fetale vaskuläre Volumen vermindert, wird die Urinproduktion reduziert und ein Oligohydramnion resultiert. Die intrauterine Wachstumsretardierung, insbesondere wenn ihre Ursache in einer Präeklampsie liegt, ist oft mit einem Oligohydramnion vergesellschaftet. Der Pathomechanismus beinhaltet ein Defizit im fetalen Gefäßvolumen, welches zu einer Verminderung der glomerulären Filtrationsrate und zu vermindertem Harnfluß führt. Zusätzlich führt die von der Präeklampsie herrührende chronische Hypoxie zu einem „shunting" fetalen Blutes weg von den Nieren.

Übertragung. Bei Übertragung der Schwangerschaft kommt es zur Fruchtwasserverminderung; der Grund hierfür ist unklar. Harte Daten für die Vermutung, daß die rapide Alterung der Plazenta einen effizienten Transfer von Wasser von der Mutter zum Feten nicht mehr gestattet, gibt es nicht. Nichtsdestotrotz ist die Beobachtung eines Oligohydramnions bei der Übertragung von erheblicher klinischer Bedeutung, da die Inzidenz der Mekoniumaspiration wie auch der perinatalen Asphyxie deutlich erhöht ist. Während die Häufigkeit „grünen" Fruchtwassers bei ca. 15 % liegt, steigt sie bei Übertragung auf über 30 % an und liegt um 70 %, wenn die Übertragung mit einem Oligohydramnion einhergeht.

Vorzeitiger Blasensprung

DEFINITION
Unter einem vorzeitigen Blasensprung wird in der Geburtshilfe der Abgang von Fruchtwasser vor dem Einsetzen von Wehentätigkeit verstanden.

Ursachen. Die genauen Ursachen sind unklar; es lassen sich jedoch Zusammenhänge mit einer Keimbesiedelung von Scheide und Zervix nachweisen. Keime können auch die intakte Eihaut penetrieren und bereits im Fruchtwasser anwesend sein, wenn die Fruchtblase springt. Weiterhin zeigen die Perinatalerhebungen, daß Schwangere, die Zigarettenrauchen angegeben haben, häufiger einen vorzeitigen Blasensprung erleiden.

Hoher Blasensprung. Ein vorzeitiger Blasensprung kann gelegentlich von unfreiwilligem Harnträufeln schwer zu unterscheiden sein; insbesondere dann, wenn sich bei der Einstellung mit dem Rinnenspekulum keine Flüssigkeit aus dem hinteren Scheidengewölbe im Spekulum auffangen läßt und im transabdominalen Ultraschall die Fruchtwassermenge nicht sichtbar vermindert imponiert. Diese Situation wird häufig als „hoher" Blasensprung angesprochen. Die Vorstellung dabei ist, daß die Eihaut an einer Stelle weiter distal vom inneren Muttermund eingerissen ist, so daß der Fruchtwasseraustritt z. B. durch Verschieben der Eihautblätter gegeneinander oder gegen die Uteruswand überwiegend, oder auf weitere Sicht auch vollständig, behindert wird: der Blasensprung hat sich „gestellt". Eine grundsätzliche Befürchtung bei jedem Blasensprung ist, daß es zur Keimaszension und zur intrauterinen Infektion kommt.

Nachweis von Fruchtwasser. Fruchtwasserabgang läßt sich mehr oder weniger zuverlässig durch verschiedene Methoden nachweisen. Wird z. B. Fruchtwasser, das stark östrogenhaltig ist, mit einem Watteträger auf einem Objektträger ausgestrichen, läßt sich nach dem Antrocknen das ***„Farnkrautphänomen"*** beobachten. Rosafarbenes Lackmuspapier färbt sich blau, wo es mit dem Fruchtwasser in Berührung kommt; desgleichen färbt sich ein mit orangefarbenem Bromthymolblau getränkter Tupfer blau, wo er mit Fruchtwasser in Berührung kommt. Die Aussagekraft der ***Lackmusprobe*** wird durch Urin eingeschränkt, die des ***Bromthymolblau-Tests*** durch Blut. Der derzeit verläßlichste Test ist der zum Nachweis ***fetalen Fibronektins.*** Fibronektin ist u. a. auch ein Bestandteil der Eihäute. Er wird allerdings nicht nur beim Blasensprung freigesetzt, sondern auch bereits bei Einwirkungen auf die Eihäute wie vorzeitige Wehentätigkeit, die im weiteren Verlauf mit einem Blasensprung einhergehen können. Somit wird durch den fehlenden Nachweis von Fibronektin ein Blasensprung mit hoher Sicherheit ausgeschlossen, der Nachweis von Fibronektin beweist ihn aber nicht, hat jedoch eine gewisse prädiktive Bedeutung für das Auftreten eines Blasensprungs. Von allen Tests zum Nachweis bzw. zum Ausschluß eines Blasensprungs ist der Fibronektintest gegenwärtig der teuerste.

Amnioninfektionssyndrom – Chorioamnionitis

Pathogenese. Die bakterielle Besiedelung des Chorioamnions kann dem Blasensprung vorausgehen, häufiger wird sie Folge eines stattgehabten Blasensprunges sein. Die Eintrittspforten können vielfältig sein. Am häufigsten dürfte es durch Aszension von Keimen aus der Vagina zur Chorioamnionitis kommen, es ist aber auch die hämatogene Keimeinschwemmung von entfernten Infektionsherden im mütterlichen Organismus, z. B. aus dem Urogenitaltrakt, denkbar. Hämatogen in den Feten gelangte Keime können mit Mekonium ins Fruchtwasser abgesetzt werden, das Amnion besiedeln und es penetrierend zur Deziduitis und Plazentitis führen. Ob der histologische Nachweis von mononukleären und polymorphonukleären Leukozyten im Chorion in Abwesenheit sonstiger Zeichen mütterlicher oder fetaler Infektion tatsächlich immer auf die Gegenwart von Bakterien zurückzuführen ist, wie von Benirschke und Kaufmann postuliert wird oder auch durch chemische Noxen wie Mekonium provoziert werden kann, ist derzeit noch unklar.

Klinik. Das Vollbild des Amnioninfektionssyndroms mit mütterlichem Fieber, schmerzhafter Palpation des Uterus, übelriechendem vaginalen Fluor, Infektionszeichen beim Neonaten und gar einer septischen Koagulopathie wird selten angetroffen. Die Schwangerenvorsorge hat dazu geführt, daß Schwangere auch bei kleineren Auffälligkeiten wie vermeintlichem Fruchtwasserabgang in der Regel frühzeitig um geburtshilfliche Betreuung nachsuchen. Deshalb sind deutliche Zeichen einer Infektion häufig noch nicht auszumachen, wenn sich eine Schwangere mit Abgang von Fruchtwasser vorstellt.

Diagnose. Mit den Tests zur Sicherung des Blasensprungs und Nativtests zur Beurteilung der Vaginalflora (Mikroskopie, Fischgeruchprobe mit KOH) sind auch bakteriologische Abstriche auf An-/aerobier und Chlamydien zu entnehmen. Der Stellenwert von Mykoplasmen in der Perinatologie ist unklar, nicht zuletzt deswegen, weil T-Mykoplasmen (Mycoplasma hominis) bzw. Ureaplasma urealyticum bei bis zu 30 % untersuchter, symptomfreier Frauen nachgewiesen werden konnten. Bei der Abstrichentnahme ist zu überprüfen, ob evtl. besondere Transportmedien, wie z. B. zum kulturellen Nachweis von Gonokokken, notwendig sind. Eine Ergebnismitteilung wird in der Regel frühestens nach Ablauf von 24 h zu erwarten sein. Soll bereits mit einer Antibiose begonnen werden, ist ein Keimspektrum zu berücksichtigen, welches sehr umfassend sein kann; häufig sind mehrere Keime anzutreffen (Tabelle 9.6).

Tabelle 9.6. Auswahl aus einem Keimspektrum beim Amnioninfektionssyndrom

- Sproßpilze
- Gardnerella vaginalis
- Pyogene Kokken
  - ***Gruppe-B-Streptokokken***
  - ***Gruppe-D-Streptokokken (syn. Enterokokken, Streptococcus faecalis)***
  - Staphylokokken (St. aureus)
  - Gonokokken
- ***Enterobakterien***
  - Escherichia coli
  - Klebsiella
  - Enterobacter
  - Proteus
- Pseudomonas
- Nichtsporenbildende Anaerobier
  - Bacteroides fragilis
  - Fusobakterium
- Listerien
- Clostridien
- Chlamydien
- Mykoplasmen
- Protozoen
  - Trichomonas vaginalis
  - Toxoplasma

Die nach der Erfahrung des Autors im deutschsprachigen Raum am häufigsten angetroffenen Keime sind hervorgehoben.

Streptokokken der Gruppe B sind in der Perinatologie gefürchtet, weil sie beim Neugeborenen eine schleichend einsetzende, tödlich verlaufende Sepsis verursachen können. Eine obligatorische, antibiotische Behandlung bei Abwesenheit von Symptomen während der Schwangerschaft mit hochdosiertem, d. h. i. v.-appliziertem Penicillin G wurde wieder verlassen, da eine dauerhafte Eradikation nicht gelingt. Zum Nachweis einer Kolonisation der Scheide mit B-Streptokokken ist ein Bedside-Test verfügbar. Besteht der Verdacht auf eine B-Streptokokkeninfektion, erscheint es heute vertretbar, der Mutter sub partu hochdosiertes Penicillin zu verabreichen, und das Neugeborene post partal auf Infektionszeichen hin zu überwachen.

Zur Basisdiagnostik des beginnenden Amnioninfektionssyndroms ist weiterhin neben der Erhebung der Vitalparameter (Temperatur, Puls, Blutdruck) die Bestimmung der Leukozytenzahl bzw. die Anfertigung eines Differentialblutbildes sowie die Bestimmung des C-reaktiven Proteins (CRP) im mütterlichen Blut zu zählen. Diese Maßnahmen sind in definierten Zeitabständen zu wiederholen. Im Rahmen der kardiotokographischen Überwachung des Feten ist insbesondere auf einen schleichenden Anstieg der Baseline mit Oszillationsverlust zu achten, der u. U. nur bei der Betrachtung längerer Zeitabschnitte deutlich wird.

Post partum sollten bakteriologische Abstriche von der Plazenta und bei Geburtsbeendigung durch Sektio auch aus dem Uteruskavum entnommen werden, um ungewöhnliche Keime zu entdecken, die möglicherweise einer speziellen antibiotischen Behandlung bedürfen. Es sollte nicht versäumt werden, alle mitgeteilten Befunde an die Pädiater weiterzugeben.

Nach der Geburt ist das Neugeborene sorgfältig zu beobachten. Es sollten bakteriologische Abstriche von verschiedenen Körperöffnungen entnommen werden, z. B. Rachen, Ohr und Anus. Zunächst fehlende Symptome sprechen nicht gegen eine stattgehabte Infektion: Schlaffheit, Zyanose, Tachykardie und Atemdepression können darauf hindeuten.

Therapie. Bei Vorliegen oder bei Entwicklung eines Amnioninfektionssyndroms ist die zügige Entbindung anzustreben. Sofern die Situation nicht ohnehin die sofortige Geburtsbeendigung erfordert, kann eine Geburtsdauer von 6–8 h, innerhalb derer es zur Geburt gekommen sein sollte, als Orientierung dienen.

9.5.5 Umbilikale Ursachen

Nabelschnurumschlingung/-knoten, kurze bzw. überlange Nabelschnur, Insertio velamentosa – aberrierende Gefäße, Gefäßanomalien der Nabelschnur

Vorliegen bzw. Vorfall der Nabelschnur. Befinden sich Abschnitte der Nabelschnur dergestalt neben oder kaudal vom vorangehenden Teil, daß sie beim Tiefertreten komprimiert werden können, wird diese Situation bei intakter Fruchtblase als Vorliegen, bei gesprungener Fruchtblase als Vorfall der Nabelschnur bezeichnet (Abb. 9.38). Tritt die Nabelschnur vor den äußeren Muttermund, handelt es sich um einen manifesten Nabelschnurvorfall, verbleibt die Nabelschnur in utero, wird diese Situation als okkulter Nabelschnurvorfall bezeichnet. Es gibt kaum eine Schwangere, die im Rahmen ihrer Geburtsvorbereitung nicht vom Verhalten beim unerwarteten Blasensprung gehört oder gelesen hat: Wegen der Gefahr des Nabelschnurvorfalles möge sie sich liegend in die Klinik transportieren lassen. Wenn die Häufigkeit des Nabelschnurvorfalles allgemein auch überschätzt wird, so hat der liegende Transport, vorzugsweise mit hochgelagertem Becken in der realen Situation doch seinen Sinn.

Ist die Nabelschnur nicht sichtbar vor die Vulva prolabiert, gibt die Tastuntersuchung nicht nur über

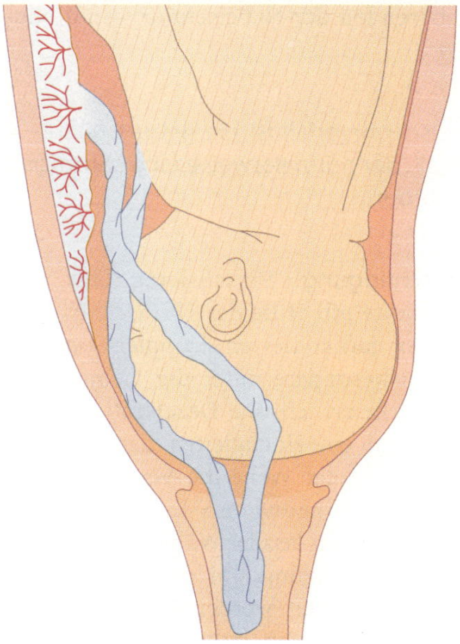

Abb. 9.38. Nabelschnurvorfall

Beziehung der prolabierten Nabelschnur zum vorangehenden Teil Aufschluß, sondern darüberhinaus über die Faktoren, die bei der Entscheidung über die Durchführbarkeit einer unverzüglichen vaginalen, ggf. vaginaloperativen Entbindung zu berücksichtigen sind: Muttermundsweite, Höhenstand des vorangehenden Teils. Auch lassen sich Pulsationen ertasten und deren Frequenz (>100/min?) abschätzen. In der Klinik ist beim Verdacht auf einen Nabelschnurvorfall neben Lagerungsmaßnahmen die sofortige i. v.-Tokolyse durch Fenoterol einzuleiten. Gelegentlich kann unter diesen Maßnahmen ein Zurückgleiten der Nabelschnur beobachtet werden. Solange Wehentätigkeit besteht, kann durch Hochschieben des vorangehenden Teils versucht werden, die Nabelschnur zu entlasten. Rasches Auffüllen der Blase mit ca. 500–700 ml physiologischer Kochsalzlösung wurde empfohlen in der Vorstellung, daß dadurch der vorangehende fetale Teil nach kranial verdrängt wird. Repositionsversuche werden als wenig aussichtsreich erachtet und bedeuten Zeitverlust.

Der wesentliche prädisponierende Faktor, der auch die mangelnde Aussicht auf Erfolg von Repositionsversuchen begründet, ist die unzureichende Adaptation zwischen vorangehendem fetalen Teil und unterem Uterinsegment, wie sie bei Lage- und Einstellungsanomalien vorherrscht. Demzufolge werden Nabelschnurvorliegen bzw. -vorfall am häufigsten bei Schräg- und Querlagen beobachtet, gefolgt von Fußlagen und Beckenendlagen. Andere prädisponierende Faktoren sind das Hydramnion sowie ein relatives oder absolutes Mißverhältnis zwischen Kind und Beckeneingangsraum, wie dies bei einem kleinen Kind und weitem Becken, jedoch auch bei großem Kind und engem Becken der Fall sein kann; schließlich wird bei Vielgebärenden der Nabelschnurvorfall häufiger beobachtet.

> **!** Der Nabelschnurvorfall ist ein geburtshilflicher Notfall, der normalerweise eine sofortige Sectio erfordert.

Nabelschnurumschlingung. Visualisieren läßt sich die Nabelschnur heute mit Hilfe des Ultraschalls, insbesondere mit der farbkodierten Doppler-Sonographie. Dies kann insbesondere unter der Geburt hilfreich sein, wenn wehensynchrone Dezelerationen bei guter Oszillation und ein Hochgleiten des vorangehenden Teils außerhalb der Wehe die Vermutung auf eine Nabelschnurumschlingung um kindlichen Hals und/oder Körper vermuten lassen. Während die einfache Nabelschnurumschlingung um den Hals in ca. 20% der Geburten erwartet werden kann, liegt die Frequenz für die 3fache Nabelschnurumschlingung bei 0,2%. Ist die Diagnose der Nabelschnurumschlingung mittels Farbdoppler-Sonographie gesichert, folgt daraus *nicht* die Geburtsbeendigung durch Sektio, denn ihre Elastizität gestattet der Nabelschnur eine Ausdehnung um 20–30%. Wiederholte Mikroblutuntersuchungen lassen den Verlauf der fetalen Hypoxämie abschätzen und leiten in der Zusammenschau mit dem Fortschritt des geburtshilflichen Befundes bei der Entscheidung über eine vaginale oder abdominale Entbindung.

Nabelschnurlänge. Die Länge der Nabelschnur kann beträchtlich variieren; im Mittel beträgt sie 55 cm, es wurden aber auch Längen bis 300 cm berichtet. Aus Tierversuchen und zufälligen Beobachtungen an Schwangerschaften beim Menschen wurde der Eindruck gewonnen, daß die Länge der Nabelschnur von der Fruchtwassermenge und den Bewegungsmöglichkeiten des Feten determiniert wird. So wurde beobachtet, daß bei fetalen Bewegungseinschränkungen aufgrund von lange bestehender Oligohydramnie oder fetalen Extremitätenfehlbildungen die Nabelschnur eher kurz war. Völliges Fehlen der Nabelschnur wird als Achordie bezeichnet.

Nabelschnurknoten. Thrombotische Gefäßverschlüsse und echte Knoten kommen häufiger bei der überlangen Nabelschnur vor, wie diese auch häufiger beim Nabelschnurvorfall angetroffen wird. Echte Knoten werden als durch aktive Bewegungen des Kindes herbeigeführt betrachtet. Sie werden von falschen Knoten unterschieden, die als eine Abknickung der Nabelschnurgefäße im Sinne einer die Länge der Nabelschnur betreffende Anpassungsreaktion während der Entwicklung gedeutet werden. Die Häufigkeit echter Nabelschnurknoten liegt um 1%; sie ist deutlich höher bei monoamnionischen Zwillingen und wird mit einer deutlich erhöhten perinatalen Mortalität von 6% in Verbindung gebracht. Selten einmal kann eine zu kurze Nabelschnur ursächlich für eine Abruptio placentae oder eine Inversio uteri sein.

Spiralform der Nabelschnur. Eine weitere Besonderheit der Morphologie der Nabelschnur, die in Zusammenhang mit auffälligen Geburtsverläufen gebracht wurde, ist die Spiralform, mit der sich die Arterien um die Vene winden. Sowohl bei zu gering wie zu übermäßig ausgebildeter Spiralform wurden Frühgeburten häufiger beobachtet. Mekoniumverfärbungen der Eihäute und der Nabelschnur sowie eine größere Häufigkeit operativer Entbindungen, wegen drohender intrauteriner Asphyxie, wurden mit zu geringer Spiralform in Verbindung gebracht. Bei der Nabelschnur, deren Ansatz am Plazentarand gelegen ist wie auch beim velamentösen Nabelschnuransatz wurde eine „fehlende" Spiralform beobachtet.

Insertio velamentosa. Während der marginale Nabelschnuransatz kaum praktische Bedeutung hat, liegt die des velamentösen Ansatzes in deren Assoziation mit Vasa praevia und der potentiellen Rupturgefahr unter Wehentätigkeit. Eine Insertio velamentosa wird bei ca. 1% der Einlingsschwangerschaften angetroffen, deutlich häufiger bei Zwillingen und nahezu regelmäßig bei höhergradigen Mehrlingen. Gelegentlich werden ein velamentöser Nabelschnuransatz, Vasa praevia oder auch andere Gefäßanomalien wie bogenförmig entlang des Plazentarandes auf der Oberfläche der Eihaut verlaufende Gefäße (Vasa aberrantia) oder Brückengefäße, die mehrteilige Plazenten verbinden, mittels der farbkodierten Doppler-Sonographie präpartal entdeckt (Abb. 9.39). Bei antepartalen und intrapartalen Blutungen, insbesondere im Zusammenhang mit dem Blasensprung, ist auch an die Ruptur eines Nabelschnurgefäßes zu denken. Angesichts des relativ geringen Blutvolumens, über welches der Fet verfügt, ist die Verblutungsgefahr außerordentlich groß, so daß nur die sofortige Entbindung den Feten rettet; trotzdem ist in dieser Situation eine fetale Mortalität von 50% zu beklagen.

Singuläre Nabelarterie. Untersuchungen aus den sechziger und siebziger Jahren konnten zeigen, daß 0,85% bzw. 0,72% der Nabelschnüre von Einlingsschwangerschaften eine singuläre Nabelarterie aufwiesen; unter Zwillingsschwangerschaften stieg diese Zahl auf 5% bei wenigstens einem Zwilling. In einem erheblichen Prozentsatz war sie mit weiteren, z.T. schwersten Malformationen mit und ohne Chromosomenfehlverteilungen, intrauteriner Wachstumsretardierung und Frühgeburtlichkeit vergesellschaftet. Im zweidimensionalen Ultraschall läßt sich die Zahl der Nabelgefäße leicht überprüfen. Darüberhinaus kann durch Darstellung des Verlaufs der singulären

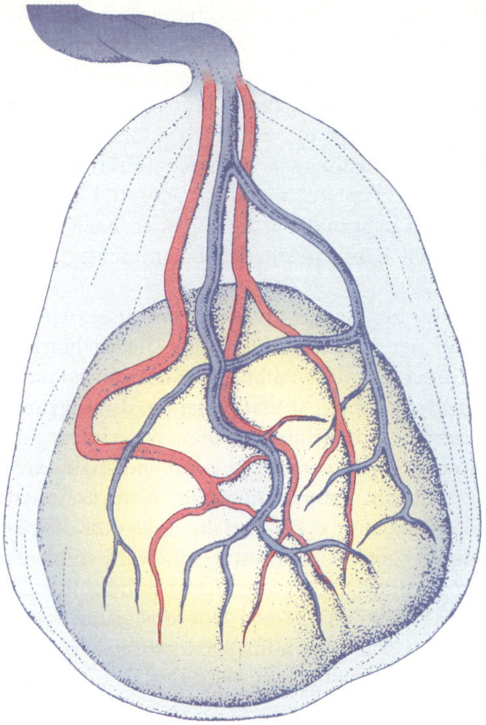

Abb. 9.39. Insertio velamentosa der Nabelschnur

Nabelarterie mit Hilfe der farbkodierten Doppler-Sonographie auf der Höhe der fetalen Harnblase festgestellt werden, welche Nabelarterie fehlt. Möglicherweise kommt der Lateralität der singulären Nabelarterie prognostische Bedeutung hinsichtlich weiterer Malformationen und/oder Chromosomenfehlverteilungen zu; dies bedarf jedoch der Klärung an weitaus größeren Fallzahlen, als derzeit (1999) vorliegen. Die Frage nach dem Stellenwert einer invasiven, mit dem Risiko der Abortinduktion behafteten Karyotypisierung bei sonographischer Entdeckung einer singulären Nabelarterie läßt sich wie folgt beantworten: Chromosomenfehlverteilungen gehen im allgemeinen mit – gelegentlich diskreten – somatischen Auffälligkeiten einher, für die in zunehmendem Umfang „sonographische Marker“ etabliert werden. Inwieweit diese dargestellt bzw. ausgeschlossen werden können, hängt von der Erfahrung desjenigen ab, der die Ultraschalluntersuchung durchführt und von dem ihm zur Verfügung stehenden Gerät. Mit zunehmender Zahl solcher sonographischer Marker und deren Ausschluß in einer gegebenen Situation wird auf eine invasive Diagnostik verzichtet werden können. Für die Überwachung Schwangerer mit einem Typ I Diabetes mellitus ist es bedeutungsvoll zu wissen, daß bei ihren Kindern häufiger eine singuläre Nabelarterie vorliegt.

9.5.6 Plazentare Ursachen

Plazentainsuffizienz

Die Mangelversorgung des Feten mit Sauerstoff und Nährstoffen ist durch den Begriff „Plazentainsuffizienz“ nur unzureichend charakterisiert; stattdessen sollte von ***uteroplazentarer Insuffizienz*** gesprochen werden. Die Plazentainsuffizienz ist der Endzustand einer Reihe pathologischer Veränderungen wie ausgedehnter Infarzierungen, Avaskularität der Chorionzotten oder exzessiver Ablagerung von Fibrin im intervillösen Raum, die zu einer Reduktion der für den Gasaustausch zur Verfügung stehenden Oberfläche geführt haben. Es ist jedoch schwierig, diese Effekte von denen eines reduzierten mütterlichen Blutflusses zur Plazenta hin zu unterscheiden. Bei manchen Fällen chronischer mütterlicher Erkrankungen wie der Glomerulonephritis ist es wahrscheinlich, daß die mütterlichen Gefäßveränderungen im Uterus primärer Natur und die plazentaren Läsionen sekundärer Natur waren, so daß der Begriff uteroplazentare Insuffizienz den tatsächlichen Verhältnissen eher gerecht wird.

Die Größe des Feten und der Plazenta korrelieren miteinander, aber sie hängen nicht zwangsläufig voneinander ab. Jedes Organ erreicht seine maximale Zellzahl, wie durch Bestimmung des totalen DNA-Gehaltes festgestellt worden ist, zu einem unterschiedlichen Zeitpunkt in der Schwangerschaft. In der menschlichen Plazenta nimmt der DNA-Gehalt nach Erreichen eines fetalen Gewichtes von etwa 2500 g nicht mehr zu, obwohl die Gesamtgröße wie auch der RNA-Gehalt bis zum Termin weiter zunehmen. Im fetalen Gehirn nimmt die Zellzahl demgegenüber noch bis 6 Monate nach der Geburt zu. Daher dürfte eine schwerwiegende Mangel- und Fehlernährung sowohl vor der Geburt wie auch danach die Zahl der Hirnzellen limitieren und neurologische Auswirkungen nach sich ziehen. Der Effekt eines fetalen Hungerzustandes auf verschiedene Gewebe und Organe hängt davon ab, zu welchem Zeitpunkt in der Schwangerschaft die Mangelernährung stattfindet. In vielen Fällen von „small for date“ Kindern ist die Plazenta aufgrund einer reduzierten Zellzahl klein; dies deutet darauf hin, daß die Deprivation vor der 35. SSW erfolgt ist.

Die villöse Austauschoberfläche kann durch planimetrische Techniken bestimmt werden. Es konnte so gezeigt werden, daß eine ausgezeichnete Korrelation zwischen der Zottenoberfläche und dem fetalen Gewicht besteht. Am Termin beträgt die geschätzte Austauschfläche zwischen 11 und 15 m^2. Kein Neugeborenes hat je überlebt, wenn die Zottenoberfläche weniger als 5 m^2 betragen hat.

Uteriner Blutfluß. Kenntnisse zur Perfusion des Uterus beim Menschen stammen von Untersuchungen mit Hilfe der Stickstoffoxyd-Methode oder mittels elektromagnetischer Flußmessinstrumente, die um eine A. uterina herum plaziert wurden. Die Angaben zum ermittelten Blutfluß sind zwar variabel und liegen, ausgedrückt als Gewichtseinheit von Uterus einschließlich Inhalt, zwischen 8 und 20 ml/100 g Uterus, verhalten sich während des Verlaufs der Schwangerschaft aber relativ konstant. In der Gebärmutter am Termin mit normalgewichtigem Feten beträgt der uterine Blutfluß zwischen 500 und 750 ml/min. Wie sich dieser Blutfluß verteilt, ist vom Menschen nicht bekannt. Beim schwangeren Schaf durchströmen am Termin ca. 85% die plazentaren Kotyledonen, der Rest versorgt Myometrium und Endometrium. Bei Schwangeren am Termin dürfte der Prozentsatz des uterinen Blutflusses, den den intervillösen Raum durchströmt, bei 60–90 % liegen; ohne Zweifel variiert dieser Wert von Zeit zu Zeit, je nach dem Tonus des Myometriums. So gesehen haben der fetoplazentare und der uteroplazentare Blutfluß ein ähnliches Ausmaß. Es sei angemerkt, daß das Blut von der maternalen Seite ungleichmäßig auf die Diffusionsflächen der Plazenta verteilt wird, was die Kalkulation fetomaternaler Gradienten besonders schwierig gestaltet.

Faktoren, die den uterinen Blutfluß beeinflussen. Mehr als von irgendeinem anderen einzelnen Faktor ist das Wohlergehen des Feten von der adäquaten Perfusion der effektiven Austauschflächen in der Plazenta mit mütterlichem Blut abhängig. Insoweit als die Versorgung mit den meisten essentiellen Nährstoffen wie auch mit Sauerstoff eher flußlimitiert denn diffusionslimitiert ist, erlangen Faktoren, die den uterinen Blutfluß limitieren, außerordentliche Bedeutung. Chronische Reduktion hat eine intrauterine Wachstumsretardierung zur Folge, akute Einschränkungen der uteroplazentaren Zirkulation führen zur fetalen Hypoxie oder gar Tod des Feten.

Von verschiedenen Spezies einschließlich dem Menschen ist bekannt, daß der Uterus einer Mehrgebärenden besser durchblutet ist, als der einer Erstgebärenden. Dies ist möglicherweise dafür verantwortlich, daß bei Übertragungen, wenn die Versorgung des Feten mit Nährstoffen der Wachstumsrate nicht mehr angemessen ist, unter Erstgebärenden eine höhere perinatale Mortalitätsrate zu beklagen ist als unter Mehrgebärenden.

Der normale uterine Blutfluß hängt von einem normalen Perfusionsdruck ab, so daß bei ausgeprägter maternaler Hypotension wie sie nach funktionellem Volumenmangel (Weitstellung des venösen Gefäßsystems, z.B. durch Spinalanästhesie) oder nach Blutverlust auftreten kann, gefährlich beeinträchtigt sein kann.

Akute Reduktionen des uterinen Blutflusses treten während uteriner Kontraktionen auf. Die Reduktion ist proportional der Intensität der Kontraktion und ist auf einen erhöhten Gefäßwiderstand aufgrund myometraner Kompression uteriner Arteriolen zurückzuführen. Glücklicherweise sind normale Geburtswehen durch intermittierende Kontraktionen von 70 bis 100 s Dauer gekennzeichnet, so daß die rekurrierenden hypoxischen Episoden sowohl mild als auch nur von kurzer Dauer sind. Tetanische Kontraktionen, wie sie bei Oxytozin-Überdosierung oder eher noch unter Prostaglandin-Applikation beobachtet werden können, reduzieren den Blutfluß für längere Zeiträume und können eine ernsthafte Hypoxie des Feten nach sich ziehen.

Placenta praevia

Eine vaginale Geburt kann dadurch vollständig verhindert oder kompliziert werden, daß die Geburtswege aufgrund des Sitzes der Plazenta mehr oder minder vollständig verlegt sind (Abb. 9.40 a–c). Je nachdem, ob dies vollständig, teilweise oder grenzwertig der Fall ist, handelt es sich um eine

- Placenta praevia totalis, dabei bedeckt die Plazenta das Os internum cervicis vollständig,
- Placenta praevia partialis, dabei wird das Os internum cervicis teilweise bedeckt oder
- Placenta praevia marginalis, dabei reicht die Plazenta an den Rand des Os internum cervicis heran.

Diagnose. Vor allem seit Einführung des Ultraschalls in der Geburtshilfe wird noch die „tiefsitzende" Pla-

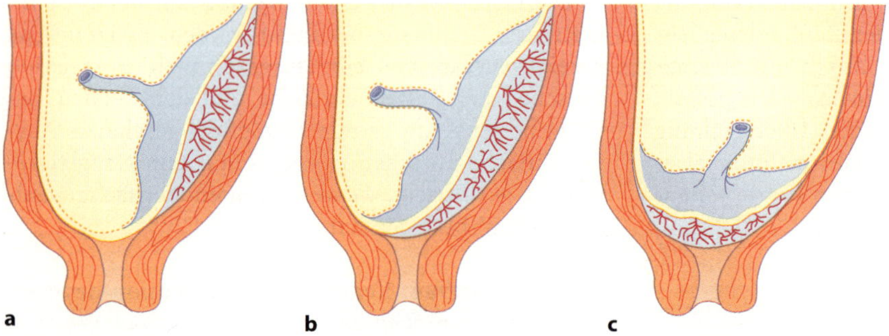

Abb. 9.40 a–c. Placenta praevia in ihren verschiedenen Graden des tiefen Sitzes. **a** Tiefer Sitz, Placenta praevia marginalis; **b** Placenta praevia partialis; **c** Placenta praevia totalis

zenta unterschieden, die zwar im Bereich des unteren Uterinsegmentes implantiert ist, jedoch nicht das Os internum cervicis erreicht. Obwohl hier die Geburtswege nicht verlegt werden, mag die aus dem mobileren unteren Uterinsegment herrührende Blutungsgefahr die besondere Aufmerksamkeit rechtfertigen. Bevor anläßlich einer Ultraschalluntersuchung die Verlegung der Geburtswege konstatiert wird, muß bedacht werden, daß der Plazentasitz sich erst ab der etwa 28.–30. SSW bis zum Beginn der Eröffnungswehen nicht mehr nachhaltig verändert. Zu beachten ist bei der Ultraschalldiagnose, daß eine volle Harnblase eine Verlegung des inneren Muttermundes vortäuschen kann – deshalb sollte stets bei entleerter Blase untersucht werden. Darüberhinaus gibt die transvaginale Sonographie noch genaueren Aufschluß über den Plazentasitz; insbesondere lassen sich vorliegende Gefäße mit der Farbdoppler-Sonographie ausschließen. Die Magnetresonanztomographie bietet gegenüber der Ultraschalluntersuchung keine erkennbaren Vorteile.

Assoziierte Faktoren. Während die Pathogenese der Placenta praevia umstritten ist, lassen sich doch etliche Faktoren benennen, die gehäuft mit dieser Plazentationsstörung assoziiert sind. Neben dem mütterlichen Alter sind dies Multiparität, vorausgegangene Schnittentbindungen, vorausgegangene Kürettagen, Zigarettenrauchen (>20/die), Erythroblastose und Mehrlingsschwangerschaft. Bei Schwangeren zwischen 20 und 29 Jahren wurde eine Häufigkeit von 1:300 beobachtet, die bei Schwangeren > 35 Jahre auf 1:100 und bei Schwangeren > 40 Jahre auf 1:50 anstieg. Desgleichen wurde eine Häufigkeit von 0,2 % bei Erstgebärenden, von 2 % bei Mehrgebärenden und von 5 % bei Vielgebärenden angegeben.

Klinik. Charakteristischerweise macht die Placenta praevia durch eine schmerzlose, vaginale Blutung unterschiedlicher Intensität, von der Schmierblutung bis zur Überperiodenstärke, meist nicht vor Ende des 2. Trimenons, nach einem bis dato häufig unauffälligen Schwangerschaftsverlauf, auf sich aufmerksam. Zur Blutung kommt es, wenn sich das untere Uterinsegment zu formieren und der innere Muttermund zu dilatieren beginnt; dabei kommt es zur partiellen Ablösung der Plazenta.

> **!** Fruchtwasserabgang vor dem Einsetzen der Blutung spricht gegen eine Placenta praevia totalis.

Die Vermutung über das Vorliegen einer Placenta praevia wird durch einen für das betreffende Schwangerschaftsalter hochstehenden vorangehenden Teil gestützt. Handelt es sich um den Kopf, dann ist dieser typischerweise zur Seite hin abgewichen; häufig jedoch ist die Placenta praevia ursächlich für eine Lageanomalie wie die Schräg-, Quer- oder Beckenendlage.

Geburtshilfliches Management. Die geburtshilfliche Behandlungsstruktur wird sich an der Reife des Kindes, dem Grad der Blutung, der uterinen Aktivität und evtl. Lageanomalien orientieren. Die stationäre Aufnahme ist zunächst in jedem Fall unumgänglich. Jenseits der vollendeten 37. SSW gibt es keinen Grund, die Schnittentbindung aufzuschieben. Unter initialer Bettruhe und i. v.-Tokolyse, auch in Abwesenheit von Wehen zur Reduktion des Uterustonus, sistiert die Blutung häufig. Läßt eine subtile Evaluierung der Schwangerschaft keine zusätzlichen Risiken erkennen, hat die stationäre Verlaufsbeobachtung keine Vorteile gegenüber einer engmaschigen ambulanten Beobachtung: Mütterliche und neonatale Morbidität weisen keine signifikanten Unterschiede auf. Allerdings sollten die Eltern eingehend über die Situation unterrichtet sein, und es sollten die logistischen Voraussetzungen für einen raschen Transport ins Krankenhaus vorliegen. Denn in deutlich über der Hälfte der Fälle muß mit einem Blutungsrezidiv gerechnet werden, das in der zitierten Untersuchung in fast der gleichen Häufigkeit die unverzügliche Schnittentbindung mit sich brachte.

Ist die Verlegung der Geburtswege durch die Plazenta bekannt, wird man das Eintreten von Wehentätigkeit und einer Blutung nicht abwarten, sondern einen Termin für den Kaiserschnitt festlegen. Vor der vollendeten 37. SSW kann die fetale Lungenreife ggf. durch eine Lungenreife-Amniozentese sichergestellt werden.

Ist die Geburt jedoch im Gange, sollte sofort die Sektiobereitschaft hergestellt werden und die Geburt in Abhängigkeit von dem Verhalten der Blutung ggf. unverzüglich durch Kaiserschnitt beendet werden.

Placenta ac-, in-, und percreta

Andere Plazentationsstörungen, die bei der Placenta praevia häufiger als bei regelrechter Plazentation angetroffen werden, sind die verschiedenen Formen der übersteigerten Verankerung der Plazenta mit dem Uterus: Placenta accreta, increta und percreta. Diese Häufigkeit nimmt nach vorausgegangenen Kaiserschnitten noch einmal deutlich zu. Demgegenüber ist es widersprüchlich, ob das nach Kaiserschnittentbindungen erhöhte Risiko einer Placenta praevia in Abhängigkeit von der Zahl der vorausgegangenen Schnittentbindungen noch weiter zunimmt.

Vorzeitige Lösung

Vorzeitige Lösung, Abruptio placentae oder Ablatio placentae sind Synonyme für die plötzliche Lösung der regelrecht implantierten Plazenta; sie kann teilweise oder vollständig vonstatten gehen: Abruptio (Ablatio) placentae partialis bzw. totalis.

> **!** Zum Notfallereignis wird die vorzeitige Lösung dadurch, daß der Fet durch den plötzlichen Verlust seines respiratorischen Organs vital gefährdet ist und die Mutter einem drohenden, massiven Blutverlust ausgesetzt ist.

In der Regel geht die vorzeitige Plazentalösung außerhalb des Geburtsvorganges vonstatten; aber auch unter der Geburt, bevor das Kind abgenabelt worden ist, ist der Fet bedroht. In glücklichen Fällen folgt die Plazenta dem Kind unmittelbar.

Vorkommen. Die Frequenz der vorzeitigen Lösung betrug an einem norddeutschen Perinatalzentrum zwischen 1991 und 1997 bei 10.544 Geburten 1,3%; die Mortalität lag bei 8,7%. Je ein Viertel der vorzeitigen Lösungen hatte sich zwischen der vollendeten 24. SSW und der 28. SSW und zwischen der 29. und 32. SSW ereignet, die Hälfte demzufolge danach. Zwei Drittel der Kinder waren bereits präpartal der akuten Plazentainsuffizienz erlegen, die postpartal verstorbenen Kinder waren allesamt Frühgeborene unterhalb der 28. SSW. Bei der Mortalität wird international eine Abnahme beobachtet, die mit einem rascheren Transport der Schwangeren in eine Klinik und verbesserter präpartualer Diagnose- und Überwachungsmöglichkeiten (Ultraschall, Kardiotokographie) erklärt wird.

Es besteht ein erhebliches Wiederholungsrisiko in der Größenordnung von 5% bis 15%, das mit jedem erneuten Ereignis zunimmt. Prädilektionszeitpunkte scheint es nicht zu geben, Prodromi fehlen, das Ereignis kann perakut eintreten. Die vorzeitige Entbindung auf Wunsch der Eltern kann erwogen werden, wobei das Risiko der wiederholten Lösung gegen die Risiken der Frühgeburtlichkeit abzuwägen ist.

Ätiologie. Die Ätiologie der vorzeitigen Lösung ist unklar. Es wird vermutet, daß in den meisten Fällen degenerative Veränderungen in den kleinen Arterien, die den intervillösen Raum versorgen, zu Thrombosen, Degeneration der Dezidua und Ruptur des Gefäßes führen, wodurch ein retroplazentares Hämatom entsteht. Der kontinuierliche Druck der arteriellen Blutpumpe zieht eine weitere Trennung der Plazenta von ihrer dezidualen Haftfläche nach sich, so daß in den schwereren Fällen eine vollständige Lösung erfolgen kann. Wenn die Blutungsstelle rundum versiegelt ist, kann aus dem Lösungskoagel ein Exsudat von roten Blutzellen und Serum durch das Myometrium hindurch gepreßt werden und sich unter der Serosa des Uterus ausbreiten. Dies verleiht dem Uterus eine purpurrote Mißfärbung, die als ***Couvelaire-Uterus*** bezeichnet wird.

Klinik. Während bei der Placenta praevia Schmerzen völlig fehlen können, ist bei der vorzeitigen Lösung in aller Regel zumindest ein berührungsempfindlicher Uterus anzutreffen, insbesondere an der Stelle des Plazentasitzes. Dieses Symptom kann mit dem sich ausdehnenden Hämatom erklärt werden. Schmerzen, die im Rücken verspürt werden, sprechen nicht gegen eine vorzeitige Lösung, wenn eine Hinterwandplazenta vorliegt. Die Schmerzintensität kann die eines Vernichtungsschmerzes erreichen.

Es können hochfrequente, wehenhafte Kontraktionen niedriger Amplitude im Tokogramm aufgezeichnet werden, es kann aber auch eine Erhöhung des basalen Uterustonus bis zur tetanischen Kontraktion vorliegen. Hierauf macht gelegentlich weniger das Tokogramm aufmerksam, in dem die Dauerkontraktion nicht sofort sicher erkannt wird, als vielmehr eine fetale Bradykardie, die bei der Herztonaufzeichnung oder bei der Ultraschalluntersuchung als Folge der Reduktion der plazentaren Durchblutung und des Sauerstofftransfers aufschreckt.

Die Blutung, mit der die Lösung einhergeht, manifestiert sich in der Regel als vaginale Blutung, kann in ca. 10–25% der Fälle jedoch auch okkult verlaufen. Das Blut ist dunkelrot, gelegentlich serosanguinös und gerinnt nicht. Okkult verlaufende Blutungen sind besonders tückisch, weil einerseits der Blutverlust und sein Ausmaß zunächst nicht erkannt werden, zum anderen weil der Weg für eine konsumierende Koagulopathie bereitet wird. Ein der Schmerzsymptomatik nicht adäquater Blutdruck oder gar eine Blutdruckerniedrigung werden eher als eine beschleunigte Pulsfrequenz den Verdacht auf einen Volumenmangel lenken.

Placenta extrachorialis

Eine Ursache für eine präpartale oder subpartale Blutung, die häufig als Blutung aus einer tiefsitzenden Plazenta oder als Randsinusblutung fehlgedeutet wird, ist die Blutung bei der Placenta extrachorialis. Hierbei handelt es sich um eine Entwicklungsstörung der Plazenta; der Perimeter der Eihäute deckt sich nicht mit dem der Chorionzotten, sondern verläuft teilweise oder vollständig proximal des Chorionrandes dergestalt, daß sich ein außerhalb des Bereichs der Chorionplatte gelegener Zottenwulst bildet. Dieser durch Eihäute nicht versiegelte vulnerable Schwamm neigt zu rezidivierenden Blutaustritten, die von Reparaturvorgängen gefolgt sind, die sich post partum als fibrinöse Schwarte zu erkennen geben.

Retentio placentae

Eine normale Nachgeburtsperiode zeichnet sich dadurch aus, daß die Plazenta innerhalb von 30 min geboren wird und die damit einhergehende Lösungsblutung einen Blutverlust von ca. 300 ml nicht überschreitet. Im allgemeinen wird die Gefahr eines übermäßigen Blutverlustes umso größer, je länger die Regelzeit von 30 min überschritten wird. Bevor der Entschluß zu aktivem Vorgehen gefaßt wird, kann unter sorgfältiger Überwachung der Mutter weitere 30 min abgewartet werden; danach ist eine spontane Geburt der Plazenta unwahrscheinlich.

Ursachen. In der Beobachtungszeit kann geklärt werden, ob eher funktionelle oder anatomische Ursachen für den Verhalt der Plazenta, die Retentio placentae, in Frage kommen. Funktionelle Ursachen stellen z. B. eine Einengung des unteren Uterinsegmentes durch eine Striktur des Uterus, verursacht etwa durch eine zu hohe Dosierung von Uterotonika oder durch eine übervolle Harnblase dar. In dem einen Falle kann die Placenta incarcerata durch Gabe eines Spasmolytikums befreit werden, in dem anderen durch Leeren der Harnblase. Nach einem protrahierten Geburtsverlauf kann die kontraktile Kraft des Uterus gelegentlich nicht ausreichen, um die Verbindung der Plazenta mit ihrer Haftstelle aufzuheben. Diese sog. Placenta adhaerens findet sich auch dann, wenn die Haftstelle an kontraktionsschwachen Regionen im Uterus sitzt, wie den Tubenwinkeln, oder wenn die Plazenta, wie es bei der Placenta membranacea der Fall ist, nicht genügend Angriffsfläche für die uterinen Kontraktionen bietet. Die letztgenannten Situationen stellen bereits Beispiele für eine anatomische Ursache dar; weitere seltene anatomische Ursachen sind die verschiedenen Formen der Placenta accreta, increta und percreta. Diese sind häufig die Folge einer Nidationsstörung bei vorgeschädigtem Endometrium, wie es nach entzündlichen oder operativen Eingriffen mit Einbeziehung des Uteruskavums der Fall sein kann. Die Chorionzotten sind bis ans Myometrium herangewachsen (accreta), in dieses hinein (increata) oder durch das Myometrium hindurch (percreta).

Diagnose. Ob die Plazenta sich gelöst hat, läßt sich feststellen, indem man mit einer Handkante knapp hinter der Symphyse Druck auf das untere Uterinsegment nach dorsal hin ausübt. Schnurrt die Nabelschnur in das Cavum uteri zurück, ist die Plazenta noch nicht gelöst.

Manöver. Mit Hilfe des ***Crede-Handgriffes*** kann die Lösung der Plazenta unterstützt werden. Dabei umfaßt eine Hand den Fundus uteri. Ist der Uterus nicht ohnehin kontrahiert, wird vorsichtig eine Wehe eingerieben, um Quetschverletzungen des weichen uterinen Gewebes zu vermeiden. Anschließend wird der Fundus uteri in kaudaler Richtung exprimiert, wobei der so auf die Plazenta ausgeübte Druck durch dosierten Zug an der Nabelschnur unterstützt werden kann.

Läßt sich auf diese Weise die Plazenta nach gebotener Zeit nicht gewinnen, oder setzt eine stärkere Blutung ein, muß die Plazenta manuell und instrumentell gewonnen werden.

Atonische Nachblutung

Die Steigerung der verstärkten Lösungsblutung, wobei der Blutverlust bereits 300 ml überschreitet, ist die atonische Nachblutung, wobei die atonische Nachblutung als Blutung aus dem entleerten Uterus definiert ist. Zur Schätzung des nach außen hin sichtbaren und meßbaren peripartalen Blutverlustes ist es wichtig zu wissen, daß diese regelmäßig niedriger ausfällt, als der tatsächlich gemessene Blutverlust. Das postpartale Volumen des nicht kontrahierten Uterus und die Masse der Plazenta stellen einen Blutungsherd und ein Reservoir dar, in dem sich in kürzester Zeit große Mengen an Blut (2–3 l) leicht und unbemerkt verlieren können.

Ursachen. Ursache einer mangelhaften Kontraktion des Uterus und damit Wegbereiter einer atonischen Nachblutung ist die Überdehnung der Uteruswand z. B. bei Makrosomie des Kindes, beim Polyhydramnion und nach Mehrlingsschwangerschaften. Typischerweise zeigt der Uterus bei der atonischen Nachblutung nach Phasen der Kontraktion immer wieder Erschlaffungstendenzen, wobei es zu einem schleichenden, insgesamt jedoch massiven Blutverlust kommen kann.

Vorgehen. Solange keine medikamentösen Kontraktionsmittel zur Verfügung stehen, muß der Uterus manuell komprimiert werden. Dies kann u. U. nicht anders zu erreichen sein, als daß der Geburtshelfer den Uterus mit der einen den Fundus uteri umschließenden Hand gegen das Widerlager der zur Faust geballten, in die Scheide eingeführten anderen Hand preßt. Medikamentöse Maßnahmen sind die hochdosierte Oxytozin-Infusion, an deren Stelle jedoch frühzeitig die Gabe von Prostaglandin E_2 treten sollte. Von Nutzen kann auch die Einlage einer mit Prostaglandin $F_{2\alpha}$ getränkten Tamponade in das Cavum uteri sein. Es sei selbstverständlich, daß zuvor durch eine Spekulumeinstellung blutende Verletzungen wie Scheidenrisse oder Zervixrisse ausgeschlossen wurden und das Uteruskavum von Koageln leergeräumt wurde.

ZUSAMMENFASSUNG Komplikationen bei der Geburt ergeben sich vor allen Dingen aus einer verlängerten Geburtsdauer aufgrund von primärer oder sekundärer Wehenschwäche, einer Zervixdystokie, Anomalien des mütterlichen knöchernen Beckens, einer unzureichenden mechanischen Adaptation des Kindes an die knöchernen Geburtswege, insbesondere bei Regelwidrigkeiten der kindlichen Lage, der Poleinstellung, der Haltung sowie der Einstellung, bei fetaler Makrosomie, aber auch aufgrund von fetalen Fehlbildungen wie Hydrozephalus, Bauchwanddefekten und Steißbeinteratomen. Notfallsituationen stellen das Vorfallen kindlicher Teile wie der Arme, der Beine oder der Nabelschnur, bzw. die Schulterdystokie dar. Das Vorfallen kindlicher Teile kann durch ein Polyhydramnion begünstigt werden. Das Oligohydramnion im zweiten Trimenon birgt die Gefahr der fetalen Lungenhypoplasie; im dritten Trimenon kann es Ausdruck einer uteroplazentaren Insuffizienz sein; am Termin und bei Übertragung geht das Oligohydramnion mit einer erhöhten Inzidenz der fetalen Mekoniumaspiration und der perinatalen Asphyxie einher. Der vorzeitige Blasensprung kann Ausdruck einer präexistenten intraamnialen Keimbesiedelung sein, er macht eine Chorioamnionitis in Abhängigkeit von der Zeit unausweichlich. Das Amnioninfektionssyndrom stellt eine lebensbedrohliche Komplikation für Fet und Mutter dar und erfordert die umgehende Geburtsbeendigung. Nabelschnurumschlingung und Nabelschnurknoten können Ursachen einer fetalen peripartalen Asphyxie werden. Eine Insertio velamentosa bzw. aberrierende Nabelschnur-/Plazentagefässe können zu lebensbedrohlichen Blutungsquellen werden, wie überhaupt Störungen von Sitz und Lösung der Plazenta wie die Placenta praevia bzw. die Abruptio plazentae. Die Uterusatonie stellt nach glücklich verlaufender Geburt eine lebensbedrohliche Komplikation für die Mutter dar und ist Anlaß für eine sorgfältige Überwachung der Mutter unmittelbar post partum.

9.6 Geburtsverletzungen der Mutter

P. Baumann und A. Geipel

EINLEITUNG

Nach der Geburt der Plazenta sollte eine Inspektion des inneren und äußeren Genitale auf etwaige Geburtsverletzungen erfolgen. Die sicherste Methode ist die Spekulumeinstellung. Dabei müssen folgende Bereiche eingesehen werden:

- Zervix
- Scheide
- Labien
- Damm

Ebenso empfiehlt sich die digital-rektale Untersuchung um eine Rektumverletzung auszuschließen. Bei einer spontanen Geburt und Status nach Sectio caesarea ist eine Kontrolle der Narbe zu empfehlen, da sonst eine stille Uterusruptur übersehen werden kann.

Eine erhöhte Gefahr für Läsionen im Bereich des Geburtskanals besteht bei vaginaloperativen Eingriffen, Notsituationen wie der Schulterdystokie oder extremen Überdehnungen.

9.6.1 Zervix- und Scheidenrisse

Zervixrisse. Zervixrisse entstehen gehäuft nach vaginaloperativen Eingriffen, nach Pressen vor der vollständigen Muttermundseröffnung, bei vorbestehenden Narben im Bereich der Zervix und gelegentlich auch bei sehr schneller Eröffnungs- und Austreibungsphase („Sturzgeburt"). Bei jeder unerwarteten Blutung nach der Entbindung sollte ein Zervixriß durch Spekulumeinstellung ausgeschlossen werden. Hierzu wird die vordere Muttermundslippe mittels Fensterklemmen gefaßt und anschließend schrittweise die ganze Zirkumferenz inspiziert. Nach Darstellung des oberen Wundwinkels wird die erste Naht kranial davon gesetzt, da Gefäße möglicherweise retrahiert sein können. Die restliche Wunde wird mit Einzelknopfnähten versorgt. Gelingt eine ausreichende Blutstillung von vaginal nicht, ist die Laparotomie erforderlich, da der R. descendens der A. uterina mit betroffen ist oder der Riß bis in das Parametrium reichen kann.

Scheidenriß. Verletzungen der Scheide treten infolge einer Überdehnung der Vaginalwand auf oder können artefiziell durch vaginaloperative Eingriffe gesetzt werden. Handelt es sich um mehr als um oberflächliche Abschürfungen, so ist die chirurgische Wundversorgung indiziert. Hohe Scheidenrisse werden per Spekulumeinstellung diagnostiziert und anschließend mit einer Naht versorgt. Eine ausreichende Blutstillung ist zur Verhinderung einer paravaginalen Hämatombildung erforderlich. Die Heilungstendenz ist gut.

9.6.2 Damm-, Labien- und Klitorisrisse

Dammriß

Entstehung. Verletzungen des Dammes treten infolge unkontrollierten Durchtretens des vorangehenden Teils, unzureichendem Dammschutz bei Verzicht auf eine Episiotomie oder Weiterreißen eines zu klein angelegten Dammschnittes auf.

Einteilung. Je nach Ausdehnung unterteilt man die Dammrisse in 4 Grade:

- Dammriß I. Grades: Einriß von Kutis und Subkutis
- Dammriß II. Grades: Beteiligung der Dammuskulatur
- Dammriß III. Grades: Verletzung des M. Sphincter ani
- Dammriß IV. Grades: Mitbeteiligung der Rektumschleimhaut

Versorgung. Die Versorgung eines Dammrisses erfolgt schichtweise wie bei einer Episiotomie:

- Spekulumeinstellung, Einlegen eines großen Tupfers zur besseren Übersicht, Darstellung des oberen Wundwinkels
- Adaptation der Scheidenhaut, senkrechtes Einstechen zu den Wundrändern, Vermeidung einer Taschenbildung
- Bei Dammriß III. Grades: Anklemmen der Enden des M. sphincter ani und Versorgung mit einer Muskelnaht
- Bei Dammriß IV. Grades: Naht der eingerissenen Rektumwand ohne Miterfassen der Mukosa
- Abschließend möglichst spannungsfreie Adaptation der Haut

Ein fachgerecht versorgter Dammriß III. oder IV. Grades hinterläßt im allgemeinen keine funktionelle Beeinträchtigung des M. sphincter ani, Sekundärheilungen sind selten. Eine Stuhlregulation durch leichte Kost und milde Laxanzien ist in den ersten Tagen empfehlenswert.

Labien- und Klitorisrisse

Durch Überdehnung kann es zu Einrissen im Bereich der kleinen Schamlippen und der Klitoris kommen, meist handelt es sich nur um oberflächliche Abschürfungen, die keiner Behandlung bedürfen. Gelegentlich kann es aber zu starken Blutungen kommen, die dann eine chirurgische Versorgung, möglichst mit atraumatischen Nähten, erforderlich machen. Dabei ist die Nähe zur Urethra zu beachten.

9.6.3 Hämatome

Hämatome entstehen entweder durch spontane Gewebszerreißungen bei intakter Schleimhautoberfläche oder durch unzureichend versorgte oder übersehene Geburtsverletzungen. Bei postpartal auftretenden Schmerzen oder Druckgefühl im Unterbauch ohne erkennbare Ursache sollte differentialdiagnostisch immer an ein Hämatom gedacht werden. Die Diagnose erfolgt durch Spekulumeinstellung, Tastuntersuchung oder ggf. auch sonographisch. Bei arteriellen Blutungen kann ein Hämatom schnell erhebliche Ausmaße annehmen und zur Anämie mit Schocksymptomatik führen. Hier ist die Eröffnung des Hämatoms mit Ausräumung der Koagel sowie Aufsuchen und Umstechen der blutenden Gefäße erforderlich, ggf. kann die Einlage einer Drainage erfolgen. Diffuse Sickerblutungen sistieren meist von selbst und werden allmählich resorbiert. Obligat sind die Blutbildkontrolle und die Kreislaufüberwachung der Patientin.

9.6.4 Uterusruptur

Nach wie vor ist die Uterusruptur mit einer hohen Morbidität und Mortalität für Mutter und Kind eine der schwersten geburtshilflichen Komplikationen.

Ätiologie. Hinsichtlich der Ätiologie unterscheidet man zwischen:

- Narbenruptur nach vorausgegangener Operation am Uterus
  - Status nach Sectio caesarea oder Hysterotomie
  - Zustand nach Myomenukleation
  - Metroplastik
  - Tubenimplantation
- Traumatischer Ruptur durch
  - Instrumentelle Perforation
  - Unfallgeschehen
- Spontaner bzw. Überdehnungsruptur bei:
  - Rudimentärem Uterushorn
  - Multiparität
  - Überdosierung von Wehenmitteln

Häufigkeit. Die Häufigkeit der Uterusruptur unter der Geburt wird mit etwa 1:3.000 angegeben und ist in den letzten Jahrzehnten nahezu konstant geblieben. Verschoben hat sich lediglich das Ursachenspektrum. Durch großzügig gestellte Sectioindikationen sind Überdehnungsrupturen selten geworden, dafür haben die erhöhte Sectiofrequenz sowie die Vielzahl gynäkologischer Eingriffe am Uterus zu einer Zunahme der Narbenruptur geführt, dabei sind mehr als 90 % aller Fälle bei Z. n. Sectio caesarea zu verzeichnen.

Einteilung. Unterschieden werden die offene und die gedeckte (stille) Perforation. Während bei der selteneren offenen Ruptur eine direkte Verbindung zur Bauchhöhle besteht, ist die gedeckte Perforation durch das viszerale Peritoneum überzogen.

Symptome und Diagnose. Während eine Narbenruptur meist als sog. stille Ruptur abläuft, können die klassischen Symptome der Uterusruptur ganz oder teilweise fehlen. Charakteristisch sind:

- Druckschmerzhaftigkeit des Uterus, besonders im unteren Uterinsegment,
- allgemeine Kreislaufverschlechterung bis hin zum Schock und
- Sistieren der Wehentätigkeit nach Ruptur, Abweichen des Kopfes aus der Führungslinie.

Therapie. Bei Verdacht auf eine Uterusruptur ist die sofortige Laparotomie angezeigt. In Abhängigkeit vom Ausmaß der Verletzung, der Wundverhältnisse und der Kreislaufsituation der Patientin genügt meist die Versorgung durch eine Naht, bei nicht beherrschbaren Blutungen kann die Hysterektomie erforderlich sein.

Prognose. Insbesondere traumatische und spontane Uterusrupturen sind mit einer hohen mütterlichen und kindlichen Mortalität belastet. Kommt es zu einer Ruptur mit Austritt des Kindes in die freie Bauchhöhle, sinken die fetalen Überlebenschancen aufgrund der Hypoxie und Hypovolämie auf 25–50 %.

Überwachung. Bei Zustand nach Operation am Uterus sind folgende Maßnahmen angezeigt:

- Einstufung als Risikoschwangerschaft,
- Einsicht des Operationsberichtes (operativer Verlauf, Kavumeröffnung bei Myomenukleation),
- ggf. sonographische Narbenkontrolle, die jedoch nicht zu hoch bewertet werden sollte und
- manuelle Nachtastung nach Spontangeburt.

9.6.5 Inversio uteri puerperalis

Eine sehr seltene geburtshilfliche Komplikation bildet die Inversio uteri puerperalis mit einer Frequenz von 1:10.000. Der Schweregrad kann von einer einfachen Umstülpung des Fundus bis hin zum völligen Prolabieren in die Scheide oder vor den Introitus reichen. Folgende Faktoren wirken prädisponierend:

- Starke Überdehnung der Gebärmutter, Atonie
- Forcierter Zug an der Nabelschnur
- Starke abdominelle Druckausübung
- Fundusplazenta, Placenta adhaerens

Diagnose. Die Symptome einer akuten Inversio uteri puerperalis sind Schmerzen, Blutungen und Schockerscheinungen. Die Diagnose wird durch bimanuelle Tastuntersuchung und Spekulumeinstellung erhoben, der Fundus ist oberhalb der Symphyse nicht mehr zu tasten.

Therapie. Folgende Behandlungsmöglichkeiten sind gegeben:

- Versuch der vaginalen Reposition unter ausreichender Analgesie, Tokolyse und Schockprophylaxe.
- Bei nicht gelöster Plazenta wird die Lösung vor Reposition empfohlen.
- Nach erfolgreicher Reposition, Gabe von Kontraktionsmitteln.
- Bei gescheiterter vaginaler Reposition, Versuch der operativen Durchtrennung des zervikalen Schnürrings.
- Bei verschleppter Diagnose kann eine Hysterektomie erforderlich werden.

9.6.6 Symphysenläsionen

Belastungsabhängige Schmerzen im Bereich der Symphysenfuge können Hinweis auf eine Symphysenläsion sein, gelegentlich läßt sich eine Dislokation der Schambeinäste tasten, diese kann sonographisch oder radiologisch objektiviert werden. Bei der seltenen Symphysenruptur besteht außerdem ein ausgeprägter Druckschmerz im Bereich des Symphysenspaltes, reflektorische Spasmen der Gesäßmuskulatur führen zum sog. Watschelgang.

Empfohlen wird die körperliche Schonung, bei Beschwerdepersistenz ggf. das Tragen eines Beckengurtes und die orthopädische Nachbehandlung.

ZUSAMMENFASSUNG Geburtsverletzungen können zu ernsten Komplikationen führen, wenn sie nicht rechtzeitig erkannt werden. Daher wird nach jeder vaginalen Geburt eine Spekulumeinstellung, eine sorgfältige Inspektion und eine digital-rektale Untersuchung durchgeführt. Kleinere Schürfungen können unbehandelt bleiben, während Scheiden-, Labien-, Klitoris- und Dammrisse genäht werden müssen. Zervixrisse erfordern ggf. eine Laparotomie. Eine Uterusruptur ist lebensbedrohlich und muß durch eine Laparotomie genäht werden, oder wenn dies nicht möglich ist, muß eine Hysterektomie durchgeführt werden.

9.7 Pathologie des Neugeborenen

K.-T. M. Schneider

EINLEITUNG

Das Neugeborene muß bereits in den ersten Lebensminuten erhebliche Adaptationsprozesse mit der Umstellung auf die Lungenatmung und der damit verbundenen Anpassung des Kreislaufes bewältigen. Durch Organfehlbildungen, intrauterin erlittene Asphyxie, Frühgeburtlichkeit mit entsprechender Organunreife oder durch mütterliche oder fetale Erkrankungen können diese Anpassungsprozesse erschwert sein und unmittelbare therapeutische Konsequenzen erfordern.

9.7.1 Fetale Hypoxie – Azidose – Intrauterine Asphyxie

Pathophysiologie. Die fetale Hypoxie ensteht auf dem Boden eines eingeschränkten transplazentaren Sauerstofftransports, einer Verminderung des oxygenierten intervillösen Blutvolumens, oder einer Reduktion des fetalen Hämoglobins als Sauerstoffträger.

Der Sauerstoffgehalt im Fetalblut ist wesentlich niedriger als beim Erwachsenen. Am Ende der Austreibungsperiode erreicht er beim reifen Termingeborenen Werte um 16 mmHg. Bei Unterschreiten dieser Werte und Auftreten einer Hypoxie gewinnt der Fet seine Energie durch anaerobe Glykolyse, es kommt zu einem Laktatanstieg und einem Abfall des pH-Wertes. Werte unter 7,20 gelten als leicht azidotisch, unter 7,10 spricht man von einer fortgeschrittenen, unter 7,0 von einer schweren Azidose. Die gleichzeitige Beurteilung des Ausmaßes der Hyperkapnie (pCO_2) und des Basenüberschusses (BE) erlauben Aussagen über die mutmaßliche Dauer einer Azidose. Bei einer zunehmenden Notwendigkeit der metabolischen Kompensation, feststellbar über eine Zunahme des Basendefizites, kann auf eine längerdauernde (Stunden) Azidose geschlossen werden. Der Begriff der ***Asphyxie*** beschreibt Folgen des Sauerstoffmangels im kindlichen Organismus mit Hypoxämie, Hyperkapnie und Azidose, die sich postnatal in einer entsprechenden Depression der Organfunktionen des Neugeborenen äußern.

Ursachen. Als häufigste Ursachen fungieren unter der Geburt Wehenfunktionsstörungen wie Dauerkontraktionen bzw. Polysystolien, wobei ab einem gewissen Wehendruck die Spiralvenen und -arterien komprimiert werden und so unter Umständen kein Gasaustausch mehr stattfinden kann. Eine Verminderung des intervillösen Blutvolumens, das für den Feten das Oxygenierungsreservoir darstellt, ist die pathophysiologische Folge einer Verminderung der tertiären Stammzotten, d.h. auch eine Verminderung der Austauschfläche. Letztere findet sich z.B. als pathologisches Korrelat bei der schwangerschaftsinduzierten Hypertonie mit der Folge einer intrauterinen Mangelentwicklung. Auch eine Verminderung an Sauerstoffträgern wie z.B. beim fetofetalen Transfusionssyndrom, der Anämie bei Rh-Inkompatibilität oder bei einer Parvo-B19-Virusinfektion kann eine intrauterine Hyopxie, Azidose bzw. Asphyxie begünstigen.

Diagnose. Mithilfe von Nabelschnurpunktionen kann antepartual bereits der Säure-Basen-Status (Astrup) des Feten ermittelt werden. Wegen des methodenspezifischen Risikos ist dieser Eingriff jedoch nur bestimmten Indikationen (z.B. Ermittlung des Ausmaßes einer aplastischen Anämie mit gleichzeitiger Bestimmung des Säure-Basen-Status) vorbehalten. Unter der Geburt ist bei ausreichender Muttermundseröffnung und eröffneter Fruchtblase die Bestimmung der Blutgase aus der Kopfschwarte nach der ***Saling-Technik*** bei pathologisch eingestufter Kardiotokogrammbeurteilung eine Methode, die den fetalen Zustand zu objektivieren und insbesondere die Anzahl unnötiger operativer Interventionen verringern hilft. Unmittelbar postpartal hat sich die Bestimmung der Blutgase des Neugeborenen aus der Nabelschnurarterie bewährt und wird mittlerweile als qualitätssichernde Maßnahme gefordert.

Intrauterine Reanimation. Als intrauterine Reanimation wird im allgemeinen die Ausschaltung der Noxe Wehe mit ihrem negativen Einfluß auf die uteroplazentare Perfusion und damit auf die Oxygenierung des Feten verstanden. Mit einem intravenös verabfolgten Bolus an β-Sympathikomimetika gelingt es in der Regel Dauerkontraktionen zu durchbrechen bzw. die Wehenpausen bei zu häufiger Wehenfolge zu verlängern. Die Folge ist meist eine meßbare Verbesserung der fetalen Oxygenierung und eine entsprechende Normalisierung der pathologischen fetalen Herzfrequenzmuster. Es muß jedoch erwähnt werden, daß diese Maßnahme stets unter Berücksichtigung des klinischen Gesamtbildes getroffen werden muß. So sollten selbstverständlich eine bestehende medikamentöse Wehenaugmentation abgesetzt, eine evtl. eingenommene mütterliche Rückenlage aufgehoben bzw. bei terminaler Bradykardie in der Preßperiode die sofortige vaginal-operative Entbindung erwogen werden.

9.7.2 Sofortmaßnahmen beim asphyktischen Neugeborenen

Die Verantwortung für die Primärversorgung des schwer anpassungsgestörten und asphyktischen unreifen oder reifen Neugeborenen liegt zunächst beim Geburtshelfer, soll aber sobald wie möglich an ein frühzeitig verständigtes, geschultes Reanimationsteam übergehen.

Bei jeder Geburt müssen alle Vorkehrungen für die Akutversorgung getroffen sein, da jeder Zeitverlust deletäre Folgen haben kann.

Der Begriff der Asphyxie wird, unscharf definiert, zur Beschreibung unterschiedlicher Schweregrade von kardiorespiratorischer Depression eingesetzt. Asphyxie im engeren Sinne beschreibt eine schwerste Adaptationsstörung, die mit weniger als 3-Apgar-Punkten in der 1. Lebensminute gewertet wird.

Maßnahmen bei leichter Asphyxie

Beim leicht oder mäßig beeinträchtigten Neugeborenen ist die Atmung insuffizient oder fehlend, die Herzfrequenz um 100/min, die Haut ist blaß oder zyanotisch, der Muskeltonus und die Reflexantwort beim Absaugen reduziert. Diese Kinder sollten unmittelbar nach Geburt und Abnabelung zum vorgewärmten und gut ausgeleuchteten Versorgungsplatz gebracht werden und sofort abgesaugt werden. Es ist zu beachten, daß stets der Mund vor der Nase abgesaugt werden muß. Es wird dem Kind freier Sauerstoff angeboten und taktile Reize zur Anregung der Atmung gesetzt, indem Rücken oder Fußsohlen bestrichen werden. Setzt innerhalb der nächsten 20–30 s keine ausreichende Atmung ein, sollte das Kind mit einer passenden, gut abdichtenden Maske, an die ein Neugeborenen-Beatmungsbeutel angeschlossen ist, beatmet werden. Die eingesetzten Maßnahmen sind effektiv, wenn sich der Thorax des Kindes hebt, die Eigenatmung einsetzt, das Kind rosig wird, die Herzfrequenz über 100/min ansteigt und der Muskeltonus des Kindes zunimmt. Bei Besserung des klinischen Zustandes sollte das Kind in den nächsten Stunden intensiv überwacht werden und nach den Ursachen des Depressionszustandes geforscht werden.

Maßnahmen bei schwerer Asphyxie

Erstmaßnahmen. Das schwer und schwerstbeeinträchtigte Neugeborene zeigt das klinische Bild eines blassen und schlaffen Kindes mit einer Herzfrequenz unter 100/min. und fehlender Atmung. Nach kurzem, gründlichen Absaugen von Mund und Rachen wird sofort eine Maskenbeatmung mit erhöhter Sauerstoffkonzentration in einer Frequenz von 40–60/min begonnen und kurzfristig die Effektivität überprüft. Steigt die Herzfrequenz rasch über 100 an, kann die Maskenbeatmung, stets an die einsetzende Eigenatmung des Kindes angepaßt, unterstützend bis zur ausreichenden Stabilisierung der Atmung, fortgeführt werden. Tritt jedoch innerhalb von 30 s keine Verbesserung des kindlichen Zustandes ein, bleibt die Herzfrequenz unter 60, ist die Atmung nicht ausreichend, die Haut weiterhin zyanotisch oder blaß und der Muskeltonus schlaff, sollten die Maßnahmen erweitert werden.

Herzdruckmassage. Es sollte die Herzdruckmassage durchgeführt werden, indem die Hände eines Helfers, den Brustkorb des Kindes umgreifen, die Daumen knapp unterhalb der Kreuzung Intermamillarlinie/Sternum, und mit einer Frequenz von 100–120/min. und einer Eindrücktiefe von 1–2 cm das Herz zwischen Wirbelsäule und Sternum massieren. Die Maskenbeatmung wird dabei ohne Synchronisierung weitergeführt. Steigt unter diesen Maßnahmen die Herzfrequenz des Kindes nicht an, setzt die Eigenatmung nicht ein, wird die Hautfarbe nicht rosig und die Pulse sind nicht palpabel, muß das Kind (orotracheal oder nasotracheal) intubiert werden.

Intubation. Zur endotrachealen Intubation wird das Kind gerade gelegt, ohne Überstreckung des Kopfes und ein in der Größe passender Tubus durch ein Nasenloch geschoben. Der Spatel wird in den Mund eingeführt, die Zunge zurückgedrängt und die Epiglottis eingestellt, mit der Magillzange die Spitze des Tubus vorsichtig durch die Stimmritze vorgeschoben. Nach sofortiger Handbeatmung und Lagekontrolle kann bei weiterbestehender Bradykardie nun Adrenalin in einer Verdünnung von 1:10.000 in einer Dosierung von 0,01 bis 0,02 mg/kg KG endotracheal appliziert werden. Eine Wiederholung ist nach 3–4 min möglich.

Je nach Ursache gelingt es mit adäquater Beatmung in den meisten Fällen die respiratorische Azidose zu beseitigen und gleichzeitig das Basendefizit zu senken. Bei der Beatmung ist auf die Anwendung eines positiven endexspiratorischen Druckes (PEEP) mit mindestens 3 cm H_2O zu achten. Der maximale inspiratorische Druck muß kontrolliert und zunächst auf 20 cm H_2O begrenzt werden.

Venöser Zugang. Das Anlegen eines venösen Zuganges kann beim nicht neonatologisch Geschulten Probleme bereiten. Im Notfall kann unter sterilen Bedingungen ein Nabelvenenkatheter gelegt werden. Er wird soweit vorgeschoben, daß gerade Blut zurückkommt, um ein Abweichen in die Leber zu verhindern. Als erstes sollte Volumen in Form einer 5%igen Serumproteinlösung gegeben werden, anschließend Glukose 10%.

Pufferung. Eine Puffertherapie mit Natriumbicarbonat 8,4%ig, 1:1 mit Aquadest verdünnt, sollte nur nach Durchführung einer Blutgasanalyse und nach einer rund 10 minütigen kardiopulmonalen Reanimation eingesetzt werden. Die Dosierung ohne vorherige Blutgasanalyse beträgt 1 ml Natriumbicarbonat 8,4 %ig/kg KG.

Es sollte in jedem Fall die Ursache für den schweren Schockzustand gesucht werden.

Intensivstation. Nach erfolgreichem Abschluß der unmittelbar notwendigen Behandlung und Stabilisierung erfolgt die Verlegung auf die vorinformierte Neugeborenen-Intensivstation, um die weitere Therapie und Überwachung sicherzustellen.

Maßnahmen bei bekannten bzw. vermuteten Asphyxieursachen

Volumenmangel. Bei Verdacht auf Blutvolumenmangel (Placenta praevia, Abruptio placentae, fetomaternale Transfusion, fetofetale Transfusion bei Mehrlingen) und bei einem Hämatokrit unter 40 % mit Schocksymptomen oder 30 % ohne Schocksymptome wird die Auffüllung des Gefäßsystems mit 0Rh-negativem Erythrozytenkonzentrat (Universalspenderblut) notwendig.

Sepsis. Auf eine Sepsis weist in der Regel die Anamnese mit den Risikofaktoren

- vorzeitiger Blasensprung,
- erhöhte Infektionsparameter der Mutter,
- zervikale Besiedelung mit Streptokokken der Gruppe B hin.

Bei einem derartigen Verdacht sollte sofort eine i. v. Antibiotikatherapie begonnen werden.

Aspiration. Ein Mekonium-Aspirationssyndrom betrifft insbesondere übertragene oder mangelgeborene Kinder und entwickelt sich, wenn grünes und zähes Fruchtwasser mit den ersten Atemzügen in die Lunge gelangt und infolge Obstruktion atelektatische und emphysematöse Lungenveränderungen bewirkt. Unmittelbar nach der Geburt des Kopfes – noch vor dem ersten Atemzug – werden die oberen Atemwege durch Reinigung der Mund- und Rachenhöhle vom zähem Sekret befreit. Nach raschem Abnabeln wird auf dem vorgewärmten Erstversorgungstisch die Stimmritze eingestellt und möglichst vor dem ersten Atemzug eine Trachealabsaugung mit dem Jankauer (starrer Absaugkatheter) durchgeführt, wenn Material auf der Stimmritze nachzuweisen ist. Eine Maskenbeatmung ist in jedem Fall zu vermeiden, bei schlechtem Zustand ist eine endotracheale Intubation und gründliche endotracheale Absaugung notwendig. Im Anschluß wird der Magensaft abgesaugt und die Magensonde zur Druckentlastung liegengelassen.

Zwerchfellhernie. Eine pränatal nicht bekannte Zwerchfellhernie kann zu einer schweren kardiorespiratorischen Störung führen. Neben Atemnot, Zyanose und Schocksymptomen weist ein eingesunkenes Abdomen, einseitiges, in 80 % der Fälle rechtsseitig nachweisbares Atemgeräusch und nach rechts verlagerte Herztöne auf den Zwerchfelldefekt hin.

> **!** Bei Zwerchfellhernie ist eine Maskenbeatmung unbedingt zu vermeiden.

9.7.3 Intrakranielle Blutungen

Häufigkeit. Die intrakraniellen (intrazerebralen) Blutungen sind wegen ihrer Bedeutung für die Kurzzeit- und Langzeitprognose des betroffenen Kindes ein wichtiges Problem. Häufigkeit und Ort der Blutung sind vom Gestationsalter abhängig.

Bei reifgeborenen Kindern beträgt die Häufigkeit eines intrazerebralen Blutungsereignisses rund 4 %. In der Mehrzahl handelt es sich dabei um kleine Einblutungen ohne Relevanz für die neurologische Entwicklung.

Mit sinkendem Gestationsalter steigt die Häufigkeit eines Blutungsnachweises. Bei Frühgeborenen unter der 32. SSW und unter 1500 g Geburtsgewicht liegt die Häufigkeit für alle Schweregrade bei rund 20 %.

Stadien und Lokalisation. Die Ultrasonographie durch die offene Fontanelle gestatten heute eine sehr frühe und sichtbare Früherkennung intrazerebraler Blutungsereignisse. Sie werden in 4 für die Prognose maßgebliche Schweregrade unterteilt (Tabelle 9.7).

Die Blutungen ereignen sich entweder präpartal, sub partu oder in den ersten 3–7 Tagen postnatal. Intrakranielle Hämorrhagien können mit diskreten Symptomen verlaufen, können jedoch auch mit massiver Klinik, wie Krampfanfällen, Blutdruck- und Hämatokritabfall, metabolischer Azidose, Letarghie und Koma einhergehen. Dabei ist die Symptomatik umso ausgeprägter, je ausgedehnter die Blutung ist. Zur Prophylaxe gilt es, möglichst die Risikofaktoren für eine Blutung niedrig zu halten, Reanimations- und Erstversorgungsmaßnahmen so vorsichtig wie möglich ablaufen zu lassen, Wärmeverlust und Kreislaufschwankungen zu vermeiden.

Tabelle 9.7. Graduierung intrazerebraler Blutungen

Grad I:	vereinzelte Einblutungen (subdural, subarachnoidal)
Grad II:	subependymale Einblutung
Grad III:	schwere subependymale Einblutung mit Verschiebung des Gehirns
Grad IV:	Einbruch der Blutung in das Ventrikelsystem

Beim reifen Neugeborenen kommt es wesentlich seltener als beim unreifen Frühgeborenen zu intrazerebralen Einblutungen. Selten kommt es zu subarachnoidalen Blutungen, die in der Regel weniger schwerwiegende Symptome machen bzw. zu subduralen Blutungen, die schwerer verlaufen. In der Mehrzahl der Fälle zeigen sich Einblutungen im Bereich des Plexus choroideus.

Bei Frühgeborenen beginnen 80–90 % der Blutungen in der subependymalen Keimschicht. Von dort kann ein Weiterschreiten der Blutung mit Einbruch in die Seitenventrikel erfolgen. Intrazerebrale Blutungen können Folge eines Einbruchs aus dem Ventrikelsystem in das Parenchym sein, es kann jedoch auch zu intrazerebralen Blutungen im Sinne eines hämorrhagischen Infarktes kommen. Eine Verminderung der zerebralen Perfusion kann zu umschriebener Gewebsnekrose mit oder ohne konsekutive Einblutung führen. Im weiteren Verlauf führt dies zur Ausbildung kleiner Narbenbezirke und wird als periventrikuläre Leukomalazie bezeichnet, die bei Früh- und Neugeborenen einige Wochen nach schwerwiegenden hypoxischen und ischämischen Ereignissen gefunden werden kann.

Ätiologie. Unter den Ursachen stehen Trauma, Hypoxie, Azidose und Perfusionsstörungen des Kindes im Vordergrund.

Insbesondere die subdurale und subarachnoidale Blutung des reifen Neugeborenen sind häufig geburtstraumatisch bedingt. Bei den am häufigsten von intrakraniellen Blutungen betroffenen Frühgeborenen handelt es sich um Folgen von Hypoxie, Perfusionsstörungen, Blutdruckschwankungen, Verlust der zerebralen Autoregulation und der durch die Unreife der Strukturen bedingten leichten Verletzlichkeit der Gefäße. Im einzelnen sind folgende Ursachenfaktoren zu nennen:

- intrauterine Hypoxie/Azidose
- postnatale Hypoxie
- Hyperkapnie (Erhöhung der zerebralen Durchblutung)
- arterielle Hypertension
- abrupter Blutdruckanstieg
- Infusion von hyperosmolaren Lösungen (Natriumbicarbonat)
- traumatische Geburt
- Blutungen bei Placenta praevia oder vorzeitiger Plazentalösung

Prognose. Die Prognose der weiteren kindlichen Entwicklung ist abhängig von Schwere und Ausdehnung der Blutung und ggf. der Entwicklung eines posthämorrhagischen Hydrozephalus, dabei ist im Einzelfall die Entwicklung nicht voraussehbar. Frühgeborene, die eine Blutung Grad I oder Grad II überstanden haben, entwickeln in bis zu 30 % der Fälle ein neurologisches Handicap, Frühgeborene mit überstandener Blutung Grad III und IV haben ein 40–90 %iges Risiko für neurologische Folgeschädigungen unterschiedlicher Schweregrade.

Die bei unauffälligen reifen Neugeborenen diagnostizierten zerebralen Blutungen gehören praktisch immer dem Schweregrad I bis II an und heilen in der Regel folgenlos aus, so daß ihr Krankheitswert in dieser Gruppe als gering einzuschätzen ist.

Prävention. Zerebrale Blutungen lassen sich vermeiden bzw. reduzieren durch:

- Verbesserung der pränatalen Vorsorge zur Vermeidung der Frühgeburt und der intrauterinen Mangelentwicklung,
- rechtzeitige Diagnose (CTG, pH-Metrie),
- rechtzeitige Geburtsbeendigung bei hypoxischen Gefahrenzuständen,
- Vermeidung mechanisch schwieriger Entbindungen,
- unverzügliche Unterstützung der kardialen und respiratorischen Adaptation nach Geburt,
- rechtzeitige Einschaltung eines neonatologischen Reanimationsteams und
- postnatale Gabe von Vitamin K (Konakion).

9.7.4 Geburtsverletzungen

Schädelverletzungen. Der vorangehende kindliche Kopf ist eng von den mütterlichen Weichteilen des Geburtskanals umschlossen und unterliegt im Bereich der Leitstelle dem Druck, der u. a. durch den oft straffen Ring der Zervix ausgeübt wird. In diesem Bereich entsteht ein meist rundliches und nicht an die Begrenzung der Schädelnähte gebundenes Ödem mit petechialen Blutungen, die sog. Geburtsgeschwulst ***(Caput succedaneum)***. Diese ist in unterschiedlichem Ausmaß druckdolent und klingt ohne Behandlung innerhalb der ersten Lebenstage ab.

Petechiale Blutungen und zyanotische Verfärbung im Bereich des Gesichtes oder Nackens sind meist Folgen einer venösen Stauung sub partu und bei ansonsten gutem Hautkolorit unbedenklich. Auch die nicht seltenen retinalen Einblutungen (17–35 % bei Spontangeborenen, 41–72 % bei durch Vakuumextraktion entwickelten, 1 Tag alten Neugeborenen) bilden sich folgenlos zurück.

Bei einem ***Kephalhämatom*** handelt es sich dagegen um eine subperiostale Rhexisblutung. Es wird im Gegensatz zur Geburtsgeschwulst durch die Schädelnähte begrenzt, fluktuiert und ist druckdolent. Das Kephalhämatom kann bei Spontangeburten auftreten sowie nach Vakuumextraktionen beobachtet werden. Die Rückbildung benötigt Monate und kann tast- und sichtbare Verkalkungsherde hinterlassen. Auf eine Punktion und Entleerung des Hämatoms wird wegen der Infektionsgefahr verzichtet.

Mechanische, geburtstraumatische Einwirkungen durch schwierige vaginal operative Entbindungen sind infolge der zunehmend schonenderen Entbindungsverfahren und der großzügigeren Indikation zum Kaiserschnitt selten geworden. Zu ihnen zählen die oben bereits erwähnten subduralen Blutungen. Sie entstehen durch Verletzung des Tentorium cerebelli, Verletzung der Falx cerebri oder Ruptur oberflächlicher Venen und können bei massiven Blutungen in seltenen Fällen tödlich verlaufen.

Geburtstraumatisch bedingte subarachnoidale Blutungen bilden sich bei Abriß der Leptomeninxvenen oder der Arachnoidea. Die Entwicklung eines Hydrozephalus infolge von Liquorzirkulationsstörungen ist möglich. In Einzelfällen kann es bei massiven Blutungen zu tödlichem Ausgang kommen, in der Regel sind jedoch die klinischen Symptome gering und neurologische Störungen selten.

Skelettverletzungen. Geburtstraumatisch treten am häufigsten Klavikulafrakturen auf, insbesondere bei makrosomen Kindern mit großem Schulterumfang (Schulterdystokie) und/oder bei fehlerhafter geburtshilflicher Entwicklung der Schulterarmpartie. Eine Behandlung erübrigt sich, da die Kallusbildung sehr schnell einsetzt. Zu achten ist auf das gleichzeitige Vorliegen einer Plexuslähmung, die eine fachärztliche Behandlung erforderlich macht.

Humerusfrakturen können in seltenen Fällen vorkommen. Um Ausheilung in Fehlstellung zu vermeiden, muß der Arm geschient werden.

Nervenverletzungen. Zu einer ***Fazialisparese*** kann es in seltenen Fällen bei Forzepsentbindungen kommen, wenn durch den Zangenlöffel ein zu starker Druck ausgeübt wird. Sie klingt in der Regel innerhalb kurzer Zeit ab.

Armlähmungen infolge einer Läsion des Plexus brachialis können im Zuge der Entwicklung der Arme und des Kopfes auftreten, gehäuft bei Bekkenendlagegeburten. Durch die Läsion im Bereich des Erb-Punktes steht eine obere Plexuslähmung vom Typ ***Erb-Duchenne***, kenntlich an der tieferstehenden Schulter und dem nach innen rotierten und pronierten, schlaff hängenden Arm bei erhaltener Beweglichkeit der Finger.

Die Behandlung besteht in Lagerungsbehandlung und Physiotherapie.

Prognostisch ungünstiger ist eine Schädigung im Bereich des 7./8. Zervikalnerven einzuschätzen. Diese untere Plexuslähmung ***(Klumpke-Lähmung)*** betrifft vor allem die langen Handmuskeln und bedingt die offene Fallhand bei gebeugtem Unterarm. Therapeutisch werden ebenfalls Lagerungsbehandlung und Physiotherapie eingesetzt.

Eine isolierte Radialparese ist selten. Sie kann durch direkten Druck während der Schwangerschaft oder der Geburt verursacht sein, gelegentlich durch isolierte, amniotische Bänder. Die Prognose ist unter begleitender physikalischer Therapie gut.

9.7.5 Infektionen des Neugeborenen

Ätiologie. Ob eine Infektion pränatal, intrapartal oder postnatal erworben wurde, kann nicht immer mit Sicherheit differenziert werden. Die kindliche Infektion kann hämatogen-plazentar, vaginal-aszendierend, intrapartal während der Passage des Geburtskanals oder unmittelbar postpartal erworben sein.

Pränatale Infektionen werden häufig hämatogendiaplazentar übertragen und durch Viren (Röteln, Zytomegalie, Varizellen, Herpes simplex, Masern, Mumps, Mononukleose, Poliomyelitis und andere), durch Bakterien (Listerien und andere) oder Parasiten (Toxoplasmen) verursacht.

Perinatale Infektionen können intrapartal oder unmittelbar postpartal erworben werden. Die Infektion erfolgt hämatogen-diaplazentar, über das infizierte Fruchtwasser, durch Aspiration oder Verschlucken von infiziertem Sekret im Geburtskanal oder post partum durch das Keimmilieu der Umgebung des Neugeborenen.

Risikofaktoren. Zu den Risikofaktoren, die das Kind vermehrt gefährden, gehören:

- vorzeitiger Blasensprung,
- Latenzzeit zwischen Blasensprung und Geburt über 12 h,
- protrahierte Geburt,
- invasive Überwachungs- und Untersuchungsmethoden und
- Unreife des Kindes.

Erregerspektrum. Sub partu besteht das Risiko, daß das Kind durch Keime der mütterlichen Vaginalflora und des Genitoanalbereichs kontaminiert wird. Zu den gefährlichen Keimen gehören insbesondere die betahämolysierenden Streptokokken der Gruppe B. Zwischen 3 und 25 % der Schwangeren sind symptomlose Trägerinnen. Zum Erregerspektrum gehören weiterhin Streptokokken D (Enterokokken), E. coli, Klebsiella, Proteus und Pseudomonas. Infektionen mit Chlamydia trachomatis und Ureaplasmen können Neugeborenen-Infektionen hervorrufen. Zunehmende Bedeutung gewinnt die Besiedlung mit Candida-Spezies: Die Befallsquote von Schwangeren wird auf 23 bis 30 % geschätzt.

Nach der Geburt muß sich das Neugeborene mit dem Keimmilieu seiner neuen Umwelt auseinandersetzen und macht dabei eine Phase der Besiedlung mit nosokomialen Keimen durch, zu denen auch die o. g. Keime gehören. Sie werden insbesondere durch die Hände des ärztlichen und pflegerischen Personals übertragen, stammen aus der Raumluft und den Gegenständen der Station oder von Gegenständen der technischen Ausrüstung von Inkubatoren oder Beatmungsgeräten.

Häufigkeit. Eine generalisierte schwere Neugeborenen-Infektion tritt mit einer durchschnittlichen Häufigkeit von 1,1 bis 2,7 % auf, eine gesicherte Sepsis wird etwa bei 3–4 von 1.000 Lebendgeborenen gefunden.

Lokalisation. Frühgeborene sind entsprechend ihrer Unreife vermehrt infektionsgefährdet.

Manifestationsorte einer lokalen Infektion sind vornehmlich die Haut (Hautfalten), der Nabel und das Nagelbett. Es kann dort zu einer Pyodermie, zu einer Omphalitis oder Paronychie kommen. Diese Infektionsherde können unbehandelt den Ausgangspunkt einer sekundären Septikämie mit den verschiedensten Absiedlungen bilden. So kann z. B. eine Infektion mit Chlamydia trachomatis zur sog. Einschlußkörperchenblennorrhoe führen.

Abwehr. Das Infektionsrisiko und die zum Teil foudroyante Ausbreitung der Erreger beim Neugeborenen werden durch seine noch eingeschränkte Immunabwehr begünstigt. Die zellvermittelte Immunität durch Granulozyten und Makrophagen ist bereits weitgehend funktionsfähig, die Granulozytenzahl entspricht der Erwachsenennorm, die Fähigkeit zur Chemotaxis fehlt jedoch noch. Dagegen muß sich die humorale Abwehr noch weitgehend auf die transplazentar von der Mutter übertragenen IgG-Antikörpern stützen. IGA ist bei Geburt nicht vorhanden, IGM etwa in der Höhe von 2 % des Erwachsenenspiegels.

Neugeborenensepsis

Ein besonders hohes Risiko hinsichtlich Morbidität und Mortalität und der Langzeitprognose tragen Neugeborene, die eine Sepsis durchmachen. Die Letalität ist infolge besserer Diagnostik und Therapie mittlerweile auf 2–3 % gesunken, die Langzeitprognose ist allerdings deutlich verschlechtert, wenn eine Beteiligung des Gehirns (Meningitis) eingetreten ist.

Die ***Frühsepsis*** (early onset sepsis) beginnt innerhalb der ersten Lebenstage. In der Mehrzahl der Fälle weisen anamnestische Faktoren wie vorzeitiger Blasensprung, Fieber, Chorioamnionitis auf die kindliche Gefährdung hin. Häufig werden β-hämolysierende Streptokokken und E. coli gefunden. Seltener Listerien, Pneumokokken und Hämophilus. Die Letalitätsrate beträgt bis zu 50 %.

Die ***Spätsepsis*** (late onset sepsis) tritt nach dem 5. Lebenstag auf. Diese verläuft meist nicht so perakut, es werden häufiger Organmanifestationen wie Meningitis gefunden. Die Letalitätsrate wird mit bis zu 20 % angegeben. Das Keimspektrum kann perinatal von der Mutter aquiriert werden, jedoch auch erst später durch eine nosokomiale Infektion erworben sein. An Erregern findet man neben β-hämolysierenden Streptokokken und E. coli, Klebsiellen, Enterokokken, Staphylokokken und Pseudomonas.

Klinik. Die erhöhte Früh- und Spätmorbidität und die hohe Mortalitätsrate erfordern von Geburtshelfern, Pflegepersonal und betreuenden Kinderärzten ab der Geburt die strenge Beachtung anamnestischer Risikofaktoren und spezifischer Frühzeichen.

Klinische Auffälligkeiten der neonatalen Infektion können Temperaturinstabilität, auffällige Atmung mit Apnoen oder Tachypnoe, Lethargie, Somnolenz und Krampfanfälle, Blässe und Zyanose der Haut, geblähtes Abdomen und Petechien sein. Häufig sind die Symptome allerdings nur sehr diskret.

Diagnose. Da die frühen Warnhinweise vage sind und meist nur den Eindruck einer gestörten Befindlichkeit, d. h., daß es dem Kind „nicht gut geht", vermitteln, müssen diese aber dennoch Veranlassung sein, den Kinderarzt umgehend zu verständigen und die Verlegung in eine neonatologische Abteilung vorzunehmen. Verschiedene Parameter können die Diagnose unterstützen:

- Leukozytenzahl unter 8.000 oder über 30.000 jenseits des 1. Lebenstages
- das Verhältnis der stabkernigen zur gesamtneutrophilen Zahl $\geq 0{,}2$
- Anämie
- Thrombozytopenie
- Ikterus gravis
- Anstieg des CRP

Der Erregernachweis gelingt in der Regel aus Abstrichen, Blut- und Liquorkulturen.

Prophylaxe. Angesichts der akuten Lebensbedrohung eines an einer Neugeborenen-Infektion erkrankten Kindes müssen unbedingt prophylaktische Maßnahmen ergriffen und immer wieder kontrolliert werden. Dazu gehören:

- peinliche Hygiene des ärztlichen und pflegerischen Personals insbesondere bei invasiven Eingriffen,
- Maßnahmen zur Keimverminderung,
- Scheuer-Wischdesinfektion von Flächen und Untersuchungstischen (keine Sprühdesinfektion),
- Kenntnis der in der geburtshilflichen und neonatologischen Abteilung verbreiteten Keime sowie deren Empfindlichkeit,
- Isolierung der infizierten Neugeborenen und
- passagere Aussonderung von Keimträgern des Personals.

9.7.6 Angeborene Fehlbildungen

Erkennung. Ein beachtlicher Anteil kongenitaler Defekte kann bereits pränatal mit Hilfe der Ultrasonographie und biochemischer Verfahren nachgewiesen und prospektiv auf ihre Korrigierbarkeit geprüft werden. Die Fortschritte der kinderchirurgischen Techniken ermöglichen in vielen Fällen die erfolgreiche Korrektur von zahlreichen Fehlbildungen.

Dem Geburtshelfer und pränatalen Diagnostiker fallen in diesem Zusammenhang eine Reihe wichtiger Aufgaben zu:

- Die möglichst frühzeitige Erkennung fetaler Fehlbildungen im Rahmen des empfohlenen dreizeitigen Ultraschallscreenings.
- Bei Verdacht auf eine Fehlbildung weitergehende Diagnostik evtl. durch Stufe II bzw. III Zentrum mit Ausschluß oder Nachweis zusätzlicher Anomalien (Fehlbildungssyndrom).

Tabelle 9.8. Fetale Fehlbildungen und kinderchirurgische Versorgungsmöglichkeit

Fehlbildung am Lebendgeborenen und Häufigkeit	Pränatale Diagnostik	Eingriffe zur Korrektur	Zeitpunkt	Besonderheiten bei der Geburt	Prognose (Erfolgsaussichten)
Hydrozephalus (1:2000)	US + (II/III)*	Ventrikeldrainage	Sofort post partum	Geburt in Terminnähe anstreben, großzügig Sectio caesarea	Abhängig von Hirnmanteldicke (< 10 mm: schlecht) und Progredienz (wenn bereits pränatale Progredienz: schlecht) Letalität: ca. 26% (meist im 1. Lebensjahr, nach dem 3. selten) Langzeitüberwachung (akute Hirndruckkrisen, Dysfunktion des Ventrilsystems) mit Notwendigkeit (wiederholter) Revision bzw. Neuimplantation, v.a. bis zur Pubertät Infektionsgefahr In 50% normale Intelligenz und somatische Entwicklung
Meningomyelozele (Spina bifida cystica) (1:2000 bis 1:3000)	US + (II/III)* AFP + AChE + (Indikation zum Schwangerschaftsabbruch)	Operation, wenn keine zusätzlichen Anomalien, aber je nach Ausdehnung und neurologischen Ausfällen individuelle Entscheidung unter Einbeziehung der Eltern	Innerhalb 24–48 h post partum	Spontangeburt: Sectio caesarea verbessert die Situation für das Kind nicht	$^2/_3$ der Kinder überleben, davon die Hälfte in Grenzen rehabilitierbar $^1/_3$ sterben im 1. Lebensjahr Bei ca. 40% der Überlebenden Intelligenz normal Neurologischer Status durch Langzeitbetreuung mit ständigem Training nur begrenzt beeinflußbar Reine Meningozelen oder kleine Myelozelen: Meist geringe Bewegungsstörungen, Blasen- und Mastdarmtraining erlernbar. Große offene Myelozelen: Schlechte Prognose, orthopädische Korrekturen notwendig, bei hoher Querschnittslähmung Rollstuhlabhängigkeit. Geistige Entwicklung abhängig von zerebralen Fehlbildungen, Ausmaß des Hydrozephalus.
Isolierte Lippenspalte	US+*	Plastischer Verschluß	3.–6. Monat	Keine	Gut
Isolierte Gaumenspalte	US+*	Plastischer Verschluß	1–1½ Jahre	Keine (Stillschwierigkeiten)	Gut
Lippen-Kiefer-Gaumenspalte 1:500 (insgesamt) – einseitig – beidseitig	US+*	a) Plastischer Verschluß der Lippenspalte 1. Seite, wenn 2. Seite: b) primäre Gaumenkorrektur in Etappen c) sekundäre Korrekturoperationen	3.–6. Monat 4.–7. Monat 1–1½ Jahre 3–10–16 Jahre	Keine (Stillschwierigkeiten)	Gut Logopädische Behandlung ab dem 3.–4. Lebensjahr. Überwachung der Gebißentwicklung

Tabelle 9.8. (Fortsetzung)

Fehlbildung am Lebendgeborenen und Häufigkeit	Pränatale Diagnostik	Eingriffe zur Korrektur	Zeitpunkt	Besonderheiten bei der Geburt	Prognose (Erfolgsaussichten)
Kongenitale Herzfehler (1:100, unbehandelt bis Schuleintritt 1:1000)	US + (III)*	Je nach Anomalie Primärkorrektur oder Palliativversorgung und sekundäre Korrektur (geschlossene oder offene Herzchirurgie)	Umgehende postnatale diagnostische Abklärung. Operation 1 Tag post partum bis 12 Mon. post partum Sofort bei medikamentös nicht beherrschbarer Insuffizienz und Hypoxämie	Intensive pränatale Überwachung, evtl. pränatale medikamentöse Therapie via Mutter Geburtshilfliches Vorgehen wie bei Hypoxämie	11% zusätzliche extrakardiale Anomalien! Gesamtüberlebensrate ca. 74% Langzeitprognose bei Primärkorrektur günstig, auch bei den meisten palliativ versorgten Kindern Lebensqualität und Entwicklung nach endgültiger Korrektur gut
Kongenitale Zwerchfellhernie/-defekte (1:12.000)	US + (III)*	Reposition des Intestinums; Verschluß durch Readaptation der Zwerchfellränder durch Ersatzplastik	Sofort post partum (Dekompression der Lunge! Cave: Mediastinalverschiebung)	Bereits im Kreißsaal Intubation, Beatmung (evtl. Hochfrequenzbeatmung) und Azidoseausgleich	Überlebensrate 50–80% Langzeitprognose gut („gesund und lebenswert") Prognose abhängig vom Grad der Hypoplasie der Lunge („Reifungsstillstand") sowie dem Grad der komprimierenden Ventilationsbehinderung
Omphalozele – rupturiert – geschlossen (1:4000)	US + (II/III)*	Möglichst Primärverschluß, sonst Bauchdeckenersatzplastik	Sofort post partum	Geplante Geburt: Sectio caesarea zur Vermeidung der Kontamination und geburtstraumatischer Läsionen im gastrointestinalen Bereich. Geburt möglichst in Zentrum, wo auch Kinderchirurgie. Transfer in sterilem, feuchtem Verband; Magensonde, Wärmebett	Überlebensrate bei Einzelmißbildung durchschnittlich 70–90% Hohe Sepsismortalität Prognose eingeschränkt, wenn Mehrfachfehlbildungen (51% zusätzliche Anomalien, häufig Trisomiesyndrom 13, 18, 21)
Gastroschisis (1:6000)	US (II/III)*	Primärverschluß anstreben, sonst Bauchdeckenerweiterungsplastik	Sofort post partum	Geplante Geburt: Sectio caesarea zur Vermeidung der Kontamination und geburtstraumatischer Läsionen im gastrointestinalen Bereich Geburt möglichst in Zentrum, wo auch Kinderchirurgie Transfer in sterilem feuchtem Verband, Magensonde, Wärmebett	Überlebensrate bei Einzelmißbildung 50–80%, Sepsisgefahr Prognose eingeschränkt, wenn Mehrfachfehlbildungen (22,5% zusätzliche Anomalien)
Ösophagusatresie 93% + Ösophagotrachealfistel (1:1500–3000)	US + (II/III)* (Hydramnion, leerer Magen, Fehlen der Schluckbewegungen	Primäranastomose mit Gastrostomie, wenn notwendig Interpositionsverfahren	Sofort als Notfalloperation	Sondierung der Speiseröhre: Stop ca. 10 cm hinter der Zahnleiste – Sondierung des Anus (Analatresie?) – umgehender Transfer in Bauchlage unter ständigem Absaugen	Bei Frühdiagnose (möglichst antepartal!) und ohne weitere Anomalien 90–95% Heilung (Cave: präoperative Aspiration über ösophagotracheale Fistel und/oder Fütterungsversuche!) Postoperativ Prognose abhängig vom Reifegrad, Länge der Atresie sowie assoziierten Fehlbildungen

Tabelle 9.8. (Fortsetzung)

Fehlbildung am Lebendgeborenen und Häufigkeit	Pränatale Diagnostik	Eingriffe zur Korrektur	Zeitpunkt	Besonderheiten bei der Geburt	Prognose (Erfolgsaussichten)
Duodenal-/ Dünndarmatresie (1:5000)	US + (II/III)* „double bubble" Hydramnion! Amniozentese zur Chromosomenanalyse Jedes 4. Kind mit Duodenalatresie Trisomie 21!	Primäre Rekonstruktion je nach Sitz	Sofort nach Diagnose	Umgehender Transfer in kinderchirurgisches Zentrum mit pädiatrischer Intensivmedizin	Prognose abhängig von: Länge des betroffenen Darmes, Geburtsgewicht, Schwangerschaftsdauer, zusätzlichen Defekten (midline lesions), Mekoniumperitonitis und Zeitpunkt der Operation
Obstruktive Harnwegsanomalien	US + (II/III)* Obstruktionen subpelvin, prävesikal, infravesikal Hinweis: Oligo/Anhydramnie/Lungenhypoplasie Diagnose bereits vor der 22. SSW zu stellen, so daß bei Doppelseitigkeit Abruptio möglich	Einseitig bei sonst gesunden Neugeborenen primäre mikrochirurgische Rekonstruktion, sonst Entlastungsoperation durch Punktion und Drainage	Sofort nach Geburt	Bei beidseitiger Obstruktion Entbindung notfalls ab der 32. SSW (nach Lungenreifungsförderung)	Prognose: Sie hängt davon ab, ob die Obstruktion ein- oder beidseitig und wie funktionsfähig das Nierenparenchym ist. Bei guter Nierenfunktion bzw. guter Erholung der Nierenleistung nach Dekompression ist die Mehrzahl gut korrigierbar (Maximum der Nephrogenese 20.–36. SSW!). Bei frühem Eingriff nur ca. 0.5% permanente Niereninsuffizienz. Daher bei ultrasonographischem Nachweis von Oligohydramnie und Lungenhypoplasie Vorverlegung der Geburt nach Lungenreifungsförderung in die 32.–36. SSW, damit die operative Korrektur früh genug vor Manifestation der Niereninsuffizienz erfolgen kann. (Im 1. Lebensjahr erfolgreiche Wiederherstellung der Harnableitung und Funktion nur noch bei ca. 10% der Kinder möglich (Infektionsgefahr!)
Anorektale Fehlbildungen (1:3500)	US (+)* Kontrolle unmittelbar post partum	Operative Korrektur je nach Typus	Sofort nach Diagnose	Post-partum-Diagnose durch Sondierung des Anus – umgehend Verlegung zur Kinderchirurgie	Prognose: supralevatorische Form 28% kontinent, intermediäre Formen 61% kontinent, intralevatorische Formen 95% kontinent. Langzeitbehandlung: Beckenboden- und Sphinktertraining (Biofeedback-conditioning), ggf. Sphinkterrekonstruktion
Steißteratom (1:40.000)	US + (II/III* AFP +	Komplette Entfernung, immer mit partieller Resektion des Os coccygis	So bald wie möglich wegen der im Säuglingsalter zunehmenden Malignisierungsgefahr	Oft Geburtshindernis Zerreißungsgefahr, daher immer Sectio caesarea erwägen	Prognose abhängig vom Zeitpunkt der Operation, Größe und histologischem Typ des Teratoms Letalität ca. 20% Postoperative Letalität in den ersten beiden Lebensmonaten 9% Im gleichen Alter Malignisierung 9%, nach dem 6. Lebensmonat bereits 65%

Art und Zeitpunkt operativer Korrekturen bei angeborenen Fehlbildungen.
* US (+) = Pränatal ultrasonographisch nicht sicher nachweisbar
US+ = Pränatal ultrasonographisch nachweisbar,
US+ (II/III oder III) = pränatal ultrasonographisch in Zentren der Stufen II und III nachweisbar
AFP = Alphafetoprotein
AChE = Azetylcholinesterase

- Bei Indikation (z. B. zur Karyotypisierung) Durchführung invasiver Diagnostik (Chorionbiopsie, Amniozentese)
- Beratung und Betreuung der Eltern
- Schaffung optimaler Voraussetzungen für das weitere Vorgehen durch frühzeitigen Kontakt mit Neonatologen und Kinderchirurgen. Entscheidung über die Frage der Prognose und der Korrigierbarkeit der Fehlbildung. Im Einzelfall unter Hinzuziehung einer Ethikkommission. Vorsorge für die postnatale Erstversorgung und den Transport des Neugeborenen.

Fehlbildungen und Behandlungsmöglichkeiten. Die angeborenen Defekte, die zur Zeit der chirurgischen Intervention zugänglich sind, sind in der Tabelle 9.8 aufgeführt. Die Daten sollen dem Geburtshelfer erste Orientierungshilfe bieten, um die Eltern über Zeitpunkt und Erfolgsaussichten des operativen Eingriffes aufzuklären und sie frühzeitig in den Entscheidungsprozeß miteinzubeziehen.

ZUSAMMENFASSUNG

Eine fetale Asphyxie kann als Folge pathologischer Wehentätigkeit, einer plazentaren Insuffizienz oder fetomaternaler Erkrankung auftreten. Sie resultiert aus einer Hypoxämie und drückt sich in einem Depressionszustand des Neugeborenen aus. Diagnostische Verfahren wie die fetale Skalpblutanalyse, die Ausschaltung möglicher Noxen und die intrauterine Reanimation mittels Tokolyse helfen den Entbindungsmodus festzulegen und den Zustand des Feten zu verbessern. Bei der Reanimation des deprimierten Feten ist ein zügiges abgestuftes Handeln (u. a. Absaugen, Abtrocknen, taktile Reize, Beutelbeatmung, rechtzeitige Intubation) durch geschultes Personal für den weiteren Verlauf entscheidend.

Intrazerebrale Blutungen höherer Graduierung kommen aufgrund der Verletzlichkeit der Gefäße insbesondere bei Frühgeburten gehäuft vor und beeinflussen maßgeblich die Langzeitprognose dieser Kinder. Durch Vermeidung intrauteriner Hypoxien, Wahl eines schonenden Entbindungsmodus und durch eine suffiziente Erstversorgung kann auch dieses Risiko verringert werden.

Spontane Geburtsverletzungen sind relativ selten. Sie treten allerdings häufiger bei vaginal operativen Entbindungen und erschwerter Schulterentwicklung auf. Hier ist insbesondere die Erb-Lähmung eine unerwünschte Komplikationsmöglichkeit.

Bei den oft nur larviert verlaufenden und häufig relativ symptomarm beginnenden kindlichen Infektionen ist insbesondere die early und late onset Sepsis auf dem Boden einer Infektion mit β-hämolysierenden Streptokokken gefürchtet. Aufgrund der noch nicht voll entwickelten humoralen Immunabwehr sind insbesondere Frühgeborene hierdurch gefährdet. Präventivmaßnahmen (z. B. peinlichste Hygiene) und sofortige Therapie können die Enstehung einer Infektion verhindern oder deren Gefahren eingrenzen.

Die angeborenen Fehlbildungen sollten zunächst im Rahmen des empfohlenen dreizeitigen Ultraschallscreenings frühzeitig erkannt werden. Bei einer entdeckten Fehlbildung muß eine frühzeitige Kontaktaufnahme zwischen Pränataldiagnostiker, Neonatologen und evtl. weiteren Berufsgruppen wie Kinderchirurgen, Genetiker und Psychologen erfolgen, mit dem Ziel die Eltern zu beraten und die optimalen Voraussetzungen für das weitere Vorgehen zu schaffen.

9.8 Pathologie des Wochenbetts

P. Baumann

EINLEITUNG

Das Wochenbett ist die Phase der Rückbildung aller schwangerschaftsspezifischen Umstellungen und die Einleitung der Stillperiode. Die Brust und der Uterus sind die maßgeblich betroffenen Organe. Hier äußert sich auch die Mehrzahl der Pathologien des Wochenbetts. Zu diesen spezifischen Veränderungen können auch alle anderen Krankheitsbilder eines stationären Aufenthaltes wie Infektionen und thromboembolische Ereignisse dazukommen. Die Aufgabe für das ärztlich-pflegerische Team im Zusammenspiel mit der Kinder- und Frauenklinik ist es, den geringen Anteil an krankhaften Verläufen herauszufiltern und rechtzeitig zu therapieren.

9.8.1 Postpartale Blutungen und atonische Nachblutungen

Ursachen. Der tatsächliche Blutverlust nach einer unkomplizierten Geburt liegt innerhalb der ersten 24 h zwischen 500 und 1000 ml; geschätzt wird der Blutverlust häufig um bis zur Hälfte niedriger. Darüber hinausgehender Blutverlust ist pathologisch und auf spezifische Ursachen zurückzuführen. Im wesentlichen handelt es sich um drei Kategorien:

- Trauma,
- mangelhafte Kompression der Gefäße an der Implantationsstelle der Plazenta und
- Gerinnungsstörungen.

Das Trauma kann eine ***große Episiotomie*** sein; es können aber auch Lazerationen von Zervix, Vagina oder Perineum sein. Die mangelhafte Kompression der Gefäße kann durch ein ***hypotones Myometrium*** oder durch Retention von ***Plazentaresten*** bedingt sein. Hypotones Myometrium wird als Folge einer Minderperfusion bei Hypotonie als Ausdruck eines Volumenmangels angetroffen oder bei Leitungsanästhesien. Eine Überdehnung der Uterusmuskulatur bei sehr großem Kind, Mehrlingsschwangerschaften oder Polyhydramnion können ein hypotones Myometrium zur Folge haben. Als weitere Ursachen sind zu nennen: ein protrahierter Geburtsverlauf, aber auch ein sehr kurzer Geburtsverlauf, Anwendung hoher Dosen von Oxytozin, Multiparität und Zustand nach Uterusatonie. Eine Retention von Plazenta kann mit den verschiedenen Formen der Plazentationsstörung wie Placenta adhaerens, accreta, increta und percreta einhergehen, aber auch mit einer nicht gelösten Nebenplazenta. Angeborene oder erworbene Gerinnungsstörungen können schließlich die o. g. Blutungsursachen aggravieren.

Die beiden häufigsten Ursachen verstärkter Blutungen unmittelbar post partum sind jedoch die ***Uterusatonie*** und ***Verletzungen von Zervix und Scheide.*** An retiniertes Plazentamaterial ist zu denken, wenn es im Intervall nach Tagen oder Wochen zu einer starken Blutung kommt.

Folgen. Tückisch sind postpartale Blutungen dann, wenn sie sich nicht als massive Blutungen manifestieren, sondern als mäßig stark, jedoch unmerklich anhaltend oder als sich unmerklich in den Uterus hinein ergießende Blutungen. Aufgrund der postpartalen Volumenveränderungen, die im maternen Kreislauf ohnehin vor sich gehen, reagieren Blutdruck und Puls häufig erst deutlich, wenn es bereits zu einer ausgeprägten Hypovolämie gekommen ist.

Prophylaxe. Es ist daher von größter Wichtigkeit, von der Durchtrennung der Nabelschnur an, den Uterus intermittierend „im Griff zu behalten", um seine Kontraktionsneigung abzuschätzen. Die regelmäßige Gabe von 3 Einheiten Oxytozin i. v. vermindert den postpartalen Blutverlust auf die Gesamtheit der Entbundenen gesehen. Bei der Mehrgebärenden oder nach Mehrlingsgeburten kann eine Oxytozin-Dauertropfinfusion sinnvoll sein. Nach der Entwicklung der Plazenta können zusätzlich auch Mutterkornalkaloide (0,2 mg Ergotamin) zur Kontraktion der Zervixgefäße gegeben werden. Sofern dies ohne Schmerzen für die Mutter machbar ist, sollten nach Entwicklung der Plazenta die Geburtswege inspiziert werden, um stark blutende Scheidenverletzungen oder einen Zervixriß auszuschließen (s. auch Kap. 9.6).

Plazentarest. Die Inspektion der Plazenta ist von außerordentlicher Bedeutung. Bereits das Fehlen eines etwa bohnengroßen Stücks Plazenta kann Anlaß für eine mangelnde Kontraktion des Uterus und Quelle eines erheblichen Blutverlustes sein. Auch die Eihäute und Gefäße sind sorgfältig zu inspizieren, um Hinweise auf eine eventuell nicht gelöste Nebenplazenta zu erlangen. Bei offensichtlicher Retention von Plazentaresten wie auch bei bleibendem Zweifel nach Ultraschalluntersuchung ist die instrumentelle Nachräumung des Uteruskavums angezeigt.

Uterusatonie. Eine Atonie des Uterus wird zum geburtshilflichen ***Notfall***, wenn sich klinisch Zeichen des Volumenmangels manifestieren. Die bimanuelle Kompression des Uterus, als erste Maßnahme bis zum Eintreffen von hochpotenten Kontraktionsmitteln, kann erforderlich sein, um weiteren Blutverlust in Grenzen zu halten. Dabei wird die Hinterwand des Uterus mit der abdominalen Hand massiert, die Vorderwand hingegen mit der in die Scheide eingelegten Faust der anderen Hand, wobei die Knöchel in Kontakt mit der Uteruswand sind. Eine Volumensubstitution erfolgt mit Plasmaexpandern (Hydroxyäthylstärke), anstelle von Oxytozin wird Prostaglandin E1 infundiert (Nalador 1 mg auf 1 l Ringerlösung, max. 60 ml/h). Die Injektion einer Ampulle Prostaglandin $F_{2\alpha}$ (Minprostin) durch die Bauchdecke in den Fundus uteri kann versucht werden, wie auch das Einlegen einer mit einer Verdünnung von zwei Ampullen Prostaglandin $F_{2\alpha}$ auf 20 ml Ringerlösung getränkten Tamponade. Als ultima ratio kann die Uterusexstirpation notwendig werden; dabei sollte – insbesondere in der Schocksituation – bereits vor Operationsbeginn Blut transfundiert werden, um den drohenden Exitus nicht zu beschleunigen.

9.8.2 Postpartale Infektionen

Puerperalfieber

Fieber im Wochenbett wird bereits in den Schriften Hippocrates' und Galens erwähnt. Der Begriff „Puerperalfieber" erlangte seine Bedeutung im 18. und 19. Jahrhundert mit dem Aufkommen von Massenentbindungseinrichtungen, wo es aufgrund von Unkenntnis und Mißachtung hygienischer Grundsätze zum massenweisen Auftreten von Wundinfektionen mit Fieber als Leitsymptom kam. Die mütterliche Mortalität am Puerperalfieber lag in diesen Einrichtungen – für heutige Verhältnisse unfaßbar – bei über 10 % bis über 30 %. Mit der Verbreitung der Erkenntnisse Semmelweis' in Wien, Listers in London oder Holmes' in Boston, USA, verschwand das epidemieartige Auftreten des Puerperalfiebers und die Bedeutung des Begriffes verlor sich.

Andere Ursachen

Fieber im Wochenbett – eine Temperaturerhöhung über 38,0 °C rektal gemessen – ist hingegen auch heute häufig der erste Hinweis auf einen unphysiologischen Verlauf der Postpartalperiode. Neben Wundinfektionen sind es aber zunächst einmal ein Lochialstau oder der Milcheinschuß, die mit einer Temperaturerhöhung einhergehen.

Harnwege. Infektionen der benachbarten harnableitenden Wege, meistens eine Zystitis, seltener einmal eine Pyelonephritis, können durch Fieber Aufmerksamkeit auf sich ziehen. Die Zystitis ist in der Regel sekundäre Folge von Keimeinschleppungen durch ***Katheterisieren*** unter der Geburt oder bei ***Harnverhalt*** im Wochenbett, der aufgrund von Ödembildung, Blasenatonie und Sphinkterkrampf nach vaginal-operativen Entbindungen gar nicht so selten auftritt. Die Pyelonephritis hingegen ist als Wiederaufflammen einer präexistenten Keimbesiedelung des Nierenbeckenkelchsystems zu deuten; sie erfordert antibiotische Behandlung.

Thrombophlebitis. Bei Fieber im Wochenbett ist an eine Thrombophlebitis unbedingt immer zu denken.

Mastitis. Eine Mastitis ist eine weitere typische Ursache für Erhöhungen der Körpertemperatur in der Postpartalperiode (s. Kap. 17.8.1).

Ovarialvenenthrombose. Die Ovarialvenenthrombose kommt selten vor, wird jedoch häufiger nicht diagnostiziert und kann einen schwerwiegenden Verlauf nehmen, indem sie eine Laparatomie und den Verlust der betroffenen Adnexe nach sich zieht.

Pneumonie. Eine Pneumonie ist zwar keine für die Postpartalperiode typische Erkrankung, sie wird aber immer als Ursache erhöhter Temperatur auszuschließen sein.

Wundinfektion. Bei den postpartalen Infektionen ist in erster Linie an Infektionen des Genitaltraktes zu denken und hier insbesondere an Wundinfektionen. Die Wahrscheinlichkeit des Auftretens einer solchen Infektion post partum hängt ab von der Dauer des Blasensprungs, der Anzahl der vaginalen Untersuchungen, dem Ausmaß intrauteriner Manipulationen (manuelle Plazentalösung, Kürettage) sowie von der Zahl und dem Ausmaß induzierter und spontaner Lazerationen und damit einhergehendem Blutverlust und Hämatombildung.

Grundsätzlich weist das perineale Gewebe eine gute Spontanheilungstendenz auf. Lazerationen im Bereich von Vulva, Damm und Scheide sowie Episiotomien bieten jedoch potentielle Eintrittspforten für die in der Perianalregion immer gegenwärtigen Enterokeime.

Bei Infektionen finden sich die klassischen Zeichen der Inflammation: Tumor, Rubor, Calor, Dolor. Das benachbarte Gewebe, weite Bereiche der Vulva, können zusätzlich ödematös geschwollen sein, insbesondere nach operativen Entbindungen. Gehen die Beschwerden auf die Nahttechnik zurück, d.h. auf zu straff gelegte, hautdurchgreifende, aufgrund von Eintrocknung oft um den dritten oder vierten Tag post partum einschneidende Einzelknopfnähte, wird man eine fluktuierende Schwellung vermissen. Beim schmerzhaften Ulcus puerperale kommt man nicht umhin, die Fäden zu lösen, bricht die Naht gelegentlich vollständig auf und es finden sich ischämischblasse, mit zersetzendem Wundexsudat belegte Wundflächen. Je nachdem, wie weit die Wunde klafft, wird zu entscheiden sein, ob unter wundsäubernden Maßnahmen die ***restitutio per secundam intentionem*** („ps-Heilung") anzustreben ist oder der sekundäre, operative Wundverschluß nach Säuberung der Wundflächen. Ist jedoch eine fluktuierende Schwellung vorhanden, eine Eiteransammlung zu vermuten, dann ist nach dem klassischen Grundsatz zu verfahren: ***Ubi pus eo vacuo***, d.h. die Nähte sind zu öffnen, der Abszeß zu drainieren und ein vorhandenes Hämatom auszuräumen. In den Keimabstrichen sind β-hämolysierende Streptokokken, Staphylokokken-Spezies, Enterokokken und Enterobakterien zu erwarten. Findet sich in den Keimabstrichen jedoch einmal eine Pseudomonas-Spezies, ein Hospitalkeim, dürfte es sich um eine übertragene (Schmier-) Infektion handeln. Verwirrung kann entstehen, wenn Clostridium-Spezies kultiviert wurden, anaerobe, obligatorische Darmkeime, im Gegensatz zu dem nicht im Darm anzutreffenden Clostridium perfringens sowie Clostridium tetani. Clostridium perfringens ist ein Keim, der typischerweise nach artifiziellen Abortinduktionen extra muros gefunden werden kann.

Uterus. Die Haftstelle der Plazenta bietet post partum einen idealen Boden für eine Keiminvasion. Sie mißt ca. 4 cm im Durchmesser, ist etwas erhaben, und es münden hier zahlreiche Venen, die der Oberfläche ein kleinknotiges Aussehen verleihen; viele der Venen sind thrombosiert. Gleichzeitig ist die Dezidua außerordentlich empfänglich für eine Keiminvasion, da sie zu diesem Zeitpunkt nur etwa 2 mm dick, mit Blut infiltriert und von zahlreichen kleinen Öffnungen durchsetzt ist. Nachdem sich die Keimwanderung von der Haftstelle ausgehend über die gesamte Mukosa vollzogen hat, entwickelt sich das Bild der Endometritis. Vermögen die Keime den sich zur Abwehr bildenden, auf mikroskopischen Schnitten nachweisbaren Wall von Leukozyten nicht zu durchdringen, wird die infizierte, nekrotische Mukosa in der Folgezeit abgestoßen und verläßt mit den Lochien den Uterus. Gelingt es den Keimen das Myometrium zu infiltrieren, kommt es zur Endomyometritis. Das Überwiegen anaerober Keime führt zu übelriechendem, häufig vermindertem Wochenfluß; der begleitende ***Lochialstau*** behindert die Involution des Uterus. Bei der Palpation fällt der hochstehende Fundus auf, es läßt sich der pathognomonische ***Uteruskantenschmerz*** auslösen, die Portio findet sich inadäquat formiert und geöffnet. Gabe von Oxytozin und Spasmolytika führt häufig schon zur raschen Entfieberung; Antiphlogistika können hilfreich sein; die Gabe von Antibiotika kann von der Gesamtsituation abhängig gemacht werden. Eine mechanische Beseitigung der intrauterinen Infektionsquelle würde man jedoch stets unter intravenöser Gabe eines Antibiotikums vornehmen, um der mit der Ausräumung drohenden Keimverschleppung durch die Blutbahn zu begegnen.

Parametrien. Auf den vom Uterus ausgehenden Lymphwegen können sich geburtshilfliche Infektionen zum Peritoneum oder in das lockere Gewebe zwischen den Blättern des Lig. latum ausbreiten. In dem einen Fall manifestiert sich die Infektion als Peritonitis, im anderen als Parametritis. Selten einmal entwickelt sich unter diesen Umständen eine Peritonitis durch Eiter, der sich aus den Salpingen in die Bauchhöhle ergießt.

Eine Parametritis kann verschiedene Ursachen haben. Zum einen kann sie auf lymphogenem Wege nach einer Verletzung mit Infektion der Zervix oder des Uterus entstehen. Da Zervixverletzungen in ungünstigen Fällen durchaus bis an das Bindegewebe an der Basis des Lig. latum heranreichen, kann es an dieser Stelle zu einer direkten Keiminvasion kommen. Schließlich kann eine Parametritis auf dem Boden einer pelvinen Thrombophlebitis entstehen. Sie tritt gewöhnlich einseitig auf, dies ist aber nicht zwingend. Die Entzündung kann auf die Basis des Lig. latum beschränkt bleiben, bei entsprechender Menge an entzündlichem Exsudat kann sich dieses aber entlang den präformierten Logen ausbreiten, meistens direkt entlang der Basis des Lig. latum in Richtung auf die Beckenwand zu. Bei weiterer Zunahme des Exsudates werden die Blätter des Lig. latum separiert und sein anteriores Blatt nach ventral gegen die Bauchdecke gedrängt, wo der Abszeß schließlich knapp oberhalb des Leistenbandes die Bauchdecke erreicht. Der Uterus wird dabei zur Gegenseite gedrängt und arretiert. In anderen Fällen können sich hochintraligamentäre von den Uterushörnern ausgehende Abszesse in die Fossae iliacae ausbreiten. Retrozervikale Abszesse neigen dazu, das Septum rectovaginale einzubeziehen und sind dann als Tumor hinter der Zervix zu tasten. Ist das ventral von der Zervix gelegene Bindegewebe in den entzündlichen Prozeß einbezogen, kann der Abszeß bis in das Spatium praevesicale (Spatium Retzii) wandern und darüber hinaus unterhalb der Bauchdecke entlang bis zum Nabel. In seltenen Fällen kann der Prozeß durch die Foramina ischiadica bis in die Hüfte gelangen.

Pelvines Bindegewebe. Entzündliche Prozesse des pelvinen Bindegewebes sind gewöhnlich nicht sehr schmerzhaft und heilen unter antibiotischer Therapie meistens aus. Der Abszeß stellt sich häufig knapp oberhalb des Lig. inguinale dar. Die Haut über dieser Region erscheint ödematös, erythematös und wird berührungsempfindlich; Fluktuation zeigt an, daß der Abszeß reif ist zur Eröffnung. Eine andere Austrittsstelle ist der Douglas-Raum.

> **!** Die große Gefahr bei jedem dieser Abszesse ist, daß er bei Ruptur in die freie Bauchhöhle eine fulminante eitrige Peritonitis nach sich ziehen kann, wenn er nicht rechtzeitig eröffnet und drainiert wird.

9.8.3 Uterusinvolutionsstörungen

Unter normalen Bedingungen ist der Fundus uteri bei der Erstgebärenden unmittelbar post partum bereits deutlich, z.B. zwei bis drei Querfinger, unterhalb des Nabels zu tasten; bei der Mehrgebärenden oder nach Zuständen, die mit einer Überdehnung des Uterus einhergegangen sind, z.B. Mehrlingsgeburten oder ein Hydramnion, kann er in Nabelhöhe oder etwas über Nabelhöhe stehen. Ist in den nächsten Tagen bei den täglichen Visiten nicht eine Rückbildung um wenigstens einen Querfinger pro Tag zu dokumentieren, liegt eine Subinvolutio uteri vor. Gezielte Nachfragen ergeben dann z.B., daß die Frau keine Kontraktionen beim Anlegen des Kindes oder unter der heute üblichen, frühen Mobilisation (Herumlaufen) spürt. Die Subinvolutio kann mit anhaltender Dauer des Wochenflusses, insbesondere der Phase der Leukorrhoe einhergehen, sie kann aber auch von profusen Blutungen begleitet sein.

Ursachen. Anerkannte Ursachen einer Subinvolutio sind retinierte Plazentareste und Infektionen.

Komplikationen. Lagern sich einem Plazentarest als Nidus schalenförmig Thromben an, kann es zur Ausbildung eines Plazentapolypen kommen, der bis in die Zervix hinein wachsen kann. Nach Abrasiones post partum kommt es ungewöhnlich häufiger als sonst zu persistierenden Schädigungen wie Amenorrhöen und Synechien mit der Folge von Blutungsstörungen und sekundärer Sterilität. Deshalb sollte das Uteruskavum manuell revidiert und im übrigen der Saugkürettage vor der stumpfen Kürettage der Vorzug gegeben werden.

Lochialstau. Wird bei einer Subinvolutio jedoch ein Spärlicherwerden des Wochenflusses angegeben, wird eine Ultraschalluntersuchung Aufschluß über einen möglichen Lochialstau geben. Die digitale Tastuntersuchung der Zervix dient dann nicht nur der Beurteilung des Formationsgrades der Zervix, sondern beseitigt auch Abflußhindernisse. Spasmolytika können hierbei unterstützen wie auch eine Stärkung der vis a tergo durch Gabe von Kontraktionsmitteln. Ist die Mutter angeleitet worden, ihren Uterus zu tasten, kann sie ein zur Unterstützung der Milchbildung bereitgehaltenes Oxytozin-Nasenspray auch für diese Zwecke nach eigener Einschätzung benutzen.

Blutungsstörungen. Abgesehen von den als pathologisch einzuordnenden Blutungen in der Postpartalperiode (s. oben) sind es dysfunktionelle Blutungen im Zusammenhang mit der Wiederaufnahme des Zyklusgeschehens, die die Frau verunsichern können. Die Ruhe, die der Gedanke vermittelt, nach den Strapazen einer Entbindung unter dem Stillen kaum schwanger werden zu können, wird durch azyklisch auftretende Blutungen nachhaltig gestört. In dieser Situation spricht nichts dagegen, dem Wunsch nach Zyklusregulierung wie nach Schutz vor einer Empfängnis durch Verordnung eines Ovulationshemmers zu entsprechen; die in diesen Präparaten enthaltenen Östradiolmengen verringern die Milchproduktion, wenn überhaupt, dann nur geringfügig. Keinen Einfluß auf die Milchbildung scheint ein reines Progesteronpräparat (Minipille) zu haben und wird daher bevorzugt in der Stillzeit empfohlen.

9.8.4 Thromboembolische Erkrankungen

Thromboembolische Erkrankungen des Venensystems wurden in der Geburtshilfe traditionell als Komplikation des Wochenbetts angesehen. Tatsächlich jedoch treten tiefe Venenthrombosen wie Thromboembolien auch in anderen Lebensphasen der Frau auf. Ist der thrombotische Prozeß von einer Entzündung begleitet, wird er als Thrombophlebitis bezeichnet, als Phlebothrombose, wenn die Entzündung fehlt. Diese Unterscheidung wurde auch deswegen getroffen, weil man der Meinung war, der entzündliche Prozeß würde eine innigere Wandhaftung des Thrombus begünstigen und Embolien vorbeugen; dies hat sich jedoch als nicht zutreffend erwiesen. Das Risiko für eine pulmonale Embolie ist insbesondere bei Thrombosen der tiefen Bein-, Oberschenkel- und Beckenvenen groß.

Thrombophlebitis. Oberflächliche Thrombophlebitiden neigen kaum zu Embolien. Sie entstehen oft auf dem Boden präexistenter Varizen, die sich dann als gerötete, überwärmte, derbe, druckschmerzhafte Stränge darstellen; Allgemeinerscheinungen fehlen. Lokal applizierte, heparinhaltige Salben, Analgetika sowie Antiphlogistika bilden die Therapie der Wahl. Stützstrümpfe sollten immer getragen werden.

Tiefe Beinvenenthrombose. Das klinische Erscheinungsbild der tiefen Beinvenenthrombose unter Einschluß der unteren Extremität hängt sehr von der Ausdehnung des thrombosierenden Prozesses und von der Intensität der Entzündung ab. Es können subfebrile Temperaturen bestehen; ein allgemeines Krankheitsgefühl stellt sich ein; wegweisend ist dann der typische, treppenförmig ansteigende „Kletterpuls", Schmerzen an den Druckpunkten beidseits der Achillessehne, der Fußsohle, den Waden, der Kniekehle und des Adduktorenkanals. Die klassische puerperale Thrombophlebitis des Unterschenkels, aufgrund ihrer äußeren Begleitmerkmale auch ***als Phlegmasia alba dolens*** bezeichnet, tritt abrupt und unter heftigen Schmerzen auf. Typischerweise ist das gesamte tiefe Venensystem vom Unterschenkel bis zur Iliofemoralregion betroffen. Ein reflektorischer arterieller Spasmus ist selten einmal die Ursache für eine blasse, kühle Extremität mit verminderten Pulsen. Mit der Farb-Doppler-Sonographie kann geklärt werden, ob und wie das betroffene Gefäß durchströmt ist. Für die Entscheidung über eine Thrombektomie wird eine phlebographische Gefäßdarstellung vonnöten sein.

Therapie. Im allgemeinen werden konservative Behandlungsmaßnahmen zum Ziel führen. Obligatorisch ist das Tragen von Stützstrümpfen; in der akuten Phase besteht strenge Immobilisation mit Hochlagerung der betroffenen Extremität. Die PTT-gesteuerte Vollheparinisierung strebt eine Antikoagulation mit kontinuierlich i. v.-appliziertem Heparin in einer Größenordnung von 25.000 bis 30.000 Einheiten/24 h an, damit die partielle Thromboplastinzeit (PTT) auf das 1,5fache ihres oberen Normalwertes verlängert ist. Neben Analgetika und Antiphlogistika ist bei Fieber der Einsatz eines Breitspektrumantibiotikums zu erwägen. Klingen die akuten Symptome ab, kann im günstigen Fall schon nach einigen Tagen eine schrittweise Mobilisierung begonnen und die Antikoagulation auf die subkutane Applikation vorzugsweise von niedermolekularen Heparinen 1 x/die reduziert werden. Diese Therapie werden die meisten Frauen selbständig für etwa weitere 4 Wochen, zumindest bis zum Abschluß des Wochenbettes, weiterführen können. Bei Auftreten so schwerwiegender Komplikationen wie einer Lungenembolie wird die Marcumarisierung zu erwägen sein.

Beckenvenenthrombose. Eine Beckenvenenthrombose ohne gleichzeitige signifikante Pelvitis, obwohl wahrscheinlich gar nicht so selten, manifestiert sich häufig nicht als solche, es sei denn, sie ist sehr ausgedehnt oder es kommt zur Lungenembolie. Puerperale Wundinfektionen jedoch verlaufen häufig entlang der Venen und gehen mit Thrombophlebitiden einher. Der Grund ist das oben beschriebene anaerobe Milieu thrombotisch durchsetzter Venen, das Keimen wie Peptostreptokokken und Bacteroides einen hervorragenden Nährboden bietet. Wenn es zu einer pelvinen Thrombophlebitis kommt, dann sind häufig die Ovarialvenen betroffen, da sie den kranialen Anteil des Uterus drainieren, der den venösen Abfluß aus dem Bereich des Plazentasitzes aufnimmt. In der Regel findet sich die Entzündung nur auf einer Seite. Komplikationen der linksseitigen Niere erstaunen nicht, da die V. ovarica sinistra in die gleichseitige V. renalis mündet. Schwerwiegender ist ein sich in der rechten V. ovarica fortpflanzender entzündlich-thrombotischer Prozeß, da diese direkten Anschluß an die V. cava inferior hat. Entzündungen von Venen, die tiefergelegene Etagen des Uterus drainieren, können in die V. iliaca communis fortgeleitet angetroffen werden.

Es ist durchaus möglich, daß die Thrombosierung einer Vene der weiteren Ausbreitung der Infektion nachhaltig entgegensteht. Es kann aber auch zur Suppuration des Thrombus kommen, wobei die benachbarten Venenwände sich ödematös und nekrotisch verändern. Ganz selten einmal reichen ausgedehnte Thromben bis in die Pulmonalarterien und werden Ursache eines plötzlichen Todes. Häufiger schon können kleine septische Thromben bis in die terminalen Äste der Lungengefäße gelangen und dort infizierte hämorrhagische Infarkte hervorrufen. Dabei können in die Zirkulation freigesetzte bakterielle Produkte zum septischen Schock führen. Pleuritiden, Pneumonien und pulmonale Abszesse können in dieser Situation angetroffen werden. Die Therapie der unkomplizierten tiefen Beckenvenenthrombose entspricht der der tiefen Beinvenenthrombose.

9.8.5 Lungenembolie

Phlebothrombosen sind wegen der mit ihnen verbundenen Gefahr der Freisetzung von Thromben und deren Verschleppung bis hin in die Lungenstrombahn gefürchtet. Häufiger als das Vollbild der fulminanten Lungenembolie mit vollständiger Verlegung der Lungenstrombahn und Kreislaufstillstand ist die partielle Verlegung, die oftmals jedoch nicht diagnostiziert wird.

> **!** Die klassische Symptomentrias der Lungenembolie – Hämoptysis, Pleuraschmerz und Dyspnoe – wird nur in 20 % der Fälle angetroffen und korreliert nicht mit der Schwere der Strombahnverlegung.

Die ***Rechtsherzbelastung*** kann bei der Auskultation an der Akzentuierung des 2. Herztones über der Pulmonalklappe (ca. 60 %), im Elektrokardiogramm an der für das Cor pulmonale typischen Achsenverschiebung abgelesen werden (31 %). Die ***Thoraxröntgenaufnahme*** ist in ca. 85 % der Fälle verdächtig. Die ***Szintigraphie der Lunge*** weist minderperfundierte Lungenareale aus und läßt die Schwere der Embolie abschätzen. Am genauesten aber gibt hierüber nur die ***Pulmonal-Angiographie*** Auskunft, der gleichzeitig jedoch am meisten invasive Eingriff. Tabelle 9.9 faßt die diagnostischen Möglichkeiten zusammen.

9.8.6 Hormonale Störungen

Sheehan-Syndrom. Sheehan und Stanfield publizierten 1961 ihre Beobachtungen zur Pathogenese der postpartalen Nekrose des Hypophysenvorderlappens. Die Nekrose unterschiedlicher Ausprägung ist Folge

Tabelle 9.9. Notfalltests bei Lungenembolie

Test	Hinweise auf Lungenembolie	Differentialdiagnose	Therapeutischer Wert falls Lungenembolie nachgewiesen
Rö-Thorax	Vergrößerung der Hauptpulmonalarterie und des rechten Ventrikels, Infiltrat, Pleuraerguß, eleviertes Zwerchfell, Gefäßasymmetrien	Pneumonie, Rechtsherzinsuffizienz (kann Folge der Embolie sein)	Akute Rechtsherzvergrößerung zeigt lebensbedrohliche Embolie an
Arterielle Blutgasanalyse	Niedriger pO_2 und pCO_2 werden fast regelmäßig bei akuten Embolien angetroffen	Normaler pO_2 schließt akute Lungenembolie nahezu aus	Wegweiser bei Sauerstofftherapie und Prognose
Zentraler Venendruck	Erhöht (bei Rechtsherzversagen)	Bei Hypotension schließt ein niedriger ZVD eine Lungenembolie als Ursache der Hypotension nahezu aus	Zentraler Venenkatheter dient der Verabreichung von Medikamenten, Infusionslösungen und als ständiger Zugang für Blutentnahmen
Lungenszintigraphie	Minderperfundierte Areale (Lungenareale mit verminderter Konzentration des Radionuklids	„Positive" Szintigraphie aufgrund von Pneumonie, Atelektase oder anderen Läsionen möglich	Ausdehnung der avaskulären Areale dient als Hilfestellung bei der Abschätzung des Ausmaßes der Embolie
Pulmonal-Angiographie	Kontrastmittelaussparungen aufgrund von Embolie, Gefäßsprünge, Areale verminderter Perfusion	Normales Angiogramm schließt großen Embolus aus	Sicherster Wegweiser bei der Abschätzung des Ausmaßes der Embolie

eines intrapartalen oder frühen postpartalen Blutverlustes mit schwerer hypovolämischer Ischämie der Hypophyse. Beim Vollbild des Sheehan-Syndroms sind alle Hypophysenvorderlappenhormone betroffen: Zunächst imponiert das Ausbleiben der Laktation (Prolaktin, PRL), später der Hypogonadismus (follikelstimulierendes Hormon, FSH; luteinisierendes Hormon, LH) mit Amenorrhoe, Hypotrophie der Mammae, Rarefizierung der Pubes- und Axillarbehaarung, Libidoverlust sowie Superinvolution des Uterus; außerdem der Hypothyreoidismus (thyreoideastimulierendes Hormon, TSH) mit Hypothermie und Fettansatz sowie die adrenokortikale Insuffizienz mit Adynamie, Pigmentverlust, Hypotonie und Hypoglykämie. Hormonanalysen im peripheren Venenblut der Frau sowie subtile Funktionstests der Hypophyse (kombinierter LH-RH-TRH-ACTH-Test) werden Partial- oder Totalinsuffizienzen der Hypophyse offenlegen. Quoad vitam ist die Substitution der Nebennierenrindenhormone vordringlich, auch die übrigen Hormone zu substituieren stellt heutzutage praktisch kein Problem dar.

Chiari-Frommel-Syndrom. Als die deutschen Gynäkologen Chiari und Frommel 1882 das Krankheitsbild einer unbeherrschbaren, durchaus Jahre nach einer Geburt anhaltenden Galaktorrhoe mit gleichzeitig bestehender Amenorrhoe beschrieben, konnten sie nicht wissen, daß die Ursache der Erkrankung die Inhibition des Prolaktin-inhibierenden Faktors ist. Gerade wenn die Zuordnung einer hyperprolaktinämischen Amenorrhoe zu einem Geburtsereignis, wie für das Chiari-Frommel-Syndrom zu fordern, nicht gelingt, ist es notwendig, eine organische Ursache auszuschließen; denn in 30% dieser Fälle besteht ein Prolaktinom.

9.8.7 Psychische Störungen

Postpartale Depression

Unter den psychischen Störungen im Wochenbett wird der postpartalen Depression noch nicht lange die ihr gebührende Bedeutung beigemessen. Während das Geburtshelfern wie Laien bekannte allgemeine Stimmungstief – der „post partum blues" – bei der Hälfte bis zu 80% der Wöchnerinnen und häufig noch während des stationären Aufenthaltes eintritt, nach spätestens zwei Wochen aber auch wieder abgeklungen ist, bricht die postpartale Depression hervor, wenn die Frau bereits entlassen ist, der Arztbesuch zur Nachsorgeuntersuchung am Abschluß des Wochenbettes aber noch längst nicht ansteht. Es können aber auch bis zu drei Monate vergehen, bevor Störungen von Antrieb, Mimik und Gestik sowie des Affektes der Umwelt auffallen. Anläßlich der Nachsorgeuntersuchung sprechen Frauen über ihre seelische Verfassung häufig nur auf gezieltes Nachfragen. Dies erklärt, daß die postpartale Depression in bis zu 85% der Fälle unbehandelt bleibt. Dabei wurde der Anteil dieser Störung bei bis zu 19% aller Mütter ermittelt. Es fragt sich, ob den Perinatalzentren eine besondere Verantwortung nicht auch hinsichtlich der postpartalen Betreuung zukommt, da hier eine gesteigerte Inzidenz der postpartalen Depression zu erwarten ist, wenn es zutrifft, daß eine komplikationsreiche Schwangerschaft, eine Risikogeburt, eine komplizierte Entbin-

Tabelle 9.10. Psychoseformen im Wochenbett

Psychoseform	Relative Häufigkeit	Symptome	Ätiologie
Depressive Wochenbettpsychose	52%	Stupor, Schuld-Versündigungswahn	Psychosozial, hereditär, biographisch
Schizophrenie	25%	Halluzinationen, Katatonie, Wahn	wie oben
Manie	13%	Gehobene Stimmungslage, grundlose Heiterkeit, psychomotorische Unruhe	wie oben
Delir	10%	Desorientierung, Unruhe, Verwirrtheit	Stoffwechselstörungen

dung oder medizinische Komplikationen beim Säugling krankheitsauslösend wirken können. Daß Erstgebärende häufiger als Mehrgebärende erkranken, wird damit erklärt, daß bei persönlichkeitsstrukturellen oder psychosozialen Faktoren wie frühen Verlusten und Trennungen oder Störungen der Partnerschaft, Geldsorgen, beengten Wohnverhältnissen, insbesondere aber bei unzureichendem Beistand des Partners, das Mutterwerden eine Reifungskrise bedeutet. Postpartale Depressionen können bis zu drei Monate anhalten.

Wochenbettpsychose

Demgegenüber manifestiert sich die Wochenbettpsychose zwischen der zweiten und vierten Woche post partum und kann monatelang anhalten. Sie ist vom allgemeinen Stimmungstief und der postpartalen Depression, denen ätiologisch insbesondere auch die hormonelle Umstellung zugrunde liegt, in mehrfacher Hinsicht abzugrenzen: Auch wenn sie 16 mal häufiger auftritt als die allgemeine Psychosefrequenz erwarten läßt, ist sie insgesamt mit einer Inzidenz von 0,1 bis 0,2% deutlich seltener als das Stimmungstief und die postpartale Depression, und anstelle der endokrinen Ätiologie ist häufig ein hereditärer Faktor auszumachen. Darüber hinaus tritt die Wochenbettpsychose in vier Verlaufsformen auf, die in Einklang mit der allgemeinen psychiatrischen Prognoseregel eine um so günstigere Prognose haben, je akuter sie verlaufen (Tabelle 9.10).

Therapie. Auch hinsichtlich der Therapie unterscheiden sich die Wochenbettpsychosen. Dem allgemeinen Stimmungstief wird man mit verständnisvoller Zuwendung begegnen können. Die postpartal depressive Patientin wird darüber hinaus profitieren, wenn für Unterstützung in der Klinik und vor allem zu Hause Sorge getragen wird. Falls ein Antidepressivum verordnet werden soll, dann ein antriebssteigerndes (Imipramin) bei antriebslosen Depressionen, ein anxiolytisches (Amitryptilin, Opipramol) bei ängstlich-gespannter Depression. Eine Progesteronprophylaxe (100 mg i.m. für 1 Woche post partum, anschließend als Vaginal-Suppositorium für zwei Monate bzw. bis zum Wiedereinsetzen der Regel) ist bei Mehrgebärenden mit vorausgegangener postpartaler Depression indiziert. Behandlung in einer psychiatrischen Klinik mit „Rooming-in" ist jedoch unbedingt bei Frauen mit Wochenbettpsychose erforderlich, da sie suizidgefährdet sind, aber auch Tötungsimpulsen nachgeben können.

ZUSAMMENFASSUNG

Im Regelfall dauert der postpartale Klinikaufenthalt 3 Tage. In dieser Zeit können schon die häufigsten Pathologien des Wochenbetts erkannt und therapiert werden. Dazu zählen:

- Blutverluste durch Uterusatonie oder Verletzungen des Geburtskanals,
- Infektionen der Harnwege, Thrombophlebitiden, Mastitiden, Pneumonien und Wundinfektionen,
- Uterusinvolutionsstörungen und
- thromboembolische Erkrankungen.

Dies erfordert die sorgfältige tägliche Untersuchung der Frauen und die Erhebung der Vitalparameter mit der vorzugsweise abendlichen Temperaturkontrolle. Ebenso müssen alle subjektiven Symptome ernst genommen werden.

Schwerwiegende psychische Störungen wie die postpartale Depression oder die Wochenbettpsychose müssen vom eher harmlosen Stimmungstief nach der Geburt, dem durch vermehrte Zuwendung begegnet werden kann, abgegrenzt werden. Die Wochenbettpsychose muß in einer psychiatrischen Klinik behandelt werden.

9.9 Prinzipien der operativen Geburtshilfe

P. BAUMANN UND A. GEIPEL

EINLEITUNG

Im Falle einer kindlichen oder mütterlichen Gefahrensituation sub partu kann es erforderlich sein, die Geburt schnellstmöglich zu beenden. Dazu stehen, in Abhängigkeit von der geburtshilflichen Situation die Sectio caesarea als abdominale Entbindungsform sowie die Forzepsentbindung oder Vakuumextraktion als vaginaloperative Methoden zur Verfügung. Mittlerweile stellt die Sectio caesarea mit einer Frequenz von etwa 17% den häufigsten geburtshilflichen Eingriff an vielen Kliniken dar (Tabelle 9.11).

Die vaginaloperative Entbindung ist bei korrekter Indikationsstellung und Ausführung gegenüber der Sectio caesarea durch eine geringere mütterliche Morbidität gekennzeichnet, ohne dabei das kindliche Risiko zusätzlich zu erhöhen. Die Wahl des Instrumentariums hängt von der geburtshilflichen Situation und der Erfahrung des Operateurs ab, wobei beide Verfahren als gleichwertig anzusehen sind.

9.9.1 Vaginaloperative Entbindungsverfahren

Zangenentbindung

Eine Zangenextraktion ist immer dann zu empfehlen, wenn eine schnelle Geburtsbeendigung (z.B. Bradykardie in der Austreibungsphase) erforderlich ist. Das Anlegen der Zangen ist weniger zeitaufwendig als ein Vakuum und erlaubt eine kontrollierte Kompression, was insbesondere bei Frühgeburten von Vorteil ist. Die Zangenentbindung ist technisch anspruchsvoller und bedarf einer gewissen Erfahrung des Operateurs um mütterliche Geburtsverletzungen zu vermeiden.

Voraussetzungen. Voraussetzungen für die vaginaloperative Entbindung sind:

- Vollständige Eröffnung des Muttermundes,
- Ausschluß eines Mißverhältnisses zwischen kindlichem Kopf und mütterlichem Becken,
- Aufklärung der Mutter,
- ausreichende Analgesie,
- genaue Höhenstandsbestimmung: der vorangehende kindliche Teil muß mit seinem weitesten Durchtrittsplanum mindestens in der Interspinalebene („Beckenmitte") stehen
- Episiotomie
- positiver Probezug.

Zangenmodelle. Insgesamt sind etwa 200 verschiedene Zangenmodelle beschrieben (Abb. 9.41a–d). Nach den technischen Merkmalen unterscheidet man zwischen Kreuz-, Parallel- und Divergenzzangen. Als Universalmodell hat sich die ***Kjelland-Zange*** bewährt, da sie in jeder Situation Zug als auch Rotation erlaubt. Außerdem gewährleistet sie die Verschiebbarkeit der Zangenblätter im Schloß und somit eine günstige Anpassung an den Kopf im Geburtskanal. Gebräuchlich ist ebenfalls die ***Naegele-Zange***. Sie weist aber im Gegen-

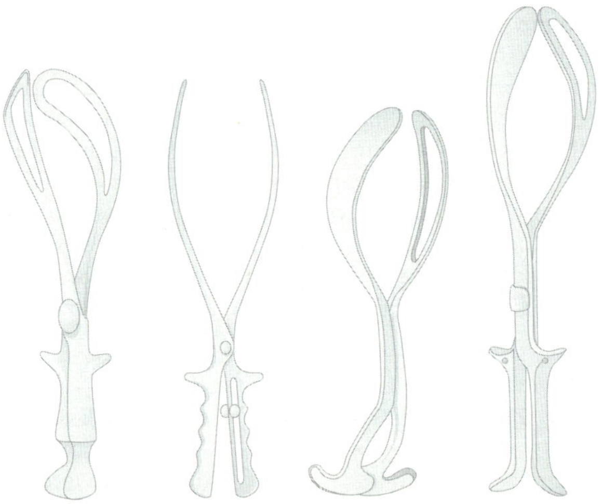

Abb. 9.41 a–d. Zangenmodelle. **a** Naegele-Zange, **b** Bamberger Divergenzzange, **c** Laufe-Divergenzzange, **d** Kjelland-Zange

Tabelle 9.11. Entbindungsmodus entsprechend der Daten der Perinatalerhebung des Landes Schleswig-Holstein 1996

	Schädellage	Beckenendlage	Querlage	Gesamt
	N = 23.914	N = 1223	N = 84	N = 25.221
Spontan-, Manualhilfe	74,1%	0,7%	0,1%	74,9%
Primäre Sectio	4,6%	3,3%	0,3%	8,2%
Sekundäre Sectio	7,6%	0,7%	0,1%	8,4%
Vakuum	6,7%	–	–	6,7%
Forzeps	1,8%	–	–	1,8%

satz zur Kjelland-Zange eine Beckenkrümmung auf. Infolgedessen kann sie nicht am querstehenden Kopf bipartal angelegt werden. Diese beiden Typen stellen sog. ***Kreuzzangen*** dar, da sich ihre beiden Blätter im Schloß gekreuzt zusammenfügen. Mit Hilfe der Kreuzzangen läßt sich Zug auf den kindlichen Kopf in Richtung der Führungslinie ausüben, so daß sie sich insbesondere für Traktionen oberhalb des Beckenbodens eignen. Demgegenüber sind ***Parallelzangen*** wegen ihrer schlechteren Zugeigenschafen nur als Beckenausgangszangen geeignet. Bei diesem Zangentyp soll die Kompression des kindlichen Schädels geringer sein.

Technik. Zur Technik der Zangenentbindung (Abb. 9.42 a–d):

- Vorbereitung: Desinfektion, Katheterisierung der Harnblase, Anlegen einer mediolateralen Episiotomie
- Vaginale Untersuchung zur Beurteilung des Höhenstandes und der Einstellung des Kopfes
- Zusammensetzen der Zange, Halten der geschlossenen Zange vor die Vulva entsprechend der Position des kindlichen Kopfes
- Einführung des ***linken*** Zangenlöffels: Dieser wird mit der ***linken*** Hand am Griff senkrecht gehalten, die rechte Hand wird auf der ***linken*** Seite der Patientin zwischen Vaginalwand und Kopf eingeführt, der abgespreitzte Daumen dient dabei als Gleitschiene für den Löffel, nachfolgend wird der Löffel durch Absenken des Griffes in die Horizontale geführt und gleitet in das Becken hinein
- Einführen des ***rechten*** Zangenlöffels: Halten des ***rechten*** Löffels mit der ***rechten*** Hand. Die linke Hand führt jetzt analog den Löffel und wird auf der ***rechten*** Seite des Kopfes in die Vagina eingeführt
- Schließen der Zange im Schloß. Ausgleich von Verwerfungen der Zange
- Kontrolle der exakten Zangenlage
- Probezug, bei negativem Probezug, d.h. Nichtfolgen des kindlichen Kopfes, ist die Extraktion abzubrechen
- Extraktion des Kopfes: Umfassen des Zangengriffes mit der linken Hand, V-förmiges Umfassen des Zangenschlosses mit der rechten Hand (alternativ beidseitiges Umfassen des Zangengriffes), Zug entlang der Führungslinie, ggf. unter Änderung der

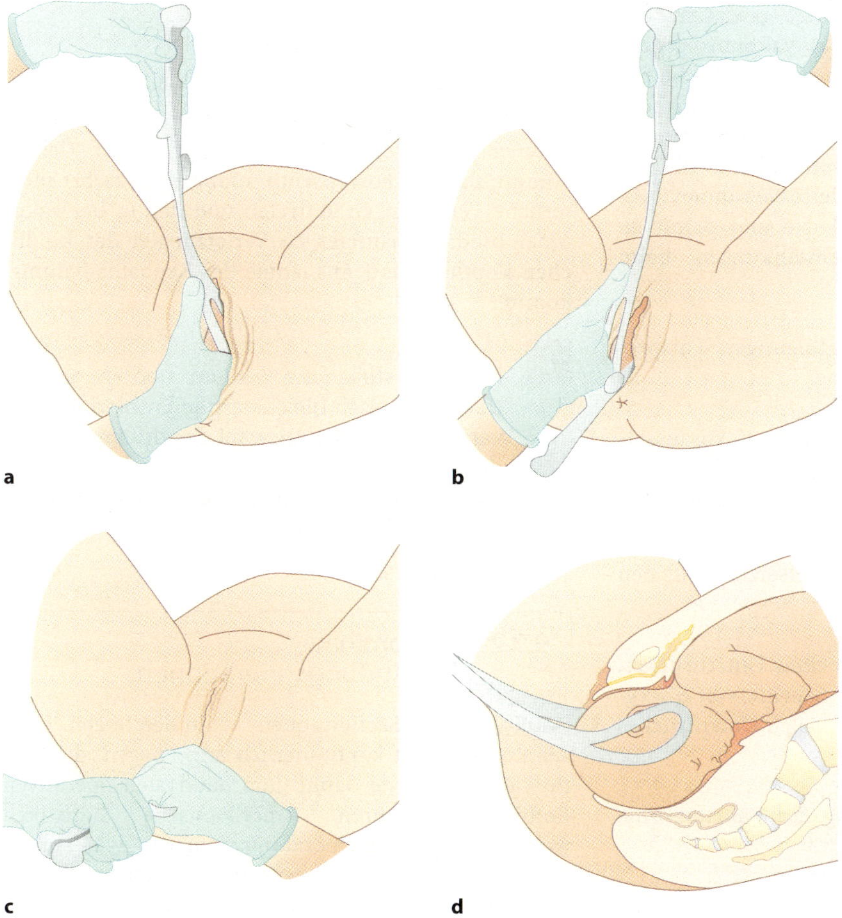

Abb. 9.42 a–d. Technik der Zangenentbindung. **a** Einführen des linken Löffels unter dem Schutz der rechten Hand und **b** des rechten Löffels unter dem Schutz der linken Hand, **c** Fassen der Zangengriffe und Zug in Richtung der Geburtsachse, **d** Anheben der Zangengriffe, sobald sich der Kopf mit der Nackenhaargrenze am unteren Symphysenrand anstemmen kann

Zugrichtung bis zum Erreichen des tiefen Geradstandes, danach Zug in Richtung des Zangengriffes bis die Nackenhaargrenze unter der Symphyse sichtbar ist, Deflektion des Kopfes durch Anheben des Zangengriffes mit der rechten Hand. Dabei Dammschutz mit der linken Hand
- Ablegen des Zangenlöffels
- Manuelle Entwicklung des Kindes
- Spekulumeinstellung

Vergleichende Studien zwischen der Forzepsentbindung aus Beckenmitte und der Sectio caesarea zeigen mit Ausnahme des Kephalhämatoms, das bei der Forzepsentbindung häufiger auftrat, keine Unterschiede hinsichtlich des geburtshilflichen Outcome. Vergleicht man jedoch die geburtshilflichen Daten nach Forzepsentbindung von Beckenmitte mit denen aus Beckenboden, zeigen sich durchschnittlich niedrigere pH-Werte und eine höhere Anzahl kindlicher Verletzungen nach Zangenextraktion aus Beckenmitte.

Vakuumentbindung

Eine Vakuumextraktion ist insbesondere zur wehensynchronen Beschleunigung der Austreibungsperiode indiziert, wenn keine akute Notfallsituation vorliegt, da das Anlegen eines Vakuums einen gewissen Zeitaufwand erfordert. Der Vorteil des Vakuums gegenüber der Forzepsentbindung liegt in einer leichteren Plazierbarkeit und der damit verbundenen geringeren mütterlichen Traumatisierung. Kontraindikation stellen die Frühgeburt (***Cave:*** Hirnblutung!) und die Gesichtslage dar. Eine zu stark forcierte Vakuumextraktion kann zum Abreißen der Glocke und damit zu starken intrakranialen Druckschwankungen beim Kind führen.

Voraussetzungen. Die Grundbedingungen entsprechen denen der Forzepsentbindung.

Technik. Prinzipiell müssen die gleichen Voraussetzungen gegeben sein wie zur Forzepsentbindung, entsprechende Vorbereitung und Untersuchung der Patientin:

- Einführung der Glocke und Aufsetzen auf den kindlichen Kopf
- Prüfung des Glockensitzes
- Langsamer Aufbau (6–12 min) eines Unterdruckes, Steigerung des Vakuums über Schritte von 0,2 kg/cm² bis zum Erreichen des optimalen Unterdruckes von 0,8 kg/cm²
- Probezug
- Extraktion des Kopfes entlang der Führungslinie (Abb. 9.43)
- Manuelle Entwicklung des Kindes
- Spekulumeinstellung

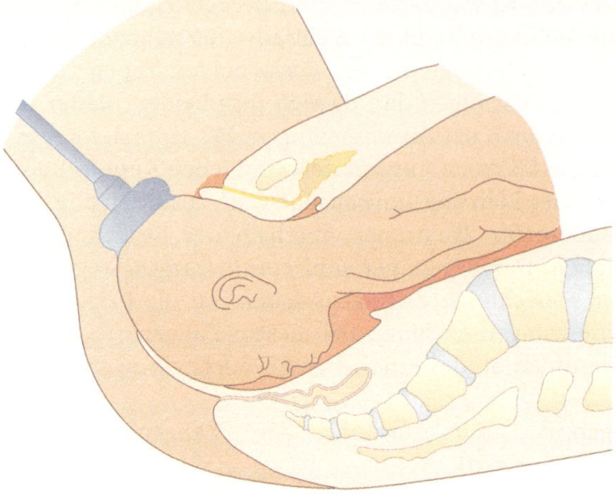

Abb. 9.43. Vakuumextraktion. Herumleiten des Kopfes um die Symphyse durch Zug in Richtung der Führungslinie

Saugglocken aus Metall stehen in den Größen von 30, 50 und 60 mm Durchmesser zur Verfügung. Der Vorteil der Einführung von Silikon-Gummivakuumapplikatoren liegt in einer guten Verformbarkeit und damit Applizierbarkeit mit einer verminderten Traumatisierung der kindlichen Kopfhaut.

Vergleich beider Methoden

Vergleichende Untersuchungen zwischen der Zangen- und Vakuumentbindung zeigen, daß es per Vakuum seltener zur erfolgreichen Beendigung der Geburt kommt, daß bei Forzepsentbindungen vermehrt mütterliche Verletzungen auftreten und daß es bei Vakuumentbindung häufiger zu Verletzungen der kindlichen Kopfhaut (mit Ausnahme des Kephalhämatoms) kommt.

> **!** Prinzipiell stellen die Vakuum- und Zangenextraktion klinisch gleichwertige Entbindungsverfahren dar, die Auswahl des durchzuführenden Operationsverfahrens obliegt in erster Linie der methodischen und operativen Erfahrung des Geburtshelfers.

9.9.2 Abdominale Entbindungsoperationen

Häufigkeit. Die Sectiofrequenz ist in den letzten Jahrzehnten weltweit kontinuierlich angestiegen, die Sectio caesarea wurde damit zum häufigsten operativen Entbindungsverfahren. Amerikanische Statistiken weisen mittlerweile Operationsraten von 25 % auf. In Deutschland liegt die Anzahl durchgeführter Kaiserschnitte, je nach Perinatalerhebung, bei 15–17 %.

Die Gründe für den starken Anstieg sind vielfältig, u. a. werden folgende Faktoren angeführt:

- Reduzierte Parität, nahezu die Hälfte aller schwangeren Frauen sind Erstgebährende.
- Höheres durchschnittliches Gebäralter, die Anzahl der Nullipara zwischen 30 und 39 Jahren hat sich nahezu verdoppelt.
- Intensivere geburtshilfliche Überwachung, frühe Erkennung fetaler Notzustände („fetal distress").
- Zunahme der elektiven Sectiofrequenz bei Beckenendlage, Frühgeburten und Mehrlingsschwangerschaften.
- Abnahme der vaginaloperativen Entbindungsverfahren aus Beckenmitte.
- Status nach vorangegangener Sectio oder Operation am Uterus.

Indikation. Auch wenn in den letzten Jahrzehnten die Sectiomortalität und -morbidität stark gesunken ist, stellt die Schnittentbindung einen operativen Eingriff dar, der einer strengen Indikationsstellung bedarf. Die Indikation kann sich sowohl von kindlicher, als von mütterlicher Seite ergeben, häufig stellt sie sich als Kombination aus beiden dar, wobei sich mit Zunahme der Sectiofrequenz auch das Indikationsspektrum verschoben hat.

Primäre Sectio caesarea

DEFINITION

Entsprechend des Operationszeitpunktes unterscheidet man zwischen der primären bzw. elektiven Sectio caesarea, d. h. vor oder unmittelbar nach Einsetzen der Wehentätigkeit und der sekundären Sectio caesarea im Geburtsverlauf.

Indikation. Folgende Indikationen kommen in Betracht:

- Bei Frühgeburten vor der vollendeten 32. SSW bzw. mit niedrigem Geburtsgewicht (< 1500–2000 g)
- Beckenendlage bei Erstgebärenden oder Mehrlingsschwangerschaften
- Fetale Fehlbildungen (z. B. Omphalozele, fetale Herzfehler)
- Placenta praevia totalis (marginalis)
- Z.n. mehrfacher Operation am Uterus (z. B. ausgedehnte Myomenukleation, Z. n. Resectio, Z. n. Uteruslängsschnitt)
- Verdacht auf Mißverhältnis zwischen kindlichem Kopf und mütterlichem Becken
- Schwere mütterliche Erkrankung (z. B. Herzinsuffizienz, schlecht eingestellter Diabetes mellitus, schwere Präeklampsie)

Sekundäre Sectio caesarea

Indikation. Folgende Situationen können eine Schnittentbindung erfordern:

- „Fetal distress" (pathologisches CTG, drohende intrauterine Asphyxie)
- Vaginale Blutung, vorzeitige Plazentalösung
- Verdacht auf Amnioninfektionssyndrom (tachykardes CTG, Anstieg mütterlicher Entzündungsparameter, Fieber unter der Geburt)
- Geburtsstillstand, protrahierte Eröffnungs- oder Austreibungsperiode (z. B. infolge von relativem Mißverhältnis, Einstellungsanomalien)

Die genannten Indikationen dienen als Richtlinien und dürften in verschiedenen Kliniken unterschiedlich gehandhabt werden. Sie sind im Einzelfall mit der Patientin, dem Geburtshelfer und auch dem Pädiater zu diskutieren.

Prognose für die Mutter

Die Sectioletalität in der Bundesrepublik ist ca. 4–6 mal höher als nach vaginalen Entbindungen. Als Todesursache lassen sich thromboembolische Ereignisse, Schockzustände oder infektiöse Komplikationen aufzählen. Häufig läßt sich nicht klar trennen, ob Vorerkrankung oder der Eingriff selber als ursächlich anzusehen sind. Das Risiko ist bei der eiligen Sectio oder Notsectio zusätzlich erhöht, gefragt sind hier präventive Maßnahmen wie Thromboembolie-, Schock-, und Infektionsprophylaxe. Die postoperative Morbidität ist überwiegend durch die Infektionen bedingt, diese sind etwa doppelt so häufig wie alle anderen Komplikationen. Prädisponierend sind der vorzeitige Blasensprung, der protrahierte Geburtsverlauf sowie häufige vaginale Untersuchungen.

Weitere nicht infektiöse Komplikationen sind:

- Blutungen/Hämatombildung
- Thrombembolien
- Wundheilungsstörungen
- Darmatonie
- Verletzungen benachbarter Organe

Geburtsleitung bei Status nach Sectio

Die allgemeine Zunahme der Sectiofrequenz hat dazu geführt, daß der Geburtshelfer in 6–10 % der Entbindungen (Perinatalerhebung des Landes Schleswig-Holstein 1996: 8,2 %) mit der Situation eines Zustandes nach Sectio konfrontiert wird. Immer häufiger wird die Frage nach der adäquaten Geburtsleitung diskutiert.

Resectio. Die Indikation zur primären Resectio ist immer dann gegeben, wenn die gleiche Indikationsstellung (z. B. relatives Mißverhältnis) vorliegt, gleiches gilt bei Z. n. Längsschnittuterotomie. Eine obligate Resectio, ist abzulehnen. Eine eher großzügige Indikation zur sekundären Sectio sollte bei protrahiertem Geburtsverlauf oder anderen rupturbegünstigenden Komplikationen gestellt werden. In allen anderen Fällen kann ein vaginaler Entbindungsversuch angestrebt werden. Dieser verläuft, je nach Literaturangabe, in 40–60% erfolgreich. Ebenso sind Spontangeburten, auch nach mehrfacher Sectio, beschrieben.

Unter engmaschiger Überwachung ist die Gabe von Wehenmitteln vertretbar. In unserer Klinik wird Oxytozin wegen der guten Steuerbarkeit als Dauertropfinfusion eingesetzt. Die Applikation von Prostaglandinen – Gel oder Tabletten – wird nicht durchgeführt.

Zur Schmerzerleichterung unter der Geburt wird neben den herkömmlichen Analgesieformen auch die Periduralanästhesie benutzt, wobei auch hier eine sorgfältige Überwachung der Schwangeren gewährleistet sein muß.

Nach der vaginalen Entbindung wird eine Kontrolle der Sectionarbe auf Nahtdehiszenzen oder Rupturen empfohlen, wir führen eine Nachtastung durch.

ZUSAMMENFASSUNG Zwei vaginale (Forzeps und Vakuum) und ein abdominales Verfahren (Sectio) zur operativen Geburtsbeendigung stehen zur Verfügung.

Die Vorbereitungen und Voraussetzungen für eine Forzeps- oder Vakuumentbindung sind ähnlich. Eine Forzepsentbindung ist weniger zeitaufwendig, technisch anspruchsvoller und führt häufiger zu mütterlichen Verletzungen, während die Vakuumentbindung häufiger zu Verletzungen am kindlichen Kopf führt. Beide Verfahren sind gleichwertig. Welches Instrument gewählt wird hängt auch von der Erfahrung des Geburtshelfers ab.

Man unterscheidet primäre von sekundären Sectiones. Die letztere wird im Geburtsverlauf durchgeführt, die primäre Sectio vor oder kurz nach Einsetzen der Wehentätigkeit.

Eine vorausgegangene Sectio bedingt nicht automatisch eine Resectio.

9.10 Koagulopathien in der Geburtshilfe

K.-T. M. Schneider

EINLEITUNG

Gerinnungsstörungen sind in der Geburtshilfe selten, aber gefürchtet und stellen einen wichtigen Faktor der mütterlichen Morbidität und Mortalität dar. Folgende pathogenetische Mechanismen liegen den Gerinnungsstörungen zugrunde:

- Mangel an Gerinnungsfaktoren
- Verlustkoagulopathie
- Verbrauchskoagulopathie (DIC)
- Destruktion der Gerinnungsfaktoren

Während der Schwangerschaft kommt es bereits physiologischerweise zu Veränderungen des Gerinnungssystems (Tabelle 9.12).

Für jede Gerinnungstörung gilt, daß das Blut im Reagenzglas nicht mehr gerinnt, wenn der Plasmafibrinogenwert 1,0 g/l unterschreitet und sich die Blutungszeit erheblich verlängert, wenn die Thrombozytenzahl unter 50.000/µl beträgt.

Zur Analyse des Gerinnungstatus stehen Screeningtests zur Verfügung (Tabelle 9.13). Die Bestimmung der einzelnen Gerinnungsfaktoren ist aufwendig, kostenintensiv und sollte daher nur bei speziellen Fragestellungen durchgeführt werden.

Im folgenden werden die wichtigsten Gerinnungsstörungen, deren Ätiologie, Pathomechanismus, sowie das therapeutische Vorgehen dargestellt.

9.10.1 Vererbliche Koagulopathien

Hämophilie A

Ätiologie. Hämophilie A ist eine x-chromosomal, rezessiv vererbte Erkrankung, die eine Verminderung des Faktors VIIIc zur Folge hat. Im allgemeinen sind nur Männer von dieser Erkrankung betroffen, die Erkrankung einer Frau stellt eine Rarität dar.

Diagnose und Klinik. Diese Erkrankung kann zu schweren Blutungen nach Traumen oder chirurgischen Eingriffen führen, besonders häufig nach Zahnextraktionen. Die ***Verdachtsdiagnose*** wird durch eine ***verlängerte PTT*** bei einem normalen Quick-

Tabelle 9.12. Gerinnungsveränderungen während der Schwangerschaft

Erhöht	Unverändert	Erniedrigt
Faktor II Faktor VII Faktor VIII Faktor X Faktor XII Fibrinopeptide A	Faktor XI Faktor V Faktor IX Antithrombin III Protein C	Faktor XIII Thrombozyten Protein S

Tabelle 9.13. Screeningtests für Gerinnungsparameter

Bestimmung von	Wird beeinflußt durch	Normalwerte
Blutungszeit	Thrombozyten/Gefäße	1–5 min
PTT	Faktor II, V, VIII, IX, XI	24–36 s
Quick	Faktor II, V, VIII, X	70–130%
Thrombinzeit	Faktor I, II, Abbauprodukte	16–20 s
D-Dimer	Fibrinabbauprodukte	< 250 ng/ml

Wert und normaler Blutungszeit gestellt. ***Gesichert*** wird die Diagnose durch einen ***niedrigen Faktor-VIIIc-Wert.***

Management und therapeutisches Vorgehen. Bei schwangeren Trägern oder an Hämophilie-A-Erkrankten kann pränatal eine Erkrankung des Feten mittels Chorionzottenbiopsie oder früher Amniozentese mittels ***DNA-Analyse*** (Restriktionsfragmentlängenpolymorphismus) erkannt werden. Zur Geburt oder bei Durchführung einer abdominalen Schnittentbindung sollte eine Substitution durch ***frischgefrorenes Plasma (FFP)*** oder ***Faktor VIIIc***, bei einer VIIIc-Aktivität kleiner als 50 %, erfolgen. Die Faktor-VIIIc-Konzentration sollte über 80 % während einer chirurgischen Intervention und über 30 % in den ersten drei postoperativen Tagen liegen.

Die präventive Geburtsleitung liegt in der Vermeidung einer Kopfschwartenelektrode, Vakuum- und Forzepsextraktion sowie eines protrahierten Geburtsverlaufes. Die Durchführung einer elektiven Sectio caesarea erscheint ratsam.

Hämophilie B

Ätiologie. Hämophilie B, auch bekannt als „Christmas Disease", ist ebenfalls eine x-chromosomal, rezessiv vererbte Erkrankung (Häufigkeit 0,3 Promille), die sich klinisch bei Defizienz des Faktors IX ähnlich wie die Hämophilie A äußert.

Diagnose. Laborchemisch ist sie durch eine ***verlängerte PTT*** und einen gelegentlich verlängerten Quick-Wert charakterisiert. ***Gesichert*** wird die Diagnose durch eine ***erniedrigte Faktor-IX***-Konzentration.

Management und therapeutisches Vorgehen. Das pränataldiagnostische Vorgehen entspricht dem der Hämophilie A. Obwohl die Faktor-IX-Konzentration in der Schwangerschaft ansteigt, sind Fälle mit schweren Blutungen beschrieben worden. Die Behandlung erfolgt ***durch frischgefrorenes Plasma (FFP)***, da Kryopräzipitat-Präparationen eine geringe Faktor-IX-Konzentration aufweisen.

Defizienz an anderen Gerinnungsfaktoren

Die Defizienz folgender Faktoren des Gerinnungssystems, sowie von Inhibitoren des Fibrinolysesystems kann zu einer mehr oder weniger ausgeprägten Koagulopathie führen: Faktor I, II, V, VII, X, XI, XII, XIII, Präkininogen, hochmolekulares Kallikrein, $\alpha 2$-Antiplasmin, dem Inhibitor vom Typ 1 des Plasminogenaktivators. Der Mangel einer dieser Faktoren ist eine äußerst seltene Erkrankung.

Dysfibrinogenämie

Ätiologie und Klinik. Die Dysfibrinogenämie stellt ein autosomal-dominant vererbtes Krankheitsbild dar. Mutationen einzelner Aminosäuren führen zu einem funktionell inaktivem Fibrinogenmolekül. Heterozygot Erkrankte besitzen neben normalem noch inaktives Fibrinogen; Homozygote hingegen nur inaktives. Die Bildung eines Blutgerinnsels ist je nach Schweregrad der Erkrankung verzögert. Die Mutationen können zu einer Verzögerung der Abspaltung der Fibrinopeptide A und B, sowie der Aggregation der Fibrinmonomere und Quervernetzung durch Faktor XIII führen. Das Auftreten einer hämorraghischen Diathese wird bei 50 % der Erkrankten beobachtet.

Diagnose. Laborchemisch legt die ***Verlängerung der PTT und Thrombinzeit***, der ***Abfall des Quickwertes***, ***eine pathologische Blutungszeit bei normalen Fibrinogenantigenwerten*** den Verdacht auf eine Dysfibrinogenämie nahe.

Management und therapeutisches Vorgehen. Die Substitution von Fibrinogen (1–2 g i.v.) ist meist nur bei Blutungen unter der Geburt, postpartal sowie post operationem erforderlich, eine vaginale Entbindung ist möglich.

Von Willebrand-Jürgens-Syndrom

Ätiologie. Das von-Willebrand-Jürgens-Syndrom (vWS) ist die häufigste angeborene hämorrhagische Diathese, wobei meistens ein autosomal-dominanter Erbgang vorliegt. Der von-Willebrand-Faktor (vWF) ist ein multimeres Glykoprotein, das in der Zirkulation einen nichtkovalenten Komplex mit Faktor VIII eingeht. Der vWF fungiert dabei als Trägerprotein und schützt Faktor VIII vor zu raschem proteolytischen Abbau. Der vWF vermittelt die Thrombozytenadhäsion und -aggregation. Gleichzeitig transportiert er Faktor VIII an die Blutungsstelle, und unterstützt hierdurch die Gerinnung. Das vWS kann durch qualitative und quantitative Defekte des vWF im Plasma und Thrombozyten in Subtypen untergliedert werden, eine Zusatzdiagnostik, die für eine gezielte Therapie unerläßlich ist. Während der Schwangerschaft steigen die Faktor-VIII/vWF-Spiegel an und erreichen im 3. Trimenon die höchsten Werte. Daher ist das Blutungsrisiko zu Beginn der Schwangerschaft sowie postpartal am höchsten.

Diagnose. Die Familien- und Patientenanamnese liefert wichtige Hinweise. Als laborchemischer Befund zeigt sich eine Thrombozytenfunktionsstörung, bei normaler Thrombozytenzahl, welche sich in einer verlängerten Blutungszeit manifestiert. Gleichzeitig kann ein Mangel an Faktor VIIIc vorliegen. Bei einer Faktor-VIIIc-Konzentration > 50 % ist das Blutungsrisiko minimal; wenn die Faktor-VIIIc-Konzentration < 30 % liegt, jedoch signifikant erhöht.

Management und therapeutisches Vorgehen. Ziel jeglicher Therapie ist es, die verlängerte Blutungszeit sowie die pathologischen Gerinnungsparameter zu normalisieren. Vor einem operativen Eingriff oder einer Geburt kann dies durch Gabe von ***DDAVP*** (1-***D***esdamino-8***D***-***A***rginin-***V***aso***p***ressin = Minirin), das die Freisetzung von vWF aus dem Endothel induziert, erreicht werden. Bei auftretenden Blutungen ist die Gabe von ***frischgefrorenem Plasma (FFP)*** sowie auch die gezielte Substitution von ***Faktor-VIII/vWF-Konzentraten*** notwendig. Die vaginale Entbindung ist möglich.

9.10.2 Erworbene Koagulopathien

Prothrombinkomplexdefizienz des Neugeborenen

Ätiologie. Die Verminderung der Faktoren des Prothrombinkomplexes ist hauptsächlich das Ergebnis einer Vitamin-K-Defizienz. Diese kann durch folgende Faktoren verursacht werden:

- fehlende Vitamin-K-Reserven,
- inadäquate Vitamin-K-Aufnahme,
- fehlende Vitamin-K-Synthese auf Grund mangelnder oder nicht ausgebildeter Darmflora,
- erhöhter Vitamin-K-Bedarf und
- verminderte Lebersyntheseleistung.

Diagnose. In den ersten Lebenstagen betragen die Konzentrationen des Prothrombinkomplexes nur 30–50 % der Norm. Eine hämorraghische Diathese auf Grund einer Defizienz des Prothrombinkomplexes tritt in ungefähr 0,1–1,0 % von Neugeborenen mit dem höchsten Risiko am 2.–5. Lebenstag auf. Bei Frühgeborenen ist der Gerinnungsdefekt wegen der noch bestehenden Leberunreife wesentlich ausgeprägter. Labordiagnostisch findet sich ein ***erniedrigter Quick-Wert, verlängerte PTT und Thrombinzeit.***

Prophylaxe und Therapie. Diese Art der hämorraghischen Diathese ist wegen der eingeführten Prophlaxe eine Rarität. Alle Neugeborenen erhalten als Prophylaxe ***Vitamin-K***-Tropfen. Risiko- und Frühgeborene erhalten 2 mg Vitamin K s. c., wegen des wesentlich erhöhten Blutungsrisikos.

Störungen der Vitamin-K-Resorption und Verstoffwechslung (Mutter)

Ätiologie. Das Vitamin-K-Defizienzsyndrom mit Reduktion der Faktoren des Prothrombinkomplexes kann folgende Ursachen haben:

- Mangelnde Absorption von Vitamin K aus der Nahrung auf Grund langdauernder parenteraler Ernährung, Zerstörung der Vitamin-K-synthetisierenden Darmflora durch antibiotische Behandlung.
- Reduzierte Vitamin-K-Absorption auf Grund fehlender intestinaler Gallenflüssigkeit, wie z. B. beim Malabsorptionssyndrom. Dieses Syndrom wird durch Pankreasinsuffizienz, gastrointestinale Fisteln oder Enterokolitis verursacht.
- Störungen der Vitamin-K-Verstoffwechslung auf Grund eines Leberzellschadens verursacht durch Hepatitis, Leberzirrhose, Hämochromatose, Wilson-Erkrankung bzw. akute Leberintoxikation.

Diagnose und Therapie. Der ***Quick-Wert ist erniedrigt***, die PTT, Thrombinzeit und die Blutungszeit ist normal. Eine hämorraghische Diathese tritt bei einem Quick-Wert auf, der unter 15 % liegt. Parenterale Gabe von 1 mg wasserlöslichem Vitamin K erhöht den Quick-Wert um 15–30 % innerhalb eines Tages. 10–20 mg Vitamin K, parenteral appliziert, zeigen einen therapeutischen Effekt innerhalb von 4–6 h und normalisieren den Quick-Wert innerhalb von 8–24 h. Die Gabe von Vitamin K hat bei einer Leberzellschädigung zwar nur einen geringen Effekt, sollte jedoch in jedem Falle versucht werden.

Verminderung des Prothrombinkomplexes durch Antibiotika

Ätiologie. Eine Erniedrigung des Quick-Wertes kann durch die Behandlung mit Betalaktam-Antibiotika verursacht werden, die eine ***N-m***ethyl***t***hio***t***etrazol

(NMTT) Seitengruppe besitzen. NMTT inhibiert eine für die Vitamin-K-Synthese wichtige Reduktase, wodurch die Bildung von Vitamin K reduziert, unterbrochen und die Bildung von Prothrombinkomplexvorstufen unterbunden wird. Der Mechanismus ist mit der Wirkung der Cumarine vergleichbar. Ein Abfall des Quick-Wertes tritt vornehmlich bei Patienten im fortgeschrittenen Alter, bei Unterernährung, bei Sepsis, nach Traumen, chirurgischen Eingriffen, bei fortgeschrittener Lebererkrankung, Cholestase, Niereninsuffizienz und während der antikoagulanten Behandlung mit Cumarinen auf. In diesen Situationen scheint eine latente Vitamin-K-Defizienz, eine Störung der Vitamin-K-Verstoffwechselung und/oder verzögerte renale Ausscheidung des Antibiotikums zu bestehen. Ohne Vitamin-K-Substitution tritt bei 30–65% der Patienten unter Betalaktam-Antibiotikabehandlung eine Hypothrombinämie auf, wie auch durch Antibiotika ohne NMTT-Seitenketten.

Diagnose und Therapie. Ein kritischer Abfall des Quick-Wertes tritt nach etwa 3–8 Tagen der Antibiotikabehandlung auf. 5–10 mg Vitamin K intravenös appliziert bringt den Quick-Wert innerhalb von 12–36 h auf normale Werte zurück. Neben der Behandlung der Grunderkrankung kann die prophylaktische Gabe von 10 mg Vitamin K i.v. pro Woche eine Gerinnungsstörung verhindern. Der tägliche Bedarf an Vitamin K beträgt 150 µg.

9.10.3 Störung des Metabolismus

Verlustkoagulopathie

Ätiologie. Das therapeutische Bemühen bei einem schnellen Blutverlust von > 1.500 ml mittels Flüssigkeit oder Plasmaexpander eine Stabilisierung des Kreislaufes herbeizuführen, führt zu einer Verdünnung von Gerinnungsfaktoren, insbesondere einer Verminderung an Fibrinogen und Thrombozyten. Hierdurch kann eine hämorraghische Diathese ausgelöst werden.

Diagnose. Die Plasmafibrinogenwerte sinken ab, ebenso die Thrombozyten auf < 50.000/µl. Entsprechend ist die Blutungszeit verlängert.

Therapie. Die Therapie der Wahl ist die Substitution mit Frischblut. Dies ist jedoch nur in akuter Lebensgefahr, u.a. auf Grund der möglichen Infektionsübertragung von Hepatitis B und HIV, vertretbar. Man wird daher versuchen den Verlust durch ***frischgefrorenes Plasma, Erythrozytenkonzentraten und Thrombozytenpräparationen*** auszugleichen. Der zur Hämostase benötigte Fibrinogenspiegel beträgt 1,0 g/l. Dieser Wert wird durch Gabe von 4,0 g Fibrinogen erreicht, wenn der Plasmafibrinogenspiegel 0 g/l beträgt. Die Thrombozyten sollten auf einen Wert von >50.000/µl angehoben werden.

Verbrauchskoagulopathie (disseminierte intravasale Gerinnung, DIC)

Ätiologie und Pathomechanismus. Die disseminierte intravasale Gerinnung ist eine Hämostasestörung, die darauf beruht, daß bestimmte Triggersysteme zu einer generalisierten akzelerierten intravasalen Gerinnungsaktivierung führen, wobei eine Thrombosierung der Mikrostrombahn, ein Verbrauch an Gerinnungsfaktoren, Thrombozyten und Inhibitoren, erfolgt. Triggersysteme, die im Rahmen zahlreicher Erkrankungen auftreten (Tabelle 9.14), sind:

- Endotoxine,
- aktivierte Zytokine,
- Gewebsverletzung,
- Freisetzung von Thromboplastin bzw. Tissue-Faktor,
- Endothelschädigung,
- proteolytische Enzyme,
- Immunkomplexe,
- schwere Hypoxie und Azidose,
- toxische und chemische Defekte.

Gleichzeitig wird eine sekundäre Aktivierung des Fibrinolysesystems eingeleitet. Hierdurch kommt es zum Abbau von Fibrin und von Gerinnungsfaktoren. Klinisch ergibt sich dadurch das gleichzeitige Vorhandensein von Thrombose und Blutung. In der Initialphase steht mehr die Thrombosierung (Ablagerung von Fibrin) im Vordergrund, während in der Spätphase nach Verlust der Gerinnungsfaktoren häufig die Blutung das klinische Bild bestimmt. Die Mikrothrombosierung führt zum Organversagen wie z.B. Schockniere, Schocklunge und Schockleber. Die DIC läßt sich in 4 Phasen unterscheiden (Abb. 9.44), doch häufig verläuft der Prozeß derartig schnell, daß bereits bei Diagnosestellung die Endstadien erreicht sind.

Tabelle 9.14. Krankheitsbilder, die zu einer DIC prädisponieren

- Septikämie
  - Gramnegative (Endotoxin)
  - Grampositive (Mukopolysaccharide)
- Virämie (HIV, Hepatitis, Zytomegalie)
- Gewebeschaden (Trauma, Verbrennung, operative Eingriffe)
- Schock
- Vorzeitige Plazentalösung
- Fruchtwasserembolie
- Septischer Abort
- Amnioninfektionssyndrom
- Präeklampsie/Eklampsie, HELLP-Syndrom
- „Dead-fetus"-Syndrom

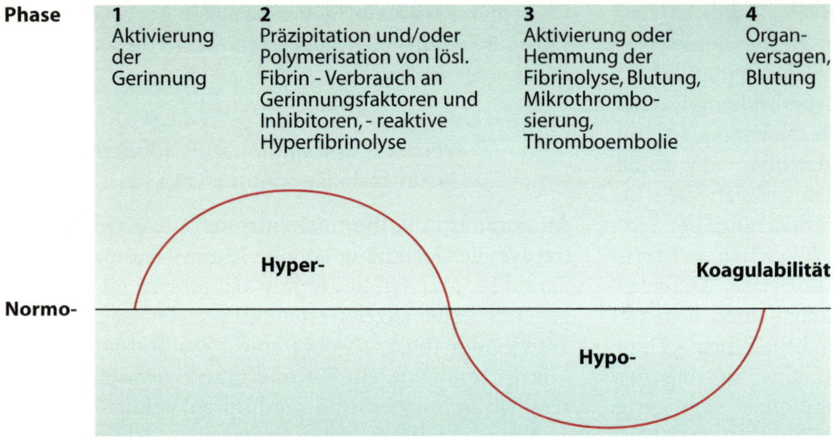

Abb. 9.44. Klinische Phasen der disseminierten intravasalen Gerinnung (DIC)

Tabelle 9.15. Klinische Symptome der disseminierten intravasalen Gerinnung

- Allgemeine Blutungszeichen (Petechien, Purpura, Nachbluten aus Verletzungen bzw. postoperativ)
- Haut- und Knochennekrosen, Knochenmarksläsionen
- Mikroangiopathische hämolytische Anämie
- Organausfall (z. B. Nierenversagen, Leberversagen, Schocklunge)
- Thromboembolie

Tabelle 9.16. Laborchemische Diagnostik der DIC

Grunddiagnostik	Speziell Diagnostik
Leukozytenzahl, Thrombozytenzahl	D-Dimer
Quick, PTT, Fibrinogen, Thrombinzeit	Antithrombin III
Elektrolyte, Differentialblutbild	
GOT, GPT, Kreatinin, Bilirubin	
LDH, Haptoglobin, Blutgasanalyse	

Klinische Symtomatik und Diagnose. Wie oben erwähnt kann die DIC in 4 Phasen unterschieden werden. Neben den klinischen Symptomen (Tabelle 9.15) läßt sich jede Phase laborchemisch differenzieren.

- In der ***Phase I*** weisen die Globalteste wie Quick-Werte und PTT verkürzte Gerinnungszeiten auf, wohingegen die Thrombozyten und Antithrombin III abzufallen beginnen.
- Die ***Phase II*** leitet gleichzeitig mit der Fibrinbildung eine beginnende Hyperfibrinolyse mit Normalisierung der Globalteste ein. Es läßt sich ein weiterer Abfall der Thrombozyten, sowie Antithrombin III nachweisen. Zusätzlich steigt die Konzentration der Fibrin(ogen)spaltprodukte (D-Dimer) als Ausdruck der Hyperfibrinolyse an.
- Wird die Diagnose in dieser Phase nicht gestellt, werden die Gerinnungsfaktoren in der ***Phase III*** durch Mikrothrombosierung und der zwischenzeitlich erforderlichen Blutstillung verbraucht bzw. proteolytisch abgebaut. Es kommt zum Abfall des Fibrinogens, des Quick-Wertes und Verlängerung der PTT und Trombinzeit.
- Die ***Phase IV*** stellt eine komplette Entgleisung des Gerinnungs- und Fibrinolysesystems mit Organversagen dar.

Die allgemeine und spezielle Diagnostik ist in Tabelle 9.16 dargestellt.

Therapie. Die Behandlung der Grunderkrankung steht weit im Vordergrund. In der Phase I mit Hyperkoagulabilität ist es hauptsächliches Ziel, der Aktivierung des Gerinnungssystems entgegenzuwirken. Dies ist mit intravenöser Gabe von Heparin (400–600 IE/h) zu erreichen. In der Phase II und III ist zusätzlich zu der Antikoagulation eine Substitution der Gerinnungsfaktoren sowie Inhibitoren des Fibrinolysesystems erforderlich. Dies kann durch die Gabe von frischgefrorenem Plasma (FFP) erfolgen. Da Antithrombin III zu diesem Zeitpunkt bereits erheblich verbraucht ist, ist die Verabreichung von Heparin sinnlos. Bei Erniedrigung der Thromboyztenzahl unter 30.000/µl ist eine Substitution durch Thrombozytenkonzentrate anzustreben. Die Behandlung der Phase IV, gekennzeichnet durch Organversagen, richtet sich nach intensivmedizinischen Kriterien individuell am klinischen und laborchemischen Befundprofil des Patienten aus.

Primäre Hyperfibrinogenolyse

Ätiologie und Therapie. Sehr selten entsteht eine postpartuale Blutung durch Hyperfibrinolyse. Die Ursache ist eine ausgedehnte Verletzung von Geweben sub partu, die einen hohen Gehalt an Fibrinolyseaktivatoren aufweisen. Diese werden ausgeschwemmt und aktivieren das fibrinolytische System. Nach einer halben Stunde bis Stunde wird nach einer meist komplikationslosen Geburt eine starke vaginale Blutung beobachtet, wobei das Blut entweder sehr spät gerinnt oder ungerinnbar ist. Die Behandlung erfolgt primär durch Gabe von frischgefrorenem Plasma, nur in Ausnahmefällen kommen Proteolysehemmer, wie Aprotinin (Trasylol), zum Einsatz.

ZUSAMMENFASSUNG

Die bekannteste vererbliche Gerinnungsstörung ist die Hämophilie A. Sie wird X-chromosomal-rezessiv vererbt und hat eine Verminderung des Faktors VIIIc zur Folge. Im Gerinnungslabor äußert sie sich in einer verlängerten PTT bei sonst unauffälligen Parametern. Das geburtshilfliche Management sollte eine vaginaloperative Entbindung vermeiden; eine elektive Sectio ist ratsam.

Bei der Hämophilie B liegt ein Faktor-IX-Mangel vor, beim von-Willebrand-Jürgens-Syndrom handelt es sich um eine Thrombozytenfunktionsstörung.

Defizienzen des Prothrombinkomplexes bei Mutter und Fet sind Probleme bei der Aufnahme oder Verwertung von Vitamin K. Beim Fet wird direkt postpartal die Gabe von Vitamin K empfohlen. Diese Maßnahme senkt die Zahl an Hirnblutungen.

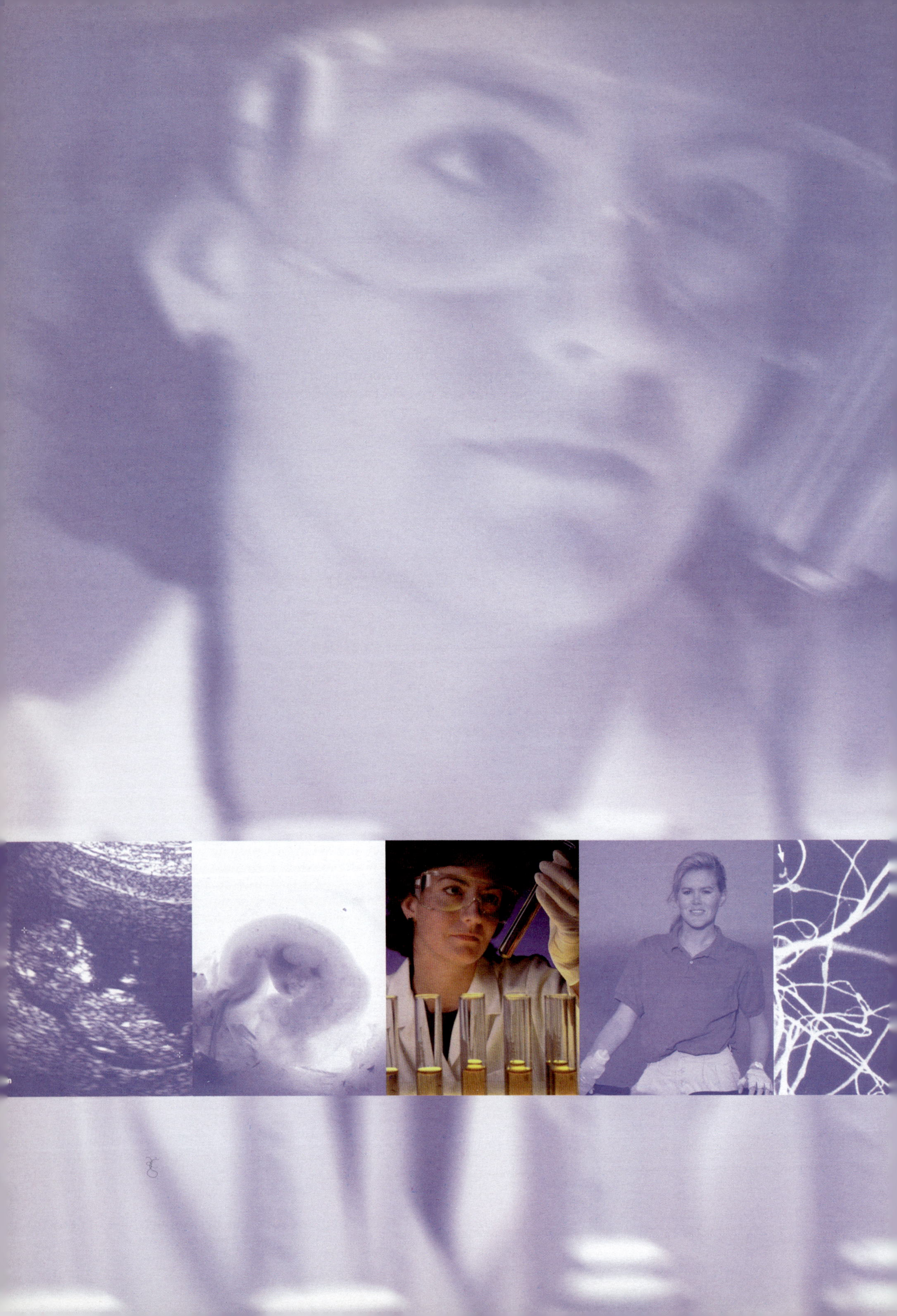

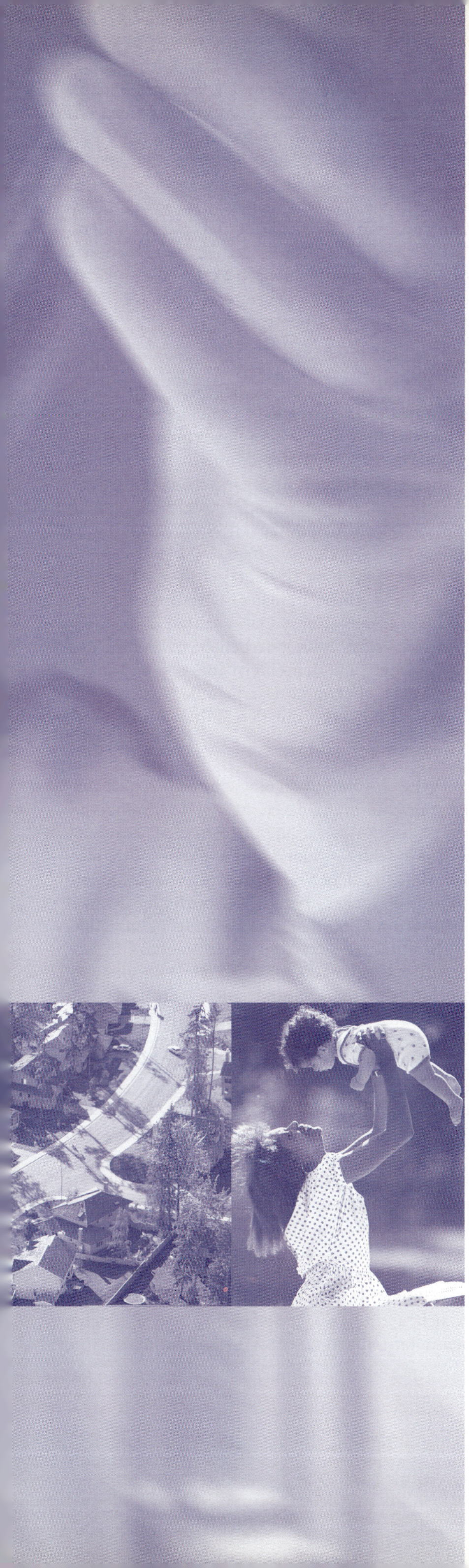

Qualitätssicherung in der Geburtshilfe 10

P. BAUMANN

EINLEITUNG

Welcher Anteil der wissenschaftlichen Leistung Einzelner, wie der von Ignaz Semmelweis, oder gesundheitspolitischer Maßnahmen wie der Einführung der allgemeinen Gesundheits- und Altersvorsorge der preußischen Sozialgesetzgebung bei der seit der Mitte des 19. Jahrhunderts bis heute kontinuierlich sinkenden Müttersterblichkeit einzuräumen ist, ist schwer zu sagen. Semmelweis' „klassische Arbeit": Die Ätiologie, der Begriff und die Prophylaxe des Kindbettfiebers erschien 1861; die preußische Sozialgesetzgebung von 1871 beinhaltete u.a. die Einführung der allgemeinen gesetzlichen Krankenversicherungspflicht für alle nicht selbständig beschäftigten Bürger. Ein weiterer, bedeutender Schritt in Richtung auf die Senkung der mütterlichen und kindlichen Mortalitätsziffern war jedenfalls die Etablierung des Schwangerenvorsorgeprogramms nach der in den alten Bundesländern 1955 erfolgten Novellierung des Mutterschutzgesetzes von 1942; letzteres hatte sich noch auf Bestimmungen zur beruflichen Tätigkeit der Schwangeren beschränkt. Im Jahre 1965 wurde der Rechtsanspruch der schwangeren Krankenversicherten auf die ärztliche Betreuung während der Schwangerschaft und der Entbindung ausgedehnt. Die derzeit geltenden Mutterschaftsrichtlinien traten im März 1986 in Kraft. Eine vergleichbare Entwicklung hatte sich in den neuen Bundesländern vollzogen. Das Schwangerenvorsorgeprogramm beinhaltet definierte Untersuchungen in definierten Zeitabständen zur frühzeitigen Entdeckung bekannter, schwangerschaftsspezifischer mütterlicher und fetaler Risiken, die in einem „Mutterpaß" dokumentiert werden.

10.1 Müttersterblichkeit

DEFINITION

Nach den Empfehlungen der Weltgesundheitsorganisation (World Health Organisation, WHO) gilt als ***„Müttersterblichkeit"*** der Tod jeder Frau während der Schwangerschaft oder innerhalb von 42 Tagen nach Beendigung der Schwangerschaft, unabhängig von Dauer und Sitz der Schwangerschaft. Dabei gilt jede Ursache, die in Beziehung zur Schwangerschaft oder deren Behandlung steht oder durch diese verschlechtert wird, nicht aber Unfall und zufällige Ereignisse; abortbedingte Todesfälle sind also mit einbegriffen.

Die Müttersterblichkeit wird in der Regel als Verstorbene je 100.000 Lebendgeborene angegeben. Bei 812.173 Lebendgeburten in Deutschland im Jahre 1997 errechnet sich bei 49 Verstorbenen eine Müttersterblichkeit von 6/100.000. Die historischen Vergleichszahlen für den deutschen Sprachraum lauten: 1984: 10,8/100.000 und 1960: 106,3/100.000. Einem statistischen Bericht von 1887 aus Graz ist zu entnehmen, daß von 2959 in einer damaligen Perinatalstatistik erfaßten Schwangeren 22 starben, was einer Mortalität von etwa 743/100.000 (!) entspräche.

Statistiken

Bundesstatistik. In der Tabelle 10.1 sind nach Angaben des statistischen Bundesamtes (Internetadresse: http://www.statistik-bund.de) Müttersterbefälle 1997 nach Altersgruppen und Todesursachen wiedergegeben. Hierbei ist zu berücksichtigen, daß die amtliche Statistik in Deutschland derzeit Sterbefälle bis zu 3 Monaten nach der Geburt erfaßt.

Bei seiner Einteilung bedient sich das statistische Bundesamt der Internationalen Klassifizierung der Krankheiten (International Classification of Diseases, ICD); hierin sind Müttersterbefälle „während der Schwangerschaft" mit den Ziffern 660–669 und solche „während der Geburt und innerhalb der ersten 6 Wochen nach der Geburt" mit den Ziffern 670–676 kodiert.

Europäische Empfehlung. Eine Einteilung nach unmittelbaren und mittelbaren Müttersterbefällen hat die European Association of Perinatal Medicine (EAPM) empfohlen. Unter unmittelbaren Müttersterbefällen werden solche verstanden, die von Komplikationen der Schwangerschaft, der Geburt oder des Wochenbettes, von Eingriffen, Unterlassungen, unsachgemäßer Behandlung oder von einer Kausalkette herrühren, die auf einem dieser Tatbestände beruht. Mittelbare Müttersterbefälle sind solche, die von einer Vorerkrankung oder einer Erkrankung während der Schwangerschaft herrühren, die nicht unmittelbar geburtshilfliche Ursachen hatte, die aber auch durch physiologische Wirkungen der Schwangerschaft verschlimmert wurde.

Aus Bayern liegen für den Zeitraum 1983–1996 Angaben zur Müttersterblichkeit vor, die sich auf die Empfehlungen der EAPM beziehen und ein subtileres Bild von den Ursachen der Müttersterblichkeit zeichnen als die Bundesstatistik (Tabelle 10.2). Insgesamt wurden in diesem Zeitraum 176 mütterliche Todesfälle nicht nur registriert, sondern in Einzelaufarbeitungen auch analysiert. Während der Schwangerschaft ereigneten sich 43 (24,4%) Todesfälle, 12 (6,8%) Frauen starben unter Geburt, 121 (68,8%) postpartal.

Tabelle 10.1. Müttersterbefälle 1997 nach Altersgruppen und Todesursachen

Pos.-Nr. der ICD/9	Todesursache	N	Alter (Jahre)						
			15–19	20–24	25–29	30–34	35–99	40–44	> 44
630–638	Schwangerschaft mit nachfolgender Fehlgeburt	3	–	–	–	2	–	1	–
633	• Extrauteringravidität	1	–	–	–	1	–	–	–
635	• Legale Schwangerschaftsunterbrechung	2	–	–	–	1	–	1	–
640, 641	Blutung im Frühstadium der Schwangerschaft, Blutung ante partum, Abruptio placentae, Placenta praevia	3	–	–	–	3	–	–	–
642.4–642.7	Präeklampsie, Eklampsie	3	–	1	1	1	–	–	–
660–669	Komplikationen, die hauptsächlich im Verlauf der Wehen und der Entbindung auftreten	12	–	1	2	4	5	–	–
670, 671, 673	Puerperalfieber, venöse Komplikationen in der Schwangerschaft und im Wochenbett und Lungenembolie im Entbindungszeitraum. Übrige Komplikationen der Schwangerschaft, bei Entbindung und im Wochenbett	20	1	–	4	7	8	–	–
630–676	Komplikationen der Schwangerschaft, bei Entbindung und im Wochenbett	49	1	4	9	19	14	2	–
	Je 100.000 Lebendgeborene nach Altersjahren der Mütter								
630–676	Komplikationen der Schwangerschaft, bei Entbindung und im Wochenbett	6,0	3,5	3,0	3,2	7,2	15,7	16,1	–

Tabelle 10.2. Müttersterblichkeit in Bayern 1983–1996: Todesursachen im Überblick. M = Mortalität (Sterbefälle pro 100.000 Lebendgeborene)

	1983–1988			1989–1994			1995–1996		
	N	%	M	N	%	M	N	%	M
Unmittelbare Ursachen									
Thromboembolien	24	25,0	3,4	13	20,6	1,6	4	23,5	1,6
Hypertensive Erkrankung	10	10,4	1,4	9	14,3	1,1	2	11,8	0,8
Genitalblutungen	16	16,7	2,3	10	15,9	1,3	3	17,6	1,2
Genital-/Urosepsis	12	12,5	1,7	7	11,1	0,9	0		
Fehlgeburt	8	8,3	1,1	0			1	5,9	0,4
Ektope Gravidität	4	4,2	0,6	2	3,2	0,3	0		
Anästhesiekomplikation	4	4,2	0,6	3	4,8	0,4	0		
Untersumme	78		11,1	44		5,5	10		3,9
Mittelbare Ursachen									
Herz-Kreislauf-Erkrankungen	5	5,2	0,7	5	7,9	0,6	3	17,7	1,2
Extragenitale Blutung	5	5,2	0,7	8	12,7	1,0	1	5,9	0,4
Extragenitale Sepsis	4	4,2	0,6	1	1,6	0,1	0		
Erkrankungen der Atemwege	2	2,1	0,3	0			0		
Erkrankungen des ZNS	1	1,0	0,1	4	6,3	0,5	2	11,8	0,8
Lebererkrankungen	1	1,0	0,1	1	1,6	0,1	1	5,9	0,4
Untersumme	18		2,6	19		2,4	7		2,8
Gesamt n = 176	96		13,7	63		7,9	17		6,7

Fortschritte durch Prävention

Unter dem Gesichtspunkt qualitätssichernder Maßnahmen wäre zum einen die Veränderung in der Gewichtung der verschiedenen Todesursachen in den verschiedenen Zeitabschnitten interessant, zum anderen die Tatsache, daß die unmittelbaren Müttersterbefälle zurückgingen, wohingegen die mittelbare Müttersterblichkeit während des gesamten Zeitraumes unverändert blieb.

Wesentliche Fortschritte wurden bei den ***Infektionstodesfällen*** durch folgende Maßnahmen erreicht:

- Beachtung der aseptischen und antiseptischen Kautelen im Kreißsaal und auf der Wochenstation,
- Maßnahmen zur Verringerung der Aszensionsgefahr endogener Erreger,
- rechtzeitige Keim- und Resistenzbestimmung (Antibiogramm) zur gezielten Antibiotikatherapie,
- strenge Kontrolle und Überwachung der aszendierenden Infektionen bei vorzeitigem Blasensprung.

Ähnliches gilt für den ***Blutungstod***, indem Schwangere mit Blutungsrisiko (z.B. Placenta praevia) rechtzeitig in eine Klinik mit Maximalversorgung verlegt werden.

Die Prävention der ***Eklampsie*** ist ein Primat der Schwangerschaftsüberwachung. Im Falle einer drohenden Dekompensation ist die rechtzeitige Einweisung in ein Perinatalzentrum zwingend, um den eklamptischen Anfall zu verhindern und damit die akute Lebensgefahr abzuwenden.

> ! Der ***Thromboseprophylaxe*** kommt bei gefährdeten Schwangeren bereits während der Schwangerschaft, sub partu und im Wochenbett entscheidendes Gewicht zu.

Zur Vermeidung von ***Uterusrupturen*** kommt es auf die Beachtung disponierender Faktoren wie vorausgegangener Operationen am Uterus (Sectio caesarea, Myomenukleation, Metroplastik) an.

Als wichtigste Maßnahmen zur Verhütung schwerer Komplikationen bei Aborten und Schwangerschaftsabbrüchen haben diejenigen zu gelten, die der Vermeidung und Beherrschung des ***hypovolämischen*** und des ***Endotoxinschocks*** dienen.

Zur Vorbeugung von ***Anästhesietodesfällen*** gehören folgende Maßnahmen:

- Von seiten des Geburtshelfers: Reduzierung der ungeplanten Eingriffe und
- von seiten des Anästhesisten: stete Verfügbarkeit (rund um die Uhr).

Sozioökonomische Risiken

Nicht zu verkennen sind die soziologisch und sozial bedingten Einflüsse auf die mütterliche und kindliche Mortalität. Es muß Anliegen der Schwangerenvorsorge sein, den sozialen Hintergrund und die sozioökonomischen Verhältnisse der Schwangeren abzuklären und Risikofaktoren zu ermitteln. Hier sind ***Alter*** und ***Parität*** von Bedeutung. Bei den über 30 Jahre alten Schwangeren steigt die Mortalität bei aller aus statistischen Gründen gebotenen Zurückhaltung offenbar deutlich an. Vielgebärende (> 3 Geburten) weisen eine deutlich erhöhte Mortalität auf. Die wichtigsten Faktoren im Zusammenhang mit Alter und Parität sind die Blutungsgefahr (Placenta praevia, vorzeitige Lösung, Atonie) und die Thromboembolie.

Bedeutung der Schnittentbindung

Mit der zunehmenden Häufigkeit von Schwangerschaftsbeendigungen durch Kaiserschnitt, insbesondere in den letzten Jahren (in Bayern: 1983: 13,49%; 1996: 18,46%), ist die Frage nach der Letalität dieses Eingriffes in den Vordergrund gerückt. 81/176 (46%) der o.g. Müttersterbefälle ereigneten sich im Zusammenhang mit einem Kaiserschnitt, nicht zwangsläufig jedoch als direkte Folge. Während der Begriff „Sectiomortalität" also auch nicht gestationsbedingte Todesfälle von Frauen während und nach Schnittentbindungen, z.B. nach Verkehrsunfall oder bei Malignomerkrankungen, erfaßt, wird unter der Sectioletalität die Zahl der in ursächlichem Zusammenhang mit der Sectio innerhalb von 42 Tagen verstorbenen präoperativ gesunden Müttern, bezogen auf 1000 Schnittentbindungen und angegeben in Promille verstanden; entsprechendes gilt für die Letalität nach vaginalen Entbindungen.

Bei den Möglichkeiten moderner Intensivtherapie können Frauen mit Komplikationen nach Sectio caesarea heute u.U. mehr als 42 Tage nach Schnittentbindung überleben und erscheinen dann nicht als Müttersterbefälle in Sectiomortalitäts- bzw. Sectioletalitätsstatistiken. Die ICD-10 hält deshalb die Erfassung „später Müttersterbefälle" (> 42 Tage bis 1 Jahr post partum) für nützlich.

In den Tabellen 10.3 und 10.4 sind die Ursachen der Sectioletalität und der Letalität während und nach vaginalen Entbindungen mit der Zahl der Obduktionen gegenübergestellt.

Das mütterliche Mortalitäts- und Letalitätsrisiko nach vaginaler Entbindung bzw. nach Kaiserschnitt ist bis heute kontinuierlich rückläufig gewesen und zwar weitaus stärker, was die Sectioletalität betrifft. Trotzdem ist die Schnittentbindung weiterhin mit einem etwa 6fach höheren Letatlitätsrisiko behaftet, als die vaginale Entbindung (Tabelle 10.5).

10.2 Kindliche Mortalität

Definitionen

Nach ***WHO-Definition*** liegt eine ***Lebendgeburt*** vor, wenn eine aus der Empfängnis stammende Frucht, gleichgültig nach welcher Schwangerschaftsdauer, vollständig aus dem Mutterleib gestoßen und extrahiert ist, nach dem Verlassen des Mutterleibes atmet oder irgendein anderes Lebenszeichen erkennen läßt, wie Herzschlag, Pulsation der Nabelschnur oder deutliche Bewegung willkürlicher Muskeln, gleichgültig ob

	1983–1988	1989–1994	1995–1996
Thromboembolien und Thrombosen	0	0	0
Hypertensive Erkrankungen			
• HELLP-Syndrom präpartual	1 (0)	1 (0)	0
Hämorrhagien und Folgezustände			
• vorzeitige Plazentalösung	1 (1)	0	0
Genital- und Urosepsis			
• Sepsis nach PROM	2 (1)	0	0
• Urosepsis	1 (1)	0	0
Andere Ursachen			
Herz-Kreislauf-Erkrankungen			
• Myokardinfarkt	1 (0)	0	0
• Kombiniertes Mitralvitium	1 (1)	0	0
• Virusmyokarditis	0	1 (1)	0
Extragenitale Blutungen			
• Intrazerebralblutung	1 (1)	0	0
Extragenitale Sepsis			
• Panaritium (A-Streptokokken)	1 (1)	0	0
Erkrankungen der Leber			
• Schwangerschaftsfettleber	1 (1)	0	0
Verdacht auf familiäre Stoffwechselerkrankung	1 (1)	0	0
Gesamt	11 (8)	3 (2)	0

Klammer: Anzahl der Obduktionen; PROM = premature rupture of membranes (vorzeitiger Blasensprung)

Tabelle 10.3. Müttersterblichkeit in Bayern 1983–1996 (nach BGGF): Müttersterbefälle während und nach vaginalen Entbindungen bei präpartal Geburtshilflichen oder anderweitigen Komplikationen: Todesursachen

	1983–1988	1989–1994	1995–1996
Thromboembolien und Thrombosen			
• Lungenembolie	7 (3)	3 (2)	1 (0)
• Fruchtwasserembolie	1 (1)	0	0
• Sinusvenenthrombose	1 (0)	1 (0)	0
Hämorrhagien und Folgezustände	1 (1)	5 (4)	2 (1)
Sepsis	5 (4)	4 (4)	0
Anästhesiekomplikation	4 (4)	1 (1)	0
Renale und pulmonale Insuffizienz unklarer Genese	1 (1)	0	0
Zerebrale Massenblutung unklarer Genese	1 (0)	0	0
Gesamt	21 (14)	14 (11)	3 (1)

Klammer: Anzahl der Obduktionen

Tabelle 10.4. Müttersterblichkeit in Bayern 1983–1996 (nach BGGF) Sektioletalität: Todesursachen

Tabelle 10.5. Mortalität und Letalität nach vaginaler Entbindung und nach Schnittentbindung von 1983–1996 in Bayern

	Vaginale Entbindung		Schnittentbindung	
	Mortalität ‰	Letalität ‰	Mortalität ‰	Letalität ‰
1983–1988	0,053	0,033	0,53	0,23
1989–1994	0,027	0,024	0,28	0,13
1995–1996	0,01	0,01	0,27	0,07

die Nabelschnur durchschnitten oder nicht durchschnitten ist, ob die Plazenta ausgestoßen oder nicht ausgestoßen ist.

In Deutschland ist die ***personenrechtliche Definition der Lebendgeburt*** im Bundesgesetzblatt I., S. 377, § 29, 1 der Verordnung zur Ausführung des Personenstandsgesetzes festgehalten und deckt sich weitgehend mit derjenigen der WHO: „Eine Lebendgeburt, für die allgemeine Bestimmungen über die Anzeige und Eintragung gelten, liegt vor, wenn bei einem Kind nach Scheidung vom Mutterleib entweder das Herz geschlagen oder die Nabelschnur pulsiert oder die natürliche Lungenatmung eingesetzt hat."

Die ***Lebendgeborenenziffer*** wird als Verhältnis der lebendgeborenen Kinder auf 1000 der mittleren Bevölkerung pro Jahr gerechnet.

Fetaltod ist nach ***WHO-Definition*** der Tod einer Frucht vor der vollständigen Ausstoßung oder Extraktion aus dem Mutterleib ohne Rücksicht auf die Schwangerschaft. Ein solcher Tod liegt vor, wenn der Fetus nach dem Verlassen des Mutterleibes weder atmet noch Lebenszeichen erkennen läßt, wie z. B. Herzschlag, Pulsation der Nabelschnur oder deutliche Bewegung willkürlicher Muskeln.

Die Gesetzgebung in Deutschland (Bundesgesetzblatt I., S. 621, § 29, Abs. 2 und 3, Verordnung zur Ausführung des Personenstandsgesetzes § 29, 2 von 1994) definiert in Übereinstimmung mit der WHO: „Hat sich keines der in Abs. 1 (s. oben) genannten Merkmale des Lebens gezeigt (Herzschlag, Pulsieren der Nabelschnur, natürliche Lungenatmung) und beträgt das Gewicht der Leibesfrucht jedoch mindestens 500 g, so gilt sie im Sinne des § 24 des Gesetzes als ein ***totgeborenes oder unter der Geburt verstorbenes Kind***".

Fehlgeburt: § 29, 3 lautet: Hat sich keines der in Abs. 1 genannten Merkmale des Lebens gezeigt und beträgt das Gewicht der Leibesfrucht < 500 g, so ist die Frucht eine Fehlgeburt. Sie wird in den Personenstandsbüchern nicht geführt.

Die ***Totgeborenenziffer*** ergibt sich aus der Relation der Totgeborenen zu je 1000 Lebend- und Totgeborenen.

Bei der ***Kindersterblichkeit*** wird zwischen Säuglingssterblichkeit und perinataler Mortalität unterschieden. Die Säuglingssterblichkeit beinhaltet die Sterblichkeit der Lebendgeborenen bis zum Ende des 1. Lebensjahres. Sie gliedert sich in die Neonatalsterblichkeit und die postneonatale oder Nachsterblichkeit. Erstere wird noch unterteilt in die Frühsterblichkeit, der in den ersten 7 Tagen Gestorbenen bezogen auf 1000 Lebendgeburten (das statistische Bundesamt ermittelt darüberhinaus auch die Zahlen der innerhalb der ersten 24 h Verstorbenen) und in die Spätsterblichkeit, der ab dem 7. bis zum 28. postpartalen Tag Gestorbenen bezogen auf 1000 Lebendgeburten. Die Nachsterblichkeit umfaßt die ab dem 29. Lebenstag bis zu 12 Lebensmonaten Gestorbenen bezogen auf 1000 Lebendgeborene (Abb. 10.1)

Bei den Sterblichkeitsursachen nach ICD-Codierung ragen kongenitale Anomalien einschließlich numerischer und struktureller Chromosomenfehlverteilungen mit einem Anteil von 31,0 % heraus; sie werden gefolgt von Frühgeburtlichkeit einschließlich intrauteriner Wachstumsrestriktion mit 23,3 % und mit weitem Abstand vom Atemnotsyndrom des Neugeborenen mit 5,8 %.

10.3 Perinatale Mortalität

Die perinatale Mortalität wurde als Parameter für die Qualität der Versorgung Schwangerer und Neugeborener in einer Gesellschaft eigens inauguriert und steht auch in Deutschland in weitgehender Übereinstimmung mit den Empfehlungen der WHO.

DEFINITION

Die perinatale Mortalität umfaßt alle vor, während und bis zum 7. Lebenstag nach der Geburt gestorbenen Kinder, die z. Z. der Geburt mehr als 500 g (WHO: 1000 g) gewogen haben. Die statistische Berechnung erfolgt auf 1000 Geborene, also lebend- und totgeborene Kinder.

Die perinatale Mortalität wird für geburtshilfliche Analysen bevorzugt herangezogen. Den Verlauf der perinatalen Mortalität von 1975 bis 1996 zeigt die Abbildung 10.2; sie schwankte seit 1990 um 6,4 Todesfälle auf 1000 Lebend- und Totgeborene. Damit hat sie sich den natürlichen biologischen Grenzen weitgehend genähert.

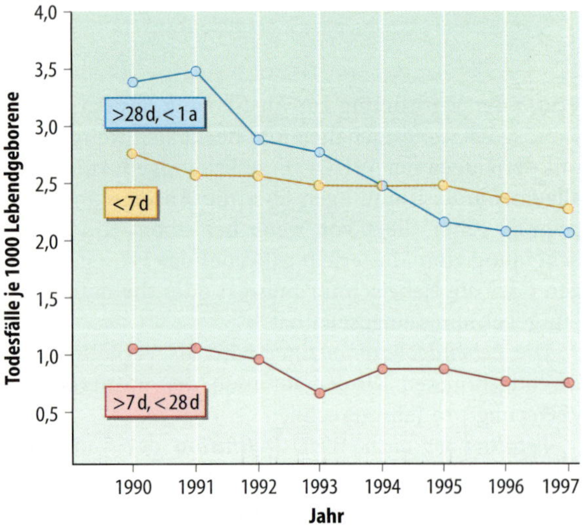

Abb. 10.1. Verlauf von Früh-, Spät- und Nachsterblichkeit bei Neugeborenen in Deutschland (Todesfälle/1000 Lebendgeborene). *d* Tage, *a* Jahre

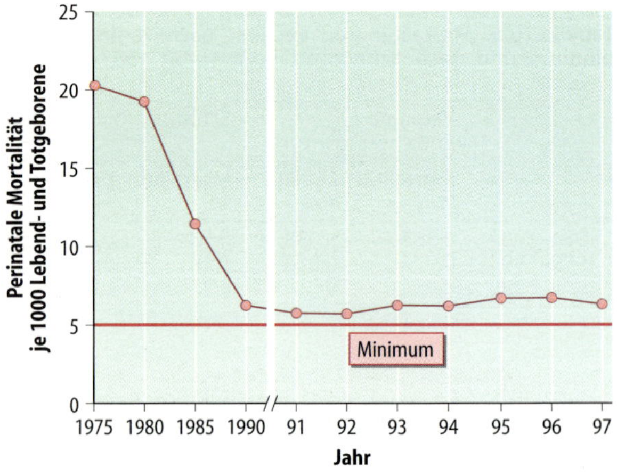

Abb. 10.2. Perinatale Mortalität je 1 000 Lebend- und Totgeborene in Deutschland mit dem von der WHO vorgegebenen Geburtsgewicht (> 1000 g)

Tabelle 10.6. Erste Untersuchung nach Ausbleiben der Regel (Schleswig-Holsteinische Perinatalerhebung an ca. 170.000 Einlingsgeburten zwischen Januar 1991 und Dezember 1997)

Woche	< 9.	9.–12.	13.–16.	17.–20.	21.–24.	25.–32.	> 32.
Schwangere (%)	45,6	42,4	7,6	2,0	0,9	1,0	0,5

! Entsprechend den von der WHO gesetzten Zielen werden 5 Todesfälle auf 1000 Geburten als das erreichbare Minimum angesehen.

Die Spanne zwischen der erreichten und der erstrebten Leistungsziffer umfaßt demnach die vermeidbaren perinatalen Verluste.

Historische Entwicklung. Angesichts einer gegenüber anderen Industrienationen immer noch unbefriedigend hohen perinatalen Mortalität (1975: 19,3/1.000) wurden ab den 80er Jahren des 20. Jahrhunderts in den alten Bundesländern die Perinatalerhebungen bei den Landesärztekammern eingerichtet; in den neuen Bundesländern gab es zu diesem Zeitpunkt bereits vergleichbare Instrumente (Abb. 10.3). In den Lenkungsausschüssen sind neben geburtshilflich tätigen Ärzten auch die Krankenkassen vertreten. Das Ziel der Perinatalerhebungen ist, Schwangerschafts- und Geburtsverläufe transparent zu machen, Mängel in der Behandlungsstruktur Schwangerer – auch durch den Vergleich der Leistungen unterschiedlicher geburtshilflicher Abteilungen – aufzudecken und abzustellen.

Durchführung. Dazu werden anläßlich der Geburt auf einem standardisierten Fragebogen, inzwischen in den meisten geburtshilflichen Abteilungen im allgemeinen per Computermaske, definierte Parameter zum Verlauf von Schwangerschaft und Geburt abgefragt und zentral bei den Perinatalerhebungsstellen ausgewertet. Schwerwiegende Verläufe werden in turnusmäßig abgehaltenen Morbiditäts- und Mortalitätskonferenzen kritisch analysiert.

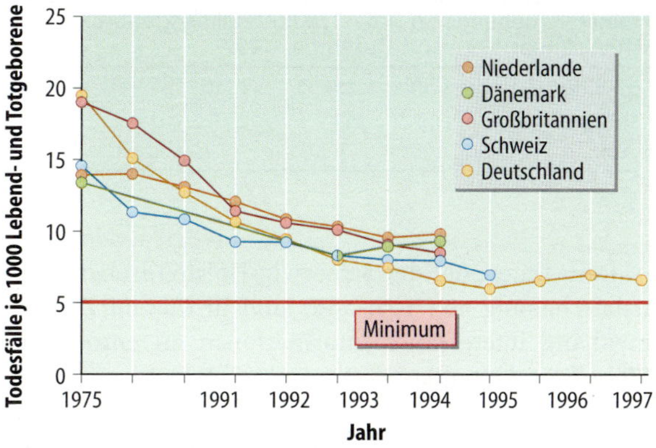

Abb. 10.3. Perinatale Mortalität einiger Länder im Vergleich. (Todesfälle/1000 Lebend- und Totgeburten)

Tabelle 10.7. Anzahl der Vorsorgeuntersuchungen (Schleswig-Holsteinische Perinatalerhebung an ca. 170.000 Einlingsgeburten zwischen Januar 1991 und Dezember 1997)

Anzahl	0	1–4	5–9	10–14	> 14
Schwangere (%)	< 0,0	1,4	16,8	67,1	14,7

Tabelle 10.8. Erste Ultraschalluntersuchung (Schleswig-Holsteinische Perinatalerhebung an ca. 170.000 Einlingsgeburten zwischen Januar 1991 und Dezember 1997)

Woche	3.–12.	12.–15.	16.–20.	> 20.
Schwangere (%)	62,8	13,4	18,3	5,5

Tabelle 10.9. Anzahl der Ultraschalluntersuchungen (Schleswig-Holsteinische Perinatalerhebung an ca. 170.000 Einlingsgeburten zwischen Januar 1991 und Dezember 1997)

Anzahl	0	1	2	3	4	5	> 5
Schwangere (%)	3,0	1,4	6,2	15,3	19,1	19,9	35,0

Tabelle 10.10. Durchschnittlicher Zigarettenkonsum (Schleswig-Holsteinische Perinatalerhebung an ca. 170.000 Einlingsgeburten zwischen Januar 1991 und Dezember 1997)

Zigaretten (Stück/Tag)	Nichtraucher	1–5	6–10	> 10
Schwangere (%)	76,7	6,3	8,6	8,3

Tabelle 10.11. Präpartale Klinikaufenthalte (Schleswig-Holsteinische Perinatalerhebung an ca. 170.000 Einlingsgeburten zwischen Januar 1991 und Dezember 1997)

Anzahl der Aufenthalte	0	1	2	> 2
Schwangere (%)	82,8	14,2	2,4	0,7

Tabelle 10.12. Gesamtdauer des stationären Aufenthaltes (Schleswig-Holsteinische Perinatalerhebung an ca. 170.000 Einlingsgeburten zwischen Januar 1991 und Dezember 1997)

Dauer des Aufenthaltes (Tage)	0	1–7	8–14	15–21	> 21
Schwangere (%)	82,1	12,2	3,2	1,1	1,3

Tabelle 10.13. Geburtsmodus (Schleswig-Holsteinische Perinatalerhebung an ca. 170.000 Einlingsgeburten zwischen Januar 1991 und Dezember 1997)

Modus	Spontangeburt	Manuelle Extraktion	Forzeps	Vakuum	Primäre Sectio	Sekundäre Sectio
Schwangere (%)	75,3	0,1	1,5	6,9	7,9	8,2

Tabelle 10.14. Tragzeit in Wochen (Schleswig-Holsteinische Perinatalerhebung an ca. 170.000 Einlingsgeburten zwischen Januar 1991 und Dezember 1997)

Wochen	< 29	29–31	32–36	37–41	> 41
Schwangere (%)	0,4	0,5	5,4	91,0	2,6

Dem Datenpool der Schleswig-Holsteinischen Perinatalerhebung von 1991–1997 sind in diesem Zusammenhang interessante Informationen zu entnehmen (Tabelle 10.6–10.17).

Leistungsverbesserung. Die bisher erreichte Leistungssteigerung in der Geburtshilfe geht auf Verbesserungen in Einzelbereichen zurück, die auch angesichts einer in der Nähe des erreichbaren Minimums angesiedelten perinatalen Mortalität weiter beachtet werden müssen. Es sind dies im geburtshilflich-neonatologischen Bereich:

- die Aufrechterhaltung einer intensiven Schwangerenvorsorge (jede Schwangere ohne Vorsorge ist eine Hochrisikoschwangere!),
- intensive Überwachung ante- und subpartal (und neonatal!) und rechtzeitige Geburtsbeendigung.

Im organisatorischen Bereich sind folgende Punkte wünschenswert:

- die Einrichtung von perinatologischen Zentren im Sinne der Regionalisierung,
- weiterer Ausbau von Transport- und Kommunikationssystemen,
- die rechtzeitige Überweisung in Zentren, die für die Übernahme von Hochrisikogeburten ausgerüstet sind und
- die Förderung der Ausbildung in Geburtshilfe, Neonatologie und Anästhesiologie.

Risikofaktoren für perinatale Todesfälle. Etwa 3% der Schwangeren müssen als Hochrisikoschwangere eingestuft werden; Frühgeburten < 32. SSW machen etwa 1%, solche mit einem Gewicht < 1500 g Gewicht machen 2,6% der Geburten aus, aber annähernd die Hälfte der perinatalen Todesfälle. Als wichtigste Ursachenfaktoren der vermeidbaren perinatalen Verluste können auch weiterhin angesehen werden:

- Vernachlässigung der Schwangerenvorsorge als sozialmedizinisches Problem,
- verspätete Einweisung von Hochrisikoschwangeren in Zentren,
- soziologische Bedingungsfaktoren,
- Untergewichtigkeit,
- Infektionen/Amnioninfektionssyndrom/Sepsis,
- Mängel in der Neonatalversorgung und
- Fehlbildungen.

Frühgeburtlichkeit. Frühgeburtlichkeit und niedriges Geburtsgewicht aufgrund von Plazentainsuffizienz stellen weiterhin eine herausragende Ursache der Übersterblichkeit dar. Eine Verringerung läßt sich durch eine Verminderung der Frühgeburtenfrequenz, Optimierung der Geburtsleitung bei Frühgeburten sowie Verbesserung der neonatologischen Versorgung und Aufzucht der Frühgeborenen erreichen.

Fehlbildungen. Bei den angeborenen Fehlbildungen liegt der Schwerpunkt im Sinne der Prävention auf der genetischen Beratung und pränatalen Diagnostik und hier insbesondere im Bereich der ultrasonographischen Untersuchung des fetalen Herz-Kreislauf-Systems (mittels Farb-Doppler), da seine Erkrankungen einen Großteil der Fehlbildungen ausmachen. Bei multifaktoriell bedingten Anomalien, die der chirurgischen Intervention zugänglich sind, kommt es darauf an, die operativen Maßnahmen rechtzeitig in die Wege zu leiten.

Perinatale Morbidität

Neben dem Gradmesser der perinatalen Mortalität gilt es, den Parameter der perinatalen Morbidität zu beachten. Zweifellos konnte die kindliche Morbidität nach den Ergebnissen von Langzeitkontrollen ebenfalls beachtlich gesenkt werden. Jedoch muß das Bestreben auch weiterhin darauf gerichtet sein, die noch zu hohe Säuglingssterblichkeit zu reduzieren und kindliche Dauerschäden zu vermeiden. Betroffen von Spätfolgen sind v. a. Frühgeborene, die den 7. Le-

Tabelle 10.15. Geburtsgewicht nach Schwangerschaftswoche (Schleswig-Holsteinische Perinatalerhebung an ca. 170.000 Einlingsgeburten zwischen Januar 1991 und Dezember 1997)

Geburtsgewicht (g)	< 1000	1000–1499	1500–1999	2000–2499	2500–3999	> 3999
Schwangere (%)	1,1	1,5	2,2	5,0	79,8	10,4

Tabelle 10.16. Mütterliche Komplikationen im Zusammenhang mit Geburt und Wochenbett bei 170.258 Einlingsgeburten

Art der Komplikation	Absolut	Rel. (‰) der erf. Schwangeren
Mutter verstorben	13	7,6/100.000[a]
Mutter verlegt	301	1,8
Plazentalösungsstörung	5970	35
Dammriß III.–IV. Grad	3967	23
Sonst. Geb.-Verletzungen	28.631	168
Blutung > 1000 ml	1395	8,2
Anämie < 10 g/dl	19.419	114
Eklampsie	100	0,6
Hysterektomie	188	1,1
Wundheilungsstörungen	2624	15
Thrombose/Embolie	139	0,8
Sepsis	68	0,4
Fieber im Wochenbett (> 38 °C, > 2 Tage)	1129	7
Nicht spezifiziert	54.472	320

[a] 1871 betrug die Müttersterblichkeit in Graz 750/100.000 (!), zwei Drittel der Todesfälle entfielen auf das Wochenbett

Tabelle 10.17. Kindliche Mortalität (diese Ziffern entsprechen nicht der perinatalen Mortalität, da nur die Einlingsgeburten berücksichtigt und die postpartal verstorbenen Kinder nicht enthalten sind. 1887 lag die Zahl der vor und unter der Geburt verstorbenen Kinder in Graz bei 67‰!)

Todeszeitpunkt	N	‰
Tod vor Klinikaufnahme	434	3
Tod sub partu	53	0,3

benstag überschreiten, aber infolge insuffizienter Primär- und Sekundärversorgung ad exitum kommen oder aber durch Früh- und Spätschäden behindert sind.

Evaluation der Perinatalerhebung

Seit Anfang der 90er Jahre ist die Perinatalerhebung als Form der freiwilligen Qualitätskontrolle in der Geburtshilfe in allen Bundesländern verwirklicht, dabei werden konstant um 90% aller Geburten erfaßt.

Die Frage, ob die ursprünglichen Erwartungen, die mit der Perinatalerhebung verknüpft waren, erfüllt wurden, ist heute, da die geistigen Urheber vielfach am wissenschaftlichen Diskurs nicht mehr teilnehmen, schwer zu beantworten. Im Zentrum dieser Erwartungen stand wesentlich die Verhinderung der peripartalen Asphyxie durch kardiotokographische Überwachung des Feten vor und während der Geburt sowie durch Überwachung des Säure-Basen-Status durch Mikro-(Skalp)-Blutuntersuchungen, die wiederum von einer erhöhten operativen Entbindungsrate begleitet waren. Untersuchungen aus den 90er Jahren haben gezeigt, daß die Verhinderung der peripartalen Asphyxie nicht mit der Zahl der im Verlauf des Kleinkindalters neurologisch auffällig werdenden Kinder korreliert; d.h. es müssen Ursachen während der Antenatalperiode, die derzeit nicht aufgedeckt werden, verantwortlich sein.

Seit ihrer Inauguration war die Perinatalerhebung von Zweifeln an der Zuverlässigkeit der dokumentierten Daten begleitet. Dies in Verbindung mit der Frage nach den ursprünglichen Erwartungen führte dazu, daß seit einiger Zeit generell die Sinnhaftigkeit der Perinatalerhebung in Frage gestellt wird. Dabei werden die Möglichkeiten, die ihr innewohnen, übersehen. Angesichts der immer noch zunehmenden Zahl an Ärzten, Reduzierung der Zeit von Patientenkontakt und vielen, auch akademischen geburtshilflichen Abteilungen mit kleinen Fallzahlen, die statistisch valide klinische Untersuchungen nur als Multizenterstudien ermöglichen, muß ärztliche Erfahrung mehr und mehr fremdbezogen werden. Dies muß kein Nachteil sein, ist „persönliche Erfahrung" doch häufig nichts anderes als persönliches Bias, das dem Vergleich mit objektiven Daten nicht standhält. Inwieweit die Daten der Perinatalerhebung die Wirklichkeit widerspiegeln, hängt nicht zuletzt davon ab, wie auch kommende Generationen von Geburtshelfern die Perinatalerhebung als „kollektives Gedächtnis" akzeptieren, weil sie rasche eigene Zugriffsmöglichkeiten auf den Datenbestand ihrer eigenen Praxis, ihrer geburtshilflichen Abteilung, des näheren Einzugsgebietes oder landesweiter und bundesweiter Datenbestände erhalten. Bereits heute sind in Schleswig-Holstein 70% der gynäkologisch-geburtshilflichen Praxen mit einem Computer ausgestattet; die Technologie, um Informationen zu vertretbaren Kosten auf Chipkarten zu speichern und zu transferieren, ist vorhanden. Eine Vernetzung von Arztpraxen und geburtshilflichen Abteilungen durch das Internet z.B. auf Länderebene ist technisch machbar und könnte physische Datenträger vollständig ersetzen. Allerdings befinden sich die an einem solchen Verbund zu beteiligenden Frauen, Ärzte und Funktionäre noch in einem Reifungsprozeß, von dem ungewiß ist, wann er die Nutzung dieses Mediums zulassen wird. Die Geburtshilfe würde sich für ein solches Modell anbieten, da der Mutterpaß Angaben zur Anamnese und zum Schwangerschaftsverlauf in derselben Form abfragt, wie sie anläßlich der Geburt mit dem Erfassungsbogen, der in den meisten geburtshilflichen Abteilungen als Softwaremaske eingesetzt wird, abgefragt werden. Diese Daten, auf einer Chip-Karte gespeichert und anläßlich der Geburt mittels eines Kartenlesegerätes in die Perinatalerhebung transferiert oder dort bereits via Internetverbindung in einen virtuellen Speicher abgelegt, stellen ein Instrument der korrekten Datenübertragung dar, zum anderen können sie für den einzelnen Anwender einen Datenpool darstellen, der genutzt werden kann, um im Zusammenhang mit Daten zum Ausgang von Schwangerschaften diejenigen Schwangerschaften frühzeitig zu identifizieren, die ungünstig zu verlaufen drohen.

ZUSAMMENFASSUNG

Aufkommende Zweifel an der Perinatalerhebung sind jedoch inzwischen von einer ganz anderen Entwicklung eingeholt und ihr unterworfen worden. Bis in unsere Zeit hinein brauchten sich die der auf Bismarck zurückgehenden Sozialgesetzgebung unterliegenden Ärzte, Versicherer und Versicherte wenig Gedanken um die Kosten für Genesung und Gesunderhaltung machen. Mit dem ausklingenden 2. Jahrtausend hat sich diese Situation aufgrund unterschiedlicher Faktoren nicht nur in Deutschland, sondern in den meisten westlichen Industrieländern grundlegend geändert. Gesundheitsleistungen sind immer schwerer finanzierbar geworden. Die naturwissenschaftlich begründete Medizin wird von immer größeren Bevölkerungsteilen in Frage gestellt und an ihre Stelle bzw. neben sie treten „alternative" oder „komplementäre" Heilmethoden, die in der Diskussion um die Finanzierbarkeit von Gesundheitsmaßnahmen mit der naturwissenschaftlich begründeten Medizin wetteifern. In diesem Zusammenhang beleben sich seit einigen Jahren Überlegungen zur Meßbarkeit medizinischer Leistungen und von Heilerfolg. Diese Überlegungen haben jetzt in gewisser Weise in – gesetzlich verankerten – „Maßnahmen zur Qualitätssicherung" Ausdruck gefunden. Für die Geburtshilfe bedeutet dies jetzt, daß im wesentlichen dieselben Daten, die auf freiwilliger Basis in die Perinatalerhebungen eingeflossen sind, jetzt bei gesetzlicher Verpflichtung in die „Qualitätskontrolle" als Instrument nicht nur der Qualitäts- sondern insbesondere auch der Kostenkontrolle einfließen. Unabhängig davon, ob diese Erwartungen erfüllt werden, ist zu begrüßen, daß auf diese Weise der perinatologische Datenpool nicht versiegt und die oben skizzierte Nutzungsweise dieses Pools weiter vorangetrieben werden kann.

III Gynäkologie

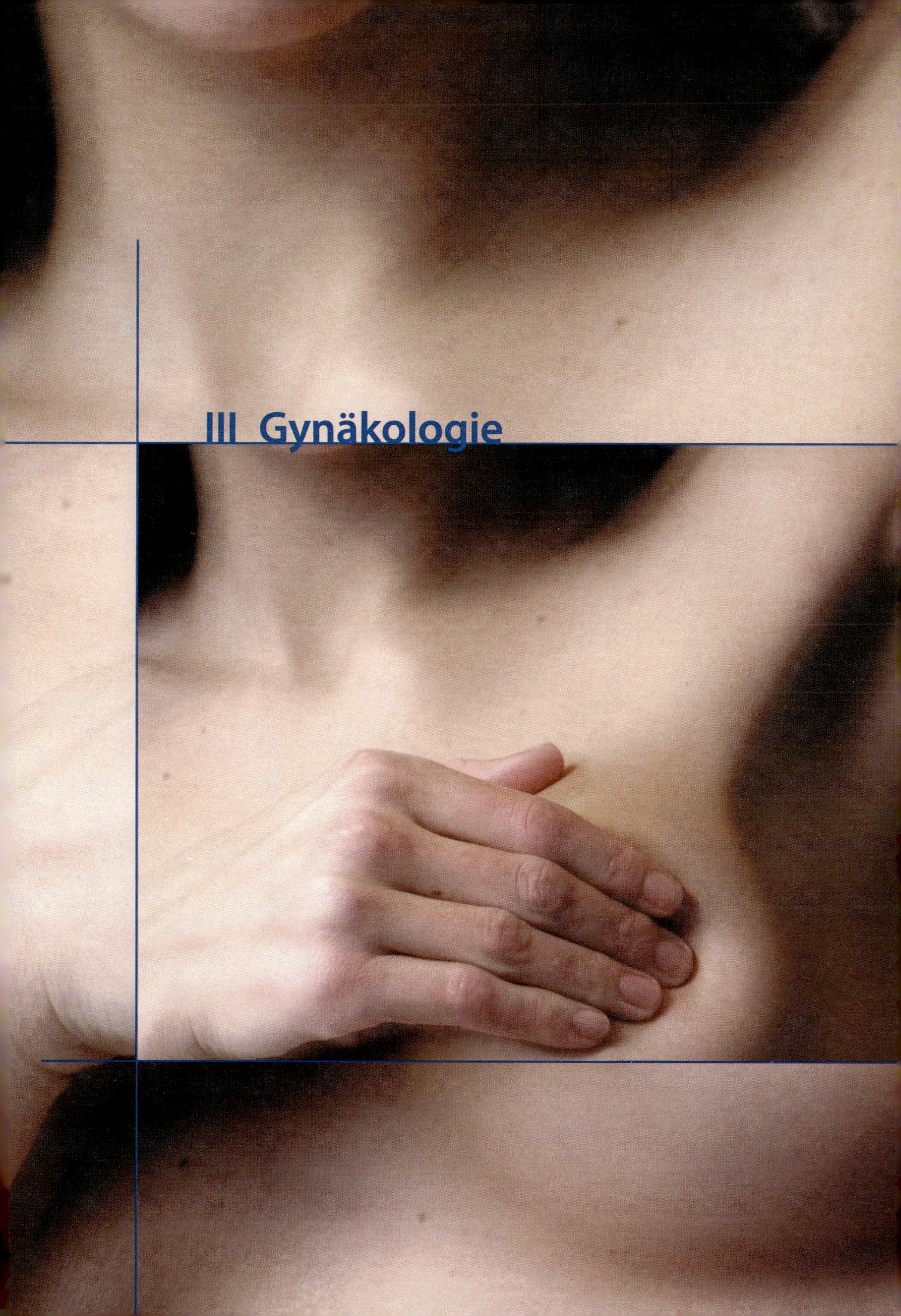

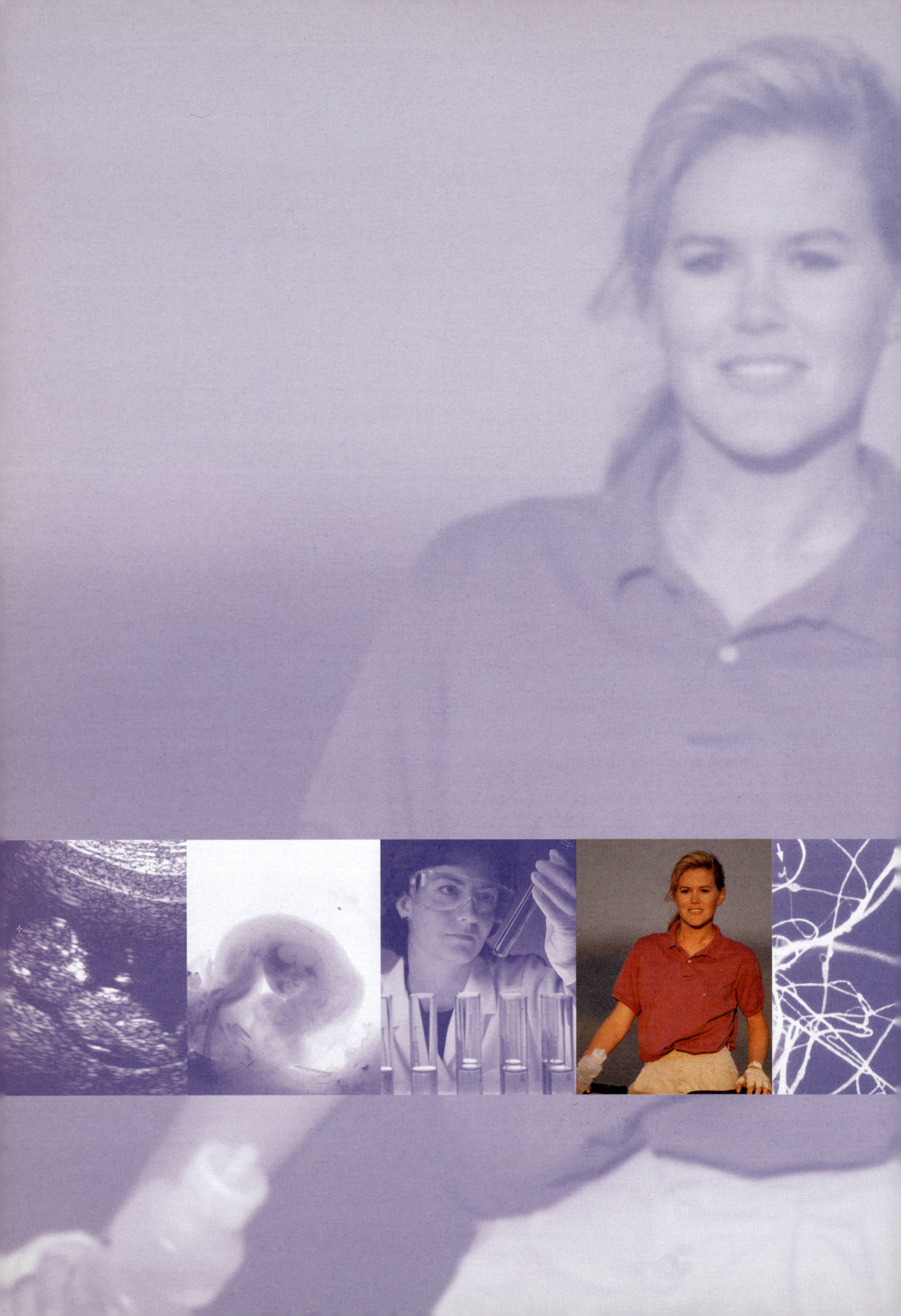

Funktionelle Anatomie der weiblichen Genitalorgane

11

M. Ludwig, J. Pfisterer und E. Vollersen

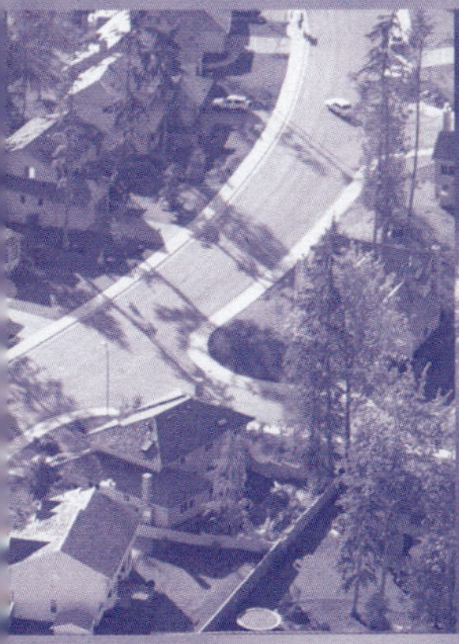

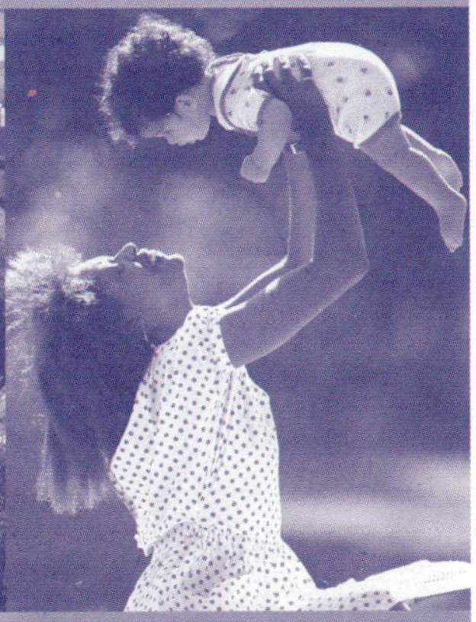

EINLEITUNG

Funktionelle Anatomie versteht sich als Synopsis von Form und Funktion. Der weibliche Genitaltrakt unterliegt wie kaum ein anderes Organ bzw. Gewebe während des Lebens einer Frau zum einen zyklischen Veränderungen durch die hormonellen Schwankungen während des Menstruationszyklus und zum anderen extrem hohen Beanspruchungen bzw. Veränderungen. Letztere entstehen einerseits während der Schwangerschaft, bei der der Uterus um ein vielfaches seiner Eigengröße zunimmt und die Cervix uteri die Aufgabe eines Verschlußmechanismus übernimmt. Andererseits kommt es bei der Geburt zum Austritt des Kindes durch knöchernes Becken, muskulären Beckenboden und Vagina, die damit ein hohes Maß an Funktionalität aufweisen müssen, da sie hier dem Geburtsobjekt möglichst wenig Hindernisse entgegenbringen dürfen, außerhalb der Geburt jedoch für einen suffizienten Halteapparat zur Verfügung stehen müssen.

11.1 Anatomie des Beckens

11.1.1 Knöcherner Beckenring

Das knöcherne Becken, der Beckengürtel, bzw. das Cingulum pelvicum, besteht aus 4 Teilen (Tab. 11.1):

- den beiden Ossa coxae,
- dem Os sacrum und
- der Symphyse.

Das Os coxa setzt sich zusammen aus Os ilium, Os ischii und Os pubis, die im Bereich des Azetabulums aufeinandertreffen und beim Erwachsenen – nach der Pubertät – miteinander untrennbar verwachsen sind.

Das Os sacrum zeichnet sich aus durch den ventral gerichteten Knick an seiner Oberkante im Übergangsbereich zur Lendenwirbelsäule, das Promontorium. Dies wird bedingt durch die aufrechte Haltung des

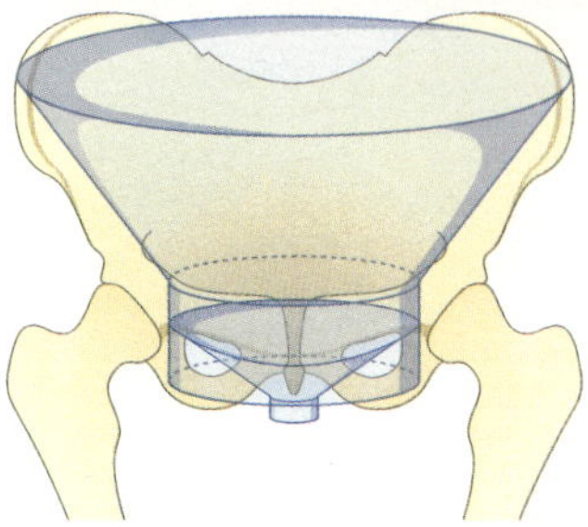

Abb. 11.1. Knöchernes weibliches Becken in räumlicher Darstellung

Menschen. Von hier aus zieht eine verstärkte Knochenleiste nach vorne zur Symphyse und teilt den nach kaudal folgenden Teil als sog. „kleines Becken" ab.

Die Knochen sind mit einem Bandapparat untereinander verbunden (Abb. 11.2).

Den vorderen Abschluß des Beckengürtels bildet die Symphysis pubica, die Schamfuge, die ausgefüllt wird durch den fibrösknorpeligen Discus interpubicus. Über die Symphyse hinaus setzen sich oben und unten das Lig. pubicum superius bzw. das Lig. arcuatum pubis als sehnige Querfaserzüge fort.

Im Bereich des Beckengürtels sind sowohl die Symphyse als auch das Steißbein hormonabhängig. Daher nimmt die Beweglichkeit in diesen Bereichen während der Schwangerschaft und insbesondere unter der Geburt zu. So kommt es physiologischerweise zu einer Aufdehnung der Symphyse unter der Geburt, pathologischerweise zu einer Überdehnung oder einer Symphysensprengung. Ist die Beweglichkeit des Steißbeines nicht gegeben, kann es zu einem unüberwindbaren Geburtshindernis kommen, das gegebenenfalls in einem Steißbeinbruch resultieren kann.

Von eher historischer Bedeutung sind heute die sogenannten Beckenmaße, die früher zur Beurteilung der Möglichkeit einer vaginalen Geburt herangezogen wurden. Insbesondere wurden unterschieden: Conjugata vera (obstetrica), Conjugata (vera) anatomica, Conjugata diagonalis, Diameter sagittalis, Distantia spinarum, Distantia cristarum und Conjugata externa (Tabelle 11.1; s. auch Abb. 6.38–6.40, S. 173, 174).

Tabelle 11.1. Beckenmaße

Name	von	bis	Distanz (cm)
Conjugata vera (obstetrica)	Rückseite Symphyse	Promontorium	10–11
Conjugata (vera) anatomica	Oberrand Symphyse	Promontorium	11–11,5
Conjugata diagonalis	Unterrand Symphyse	Promontorium	12,5–13
Diameter sagittalis	Rückseite Symphyse	Facies pelvina des Kreuzbeines	12
Distantia spinarum	Abstand der beiden Spinae iliacae anteriores superiores		27,6–23,8
Distantia cristarum	größte Entfernung zwischen den Kämmen der beiden Darmbeine		30,8–27,3
Conjugata externa	Symphyse	5. Lendenwirbeldorn	22,1–19,3

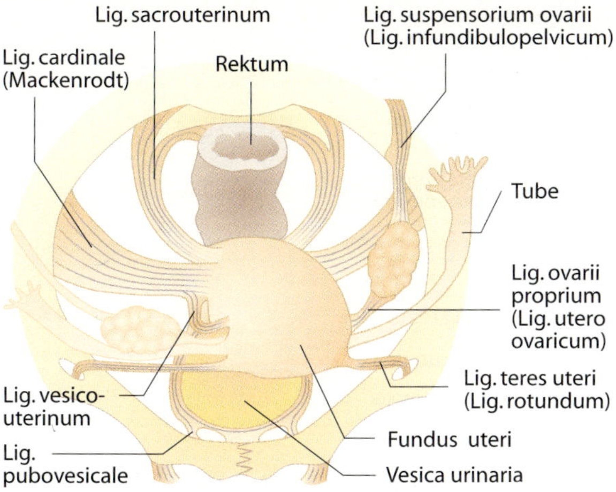

Abb. 11.2. Bandapparat der weiblichen Genitalorgane

11.1.2 Der Beckenboden

Der Bindegewebeapparat bildet ein aktiv elastisches Stützpolster, welches sich lateral und kaudal zwischen dem knöchernen Beckenring unter Gewährleistung stark weitenvariabler Durchtrittsöffnungen ausspannt. Die Funktionsaufgaben werden durch ein in 3 Etagen angeordnetes Bindegewebe-Muskelsystem ermöglicht. Man unterscheidet das ***Diaphragma pelvis***, das ***Diaphragma urogenitale*** und die sogenannte ***Schließmuskelschicht*** als untere Etage des Beckenbodens.

Innere Schicht. Die innere Schicht wird gebildet durch das Diaphragma pelvis (s. Abb. 6.41, S. 174), bestehend aus dem M. levator ani (zusammengesetzt aus M. puborectalis, M. pubococcygeus, M. iliococcygeus) und dem M. coccygeus und deren Faszien. Zwischen den beiden nach dorsal ziehenden Levatorenschenkeln liegt der Levatorspalt mit Urethra, Vagina und Rektum. Einige Fasern des M. levator ani ziehen in das Spatium rectovaginale zwischen Rektum und Vagina, die restlichen sind über eine Sehnenplatte (Lig. anococcygeum) am Steißbein befestigt. Der Muskel verläuft vom Arcus tendineus musculi levatoris ani (eine Verdickung der Faszie des M. obturatorii internus) von den Seiten und von hinten her schräg nach vorne. Er bildet somit einen nach vorne unten gerichteten offenen Trichter, der unter der Geburt für die Leitung des führenden Teils des Kindes verantwortlich ist.

Mittlere Schicht. Das Diaphragma urogenitale, das nach kaudal folgt, stellt als mittlere Schicht eine derbe Platte von faserigem Bindegewebe dar, die den Winkel zwischen den Schambeinästen ausfüllt. Durch Muskelbündel des M. transversus perineae profundus ist die Achse elastisch verstärkt, wobei ein willkürlich verschließbarer Durchlaß für die Harnröhre ausgespart bleibt.

Untere Etage. Die äußere Schicht wird gebildet durch die Dammuskulatur, namentlich den M. sphincter ani, M. bulbospongiosus, M. ischiocavernosus, und M. transversus perinei superficialis. Die ersten beiden bilden eine Achterschlinge um Anus und Vulva, das Zentrum der „Acht" wird durch das Centrum tendineum gebildet. Die Mm. ischiocavernosi liegen nahe den Schambeinästen und bedecken die Schwellkörper der Klitoris. Der M. transversus perinei superficialis ist häufig nur rudimentär am Hinterrand des Diaphragma urogenitale ausgebildet und hat keine wesentliche Haltefunktion.

Innervation. Die Innervation des Diaphragma pelvis und urogenitale erfolgt über den Plexus sacralis (S 2–S 4) und ist daher unwillkürlich. Die Dammuskulatur wird willkürlich durch den N. pudendus (S 2–S 4) innerviert, eine Leitungsanästhesie ist als Pudendusblock an der Spina ischiadica möglich.

Belastung unter der Geburt

Die stärkste Belastung erfährt der Beckenboden während der Austreibungsperiode unter der Geburt: Hierbei wird er zum sogenannten „Weichteilansatzrohr" ausgewalzt. Diese mechanischen Belastungen können häufig die Integrität des Gesamtsystems beeinträchtigen und sind somit Ursache für eine in späteren Lebensjahren auftretende statische Insuffizienz des Beckenbodens einschließlich einer Senkung des Genitales mit ihren Folgen.

> **!** Die Vermeidung von Verletzungen und Überbeanspruchungen des Beckenbodens in Zusammenhang mit Schwangerschaft, Geburt und Wochenbett gehören daher zum Aufgabenbereich einer präventiven Gynäkologie und Geburtshilfe.

11.1.3 Halteapparat der Genitalorgane

Die inneren Genitalorgane werden durch bestimmte parametrane Gewebezüge sowie durch die Ligg. rotunda und die Ligg. suspensoria ovarii im kleinen Becken elastisch befestigt (Abb. 11.3).

Man unterscheidet die Ligg. cardinalia, die Ligg. sacrouterina sowie die Ligg. pubovesicalia, welche sich aus der Gesamtheit des parametranen Gewebes herausheben und von der Beckenwand in Höhe der Cervix uteri in die Wandung der Gebärmutter einstrahlen. Einige Züge des Beckengewebes heben das Bauchfell zu Duplikaturen an, welche als Ligamenta bezeichnet werden, obwohl sie keine wesentliche Haltefunktion ausüben. Man unterscheidet hier das Lig. teres uteri, welches beidseits als muskelfaserreiche Züge vom

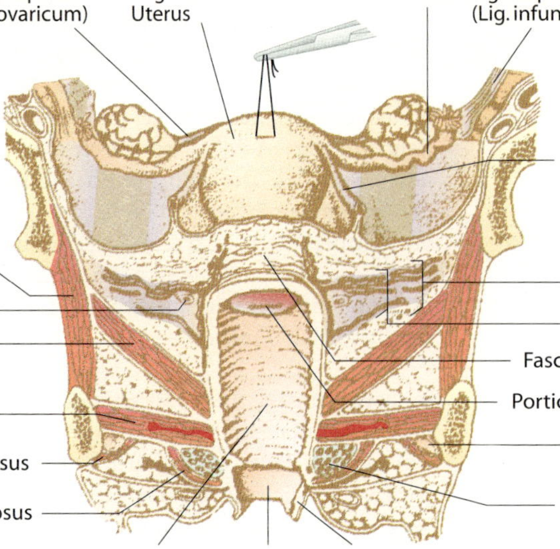

Abb. 11.3. Querschnitt durch das kleine Becken

Tubenwinkel des Uterus durch den Leistenkanal in die große Schamlippe ausläuft, vom Lig. latum uteri und dem Lig. ovarii proprium. Das Lig. suspensorium ovarii strahlt vom Ovar und der Tube zur seitlichen Beckenwand aus und enthält jeweils die A. ovarica. Der gesamte Muskelbandapparat des Beckeninnenraums ist ein aktives Halterungssystem, das den Uterus und beide Adnexe einerseits Stabilität, andererseits eine erhebliche Mobilität, wie sie durch wechselnden Raumbedarf (z. B. während der Schwangerschaft) entsteht, gewährleistet. Als Stützapparat gegenüber Senkungen des Genitale spielt das System – im Gegensatz jedoch zu früheren Ansichten – keine Rolle. Die Stützfunktion fällt allein dem Beckenboden zu.

11.2 Das äußere weibliche Genitale

Das äußere weibliche Genitale wird zusammenfassend als Vulva bezeichnet. Synonym verwendet werden auch Cunnus oder Pudendum feminum (Abb. 11.4). Zur Vulva werden gezählt:

- Mons pubis oder Mons veneris (Schamhügel oder Venushügel)
- Labia majora pudendi (große Schamlippen)
- Labia minora pudendi (kleine Schamlippen)
- Vestibulum vaginae (Scheidenvorhof)
- Introitus vaginae (Scheideneingang)
- Klitoris mit den Crura clitoridis, dem Praeputium und der Glans clitoridis
- Hymen (Jungfernhäutchen)
- Glandulae vestibulares majores (Bartholin-Drüsen, große Vorhofdrüsen)
- Glandulae vestibulares minores (kleine Vorhofdrüsen)
- Ostium urethrae externum (Harnröhrenöffnung) mit der Crista urethralis (Harnröhrenwulst)
- Glandulae paraurethrales (Skene-Vorhofdrüsen)

Mons pubis. Der Mons pubis wird gebildet durch ein Hautfettpolster über der Symphyse und ist in der Regel mit der Schambehaarung (Pubes) bedeckt.

Labia majora. Die Rima pudendi – oder Schamfalte – wird nach lateral von den behaarten Labia majora be-

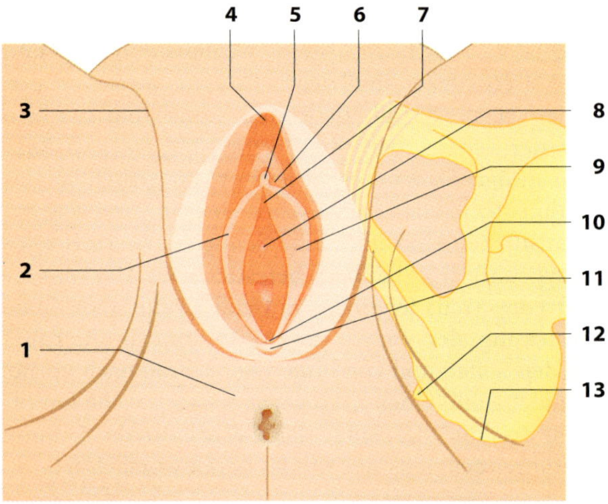

1. Area gluteaeoperinealis
2. Labium majus
3. Sulcus genitofemoralis
4. Commissura labiorum anteriorum
5. Glans clitoridis
6. Frenulum praeputii
7. Frenulum clitoridis
8. Papilla urethralis mit Ostium urethrae externum
9. Labium minus
10. Frenulum labiorum pudendi
11. Commissura labiorum pudendi
12. Tuber ischiadicum, durchscheinend (tastbar)
13. Spina ischiadica, durchsch.

Abb. 11.4. Äußeres weibliches Genitale

grenzt, die als längliche Hautfalten vorne und hinten in der Commissura labiorum anterior bzw. posterior zusammenlaufen. Lateral der Labia majora findet sich der Sulcus genitofemoralis, medial der Sulcus interlabialis. Unter der großen Schamlippe verläuft der M. bulbospongiosus, der einen Schwellkörper, den Bulbus vestibuli, einen Venenplexus, umgibt.

Labia minora. Nach medial schließen sich die Labia minora an, die nach vorn hin über das Frenulum clitoridis bis zur Klitoris reichen und sich nach hinten hin im Frenulum labiorum pudendi vereinigen.

Die Labia minora umrahmen das Ostium urethrae externum – umrahmt von den Glandulae paraurethrales (Skene-Vorhofdrüsen) – und den Introitus vaginae.

Hymen. Bei der Virgo, vor dem ersten Koitus, ist der Introitus vom Hymen umgrenzt. Dieses hat eine sehr variable Ausprägung, läßt aber in der Regel nur eine 1–2 cm große Öffnung frei. Nach dem ersten Koitus, insbesondere nach der ersten Geburt reißt das Hymen ein, zurück bleiben als Reste die Carunculae hymenales bzw. myrthiformes.

Klitoris. An das Frenulum clitoridis grenzt die Glans clitoridis, die die endständige Vereinigung der Crura clitoridis darstellt und vom Praeputium clitoridis überzogen ist. Die Klitoris ist ein sensibles, erektiles Organ und insbesondere im Bereich der Glans finden sich zahlreiche sensible Nervenendapparate.

Ausführungsgänge. Den Raum zwischen Labia minora und Hymen bezeichnet man als Vestibulum vaginae, Scheidenvorhof. Hier münden die Ausführungsgänge exokriner Drüsen. Zum einen finden sich die beiden Glandulae vestibulares majores (Bartholin-Drüsen), bohnengroße, exokrine Drüsen, gelegen zwischen Diaphragma urogenitale und dem dorsalen Ende des Bulbus vestibuli unterhalb der Labia majora. Die Ausführungsgänge ziehen unterhalb der Labia minora entlang und enden bei 4 und 8 Uhr in das Vestibulum vaginae. Sie dienen wie die zahlreichen, kleineren, ebenfalls im Vestibulum endenden Glandulae vestibulares minorae der Lubrikation (Befeuchtung).

11.3 Das innere weibliche Genitale

11.3.1 Vagina

Funktionell hat die Scheide 4 Aufgaben als:

- Kohabitationsorgan,
- Teil des Geburtsschlauches,
- Abflußorgan für Sekrete höherer Genitalabschnitte und
- Schutzorgan höherer Genitalabschnitte.

Die Vagina ist ein etwa 8–12 cm langes, etwa 2–3 cm breites, muskulär-bindegewebiges Hohlorgan, das bei der Kohabitation gedehnt werden und sich als Geburtskanal dem Umfang des kindlichen Kopfes anpassen kann. Normalerweise liegen Vorder- und Hinterwand aufeinander, so daß im Querschnitt das Scheidenlumen einen quergestellten strichförmigen Spalt bildet. Die größte Weite erreicht die Vagina im Bereich der Portio vaginalis cervicis. Das Scheidengewölbe, Fornix vaginae, ragt über die Einmündung der Cervix uteri in das Becken hinein. Es erreicht die Excavatio rectouterina, den Douglas-Raum.

Zwischen Vagina und Nachbarorganen bestehen sehr feste Verbindungen durch das umgebende Bindegewebe, das Parakolpium. Besonders straff ist die Verbindung zwischen vorderer Scheidenwand und der davor liegenden Harnröhre und Harnblase. Diese querstehende Bindegewebsschicht wird als Septum vesico-urethrovaginale bezeichnet. Zwischen hinterer Scheidenwand und Rektum verläuft eine etwas lockerere Bindegewebsschicht, das Septum rectovaginale. Muskulär wird die Vagina aus einem Bündel glatter Muskelfasern, welche in ihrer Anordnung einen Verlauf in Querrichtung aufweisen, gebildet. In der Hinterwand ist die Muskelschicht schwächer ausgebildet. Hier findet sich mehr eine Anordnung der Fasern in Längsrichtung. Dieses Muskelgeflecht kann zusammen mit der Beckenbodenmuskulatur kräftige Kontraktionen ausüben.

Das hintere Scheidengewölbe grenzt nach kranial an die Excavatio rectouterina, den Douglas-Raum. Durch eine einfache transvaginale Punktion in diesem Bereich ist es daher leicht möglich, Sekret aus dem Bauchraum zur weiteren Abklärung intraabdomineller Prozesse (Blutungen, Entzündungen) zu gewinnen. Dies wird heute jedoch kaum noch durchgeführt.

Histologie. Histologisch ist die Scheidenhaut durch ein mehrschichtiges, nicht verhornendes Plattenepithel begrenzt. Drüsen sind nicht vorhanden, weshalb man auch nicht von einer Schleimhaut sprechen kann. Dennoch besteht die Möglichkeit der Sekretion durch Transsudation.

Hormonelle Veränderungen. Das Plattenepithel der Scheide unterliegt den hormonellen Zyklusschwankungen. Man findet je nach Zykluszeitpunkt Basalzellen, Intermediärzellen und Superfizialzellen. Östrogeneinfluß führt zu einer Differenzierung und Reifung der Zellen, so daß man im Vaginalabstrich aufgrund einer geringen Abschilferungstendenz nur wenige Zellen findet, die dann einzeln liegen, flach ausgebreitet sind und aufgrund ihrer Differenzierung einen pyknotischen Kern haben. Nimmt die Östrogenwirkung ab, kommt es unter anderem zu einem Turgorverlust der Zellen, was sich in einem gerollten Zellrand äußert.

Progesteron, bzw. Gestagene führen ebenfalls zu einer Differenzierung des Plattenepithels. Diese Differenzierung geht jedoch nicht über das Stadium von Intermediärzellen hinaus. Außerdem kommt es zu einer verstärkten Abschilferung bevor eine Differenzierung erreicht wurde. Somit sind die Abstriche zellreich mit in Gruppen abgeschilferten Zellen, die gefältet sind und einen eingerollten Rand zeigen.

Schutzfunktion. Die Aufgabe als Schutzorgan erfüllt die Scheide durch das Vaginalmilieu: Normalerweise herrscht hier ein saurer pH (ca. 4,0), bedingt durch die Döderlein-Flora. Diese besteht aus polymorphen Stäbchenbakterien, vorwiegend Laktobazillen und säurebildenden Korynebakterien, die das Glykogen der Superfizialzellen in Glukose und Maltose spalten und zu Milchsäure vergären. Dadurch wird ein Schutz vor pathologischer bakterieller Besiedlung erreicht. Ein Schutz vor Pilzen besteht jedoch nicht, da diese bei einem pH-Bereich von 3–9 optimal proliferieren können.

11.3.2 Uterus

Die Gebärmutter der geschlechtsreifen Frau ist etwa 7–9 cm lang und birnenförmig. Beim jungen Mädchen hat sie ein Gewicht von etwa 40–70 g, der Uterus der erwachsenen Frau hat ein Gewicht von 80–120 g. In der Schwangerschaft wird das Gewicht mehr als verzehnfacht.

Die oberen zwei Drittel werden dem Körper, ***Corpus uteri***, das untere Drittel dem Gebärmutterhals, ***Cervix uteri***, zugerechnet. Der oberste Teil des Korpus über der Tubenmündung wird als Fundus uteri bezeichnet. Ein Teil der Cervix uteri ragt in die Vagina hinein, Portio vaginalis, der andere Teil liegt oberhalb der Vagina, Portio supravaginalis (Abb. 11.5).

Lage. Die Lage des Uterus läßt sich mit den Begriffen Positio, Flexio und Versio beschreiben. Der Begriff Positio bezieht sich auf das Lageverhältnis des Uterus zur Mitte des Beckens. So spricht man bei einer Verlagerung aus der Mittellinie von einer Dextropositio (Rechtsverlagerung) bzw. einer Sinistropositio (Linksverlagerung), oder einer Antepositio (Verlagerung nach vorn) bzw. Postpositio (Verlagerung nach hinten). Weiterhin kennt man die Verlagerung nach unten (Deszensus) und nach oben (Elevatio). Davon abzugrenzen ist die Flexio, die Neigung der Uteruslängsachse zur Zervixlängsachse; abweichend von der normalen Anteflexio kennt man die Retroflexio (und auch die Sinistro- oder Dextroflexio). Als Versio bezeichnet man die Neigung der Zervixlängsachse zur Körperlängsachse; abweichend von der Anteversio kennt man die Retroversio.

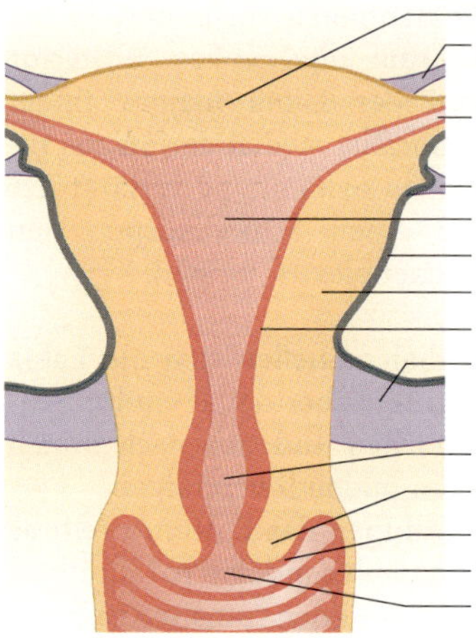

Abb. 11.5. Frontalschnitt durch den Uterus. Die 3 Anteile Korpus, Isthmus und die in die Vagina hineinragende Portio als kaudaler Anteil der Zervix sowie die Adnexabgänge und die Bandverbindungen

> **!** Normalerweise bildet die Längsachse des Uterus mit der Längsachse der Vagina einen nach vorn offenen, stumpfen Winkel (***Anteversio uteri***). Das Korpus ist gegen die Zervix ebenfalls nach vorne abgeknickt (***Anteflexio uteri***).

Vom Korpus wird der dreieckige Spalt des Cavum uteri umschlossen. In die beiden oberen Zipfel münden die Tuben ein. Im Bereich der Cervix uteri findet sich ein kleiner Kanal, Canalis cervicis uteri, dessen äußere Mündung auf der Portio vaginalis cervicis als äußerer Muttermund, Ostium uteri, bezeichnet wird.

Aufbau

Der Uterus läßt einen dreischichtigen Bau erkennen:

- Endometrium (Tunica mucosa)
- Myometrium (Tunica muscularis)
- Perimetrium (Tunica serosa)

Endometrium. Das Endometrium wird durch Zylinderepithel gebildet. Man unterscheidet das Stratum basale, das während der Menstruation nicht abgestoßen wird, und das Stratum functionale, das während der Menstruation abgestoßen und während des Zyklus neu aufgebaut wird. Eine Lamina propria, wie man sie beispielsweise im Darm findet, existiert nicht. Vielmehr besteht ein enger Kontakt mit dem Myometrium. Zum Teil findet sich eine regelrechte Verzahnung zwischen Endometrium und Myometrium, so daß auch bei einer Ausschabung gewährleistet ist, daß stets Reste von Endometrium zurückbleiben, auch wenn bis zum akustischen Signal des sogenannten „Muskeltons" abradiert wurde.

Myometrium. Das Myometrium besteht aus einem dreidimensionalen Netzwerk von Muskelfasern. Durch dieses Netz ist unter anderem eine suffiziente Blutstillung nach einer Geburt gewährleistet, wenn durch die Kontraktion des Uterus die in diesem Netzwerk verlaufenden Gefäße unterbunden werden. Im Bereich des Isthmus verlaufen die Fasern vorwiegend in flach ansteigenden zirkulären Zügen, so daß sie bei einem Kaiserschnitt nach Inzision in diesem Bereich leicht nach oben und unten auseinander gedrängt werden können.

Perimetrium. Außen ist der Uterus überzogen mit Serosa, die hinten tiefer (Excavatio rectouterina = Douglas-Raum) als vorne (Excavatio vesicouterina) reicht.

Cervix uteri

Die Zervix ist der kaudale verengte Teil des Uterus. Die untere Spitze bezeichnet man als Portio vaginalis cervicis, oder gemeinhin als Portio. Den restlichen Teil nennt man Portio supravaginalis cervicis. Die Portio ragt in die Vagina und in das dorsale Scheidengewölbe hinein und hat eine zentrale Öffnung (Ostium externum uteri = äußerer Muttermund), die nach vorne und hinten durch die Muttermundslippen (Labium anterius et posterius) begrenzt wird. Der kraniale Teil der Zervix wird durch den Isthmus uteri (ca. 1 cm lang) gebildet, dessen engste Stelle den inneren Muttermund (Ostium internum uteri) bildet (bei der Nullipara ca. 2–3 mm). Der Isthmus wird während der Schwangerschaft als unteres Uterinsegment in den Fruchthalter mit aufgenommen.

Die Portio uteri wird mit nichtverhornendem, mehrschichtigem Plattenepithel überzogen, der Zervikalkanal hingegen mit Zylinderepithel ausgekleidet. Die „Übergangszone" – Transformationszone –, wo beide Epithelien aufeinandertreffen, findet man bei Kleinkindern und postmenopausalen Frauen im Zervikalkanal, bei geschlechtsreifen Frauen im Bereich der Portio. Dies hat eine essentielle Bedeutung für die Ausführung eines Vorsorgeabstriches bzw. für die Abklärung von suspekten zytologischen Befunden im Rahmen einer Konisation. So wird der Konus bei postmenopausalen Frauen eher steil und spitz sein, um die in der Tiefe liegende Transformationszone zu erfassen, während er bei der geschlechtsreifen Frau eher flach ist, da die Transformationszone auf der Oberfläche der Portio zu suchen ist, und man möglichst wenig Gewebe der Zervix durch die Konisation entfernen möchte. Ansonsten besteht die Gefahr einer späteren Zervixinsuffizienz im Rahmen einer Schwangerschaft.

11.3.3 Tube

Die Tuba uterina wird auch synonym als Salpinx oder als Ovidukt bzw. Eileiter bezeichnet. Sie stellt histologisch einen 10–14 cm langen Muskelschlauch dar und wird ausgekleidet mit Zylinderepithel. Abbildung 11.6 orientiert über Lage und Aussehen der Tuben.

Das Epithel enthält neben Flimmerepithel auch Drüsenzellen, Stäbchenzellen und Reservezellen. Die Stäbchenzellen werden als erschöpfte Drüsenzellen angesehen. Das Flimmerepithel weist einen koordinierter Wimpernschlag uteruswärts auf, der vor allem dem suffizienten Eizelltransport nach der Ovulation dient. Da jedoch auch Frauen mit einem Kartagener-Syndrom schwanger werden können, ist möglicherweise der Zilienschlag doch nicht von der Bedeutung, die ihm historischerseits zugedacht wird. Die Tubenschleimhaut ist in feinen, längsverlaufenden Falten angeordnet (Abb. 11.6).

Aufbau

Makoskopisch läßt sich die Tube in 4 Abschnitte unterteilen:

Infundibulum. Das Infundibulum tubae uterinae stellt den distalen Teil dar und ist mit Fimbrien, bis 1,5 cm lang, besetzt. Hervorzuheben ist die Fimbria ovarica, die eine Länge bis zu 3 cm erreichen kann, und das Infundibulum mit dem Ovar verbindet. Die Aufgabe des Infundibulums besteht in einem Auffangmechanismus des Ovum nach der Ovulation. Veränderungen des Infundibulums wie z. B. postinflammatorische Verklebungen der Fimbrien sind einer der hauptsäch-

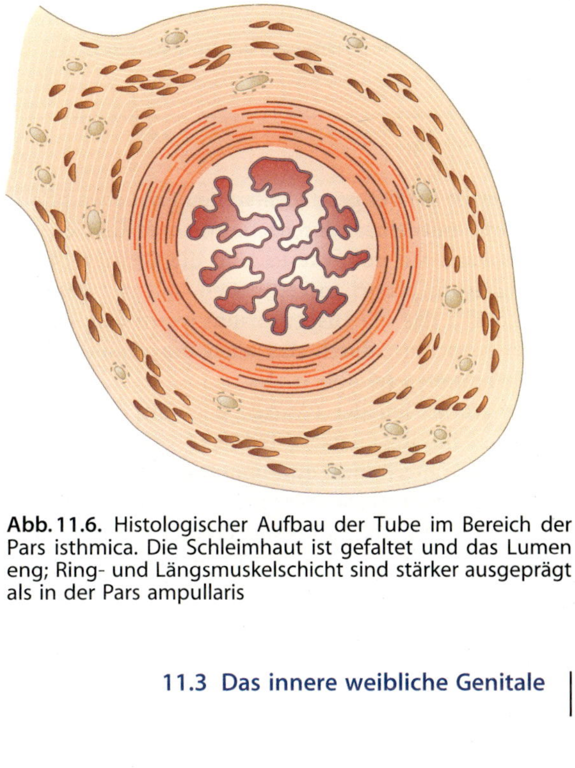

Abb. 11.6. Histologischer Aufbau der Tube im Bereich der Pars isthmica. Die Schleimhaut ist gefaltet und das Lumen eng; Ring- und Längsmuskelschicht sind stärker ausgeprägt als in der Pars ampullaris

lich beobachteten Pathologien bei tubarer, weiblicher Sterilität. Es wird postuliert, daß vor der Ovulation aktive Lageveränderungen von Ovar und Infundibulum zueinander stattfinden, so daß der Fimbrientrichter über der Stelle des Ovars zu liegen kommt, wo im weiteren Verlauf die Ovulation zu erwarten ist.

Ampulle. Auf das Infundibulum folgt die Ampulla tubae uterinae. Sie ist 7–8 cm lang und mit 4–10 mm der dickste Teil der Tube. Sie verjüngt sich vom Infundibulum zum Isthmus hin und verläuft geschlängelt um das Ovar. Die Fertilisierung der Eizelle findet in der Regel am Übergang von der Ampulle zum Isthmus statt.

Isthmus. Der Isthmus tubae uterinae ist der schmalste Teil der Tube, 3–6 cm lang und 2–4 mm dick.

Pars uterina. Die Pars uterinae tubae ist der in der Wand des Uterus verlaufende Teil der Tuba uterina.

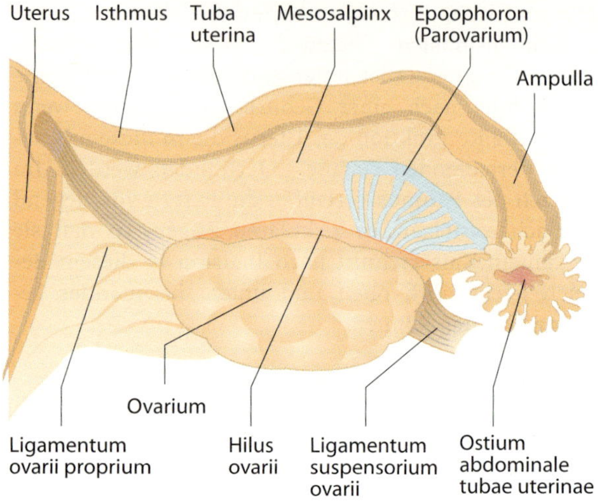

Abb. 11.7. Rechtsseitige Adnexe. Eileiter, Ovar, Aufhängebänder und Mesosalpinx mit dem Epoophoron

Muskulatur

Die Tuba uterina besitzt 2 muskuläre Verschlußmechanismen. Der eine ist im Bereich der Pars uterinae lokalisiert, der andere im Bereich des Infundibulums. Beide sind möglicherweise als Schutzmechanismus gegen intraperitoneal aufsteigende Infektionen gedacht.

Die Tunica muscularis der Tube besteht aus einer tubeneigenen (autochthonen) Muskulatur und einer subperitonealen sowie peri- bzw. intervaskulären Muskulatur. Die tubeneigene Muskulatur liegt unter der Tunica mucosa und ist vor allem im Isthmusbereich deutlich dreischichtig gegliedert. Man findet mehr oder weniger stark ausgeprägt eine innere und äußere Longitudinal- und eine dazwischengelegene Ringmuskelschicht. Die Fasern verlaufen in 2 gegenläufigen Spiralsystemen mit geringem Steigungswinkel.

11.3.4 Ovar

Das Ovar ist bei der geschlechtsreifen Frau etwa pflaumengroß, mit einer durchschnittlichen Größe von 4 × 2 × 1 cm. Mit dem Uterus sind die Ovarien durch das Lig. ovarii proprium verbunden, mit der Beckenwand durch das Lig. suspensorium ovarii (Lig. infundibulo-pelvicum), durch das auch die versorgenden Gefäße eintreten (s. Abb. 11.7).

Der größte Teil der Ovarien liegt intraperitoneal. Der kleine intraligamentäre Teil des Ovars (Hilus ovarii) liegt extraperitoneal und nimmt die Ovarialgefäße auf. Der intraperitoneal gelegene Ovaranteil ist von einem einschichtigen, kubischen Epithel bedeckt, dem sogenannten Keimepithel. Darunter findet sich die Tunica albuginea und das eigentliche Keimparenchym, das die Eizellen enthält. Das gesamte Keimparenchym wird zwischen Geburt und Senium aufgebraucht. Eine Neubildung an Eizellen findet nicht statt.

11.4 Blut- und Nervenversorgung der weiblichen Genitalorgane

11.4.1 Arterielle Versorgung

Die arterielle Versorgung des weiblichen Genitale ist in Abbildung 11.8 und 11.9 dargestellt.

Die A. ovarica verläuft von der Aorta abdominalis kommend retroperitoneal auf dem M. psoas entlang zum Lig. suspensorium ovarii und mit diesem zusammen weiter zum Ovar. Die A. uterina ist der stärkste Eingeweideast der A. iliaca interna und zieht im subperitonealen Bindegewebe über den Ureter zur Basis des Lig. latum und in diesem zum Uterus. Auf Höhe der Cervix teilt sie sich dann in ihre beiden Äste. Insbesondere diese, der R. ascendens und descendens, sind stark geschlängelt, um der Bewegung des Uterus aus dem kleinen Becken heraus in der Schwangerschaft Rechnung zu tragen.

Die A. pudenda zieht aus der A. iliaca interna kommend durch das Foramen infrapiriforme, um die Spina ischiadica herum durch das Foramen ischiadicum minus. Von dort verläuft sie an der Seitenwand der Fossa ischioanalis sive ischiorectalis im Canalis pudendalis (Alcock) – einer Duplikatur der Faszia obturatoria – nach vorn, wo sie nach und nach ihre Endäste abgibt. Als Fossa ischioanalis wird die mit Fett- und Bindegewebe gefüllte Grube unterhalb des M. levator ani bezeichnet.

11.4.2 Venöser Abfluß

Die venösen Abflußwege entsprechen weitgehend den arteriellen Zuflüssen. Erwähnenswert sind diverse venöse Plexus. So im Bereich der Zervix (Plexus venosus cervicalis uteri), des Corpus (Plexus venosus uterinus), der Vagina (Plexus venosus vaginalis) und am Ovar (Plexus ovaricus). Weiterhin findet sich der schon erwähnte Bulbus vestibuli unterhalb der großen Labien. Der Großteil des Blutes fließt entlang der V. iliaca interna. Die rechte V. ovarica mündet in die V. cava inferior, die linke V. ovarica mündet in die V. renalis sinistra.

11.4.3 Lymphabfluß

Die Lymphe der Vulva wird hauptsächlich in die Lnn. lymphatici inguinales superficiales und profundi drainiert (Abb. 11.10). Die Vagina besitzt ein sehr ausgedehntes Lymphgefäßsystem, wobei die Lymphe aus dem oberen Anteil in die Lnn. iliaci externi, die aus dem unteren Teil vorwiegend in die Lnn. inguinales superficiales transportiert wird. Die Lymphe des Uterus gelangt entlang der Vasa ovarica – wie die Lymphe der Tuben und des Ovars – zu den Lnn. lumbales und ansonsten vorwiegend zu den Lnn. iliaci externi. Die Vorderwand wird auch über die Lnn. inguinales superficiales, die Cervix auch über die Lnn. obturatorii und interiliaci drainiert.

11.4.4 Innervation

Die vegetative Innervation des inneren Genitale erfolgt über die großen Plexus, die ein Geflecht aus Nervenfasern und darin eingestreuten Ganglien darstellen.

Insbesondere sind von Bedeutung die paraaortalen Plexus, und hier die Plexus mesentericus inferior und hypogastricus superior im Bereich der Bifurkati-

a

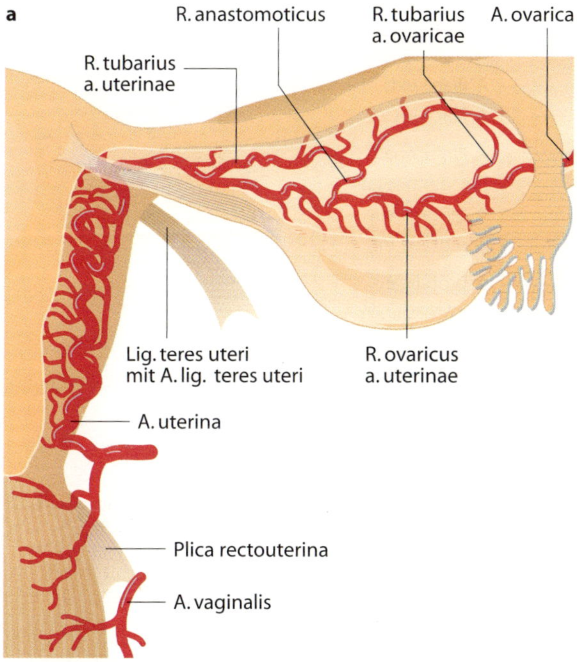

b

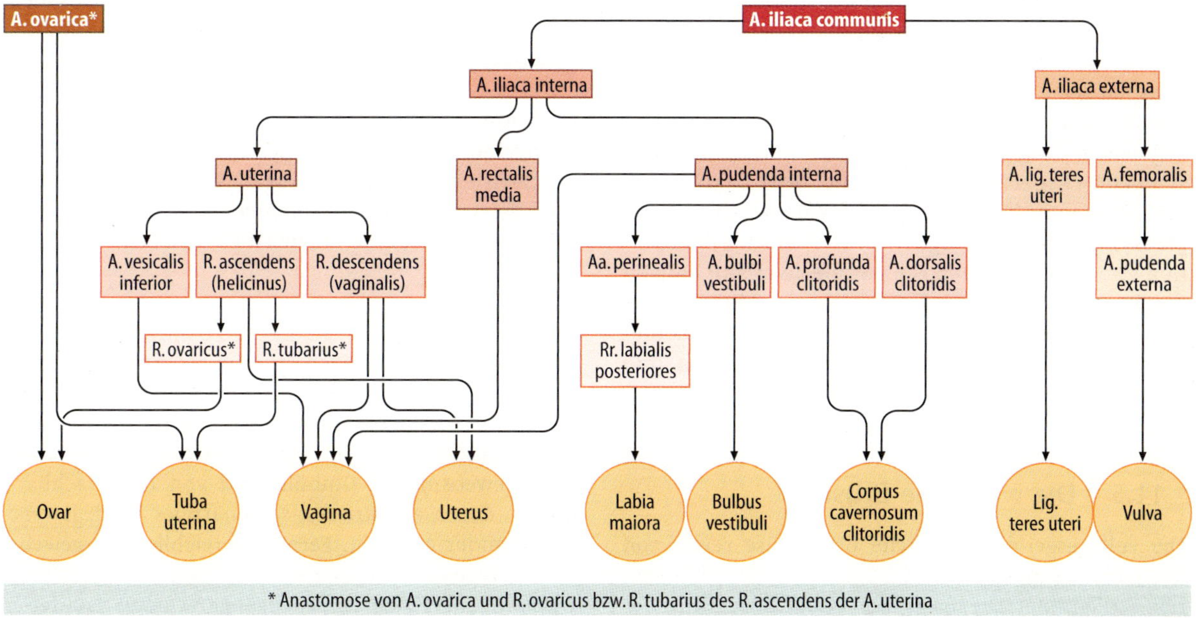

Abb. 11.8. **a** Arterien des Uterus und der Adnexe, **b** die arterielle Versorgung auch im Schema

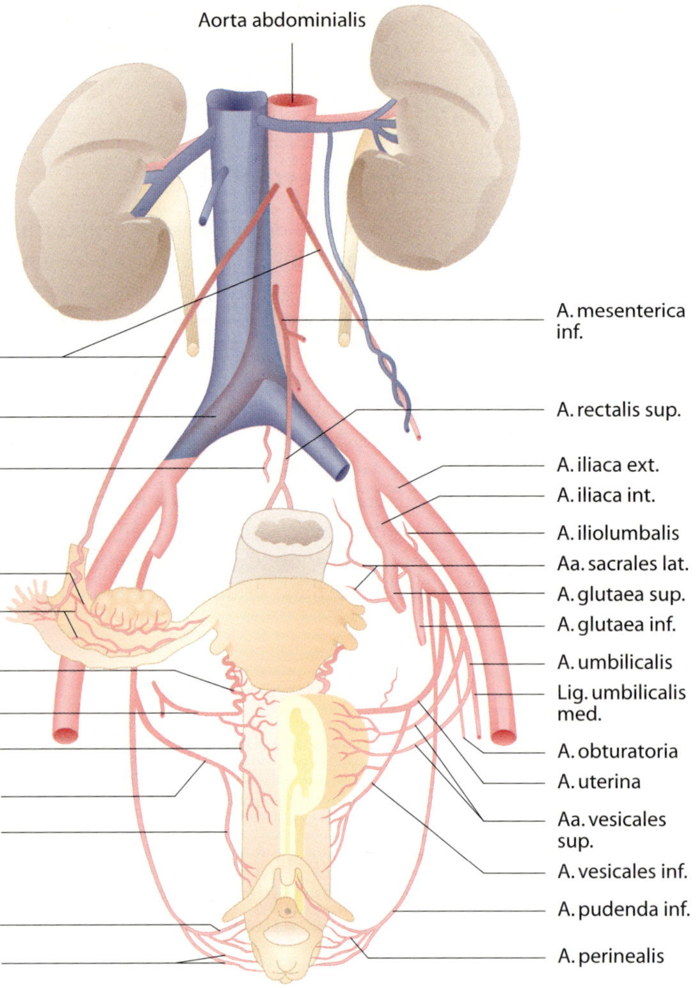

Abb. 11.9. Arterielle Gefäßversorgung der weiblichen Geschlechtsorgane, der Harnblase und des Enddarms mit ihrem Quellgebiet

on. Desweiteren findet sich der aus diesen versorgte Plexus uterovaginalis (Frankenhäuser-Plexus) und der Plexus ovaricus im Bereich des Lig. suspensorium ovarii mit Fasern aus dem Plexus renalis und dem Plexus mesentericus superior. Der Plexus uterovaginalis hat seine stärkste Ausprägung auf Höhe der Cervix uteri. Die sympathischen Fasern entstammen den Segmenten Th10 bis L2 des Rückenmarks, die parasympathischen Fasern vorwiegend dem Sakralmark. Eine Ausnahme bildet das Ovar, das über den N. vagus parasympathisch versorgt wird. Die sensible Innervation von Ovar, Tube und Corpus uteri verläuft entlang des Plexus ovaricus zu den Segmenten Th10–L1, die der Cervix uteri und vermutlich auch des Corpus uteri zu ausschließlich thorakalen Segmenten Th11 und Th12.

11.5 Die weibliche Brust

Die voll ausgereifte weibliche Brustdrüse reicht von der 3. bis 6. Rippe sowie vom Brustbein bis zur vorderen Axillarlinie. Die Basis der Brustdrüse liegt der Faszie des M. pectoralis major und dem M. serratus lateralis auf.

Die Brustdrüse ist von einem charakteristischen Bindegewebsapparat umgeben. Brustdrüse und Bindegewebsapparat bilden die Mamma.

Ursprung. Die Brustdrüse geht aus dem nicht zurückgebildeten Rest einer auch beim Menschen angelegten Milchleiste zwischen den Abgangsstellen der Extremitäten hervor. Bei unvollständiger Rückbildung dieser Milchleiste kann eine Polymastie entstehen.

Aufbau

Die Milchdrüse setzt sich aus etwa 15–20 verzweigten tubuloalveolären Einzeldrüsen zusammen, die einzeln auf der Brustwarze münden (Abb. 11.11). Jede dieser Einzeldrüsen wird von einem lockeren, zellreichen Bindegewebsmantel umhüllt und von den Nachbardrüsen durch ein straffes, septenartiges Bindegewebe voneinander getrennt. Ferner ist reichlich Fettgewebe im Bindegewebskörper der Mamma vorhanden. Jede Drüse gliedert sich in Milchgänge (Ductus lactiferi),

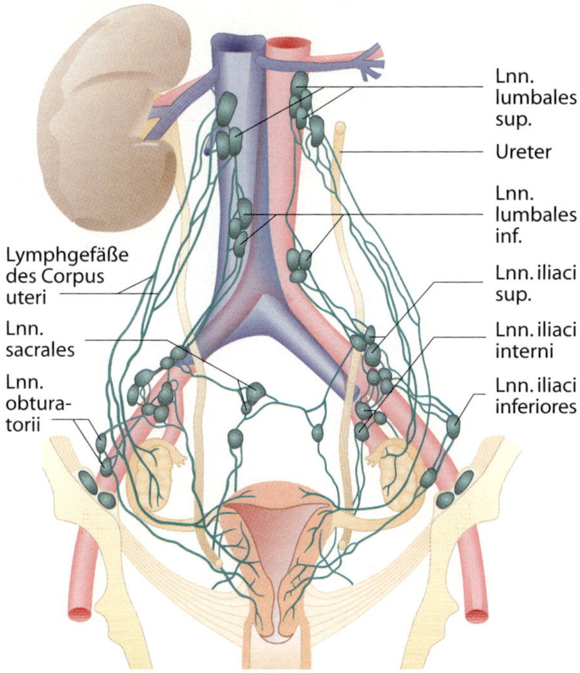

Abb. 11.10. Lymphgefäße der weiblichen Genitalorgane mit den dazugehörigen Lymphknoten

Milchsäckchen (Sinus lactiferi) und Ausführungsgang (Ductus lactiferus colligens).

Milchgänge. Die Milchgänge sind vielfach verzweigt und am Ende etwas verdickt. Sie haben ein ein- bis zweischichtiges Epithel. Prämenstruell kann es durch eine reversible Vergrößerung der Brustdrüse durch Sprossung und Längenwachstum der Gänge kommen. Während der Schwangerschaft bilden sich alveoläre Endstücke aus, welche von einem einschichtigen pubischen Epithel ausgekleidet werden. Die Milchsäckchen, Sinus lactiferi, liegen in Höhe der Warzenbasis und sind bei der ruhenden Mamma 1–2 mm weit, bei der laktierenden Mamma etwa 8 mm weit. Die Ausführungsgänge münden auf der Brustwarze und werden von einem zweischichtigen hochzylindrischen Epithel ausgekleidet, welches sich in ein mehrschichtiges verhornendes Plattenepithel fortsetzt.

Veränderungen in verschiedenen Lebensphasen

Die weibliche Brustdrüse unterliegt von der Pupertät an sexualzyklischen Veränderungen. Eine volle Entfaltung erfährt die Brustdrüse bei der Frau während der

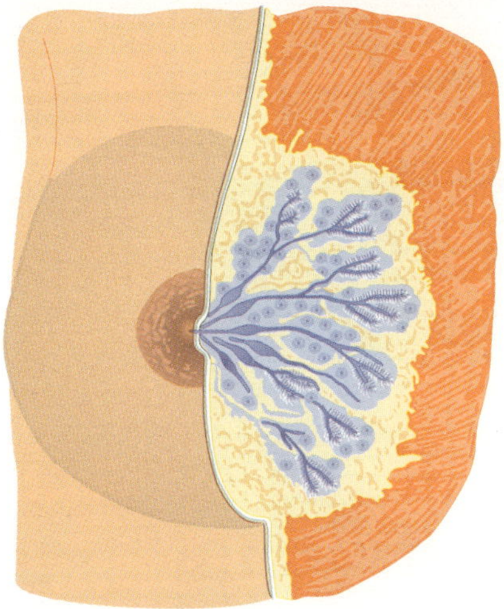

Abb. 11.11. Vollentwickelte Mamma mit Darstellung der Milchgänge und der ihnen zugehörigen Drüsenläppchen

Gravidität und der Laktation. Das Sekret der Brustdrüse ist die Milch. Nach Abstillen erfolgt eine Rückbildung der Brustdrüse, nach Einstellung der Keimdrüsentätigkeit eine ***Altersinvolution***.

Blutversorgung und Lymphabfluß

Arterielle Versorgung. Die Blutversorgung erfolgt aus der A. thoracica interna, aus der zweiten und der dritten A. intercostalis sowie aus der A. thoracica lateralis.

Lymphabfluß. Der Lymphabfluß hat 3 Hauptabflußwege:

- ***Axillär:*** Hier finden sich Lymphgefäße parallel zum Unterrand des M. pectoralis major, die Lymphnodoli axillaris mit Verbindung zur Fossa supraclavicularis, Lymphnodoli cervicalis sowie Lymphnodoli subscapularis.
- ***Parasternal:*** Der mediale Lymphabfluß führt zu interkostalen parasternalen Lymphknoten entlang der V. thoracica interna mit Verbindung zur V. subclavia sowie dem kontralateralen Lymphsystem.
- ***Interpektoral:*** Diese Abflußbahn verläuft zwischen beiden Mm. pectoralis und mündet direkt in die tiefen axillären oder infraklavikulären Lymphknoten.

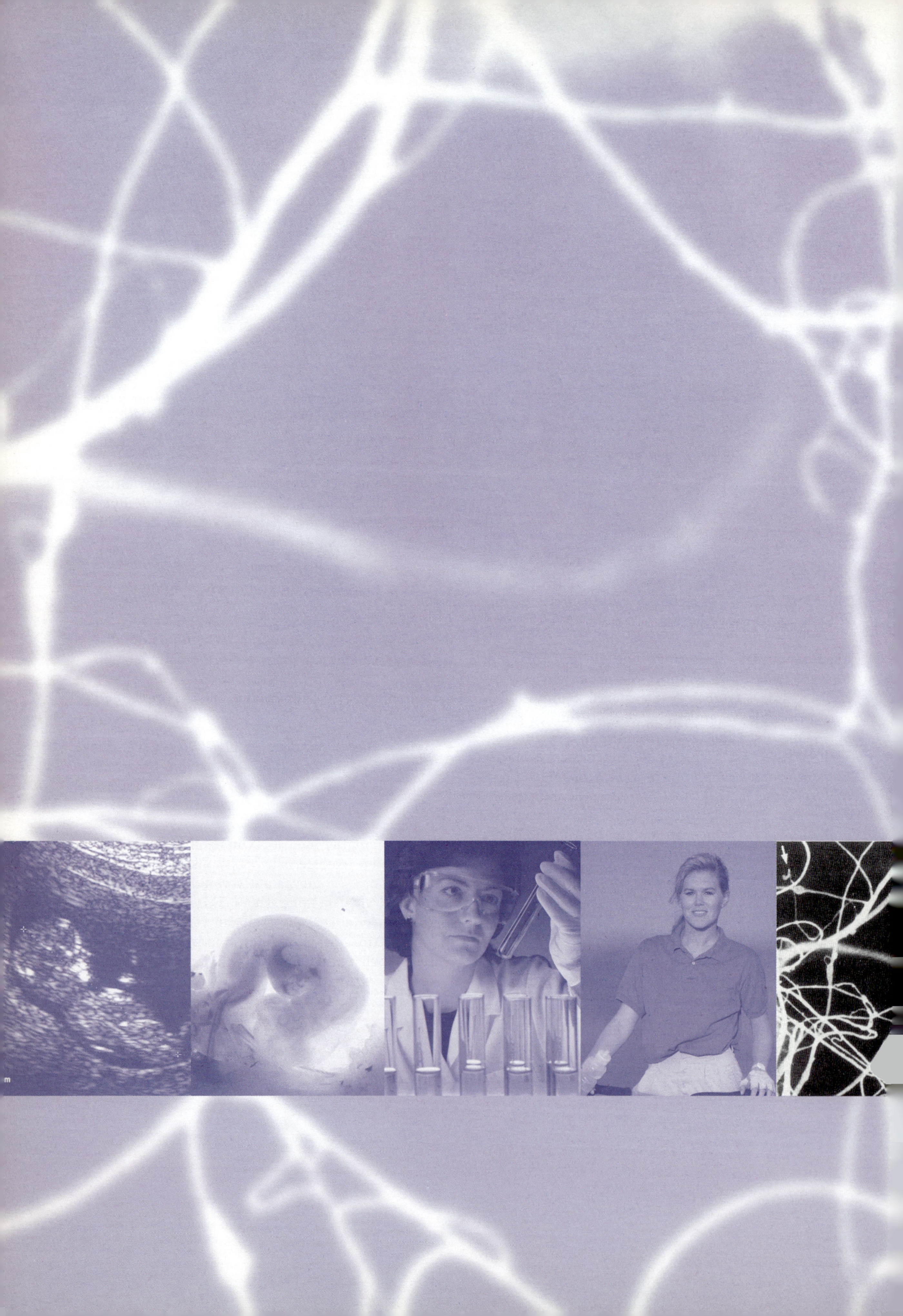

Die gynäkologische Untersuchung

12

M. Holweg

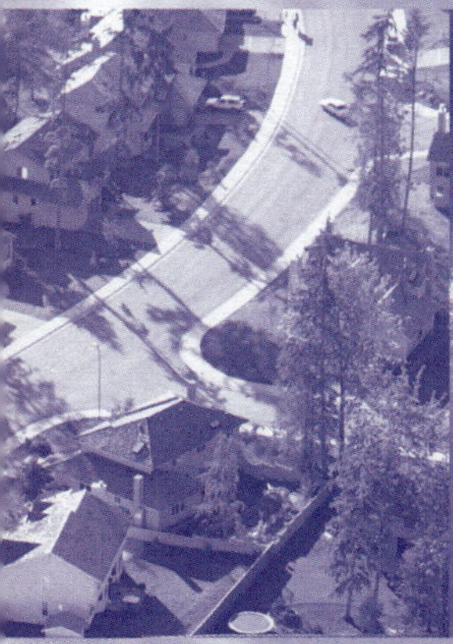

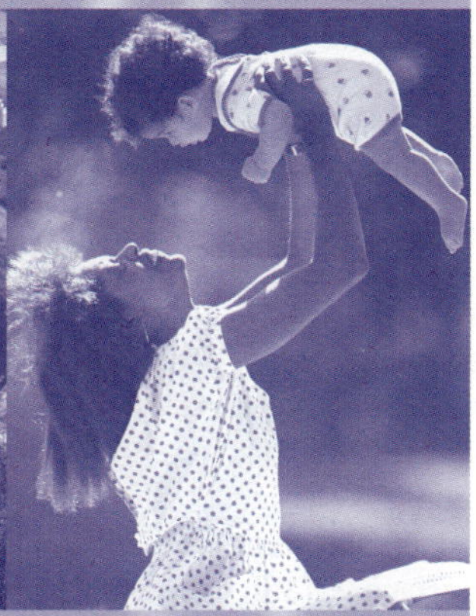

EINLEITUNG

Gerade die gynäkologische Untersuchung erfordert vom Arzt ein hohes Maß an Einfühlungsvermögen und Fingerspitzengefühl. Wenn die Scheu der Frauen vor der Untersuchung zu einer Verweigerung führt, können Früherkennungsprogramme nicht erfolgreich sein. Glücklicherweise ist die Inzidenz des Zervixkarzinoms in letzter Zeit durch den regelmäßigen zytologischen Screeningabstrich merklich zurückgegangen.

Auch die gynäkologische Untersuchung beginnt mit der sorgfältigen Erhebung der Anamnese, erst dann erfolgt die Untersuchung in der Reihenfolge Inspektion, Auskultation und Palpation. Die häufigste apparative Untersuchung ist die Sonographie, die transvaginal oder abdominal durchgeführt werden kann.

12.1 Anamnese

Der erste Kontakt. Die gynäkologische Untersuchung beginnt mit ***der prima-vista Beurteilung*** des Gesamthabitus der Patientin. Neben der Erfassung der geistigen und affektiven Situation – die insbesondere für den Verlauf bei Notfallpatienten zu dokumentieren ist – weisen sichtbare Stigmata auf somatische Veränderungen hin, beispielsweise die Akne und der Hirsutismus sowie die Alopezie bei Hyperandrogenämie, die cushingoide Fazies bei Nebennierenerkrankungen, das Chloasma bei Schwangerschaft sowie typische – wenn auch seltene – phänotypische Veränderungen bei chromosomalen Erkrankungen, wie z.B. dem Turner-Syndrom mit dem Pterygium colli. Während der Erfassung dieser nonverbalen Gegebenheiten beginnt die ***Anamnese*** mit dem Angebot an die Patientin, den Grund ihres Kommens eigenständig zu umreißen. Durch die freie Schilderung gelingt es oftmals auch begleitende Umstände zu erfassen, die einer weiteren Einflußnahme entgegenstehen könnten, z.B. abwehrendes Verhalten aufgrund mehrerer bereits stattgefundener Arztkontakte. Nach Schilderung der subjektiven Beschwerden und ggf. Durchsicht objektiver Unterlagen beginnt die gezielte Befragung.

Familienanamnese. Zunächst wird eine Familienanamnese erhoben, hier insbesondere zur Frage, ob ***erbliche Erkrankungen*** in der Familie aufgetreten sind. Hierbei erfolgt eine gezielte Befragung nach ***bösartigen Erkrankungen*** in der Familie, insbesondere hinsichtlich der weiblichen Verwandten. Bei Mamma- und Ovarialtumoren kann eine familiäre Bindung beobachtet werden; hier ließen sich in jüngerer Zeit zwei genetische Defekte identifizieren (BRCA1 und BRCA2). Zur Abschätzung des individuellen Risikos der Patientin ist dabei der Erkrankungszeitpunkt in der jeweiligen Biographie der erkrankten Verwandten zu eruieren, z.B. mütterliches Karzinom mit 43 Jahren, d.h. wohl prämenopausal. Bei tödlich verlaufenden Krebserkrankungen wird in der Anamnese nicht selten das Finalstadium („Leberkrebs") als Erkrankungsursache angegeben, hier erfolgt eine gezielte Nachfrage nach vorangegangener Tumorerkrankung. Neben der vertikalen Familienlinie wird auch die horizontale Verwandtenebene insbesondere nach Krebserkrankungen hinterfragt, vor allem die Geschwister der Patientin. Schließlich sollte man aus vermeintlicher Pietät nicht vor der Nachfrage nach Blutsverwandtschaft (Konsanguinität) in der Familienanamnese zurückschrecken, da hierbei eine erhöhte Manifestation von rezessiven chromosomalen Erkrankungen beobachtet wird.

Allgemeinanamnese. Es folgt nunmehr die Allgemeinanamnese, begonnen mit der Frage nach durchgemachten Kinder- und Infektionskrankheiten. Letztere werden von der Patientin nicht immer als solche erkannt, sodaß sich bei einer „Gelbsucht" die Eruierung der genauen Umstände lohnt, insbesondere ob in jüngerer Zeit eine serologische Kontrolle erfolgt ist. Ein besonderes Augenmerk bei der Hinterfragung allgemein durchgemachter Erkrankungen ist auf die ***Schilddrüse*** zu lenken, da sich sowohl eine Über- als auch Unterfunktion auf die komplizierten Regulationsmechanismen der Eireifung auswirken können, sodaß eine Sterilität resultiert. Durchgemachte ***venerische Infektionen***, einschließlich HIV, sind durch eine gezielte Befragung gesondert zu erheben. Wichtig bei der Allgemeinanamnese ist die Klärung, ob bei der Patientin ein ***chronischer Krankheitszustand*** vorliegt, z.B. eine Epilepsie, eine Multiple Sklerose, eine Psychose, ein Diabetes mellitus oder ein Nierenleiden. Im Falle einer solchen Erkrankung ist oftmals eine gemeinsame Betreuung der Patientin mit dem Fachkollegen anzuraten, da jeweilige medikamentöse Einflußnahmen auf das andere Gebiet einwirken können, z.B. Teratogenität einiger Antiepileptika.

Vorausgegangene Operationen. Es folgt die Befragung nach vorausgegangenen Operationen. Sind bereits mammachirurgische Eingriffe erfolgt, so ist die Indikation, die operierende Institution sowie die Histologie zu erfragen. Allgemeinchirurgische Eingriffe an der Bauchhöhle sollten chronologisch und dokumentarisch erfaßt werden. Zunächst gilt die Klärung der Frage, ob der Eingriff konventionell (laparotomisch) oder endoskopisch (laparoskopisch) durchgeführt wurde. Bei Entfernung erkrankter Organe sollten hier zwei weitere Punkte abgeklärt werden:

- Zum einen, ob die Organe teilweise oder vollständig entfernt wurden (z. B. Appendix) und
- zum anderen, ob die histologische Aufarbeitung einen Anhalt für das Vorliegen von Malignität ergeben hatte.

Neben der eigentlichen Operation ist auch der weitere ***postoperative Verlauf*** zu befragen, da sich insbesondere nach einer postoperativen Peritonitis oftmals Verwachsungen (***Adhäsionen***) im Bauchraum finden lassen.

Naturgemäß sollte man auch ein besonderes Augenmerk auf bereits durchgeführte ***gynäkologische Eingriffe*** richten. Die Entfernung der Gebärmutter (Hysterektomie) kann sowohl von vaginal als auch von abdominal und – erheblich seltener – pelviskopisch erfolgen, wobei im Regelfall ein Zervixstumpf verbleibt, die Gebärmutter also suprazervikal abgesetzt wird. Diese „subtotale" Hysterektomie ist von der totalen Hysterektomie abzugrenzen, letztere wird auch als „Totaloperation" bezeichnet – dieses impliziert jedoch nicht, daß gleichzeitig die Adnexe, insbesondere die Ovarien, entfernt wurden. Man sollte dementsprechend immer gezielt nach dem Verbleib der Ovarien fragen. Ist dieses nicht erinnerlich, so helfen Fragen nach einer evtl. endokrinen Veränderung postoperativ, beispielsweise ob Hitzewallungen danach eingetreten sind. Selbstverständlich ist der Grund zur Hysterektomie sowie das histologische Ergebnis zu erfragen. Bei Eingriffen an den Eierstöcken sind die operierte Seite sowie evtl. mitentfernte Organanteile zu erfragen. Auch hier ist durch gezielte Nachfrage der Verbleib des kontralateralen Ovars sowie der histologische Endbefund zu erkunden. Erheblich häufiger finden sich jedoch organerhaltende Eingriffe, bzw. diagnostische Laparoskopien bei Sterilitätsfragen, endoskopische Eingriffe bei Extrauteringraviditäten bzw. zur Tubensterilisation, ferner Ausschabungen der Gebärmutter (Abrasio, Kürettage). Die Kürettage bei Schwangerschaft wird sowohl beim natürlichen Abortgeschehen durchgeführt, als auch beim induzierten Abort, z. B. aufgrund einer Chromosomenstörung.

Gynäkologische Anamnese. Die gynäkologische Anamnese wird nun zunächst auf die Pupertät gelenkt, hier insbesondere auf den Zeitpunkt der 1. Regelblutung (Menarche). Eine verfrühte Pubertät wird als Pubertas praecox, eine verspätete als Pubertas tarda bezeichnet. Kommt es hier zu Auffälligkeiten in der Anamnese, so sind die Entwicklungen der sekundären Geschlechtsmerkmale im biographischen Zeitlauf zu dokumentieren, insbesondere das Brustwachstum (Thelarche) sowie das Wachstum der Schambehaarung (Pubarche). Es folgt eine Eruierung der ***Menstruationsanamnese***. Ein primäres Ausbleiben der Menses wird als primäre Amenorrhoe bezeichnet (gegenüber einer sekundären, z. B. bei Schwangerschaft). Da die Menstruationsblutung als hyperfibrinolytische Blutung anzusehen ist, ist das Menstrualblut flüssig – eine Koagelbildung ist pathologisch.

Auf ***Tempoanomalien*** (Oligo- oder Polymenorrhoe) und ***Typusanomalien*** (Abweichungen von der gewohnten Stärke und Dauer der Blutung: Hypo- oder Hypermenorrhoe, Menorrhagie) ist zu achten (s. Kap. 4.1). Die ***Blutungsstärke*** läßt sich durch Rückfragen nach den pro Tag benötigten Menstruationsbinden oder -tampons in etwa objektivieren. Besonders bei verlängerten Blutungen ist es wichtig zu erfahren, ob diese täglich gleichstark aufgetreten sind oder ob prä- oder postmenstruell schwächere Blutungen, sogenannte Schmierblutungen, bestanden haben. Wesentliche diagnostische Hinweise können etwaige Zwischenblutungen und deren Stärke sowie Dauerblutungen liefern. Es ist dabei hilfreich, wenn die Patientin in die Dokumentation durch einen Menstruationskalender eingewiesen wird. Eine schmerzhafte Menses (Dysmenorrhoe) kann Hinweis für das Vorliegen einer Endometriose sein.

Schwangerschaftsanamnese. Desweiteren erfolgt die Erhebung der Schwangerschaftsanamnese. Diese umfaßt sowohl ausgetragene, als auch gestörte Graviditäten (Aborte). Bei Aborten ist das Schwangerschaftsalter zu eruieren sowie die Umstände, die zum Abort führten. Da bei Komplettaborten früherer SSWs teilweise eine Intervention unterbleibt, sollte die Patientin gezielt gefragt werden, ob eine Kürettage stattgefunden hat, da nach instrumentellen Manipulationen im Cavum uteri das Risiko für Plazentalösungsstörungen ansteigt. Bei ausgetragenen Schwangerschaften ist das Kindsgewicht, der Geburtsmodus (spontan oder operativ) sowie besondere Geburtsumstände zu dokumentieren, z. B. eine Gestose. Diese Anamnese wird abgerundet mit Angaben zum Wochenbett, Stillen sowie evtl. durchgeführten Impfungen (z. B. Anti-D-Prophylaxe). Insbesondere bei Mehrlingsgraviditäten sollte die Frage geklärt werden, ob eine spontane Konzeption stattfand oder hormonelle Einflußnahmen erfolgten.

Menopausenanamnese. Bei älteren Patientinnen erfolgt eine Eruierung der Menopausenumstände. Die letzte natürlich stattgefundene Menstruation kennzeichnet dabei den Übergang von der ***Prä-*** in die ***Postmenopause***. Dieses Kriterium entfällt naturgemäß, wenn zuvor eine Gebärmutterentfernung durchgeführt wurde. Hier ist man gegebenenfalls auf einen gynäkologischen Hormonstatus angewiesen. Da die Menopause selten abrupt auftritt, sondern es aufgrund des kontinuierlichen endogenen Östrogenabfalles zu Blutungsstörungen kommt (periklimakterische Blutungsstörungen), werden viele Patientinnen heutzutage hormonell therapiert, sodaß sich ein fester Menopausenzeitpunkt nicht feststellen läßt. Dementsprechend sollte gezielt nach der Einnahme solcher Präparate, wenn möglich auch nach vorausgegangenen hormonellen Therapien, gefahndet werden.

12.2 Die klassische gynäkologische Untersuchung

12.2.1 Inspektion und Palpation

Vorbereitung und Lagerung

Wenngleich eine Ganzkörperuntersuchung wünschenswert wäre, empfiehlt es sich, die Untersuchung in zwei Abschnitten durchzuführen, was im Regelfall zu einer besseren Compliance der Patientin führt.

> **!** Die körperliche Untersuchung sollte bei männlichen Ärzten aus rechtlichen Gründen in Anwesenheit einer weiteren weiblichen Person erfolgen.

Vor der gynäkologischen Untersuchung sollte eine Entleerung der Harnblase vorgenommen werden; bei entsprechender Fragestellung kann hierbei gleich ein Mittelstrahlurin bzw. eine Urinprobe für den Schwangerschaftstest gewonnen werden.

Die gynäkologische Untersuchung erfolgt auf dem gynäkologischen Stuhl in ***Steinschnittlage***. Durch den Ausgleich der Lendenlordose erfolgt eine Entspannung der Bauchmuskulatur. Die untersuchende Person steht zunächst neben der Patientin, dieses ist auch einer weiteren direkten Kommunikation förderlich.

Abdomenuntersuchung

Die Inspektion des Abdomens richtet sich auf sichtbare Tumoren, Operationsnarben sowie etwaige oberflächlich gestaute venöse Gefäße (Caput medusae). Zunächst beginnt die ***Palpation*** beidseitig der ***Nierenlager*** einschließlich deren Schmerzhaftigkeit bei plötzlicher Elevation. Dann werden die Hände beidseits von lateral in die Leisten geführt, um hier befindliche ***Lymphome*** zu palpieren und gegebenenfalls in Zahl und Konsistenz zu erfassen. Sodann erfolgt die Palpation des Abdomens, bei Schmerzhaftigkeit zunächst in dem nicht betroffenen Quadranten. Ähnlich wie bei der Palpation der Milz ist es oftmals hilfreich, die nicht untersuchende Hand als Widerlager für die palpierende Hand zu benutzen. Das gesamte Abdomen wird systematisch einschließlich Lebergrenze durchgetastet. Bei einem etwaigen Tastbefund sollte versucht werden die Größe, die Mobilität, die Oberflächenbeschaffenheit und evtl. die Organzuordnung zu erfassen. Bei Schmerzhaftigkeit ist die Frage zu klären, ob eine lokale oder eine allgemeine peritonitische Reizung vorliegt (***Abwehrspannung***). Bei aufgetriebenem Abdomen wird die Palpation um die Perkussion ergänzt, um insbesondere geblähte Darmschlingen von ***Aszites*** zu differenzieren. Die ***Auskultation*** des Abdomens ist insbesondere bei Verdacht auf Darmverschluß (***Ileus***) in allen 4 Quadranten obligatorisch und sollte ***als erstes*** durchgeführt werden.

Bei einer ***schwangeren Patientin*** wird der Höhenstand des ***Uterusfundus*** in Abhängigkeit von der Symphyse vermessen, da sich hierdurch Abweichungen vom physiologischen Schwangerschaftsverlauf erfassen lassen. Weitere Untersuchungsschritte bei Schwangeren sind im entsprechenden Kapitel aufgeführt (s. Kap. 6).

Inspektion des Genitale

Die gynäkologische Untersuchung wird durch die Inspektion des äußeren Genitale fortgesetzt. Zunächst wird der ***Behaarungstyp*** inspiziert, hierbei weist eine vermehrte Behaarung zu den Oberschenkeln bzw. eine mangelhafte horizontale Abgrenzung der Pubes nach kranial auf eine Hyperandrogenämie hin. Sodann wird nach ***Hauteffluoreszenzen*** gefahndet. Hierbei weisen weißliche, relativ scharf markierte Areale bei älteren Patientinnen auf eine atrophe Veränderung im Sinne eines Lichen sclerosus et atrophicus hin.

Es folgt die Inspektion der ***Labien***; bei Ausreifung überdecken hierbei die großen Labien die kleinen Labien. Als nächstes wird die sich am ventralen Vereinigungswinkel der großen Labien befindliche ***Klitoris*** inspiziert, wobei eine Hypertrophie auf eine Entwicklungsstörung hinweist (beispielsweise beim adrenogenialen Syndrom/AGS, oder der Intersexualität). Bei ausgeprägter Gebärmuttersenkung (***Descensus uteri***) kann bei einem Totalprolaps bereits die Portio uteri sichtbar sein, bei einem subtotalen Prolaps kann dieses durch Pressen der Patientin provoziert werden.

Spekulumeinstellung

Es folgt nun die Untersuchung der Vagina, hierfür werden Spiegel (***Spekula***) eingesetzt, die in verschiedenen Größen – möglichst vorgewärmt – bereitzuhalten sind (Abb. 12.1a, b). Die linke Hand entfaltet von ventral die Labien, wodurch dann unter Sicht das hintere Spekulum zunächst seitlich eingeführt und dann dammwärts gesenkt wird (Abb. 12.2). Hierdurch gelingt es unter Sicht, das vordere Spekulum an der empfindlichen Klitoralregion vorbei einzusetzen. Eine 2. Möglichkeit besteht darin, selbsthaltende Spekula („Entenschnäbel") einzuführen, die dann sekundär in der Scheide geöffnet werden (Abb. 12.3a, b). Diese Instrumente haben den Vorteil, daß auf mindestens eine Hand zur Fixierung der Spekula verzichtet

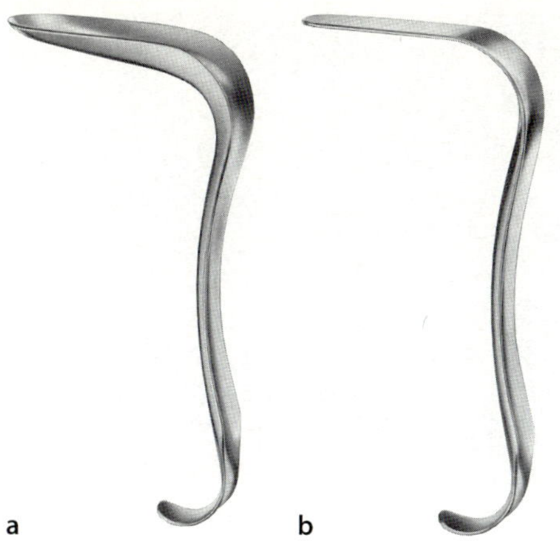

Abb. 12.1 a, b. Spekula der Fa. Aesculap

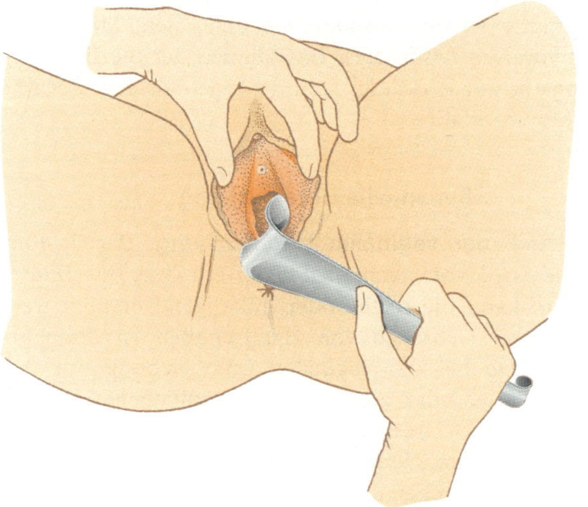

Abb. 12.2. Einführen des hinteren Spekulums; es wird hochkant und unter Drehung in den queren Durchmesser bis in Scheidenmitte eingeführt

werden kann – jedoch den Nachteil, daß eine ausführlichere Inspektion der Vagina kaum möglich ist. Kurz hinter dem Scheideneingang (Introitus) mündet ventral die ***Harnröhre (Meatus urethrae externus)***. Dahinter liegt die Harnblase unmittelbar der ventralen Vaginalwand auf. Bei einer Bindegewebsschwächung kann dieses zu einer Absenkung der Vaginalwand führen (***Zystozele***), was sich insbesonders durch ein Pressen der Patientin provozieren läßt. Nach schrittweiser Inspektion der vorderen Wand erfolgt die Kontrolle der hinteren Vaginalwand, die dem Rektum aufliegt. Eine hier vorzufindende Vorwölbung wird als ***Rektozele*** bezeichnet, die sich nach kranial bis zum Douglas-Raum fortsetzen kann (sog. „Douglasozele"). Bei älteren Patientinnen, die aufgrund dieser Senkungsveränderungen sogenannte ***Pessare*** tragen, finden sich nicht selten Druckulzera, die einer genauen Inspektion schon alleine deswegen bedürfen, weil sie

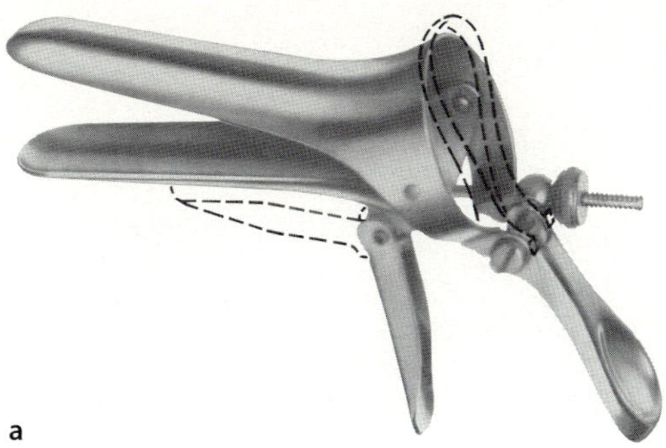

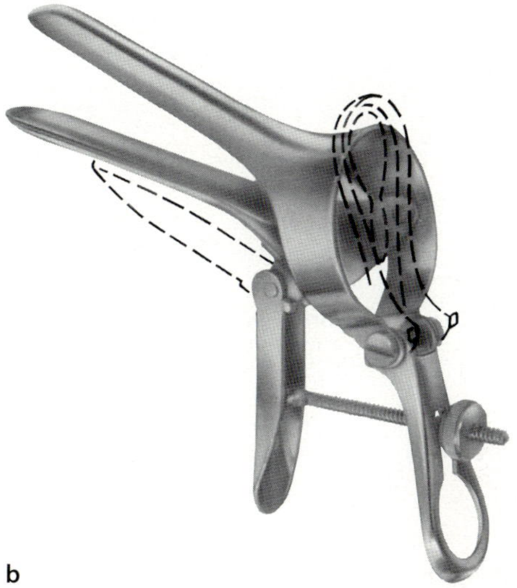

Abb. 12.3 a, b. Selbsthaltespekula (Entenschnabelspekula) der Fa. Aesculap

auch ein Karzinom maskieren können. Maligne Veränderungen der Scheide sind jedoch selten, erheblich häufiger ist die Scheide Sitz einer Entzündung (***Kolpitis***). Prädisponierende Faktoren hierfür sind lokale Abwehrschwächen durch Östrogenmangel, Diabetes mellitus, allgemeine Immunschwäche sowie Nikotinabusus und Promiskuität. Charakteristischerweise ist die körpereigene Abwehr in Form der ***Döderlein-Milchsäurestäbchen*** zurückgedrängt, was sich in einer Alkalisierung des Scheiden-pH's widerspiegelt. Da eine Kolpitis oftmals auch die Zervix erfaßt (***Zervizitis***), folgt nunmehr die Spekulumeinstellung der Portio uteri (Abb. 12.4).

Die ***Portio*** ist zentral durch den ***Zervikalkanal*** gekennzeichnet, der nach einer Geburt quer verläuft, so daß eine vordere von einer hinteren Muttermundslippe unterschieden werden kann. Im Bereich der Portio gehen 2 verschiedene Epithelien ineinander über: das nicht verhornende Plattenepithel der Vagina und das Zylinderepithel der Zervix. Das Übergangsfeld wird ***Umwandlungszone*** genannt. Diese Umwandlungszone verlagert sich mit der Geschlechtsreife vom endozervikalen Abschnitt auf die Portiooberfläche und von hier in der Postmenopause wieder zurück. Dieses ist

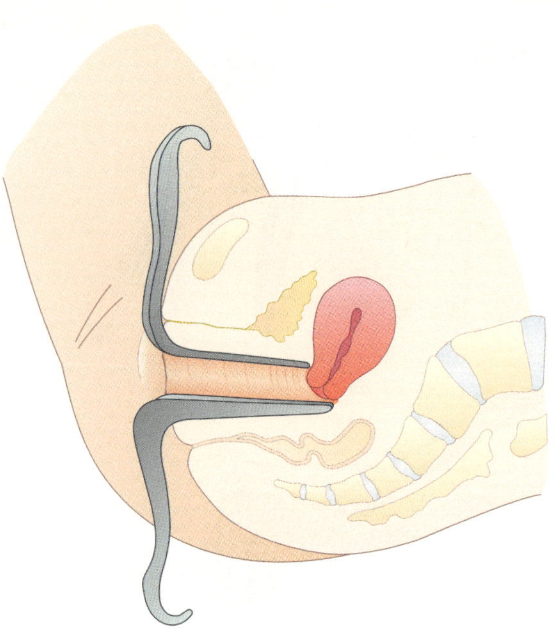

Abb. 12.4. Einstellung der Portio nach Einführen beider Spekula

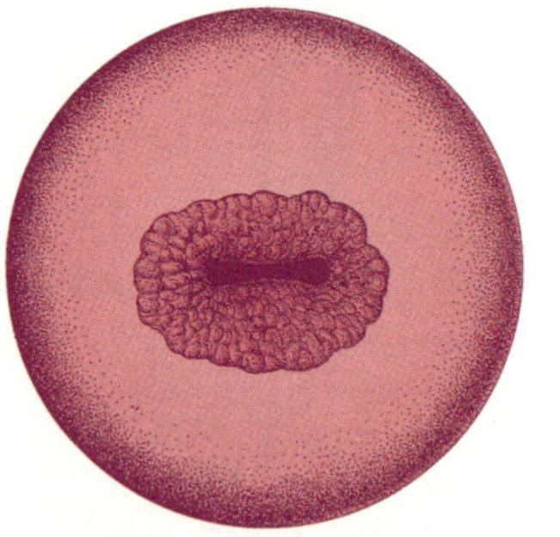

Abb. 12.5. Ektopie der Portio bei kolposkopischer Betrachtung. Es finden sich zarte, regelmäßig gestaltete träubchenförmige Erhebungen um den Muttermund

insbesondere für die ***Krebsvorsorge*** zu berücksichtigen. Ein relativ häufiger Befund an der Portio stellen gelbliche Erhebungen dar, dieses sind ***Ovula nabothii***, benigne Retentionszysten (Abb. 12.5). Der Zervikalkanal ist durch einen Schleimpfropf gegen Keimaszension verschlossen. Die Zusammensetzung dieses Schleimes ändert sich zyklusabhängig, ebenso die Morphologie der oberflächlichen Epithelzellen. Unter Östrogeneinfluß kommt es zu einer Konsistenzveränderung des Schleimes, um eine Spermienaszension zu ermöglichen. Insbesondere im Rahmen der ***Sterilitätsdiagnostik*** kann dieses überprüft werden, indem mit einem Watteträger in den Zervikalkanal eingegangen wird und der Zervikalschleim beim Zurückziehen des Trägers „ausgezogen" werden kann, die sog. ***Spinnbarkeit des Zervikalschleimes***. Wird der Watteträger anschließend auf einen Objektträger getupft, so läßt

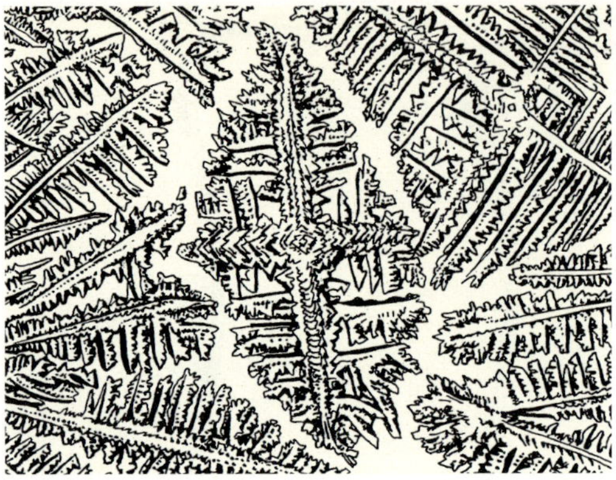

Abb. 12.6. Farnphänomen im Zervixschleim. Zeichen kräftiger Östrogenwirkung

sich zur Zyklusmitte nach Antrocknung das charakteristische ***Farnkrautphänomen*** unter dem Mikroskop nachweisen (Abb. 12.6). Im Rahmen der Steriliätsdiagnostik werden diese Veränderungen als sog. Zervixfaktoren erfaßt.

Bimanuelle Untersuchung

Technik der vaginalen Untersuchung. Der Tastbefund wird vom Arzt im Stehen erhoben. Als ***innere Hand*** kann die rechte oder linke Hand benutzt werden. Der Gebrauch von Handschuhen ist obligatorisch. Ob bei der vaginalen Untersuchung nur der Zeigefinder oder zur besseren räumlichen Orientierung Zeige- und Mittelfinger eingeführt werden, hängt von der Weite des Introitus und der Vagina ab. Mit einem Finger untersucht werden Virgines (wenn das Hymen entsprechend dehnbar ist), Nulliparae mit engem Introitus oder enger Vagina, Patientinnen mit eingehenden Prozessen der Vulva und Vagina (z. B. Narben, Bartholin-Abzeß, Scheidenzyste) sowie Frauen mit geschrumpfter Scheide. Vor Einführen des untersuchenden Fingers werden mit Daumen und Zeigefinger der freien Hand oder mit Daumen und Ringfinger der inneren Hand die Labien gespreizt. Auf diese Weise lassen sich schmerzauslösende Gewebespannungen am Introitus vermeiden. Die per vaginam untersuchenden Finger müssen die notwendige Eindringtiefe erreichen. Dazu wird der Daumen der untersuchenden Hand rechtwinklig abgespreizt und der 4. und 5. (bzw. 3., 4., und 5.) Finger handflächenwärts eingeschlagen. Beim Eingehen kommt auf diese Weise der Daumen neben die ***Klitoris*** und die eingeschlagenen Finger kommen gegen den ***Damm*** zu liegen. Das Einführen des untersuchenden Fingers erfolgt stets unter Druck gegen den Damm. Dadurch werden die empfindlichen Bezirke um die Klitoris und den ***Harnröhrenwulst*** geschont, durch die Kompression des unempfindlichen Dammpolsters wird die Eindringtiefe verbessert und dabei gleichzeitig das Handgelenk festgestellt. Zur notwendigen Entspannung der Finger und Handmuskulatur wird der Unterarm auf den seitengleichen Oberschenkel des Untersuchers aufgestützt. Dazu wird das Bein auf eine Fußbank gestellt. Der Unterarm bildet somit die verlängerte Achse der untersuchenden Finger und trägt durch eine Art Hebelwirkung zur weiteren Entlastung der Handmuskulatur, zur kräftigeren Kompression der Dammpartien und damit zur besseren Eindringtiefe bei.

> **!** Werden durch brüskes oder durch unsachgemäßes Vorgehen gerade zu Beginn der Untersuchung Schmerzen ausgelöst, so reagiert die Patientin mit Abwehrspannung und es läßt sich kein eindeutiger Befund erheben.

Die ***äußere Hand*** liegt zunächst flach und entspannt auch den Bauchdecken zwischen Nabel und Symphyse. Ihre Aufgabe besteht im Untersuchungsgang darin, die zu palpierenden Organe- und Organabschnitte der inneren Hand entgegen zu bringen und deren Größe, Konsistenz und Beweglichkeit gegen den Widerhalt der inneren Hand zu ermitteln (Abb. 12.7).

Technik der rektalen Untersuchung. Der zusätzlich mit einem Fingerling geschützte Zeigefinger wird unter Verwendung eines Gleitmittels, mit der Tastfläche steißbeinwärts gerichtet, in den After eingeführt. Zur Überwindung der Abwehrspannung des ***M. sphincter ani externus*** wird die Patientin zum Pressen aufgefordert. Nun wird der Finger unter Drehung seiner Tastfläche nach vorn geschoben, bis die Rückfläche der eingeschlagenen Finger gegen den Damm zu liegen kommen. Durch Druck gegen den Hinterdamm läßt sich die Eindringtiefe steigern. Die palpierende Funktion der äußeren Hand ist begrenzt, da sich die Beckenorgane nicht im gleichen Maße wie bei der vaginalen Untersuchung dem inneren Finger entgegen bringen lassen.

Technik der rektovaginalen Untersuchung. Sie stellt eine Variante der bidigitalen Untersuchung dar. Zur Durchführung wird der Zeigefinger in die Vagina und der mit einem Fingerling und Gleitmittel versehende Mittelfinger bei leichten Pressen der Patientin in das Rektum eingeführt (Abb. 12.8).

Anwendung der Untersuchungsmethoden. Die ***vaginale Untersuchung*** ist – von wenigen Ausnahmen abgesehen – stets durchzuführen. Die ***rektale Untersuchung*** wird anstelle der vaginalen Palpation vorgenommen, wenn die Hymenalöffnung für den untersuchenden Finger zu eng ist (Virgines, Kinder), wenn die Scheide fehlt, oder wenn krankhafte Veränderungen die vaginale Exploration unmöglich machen. Als

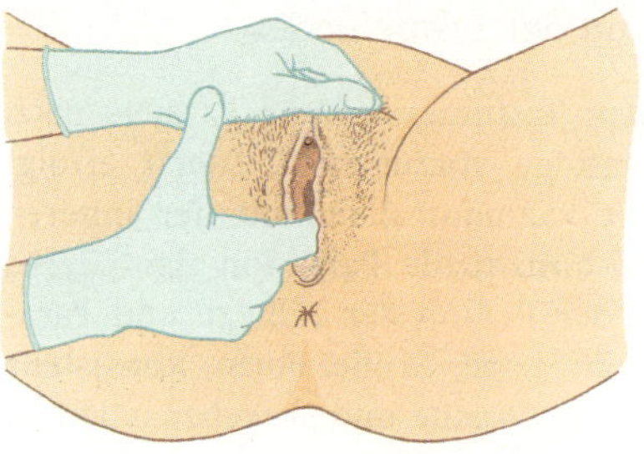

Abb. 12.7. Zur Technik der vaginalen Untersuchung. Zeigefinger der rechten Hand werden unter Druck gegen den Damm in die Vagina eingeführt, während die linke (äußere) Hand flach auf den Bauchdecken ruht

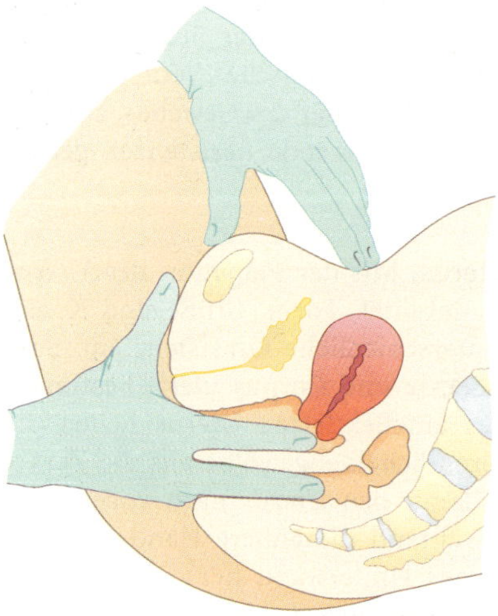

Abb. 12.8. Die rektovaginale Untersuchung. Der Zeigefinger wird in die Vagina, der Mittelfinger unter leichtem Pressen der Patientin in das Rektum eingeführt

Ergänzung zur vaginalen Untersuchung wird sie bei unklaren Befunden in der Tiefe des kleinen Beckens (Douglas-Raum, Kreuzbeinhöhle, Parametrien) eingeschaltet. Die ***rektovaginale Untersuchung*** ist großzügig zu handhaben, vor allen dann, wenn die Vagina nur für einen Finger passierbar ist. Sie erlaubt ein tieferes Vordringen gegen die Kreuzbeinhöhle. Sie stellt die ergänzende Untersuchung dar, wenn bei der vaginalen Palpation der Verdacht auf eine ***Retroflexio uteri*** entstand. Für die Austastung des ***Spatium rectovaginale*** und des ***Douglas-Raumes*** ist sie die Methode der Wahl. Da sich endozervikal wachsende ***Zervixkarzinome*** den vaginalen Vorsorgeuntersuchungen entziehen können, ist eine rektale Untersuchung als obligater Bestandteil der gynäkologischen Untersuchungen anzusehen, da hiermit das typische tonnenförmige Wachstum dieses Krebses erkannt werden kann. Pathologische Prozesse des Rektums und des Analringes (Hämorrhoiden, Rektumkarzinom) können nur durch die rektale oder rektovaginale Austastung erfaßt werden.

Erhebung des Tastbefundes

Bei der bimanuellen Tastuntersuchung ist stets nach bestimmter Reihenfolge vorzugehen. Zuerst erfolgt die Austastung per vaginam allein mit der inneren Hand, sodann die bimanuelle Palpation des Uterus und anschließend der Region der Adnexe und Parametrien. Dabei ist auf Lage, Größe, Form, Konsistenz und Beweglichkeit der Organe und Gewebepartien zu achten.

Vaginale Austastung. Die 1. Phase der vaginalen Untersuchung besteht in der Abtastung der Scheidenwände, Scheidengewölbe, Beckenboden, Seitenboden des Beckens, Kreuzbeinhöhle, Portio und Hinterfläche der Symphyse ohne Beteiligung der äußeren Hand. Dabei wird auch auf anatomische Veränderungen (z. B. Vaginalsepten), Elastizität des Gewebes, abnorm derbe, weiche oder fluktuierende Resistenzen geachtet.

Palpation des Uterus. Mit der Palpation des Uterus wird seine Lage, Mobilität, Form, Größe und Konsistenz (auch die unterschiedliche Konsistenz einzelner Abschnitte, z. B. Zervix und Corpus uteri) bestimmt. Zur Palpation des anteflektierten Uterus heben die Finger vom hinteren Scheidengewölbe aus die Zervix an und drücken damit den Uterus nach vorn gegen die Bauchdecke, während die äußere Hand das Corpus uteri von seiner Hinterwand her zu umgreifen trachtet (Abb. 12.9). Wandern die inneren Finger um die Portio herum in das vordere Scheidengewölbe und drücken die Portio etwas nach hinten, so läßt sich das Corpus uteri zwischen den Fingern beider Hände abgrenzen (Abb. 12.10). Der Uterus ist nur dann auf diese Weise zu palpieren, wenn er ***anteflektiert*** liegt oder sich gut beweglich in ***Streckstellung*** befindet. Läßt sich das Corpus uteri nicht mit den inneren und äußeren palpierenden Finger ertasten, so besteht der Verdacht auf eine ***Retroflexo uteri*** (Abb. 12.11). Dieser Verdacht wird durch einen derben Widerstand, den die inneren Finger vom hinteren Scheidengewölbe aus fühlen, verstärkt. Man muß dann mittels der rektovaginalen Untersuchung versuchen, das Corpus uteri soweit wie möglich nach vorne zu bringen, daß die Finger der äußeren Hand durch die Bauchdecken von der Hinterwand aus umgreifen können. Gelingt es nicht den Uterus zu luxieren, oder bereitet dieser Versuch Schmerzen, so ist an ***Lagefixierung*** zu denken und von weiteren Versuchen Abstand zu nehmen. Größe- und Konsistenzbestimmung erfolgen dann nur mit der inneren Hand.

Palpation der Adnexe. Untersucht wird zunächst die der inneren Hand entsprechende Adnexe, dann die der gegenüberliegenden Seite. Bei anamnestischen Angaben über lokalisierte Schmerzen im Unterbauch ist jedoch grundsätzlich mit der Palpation der schmerzfreien Seite zu beginnen. Die Finger der inneren Hand gleiten in das seitliche Scheidengewölbe und heben von hier aus mit leichtem Druck die Adnexe der äußeren Hand entgegen, die auf der gleichen

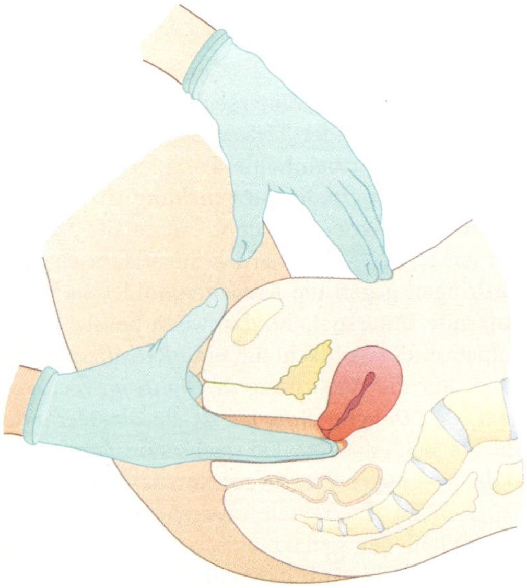

Abb. 12.9. Zur Technik der vaginalen Untersuchung. Zur Palpation des anteflektierten Uterus heben die (der) Finger der inneren Hand vom hinteren Scheidengewölbe aus die Zervix an und drücken damit das Corpus uteri gegen die Bauchdecken. Die äußere Hand versucht, das Corpus uteri von seiner Hinterwand her zu umgreifen

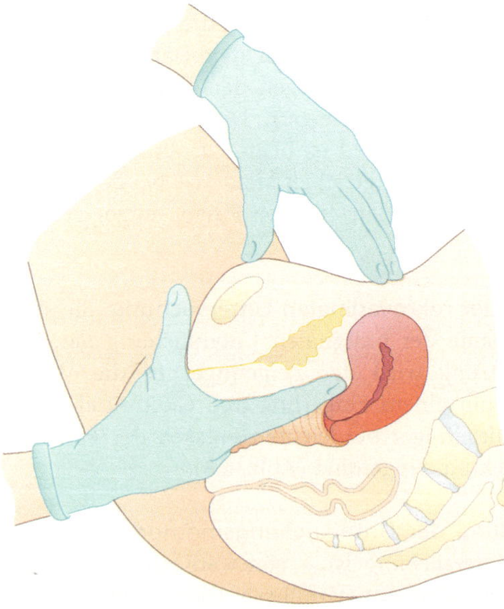

Abb. 12.10. Zur Technik der vaginalen Untersuchung. Der (die) untersuchende(n) Finger gleitet(n) in das vordere Scheidengewölbe: die äußere Hand drückt den Fundus uteri durch die Bauchdecken entgegen: dadurch kann das anteflektierte Corpus uteri zwischen den Fingern der inneren und äußeren Hand abgegrenzt werden

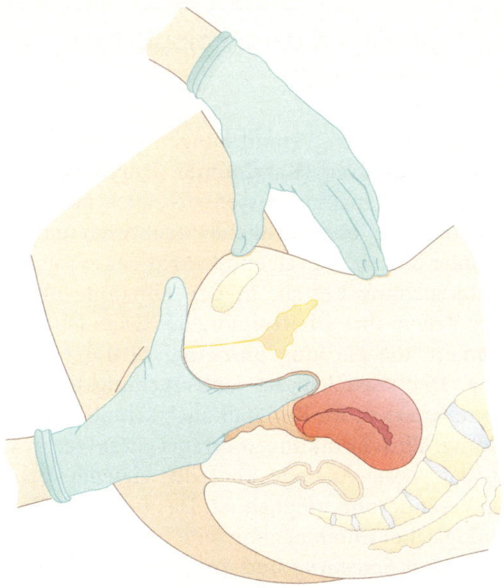

Abb. 12.11. Zur Technik der vaginalen Untersuchung. Liegt der Uterus retroflektiert, so kann er nicht zwischen inneren und äußeren palpierenden Fingern getastet werden

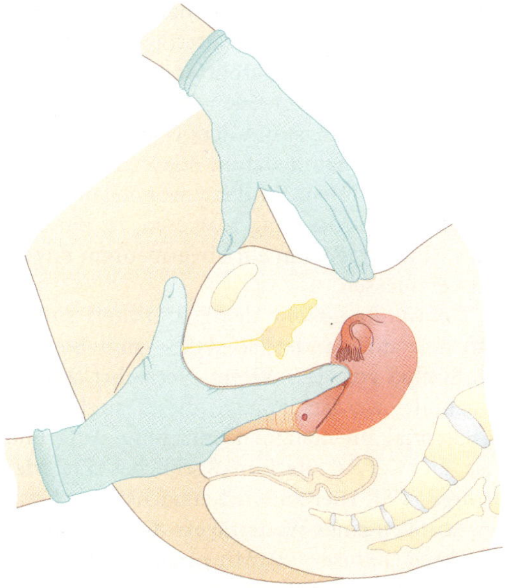

Abb. 12.12. Zur Technik der vaginalen Untersuchung. Die Palpation der Adnexe. Der (die) untersuchende(n) Finger gleitet (gleiten) in das seitliche Scheidengewölbe und hebt (heben) von hier aus die Adnexe der äußeren Hand entgegen, die auf der gleichen Seite durch die Bauchdecken palpiert

Seite von oben her gegen das kleine Becken palpiert (Abb. 12.12). Es ist zu beachten, daß die linke Adnexe am Sigmoid adhärent sein und relativ hoch liegen kann. Pathologische Resistenzen ***(Tumoren, Zysten)*** entgehen der Untersuchung, wenn die äußere Hand nicht hoch genug mit der Palpation ansetzt. Bei schlanken, gut entspannten Bauchdecken sind die normalgroßen Eierstöcke als gut bewegliche, ovale Gebilde tastbar. Die Palpation des Ovars löst meist einen physiologischen Ovarialschmerz aus. Die normalen ***Tuben*** sind in ihrem Verlauf isoliert nicht zu tasten. Bei günstigen Untersuchungsbedingungen kann man ihren Uterinanteil gemeinsam mit dem ***Lig. ovarii propium*** und der Ansatzstelle des ***Lig. rotundum*** an der Uteruskante palpieren.

Palpation des Parametriums und Douglas-Raumes. Diese Strukturen des kleinen Beckens lassen sich exakt nur per rectum oder mit Hilfe der rektovaginalen Untersuchung beurteilen. Normalerweise kann das ***Parametrium*** mit dem auf dem Rektum befindlichen Finger als fingerdicker elastischer Strang „aufgeladen" und von medial nach lateral in seinem Verlauf abgetastet werden. Das ***Lig. sacrouterinum*** als der kaudale und stärkste Abschnitt der parametralen Gewebezüge ist als bleistiftdicker Strang abgrenzbar. Im gleichen Untersuchungsgang wird die Austastung des normalerweise ***leeren Douglas-Raumes*** angeschlossen. Anschließend wird die Palpation des ***Septum rectovaginale*** und der ***Rektumschleimhaut*** vorgenommen. Eine Kontrolle auf Blut am rektalen Fingerling ist obligat.

McBurney-Punkt. Eine wesentliche Differentialdiagnose in der Praxis stellt die Frage dar, ob ein rechtsseitiger Unterbauchschmerz von einer ***Appendizitis*** oder einer ***Adnexitis*** herrühren kann, wobei Übergänge ineinander möglich sind. Orientierend hilfreich ist zunächst die äußere Palpation des ***McBurney-Punktes*** sowie jeweils 2 Querfinger kranial und kaudal, wodurch eine Differenzierung oftmals gelingt, die dann bei der bimanuellen Untersuchung erhärtet werden kann.

12.2.2 Nativ-, bakteriologische und virale Abstrichentnahme

Materialgewinnung

Mit Rückgang der „klassischen" ***Geschlechtskrankheiten*** wie Lues und Gonorrhoe, finden sich heute vermehrt andere Erkrankungen, die durch Körperkontakt übertragbar sind: beispielsweise Pilzinfektionen mit Rötung, oberflächlicher Felderung und relativ scharfer Begrenzung der Effluoreszenz, sowie Feigwarzen (Condylomata acuminata) mit ihren charakteristischen weißlichen Kuppeln. Es sollte sowohl die unbehaarte als auch die behaarte Haut untersucht werden. Bei Auffälligkeiten gelingt eine genaue Inspektion durch eine ***Lupenvergrößerung mit dem Kolposkop.***

Bei auffälligen Veränderungen kann durch oberflächliches Abrollen eines Wattestäbchens und anschließender Übertragung auf einen Objektträger eine ***zytologische Untersuchung*** erfolgen. Bei suspekten Veränderungen erreicht man eine höhere diagnostische Sicherheit durch eine ***gezielte Biopsie***, die in örtlicher Betäubung vorgenommen werden kann. Im Regelfall reichen dabei kleine Gewebsmengen aus, wie sie mit einer Biopsieknipszange entnommen werden können.

Eine vermehrte Schleimabsonderung findet sich bei der Zervizitis, die – wie erwähnt – oftmals in Verbindung mit einer Kolpitis auftritt. Die vermehrte Flüssigkeitsabsonderung wird als ***Fluor vaginalis*** bezeichnet. Hierbei gibt es einige charakteristische Veränderungen, andere bedürfen der weiterführenden Diagnostik durch Nativpräparation bzw. bakteriologische Aufarbeitung (s. unten). Neben diesen bakteriellen Infektionen lassen sich zunehmend auch virale Besiedelungen nachweisen. Im Vordergrund steht hierbei das ***humane Papillomavirus (HPV)***, von dem mittlerweile 70 Subtypen identifiziert sind mit unterschiedlich malignem Potential: So werden sowohl die Feigwarzen (Condylomata acuminata) durch HPV hervorgerufen; die Subtypen ***HPV-16***, ***HPV-18*** und ***HPV-31*** gelten unter anderen als Wegbereiter für das ***Zervixkarzinom***. Eine Differenzierung dieser Subtypen gelingt nur durch spezielle Abstriche und Untersuchung im Speziallabor durch In-situ-Hybridisierung.

Keimdiagnostik

Das sogenannte ***Nativpräparat*** dient dem Sofortnachweis einer pathologischen Flora. Das zu untersuchende Sekret wird mit einem Watteträger gewonnen, auf einem Objektträger mit etwas physiologischer Kochsalzlösung vermischt und mit einem Deckglas versehen. Um eine Austrocknung zu vermeiden, sollte eine umgehende Beurteilung unter dem Phasenkontrastmikroskop erfolgen. Das Nativpräparat eignet sich besonders zum Nachweis von Trichomonaden, E. coli, Pilzen, und Lepthotrix sowie Gardnerella vaginalis nach Zugabe von Methylenblau. Werden eine Mischflora oder Leukozytenvermehrung festgestellt, so ist die Anfertigung eines ***gefärbten Präparates*** erforderlich: Das fixierte, mit 0,1% Methylenblau oder nach Gram gefärbte Präparat dient als Ersatz oder als Ergänzung des Nativpräparates u. a. dem Nachweis von E. coli, Kokken und Gardnerella vaginalis. Trichomonaden lassen sich im gefärbten Präparat nicht darstellen, sie werden jedoch bei der Zytodiagnostik miterfaßt. Lassen intrazelluläre Diplokokken den Verdacht auf eine Gonorrhoe lenken, so sollte eine bakteriologische Untersuchung angeschlossen werden. Hierbei sollte, ebenso wie bei Ureaplasmen und Clamydien, ein zweiter Abstrich aus der Urethra entnommen werden.

12.2.3 Grundlagen der zytologischen Untersuchung

Die meisten bösartigen Veränderungen entstehen an epidermalen Strukturen (Karzinome). Durch die gynäkologische Untersuchung lassen sich auch noch *im* Körper befindliche oberflächliche Strukturen einsehen und untersuchen. Das Grundprinzip der zytologischen Untersuchung besteht in der Abnahme oberflächlicher Zellen, ihre Übertragung auf einen Objektträger, sodann die Färbung und Analyse unter dem Mikroskop. Der Vorteil dieser Untersuchung liegt in der unkomplizierten, im Regelfall auch schmerzlosen, Handhabung. Einschränkungen erfährt diese Technik dadurch, daß keine Aussage über die Tiefenausdehnung der Veränderung möglich ist. Das bedeutet, daß eine zytologische Untersuchung ein hervorragendes Instrument zum ***Screening*** und zur ***Verlaufskontrolle*** darstellt, zur genaueren Abklärung jedoch histologische Untersuchungstechniken eingesetzt werden müssen (s. Kap. 12.2.4).

Eine zytologische Untersuchung ist prinzipiell sowohl an der Vulva, Vagina sowie der Portio mit dem Zervikalkanal möglich. Die Technik der zytologischen Untersuchung ist einfach: Ein Watteträger wird über das zu untersuchende Areal gerollt und anschließend, ebenfalls durch Abrollen, auf einen Objektträger übertragen. Der Objektträger ist mit dem Namen, dem Geburtsdatum, dem Abnahmedatum sowie der Abnahmestelle zu kennzeichnen. Da die gewonnenen Zellen empfindlich auf Austrocknung reagieren, ist ein Einbringen des Objektträgers in ein Fixiermedium unverzüglich zu veranlassen.

In der ***Umwandlungszone*** der Portio uteri stoßen zwei Epithelien aufeinander, so daß – zum Beispiel durch den Einfluß von HPV-Viren – vermehrt ***Dysplasiezellen*** gebildet werden können; dieses sind Zellen mit dem Potential zur malignen Entartung. Aufgrund dessen ist die Cervix uteri maßgebliches Ziel der ***Krebsvorsorge (VS)***. Hierbei wird zunächst durch ein zirkuläres Abrollen eines Watteträgers die Portiooberfläche umfahren (***Ektozervix***). Mit einem zweiten Watteträger wird in den Zervikalkanal eingegangen, der Watteträger gedreht, sodaß hier als ***„Endozervix"*** bezeichnete Zellen gewonnen werden können (Abb. 12.13 a, b). Beide Watteträger werden gesondert auf einem beschrifteten Objektträger abgerollt und umgehend in ein Fixiermedium eingebracht, das aus Äther und Äthanol im Verhältnis 1:1 besteht (Abb. 12.14). Da sich, wie erwähnt, die Umwandlungszone in der Postmenopause nach endozervikal verlagert, ist auf eine sorgfältige Abstrichentnahme im endozervikalen Abschnitt zu achten. Ist der Zervikalkanal stenosiert, können spezielle Endozervikalbürsten eingesetzt werden. Die weitere Aufarbeitung der Abstriche erfolgt nach ***Papanicolaou (Pap-Smear; Tabel-***

a

b

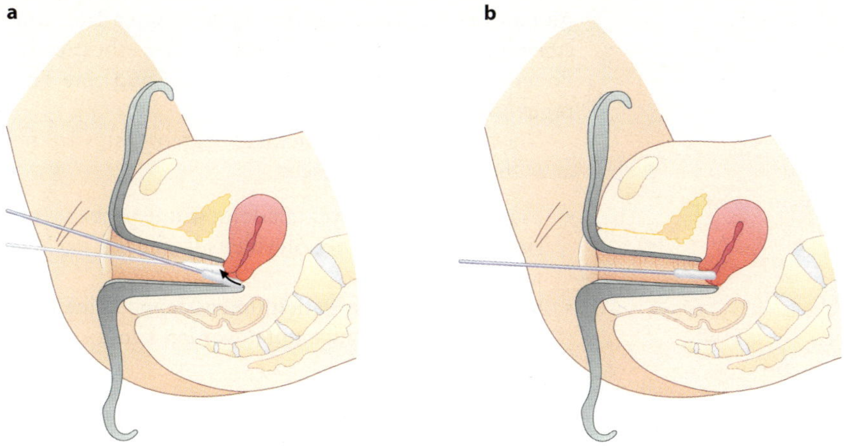

Abb. 12.13 a, b. Abstrichverfahren zur Zytodiagnostik. **a** Abstrich von der Portiooberfläche (Ektozervix); **b** Abstrich aus der Endozervix

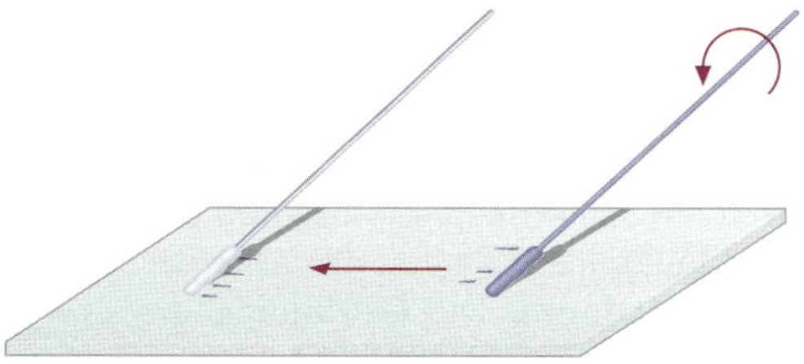

Abb. 12.14. Ausstreichen des Abstrichmaterials auf dem Objektträger unter Abrollen des Watteträgers in Pfeilrichtung

le 12.1). Im Rahmen dieser zytologischen Aufarbeitung können sowohl ***Hormoneffekte*** bzw. auch ein Hormonmangel festgestellt werden, ferner lassen sich die erwähnten Dysplasiezellen in ihren unterschiedlichen Schweregraden nachweisen und letztlich sind auch einige charakteristische ***Infektionsveränderungen*** identifizierbar (Abb. 12.15).

12.2.4 Prinzipien der diagnostischen Gewebeentnahme

Während die zytologische Untersuchung Hinweise auf pathologische Zellveränderungen bringt, kann hiermit nicht über tiefer gelegene Zellschichten geurteilt werden. Insbesondere gelingt keine Unterscheidung darüber, ob die Basalmembran noch intakt ist (***Carcinoma in situ***) oder ob eine Infiltration bereits stattgefunden hat (***mikroinvasives Karzinom***). Für derartige Fragestellungen werden Biopsien benötigt, wodurch Zellen in ihrem Verhalten gegenüber dem Zellverband beurteilt werden können (***Histologie***).

Tabelle 12.1 Einteilung und Bewertung der zytodiagnostischen Befunde und ihre Zuordnung zu den Atypiegraden der intraepithelialen Neoplasien. (Deutsche Gesellschaft für Cytologie, 1986, sog. Münchener Nomenklatur)

Gruppe	Zytologische Diagnose	Empfohlene Maßnahmen
I	Regelrechtes Zellbild	Ø
II	Normales Zellbild, aber mit sicher gutartigen entzündlichen, metaplastischen, regenerativen oder degenerativen Veränderungen	(Eventuell Kontrolle nach Therapie)
III	Unklares Zellbild bedingt durch 1. Schwere entzündliche oder degenerative Veränderungen 2. Schwer regressiv veränderte Zellen, die möglicherweise von einer Präkanzerose oder einem Karzinom stammen; Endometriumzellen nach der Menopause	Kurzfristige Abstrichkontrolle nach empfohlener Therapie Bei Endometriumzellen Abrasio
III D	Leichte Dysplasie (CIN I) mäßige Dysplasie (CIN II)	Kontrolle innerhalb von 3 Monaten
IV A	Schwere Dysplasie (CIN III) Carcinoma in situ	Therapeutische Konisation (oder Hysterektomie)
IV B	Carcinoma in situ, Verdacht auf invasives Wachstum	Diagnostische Konisation und Abrasio
V	Invasives Karzinom	Konisation und Abrasio, Probeexzision bei makroskopisch erkennbarem Tumor
Ø	Technisch unbrauchbares Präparat	Baldige (innerhalb von 14 Tagen) Wiederholung des Abstrichs

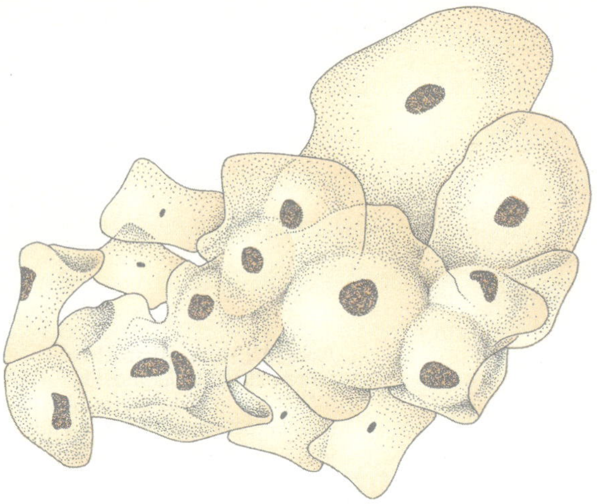

Abb. 12.15. Zytologische Korrelation der Papillomavirusinfektion der Cervix uteri (HPV-Typ 16/18 positiv): typische Koilozyten

Knipsbiopsie

Eine genaue Diagnosesicherung bekommt man durch eine Biopsie, wie sie mit einer Biopsieknipszange leicht zu gewinnen ist. Im Regelfall sollte dieser Eingriff in örtlicher Betäubung stattfinden, sei es durch Anästhesiespray oder Infiltration mit einem Lokalanästhetikum. Eine Ausnahme stellt die Portio uteri dar, wo der Einsatz einer Biopsieknipszange im Regelfall auch ohne vorherige Anästhesierung möglich ist. In Anbetracht der Aussagekraft einer so gewonnenen Biopsie gegenüber der gering ausgeprägten Belastung der Patientin, sollte die Indikation zur Knipsbiopsie großzügig gestellt werden. Treten Blutungen aus der Biopsiestelle auf, so lassen sich diese durch ein 5-minütiges Drücken mit einem gestielten Wattetupfer im Regelfall stillen. Blutet es danach weiter, kann der Tupfer mit einem Hämostyptikum getränkt erneut auf die Entnahmestelle gedrückt werden (z. B. Albothyl).

Strichkürettage/Abrasio

Veränderungen im Zervikalkanal bzw. im Corpus uteri werden einer Ausschabung zugeführt (Abrasio, Kürettage). Eine Abrasio ist bei Blutungsstörungen sowohl als diagnostischer, als auch therapeutischer Eingriff indiziert. Hierbei wird im Regelfall die Zervixfraktion gesondert von der Korpusfraktion gewonnen und histologisch untersucht, daher auch *„fraktionierte Abrasio"*. Durch die Fraktionierung der Untersuchungsmaterialien kann die Ausdehnung einer Tumorerkrankung abgeschätzt werden, beispielsweise ob ein Zervixkarzinom bereits in das Corpus uteri vorgewachsen ist, bzw. ob ein Korpuskarzinom die Zervixregion infiltriert hat. Bei Blutungsstörungen ohne Tumorerkrankung (z. B. durch ungleichförmigen Aufbau des Endometriums aufgrund einer Hormonstörung) ist mit der Durchführung der Abrasio der Boden der Blutungsstörungen beseitigt und eine Therapie erfolgt.

Die ***Strichkürettage,*** die lokal begrenzt ist, wird bei zwei Indikationen eingesetzt:

- Zur Gewinnung von Endometriumsproben, um Hormoneffekte in der Sterilitätsdiagnostik nachzuweisen und
- bei multimorbiden Patientinnen, denen keine fraktionierte Abrasio zugemutet werden kann.

Konisation

Werden durch Zytologie bzw. Knipsbiopsie schwere Dysplasieveränderungen an der Portio uteri nachgewiesen, wird der Patientin zur Durchführung einer Konisation geraten. Hierbei wird ein Gewebskegel (mit der Spitze in Richtung Zervikalkanal) entnommen. Die Größe und Form des Kegels (***Konus***) wird dabei durch die kolposkopisch bestimmte Ausdehnung des erkrankten Areals und das Alter der Patientin (s. oben) bestimmt. Die Gewinnung des Konus kann sowohl mit einem Messer, mit einer Elektroschlinge sowie mit einem Laser erfolgen. Da die Portio uteri gut durchblutet ist, bieten die beiden letzteren Methoden gleichzeitig eine Blutstillung bei der Konisationsentnahme. Die Konisation wird im Regelfall mit einer Zervixabrasio verbunden, um höhergelegene Pathologien nachweisen zu können. Der Konus selbst wird bei 12.00 Uhr mit einen Faden markiert, um dem Pathologen eine räumliche Orientierung zu ermöglichen. Kommt es zu Blutungen aus dem Konusentnahmeareal, so werden diese durch Wärmedestruktionen bzw. Tamponierung mit Hämostyptika gestillt. Sind diese Maßnahmen nicht ausreichend, werden die Wundränder eingeschlagen vernäht (***Sturmdorff-Naht***).

12.2.5 Bildgebende Verfahren im Rahmen der gynäkologischen Routineuntersuchung

Die gynäkologische Untersuchung wird heutzutage oftmals um die ***Sonographie*** ergänzt, die sowohl ***abdominal*** (mit gefüllter Harnblase), als auch von ***vaginal*** (mit entleerter Harnblase), von ***rektal*** und von ***perineal*** durchgeführt werden kann. Das letztere Verfahren wird insbesondere in Verbindung mit der Abklärung urologischer Beschwerden in der Urodynamik eingesetzt. Der Einsatz von Tomographien (Röntgen-, Kernspin- und Computertomographie) ist speziellen Fragestellungen vorbehalten.

Vaginalsonographie

Bei der Vaginalsonographie kommen speziell anatomisch angepaßte Schallköpfe zum Einsatz, die aus hygienischen Gründen jeweils mit Kondomen überzogen werden, in dem sich das Kontaktgel befindet.

Der Vorteil der Vaginalsonographie liegt in der exzellenten Darstellung des Uterus und der Adnexregionen. Zunächst läßt sich die Cervix uteri in gesamter Länge darstellen, hierdurch gelingt es sowohl Polypen als auch Tumore nachzuweisen. Bei ***Schwangerschaften*** ist die exakte Vermessung der Zervixlänge sowie die Darstellung des unteren Eipoles möglich. Im Corpus uteri gelingt die Darstellung des Endometriums, wodurch inhormogene Areale als potentielle Blutungsquelle identifiziert werden können. Ferner lassen sich ***Polypen*** und auch ***Karzinome*** darstellen; bei letzteren ist im Regelfall die exakte Infiltrationstiefe feststellbar. Im Rahmen der ***Sterilitätsdiagnostik*** kann durch die Vermessung der Endometriumsdicke die Östrogeneinwirkung erhoben werden. Die Vaginalsonographie wird ferner eingesetzt um Frühgraviditäten darzustellen. Hierdurch gelingt es insbesondere einen intrauterinen von einem extrauterinen Sitz zu differenzieren (***Extrauteringravidität = EUG***). Ferner lassen sich bei intrauterinen Anlagen als Zeichen der Intaktheit der Schwangerschaft ab der 6./7. SSW die ***embryonalen Herzaktionen*** darstellen.

Die Darstellung der ***Tuben*** wird erleichtert bei pathologischer Auftreibung derselben, z. B. durch Flüssigkeitsansammlung bei der ***Hämato-/Saktosalpinx***. Ferner gelingt im Regelfall auch die Darstellung einer evtl. ***Eileiterschwangerschaft***. Im Rahmen der Sterilitätsdiagnostik kann die ***Durchgängigkeit der Tuben*** überprüft werden, indem ein Kontrastmittel vom Cavum uteri in die freie Bauchhöhle gespült wird. Die Fimbrientrichter sind nur sehr selten exakt darstellbar.

Wesentliche Fragestellung der Vaginalsonographie ist die nach ***Tumoren*** im bzw. am Ovar. Hierbei lassen sich gut ***flüssige (zystische)*** von ***soliden Tumoren*** und solche, die beide Komponenten enthalten, differenzieren. Bei zystischen Befunden kann zwischen klarflüssigen und eingebluteten Befunden differenziert werden, z. B. bei Endometriose. Kriterien zur Abschätzung der ***Dignität*** von zystischen Befunden sind zum einen Binnenechos, zum zweiten Septierungen, insbesondere, wenn diese Wanddickenschwankungen aufweisen. Durch die Vaginalsonographie wird es möglich, Ovarialtumoren bereits in frühen Stadien zu erkennen.

Ein zweiter Schwerpunkt liegt erneut in der Sterilitätsdiagnostik. Hier kann insbesondere bei ***hormonellen Stimulationen*** das Follikelwachstum exakt dokumentiert werden kann. Bei der ***In-vitro-Fertilisation*** wird die Vaginalsonographie zur gezielten Punktion der Follikel eingesetzt.

Abdominalsonographie

Die Abdominalsonographie kommt zum Einsatz bei Virgines sowie Befunden, die über das kleine Becken hinausragen, und zur Schwangerschaftsdiagnostik nach dem 1. Trimenon. Sie wird ferner eingesetzt um einen evtl. Harnaufstau mit nachfolgender Erweiterung des Nierenbeckensystems nachzuweisen. Die Abdominalsonographie sollte großzügig bei Patientinnen mit ***akutem Abdomen*** eingesetzt werden, hier insbesondere zur Frage, ob eine Blutung in die Bauchhöhle stattgefunden hat. Da sich ***freie Flüssigkeit im Abdomen*** bei der Steinschnittlagerung im tiefsten Punkt der Bauchhöhle, dem Douglas-Raum, sammelt, kann hierdurch am schnellsten eine sonographische Diagnose gestellt werden. Die Vaginalsonographie vermag hierbei sogar schon geringste Flüssigkeitsmengen darzustellen. Eine früher oftmals notwendige Punktion des Douglas ist dadurch, insbesondere bei Patientinnen mit Extrauteringravidität, nicht mehr notwendig. Desweiteren ist die Notwendigkeit der ***Narkoseuntersuchung***, die zur genauen Differenzierung bei unklaren Palpationsbefunden durchgeführt wurde, durch die Sonographie weitgehend abgelöst worden.

Eine ***rektale Sonographie*** ist prinzipiell auch mit dem vaginalen Schallkopf möglich. Sie wird eingesetzt bei Kindern, denen man eine vaginale Untersuchung ersparen möchte, sowie bei der Frage nach Infiltration des Rektums durch maligne Prozesse.

Röntgen-, Kernspintomographie, CT

Stellt sich bei der gynäkologischen Untersuchung einschließlich Sonographie der Verdacht auf das Vorliegen eines Tumors, so werden Tomographien durchgeführt. Der Einsatz dieser bildgebenden Verfahren dient zur Klärung der Frage nach:

- Dignität,
- Ausdehnung,
- Infiltration von Nachbarorganen sowie
- regionärem Lymphknotenbefall.

Die jeweiligen Techniken haben dabei unterschiedliche Leistungsprofile. Die ***Röntgentomographie*** wird heutzutage nahezu ausschließlich zur Skelettuntersuchung bei Verdacht auf ***ossäre Metastasen*** eingesetzt. Die ***Computertomographie (CT)*** ermöglicht die Darstellung des ***gesamten Abdomens***, d. h. zusätzlich zum kleinen Becken auch die Darstellung der höher liegenden paraaortalen Lymphknotenstationen sowie des Oberbauches einschließlich der Leber. Im Gegensatz zum CT benötigt die ***Kernspintomographie (MR/NMR)*** keine Röntgenstrahlung zur Darstellung. Im NMR lassen sich insbesondere Weichteilstrukturen gut gegeneinander abgrenzen, d. h. die Frage der Infiltration zu den Nachbarorganen kann mit dem MR gut abgeschätzt werden. Aufgrund der anfallenden Datenmenge bei der Untersuchung kann – im Gegensatz zum CT – nur ein Teil des Abdomens in einer Sitzung untersucht werden.

12.2.6 Die Kolposkopie

Die Kolposkopie wurde von Hinselmann im Jahre 1925 erstmalig als neuartiges Untersuchungsverfahren in die gynäkologische Diagnostik eingeführt. Gegenüber der einfachen Spekulumbetrachtung der Scheide und der Portio uteri, die bis dahin allein durchgeführt wurde, sollte die Kolposkopie eine Verbesserung der früheren Diagnose der sich hier entwickelnden Karzinome ermöglichen. Die in ihrer Einfachheit so einleuchtende und überzeugende Vorstellung, daß das besichtigende bloße Auge mit Hilfe von Vergrößerung und optimaler Beleuchtung kleinste, bereits karzinomatöse Veränderungen leichter und sicherer erkennen kann, war mit der Konstruktion des Kolposkops praktisch verwirklicht worden (Abb. 12.16 a, b).

Durch die Verwendung von vorgeschalteten Blau- oder Grünfiltern läßt sich das Gefäßbild deutlicher erkennen und beurteilen. Die von Hinselmann angegebene 2%ige Essigsäurelösung und die von Schiller empfohlene Bepinselung mit einer modifizierten Lugol-Lösung gehören heute als obligate Bestandteile zu einer vollständigen Untersuchung. Bei der Schillerprobe wird das oberflächlich gelegene Glykogen als Normalbefund braun angefärbt. Durch die Betupfung der Zervixoberfläche mit der Essigsäure wird der Zervixschleim gefällt und eine Quellung des Zylinderepithels erreicht. Die tröpfchenförmige Struktur, dieser außerhalb des Zervikalkanals angesiedelten Zylinderepithelien werden als ***Ektopie*** bezeichnet und von der Umwandlungszone des Plattenepithels begrenzt (s. Abb. 12.5).

Die Kolposkopie ermöglicht normale von abnormen Befunden nach morphologischen Kriterien zu differenzieren (Tabelle 12.2). Aus auffälligen Arealen lassen sich nun gezielte ***zytologische Abstriche*** entnehmen. Neben dieser diagnostischen Hilfestellung dient die Kolposkopie auch zur Beurteilung des Verlaufes von Läsionen, die einer regelmäßigen Kontrolle bedürfen (z.B. eine mittel- bis mäßiggradige ***Dysplasie***). Finden sich an der Portio bereits Hinweise auf das Vorliegen eines Karzinoms, so kann die Kolposkopie helfen, einen evtl. Übergang auf die Scheidenwand auszuschließen.

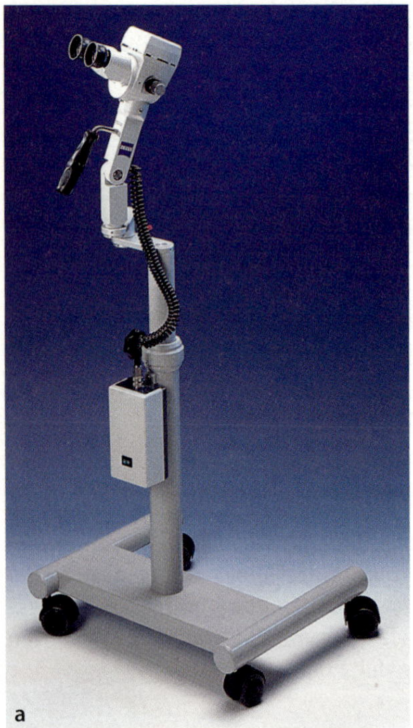

a

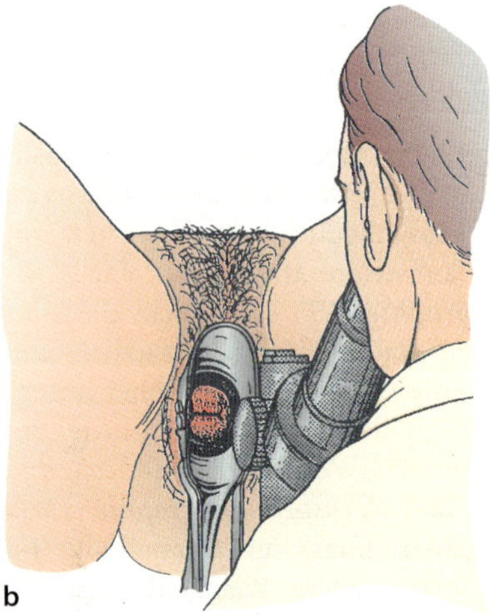

b

Abb. 12.16 a, b. Kolposkopie. **a** Kolposkop E der Fa. Carl Zeiss **b** Betrachtung der Portio mit dem Kolposkop nach Einstellen mit einem Selbsthaltespekulum

Tabelle 12.2. Internationale Nomenklatur kolposkopischer Befunde (1975). (Die früher verwendeten Bezeichnungen stehen in Klammern)

1. Normale kolposkopische Befunde
a) originäres Plattenepithel
b) Zylinderepithel (Ektopie)
c) Umwandlungszone/Transformationszone
2. Abnorme kolposkopische Befunde
a) atypische Umwandlungszone/atypische Transformationszone
b) Mosaik (Felderung)
c) Punktierung (Grund, Tüpfelung)
d) essigweißes Epithel
e) Keratose (Leukoplakie)
f) atypische Gefäße
g) Verdacht auf invasives Karzinom
3. Verschiedene kolposkopische Befunde
a) Entzündung
b) atrophische Veränderungen
c) Erosion
d) Kondylom
e) Papillom
f) sonstige Befunde

12.3 Untersuchung der Mamma

Inspektion

Zunächst erfolgt die ***Inspektion des Oberkörpers*** einschließlich Erfassung evtl. vorhandener Fehlhaltungen infolge orthopädischer Erkrankungen. Die Haut wird auf ***Effluoreszenzen*** sowie evtl. vorhandene Tumore hin untersucht, wobei eine entwicklungsgeschichtliche Besonderheit die Ausbildung zusätzlicher Mammaeanlagen (***akzessorische Mammae***) darstellt. Die Inspektion der Mammae sollte einmal von frontal sowie von lateral erfolgen. Da eine vollständige Symmetrie selten anzutreffen ist, sollte bei deutlichen Größendifferenzen (***Anisomastie***) die Zeitdauer ihres Bestehens erfragt werden. Die Größendifferenz der Mammae kann sowohl beim Vergleich der unteren Konturen als auch im Höhenstand der Mamillen erfaßt werden. Ein gutes Maß zur Erfassung dieser Gegebenheiten stellt das Abmessen des Jugulum-Mamillen-Abstandes dar. Eine ***perimamilläre Behaarung*** sollte – als Hinweiszeichen auf eine Hyperandrogenämie – hinsichtlich Symmetrie bzw. Neuauftreten dokumentiert werden. Die Inspektion der Mamillen zielt zunächst auf das Identifizieren evtl. vorhandener ***ekzematöser Veränderungen***, desweiteren auf eine etwaige ***Hohlwarzenbildung***, wobei dieser bei erst kürzlichem Auftreten besondere Beachtung geschenkt werden sollte.

Die Kontur der Mammae kann Hinweis auf darunter liegende ***Tumoren*** geben. Die Patientin sollte zunächst angehalten werden, die Arme in die Hüften zu stemmen, wodurch es zu einer Anspannung des unterliegenden M. pectoralis kommt. Anschließend läßt man die Arme über den Kopf führen, wodurch sich auch kleinere Befunde durch eine mangelhafte Hautbeweglichkeit bemerkbar machen können. Besonders suspekte Veränderungen, wie ein ***exulzerierender Tumor*** oder ein ***Peau d'Orange-Phänomen*** (Orangenhaut), sollten Anlaß zu unverzüglicher Abklärung geben.

Palpation

Nach der Inspektion der Mammae erfolgt die Palpation, die zunächst neben dem Hals im Supraklavikularfeld beginnt, um etwaige Lymphome zu erfassen (Virchow-Drüse). Die untersuchende Hand streicht von dort aus über das Infraklavikularfeld sowie den kranialen Brustansatz bis zur Mamille und setzt dieses im Uhrzeigersinn fort, so daß der gesamte Brustdrüsenkörper einmal sorgfältig gegen die kontralaterale Hand sowie einmal gegen die Thoraxwand abgetastet wird. Bei Palpation wird nach Resistenzen im Drüsenkörper gefahndet. Lassen sich diese nachweisen, so sind sie auf Schmerzhaftigkeit sowie Abgrenzbarkeit gegenüber dem umliegenden Gewebe zu untersuchen. Ferner erfolgt eine Kontrolle, ob diese Resistenzen gegen die Unterlage (Brustwand) sowie gegenüber der darüber befindlichen Haut verschieblich sind. Bei gutartiger Knotenbildung (***Mastopathie***) mit Nachweis mehrerer Resistenzen ist oftmals die simultane beidseitige Palpation hilfreich, um Asymmetrien aufzudecken. Eine prallelastische Resistenz deutet eher auf einen gutartigen Befund (***Zyste***) hin, wohingehend ein – oftmals schmerzloser – derber, unruhig konturierter Tastbefund auf ein Malignom hinweist; beides muß jedoch durch weitergehende bildgebende Verfahren abgeklärt werden. Hochverdächtig auf das Vorliegen eines Malignoms ist das ***sogenannte Plateau-Phänomen:*** Bei dem Versuch, die Haut über einen Tastbefund zu falten, tritt keine Vorwölbung ein (auch: ***Jackson-Phänomen***).

Es folgt die ***Palpation der Axilla***. Bei entspannt angewinkeltem Arm wird waagerecht in die Achselhöhle eingegangen und vorsichtig nach kranial getastet. Sind Lymphome feststellbar, so sollte ihre Zahl, ihre Konsistenz sowie ihre Beweglichkeit gegenüber Unterlage und Haut dokumentiert werden.

Mamillensekretion

Zum Schluß erfolgt eine sanfte Provokation auf eine Mamillensekretion, wobei ein direkter Abstrich auf den Objektträger zur zytologischen Untersuchung entnommen werden kann. Die Patientin sollte in diese Untersuchungstechnik eingewiesen werden, um regelmäßig ***Selbstkontrollen*** durchführen zu können (Abb. 12.17 a–e). Wünschenswert wären monatliche Selbstuntersuchungen, die am günstigsten im Bereich des 6. Zyklustages durchzuführen sind, da dann evtl. perimenstruelle Spannungen abgeklungen sind.

Bildgebende Verfahren im Rahmen der Mammauntersuchung

Als bildgebende Verfahren im Rahmen der Mammauntersuchung stehen die Sonographie, die röntgenologische Mammographie sowie die Kernspintomographie zur Verfügung. Die ***Sonographie*** bietet den Vorteil einer einfachen Durchführbarkeit ohne Belastung durch Röntgenstahlen. Andererseits ist das Ziel von Screeninguntersuchungen an der Mamma der Nachweis von Früh- bzw. prämalignen Veränderungen; diese lassen sich charakteristischerweise als ***Mikrokalzifikationen*** lediglich mammographisch nachweisen. Bei der ***Mammographie*** wird jede Brust in zwei senkrecht aufeinander stehenden Ebenen geröntgt. Hierbei ist eine – für die Patientin manchmal unangenehm empfundene – Kompression der Brust notwendig, um eine homogene Durchstrahlung zu erreichen. Die Interpretation der Mammographien erfordert viel Erfahrung: Es wird nach Asymmetrien, neu aufgetretenen Verdichtungsarealen, nach Mikrokalzifikationen

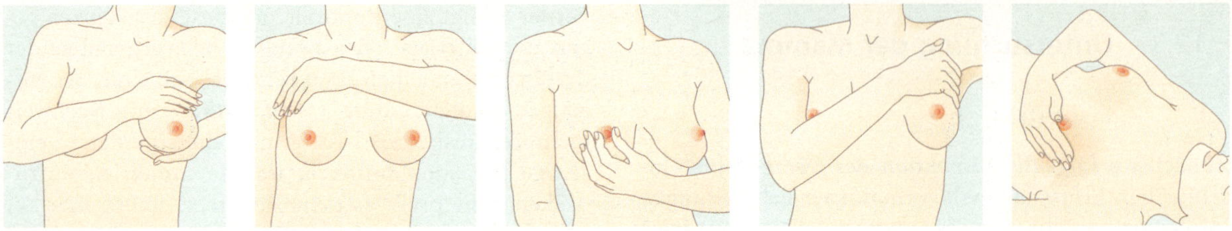

a b c d e

Abb. 12.17 a–e. Selbstuntersuchung der Brust. **a** Durchtasten der Brustdrüse zwischen den flach aufgelegten Händen. **b** Abtasten des Drüsenkörpers im Sitzen bei angelegtem und erhobenem Arm. **c** Abtasten des Warzenhofes und der Brustwarze. **d** Austasten der Achselhöhle bei angelegtem und erhobenem Arm. **e** Abtasten des Drüsenkörpers im Liegen

sowie (in Verbindung mit der klinischen Untersuchung) Konturveränderungen gefahndet. Die Mammographie ist bei jungen Frauen sowie Patientinnen mit einer gutartigen Knotenbildung (***Mastopathie***) wegen Gewebsverdichtungen schwer zu interpretieren. In diesen Fällen erfolgt daher die Durchführung der ergänzenden Mammasonographie. Die Sonographie wird ferner eingesetzt bei Verdacht auf Vorliegen einer Flüssigkeitsansammlung (***Zyste oder Abszeß***) – unter sonographischer Sicht kann dabei gleichzeitig eine ***gezielte Punktion*** dieser Befunde erfolgen.

Die ***Kernspintomographie (MR/NMR)*** ist speziellen Fragestellungen vorbehalten, sie ist kein Instrument der Basisuntersuchung. Mit dem MR kann bei gesichertem Tumorknoten in der Brust die Frage geklärt werden, ob weitere Krebsareale vorliegen (***multifokales Tumorgeschehen***). Die Kernspintomographie ist ein extrem sensitives Verfahren, sodaß die Interpretation der gewonnenen Befunde nur durch erfahrene Untersucher erfolgt.

12.4 Bedeutung der Früherkennung und Vorsorge

Die Prävention wird in 3 Gruppen gegliedert:

- die primäre Prävention (Vorsorge),
- die sekundäre Prävention (Früherkennung) sowie
- die tertiäre Prävention (Nachsorge zur Rezidivabwehr).

Zur ***primären Prävention*** zählt in der Gynäkologie besonders die Aufklärung darüber, welches Verhalten und welche Noxen zu Erkrankungen führen können, um so zu einer Verhaltensänderung beizutragen. Wenngleich leider wie bei einer Großzahl von Tumoren die Identifizierung der Auslöser bisher noch nicht gelungen ist, gibt es Faktoren, die zu einer Krebserkrankung prädisponieren: So führt beispielsweise das Rauchen (***Nikotinabusus***) zu einer Verdoppelung des Risikos für ein Zervixkarzinom!

Der eigentliche Schwerpunkt der „Vorsorgeuntersuchung" liegt in der ***Früherkennung***, also in der Sekundärprävention. Durch regelmäßige gynäkologische Untersuchungen, durch den Einsatz der Kolposkopie sowie der zytologischen Untersuchungen gelang eine beeindruckende Reduktion der gynäkologischen Karzinomerkrankungen, insbesondere des Zervixkarzinoms. Aus diesem Grund wird die gynäkologische Vorsorgeuntersuchung als Paradebeispiel für die Effektivität von Früherkennungsmaßnahmen herausgestrichen. Prinzipiell läßt sich sowohl bei gynäkologischen Tumoren als auch bei Mammakarzinomen feststellen, daß eine Behandlung um so effektiver ist, je früher eine Veränderung entdeckt und behandelt wird. Bei Frühformen ist oftmals sogar eine Heilung möglich!

12.5 Besonderheiten bei Untersuchung von Kindern und Jugendlichen (Paidogynäkologie)

Gynäkologische Erkrankungen bei Kindern sind selten. Wenn es sich nicht um primäre Erkrankungen bei der Geschlechtsdifferenzierung bzw. Anlage der Genitalorgane handelt, steht die Frage nach Manipulationen im Vordergrund. Aus diesem Grunde sollte die Untersuchung in einer vertraulichen Atmosphäre erfolgen. Die Untersuchung selbst kann auf einer normalen Liege erfolgen. Nach einem behutsamen Gespräch (wobei durchaus nach Anzeichen für ***Kindesmißbrauch*** gefahndet werden sollte) wird das Kind angehalten die Beine angewinkelt seitlich fallen zu lassen („wie ein Frosch"). Man kann nun vorsichtig die Labien spreizen und mit speziellen Optiken (***Vaginoskop***) in unterschiedlichen Größen die Vagina und Portio inspizieren. In die Vagina manipulierte Fremdkörper (z. B. Murmel) kann man über diese Instrumente gezielt fassen und entfernen. Bei Verdacht auf das Vorliegen von Mißbrauchshandlungen sollte ein bakteriologischer Abstrich entnommen werden sowie ein Wattestäbchen zum Sperma/DNA-Nachweis. Die Palpation erfolgt von abdominal, bei besonderer Fragestellung von rektal mit dem kleinen Finger. Auf die Intaktheit des Hymens ist zu achten. Eine Sonographie wird mit möglichst gefüllter Harnblase von abdominal durchgeführt, eine schmale Vaginalsonde kann – mit Gleitmittel versehen – vorsichtig von rektal eingesetzt werden.

Die Vorstellung von Jugendlichen in der gynäkologischen Ambulanz erfolgt zumeist aus Gründen von Zyklusstörungen bzw. Wunsch zur Kontrazeption. Da sich in diesem Lebensalter verschiedene Entwicklungen überlagern, kann kein genormtes Verhalten empfohlen werden. Wichtig ist die Vermittlung einer Vertrauensbasis, sodaß die Ratsuchende keine Scheu auch vor vermeintlichen „dummen Fragen" hat. Besonders bei der ersten gynäkologischen Untersuchung werden alle anstehenden Schritte im voraus erläutert und die eingesetzten Instrumente und Techniken erklärt. Für diesen Erstkontakt sollte sich großzügig Zeit gelassen werden.

! Ein unsensibles Vorgehen kann zu einer dauerhaften Ablehnungshaltung auch gegenüber Vorsorgeuntersuchungen führen.

ZUSAMMENFASSUNG

Eine sorgfältige Anamnese und gynäkologische Untersuchung unter Hinzuziehung der Sonographie und des Labors führt in der Mehrzahl der Fälle zur Diagnose und damit zur Therapie. Zunächst sind meist keine aufwendigen apparativen Untersuchungen nötig. CT, MRT und PET sind wichtige primäre oder ergänzende Untersuchungen in der Tumordiagnostik. Die Mammographie ist beim Srceening des Mammakarzinoms, der zytologische Abstrich beim Zervixkarzinom die Methode der Wahl. Erst Gewebeentnahmen lassen eine sichere Aussage zur Dignität zu.

Die Laparoskopie ermöglicht eine einfach durchzuführende Diagnostik mit anschließender Therapie.

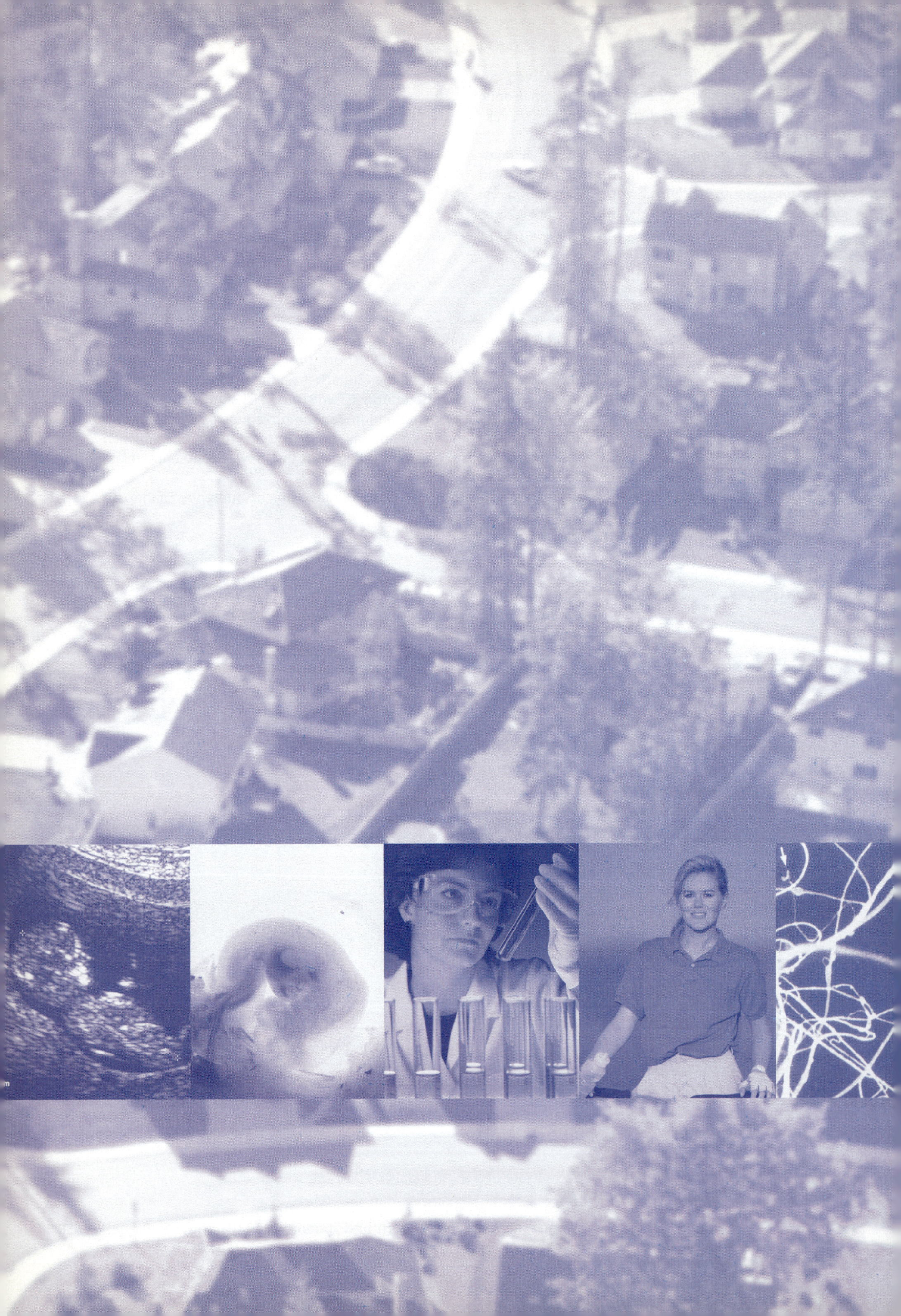

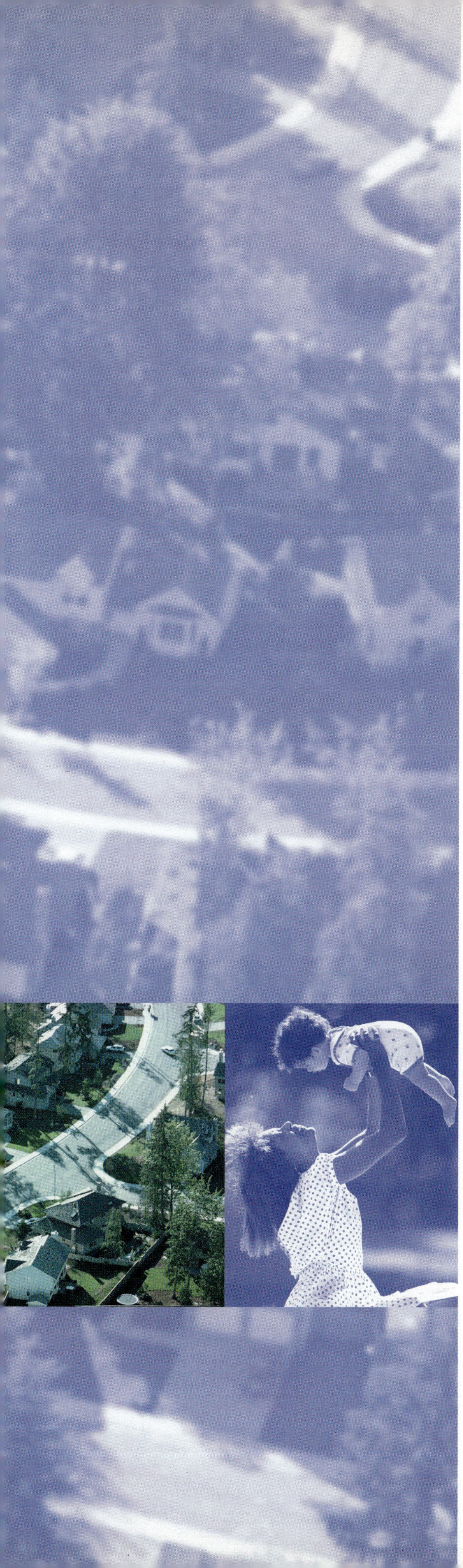

13 Fehlbildungen der Geschlechtswege

G. Bonatz

EINLEITUNG

Fehlbildungen der weiblichen Genitalorgane können auf unterschiedliche Ursachen zurückgeführt werden:

- Störungen der chromosomalen Determinierung
- Störungen der gonadalen Differenzierung
- Störungen der anatomischen Differenzierung
- Störungen der endokrinologischen Entwicklung

13.1 Normale Geschlechtsentwicklung

Geschlechtsdeterminierung

Das Verständnis der Störungen der Geschlechtsentwicklung setzt die Kenntnis des Normalen voraus. Nach Vereinigung der väterlichen und mütterlichen Gameten wird das Geschlecht als männlich (46, XY) oder weiblich (46, XX) determiniert.

Die anschließende ***gonadale Differenzierung*** (Abb. 13.1) wird durch die An- oder Abwesenheit des Y-Chromosomes bestimmt. Ist ein Y-Chromosom vorhanden, so führt dies zur Entwicklung eines männlichen Geschlechtes, bei Fehlen zur Entwicklung eines weiblichen Geschlechtes. Bei Anwesenheit eines Y-Chromosomes werden über ein spezifisches Protein („Testes Determinierender Faktor“ = TDF) Hoden ausgebildet. Die folgende männliche Sexualentwicklung erfolgt über Substanzen, die in den Hoden gebildet werden:

- Die ***Leydig-Zellen*** bilden das Testosteron, welches für die Ausbildung des äußeren männlichen Genitale verantwortlich ist.
- Die ***Sertoli-Zellen*** produzieren das Anti-Müller-Hormon (AMH), das die weiblichen Gänge zurückbildet.

Die weibliche Sexualentwicklung erfolgt bei fehlendem „Testes determinierenden Faktor“ und fehlender Produktion des „Anti-Müller-Hormons“. Dadurch ergibt sich eine Stabilisierung der Müller-Gänge, die sich später im Rahmen der ***anatomischen Differenzierung*** (Abb. 13.2) durch Fusion und Luminisierung zu Tuben, Uterus und Vagina ausgestalten. Die männlichen (Wolff-) Gänge rudimentieren.

Nach ebenfalls noch genetisch gesteuerter Entwicklung des Ovars in der Fetalzeit (11. SSW), unterliegt die weitere weibliche Sexualentwicklung dem hypothalamisch-hypophysär-ovariellen Regelkreis und somit ***endokrinologischen Einflüssen.***

Differenzierung der Gonodukte

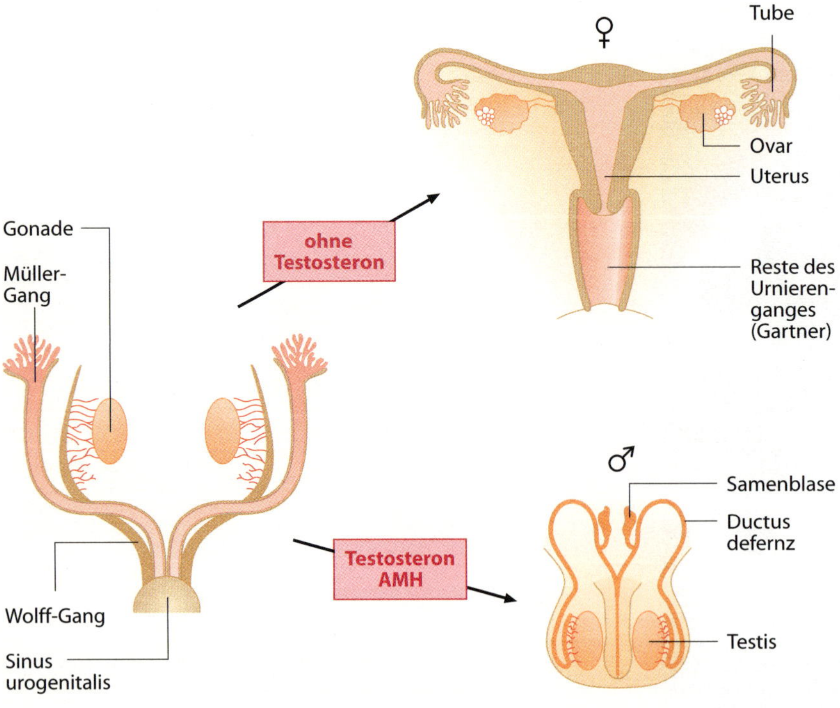

Abb. 13.1. Differenzierung der Gonodukte. Bei vorhandener Hodenanlage produzieren die fetalen Testes Testosteron und Anti-Müller-Hormon (AMH), die die männlichen Gonodukte stabilisieren und die weiblichen Gänge (Müller-Gänge) zurückbilden. Wird das Gonadenblastem bei weiblichem Chromosomensatz zum Ovar, werden die männlichen Gonodukte (Wolff-Gänge) wegen fehlender Produktion von Testosteron und AMH nicht stabilisiert und es kommt zu einer Entwicklung in weiblicher Richtung

Anatomische Differenzierung der weiblichen inneren und äußeren Geschlechtswege

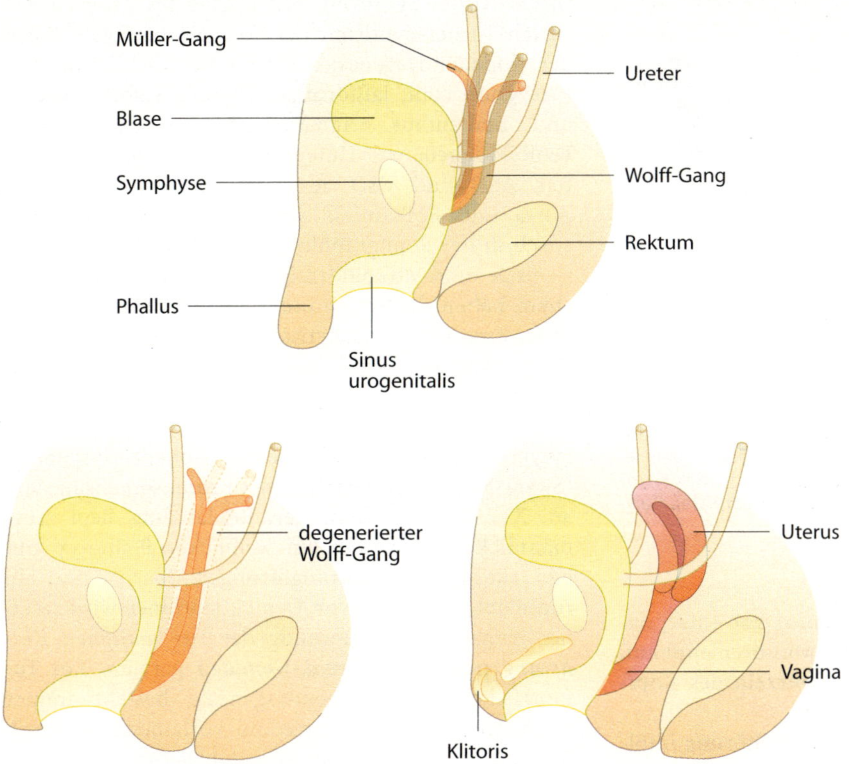

Abb. 13.2. Anatomische Differenzierung der weiblichen inneren und äußeren Geschlechtswege. Durch Verschmelzung der kaudalen Anteile der Wolff- und Müller-Gänge entsteht die Vaginalknospe. Der kaudale Anteil der Wolff-Gänge degeneriert. Durch Luminisierung der fusionierten Müller-Gänge entstehen Vagina und Uterus

13.2 Fehlbildungen auf dem Boden chromosomaler Entwicklungsstörungen

Allgemeines

Störungen der Geschlechtsentwicklung treten bei Abweichungen des Geschlechtschromosomensatzes auf (Fehlen, Überzahl von Gonosomen/Mosaikbildungen). ***Numerische Aberrationen*** beruhen auf einer „non-disjunction" bei der meiotischen Reifeteilung, ***strukturelle Aberrationen*** basieren auf Translokationen, Deletionen, etc. Die Fehlverteilung von Gonosomen bewirken Fehlentwicklungen der indifferenten Gonaden (Tabelle 13.1) und führen zu ***Gonadendysgenesien.***

Diagnose. Für die Diagnostik kommt die ***Geschlechtschromatinbestimmung*** in Betracht: Davon ausgehend, daß eines der X-Chromosomen inaktiviert wird und sich als Chromatinverdichtung an der Kernmembran anlegt, befindet sich im Ruhekern ein Chromatinkörper weniger, als X-Chromosomen im Chromosomensatz enthalten sind. Demzufolge fehlt das Geschlechtschromatin (auch Barr-Körperchen) im normalen männlichen Organismus.

Die Bildung des Sexchromatins findet nicht in allen Zellen statt und ist von Gewebe zu Gewebe unterschiedlich ausgeprägt. Deshalb ist es erforderlich, für

Spermium	Reife Eizelle		
	X	XX	0
X	XX normal weiblich	XXX Triplo-X (Superfemale)	X0 Turner-Syndrom
Y	XY normal männlich	XXY Klinefelter-Syndrom	Y0 (letal)
XY	XXY Klinefelter-Syndrom	XXXY Variante des Klinefelter-Syndroms	XY „normal männlich"
0	X0 Turner-Syndrom	XX „normal weiblich"	00 (letal)

Tabelle 13.1. Mögliche Gonosomenkomplemente der Zygote bei Fehlverteilung der Gonosomen während der Gametogenese

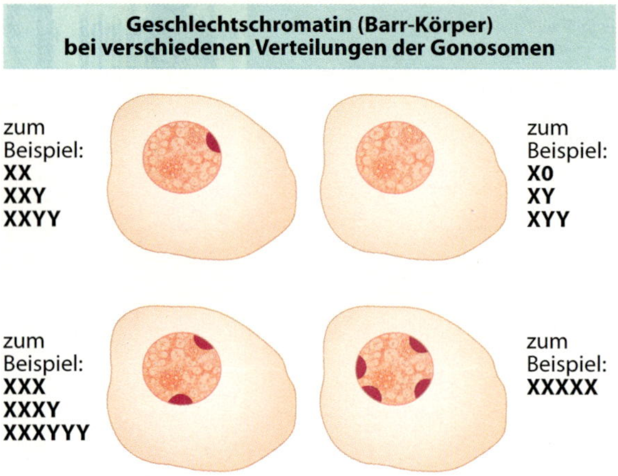

Abb. 13.3. Geschlechtschromatin bei verschiedenen Verteilungen der Gonosomen. Das inaktivierte X-Chromosom wird als Geschlechtschromatin in 25–90% der Zellen je nach Gewebe abgelagert und als Barr-Körper an der Kernmembran sichtbar. Anomalien sind aus der Zahl der Barr-Körper nach der Formel x − 1 ableitbar

die Analyse des Geschlechtschromatins 200 Interphasekerne aus z.B. Abstrichen der Mundschleimhaut, des Vaginalepithels oder der Haarwurzeln des Kopfhaares auszuwerten.

Bei Verdacht auf eine chromosomale Störung infolge einer fehlerhaften Geschlechtsdeterminierung, kann der Phänotyp in Kombination mit der Geschlechtschromatinbestimmung Hinweise auf die Art der Chromosomenaberration geben (z.B. fehlender Barr-Körper bei weiblichem Phänotyp als Hinweis auf Turner-Syndrom; Abb. 13.3).

Numerische/strukturelle Anomalien des Y-Chromosomens können durch fluoreszenzmikroskopische Untersuchungen der Interphasezellen, z.B. aus der Wangenschleimhaut, aufgedeckt werden. Die endgültige Diagnose liefert die ***Chromosomenanalyse***. Bei möglicher Mosaikkonstellation sollten möglichst zwei unterschiedliche Gewebe kultiviert werden.

DEFINITION

Ein Entwicklungsstop vor oder mit Beginn der Gonadendifferenzierung mündet in einer Gonadendysgenesie. Die Gonaden sind hierbei stark unterentwickelt oder nicht vorhanden. Ein Entwicklungsstop nach Beginn der gonadalen Entwicklung wird ovarielle oder testikuläre Dysgenesie genannt. Hierbei sind Gestalt und Funktion der Ovarien mit unterschiedlicher Ausprägung gestört. Es bestehen fließende Übergänge zwischen der Gonadendysgenesie und der ovariellen/testikulären Dysgenesie.

Krankheitsbilder

Ulrich-Turner-Syndrom. Mit 1:2500 bis 7500 ist das Ulrich-Turner-Syndrom (45, Xo) die häufigste Form der Gonadendysgenesie. Symptome wie Kleinwuchs, Pterygium colli, faßförmiger Thorax, Cubitus valgus und Epikanthus stigmatisieren die Patientinnen. Fehlbildungen, wie Hufeisenniere, gedoppelte Ureteren, ASD und VSD des Herzens, Koarktation der Aorta und Epikanthus sind schon pränataldiagnostisch in der Sonographie nachweisbar. Bei infertilem Genitale und strangförmigen Ovarien ohne Parenchym haben die Patientinnen eine primäre Amenorrhoe. Eine Hormonsubstitutionstherapie zur Vermeidung ovarieller Ausfallserscheinungen ist durchzuführen.

Swyer-Syndrom. Bei der reinen Gonadendysgenesie (Swyer-Syndrom) besteht ein Chromosomensatz von 46, XY. Bei der familiären Erkrankung liegt trotz männlichem Karyotyp ein weiblicher Phänotyp mit bds. rudimentären, strangförmigen Ovarien und ein rudimentärer Uterus vor. Den Patientinnen wird zu einer frühzeitigen Entfernung der zur ***malignen Entartung*** neigenden ***Streak-Gonaden*** geraten. Ein Tumorrisiko bei Gonadendysgenesie besteht immer dann, wenn ein Y-Chromosom vorhanden ist (auch bei Mosaik-Formen). Bei Gonadoblastomen und Dysgerminomen (Abb. 13.4) müssen die strangförmigen Gonadenanlagen vorbeugend entfernt werden.

Andere Formen der Gonadendysgenesie. Die gemischte Gonadendysgenesie hat den Karyotyp 45, Xo/46, XY. Aufgrund dieser Mosaikkonstellation können phänotypisch Symptome des Turner-Syndroms auftreten. Die einseitig angelegte Hodenanlage kann das äußere Genitale entsprechend den Stadien I-V nach Prader (Abb. 13.5) verändern. Um eine Virilisierung und eine Tumorentstehung zu verhindern, sollte auch hier die frühzeitige Entfernung der Gonaden per pelviskopiam empfohlen werden.

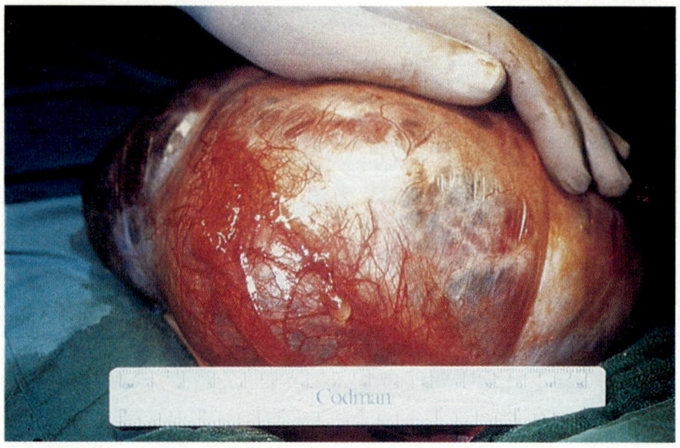

Abb. 13.4. Dysgerminom (Operationspräparat)

Klassifizierung des intersexuellen Genitale nach PRADER

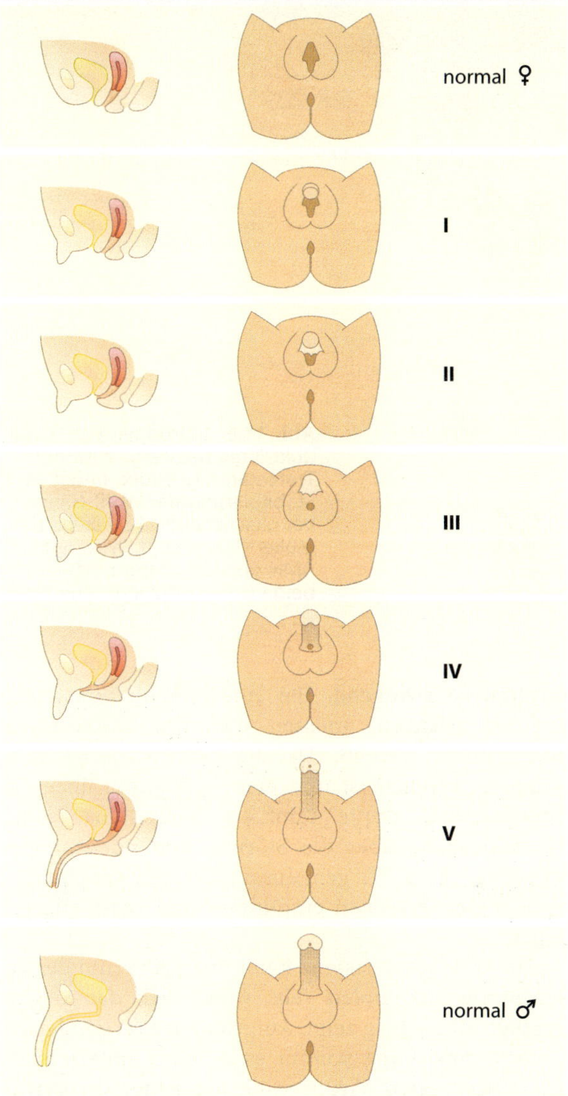

Abb. 13.5. Klassifizierung des intersexuellen Genitale nach Prader

Der äußere Genitalbefund, die Hormonanalyse, die zytogenetische Untersuchung und die diagnostische Pelviskopie führen zur Diagnose.

Seltene Formen der Gonadendysgenesien sind das:

- ***Triplo-X-Syndrom*** (Karyotyp 47, XXX) mit funktionellen Ovarien und minimal ausgeprägten phänotypischen Veränderungen.
- ***Rössle-Syndrom*** (Karyotyp 45, X0), eine Gonadendysgenesie mit Kleinwuchs ohne andere phänotypische Veränderungen.
- ***Noonan-Syndrom***, bei dem bei normalem weiblichen Karyotyp normale funktionstüchtige Ovarien vorliegen, aber klinische Stigmata des Turner-Syndroms zu finden sind.

13.3 Störungen der Geschlechtsdifferenzierung (Intersexualität)

Allgemeines

Wenn nach Ausbildung der indifferenten Gonodukte mit vorhandenen Wolff- und Müller-Gängen durch Gendefekte, Neumutationen, endogene oder exogene Ursachen, die männlichen Wolff-Gänge nicht vollständig stabilisiert oder die weiblichen Müller-Gänge nicht vollständig unterdrückt werden, können männliche und weibliche Gonodukte in unterschiedlicher Ausprägung (je nach Ursache, Ort und Zeitpunkt der Störung) nebeneinander vorhanden sein (Abb. 13.6).

Ähnliche Folgen hat ein Rezeptormangel gegenüber differenzierungsdeterminierenden Hormonen. Man unterscheidet zwischen einer defekten Differenzierung der Gonodukte und einer defekten Differenzierung und Formierung des äußeren Genitales (Tabelle 13.2).

DEFINITION

Hermaphroditismus verus: Ovar und Hoden bestehen nebeneinander im Organismus ***(echter Zwitter)***.
Pseudohermaphroditismus masculinus: Hierunter versteht man eine Verweiblichung des äußeren Genitale bei männlichem Karyotyp 46, XY mit männlichen Gonodukten.
Pseudohermaphroditismus femininus: Hierunter versteht man eine Vermännlichung des äußeren Genitale bei normalem weiblichen Karyotyp 46, XX.

Krankheitsbilder

Hermaphroditismus verus. Bei nicht bekanntem zugrundeliegenden Defekt, kann sowohl ein weiblicher als auch ein männlicher Karyotyp vorliegen. Hoden und Ovargewebe können seitengetrennt oder als Urotestes in einer Gonade angelegt sein. Je nach Ausprägung kann es infolgedessen zu einem weiblichen Phänotyp mit Pubarche, Thelarche und Menarche kommen, aber auch zu einem männlichen Phänotyp mit pubertärer Virilisierung.

! Da das äußere Genitale für die psychosoziale Identifizierung richtungsweisend ist, bestimmt der Phänotyp die Geschlechtsfestlegung.

Pseudohermaphroditismus masculinus (Intersexualität bei Vorhandensein normaler Hoden). Die Inzidenz dieser Anomalie ist mit 1:10 000 sehr selten. Bei

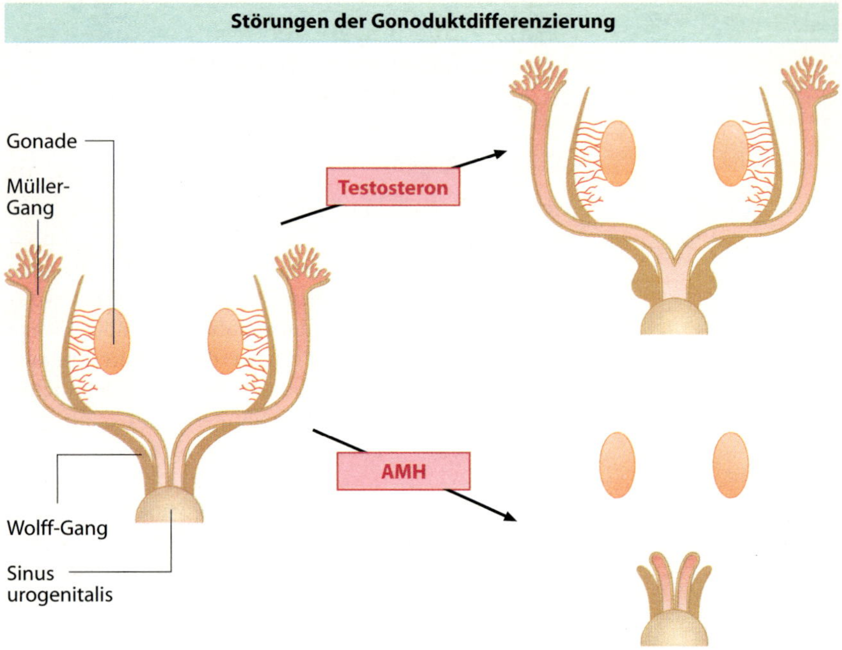

Abb. 13.6. Störungen der Gonoduktdifferenzierung. Wird nur Testosteron gebildet, findet eine Stabilisierung der Wolff-Gänge bei gleichzeitiger Persistenz der Müller-Gänge statt. Wird nur AMH gebildet, dann bleiben beide Gangsysteme rudimentär

normalem Karyotyp 46, XY ist ursächlich ein genetisch bedingter kompletter oder inkompletter Androgenrezeptordefekt mit dem Resultat einer Androgenresistenz zu nennen. Die normal angelegten Hoden produzieren Testosteron und Anti-Müller-Hormon, d.h. die weiblichen Gonodukte (Müller-Gänge) bilden sich zurück, die männlichen Gonodukte (Wolff-Gänge) werden jedoch aufgrund der Androgenresistenz nicht stabilsiert und differenziert. Die Hoden bleiben intraabdominell oder im Leistenkanal liegen. Zwar ist das ***äußere Genitale weiblich*** mit allerdings nur kurzem Rudiment der Vagina, doch Tuben und Uterus fehlen vollständig. Bei normaler Körpergröße entwickeln sich die Mammae normal, die Körperbehaarung fehlt vollständig. Die Folge ist eine psychische Entwicklung in weiblicher Richtung.

Die Patientinnen fallen in der Zeit der Pubertät auf, da die Menarche ausbleibt. Die Diagnostik besteht in einer ***Karyotypisierung***, einem ***Androgenresistenztest*** und der Untersuchung des ***Androgenrezeptorgens***.

Wegen der Gefahr der malignen Entartung müssen die Hoden entfernt werden; eine Östrogensubstitution ist zwingend. Um eine Kohabitationsfähigkeit zu erlangen, müssen operative Korrekturen durchgeführt werden. Da die psychosexuelle Entwicklung weiblich ist und eine Aufklärung über die Intersexualität starke Konflikte herbeiführt, sollte die Aufklärung über die Störung und notwendigen operativen Eingriffe gemeinsam mit den erziehungsberechtigten Personen einfühlsam und vorsichtig erfolgen.

Die Androgenresistenz kann nur bei verminderten Rezeptoren inkomplett sein, wobei sich das äußere Genitale oft zwittrig zeigt. Aufgrund der verminderten Testosteronwirkung kommt es zu einer unterschiedlich ausgeprägten Virilisierung mit Klitorishypertrophie, männlicher Behaarung und männlicher Stimme. Auch bei dieser Störung deszendieren die Hoden meist nicht und müssen wegen der Gefahr einer malignen Entartung in jedem Fall entfernt werden. Die operative Korrektur sollte möglichst frühzeitig erfolgen, um weitere Virilisierungserscheinungen zu verhindern und eine normale weibliche psychosoziale Entwicklung zu gewährleisten.

Tabelle 13.2. Entwicklungsstörungen der Gonodukte mit und ohne Fehlentwicklung des äußeren Genitales

Differenzierungsstörungen der Gonodukte	Differenzierungsstörungen mit Fehlentwicklung des äußeren Genitale
• persistierende Müller-Gänge • Teilpersistenz der Wolff-Gänge (Gartner-Syndrom) • Mayer-Rokitansky-Küster-Hauser-Syndrom bei Dysgenesie der Müller-Gänge • Fehlerhafte Fusion der Müller-Gänge (Hemmungsmißbildungen bei Uterus und der Vagina)	• Vermännlichung des äußeren Genitale bei Karyotyp- 46, XX (bei adrenogenitalem Syndrom oder Zufuhr virilisierender Medikamente in der Gravidität) • Verweiblichung des äußeren Genitale bei Karyotyp 46, XY (bei Enzymdefekten mit mangelnder Androgensynthese, Androgenresistenz oder exogener Zufuhr von Antiandrogenen)

Pseudohermaphroditismus femininus (Intersexualität bei Vorhandensein normaler Ovarien). Die ***Wirkung von Androgenen*** auf das ***primär weibliche Genitale*** führt zu einer ***Vermännlichung*** des äußeren Genitale bei einem weiblichen Karyotyp (46, XX). Ursachen dieser Differenzierungsstörungen sind entweder angeborene Enzymdefekte mit hoher fetaler adrenaler Androgenproduktion oder exogen zugeführte virilisierende Hormone während der Gravidität. Als sehr seltene Ursache kommen virilisierende Tumoren der Mutter in der Gravidität in Betracht.

Eine Form des Pseudohermaphroditismus feminus ist das ***Adrenogenitales Syndrom.*** Das adrenogenitale Syndrom (AGS) wird autosomal-rezessiv vererbt. Die hierbei verminderten Enzyme (C21-Hydroxylase, 11β-Hydroxylase, 3β-Hydroxsteroiddehydrogenase oder 17-Hydroxylase) sind normalerweise an der Synthese des Kortisols beteiligt. Durch Mangel der Enzyme wird über einen Feedbackmechanismus die Freisetzung des ACTH-Releasinghormons (CRF) aus dem Hypothalamus sowie die Produktion und Sekretion von ACTH aus dem Hypophysenvorderlappen bewirkt. Durch den erhöhten ACTH-Spiegel wird die Nebennierenrinde hyperplastisch. Die Kortisolvorstufen werden zu Androgenen umgewandelt, die ihrerseits eine Freisetzung der Gonadotropine FSH und LHH aus dem Hypophysenvorderlappen verursachen. Man unterscheidet die konnatale Form von dem Late-Onset-AGS:

- Das ***konnatale AGS*** ist durch eine schon intrauterin stattfindende Virilisierung des äußeren Genitale gekennzeichnet. In den meisten Fällen kann das Geschlecht als weiblich festgelegt werden, jedoch kommen alle der nach Prader beschriebenen Stadien (s. Abb. 13.5) vor. Durch Klitorishypertrophie (Abb. 13.7) bis hin zur Phallusbildung kann die Geschlechtszuordnung erschwert sein. Durch den erhöhten Androgenspiegel wird zunächst ein beschleunigtes Wachstum induziert, mit allerdings ***vorzeitigem Verschluß der Epiphysenfugen.*** Als Kinder sind diese Patienten größer als ihre Spielgefährten; als Erwachsene im allgemeinen kleiner als ihre Mitmenschen. Das Behaarungsmuster ist männlich (Stirnglatze, Geheimratsecken, Bartwuchs, Behaarung der Brust und der Extremitäten, männliche Pubeshaarbegrenzung), der Knochenbau ist android, die Mammae sind unterentwickelt.

  Um die Virilisierungserscheinungen zu minimieren und das bei der C21-Hydroxylase vorkommende ***Salzverlustsyndrom*** zu vermeiden, ist eine frühzeitige Erkennung erforderlich. Bei familiärem Auftreten kann diese Diagnose intrauterin durch molekulargenetische Untersuchungen gestellt werden.

  Die Therapie der Wahl ist eine Langzeitbehandlung mit Glukokortikoiden, die zur Vermeidung von Virilisierungserscheinungen der Mutter schon in der Schwangerschaft verabreicht werden. Unter dieser Behandlung kann eine zyklische Ovarialfunktion mit normalen Menstruationsblutungen erreicht werden. Auch das Eintreten einer Schwangerschaft ist bei AGS-Frauen möglich, da die zwar stenotisch aber angelegte Vagina durch plastische Operationen und Bougierungen kohabitationsfähig ist.
- Die Ausprägung des ***Late-Onset-AGS*** ist sehr viel geringer, da eine Manifestation erst in der Pubertät bzw. Adoleszenz auftritt. Die Störung fällt oftmals nur durch eine Oligomenorrhoe oder sekundäre Amenorrhoe auf. Evtl. zeigt sich eine Klitorishypertrophie, Hirsutismus und Veränderung der Stimme in der Pubertät. Die erhöhten Androgene sind durch einen Dexamethason-Hemmtest unterdrückbar (bei einem hormonbildenden Tumor wäre dies nicht der Fall). Die Langzeit-Dexamethason-Therapie ist auch hierbei Therapie der Wahl. Nebenwirkungen der Therapie sind: Infektionsgefahr, Hypertonie, Induktion eines Diabetes mellitus, Osteoporosegefahr.

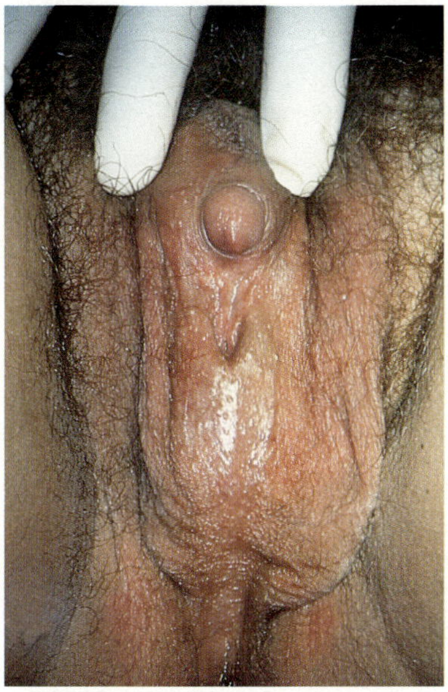

Abb. 13.7. Klitorishypertrophie

13.4 Störungen der anatomischen Entwicklung

Allgemeines

Im eigentlichen Sinne gehören die anatomischen Störungen der Geschlechtswege zu den Differenzierungsstörungen. Anatomische Entwicklungsstörungen sind häufig mit Fehlbildungen im harnableitenden System kombiniert, da die embryonalen Entwicklungen des Urnieren- oder auch Wolff-Gangsystems (männlich)

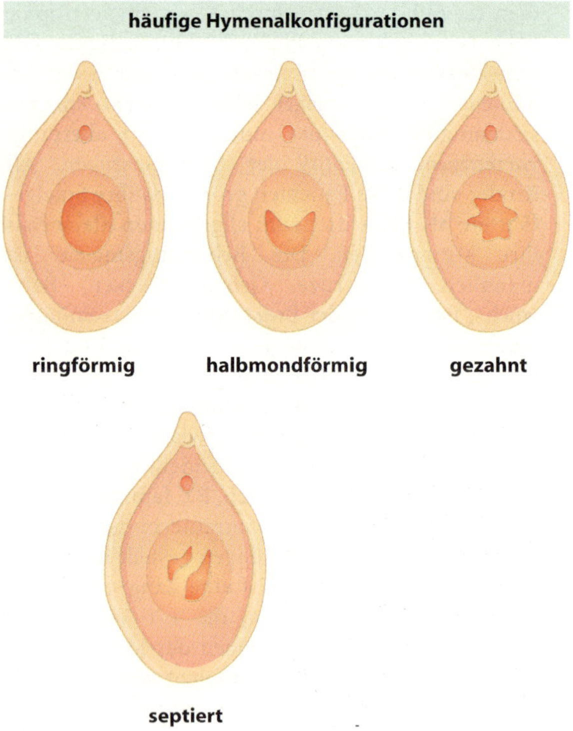

Abb. 13.8. Häufige Hymenalkonfigurationen

und Müller-Gangsystems (weiblich) eng miteinander verbunden sind. Die anatomischen Entwicklungsstörungen gehen ***nicht mit Chromosomenanomalien*** einher.

Bei weiblichem Karyotyp (46, XX) verläuft die psychische und körperliche Entwicklung normal. Die sogenannten ***Hemmungsfehlbildungen*** ziehen entweder Abflußbehinderungen des Menstrualblutes nach der Menarche oder aber eine primäre Amenorrhoe nach sich. Bei ungleicher Doppelbildung und einseitig funktionsgerechtem inneren Genitale kann sich kontralateral ein akutes Abdomen aufgrund einer Abflußbehinderung ereignen.

Um anatomische Fehlbildungen zu diagnostizieren, ist die Kenntnis um Normvarianten entscheidend (Abb. 13.8): Normvarianten des Hymen versus Hymenalseptum (Abb. 13.9) und Labiensynechien (Abb. 13.10).

Tritt die Differenzierungsstörung der Müller-Gänge bis zur ***9. SSW*** auf, kann dies zur Aplasie des Uterus führen. Der Uterus besteht dann lediglich aus einem bindegewebsförmigen Strang. Ist nur ein Müller-Gang aplastisch, so wird ein Uterus unicornis ausgebildet. Wird dieser Gang nur rudimentär entwickelt, kann es zu einem rudimentären Nebenhorn führen (Abb. 13.11 a–d). Störungen zwischen der ***10. und 12. SSW*** ziehen Doppelbildungen von Uterus und Vagina nach sich. Beim ***Uterus didelphys (Uterus duplex) mit Vagina duplex*** unterbleibt die Verschmelzung der Müller-Gänge (Abb. 13.12).

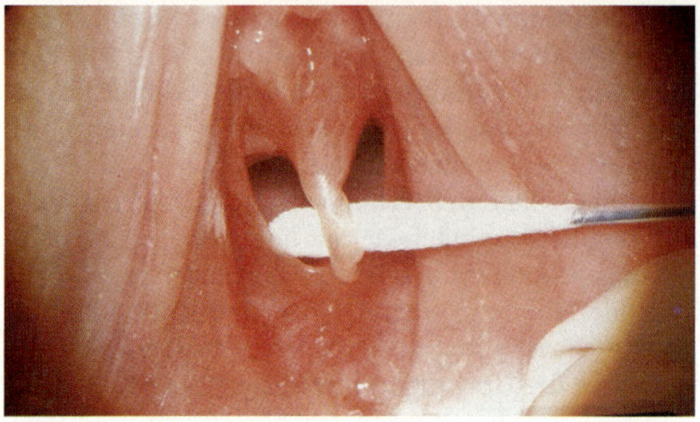

Abb. 13.9. Hymenalseptum

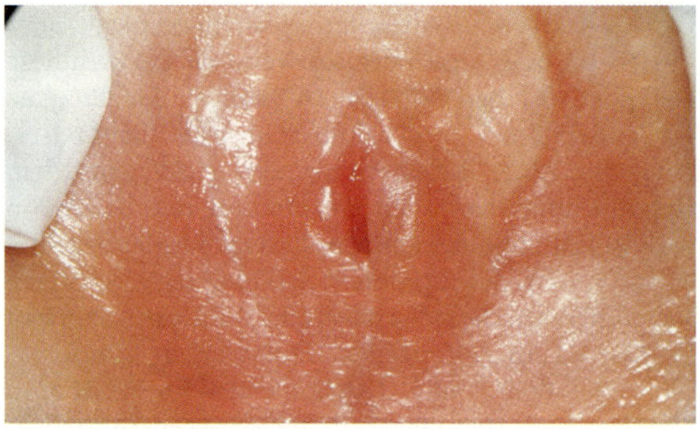

Abb. 13.10. Labiensynechie

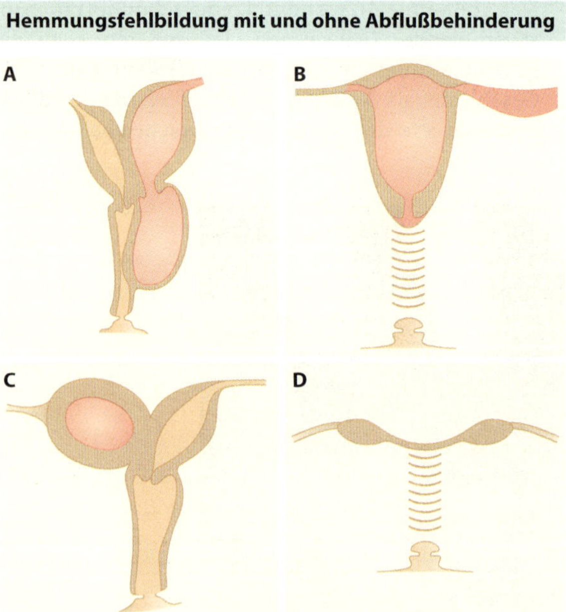

Abb. 13.11 a–d. Hemmungsfehlbildung mit und ohne Abflußbehinderung. **a** Hemihämatokolpos und Hemihämatometra links durch partielle Atresie der linken Vagina. Es fehlt die linke Nierenanlage. **b** Funktionstüchtiger Uterus mit Hämatometra und Hämatosalpinx links. Aplasie der Vagina. **c** Uterus unicornis cum cornu rudimentario. **d** Uterus bicornis rudimentarius solidus. Aplasia vaginae. Keine endometriale Höhle in den Hemicorpora

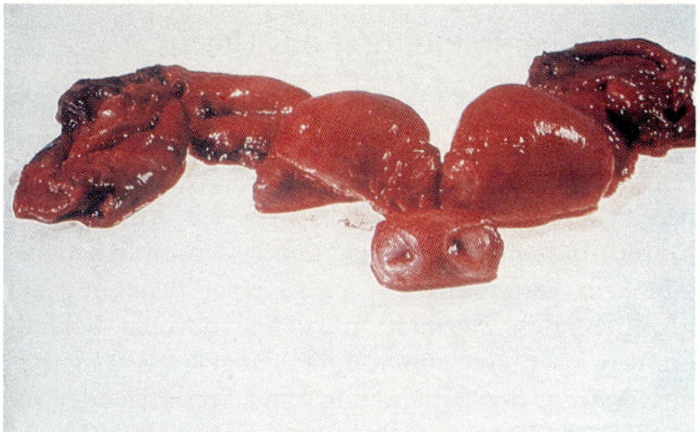

Abb. 13.12. Uterus didelphys (Operationspräparat)

Beim ***Uterus bicornis (bicollis)*** existieren zwei Uteri, die kaudalen medialen Müller-Gangabschnitte sind fusioniert.

Bleibt die Lumenbildung der Müller-Gänge aus, kommt es zu ***einem Uterus didelphys rudimentarius solidus*** oder ***einem Uterus bicornis rudimentarius solidus.***

Erfolgt die Verschmelzung der Müller-Gänge normal, wird jedoch das Septum nicht resorbiert, so resultiert ein ***Uterus septus*** mit normaler Form und Größe, jedoch unterteiltem Cavum uteri. Das Septum kann auch in der Vagina vorhanden sein.

Beim ***Uterus arcuatus*** besteht nur eine Eindellung des Fundusbereiches, eine nur minimale Hemmungsfehlbildung.

Symptome

Folgende Symptome können bei Hemmungsfehlbildungen des Uterus/Vagina auftreten:

Bei einer Abflußbehinderung kann sich nach der Menarche ein ***Hämatokolpos*** (Blutansammlung in der Scheide), eine ***Hämatometra*** (Blutansammlung im Uterus) oder eine ***Hämatosalpinx*** (Blutansammlung in der Tube; s. Abb. 13.11) bis hin zum ***akuten Abdomen*** entwickeln. Die monatlich zunehmenden krampfartigen Unterbauchschmerzen werden auch als ***Molimina menstruationis*** bezeichnet. Die Therapie besteht in einer Behebung der Abflußbehinderung (Abb. 13.13 a, b). Doppelbildungen können Probleme bei der Geburt verursachen. Im allgemeinen jedoch wird das zweite Horn während der Schwangerschaft verdrängt. Eine Muttermundsdystokie kann bei Doppelbildungen der Zervix Probleme bereiten.

Anatomische Entwicklungsstörungen zwischen der ***12. und 20. SSW*** können hymenale und suprahymenale Atresien verursachen. Wird postpartal vom Geburtshelfer oder Pädiater kein Fluor neonatalis festgestellt, so sollte der Hymenaleingang dargestellt werden um eine etwaige Hymenalatresie auszuschließen. Wie auch Menstrualblut kann Fluor als Mukokolpos imponieren. Eine Hymenalatresie wird operativ eröffnet.

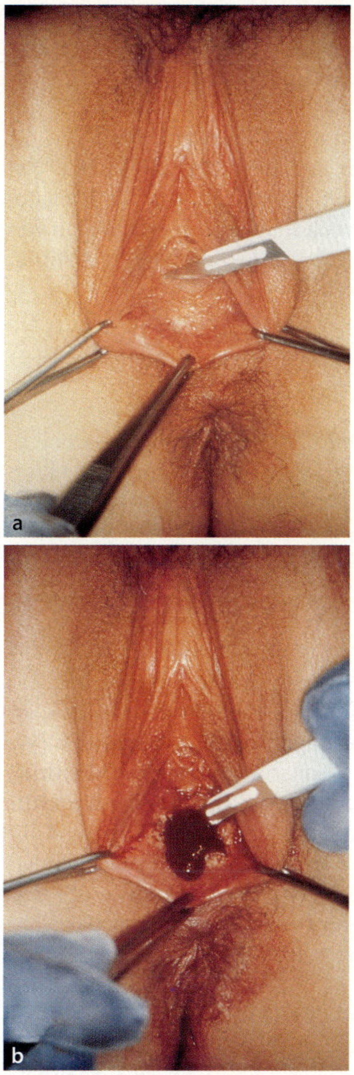

Abb. 13.13 a, b. Therapie des Hämatokolpos durch Inzision

13.4.1 Hymenalatresie

Pathogenese. Das Hymen bildet die Trennplatte zwischen dem Sinus urogenitalis und der Vaginalanlage aus den Müller-Gängen. Bleibt die Perforation aus, wird das ursprüngliche Epithel durch Bindegewebe ersetzt. Dieser Vorgang führt bei 1:16 000 Mädchen zur Hymenalatresie.

Diagnostik. Es besteht eine primäre Amenorrhoe mit Molimina menstrualia. Die Inspektion und die rektale Untersuchung des Genitale erlauben eine Verdachtsdiagnose; man sieht bei Spreizung der kleinen Labien einen sich vorwölbenden, bläulich schimmernden Tumor, der palpatorisch das kleine Becken ausfüllt und bis zum Nabel reichen kann. Die abdominale oder rektale Sonographie zeigt Hämatokolpos, evtl. Hämatometra und Hämatosalpinx. Es kann eine Dysurie oder ein Harnverhalt auftreten. Wie bei den Fehlbildungen des Uterus (s. dort) sollte man auch hier eine urologische Diagnostik durchführen.

Therapie. Das Hymen wird kreuzweise inzidiert, die Ränder daraufhin fixiert. Das Blut fließt aus der Scheide und dem Uterus spontan ab, aus den Hämatosalpingen wird es gewöhnlich resorbiert. Wegen der Gefahr einer aufsteigenden Infektion ist eine Antibiotikaprophylaxe sinnvoll.

13.4.2 Fehlbildungen der Vagina

Pathogenese. Auch hier liegt eine Hemmungsfehlbildung der Fusion oder der Kanalisation der Müller-Gänge während der Embryonalentwicklung vor. Vaginalsepten lösen keine Blutungsstörungen aus.

Bei der Vaginalaplasie oder -atresie sind operative Maßnahmen zur Herstellung der Kohabitationsfähigkeit erforderlich.

Diagnostik. Es besteht eine primäre Amenorrhoe. Die Inspektion und bimanuelle Palpation des Genitale erlauben eine Verdachtsdiagnose, die Sonographie (vaginal soweit möglich, sonst rektal oder abdominal) gibt Aufschluß über die höher liegenden Abschnitte des Genitale. Oft ist eine Pelviskopie/Laparoskopie sinnvoll, insbesondere wenn Schmerzen oder Kinderwunsch bestehen. Wie bei den Fehlbildungen des Uterus (s. dort) sollte man auch hier eine urologische Diagnostik durchführen.

Therapie. Eine Neovagina läßt sich durch chirurgische Herstellung eines Tunnels zwischen Rektum und Harnröhre/Blase herstellen, der dann mit Spalthaut ausgekleidet wird. Wegen starker Schrumpfungstendenz ist eine lange Nachbehandlung mit Dilatatoren erforderlich (bis 2 Jahre).

Eine Alternative ist das Verfahren nach Vecchietti, bei dem Zugfäden an die Stelle des o.g. Tunnels treten, die mittels Pelviskopie/Laparoskopie oder Laparotomie eingebracht werden. Sie treten einerseits durch die Bauchdecke, andererseits durch die Hymenalmembran aus und ziehen einen Dilatator durch konstante Traktion innerhalb von etwa 8 Tagen soweit nach kranial, daß eine Neovagina entsteht, die durch mitgezogene Perinealhaut ausgekleidet ist. Auch hier ist eine Nachbehandlung mit Dilatatoren sinnvoll.

Kommt man mit diesen Verfahren nicht zum Ziel, kann auch ein ausgeschaltetes Dünn- oder Dickdarmsegment als Scheidenersatz dienen. Dies ist jedoch eine relativ aufwendige Operation. In jedem Falle ist die Anlage einer Neovagina nur dann sinnvoll, wenn eine regelmäßige Kohabitation zu erwarten ist, weil damit der Schrumpfungstendenz entgegengewirkt wird.

13.4.3 Fehlbildungen des Uterus

Pathogenese. Es handelt sich um Störungen der Fusion oder der Kanalisation der Müller-Gänge während der Embryonalentwicklung. Bei den angeborenen Fehlbildungen des Uterus, die zur Amenorrhoe führen, besteht keine Behandlungsnotwendigkeit. Es gibt kein Verfahren, welches zu einer Behebung der resultierenden Sterilität führt. Die übrigen Fehlbildungen lösen keine Blutungsstörungen aus und werden erst bei der Behandlung einer Sterilität oder Infertilität bedeutungsvoll, mit Ausnahme des Uterus bicornis mit abflußgestörtem Nebenhorn.

Diagnostik. Hier besteht eine primäre Dysmenorrhoe mit ständig zunehmender Tendenz, schließlich bis zum Dauerschmerz; es entwickelt sich eine progrediente Hämatometra und eine Hämatosalpinx. Der Tastbefund und das sonographische Bild werden leicht im Sinne eines Adnextumors interpretiert, der zum Teil ja auch vorliegt.

Therapie. Eine abdominale Operation mit Entfernung der Hämatosalpinx und des Nebenhorns ist bei Bildung einer Hämatometra angezeigt. Ergänzend ist eine Hysteroskopie zu empfehlen, um die Fehlbildung exakt zu klassifizieren und um festzustellen, ob beide Tubenostien darstellbar sind. Auch eine urologische Diagnostik sollte man durchführen, da in etwa der Hälfte der Fälle genitaler Fehlbildungen Anomalien der Harnwege auftreten.

13.4.4 Rokitansky-Küster-Mayer-Hauser-Syndrom

Eine besondere Form der Dysgenesie ist das Rokitansky-Küster-Mayer-Hauser-Syndrom mit familiär-autosomalem Erbgang. Normal angelegte Ovarien sind mit einem Uterusrudiment, rudimentären Tuben und einer Vaginalaplasie vergesellschaftet. Zusätzlich kommen häufig begleitende urologische Anomalien, wie einseitige Nierenaplasien und Fehlbildung des Skelettsystems vor. Die Inzidenz des Rokitansky-Küster-Mayer-Hauser-Syndrom beträgt 1:5000 neugeborene Mädchen. Aufgrund der Ovarien erfolgt die Entwicklung in weiblicher Richtung. Die Mädchen werden in der Pubertät symptomatisch, da sie unter einer primären Amenorrhoe leiden und eine Kohabitation unmöglich ist. Aufgrund der Uterusaplasie kann keine Schwangerschaft eintreten, auch wenn eine Neovagina operativ hergestellt werden kann.

13.5 Störungen der endokrinologischen Entwicklung

Allgemeines

Abbildung 13.14 zeigt die Ausbildung der sekundären Geschlechtsmerkmale. Wenn es trotz chromosomaler, gonodaler und genitaler Anlage zu einer vorzeitigen oder verspäteten Sexualentwicklung der Genitalorgane kommt, handelt es sich meistens um hormonelle Störungen.

DEFINITION

Pubertas praecox: Treten Thelarche (Brustentwicklung) und Pubarche (Entwicklung der Pubes-Behaarung) vor dem 7. Lebensjahr auf, tritt die Menarche vor dem 8. Lebensjahr auf, so bezeichnet man dies als Pubertas praecox.
Pubertas tarda: Als Pubertas tarda ist eine verspätete Sexualentwicklung gemeint, d. h. das Ausbleiben der Entwicklung von gonalen Geschlechtsmerkmalen, des Wachstumsschubes und der Menarche. Wenn bis zum vollendeten 15. Lebensjahr keine menstruelle Blutung eingetreten ist und wenn nach dem 13. Lebensjahr immer noch keine Zeichen der Pubarche und Thelarche erkennbar sind, dann spricht man von Pubertas tarda.

Pubertas praecox

Meistens ist die ***echte Pubertas praecox*** durch eine vorzeitige Induktion des hypothalamisch-hypophysären Regulationsmechanismus bedingt, die idiophatisch zu betrachten ist. Selten kommen Veränderungen des ZNS in Betracht. Eine schnelle Knochenreifung führt zu einem extremen Wachstumsschub in der Kindheit und zu einer verminderten Endgröße im Vergleich zu anderen Erwachsenen. Therapeutisch werden die GnRH-Agonisten eingesetzt. Bei der ***Pseudopubertas praecox*** werden unabhängig von der GnRH-Sekretion in Tumoren gebildete Hormone wirksam. Die Therapie besteht in der Entfernung der Tumoren.

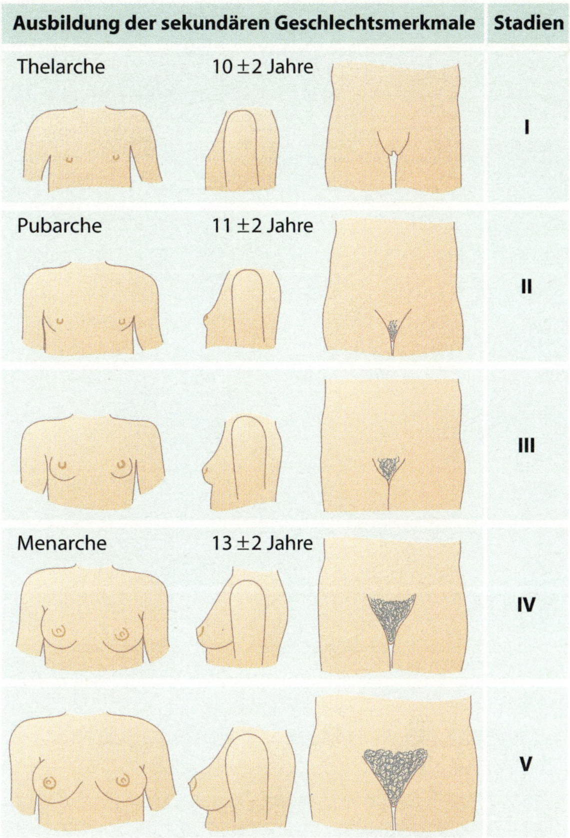

Abb. 13.14. Ausbildung der sekundären Geschlechtsmerkmale nach Tanner. Nach zunächst nächtlicher, später pulsatiler GnRH-Sekretion aus dem Hypothalamus, führen die in der Hypophyse stimulierten Gonadotropine zur Östrogenbildung in den Ovarien. Ein Wachstum der Genitalorgane und die schrittweise Ausbildung der sekundären Geschlechtsmerkmale ist die Folge

Pubertas tarda

Bei der verspätet einsetzenden Pubertät führt die Basis-Hormonanalyse und die Karyotypisierung zur Diagnose. Auszuschließen sind hier besonders die Gonadendysgenesien. Alle Formen der primären Amenorrhoe kommen ebenfalls in Betracht.

ZUSAMMENFASSUNG

Die männliche, im Y-Chromosom determinierte, Sexualentwicklung erfolgt durch die Ausbildung von Hoden durch den TD-Faktor und die Zurückdrängung der weiblichen Gänge durch das Anti-Müller-Hormon. Beim Fehlen dieser Faktoren kommt es zur weiblichen Entwicklung.

Fehlentwicklungen können chromosomale (Turner-Syndrom), anatomische (Uterus didelphys, Uterus bicornis, Hymenalatresie, Uterus- und Vaginalsepten, Rokitansky-Küster-Mayer-Hauser-Syndrom), endokrinologische (Pubertas praecox und tarda) und Differenzierungsstörungen (Hermaphroditismus und Pseudohermaphroditismus masculinus/femininus und AGS) sein.

Bei allen Fehlbildungen der Geschlechtsorgane ist die phänotypische Ausprägung für die psychosoziale Entwicklung entscheidend.

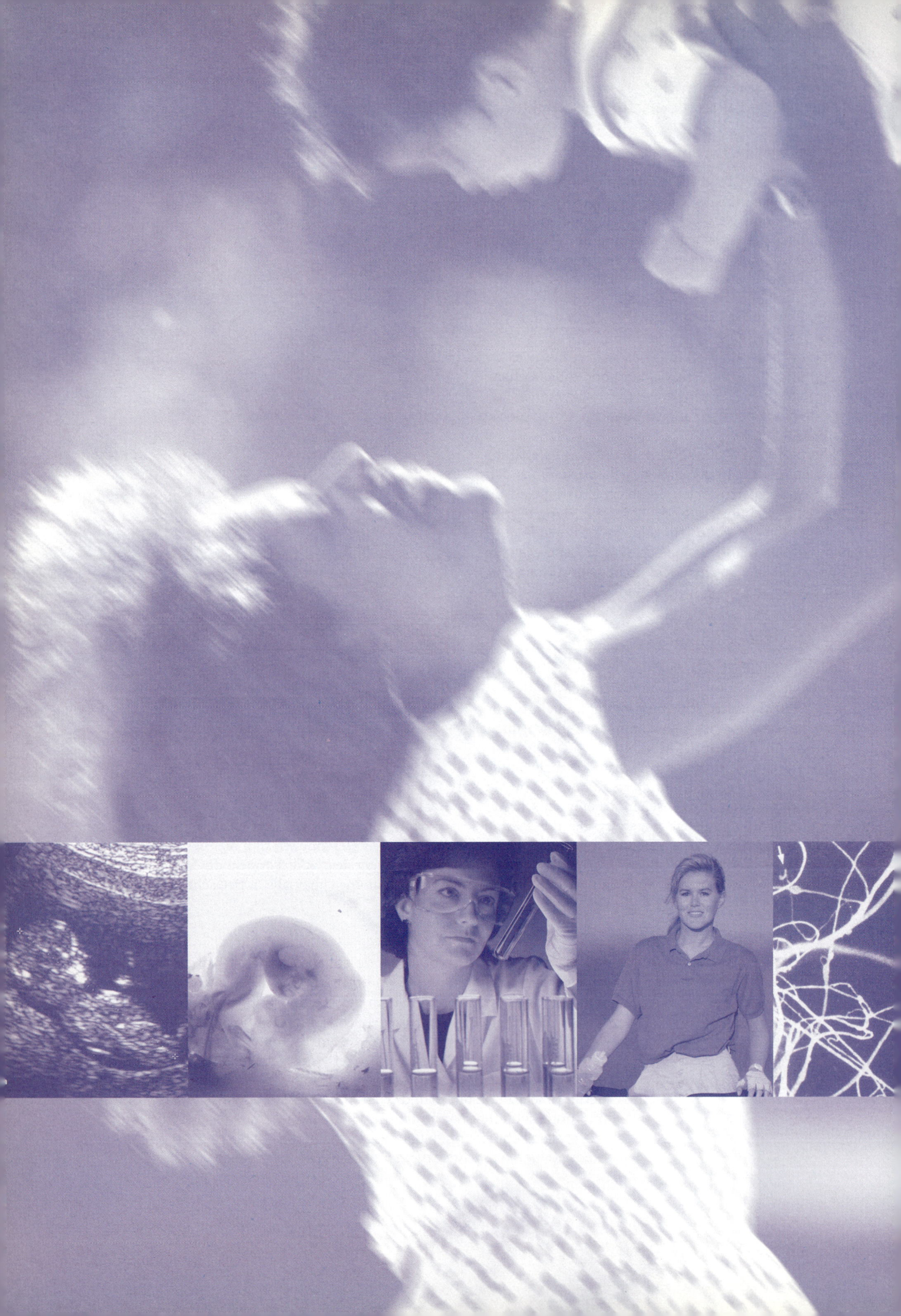

Lage- und Halteveränderungen der Organe des kleinen Beckens und ihre Folgen

14

K. Maass-Poppenhusen

14.1 Die Lagebeziehung des Uterus

EINLEITUNG

Normalerweise ist der Uterus im Verhältnis zur Vagina nach vorne geneigt ***(Anteversio uteri)*** und zwischen Fundus und Cervix uteri nach vorne geknickt ***(Anteflexio uteri)***, wodurch er insgesamt eine anteponierte, d.h. zur Symphyse gerichtete Stellung erhält. Diese anatomische Lage schafft günstige Voraussetzungen um zum einen dem Uterus eine unbehinderte Größenzunahme in der Gravidität zu ermöglichen. Zum anderen ist bei dieser antevertiert-anteflektierten Lage die Gefahr eines Uterusvorfalls durch eine Beckenbodenhernie (Prolaps uteri) am geringsten. Bei knapp 10% aller Frauen findet sich eine zum Kreuzbein gerichtete retrovertierte-retroflektierte Stellung des Uterus. Eher selten kann diese Lageveränderung für Symptome wie Kreuz- oder Unterbauchschmerzen oder Blutungsstörungen verantwortlich sein. Dies ist besonders dann der Fall, wenn der Uterus durch Verwachsungen fixiert ist.

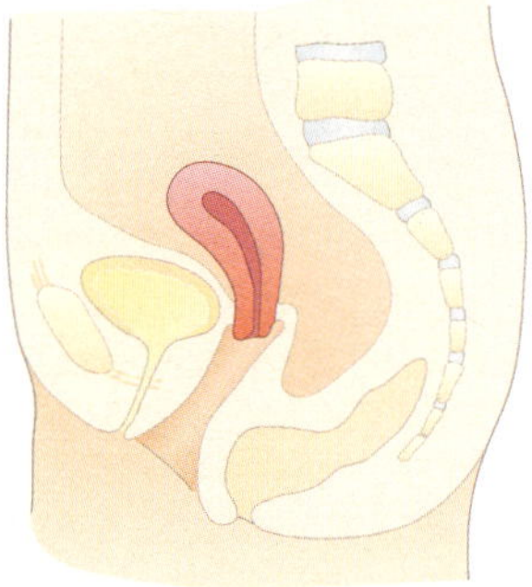

Abb. 14.1. Normaler Situs

Haltebänder. Die Haltebänder des Uterus bewirken seine federnde Aufhängung im kleinen Becken. Von besonderer Bedeutung sind dabei die Ligg. sacrouterina und die Ligg. cardinalia.

Lagebestimmung. Klinisch wird die Lage des Uterus (Abb. 14.1) durch bimanuelle Untersuchung und evtl. zusätzlich vaginalsonographisch bestimmt.

Klinik. Veränderungen der normalen antevertierten-anteflektierten Lage des Uterus sind meist asymptomatisch (Abb. 14.2 a). Ein dextro- oder sinistroponierter Uterus kann als Normvariante vorkommen und ist nur dann von Bedeutung, wenn Tumore, Myome, Verwachsungen o. ä. die Seitwärtsverlagerung bedingen.

Retroflexio uteri

Ein beweglicher retroflektierter Uterus ist ebenfalls eine Normvariante, die selten Symptome macht (Abb. 14.2 b). Besonders häufig findet sich eine Retroflexio uteri in der Kindheit, bei Subinvolutio uteri post partum sowie beim atrophischen Uterus in der Postmenopause. In der Schwangerschaft richtet sich ein retroflektierter Uterus fast immer spontan auf, sehr selten unterbleibt diese Aufrichtung, so daß der größer werdende Uterus gegen die Symphyse gedrückt wird und es zum Harnverhalt kommen kann (Retroflexio uteri incarcerata). Ein unbeweglicher retroflektierter Uterus (Retroflexio uteri fixata, Abb. 14.2 c) entsteht als Folge von Entzündungen, Endometriose oder Operationen im kleinen Becken. Dabei kommt es zur Ausbildung von Adhäsionen zwischen dem Fundus uteri und der Serosa des Rektums. Bei Retroflexio uteri fixata sind Symptome wie Kreuzschmerzen, Dysmenorrhoe, Obstipation oder Dyspareunie häufiger als bei der beweglichen Form. Auch als Sterilitätsursache kommt ein retroflektierter Uterus in Betracht.

Therapie. Zur Therapie sollte eine manuelle Aufrichtung des Uterus oder ein Therapieversuch mit einem Smith-Hodge-Pessar durchgeführt werden. Manchmal

a b c

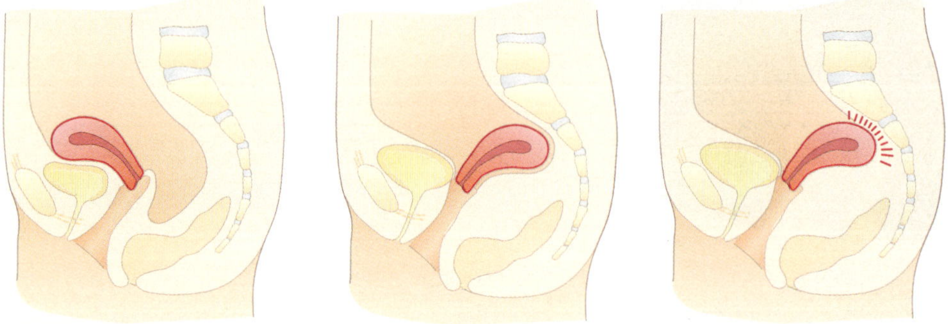

Abb. 14.2. **a** Anteflexio uteri, **b** Retroflexio uteri mobilis, **c** Retroflexio uteri fixata

bewirkt eine Pessartherapie über 6–8 Wochen eine dauerhafte Aufrichtung des Uterus. Nur wenn es unter der Pessartherapie zur deutlichen Beschwerdebesserung kommt, ist eine operative Aufrichtung des Uterus indiziert. Hierzu werden die Ligg. rotunda operativ verkürzt. Bei fixiertem retrovertierten Uterus kann man versuchen, den Uterus durch Adhäsiolyse zu mobilisieren und so die Beschwerden zu bessern. Dabei sind jedoch rezidivierende Verwachsungen häufig.

ZUSAMMENFASSUNG Lageveränderungen des Uterus betreffen Abweichungen von der normalerweise antevertiert-anteflektierten Stellung des Uterus. Entsprechende seitliche Verlagerung oder eine Retroflexio uteri sind meist asymptomatisch. Besonders wenn diese Lageveränderungen durch Verwachsungen oder Entzündungen hervorgerufen werden, kann es jedoch zu Kreuzschmerzen, Dysmenorrhoe, Unterbauchschmerzen oder zur Infertilität kommen.

In diesen Fällen ist eine Behandlung indiziert. Hier sollte möglichst zuerst ein Therapieversuch mit einem Pessar durchgeführt werden. Kommt es darunter zu einer Beschwerdebesserung, ist eine operative Aufrichtung des Uterus indiziert.

14.2 Descensus und Prolaps uteri et vaginae und Zelenbildung

EINLEITUNG
Ein ***Descensus uteri*** kommt ebenso wie die Ausbildung einer Zysto-, Rekto- oder Enterozele durch eine ***Insuffizienz des Beckenbodens*** zustande. Normalerweise werden der Uterus und die benachbarten Organe Blase, Rektum und Vagina durch einen aus Bindegewebe, Faszien und Muskeln bestehenden Bandapparat gehalten. Dabei spielen besonders die Ligg. sacrouterina und cardinalia, die den Uterus in seiner antevertiert-anteflektierten Lage halten, und der M. levator ani eine entscheidende Rolle. Bei einer Beckenbodeninsuffizienz kann es zu einem Absinken aller vom Beckenboden in situ gehaltenen Strukturen kommen, woraus dann entsprechend ein Descensus oder Prolaps uteri, eine Zysto-, Rekto-, Douglaso- oder Enterozele resultiert. Meistens treten mehrere dieser Erscheinungen in Kombination auf.

Ätiologisch spielen Verletzungen des Beckenbodens durch ***Geburten*** die wichtigste Rolle bei der Entstehung der Beckenbodeninsuffizienz. Daneben kann eine ***konstitutionelle Bindegewebsschwäche*** oder eine chronische ***Überlastung des Beckenbodens***, z. B. bei Adipositas, chronischem Husten, chronischer Obstipation, schwerer physischer Aktivität oder eine intraabdominale Druckerhöhung etwa bei Aszites, zu einer Beckenbodeninsuffizienz führen. Da ein postmenopausaler Östrogenmangel eine Atrophie und Elastizitätsverlust des genitalen Gewebes begünstigt, manifestiert sich eine Beckenbodeninsuffizienz häufig in der Postmenopause.

Die Symptomatik eines Deszensus ist abhängig davon, welche Strukturen am stärksten von der Beckenbodeninsuffizienz betroffen sind.

Im Vordergrund stehen ***Blasenbeschwerden*** und ***Druckgefühl***. Häufig ist selbst ein relativ ausgeprägter Deszensus vollkommen asymptomatisch.

Die Therapie eines Descensus uteri und einer Zelenbildung richtet sich nach der Symptomatik. Ein asymptomatischer Deszensus bedarf keiner Therapie. Ansonsten erfolgt die Therapie neben konservativen Behandlungsmöglichkeiten, wie Pessartherapie oder Beckenbodengymnastik, meist operativ.

14.2.1 Descensus und Prolaps uteri

Ein Tiefertreten des Uterus wird als ***Descensus uteri*** bezeichnet. Tritt der Uterus dabei so tief, daß die Portio vor dem Introitus sichtbar wird, spricht man von einem ***Partialprolaps*** (Abb. 14.3). Bei einem ***Totalprolaps*** kommt es zu einer vollständigen Umstülpung der Scheide und zum Vorfall des Uterus in toto.

Ätiologie und Pathophysiologie. Beim Prolaps uteri liegt eine ***Beckenbodenhernie*** vor, bei der der Uterus durch den Levatorspalt und die insuffiziente Dammuskulatur vorfallen kann. Fast stets findet sich der Uterus dabei in Mittelstellung oder Retroflexio. Ätiolo-

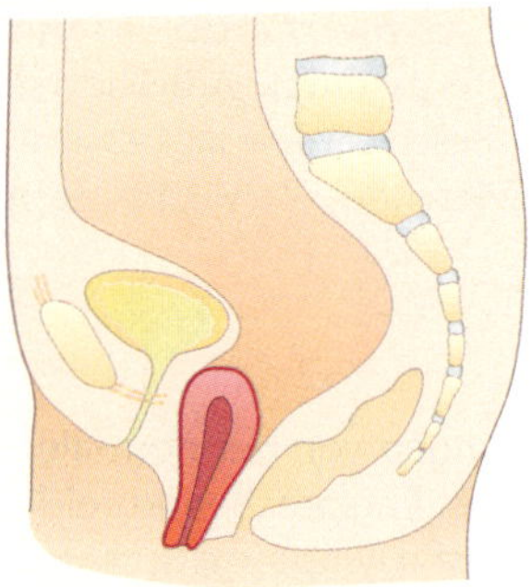

Abb. 14.3. Partialprolaps uteri

gisch spielen Verletzungen des M. levator ani unter der Geburt die wichtigste Rolle. Bei konstitutioneller Bindegewebsschwäche kann es jedoch auch bei Nulliparae zu einem Descensus uteri kommen. Daneben spielen alle Faktoren, die durch eine ***Erhöhung des intraabdominellen Drucks*** eine besondere Belastung des Beckenbodens bewirken, ätiologisch eine Rolle. Hierzu gehören die Adipositas, Asthma o. a. mit chronischem Husten einhergehende Krankheiten, chronische Obstipation, wiederholtes schweres Heben, Aszites, Tumore oder Schwangerschaften. Auch Erkrankungen der Spinalnerven S 1–S 4 oder diabetische Neuropathien können einen Deszensus auslösen. Durch atrophische Schleimhautveränderungen im Senium wird die Beckenbodeninsuffizienz deutlich verstärkt, so daß es meist erst bei Frauen dieser Altersgruppe zur klinischen Manifestation des Prolaps uteri kommt. Meistens findet sich eine Kombination mehrerer Faktoren, die die Beckenbodeninsuffizienz bewirken.

In Ausnahmefällen wurde auch bei neugeborenen Mädchen nach lang andauerndem Schreien oder Erbrechen sowie bei Nulliparae ein Prolaps uteri beobachtet.

Fast immer besteht beim Prolaps uteri eine kombinierte Enterozele, meist auch eine Zystozele, selten eine Rektozele.

Klinik. Ein schwach bis mäßig ausgeprägter Descensus uteri kann asymptomatisch sein. Bei stärker ausgeprägtem Deszensus bemerken die Patientinnen meist einen Druck oder Völlegefühl oder fühlen, besonders beim Sitzen oder Stehen, etwas „vorfallen". Dazu kommen Kreuzschmerzen, die sich meist im Liegen bessern. Auch Blasenbeschwerden, wie Inkontinenz, Harnverhalt, Pollakisurie oder Harnwegsinfekte sind ebenso wie Obstipation häufig. Beim prolabierten Uterus kann es zu pathologischem Fluor und zu häufig blutenden Ulzerationen der Cervix uteri kommen. Die evertierte Scheidenschleimhaut verdickt sich und kann entzündlich verändert sein.

Diagnose. Klinisch bereitet die Diagnose eines Descensus oder Prolaps uteri meist keine Probleme. Beim Prolaps uteri zeigt sich schon in Ruhe die Zervix oder der gesamte Uterus vor der Vulva. Bei der Spekulumeinstellung beurteilt man, wie tief die Zervix tritt, wenn man die Patientin zum Pressen auffordert. Zusätzlich muß nach gleichzeitig bestehenden Zysto-, Rekto- oder Enterozelen gesucht werden. Ulzerationen der Zervix sollten zytologisch abgeklärt werden. Differentialdiagnostisch kann in seltenen Fällen ein verlängerter Gebärmutterhals (Elongatio colli) einen Descensus uteri vortäuschen. Im Gegensatz zum Descensus uteri tritt der Uterus bei Elongatio colli jedoch beim Pressen nur wenig tiefer.

Therapie. Die Therapie des Descensus uteri ist abhängig von der Symptomatik, der kombinierten Zelenbildung und dem Allgemeinzustand bzw. der Operationsfähigkeit der Patientin. Zusätzlich sollte das Alter der Patientin sowie der Wunsch nach erhaltener Fertilität oder Sexualfunktion berücksichtigt werden.

Konservative Behandlung. ***Beckenbodengymnastik*** kann bei geringgradigem Deszensus die Beschwerden bessern, ist jedoch bei fortgeschrittenem Prolaps meist ohne Effekt, da nur die Muskulatur, nicht jedoch der bindegewebige Halteapparat verstärkt werden kann. Bei Kontraindikation für eine Operation oder zur temporären Therapie bieten sich ***Pessare*** an. Hierbei stehen verschiedene Pessare zur Verfügung, die alle das Ziel haben, den Levatorspalt zu überbrükken und so den Durchtritt des Uterus durch den Levatorspalt zu verhindern. Voraussetzung für Ring- und Schalenpessare ist eine ausreichende Dammuskulatur, die das Pessar am Herausfallen aus der Vagina hindert. Würfelpessare hingegen halten durch Adhäsion und können auch bei atrophischer Levatormuskulatur eingesetzt werden. Ein Pessar muß regelmäßig gewechselt und gereinigt werden und sollte mit einer ***lokalen Östrogensubstitution*** kombiniert werden. Auch unter Hormonsubstitution kann es jedoch zu Entzündungen und Ulzerationen kommen. Vorteile bieten hier wiederum Würfelpessare, die von der Patientin selbst gewechselt und zur Nacht ganz entfernt werden können.

Operative Therapie. Bei symptomatischem Descensus oder Prolaps uteri ist meist ein operativer Eingriff indiziert. Bei postmenopausalen Frauen sollte vorher eine ca. 6wöchige lokale oder systemische ***Hormonsubstitution*** durchgeführt werden, die die Vaskularität der Scheidenschleimhaut verbessert und die postoperative Heilung begünstigt. Ein operativer Eingriff sollte erst bei abgeschlossener Familienplanung durchgeführt werden. Meist wird eine ***Hysterektomie*** und je nach Befundkonstellation eine abdominale oder vaginale Kolpopexie durchgeführt, ggf. in Verbindung mit einer vorderen und hinteren Vaginalplastik. In Ausnahmefällen kann bei eingeschränkter Operabilität oder bei nicht mehr sexuell aktiven, älteren Frauen kann auch eine partielle oder komplette ***Kolpokleisis*** (Scheidenverschluß) durchgeführt werden. Die postoperativen Resultate sind meist gut. Um einem erneuten Descensus vaginae vorzubeugen, sollte postoperativ Beckenbodengymnastik durchgeführt, ein Normalgewicht angestrebt und eine chronische Belastung des Beckenbodens minimiert und die lokale Estrioltherapie fortgeführt werden.

14.2.2 Zysto- und Urethrozele

Ätiologie und Pathophysiologie. Eine ***Zystozele*** entsteht durch Aussackung der pubovesikovaginalen Faszie, die zum Deszensus der vorderen Scheidenwand führt (Abb. 14.4). Bei der ***Urethrozele*** handelt es sich nicht um eine Zele im eigentlichen Sinne, da die Urethra nicht aufgeweitet, sondern nur verlagert wird. Eine Urethrozele tritt meist in Kombination mit einer Zystozele auf. Ursächlich sind meist Geburtsverletzungen des Beckenbodens für die Ausbildung einer Zysto- und/oder Urethrozele verantwortlich. Besonders bei gynäkoiden Becken entstehen diese Verletzungen häufig im Bereich der vesikovaginalen Faszie. Androide oder andropoide Beckenformen gewähren dagegen wegen des spitzen Schambeinbogens einen gewissen Schutz vor der Zystozelenbildung. Neben Geburtstraumata spielen konstitutionelle Faktoren und chronische Belastungen des Beckenbodens ätiologisch eine Rolle.

Klinik. Eine Zystozele ist häufig asymptomatisch. Wenn Symptome auftreten, handelt es sich meist um ***Blasenbeschwerden***. Hierzu gehören subjektive oder objektive Restharnbildung, Harnverhalt, Pollakisurie, starker Drang, Inkontinenz und Harnwegsinfekte. Zusätzlich kommt es bei größeren Zystozelen häufig zum Empfinden eines „Vorfallens“. Während es bei der Zystozele eher selten zur Harninkontinenz kommt und Restharnhildung und Harnverhalt im Vordergrund stehen, findet sich bei der Urethrozele meist eine Streßinkontinenz. Bei der Zystozele liegt häufig ein sogenanntes ***Quetschhahnphänomen*** vor. Hier kommt es bei Belastung, wie z. B. Pressen, zum rotatorischen Deszensus des Blasenhalses, der zusammen mit der Blasenhinterwand deszendiert. Die Urethra wird dadurch abgeknickt, was zur Kontinenzerhaltung beiträgt. Wenn in diesem Fall eigentlich ein insuffizienter Verschluß der Urethra vorliegt (sog. hypotone Urethra), spricht man auch von einer larvierten Harninkontinenz. Bei der Urethrozele liegt dagegen oft ein vertikaler Deszensus des Blasenhalses vor, der zur Inkontinenz führt (s. Kap. 15).

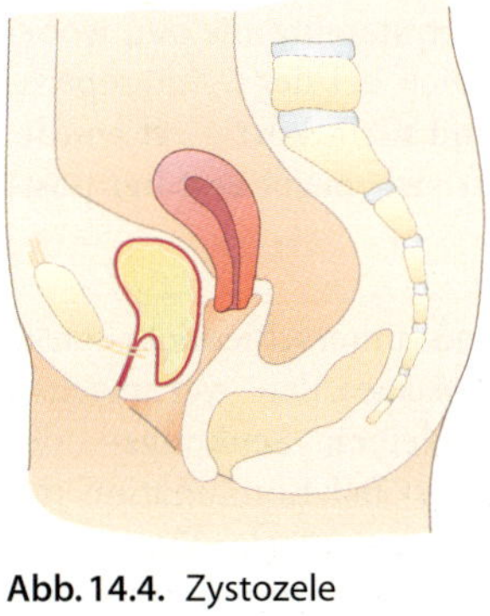

Abb. 14.4. Zystozele

Diagnose. Die Diagnose einer Zystozele sollte bei voller Blase gestellt werden. Die Zele wird dann deutlich als „Beule“ an der vorderen Scheidenwand sichtbar und tritt tiefer, wenn man die Patientin zum Pressen auffordert. Ebenfalls bei voller Blase wird der Blasenhals palpiert, wodurch man Aussagen über den Halteapparat der Urethra erhält. Das Vorliegen eines ***Blasenhalsdeszensus*** sollte zusätzlich introitus-perineal-sonographisch abgeklärt werden. Präoperativ sollte eine weiterführende ***urodynamische Diagnostik*** mit Zystomanometrie und Urethraruhe- und streßprofil durchgeführt werden (s. Kap. 15).

Therapie. Eine asymptomatische Zystozele bedarf keiner Therapie. Bei geringfügiger Symptomatik sollte zunächst ein konservativer Therapieversuch mit Beckenbodengymnastik, Gewichtsnormalisierung und bei postmenopausalen Frauen Östrogensubstitution erfolgen. Auch eine Pessartherapie kann versucht werden (Abb. 14.5 a, b). Ein operativer Eingriff sollte möglichst erst nach abgeschlossener Familienplanung und bei entsprechender Symptomatik durchgeführt werden. Dabei führt man eine ***Colporrhaphia anterior*** durch, die je nach Befundkonstellation mit einer vaginalen Hysterektomie, einer hinteren Plastik oder weiteren Eingriffen kombiniert werden kann. Je nach der Form des Blasenhalsdeszensus und dem Verschlußdruck der Urethra sollte zusätzlich evtl. eine ***Kolposuspension*** durchgeführt werden. Bei vertikalem Blasenhalsdeszensus und hypotoner Urethra ist eine Kolposuspension indiziert (s. Kap. 15).

Die postoperativen Ergebnisse sind meist gut, wobei es jedoch über einen meist längeren Zeitraum zur Rezidivzelenbildung kommen kann.

14.2.3 Rektozele

Ätiologie und Pathophysiologie. Bei der Rektozele handelt es sich um eine Hernienbildung der rektovaginalen Faszie (Abb. 14.6). Diese kommt durch Verletzung der rektovaginalen Faszie unter der Geburt zu-

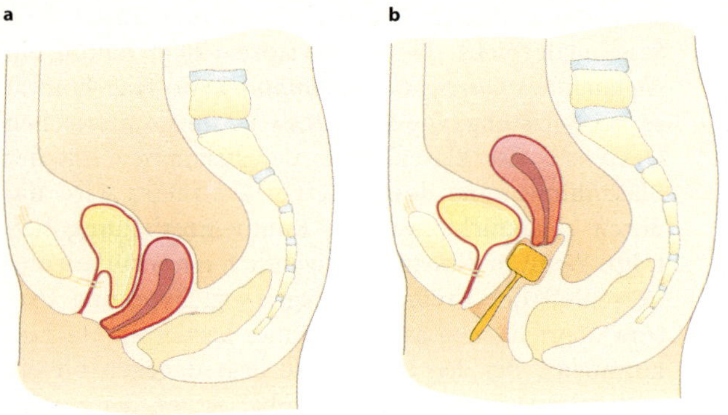

Abb. 14.5. **a** Zystozele und Descensus uteri, **b** nach Therapie mit Würfelpessar

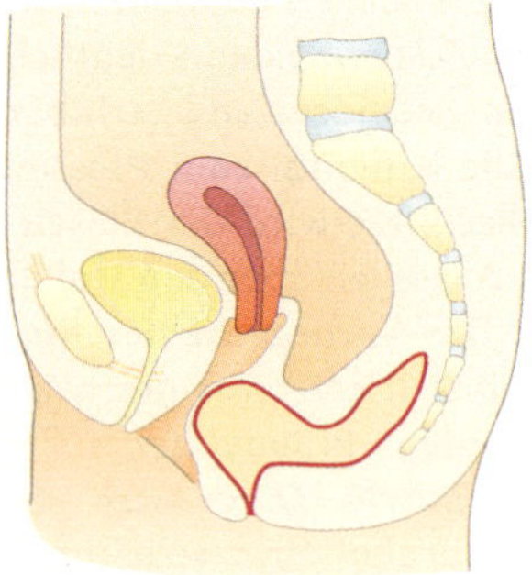

Abb. 14.6. Rektozele

stande. Alle Multiparae haben zumindest eine leichte, oft asymptomatische Rektozele. Die Rektozele wird meist erst in der Postmenopause symptomatisch. Eine konstitutionelle Bindegewebsschwäche verstärkt ebenso wie chronische Obstipation die Rektozelenbildung.

Klinik. Eine Rektozele macht sich klinisch meist durch ***Defäkationsprobleme*** bemerkbar. Dabei kann es zu unvollständigen Darmentleerungen, rektaler Fülle oder Obstipation kommen. Daneben werden vaginales Druckgefühl oder ein Vorfall der Rektozele vor die Vulva beobachtet. In seltenen Fällen kann eine große Rektozele durch Druck auf die hintere Blasenwand Blasenbeschwerden auslösen.

Diagnose. Die Diagnosestellung der Rektozele erfolgt durch Spekulumeinstellung und bimanuelle digitale Untersuchung. Bei letzterer fällt häufig ein dünn ausgezogener Damm auf. Ebenso findet sich gelegentlich ein schlechter Muskeltonus des M. sphinkter ani, der teilweise auf übersehene Sphinkterverletzungen intrapartal zurückzuführen ist. Differentialdiagnostisch muß eine Rektozele von einer Enterozele abgegrenzt werden, die nicht selten auch gemeinsam auftreten. Wenn man die Patientin während der bimanuellen Untersuchung zum Pressen auffordert, ist die Abgrenzung einfach.

Therapie. Zunächst kann man durch Nahrungsmodifikation und reichliche Flüssigkeitszufuhr versuchen, die Defäkationsprobleme und chronische Obstipation zu bessern. Eine Pessartherapie ist bei einer Rektozele selten erfolgreich, da meist zuwenig Dammuskulatur vorhanden ist, um ein Schalen- oder Ringpessar in situ zu halten.

Therapie der Wahl bei der symptomatischen Rektozele ist ***die hintere Kolpoperineorrhaphie***, die je nach Befundkonstellation mit weiteren Eingriffen zur Korrektur einer Beckenbodeninsuffizienz kombiniert wird. Eine Operation sollte erst nach abgeschlossener Familienplanung durchgeführt werden. Postoperativ sollte eine Obstipation verhindert werden, um eine erneute Rektozelenbildung zu unterbinden.

14.2.4 Enterozele

Ätiologie und Pathophysiologie. Eine ***Enterozele*** ist eine Hernie im Douglas-Raum zwischen den Ligg. sacrouterina, durch die Dünndarmschlingen vorfallen. Ätiologisch spielen bei der Entstehung der Enterozele die gleichen Faktoren eine Rolle, die auch zu anderen Manifestationen einer Beckenbodeninsuffizienz führen, wie Geburtstraumata, konstitutionelle Bindegewebsschwäche und chronische Überlastung des Beckenbodens. Zusätzlich findet sich bei fast jedem Uterusprolaps eine Enterozele, die jedoch oft übersehen wird (Abb. 14.7). Häufig treten Enterozelen auch nach vaginaler oder abdominaler Hysterektomie auf, wobei ein Teil dieser Zelen vermutlich bei der Primäroperation schon bestanden hat und nicht korrigiert wurde. Eine Enterozele manifestiert sich meist erst bei postmenopausalen Frauen.

Klinik. Eine Enterozele kann unterschiedlich starke unspezifische Unterbauchbeschwerden verursachen oder aber asymptomatisch bleiben. Senkungs- oder Druckgefühle finden sich meist bei Kombination mit einem Descensus oder Prolaps uteri. Nur selten kommt es durch Inkarzeration von Dünndarmschlin-

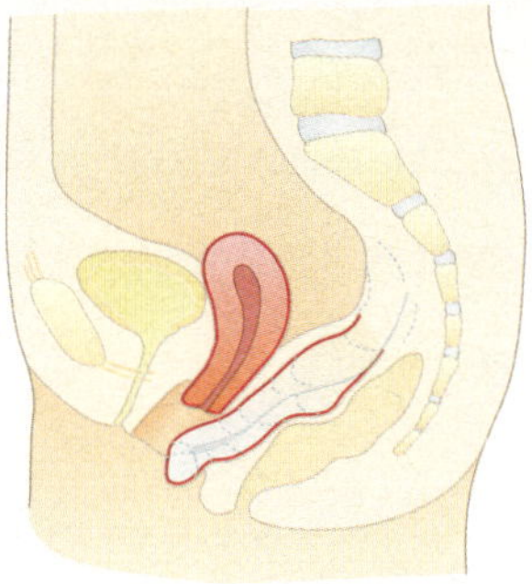

Abb. 14.7. Descensus uteri und Enterozele

gen, Ileus oder Ruptur der Enterozele zur Symptomatik eines akuten Abdomens.

Diagnose. Bei rektovaginaler Untersuchung zeigt sich im oberen Anteil des Septum rectovaginale eine Vorwölbung, die im Gegensatz zu einer Rektozele keine Verbindung mit dem Rektum aufweist. Bei stehender oder pressender Patientin kann man oft die Peristaltik der Dünndarmschlingen nachweisen. Auch perinealsonographisch kann man häufig Peristaltik im Bereich der Vagina nachweisen. Bei diagnostischen Schwierigkeiten oder Totalprolaps uteri läßt sich das Ausmaß einer Enterozele durch Kontrastmitteldarstellung nachweisen. Differentialdiagnostisch muß eine Rektozele oder – seltener bei einer weiter anterior gelegenen Enterozele – eine Zystozele abgegrenzt werden.

Therapie. Eine symptomatische Enterozele muß meist operativ behandelt werden, eine Pessartherapie ist selten erfolgreich. Dabei handelt es sich um einen Hernienverschluß mit Verschluß des Bruchsackes und Verbindung der Ligg. sacrouterina. Eine isolierte Enterozele wird meist von abdominal operiert (OP nach Moschowitz). Ein vaginaler Operationszugang bietet sich an, wenn gleichzeitig ein Prolaps uteri oder ein Descensus vaginae korrigiert werden soll. Tritt eine Enterozele zusammen mit einem Scheidenstumpfprolaps nach Hysterektomie auf, so sollte eine Scheidenstumpfsuspension erfolgen, die ebenfalls als vaginaler oder abdominaler Eingriff durchgeführt werden kann.

Sofern alle betroffenen Teile der Beckenbodeninsuffizienz korrigiert wurden, ist die postoperative Prognose sehr gut.

ZUSAMMENFASSUNG

Ein Descensus uteri et vaginae entsteht durch eine Insuffizienz des Beckenbodens. Ursächlich kommt es durch Traumata des Beckenbodens unter der Geburt, konstitutionelle Bindegewebsschwäche oder durch eine chronische Überlastung des Beckenbodens zur Beckenbodenschwäche. Atrophische Gewebsveränderungen in der Postmenopause verstärken die Beckenbodeninsuffizienz. Dabei entwickelt sich ein Descensus genitalis langsam progredient und wird meist erst in der Postmenopause oder im Senium klinisch manifest.

Je nachdem, welche Teile des Halteapparates betroffen sind, unterscheidet man einen Descensus oder Prolaps uteri, eine Zystozele (Descensus vaginae anterior), eine Rektozele (Descensus vaginae posterior) oder eine Douglas- oder Enterozele, die meist kombiniert auftreten.

Das klinische Bild wird bestimmt von Senkungs- oder Druckgefühl, Blasenbeschwerden und evtl. Defäkationsbeschwerden. Die Therapie richtet sich nach dem Beschwerdebild. Mittel der Wahl sind meist operative Korrekturen. Zur konservativen Therapie stehen Pessare zur Verfügung, die jedoch meist nur temporär einsetzbar sind. Unterstützend wird durch Bekkenbodengymnastik, Gewichtsnormalisierung und Vermeidung von Belastungen des Beckenbodens die Progredienz oder Rezidivgefahr des Descensus genitalis günstig beeinflußt.

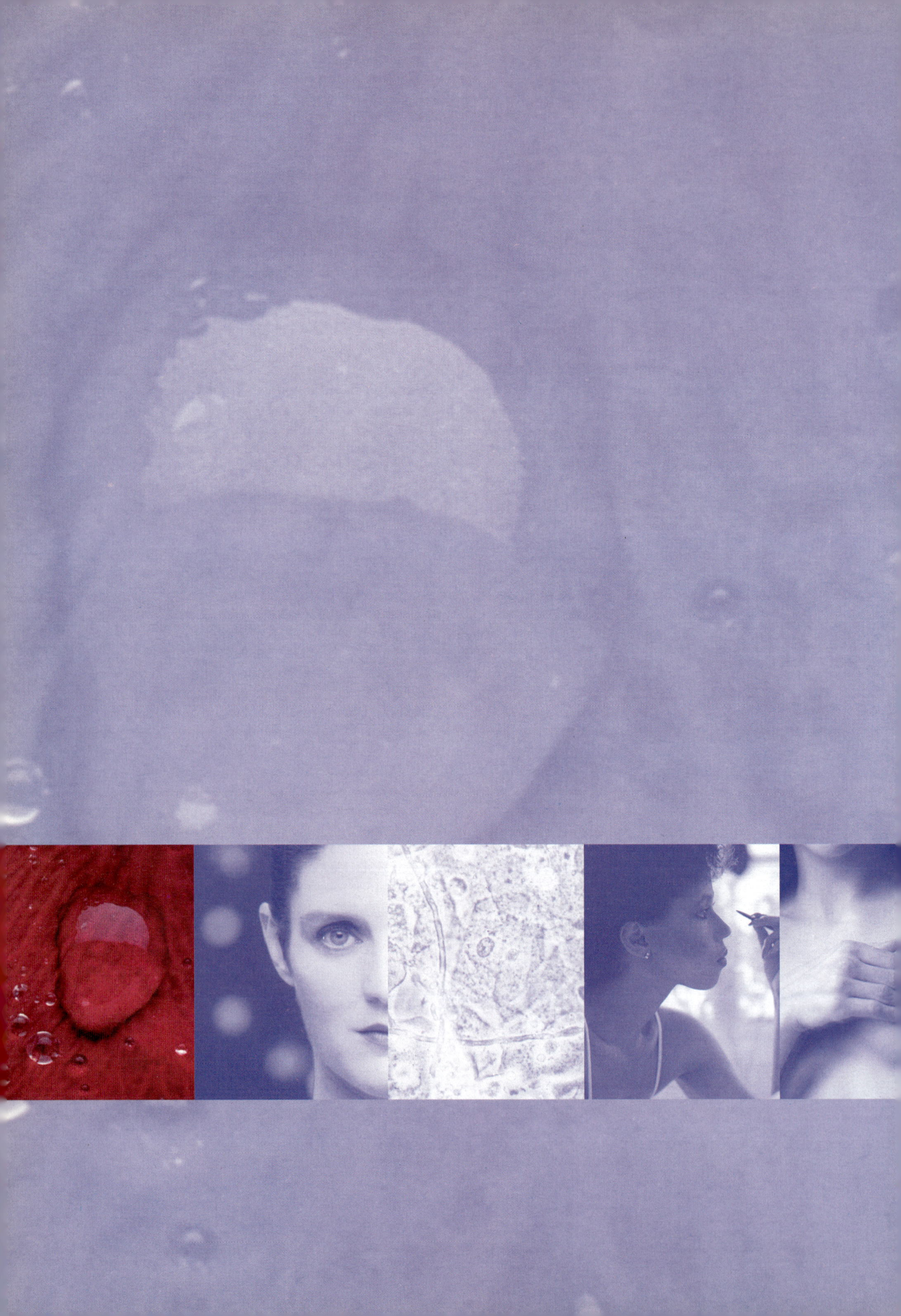

15 Gynäkologische Urologie

K. Maas-Poppenhusen

15.1 Fehlbildungen

Harn- und Genitaltrakt sind topographisch eng benachbart und entstehen aus denselben embryonalen Vorstufen. Dadurch bedingt betreffen Fehlbildungen des weiblichen Genitaltraktes häufig auch den Harntrakt. So sollte bei Vorliegen genitaler Fehlbildung wie Vaginalatresie, -agenesie, Vaginalsepten oder bei heterosexuellem Genitale immer nach urologischer Fehlbildung gefahndet werden. Isolierte Fehlbildungen des Harntraktes können z. B. Fisteln, ektope Ureteren oder eine Hypospadie sein. Schwerwiegende Fehlbildungen sind die Ausbildung einer Kloake oder die ***Blasenekstrophie.*** Bei der Blasenekstrophie liegt die Schleimhaut der Blase offen auf der unteren Bauchdecke, die in diesem Bereich ebenso wie die Symphyse fehlt. Meist findet sich gleichzeitig eine stenosierte Vagina und ein unauffälliges inneres Genitale.

15.2 Harninkontinenz

EINLEITUNG

Harninkontinenz bezeichnet den unfreiwilligen Abgang von Urin. Führt dies zu sozialen oder hygienischen Problemen, so wird Inkontinenz zur Krankheit. Man unterscheidet je nach Ursache und Klinik eine Streßinkontinenz, Urge-Inkontinenz, Überlaufinkontinenz sowie seltene andere Ursachen des Urinverlustes.

Harninkontinenz, Harnwegsinfekte und Blasenbeschwerden zählen zu den häufigsten Krankheiten der Frau. Die Inkontinenz zeigt eine deutlich altersabhängige Zunahme. Aus Umfragen weiß man, daß bereits in der Altersgruppe der 40–50jährigen Frauen jede zweite Frau gelegentlich Urinverlust bemerkt. Mit zunehmenden Alter verstärken sich die Beschwerden. In geriatrischen Abteilungen sind ca. 2/3 aller Frauen inkontinent.

Nur eine Minderheit der betroffenen Frauen konsultiert mit ihren Beschwerden den Arzt. Für viele Betroffene ist das Thema Harninkontinenz weitgehend tabuisiert, während gleichzeitig Unwissenheit über die möglichen Behandlungsmaßnahmen herrscht.

15.2.1 Diagnostische Verfahren

Klinische Basisuntersuchungen

Am Anfang jeder klinischen Untersuchung einer inkontinenten Frau steht die genaue ***Anamnese.*** Dabei sollte man Informationen über die Häufigkeit der inkontinenten Episoden, die Auslöser, die zum Urinverlust führen, die Menge des Urinverlustes, den tageszeitlichen Verlauf, das Miktionsverhalten sowie zusätzliche Beschwerden wie Schmerzen oder starken Harndrang erhalten.

Auch nach bestehenden Begleiterkrankungen, Voroperationen sowie Medikamenteneinnahme muß gefragt werden.

Anschließend erfolgt die gynäkologische ***Spekulumuntersuchung*** der Patientin. Dabei erhält man Aufschluß über einen evtl. bestehenden Descensus uteri sowie über die Ausbildung einer Zysto-, Zystourethro-, Rekto- oder Enterozele. Man läßt die Patientin ein ***Valsalva-Manöver*** durchführen und beurteilt die evtl. vorhandene Lageveränderung im Bereich des zystourethralen Überganges. Bei der Spekulumeinstellung erhält man zusätzlich Informationen über atrophische, entzündliche oder narbige Veränderungen der Scheidenschleimhaut und der Urethra. Nach der Spekulumeinstellung fordert man die auf einer Vorlage stehende Patientin zum mehrmaligen kräftigen Husten auf und beurteilt, ob es dabei zum Urinabgang kommt (sogenannter „Streßtest").

Urinsediment und Kultur. Bei jeder Patientin mit Blasenschwäche sollte ein ***Urinsediment*** auf das Vorliegen einer Harnwegsinfektion untersucht werden. Der Nachweis von Bakterien und Leukozyten gibt Hinweise auf eine Infektion der Blase. Eine Mikrohämaturie bedarf ebenso wie der Nachweis von Zylindern, die auf eine nephrogene Schädigung hindeuten können, der weiteren Abklärung. Bei positivem Urinsediment sollte eine Urinkultur zur Erreger- und Resistenzbestimmung durchgeführt werden.

Restharnbestimmung. Zum Ausschluß einer unvollständigen Blasenentleerung wird eine Restharnbestimmung durchgeführt. Dies kann vorzugsweise mittels Ultraschall oder in Einzelfällen durch Katheterisierung erfolgen.

Zystoskopie und Urethrozystoskopie

Die Urethrozystoskopie dient der Beantwortung bestimmter Fragestellungen wie z. B. dem Nachweis von Narben, Fremdkörpern oder Tumoren in der Blase oder Urethra bei Drang- oder Rezidivinkontinenz, zum präoperativen Tumorstaging sowie zur Abklärung von Fisteln oder von Blasenbeschwerden nach Operation oder Radiatio.

Urethrozystometrie

Die Zystometrie dient der Bestimmung der Blasenkapazität und dem Nachweis einer Urge-Inkontinenz. Hierbei wird die leere Blase über einen Meßkatheter gefüllt und gleichzeitig der intravesikale und – über einen 2. Meßkatheter – der intraabdominale Druck gemessen. Bei der Blasenfüllung werden „Provokationstests“ wie z. B. Husten durchgeführt. Der plötzliche Anstieg des intravesikalen Druckes spricht für eine spontane Detrusorkontraktion im Sinne einer Urge-Inkontinenz. Die normale Blasenkapazität beträgt ca. 350–500 ml.

Urethrotonometrie

Die Urethrotonometrie dient der Bestimmung des Urethraverschlußdruckes. Hierzu wird ein Meßkatheter verwendet, der gleichzeitig den intravesikalen und den urethralen Druck registriert. Die Messung wird in Ruhe sowie unter Belastung (z. B. Husten) durchgeführt. Man mißt die Urethralänge sowie den ***Urethraverschlußdruck***. Hier ist besonders der Nachweis einer sogenannten ***hypotonen Urethra***, bei der der altersabhängige Normwert für den Urethraverschlußdruck unterschritten wird, von klinischer Bedeutung, da in diesem Fall ein deutlich erhöhtes Risiko einer postoperativen Rezidiv-Harninkontinenz vorliegt.

> ! Der Normwert für den Urethraverschlußdruck in Ruhe ergibt sich aus 100 minus Lebensalter (cm H_2O). Generell liegt bei Drücken unter 25 cm H_2O eine hypotone Uretra vor.

Laterales Urethrozystogramm, Perineal- oder Introitussonographie

Sowohl die Introitus- oder die Perinealsonographie als auch das laterale Urethrozystogramm dienen der funktionellen morphologischen Darstellung des unteren Harntraktes. Dabei hat die Perinealsonographie das laterale Urethrozystogramm heute weitgehend abgelöst.

Untersucht werden dabei die Position und Form des Meatus urethae internus im Verhältnis zur Symphyse sowie der retrovesikale Winkel β. Indem man die Patientin zum Husten, Pressen oder Anspannen des Beckenbodens auffordert, erhält man funktionelle Aussagen über einen evtl. vorhandenen rotatorischen oder vertikalen Blasenhalsdeszensus sowie über die Mobilität der Urethra.

Uroflowmetrie

Bei der Uroflowmetrie wird der Urinfluß durch die Urethra bei spontaner Miktion gemessen.

> ! Normalerweise wird ein Urinfluß von 20 ml/s erreicht und die Blase in 20 s geleert.

Ein verzögerter Uroflow gibt entsprechend Aufschluß über Blasenentleerungsstörungen, Harnverhalt, Restharnbildung sowie erschwerte Miktion mit Zuhilfenahme der Bauchpresse.

15.2.2 Die Streß- oder Belastungsinkontinenz

Ätiologie und Pathophysiologie

Eine Streß- oder Belastungsinkontinenz liegt vor, wenn bei körperlicher Belastung der Blasendruck den Harnröhrendruck übersteigt und Urin abgeht (Abb. 15.1 a, b). Normalerweise ist der Urethraverschlußdruck höher als der intravesikale Druck. Dabei wird der Urethraverschlußdruck zu etwa gleichen Teilen von der glatten Urethramuskulatur, der quergestreiften Beckenbodenmuskulatur und den periurethralen Venenplexus gebildet.

Bei Belastung wie z. B. Husten, Niesen oder Hüpfen steigt der Abdominaldruck plötzlich an. Der Druck wird auf die Blase und Urethra übertragen. Bei Insuffizenz des suburethralen Widerlagers weicht die Urethrahinterwand aus und die Druckübertragung auf die Urethra schwächt sich ab, so daß der Blasendruck

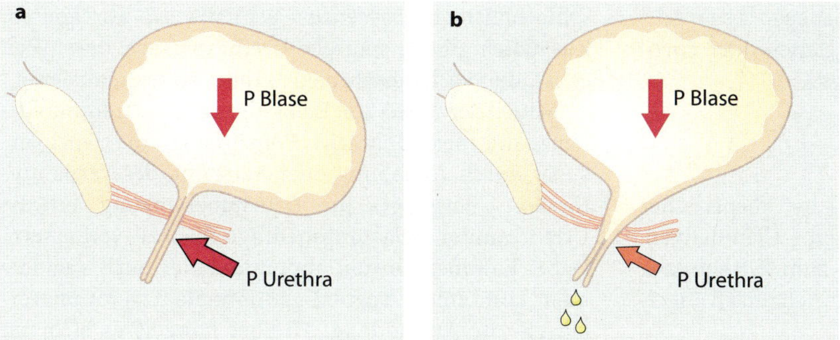

Abb. 15.1. **a** Kontinenz: Der Urethraverschlußdruck übersteigt den Blasendruck, die Patientin ist kontinent; **b** Urethralinsuffizienz: Der Blasendruck übersteigt den Urethraverschlußdruck, Streßinkontinenz resultiert

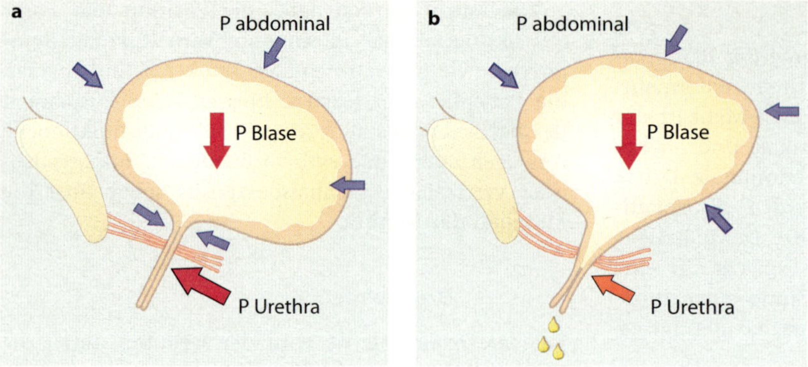

Abb. 15.2. **a** Kontinenz: Eine abdominale Druckerhöhung überträgt sich in gleicher Weise auf die Blase und die proximale Urethra; **b** Streßinkontinenz: Durch Verlagerung des vesikourethralen Überganges überträgt sich eine intraabdominale Druckerhöhung nicht auf die proximale Urethra, da diese extraabdominal liegt

größer als der Urethraverschlußdruck wird und es zur Inkontinenz kommt (Abb. 15.2 a, b). Eine entsprechende ***Urethralinsuffizienz*** kommt zum einen durch einen Deszensus in dem Bereich der proximalen Urethra zustande, der bewirkt, daß eine intraabdominale Druckerhöhung auf die Urethra nicht mehr im selben Maße wie auf die Blase übertragen wird, da die ***Urethra extraabdominal liegt.*** Daneben spielen anatomische Veränderungen am vesikourethralen Übergang, insbesondere eine Vergrößerung des ***vesikourethralen Winkels β***, die eine ungünstigere Übertragung der Kräfte zufolge haben, eine Rolle. Schließlich kann eine Verminderung des Urethraverschlußdruckes durch Insuffizienz der quergestreiften Beckenbodenmuskulatur oder Verminderung der periurethralen Gefäßpolster zur Streßinkontinenz führen. Häufig liegen mehrere dieser Veränderung gleichzeitig vor. ***Geburtstraumata*** spielen die wichtigste Rolle bei der Entstehung der Streßinkontinenz. Dabei kommt es zur Verletzung der Beckenbodenmuskulatur und sekundär zu anatomischen Veränderungen. Daneben kann auch eine allgemeine ***Bindegewebsschwäche*** zum Deszensus unter Mitleidenschaft des vesikourethralen Überganges führen. Da die Durchblutung der periurethralen Venenplexus hormonabhängig ist, wird eine Streßinkontinenz häufig in der Postmenopause manifest.

Weitere Faktoren, die bei der Entstehung der Streßinkontinenz ein Rolle spielen, sind ***chronische Belastungen des Beckenbodens***, etwa bei ausgeprägter Adipositas, berufsbedingtem schweren Heben oder chronischem Husten.

Klinik

Bei der Streßinkontinenz kommt es bei körperlicher Belastung zum Abgang meist kleinerer Urinmengen. Nach der Art der Belastung, die zum Urinabgang führt, unterteilt man die Streßinkontinenz nach Ingelmann-Sundberg in drei Grade:

DEFINITION

- ***Schweregrad I:*** Harnabgang bei schwerer Belastung wie Husten, Niesen oder Lachen
- ***Schweregrad II:*** Harnabgang bei leichter Belastung wie Heben, Treppensteigen oder Laufen
- ***Schweregrad III:*** Harnabgang in Ruhe (beim Stehen oder Sitzen)

Die Inzidenz der Streßinkontinenz nimmt mit zunehmendem Alter und mit zunehmender Zahl der Geburten deutlich zu. Häufig manifestiert oder verschlechtert sich die Streßinkontinenz in der Perimenopause, wenn Östrogenmangel die Urethralinsuffizienz verstärkt. Bei älteren Frauen tritt oft eine kombinierte Streß- und Urge-Inkontinenz auf.

Therapie

Zur Therapie der Streßinkontinenz stehen folgende Methoden zur Verfügung: Konservative Maßnahmen wie Beckenbodengymnastik, Elektrostimulationsverfahren oder Pessare, medikamentöse Therapie mit Östrogensubstitution oder α-Adrenergika und operative Verfahren. Eine ***Stärkung der Beckenbodenmuskulatur*** durch gezielte Gymnastik oder Biofeedback durch Elektrostimulation ist als alleinige oder ergänzende Therapie in jedem Fall indiziert. Durch ***Pessare*** versucht man einen häufig die Inkontinenz verschlechternden Descensus genitalis zu korrigieren. Zusätzlich gibt es spezielle Urethrapessare, deren Ziel es ist, den vesikourethralen Winkel zu normalisieren.

Mittel der Wahl zur Behandlung der Streßinkontinenz sind meist ***operative Eingriffe***. Hierbei wird versucht durch Anhebung oder Stärkung des vesikourethralen Überganges die Druckübertragung auf die Urethra unter Belastungsbedingungen zu verbessern. Dabei kommen sowohl abdominale als auch vaginale oder kombiniert vaginal-abdominale Operationsverfahren zur Anwendung. Hierbei handelt es sich um

Wahleingriffe, bei denen der Leidensdruck der Patientin sorgfältig mit den operativen Risiken und Erfolgschancen abgewogen werden muß. Insgesamt werden bei abdominalen Operationen Erfolgsraten von ca. 85–95%, bei vaginalen Eingriffen von ca. 75–85% angegeben. Auch bei erfolgreicher Therapie der Streßinkontinenz entwickelt ein kleiner Teil der Patientinnen (ca. 5%) postoperative Komplikationen wie Urge-Inkontinenz, Restharnbildung oder Reizblasensymptomatik.

Medikamente. Bei vielen postmenopausalen Frauen läßt sich die Inkontinenzsymptomatik durch eine systemische oder lokale ***Östrogentherapie*** bessern. Ansonsten spielen Medikamente bei der Behandlung der Streßinkontinenz eher eine untergeordnete Rolle.

> ! Da die Urethra überwiegend α-adrenerg innerviert wird, ist ein Therapieversuch mit α-Adrenergika möglich.

α-Blocker wie z.B. Metyldopa oder Prazosin sollten abgesetzt bzw. durch andere Medikamente ersetzt werden.

Kolposuspension. Abdominelle Operationsverfahren sind Modifikationen der Kolposuspension nach Burch oder Marshall-Marchetti-Krantz. Hierbei wird das periurethrale Gewebe durch permanente Nähte an feste Strukturen wie den Cooper-Ligamenten (Burch) oder dem Periost der Symphyse (Marshall-Marchetti-Krantz) suspendiert.

Schlingenoperation. Desweiteren stehen verschiedene Methoden der Schlingenoperation, bei denen durch Schlingenbildung mit unterschiedlichen Materialien versucht wird, den vesikourethralen Übergang zu stärken, zur Verfügung. Daneben wird als Ultima ratio durch die Bildung von artifiziellen Sphinkteren oder durch periurethrale Injektionen von Teflon oder Kollagen eine Streßinkontinenz behandelt. Da Rezidiveingriffe deutlich geringere Erfolgsaussichten und gleichzeitig mehr postoperative Komplikationen aufweisen, ist eine sorgfältige präoperative Diagnostik und Therapieplanung entscheidend.

Allgemeinmaßnahmen. Zusätzlich sollten die Patientinnen motiviert werden durch Vermeidung von Übergewicht, schwerem Heben oder chronischem Husten sowie durch Beckenbodengymnastik langfristig das Risiko der Ausbildung einer Rezidivinkontinenz zu verringern.

15.2.3 Die Urge- oder Dranginkontinenz

Ätiologie und Pathophysiologie. Die ***Urge-Inkontinenz*** wird durch eine ***Instabilität des Blasendetrusors*** ausgelöst. Hierbei kommt es zu spontanen Detrusorkontraktionen, die zu starkem Harndrang und damit verbundenem Abgang von oft größeren Urinmengen führen. Häufig wird die Detrusorkontraktion durch einen bestimmten Auslöser, z.B. Husten oder Lagewechsel, getriggert.

Als Ursachen für die Urge-Inkontinenz kommen Fremdkörper, Infektionen, postoperative Veränderungen und neurologische Erkrankungen in Betracht. Häufig läßt sich jedoch keine organische Ursache nachweisen. Man nimmt an, daß bei über 50% der Patientinnen eine funktionell-psychosomatische Komponente eine Rolle spielt. Besonders bei älteren Frauen tritt die Urge-Inkontinenz häufig in Kombination mit einer Streßinkontinenz auf.

Klinik. Im Vordergrund steht bei der Urge-Inkontinenz der starke ***Harndrang***. Dieser führt zu einer oft ausgeprägten ***Pollakisurie und Nykturie***. Außerdem kann eine Dysurie vorkommen. Man unterscheidet die Urge-Inkontinenz von einer ***Reizblasensymptomatik***, die bei ca. 10% aller Frauen vorkommt. Bei letzterer führt ein starker Harndrang ebenfalls zur Pollakisurie und häufig zur Nykturie. Es besteht jedoch keine Inkontinenz.

Therapie. Hierbei kommen hauptsächlich Spasmolytika, Anticholinergika, Beta-Sympathomimetika, trizyklische Antidepressiva und Muskelrelaxantien zum Einsatz.

Eine ***medikamentöse Therapie*** ist bei 50–80% der Patientinnen erfolgreich. Die Compliance ist jedoch häufig schlecht, da die Nebenwirkungen der verwendeten Substanzen, insbesondere die starke Mundtrockenheit bei den häufig eingesetzten Anticholinergika, schlecht toleriert werden.

> ! Die Therapie der Urge-Inkontinenz erfolgt in erster Linie medikamentös. Es empfiehlt sich evtl. eine Kombination mehrere Substanzen um eine Dosisreduzierung zu erreichen.

Als konservative Maßnahmen eignen sich ***Blasentraining*** und ***Elektrotherapie***, für die spezielle elektronische Stimulationsgeräte entwickelt wurden. Diese beiden Maßnahmen sind besonders bei der idiopathischen Form der Urge-Inkontinenz erfolgreich.

Ein operativer Eingriff ist bei der Urge-Inkontinenz nicht indiziert, es sei denn, es liegt eine kombinierte Inkontinenz oder eine organische Ursache wie z.B eine Harnröhrenstriktur vor. Hier ist jedoch zu bedenken, daß eine Urge-Inkontinenz häufig erst als Operationsfolge auftritt, so daß abgewogen werden muß, welche Komponente überwiegt.

Besonders bei älteren Frauen mit atrophischen Schleimhautveränderungen liegt häufig eine kombinierte Urge- und Streßinkontinenz vor. Hier wird häufig eine Verbesserung durch lokale oder systemische ***Östrogensubstitution*** erreicht.

15.2.4 Die Überlaufinkontinenz

Ätiologie und Pathopysiologie. Die ***Überlaufinkontinenz*** entsteht wenn bei ***gestörtem Blasenentleerungsmechanismus*** die Blasenkapazität überschritten wird und die Blase „überläuft". Als Ursache kommen in erster Linie neurogene Störungen, die zu ***einer Detrusor-Areflexie oder Detrusor-Sphinkter-Dyssynergie*** führen, in Frage.

Hierzu zählen z.B. diabetische Neuropathien, Spinalverletzungen, Multiple Sklerose oder andere Neuropathien. Daneben gibt es obstruktive Ursachen einer Überlaufinkontinenz, z.B. ein Quetschhahnmechanismus bei ausgeprägtem Deszensus, postoperative Obstruktionen oder Tumoren. Zusätzlich können bestimmte Pharmaka sowie schwere Psychosen oder Depressionen eine Überlaufblase zur Folge haben.

> ! Pathophysiologisch führt eine andauernde Blasenüberdehnung zu einer myogenen Dekompensation.

Klinik. Klinisch äußert sich die Überlaufinkontinenz in wiederholtem spontanen Abgang von meist kleineren Urinmengen. Gelegentlich klagen die Patientinnen zusätzlich über intermittierenden Harnverhalt.

Therapie. Die Therapie der Überlaufinkontinenz erfolgt medikamentös. Man versucht die Urethra zu relaxieren bzw. den Blasendruck zu senken, z.B. mit Alpha-Blockern oder Muskelrelaxantien. Daneben kann man versuchen mit Cholinergika den Detrusor zu stärken. Bei schwerer neurogener Störung ist häufig nur eine Entlastung der Blase durch intermittierenden Selbstkatheterismus erfolgreich.

15.2.5 Die Urogenitalfisteln

Urogenitalfisteln machen sich durch spontanen unkontrollierbaren Urinabgang bemerkbar. Klinisch kann dabei eine Streß- oder Urge-Inkontinenz vorgetäuscht werden. Meist handelt es sich um Blasen-Scheiden-Fisteln, seltener kommen auch Ureter-Scheiden- oder vesikozervikale Fisteln vor. Die meisten Fisteln entstehen ***postoperativ***, wobei etwa 3/4 aller Fisteln Folge einer vaginalen oder abdominalen Hysterektomie sind. Weitere Ursachen für die Fistelbildung können Geburten, Traumata oder eine Strahlentherapie sein.

Vor einer operativen Intervention muß die genaue Lokalisation einer Fistel bekannt sein. Hierzu sollte präoperativ eine i.v. Pyelographie, eine Zystoskopie und gegebenenfalls eine retrograde Ureterographie durchgeführt werden. Viele Fisteln heilen spontan ab, wenn die Blase längere Zeit über einen Dauerkatheter drainiert wird. Aus diesem Grund und um optimale operative Bedingungen zu schaffen, sollte man vor der operativen Sanierung einer postoperativen Fistel eine Wartezeit von 8–12 Wochen einhalten. Ist die Fistel auf eine Strahlentherapie zurückzuführen, sollte noch länger gewartet werden. Eine Blasen-Scheiden-Fistel kann meist durch eine sorgfältig durchgeführte vaginale Operation verschlossen werden. Bei komplizierteren Fisteln sowie Rezidivfisteln sollten abdominale Operationsverfahren eingesetzt werden. Die erste Fisteloperation ist entscheidend, da Fistelrezidive nach falscher oder zu früh durchgeführter Operation häufig sind.

15.3 Harnwegsinfektion

Ätiopathogenese. Harnwegsinfektionen gehören zu den häufigsten Erkrankungen der Frau. Dabei kommt es zu einer ***aszendierenden Infektion*** von meist fakultativ pathogenen Keimen der Vaginal- oder Fäkalflora. Ätiologisch werden Harnwegsinfektionen ausgelöst durch sexuelle Aktivität, Östrogenmangel in der Postmenopause, Schwangerschaft, Restharnbildung, Urolithiasis, Reflux, Diaphragmata, eine geschwächte Immunlage, Diabetes mellitus sowie nach Operationen oder Blasenkatheterismus.

Klinik. Klinisch äußert sich eine akute Zytitis mit ***Dysurie, Pollakisurie, Nykturie und Schmerzen.*** Zusätzlich beobachtet man häufig eine Hämaturie, seltener Fieber oder eine Harninkontinenz.

Man unterscheidet akute und rezidivierende Zystitiden, die auf die Blase beschränkt bleiben, von akuten oder chronischen Pyelonephritiden sowie von einer asymptomatischen Bakterurie. Letztere ist bei Schwangeren und Kindern von Bedeutung, da hier leicht eine Pyelonephritis entstehen kann.

Bei der ***akuten Pyelonephritis*** liegt klinisch ein deutlich schwereres Krankheitsbild vor. Die Patientinnen haben meist hohes ***Fieber***, ein starkes ***Krankheitsgefühl*** und einseitige ***Flankenschmerzen***. Im Blut findet sich eine ***Leukozytose***. Die Therapie sollte zunächst stationär erfolgen mit i.v. Antibiose. Nach klinischer Beschwerdebesserung sollte die Behandlung oral für insgesamt 10–14 Tage fortgesetzt werden.

Eine chronische Pyelonephritis kann bei chronischen Harnabflußstörungen, Reflux oder Nierenanomalien entstehen. Unbehandelt kann sie zur vollständigen Zerstörung der entsprechenden Niere führen.

Diagnose. Zur Diagnose der Harnwegsinfektion sollte ein Urinsediment auf das Vorliegen von Leukozyten und Bakterien sowie eine Urinkultur untersucht werden. Ab einer Bakteriendichte von ***10^5 Bakterien*** pro Milliliter spricht man von einer ***signifikanten Bakteriurie.*** Die akute Harnwegsinfektion ist meist eine ***Monoinfektion*** wobei in 80–85% der Fälle E.coli der auslösende Keim ist. Werden in der Urinkultur mehrere Keime angezüchtet, handelt es sich meist um eine Kontamination.

Differentialdiagnose. Differentialdiagnostisch muß an eine Vaginitis gedacht werden, die oft gleichzeitig mit einer akuten Harnwegsinfektion auftritt.

Therapie. Die Therapie der akuten Harnwegsinfektion erfolgt ***antibiotisch***, am besten nach Vorlage eines Antibiogramms. Als Antibiotikum eignet sich besonders Trimethroprim-Sulfametroxazol (Bactrim), welches im Urin höchste Konzentrationen erreicht. Daneben sind Ampicillin, Tetrazykline und Zephalosporine geeignet. Bei der akuten Harnwegsinfektion ist eine kurzfristige Therapie für 3 Tage ausreichend. Zusätzliche Maßnahmen beinhalten eine reichliche Hydrierung sowie ggf. Schmerzmittel.

Bei persistierenden Beschwerden handelt es sich entweder um eine unzureichend behandelte Zystitis oder um eine erneute Infektion, die besonders bei Fortbestehen der auslösenden Faktoren vorkommen kann. Bei rezidivierenden Harnwegsinfekten (3–5 Infekte pro Jahr) empfiehlt sich eine Antibiotikaprophylaxe mit Bactrim oder Nitrofurantoin über 3–6 Monate. In diesen Fällen sollte eine weitergehende Diagnostik mit i.v. Pyelogramm und Zystoskopie erfolgen, um evtl. die infektionsauslösenden Faktoren beseitigen zu können. Bei rezidivierenden Harnwegsinfekten in der Menopause haben mehrere Studien die Überlegenheit einer lokalen Estriolbehandlung gegenüber einer alleinigen Antibiotikabehandlung gezeigt.

ZUSAMMENFASSUNG

Harninkontinenz und Harnwegsinfektionen gehören zu den häufigsten Krankheiten der Frau. Sie nehmen mit zunehmendem Alter deutlich zu. Bei der Harninkontinenz unterscheidet man eine belastungsbedingte Streßinkontinenz, eine Drang- oder Urge-Inkontinenz und eine Überlaufblase. Mischformen kommen vor. Vor Einleitung einer Therapie sollte durch eine genaue Diagnostik der Typ und die Schwere der Inkontinenz untersucht werden. Zur Therapie der Streßinkontinenz sind verschiedene operative Verfahren erfolgreich, die jedoch als Wahleingriffe einer genauen Indikationsstellung bedürfen. Die Urge-Inkontinenz wird dagegen meist medikamentös behandelt.

Bei Harnwegsinfekten unterscheidet man akute und chronische Infektionen des unteren und/oder oberen Harntrakts. Die Therapie der akuten Harnwegsinfektionen erfolgt in erster Linie antibiotisch; gleichzeitig sollten die infektionsauslösenden Faktoren beseitigt werden. Bei rezidivierenden Harnwegsinfekten in der Postmenopause wird vorrangig eine lokale Estrioltherapie eingesetzt.

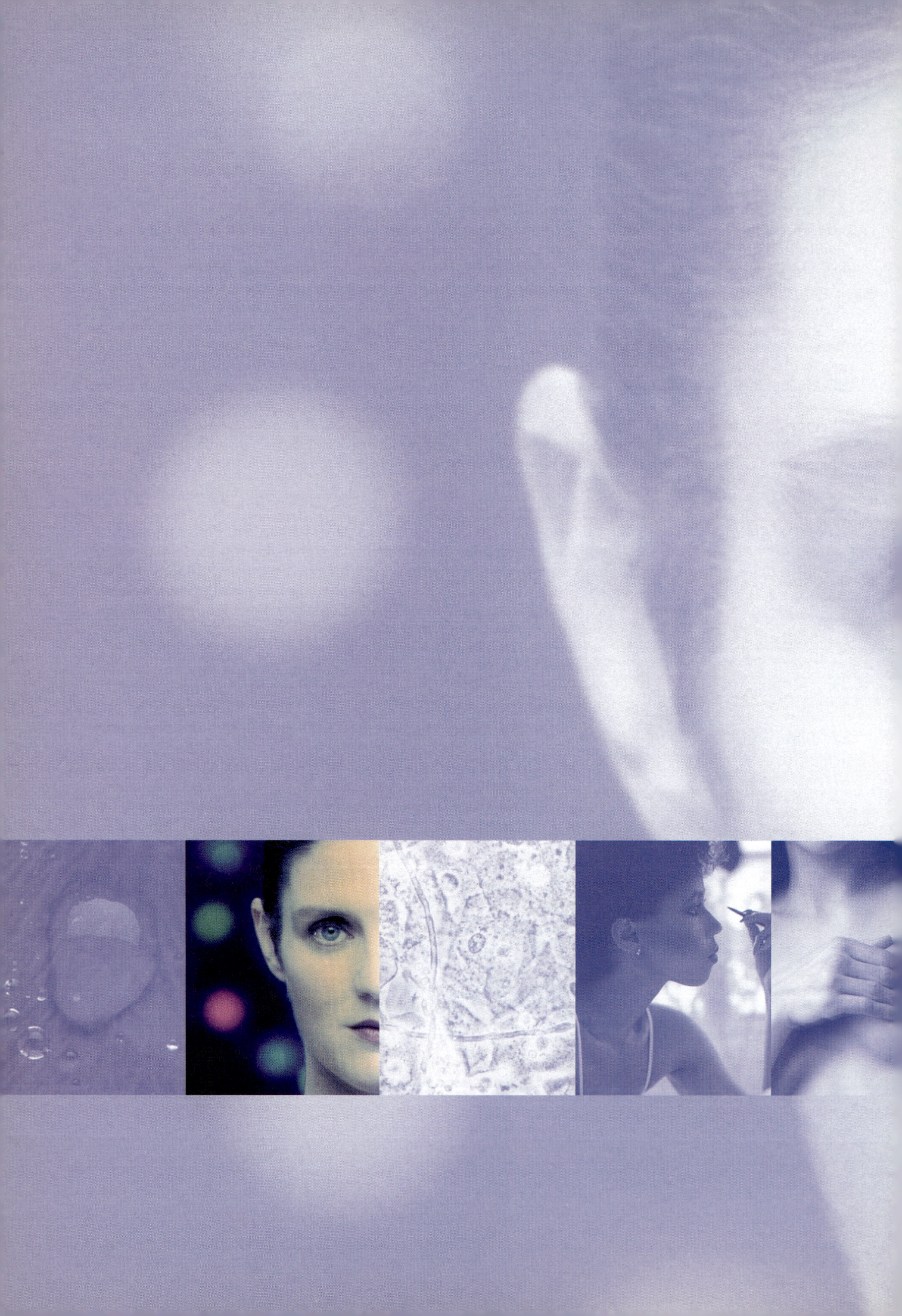

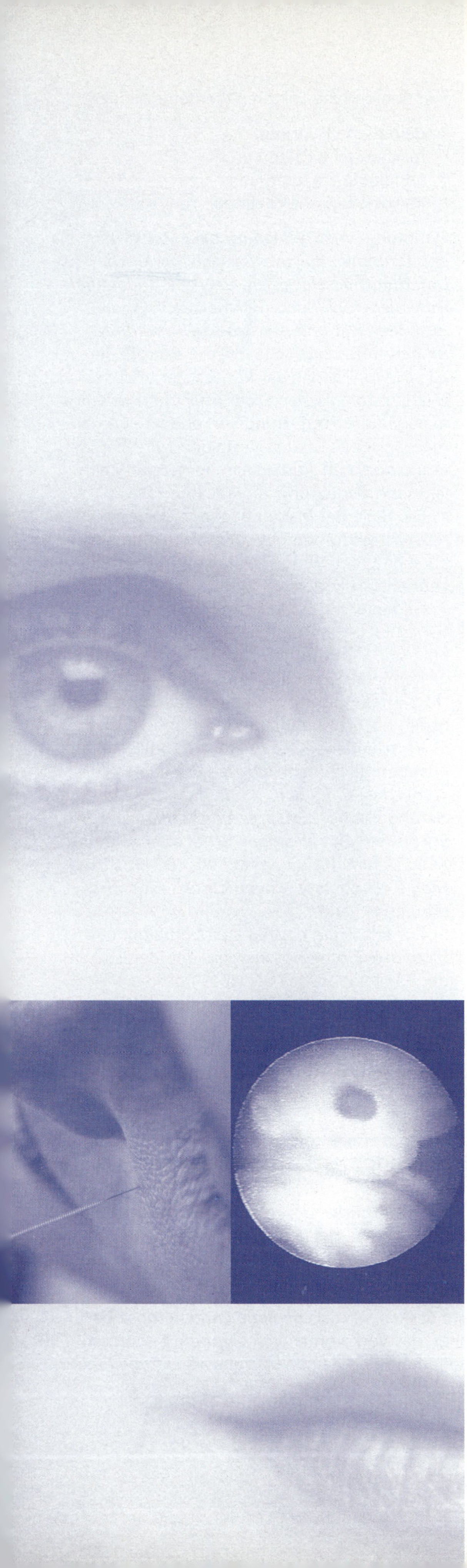

16 Endometriose

L. Mettler

EINLEITUNG

Unter ***Endometriose*** versteht man das ***ektope*** Auftreten von endometriumähnlichem Gewebe mit veränderter ***Basalmembran,*** jedoch mit Östrogen und Progesteronrezeptoren und damit der Möglichkeit, auf eine hormonelle Stimulation mit einer Proliferation und sekretorischen Umwandlung des Gewebes zu reagieren. Es kommt zu einer zyklischen Veränderung des ektopen Endometriums mit Abstoßung von Zellen und Blut an verschiedenen Lokalisationen.

Diese benigne proliferative Erkrankung ist die zweithäufigste gynäkologische Erkrankung (Abb. 16.1 a–d).

Die Ätiologie, Epidemiologie und genaue Inzidenz der Endometriose ist keinesfalls geklärt, doch erfordern die Auswirkungen der Erkrankung sich intensiver als bisher mit der klinischen Symptomatik, Diagnostik und Therapie auseinanderzusetzen. Mindestens 10–20% der Frauen entwickeln während der Reproduktionsphase eine Endometriose. ***Die Wahrscheinlichkeit einer Endometriose nimmt bis zur Menopause mit dem Alter zu,*** danach sinkt sie rasch ab. Meist erfolgt die Erstdiagnose zwischen dem 20. und 40. Lebensjahr. Interessant ist, daß bei sekundärer Sterilität die Häufigkeit mit zunehmendem Zeitabstand zur letzten Schwangerschaft zunimmt: weniger als 5 Jahre 7%; 5–10 Jahre: 19% und mehr als 10 Jahre: 26%.

Die Endometriose ist zu finden am inneren Genitale, am Peritoneum des kleinen Beckens (Sakrouterinligamente, Douglas, Ovarien, den Ligg. lata, Blasendach, Eileiter und Ligg. rotunda), an der Portio und in der Scheide – am häufigsten in der hinteren Fornix bzw. im Septum rectovaginale.

Außerdem bedürfen die extragenitalen Lokalisationen wie z. B. Darm, Ureter, Blase, Lunge, Pleura, und Haut besonderer Beachtung. Über die Entstehung sind verschiedene Theorien entwickelt worden (***Metaplasietheorie, Implantations- bzw. Transplantationstheorie,*** Abb. 16.2). Jedoch erklärt keine Theorie die vielfältigen typischen Ansiedlungsorte, so daß auch eine ***Kombinationstheorie*** naheliegt. Ohne Zweifel ist die Entwicklung der Endometriose von der wachstumsfördernden Wirkung sowohl endo- als auch exogener Östrogene abhängig. Daraus resultieren auch unterschiedliche medikamentöse Therapieformen.

Vier ätiologische Faktoren werden diskutiert:

- genetische Faktoren,
- mechanische Faktoren,
- endokrine Faktoren und
- immunologische Faktoren.

Symptome wie ***Dysmenorrhoen, Menstruationsstörungen, Polymenorrhoen, azyklische Unterbauchbeschwerden, Übelkeit, abdominelles Völlegefühl, Rückenschmerzen, Dyspareunien, Sterilität und psychosexuelle Veränderungen*** treten nur bei 65% aller Betroffenen auf. Obwohl gegenwärtig nach der endoskopisch, histologischen Diagnostik Therapieschemata lediglich auf Grund von endokrinen und mechanischen Faktoren erfolgen, wird der immunologischen Ätiologie in der letzten Zeit vermehrt Bedeutung zugemessen.

Die Rolle der Makrophagen in der Pathogenese der Endometriose sowie autokrine und parakrine Steuerungsmechanismen werden vermehrt diskutiert.

Gegenwärtig wird die kombinierte, operativ-, meist endoskopisch-destruktive Behandlung und die östrogen-supressive Behandlung weiterhin als Standardtherapie angesehen. Über immunologische Therapiemodalitäten liegen noch keine Erfahrungen vor.

Verschiedene Klassifizierungsmöglichkeiten erlauben die Erkrankung zu erfassen. Hauptsächlich wird die rein morphologische Klassifizierung als ***AFS-Klassifizierung (American Fertility Society Classification, 1979),*** aber auch die ***ACOSTA-Klassifizierung*** und die ***EEC-Klassifizierung (= Endoscopic Endometriosis Classification)*** angewandt.

Zur Erfassung der Aktivität von alten und frischen Endometrioseherden, der Möglichkeit der Proliferation des Gewebes und der Tendenz der Weiterentwicklung gibt es bisher keine Klassifizierung. Auf den Schmerz bei Endometriose geht eine erst seit 1997 erschienene Klassifizierung von D. Martin ein.

16.1 Endometriosis genitalis

Überblick

DEFINITION

Das Vorkommen von ***Gebärmutterschleimhaut im kleinen Becken*** wird als ***genitale Endometriose*** bezeichnet, das Vorkommen von ektopem Endometrium außerhalb des kleinen Beckens als ***extragenitale Endometriose.***

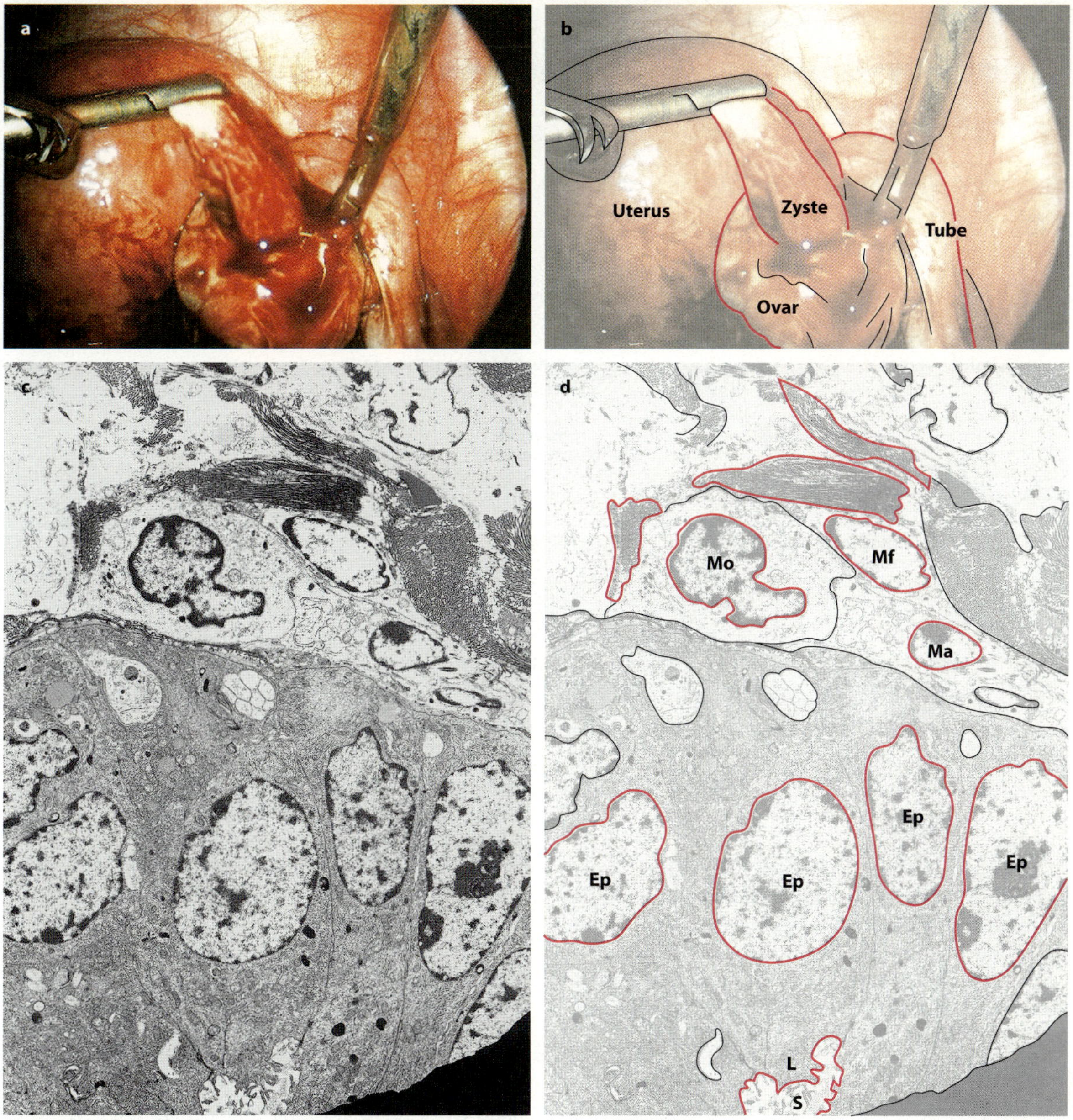

Abb. 16.1 a–d. Makro- und mikroskopische Darstellung der Endometriose mit Schema. **a** Pelviskopischer Situs einer Ovarialzyste rechts bei Zystenenukleation **b** Schematische Zeichnung der Ovarialzystenenukleation **c** Elektronenmikroskopische Abbildung eines Endometrioseherdes im Ovar mit geringen Sekretionsmerkmalen im Lumen, Araldideinbettung, Glutaraldehydfixierung, Osmium und Bleizitratkontrastierung × 17 000 **d** Schematische Zeichnung der elektronenmikroskopischen Abbildung **(c)** eines Endometrioseherdes von 4 Epithelien *(Ep)* mit einer engen Lumenbildung *(L)* und geringen Sekretionsmerkmalen *(S)*. Perifokale Fibrose mit Myofibroblasten *(Mf)* Kollagenbildung, vereinzelten Monozyten *(Mo)* und Makrophagen *(Ma)*

Endometriose tritt erst nach der Menarche auf und ist eine Erkrankung des reproduktiven Alters, die selten nach der Menopause auftritt. Das ektope Endometrium, das außerhalb seiner natürlichen Lokalisation im Uteruskavum gefunden wird, hat eine große Ähnlichkeit zum normalen orthotopen Endometrium. Es finden sich charakteristische Drüsen und Stroma. Das hormonabhängige, ektope Endometrium zeigt zwar eine proliferative und sekretorische Umwandlung, die aber niemals die Aktivität von eutopem Endometrium erreicht. Das ektope Endometrium hat ein spezielles proliferatives aber nicht destruktives Wachstum und unterscheidet sich daher vom Karzinom. Die interessante zytologische Zusammensetzung des Stromas bei Endometriose wurde bereits von Halban (1924) beschrieben. Es finden sich Monozyten, Makrophagen, Zytophagen, Erythrozyten und eine erhöhte Migration von Monozyten, die sich in Makrophagen dif-

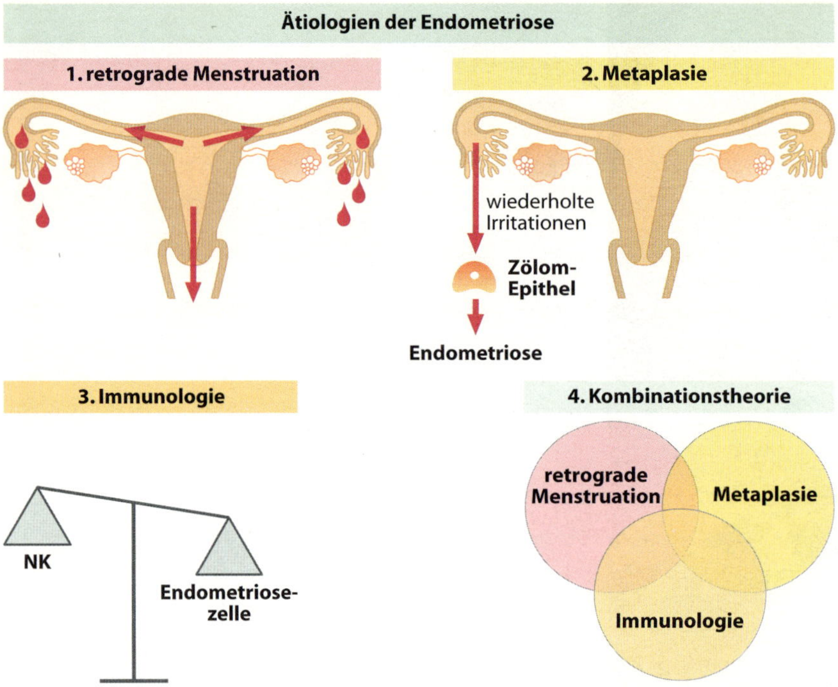

Abb. 16.2. Ätiologische Konzepte zur Entstehung der Endometriose

ferenzieren. Endometriose wird mit der modernen diagnostisch-operativen Pelviskopie/Laparoskopie bei 35% aller Patientinnen gefunden.

Symptome

Die Endometriose bedarf in vielen Fällen einer Therapie, da die ***Kardinalsymptome: Dysmenorrhoe, Dyspareunie, chronische Unterbauchschmerzen und Sterilität*** das Leben vieler Frauen erschweren.

Eine Frau leidet von ihrem 15. bis 45. Lebensjahr unter starken Regelschmerzen (= Dysmenorrhoen) mit krampfartigen Unterleibsschmerzen.

!

Leidenszeit: 5 Tage pro Monat, 12 × im Jahr 30 Jahre lang
(5 × 12 × 30 = 1800 Tage = ***5 Jahre***)

Pathogenese

Pathogenetisch wird die Endometriosis genitalis externa und die extragenitale Endometriose durch das Vorkommen von herotopem modifizierten Endometrium und sekundären perifokalen Entzündungsreaktionen definiert. Die genaue Entstehung der Endometriose bleibt bis heute ungeklärt. Man geht prinzipiell von 2 histogenetischen Theorien der ***Metaplasie*** bzw. der ***Transplantation*** aus, die in Abbildung 16.2 dargestellt werden. Seit der Beschreibung dieses Krankheitsbildes durch Sampson 1927 gewinnt die Hypothese der ***retrograden Menstruation*** als wichtiger pathogenetischer Faktor im Sinne der Transplantationstheorie erneut an Bedeutung: Daraus ergibt sich die Frage, ob bereits das ortsständige Endometrium bei Endometriose-Patientinnen veränderte Merkmale aufweist, die für eine Persistenz im extrauterinen Milieu verantwortlich sind.

Häufigkeit

Absolute Häufigkeiten sind schwer anzugeben, da die Zahlen von der Qualität der Diagnose abhängen. In übersichtlichen Literaturangaben wiesen Endometriosen, die bei gynäkologischen Laparotomien festgestellt wurden, eine Frequenz von 1–15% und die bei gynäkologischen Pelviskopien festgestellten eine Inzidenz von 5–53% auf. Sterilitätspatientinnen, die diagnostisch und therapeutisch pelviskopiert werden, zeigen eine Häufigkeit von 30–50%. Die Endometriose tritt entsprechend der in den letzten Jahren publizierten vergleichenden prospektiven Untersuchungen während des reproduktiven Alters der Frau in 8–12% auf. Ein Auftreten von Endometrioseherden im Bereich des kleinen Beckens und des weiblichen Genitals ist allerdings nicht gleichbedeutend mit dem Krankheitsbild der Endometriose, denn nur in etwa der Hälfte aller Endometriose-Patientinnen wird das Auftreten dieser Herde zu einem Krankheitsbild mit Schmerzsymptomatik, einem gynäkologischen Tastbefund, Dysmenorrhoen oder einer Sterilitätsproblematik.

Die Endometriose wird mit verbesserten diagnostischen Möglichkeiten verstärkt wahrgenommen. Der vermehrte Einsatz der diagnostischen und therapeutischen Pelviskopie führte dazu, daß Endometriosen heutzutage häufiger und in früheren Stadien diagnostiziert werden. Die Zunahme der Aufmerksamkeit, besonders der Frühdiagnostik und das veränderte Reproduktionsverhalten könnten die scheinbare oder tatsächliche Prävalenzfrage der Endometriose beeinflußt haben. Im Rahmen der Entwicklung unserer Industriegesellschaft hat sich unser Reproduktionsverhalten geändert. Früher waren eine höhere Kinderzahl und längere Stillperioden dafür verantwortlich, daß die Zahl der Menstruationsblutungen während der Geschlechtsreife einer Frau deutlich niedriger war, als in unserer heutigen Gesellschaft mit 1–3 Kindern als Normalzustand. Dabei hat eine Frau üblicherweise zwischen dem 12. und 50. Lebensjahr über 450 Menstruationsblutungen. Wenn also die retrograde Menstruationsblutung eine Rolle bei der Entstehung der Endometriose spielt und die ***ovarielle Suppression*** durch Schwangerschaft und Stillperiode relevant ist, wäre die Veränderung im Reproduktionsverhalten der Gesellschaft auch ein Grund für die zunehmende Häufigkeit der Endometriose.

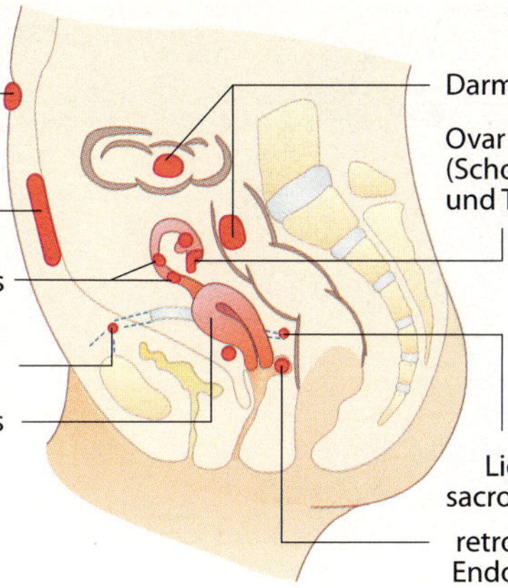

Abb. 16.3. Lokalisationen der Endometriose

Lokalisation

Die Lokalisation im kleinen Becken und außerhalb des Genitale ist variabel. Abbildung 16.3 a–d zeigt das Auftreten an den häufigsten Stellen. Die histologische Diagnostik aus Biopsaten, die endoskopisch gewonnen werden, ist die Methode der Wahl. Das endoskopisch typische Bild der einzelnen Stadien ist in Abbildung 16.4 a–d wiedergegeben. In dieser Abbildung veranschaulicht je ein Schaubild die Lokalisation im EEC-Stadium II (b) und III (c), welches wir zur Patientenaufklärung verwenden.

Diagnose

Die zur Zeit weltweit angewandte Standardmethode eine Endometriose zu diagnostizieren, beschränkt sich auf die makroskopische Beschreibung der Lokalisation sowie der Ausdehnung von Implantaten und Zysten. Hinsichtlich des Effektes einer Behandlung der Schmerzsymptomatik, der Sterilitätssymptomatik und der Rezidivraten hat diese jedoch nur einen begrenzten Voraussagewert. Das gleiche gilt für die Klassifikationen der American Fertility Society (AFS) in ihrer revidierten Form (1997).

Auf Initiative der American Fertility Society, deren Score-System ausschließlich auf der Lokalisation und Ausdehnung der Erkrankung selbst basiert, wurde ein Endometriosedokumentationsschema entwickelt, das die makroskopische Erscheinung, Histologie, Deskription der Sekundärschäden, Schmerzsymptomatik und Sterilitätsproblematik berücksichtigt. Ein klinisch sinnvolles und praktikables Klassifikationssystem – wie im onkologischen Bereich üblich – sollte relevante Informationen geben über:

- Situs und Topographie der pathologischen Veränderungen, d.h. über Sitz und Ausdehnung,
- subjektive Beschwerden der Patientin, d.h. Schmerz und beeinträchtigte Organfunktionen unter Berücksichtigung kausaler Zusammenhänge,
- therapeutische Konsequenzen, d.h. stadienbezogene Therapierichtlinien und die
- Prognose der Erkrankung, d.h. natürliches Progressionsrisiko, Erfolgschance einer Behandlung und Rezidivrisiko.

Gewiß wird das revidierte Klassifikationssystem der AFS allgemein akzeptiert und weltweit gebraucht, doch hat dieses Punktesystem hinsichtlich des o.g. Informationsgehaltes einen eingeschränkten Wert.

Symptomatisch-medikamentöse Therapie

Das Ziel jeglicher Therapie – chirurgisch wie medikamentös – ist die Beseitigung bestehender und die Verhinderung der Neubildung von Endometrioseherden. Auch wenn dies leider in vielen Fällen nicht dauerhaft gelingt, was zudem noch von der Ausdehnung der Endometriose abhängt, so gilt es, zumindest eine spürbare Verlängerung des rezidiv-beschwerdefreien Intervals zu erreichen. Die hohe Rezidivhäufigkeit gebietet, daß jegliche Endometriosetherapie auf den Einzelfall abgestimmt sein muß und daß jeweils ein individuelles Therapiekonzept erstellt wird.

Schmerzmittel. Die häufig angewandten Schmerzmittel, wie ***Acelylsalicylsäure, Diclofenac oder Ibuprofen,*** stellen nur eine begleitende bzw. rein symptomatische Behandlung dar, insbesondere um die oft quälende Dysmenorrhoe zu lindern. Im Einzelfall, z.B. bei der Frau am Ende der Reproduktionsphase im Übergang

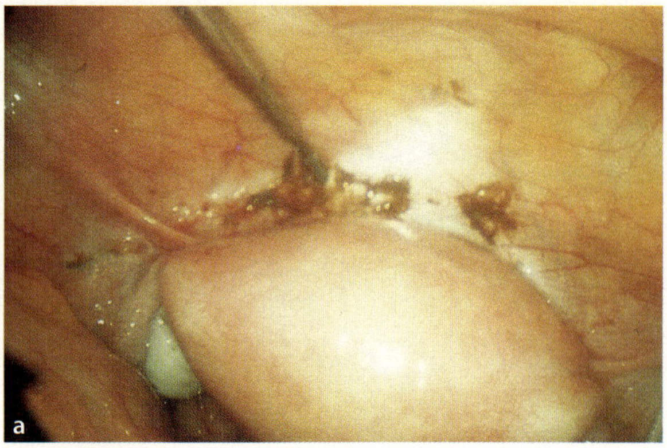

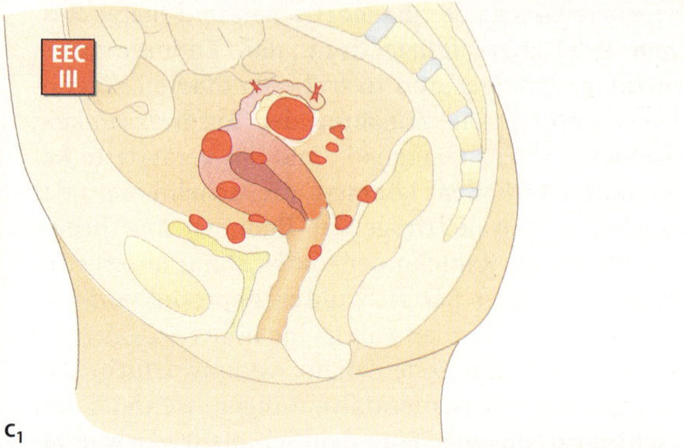

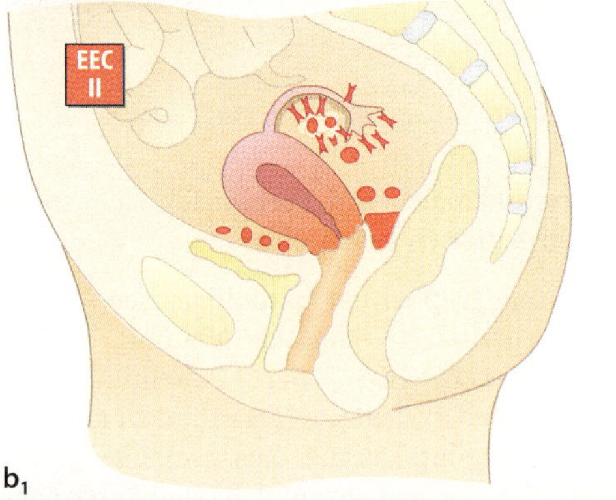

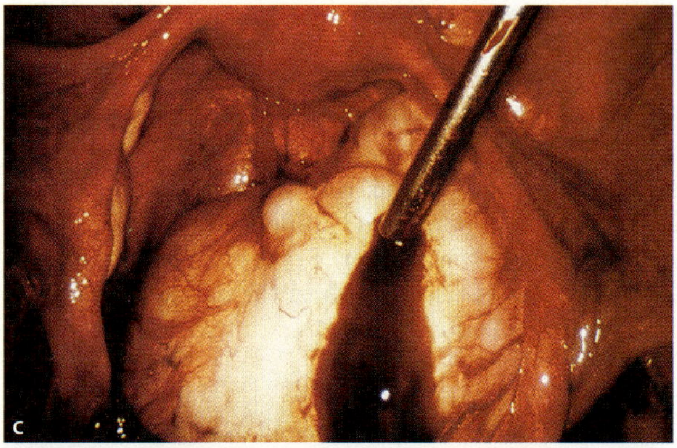

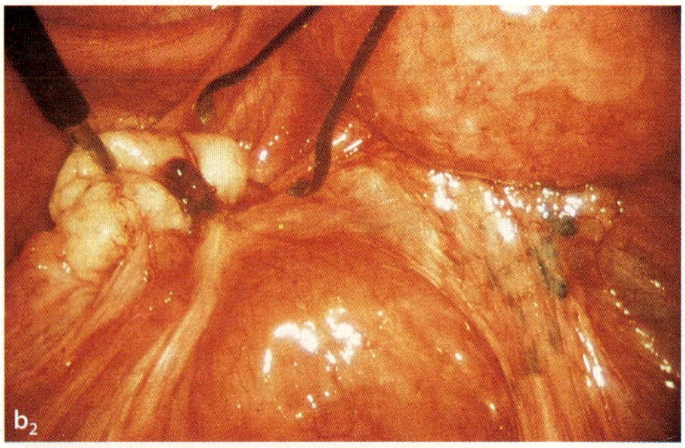

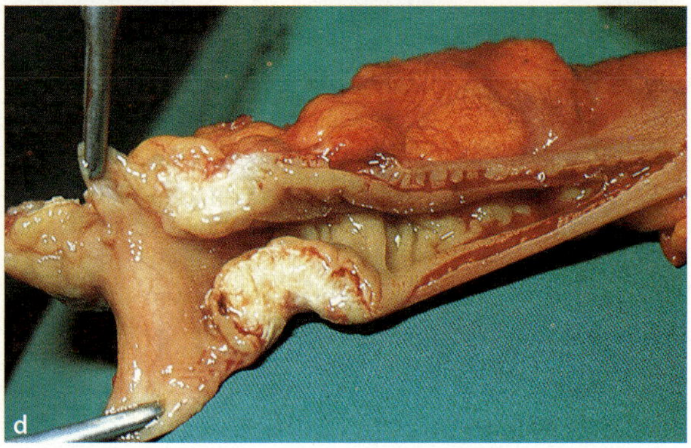

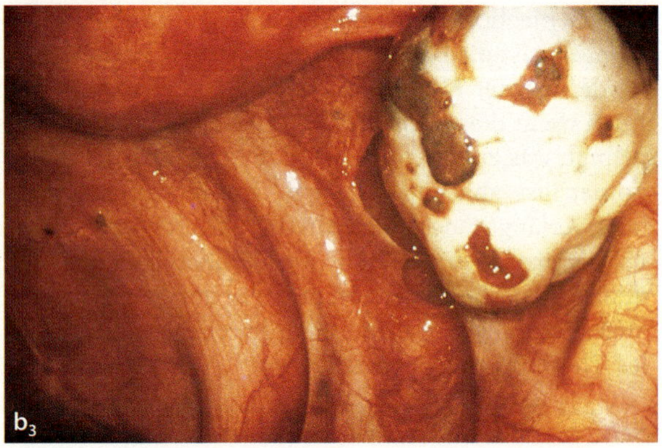

EEC I	Herde < 5mm Durchmesser; uneingeschränkte Eileiterdurchgängigkeit
EEC II	Herde > 5mm Durchmesser; Blasendachherde, Adhäsionen, Ampullenstenosen bzw. -Phimosen
EEC III	Adenomyosis, Schokoladenzyste, Knoten in den Ligamenten, Saktosalpingen

EEC= *Endoskopische Endometriose Classification*

Abb. 16.4. **a** Endoskopischer Situs bei *EEC I* als Blasendachendometriose; **b** *EEC II:* retroovariell und auf dem Ovar; **c** *EEC III:* im Ovar als Endometriom; **d** *EEC IV:* im Darm in einem Sigmaresektat zur Postmenopause, bei der die monatlichen Blutungsschmerzen das einzige Symptom darstellen, können diese Präparate aber durchaus genügen, die Lebensqualität zu erhalten.

Orale Kontrazeptiva. Auch die häufig angeführten ***Östrogen-Gestagen-Kombinationen*** in Form der üblichen oralen Kontrazeptiva stellen nur eine symptomatische Therapie dar. Sicherlich können im Einzelfall die Blutungsschmerzen geringeren Ausmaßes damit gelindert werden. Die Progression der Endometriose kann aber durch solche Präparate i. a. nicht verhindert werden. Das Fortschreiten der Erkrankung wird aber damit in trügerischer Weise verschleiert. So wurde berichtet, daß Endometriose bei Frauen, die Ovulationshemmer eingenommen hatten, häufiger gefunden wird. Die früher unter dem Begriff der ***„Pseudoschwangerschaft"*** durchgeführte Behandlung mit hohen Dosen einer Östrogen-Gestagen-Kombination wird heute wegen der ausgeprägten Nebenwirkungen und der hohen Therapieabbruchrate nicht mehr angewandt.

Gestagenpräparate. Gestagenpräparate in den üblicherweise eingesetzten Dosierungen stellen ebenfalls nur eine symptomatische Therapie dar. Selbst bei Dosierungen von bis zu 60 mg ***Dehydroprogesteron*** täglich während 12 Tagen in der Lutealphase konnte im Vergleich zu Plazebos zwar eine deutliche Besserung der Symptome, aber kein deutlicher Rückgang der Endometriose festgestellt werden. Erst bei Dosen von z. B. 100 mg ***Medroxprogesteronazetat*** (MPA) täglich wird eine objektive Regression der Endometriose gefunden, die dann mit der von ***Danazol*** (600 mg täglich) vergleichbar ist. Bei solchen Dosen müssen dann allerdings auch die z. T. nicht unerheblichen Nebenwirkungen beachtet werden wie Durchbruchsblutungen, Gewichtszunahme, Ödeme, Mastodynie, Nausea, Depressionen oder auch Effekte einer wirkstoffabhängigen, androgenen Restwirkung wie Seborrhoe und Akne.

Zukünftige Therapieformen

Gestrinon. Inwieweit zukünftig Gestrinon, ein 19-Nor-Steroid mit Anti-Östrogenen, Anti-Gestagenen und androgenen Eigenschaften, sich auch bei uns zur Therapie der Endometriose etablieren wird, ist heute noch nicht abzusehen. Wegen der langen Halbwertzeit von mindestens 28 h muß es nur zweimal wöchentlich in einer Dosierung von 2,5 bis 5 mg gegeben werden. Die mit dieser Medikation erzielten Ergebnisse entsprechen denen mit Danazol.

Ein interessanter Ansatz besteht auch darin, Gestrinon wegen der weniger als belastend empfundenen Einnahmefrequenz als „Anschlußbehandlung" nach einer anderen Therapie, z. B. chirurgische oder kombinierte medikamentös-chirurgische Therapie, zur Vermeidung des raschen Wiederauftretens von endometriosetypischen Beschwerden einzusetzen. Es muß in diesem Zusammenhang sehr bedauert werden, daß die Diskussion um den klinischen Einsatz der Anti-Gestagene, wie beispielsweise Mifepriston (RU 486), derart belastet ist. Erste klinische Untersuchungen zeigten sowohl Verbesserung der Symptome als auch Regression der Endometrioseherde, ohne daß es zu signifikanten Nebenwirkungen gekommen wäre.

Komplette Therapie

Danazol. Mit der Einführung von Danazol in den 70er Jahren steht zur Behandlung der Endometriose eine Substanz mit überaus komplexen pharmakologischen Eigenschaften zur Verfügung. Diese greift direkt in den hormonellen Regelkreis ein. Weiterhin übt Danazol über die Besetzung endometrialer Androgen- und Progesteronrezeptoren sowie über die Erhöhung des freien Testosterons einen direkten Effekt am Endometriumgewebe selbst aus. Ferner werden zunehmend immunologische Faktoren in der Ätiologie der Endometriose diskutiert. Die Tatsache, daß Endometriose viele klassische Zeichen immunologischer Erkrankungen aufweist, unterstreicht die Nähe zum Formenkreis dieser Erkrankungen. Auch ist die Betrachtung der immunologischen Veränderungen insofern von zunehmender Wichtigkeit, als auch bei unerklärter Sterilität ein mit Endometriose identisches immunologisches Profil beschrieben wird. Aus diesem Grund können immunologische Ansätze zunehmend in unsere Therapiekonzepte eingeschlossen werden. Da Danazol, das auch heute noch weltweit die Standardtherapie darstellt, an der sich alle anderen Behandlungen messen lassen müssen, einen immunomodulierenden Effekt aufweist, hat sein Einsatz in den letzten Jahren wieder deutlich an Bedeutung gewonnen. Der Erfolg der Danazoltherapie ist dosisabhängig, weshalb mindestens 600 mg täglich als Standarddosis eingesetzt wird; die Behandlung sollte sich i. a. über den Zeitraum von 6 Monaten erstrecken, wobei, je nach individueller Gegebenheiten, die Variationsbreite zwischen 3–9 Monaten liegt. Unter Beachtung dieser Standarddosierungen werden mehr als 70 % aller Patientinnen beschwerdefrei, bei mehr als 50 % kommt es zu einer Besserung des Tastbefundes. Bei laparoskopischer Kontrolle fand sich in mehr als 70 % eine komplette oder zumindest eine partielle Regression der Endometriose. Viele unter der Danazoltherapie auftretende Nebenwirkungen lassen sich mit den androgenen und anabolen, aber auch den antiöstrogenen Eigenschaften erklären: Akne, Hirsutismus, Seborrhoe, Gewichtszunahme, Alopezie, Ödeme, Muskelkrämpfe, Brustverkleinerung und Hitzewallungen bzw. Schweißausbrüche. Stimmveränderungen, dann aber irreversibel, sind sehr selten. Patientinnen bedürfen bei dieser Behandlung einer einfühlsamen und psychologischen Anleitung und Führung des Therapeuten, da sonst, ähnlich wie bei Gestrinon, mit hohen Therapie-Abbruchraten von ca. 20% zu rechnen ist. Danazol hat z.T. auch erhebliche Auswirkungen auf den Leber- und Fettstoffwechsel. Da diese aber nach Beendigung der Therapie reversibel sind, scheinen sie ohne klinische Relevanz zu sein.

GnRH-Analoga. Gonadotropin-Releasinghormon-Agonisten (GnRHa) stellen eine effektive Alternative zu den bisherigen Steroidhormonbehandungen bei Endometriose dar. Die Veränderungen des nativen Dekapeptids in den Positionen 6 und 10 führen sowohl zu einer signifikanten Erhöhung der Bindungsaffinität zum GnRH-Rezeptor, als auch zu einer erheblichen Verzögerung des Molekülabbaus durch die Peptidasen. Die GnRHa führen zu einer initialen, z.T. ausgeprägten Stimulation der Hypophyse (Superagonist) mit vorübergehender, gesteigerter LH- und FSH-Freisetzung und vermehrter ovarieller Östrogenproduktion *(flare-up Phase)*. Da dann aber der Hormonrezeptorkomplex wegen der erniedrigten Sensibilität auf die Peptidasen länger stabil bleibt, und es somit nicht zur raschen Regeneration und Bereitstellung wiederbesetzbarer Rezeptoren an der Membranoberfläche kommt, führt dies bei chronischer Anwendung der GnRHa zu einem signifikanten Abfall der Serumkonzentration an biologisch aktiven Gonadotropinen und durch die ausbleibende Ovarstimulation konsekutiv zu einem hypoöstrogenen Zustand (s. auch Kap. 2 und 5). In der Behandlung der Endometriose werden die GnRHa heute überwiegend als monatliche Depotform oder als Drei-Monats Depot angewandt; manche Frauen ziehen die intrasanale Applikation vor. Die tägliche Injektion hat sich für die Endometriosetherapie als unpraktikabel erwiesen. GnRH-Antagonisten, Cetrorelix oder Genirelix werden in ersten klinischen Studien zur Downregulation angewandt. Wie bei Danazol werden GnRHa i.a. 3–6 Monate lang angewandt.

Kombinationstherapie

In letzter Zeit wird mehr und mehr eine sog. ***„add back"-Therapie*** mit GnRHa und Östrogenen oder Gestagenen zur Vermeidung einer übermäßigen Knochendichte-Verminderung, insbesondere bei Frauen mit belasteter Familienanamnese, und zur Abwendung sonst nicht mehr tolerierbarer vasomotorischer Begleiterscheinungen diskutiert. Hierbei muß aber beachtet werden, daß diese Zusatzbehandlung das angestrebte Behandlungsziel nicht negativ beeinflußt. In diesem Zusammenhang ist zu überlegen, inwieweit GnRH-Agonisten mit Danazol kombiniert werden könnten. Im Tierversuch zeigte sich ein vielversprechender synergistischer Effekt auf Endometrioseimplantate. Der Vorteil einer solchen Kombination ist darin zu sehen, daß eine Hypoöstrogenämie mit den Agonisten leichter zu erreichen ist, und die anderen therapeutischen Angriffspunkte von Danazol dann auch mit geringeren Dosen wirksam werden könnten. Auch bezüglich der unerwünschten Begleiterscheinungen ist in manchen Bereichen ein Benefit zu erwarten. Erste, noch wenige persönliche Erfahrungen sprechen keinesfalls gegen eine solche Kombination; es müssen aber kontrollierte Studien folgen.

16.2 Progredienz

Hormonrezeptorhypothese

Die Endometriose ist in ihrer Entstehung nicht östrogenabhängig, in ihrer Progredienz ist sie jedoch sicher über Östrogenrezeptoren beeinflußbar.

Die endokrine Modulierbarkeit entspricht jedoch nicht dem eutopen Endometrium. Auch unabhängig von hormonellen Einflüssen, gleichsam autonom wachsende Endometriosen sind bekannt geworden. Es handelt sich bei der Endometriose um ein systemisches-pathogenetisches Geschehen.

Makrophagenwachstumshypothese

Das Konzept einer gestörten zellulären Immunantwort als Ursache der Implantation einer Endometriose ergibt zum gegenwärtigen Zeitpunkt noch keinen Therapieansatz. Die Erfassung der lokalen Situation am Ort der ektopen Implantation in Schnittpräparaten und Biopsien bietet jedoch auch die Möglichkeit einer evtl. erhöhten Aktivität des *M*akrophagen-*c*olony-*s*timulating-*f*aktors ***(M-CSF)*** oder der Genexpression des Onkogens c-fos Rechnung zu tragen (Abb. 16.5).

An Endometriosebiopsien bei Patientinnen aller 4 EEC-Stadien wurde der M-CSF1-Rezeptor in 65–85% nachgewiesen. Die Reaktion und Expression des Onkogens c-fos erfolgte primär in den Epithelien, aber auch im Stroma.

Marker im Serum wie CA 125 oder antiendometriale Antikörper ergeben derzeit noch keine sichere Möglichkeit die Endometriose zu erkennen.

Stammzellhypothese und Apoptoseresistenz

Die Verlagerung von Endometrium in ein extrauterines Millieu schafft bei den relativ kurzlebigen Endometriose-Epithelien möglicherweise eine Apoptoseresistenz, weil unter diesen Zellen auch einzelne Stammzellen der Basalis sind, die zeitweise wegen ihrer Telomerasekompetenz durch Zellteilung proliferieren können. Für diese Hypothese spricht folgender Befund:

Immunologischer Nachweis des M-CSF-Rezeptors bei Endometriose, Methode

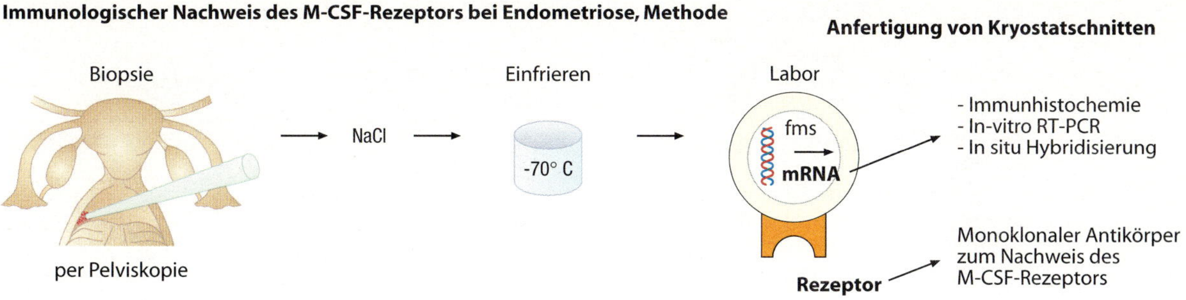

Abb. 16.5. Immunologischer Nachweis des M-CSF-Rezeptors bei Endometriose

- Der Nachweis einer beschränkten Proliferationsaktivität im ektopen Endometrium, der sich dadurch zeigt, daß die meisten proliferierenden Zellen der Endometriose sich nicht in der G-1/0-Phase des Zellzykluses, sondern in den Zellzyklusphasen S, G-2 und M befinden. Hierauf deutet auch die Expression des nuklearen Proteins P100. Diese Protein wird in allen Zellzyklusphasen außer in G0 und G1 exprimiert.
- Für die Stammzelltheorie spricht auch die Tatsache, daß es in etwa 5–10 % aller Endometriosen gelingt, in den Proteinextrakten aus mikrodissezierten Endometrioseherden mit robusten PCR-Nachweismethoden eine Telomeraseaktivität zu demonstrieren. Per definitionem ist die Stammzelle eine Zelle mit prospektiven Differenzierungspotenzen. Die Telomerasekompetenz verleiht einer jeden Stammzelle die Transmission in das Proliferations-Kompartiment, zum Unterhalten einer definierten Populationsgröße.

16.3 Problematik der Klassifikation der Endometriose

Da in den letzten Jahren das Vorkommen atypischer Endometrioseherde mit zum Beispiel mikroskopisch sichtbaren Herden an Bedeutung gewann, bedürfen alte Klassifizierungen, die rein auf dem morphologischen Aspekt der Endometriose eingehen, einer Revision. Die bekannten Klassifizierungen von Acosta (Acosta 1973), Mettler und Semm (1980) sowie die der American Fertility Society (1979) lassen sich schwer mit später eintretenden Schwangerschaftsraten und dem Wiederauftritt der Krankheit korrelieren.

Auch umfassen sie weder den Grad des Schmerzes noch die Ausdehnung der Verwachsungen und mit Sicherheit können sie keine Voraussage über ein biologisches Verhalten bzw. die Ansprechbarkeit auf Therapeutika treffen. In die Klassifizierung sollten ausgedehnte Peritonealverwachsungen und die Bedeutung von Endometriomen (= blutgefüllte Ovarialzysten) mit eingehen. Während die ***AFS-Klassifizierung*** (1979) dem Adhäsionsscore und Implantationsscore beim Menschen bereits gewisse Rechnung trägt, ist die endoskopische Endometrioseklassifizierung (Mettler u. Semm 1980) sowie die ***Acosta-Klassifizierung*** (Acosta et at. 1973) rein deskriptiv.

Die ***EEC-Klassifizierung*** (= Endoscopic Endometriosis Classification) lautet (Abb. 16.6):

- ***Stadium 1:*** Endometrioseherde bis zu einer Größe von 5 mm
- ***Stadium 2:*** Endometrioseherde größer als 5 mm. Blut im Douglas-Raum, beginnende Verwachsungen zwischen Tuben, Ovarien und Uterus, Blutungen im Bereich der Ovarien (Endometriose)
- ***Stadium 3:*** Frozen Pelvis, Verwachsungen im Bereich des kleinen Beckens, große Endometriome mit Ovarialzysten, partiellen Einblutungen, Herde im Bereich der Blase und Sakrouterinligamente, möglicher Befall des Septum rectovaginale
- ***Stadium 4:*** Endometrioselokalisation in den Därmen, in der Blase, am Blinddarm, im Nabel, in der Leber, in der Lunge, etc. mit häufigen monatlichen Blutungen

Wertigkeit einer Klassifizierung

Bei der Klassifizierung eines Krankheitsbildes müssen 4 Grundvoraussetzungen erfaßt werden:

- die Ausbreitung,
- die Verständigung über spezifische Merkmale,
- die Voraussage über das biologische Verhalten und die Ansprechbarkeit auf Therapeutika (Erfolg) und
- die Erfassung des Schmerzgrades und der Weiterentwicklungstendenz.

Bei jeder Endometrioseneuklassifizierung sollte daher eine Trennung von Sterilitätspatientinnen und Nicht-Sterilitätspatientinnen erfolgen, die morphologische Aktivität des Endometriose-Implantates erfaßt werden und entsprechend die Effektivität einer Therapie erhoben werden.

Derzeit analysiert ein Klassifikationskommittee der Amerikanischen Fertility Society unter Robert

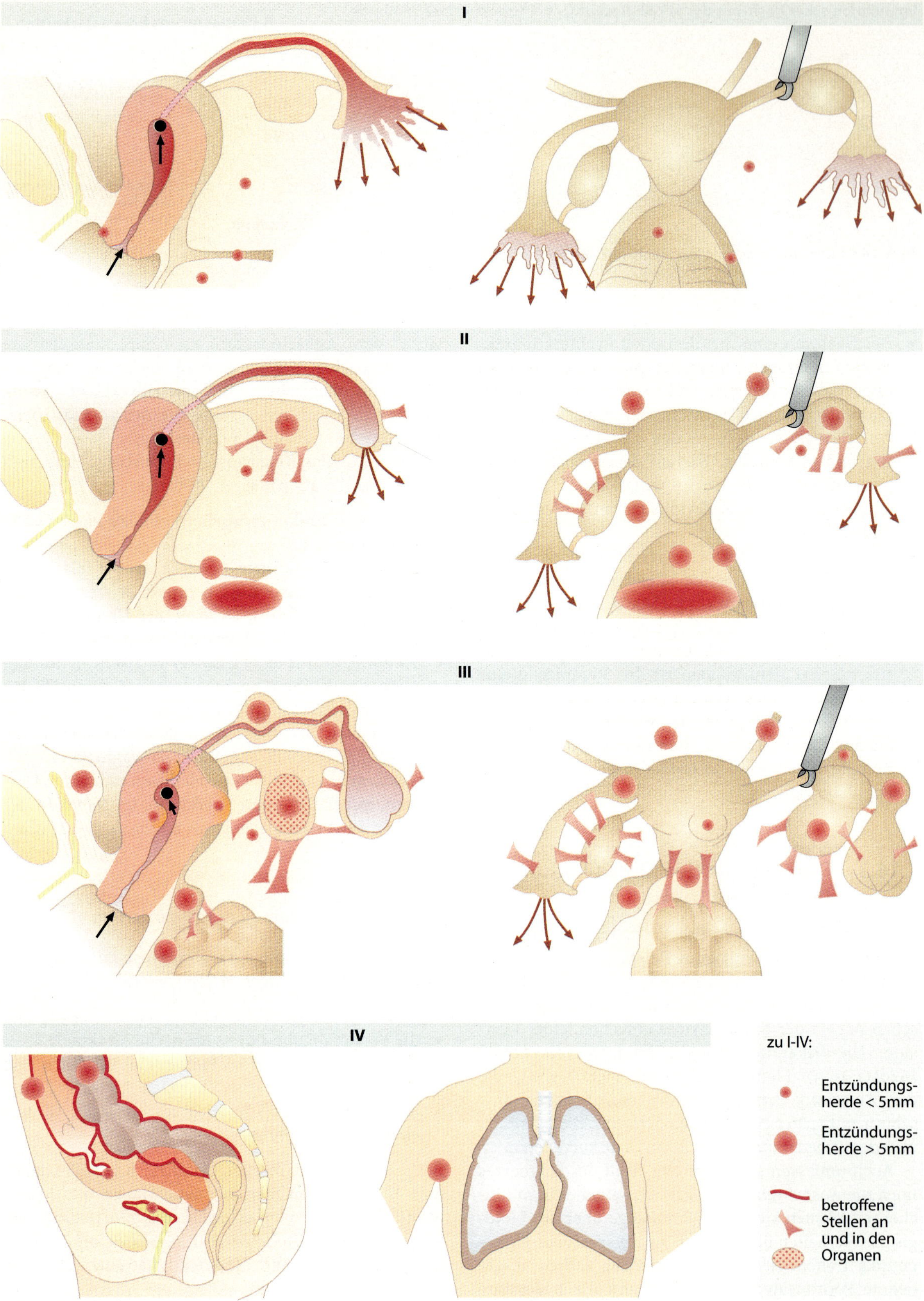

Abb. 16.6. EEC-Klassifikation

S. Schenken die AFS-Klassifikation. Dabei sollen mit Sicherheit die ausgedehnten Adhäsionen und der ovarielle Befall besser erfaßt werden. Das Ergebnis einer histologischen Untersuchung des Präparates muß ebenso in die Morphologie eingehen wie der Verwachsungsgrad.

Im Vergleich zu den anderen beschriebenen Klassifikationen sollte eine Stufe 5 zur Erfassung der ausgedehnten Endometriose hinzugefügt werden. Groff entwickelte ein Schmerzgrad-Messungsinstrument für Frauen mit Endometriose. Um den Schmerzgrad zu erfassen, stellen wir uns folgende Möglichkeiten vor:

- Erfassung, ob Schmerzen vorhanden sind oder nicht,
- Schweregrad der Schmerzen,
- Erfassung der Verschlechterung oder Verbesserung von Schmerzen und
- Zusammenfassung der Endometriosebefunde mit den tatsächlich vorhandenen Bauchschmerzen.

16.4 Extragenitale Endometriosen

Darmendometriose

Die intraabdominale intestinale Endometriose ist am häufigsten im Bereich des Rektums und des Sigmas lokalisiert. Es folgen Septum rectovaginale, Duodenum, Zökum und Appendix. Nach Gubler sind die klinischen Erscheinungen folgende:

- Zyklusabhängige gynäkologische Symptome,
- menstruationsabhängige Beckenschmerzen mit veränderter Stuhlgewohnheit,
- Tendenz zur Obstipation oder Diarrhoe mit rezidivierenden Schmerzen, die aber nicht obligat zyklusabhängig sind,
- Auftreten von nichtobligaten, zyklusabhängigen, rektalen Blutungen. Dies erklärt sich dadurch, daß die Darmmukosa nur selten befallen ist und
- Auftreten von Symptomen nach der Menopause, wenn sich durch Fibrosierungen teilweise ausgeprägte Stenosen bilden.

Endometriose kann derartige Veränderungen hervorrufen, daß radiologisch-differentialdiagnostisch ein intestinales Malignom ausgeschlossen werden muß. Es sind aber auch Verwechselungen mit einem Morbus Crohn möglich. Stenosen mit chronischer und akuter Symptomatik sind meist im Sigma lokalisiert. Neben der Darmobstruktion kann es auch zur Darmperforation kommen. Letztlich kann auf dem Boden einer solchen Erkrankung auch ein maligner Tumor entstehen. Insgesamt scheint die Häufigkeit der intestinalen Endometriose zuzunehmen.

Haut- bzw. Narbenendometriose

Die Endometriose der Haut tritt zu 68% in Narben, zu 25% in der Haut des Nabelbereiches und zu 6% in der Inguinalregion auf. In 20 von 25 Fällen wurde eine Endometriose nach einer Operation in der Narbe des Abdomens und in 5 Fällen im Nabel gefunden. Neuerdings wurde die Erkrankung auch in Narben des Laparoskopietrokarkanals und in Episiotomienarben beschrieben.

Inguinale Endometriose

Der erste Fall von inguinaler Endometriose wurde bereits 1896 beschrieben. Der Befall des extraperitonealen Teils des Lig. rotundum ist selten und wird oft als Inguinalhernie oder Lymphadenitis interpretiert. Zyklische Beschwerden sind charakteristisch. In 90% war die rechte Inguinalregion betroffen.

Lymphknotenendometriose

Ries berichtete von sog. Drüseneinschlüssen in Beckenlymphknoten nach operativer Sanierung eines Kollumkarzinoms. Diese Strukturen können heute eindeutig als Endometriose identifiziert werden. Histologische Untersuchungen von Lymphonodektomiepräparaten bei Zervixkarzinomen ergaben, daß Endometrioseherde in den Lymphknoten, jedoch nicht im Bereich des Abdomens lokalisiert waren. In einigen Fällen führten diese retroperitonealen Herde zu ernsteren urologischen und gastrointestinalen Komplikation wie z. B. Ureterbeeinträchtigung und Schmerzen bei der Defäkation.

Blasenendometriose

Eine relativ seltene aber klinisch bedeutsame Lokalisation ist die Blasenwand. Bei zyklischen Blasenbeschwerden und negativer Urinkultur muß bei prämenopausalen Frauen an eine Endometriose gedacht werden. Dabei wird die spontane Endometrioseentstehung von der Blasenendometriose nach Kaiserschnitt unterschieden. Typische Symptome sind: Harndrang, Pollakisurie, Dysurie, suprasymphysäre Beschwerden ohne und mit Hämaturie. Eine maligne Entartung ist möglich.

Ureterenendometriose

Bei 1,2–16% der Fälle wird eine Endometriose der ableitenden Harnwege beschrieben. Hiervon liegt nur bei 1% der Fälle eine Ureterendometriose vor. Man unterscheidet beim Befall des Ureters eine intrinsische von einer extrinsischen Form. Als Therapie der Wahl gilt zur Zeit eine möglichst vollständige operative Sanierung ggfs. mit Ureteroneostomie in Kombination mit einem reversiblen medikamentösen Östrogenentzug durch GnRH-Agonisten oder Danazol.

Die Klinik des Harnleiterbefalls ist häufig symptomlos. Dysmenorrhoe, Dyspareunie, Makrohämaturie und dysurische Beschwerden werden nur in 16% der Fälle angegeben. In 50–60% treten Flankenschmerzen und in 25–30% Unterbauchschmerzen auf.

Durch die nach der Literatur in 50% der Fälle symptomlos verlaufenden Erkrankungen wird eine Harnstauung oft nicht rechtzeitig diagnostiziert, so daß Hydronephrosen mit Nephrektomieraten bei 25–43% beschrieben wurden.

Unterschiede des ex- und intrinsischen Typs. Bei der Ureterendometriose unterscheidet man die extrinsische von der intrinsischen Form. Die extrinsische Form zeichnet sich durch das Vorhandensein von endometrialen Drüsen und Stroma in der Adventitia oder einer Kompression des Harnleiters von extern aus. Der intrinsische Typ ist gekennzeichnet durch den Befall der Lamina propria, der Tunica muscularis oder des Ureterlumens selbst.

Man kann die intrinsische Harnleiterendometriose als die progrediente Verlaufsform der extrinsischen sehen (Kerr 1960).

ZUSAMMENFASSUNG

Die Endometriose ist eine spezifisch gynäkologische Erkrankung, die die Vielfältigkeit unseres Faches vor Augen führt. Der Erfolg einer Behandlung ist an eine saubere Diagnose, sowie an einen vereinten Einsatz chirurgischer, endokriner und reproduktionsbiologischer Erkenntnisse geknüpft. Endometrioseherde sind wiederholten inflammatorischen Irritationen ausgesetzt und ein entzündlicher oder immunologischer Entstehungsmechanismus wird derzeit abgeklärt. Selten nehmen Malignome ihren Ausgang von solchen Läsionen. Während die hormonellen und chirurgischen (meist pelviskopischen) Behandlungsmethoden einen Großteil der Patienten sanieren können, gilt es dennoch zu klären, welche Faktoren Progredienz und Persistenz der Endometriose bewirken, um neue Therapiekonzepte der zellulären Abwehrreaktionen zu vermitteln.

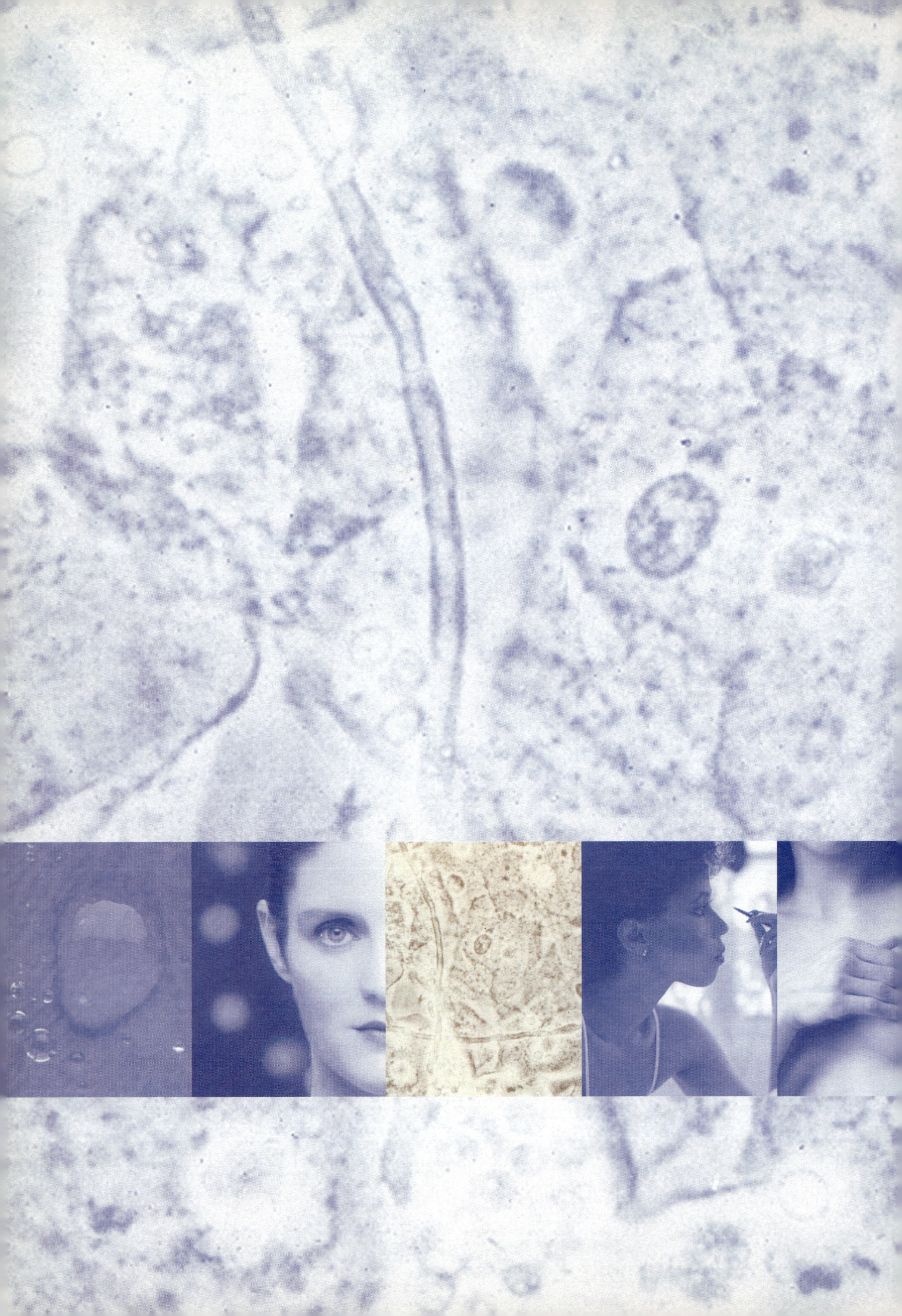

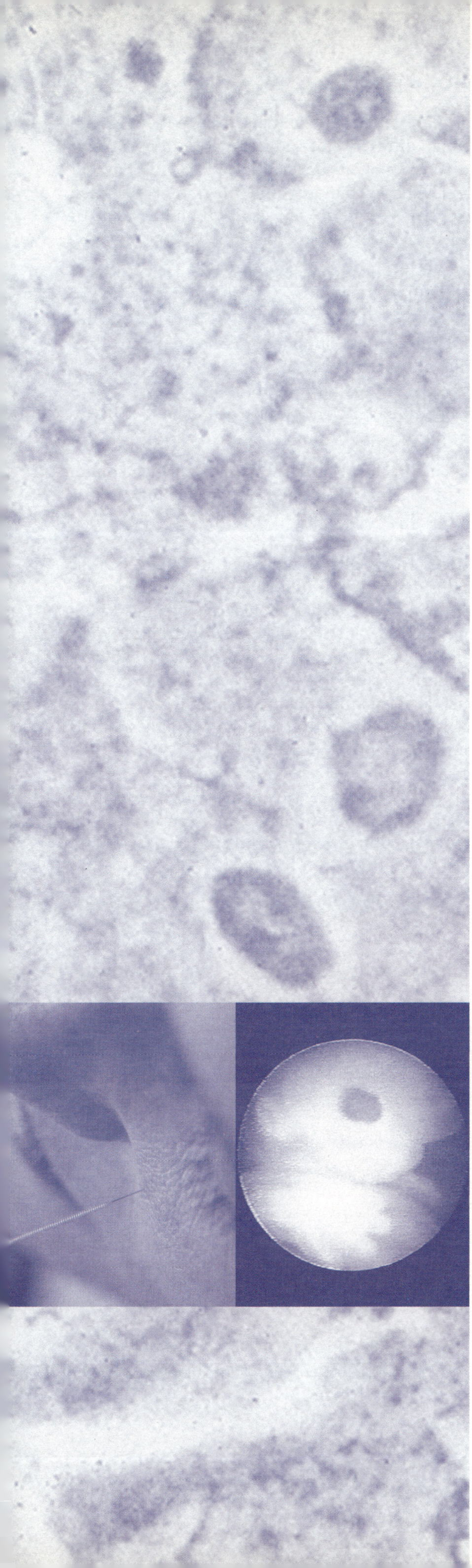

17 Entzündungen der weiblichen Genitalorgane und der Brust

D. Weisner

EINLEITUNG

Entzündungen sind die häufigsten Erkrankungen des weiblichen Genitales.

Ausbreitung und klinischer Verlauf sind auf anatomische und physiologische (biologische) Besonderheiten zurückzuführen. Das weibliche Genitale ist als Hohlorgan gestaltet. Über die Schleimhäute der Hohlorgane besteht eine kanalikuläre Verbindung zwischen der Körperoberfläche und der Bauchhöhle.

Die Physiologie der Haut und die biologischen Besonderheiten der Schleimhäute, besonders der Vagina und Zervix, bilden einen Schutzmechanismus gegen die Ausbreitung der Erreger der Körperoberfläche oder Umwelt über die Hohlorgane des Genitales in die freie, sterile Bauchhöhle.

17.1 Entzündungen der Vulva (Vulvitis)

DEFINITION

Entzündungen der Vulva und des Introitus werden als Vulvitis bezeichnet.

Einteilung. Diese Erkrankungen werden in primäre Affektionen, isolierte Entzündungen der Vulva und sekundäre Affektionen, Folgen einer höher gelegenen Entzündung, unterschieden. Darüber hinaus können entzündliche Veränderungen der Vulva Teilmanifestation einer dermatologischen oder einer Allgemeinerkrankung sein.

Klinik. Das entzündliche Reaktionsmuster ist bei unterschiedlicher Genese der Erkrankung einheitlich: Juckreiz (Pruritus), brennende Schmerzen, Schwellung, Rötung, verstärkter Fluor, Schwellung der inguinalen Lymphknoten, die teils schmerzhaft sind.

17.1.1 Primäre, isolierte Entzündungen der Vulva

Unter diesem Begriff werden nachfolgende Erkrankungen zusammengefaßt:

- Primäre, akute Vulvitis als allergische Reaktion
- Herpes genitalis (HSV)
- Papillomavirusinfektion; Condylomata accuminata (s. Kap. 18.2)
- Ulcus vulvae acutum (Lipschütz)
- Bartholinitis; Bartholin-Abzeß

Primäre, akute Vulvitis

Die primäre, akute Entzündung der Vulva weist das Bild einer diffusen entzündlichen Reaktion entsprechend einer akuten Dermatitis auf. Sie ist in der Mehrzahl der Erkrankung eine allergische Reaktion auf exogene Noxen, die auf das Vulvaepithel einwirken. Als exogene Noxe sind bekannt:

- Dessous aus synthetischen Stoffen,
- eng sitzende Kleidung z.B. Jeans,
- Seife,
- Waschmittel für Haut oder Wäsche,
- Duftstoffe, Intimsprays,
- antiseptische Lösungen und
- Arzneimittel z.B. Antibiotika, Sulfonamide, Barbiturate.

Fehlen entsprechende anamnestische Angaben kommt eine Psychogenie (gestörte Partnerbeziehung, Dyspareunie) in Betracht.

Diagnose. Die primäre, akute Vulvitis stellt sich als ödematös geschwollene und entzündlich gerötete Vulva dar (Abb. 17.1). Der heftige Juckreiz bedingt Kratzeffekte, die sich sekundär entzünden können. Hyperkeratose, Abschilferung des Epithels und verstärkte Hautfelderung sind Symptome der Chronifizierung, die auch als Lichenifikation bezeichnet wird.

Der Ausschluß anderer Ursachen und eine spezielle Anamnese sichern die Diagnose.

Therapie. Die Therapie richtet sich nach der Ursache. Bei Verdacht auf allergische Kausalität wird durch Ausschaltung der Ursache ein rasches Abklin-

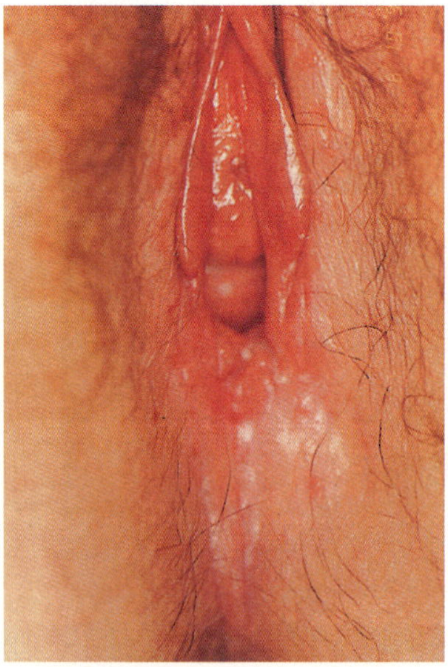

Abb. 17.1. Primäre akute Vulvitis mit ödematös geschwollener und geröteter Vulva

gen der Symptome erreicht. Die Behandlung ist gegebenenfalls durch lokale Behandlung einer Superinfektion und durch kortisonhaltige Salben zu unterstützen.

Entsprechendes gilt für eine psychogene, organifizierte Ursache. Nach lokaler Sanierung stellt eine Psychotherapie die kausale Therapie dar.

> **!** Differentialdiagnostik bei infektiösen Ulzerationen im Genitalbereich:
>
> - *Ulcus-molle-Erreger:* Haemophilus ducreyi
> - *Ulcus-durum-Erreger:* Treponema pallidum
> - *Lymphogranuloma-inguinale-Erreger:* Chlamydia trachomatis

Ulcus vulvae acutum (Lipschütz)

Das Ulcus vulvae acutum ist eine an der Vulva lokalisierte Form der Aphthosis. Sie stellt eine mit multiplen Geschwürbildungen einhergehende Entzündung der Vulva dar. Die Abheilung der Ulzera dauert bis zu 4 Wochen. Das Allgemeinbefinden ist durch starke Schmerzen sehr beeinträchtigt.

Das Ulcus vulvae acutum ist ein Begleitsymptom bei schweren Allgemeinerkrankungen oder Viruserkrankung, wie die Aphthosis allgemein.

Diagnose. Bei Inspektion stellen sich linsengroße, rundliche, gerötete Infiltrate mit zentralem Zerfall dar. Die Ränder sind wie gestanzt und haben festhaftende Fibrinbeläge; an eine histologische Abgrenzung zu einem malignen Prozeß ist zu denken.

Therapie. Neben lokaler Sanierung der Infektion werden Sitzbäder und anästhesierende Salben eingesetzt.

Bartholinitis, Bartholin-Pseudoabszeß, bartholinisches Empyem

DEFINITION
Die Bartholinitis ist eine isolierte Entzündung des Ausführungsganges der Bartholin-Drüse (Abb. 17.2).

Anatomie. Die Bartholin-Drüse ist eine apokrine Drüse und gehört zu den Geschlechtsdrüsen, die beim Orgasmus sezernieren und den Introitus feucht und gleitfähig machen. Ihr Körper ist bohnengroß und liegt an der Basis der kleinen Schamlippen. Der 1–2 cm lange Ausführungsgang mündet zwischen kleiner Labie und dem Hymenalsaum, etwa 1 cm oberhalb der kleinen Kommissur.

Die Lokalisation des Ausführungsganges im hinteren Bereich des Vestibulums bedingt eine erhöhte Kontamination mit Bakterien (Kolibakterien, Staphylokokken, Streptokokken, Gonokokken) und die Gefahr der Infektion des Ausführungsganges.

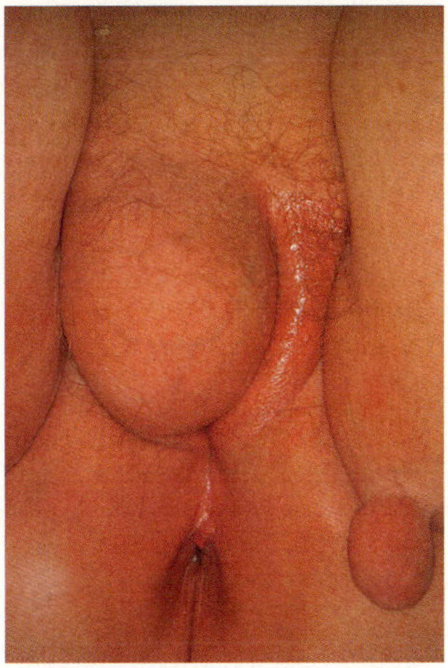

Abb. 17.2. Bartholin-Empyem

> **!** Die Entzündung betrifft fast ausschließlich den Ausführungsgang. Die daraufhin auftretende entzündliche Schwellung des Ausführungsganges ist somit eine Eiteransammlung in einer vorgebildeten Höhle und stellt damit genaugenommen ein Empyem und keinen Abszeß dar. Die Bartholin-Drüse selbst wird selten in den entzündlichen Prozeß mit einbezogen.

Klinik. Die Erkrankung beginnt mit einer schmerzhaften Rötung und setzt sich mit einer zunehmenden, schmerzhaften Schwellung des Ausführungsgangs fort, die bis zur Hühnereigröße zunehmen kann. Gehen, Sitzen und das Allgemeinbefinden sind zunehmend beeinträchtigt. Neben der Schwellung stehen Schmerzen – bis hin zur Unerträglichkeit – im Vordergrund.

Diagnose. Die Diagnose stellt sich durch den Aspekt. Spiegeleinstellung und Palpation werden in Abhängigkeit von dem Ausmaß der Entzündung wegen der Schmerzhaftigkeit nicht toleriert. Aus dem abfließenden Sekret des „Abszesses“ nach Spontanruptur oder Inzision muß eine Erregerdiagnostik unter Einbeziehung der Gonokokken durchgeführt werden.

Therapie. In der akuten Phase wird mit konservativen Maßnahmen (Rotlicht, lokale Schmerzbehandlung) das „Reifen des Prozesses“ abgewartet. Entlastung erfolgt infolge einer Spontanruptur oder Inzision im Bereich des Ausführungsganges. Bei der Inzision empfiehlt sich ein gleichzeitiges Auskrempeln und Vernähen der Abszeßwand mit der äußeren Haut ***(Marsupialisation)***. Mit dieser Maßnahme werden Retentionszysten und Rezidive vermieden. Die Funktion der Bartholin-Drüse bleibt dabei erhalten.

17.1.2 Sekundäre Entzündungen der Vulva

Sekundäre Entzündungen der Vulva treten als Folge höher gelegener Entzündungen, insbesondere Kolpitis, auf und werden durch den kontaminierten Fluor übertragen. Die häufigsten Ursachen sind Soormykose und Trichomonadeninfektion der Vagina.

Teilmanifestation einer dermatologischen oder Allgemeinerkrankung an der Vulva

Verschiedene dermatologische Erkrankungen treten mit Manifestation im Vulvabereich auf. Dazu gehören z. B. das ***Erythema exsudativum***, die ***Erythrodermie***, das ***seborrhoische Ekzem***, die ***Psoriasis vulgaris*** und der ***Herpes genitalis***.

Als Allgemeinerkrankung mit Manifestation an der Vulva ist die ***Lues*** im Stadium I und II hervorzuheben.

17.2 Entzündungen der Vagina (Kolpitis, Vaginitis)

Schutzfunktion der Scheide. Der physiologische Schutz der Schleimhaut der Vagina besteht in besonderen biologischen Reaktionsmechanismen. Das Vaginalepithel besitzt die Fähigkeit zur Transsudation und bewirkt damit ein feuchtes Milieu. Das Scheidensekret hat abgesehen von leichten, zyklusbedingten Schwankungen einen konstanten pH-Wert von 3,8–4,5. Die Konstanz dieses sauren Scheidenmilieus wird durch eine Symbiose der milchsäurebildenden Döderlein-Bakterien – Lactobacillus acidophiles – mit dem Scheidensekret und dem Vaginalepithel gewährleistet.

Die Döderlein-Bakterien oder der Lactobacillus acidophiles gehören zu einer Gruppe gramnegativer Bakterien in Stäbchenform, die beweglich sind, Milchsäure produzieren und unter aeroben und besser unter anaeroben Bedingungen wachsen (s. Abb. 17.9).

Die Existenz der Döderlein-Bakterien in der Scheide wird durch Abschilfern von glykogenhaltigen Vaginalepithelzellen gewährleistet. Ovarialhormone steuern diesen Prozeß. Sie bewirken den Glykogengehalt der Vagina und die Abschilferung der Vaginalepithelzellen.

Die Symbiose zwischen Lactobacillus, Scheidensekret und Scheidenepithel stellt sich wie folgt dar (Abb. 17.3): Die Döderlein-Bakterien bewirken durch

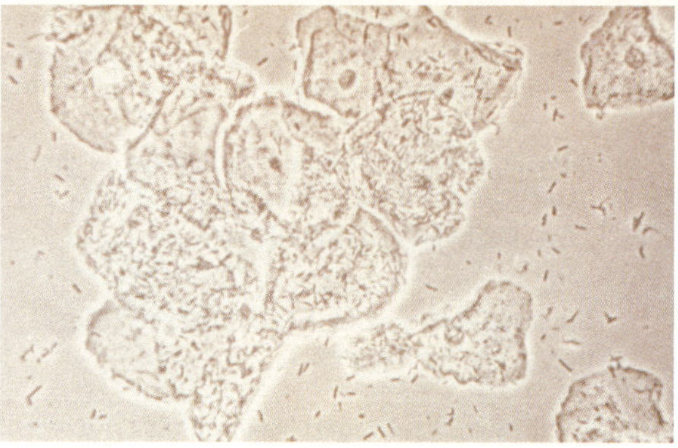

Abb. 17.3. Nativabstrich. Normalbefund mit Vaginaloberflächenepithelzellen und stäbchenförmigen Döderlein-Bakterien

eine Zytolyse der abgeschilferten Vaginalepithelzellen eine Freisetzung des Glykogens der Zellen. Vaginalenzyme veranlassen den Abbau des Glykogens zu den einfachen Zuckern – Dextrose und Maltose. Die Döderlein-Bakterien vergären diese einfachen Zucker zu Milchsäure. Milchsäure gewährleistet den sauren pH-Wert des Scheidenmilieus, der die Voraussetzung für das Wachstum des Lactobacillus ist.

Störanfälligkeit. Die Azidität der Scheide, das saure Milieu des Scheidensekretes, stellt den eigentlichen Schutzmechanismus der Scheide gegen aufsteigende Infektionen dar. Der Lactobacillus wird durch das saure Milieu geschützt, dagegen werden fakultativ-pathogene Keime in ihrem Wachstum oder Überleben gehindert.

Neben der Azidität bilden Laktobazillen auch H_2O_2, das eine zusätzliche hemmende Wirkung auf viele Bakterien besitzt.

Ein normales Scheidenmilieu auf der Basis einer intakten symbiotischen Wirkung liegt vor, wenn

- der pH $\leq$ 4,5 (3,8–4,5) beträgt,
- mikroskopisch hier Laktobazillen überwiegen,
- reichlich Vaginalepithelien vorhanden sind,
- Leukozyten fehlen oder nur vereinzelt auftreten,
- der Fluor geruchsneutral ist,
- subjektiv Beschwerdefreiheit besteht und Entzündungszeichen fehlen.

In der Vagina sind auch im physiologischen Milieu zahlreiche Bakterien nachweisbar. Die Exposition ist durch die topographische Lage (Haut, Perianalbereich) und ihre Funktion (z. B. Sexualität) bedingt. Diese prinzipiell pathogenen Keime wie Aerobier (E. coli, Enterobakterien, Enterokokken, Staphylokokken, β-hämolysierende Streptokokken), Anerobier (Peptokokken, Klostridien, Bacteroides-Arten), Chlamydien und Mykoplasmen werden in ihrer Virulenz durch das physiologische Scheidenmilieu paralysiert.

Bei der Frage der Auswirkung der Fremdbesiedelung auf das Scheidenmilieu spielt das Kräftespiel der Fremderreger mit den Laktobazillen eine entscheidende Rolle (s. Abb. 17.9).

> **!** Jeder Eingriff (z. B. Antibiotikabehandlung) oder jede Störung des als Symbiose beschriebenen Regelmechanismus (sistierende Hormonzufuhr, Keimübersiedlung) führt zu einer Herabsetzung des physiologischen Schutzmechanismus und begünstigt die Entwicklung einer Entzündung (Kolpitis). Wird eine Kolpitis klinisch diagnostiziert, muß neben der Abklärung der Art der Erreger die Störungsstelle in der Symbiose festgestellt werden. Nur die Berücksichtigung dieser pathophysiologischen Mechanismen in der Therapie wird einen Therapieerfolg ermöglichen.

Milieu der Kindheit. In der Kindheit ist die Entwicklung durch den vor der Geburt und im Neugeborenenalter vorhandenen hohen Östrogengehalt und dem anschließend einsetzenden Abfall bestimmt. Das Vaginalepithel von neugeborenen Mädchen ist, bedingt durch die Plazenta, in seiner hohen Östrogenexposition mit dem der geschlechtsreifen Frau vergleichbar. Ab dem 5. Lebenstag sind Döderlein-Bakterien nachweisbar. Mit der Abnahme der Östrogene verringert sich die Epitheldicke und der vaginale pH-Wert steigt bis zu Neutralwerten.

Milieu in Postmenopause und Senium. In der Postmenopause und im Senium herrschen durch das Ausklingen der Ovarialfunktion vergleichbare Zustände. Die Vaginitis des jungen Mädchens oder die der postmenopausalen Frau ist auf diesen Umstand zurückzuführen.

> **!** Das saure Scheidenmilieu ist direkt abhängig von der Anwesenheit der Östrogene. Somit ist es physiologisch nur in der Zeit der Geschlechtsreife (Menarche bis Menopause) und direkt nach Geburt vorhanden.

Diagnosestellung. Die Diagnostik bei Verdacht auf das Vorhandensein einer Entzündung sollte schrittweise aus nachfolgenden Kompartimenten bestehen:

- Anamnese
- Inspektion
- Geruch
- pH-Bestimmung
- Phasenkontrastmikroskopie
- evtl. Erregernachweis
- Palpation

Anamnestisch sind Fragen nach vorausgegangenen Expositionen durch den Partner, Antibiotikatherapie und Hormonbehandlung von besonderer Bedeutung. Schwangerschaft, Diabetes mellitus, Immunsuppression, Zytostatiktherapie, Radiatio, schwere Erkrankung und erworbenes Immunmangelsyndrom (AIDS) wirken infektionsbegünstigend, besonders für Soorinfektionen.

Vulva und Vagina sind auf Schwellung, Rötung, Ulzeration, Pustelbildung oder Oberflächenverletzungen hin zu untersuchen. Die Leisten sind nach geschwollenen, insbesondere schmerzhaften Lymphknoten, die für eine Entzündung sprechen, abzutasten.

Ein ***fauliger, fischartiger Geruch*** weist auf eine bakterielle Vaginose, eine Infektion mit Gardnerella vaginalis hin.

Die Konsistenz des Fluors ergibt weitere Hinweise. Bei der Aminkolpitis, der Infektion mit Gardnerella vaginalis ist der Fluor dünnflüssig und reichlich, bei der ***Soorkolpitis*** ist er dagegen ***weißlich-krümelig.***

Ein neutraler pH-Wert spricht für eine bakterielle Kolpitis.

Die Betrachtung der Scheidenabstriche im ***Mikroskop,*** die Kolposkopie, ermöglicht eine weitere Differenzierung und die Abgrenzung von Soor, Trichomonaden und bakteriellen Entzündungen. Die Palpation ergänzt die Untersuchung und dient der Abklärung der Beteiligung des inneren Genitale.

Der Abstrich zur Untersuchung auf Erreger und Resistenz dient der genauen Bestimmung des Erregerspektrums. Eine solche Untersuchung ist bei therapieresistenten bzw. revidierenden Infektionen indiziert. Die besondere Bedeutung von Chlamydien und Mykoplasmen wird gesondert behandelt.

Fluor vaginalis. Nach Hoyme und Hirsch (1988) sind bei Fluor vaginalis die 4 am häufigsten nachweisbaren Erreger folgende:

- Gardnerella vaginalis 62 %
- Candidaarten 21 %
- Mykoplasmen 16 %
- Chlamydia trachomatis 12 %

> **!** Die besonders zum Zeitpunkt der Geburt gefährlichen β-hämolysierenden Streptokokken treten endemisch mit einer stark wechselnden Häufigkeit auf.

Entzündungen durch Candida

- Candida-Mykose
- Vulvovaginitis candidomycetica
- Vaginale Mykosen
- Soorkolpitis
- Candidose

Übertragung. Bei etwa 20 % aller gesunden Menschen finden sich Candidaarten im Gastrointestinaltrakt. Positive Soorabstriche aus diesem Bereich stellen ohne klinisches Korrelat keinen pathologischen Befund, sondern eine kommensale Besiedlung dar. Unter der Voraussetzung eines begünstigenden Milieus können aus diesem Reservoir Hefepilze übertreten und zur Infektion führen. Das Auftreten von Hefepilzen im Genitaltakt der Frau ist hormonabhängig und ändert sich im Laufe ihres Lebens. Bei gesunden, geschlechtsreifen Frauen finden sich 10 % asymptomatische Hefebesiedlungen. Schwangere Frauen am Termin weisen zu etwa 30 % eine Besiedelung auf. Dieses Spektrum hat sich über Jahrzehnte nicht geändert.

Die asymptomatische Candidabesiedelung der Vagina bei 30 % der schwangeren Frauen am Termin führt zu einer häufigen Kontamination der Haut des neugeborenen Kindes. Für das Neugeborene ist Candida albicans ein pathogener Keim. Die Erkrankungsrate beträgt 10–25 %. Die Manifestation findet in der 3.–4. Lebenswoche statt und äußert sich als Mundsoor und/oder Windeldermatitis. Frühgeborene sind besonders gefährdet.

Die Frage des Nutzens einer prophylaktischen Soortherapie ist nicht sicher zu beantworten, eher aber zu verneinen.

Candidaarten. Die im Vulvavaginalbereich diagnostizierten Candidaarten (Levalosen) sind zu etwa 80 % Candida albicans, etwa 10 % Candida glabrata sowie etwa 10 % andere Candidaarten. Auch im Bereich der Vagina sind Hefen der Candidagruppe als fakultativpathogene Keime aufzufassen. Das Risiko der manifesten Besiedelung und Veränderung der ortständigen physiologischen Flora – das Risiko einer Infektion – steigt mit zunehmender Keimzahl.

Epidemiologie. Heute wird angenommen, daß 3 von 4 Frauen mindestens einmal in ihrem Leben an einer Vaginalmykose erkranken. Bei 3–4 % dieser Frauen tritt sie rezidivierend auf. Eine rezidivierende Vaginalmykose wird diagnostiziert, wenn sie mindestens 4 mal im Jahr auftritt.

Pathogenese. Eine klinisch manifeste Candidose entwickelt sich nur, wenn zusätzlich zur ausreichenden Keimzahl eine entsprechende Disposition der betroffenen Menschen besteht. Exogene und endogene Faktoren, die eine Prädisposition für das Auftreten einer Candidose darstellen sind z. B.:

- Soorkontaminierte Partner
- Diabetes mellitus
- Antibiotikatherapie
- Abwehrschwäche aus unterschiedlichen Gründen:
  - Immunsuppression
  - Zytostatikatherapie
  - Radiatio
  - Konsumierende Erkrankung
  - AIDS (erworbenes Immunmangelsyndrom)
- Hormonbehandlung
  - Gestagenhaltige Ovulationshemmer (seit der niedrigdosierten Gestagene kein negativer Einfluß)
  - Östrogen-Gestagen-Substitution im Klimakterium/Senium
  - Antiandrogene
- Schwangerschaft
- Streß

Erreger bedingte Faktoren, die Candida albicans für Candidosen prädeterminiert, sind:

- Dismorphismus: Auftreten als Blastospore und/oder als Hyphen bzw. Pseudomyzel
- Oberflächenfaktoren: Zur Begünstigung der Adhärenz am Wirtsepithel
- Lytische Enzyme, wie Proteinasen, Lipasen, Phospholipasen, Posphomoneterasen zur Förderung der Adhäsion am Wirtsepithel und auch Penetration
- Wechsel des Phänotyps – Switching, auch unter der Therapie; dadurch wahrscheinlich Änderung der Virulenz
- Molekulare Mimikri, die Fähigkeit mit Fibrinogen bindende Liganden zu bilden, die Thrombozyten an der Hefezellwand fixieren und dadurch die Abwehr des Wirtes täuschen

Klinik. Im Vordergrund stehen neben einem weißlich-krümeligen Ausfluß Beschwerden und ein unerträglicher Juckreiz im Bereich des Introitus und der Vulva, Pruitus vulvae et vaginae (Abb. 17.4 bis 17.6). Als Zeichen der voranschreitenden Infektion gelten Brennen, extreme Dysurie und Dyspareunie.

Diagnose. Bei der Inspektion fallen grau-weißliche, rasenartige Beläge vom Introitus ausgehend auf der

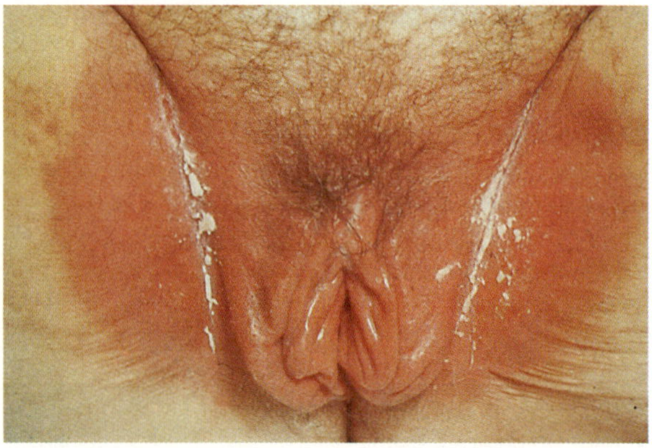

Abb. 17.4. Klassische Soor-Vulvitis

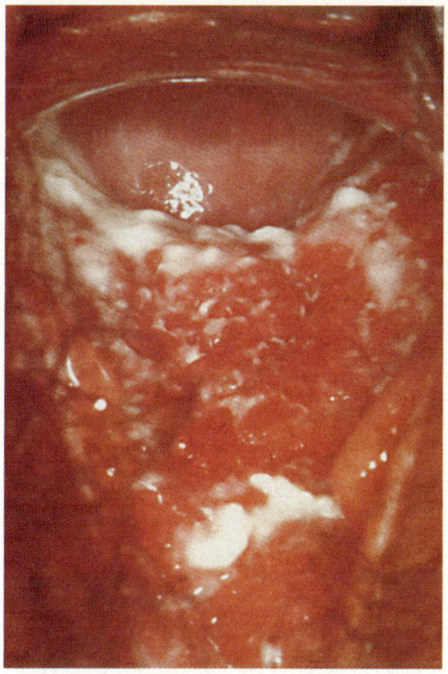

Abb. 17.5. Klassische Soor-Kolpitis

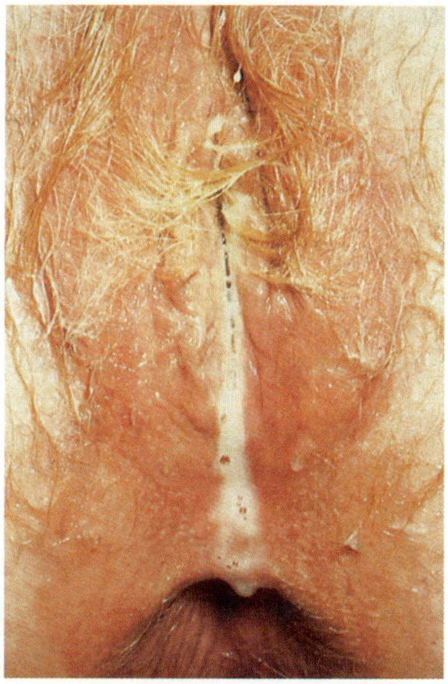

Abb. 17.6. Typischer Fluor vaginalis bei Candida-Infektion

Vaginalwand und auch auf der Portio auf. Beim Fehlen dieser Beläge oder nach Abstreichen derer sind entzündliche, stark gerötete Vaginalwände zu sehen. Flächenhafte, ekzematöse Veränderungen der Haut können sich bis über den Inguinalbereich und auf der Innenseite der Oberschenkel ausbreiten. Der vaginale pH-Wert liegt bei $\geq 4{,}5$.

Als Sofortdiagnostik ist die Phasenkontrastbetrachtung des Nativpräparates in wenig physiologischer Kochsalzlösung oder in einer 10–20% KOH-Aufschwemmung unmittelbar nach Ende der gynäkologischen Untersuchung mit Vermeidung der Austrocknung geeignet. Die Anfertigung eines gefärbten Abstrichpräparates kann die Untersuchung ergänzen.

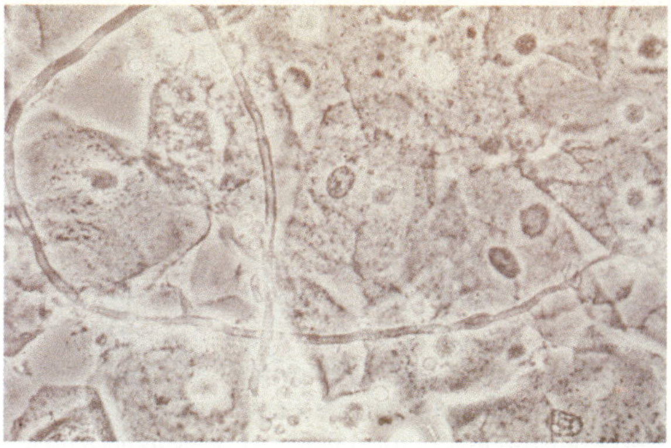

Abb. 17.7. Nativabstrich. Typische Hyphenfäden und vereinzelte Leukozyten bei Candida-Infektion

Das Nativpräparat ist nicht immer ausreichend aussagekräftig (Abb. 17.7). In diesem Fall wird von manchen Autoren die Anfertigung einer Pilzkultur empfohlen. Da diese Diagnostik Tage dauert, einen erhöhten Kostenaufwand bedeutet und die Beschwerden der betroffenen Frauen eine umgehende Therapie erforderlich macht, ist eine sofortige Therapie ohne gezielten Erregernachweis gerechtfertigt. Bei Therapieresistenz und rezidivierender Candidose ist die Diagnostik mit der Anlage einer Kultur zu spezifizieren.

Therapie. Zur Behandlung der Vaginal-Candidose stehen verschiedene Möglichkeiten und Darreichungsformen zur Verfügung:

- Unspezifische Farbstofflösung zur Auspinselung, z. B. 10%iges Pyoktanin, 2%iges Gentianaviolett und 2%iges Brillantgrün. Sie wirken bakteriostatisch, bakteriozid und mykozid. Durch Interaktion peripherer anionaler Gruppen auf der Zelloberfläche kommt es zum Verlust der Reproduktionsfähigkeit der Hefen. Die Heilungsraten betragen 60–70%. Nachteilig sind Hautverfärbungen und Unverträglichkeitsreaktionen.
- Der erste gezielt gegen Hefepilze wirksame, aus Streptomycin extrahierte Stoff, war das Tetraenantibiotikum Nystatin. Es wies eine gute Verträglichkeit auf und wird intestinal bei oraler Gabe praktisch nicht resorbiert.
- Es folgte die Isolierung des Heptaenantibiotikums Amphotericin B und des Pinuricins (Natamycin). Die Behandlungsdauer bei Vaginalmykose wurde von nunmehr 15 Tagen auf 6 und dann auf 3 Tage reduziert.
- Ab 1970 steht als erster Azole-Wirkstoff das Imidazole (Plempel et al.) zur Verfügung (Clotrimazol, Niconazol-Nitrat, Esonazol-Nitrat, Fenticonazol-Nitrat und andere).

- 1980 folgten ein oral applizierbares Imidazol (Ketoconazol) und das lokale Triazol, Terconazol-Nitrat und 1990 das orale Triazol (Fluconazol, Itraconazol und andere).

Therapieevaluation. Mit der lokalen Antimykotikatherapie ist eine Heilung von 75–90 % erreichbar. Die applizierte Tagesdosis ist umgekehrt proportional zur Anwendungsdauer. Eine orale Therapie kann z. B. mit dem Ketoconazol mit einer Tagesdosis von 2 × 200 mg über 5 Tage durchgeführt werden. Die Heilungsrate entspricht der lokalen Therapie. Rezidive sind ebensowenig wie bei lokaler Anwendung vermeidbar. Die orale Therapie ist wesentlich kostenspieliger, dauert 5 Tage, hat einen verzögerten Wirkungseintritt (Juckreizlinderung erst nach 2 Tagen) und weist auch gewisse Nebenwirkungen auf. Azole weisen neben der antimykotischen auch eine antibakterielle Wirkung auf. Die physiologische Vaginalflora, die Döderlein-Bakterien, werden in der Regel nicht geschädigt.

Die Therapieversager in Höhe von etwa 10–15 % sind durch Reinfektion, nicht ausreichende Dosierung oder mangelhafte Compliance der betroffenen Frauen zu erklären. Resistenzentwicklungen sind nicht beobachtet worden.

Partnerbehandlung. Die früher geforderte Mitbehandlung des asymptomatischen Partners wird nach jüngeren Untersuchungsergebnissen nicht mehr gefordert.

Trichomonadenkolpitis – Trichomoniasis

Epidemiologie. Trichomonas vaginalis ist als ein fakultativ-pathogener Erreger einzustufen. Er findet sich als dritthäufigster Erreger einer Kolpitis. Trichomonas vaginalis hat die größte pH-Toleranz aller Erreger. Diese Eigenschaft erklärt ihre Häufigkeit bei zytologischer Abstrichdiagnostik asymptomatischer Befunde und ihr symptomloses Auftreten in den Ausführungsgängen der Bartholin-Drüsen, im Zervikalkanal und selten im Uteruskavum, der Urethra, der Harnblase und dem Rektum.

Übertragung. Trichomonaden kommen symptomlos im Urogenitaltrakt des Mannes vor. Ihre Häufigkeit wird hier auf 15 % geschätzt. In etwa 40 % der Fälle von unspezifischer Urethritis des Mannes lassen sich Trichomonaden nachweisen. Die gegenseitige Übertragung bei der Kohabitation ist gesichert. Aus diesem Grund wird die Trichomoniasis zu den sexuell übertragbaren Infektionskrankheiten gerechnet. Allerdings ist auch eine Übertragung ohne Sexualverkehr möglich.

Klinik. Hauptsymptome sind: reichlicher Fluor, Juckreiz und diffuse Vulvitis. Der Fluor ist reichlich, gelblich, dünnflüssig, teils blutig, schaumig und scharf riechend.

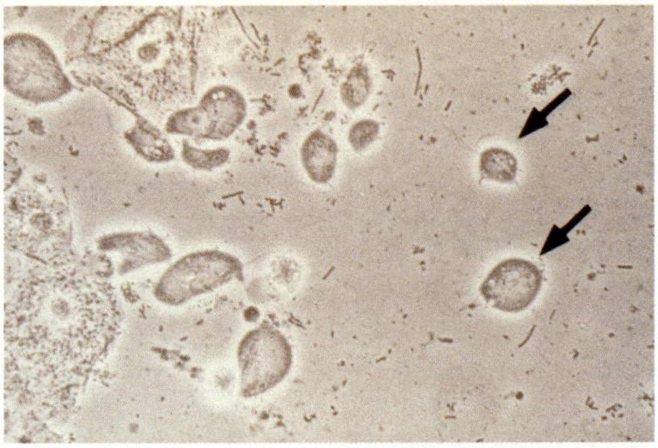

Abb. 17.8. Nativabstrich. Birnenförmige einzellige Geißeltierchen *(Pfeil)* bei Trichomonadeninfektion

Diagnose. Zusätzlich zu den lokalen Infektionszeichen, dem typischen Fluor, ist ein vaginaler pH-Wert über 4,5 festzustellen. Der Nachweis der Trichomoniasis erfolgt mittels Phasenkontrastmikroskopie. Bei der Mikroskopie oder im Kulturmediumteppich ist die birnenförmige Gestalt erkennbar. Im Nativpräparat (Abb. 17.8) fallen die Trichomonaden neben der birnenförmigen Gestalt durch die Geißeln und die aktiven Bewegungen mit Hilfe der ondulierenden Membran auf. Zusätzlich besteht häufig eine bakterielle Begleitinfektion oder Soorkolpitis.

Therapie. Nitroimidazolderivate sind bei urogenitaler Trichomoniasis gut wirksam. Die Therapie erfolgt peroral mit Metronidzol und Clotrimazol lokal. Eine gleichzeitige Partnerbehandlung ist unbedingt erforderlich.

Die Therapie ist in etwa 90 % erfolgreich. In 10 % der Fälle kommt es zu Rezidiven. Da eine Resistenzbildung nicht bekannt ist, muß von einer nicht ausreichenden Therapie, mangelnder Compliance oder Reinfektion ausgegangen werden.

Bakterielle Kolpitis

Die bakterielle Kolpitis ist die häufigste Ursache für Fluor vaginalis.

Klinik. Klinisch sind 4–5 Symptome von besonderer Bedeutung:

- Vermehrter Fluor, gräulich, kernig
- Übler, fischartiger Geruch; unter Einwirkung von Kaliumhydroxid: Geruchsverstärkung
- pH-Wert $\leq$ 4,7
- „clue cells" im Nativpräparat (Abb. 17.9 b)

Diagnose. Bei Vorhandensein 3 dieser Symptome ist die Diagnose gesichert (Abb. 17.10). Die Bestätigung läßt sich im Nativpräparat beobachten, in dem sich

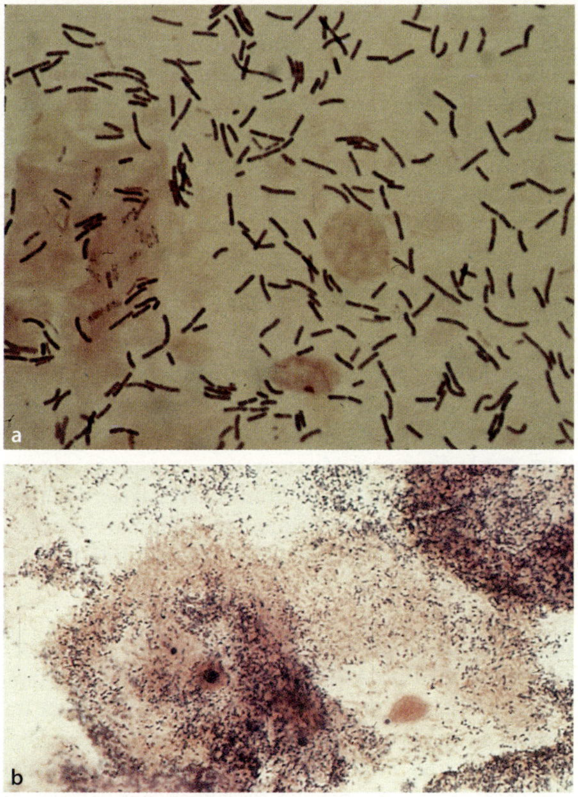

Abb. 17.9. Vaginalausstrich **a** einer gesunden Frau und **b** bei anaerober Vaginitis

an der Vaginalwand anheftende Bakterien – meistens ***Gardnerella vaginalis*** und clue cells – finden lassen.

Vaginale Bakteriose

Die vaginale Bakteriose grenzt sich zur entzündlichen Kolpitis durch das Fehlen von Leukozyten im Nativpräparat ab. Der vaginale pH-Wert von über 5,0 hat eine Sensitivität von 94% und Spezifität von 91% als Diagnosekriterium.

Therapie. Die Behandlung besteht im Senken des pH-Wertes der Scheide. Der Effekt der Behandlung mit Joghurt ist umstritten, ebenfalls andere lokale Behandlungsmöglichkeiten. Dokumentiert ist die systematische Behandlung mit Chemotherapeutika (z. B. mit bakteriostatischen Antibiotika) oder mit Imidazolen oder Metronidazol.

Zytolytische Vaginose („Döderlein-Zytolyse")

Die zytolytische Vaginose tritt häufig auf. Sie wird mit rezidivierenden Candida-Infekten verwechselt.

Klinik. Symptome der zytolytischen Vaginose sind:

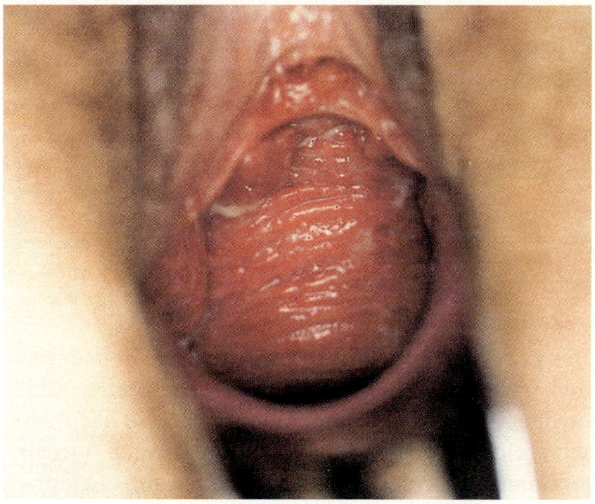

Abb. 17.10. Bakterielle Kolpitis mit leukozytärem Fluor; kulturell massenhaft β-Streptokokken

- Käseähnlicher Fluor
- Juckreiz
- Dyspareunie
- Dysurie
- Brennen in der Vulva
- Zyklischer Verlauf
- Prämenstruelle Verstärkung

Diagnose. Die Diagnose ist nach Holmes (Holmes KK, 1990) am sichersten im Nativpräparat möglich, wenn eine Kohabitationsabstinenz bei Nichtanwendung von Vaginalmitteln und Spülungen für 2 Tage bestanden hat. Im Nativpräparat zeigen sich dann

- keine Mischflora,
- wenig Leukozyten,
- zerstörte Vaginalepithelzellen, nackte Kerne,
- reichlich Laktobazillen und
- ein pH von 3,5–4,5.

Therapie. Die Therapie besteht in einer 2–3 x/pro Woche durchgeführten Scheidenspülung mit Karbonatlösung (30–60 g/l warmes Wasser).

Atrophische Vaginose

Die atrophische Vaginose ist mit einem Östrogenmangel assoziiert. Sie tritt somit in der Postmenopause aber auch im Wochenbett auf.

Klinik. Symptome sind: Dysurie, Brennen, Juckreiz an der Vulva, Schmerzen, Dyspareunie, selten Blutungen, weiter wird über einen imperativen Harndrang beim Wasserlassen berichtet.

Diagnose. Bei der Inspektion zeigt sich eine dünne, durchscheinende Schleimhaut. Kleine Läsionen und

Fluor vaginale sind möglich. Der Fluor tritt in sehr variabler Form aus. Statt Döderlein-Stäbchen findet sich im Nativpräparat eine bakterielle Mischflora.

Therapie. Die Therapie besteht in lokaler Östrogenapplikation.

17.3 Entzündungen der Zervix (Zervizitis)

Die Zervix ist mit ihrem einschichtigen Zylinderepithel nicht gegenüber Erregern – insbesondere Chlamydien und Gonokokken – geschützt, wie das mehrschichtige Vulva- und Vaginalepithel. Auch Virusinfektionen (Herpesviren, Papillomviren) beginnen häufig im Übergangsepithel der Zervix.

Schutzfunktion. Normalerweise ist der untere Zervixabschnitt mit den selben Keimen besiedelt, die in der Vagina nachzuweisen sind, ohne daß es zu Entzündungen kommt. Der Schutz vor aufsteigenden Infektionen wird mit einem komplexen Abwehrmechanismus erklärt. Mechanismen dieser Abwehr sind das östrogeninduzierte Zervixsekret, welches IgA-Antikörper und Lysozyme enthält, die Ziliarbewegungen des Drüsenepithels und ein lokales zelluläres Immunsystem. Unter physiologischen Bedingungen führen die Schutzmechanismen dazu, daß mit zunehmender Entfernung vom äußeren Muttermund die Menge an Erregern/mm^3 abnimmt.

> ! Die Zervizitis ist eine Entzündung des einschichtigen Zylinderepithels der Zervix.

Klinik. Symptome sind vermehrter gelblicher Ausfluß, Kontaktblutungen und Blutungsstörungen. Allgemeinsymptome sind selten.

Diagnose. Bei Inspektionen ist die Portiooberfläche mit gelblichem, zähem Schleim bedeckt. Nach Entfernung kann es zu Kontaktblutungen der stark geröteten Oberfläche kommen. Der Fluor enthält reichlich Leukozyten, ohne daß Erreger im Nativpräparat zu sehen sind. Bei der Palpation der Zervix treten Schmerzen auf.

Bei der Zervizitis kommen im wesentlichen nur zwei Erreger in Frage, die Chlamydien (s. Kap. 17.7.2) und die Gonokokken (s. Kap. 17.7.3).

17.4 Entzündungen des Endometriums (Endometritis)

Übertragungsweg. Die akute Endometritis des nicht puerperalen Uterus ist selten. Das Cavum uteri stellt bei der Aszension von Keimen offenbar eine Durchgangsstation dar. Dazu trägt der ständige Auf- und Abbau der Schleimhaut mit der zyklischen Ausstoßung und der folgenden Regenerierung der Zona functionalis bei. Darüber hinaus verfügt das Endometrium offenbar über eine gewisse bakterizide Kapazität, die gegen Gonokokken bewiesen wurde.

Ausgangspunkt einer Entzündung des oberen Genitaltraktes ist fast immer die Cervix uteri. Das Corpus uteri ist normalerweise durch die Schranke im Bereich des inneren Muttermundes, der Schleimhautgrenze zwischen Cervix und Isthmus uteri, gegen eine aufsteigende Infektion geschützt. Jede Durchbrechung dieser Barriere, natürlich oder artefiziell bedingt, erhöht die Gefahr einer Keimaszension in das Cavum uteri. Als natürliche Bedingungen sind Geburt, Fehlgeburt und Menstruation zu nennen, da sie zu einer Aufhebung der anatomischen Barriere führen und die Aszension von Keimen über die Barriere hinaus erleichtern. Artefizielle Ursachen sind intrauterine Eingriffe und Pessare.

Endometritis puerperalis. Die Endometritis puerperalis ist die häufigste Infektion der Gebärmutter. Mangelhafte Rückbildung des Uterus z. B. bei Eihäuten im Cavum uteri, tragen zu einem unzureichenden Verschluß bei und begünstigen die Keimverschleppung. Entsprechendes gilt für die verschiedenen Abortformen.

Infolge eines Schwangerschaftsabbruches kann eine Keimverschleppung durch unsachgemäßes Vorgehen oder mangelhafte Asepsis auftreten. Darüber hinaus gilt das oben Gesagte, insbesondere bei verbliebenen Schwangerschaftsresten. Weitere artefizielle Risiken der Keimverschleppung sind instrumentelle intrauterine Eingriffe (Sondierung des Cavum uteri, Abrasio, Hysteroskopie, Hystero-/Radiographie, Pertubation) und das Legen eines intrauterinen Pessars (IUP).

Intrauterinpessare als Ursache. Intrauterinpessare als Ursache einer Endometritis bedürfen einer besonderen Beachtung, die durch ihre weltweit häufige Anwendung und ihr umstrittenes Risiko für eine Aszension mitbedingt ist. So haben Trägerinnen eines IUPs ein höheres Risiko einer pelvinen Infektion, Nulliparae 7 mal höher als in der Kontrollgruppe. Frauen mit mindestens einer Geburt dagegen 2 mal häufiger. IUP-Trägerinnen unter 20 Jahren weisen das höchste Infektionsrisiko auf. Die pelvinen Infektionen entwickelt sich nach Keimaszension über das Cavum uteri, die durch die mechanische Durchbrechung der Schutzbarriere des Muttermundes begünstigt wird.

Klinik. Die Symptome der Endometritis sind unspezifisch. Im Vordergrund stehen Blutungsanomalien wie Meno- und/oder Metrorraghien. Das Allgemeinbefinden ist nur gering gestört. Die Entzündungszeichen wie Temperatur, BSG, Leukozytose oder CRP sind normal bis geringfügig erhöht.

Diagnose. Die Verdachtsdiagnose wird aufgrund der Anamnese (IUP-Trägerinnen, Eingriff in den Uterus) und den Blutungsanomalien gestellt. Der Tastbefund ist unauffällig. Ist der Uterus aufgelockert oder vergrößert, muß von der Beteiligung des Myometriums, einer Endomyometritis, ausgegangen werden. Die Sicherung zur Diagnose geschieht histologisch aus dem Abrasionsmaterial. Eine differenzierte Keimdiagnostik aus dem Vaginal- und Zervixabstrich oder aber aus dem Abrasionsmaterial kann in Einzelfällen hilfreich sein.

Therapie. Die Therapie erfolgt in der überwiegenden Zahl der Fälle konservativ. Aufgrund der Gefahr einer aufsteigenden Infektion ist eine Antibiotikatherapie unter Berücksichtigung der Anaerobier indiziert. Mit einer hochdosierten Östrogentherapie kann der Wiederaufbau der Schleimhaut erreicht werden.

Beim Auftreten einer Endometritis im Zusammenhang mit einem liegenden IUP ist dieses zu entfernen. Tritt die Endometritis im Zusammenhang mit dem Abort oder postpartum auf, muß an das Vorhandensein eines Schwangerschaftsrestes gedacht werden. Die erforderliche instrumentelle Nachräumung sollte nach Antibiotikatherapie im entzündungsfreien Intervall erfolgen. Bei Involutionsstörungen sind Kontraktionsmittel (Oxytozin) zu verwenden.

Pyometra

Kommt es durch Verklebung im Bereich des inneren Muttermundes bei einer Endometritis zur Eiteransammlung im Uteruskavum, handelt es sich um eine Pyometra.

> **!** Die Pyometra tritt überwiegend im höheren Alter auf und ist in etwa 50% der Fälle mit einem Korpuskarzinom assoziiert. Aus diesem Grund muß bei jeder Pyometra ein Endometriumkarzinom ausgeschlossen bzw. bestätigt werden.

Diagnose. Die Diagnose erfolgt palpatorisch aufgrund eines prallelastischen Uterus und evtl. eitrigen Absonderungen aus dem Zervikalkanal. Die Sonographie bestätigt den Verdacht, in dem die Flüssigkeitsansammlung im Cavum uteri und ggf. die alte, auffällige Schleimhaut dargestellt werden. Temperatur, Leukozyten, BSG und CRP sind erhöht.

Therapie. Die Therapie/Diagnostik erfolgt zweizeitig. Im ersten Schritt wird in Narkose der Zervikalkanal aufgedehnt, ein Hamm-Röhrchen in den Zervikalkanal angelegt, um die alte Zervikalflüssigkeit ablaufen zu lassen. Die erforderliche Antibiotikatherapie muß ein breites Spektrum einschließlich den Anaerobier und Kolibakterien umfassen. Nach Abklingen der Entzündungen wird in einem zweiten Schritt, mittels Abrasio, die histologische Abklärung bzw. Sanierung angestrebt.

17.5 Entzündungen der Adnexe (Adnexitis)

Adnexitiden (Entzündungen der Adnexe) gehören zu den ernsthaften gynäkologischen Erkrankungen. Sie stellen auch heute noch eine schwerwiegende, lebensbedrohliche Infektion dar, die nicht selten nach erfolgreicher Behandlung mit einer Defektheilung (Sterilität, Extrauteringravidität, Verwachsungen, chronische Form) einhergeht.

Der entzündliche Prozeß greift von den Salpingen ausgehend auf die Nachbarschaft über. Die Pathogenese der Adnexitis ist auch heute noch nicht gesichert. Die vorliegenden Daten sind unzureichend, teils widersprüchlich. Zervitis und Endometritis gehören als Begleiterkrankung nahezu obligat dazu.

Nomenklatur. Die akute und chronische Salpingitis, Salpingoophoritis, Pelveoperitonitis und Parametritis werden international nach der WHO unter dem Sammelbegriff pelvine Entzündungen, „Pelvic inflammatory disease (PID)“, zusammengefaßt. Es handelt sich nosologisch, ätiologisch und pathophysiologisch um ein einheitliches Geschehen. Klinische Gesichtspunkte veranlassen dazu, zwischen den zwei Krankheitsbildern ***akute*** und ***chronische Salpingitis*** zu unterscheiden. Darüber hinaus ist noch zwischen der ***primären*** und der ***sekundären Salpingitis*** zu differenzieren.

Pathogenese. Der pathogenetische Mechanismus der Aszension ist durch kulturelle Untersuchungen und Antigennachweise gesichert. Andererseits behindert eine Unterbrechung der Infektionswege, z.B. durch Sterilisation, die Infektion. Eine akute Adnexitis stellt bei sterilisierten Frauen eine Seltenheit dar.

Neben der Aszension sind Infektionen nach Schwangerschaften und intrauterinen Eingriffen, Begleitinfektionen bei Entzündungen oder Abszessen im Abdomen (z.B. Appendizitis), sowie eine hämatogene Infektion, nämlich bei Genitaltuberkulose, bekannt.

Ätiologie. Das Erregerspektrum der Adnexitis umfaßt zum einen Mikroorganismen aus dem zervikovaginalen Fluor und zum anderen beim Geschlechtsverkehr übertragene Keime. So kommen grampositive und gramnegative Anaerobier, Actinomyces israelii, Neisseria gonorrhoea und Chlamydia trachomatis und auch Mykoplasmen vor. Die wesentlichen zwei Erreger, von denen die Auslösung einer Adnexitis zweifelsfrei nachgewiesen werden konnte, sind Gonokokken und Chlamydia trachomatis. Sie kommen alleine oder miteinander assoziiert bei bis zu 60% der Salpingitiden junger Frauen vor. Die polymikrobielle Ätiologie der akuten Adnexitis ist im Einzelfall belegt, wird aber heute zunehmend in Frage gestellt. Virusinfektionen als Ursache werden als Einzelfall berichtet, sind aber nicht systematisch untersucht.

Risikofaktoren. Häufiger Partnerwechsel und Schwangerschaftsabbrüche stellen Risikofaktoren da. Mit Einschränkungen gilt dies für das liegende IUP und venerische Erkrankungen oder Adnexitiden in der Vorgeschichte. Die Menstruation gilt als eigenständiger Risikofaktor. Die bakterielle Kontamination des Spermas, besonders mit Chlamydia trachomatis wird zunehmend als bedeutender Faktor angesehen.

Epidemiologie. Die Häufigkeit der Adnexitis ist nicht bekannt. Daten aus Schweden und Deutschland sprechen für eine rückläufige Tendenz. Die akute Adnexitis tritt häufig im medizinischen Verlauf bei der jungen, sexuell aktiven, nichtschwangeren Frau auf. Der Altersgipfel liegt zwischen 16 und 24 Jahren. Mit zunehmendem Alter nimmt die Häufigkeit deutlich ab. Für die sexuell aktive 15jährige Patientin wird das Adnexrisiko mit 1:8, für die 25jährige mit 1:80 veranschlagt.

Prophylaxe. Die Benutzung von Kondomen hat einen protektiven Effekt. Die Rolle der hormonellen Kontrazeptiva wird widersprüchlich beurteilt. So stellen sie für aszendierende Infektionen einen Schutzfaktor dar, andererseits steigt das Risiko einer zervikalen Infektion mit Chlamydia trachomatis, besonders in Korrelation mit dem niedrigen Östrogengehalt der modernen hormonellen Kontrazeptiva. Entsprechendes gilt für Levornogestrel-enthaltende Intrauterinspiralen. Sie stellen einen Schutzfaktor für Salpingitiden dar, der sich bei Gonokokken nicht bestätigt.

Klinik. Das klinische Bild der akuten Salpingitis ist vielfältig. Es reicht von symptomarmen, verkannten bis zu lebensbedrohlichen Entzündungsformen. Die Diagnosestellung ist mit einem hohen Sicherheitsfaktor behaftet. Die klassischen Symptome sind Fieber, schmerzhafte Adnexschwellungen mit ***Portio-Schiebeschmerz*** und pathologische Entzündungsreaktionen im Serum. Sie treten allerdings nicht immer als einheitliches Symptomtrio auf. Als zusätzlicher, sehr sicherer Faktor kommt die Zervizitis hinzu (s. auch Kap. 17.3), deren Fehlen eine akute Adnexitis unwahrscheinlich macht. Das Nativpräparat aus der Vagina oder aus dem Zervikalkanal mit dem Nachweis von zahlreichen Leukozyten ist eine hilfreiche Diagnostik. Per Ultraschalluntersuchung können mit Flüssigkeit im Douglas, verdickten Tuben mit Flüssigkeitsansammlung und polyzystischen Ovarialvergrößerungen zusätzliche Beurteilungskriterien erarbeitet werden.

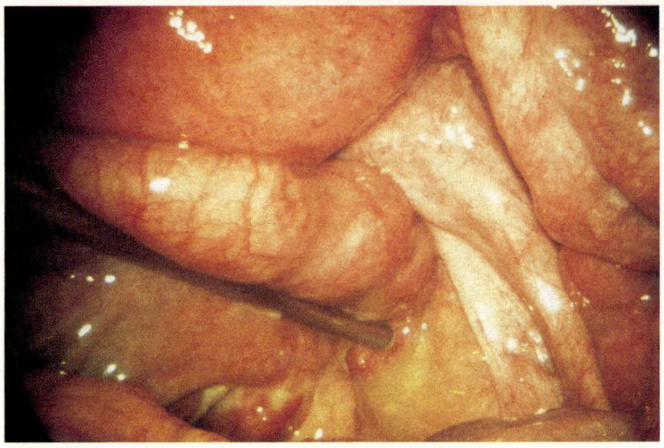

Abb. 17.11. Akute Adnexitis und Pyosalpings

Diagnose. Die sichere Diagnose erfolgt nur mittels Pelviskopie mit Feststellung geröteter verdickter Tuben, Adhäsionen und Exsudat aus der Tube (Abb. 17.11). Die bakterielle Diagnostik aus dem Sekret im Fimbrientrichter ermöglicht die genaue Erregerfeststellung. Darüber hinaus ermöglicht die Pelviskopie weitere therapeutische Maßnahmen wie Lösen der Verwachsungen sowie Entfernung des eitrigen Exsudates. Bei der Adnexitis ist nur die Diagnostik auf Gonokokken und Chlamydien aus der Zervix und Urethra sinnvoll. Die anderen Keime sind weitgehend ohne diagnostische Bedeutung, da sie sich kaum gegen die normale Genitalflora abgrenzen lassen.

Die Indikation der diagnostischen Pelviskopie ist umstritten. Einerseits stellt die Pelviskopie die einzige sichere Diagnostik dar, andererseits kann aufgrund der speziellen Möglichkeiten des Erregernachweises aus Urethra und Zervix und eines kurzfristig kontrollierbaren Erfolges eine Antibiotikatherapie mit ausreichender Sicherheit durchgeführt werden. Die Kosten-Nutzen-Analyse spricht dafür, die pelviskopisch-operative Abklärung für Erkrankungen zu reservieren, die schlecht oder gar nicht auf die Therapie ansprechen oder rezidivierend auftreten.

Differentialdiagnostik. Das klinische Bild der akuten Adnexitis ist so unspezifisch, daß eine umfangreiche differentialdiagnostische Abklärung anzustellen ist. Sie ist differentialdiagnostisch gegen die Appendizitis, Extrauteringravidität, Endometriose, Ovarialzystenruptur (-Blutung), Adnexenstieldrehungen, Entzündungen anderer Genese, Harnwegsinfekte, Uterus myomatosus oder Verwachsungsbauch abzugrenzen.

Komplikationen. Komplikationen der Adnexitis sind die Pelveoperitonitis, Pyosalpinx, Tuboovarialabzseß und diffuse Peritonitis. Polymikrobielle Infektionen unter Beteiligung von Anaerobier und die Monoinfektion mit Haemophilus influenzae sind mit schweren Krankheitsverläufen assoziiert.

Als Spätfolgen sind Rezidivneigungen, chronische Schmerzen, Verwachsungen und Sterilität zu nennen. Extrauteringraviditäten nach Adnexitis sind um den Faktor 7–10 erhöht. Eine Sterilität nach Adnexitis wird zwischen 6 und 70 % diagnostiziert. Die hohe Schwankungsbreite des Einzelrisikos ist durch Variation, Schweregrad, Alter, Behandlungsbeginn und Rezidiv bedingt.

Therapie. Die Therapie richtet sich nach dem Ausmaß der Infektionen, den beteiligten Erregern, dem prädiagnostischen Zeitintervall, dem Alter und der Compliance der Patientin.

Da es sich um eine Entzündung im pelvinen Bereich handelt, sollte eine stationäre Behandlung angestrebt werden. Dies gilt besonders dann, wenn die Diagnose nicht sicher gegen eine Appendizitis oder Extrauteringravidität abzugrenzen ist. Der Verdacht auf einen Abszeß besteht im jugendlichen Alter und wenn die Compliance zweifelhaft ist.

Darüber hinaus ist die stationäre Therapie unbedingt erforderlich, wenn die ambulanten Therapiemaßnahmen keine ausreichende Besserung ergeben. Im Zentrum der Therapiebehandlung steht die Antibiotikatherapie mit einem breiten Spektrum. Vor Beginn der Therapie sollten Abstriche aus Urethra und Zervix zur Erregerresistenzbestimmung entnommen werden. Da der Erregernachweis einige Tage beansprucht und eine Antibiotikatherapie umgehend einzuleiten ist, muß sich diese nach dem möglichen bzw. wahrscheinlichen Erregerspektrum richten (Gonokokken und Chlamydia trachomatis). Darüberhinaus ist das mögliche Auftreten von E. coli, Streptokokken und Staphylokokken zu berücksichtigen.

Penizillin oder Binothel i. v. bzw. Amoxyzillin oder Tetrazykiine reichen als Maßnahme der ersten Wahl aus. Eine zusätzliche Gabe von Antiphlogistika ist sinnvoll. Eine zusätzliche Therapie ist mit Zephalosporinen der 3. Generation möglich. Bei ausbleibendem oder nicht ausreichendem Therapieerfolg muß auf eine Kombinationstherapie mit Erweiterung des therapeutischen Spektrums zugegriffen werden. Die Therapiedauer beträgt bis zu 20 Tagen.

Ovarialabszeß

Der Ovarialabszeß bzw. der Tuboovarialabszeß ist eine schwere Komplikation der Adnexitis. Das Erregerspektrum entspricht der Adnexitis. Neben der Antibiotikatherapie wird regelmäßig eine operative Intervention (z. B. auch endoskopisch) erforderlich.

17.6 Parametritis

Die Parametritis, Entzündung des Parametriums, ist heute eine sehr seltene Erkrankung. Als Ursache kommen überwiegend Verletzungen der Zervix oder Pfählungsverletzungen in Frage. Es bestehen einseitige, anhaltende, starke Schmerzen tief im Becken und septische Temperaturen, Leukozytose und CRP-Erhöhung. Das klinische Bild besteht neben den starken Infektionszeichen und einseitigen Schmerzen im Unterleib in einer ausgeprägten weichen bis derben Schwellung des Parametriums. Der Uterus ist unbeweglich. Es bestehen Schmerzen bei der Defäkation. Die Therapie besteht aus einer hochdosierten Antibiotikatherapie und der Gabe von Antiphlogistika und Ruhigstellung. Gelegentlich muß eine lokale Entlastung durchgeführt werden.

17.7 Sexuell übertragbare Krankheiten (sexually transmitted diseases, STD)

DEFINITION
Die vier klassischen und meldepflichtigen sexuell übertragbaren Krankheiten sind: Gonorrhoe, Lues, Lymphogranuloma inguinale und das Ulcus molle (Chancroid).

Weitere sexuell übertragbare Krankheiten sind:

- Trichomoniasis
- Herpes genitales
- Aminkolpitis
- Gardnerella vaginalis
- Chlamydien
- Condylomata accuminata (Papillomaviren)
- Candida (fraglich)
- Phthiriasis (Filzläuse)
- Skabies (Milben)

Allgemeine Infektionserkrankungen, die sexuell übertragen werden können sind:

- AIDS,
- Hepatitis B und
- Zytomegalie.

17.7.1 Herpes-simpex-Virus (HSV)-Infektion

Erreger. Herpes genitalis wird durch den Herpes-simplex-Virus – HSV-Typ 1 und HSV-Typ 2 ausgelöst. Der HSV-Typ 1 tritt überwiegend im Mundbereich und dann als Herpes labialis auf. Der HSV-Typ 2 ist vorwiegend Auslöser des Herpes genitalis. HSV-Typ 1 kann ebenfalls einen Herpes genitalis verursachen. Herpesviren führen nach der Primärinfektion zu einer lebenslangen Infektion, die jederzeit rekurrieren kann.

Epidemiologie und Übertragung. Der Herpes genitalis ist eine der häufigsten sexuell übertragbaren Genitalinfektionen. Die Durchseuchung liegt bereits im Alter von 14 Jahren bei HSV-Typ 1 zwischen 40 und 90%, die von Typ 2 zwischen 20–25%. Sie beginnt mit der Aufnahme des Geschlechtsverkehrs und hat ihr Maximum zwischen dem 20. und 30. Lebensjahr. Die Durchseuchung korreliert mit dem sozioökonomischen Status. 75% der Frauen mit einer HSV-Typ 2-positiven Serologie sind asymptomatisch und weisen eine unauffällige Herpesanamnese auf. Frauen dieser Gruppe werden als das Hauptrisiko für die sexuelle Übertragung des HSV-Typ 2 angesehen. Neben der sexuell bedingten Kontamination ist eine Übertragung in der Schwangerschaft auf den Feten, unter der Geburt auf das Neugeborene oder postpartal auf den Säugling möglich.

Rekurrierende Infektion. Bei dem Herpes genitalis kommt es mit der Primärinfektion zu einer latenten Infektion der Sakralganglien, die jederzeit Ausgangspunkt einer rekurrierenden Infektion werden können. Die Mechanismen zum Auslösen einer rekurrierenden Infektion sind nicht genau bekannt. Es werden physikalische, hormonelle und immunologische Einflüsse diskutiert bzw. eine unklare immunologische Komponente in den Ganglien. Nach Reaktivierung in den Ganglienzellen gelangen die Viren über die Nervenbahnen zur Haut und lösen die typischen Hautveränderungen aus. 35–60% der infizierten Frauen leiden an rekurrierenden Infektionen.

Klinik. Im Genitalbereich, Vulva, Introitusbereich, Vagina, Ektozervix und paraanal kommt es 3–9 Tage nach Erstinfektion zur Bläschenbildung in gruppenförmiger Anordnung mit Rötung und nachfolgender Ulzeration (Abb. 17.12). Es treten teilweise heftige Schmerzen, verstärkter Fluor und eine Dysurie auf. Die regionalen Lymphknoten sind geschwollen. Das Allgemeinbefinden ist gestört (Fieber, Kopfschmerzen, Schwächegefühl, Muskel- und Kreuzschmerzen). Eine aseptische Meningitis als Ausdruck einer ZNS-Beteiligung ist bei 30% zu beobachten. Bläschen und Sekret sind hochinfektiös. Die Virusausscheidung dauert etwa 11 Tage kann aber bis zu 21 Tagen anhalten. Rekurrierende Infektionen verlaufen klinisch deutlich leichter, mit geringerer Ausprägung der Läsion, schnellerer Abheilung, auf bis zu 7 Tagen beschränkte Virusausscheidung und fehlender inguinaler Lymphknotenschwellung.

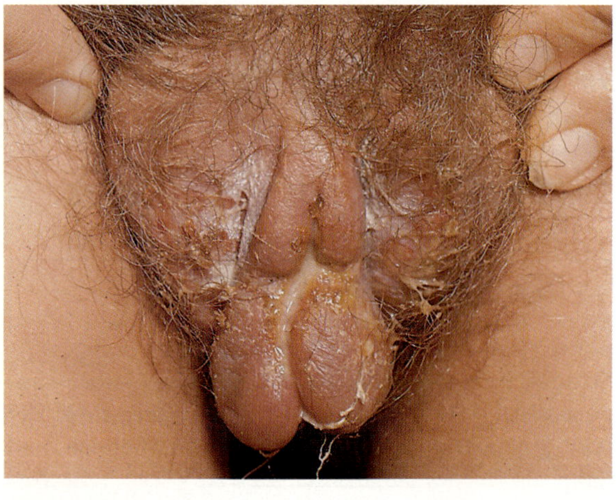

Abb. 17.12. Vulvovaginitis bei Herpes genitalis

! *Klinik:* schmerzhafte Bläschen, Ulzeration.

Verlauf. Der Verlauf der primären HSV-Typ 1-Infektion wird dann deutlich abgemildert, wenn bereits eine Infektion mit HSV-Typ 2 und Antikörperbildung durchlaufen wurde. Allgemeinsymptome treten nur in 10–20% und eine ZNS-Beteiligung nur bei 1% der erkrankten Frauen auf. Diese Konstellation liegt bei 50% der Erkrankten vor. Die Variabilität des klinischen Verlaufes wird in dem Umstand deutlich, daß etwa 75% der HSV-Typ 2-seropositiven Frauen auch ohne spezielle Herpesanamnese asymptomatisch sind.

Diagnose. Die exakte Anamneseerhebung und das Ergebis der Serologie sichern die Diagnose.

Virusnachweis. Verschiedene Arten des Virusnachweises sind möglich:

- Zellkultur mit hoher Sensitivität
- Schnelltest auf immunologischer Basis, der relativ unsicher ist
- Serologischer Nachweis spezifischer Antikörper gegen HSV; heute serologische Tests zur Unterscheidung zwischen Typ 1 und 2

17.7.2 Chlamydienzervizitis

Ätiopathogenese. Die Chlamydienzervizitis ist die häufigste Ursache einer Zervizitis (s. auch Kap. 17.7.3). Sie wird bei 2 bis 10% der jungen, sexuell aktiven Frauen mit wechselnden Partnern gefunden.

Chlamydien vermehren sich ausschließlich intrazellulär. In den Zellen kommt es zur Bildung von Einschlußkörperchen, die mikroskopisch nach Färbung zu sehen sind.

Prädilektionsstellen für die Infektionen sind das einschichtige Zylinderepithel der Zervix und die Ure-

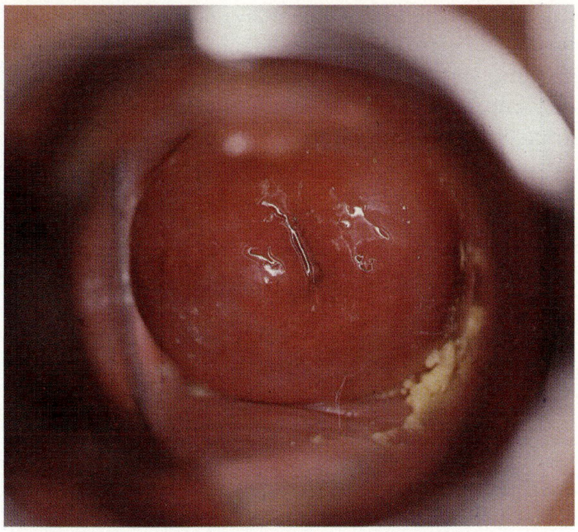

Abb. 17.13. Chlamydienzervizitis

thra. Die Infektion der Urethra beim Mann geht mit Brennen und eitrigem Ausfluß einher. Sie ist seltener bei Frauen. Die alleinige Zervixinfektion hat einen Anteil von ca. 80 %. Ca. 80–90 % dieser Frauen sind asymptomatisch. Die Chlamydienzervizitis ist Ausgangspunkt für aszendierende Infektionen. Dies kann zu einer Endometritis oder Salpingitis führen.

Diagnose. Die Diagnostik erfolgt über den kolposkopischen Befund, dem mikroskopischen Bild des Vaginalsekrets, reichlich Leukozyten und fehlenden Erregern.

Der Erregernachweis erfolgt mit Hilfe des hochspezifischen, aber auch aufwendigen Nachweises in einer Zellkultur, einem Immunfluoreszenztest und einem Enzym-Immunassay.

Klinik. Das klinische Bild entspricht dem oben beschriebenen Befund (Abb. 17.13).

Therapie. Die Antibiotikatherapie sollte über 10 Tage durchgeführt werden. Es können eingesetzt werden:

- Tetrazyklin 1,5–2 g/die
- Doxyzyklin 200 mg/die
- Erythromyzin 1,5–2 g/die

Komplikationen. Die Chlamydienzervizitis hat eine besondere Bedeutung, da sie Folgeerkrankungen bedingen kann wie:

- Aszension mit dem Auftreten einer Endometritis, Adnexitis
- Infektion des Sexualpartners
- Vorzeitiger Blasensprung in der Schwangerschaft
- Infektion des Neugeborenen unter der Geburt
- Spätendometritis im Wochenbett

17.7.3 Gonorrhoe (Tripper)

Lokalisation. Die Gonorrhoe ist überwiegend eine Infektion des Urogenitaltraktes, des Rektums, der Cervix uteri und heute selten der Konjunktiven.

Epidemiologie. Sie ist die häufigste meldepflichtige Krankheit.

Ihre Inzidenz beträgt 0,1 bis 1 %. Die Gonorrhoe stellt bei Jugendlichen die häufigste Geschlechtskrankheit dar. Das veränderte Sexualverhalten der Jugendlichen mit früher Aufnahme des Geschlechtsverkehrs, Promiskuität und Homosexualität wird als Ursache angesehen.

Erreger. Der Erreger der Gonorrhoe ist Neisseria gonorrhoea der 1879 von Neisser entdeckte, gramnegative aerobe Diplokokken.

Die Erreger können in die Epithelzellen intakter sekretorisch-aktiver Schleimhäute eindringen. Das Plattenepithel von geschlechtsreifen Frauen stellt eine unüberwindbare Barriere dar. Bei Kindern und Frauen in der Postmenopause ist das Plattenepithel der Vagina kein Hindernis für eine Infektion. Nach der Infektion der Schleimhaut erfolgt die Ausbreitung auf dem Blutweg.

Infektionsmodus. Der Erreger der Gonorrhoe wird meistens beim Geschlechtsverkehr übertragen. Die Infektionsfrequenz ist geschlechterabhängig. Nach einmaligem Geschlechtsverkehr mit einem erkrankten Partner sollen 60 % der Frauen und nur 20–35 % der Männer erkranken. Bei der akuten Gonorrhoe des Mannes ist das Ejakulat gonokokkenhaltig. Entsprechend den pathophysiologischen Besonderheiten sind Prädilektionsstellen der Kontamination bei der Frau die Urethralöffnung (95 %), die Ausführungsgänge der Bartholin-Drüse (20 %), die Zervixschleimhaut (80 %) und das Rektum (10 %).

Die Gonorrhoe der kleinen Mädchen und der Frauen in der Postmenopause hat einen anderen Verlauf, da der Erreger das nur aus wenigen Zellagen bestehende Plattenephithel durchdringen kann und eine Gonorrhoe-Vaginitis auslösen kann.

Klinik. Die Entwicklung der Symptome ist verzögert. Die Symptome sind eher unspezifisch. Die Inkubationszeit beträgt durchschnittlich 2–4 Tage. Nach Infektion der Zervix tritt grünlich-gelblicher Fluor aus. Die Beteiligung der Bartholin-Drüsen bietet das Bild der akuten Bartholonitis oder des Empyems (s. Abb. 17.2).

Nach Aszension kommt es zur Endometritis und zu einer akuten Salpingitis mit Schmerzen, Fieber und serologischen Entzündungszeichen. Die Aszension wird durch verschiedene Faktoren wie Blutungen, Abrasio oder IUP begünstigt.

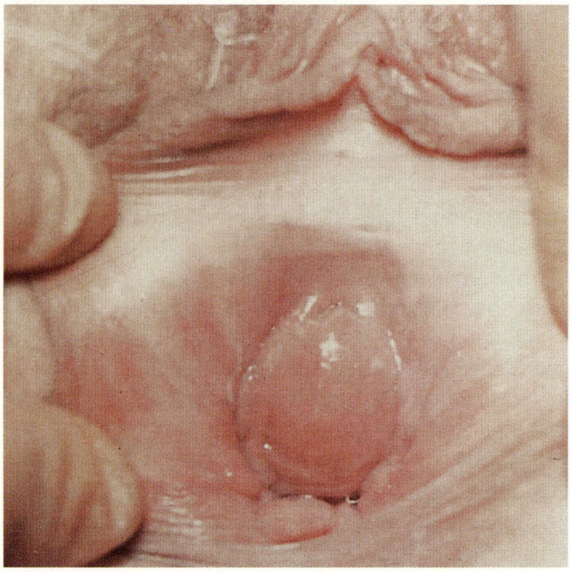

Abb. 17.14. Gonorrhoe mit Periurethralabzeß. Schmerzhafte entzündliche Vorwölbung der vorderen Vaginalwand

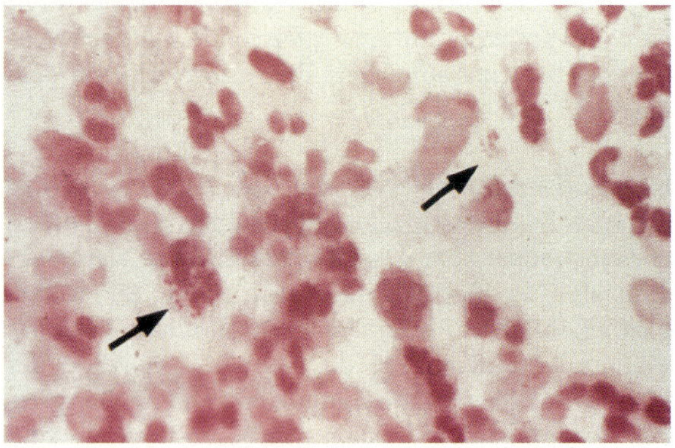

Abb. 17.15. Nativabstrich. Typische Gonokokken (Gramfärbung), intra- und extrazellulär gelegene Diplokokken

Eine ***disseminierte Gonokokkeninfektion*** mit Bakteriämie kommt gelegentlich vor, bei Frauen häufiger als bei Männer. Symptome sind allgemeine Infektionszeichen wie Fieber, Unwohlsein und Gliederschmerzen sowie ein pustulöser und petechialer Hautausschlag. Die Symptome können so abgeschwächt auftreten, daß erst die nachfolgende Arthritis auffällige Beschwerden verursacht. Infektionsformen der disseminierten Gonorrhoe sind:

- Arthritis (85%),
- Exanthem (40%),
- Meningitis (selten) und
- Endokarditis (selten).

Diagnose. Klinisch fällt ein eitriger Fluor der Zervix in Verbindung mit einer Zervizitis auf (Abb. 17.14). Im Nativpräparat finden sich reichlich Leukozyten und eine hohe Zahl verschiedener Bakterien. Die Sicherung der Diagnose erfolgt in der Kultur. Wegen der Empfindlichkeit der Gonokokken ist ein spezielles Transportmedium erforderlich (Abb. 17.15).

Therapie. Eine Antibiotikatherapie ist in jedem Erkrankungsfall erforderlich. Mit Ausnahme der seltenen β-Laktamase-bildenden Stämme sind die Gonokokken gegenüber fast allen Antibiotika empfindlich.

- Penizillin 2,4 Mio E i.m oder oral
- Amoxizillin 3×750 mg/die
- Tetrazykline 2 g/die

Bei β-Laktamase-bildenden Stämmen:

- Spectinomycin (Stanilo) 1×2 g i.m
- Zephalosphorine

Bei unkomplizierter Infektion beträgt die Therapiedauer 1–3 Tage, bei komplizierter aszendierender Infektion oder disseminierter Erkrankung 5–10 Tage. Die Mitbehandlung des/der Partner ist erforderlich.

Komplikationen. Die Komplikationen einer Gonorrhoe sind aufsteigende Infektionen und damit Gefahr der Endometritis und Salpingitis, Sterilität nach Beteiligung der Tuben, disseminierte Infektion und Infektion des Sexualpartners. In der Schwangerschaft: vorzeitiger Blasensprung und Infektion des Neugeborenen bei der Geburt, postpartale Endometritis.

17.7.4 Syphilis (Lues)

Erreger. Der Erreger der Syphilis ist das Treponema pallidum. Er wurde von dem Urologen F. Schaudeau (1871–1906) und dem Dermatologen E. Hoffmann (1868–1959) entdeckt. Das Treponema pallidum ist ein zartes, korkenzieherartig gewundenes (4–20 Windungen), fadenförmiges Gebilde von 6–15 mm Länge.

Übertragung. Die Übertragung erfolgt im Allgemeinem beim Geschlechtsverkehr. Der Erreger kann die intakte Epithelfläche nicht durchdringen, sondern benötigt kleinste Epithelverletzungen, um in das Gewebe einzudringen.

Epidemiologie. Es kommen 10 Fälle auf 100 000 Einwohner; nur 1/3 der Infizierten sind Frauen.

Verlauf. Der Verlauf der Syphilis wird nach Ricard (1800–1889) in 3 Stadien eingeteilt. Das Stadium I, Lues I umfaßt die Zeit vor der Infektion mit der Inkubationszeit von 3–4 Wochen (1 Woche bei $3^1/_2$ Monaten), das Auftreten des Primärinfektes und die Zeit seiner spontanen Rückbildung. Der Primärin-

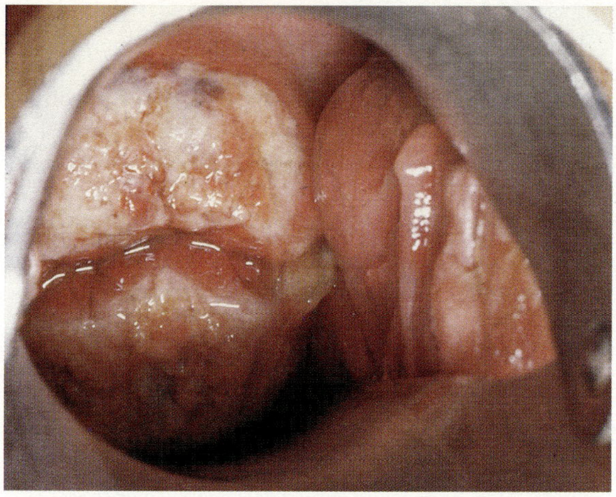

Abb. 17.16. Syphilitischer Primäraffekt an der Cervix uteri

fekt ist ein derbes Ulkus mit erhöhtem Rand (Ulcus durum) und lackartigem Glanz (Abb. 17.16). Multiple Herde sind möglich. Die inguinalen Lymphknoten schwellen stark an, sind sehr derb aber nicht schmerzhaft. Die Primärinfekte finden sich vorzugsweise in Regionen, die beim sexuellen Verkehr besonders beansprucht werden, auf der Vulva, Vaginalwand und Portiooberfläche, Lippen, Brust und Finger. In 5–10 % der Erkrankungen findet sich der Primäraffekt extragenital. Vom Ulkus aus dringen die Erreger in das Blut. Der Primäraffekt bildet sich nach 4–6 Wochen spontan zurück. Nach dem Primäraffekt entwickelt sich der Primärkomplex mit Ausbildung einer Lymphangitis und Lymphadenitis (s. Abb. 17.16).

Differentialdiagnostik des Primäraffektes. Der Primäraffekt der Lues muß gegen Primäraffekte anderer Infektionskrankheiten abgegrenzt werden z.B: das Ulcus molle, das Lymphgranuloma inguinale, das Granuloma venerum, die Tuberkulose, die Katzenkrankheit. Desweiteren muß an das Ulcus vulvae acutum, Karzinome, diphtherische Beläge oder Ulzeration bei Diabetes gedacht werden.

Diagnose. Neben den Lokalbefund und die Diagnose in der Phase der frühen Entzündung, wird die Diagnose durch Nachweis des Treponema pallidum im Phasenkontrastmikroskop oder Dunkelfeld gestellt. Eine lokale Therapie mit Chemotherapeutika oder anderen Antibiotika kann den Nachweis erschweren oder verhindern.

Für die Syphilis-Serologie stehen verschiedene Verfahren zur Verfügung:

- Der TPHH-Test (Treponema-pallidum-Hämaglutininhemmtest) ist eine empfindliche und hochspezifische Suchreaktion. Er wird nach 2 Wochen positiv und bleibt es lebenslang.
- Der FTA-ABS-Test (Fluoreszenz-Treponema-Pallidum-Antikörperabsorbtionstest) ist eine Bestätigung des TPHH-Testes.
- Der VDRL-Test (Veneral-Disease Research-Laboratory-Test) ist eine Seroreaktion mit quantitativer Titerbestimmung zur Verlaufskontrolle.
- Der 19S-IGM-FTH-ABS-Test dient zur Unterscheidung zwischen neuen und alten Infektionen und erlaubt eine Aussage, ob die Syphilis noch behandlungsbedürftig ist oder nicht.

! Die Diagnostik wird um die Suche nach der Infektionsquelle ergänzt.

Therapie. Die Behandlung mit Penizillin ist die Therapie der Wahl. In der Frühform der Syphilis kann innerhalb von 2 Jahren nach der Infektion eine Heilung erreicht werden. Die Dosis ist so zu wählen, daß ein ausreichend hoher Blutspiegel über 15 Tage erreicht wird. Es bietet sich die Einmalgabe von 2,4 Mega Benzathinpenizillin und die tägliche Injektion von 1 Mega Procainpenizillin über 15 Tage an.

Syphilis II. Stadium (Lues II)

8 Wochen nach der Infektion treten Fieber, Abgeschlagenheit, Kopfschmerzen, erhöhte Senkung und Verschiebung des Serumeiweißes als Prodromi des II. Stadiums auf. Es folgt eine allgemeine Lymphknotenschwellung und Vergrößerung der Milz. Die Beteiligung der Lymphknoten der Ellenbeugen und Kniekehlen ist charakteristisch.

Es folgen: Angina syphilitica (Schwellung der Gaumenmandel mit weißlichen Belägen und Heiserkeit), syphilitisches Exanthem nach 10 Wochen und später Schleimhautveränderungen. ***Condylomata lata,*** breite Papeln mit nässender Oberfläche, erscheinen $3^1/_2$ Monate nach Infektion im Bereich von Vulva und Anus. Die Oberfläche dieser Papeln weist sehr viele Erreger auf und ist hoch infektiös. Ebenso können zum Bild des Stadium II gehören:

- Syphilitische Alopezie (unregelmäßiger Haarausfall) und
- syphilitischer Leukoderm nach $5^1/_2$ Monaten, Depigmentierung z. B. halsbandartige Anordnung der depigmentierten Flecken am Halsansatz, auch unter „Halsband der Venus" bekannt.

Syphilis III. Stadium (Lues III)

Das III. Stadium der Erkrankung tritt nach 2 bis 5 Jahren auf. In diesem Stadium sind neben der Haut auch innere Organe (Leber, Hirn, Aorta) betroffen.

> **!** Die Syphilis muß biologisch in eine Früh- und Spätform differenziert werden. Die Erkrankungen des zentralen Nervensystems, Syphilis cerebrospinalis, Tabes dorsalis und progressive Paralyse zählen zu den Spätformen und sind nicht mit dem III. Stadium identisch.

Syphilis connata (Lues connata)

Die Syphilis connata ist die angeborene Syphilis des neugeborenen Kindes. Ihr Auftreten setzt eine Infektion der Mutter voraus. Die Infektion erfolgt über die Plazenta auf das Kind oder direkt unter der Geburt an frischen Herden. Das Kind wird nicht vor dem 5. Schwangerschaftsmonat infiziert, da bis zu diesem Zeitpunkt für das Treponema pallidum eine unüberwindbare Plazentabarriere zwischen dem mütterlichen und kindlichen Kreislauf besteht.

Die Symptome beim Kind entsprechen dem der Syphilis im Stadium II. Darüberhinaus ist sie durch eine syphilitische Paronychie (Hautveränderungen an Handfläche und Fußhöhle), einen syphilitischen Schnupfen (Koryza) und plattenförmige Infiltrate um den Mund gekennzeichnet. Der Befall innerer Organe ist bekannt (Meningitis, Osteochondritis syphilitica u.a.).

> **!** Zur ***Hutchinson-Trias*** gehören: Innenohrschwerhörigkeit, Keratitis und Tonnenzähne.

Prophylaxe. Die Prophylaxe der Syphilis connata erfolgt durch eine sorgfältige Schwangerschaftsvorsorge mit Durchführung der serologischen Suchreaktionen und gegebenenfalls erforderlichen Therapie.

17.7.5 Lymphogranuloma inguinale

Das Lymphogranuloma inguinale ist mit einer Erkrankung auf 1 000 000 Einwohner eine sehr seltene sexuell übertragbare, meldepflichtige Erkrankung. Der Erreger ist Chlamydia trachomatis serologisch L1–L2. Die Inkubationszeit beträgt 14–30 Tage. Nach einer vorübergehenden lokalen Ulzeration kommt es zu schmerzhaften Schwellungen der Leistenlymphknoten, Rötung, Fistelbildung und Eiterungen. Es können allgemeine Infektionszeichen wie z.B. Fieber, Unwohlsein und Schmerzen auftreten. Die Infektion führt unbehandelt zu einer chronisch-eitrigen Lymphangitis mit Verlegung der Lymphbahnen und einem Lymphstau bis hin zur Elephantiasis. Die Diagnostik erfolgt aufgrund des klinischen Bildes und serologisch (KBR oder Fluoreszenztest). Der Erregernachweis ist nur in wenigen Zentren möglich. Die Therapie kann mit Tetrazyklin oder den Antibiotika-Schemata bei Chlamydieninfektionen durchgeführt werden.

17.7.6 Ulcus molle (Chancroid)

Das Ulcus molle ist mit 4 Fällen pro 1 Mio. Einwohner ebenfalls eine sehr seltene Infektionserkrankung. Der Erreger ist Haemophilus ducreyi.

Klinik. Das klinische Bild besteht in kleinen schmerzhaften Papeln, die nach Zerfall der Papeln in Ulzerationen mit gezackten, unterminierten Rändern einhergehen. Die Ulzerationen sind flach, weich, schmerzhaft und haben einen rötlichen Randsaum. Unbehandelt kommt es zu gangränösen Erosionen und abszedierenden Lymphknotenschwellungen.

Therapie. Zur Therapie stehen folgende Antibiotika zur Verfügung. Die Therapie sollte 10–14 Tage andauern.

- Erythromycin 4 × 0,5 g pro die
- Sulfonamide
- Tetrazykline 4 × 0,5 g pro die
- Co-Trimoxazol 2 × 1 g pro die

17.8 Mastitis

DEFINITION
Die Mastitis ist eine Entzündung der Brustdrüse. Es wird zwischen einer Mastitis puerperalis, Brustdrüsenentzündung im Wochenbett, und einer Mastitis nonpuerperalis, einer Entzündung ohne Zusammenhang mit einer Schwangerschaft und dem Stillen, unterschieden.

17.8.1 Mastitis puerperalis

Epidemiologie. Etwa 1% aller Wöchnerinnen hatten eine Mastitis. Die Häufigkeit hat eine große Schwankungsbreite.

Erreger. Als Erreger tritt in 95% der Fälle Staphylococcus aureus auf. Als weitere Erreger sind Staphylococcus epidermidis, Streptokokken, Proteusarten, Escherichia coli und andere bekannt.

Übertragung. Die Übertragung erfolgt durch den Mund des Kindes. Der Staphylococcus aureus läßt sich dort bei über 80% aller gestillten Kinder innerhalb einer Woche post partum nachweisen. Milchstau und Rhagadenbildung der Brustwarzen begünstigen die Infektion. Die Rhagadenbildungen erleichtern dem Erreger den Eintritt, der Milchstau begünstigt die Keimvermehrung. Eine hämatogene Infektion ist eine Seltenheit.

Klinik. Klinisch tritt die Mastitis meist einseitig mit schmerzhafter Rötung, mit Überwärmung und Verhärtung sowie Schüttelfrost und Fieber über 39 °C auf meist am 6. bis 7. Tag postpartum.

Therapie. Die Therapie richtet sich nach dem Schweregrad und dem Zeitintervall zwischen Erkrankungs- und Therapiebeginn.

Da die Erkrankungsformen ein weites Spektrum zwischen Milchstau und schwerer Infektion aufweisen, kann bei leichten bzw. frischen Erkrankungsformen ein kontrolliertes Abpumpen mit Ausstreichen der betroffenen Mamma in Verbindung mit lokaler Kühlung und Hochbinden der Brust eine ausreichende Therapie sein. Zur Kühlung der Brust empfehlen sich Quark- und Alkoholumschläge mit Aussparen der Mamille und der Areole. Bei ausbleibendem Erfolg werden Prolaktinhemmer empfohlen, die rasch zur Rückresorption und Entspannung führen. In schweren, therapieresistenten Fällen ist eine Staphylokokken-wirksame Antibiotikatherapie (Staphenor, Staphylex u.a.) indiziert. Bei Penizillinallergien sind Clindamycin oder Erythromycin einzusetzen.

Ein Abstillen ist in diesem Stadium der Erkrankung nicht erforderlich. Es bedarf einer Einzelfallentscheidung in Abhängigkeit von der Schwere der Erkrankung und der Compliance der Patientin.

Abszedierende Mastitis

Bei voranschreitender Entzündung durch zu späte oder nicht ausreichende Therapie kann es zur Abszedierung kommen. Eine Rotlichtbehandlung kann entweder zur Abheilung oder Einschmelzung des Entzündungsprozesses führen. Sobald eine Fluktuation im Abszeßbereich auftritt, erfolgt eine chirurgische Entlastung durch paramamilläre Inzision, stumpfe Abszeßeröffnung, Gegeninzision in der Submammärfalte und Drainage.

17.8.2 Mastitis nonpuerperalis

Die Häufigkeit und Altersverteilung entspricht etwa der der Mastitis puerperalis. Es handelt sich um eine lokal-begrenzte, langwierige und gelegentlich chronisch-rezidivierende Erkrankung.

Erreger. Als Erreger kommen Staphylococcus aureus (40–50%), koagulasenegative Streptokokken (40%), Anaerobier (10–20%) und Escherichia coli und Proteus mirabilis jeweils unter 5% vor.

Klinik. Klinisch erscheint die Mastitis nonpuerperalis in der Nähe der Mamille begrenzt lokalisiert. Das Erscheinungsbild ist sehr variabel und rezidiviert häufig. Es ist auf einen Sekretstau der mamillennahen Drüsenausführungsgänge, z.B. durch Plattenepithelmetaplasien und narbige Veränderungen nach vorausgegangenen Entzündungen, zurückzuführen.

Therapie. Die Therapie besteht in der Gabe von Prolaktinhemmern über Wochen bis Monate. Weiter in systemischer Antibiotikatherapie und chirurgischem Vorgehen.

ZUSAMMENFASSUNG

Keime sind überall. Eine Infektion entsteht, wenn das Gleichgewicht aus Menge und Virulenz der Keime und Schutzbarriere gestört wird. Der Abwehrmechanismus der geschlechtsreifen Frau besteht außer in anatomisch-mechanischen Barrieren in der Azidität des Scheidenmilieus. Spezielle milchsäurebildende Laktobazillen sorgen dafür.

Infektionen der Scheide zeigen oft bakterielle Mischinfektionen (Gardnerella u.a.) und Candidabefall. Eine Beurteilung im Nativpräparat gibt den ersten diagnostischen Hinweis.

Eine Adnexitis kann ein akutes und sehr schmerzhaftes Krankheitsbild sein. Druckdolenter Adnexbereich, ein Portioschiebeschmerz bei Entzündungszeichen und der Ausschluß der wichtigen Differentialdiagnosen wie Appendizitis und Extrauteringravidität führen zur Diagnose. Zunächst ist eine Therapie mit einer breiten Kombinationsantibiose (Ampicillin und Tetrazyklin) und einem Antiphlogistikum angezeigt.

Die klassischen sexuell übertragbaren Krankheiten (Lues, Gonorrhoe) sind heute selten, dürfen jedoch nicht außer Acht gelassen werden.

Eine Mastitis puerperalis wird meist durch Staphylokokken verursacht. Antibiotikum der Wahl ist ein penizillinasefestes Penizillin. Es ist selten nötig abzustillen. Physikalische Maßnahmen sind die ersten Schritte.

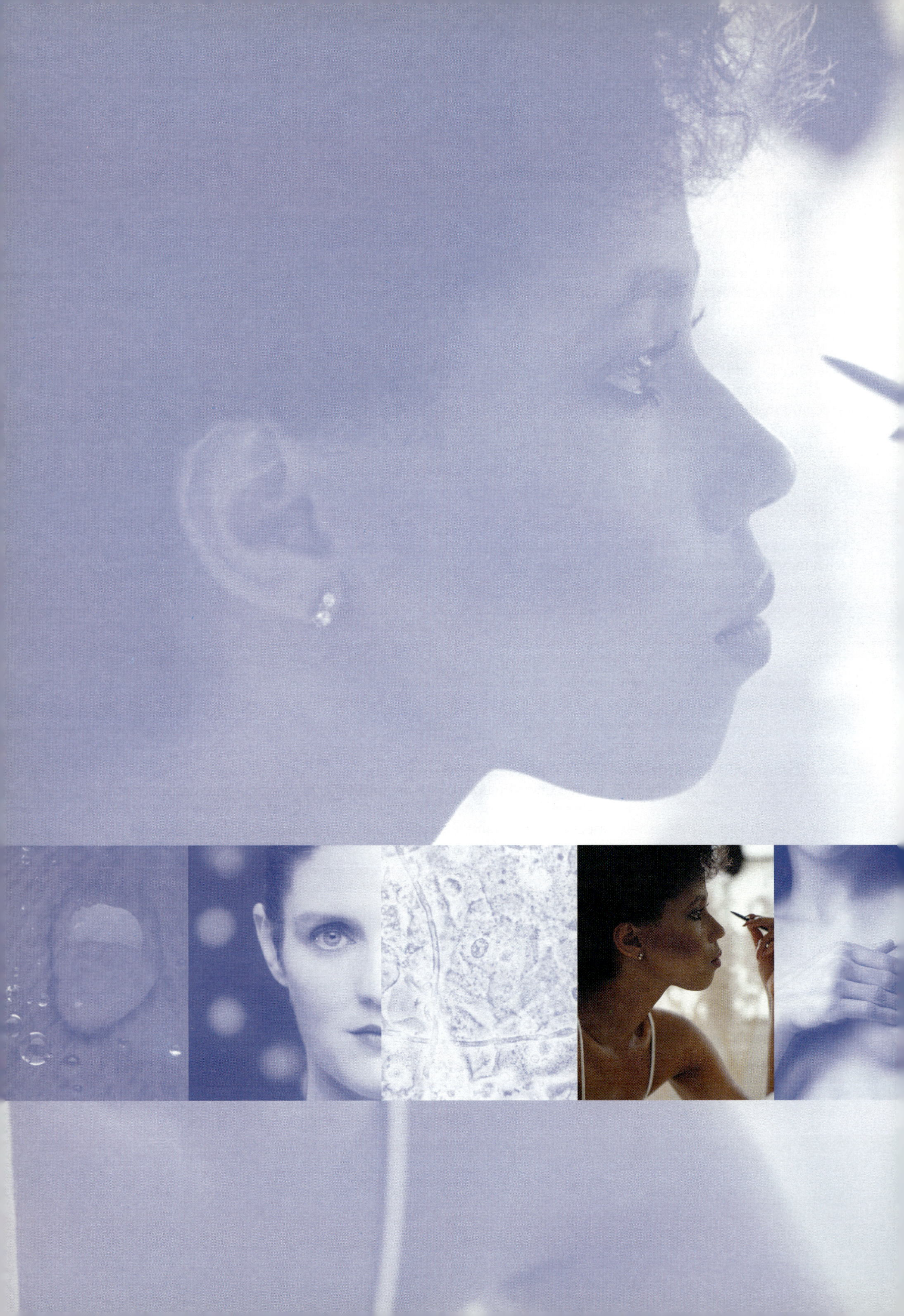

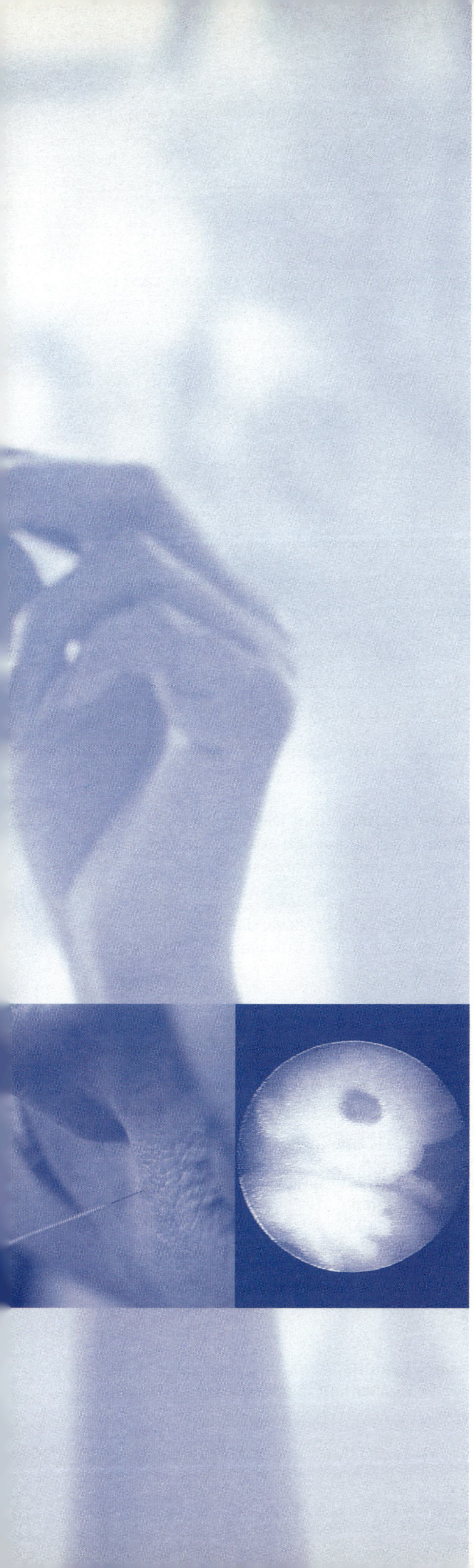

Gynäkologische Tumoren 18

G. Bonatz, W. Jonat, M. Kiechle,
N. Maass, K. Maas-Poppenhusen,
J. Pfisterer und Th. Schollmeyer

18.1 Klassifikation und Stadieneinteilung maligner gynäkologischer Tumoren

W. Jonat

EINLEITUNG

Die Cervix uteri und das Corpus uteri waren die ersten Lokalisationen, die durch das TNM-System klassifiziert wurden. Die von der „League of nations" festgelegten Stadien für Zervixkarzinome finden mit geringen Veränderungen seit mehr als 50 Jahren Anwendung und sind von der Féderation Internationale de Gynécologie et Òbstetrique (FIGO) anerkannt. Aus diesem Grund wurden die TNM-Kategorien so definiert, daß sie mit den FIGO-Stadien übereinstimmen. Einige Verbesserungen wurden in Zusammenarbeit mit der FIGO vorgenommen. Die jetzt publizierten Klassifikationen haben die Zustimmung von FIGO, UICC (Union internationale contre le Cancer) und den nationalen TNM-Komitees einschließlich AJCC (American Joint Committee on Cancer).

18.1.1 Allgemeine Regeln

Jeder Bezirk wird nach folgendem Schema beschrieben (zusätzliche Methoden zur Erhöhung der Genauigkeit der Bestimmung vor Behandlung können benutzt werden.):

- Anatomische Unterbezirke
- Definition der regionären Lymphknoten
- TNM: klinische Klassifikation
- pTNM: pathologische Klassifikation

Histopathologisches Grading (G). Das histopathologische Grading ist in Tabelle 18.1 definiert.

R-Klassifikation. Das Fehlen oder Vorhandensein von Residualtumoren nach Behandlung kann durch die R-Klassifikation beschrieben werden. Die Definitionen in Tabelle 18.2 gelten für alle gynäkologischen Tumoren.

M-Klassifikation. Die Kategorien M1 und pM1 können wie in Tabelle 18.3 spezifiziert werden.

Tabelle 18.1. Histopathologisches Grading. Die folgenden Definitionen der G-Kategorien gelten für Vulva, Vagina, Zervix und Tuba uterina

• GX	Differenzierungsgrad kann nicht bestimmt werden
• G1	Gut differenziert
• G2	Mäßig differenziert
• G3	Schlecht differenziert
• G4	Undifferenziert

Tabelle 18.2. Residualtumor

• RX	Vorhandensein von Residualtumor kann nicht beurteilt werden
• R0	Kein Residualtumor
• R1	Mikroskopischer Residualtumor
• R2	Makroskopischer Residualtumor

Tabelle 18.3. M-Spezifizierung

Lunge	PUL
Knochen	OSS
Leber	HEP
Hirn	BRA
Lymphknoten	LYM
Knochenmark	MAR
Pleura	PLE
Peritoneum	PER
Nebenniere	ADR
Haut	SKI
Andere Organe	OTH

18.1.2 Vulva (ICD-0, C 51)

Die Klassifikation stimmt mit der FIGO-Klassifikation überein.

Regeln zur Klassifikation. Die Klassifikation gilt nur für primäre Karzinome der Vulva. Die histologische Diagnosesicherung ist erforderlich.

! Ein Karzinom der Vulva, das sich auf die Vagina ausbreitet, soll als Vulvakarzinom klassifiziert werden.

Bestimmung der T-, N- und M-Kategorien. Folgende Verfahren stehen zur Verfügung:

- *T-Kategorien:* klinische Untersuchung, Endoskopie und bildgebende Verfahren
- *N-Kategorien:* klinische Untersuchung und bildgebende Verfahren
- *M-Kategorien:* klinische Untersuchung und bildgebende Verfahren

! Die FIGO-Stadien basieren auf chirurgischem Staging, die TNM-Stadien auf klinischer und/oder pathologischer Klassifikation.

Regionäre Lymphknoten. Regionäre Lymphknoten sind die femoralen und inguinalen Lymphknoten.

Tabelle 18.4. T-Primärtumor (Vulva)

TX	Primärtumor kann nicht beurteilt werden
T0	Kein Anhalt für Primärtumor
Tis	Carcinoma in situ (präinvasives Karzinom)
T1	Tumor begrenzt auf Vulva oder Vulva und Perineum, 2 cm oder weniger in größter Ausdehnung
• T1a	Tumor begrenzt auf Vulva oder Vulva und Perineum, 2 cm oder weniger in größter Ausdehnung und mit einer Stromainvasion nicht größer als 1,0 mm
• T1b	Tumor begrenzt auf Vulva oder Vulva und Perineum, 2 cm oder weniger in größter Ausdehnung mit einer Stromainvasion von mehr 1,0 mm
T2	Tumor begrenzt auf Vulva oder Vulva und Perineum, mehr als 2 cm in größter Ausdehnung
T3	Tumor infiltriert untere Urethra, Vagina und/oder Anus
T4	Tumor infiltriert Schleimhaut der Harnblase oder des Rektums oder der oberen Teile der Urethra, oder Tumor ist an Knochen fixiert

Anmerkung: Die Invasionstiefe ist definiert als Maß der Tumorausdehnung gemessen von der Epithel-Stroma-Grenze einer nahen, oberflächlichen, dermalen Papille bis zum tiefsten Punkt der Invasion.

Tabelle 18.5. N-Regionäre Lymphknoten (Vulva)

• NX	Regionäre Lymphknoten können nicht beurteilt werden
• N0	Keine regionären Lymphknotenmetastasen
• N1	Unilaterale regionäre Lymphknotenmetastasen
• N2	Bilaterale regionäre Lymphknotenmetastasen

TNM: klinische Klassifikation. Diese kann wie in Tabelle 18.4–18.6 spezifiziert werden.

pTNM: pathologische Klassifikation (pT-, pN- und pM-Kategorien). Die Klassifikation pN0 kann nur vergeben werden bei inguinaler Lymphadenektomie und histologischer Untersuchung von üblicherweise 6 oder mehr Lymphknoten.

Histopathologisches Grading (G). Siehe Definitionen.

Stadiengruppierung. Die Stadiengruppierung ist in Tabelle 18.7 und 18.8 beschrieben.

Tabelle 18.6. M-Fernmetastasen (Vulva)

• MX	Fernmetastasen können nicht beurteilt werden
• M0	Keine Fernmetastasen
• M1	Fernmetastasen (inkl. Beckenlymphknotenmetastasen)

Tabelle 18.7. Stadieneinteilung: Vulva

Stadium 0	Tis	N0	M0
Stadium I	T1	N0	M0
Stadium IA	T1a	N0	M0
Stadium IB	T1b	N0	M0
Stadium II	T2	N0	M0
Stadium III	T1	N1	M0
	T2	N1	M0
	T3	N0, N1	M0
Stadium IVA	T1	N2	M0
	T2	N2	M0
	T3	N2	M0
	T4	jedes N	M0
Stadium IVB	jedes T	jedes N	M1

Tabelle 18.8. Stadieneinteilung: Vulva (Kurzfassung)

T1	Begrenzt auf Vulva/Perineum, ≤ 2 cm
• T1a	Stromainvasion ≤ 1,0 mm
• T1b	Stromainvasion > 1,0 mm
T2	Begrenzt auf Vulva/Perineum, > 2 cm
T3	Untere Urethra/Vagina/Anus
T4	Blasenschleimhaut/Rektumschleimhaut/Schleimhaut der oberen Urethra, Knochen
N1	Unilateral
N2	Bilateral

18.1.3 Vagina (ICD-0, C 52)

Die Definitionen der T- und M-Kategorien entsprechen den verschiedenen FIGO-Stadien. Beide Klassifikationen sind zum Vergleich aufgeführt.

Regeln zur Klassifikation. Die Klassifikation gilt nur für primäre Karzinome. Tumore, die sekundär in der Vagina auftreten und deren Ursprung entweder genital oder extragenital liegt, sind ausgeschlossen. Ein Tumor, der sich auf die Portio ausdehnt und den äußeren Muttermund erreicht hat, wird als Zervixkarzinom klassifiziert. Ein Tumor, der die Vulva mitbefällt, wird als Karzinom der Vulva klassifiziert. Die histologische Diagnosesicherung ist erforderlich.

Bestimmung der T-, N- und M-Kategorien. Folgende Verfahren stehen zur Verfügung:

- ***T-Kategorien:*** Klinische Untersuchung, Endoskopie und bildgebende Verfahren
- ***N-Kategorien:*** Klinische Untersuchung und bildgebende Verfahren
- ***M-Kategorien:*** Klinische Untersuchung und bildgebende Verfahren

Regionäre Lymphknoten. Die Beckenlymphknoten sind die regionären Lymphknoten für die oberen zwei Drittel der Vagina, für das untere Drittel der Vagina sind es die inguinalen Lymphknoten.

Tabelle 18.9. T-Primärtumor (Vagina)

TNM-Kategorien	FIGO-Stadien	
TX		Primärtumor kann nicht beurteilt werden
T0		Kein Anhalt für Primärtumor
Tis	0	Carcinoma in situ
T1	I	Tumor begrenzt auf die Vagina
T2	II	Tumor infiltriert paravaginales Gewebe, aber dehnt sich nicht bis zur Beckenwand aus
T3	III	Tumor erreicht die Beckenwand
T4	IVa	Tumor infiltriert die Mukosa der Blase und/oder des Rektums und/oder überschreitet die Grenzen des kl. Beckens ***Anmerkung: Das Vorhandensein eines bullösen Ödems genügt nicht, um einen Tumor als T4 zu klassifizieren***
M1	IVb	Fernmetastasen

Tabelle 18.10. N-Regionäre Lymphknoten (Vagina)

- NX Regionäre Lymphknoten können nicht beurteilt werden
- N0 Keine regionären Lymphknotenmetastasen
- N1 Regionäre Lymphknotenmetastasen

Tabelle 18.11. M-Fernmetastasen (Vagina)

- Mx Fernmetastasen können nicht beurteilt werden
- M0 Keine Fernmetastasen
- M1 Fernmetastasen (inkl. Beckenlymphknotenmetastasen)

TNM: klinische Klassifikation. Diese kann wie in Tabelle 18.9–18.11 spezifiziert werden.

pTNM: pathologische Klassifikation. Die pT-, pN- und pM-Kategorien entsprechen den T-, N- und M-Kategorien.

Die Klassifikation pN0 kann nur vergeben werden bei inguinaler Lymphadenektomie und histologischer Untersuchung von üblicherweise 6 oder mehr Lymphknoten und/oder pelviner Lymphadenektomie und histologischer Untersuchung von 10 oder mehr Lymphknoten.

Histopathologisches Grading (G). Siehe Definitionen.

Stadiengruppierung. Die Stadiengruppierung ist in Tabelle 18.12 und 18.13 beschrieben.

Tabelle 18.12. Stadieneinteilung: Vagina

Stadium 0	Tis	N0	M0
Stadium I	T1	N0	M0
Stadium II	T2	N0	M0
Stadium III	T1	N1	M0
	T2	N1	M0
	T3	N0, N1	M0
Stadium IVa	T4	jedes N	M0
Stadium IVb	jedes T	jedes N	M1

Tabelle 18.13. Stadieneinteilung: Vagina (Kurzfassung)

TNM	Vagina	FIGO
T1	Vaginalwand	I
T2	Paravaginales Gewebe, nicht bis Beckenwand	II
T3	Ausbreitung zur Beckenwand	III
T4	Schleimhaut von Blase/Rektum, jenseits Becken	IVa
N1	Regionär	III
M1	Fernmetastasen	IVb

18.1.4 Cervix uteri (ICD-0, C 53)

Die Definitionen der T-Kategorien entsprechen den verschiedenen FIGO-Stadien. Beide Klassifikationen sind zum Vergleich aufgeführt.

Regeln zur Klassifikation. Die Klassifikation gilt nur für Karzinome. Eine histologische Diagnosesicherung ist daher erforderlich.

Bestimmung der T-, N- und M-Kategorien. Folgende Verfahren stehen zur Verfügung:

- *T-Kategorien:* Klinische Untersuchung, Zystoskopie (nicht erforderlich bei Tis) und bildgebende Verfahren einschließlich Urographie
- *N-Kategorien:* Klinische Untersuchung und bildgebende Verfahren einschließlich Urographie und Lymphographie
- *M-Kategorien:* Klinische Untersuchung und bildgebende Verfahren

Anatomische Unterbezirke sind:

- Endozervix (C 53.0)
- Ektozervix (C 53.1)

Regionäre Lymphknoten. Die regionären Lymphknoten sind die parazervikalen, parametrianen und hypogastrischen Lymphknoten an Aa. iliacae (Obturatoriallymphknoten), ferner die Lymphknoten an den Aa. iliacae communes und externae sowie die präsakralen und lateral-sakralen Lymphknoten.

TNM: klinische Klassifikation. Diese kann wie in Tabelle 18.14–18.16 spezifiziert werden.

Tabelle 18.14. T-Primärtumor (Zervix)

TNM-Kategorien	FIGO-Stadien	
TX		Primärtumor kann nicht beurteilt werden
T0		Kein Anhalt für Primärtumor
Tis	0	Carcinoma in situ
T1	I	Zervixkarzinom begrenzt auf den Uterus (die Ausdehnung auf das Corpus uteri sollte dabei unbeachtet bleiben)
T1a	Ia	Invasives Karzinom, ausschließlich mikroskopisch diagnostiziert. Alle makroskopisch sichtbaren Läsionen – sogar mit oberflächlicher Invasion – werden als T1b-Stadium Ib klassifiziert.
T1a1	Ia1	Tumor mit einer Stromainvasion von max. 3,0 mm und 7,0 mm oder weniger in größter horizontaler Ausdehnung (Frühe Stromainvasion)
T1a2	Ia2	Tumor mit einer Stromainvasion von mehr als 3,0 mm, aber nicht mehr als 5,0 mm und max. 7,0 mm in größter horizontaler Ausdehnung (Mikrokarzinom)
T1b	Ib	Klinisch (makroskopisch) sichtbare Läsion, auf die Zervix beschränkt, oder mikroskopische Läsion >T1a2/Ia2
T1b1	Ib1	Klinisch sichtbare Läsion 4,0 cm oder weniger in größter Ausdehnung
T1b2	Ib2	Klinisch sichtbare Läsion von mehr als 4,0 cm in größter Ausdehnung
T2	II	Zervixkarzinom infiltriert jenseits des Uterus, aber nicht bis zur Beckenwand und nicht bis zum unteren Drittel der Vagina
T2a	IIa	Ohne Infiltration des Parametriums
T2b	IIb	Mit Infiltration des Parametriums
T3	III	Zervixkarzinom breitet sich bis zur Beckenwand aus und/oder befällt das untere Drittel der Vagina und/oder verursacht Hydronephrose oder stumme Niere
T3a	IIIa	Tumor befällt unteres Drittel der Vagina, keine Ausbreitung zur Beckenwand
T3b	IIIb	Tumor breitet sich bis zur Beckenwand aus und/oder verursacht Hydronephrose oder stumme Niere
T4	IVa	Tumor infiltriert Schleimhaut von Blase oder Rektum und/oder überschreitet die Grenzen des kleinen Beckens
M1	IVb	Fernmetastasen

Tabelle 18.15. N-Regionäre Lymphknoten (Zervix)

• NX	Regionäre Lymphknoten können nicht beurteilt werden
• N0	Keine regionären Lymphknotenmetastasen
• N1	Regionäre Lymphknotenmetastasen

Tabelle 18.16. M-Fernmetastasen (Zervix)

• MX	Fernmetastasen können nicht beurteilt werden
• M0	Keine Fernmetastasen
• M1	Fernmetastasen

pTNM: pathologische Klassifikation. Die pT-, pN- und pM-Kategorien entsprechen den T-, N- und M-Kategorien.

pN0 erfordert die regionäre Lymphadenektomie und histologische Untersuchung von üblicherweise 6 oder mehr Lymphknoten.

Histopathologisches Grading (G). Siehe Definitionen.

Stadiengruppierung. Die Stadiengruppierung ist in Tabelle 18.17 und 18.18 beschrieben.

Tabelle 18.17. Stadieneinteilung: Zervix

Stadium 0	Tis	N0	M0
Stadium Ia	T1a	N0	M0
Stadium Ia1	T1a1	N0	M0
StadiumIa2	T1a2	N0	M0
Stadium Ib	T1b	N0	M0
Stadium Ib1	T1b1	N0	M0
Stadium Ib2	T1b2	N0	M0
Stadium IIa	T2a	N0	M0
Stadium IIb	T2b	N0	M0
Stadium IIIa	T3a	N0	M0
Stadium IIIb	T1	N1	M0
	T2	N1	M0
	T3a	N1	M0
	T3b	jedes N	M0
Stadium IVa	T4	jedes N	M0
Stadium IVb	jedes T	jedes N	M1

Tabelle 18.18. Stadieneinteilung: Zervix (Kurzfassung)

TNM	Cervix uteri	FIGO
Tis	Carcinoma in situ	0
T1	Begrenzt auf Uterus	I
T1a	Diagnose nur durch Mikroskopie	Ia
T1a1	Tiefe ≤ 3 mm, horizontale Ausbreitung ≤ 7 mm	Ia1
T1b	Klinisch sichtbar/nur mikroskopisch diagnostiziert/größer als T1a2	Ib
T1b1	≤ 4 cm	Ib1
T1b2	≥ 4 cm	Ib2
T2	Ausdehnung jenseits Uterus, aber nicht zur Beckenwand und nicht zu unterem Vaginaldrittel	II
T2a	Parametrium frei	IIa
T2b	Parametrium befallen	IIb
T3	Ausdehnung zu unterem Vaginaldrittel/Beckenwand/Hydronephrose	III
T3a	Unteres Vaginaldrittel	IIIa
T3b	Beckenwand/Hydronephrose	IIIb
T4	Schleimhaut von Harnblase/Rektum jenseits des kleinen Beckens	IVb

18.1.5 Corpus uteri (ICD-0, C54)

Die Definitionen der T-, N- und M-Kategorien entsprechen den verschiedenen FIGO-Studien. Beide Klassifikationen sind zum Vergleich aufgeführt.

Regeln zur Klassifikation. Die Klassifikation gilt nur für Karzinome. Die histologische Diagnosesicherung und Grading des Tumors sind erforderlich. Die Diagnose sollte anhand der Untersuchung von Präparaten gestellt werden, die bei der Ausschabung des Uterus gewonnen wurden.

Bestimmung der T-, N- und M-Kategorien. Folgende Verfahren stehen zur Verfügung:

- ***T-Kategorien:*** Klinische Untersuchung und bildgebende Verfahren inkl. Urographie und Zystoskopie
- ***N-Kategorien:*** Klinische Untersuchung und bildgebende Verfahren inkl. Urographie
- ***M-Kategorien:*** Klinische Untersuchung und bildgebende Verfahren

Die FIGO-Stadien basieren auf chirurgischem Staging, die TNM-Stadien auf klinischer und/oder pathologischer Klassifikation.

Anatomische Unterbezirke sind:

- Isthmus uteri
- Fundus uteri

Regionäre Lymphknoten. Regionäre Lymphknoten sind die Beckenlymphknoten (hypogastrische und an den Aa. obturatoriae und iliacae internae gelegene Lymphknoten), Lymphknoten an Aa. iliacae communes und externae, parametrane und sakrale Lymphknoten und die paraaortalen Lymphknoten.

Tabelle 18.19. T-Primärtumor (Corpus uteri)

TNM-Kategorie	FIGO-Stadien	
Tx		Primärtumor kann nicht beurteilt werden
T0		Kein Anhalt für Primärtumor
Tis	0	Carcinoma in situ
T1	I	Tumor begrenzt auf Corpus uteri
T1a	Ia	Tumor begrenzt auf Endometrium
T1b	Ib	Tumor infiltriert maximal in die innere Hälfte des Myometriums
T1c	Ic	Tumor infiltriert weiter als in die innere Hälfte des Myometriums
T2	II	Tumor infiltriert Zervix, breitet sich jedoch nicht jenseits des Uterus aus
T2a	IIa	Lediglich endozervikaler Drüsenbefall
T2b	IIb	Invasion des Stromas der Zervix
T3 und/oder N1	III	Lokale und/oder regionäre Ausbreitung wie in T3 a, b, N1 bzw. FIGO III a, b, c beschrieben
T3a	IIIa	Tumor befällt Serosa und/oder Adnexe (direkte Ausbreitung oder Metastasen) und/oder Tumorzellen in Aszites oder Peritonealspülung
T3b	IIIb	Vaginalbefall (direkte Ausbreitung der Metastasen)
N1	IIIc	Metastasen in Becken- und/oder paraaortalen Lymphknoten
T4	IVa	Tumor infiltriert Blasen- und/oder Darmschleimhaut
M1	IVb	Fernmetastasen (ausgenommen Metastasen in Vagina, Beckenserosa oder Adnexen, inkl. Metastasen in anderen intraabdominalen Lymphknoten als paraaortalen und/oder Leistenlymphknoten)

TNM: klinische Klassifikation. Diese kann wie in Tabelle 18.19–18.21 spezifiziert werden.

pTNM: pathologische Klassifikation. Die pT-, pN- und pM-Kategorien entsprechen den T-, N- und M-Kategorien.

pN0 erfordert eine regionäre Lymphadenektomie und histologische Untersuchung von üblicherweise 6 oder mehr Lymphknoten.

Histopathologisches Grading (G). Hinsichtlich des histopathologischen Gradings wird auf folgende Publikationen verwiesen:

Tabelle 18.20. N-Regionäre Lymphknoten (Corpus uteri)

•	NX	Regionäre Lymphknoten können nicht beurteilt werden
•	N0	Keine regionären Lymphknotenmetastasen
•	N1	Regionäre Lymphknotenmetastasen

Tabelle 18.21. M-Fernmetastasen (Corpus uteri)

•	MX	Fernmetastasen können nicht beurteilt werden
•	M0	Keine Fernmetastasen
•	M1	Fernmetastasen

- FIGO (1989): Annual Report on the results of treatment in gynecological cancer. Int. J. Gynecol. Obstet. 28: 189–193
- FIGO (1990): Changes in gynecologic cancer staging by the International Federation of Gynecology and Obstetrics. Am. J. Obstet. Gynecol. 162: 610–611
- FIGO (1995): Petterson F (ed) Annual Report on the results of treatment in gynecological cancer. Vol. 22, Editorial Office, Radiumhemmet, Stockholm

Stadiengruppierung. Die Stadiengruppierung ist in Tabelle 18.22 und 18.23 beschrieben.

18.1.6 Ovar (ICD-0, C 56)

Die Definitionen der T-, N- und M-Kategorien entsprechen den verschiedenen FIGO-Stadien. Beide Klassifikation sind zum Vergleich aufgeführt.

Regeln zur Klassifikation. Die Klassifikation gilt für sogenannte primäre maligne Ovarialkarzinome (entsprechend den sogenannten „common primary epithelial tumors") einschließlich Tumoren von Borderline-Malignität (Karzinome von niedrigem Malignitätspotential). Die histologische Diagnosesicherung ist zur Unterteilung der Fälle nach histologischem Typ erforderlich. In Übereinstimmung mit der FIGO wird eine vereinfachte Version der von der WHO vorgelegten histologischen Einteilung (International Histological Classification of Tumours No9, WHO, Geneva 1973) empfohlen. Zusätzlich sollte der Differenzierungsgrad dokumentiert werden.

Bestimmung der T-, N- und M-Kategorien. Folgende Verfahren stehen zur Verfügung:

- *T-Kategorien:* Klinische Untersuchung, bildgebende Verfahren, Laparoskopie und/oder chirurgische Exploration
- *N-Kategorien:* Klinische Untersuchung, bildgebende Verfahren, Laparoskopie und/oder chirurgische Exploration

Tabelle 18.22. Stadieneinteilung: Corpus uteri (Kurzfassung)

Stadium 0	Tis	N0	M0
Stadium Ia	T 1a	N0	M0
Stadium Ib	T 1b	N0	M0
Stadium Ic	T 1c	N0	M0
Stadium IIa	T 2a	N0	M0
Stadium IIb	T 2b	N0	M0
Stadium IIIa	T 3a	N0	M0
Stadium IIIb	T 3b	N0	M0
Stadium IIIc	T 1	N1	M0
	T 2	N1	M0
	T 3 a, b	N1	M0
Stadium IVa	T 4a	jedes N	M0
Stadium IVb	jedes T	jedes N	M1

Tabelle 18.23. Stadieneinteilung: Corpus uteri (Kurzfassung)

TNM	Corpus uteri	FIGO
Tis	Carcinoma in situ	0
T 1	Begrenzt auf Corpus uteri	I
T 1a	Endometrium	Ia
T 1b	≤ 1/2 Myometrium	Ib
	≥ 1/2 Myometrium	Ic
T 2	Ausbreitung auf Zervix	II
T 2a	Nur endozervikale Drüse	IIa
T 2b	Zervixstroma	IIb
T 3 und/oder N1	Lokal und/oder regionär wie nachstehend spezifiziert	III
T 3a	Serosa/Adnexe/positive Peritonealzytologie	IIIa
T 3b	Vagina	IIIb
N1	Regionäre Lymphknoten	IIIc
T 4	Schleimhaut von Blase/Rektum	IVa
M1	Fernmetastasen	IVb

- *M-Kategorien:* Klinische Untersuchung, bildgebende Verfahren, Laparoskopie und/oder chirurgische Exploration

Regionäre Lymphknoten. Regionäre Lymphknoten sind die Lymphknoten an Aa. iliacae internae (hypogastrische, einschließlich Obturatoriallymphknoten), communes und externae, sowie die lateral-sakralen, paraaortalen (inkl. parakavaler und intraaortokavaler) und inguinalen Lymphknoten.

TNM: klinische Klassifikation. Diese kann wie in Tabelle 18.24–18.26 spezifiziert werden.

pTNM: pathologische Klassifikation. Die pT-, pN- und pM-Kategorien entsprechen den T-, N- und M-Kategorien.

Tabelle 18.24. T-Primärtumor (Ovar)

TNM-Kategorien	FIGO-Stadien	
Tx		Primärtumor kann nicht beurteilt werden
T0		Kein Anhalt für Primärtumor
T1	I	Tumor begrenzt auf Ovarien
T1a	Ia	Tumor auf ein Ovar begrenzt; Kapsel intakt, kein Tumor auf der Oberfläche des Ovars, keine malignen Zellen in Aszites oder bei Peritonealspülung
T1b	Ib	Tumor auf beide Ovarien begrenzt; Kapsel intakt, kein Tumor auf der Oberfläche der beiden Ovarien, keine malignen Zellen in Aszites oder bei Peritonealspülung
T1c	Ic	Tumor begrenzt auf ein oder beide Ovarien mit Kapselruptur, Tumor an Ovaroberfläche oder maligne Zellen in Aszites oder bei Peritonealspülung
T2	II	Tumor befällt ein Ovar oder beide Ovarien und breitet sich im Becken aus
T2a	IIa	Ausbreitung auf und/oder Implantate an Uterus und/oder Tube(n), keine malignen Zellen in Aszites oder bei Peritonealspülung
T2b	IIb	Ausbreitung auf andere Beckengewebe, keine malignen Zellen in Aszites oder bei Peritonealspülung
T2c	IIc	Ausbreitung im Becken (2 a oder 2 b) und maligne Zellen in Aszites oder bei Peritonealspülung
T3 und/oder N1	III	Tumor befällt ein oder beide Ovarien, mit mikroskopisch nachgewiesenen Peritonealmetastasen außerhalb des Beckens und/oder regionären Lymphknotenmetastasen
T3a	IIIa	Mikroskopisch Peritonealmetastasen jenseits des Beckens
T3b	IIIb	Makroskopische Peritonelmetastasen jenseits des Beckens, größte Ausdehnung 2 cm oder weniger
T3 c und/oder N1	IIIc	Peritonelametastasen jenseits des Beckens, größte Ausdehnung mehr als 2 cm, und/oder regionäre Lymphknotenmetastasen
M1	IV	Fernmetastasen

Tabelle 18.25. N-Regionäre Lymphknoten (Ovar)

- NX Regionäre Lymphknoten können nicht beurteilt werden
- N0 Keine regionären Lymphknotenmetastasen
- N1 Regionäre Lymphknotenmetastasen

Tabelle 18.26. M-Fernmetastasen (Ovar)

- MX Fernmetastasen können nicht beurteilt werden
- M0 Keine Fernmetastasen
- M1 Fernmetastasen

Tabelle 18.27. Grading (Ovar)

- GX Differenzierungsgrad kann nicht beurteilt werden
- GB Borderline-Malignität
- G1 Gut differenziert
- G2 Mäßig differenziert
- G3–4 Schlecht differenziert/undifferenziert

Die Einteilung pN0 erfordert hier die regionäre Lymphadenektomie und histologische Untersuchung üblicherweise von 10 oder mehr Lymphknoten.

Histopathologisches Grading (G). Das histopathologische Grading ist in Tabelle 18.27 beschrieben.

Tabelle 18.28. Stadieneinteilung: Ovar

Stadium Ia	T1a	N0	M0
Stadium Ib	T1b	N0	M0
Stadium Ic	T1c	N0	M0
Stadium IIa	T2a	N0	M0
Stadium IIb	T2b	N0	M0
Stadium IIc	T2c	N0	M0
Stadium IIIa	T3a	N0	M0
Stadium IIIb	T3b	N0	M0
Stadium IIIc	T3c jedes T	N0 N1	M0 M0
Stadium IV	jedes T	jedes N	M1

Stadieneinteilung. Die Stadieneinteilung ist in Tabelle 18.28 und 18.29 beschrieben.

18.1.7 Tuba uterina

Die Klassifikation der Karzinome der Tuba uterina basiert auf jener der FIGO von 1992. Die Definition der T-, N- und M-Kategorien entspricht den FIGO-Stadien. Beide Klassifikationen sind zum Vergleich aufgeführt.

Tabelle 18.29. Stadieneinteilung: Ovar (Kurzfassung)

TNM	Ovar	FIGO
Tx	Primärtumor kann nicht beurteilt werden	
T0	Kein Anhalt für Primätumor	
Tis	Carcinoma in situ	0
T1	Begrenzt auf Ovarien	I
T1a	Ein Ovar, Kapsel intakt	Ia
T1b	Beide Ovarien, Kapsel intakt	Ib
T1c	Kapselruptur, Tumor an Oberfläche, maligne Zellen in Aszites oder bei Peritonealspülung	
T2	Ausbreitung im Becken	II
T2a	Uterus, Tube(n)	IIa
T2b	Andere Beckengewebe	IIb
T2c	Maligne Zellen in Aszites oder bei Peritonealspülung	IIc
T3 und/ oder N1	Peritonealmetastasen jenseits Becken und/oder regionäre Lymphknotenmetastasen	III
T3a	Mikroskopische Peritonealmetastasen	IIIa
T3b	Makroskopische Peritonealmetastase(n) ≤ 2 cm	IIIb
T3c	Peritonealmetastasen >2 cm und/ oder regionäre Lymphknotenmetastasen	
M1	Fernmetastasen (ausschließlich Peritonealmetastasen)	IV

Regeln zur Klassifikation. Die Klassifikation gilt nur für Karzinome. Die histologische Diagnosesicherung des Tumors ist erforderlich.

Bestimmung der T-, N- und M-Kategorien. Folgende Verfahren stehen zur Verfügung:

- *T-Kategorien:* Klinische Untersuchung, bildgebende Verfahren, Laparoskopie und/oder chirurgische Exploration
- *N-Kategorien:* Klinische Untersuchung, bildgebende Verfahren, Laparoskopie und/oder chirurgische Exploration
- *M-Kategorien:* Klinische Untersuchung, bildgebende Verfahren, Laparoskopie und/oder chirurgische Exploration

Die FIGO-Stadien basieren auf chirurgischem Staging, die TNM-Stadien auf klinischer und/oder pathologischer Klassifikation.

Regionäre Lymphknoten. Regionäre Lymphknoten sind die Lymphknoten an Aa. iliacae internae (hypogastrische, inkl. Obturatorlymphknoten), communes und externae, sowie die lateral-sakralen, paraaortalen (inkl. parakavaler und intraaortokavaler) und inguinalen Lymphknoten.

Tabelle 18.30. T-Primärtumor (Tuben)

TNM-Kategorien	FIGO-Stadien	
Tx		Primärtumor kann nicht beurteilt werden
T0		Kein Anhalt für Primärtumor
T1	I	Tumor begrenzt auf die Tube(n)
T1a	Ia	Tumor begrenzt auf eine Tube, ohne Penetration der Serosaoberfläche, kein Aszites
T1b	Ib	Tumor begrenzt auf beide Tuben, ohne Penetration der Serosaoberfläche, kein Aszites
T1c	Ic	Tumor begrenzt auf eine oder beide Tuben mit Ausdehnung auf oder durch die Serosa, und/ oder Tumorzellen in Aszites oder bei Peritonealspülung
T2	II	Tumor begrenzt auf eine oder beide Tuben mit Ausbreitung im Becken
T2a	IIa	Ausbreitung auf und/oder Metastasen am Uterus und/oder Ovarien
T2b	IIb	Ausbreitung auf andere Beckenstrukturen
T2c	IIc	Ausbreitung im Becken (2 a oder 2 b) mit Tumorzellen in Aszites oder bei Peritonealspülung
T3 und/ oder N1	III	Tumor befällt ein oder beide Tuben, mit mikroskopisch nachgewiesenen Peritonealmetastasen außerhalb des Beckens und/oder regionären Lymphknotenmetastasen
T3a	IIIa	Mikroskopische Peritonealmetastasen jenseits des Beckens
T3b	IIIb	Makroskopische Peritonealmetastasen jenseits des Beckens, größte Ausdehnung 2 cm oder weniger
T3 c und/ oder N1	IIIc	Peritonealmetastasen jenseits des Beckens, größte Ausdehnung mehr als 2 cm, und/oder regionäre Lymphknotenmetastasen
M1	IV	Fernmetastasen

Tabelle 18.31. N-Regionäre Lymphknoten (Tuben)

• NX	Regionäre Lymphknoten können nicht beurteilt werden
• N0	Keine regionären Lymphknotenmetastasen
• N1	Regionäre Lymphknotenmetastasen

TNM: klinische Klassifikation. Diese kann wie in Tabelle 18.30–18.32 spezifiziert werden.

pTNM: pathologische Klassifikation. Die pT-, pN- und pM-Kategorien entsprechen den T-, N- und M-Kategorien. pN0 erfordert regionäre Lymphadenekto-

Tabelle 18.32. M-Fernmetastasen (Tuben)

- MX Fernmetastasen können nicht beurteilt werden
- M0 Keine Fernmetastasen
- M1 Fernmetastasen

Tabelle 18.33. Stadieneinteilung: Tuben

Stadium 0	Tis	N0	M0
Stadium Ia	T1a	N0	M0
Stadium Ib	T1b	N0	M0
Stadium Ic	T1c	N0	M0
Stadium IIa	T2a	N0	M0
Stadium IIb	T2b	N0	M0
Stadium IIc	T2c	N0	M0
Stadium IIIa	T3a	N0	M0
Stadium IIIb	T3b	N0	M0
Stadium IIIc	T3c	N0	M0
	jedes T	N1	M0
Stadium IV	jedes T	jedes N	M1

Tabelle 18.34. Stadieneinteilung: Tuben (Kurzfassung)

TNM	Tuba uterina	FIGO
Tis	In situ	0
T1	Begrenzt auf Tube(n)	I
T1a	Eine Tube, Serosa intakt	Ia
T1b	Beide Tuben, Serosa intakt	Ib
T1c	Serosadurchbruch, maligne Zellen in Aszites oder bei Peritonealspülung	Ic
T2	Ausbreitung im Becken	II
T2a	Uterus, Ovar(ien)	IIa
T2b	Andere Beckenstrukturen	IIb
T2c	Maligne Zellen in Aszites oder bei Peritonealspülung	IIc
T3 und/oder N1	Peritonealmetastasen jenseits Becken und/oder regionäre Lymphknotenmetastasen	III
T3a	Mikroskopische Peritonealmetastasen	IIIa
T3b	Makroskopische Peritonealmetastasen ≤ 2 cm	IIIb
T3 c und/oder N1	Peritonealmetastase(n) >2 cm	IIIc
M1	Fernmetastasen	IV

mie und histologische Untersuchung üblicherweise von 10 oder mehr Lymphknoten.

Histopathologisches Grading (G). Siehe Definitionen.

Stadieneinteilung. Die Stadieneinteilung ist in Tabelle 18.33 und 18.34 beschrieben.

18.1.8 Trophoblastäre Schwangerschaftstumoren

Die Klassifikation der trophoblastären Schwangerschaftstumoren basiert auf jener der FIGO von 1992. Die Definition der T- und M-Kategorien entspricht den verschiedenen FIGO-Stadien. Beide Klassifikationen sind zum Vergleich aufgeführt. Bei der Stadiengruppierung werden in Ergänzung zu T und M zusätzliche Risikofaktoren mit einbezogen.

> **!** Im Gegensatz zu anderen Tumoren, ist eine N-Klassifikation (regionäre Lymphknoten) für diese Tumoren nicht vorgesehen.

Regeln zur Klassifikation. Die Klassifikation gilt für Chorionkarzinome (ICD = 9100/3), invasive hydatiforme Molen (9100/1) und für den trophoblastischen Plazentatumor (9104/1). Die beiden letzteren sollen gesondert analysiert werden. Eine histologische Diagnosesicherung des Tumors ist dann nicht erforderlich, wenn der Wert des humanen Choriogonadotropins (HCG) im Urin abnormal erhöht ist. Eine vorausgegangene Chemotherapie sollte dokumentiert werden.

Bestimmung der T- und M-Kategorien. Folgende Verfahren stehen zur Verfügung:

- *T-Kategorien:* Klinische Untersuchung, bildgebende Verfahren einschließlich Urographie und Zystoskopie, HCG-Wert im Urin
- *M-Kategorien:* Klinische Untersuchung, HCG-Wert im Urin

> **!** **Risikofaktoren.** Es gibt zwei Risikofaktoren, die die Prognose beeinflussen können (zusätzlich zu T und M):
>
> - HCG-Werte über 100 000 IU/24-h-Urin
> - Diagnose der Erkrankung mehr als 6 Monate nach Beendigung der vorausgegangenen Schwangerschaft

TM: klinische Klassifikation. Diese kann wie in Tabelle 18.35 und 18.36 spezifiziert werden.

pTM: pathologische Klassifikation. Die pT- und pM-Kategorien entsprechen den T- und M-Kategorien.

Stadieneinteilung. Die Stadieneinteilung ist in Tabelle 18.37 und 18.38 beschrieben.

Tabelle 18.35. TM-klinische Klassifikation (Trophoblastäre Schwangerschaftstumoren)

TM-Kategorien	FIGO-Stadien	
Tx		Primärtumor kann nicht beurteilt werden
T0		Kein Anhalt für Primärtumor
T1	I	Tumor auf den Uterus beschränkt
T2	II	Tumor breitet sich auf andere Genitalstrukturen aus: Vagina, Ovar, Lig. latum, Tuba uterine (Metastasen oder direkte Ausbreitung)
M1a	III	Lungenmetastasen
M1b	IV	Andere Fernmetastasen mit oder ohne Lungenmetastasen

Tabelle 18.36. M-Fernmetastasen (Trophoblastäre Schwangerschaftstumoren)

- MX Fernmetastasen können nicht beurteilt werden
- M0 Keine Fernmetastasen
- M1 Fernmetastasen
  - M1a Lungenmetastasen
  - M1b Andere Fernmetastasen (z. B. Gehirn) mit oder ohne Lungenmetastasen

Tabelle 18.37. Stadieneinteilung: Trophoblastäre Schwangerschaftstumoren

Stadium	T	M	Risikofaktoren
Stadium Ia	T1	M0	ohne
Stadium Ib	T1	M0	ein
Stadium Ic	T1	M0	zwei
Stadium IIa	T2	M0	ohne
Stadium IIb	T2	M0	ein
Stadium IIc	T2	M0	zwei
Stadium IIIa	jedes T	M1a	ohne
Stadium IIIb	jedes T	M1a	ein
Stadium IIIc	jedes T	M1a	zwei
Stadium IVa	jedes T	M1b	ohne
Stadium IVb	jedes T	M1b	ein
Stadium IVc	jedes T	M1b	zwei

Tabelle 18.38. Stadieneinteilung: Trophoblastäre Schwangerschaftstumoren (Kurzfassung)

TM	Trophoblastäre Schwangerschaftstumoren	FIGO
T1	Begrenzt auf Uterus	I
T2	Andere Genitalstrukturen	II
M1a	Lungenmetastasen	III
M1b	Andere Fernmetastasen	IV

18.2 Gut- und bösartige Neubildungen der Vulva

K. Maass-Poppenhusen

Einleitung

An der Vulva gibt es eine Vielzahl von Dermatosen, Dystrophien sowie Neoplasien, die sich durch unspezifische Symptome bemerkbar machen. Hierzu gehören Juckreiz, Brennen und Schmerzen.

Man unterscheidet Dermatosen, das sind Hauterkrankungen, die auch an anderen Körperstellen vorkommen, von Vulvadystrophien. Hierbei unterscheidet man hyperplastische Dystrophien von atrophischen Dystrophien (Lichen sclerosus) und gemischtförmigen Dystrophien. Zusätzlich wird bei den Dystrophien das Vorhandensein zellulärer Atypien angegeben, da hiervon entscheidend das Entartungsrisiko der Dystrophien abhängt. Von den Dystrophien abzugrenzen sind die vulvären intraepithelialen Neoplasien (VIN), die echte Präkanzerosen darstellen. Sie können als Vorstufen oder gleichzeitig mit Vulvakarzinomen auftreten, bei denen es sich meistens um Plattenepithelkarzinome handelt.

Die Diagnosesicherung jeder länger bestehenden Vulvaläsion muß durch die bioptische Abklärung erfolgen, da der makroskopische Eindruck ebenso wie die Vulvazytologie oft keine zuverlässige Diagnosestellung erlauben.

18.2.1 Gutartige Neubildungen der Vulva

Dermatosen

Eine Vielzahl von Hauterkrankungen, die typischerweise an anderen Stellen des Körpers auftreten, können die Vulva befallen. Hierzu gehören z. B. die Psoriasis, die allergische Kontaktdermatitis oder Hautbeteiligungen bei Autoimmunerkrankungen. Die Abgrenzung zur entzündlichen Vulvitis kann teilweise schwierig sein. Im Zweifelsfalle sollte die Diagnose durch Probebiopsie gesichert und die Patientin zur weiteren Behandlung dem Dermatologen zugewiesen werden.

Zysten

Gelegentlich finden sich zystische Veränderungen an der Vulva, wie z. B. Retentionszysten, Bartholin-Zysten, seborrhoische Zysten oder Endometriosezysten. Wenn diese Beschwerden machen, sollten sie in toto exzidiert werden.

Solide Tumoren

Solide, gutartige Tumoren sind, abgesehen von Kondylomen (s. unten), selten. Hierzu zählen Lipome, Fibrome, Myome, Hämangiome und Nävi. Die Therapie besteht in der Exzision der Tumoren in toto.

Kondylome

Kondylome, auch Feigwarzen genannt, sind durch eine virale Infektion ausgelöste kleine Papillome. Es handelt sich meist um multiple, weißliche, teils spitze, teils flache Warzen, die zu blumenkohlartigen Veränderungen konfluieren können (Abb. 18.1).

Neben der Vulva sind häufig auch die Vagina, Zervix und die Perianalregion betroffen. Eine sorgfältige Inspektion der gesamten Genitalregion, einschließlich kolposkopischer und zytologischer Kontrolle ist deshalb obligat.

Kondylome werden durch humane Papillomaviren (HPV) ausgelöst, wobei sich in den typischen spitzen Kondylomen meist die HPV-Typen 6 oder 11 nachweisen lassen, deren onkogenes Potential gering ist. Daneben finden sich jedoch in einigen Kondylomen auch andere HPV-Typen, wie z. B. HPV 16, 18 und 31, die die onkogene Transformation der befallenen Gewebe fördern können. Auch mehrfache Infektionen von HPV-Viren mit hohem und niedrigem onkogenen Potential kommen vor. Die Diagnosesicherung der Kondylome erfolgt durch Biopsie. Hierbei finden sich ***Koilozytosen*** als typische Zellveränderung einer HPV-Infektion. Wenn zusätzlich zelluläre Atypien auftreten, müssen die Kondylome zu den Präkanzerosen gerechnet werden. Die Therapie besteht in der Entfernung der Kondylome nach vorausgegangener histologischer Sicherung. Dieses kann durch Exzision, Laserung, Kryotherapie oder Elektrokoagulation erfolgen. Eine nicht operative Therapie kann durch Lokalbehandlung mit Podophyllin, hochprozentiger Essigsäure oder Interferon versucht werden. Hierbei kommt es jedoch, ebenso wie nach operativer Entfernung der Kondylome, häufig zu Rezidiven, da die HPV-Viren in benachbartem, gesundem Gewebe persistieren können. Rezidive finden sich besonders häufig bei Patientinnen mit gestörter Immunlage, z. B. bei medikamentöser Immunsuppression, HIV-Infektionen, in der Schwangerschaft oder bei Nikotinabusus.

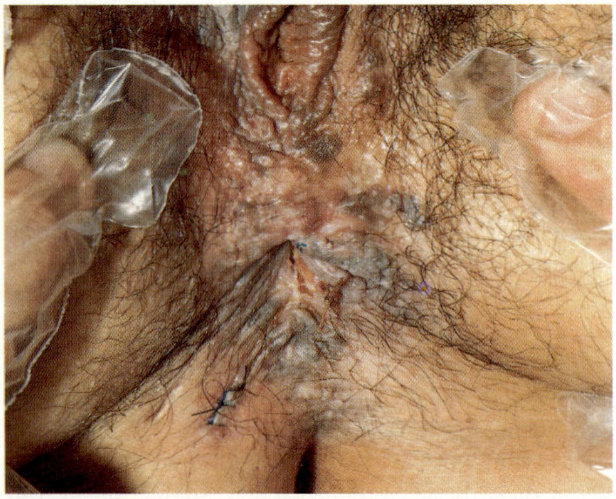

Abb. 18.1. Condylomata acuminata

Dystrophien

Während es früher eine Vielzahl von Bezeichnungen für die unterschiedlichen Vulvadystrophien gab, wurde die Nomenklatur mittlerweile international vereinheitlicht. Heute unterscheidet man:

- Atrophische Dystrophien (Lichen sclerosus)
- Hypertrophische Dystrophien
  - ohne Atypien
  - mit Atypien (leicht/mittel/schwer)
- Gemischte Dystrophien
  - ohne Atypien
  - mit Atypien (leicht/mittel/schwer)

> **!** Die Vulvadystrophien stellen keine Präkanzerosen dar. Es handelt sich jedoch um Veränderungen, die für das Auftreten von Vulvakarzinomen prädestinieren können.

Lichen sclerosus. Bei dem Lichen sclerosus, der atrophischen Vulvadystrophie, kommt es zur degenerativen Veränderung an der Dermis der Vulva und zum Schwund des subkutanen Bindegewebes. Man vermutet, daß Östrogenmangel diese Veränderung auslöst. Dafür spricht, daß der Lichen sclerosus meist postmenopausale Frauen betrifft, seltener auch präpubertäre Mädchen. Der Lichen sclerosus wird durch Juckreiz, Brennen oder Dyspareunie symptomatisch. Bei der klinischen Untersuchung sieht man eine meist symmetrische, weißliche Verfärbung der Haut, die pergamentartig dünn und rissig wird. Häufig ist dabei auch die Perianal- und Perinealregion betroffen, so daß sich eine typische schmetterlingsförmige Verteilung der Atrophie ergibt. Im Spätstadium kann es zur fortgeschrittenen Sklerose des Introitus und der gesamten Vulva kommen.

Die Diagnosesicherung erfolgt mittels Probebiopsie.

Wenn sich hierbei neben atrophischen Veränderungen hyperplastische oder atypische Zellveränderungen finden, erhöht sich das Risiko der konsekutiven Entwicklung eines Vulvakarzinoms, das insgesamt zwischen 3–9 % angegeben wird. Die Therapie erfolgt mittels lokaler Testosteronsalbe (1–2 %ig). Eine Besserung ist meist erst nach mehreren Wochen zu erwarten. Die lokale Testosteronbehandlung muß kontinuierlich fortgeführt werden, wobei es zu systemischen Nebenwirkungen wie z.B. Akne oder vermehrtem Haarwuchs kommen kann. Besonders in der akuten symptomatischen Phase der Erkrankung ist oft eine zusätzliche lokale Kortikosteroidtherapie erfolgreich.

Lokale Östrogen- oder Progesteronsalben sind wenig effektiv. Eine operative Therapie ist wenig sinnvoll, da Rezidive häufig sind.

Hypertrophische Dystrophien. Hypertrophische Dystrophien finden sich ebenfalls meist bei postmenopausalen Frauen. Klinisch steht der oft hartnäckige Pruritus im Vordergrund. Die Haut der Vulva ist verdickt und verhornt, was als Leukoplakie imponieren kann. Die Hautoberfläche kann ödematös, rissig, schuppig oder ekzematös verändert sein. Die Diagnose sollte durch mehrere Biopsien gesichert werden. In ca. 10% finden sich zelluläre Atypien, in diesen Fällen ist die Läsion als Präkanzerose einzustufen. Häufig finden sich hyperplastische Hautveränderungen auch im Zusammenhang mit invasiven Vulvakarzinomen. Für hyperplastische Vulvadystrophien ohne Atypien besteht die Therapie in lokaler Kortikosteroidapplikation. Faktoren, die für eine mechanische, allergische oder chemische Irritation der Vulva sprechen, sollten nach Möglichkeit beseitigt werden.

Gemischte Dystrophien. Bei den gemischtförmigen Dystrophien finden sich klinisch und histologisch sowohl Anzeichen einer hyperplastischen Dystrophie als auch atrophische Veränderungen. Hier finden sich etwas häufiger zelluläre Atypien. Wenn sich Atypien nachweisen lassen, sollte die Läsion exzidiert werden. Wenn keine Atypien nachweisbar sind, steht wiederum die Lokaltherapie mit Testosteron- oder Kortikosteroidsalben im Vordergrund.

18.2.2 Präkanzerosen

Definition und Stadieneinteilung. Zu den Präkanzerosen der Vulva zählen die vulvären intraepithelialen Neoplasien (VIN) und der M. Paget. Es handelt sich hierbei um Veränderungen, aus denen über einen mehr oder minder langen Zeitraum ein invasives Vulvakarzinom entstehen kann. Ein Teil dieser Präkanzerosen kann über lange Zeit stabil bleiben oder eine spontane Remission erfahren. Da im Einzelfall eine Prognose jedoch nicht möglich ist, sollten die Präkanzerosen grundsätzlich behandelt werden.

Die vulvären intraepithelialen Neoplasien werden dem Schwierigkeitsgrad nach unterteilt in VIN I, VIN II und VIN III.

- Die *VIN I* entspricht einer leichten Dysplasie. Histologisch finden sich eine Störung der Epithelschichtung und Kernatypien nur im unteren Drittel des Epithels.
- Bei der *VIN II* handelt es sich um eine mäßigschwere Dysplasie. Die histologische Ausdehnung der Zellveränderung erreicht den Bereich des mittleren Drittels des Epithels.
- Die *VIN III* entspricht dem Carcinoma in situ. Es handelt sich hierbei um eine schwere Dysplasie, bei der die atypischen Zellveränderungen die gesamte Epitheldecke betreffen. Die Basalmembran ist dabei überall intakt.

Eine Sonderform der Präkanzerosen der Vulva nimmt der ***M. Paget*** ein. Histologisch finden sich charakteristische Paget-Zellen. Während in den meisten Fällen eine nur sehr langsame Progression des intraepithelialen M. Paget beobachtet wird, findet sich in 20% der Fälle ein zugrundeliegendes Adenokarzinom.

Ätiologie. Die Inzidenz der Vulvadysplasien nimmt mit zunehmendem Lebensalter stetig zu, es werden jedoch auch in jungen Jahren VIN beobachtet. Ätiologisch spielen vermutlich, ähnlich wie beim Zervixkarzinom, humane Papillomaviren eine entscheidende Rolle. So finden sich in höhergradigen Vulvadysplasien und invasiven Vulvakarzinomen meist HPV-Typen von hohem onkogenen Potential, wie HPV 16 und 18. In leichten Dysplasien beobachtet man häufiger HPV 6 und 11.

Diagnostik. Die Präkanzerosen der Vulva sind häufig asymptomatisch. Wenn Symptome auftreten, sind diese unspezifisch wie Brennen und Schmerzen. Klinisch können sich einzelne diskrete oder diffuse, flache oder erhabene Hautveränderungen zeigen. Die Farbe kann variieren zwischen rötlichen oder schwärzlichen Veränderungen und Leukoplakien.

Dysplasien der Vulva treten häufig multizentrisch auf. Eine sorgfältige Inspektion der Vulva mit kolposkopischer Kontrolle ist daher wichtig.

Besonders bei jungen Frauen tritt häufig eine multifokale Dysplasie auf, die die Zervix, Vagina, Vulva, Perianal- und Perinealregion betreffen kann. Sorgfältige zytologische und kolposkopische Kontrolle des gesamten Genitaltraktes ist daher notwendig. Die Sicherung der Diagnose der Präkanzerosen der Vulva erfolgt histologisch. Die zytologische Untersuchung von Läsionen der Vulva ist nur wenig zuverlässig. Zur histologischen Sicherung sollten multiple Biopsien, möglichst unter kolposkopischer Sicht, in allen suspekten Arealen entnommen werden, um ein invasives Wachstum auszuschließen.

Therapie. Die Therapie der Präkanzerosen der Vulva besteht in der operativen Entfernung der Läsionen. Bei kleineren Läsionen führt man hier eine Exzision im Gesunden durch. Bei ausgedehnten oder multizentrischen Befunden wird eine einfache Vulvektomie durchgeführt. Multizentrische Herde können auch „gelasert“ werden. Dies ist besonders bei klitorisnahen oder perianalen Läsionen empfehlenswert. Der große Nachteil der Laserung besteht darin, daß keine histologische Untersuchung der behandelten Läsionen möglich ist. Daher ist vor jeder Laserung eine genaue Diagnosestellung mittels multipler Biopsien nötig. Der Vorteil der Laserung besteht in der guten, wenn auch oft schmerzhaften, Wundheilung und dem guten postoperativen, kosmetischen Ergebnis. Der M. Paget der Vulva wird genauso behandelt wie die vulväre intraepitheliale Neoplasie. Hierbei muß beachtet werden, daß das histologische Ausmaß der Erkrankung häufig deutlich größer als die makroskopisch sichtbare Läsion ist.

Besonders bei Patientinnen mit Kondylomen mit dysplastischen Zellveränderungen sind Rezidive häufig. Ebenso können Plattenepitheldysplasien in anderen Bereichen des Genitaltraktes auftreten. Aus diesem Grund ist eine sorgfältige klinische kolposkopische, zytologische und ggf. histologische Kontrolle nach Entfernung der Vulvapräkanzerosen wichtig.

18.2.3 Das Vulvakarzinom

Das Vulvakarzinom ist eine Erkrankung des höheren Lebensalters mit einem Altersgipfel zwischen 60 und 70 Jahren. Es werden jedoch ca. 5% aller Vulvakarzinome bei jungen Frauen unter 40 Jahren beobachtet. Der weitaus größte Teil der Vulvakarzinome sind Plattenepithelkarzinome. Daneben finden sich maligne Melanome und seltener Karzinome der Bartholin-Drüsen, Basaliome, Sarkome oder seltene andere Malignome.

Ausbreitungswege. Das Vulvakarzinom kann sich über folgende „Routen“ ausbreiten:

- ***Direkte Ausbreitung*** per continuitatem auf die abgrenzenden Strukturen wie Vagina, Urethra, den Anus, die Blase oder das Rektum.
- ***Lymphatische Metastasierung*** zu den oberflächlichen oder tiefen inguinalen, femoralen oder pelvinen Lymphknoten, ipsi- und kontralateral.
- ***Hämatogene Aussaat*** in Leber, Lunge oder Knochen ist selten.

Anhand der Größe des Primärtumors, der Anzahl und Lokalisation befallener Lymphknoten und der Fernmetastasen erfolgt die Stadieneinteilung der Vulvakarzinome nach den FIGO- und der TNM-Klassifikation (Tabelle 18.39, s. auch Kap. 18.1, Tabelle 18.4–18.8).

Die lymphogene Metastasierung ist abhängig von der Tumorgröße, der Invasionstiefe und dem histologischen Grading. Dabei werden schon bei einer Invasionstiefe von 3–5 mm Lymphknotenmetastasen beobachtet. Insgesamt findet sich bei etwa 1/3 aller Vulvakarzinome eine lymphogene Metastasierung. Eine Metastasierung zu den pelvinen Lymphknoten ist selten und tritt nahezu immer im Zusammenhang mit einer inguinalen Metastasierung auf. Abbildung 18.2 zeigt die lymphogenen Streuungswege des Vulvakarzinoms.

Diagnostik. Das Vulvakarzinom macht unspezifische Symptome wie Pruritus vulvae, Schmerzen, Dysurie

Tabelle 18.39 Einteilung und Bewertung der zytodiagnostischen Befunde und ihre Zuordnung zu den Atypiegraden der intraepithelialen Neoplasien. (Deutsche Gesellschaft für Cytologie, 1986, sog. Münchener Nomenklatur)

Gruppe	Zytologische Diagnose	Empfohlene Maßnahmen
I	Regelrechtes Zellbild	
II	Normales Zellbild, aber mit sicher gutartigen entzündlichen, metaplastischen, regenerativen oder degenerativen Veränderungen	(Eventuell Kontrolle nach Therapie)
III	Unklares Zellbild bedingt durch • Schwere entzündliche oder degenerative Veränderungen • Schwer regressiv veränderte Zellen, die möglicherweise von einer Präkanzerose oder einem Karzinom stammen; Endometriumzellen nach der Menopause	Kurzfristige Abstrichkontrolle nach empfohlener Therapie Bei Endometriumzellen Abrasio
III D	Leichte Dysplasie (CIN I) mäßige Dysplasie (CIN II)	Kontrolle innerhalb von 3 Monaten
IV A	Schwere Dysplasie (CIN III) Carcinoma in situ	Therapeutische Konisation (oder Hysterektomie)
IV B	Carcinoma in situ, Verdacht auf invasives Wachstum	Diagnostische Konisation und Abrasio
V	Invasives Karzinom	Konisation und Abrasio, Probeexzision bei makroskopisch erkennbarem Tumor
	Technisch unbrauchbares Präparat	Baldige (innerhalb von 14 Tagen) Wiederholung des Abstrichs

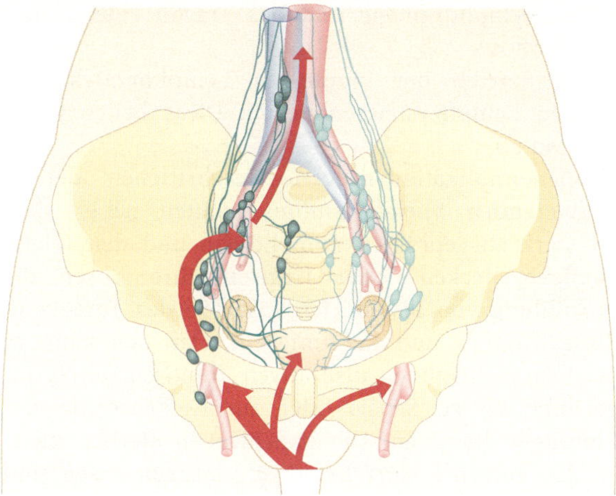

Abb. 18.2. Lymphogene Streuungswege des Vulvakarzinoms

oder Blutungen. Manchmal wird von der Patientin selbst ein palpabler Tumor bemerkt. Nicht selten wird die Läsion über längere Zeit erfolglos lokal behandelt und auf diese Weise die Diagnosestellung verzögert. Ca. 20 % aller Vulvakarzinome sind asymptomatisch.

Klinik. Klinisch kann das Vulvakarzinom als ulzerierter Tumor, warzenartige Veränderung, rötliche oder schwärzliche Erhabenheit oder Leukoplakie imponieren. Jeder unklare Vulvabefund muß durch Probebiopsie abgeklärt werden. Die Probebiopsie sichert die Diagnose. Die regionalen Lymphknoten sollten palpatorisch mitbeurteilt werden, ggf. kann hier eine Punktionszytologie gewonnen werden. Präoperativ sollte nach Möglichkeit eine Lymphographie zur Beurteilung der pelvinen Lymphknoten durchgeführt werden. Vulvakarzinome finden sich überproportional häufig bei Patientinnen mit Vulvadystrophie, Diabetes mellitus, Hypertonus und Adipositas. Ein nicht unerheblicher Anteil der Patientinnen hat vor oder nach Entstehung des Vulvakarzinoms einen weiteren Primärtumor entwickelt, in den meisten Fällen ein Zervixkarzinom. Dies gilt insbesondere für jüngere Patientinnen.

Operative Therapie. Die radikale Vulvektomie mit bilateraler inguinaler Lymphonodektomie stellt die Standardtherapie des invasiven Vulvakarzinoms dar. Dabei muß die Therapie individualisiert werden. Bei kleineren Primärtumoren mit einer Invasionstiefe von weniger als 1 mm kann auf eine Lymphonodektomie verzichtet werden. Bei unifokalen, kleinen Primärtumoren, die nicht im Bereich der Mittellinie (z. B. klitorisnah) liegen, kann auf die kontralaterale Lymphonodektomie zumindest dann verzichtet werden, wenn die ipsilateralen Lymphknoten tumorfrei sind. Bei der klassischen Vulvektomie mit bilateraler Lymphonodektomie wird über eine schmetterlingsförmige Inzision das Gewebe der Vulva und Inguinalregion en bloc resiziert. Hierbei finden sich in einem sehr hohen Prozentsatz von bis zu 50 % postoperative Wundheilungsstörungen. Aus diesem Grund wird der Eingriff heute meist über drei separate Inzisionen durchgeführt, indem die Lymphonodektomie, unabhängig von der Vulvektomie angegangen wird. Hierdurch läßt sich die Rate der Sekundärheilung deutlich reduzieren.

Auch bei sehr ausgedehnten Karzinomen, bei denen eine lokale Deckung der Exzisionswunde nur sehr schwer möglich erscheint, sollte aus palliativen Gründen eine Resektion des tumorösen Prozesses durchgeführt werden. Hier muß im Zweifelsfalle die elektrochirurgische Resektion des Tumors erfolgen und die Wunde sekundär zuheilen. Eine primär operative Therapie ist generell einer primären Strahlentherapie vorzuziehen und in den meisten Fällen, auch bei den häufig alten und multimorbiden Patientinnen, durchführbar.

Das operative Management ist prinzipiell für alle Vulvakarzinome ähnlich, seien es Plattenepithelkarzinome (95 %), maligne Melanome, Sarkome oder Adenokarzinome. Bei malignen Melanomen muß jedoch ein mindestens 2 cm großer, tumorfreier Resektionsrand erreicht werden. Lediglich bei lokal-invasiven aber selten metastasierenden Tumoren wie dem Basaliom oder dem verrukösen Karzinom reicht die Exzision des Tumors weit im Gesunden aus.

Medikamentöse Therapie. Die medikamentöse Chemotherapie spielt beim Vulvakarzinom eine untergeordnete Rolle. In den weitaus meisten Fällen handelt es sich histologisch um wenig chemosensible Plattenepithelkarzinome. Zur palliativen Therapie insbesondere bei Rezidiven ist evtl. ein Therapieversuch mit 5-Fluoruracil und Cisplatin oder mit Retinoiden möglich.

Strahlentherapie. Die Strahlensensibilität des Plattenepithelkarzinoms der Vulva ist mäßig. Eine Radiatio des Beckens und der Lymphabflußwege ist indiziert bei mindestens 3 befallenen inguinalen Lymphknoten. Sie ist der pelvinen Lymphonodektomie überlegen. Bei ausgedehnten Vulvakarzinomen bei Patientinnen mit eingeschränkter Operationsfähigkeit kann eine präoperative Radiatio in Einzelfällen indiziert sein, um anschließend einen weniger ausgedehnten operativen Eingriff durchführen zu können. Eine alleinige Strahlentherapie ist hier wenig erfolgreich. Des weiteren ist eine Strahlentherapie zur Behandlung des nicht operablen lokalen oder Lymphknotenrezidives indiziert.

Die Bestrahlung findet mit Telekobalt oder mit Elektronentherapie statt, wobei eine Dosis von 40–

60 Gy erreicht werden sollte. Nebenwirkungen der Strahlentherapie in Form von Ulzera, seltener auch Fistelbildung, sind relativ häufig.

Prognose und Heilungsergebnisse. Die wichtigsten prognostischen Parameter des Vulvakarzinoms sind das Ausmaß der regionalen Lymphknotenmetastasierung und die Größe des Primärtumors. Daneben spielt auch das histologische Grading und die Lokalisation des Primärtumors eine Rolle. So neigen klitoris- und urethranah lokalisierte Tumoren eher zu einer bilateralen und pelvinen Lymphknotenmetastasierung als lateral gelegene Tumoren.

Die 5-Jahresüberlebensrate ist stadienabhängig. Sie liegt insgesamt bei ca. 70 %, wobei die 5-Jahresüberlebensrate bei den nodal-negativen Tumoren 80–90 % beträgt, wogegen sie bei nodal-positiven Tumoren nur etwa 50 % beträgt. Bei pelvinem Lymphknotenbefall liegt die 5-Jahresüberlebensrate unter 20 %.

Insgesamt ist bei ca. 30 % aller Patientinnen eine Metastasierung nachweisbar.

Die 5-Jahresüberlebensraten des malignen Melanoms der Vulva sind niedriger (30–40 %) und entsprechen dem des malignen Melanoms an anderen Lokalisationen.

Komplikationen. Neben den sehr häufigen Wundheilungsstörungen nach radikaler Vulvektomie und Lymphonodektomie kommt es bei einem großen Teil der Patientinnen postoperativ zum Lymphödem der unteren Extremitäten. Durch eine postoperative Radiatio wird die Inzidenz hiervon noch erhöht. Therapeutisch helfen Lymphdrainage und das Tragen einer Stützstrumpfhose.

Im Bereich der inguinalen Lymphonodektomie können Lymphzysten entstehen. Diese heilen meist spontan ab.

Spätkomplikationen des fortgeschrittenen oder rezidivierenden Vulvakarzinoms können neben dem oft stark ausgeprägten Lymphödem und den relativ häufigen Becken- oder Beinvenenthrombosen die Ausbildung von Fisteln, bei Invasion des Tumors in Blase, Urethra und Rektum sein. Daneben kann es bei fortgeschrittenen ulzerativen Tumoren durch Superinfektion zu Sepsis oder zur Gefäßarosion mit Blutungen kommen. Die Patientinnen sterben meist an den Folgen lokaler Rezidive, Fernmetastasen sind selten.

Behandlung des Rezidives. Zur optimalen Behandlung des Lokalrezidives ist die frühzeitige Diagnosestellung wichtig, damit das Rezidiv nach Möglichkeit im Gesunden exzidiert werden kann. Die meisten Rezidive entstehen in den ersten 2 Jahren nach Primärtherapie. In diesem Zeitraum sollten 1/4jährliche klinische Kontrollen stattfinden. Jedoch sind auch Spätrezidive nach mehr als 5 Jahren möglich. Wenn eine operative Sanierung eines Lokal- oder Lymphknotenrezidives nicht mehr möglich ist, sollte eine Strahlentherapie durchgeführt werden. Bei inoperablen Rezidiven im bereits vorbestrahlten Gebiet bleiben teilweise nur noch roburierende Maßnahmen als Therapieoptionen, wie Schmerztherapie oder systematische Gestagentherapie.

ZUSAMMENFASSUNG

Neubildungen der Vulva machen sich klinisch durch unspezifische Symptome wie Pruritus, Brennen und Schmerzen bemerkbar. Sie treten überwiegend bei postmenopausalen Patientinnen auf. Dabei können gutartige Dystrophien, Präkanzerosen und invasive Vulvakarzinome gemeinsam auftreten und makroskopisch teilweise ähnlich aussehen. Aus diesem Grund muß jede auffällige Vulvaläsion bioptisch abgeklärt werden. Präkanzerosen und Vulvakarzinome werden operativ behandelt, während Dystrophien ohne Atypien lokal medikamentös behandelt werden.

18.3 Gut- und bösartige Neubildungen der Vagina

N. Maass

EINLEITUNG

Die gut- und bösartigen Neubildungen der Vagina gehören zu den seltenen Erkrankungen der Frau. Bei den gutartigen Tumoren der Vagina muß allgemein zwischen Zysten und soliden Vaginaltumoren, besonders den Feigwarzen, unterschieden werden.

Das Vaginalkarzinom ist mit ca. 2 % eines der seltenen Karzinome des weiblichen Genitaltraktes und muß von den häufigeren, sekundären Vaginalkarzinomen differenziert werden.

18.3.1 Gutartige Neubildungen der Vagina

Unter gutartigen Neubildungen der Vagina versteht man im allgemeinen gutartige Vaginaltumoren und Vaginalzysten. Beide sind relativ selten und verlaufen meist symptomlos. Aus diesem Grund werden sie des öfteren nicht erkannt und bleiben somit unbehandelt.

Vaginalzysten

Entstehung und Lokalisation. Vaginalzysten entstehen überwiegend aus embryonalen Epithelresten der Müller- und Wolff-Gänge. Die von den Wolff-Gängen hergeleiteten Gartner-Gang-Zysten sind im seitlichen oberen Drittel der Vagina lokalisiert und meist schlaffwandig. Die embryonale Restanlage des Müller-Epithels ist meist in der oberen Vaginalhälfte lokalisiert und mit Zylinderepithel ausgekleidet.

Klinik. In aller Regel bleiben die Gartner-Gang-Zysten symptomlos, können aber im Extremfall als große Zysten imponieren, die den Vaginalkanal einengen oder eine Zystozele vortäuschen. Zu den seltenen Symptomen zählen Spannungsschmerzen, besonders Kohabitationsschmerzen.

Weitere Zysten. Zu den weiteren seltenen Zysten der Vagina zählen die ***Epitheleinschlußzysten*** (Inklusionszysten) in tieferen Gewebsschichten, meist infolge von Geburtstraumen nach vaginaloperativen Entbindungen oder Episiotomien. Auch ein versprengtes Endometrium im Rahmen einer ***vaginalen Endometriose*** muß im weiteren Sinne zu den gutartigen Tumoren der Vagina gezählt werden. Als Raritäten müssen mesenchymale Fehlbildungen, ausgehend vom Muskel ***(Myome)*** bzw. Bindegewebe ***(Fibrome)***, erwähnt werden.

Therapie. Die operative Entfernung ist nur bei Beschwerden erforderlich.

Spitze Feigwarzen bzw. Kondylome

Neben den Vaginalzysten sind die gutartigen soliden Vaginaltumoren selten. Besondere Erwähnung bedürfen die spitzen Kondylome oder Condylomata acuminata (s. Kap. 18.2.1).

Lokalisation. Sie gruppieren sich häufig an der Hinter- und Seitenwand der Vagina oder im hinteren Fornixbereich und sind wesentlich seltener als im Vulvabereich.

Pathogenese. In den überwiegenden Fällen wird eine infektiöse Genese durch den humanen Papillomavirus (HPV) nachgewiesen.

Differentialdiagnose. Differentialdiagnostisch müssen Condylomata acuminata von den sogenannten breiten Kondylomen oder Condylomata lata der Lues getrennt werden.

Therapie. Eine Entfernung der Kondylome erfolgt durch operatives Abtragen mittels eines scharfen Löffels, elektrischer Schlinge oder Laserung. Darüber hinaus ist eine Lokalapplikation hochprozentiger Essigsäure für kleinere Läsionen wirkungsvoll.

18.3.2 Das Vaginalkarzinom

Mit ca. 2–2,5 % liegt das primäre Vaginalkarzinom hinter dem Kollum-, Korpus-, Ovarial- und Vulvakarzinom an 5. Stelle aller Malignome des weiblichen Genitaltraktes. Vom primären Vaginalkarzinom zu differenzieren sind die häufiger vorkommenden sekundären Vaginalkarzinome, die meist von Primärtumoren benachbarter Organe ausgehen.

Präkanzerosen des Vaginalkarzinoms (VAIN)

Im Gegensatz zu der hohen Prävalenz von intraepithelialen Läsionen beim Zervixkarzinom (CIN) und Vulvakarzinom (VIN) spielen die vaginalen intraepithelialen Neoplasien (VAIN) als Präkanzerosen des Vaginalkarzinoms eine untergeordnete Rolle.

Die Terminologie der vaginalen intraepithelialen Neoplasie ist der des Zervix- und des Vulvakarzinoms angeglichen. Dabei wird der Begriff VAIN I für die milde Dysplasie zunehmend durch den neuen Begriff der „Low grade squamous intraepithelial lesion (LSIL)" ersetzt. Für die VAIN II und III, bzw. moderate und ausgeprägte Dysplasie, wird der Begriff „High grade squamous intraepithelial lesion (HSIL)" verwendet.

Die Inzidenzrate für die Diagnose von VAIN III liegt im Mittel bei 53 Jahren und damit ca. 10 Jahre später als für die zervikale intraepitheliale Neoplasie der Zervix.

Die Hauptrisikofaktoren für die Entstehung von vaginalen intraepithelialen Neoplasien sind infektiöser Genese (durch HPV-Viren), Immunsuppression oder Plattenepithelneoplasien an anderen Lokalisationen des Genitaltraktes.

Vaginale intraepitheliale Neoplasien sind in aller Regel asymptomatisch und in den meisten Fällen sind die Läsionen nur durch kolposkopisch-assistierte Biopsien zu identifizieren. Bei einer klinischen Untersuchung müssen gerötete Läsionen, leukoplaktische Veränderungen oder kondylomatöse Wucherungen immer an eine Vorstufe des Vaginalkarzinoms denken lassen.

Die Ausbreitung der VAIN ist ungewiß, man schätzt, daß ca. 5% der VAIN in manifeste Plattenepithelkarzinome der Vagina übergehen.

Als Therapie der vaginalen intraepithelialen Neoplasien steht die lokale Exzision an erster Stelle. Es werden jedoch auch lokale Chemotherapieapplikationen mit 5-Fluoruracil sowie Laserungen und im ausgedehntesten Falle Vaginalektomien beschrieben.

Primäres Vaginalkarzinom

Das primäre Vaginalkarzinom ist meist an der Hinterwand, im oberen Drittel der Vagina lokalisiert. Im Frühstadium stellen sich die Vaginalkarzinome als kleine, unregelmäßig-konfigurierte Ulzerationen oder papilläre Knoten dar.

Histologie. Histologisch lassen sich als Primärtumore zu ca. 90% Plattenepithelkarzinome identifizieren. Diese können sowohl als gut differenzierte Epitheliome oder als wenig differenzierte, anaplastische Tumoren vorkommen. Auf die restlichen 10% verteilen sich Adenokarzinome, wahrscheinlich aus versprengten Zervikaldrüsen des Müller-Gangepithels, sowie maligne Melanome und im Kindesalter das Rhabdomyosarkom. Das primäre Adenokarzinom der Vagina betrifft häufig jüngere Frauen und wird in Zusammenhang mit einer Diäthylstilböstrol(DES)-Exposition der Mütter in der Schwangerschaft (8.–16. SSW) gebracht.

Sarkome. Die noch seltener vorkommenden Vaginalsarkome gehören im weitesten Sinne zu den Vaginalkarzinomen, lassen sich jedoch ursprünglich vom Bindegewebe herleiten. Bei Erwachsenen finden sich Spindelzell-, Rundzell- oder Mischsarkome, die typischerweise in der Muskelschicht oder Submukosa der Vaginalhinterwand lokalisiert sind. Eine Sonderform des Vaginalsarkoms ist das meist im kindlichen Alter auftretende Traubensarkom oder Sarcoma botryoides. Es besteht aus mehreren traubenförmigen Tumoren und führt im fortgeschrittenen Stadium, infolge oberflächlicher Nekrotisierung, häufig zu vaginalen Blutungen. Mikroskopisch handelt es sich bei dem Sarcoma botryoides um einen undifferenzierten mesodermalen Tumor mit muskulären Anteilen und Vakuolenbildung.

Aufgrund des raschen Wachstums führt das Sarcoma botryoides fast ausnahmslos zum Tode (siehe 18.9.1).

> **!** Bei vaginalen Blutungen im Kindesalter muß differentialdiagnostisch stets an ein Traubensarkom gedacht werden.

Risikofaktoren. Die Risikofaktoren des Vaginalkarzinoms entsprechen denen der vaginalen intraepithelialen Neoplasie. Nicht selten werden die Vaginalkarzinome erst spät erkannt, da sie bei einer routinemäßigen vaginalen Untersuchung leicht übersehen werden können.

Stadieneinteilung. Analog der Stadieneinteilung beim Zervixkarzinom basiert auch die Stadieneinteilung des primären Vaginalkarzinoms grundlegend auf der klinischen Untersuchung. In Tabelle 18.12 und 18.13 werden die Stadien nach der internationalen „Federation of Gynecology and Obstetrics (FIGO)“ unterteilt (s. auch Kap. 18.1, Tabelle 18.9 bis 18.11).

Klinik. Die klassischen Symptome des Vaginalkarzinoms sind schmerzlose, irreguläre, vaginale Blutungen, besonders post cohabitationem sowie bräunlichblutiger Fluor nicht infektiöser Genese. Es besteht eine deutliche Korrelation zwischen Dauer der Beschwerden und Größe bzw. Ausdehnung des Tumors.

Diagnostik. Das mittlere Alter einer Patientin bei Diagnosestellung eines Karzinoms liegt bei 60–70 Jahren. Bei einer gründlichen Spekulumeinstellung können suspekte Veränderungen vor dem Auftreten erster Symptome erkannt werden. Bevor typische Ulzerationen auftreten, können leicht erhabene, oft kontaktblutende Läsionen auftreten. Unter einer ***Leukoplakie*** verbirgt sich häufig schon ein präinvasives Karzinom. Klinisch können die Tumoren sowohl endophytisch in die Tiefe wachsen und sind häufig erst später erkennbar, oder exophytisch durch blumenkohlartige Strukturen imponieren. Im fortgeschrittenen Stadium können die Tumoren die Scheide in ein sogenanntes starres Rohr umwandeln. In diesem Stadium sind häufig benachbarte Organe, besonders Blase und Rektum befallen und es ist nicht mehr sicher zu unterteilen, ob es sich um ein primäres Vaginalkarzinom oder primäres Zervixkarzinom mit sekundärem Befall der Vagina handelt. Ein frühzeitiger Lymphknotenbefall ist häufig und charakteristischerweise von der Primärlokalisation des Karzinoms abhängig (s. unten). Neben der schon erwähnten Spekulumeinstellung, durch zwei geteilte Spekula, ist die rektovaginale, bimanuelle Untersuchung unerläßlich. Neben Größe, Verschieblichkeit, und Konsistenz auch kleinerer Tumoren, können dabei benachbarte Organe insbesondere bei Befall des para-, vesiko-, und/oder rektovaginalen Gewebes beurteilt werden. Der zytodiagnostische Vaginalabstrich und die Kolposkopie (inkl. Schiller-Jodprobe, s. Kap. 11) sind wichtige diagnostische Verfahren besonders im frühen Stadium bei klinisch suspekten Läsionen, aber auch differentialdiagnostisch zur Abgrenzung von venerischen Granulomen oder infektiösen Veränderungen der Scheide. Beweisend ist letztendlich nur die histopathologische Diagnose. Sie wird nach Gewebsexzision oder Exkochleation mittels eines scharfen Löffels gestellt. Dabei besteht besonders bei endophytisch wachsenden Tumoren die Gefahr einer Verletzung der Nachbarorgane. Jede suspekte Läsion oder Veränderung muß histologisch gesichert werden, letztendlich auch um zwischen einem primären Vaginalkarzinom und einem sekundären Vaginalkarzinom zu unterscheiden.

Therapie. Neben einer radikalen ***Operation*** hat die ***Strahlentherapie*** die wichtigste Bedeutung bei der Therapie des primären Vaginalkarzinoms. Entscheidend für eine operative Therapie des Vaginalkarzinoms sind Lokalisationen und Ausdehnung des Tumors. Bei Carcinomata in situ, Mikrokarzinomen, portio- bzw. introitusnahen Karzinomen ist eine radikale Operation möglich. Technisch erfolgt bei zervixnahen Karzinomen im Stadium I (selten auch im Stadium II) eine radikale Operation wie beim Zervixkarzinom, wobei neben einer abdominalen Hysterektomie, partialen Vaginektomie und pelvinen Lymphonodektomie eine Kolpektomie durchgeführt wird. Introitusnahe bzw. tiefsitzende Vaginalkarzinome werden wie ein Vulvakarzinom operiert. Bei allen anderen Fällen, mindestens jedoch ab Stadium III und IV, sind operative Maßnahmen nicht sinnvoll und schon aus anatomischen Gründen (Nähe zu Blase und Rektum) nicht möglich.

Bei dem weitaus größten Teil der primären Vaginalkarzinome kommt eine Strahlentherapie zur Anwendung: Dabei steht die lokale Applikation von Radionukleotiden im Vordergrund. Durch die Einführung des ***Afterloadingverfahrens*** wurde das früher verwendete Radium größtenteils durch Radio-Kobalt, Cäsium oder Iridium ersetzt. Bei der intrakavitären ***Kontaktbestrahlung*** werden die Nukleotiden in Form eines zylindrischen Kunststoffapplikators direkt an den Tumor gebracht (s. Afterloadingverfahren beim Zervixkarzinom). Die exakte Applikation des Zylinders bei der Kontaktbestrahlung gestaltet sich häufig sehr schwierig. Besonders bei ausgedehnten Tumoren mit Lumeneinengung oder zu dicken Vaginalwänden bei randbeständigen Karzinomen wird bevorzugt die homogene Hochvoltbestrahlung (20–30 Gy) verwendet. In besonderen Einzelfällen ist eine Kombination beider Verfahren notwendig.

Bei einem tumorösen Befall des unteren Scheidendrittels ist eine zusätzliche Bestrahlung des inguinalen Lymphausbreitungsgebietes obligatorisch. Aufgrund der engen anatomischen Verhältnisse und der begrenzten Strahlentoleranzgrenze (ca. 60 Gy) der Vagina sind Urethra-, Blasen- und besonders Rektumscheidenfisteln häufige Komplikationen der Strahlentherapie. Bei der Strahlentherapie des vaginalen Karzinoms begeht man eine schmale Gratwanderung zwischen der begrenzten Strahlentoleranz der Vagina und damit hohen Fistelgefahr, sowie einer hohen Rezidivrate bei zu geringer Strahlendosis. Aus diesem Grunde sind die Behandlungsergebnisse schlecht und die Komplikationsraten hoch.

Zytostatische oder hormonelle Therapieansätze (Cisplatin systemisch, 5-Fluoruracil lokal) konnten keinen entscheidenden therapeutischen Nutzen zeigen.

Auch die in experimentellen Studien vielversprechenden Retinoide als neue Therapiekonzepte des Vaginalkarzinoms konnten keine wirkliche klinische Bedeutung erlangen.

Prognose. Die Prognose des Vaginalkarzinoms ist sehr schlecht, wobei die allgemeine 5-Jahresüberlebensrate mit unter 40 % angegeben wird. Eine Diagnosestellung meist erst im fortgeschrittenen Stadium sowie die begrenzten therapeutischen Möglichkeiten sind verantwortlich für die schlechte Prognose. Hinzu kommen die nicht seltenen Komplikationen der Strahlentherapie bezüglich der Fistelbildung und eine hohe Rezidivrate.

Das Rezidiv des Vaginalkarzinoms kann in seltenen Fällen, je nach Größe und Lokalisation, operativ exzidiert werden. In aller Regel bleiben bei Rezidiven nur noch rein palliativ symptomatische Maßnahmen (Scheidentamponage bei Blutungen, Schmerztherapie).

Sekundäre Vaginalkarzinome

Herkunft. Ca. 60 % aller die Scheide betreffenden Malignome entstehen sekundär, infolge eines Primärtumors durch benachbarte Organe. Die häufigsten Absiedlungen stammen aus der Cervix uteri und sind auf dem Kontinuitätsweg in die Vaginalschleimhaut eingewachsene Zervixkarzinome. Bei ca. 10 % der Patientinnen mit Endometriumkarzinom kommt es sowohl auf dem Kontinuitätsweg als auch metastatisch zu einem sekundären Befall der Vagina. Auch Chorionkarzinome metastasieren häufig in die Scheide und imponieren in der Spekulumeinstellung durch blaurote Knoten. Vulvakarzinome können direkt in die Vagina einwachsen, wobei ihr Primärsitz meist nicht mehr zu identifizieren ist. Auch das Ovarialkarzinom kann gelegentlich vom Douglas-Raum auf das hintere Scheidengewölbe übergreifen. Per continuitatem ist ein seltener Befall der Vagina durch Blasen- und Rektumkarzinome möglich. Fernmetastasen stammen nicht selten vom Hypernephrom (Nierenzellkarzinom) und gelegentlich vom Mammakarzinom.

Diagnose. Zur Diagnose und damit Differenzierung des sekundären Vaginalkarzinoms vom primären Vaginalkarzinom ist eine histologische Untersuchung durch Biopsie obligat. Im Falle eines Plattenepithelkarzinoms ist eine Differenzierung zwischen Zervix- und Vaginalkarzinom meist nicht möglich.

Therapie. Die therapeutischen Maßnahmen entsprechen in aller Regel denen des primären Vaginalkarzinoms, wobei eine operative Tumorexstirpation nur sehr selten in Frage kommt.

ZUSAMMENFASSUNG

Vaginalzysten und Vaginalkondylome sind relativ seltene, gutartige Neubildungen der Vagina. Die Vaginalzysten lassen sich in der Regel von den Gartner-Gang-Zysten herleiten, sind meist symptomlos und bedürfen meist keiner Therapie. Die spitzen Kondylome werden größtenteils durch humane Papillomaviren ausgelöst und müssen differentialdiagnostisch von den sogenannten „flachen" Kondylomen der Lues differenziert werden.

Das primäre Vaginalkarzinom macht mit ca. 2–2,5 % nur einen relativ geringen Anteil der Genitalkarzinome aus. Als histologischer Typ überwiegt das Plattenepithelkarzinom. Die Prognose und Heilungserwartung des Vaginalkarzinoms ist aufgrund später Diagnosestellung sowie der sehr begrenzten therapeutischen Maßnahmen relativ schlecht.

Die Primärtherapie der Präkanzerosen bzw. Mikrokarzinome des Vaginalkarzinoms (VAIN) besteht in einer operativen Exzision. Bei der überwiegenden Zahl der Vaginalkarzinome kommt lediglich eine Strahlentherapie in Betracht.

18.4 Gut- und bösartige Neubildungen der Cervix uteri

M. Kiechle

18.4.1 Gutartige Veränderungen und Neubildungen der Cervix uteri

Ektopie

Die Portioberfläche (Ektozervix) ist wie die Scheide von unverhorntem Plattenepithel bedeckt. Der Zervikalkanal hingegen ist von einem drüsenbildenden Zylinderepithel ausgekleidet. Die Grenze zwischen dem Zylinderepithel der Endozervix und dem Plattenepithel der Ektozervix verschiebt sich in Abhängigkeit von der Wirkung der Sexualhormone und damit vom Alter.

! Als Ektopie wird das Auftreten von Zylinderepithel auf der Portiooberfläche bezeichnet und dies ist somit ein physiologischer Befund in der fertilen Phase der Frauen, insbesondere während der Schwangerschaft.

In den hypoöstrogenen Phasen (bei jungen Mädchen und in der Postmenopause) findet man die Grenze des Zylinderepithels hoch im Zervikalkanal. Im geschlechtsreifen Alter bilden Plattenepithel und Zylinderepithel nur selten eine scharfe Grenze. Meist ist eine mehr oder weniger breite Übergangszone zwischengeschaltet, die von metaplastischem Epithel gebildet wird. Diese Epithelmetaplasie geht von pluripotenten Basalzellen des Drüsenepithels aus. Durch mitotische Vermehrung der Reservezellen entsteht unter dem ursprünglichen Drüsenepithel ein Zellverband, der zu typischem Plattenepithel ausreift. Überwuchert das vordringende Plattenepithel hierbei Drüsenausführungsgänge, so entstehen erbs- bis kirschgroße, gelblich schimmernde Retentionszysten, die als ***Ovula Nabothi*** bezeichnet werden (s. unten).

Klinik. In seltenen Fällen kann eine ausgeprägte Ektopie Ursache für einen verstärkten vaginalen Fluor oder häufige Kontaktblutungen sein.

Therapie. Als therapeutische Möglichkeiten kommen neben einer lokalen Östrogenapplikation eine oberflächliche Destruktion der Ektopie durch Kryosation, Laserkoagulation oder Medikamente in Frage.

Ovula Nabothi

Unter einem Ovulum Nabothi versteht man eine schleimgefüllte Retentionszyste einer Zervixdrüse. Diese ist meist durch eine Reepithelialisierung einer Ektopie entstanden, wobei der Drüsenausführungsgang überhäutet wurde.

! Es handelt sich um harmlose Veränderungen der Zervix, welche in der Regel keiner weiteren Therapie bedürfen.

Größere, mit Beschwerden einhergehende Retentionszysten können mit einem Skalpell oder einer Kugelzange eröffnet werden.

Polypen

DEFINITION
Zervixpolypen stellen umschriebene Hyperplasien der Zervixschleimhaut dar.

Meist handelt es sich um gutartige Veränderungen. Eine maligne Entartung ist sehr selten. Zervixpolypen können in ihrer Größe stark variieren und an ihrem Stiel aus dem Muttermund heraushängen.

Klinik. Ein ulzerierter Zervixpolyp kann zu unregelmäßigen oder dauernden vaginalen Blutabgängen sowie gelegentlich zu schleimigem Ausfluß führen, der vom Polyp selbst oder von der gereizten Zervixschleimhaut stammt. In vielen Fällen bleiben Zervixpolypen aber symptomlos.

Therapie. Bei Beschwerden können Zervixpolypen mit einer Kornzange gefaßt und abgedreht oder beispielsweise mit einer elektrischen Schlinge abgetragen werden.

! Während einer Schwangerschaft sollten Zervixpolypen wegen der Gefahr einer verstärkten Blutung aus dem Stiel, der Gefahr einer Fehlgeburt oder einer aszendierenden Infektion nicht abgetragen werden.

Zervixmyome

Myome als gutartige, von der glatten Muskulatur des Uterus ausgehende Tumoren, können neben ihrer Hauptlokalisation im Corpus uteri auch in der Cervix uteri vorkommen. Die intramuralen Zervixmyome können ebenso zu Menorrhagien, Druck- und Verdrängungssymptomen führen. Als Therapie kommt dann eine operative Entfernung evtl. nach Vorbehandlung mit Gonadotropin-Releasinghormon-Analoga in Frage.

Myom in statu nascendi. Eine Sonderform der submukösen Myome stellt ein Myom in statu nascendi dar. Durch seinen langen Stiel kann das Myom aus dem Zervikalkanal herausragen. Neben Blutungsstörungen und verstärktem Ausfluß kann es zu einer Stieldrehung mit einer Infarzierung des Myomes kommen. Therapie der Wahl besteht in einer operativen evtl. auch hysteroskopischen Entfernung des gestielten Myomes.

Kondylome

Im Bereich der Portio kommen häufiger flache und seltener spitze Kondylome als gutartige, papilläre Epitheliome vor, die durch eine Virusinfektion mit dem humanen Papillomavirus (meist HPV-Typ 6 und 11) hervorgerufen werden.

Befund. Meist kommt es im Bereich der Zervix zu einem rasenförmigen Befall im Sinne einer kondylomatösen Zervixitis. Bei Betupfen mit Essigsäure kommt es zu einer charakteritischen weißlichen Verfärbung der Kondylome.

Therapie. Die Therapie besteht in einer oberflächenzerstörenden Laser- oder Kryobehandlung. In der letzten Zeit wurden auch Interferone lokal oder systemisch erfolgreich angewendet.

18.4.2 Zervixkarzinom

Epidemiologie. Das Zervixkarzinom stellt mit derzeit 15 Neuerkrankungen auf 100 000 Frauen pro Jahr das zweithäufigste Genitalkarzinom der Frau in Deutschland dar. Das Zervixkarzinom ist ein gutes Beispiel dafür, wie durch intensive Vorsorgeuntersuchungen (klinische Untersuchungen, zytologischer Abstrich und Kolposkopie) invasive Karzinome zugunsten von Präkanzerosen (CIN: zervikale intraepitheliale Neoplasie) verschoben werden können. Obwohl die Krebsvorsorgeuntersuchungen in Deutschland keinesfalls optimal ausgeschöpft werden, zeigte sich eine signifikante Abnahme der fortgeschrittenen Zervixkarzinomstadien zugunsten von präneoplastischen Veränderungen. In Ländern der dritten Welt mit weniger günstigen Vorsorgebedingungen liegen die Neuerkrankungsraten bei bis zu 50 von 100 000 Frauen pro Jahr.

In früheren Jahren war das Zervixkarzinom in typischer Weise bei der geschlechtsreifen Frau zwischen dem 35. und 45. Lebensjahr anzutreffen. Heutzutage werden invasive Zervixkarzinome häufiger bei postmenopausalen Frauen diagnostiziert (mittleres Erkrankungsalter 53 Jahre). Diese Altersverschiebung wird ebenfalls als Erfolg einer intensivierten Krebsvorsorge interpretiert, da jüngere Frauen häufiger den Frauenarzt aufsuchen als ältere. Dadurch werden insgesamt häufiger dysplastische Veränderungen oder Carcinomata in situ der Zervix erkannt und operativ saniert.

Ätiologie. In der Pathogenese des Zervixkarzinoms spielen vor allen Dingen exogene Faktoren, die beim

Geschlechtsverkehr übertragen werden können, eine wichtige Rolle. Frauen mit einem früh begonnenen Sexualverkehr haben häufiger Zervixkarzinome. Darüberhinaus sind häufig wechselnde Sexualpartner, Zigarettenkonsum, vorangegangene venerische Erkrankungen, HPV-Infekte, CIN oder VIN (vulväre intraepitheliale Neoplasie) sowie ein niedriger sozioökonomischer Status als Faktoren anzusehen, welche die Entstehung eines Zervixkarzinoms begünstigen können.

Eine besondere Rolle bei der Zervixkarzinomentstehung spielt die Infektion mit humanen Papillomaviren (HPV), wobei insbesondere die Subtypen HPV 16 und 18 als Karzinogene wirken können. Weiterhin wurden auch die HPV-Typen 31, 33, 35, 51, 52 und 58 in Präkanzerosen und invasiven Karzinomen der Cervix uteri nachgewiesen. Die Tumorigenität der HPV-Viren beruht auf dem Einschleusen des E6- bzw. des E7-Onkogens in die Wirtszellen. In etwa 90 % aller Zervixkarzinome lassen sich HPV-Viren nachweisen. Die HPV-positiven Zervixkarzinome scheinen klinisch aggressiver zu verlaufen als die HPV-negativen Karzinome. Die HPV-Infektion ist zweifelsohne ein wichtiger, aber nicht alleiniger Schritt in der Karzinogenese. Weitere exogene Faktoren, wie Herpes-simplex-Virus-Typ II-Infektion, mangelnde Sexualhygiene, sexuelle Aktivität mit häufig wechselnden Sexualpartnern und Immunsuppression spielen ebenfalls eine wichtige Rolle.

Morphologie. Das Zervixkarzinom nimmt von der Grenzzone zwischen dem Drüsenepithel der Endozervix und dem originären Plattenepithel der Ektozervix (Transformationszone) seinen Ausgang. Der Entwicklung eines Plattenepithelkarzinoms der Zervix gehen in der Regel dysplastische Veränderungen der Transformationszone voraus. Das Zervixkarzinom ist somit ein gutes Beispiel für einen schrittweisen Krebsentstehungsprozeß, wobei der Schweregrad der Läsion zytologisch und histologisch faßbar ist. Die dysplastischen Läsionen der Zervix werden heute als CIN (zervikale intraepitheliale Neoplasien) bezeichnet, wobei 3 Schweregrade unterschieden werden (Tabelle 18.39).

Als erste Veränderung findet sich eine leichte Dysplasie (CIN I), die in eine mittelschwere (CIN II) bis schwere Dysplasie (CIN III) übergehen kann. Mit zunehmendem Schweregrad nimmt das atypisch veränderte Epithel bis in höhere Zellschichten zu und es sind vermehrt Zell- und Kernatypien sowie atypische Mitosen zu sehen (Abb. 18.3 a–c). Beim Carcinoma in situ ist das gesamte Epithel durch monomorphe, kleine und dichtstehende, atypische Zellen ersetzt, wobei eine Schichtung nicht mehr zu erkennen ist. Leichte bis mittelschwere Dysplasien sind in einem Teil der Fälle spontan rückbildungsfähig, während schwere Dysplasien oder Carcinomata in situ nicht rückbildungsfähig sind. Das Carcinoma in situ ist eine obligate Präkanzerose.

Die stufenweise Entstehung des Zervixkarzinoms spiegelt sich auch in den Altersgipfeln der dysplastischen Läsionen wieder. Beispielsweise zeigt die leichte bis mittelschwere Dysplasie ihren Altersgipfel bei 28 Jahren, das Carcinoma in situ zeigt einen Altersgipfel bei 35 Jahren, das mikroinvasive Karzinom hat den Altersgipfel bei 40 Jahren, während die invasiven Zervixkarzinome einen Altersgipfel zwischen dem 50. und 60. Lebensjahr zeigen.

Sobald sich bei einem Carcinoma in situ Zeichen einer Infiltration des Bindegewebes zeigen, spricht

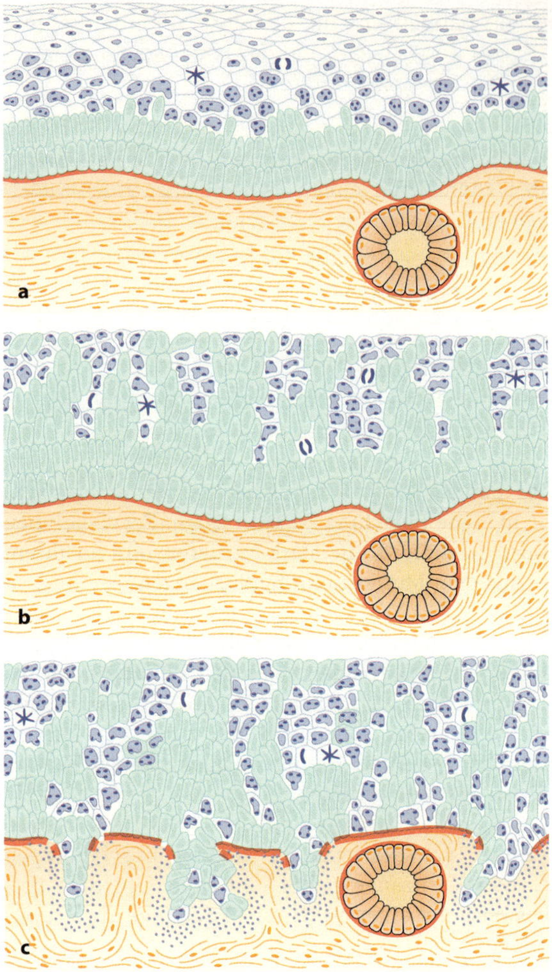

Abb. 18.3 a–c. Zervikale intraepitheliale Neoplasien (CIN). **a** Mäßige Dysplasie (CIN II). Deutliche Verbreiterung der Basalschichten, etwas vermehrt Mitosen; die Zellen mit dyskaryotischen Kernen reichen bis etwa in die Hälfte des Epithels. Nur die obere Hälfte zeigt eine normale Ausdifferenzierung. **b** Schwere Dysplasie (CIN III/Carcinoma in situ). Ein regelrechter Aufbau mit Polarisierung der Zellen und Ausdifferenzierung bis zur Oberfläche ist nicht mehr zu erkennen. Es finden sich zahlreiche Mitosen. Die Basalmembran ist intakt („einfacher Ersatz"). **c** Frühe Stromainvasion. Aufbau des Epithels wie bei dem Carcinoma in situ, jedoch stellenweise siebartige Durchlöcherung der Basalmembran und Eindringen schmaler Zapfen atypischer Zellen in das Stroma. Die Eindringtiefe dieser Zellzapfen ist gering; der Zusammenhang mit dem oberflächlichen Epithel ist immer erkennbar erhalten. Ausgeprägte Rundzellinfiltration

man von einem invasiven Karzinom. Eine Sonderform stellt das sogenannte mikro- oder frühinvasive Zervixkarzinom dar. Nach der FIGO ist die Invasion begrenzt auf eine mikroskopisch vermessene Stromainvasion mit einer maximalen Tiefe von 5 mm und einer Oberflächenausdehnung von nicht mehr als 7 mm (s. Tabelle 18.14).

> **!** Zur Differenzierung von CIN III, früher Stromainvasionen (FIGO Ia1) und Mikrokarzinomen (FIGO Ia2) ist eine sorgfältige histologische Gewebeaufarbeitung notwendig!

Diese genaue Betrachtung der Invasionstiefe spielt für die Prognose der Erkrankung, insbesondere für die Beteiligung pelviner Lymphknoten, eine große Rolle und zieht auch unterschiedliche therapeutische Maßnahmen nach sich. Bei Karzinomen mit früher Stomainvasion wird ein pelviner Lymphknotenbefall in lediglich 0,2% der Fälle nachgewiesen, während bei mikroinvasiven Karzinomen in etwa 7% der Fälle ein pelviner Lymphknotenbefall vorliegt.

Bei etwa 85% der Fälle handelt es sich um nichtverhornende oder verhornende Plattenepithelkarzinome. Bei den verbleibenden 15% handelt sich um Adenokarzinome, adenosquamöse Karzinome, mesonephroide und gemischte Tumoren und Klarzellkarzinome. Die Plattenepithelkarzinome zeigen grundsätzlich ein günstigeres 5-Jahresüberleben als die Adenokarzinome, was zum Teil auf die geringere Strahlensensibilität der Adenokarzinome zurückgeführt wird. Aufgrund einer frühen Metastasierungstendenz hat das kleinzellige Zervixkarzinom die ungünstigste Prognose.

Klinisches Erscheinungsbild und Symptome. Die CIN III und die mikroinvasiven Karzinome sind bei einer Spiegeleinstellung mit dem bloßen Auge nicht unbedingt erkennbar. Sie bedürfen in der Regel einer differenzierten kolposkopischen Betrachtung mit Essigsäure und Jodprobe oder sind durch einen zytologischen Abstrich faßbar. Diese frühen Veränderungen sind in der Regel symptomlos. Das invasive Zervixkarzinom kann als knolliger Tumor oder geschwüriger Krater an der Portiooberfläche imponieren (Abb. 18.4). Erstsymptome können hierbei zyklusunabhängige vaginale Blutungen (Metrorrhagien) sein, ober aber es kann ein gelblich-bräunlicher, manchmal auch übelriechender Fluor bestehen. Oftmals können auch Blutungen nach dem Geschlechtsverkehr (Kohabitationsblutungen) auftreten.

Das infiltrierend wachsende Karzinom breitet sich kontinuierlich auf die Scheidenwand, in das parametrane und paravaginale Gewebe sowie in das Corpus uteri aus. Weiterhin kommt es zu einer lymphogenen Metastasierung zunächst in die parametranen Lymphknoten, die Lymphknoten der Fossa obturatoria, die

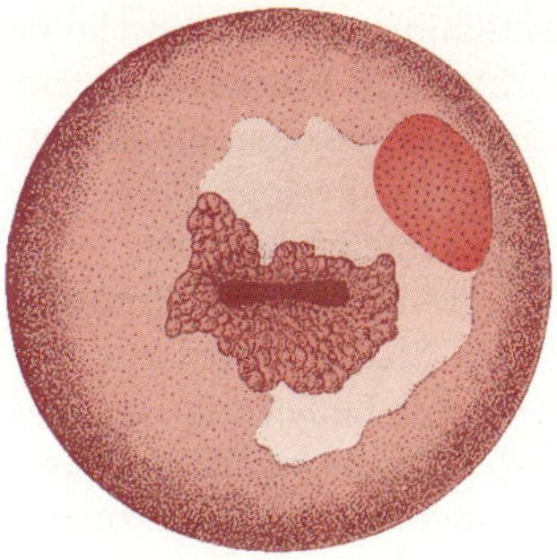

Abb. 18.4. Kolposkopisch verdächtiger Befund der Portiooberfläche. Peripher im Anschluß an eine unverdächtige Ektopie findet sich ein leukoplakischer Bezirk (zwischen 12 und 6 h). Zwischen 2 und 3 h sieht man punktförmige Kapillaren in einem Areal von unebener Oberfläche *(Punktierung)*.

Lymphknoten entlang der A. und V. ilica interna und externa (pelvine Lymphknoten) und schließlich auch in die paraaortalen Lymphknoten. Ist das invasive Karzinom auf die Cervix uteri beschränkt, so ist in bereits 20% der Fälle mit einer pelvinen Lymphknotenmetastasierung zu rechnen. Durch eine Ausbreitung des Karzinoms in die Parametrien und pelvinen Lymphknoten können Stenosierungen der Ureteren auftreten, die in einer Hydronephrose resultieren. Bei weiterer lokaler Tumorausbreitung kann das Karzinom in die Harnblase und das Rektum einbrechen, zu Blasen-Scheiden-Rektumfisteln und schließlich zur Kloakenbildung führen. In späten Stadien kommt es zu Arrodierung von großen Beckengefäßen und Nerven, die zu starken Schmerzen im Becken und in der Kreuzbeinregion sowie zu Stauungserscheinungen in den Beinen führen können. In Spätstadien sind auch hämatogene Metastasierungen in die Lunge, die Leber, die Knochen und das Gehirn möglich. Als Todesursache resultiert häufig eine septische Pyelonephritis oder eine Urämie.

Stadieneinteilung. Die Stadieneinteilung des Zervixkarzinoms erfolgt nach der FIGO-Klassifikation (s. Tabelle 18.14; s. auch Kap. 18.1, Tabelle 18.15–18.19). Die TNM-Einteilung spielt für den klinischen Alltag keine Rolle. Im Stadium I ist das Karzinom auf die Cervix uteri begrenzt. Im Stadium II hat das Karzinom die Cervix uteri überschritten und infiltriert im Stadium IIa die Vagina in den oberen 2/3 oder im Stadium IIb die Parametrien, wobei die Beckenwände jedoch frei sind. Im Stadium III erstreckt sich das Karzinom bis ins untere Scheidendrittel (IIIa) oder reicht bis zur Beckenwand (IIIb). Im Stadium IIIb kann auch eine Hydronephrose oder stumme Niere bestehen. Im Stadium IVa ist das Karzinom in die Blase und/oder das Rektum eingebrochen, wobei die Schleimhäute mitbeteiligt sind. Im Stadium IVb hat das Karzinom die Grenzen des kleinen Beckens überschritten. Zur FIGO-Klassifikation ist eine gynäkologische Untersuchung einschließlich Narkoseuntersuchung, eine Zystoskopie, eine Rektoskopie, eine Röntgenthoraxaufnahme und eine i. v.-Pyelographie notwendig. Weitere Untersuchungsmethoden, wie Lymphographie, Computertomogramm, Kernspintomogramm, etc. werden nicht zur Stadieneinteilung verwendet. Jedoch ist es sinnvoll vor Einleitung von therapeutischen Maßnahmen die Tumorausdehnung mit bildgebenden Verfahren so weit wie möglich zu beschreiben.

Mit Ausnahme der nur histologisch diagnostizierbaren FIGO-Stadien Ia fließt die postoperativ gewonnene Histologie nicht in die FIGO-Klassifikation ein.

! Die FIGO-Klassifikation des Zervixkarzinoms beruht auf klinischen Befunden, wie gynäkologische Untersuchung einschließlich Narkoseuntersuchung, Zysto- und Rektoskopie, i. v.-Pyelogramm und Röntgenthoraxaufnahme. Die postoperative Histologie findet darin keine Berücksichtigung.

Diagnostische Maßnahmen. Die diagnostischen Maßnahmen dienen vor allem zur histologischen Sicherung des Karzinoms. Weiterhin soll die Ausbreitung des Karzinoms festgestellt werden und die Stadieneinteilung nach FIGO erfolgen, da hiervon die weitere Therapie abhängig ist. Zunächst erfolgt eine ***Spiegeleinstellung*** mit mikroskopischer Beurteilung der Portio ***(Kolposkopie)***, einschließlich ***zytologischer Abstriche*** sowie einer ***Knipsbiopsie*** bei makroskopisch sichtbarem Tumor. Von den Präparaten sollte eine ***HPV-Typisierung*** veranlaßt werden. Ein Übergreifen der Läsionen auf die Scheide kann durch Betupfung mit Jodlösung verdeutlicht werden. Danach schließt sich eine ***bimanuelle Palpation*** einschließlich ***rektaler Untersuchung*** an, wobei insbesondere die Parametrien und die Beckenwände zu beurteilen sind. Eine Narkoseuntersuchung kann die palpatorische Beurteilung gelegentlich erleichtern. In gleicher Sitzung kann dann eine ***Zystoskopie*** und ***Rektoskopie*** erfolgen. Weiterhin sind eine ***Röntgenthoraxaufnahme*** sowie ein ***i. v.-Pyelogramm*** für die FIGO-Klassifizierung zu veranlassen. Darüberhinaus sollte eine ***Sonographie des Abdomens*** (Nieren, Leber, Paraaortalregion) erfolgen. Zur Primärtumorausmessung ist eine ***Kernspintomographie*** des kleinen Beckens geeignet. Die ***Lymphographie*** ist die empfindlichste Methode zur Entdekkung von pelvinen und/oder paraaortalen Lymphknotenmetastasen. Zur Beurteilung von paraaortalen Lymphknoten, der Leber und der Niere kann auch ein ***Computertomogramm*** des Abdomens durchgeführt werden. Als ***laborchemische Untersuchung*** sollten ein Blutbild, Gerinnungsfaktoren, Leber- und Nierenwerte sowie Schilddrüsenparameter untersucht werden. Als ***Tumormarkerbestimmungen*** kommen für Plattenepithelkarzinome das SCC (Squamous Cell Cancer Antigen) und für das Adenokarzinom der Zervix das CEA (carcino-embryonales Antigen) in Frage. Bei Verdacht auf paraaortale Metastasierung mit Infiltration von Lymphknoten aus dem Skalenus-Bezirk, sollte eine bioptische Sicherung der Metastasierung erfolgen.

Therapie. Zur Behandlung des invasiven Zervixkarzinoms kommt die Radikaloperation nach Wertheim-Meigs, die primäre Strahlentherapie sowie eine Kombinationsbehandlung aus Operation und Strahlentherapie in Frage. Ausnahmen stellen das Carcinoma in situ (FIGO 0) sowie das mikroinvasive Karzinom (FIGO Ia1 = frühe Stromainvasion) dar. Das Carcinoma in situ kann durch eine ***Messerkonisation*** erfolgreich behandelt werden. Dies kommt insbesondere für junge Frauen mit noch bestehendem Kinderwunsch in Frage. Bei Frauen mit abgeschlossener Familienplanung jenseits des 35. Lebensjahrs oder im Falle eines Heranreichens der Läsion an den Konusrand, ist ***die einfache vaginale oder abdominale Hysterektomie*** die Therapie der Wahl. Beim mikroinvasiven Zervixkarzinom im FIGO-Stadium Ia1 kann unter Berücksichtigung bestimmter Umstände und bestehendem Kinderwunsch eine organerhaltende Therapie durch eine Messerkonisation erfolgen. Allerdings muß durch eine sorgfältige histologische Aufarbeitung gewährleistet sein, daß es sich tatsächlich lediglich um eine frühe Stromainvasion ohne Lymphbahnbeteiligung handelt, die vollständig im Gesunden entfernt wurde. Ansonsten ist auch hier die einfache vaginale oder abdominale Hysterektomie zu empfehlen.

In den FIGO-Stadien Ia2 bis IIb wird in der Regel, sofern es der Allgemeinzustand der Patientin erlaubt, eine ***operative Therapie nach Wertheim-Meigs*** durchgeführt. Hierbei werden über einen Unterbauch-Längsschnitt der Uterus, die Parametrien, das obere Scheidendrittel, das paravaginale Bindegewebe und die pelvinen Lymphknoten entfernt. Bei prämenopausalen Frauen empfiehlt es sich die Ovarien zu belassen, um klimakterische Ausfallserscheinungen zu vermeiden. Der pelvinen Lymphonodektomie kommt in jedem Fall eine prognostische Bedeutung zu. Ob die Lymphonodektomie auch einen kurativen Effekt hat, ist bislang nicht eindeutig geklärt. Dementsprechend wird eine paraaortale Lymphonodektomie beim Zervixkarzinom kontrovers diskutiert. Liegt ein pelviner Lymphknotenbefall vor, so schließt sich entweder die paraaortale Lymphonodektomie oder eine perkutane Strahlentherapie des kleinen Beckens an. Bei Verdacht auf paraaortalen Lymphknotenbefall, bzw. bei nachgewiesenem paraaortalen Lymphknotenbefall, erfolgt auch hier eine Strahlentherapie über Zusatzfelder in der Paraaortalregion. Durch die postoperative Strahlentherapie des kleinen Beckens kann die lokale Rezidivrate gesenkt werden, jedoch ist unklar, ob dadurch auch das Gesamtüberleben verbessert wird.

In fortgeschrittenen Tumorstadien (FIGO III und IV) ist die ***kombinierte Strahlentherapie*** indiziert. Gelegentlich kann auch bei großen Primärtumoren (über 4 cm) im Stadium FIGO I oder II und schlechtem Allgemeinzustand der Patientin eine kombinierte Strahlentherapie vorzugsweise gewählt werden. Die primäre Strahlentherapie resultiert aus der Kombination einer ***lokalen Kontaktbestrahlung*** und einer ***perkutanen Hochvoltbestrahlung***. Die Kontaktbestrahlung wird mit modernen Afterloadingverfahren durchgeführt. Hierbei wird ein Applikator in das Cavum uteri eingebracht und über einen Ring an die Portio fixiert. Der ausgehülste Applikator bestehend aus einem Stift und einem Ring und wird ferngesteuert mit radioaktiven Isotopen, wie Iridium 192, Cäsium 137 und Kobalt 60 bestückt. In der Regel wird eine Herddosis von 150 Gy verabreicht. Da durch die Brachytherapie keine ausreichende Bestrahlung der Parametrien erreicht werden kann, muß eine perkutane Radiatio des kleinen Beckens, gegebenenfalls mit Bestrahlung der paraaortalen Region, erfolgen. Die perkutane Bestrahlung wird mittels Telekobalt oder Linearbeschleuniger durchgeführt. Die erforderlichen Dosen liegen bei 40 bis 50 Gy.

Zeigt sich nach der histologischen Aufarbeitung des Operationspräparates, daß die exstirpierte Scheidenmanschette nicht tumorfrei ist, so empfiehlt sich hier eine lokale Bestrahlung des Vaginalstumpfes.

In Ausnahmefällen, kann bei Frauen in gutem Allgemeinzustand und ohne Fernmetastasierung eine Beckenviszeration mit ***vorderer Exenteration*** (Entfernung der Blase) und/oder ***hinterer Exenteration*** (Rektumamputation) erfolgen.

Die ***Chemotherapie*** des Zervixkarzinoms ist aufgrund der geringen Chemosensibilität dieser Karzinome von untergeordneter Bedeutung. In einigen Fällen konnte ein Ansprechen auf Kombinationen aus Cisplatin, Vincristin, Bleomycin und Methotrexat beobachtet werden. Diese Chemotherapeutika wurden zum einen zur prätherapeutischen Tumorvolumenreduktion im Sinne einer neoadjuvanten Chemotherapie bei Primärtumoren größer als 4 cm und auch bei histomorphologisch ungünstigen Kriterien (z. B. lymphovaskuläre Einbrüche) verabreicht, wobei Ansprechraten zwischen 20 und 50 % beobachtet wurden. Die mittleren Remissionsraten betrugen meist nur ca. 6 Monate. Strahlentherapeutisch vorbehandelte Zervixkarzinome zeigen kein Ansprechen auf eine Chemotherapie. Die ungünstige Prognose bei einer ausgedehnten Zervixkarzinomerkrankung sowie die ungünstige Prognose bei einem massiven Lymphknotenbefall resultieren derzeit in klinischen Studien, die eine primäre Strahlentherapie mit einer Chemotherapie kombinieren, oder bei ausgedehntem Lymphknotenbefall postoperativ eine Chemotherapie anschließen. Darüberhinaus sind neue Substanzen, wie Interferone und Retinoide derzeit in klinischer Erprobung.

Tabelle 18.40 5.-Jahresüberleben beim Zervixkarzinom in Abhängigkeit vom FIGO-Stadium, unabhängig von der Behandlungsart

FIGO-Stadium	5.-Jahresüberleben
0	100 %
I	80–85 %
II	65–85 %
III	20–30 %
IV	7–12 %

Prognose. Die Heilungschancen beim Zervixkarzinom hängen ganz entscheidend davon ab, in welchem FIGO-Stadium die Erkrankung entdeckt wird. Je früher dieser Tumor entdeckt wird, desto günstiger sind die 5-Jahresüberlebensraten (Tabelle 18.40). Beim Carcinoma in situ liegt die 5-Jahresüberlebensrate bei 100 %, im FIGO-Stadium Ia1 bei 97 %. Weiterhin wird die Prognose des Zervixkarzinoms ungünstig beeinflußt durch:

- ein zunehmendes Volumen des Primärtumors,
- eine steigende Anzahl befallener pelviner und paraaortaler Lymphknoten und
- dem Nachweis von lymphovaskulären Gefäßeinbrüchen.

Adenokarzinome zeigen unabhängig von der Therapie gegenüber Plattenepithelkarzinomen einen etwas ungünstigeren Verlauf.

Nachsorge und das Zervixkarzinomrezidiv. Nach einer Zervixkarzinomerkrankung sollte eine regelmäßige Nachsorgeuntersuchung im dreimonatigen Abstand innerhalb der ersten 3 bis 5 Jahre nach Erkrankung erfolgen. Ziel dieser Nachsorgeuntersuchung ist es, ein evtl. Tumorrezidiv rechtzeitig zu erkennen. Tritt ein Tumorrezidiv zentral im kleinen Becken auf, so besteht die Chance dieses in toto operativ zu entfernen, ggf. kombiniert mit einer postoperativen Strahlentherapie, so daß eine erneute Heilungschance besteht. Bei einem fortgeschrittenen Rezidiv im kleinen Becken besteht, bei gutem Allgemeinzustand der Patientin, zusätzlich die Möglichkeit einer Exenteration mit Rektumamputation und Entfernung der Harnblase. Falls in der primären Behandlung keine Strahlentherapie durchgeführt wurde, so kann diese bei Auftreten eines nichtoperablen Rezidivs im kleinen Becken erfolgen. Falls ein Tumorrezidiv, welches beispielsweise an der Beckenwand lokalisiert ist, nicht vollständig operativ entfernt wird, so ist auch hier eine Brachytherapie mittels Afterloadingverfahren, durch Einlage von hohlen Plastikschläuchen in das Tumorbett, möglich. Bei nicht vorbestrahlten Patientinnen kann eine palliative Chemotherapie bei Fernmetastasen hilfreich sein. In Einzelfällen, bei isolierten Lungen- oder Lebermetastasen kann eine Lungenteil- bzw. Leberteilresektion durchgeführt werden. Isolierte Knochenfiliae werden strahlentherapeutisch behandelt. Besteht die Gefahr einer pathologischen Fraktur, kann eine osteosynthetische Versorgung erfolgen.

Das blutende Zervixkarzinom als Notfall. In wenigen Fällen kann die Zervixkarzinompatientin als Notfall imponieren. Durch ein invasives Tumorwachstum können die uterinen Arterien und ihre Äste arrodiert werden, so daß lebensbedrohliche Blutungen auftreten. Als erstes gilt es die Kreislaufsituation der Patientin durch Volumensubstitution zu stabilisieren, um einen Schock zu verhindern. In der Regel ist die Gabe von mehreren Erytrozytenkonzentraten nach Blutbildkontrolle notwendig. Bei größeren Blutverlusten müssen auch Gerinnungsfaktoren substituiert werden. Es folgt eine vorsichtige Spiegeleinstellung, wobei Material zur histologischen Sicherung des Karzinoms gewonnen werden soll. Die bimanuelle Palpationsuntersuchung sollte zunächst unterlassen werden, da weitere Manipulationen die Blutungen in der Regel verstärken. Die lokale Applikation eines Fibrinklebers oder eines Hämostyptikums gefolgt von einer straffen Tamponade der Vagina, kann in vielen Fällen die Blutung ausreichend stoppen. Es sollte daraufhin jedoch baldmöglichst mit einer lokalen Strahlentherapie zur Verschorfung des blutenden Tumors begonnen werden. Gelingt auch hiermit keine ausreichende Blutstillung kann als ultima ratio eine Embolisierung der Aa. iliacae internae erfolgen.

DER FALL

Anamnese. Eine 37jährige II.-Para im Zustand nach pelviskopischer Sterilisatio beklagt, bei ansonsten unauffälliger Anamnese, Schmierblutungen nach dem Geschlechtsverkehr.

Befund. Bei der Kolposkopie fällt an der Portio ein Leukoplakieareal mit Mosaikfelderung und Punktierungen auf. Der zytologische Abstrich ergibt einen PAP IVa. Die anschließend durchgeführte Messerkonisation zeigt ein ausgedehntes Carcinoma in situ, welches bis an die Resektionsränder heranreicht. Eine Stromainvasion ist nicht nachweisbar.

Diagnose. Carcinoma in situ der Cervix uteri (FIGO 0) bei abgeschlossener Familienplanung.

Therapie und Prognose. Im Bezug auf die abgeschlossene Familienplanung und das Heranreichen der Läsionen an den Konusrand empfiehlt sich – im Zustand nach 2 Spontangeburten – die vaginale Hysterektomie. Mit dieser Therapie ist die Patientin geheilt.

18.5 Gut- und bösartige Neubildungen des Corpus uteri

E. Lehmann-Willenbrock, G. Bonatz

EINLEITUNG

Neubildungen des Corpus uteri kommen in der gynäkologischen Praxis häufig vor. Da das Symptom „Meno-/Metrorrhagie" sowohl bei gut- als auch bei bösartigen Veränderungen des Corpus uteri auftritt, ist eine histologische Abklärung oftmals zwingend.

18.5.1 Gutartige Neubildungen des Corpus uteri

E. Lehmann-Willenbrock

Polypen

Pathogenese. Korpuspolypen (Adenoma corporis uteri) bilden sich auf dem Boden einer Hyperplasie der Gebärmutterschleimhaut, möglicherweise von einem Adenom in der Basalschicht des Endometriums ausgehend. Meist im Fundus, insbesondere im Bereich der Tubenabgänge, gelegentlich auch in der Isthmusschleimhaut am inneren Muttermund lokalisiert, treten sie in 80% der Fälle solitär auf (Abb. 18.5). Anfangs sitzen sie breitbasig dem Endometrium auf, später werden sie dann häufiger gestielt-rundlich oder -dreieckig, entsprechend der Form des Cavum uteri. Mit zunehmendem Wachstum treten des öfteren kleine zystische Anteile auf.

Vorkommen. Gehäuft kommen Polypen in der Peri- und Postmenopause vor, sie können aber auch in je-

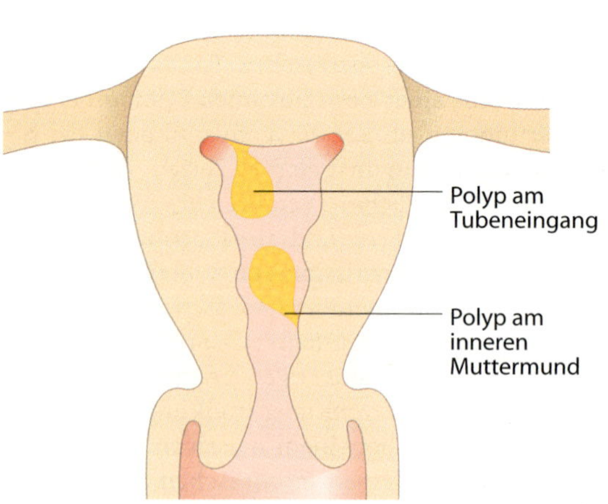

Abb. 18.5. Sitz von Korpuspolypen. Vom inneren Muttermund ausgehende Polypen können Zervixpolypen vortäuschen

dem anderen Lebensalter auftreten. Als begünstigende Faktoren werden Regelwidrigkeiten der Hormonsynthese angesehen: Sie reagieren manchmal wie Endometrium auf Östrogene und Gestagene, oft aber auch nur auf Östrogene (glandulär-zystische Polypen).

Sonderform. Der sogenannte ***Matronenpolyp*** ist ein zystischer Polyp mit abgeflachten Epithelien, bei denen die Zystenwände Rücken an Rücken liegen. Er tritt häufig in der Postmenopause auf. Gelegentlich sind auch proliferierend-glanduläre Partien enthalten, so daß das Bild einem reifen Adenokarzinom des Endometriums ähnelt.

Malignitätsrisiko. Eine maligne Entartung von Polypen kommt allerdings nur bei 0,36–1,12 % vor.

> ! Relativ häufig, nämlich bei etwa 43 % der Patientinnen mit einem Korpuspolypen, liegt im übrigen eine Kombination mit einem Uterus myomatosus vor. Zu beachten ist, daß 30 % (in der Postmenopause 55 %) der Korpuspolypen mit einem Endometriumkarzinom vergesellschaftet sind. Ein 9fach erhöhtes Risiko für die Entwicklung eines Korpuskarzinoms wurde für Patientinnen mit Polypen errechnet.

Symptome. Bei kleineren Polypen besteht meist eine Eumenorrhoe, bei größeren eine Hypermenorrhoe, eine Menorrhagie oder eine Metrorrhagie. Wenn eine Blutung in der Postmenopause auftritt, finden sich in bis zu 42 % Endometriumpolypen, überwiegend mit Zervixpolypen kombiniert. Bei Ulzeration eines Polypen kann es zu blutig-braunem Ausfluß kommen. Wenn ein Polyp durch die Zervix in die Scheide geboren wird oder bei Stieldrehung, treten häufig wehenartige Schmerzen auf. Die Klinik ähnelt dann einem Myom in statu nascendi.

Diagnostik. Die ***Inspektion*** und die ***Palpation*** des Genitale ist nur in den Fällen hilfreich, in denen der gestielte Polyp vor den äußeren Muttermund geboren wurde. Die ***vaginale Sonographie*** läßt auch kleinere Polypen erahnen, eine Abgrenzung von submukösen Myomen ist allerdings schwierig. Eine Unterscheidung von flächigen Veränderungen des Endometriums kann durch die Anwendung eines Sonographie-Kontrastmediums erleichtert werden. Die früher häufiger durchgeführte röntgenologische ***Hysterosalpingographie*** läßt sich durch sonographische Methoden meist ersetzen. Die ***Hysteroskopie*** ergibt eine hohe Sicherheit der Diagnose; bei einer Kürettage ohne hysteroskopische Kontrolle wird häufig der Polyp nicht gefunden und die Ursache der Blutungsstörung somit nicht beseitigt.

Therapie. Wenn der Polyp vor den äußeren Muttermund geboren worden ist, kann er einfach abgedreht werden; andernfalls kann der Polyp hysteroskopisch oder durch Kürettage entfernt werden. In jedem Falle sollte dann noch eine Kürettage folgen, da die Kombination von Polypen und Karzinomen des Corpus uteri häufig ist. Wenn man die Entfernung nicht primär operativ-hysteroskopisch vornimmt, ist eine abschließende diagnostische Hysteroskopie sinnvoll, um Polypenreste oder Zweitpolypen auszuschließen. Falls sich histologisch keine Malignität oder Präkanzerose ergibt, ist damit die Behandlung abgeschlossen; lediglich beim Vorliegen zahlreicher Polypen (Polyposis corporis uteri) oder bei proliferativen und atypischen/dysplastischen Veränderungen des Endometriums ist eine Hysterektomie zu erwägen, insbesondere in der Postmenopause.

Myome

Pathogenese. Das (Fibro-) Leiomyom des Uterus entsteht als gutartiger Tumor aus einer dysregulierten Myometriumzelle. Eine Vielzahl von klonalen, chromosomalen Veränderungen sind in Myomen festgestellt worden; uterine Leiomyome gehören zu den zytogenetisch am besten untersuchten, soliden Tumoren des Menschen. Genetische Untersuchungen an Myomen der Gebärmutter zeigen, daß jedes Myom aus einer einzigen Zelle abgeleitet werden kann, jedoch unabhängig von anderen Myomen in der gleichen Gebärmutter entstanden ist. Sie bestehen aus Bündeln glatter Muskulatur, die von Bindegewebszügen unterschiedlicher Stärke durchzogen sind. Ihre Mitoserate gleicht der von normalem Myometrium, wobei allerdings das Wachstumspotential, gemessen an der Anzahl Ki-67-positiver Zellen (Ki-67 ist ein Neoangiogenesemarker), höher liegt. Eine sarkomatöse Entartung ist selten, sie wird mit 2–3 % angegeben und kommt überwiegend in der Prämenopause vor. Eine mögliche Ursache für das seltene Vorkommen der malignen Transformation kann in der geringen Expression der Proteoonkogene c-fos, c-jun und c-myc liegen.

Epidemiologie. Es gibt Hinweise auf eine familiäre Häufung von Myomen, so daß eine genetische Disposition bei der Entstehung eine Rolle spielen kann. Bei Afroamerikanerinnen ist die Frequenz von Myomen deutlich höher, als bei weißen Amerikanerinnen. Andererseits gibt es aber auch Hinweise auf exogene Ursachen: Untersuchungen an 2506 Überlebenden der Atombombe von Hiroshima zeigen eine von der Strahlendosis abhängige Inzidenz von Myomen. Bei Afrikanerinnen sollen Myome viel seltener vorkommen, als bei Afroamerikanerinnen.

Myome haben einen hohen Gehalt an Östrogen- und Progesteronrezeptoren und eine erhöhte Mitoserate in der Sekretionsphase. Ein Östrogenstimulus fördert ihr Wachstum, Ovulationshemmer verringern nach epidemiologischen Studien das Risiko ihrer Entstehung. In einer prospektiven Studie zeigte sich ein fördernder Einfluß einer oralen Kontrazeption nur dann, wenn bereits zwischen dem 13. und 16. Lebensjahr mit der Einnahme begonnen wurde, während frühe Menarche, frühe erste Entbindung und hohe Kinderzahl positiv mit der Entstehung von Myomen korrelierten. Unter Hormonsubstitution kann es zu einem verstärkten Myomwachstum kommen, wobei möglicherweise eine höhere Gestagenmenge nachteilig ist.

! Entsprechend sind Myome häufig mit einer zystisch-glandulären Hyperplasie des Endometriums oder polyzystischen Ovarien assoziiert.

Lokalisation. Meist sind Myome ***intramural*** (55 %) oder ***subserös*** (40 %) lokalisiert, seltener findet man sie in der ***Zervix*** oder ***submukös*** (2,5 %). Bei der Untersuchung von 661 Hysterektomiepräparaten fanden sich in 427 Fällen Myome im Corpus uteri, dagegen nur in 4 Fällen in der Zervix. Die peripheren, durch das Wachstum komprimierten Schichten oder die verdrängte Uterusmuskulatur bilden bei den intramuralen Myomen eine Pseudokapsel, die das Ausschälen erleichtert. Auch bei den primär intramural entstandenen, durch Wachstum dann subserös oder submukös verlagerten Myomen findet sich eine derartige Pseudokapsel. Wenn oberflächliche Myome nicht unter der Serosa liegen, sondern das Lig. latum entfalten, werden sie als ***intraligamentäre*** (extraperitoneale) Myome bezeichnet. Ein submuköses Myom, welches gestielt ist und durch Uteruskontraktionen in den Zervikalkanal hineingeboren wird, nennt man Myoma in statu nascendi. Diese beiden Lokalisationen sind selten (Abb. 18.6).

Komplikationen. Bei etwa einem Drittel der Myome entstehen regressive und degenerative Veränderungen dadurch, daß die Vaskularisation mit dem Wachstum nicht Schritt hält. Die Folge ist eine Erweichung des Myoms mit Bildung blutgefüllter Pseudozysten, Ödem oder fettiger Degeneration. Bei etwa einem Zehntel der Myome kommt es zu Nekrosen. Besonders bei gestielten subserösen Myomen kann dies akut im Rahmen einer Stieldrehung auftreten. Vereiterungen durch Aszension, hämatogene oder lymphogene Streuung von Bakterien sind dagegen selten.

Wachstumsregulation. Mehrere Wachstumsfaktoren (EGF, IGF-I, IGF-II, PDGF, Prolaktin, hypophysäres Wachstumshormon, Insulin, Relaxin und ein aus einem Leiomyom selbst isolierter Wachstumsfaktor) und Zytokine (TGF-β) scheinen neben den ovariellen Steroiden an der Wachstumsregulation beteiligt. Die Expression von Connexin-43 ist erhöht.

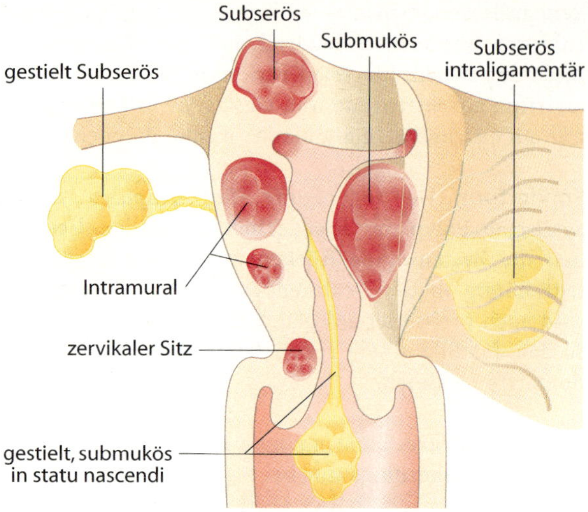

Abb. 18.6. Uterus myomatosus. Schematische Darstellung der Entwicklung und des Sitzes der intramuralen, subserösen, submukösen und intraligamentär gelegenen Myome. Das subseröse Myom geht mit einem kurzen, derben Stiel von der rechten Uteruskante aus; das gestielte submuköse Myom ist bis über den äußeren Muttermund hinaus „geboren"; das intraligamentär entwickelte subseröse Myom geht breitbasig von der linken Uteruskante aus. Differentialdiagnostisch ist wichtig, daß die linken Adnexe isoliert zu tasten sind

Häufigkeit. Myome treten häufig multipel auf. Das Myom ist die häufigste Neubildung des weiblichen Genitales. Vor dem 25. Lebensjahr ist es selten, dann nimmt die Häufigkeit zu: Etwa 20 % aller Frauen sind nach dem 35. Lebensjahr Myomträgerinnen. Nach der Menopause bilden sich Myome oft zurück. Hier findet man dann eine Atrophie der Muskelzellen sowie fibröse und hyaline Degeneration. Gelegentlich kommt es zu ausgedehnten Verkalkungen der Myome.

Symptome. Die Patientinnen sind zunächst symptomlos; in vielen Fällen, nämlich etwa 50 % nach neueren Untersuchungen, entwickeln sich jedoch später Probleme: Alle Myome können Verdrängungserscheinungen und Dysmenorrhoe auslösen; Blutungstypusstörungen lösen subseröse Myome selten aus (0–48 %), bei intramuralen und submukösen Myomen besteht dagegen oft (70 %) eine Hypermenorrhoe oder eine Menorrhagie, bei submukösen Myomen fast immer, dazu manchmal auch Metrorrhagien. Für die Blutungsstörungen verantwortlich ist möglicherweise eine gestörte Kontraktilität des Uterus oder eine vermehrte bzw. zyklusunabhängige Expression von VEGF (vascular endothelial growth factor). Weitere Symptome folgen durch die sich oft entwickelnde Anämie.

Bei etwa einem Drittel der Myomträgerinnen treten Dysmenorrhoen oder zyklusunabhängige Schmerzen auf, die bei intramuralen Myomen dumpf, bei submukösen Myomen oft ziehend und bei Myoma in statu nascendi wehenartig sind. Subseröse Myome bleiben oft symptomlos, um dann bei Stieldrehung akute kolikartige Schmerzen bis hin zu einem akuten Abdomen auszulösen. Erweichungen, Einklemmungen und Vereiterungen lösen ähnlich akute Symptome aus.

Verdrängungserscheinungen kommen bei intramuralen und insbesondere bei breitbasigen subserösen Myomen vor. Pollakisurie, Obstipation, Defäkationsbeschwerden, Kreuzschmerzen und Ischialgien können auf ein Myomwachstum zurückzuführen sein. Gelegentlich wird eine Harnsperre beobachtet. Eine seltene Komplikation bei intraligamentärem Sitz eines Myoms ist die Kompression eines Ureters mit nachfolgender Hydronephrose.

Schmerzen können gelegentlich auch auf Verwachsungen mit Nachbarorganen zurückzuführen sein, die manchmal bei sekundär veränderten Myomen auftreten.

Diagnostik. Die Inspektion des Genitale ist nur bei manchen zervikalen Myomen hilfreich oder in den Fällen, in denen ein gestieltes submuköses Myom vor den äußeren Muttermund geboren wurde. Bei der Palpation findet sich der Uterus vergrößert, oft unregelmäßig, meist derb (außer bei nekrotisierenden Myomen und bei sarkomatöser Entartung). Die vaginale Sonographie läßt Myome meist gut abgrenzen, eine exakte Vermessung (wichtig zur Verlaufskontrolle) ist möglich. Die sonographische Unterscheidung zwischen Uterus myomatosus und Adenomyosis uteri kann schwierig sein; hier soll die Kernspintomographie in der Hand des Erfahrenen eine Verbesserung bringen. Manche Autoren empfehlen, bei symptomatischen Patientinnen oder beim Vorhandensein von Myomen (die sonographisch häufig mit Adenomyosis verwechselt werden) eine Kernspintomographie ergänzend durchzuführen, wenn sich die Adenomyosis sonographisch nicht nachweisen läßt. Wenn eine Abgrenzung einzelner Myome nicht möglich ist, sollte man auch an einen metropathischen Uterus denken; andere Bezeichnungen in diesem Zusammenhang sind:

- Metropathia chronica,
- Myohyperplasia corporis uteri,
- Myosis,
- Hypertrophia uteri,
- diffuses Myom und
- bei gleichzeitigen Blutungsstörungen auch Metropathia haemorrhagica.

Bei submukösen Myomen kann man die Sonographie durch ein sonographisches Kontrastmedium verbessern, eine Hysterographie ist somit im allgemeinen überflüssig. Die Differenzierung zwischen submukösen Myomen und Korpuspolypen ist meist nur durch eine Hysteroskopie möglich. Dies ist auch die Methode der Wahl bei der Abgrenzung von Fehlbildungen der Gebärmutter gegenüber Myomen.

Differentialdiagnose. Selbst sonographisch ist bei großen und speziell bei erweichten Myomen eine Schwangerschaft schwer festzustellen. Dies gilt insbesondere dann, wenn eine gestörte intrauterine Frühschwangerschaft oder eine extrauterine Schwangerschaft vorliegt. Die Blutungsanamnese kann bei gestörter Schwangerschaft ähnlich wie bei Myomen sein. Im Zweifelsfalle ist stets ein Schwangerschaftstest durchzuführen.

Die Abgrenzung von Myomen gegenüber Adnextumoren gelingt häufig durch die bimanuelle Palpation: Adnextumoren sind meist beweglicher gegenüber dem Uterus als Myome, sie sind oft prallelastisch (Zysten, Kystadenome), teigig (Dermoide) oder zwischen diesen Konsistenzen (Endometriome) und nicht derb. Bei derb tastbaren Adnextumoren zeigt die Sonographie oft echoarme Areale (Kystadenofibrome), die man bei Myomen nur bei stärkerer Degeneration sieht, sonst bei den seltenen Uteruszysten.

Eine Computertomographie oder eine Kernspintomographie kann gelegentlich bei der Differentialdiagnostik weiterhelfen. Im Zweifelsfall ist eine Pelviskopie (Laparoskopie) zur Unterscheidung subseröser Myome von Adnextumoren sinnvoll, die dann auch als therapeutische Maßnahme weitergeführt werden kann.

Entzündliche Prozesse in der Nachbarschaft der Gebärmutter, wie zum Beispiel ein perityphlitischer Abszeß, können von akuten Komplikationen bei Uterus myomatosus gelegentlich schwer zu unterscheiden sein. Auch hier hilft eine Pelviskopie (Laparoskopie) am schnellsten weiter, wobei ein Übergang zur Laparotomie in gleicher Narkose häufig erforderlich ist.

Therapie. Symptomatische Myome und solche mit starker Wachstumstendenz sollten entfernt werden, außerdem ist eine ***Myomenukleation*** bei Sterilität und nach vorausgegangenen Fehl- und Frühgeburten zu erwägen. Die Entfernung kann per laparotomiam erfolgen, in vielen Fällen auch durch Pelviskopie/Laparoskopie, wenn die technischen Voraussetzungen für eine adäquate Versorgung des Wundbettes im Uterus gegeben sind (***Cave:*** Uterusruptur bei späterer Schwangerschaft!). Intramurale Myome werden enukleiert, subseröse Myome exzidiert. Die Entfernung durch ***operative Hysteroskopie*** bietet sich für kleinere, überwiegend submuköse Myome an, bei tief intramuralen Myomen ist häufig ein zweizeitiges Vorgehen nötig. Auch eine Myolyse durch Erhitzung der Myome wurde empfohlen. Randomisierte Studien darüber, welcher dieser Wege zu der besten Langzeitprognose führt, stehen leider aus. Besteht kein Kinderwunsch mehr bei der Patientin, sollte man eine ***Hysterektomie*** erwägen.

Bei manchen Myomen führt eine Therapie mit ***GnRH-Analoga*** zur Verkleinerung; allerdings wachsen die Myome innerhalb von wenigen Monaten auf ihre alte Größe heran, sobald wieder ein Östrogenstimulus einsetzt. Die Apoptose in Myomzellen ist von der Zufuhr von GnRH-Analoga nicht abhängig. Dies kann eine Erklärung für die rasche Wiederherstellung des Myomvolumens nach Absetzen einer GnRH-Analoga-Therapie sein.

Eine ***Gestagen-Therapie*** ist weniger wirksam als GnRH-Analoga, bei manchen Myomen scheinen Gestagene sogar stimulierend auf das Wachstum zu wirken. Immerhin lassen sich durch zyklische Gestagengaben funktionelle Blutungsstörungen in manchen Fällen günstig beeinflussen.

Andererseits stehen einer Dauertherapie mit GnRH-Analoga die erheblichen Nebenwirkungen entgegen. Eine Alternative zu den GnRH-Analoga ist möglicherweise die Behandlung mit dem ***Progesteron-Antagonisten RU 486.***

Eine Myombehandlung durch Bestrahlung wurde in früheren Jahren durchgeführt, sie kommt heute kaum noch zur Anwendung.

Myom und Schwangerschaft. Es wird behauptet, daß es in der Schwangerschaft zu einem verstärkten Myomwachstum kommt. Allerdings ließ sich dieser Effekt in prospektiven Studien nicht nachweisen.

Bei Uterus myomatosus enden 41% der Schwangerschaften in einer Fehlgeburt. Es wird angenommen, daß bei 5–10% der Sterilitätspatientinnen Myome eine Rolle spielen, sie aber nur bei 2–3% die ausschließliche Ursache darstellen. In der Literatur finden sich erfolgreiche Schwangerschaften bei bis zu 59% der Frauen, die nach Myomenukleation eine Schwangerschaft angestrebt haben. Nach Myomenukleation fiel die Abortrate bei 1941 Patientinnen von 41% auf 19%, verglichen mit einer Rate von etwa 10% in der Bevölkerung generell. Eine Auswirkung von Myomen auf die Fertilität scheint davon abzuhängen, ob diese das Cavum uteri deformieren: Nach In-vitro-Fertilisation bei Patientinnen mit Myomen, die das Cavum uteri nicht deformierten, fanden sich 25 Implantationen bei 86 Embryotransfers (30%), während bei Patientinnen mit einer Deformation des Cavum uteri nur 5 Implantationen bei 55 Transfers (9%) eintraten. Andere Autoren folgerten aus Beobachtungen bei der In-vitro-Fertilisation, daß Myome unter 7 cm Durchmesser, die das Cavum uteri nicht beeinträchtigen, keine Auswirkung auf Implantation und Schwangerschaftsverlauf haben.

Bei eingetretener Schwangerschaft kommt es häufiger zu vorzeitigen Wehen, vorzeitigem Blasensprung, fetaler Wachstumsretardierung, fetalen Lageanomalien, vorzeitiger Plazentalösung, postpartalen Uterusatonien, postpartaler Sepsis, hämorrhagischer oder myxoider Degeneration, Torquierung des Uterus sowie Harnstau. Seltener sind Gefäßrupturen an der Oberfläche von Myomen und Kapselrupturen.

Während der Schwangerschaft scheint die Lage des Myoms relativ zur Nidationsstelle eine Rolle zu spielen: So wurde eine Abortneigung bei Myomträgerinnen signifikant häufiger festgestellt, wenn das Myom „in Relation zur Plazenta“ war, wobei dieser Begriff leider nicht näher definiert wurde. Andere Autoren beobachteten bei 6706 Schwangerschaften 93 Patientinnen (1,4%) mit Myomen. Von diesen Patientinnen hatten 14 (15,1%) Myome, die der Plazenta unmittelbar benachbart lagen. 8 dieser Patientinnen (57%) entwickelten später eine vorzeitige Plazentalösung, die in 4 Fällen zum Tode des Feten führte; bei den übrigen 79 Patientinnen ereigneten sich lediglich 2 Plazentalösungen (2,5%), von denen keine zum intrauterinen Fruchttod führte. Bei den 20 Patientinnen mit Myomen unter 3 cm Durchmesser waren Schwangerschaftskomplikationen nicht häufiger als in einem Kontrollkollektiv, dagegen sowohl in der Gruppe mit 3–4,9 cm (n = 34) und mit größeren Myomen (n = 39) jeweils signifikant. Manche Autoren warnen vor einer Entfernung sehr kleiner Myome: In einem Kollektiv von 50 Frauen wurden nach Myomentfernung 68% der Frauen schwanger, bei denen die Myome zu einer deutlichen Vergrößerung der Gebärmutter geführt hatten; bei den anderen Patientinnen waren es nur 16%.

Viel spricht dafür, während einer Schwangerschaft keine Myomenukleation durchzuführen, da mit einem erhöhten Blutverlust zu rechnen ist und eine Fehl- oder Frühgeburt eintreten kann. Häufig kann man durch eine konservative Behandlung mit Bettruhe und lokaler Kühlung myombedingte Symptome lindern und somit eine operative Entfernung des Myoms während der Schwangerschaft vermeiden.

18.5.2 Endometriumkarzinom

G. Bonatz

Epidemiologie. Das Endometriumkarzinom ist die häufigste maligne Erkrankung des weiblichen Genitaltraktes. Nach einer Schätzung des Robert-Koch-Institutes Berlin, die auf das Saarländische Krebsregister zurückgeht, traten im Jahre 1995 in Deutschland 9600 neue Endometriumkarzinomerkrankungen auf.

Im Vergleich zum Zervixkarzinom ist die Inzidenzrate des Endometriumkarzinoms in den letzten Jahren gestiegen. Die relative 5-Jahresüberlebensrate beträgt 80%. Sie ist wohl aufgrund der frühzeitig auftretenden Symptome so hoch. Für Stadium I beträgt sie 90%, für Stadium II 83% und für Stadium III 43%.

Mit einem Altersgipfel von ca. 60 Jahren ist das Endometriumkarzinom eine ***Erkrankung des höheren Alters.*** Ca. 5% der Patientinnen befinden sich in der Prämenopause. In der fertilen Phase tritt es so gut wie nie auf. Im Gegensatz zum Zervixkarzinom sind vom Endometriumkarzinom häufiger Frauen mit gehobenem sozioökonomischen Status betroffen.

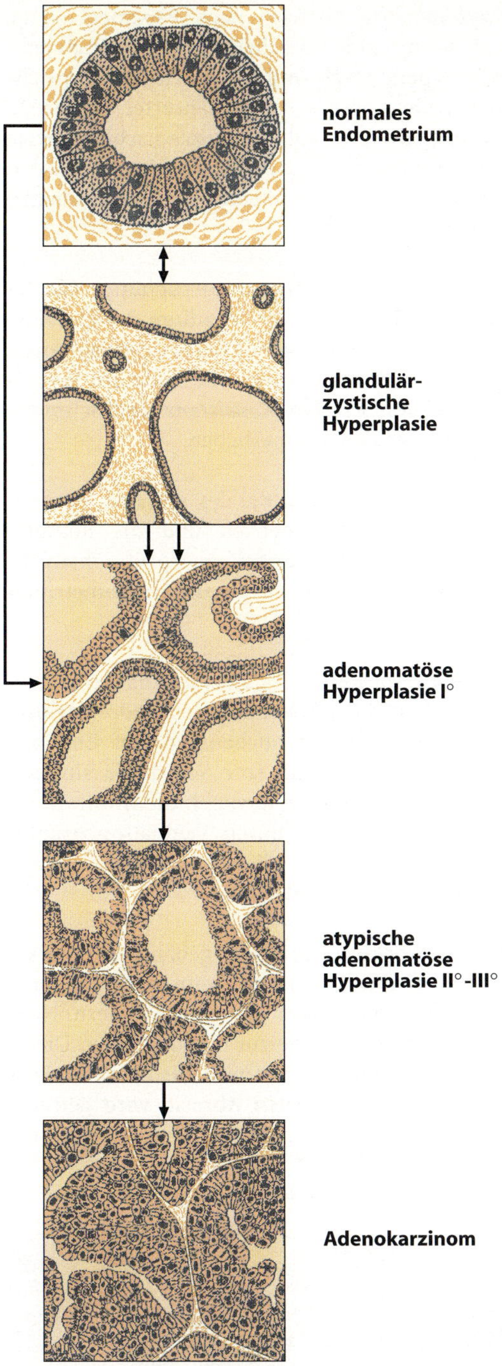

Abb. 18.7. Morphologische Veränderungen des Endometriums. Eine Östrogenüberstimulation bei gleichzeitigem Gestagenmangel kann vor allem bei Vorliegen prädisponierender Faktoren (Adipositas, Diabetes mellitus, Hypertension, Nullipara, familiäre Belastung) proliferationsstimulierend wirken und zu den im Schaubild dargestellten morphologischen Veränderungen des Endometriums führen

Tabelle 18.41

Ursachen einer abnormen endometrialen Östrogenstimulierung
⇒ östrogenbildende Tumore ⇒ frühe Menarche, späte Menopause ⇒ polyzystische Ovarien ⇒ Adipositas ⇒ Hormonsubstitionstherapie nur mit Östrogenen

Ätiologie. Es sind eine Reihe von prädisponierenden Faktoren bekannt, die das Risiko für ein Endometriumkarzinom erhöhen. Allerdings wird der ***Imbalance zwischen Östrogenen und Gestagenen*** eine besondere Bedeutung beigemessen.

Durch Östrogene wird das Endometrium zur Proliferation angeregt, während es durch die Gestagenwirkung sekretorisch umgewandelt wird, um dann am Ende des Zyklus durch einen Hormonentzug bei der Menstruation abzubluten. Wird das Endometrium durch eine lang anhaltende ***abnorme Östrogenstimulierung*** aufgebaut, ohne daß eine ***kompensierende Gestagenwirkung*** eintritt, kann es in Kombination mit anderen konstitutionellen Faktoren zur atypischen Proliferation kommen. Diese kann eine maligne Transformation nach sich ziehen. Ob die in der Abbildung dargestellte Flußtheorie (Abb. 18.7) der Realität entspricht, ist zur Zeit Gegenstand von molekularbiologischen und -genetischen Untersuchungen.

Zu einer Östrogenüberstimulierung kann es durch mehrere Faktoren kommen (Tabelle 18.41). Eine permanente bzw. langfristige Östrogenstimulierung findet auf dem Boden einer ***frühen Menarche*** in Kombination mit einer ***spät eintretenden Menopause*** im Sinne einer verlängerten Östrogenwirkung statt.

Auch bei ***Corpus-luteum-Insuffizienz,*** z. B. bei polyzystischen Ovarien kann es durch Anovulationen zu einer verminderten Gestagenbildung und relativen Östrogenüberproduktion kommen.

Bei ***Adipositas*** wird im Fettgewebe vermehrt Östrogen produziert. Zudem ist das freie Östradiol im Serum erhöht, da das sexualhormonbindende Globulin (SHBG) vermindert ist.

Als Hauptfaktor der exogenen Östrogenüberstimulation muß die ***Hormonsubstitutionstherapie*** angesehen werden, die ohne Gestagenzusatz durchgeführt wird. Die dadurch verursachte Östrogenwirkung auf das Endometrium kann durch zugesetzte Gestagene kompensiert werden und das Endometrium von dem proliferativen in den sekretorischen Zustand gebracht werden. Dadurch wird die Mitoserate im Endometrium gesenkt und die Östrogenrezeptoren in der Anzahl reduziert. Bei noch vorhandenem Uterus sollte die Hormonsubstitutionstherapie deshalb auf jeden Fall eine ***Kombinationstherapie*** aus Östrogenen und Gestagenen sein.

Neben den schon genannten Risikofaktoren gehört auch eine vorausgegangene therapeutische Strahlenbehandlung, eine Erkrankung an einem Zweitkarzinom (vor allem Mammakarzinom und Kolonkarzinom) und die Diagnose einer adenomatösen Hyperplasie zu den für das Endometriumkarzinom zählenden ätiologischen Faktoren.

Symptome. Im Gegensatz zu den meisten anderen Karzinomen weisen frühzeitige Symptome oft schon im Anfangsstadium auf das Endometriumkarzinom hin. Da es am häufigsten postmenopausal auftritt, ist die Blutung in der Postmenopause hochgradig verdächtig auf ein Korpuskarzinom. Aber auch irreguläre Blutungen und fleischwasserfarbiger Ausfluß sowie Unterleibsbeschwerden können auf eine maligne Transformation des Endometriums hinweisen. Bei ca. 75 % der Patientinnen fällt ein Endometriumkarzinom schon im Stadium I auf.

> ! Jede Blutung in der Postmenopause muß den Verdacht auf ein Endometriumkarzinom lenken und ist daher abgeklärungsbedürftig.

Folgende ***diagnostische Maßnahmen*** sind zu ergreifen (Tabelle 18.42):

Vaginale Spekulumeinstellung. Die vaginale Spekulumeinstellung zeigt, ob es sich bei der Blutung um eine solche ex utero oder aber aus einem differentialdiagnostisch auszuschließenden Tumor der Zervix oder der Scheide handelt. Auch eine mögliche metastatische Absiedelung des Endometriumkarzinoms in die Vagina ist auszuschließen.

Tabelle 18.42

Diagnostische Maßnahmen bei postmenopausaler Blutung	
vaginale Spiegeleinstellung	Darstellung der Blutungsquelle
Zytologischer Abstrich nach Papanicolaou	nur bei fortgeschrittenen Stadien suspekt
bimanuelle gynäkologische Untersuchung	weiche Konsistenz des vergrößerten Uterus
Vaginalsonographie	unregelmäßige Begrenzung des verdickten Endometriums
rektale Untersuchung	Beurteilung der Parametrien und der Rektumschleimhaut
frakt. Abrasio mit Narkoseuntersuchung	histologische Untersuchung des aus Zervix und Korpus getrennt gewonnenen Gewebes
Staging auf metastatische Absiedlung	Oberbauchsonographie, Urographie, Röntgen-Thorax, Computertomographie des Abdomens ggf. Lymphographie

Der zytologische Abstrich nach Papanicolaou (s. Kap. 18.4) ist nur bei fortgeschrittenem Endometriumkarzinom suspekt. Dann findet der Zytologe atypische glanduläre Zellen, die als Pap III bewertet werden. In den allermeisten Fällen fällt der zytologische Abstrich jedoch negativ aus und ist deshalb nicht als Präventionsmaßnahme zur Früherkennung des Endometriumkarzinoms zu nennen.

Bimanuelle gynäkologische Untersuchung. Die bimanuelle Palpation fällt im Frühstadium des Endometriumkarzinoms unauffällig aus. Bei fortgeschrittenem Befund lassen sich als suspekte Befunde ***ein vergrößerter Uterus*** von ***weicher Konsistenz*** und Schmerzauslösung bei der Palpation erheben.

Die rektale Untersuchung. Bei der rektalen Untersuchung werden die Parametrien und die Rektumschleimhaut beurteilt. Hierbei überprüft man die möglichen Metastasierungswege des Endometriumkarzinoms.

Die Vaginalsonographie. Ergänzend kann beim vaginalen Ultraschall die Darstellung des Endometriums durchgeführt werden. Ein hochaufgebautes Endometrium von über 1,5 cm und eine Serometra sind suspekt (Abb. 18.8). Es wurde versucht, die Infiltrationstiefe in das Myometrium durch Vaginalsonographie präoperativ einzuschätzen; dies unterliegt aber einer hohen Irrtumswahrscheinlichkeit.

Fraktionierte Abrasio. Die bisher genannten Untersuchungen sind richtungsweisend, können die Diagnose des Endometriumkarzinoms aber nicht sichern. Hierzu ist es notwendig, Gewebe zur histologischen Untersuchung zu gewinnen. Bei der meistens in Vollnarkose durchgeführten fraktionierten Abrasio wird getrennt Gewebe aus dem Zervikalkanal und dem Uteruskavum

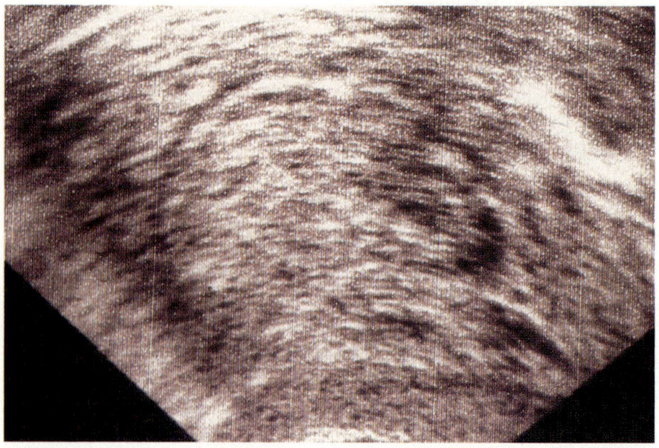

Abb. 18.8. Sonographisch suspektes Endometrium mit Ausbildung einer Serometra und unregelmäßigem Endometrium bei anschließend histologisch gesichertem Endometriumkarzinom

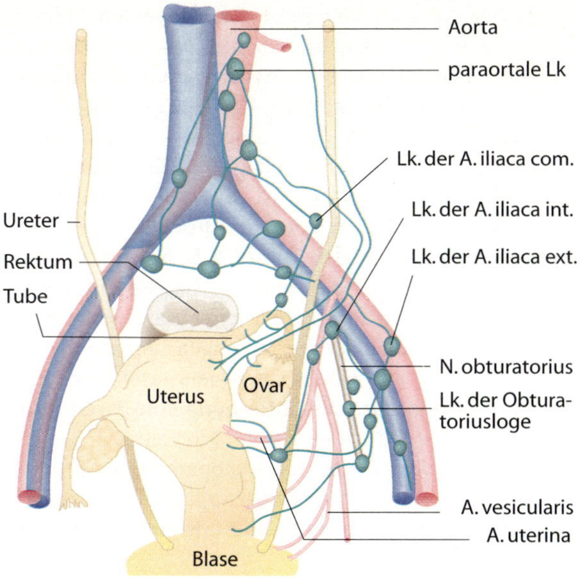

Abb. 18.9. Bedeutende Lymphabflußwege beim Endometriumkarzinom

gewonnen, um eine etwaige Zervixbeteiligung histologisch diagnostizieren zu können. Vor der Kürettage kann eine Hysteroskopie die suspekten Areale sichtbar machen. Es ist besonders auf die Gewinnung von Gewebe aus den Tubenecken erforderlich, nur dann ist die Gewähr für eine vollständige Histologie gegeben. In Narkose wird noch einmal eine vollständige bimanuelle und rektale Untersuchung sowie eine Zysto- und Rektoskopie als Staginguntersuchung durchgeführt.

Gewinnt man makroskopisch auf Endometriumkarzinom verdächtiges Material aus dem Uterus, so sollte bis zum endgültigen Operationstermin eine antibiotische Abdeckung erfolgen, um lokale Entzündungsreaktionen zu unterbinden.

Staging-Untersuchung. Ist das Endometriumkarzinom histologisch gesichert, ist für die Planung der Primärtherapie die Durchführung folgender Staging-Untersuchungen erforderlich:

- i.v.-Urogramm zur Darstellung der ableitenden Harnwege,
- Oberbauchsonographie zum Ausschluß von Lebermetastasen,
- Computertomographie des Abdomens zum Ausschluß von Metastasen und
- ggfs. eine Lymphographie bei im Computertomogramm suspekten Lymphknoten mit genauer Darstellung der Lymphabflußwege (Abb. 18.9).

Histopathologie. Man nimmt an, daß das Endometriumkarzinom von glandulären Zellen der Zona functionales ausgeht. Mikroskopisch werden der histopathologische Typ (Tabelle 18.43), Hyperchromasie, Pleomorphie der Zellen und Zellkerne, Mitosen,

Tabelle 18.43

Histopathologische Typen des Endometriumkarzinoms (Einteilung nach der WHO-Klassifikation 1994)	
Endometrioides Adenokarzinom (Sonderformen: adenosquamöse Differenzierung, Adenokanthom)	75–80%
Seröses Adenokarzinom	< 1%
Klarzelliges Adenokarzinom	4%
Muzinöses Adenokarzinom	1%
Squamöses Adenokarzinom	< 1%
Gemischtes Adenokarzinom	10%
Undifferenziertes Karzinom	< 1%

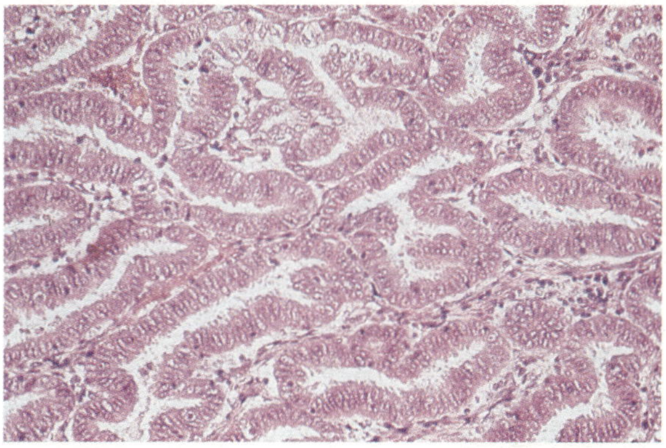

Abb. 18.10. Endometriumkarzinom mit dem histologischen Differenzierungsgrad I

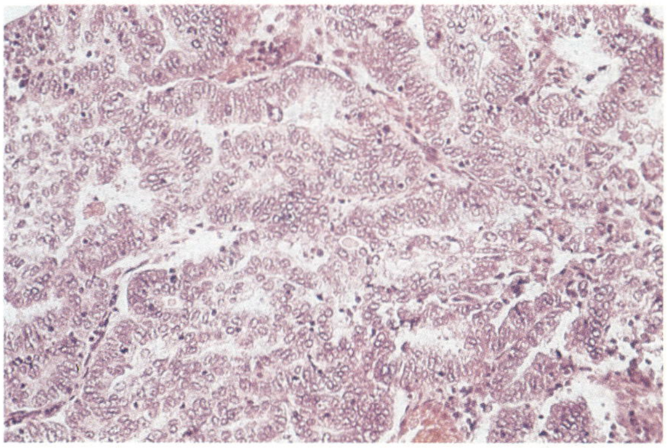

Abb. 18.11. Endometriumkarzinom mit dem histologischen Differenzierungsgrad III

Stromainvasion, der histologische und nukleäre Differenzierungstyp beurteilt (Abb. 18.10 u. 18.11). Je nach histopathologischer Diagnose haben die Patientinnen unterschiedliche Prognosen: die Mortalität beträgt z. B. bei Vorliegen eines endometrioiden Adenokarzinoms 6%, bei Vorliegen eines non-endometrioiden Adenokarzinoms zwischen 21 und 51%. Ist der Tumor histologisch hochdifferenziert, so ist die 5-Jahresüberlebenschance um 5% gesenkt, dagegen bei einem undifferenzierten histologischen Typ um 29%.

Tabelle 18.44 Operative Primärtherapie des Endometriumkarzinoms

Stadium I a, b, Grad 1, 2	• Peritonealzytologie, • abdominale Hysterektomie mit bilateraler Salpingo-Oophorektomie
Stadium I c, Grad 3	• Peritonealzytologie, • abdominale Hysterektomie mit bilateraler Salpingo-Oophorektomie + • pelvine Lymphonodektomie
Stadium II a, b, Grad 1–3	• Peritonealzytologie, • bilaterale Salpingo-Oophorektomie • pelvine Lymphonodektomie • erweiterte Radikaloperation nach Wertheim-Meigs + • Resektion einer Scheidenmanschette
Stadium III + IV	• Adaptiert an die Metastasierungsorte • Tumordebulking

Derartige Prognosefaktoren dienen der operativen Therapieplanung. Zusätzliche Prognosefaktoren wie der Steroidrezeptorstatus und der DNA-Gehalt, die Bestimmung der S-Phase-Fraktion und die Proliferationsrate sind Gegenstand der Forschung und dienen als zusätzliche Malignitätskriterien. Vor allem zur Therapieplanung der Radiatio ist bei Inoperabilität der Patientin die Kenntnis um Prognosefaktoren besonders bedeutend.

Die operative Therapie. Nach Abwägung der anästhesiologischen Risikofaktoren, die in dem Endometriumkarzinom-Patientinnenkollektiv aufgrund der prädisponierenden Faktoren, wie Adipositas, Hypertonie und Diabetes mellitus hoch sind, ist die operative Behandlung des Endometriumkarzinoms Therapie der Wahl.

Da zur ***Prognose*** des Endometriumkarzinoms zahlreiche Studien vorliegen und sich der ***retroperitoneale Lymphknotenbefall,*** eine ***positive Peritonealzytologie*** und die ***Infiltrationstiefe in das Myometrium*** als prognostisch ungünstig herausgestellt haben, erfolgte 1988 eine Revision der Klassifikation durch die FIGO (International Federation of Gynecology and Obstetrics; s. auch Tabelle 18.19, Kap. 18.1, Tabelle 18.22 u. 18.23).

Tabelle 18.44 stellt eine Übersicht über die operative Primärtherapie des Endometriumkarzinoms in den unterschiedlichen Stadien dar. Voraussetzung hierfür ist die Operabilität und Narkosefähigkeit der Patientin.

Im Stadium Ia, b, Grad 1, 2 wird nach Entnahme einer Peritonealzytologie per laparotomiam die abdominale Hysterektomie mit bilateraler Salpingoophorektomie durchgeführt.

Ist das Myometrium bis über die Hälfte infiltriert oder liegt ein histologischer Grad III vor, wird zusätzlich eine pelvine Lymphonodektomie empfohlen. Ob eine paraaortale Lymphonodektomie für das Überleben eine Rolle spielt, erscheint fraglich und wird in klinischen Studien überprüft. Bei suspekten Lymphknoten erfolgt natürlich auch hier eine Lymphonodektomie. Die operative Primärtherapie des Endometriumkarzinoms im Stadium IIa, b, Grad 1–3 besteht in einer erweiterten Radikaloperation nach Wertheim-Meigs mit bilateraler Salpingoophorektomie. Je nach Metastasierungsort wird im Stadium III und IV so radikal wie möglich operiert. Oftmals besteht eine Inoperabilität, wenn der Tumor z. B. auf die Beckenwand übergeht und die iliakalen Gefäße einmauert. Bei der Operation fortgeschrittener Karzinome kann es zu Darm- und Blasenverletzungen kommen. Auch die Entfernung von Oberflächenmetastasen der Leber ist oft durchführbar. Die Entfernung von Parenchymmetastasen hat jedoch eine hohe Mortalität.

Aufgrund des chirurgisch-histopathologischen Stagings lassen sich 2 Patientengruppen unterscheiden: eine mit einem hohen und eine mit einem niedrigen Rezidivrisiko.

Das Hochrisikokollektiv ist gekennzeichnet durch ein hohes FIGO-Stadium über Stadium II, eine Metastasenabsiedelung über den Uterus hinaus, einen hohen Differenzierungsgrad, eine tiefe myometrane Infiltration von mehr als der Hälfte, einen Zervixbefall, eine positive Peritonealzytologie, eine Gefäßinvasion und einen ungünstigen histopathologischen Typ (s. Abschnitt Histopathologie).

Nicht immer liegen alle Risikofaktoren gleichzeitig vor, und es kommen auch Rezidive in der Niedrigrisikogruppe vor. Deshalb ist es Gegenstand vieler Untersuchungen, neue Prognosefaktoren zu ermitteln.

Stadieneinteilung. Die revidierte Fassung der International Federation of Gynecology and Obstetrics (FIGO) geht auf Untersuchungsreihen zu Prognosekriterien des Endometriumkarzinoms zurück. Für das operative Staging ist eine adäquate Operation Voraussetzung, die die Hysterektomie mit Bestimmung der myometranen Invasionstiefe erfordert, aber auch eine Entnahme der Peritonealzytologie und bei tiefer myometraner Infiltration, einem histologisch undifferenzierten Karzinomtyp, bei Operabilität ein Lymphknotensampling der pelvinen und ggfs. paraaortalen Lymphknoten (s. Tabelle 18.19–18.22).

Die beim operativen Staging erhobenen Informationen sind für die Prognose der Patientin richtungsweisend. Am bedeutendsten ist die Stadieneinteilung, ergänzend findet die Infiltrationstiefe und der pelvine/paraaortale Nodalstatus Beachtung.

Adjuvante Therapie. Patientinnen mit Endometriumkarzinom im Stadium I sind zu 90 % durch Hysterektomie und bilaterale Adnektomie heilbar. Gehören sie zu dem Patientenkollektiv mit ungünstigen Prognosefaktoren (s. oben), so ist die Indikation für eine ***perkutane Nachbestrahlung*** gegeben. Diese wird durch ***vaginale Kontaktbestrahlung*** (Brachytherapie) ergänzt. Auch bei Inoperabilität und bei fortgeschrittenem Erkrankungsstadium wird die ***kombinierte Radiatio*** durchgeführt. Bei noch vorhandenem Uterus werden spezielle Applikatoren in das Cavum uteri eingeführt und anschließend im sogenannten Afterloading-Verfahren mit einem Strahlungsträger (z.B. Iridium) beladen. Diese lokale Kontaktbestrahlung erstreckt sich auf 5–6 Kurzzeitbestrahlungen.

War die Zervix in das Tumorgeschehen involviert (Stadium II), so werden der Vaginalstumpf und die Restparametrien kontaktbestrahlt. Die angestrebte Herddosis beträgt ca. 40 Gy. Im Falle des Endometriumkarzinoms Stadium III besteht die Standardtherapie ebenfalls in einer kombinierten Radiatio. Liegen im Stadium IV Metastasen vor, so diktieren Ort der Metastasierung und Symptome die Therapie. Zusätzlich zur kombinierten Radiatio können distante Metastasen durch eine hormonelle Therapie erreicht werden. Eine gute Ansprechrate von ca. 15–30% der Patientinnen hat die hochdosierte Gestagentherapie gezeigt. Diese Ansprechrate ist assoziiert mit einem verbesserten Überleben. Allerdings ist sie mit der Anwesenheit von Hormonrezeptoren im Tumor und dem Differenzierungsgrad korreliert. Versagt die Hormontherapie, so kommen unter Studienbedingungen Chemotherapien in Betracht.

! Adjuvante Therapie des Korpuskarzinoms:

- Kombinierte Radiatio
- Hochdosierte Gestagentherapie

Auftreten und Behandlung des Korpuskarzinomrezidivs. Die meisten Rezidive nach therapiertem Endometriumkarzinom treten innerhalb von 2 Jahren auf. Lokalisation dieser Rezidive sind mit abnehmender Häufigkeit Vagina, Parametrien und bei primär bestrahltem Endometriumkarzinom Uterus und Ovarien. Die Diagnose sollte, falls möglich, histologisch gesichert werden; ergänzend werden bildgebende Verfahren wie Sonographie, Computertomographie und i.v.-Urographie angewandt.

Als Palliativtherapie kann, falls es die kumulative Strahlendosis erlaubt, eine Radiatio effektiv sein. Wenn bisher keine lokale Bestrahlung erfolgt ist, ist ein kurativer Ansatz in der Bestrahlung des Lokalrezidivs am Scheidenstumpf gegeben. Patientinnen, bei denen der Hormonstatus im Tumor primär positiv war, können bei Rezidiv oder Metastasen von einer Gestagentherapie profitieren. War der Hormonrezeptorstatus negativ, muß eine Chemotherapie erwogen werden. Hierbei kommt dem Doxorubicin die bedeutendste Rolle zu.

Nachsorge. Nach erfolgter Karzinomtherapie sollte eine Tumornachsorge empfohlen werden. Die Aufgabe besteht darin, ein Tumorrezidiv frühzeitig zu erkennen, Begleit- oder Folgeerkrankungen festzustellen und die Patientinnen auch psychosozial zu unterstützen. Die Zeitabstände der Kontrolluntersuchungen sind in den ersten 2 Jahren kurzfristig alle 3–4 Monate durchzuführen, in den folgenden 3 Jahren werden die Patientinnen halbjährlich einbestellt. Bei den Nachsorgeuntersuchungen wird neben dem Allgemeinzustand und dem gynäkologischen Befund das Labor bestimmt. Halbjährlich sollte eine Oberbauchsonographie (hepatische Metastasen) und jährlich eine Thoraxaufnahme (pulmonale Metastasen) durchgeführt werden. Bei Beschwerden kann auch eine i.v.-Urographie oder Computertomographie des Abdomens indiziert sein.

ZUSAMMENFASSUNG

Gut- und bösartige Neubildungen der Endometriumschleimhaut fallen meistens durch Blutungen im Sinne von Meno-/Metrorraghien auf. Betroffen sind überwiegend Patientinnen in der Peri- und Postmenopause. Zum Ausschluß einer obligaten Präkanzerose sowie eines Malignoms ist eine Sicherung durch fraktionierte Kürettage erforderlich. Bei gutartigen Veränderungen ist die Kürettage die Therapie. Prämaligne Veränderungen werden abhängig vom Kinderwunsch hormonell mit engmaschiger histologischer Kontrolle behandelt. Bei obligaten Präkanzerosen und Endometriumkarzinom erfolgt als Primärtherapie der Wahl eine stadienadaptierte operative Intervention. Als adjuvante Therapiemaßnahme des Endometriumkarzinoms kommt die kombinierte Radiatio zur Anwendung.

Neubildungen des Myometriums fallen häufig durch Verdrängungserscheinungen und Dysmenorrhoe auf. Als Myome sind sie überwiegend gutartig. Meistens sind prämenopausale Patientinnen betroffen. Im fertilen Alter ist die operative Myomenukleation Therapie der Wahl, der zur Verkleinerung eine Behandlung mit GnRH-Analoga vorausgeschickt werden kann. Wegen des Rezidivsrisikos ist bei abgeschlossenem Kinderwunsch eine Hysterektomie ratsamer.

18.6 Gut- und bösartige Neubildungen der Ovarien

J. Pfisterer

18.6.1 Gutartige Neubildung der Ovarien

EINLEITUNG
Tumorähnliche Veränderungen des Ovars werden heutzutage häufig diagnostiziert. Der Hauptgrund hierfür liegt darin, daß die routinemäßig angewandte Vaginalsonographie es erlaubt, alle physiologischen und pathologischen Veränderungen im Ovar ab wenigen Millimetern Größe zu erkennen. Es ist daher grundsätzlich wichtig, physiologische Veränderungen im Bereich des Ovars während eines Zyklus von echten pathologischen Veränderungen, welche ein operatives Eingreifen erforderlich machen, abzugrenzen.

Funktionelle Zysten

DEFINITION
Als funktionelle Zysten werden alle normalen und pathologischen zystischen Wachstums- und Regressionsvorgänge im Bereich der Ovarien unter dem Einfluß der Gonadotropine, der Ovarialhormone sowie unter einer exogen zugeführten Hormonbehandlung verstanden.

Aus dieser Definition wird klar, daß eine chirurgische Therapie hier nicht angezeigt ist.

! Falls überhaupt eine Therapie erforderlich ist, so muß diese endokriner Art sein.

Während der Geschlechtsreife unterliegt das Ovar einer fast permanenten Form- und Strukturveränderung: FSH läßt zunächst einzelne Follikel heranreifen; schließlich gewinnt einer dieser Follikel die Oberhand. Später kommt es zur Ruptur und aus dem Graaf-Follikel wird ein Corpus luteum, welches teilweise zystisch dilatiert sein kann und im Einzelfall mehrere Monate bis zur Rückbildung benötigt. Der Endzustand wird dann Corpus albicans genannt (s. Kap. 2.2). So entstehen, heutzutage durch die Vaginalsonographie nahezu permanent beobachtbare, „Ovarialzysten“ bei der geschlechtsreifen Frau, die sowohl an Größe zunehmen können (wachsender Follikel), als auch teilweise blutigen oder flüssigen Inhalt haben können (Corpus luteum) und über Wochen und Monate nachweisbar sind.

Überschreitet ein Follikel eine Größe von mehr als etwa 4 cm, so wird er als ***Follikelzyste*** bezeichnet. Der Übergang zwischen einem normalen Follikel zum Ovulationszeitpunkt und einer Follikelzyste, welche persistieren kann, ist fließend. Persistierende Follikelzysten entstehen durch Störungen hypothalamischer, hypophysärer und ovarieller Regulationsmechanismen. In der Regel bilden sich Follikelzysten nach einigen Monaten zurück. Im Einzelfall kann diese Rückbildung auch länger andauern, ist dies der Fall, so muß der Verlauf durch Sonographie überprüft werden.

Eine Sonderform stellt das ***polyzystische Ovar*** dar. Hier finden sich viele Follikel in einem Ovar, die jedoch meist relativ klein sind. Histologisch findet man meist eine hypertrophe Thekazellschicht. Ovulationen finden nicht statt, insofern sucht man Corpora albicantia vergeblich. Das Krankheitsbild, das Syndrom der polyzystischen Ovarien, betrifft beide Ovarien und geht mit einer endokrinen Symptomatik einher, die allein diagnoseweisend ist (s. Kap. 5).

Hat die Ovulation stattgefunden, so kann in einigen Fällen das sich bildende Corpus luteum durch einen blutgefüllten zystischen Hohlraum ausgeweitet sein; auch hier kann es einige Monate dauern, bis eine Rückbildung entstanden ist. In Einzelfällen, insbesondere während einer Schwangerschaft, kann eine solche ***Corpus-luteum-Zyste*** bis zu 8 cm groß werden.

Echte Neubildungen des Ovars

Bei den echten Tumoren des Ovars muß man epitheliale Tumoren von den Keimstrang-Stromatumoren, den Tumoren des Bindegewebes sowie den Keimzelltumoren unterscheiden.

Die epithelialen Tumoren sind die häufigsten, sie leiten sich vom paramesonephrischen Zölomepithel, welches auch Müller-Epithel genannt wird, ab. Man unterscheidet nach dem histologischen Bild verschiedene Typen: Seröse, muzinöse, endometrioide, klarzellige und Brennertumoren.

Die Keimzelltumoren leiten sich von den Keimzellen ab, die Keimstrang-Stromatumoren leiten sich aus dem sexuell determinierten Mesenchym des Ovars ab.

Gutartige epitheliale Ovarialtumoren

Zwei Drittel aller Ovarialtumoren sind epitheliale Tumoren. Häufig kann man in den Ovarien postmenopausaler Frauen mikroskopisch kleine Zysten erkennen, welche von einem niedrigen kubischen, serösen oder auch hochzylindrisch-muzinösen Epithel ausgekleidet sind. Klinisch haben diese sogenannten ***Keimepithelzysten*** keine Bedeutung. Der Entstehungsmechanismus ist nicht genau geklärt, möglicherweise handelt es sich um Einstülpungen des Oberflächenepithels. Diese kleinen Zystchen stellen jedoch höchstwahrscheinlich den Ausgangspunkt der epithelialen Ovarialtumoren dar.

Papillär-seröse Tumoren. Papillär-seröse Ovarialtumoren machen etwa die Hälfte aller Ovarialtumoren aus. Das ***seröse Zystadenom*** (= seröse Ovarialzyste = seröses Kystom) kann zu einem sehr großen, die gesamte Bauchhöhle ausfüllenden Tumor heranwachsen. Nach Eröffnung entleert sich aus den meist ein- oder auch mehrkammerigen Zysten eine dünnflüssige, klare Flüssigkeit. Histologisch sind sie von einem in der Regel einreihigen zilientragenden Epithel ausgekleidet.

Stellenweise können auch papilläre, blumenkohlartige Wucherungen auftreten. Im Einzelfall ist hier eine Abgrenzung zum „Low malignant potential Tumor“ oder gar zum invasiven Ovarialkarzinom nur histologisch möglich.

Muzinöse Tumoren. Das ***muzinöse Zystadenom*** (= Pseudomuzinkystom = muzinöses Ovarialkystom) hat seinen Namen von der teilweise gallertartigen Flüssigkeit, die sich nach Eröffnung entleert. Histologisch sind diese Tumoren von einem hohen Zylinderepithel ausgekleidet. Auch hier sind beachtliche Tumorgrößen, die den gesamten Bauchraum ausfüllen, möglich. Histologisch kann man bei den muzinösen Tumoren nach der Ähnlichkeit mit Zervixdrüsen bzw. mit Drüsen im Kolon einen sogenannten zervikalen von einem intestinalen Typ unterscheiden.

Eine Sonderform ist das ***Pseudomyxoma peritonei***. In Verbindung mit einem muzinösen Zystadenom, welches dann oftmals rupturiert ist, findet man gallertige Pseudomuzinmassen im gesamten Bauchraum. Die gesamte Peritonealhöhle ist mit zähen Gallertmassen angefüllt. Da dieses Pseudomyxoma peritonei möglicherweise infolge einer Ruptur eines muzinösen Zystadenomes entstehen kann, muß bei der operativen Entfernung eine Verletzung eines derartigen Tumors unbedingt vermieden werden.

Tumoren der Keimzellen

Etwa ein Viertel aller Ovarialtumoren nimmt von den Keimzellen seinen Ausgang. Die gutartigen Formen werden Dermoidzyste oder auch ***reifes zystisches Teratom*** genannt und machen etwa ein Drittel aller gutartigen Ovarialtumoren aus.

Dermoidzysten entstehen meist bei jüngeren Frauen, sie sind überwiegend einseitig lokalisiert und wachsen nur langsam. Bei Eröffnung ist ihre Konsistenz teigig, bei Körpertemperatur enthält die Zyste flüssigen, nach der Entfernung bei Raumtemperatur zähfließenden Talg, an einzelnen Stellen finden sich nach Eröffnung solide Partien, die sogenannten Kopfhöcker, welche teilweise Zähne, Haare und Knochenanteile enthalten.

> **!** Histologisch finden sich bei Dermoidzysten Teile aller 3 Keimblätter.

Keimstrang-Stromatumoren

Die Keimstrang-Stromatumoren entstehen aus dem sexuell differenzierten Mesenchym des Ovars. Die Tumoren bestehen aus Granulosa- und Thekazellen, welche Östrogene und Gestagene bilden können. Darüber hinaus gibt es Tumoren aus Sertoli- und Leydig-Zellen, welche Testosteron bilden können. Diese Tumoren gelten als die sogenannten hormonbildenden Tumoren des Ovars. ***Granulosazelltumoren*** sind meist einseitige, überwiegend solide, auf der Schnittfläche teilweise gelblich erscheinende Tumoren. Histologisch erkennt man den aus den typischen Granulosazellen aufgebauten Tumor, welcher Östrogene produzieren kann. Tritt ein solcher östrogenbildender Tumor beim Kind auf, so kann er zu einer Pseudopubertas praecox führen. Tritt ein solcher Tumor bei der erwachsenen Frau auf, so kann es zu einer glandulär-zystischen Hyperplasie des Endometriums, zu einer Vergrößerung des Uterus und zu einer Zunahme der Brustgröße kommen. Anamnestisch berichten davon betroffene Frauen, daß sie sich „schwanger“ fühlten, ohne daß jedoch eine Schwangerschaft vorliegt. Klinisch können sich manche dieser Granulosazelltumoren außerordentlich maligne verhalten, ohne daß dies histologisch dem entsprechenden Tumor anzusehen wäre. Aus diesem Grunde werden die Granulosazelltumoren von manchen Autoren zu den malignen Ovarialtumoren gerechnet.

Die ***Thekazelltumoren*** des Ovars, die sogenannten Thekome, bestehen aus fettreichen Stromazellen, welche histologisch eine Ähnlichkeit mit Thekaluteinzellen aufweisen. Thekome treten häufig perimenopausal auf.

Die ***Ovarialfibrome*** treten gehäuft postmenopausal auf, sie sind meist einseitig und relativ derb. Manchmal findet man bei Ovarialfibromen einen begleitenden Aszites und Pleuraerguß. Dieses Syndrom (Ovarialfibrom, Aszites, Pleuraerguß) ist auch unter dem Namen ***Meigs-Syndrom*** bekannt.

Sertoli-Leydig-Zelltumoren (= Androblastom = Arrhenoblastom) sind äußerst seltene, häufig bei jungen Frauen auftretende Ovarialtumoren. Man kann in Abhängigkeit vom Anteil an Sertoli- oder Leydig-Zellen verschiedene Formen unterscheiden. In den Leydig-Zellen bilden die Tumoren Testosteron und bewirken bei der betroffenen Patientin die Ausbildung einer tiefen Stimme, einen Bartwuchs, einen Hirsutismus, eine Klitorishypertrophie sowie eine sekundäre Amenorrhoe. Wenn der Tumor entfernt wird, kommt es zur Refeminisierung, wobei jedoch fast immer die tiefe Stimme zurückbleibt.

Symptome. Häufig machen Ovarialtumore keine oder nur geringe uncharakteristische Beschwerden, auch dann erst, wenn sie schon sehr groß sind. Übersteigt ein Tumor eine bestimmte Größe, steigt er aus dem kleinen Becken auf und die Nachbarorgane, insbesondere die Darmschlingen, weichen aus. Viele Ovarialtumoren werden im Rahmen von Vorsorgeuntersuchungen als Zufallsbefund diagnostiziert. Bei ganz großen Tumoren wird der Arzt aufgesucht, wenn eine Zunahme des Leibesumfanges von der betroffenen Patientin festgestellt oder wenn eine Vorwölbung von außen von der Patientin selbst getastet wird.

> **!** Ovarialtumoren machen erst dann Beschwerden, wenn sie so groß geworden sind, daß die Beengung im Bereich der Bauchhöhle signifikant wird.

In bestimmten Situationen werden Ovarialtumoren durch Verwachsungen oder auch durch Einklemmungen am Aufsteigen aus dem kleinen Becken gehindert, so daß dann Unterleibsbeschwerden in Form von Schmerzen, Völlegefühl oder auch Rückenschmerzen auftreten können. Darüber hinaus kann es in Einzelfällen zur Behinderung der Harnblasen- und Darmentleerung kommen; im Extremfall können die großen Gefäße im Bereich der Abdominalhöhle komprimiert werden. Handelt es sich um einen hormonbildenden Tumor (z.B. Granulosazelltumor), so kann es auch aufgrund der hormonellen Wirkung zu einer uterinen Blutung kommen.

In etwa 10% der Fälle kommt es zur ***Stieldrehung*** eines Ovarialtumors. Unter einer Stieldrehung versteht man, daß sich ein Tumor, der mit einem anderen Gewebe in Verbindung steht, um seine Achse dreht. Grundlage hierfür ist der flüssige Inhalt eines Tumors: Wird der Körper der Trägerin mit dem Tumor mit flüssigem Inhalt gedreht und die Drehung abgebremst, so bleibt aufgrund der Trägheitsmomente die Flüssigkeit zunächst weiter in Bewegung und kann den gesamten Tumor indirekt um seine eigene Achse drehen. Zur Stieldrehung kommt es bei Körperbewegungen, die plötzlich erfolgen und plötzlich wieder abgebremst werden. Klassischerweise wird ein plötzlicher Lagewechsel wie beispielsweise ein Umdrehen im Bett oder Springen als Ursache angegeben. Durch die Stieldrehung wird zunächst die venöse Blutzirkulation gedrosselt, wobei die arterielle Blutversorgung noch fortbesteht. Infolgedessen kommt es zu einer venösen Stauung des Tumors. Wird schließlich auch die arterielle Blutversorgung unterbrochen, so kann es zu einer Totalnekrose des gesamten Tumors kommen. Klinisch geben die Patientinnen Schmerzen im Abdomen an, die in der Regel aus völliger Gesundheit heraus abrupt bei Lagewechsel entstanden sind. Darüber hinaus findet man peritoneale Reizerscheinungen wie Übelkeit, Erbrechen und Abwehrspannung der Bauchdecken. Ein stielgedrehter Ovarialtumor muß umgehend operativ saniert werden, geschieht dies nicht, so kann es zur Nekrose des entsprechenden Ovars kommen, welches evtl. noch erhaltbar wäre. Darüber hinaus kann ein nekrotisch gewordener Tumor eine aseptische Fremdkörperperitonitis hervorrufen, diese kann im Extremfall in eine septische Peritonitis durch Einwanderung von Darmkeimen übergehen.

Diagnostik. Bis vor etwa 20 Jahren erfolgte die Diagnose eines Ovarialtumors nahezu ausschließlich durch die gynäkologische Tastuntersuchung bei einer Patientin mit Symptomen. Dies hat sich in den letzten Jahren grundlegend geändert: Durch die Einführung der Krebsvorsorgeuntersuchungen bei der symptomlosen Frau sowie durch die zunächst abdominale und heute standardmäßig durchgeführte vaginale Sonographie werden heute auch wenige Millimeter große, physiologische Veränderungen des Ovars erkannt. War bei einer symptomatischen Patientin früher immer eine operative Revision eines Befundes angezeigt, so ist die wichtigste Aufgabe der Diagnostik heute, die echten krankhaften Veränderungen von den normalen physiologischen Veränderungen am Ovar abzugrenzen, welche keiner operativen Therapie bedürfen.

Man geht heute davon aus, daß es sich in etwa 95% der ovariellen Befunde, die bei symptomlosen Frauen mittels einer Vaginalsonographie festgestellt worden sind, um Veränderungen handelt, die keiner operativen Abklärung bedürfen.

Grundlage der Diagnostik ist die ***bimanuelle Tastuntersuchung***, hierbei kann die Größe und die Oberflächenbeschaffenheit des Tumors, seine Konsistenz, seine Beweglichkeit, seine Beziehung zum Uterus und anderen Strukturen im kleinen Becken (Parametrien, Rektum) beurteilt werden. Darüber hinaus kann der Douglas-Raum abgetastet werden. Finden sich hier Hinweise für eine Peritonealkarzinose, so deutet dies auf Malignität hin; sind im Douglas tastbare Veränderungen schmerzhaft, so kann dies ein Hinweis auf eine Endometriose sein.

Bei großen Tumoren steht die ***Abdominalsonographie*** zur weiteren Abklärung im Vordergrund, da diese aufgrund ihrer Größe aus dem kleinen Becken aufgestiegen sein können und für die Vaginalsonde nicht mehr zugänglich sind. Bei kleineren Tumoren ist die ***Vaginalsonographie*** eine wichtige Ergänzung der bimanuellen Tastuntersuchung. Egal ob mit Abdominal- oder Vaginalsonographie lassen sich hier zystische von soliden Veränderungen differenzieren. Es können Aussagen getroffen werden, ob es sich um ein- oder mehrkammerige Veränderungen handelt, ob die Ober- oder Innenfläche glatt ist oder evtl. solide oder papilläre Wucherungen aufweist. Die ***Doppler- und Farbdoppler-Sonographie*** kann die Durchblutung eines Tumors messen; in soliden Abschnitten angewandt, spricht eine verstärkte Vaskularisation für Malignität.

Die Bestimmung des ***Tumormarkers CA 125*** ist differentialdiagnostisch nur untergeordnet wichtig. Eine Erhöhung bedeutet nicht automatisch Malignität, da auch bei gutartigen Veränderungen wie bei einer Endometriose oder einer Adnexitis das CA 125 erhöht sein kann. Darüber hinaus findet man auch bei malignen Ovarialtumoren nicht selten normale CA 125-Werte.

Die ***Computertomographie*** oder ***Kernspintomographie*** von Ovarialtumoren ist in der Differentialdiagnose wenig hilfreich und der Sonographie deutlich unterlegen.

Synopsis. Berücksichtigt man das Alter der Patientin, das klinisch angegebene Beschwerdebild sowie den Zustand der Patientin, so ist die Differentialdiagnose von Ovarialtumoren nicht mehr so schwierig: Das normale Ovar einer geschlechtsreifen Frau ist etwa $5 \times 3 \times 2$ cm groß, derb, druckempfindlich. Bei der geschlechtsreifen Frau bis zum etwa 45. Lebensjahr finden sich sehr häufig funktionelle Tumoren der Ovarien, die keiner weiteren operativen Behandlung bedürfen. Schmerzen, insbesondere zyklisch auftretende, sprechen in Kombination mit Blutungsstörungen für funktionelle Veränderungen.

Echte Ovarialtumoren hat man häufiger ab einer Größe von mehr als 6 cm und soliden bzw. papillären Wucherungen. Ab dem etwa 45. Lebensjahr sind die Ovarien meist kleiner, bei der alten Frau sind sie in der Regel nicht mehr tastbar. Postmenopausal gibt es logischerweise keine funktionellen Veränderungen am Ovar mehr.

Abzugrenzen sind Ovarialtumoren vom Uterus myomatosus bzw. von einem Myom. Dies ist durch die Lage und Konsistenz meistens relativ einfach möglich, auch die Sonographie kann hier zur weiteren Klärung beitragen. Schwierig kann die Differentialdiagnose eines entzündlichen Adnextumors von einem echten Ovarialtumor sein. Hier hilft die genaue Anamnese weiter, evtl. kann serologisch ein erhöhter Titer gegen Chlamydia trachomatis weiterhelfen.

Therapie. Die wichtigste Entscheidung bei Vorliegen eines Ovarialtumors ist die, ob überhaupt eine operative Therapie erforderlich ist oder ob es sich um eine funktionelle Veränderung, welche keiner operativen Therapie bedarf, handelt. Insbesondere von klinisch und in der Sonographie unerfahrenen Ärzten wird heutzutage die Möglichkeit einer laparoskopischen Abklärung als sehr frühe diagnostische (und gleichzeitig therapeutische) Maßnahme eingesetzt. So werden relativ häufig laparoskopische Eingriffe zur Entfernung von funktionellen Ovarialveränderungen durchgeführt, was absolut unnötig ist. Daher muß vor jedem operativen Eingriff eine differenzierte Indikationsstellung erfolgen.

Um unnötige Operationen zu vermeiden, ist bei einer prä- und perimenopausalen Patientin mit einer einkammerigen, außen und innen sonographisch glatten Zyste des Ovars bis zu einem Durchmesser von 6 cm bei Beschwerdefreiheit eine Verlaufskontrolle über einige Monate gerechtfertigt. Nimmt die Zyste während dieses Beobachtungszeitraumes an Größe zu oder treten Beschwerden auf, so ist eine Operation indiziert. Diese kann dann laparoskopisch durchgeführt werden.

Mehrkammerige Zysten und solche mit intrazystischen Strukturen sind Veränderungen, deren Dignität präoperativ nicht mit der notwendigen Sicherheit eingeschätzt werden kann. Bezüglich der Entfernung eines solchen Tumors unterliegen beide Operationsmethoden, die Laparoskopie wie auch die Laparotomie dem gleichen Sicherheitsstandard: Unverletzte Bergung und Entfernung des Tumors. Ist die Frau postmenopausal, so erfolgt eine Ovarektomie oder Adnexexstirpation. Bei prämenopausalen Frauen, insbesondere bei noch nicht abgeschlossener Familienplanung, bedarf die Ausdehnung des Eingriffes im Sinne einer Adnexexstirpation einer ganz strengen Indikationsstellung. Problematisch ist hierbei der Widerspruch zwischen dem Wunsch nach organerhaltendem Vorgehen einerseits und dem erhöhten Risiko des Tumoraufbruchs bei organerhaltendem Vorgehen bei Laparoskopie während des Eingriffes, mit der Möglichkeit einer intraoperativen Tumorzellverschleppung.

Bei Ovarialtumoren, die aufgrund der Klinik oder anderer diagnostischer Untersuchungen als maligne erscheinen, ist eine primäre Laparotomie indiziert. Entschließt man sich bei einem Tumor unklarer Dignität zu einer laparoskopischen Operation, so muß man unbedingt dafür Sorge tragen, daß der Sicherheitsstandard nicht den einer Laparotomie unterschreitet:

> **!** Die Präparation und Entfernung des Tumors hat unbedingt in toto zu erfolgen; eine Bergung in einem reißfesten Beutel, so daß gewährleistet wird, daß keine Verschleppung von Tumorinhalt in die Bauchhöhle erfolgt.

Bei bereits klinisch und mit bildgebenden Verfahren als fortgeschrittenen Ovarialmalignomen diagnostizierten Fällen hat die Laparoskopie höchstens einen Stellenwert zur unmittelbaren Diagnosesicherung vor einer stadiengerechten Behandlung. Wird hier ein zweizeitiges Vorgehen mit zeitlicher Verzögerung durchgeführt, so besteht die Möglichkeit der Ausbildung von Implantationsmetastasen in den Laparoskopiekanälen.

Die laparoskopische Operationstechnik bei Ovarialtumoren hat prinzipiell den Vorteil, daß die Rekonvaleszenzzeit bei der betroffenen Patientin kürzer ist, als bei einer durchgeführten Laparotomie. Auf der anderen Seite müssen strukturelle Voraussetzungen gegeben sein, falls ein Ovarialtumor laparoskopisch operiert werden soll: In jedem Operationssaal, in dem laparoskopische Eingriffe am Ovar vorgenommen werden, muß jederzeit auch eine Laparotomie indikationsgerecht durchgeführt werden können. Alle Befunde, bei denen präoperativ ein Malignom nicht mit hoher Sicherheit ausgeschlossen werden kann, müssen, auch wenn sie primär laparoskopisch angegangen werden sollen, in einer Klinik operiert werden, in der in der gleichen Sitzung eine stadiengerechte Operation eines Ovarialkarzinoms vorgenommen werden könnte. Bezüglich der Personalstruktur und der interdisziplinären Zusammenarbeit (Chirurgie, Schnellschnittdiagnostik, etc.) gelten die gleichen Anforderungen unabhängig von der gewählten Operationstechnik, ob Laparoskopie oder Laparotomie.

! Grundsätzlich wichtig, und im klinischen Alltag viel zu wenig beachtet, ist die Tatsache, daß viel zu viele funktionelle Veränderungen am Ovar mittels einer laparoskopischen Operation entfernt werden. Aus diesem Grund ist eine sorgfältige präoperative Diagnostik und eine differenzierte Indikationsstellung vor der Entscheidung zu einem operativen, auch laparoskopischen Eingriff, unabdingbar.

ZUSAMMENFASSUNG

Ovarialtumore sind in den weitaus meisten Fällen gutartig. Sie sind verschiedenen histologischen Ursprungs. Zwei Drittel sind epitheliale Tumore. Meist sind dies seröse und muzinöse Zystadenome. Andere sind Keimzelltumore wie beispielsweise die Dermoidzyste (auch Teratom genannt), die Bestandteile aller drei Keimblätter. Tumore, die sich vom Keimstrangepithel ableiten, sind hormonproduzierend. Granulosazelltumore produzieren Östrogen, während das Arrhenoblastom Androgene bildet. Einen Notfall bei akutem Abdomen stellt ein stielgedrehter Tumor, der sich flüssigkeitsgefüllt um die eigene Achse gedreht hat, dar. Letztlich kommt es zum Stop der arteriellen Versorgung mit konsekutiver Nekrose des Ovars. Dies erfordert die sofortige Operation.

Funktionelle Zysten bedürfen, wenn überhaupt, höchstens einer endokrinen Therapie.

18.6.2 Maligne Ovarialtumoren

EINLEITUNG

Der größte Teil aller malignen Tumoren der Ovarien leitet sich vom sogenannten Oberflächenepithel des Ovars ab, welches auch als Keim-, Zölom- oder Müller-Epithel bezeichnet wird. Daneben gibt es noch maligne Tumoren, welche aus dem sexuell differenzierten Mesenchym hervorgehen und Tumoren, welche von den Keimzellen abstammen. Wie der Begriff „Karzinom" bereits beinhaltet, versteht man unter Ovarialkarzinom nur die malignen Tumoren des Keimepithels.

Häufigkeit und Risikofaktoren. Das Ovarialkarzinom findet sich sehr häufig in Europa und unter der weißen Bevölkerung der USA. Jährlich erkranken etwa 15 von 100 000 Frauen neu an einem Ovarialkarzinom. Auf die Genitalmalignome bezogen ist das Ovarialkarzinom nach dem Endometrium- und Zervixkarzinom das 3.-häufigste. Dennoch ist es die ***Hauptursache für Sterbefälle*** bei gynäkologischen Krebserkrankungen; in Deutschland versterben jährlich etwa 7 000 Frauen an einem malignen Ovarialtumor.

Die Ätiologie des Ovarialkarzinoms ist weitgehend unklar. Zahlreiche Risikofaktoren für das Auftreten sind jedoch bekannt. Wie bei vielen bösartigen Erkrankungen ist das Lebensalter ein Risikofaktor: So steigt mit zunehmendem Alter die Inzidenz des Ovarialkarzinoms. Umwelt- und Ernährungsfaktoren, sowie eine überwiegend fleisch- und fetthaltige Ernährung scheinen mit einer erhöhten Inzidenz einherzugehen. Infertilität, Nulliparität und dauerhaft ovulatorische Zyklen werden mit einem erhöhten Risiko in Verbindung gebracht. Auf der anderen Seite scheinen die Zahl der Schwangerschaften und die Dauer der Einnahme von Ovulationshemmern protektive Faktoren darzustellen. So nimmt man an, daß jede Ovulation mit der nachfolgend notwendigen Proliferation des ovariellen Keimepithels in Zusammenhang mit dem späteren Auftreten eines Ovarialkarzinoms steht.

Die überwiegende Mehrzahl (etwa 95%) aller Ovarialkarzinome tritt sporadisch auf und nur etwa 5% sind durch eine familiäre Belastung bedingt. Man unterscheidet hierbei das organspezifische familiäre Ovarialkarzinomsyndrom, das familiäre Mamma-/Ovarialkarzinomsyndrom sowie das Lynch II-Syndrom. Beim organspezifischen familiären Ovarialkarzinom liegt der Altersgipfel etwa 10 Jahre früher als beim nicht-familiären Ovarialkarzinom. Bei Erkrankung einer Verwandten I. Grades beträgt das relative Risiko 3%, bei Frauen mit zwei erkrankten nahen Verwandten liegt die Inzidenz des Ovarialkarzinoms bereits bei 30–40%. Das familiäre Mamma-/Ovarialkarzinomsyndrom ist mit einer Veränderung des BRCA-1 Genes auf Chromosom 17 q assoziiert: Eine Mutation in diesem BRCA-1 Gen (Breast Cancer Gene 1) ist mit einem deutlich erhöhten Risiko für ein Mamma- und/oder Ovarialkarzinom verbunden: 50% der betroffenen Frauen erkranken im Lauf ihres Lebens an einem Ovarialkarzinom. Das Lynch II-Syndrom stellt eine Kombination des Lynch I-Syndromes (familiäres Kolonkarzinom) mit Ovarial-, Endometrium-, Mammakarzinom und anderen Malignomen aus dem Gastrointestinal- und Urogenitaltrakt dar. Das Risiko für ein Ovarialkarzinom ist bei Frauen aus diesen Familien auf das 3fache erhöht.

Früherkennung. Durch den zunächst symptomarmen Verlauf der Erkrankung wird in der überwiegenden Mehrzahl der Fälle die Diagnose erst in einem fortgeschrittenen Stadium (FIGO III und IV) gestellt. Dies ist die Hauptursache dafür, daß die 5-Jahresüberlebensraten nur zwischen 20% und 40% liegen. Eine Früherkennung mit einer nachfolgenden frühzeitigen Therapie könnte zu einer Verbesserung der Prognose führen. Insbesondere die oben erwähnten Risikogruppen könnten von solchen Früherkennungsmaßnahmen profitieren.

Eine Früherkennung unter Zuhilfenahme von Tumormarkern und Vaginalsonographie wird angestrebt, ist jedoch mit Schwierigkeiten verbunden: Die Sonographie hat für die Erkennung von Ovarialkarzinomen eine Sensitivität von 95%. Die Bestimmung des Tumormarkers CA-125, ein von epithelialen Ovarialtumoren gebildetes Glykoprotein, ist mit einer Sensitivität von 60% im Stadium I und II vergesellschaftet. Die Kombination von Sonographie und CA-125 konnte in einem Kollektiv von 27000 Frauen mit erhöhtem Ovarialkarzinomrisiko 14 Karzinome erkennen. Bei einer Prävalenz von 0,05% für das Ovarialkarzinom muß ein Test eine Sensitivität von 100% und eine Spezifität von 99% haben, um einen positiven Vorhersagewert von 4,8% zu erreichen. Das bedeutet, daß bei einem Nichtrisikokollektiv bzw. der Normalbevölkerung 20 Tumore operativ abgeklärt werden müssen, um ein Karzinom zu finden. Bisher ist jedoch nicht gewährleistet, daß eine Kombination von Screening-Verfahren wie die Vaginalsonographie und die Bestimmung des CA-125 in einer Nichtrisikopopulation eine Spezifität von 99% erreichen. Aus diesem Grund scheint zur Zeit der Nutzwert bei Nichtrisikogruppen eher gering zu sein.

Ausbreitungswege und Befunde. Das Erstsymptom bei fortgeschrittenen Stadien (III und IV) besteht meist in der Zunahme des Bauchumfanges (Abb. 18.12). Frühformen, bei denen weder eine peritoneale Aussaat noch eine Aszitesbildung vorliegen, werden meist im Rahmen von Vorsorgeuntersuchungen entweder durch Palpation und/oder Sonographie erkannt.

Das Ovarialkarzinom ist durch seine ***intraperitoneale Ausbreitung*** charakterisiert. Sehr früh finden sich Metastasen im Douglas-Raum und in der Excavatio vesicouterinae. Meist sind auch das große Netz und die Zwerchfellkuppeln mitbefallen. Tumoranteile findet man an den Stellen, an denen Flüssigkeitsströme fließen, d.h. in den parakolischen Rinnen, Richtung Zwerchfellkuppel und in der Mitte Richtung großes Netz. Dies erklärt sich durch den Lymphabfluß der Bauchhöhle, der durch die Zwerchfellkuppeln

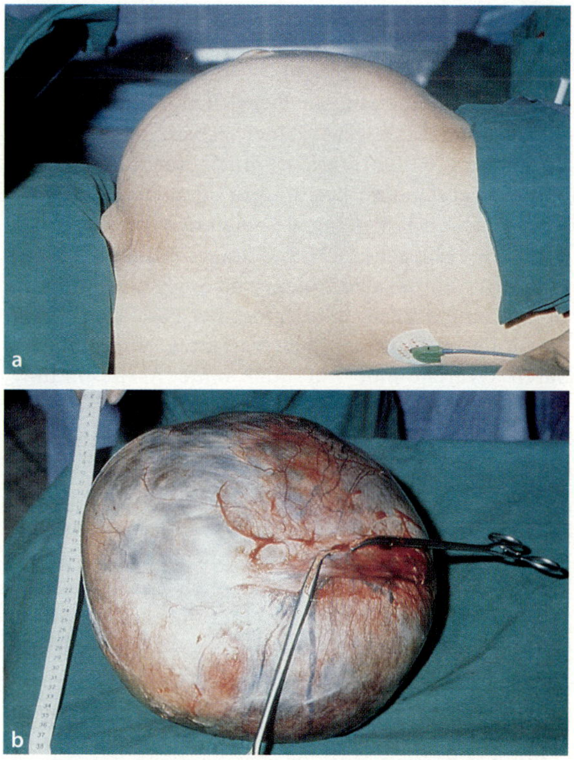

Abb. 18.12. **a** Aufgetriebenes Abdomen einer Patientin unmittelbar vor Operationsbeginn; klinisch und aufgrund bildgebender Verfahren besteht der Verdacht auf das Vorliegen eines Ovarialkystoms. **b** Nach Entfernung zeigt sich ein glatt begrenzter, überwiegend zystischer Ovarialtumor rechts von 12,5 kg Gewicht. Histologisch lag ein seröses Zystadenom vor

drainiert wird. Ein weiterer Ausbreitungsweg folgt den regionären Lymphknotenstationen, d.h. den pelvinen und/oder den paraaortalen Lymphknoten, seltener auch den Leistenlymphknoten und den supraklavikulären Lymphknoten.

Nicht zuletzt findet man beim Ovarialkarzinom ein lokal destruierendes Wachstum im kleinen Becken mit Infiltration von Darmanteilen, der Harnblase oder anderen Organstrukuren. Die meisten Herdbefunde, die sich in der Leber finden, sitzen an der Oberfläche und werden dem Peritoneum zugeordnet, dennoch gibt es auch eine direkte intrahepatische Tumorausbreitung.

Die häufigste Tumormanifestation außerhalb der Bauchhöhle ist die Beteiligung der Pleura. Dies erklärt sich über die Lymphabflußwege der Bauchhöhle. Fernmetastasen in andere Organe wie das Hirn oder das Knochensystem sind zwar beschrieben, jedoch außerordentlich selten. Der lebenslimitierende Faktor ist meist der Tumor im Bereich der Bauchhöhle, sei es in Form einer Peritonealkarzinose oder in Form eines nicht operablen Tumors. Häufig führt eine nicht mehr behandelbare Ileusproblematik bei diesen Patientinnen zum Tode.

Diagnostik. Die Diagnostik und Stadieneinteilung beim Ovarialkarzinom erfolgt intraoperativ bzw. anhand des pathologisch-anatomischen Befundes. Es ist jedoch bei jedem unklaren Unterbauchtumor oder gar bei Verdacht auf ein Ovarialkarzinom dringend erforderlich, bereits vor einer geplanten operativen Behandlung soviel Information wie möglich über den Tumor und seine Ausbreitung zu erhalten. Aus diesem Grund ist eine allgemeine Anamneseerhebung, die sorgfältige klinische Untersuchung sämtlicher Körperregionen und der gynäkologische Spiegel- und Palpationsbefund obligat. Man findet bei Patientinnen mit einem Ovarialkarzinom alle Varianten: vom gut tastbaren Ovarialtumor mit oder ohne Aszitesbildung, über Aszitesbildung mit rasch gewachsenen Tumoren, bis hin zur massiven Aszitesbildung ohne wesentlichen pathologischen Palpationsbefund im Bereich der Ovarien, mit lediglich palpatorischem Verdacht auf Peritonealkarzinose im Bereich des Douglas. Anamnestisch findet sich neben uncharakteristischem Druck- und Völlegefühl im Bereich des Abdomens teilweise eine Zunahme des Leibesumfanges. Eine Gewichtsabnahme wird meist verneint, ist jedoch häufig durch Auftreten von Aszites maskiert.

Teilweise findet sich die sogenannte ***Facies ovarica*** als Ausdruck der stattfindenden Tumorkachexie, darunter der durch den massiven Aszites mächtig vorgewölbte Leib. Der gynäkologische ***Tastbefund*** ist bei der Früherkennung des Ovarialkarzinoms nicht sehr zuverlässig, finden sich aber Tumoren, so ist er den apparativ-diagnostischen Möglichkeiten ebenbürtig: So kann die Größe und die Mobilität von Ovarialtumoren bestimmt werden und insbesondere bei der Diagnostik einer Peritonealkarzinose im Bereich des Douglas ist der tastende Finger allen anderen apparativen Untersuchungen überlegen. Dies ist auch bei der Therapiebeurteilung einer Chemotherapie von herausragender Bedeutung. Durch die ***Sonographie*** kann die Tumorgröße im Bereich der Ovarien präoperativ bestimmt werden. Es kann zusätzlich eine Aussage darüber getroffen werden, ob es sich vorwiegend um einen zystischen, soliden oder mehrkammerigen Tumor handelt. Auch die Frage nach Aszites, paraaortalen Lymphknotenmetastasen, einer intrahepatischen Metastasierung und einem Pleuraerguß kann beantwortet werden. Zusätzlich läßt sich ein Harnaufstau durch die Ultraschalluntersuchung der Nieren ausschließen. An ***Röntgenuntersuchungen*** ist lediglich eine Thoraxaufnahme zum Ausschluß eines Pleuraergusses erforderlich. Zur präoperativen Beurteilung der Darmsituation kann ein ***Kolon-Kontrasteinlauf*** sowie eine ***Koloskopie*** erforderlich sein. In jedem Fall sollte eine ***Rektoskopie*** und eine ***Zystoskopie*** Auskunft über eine Blasen- bzw. Rektumbeteiligung geben. Diese kann ergänzt werden durch eine ***Endosonographie*** des Rektums, um eine mögliche Wandinfiltration bereits präoperativ zu sichern.

Neben der üblichen klinisch-chemischen Diagnostik ist die Bestimmung des ***Tumormarkers CA-125*** präoperativ notwendig, um einen zusätzlichen Parameter zur Therapieverlaufskontrolle zu haben. Dieses tumorassoziierte Antigen wird vom Zölomepithel während der fetalen Entwicklung exprimiert, im normalen Ovar findet sich kein Antigen, aber in ca. 80% aller nicht muzinösen Karzinome finden sich erhöhte Serumwerte. Das CA-125 ist jedoch kein spezifischer Ovarialkarzinommarker; auch bei anderen Erkrankung wie bei Entzündungen (Adnexitis, Peritonitis), bei einer Endometriose und bei einer Leberzirrhose finden sich erhöhte Serumwerte. Aus diesem Grund eignen sich erhöhte CA-125-Werte nicht zur Früherkennung. Zur Klärung der Differentialdiagnose von Tumoren im Bereich des Abdomens ist es ebenfalls nur von untergeordneter Bedeutung. Seinen Stellenwert hat das CA-125 bei der Therapieverlaufskontrolle. Bei muzinösen Karzinomen finden sich nur in ca. 50% der Fälle erhöhte CA-125-Werte. Hier kann es sinnvoll sein, die Marker CA-72–4 bzw. CA-19–9 zu bestimmen.

> **!** Manchmal kommt es gegenüber Ärzten, die bei Vorsorgeuntersuchungen ein Ovarialkarzinom nicht erkannt haben, zu Vorwürfen. Diese sind in der Regel nicht gerechtfertigt, da der Krankheitsverlauf lange Zeit klinisch inapparent ist und nur sehr eingeschränkte Screening- bzw. Früherkennungsmaßnahmen möglich sind.

Stadieneinteilung. Die Stadieneinteilung ist entscheidend vom intraoperativen makroskopischen Befund und von seiner histologischen Bestätigung abhängig. Eine große Sorgfalt bei der Erhebung der Befunde ist deshalb unabdingbar. Ebenso ist es erforderlich, eine größere Anzahl von Biopsien auch bei scheinbar nicht befallenen Arealen des Peritoneums durchzuführen.

Die TNM-Klassifikation ist wenig gebräuchlich, alle nationalen und internationalen Studien beziehen sich auf die FIGO-Klassifikation, welche in Tabelle 18.24 (s. auch Kap. 18.1, Tabelle 18.25–18.29) wiedergegeben ist.

Histologische Klassifikation maligner Ovarialtumoren. Die hier vorgenommene Einteilung (Tabelle 18.45) von malignen Ovarialtumoren sollte als vorläufig angesehen werden, da sich die alte WHO-Klassifikation aufgrund neuerer wissenschaftlicher Erkenntnisse nicht mehr in allen Teilen anwenden läßt, eine geänderte WHO-Klassifikation liegt jedoch im Moment noch nicht vor.

Tabelle 18.45. Histologische Klassifikation maligner Ovarialtumore

I. Maligne epitheliale Tumoren
- Seröse Tumoren
- Muzinöse Tumoren
- Endometroide Tumoren
- Klarzellige Tumoren
- Transitionalzellige (Brenner) Tumoren
- Plattenepithelkarzinome
- Gemischte epitheliale Tumoren
- Undifferenzierte Karzinome
- Unklassifizierbare Karzinome

II. Maligne Keimstrang-Stromatumoren
- Weiblich determiniert
  - Maligner Granulosazelltumor
  - Malignes Thekom
- Männlich determiniert
  - Malignes Androbastom (Sertoli-Leydig-Zelltumor)
  - Malignes Gynandroblastom
- Unklassifizierbar
  - Maligner Keimstrangtumor mit annulären Tubuli

III. Steroidzelltumoren (Lipidzelltumor)
- Maligner Lipidzelltumor

IV. Maligne Keimzelltumoren
- Dysgerminom
- Endodermaler Sinustumor („Dottersacktumor")
- Malignes Teratom
  - Unreifes Teratom
  - Reifes Teratom mit maligner Entartung
  - Malignes Struma ovarii
  - Karzinoid
  - Strumales Karzinoid
- Embryonales Karzinom
- Polyembryom
- Chorionkarzinom
- Kombinierte maligne Keimzelltumoren

V. Mischtumoren aus Keimleiste und Keimzellen
- Gonadoblastom mit malignem Keimzelltumoranteil

VI. Sarkome ohne Ovarspezifität

VII. Metastasen extraovarieller Primärtumoren

VIII. Maligne Tumoren des lymphatischen und blutbildenden Systems

Prognosefaktoren. Der stärkste unabhängige Prognosefaktor bei Ovarialkarzinomen ist der größte Durchmesser des postoperativ verbliebenen Tumorrestes. Daneben sind der retroperitoneale Lymphknotenstatus, das Lebensalter der Patientin sowie die Menge des bei der Operation vorhandenen Aszites wichtige Faktoren. Das histologische Grading scheint nur in den frühen Tumorstadien FIGO I und II von prognostischer Bedeutung zu sein. Alle in den letzten Jahren untersuchten Prognosefaktoren wie der Anteil der Tumorzellen in der S-Phase, der DNA-Gehalt der Tumorzellen (Ploidie), der Steroidhormonrezeptorstatus und viele weitere mehr, konnten die zunächst in sie gesetzten Erwartungen nicht erfüllen. Dies liegt zum Teil auch daran, daß die meisten Analysen retrospektiv und an unterschiedlich therapierten Patientinnengruppen erhoben wurden. Neue und in Zukunft zu untersuchende Prognosefaktoren müssen deshalb in kontrollierten, prospektiven Studien evaluiert werden. Nur so kann den Patientinnen eine individuelle, risikoadaptierte Therapie angeboten werden.

Therapie. Die Therapie des fortgeschrittenen Ovarialkarzinoms beruht im wesentlichen auf 2 Säulen: Zunächst steht die ***radikale Operation*** mit dem Ziel der maximalen Verminderung der Tumorlast, daneben die ***aggressive Chemotherapie*** mit einem Platin- und Taxanhaltigen Schema. Die möglichst vollständige Entfernung aller sichtbaren Tumormassen schafft die Voraussetzung für einen optimalen Wirkungsgrad der nachfolgenden Chemotherapie.

Aus diesem Grund ist eine spezielle Kenntnis in der ***operativen Behandlung*** mit einer großen Erfahrung und spezieller Ausbildung der entsprechenden Operateure erforderlich.

> **!** Jeder Adnextumor, der zyklusunabhängig über eine längeren Zeitraum nachweisbar ist, sollte bis zum expliziten Beweis des Gegenteils als malignitätsverdächtig betrachtet werden.

Vor Beginn der Operation sollte die Einschätzung der Dignität und eine möglichst genaue Ausbreitung des Tumors bekannt sein. Der 1. Schritt besteht in der Eröffnung des Abdomens von einem medianen Unterbauchlängsschnitt aus. Dieser Zugang kann ggf. um den Bauchnabel herum bis zum Xiphoid verlängert werden. Nur so ist eine adäquate Beurteilung des gesamten Peritonealraumes mit einer ausreichender Tumorreduktion möglich. Nach Eröffnung des Intraperitonealraumes sollte bei Vorhandensein von Aszites dieser zu einer zytologischen Untersuchung asserviert werden. Zystische Tumoren sollten nicht punktiert werden. Anschließend erfolgt die sorgfältige Exploration des gesamten Oberbauches, die Inspektion und

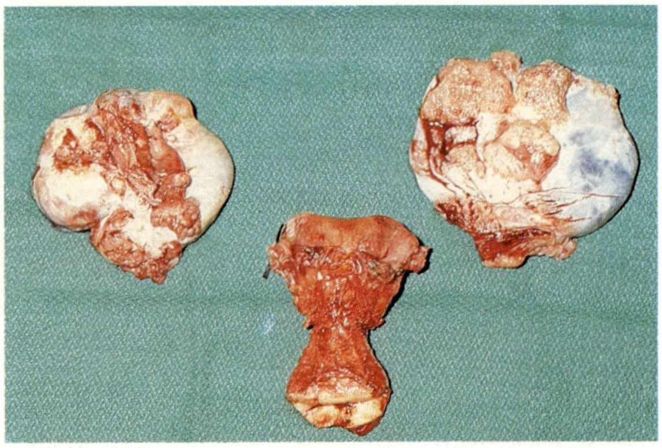

Abb. 18.13. Exstirpierter Uterus sowie die beiden tumorös veränderten Adnexen. Sowohl im Bereich des rechten als auch des linken Eierstockes finden sich teilweise zystische, teilweise solide weißlich markige, papilläre Formationen, die für das Vorliegen eines Ovarialkarzinoms charakteristisch sind

Palpation der Leber, beider Zwerchfellkuppeln, des Kolonrahmens und der parakolischen Rinnen, des Dünn- und Dickdarmes mit den jeweiligen Mesenterien sowie der pelvinen und paraaortalen Lymphknotenregionen. Jede kleine sichtbare Veränderung sollte durch eine Biopsie gesichert werden.

Hysterektomie und die beidseitige Adnexexstirpation sind essentielle Bestandteile der Operation (Abb. 18.13). Zusätzlich sollten alle befallenen peritonealen Anteile, soweit technisch möglich, entfernt werden. In einem Großteil der Fälle ist eine pelvine und paraaortaler Lymphonodektomie sinnvoll. Auch die Resektion des Omentum maius muß in jedem Fall erfolgen, da sich hier häufig mikroskopisch kleine Tumorabsiedlungen finden. Beim FIGO-Stadium IIIc sind in 30 bis 50 % der Fälle Darmresektionen erforderlich, um eine weitgehende Verringerung der Tumorlast zu erreichen. In einigen Fällen muß auch ein Anus praeter angelegt werden. Bei der (selteneren) intrahepatischen Metastasierung oder bei extraabdominellem Tumornachweis mit Ausnahme eines Pleuraergusses kann die Radikalität des Primäreingriffes zurückgenommen werden.

Laparoskopische Operationen sind für die Therapie des Ovarialkarzinomes ***nicht geeignet***. Dies gilt sowohl für die Primäroperation, als auch für nachfolgende Eingriffe. Bei unbeabsichtigter laparoskopischer Operation eines sich nachfolgend als maligne erweisenden Ovarialtumors ist die radikale Komplettierungsoperation möglichst rasch anzuschließen. Eine Verzögerung dieser Ergänzungsoperation führt zu einer Verschlechterung der Prognose.

In einigen besonderen Fällen kann die operative Therapie unter Umständen ***organerhaltend*** durchgeführt werden. So kann in bestimmten Ausnahmefällen bei jungen Patientinnen mit Kinderwunsch zunächst organerhaltend operiert werden. Nach erfülltem Kinderwunsch kann dann eine Nachoperation sinnvoll sein. Ein solches Vorgehen muß jedoch sehr sorgfältig mit der Patientin besprochen werden.

Die zweite wesentliche Säule der Primärbehandlung des Ovarialkarzinoms stellt die ***Chemotherapie*** dar. Ihre Effektivität hängt von der zugrundeliegenden Tumorbiologie und von der Tumorgröße in Form des Durchmessers des größten postoperativen Tumorrestes ab. Der höchste Prozentsatz klinischer und histologischer Vollremissionen konnte bisher in Kombinationen erzielt werden, bei denen platinhaltige Therapeutika zum Einsatz kamen. Neuere Untersuchungen weisen darauf hin, daß der Einsatz von Taxanen in der Primärtherapie in Kombination mit platinhaltigen Substanzen eine weitere Erhöhung der Remissionsraten und eine Verlängerung der Überlebenszeiten möglich werden läßt. Mit einer platinhaltigen Kombinationschemotherapie lassen sich in etwa 60 % der Fälle Remissionen erzielen, in etwa 30 % der Fälle kommt es zu einem völligen Verschwinden der Tumoren. Mit den seit kurzem eingesetzten Taxanen scheinen diese Zahlen noch etwas besser zu sein. Leider kommt es in sehr vielen Fällen, insbesondere wenn der Tumor nicht primär radikal entfernt werden konnte, in oft kurzer Zeit nach Beendigung der Chemotherapie zu einem Wiederauftreten des Tumors in der Bauchhöhle. Durch eine erneute chemotherapeutische Behandlung können dann oft erneut Remissionen erzielt werden. Die früher häufig durchgeführte Strahlentherapie ist heute weitgehend verlassen worden.

Eine ***Hormontherapie*** spielt aufgrund der geringen Remissionsraten nur in einer palliativen Situation eine Rolle. Der Stellenwert einer ***Immuntherapie*** ist bei der Behandlung des Ovarialkarzinoms noch unklar und Spezialfällen in kontrollierten klinischen Studien vorbehalten.

DER FALL

50jährige Ärztin mit eigener Praxis, keine Kinder geboren, keine Ovulationshemmereinahme, regelmäßige gynäkologische Vorsorgeuntersuchungen, zuletzt vor 6 Monaten, damals unauffälliger Palpations- und vaginalsonographischer Befund im kleinen Becken. Jetzt seit wenigen Wochen Zunahme des Leibesumfanges („2 Konfektionsgrößen") und uncharakteristisches Völlegefühl im Bereich des Oberbauches (s. Abb. 18.12). Beim Internisten sonographische Feststellung von Aszites und „unklaren Strukturen" im kleinen Becken.

Jetzt palpatorisch und sonographisch 2 große Ovarialtumoren, zystisch solide, als maligne eingestuft, zusätzlich Aszites und Peritonealkarzinose.

Bei der Längsschnittlaparotomie Diagnose eines papillären, serösen Ovarialkarzinoms (FIGO IIIc) mit Befall beider Ovarien, der Uterusserosa, des Douglas-Peritoneums, mehreren bis zu 3 cm im Durchmesser messenden Tumorknoten im großen Netz, Metastasen in 5 von 22 entfernten pelvinen und in 3 von 34 entfernten paraaortalen Lymphknoten. Postoperativer Tumorrest 0,5 cm in Form einer dissiminierten Peritonealkarzinose im Bereich beider Zwerchfellkuppeln, der parakolischen Rinnen sowie der Mesenterialwurzel.

Tumore niedrig-maligner Potenz

Zwischen 10 und 25 % der malignen epithelialen Ovarialtumoren gehören zur Gruppe der Tumoren niedrig maligner Potenz, welche im englischen Sprachgebrauch auch als „low malignant potential tumors" bezeichnet werden. Früher wurden sie „Borderline"-Tumore genannt, wobei dieser Begriff heute nicht mehr verwendet wird. Die Zuordnung zu dieser speziellen Gruppe erfolgt aufgrund des histologischen Befundes; hier finden sich Atypien des Epithels mit Mehrreihigkeit, Mitosen und anderen Kriterien der Malignität, ***jedoch ohne nachweisbare Stromainvasion***. Die Abgrenzung von einem invasiven Karzinom kann sehr schwierig sein und erfordert eine sorgfältige histologische Aufarbeitung. Die Abgrenzung dieser Sondergruppe rechtfertigt sich durch eine gegenüber den invasiven Karzinomen deutlich bessere Prognose: So liegt die 10-Jahresüberlebensrate bei den serösen Tumoren etwa bei 70 %, bei den muzinösen Tumoren etwa bei 60 %. Rezidive treten in dieser Sondergruppe auch nach einem sehr langen Intervall auf, im Einzelfall kann dies 20 Jahre betragen. Möglicherweise läßt sich innerhalb dieser Gruppe der Tumoren niedrig-maligner Potenz eine Subgruppe mit deutlich schlechterer Prognose abgrenzen. So konnte gezeigt werden, daß eine Aneuploidie (Durchflußzytometrie) und auch der Nachweis des mutierten Tumorsupressorgens p53 (Immunhistochemie) mit einer schlechteren Prognose einhergehen.

Therapie. Die operative Therapie ist ähnlich wie beim invasiven Karzinom, bei jungen Frauen kann jedoch durchaus fertilitätserhaltend operiert werden. Ob eine zusätzliche Chemotherapie wie beim invasiven Karzinom einen Vorteil für die Patientinnen bringt, ist letztlich nicht geklärt. Möglicherweise ist aufgrund des offensichtlich langsamen Wachstums der Tumoren niedrig-maligner Potenz eine Chemotherapie nicht erfolgversprechend. Auch ein Übergang in ein invasives Karzinom ist eher unwahrscheinlich.

Extraovarielles, seröses Karzinom

In 5–10 % aller Ovarialkarzinome findet sich innerhalb des Abdomens eine ausgedehnte Peritonealkarzinose, ohne daß eigentliche Ovarialtumoren erkennbar sind. Histologisch findet sich ein papillär-seröses Karzinom, welches von einen primären Ovarialkarzinom nicht zu unterscheiden ist. Auf den Ovarien finden sich nur kleine Tumoranteile auf der Oberfläche. In diesen Fällen spricht man vom sogenannten ***„extraovariellen Ovarialkarzinom"***. Als Entstehungsmechanismus kann man sich vorstellen, daß sowohl das Peritoneum als auch das Keimepithel des Ovars dem gleichen mesodermalen Ursprung entstammen und deshalb dem gleichen Entartungsrisiko unterliegen.

Klinik, Diagnostik und die Therapie entsprechen dem fortgeschrittenen Ovarialkarzinom.

Die Behandlung des Rezidives

Beim Auftreten eines Rezidives ist je nach Länge des rezidivfreien Intervalls und nach der individuellen Situation der Patienten sowie der individuellen Tumorausbreitung eine sekundäre tumorreduktive Operation zu erwägen.

Im Anschluß hieran oder falls eine Operation nicht möglich oder sinnvoll ist, schließt sich eine erneute Chemotherapie an. Verwendung finden die bereits in der Primärtherapie eingesetzten platinhaltigen Substanzen (Cisplatin, Carboplatin), die Taxane (z. B. Paclitaxel), verschiedene Alkylantien sowie Topoisomerase Hemmstoffe (z. B. Topotecan). Die Entscheidung, welche Therapieform im Einzelfall gewählt wird, richtet sich nach dem Allgemeinzustand der Patientin, der Tumorausdehnung, der zu erwartenden Remissionsrate und der resultierenden Toxizität. Wichtig ist jedoch, diese Entscheidung vor dem Hintergrund der ***Lebensqualität*** für die Patientin zu treffen.

Nachsorge und Betreuung

Beim Ovarialkarzinom läßt sich eine Heilung nur bei einem Drittel aller Patientinnen erreichen. Nach der primären Radikaloperation werden fast alle Frauen mit einer Chemotherapie und damit mit einer hohen Toxizität und Nebenwirkungsrate belastet. Die gesamte Primärbehandlung nimmt etwa 6 bis 9 Monate Zeit in Anspruch. Ein wesentliches Ziel der Nachbehandlung und Betreuung ist eine Hilfestellung zur Wiedererlangung des körperlichen, seelischen und sozialen Wohlbefindens. Geeignete Hilfestellungen sollen ermöglichen, daß die Patientin ihr Leben zu ihrer eigenen Zufriedenheit führen kann. Trotz einer möglicherweise unsicheren Prognose soll eine Wiedereingliederung in das Erwerbsleben oder in sonstige soziale Bindungen ermöglicht werden.

Früherkennung. Ob die Früherkennung eines Rezidives für die Patientin einen Vorteil (Lebensqualität und/oder Überleben) bringt, ist bis heute nicht gesichert. Eine sorgfältige Zwischenanamnese gibt bereits erste Aufschlüsse. Hat die Patientin keine Beschwerden im Bauchraum, gibt sie keine Zunahme des Bauchumfanges an, so ist ein Rezidiv schon eher unwahrscheinlich.

Kostengünstig und effektiv sowie jeder apparativen Untersuchung überlegen ist bei der Diagnostik der Peritonealkarzinose die gynäkologische Tastuntersuchung. Sie kann in Einzelfällen durch die Bestimmung eines vor der Primäroperation erhöhten Tumormarkers (in der Regel CA-125) ergänzt werden. Weitere apparative Untersuchungen wie Computertomographie oder Kernspintomographie sind nur bei Verdachtsfällen sinnvoll.

Hormonsubstitution. Die mit der Primärtherapie praktisch immer verbundene Kastration kann durch eine Substitutionstherapie mit natürlichen Östrogenen und/oder Gestagenen in ihren körperlichen und seelischen Auswirkungen reduziert werden.

Psychosoziale Betreuung. Das häufig wie ein Damoklesschwert über den Patientinnen schwebende Rezidivrisiko kann zu Angstzuständen, vegetativen Störungen und depressiven Verstimmungen führen. Daneben sind die Patientinnen auch in ihrer Weiblichkeit durch die Erkrankung belastet: So findet sich häufig eine Verminderung der Libido und damit eine Veränderung des Sexualverhaltens, was nicht selten zu Partnerschaftsproblemen führt. Diese Störungen können in Einzel-, Partner- und unter Umständen auch in Gruppengesprächen angegangen und zumindest teilweise behoben werden.

Der Schwerpunkt der Nachsorge sollte neben der Wiedereingliederung in der Kompensation von Therapiefolgen liegen; so findet man bei ausgedehnteren Darmresektionen oder Anlage eines Anus praeter häufig auch subjektiv als sehr belastend empfundene Probleme, die der therapeutischen Hilfe bedürfen.

18.6.3 Die malignen Keimzelltumoren des Ovars

Maligne Ovarialtumoren im jugendlichen und jungen Erwachsenenalter sind meist maligne Keimzelltumore. Sie treten überwiegend zwischen dem 15. und 30. Lebensjahr auf. Alle diese Keimzelltumoren sind ausgesprochen maligne, zeichnen sich jedoch durch eine hervorragende Ansprechrate auf eine hochdosierte Chemotherapie mit Cisplatin, Etoposid und Bleomycin aus. Aus diesem Grund haben diese Keimzelltumore eine bessere Prognose als das Ovarialkarzinom: Kann eine Vollremission erreicht werden, kommt es sehr selten zum Rezidiv, ***eine definitive Heilung ist möglich.*** Bei diesen überwiegend jungen Frauen kann deshalb fast in jedem Fall fertilitätserhaltend operiert werden.

Dysgerminom

Das Dysgerminom ist der häufigste maligne Keimzelltumor. 90 % aller Patientinnen sind jünger als 30 Jahre. Häufig finden sich sehr große Tumoren, in 80 % der Fälle sind diese auf ein Ovar begrenzt. Eine Kombination mit einer Gonadendysgenesie ist möglich. Da der Tumor sehr gut auf eine Chemotherapie anspricht, kann bei diesen jungen Frauen auf eine allzu radikale Operation fast immer verzichtet werden. Die 10-Jahresüberlebensraten liegen zwischen 75 und 90 %. Falls ein Rezidiv auftritt, so meist innerhalb eines Jahres.

Dottersacktumor (Endodermaler Sinustumor)

Dieser Keimzelltumor, welcher sich von den unreifen Anteilen des Dottersackes ableitet, sondert das Alphafetoprotein (AFP) ab, welches als Tumormarker im Serum bestimmt werden kann. In 80 % der Fälle ist der meist einseitige, große Tumor nicht mehr auf das Ovar begrenzt, dennoch besteht bei eingeschränkter Operation mit anschließender aggressiver Chemotherapie (Cisplatin, Carboplatin, Etoposid, Bleomycin) eine recht gute Prognose; eine Heilung ist in mehr als 60 % der Fälle möglich.

Unreifes Teratom

Dieser aus unreifen Anteilen aller drei Keimblätter bestehende Tumor, kommt fast immer vor dem 20. Lebensjahr vor. Meistens handelt es sich um ein unilaterales Auftreten. Die Prognose mit eingeschränkter operativer Therapie und anschließender aggressiver Chemotherapie liegt mit einer 5-Jahresüberlebensrate zwischen 30 % und 80 % im mittleren Bereich. Sie hängt insbesondere vom Differenzierungsgrad ab.

ZUSAMMENFASSUNG Bei malignen Ovarialtumoren handelt es sich in der Regel um maligne epitheliale Tumoren („Ovarialkarzinom"), welche sich vom Keimepithel ableiten. Diese Tumoren werden meist im fortgeschrittenen Stadium entdeckt, da die Früherkennungs- und Screeningmaßnahmen wenig erfolgversprechend sind. Ihre Behandlung besteht in einer möglichst radikalen Entfernung aller sichtbaren Tumormassen, gefolgt von einer platin- und taxanhaltigen Chemotherapie. Die 5-Jahresüberlebensraten liegen bei 30–40 %. Als Sonderform kennt man die Tumore niedrig maligner Potenz, diese können eingeschränkt radikal operiert werden und haben eine 10-Jahresüberlebensrate von 60–70 %. Eine Chemotherapie ist bei diesen Fällen meist nicht erforderlich. Maligne Ovarialtumoren im jugendlichen und jungen Erwachsenenalter sind meist maligne Keimzelltumore. Diese sind ausgesprochen maligne und führen unbehandelt fast immer in kurzer Zeit zum Tod. Sie zeichnen sich jedoch durch eine hervorragende Ansprechrate auf eine hochdosierte Chemotherapie aus. Aus diesem Grund haben Keimzelltumore eine wesentlich bessere Prognose als das Ovarialkarzinom. In nicht wenigen Fällen ist eine definitive Heilung nach fertilitätserhaltender Operation durch die aggressive Chemotherapie möglich.

18.7 Maligne Tumoren der Tuben

J. Pfisterer

Häufigkeit. Nur etwa 0,3 % aller gynäkologischen Malignome sind primäre Tubenmalignome.

Klinik. Das klinische Bild entspricht im wesentlichen dem des Ovarialkarzinoms. Dies heißt, daß Symptome fast nie gefunden werden, wenn, dann sind sie unspezifisch. Vereinzelt werden Schmerzen, Ausfluß oder eine Blutung berichtet. Dieser Ausfluß geht manchmal in größeren Mengen schwallartig periodisch ab und wird dann als Hydrops tubae profluens bezeichnet. Tubenkarzinome in einem frühen Stadium sind meist einseitig, in fortgeschritteneren Stadien ergeben sich gleichartige Befunde wie bei einem Ovarialkarzinom und sind von diesem klinisch und auch histologisch nicht mehr zu trennen (Abb. 18.14).

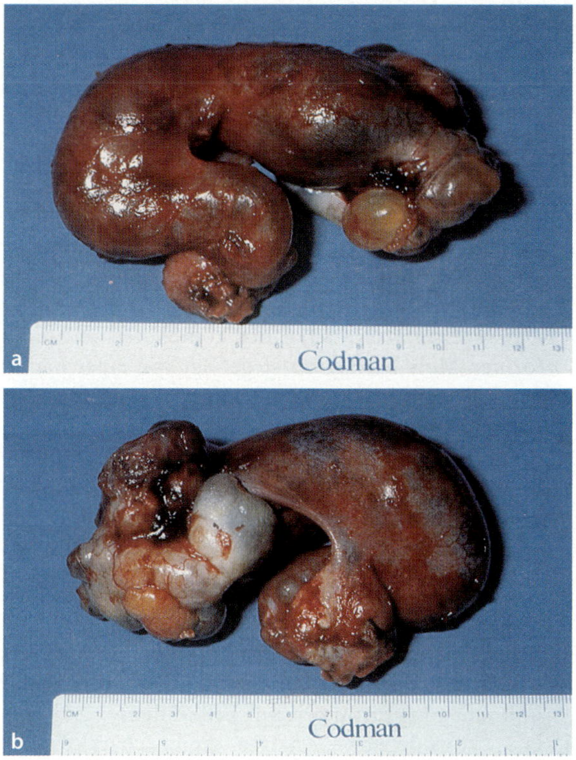

Abb. 18.14. a Aufgetriebene Tube, nach deren Eröffnung sich teilweise solide Tumormassen zeigen, teilweise entleert sich Flüssigkeit. b Auf der Rückseite erkennt man direkt oberhalb des Lineals liegend das makro- und später auch mikroskopisch altersentsprechend unauffällige Ovar. Im Bereich der Tube handelt es sich um ein gering differenziertes, überwiegend solide wachsendes Tubenkarzinom

Ausbreitung. Auch die Ausbreitung des Tubenkarzinoms folgt aufgrund der engen anatomischen Nachbarschaft dem eines Ovarialkarzinoms.

Stadieneinteilung. Folgerichtig entspricht die Stadieneinteilung der des Ovarialkarzinoms (s. Kap. 18.1, Tabelle 18.33 u. 18.34).

Therapie. Auch die Therapie erfolgt analog zu der des Ovarialkarzinoms: Zunächst steht die Operation an mit dem Ziel, die Tumormasse möglichst vollständig zu entfernen oder hilfsweise deutlich zu verkleinern, daran schließt sich in der Regel eine Chemotherapie an. Die Substanzwahl wird auch hier analog wie beim Ovarialkarzinom vorgenommen.

18.8 Trophoblasttumoren

G. Bonatz

EINLEITUNG
Trophoblasttumore zeichnen sich durch eine fokale oder diffuse Proliferation von Trophoblastzellen aus, treten also immer im Zusammenhang mit einer Schwangerschaft auf. Sie sind insgesamt selten.

! Trophoblasttumoren sind durch eine fokale oder diffuse Proliferation von Trophoblastzellen gekennzeichnet.

Pathogenese. Trophoblastzellen stammen von der äußeren Zellpopulation des Präimplantationsembryos ab und haben einzigartige Eigenschaften:

- Trophoblastzellen gewährleisten die Implantation des Embryos.

- Um die frühe Schwangerschaft zu erhalten, produzieren sie humanes Choriongonadotropin (HCG).
- Trophoblastzellen sind immunologisch inert, daß heißt, sie sind vor einer maternen immunologischen Abstoßung geschützt, die eigentlich gegen paternale Antigene im Fetalgewebe auftreten würde.
- Obwohl sie eine bedingte Invasion in die Dezidua und in das Myometrium zeigen und gelegentlich in das maternale venöse System gelangen, verursachen sie selten das Bild einer Embolie.

All diese einzigartigen Eigenschaften sind im Falle von Trophoblasttumoren stärker ausgeprägt.

Unterscheidung der Trophoblasttumoren

DEFINITION

Man unterscheidet zwei benigne Formen (partielle und komplette hydatidiforme Mole), die keine eigentlichen Neoplasien darstellen, von den malignen Formen (invasives Chorionepitheliom, Chorionkarzinom und der sogenannte „Placental-site-Tumor").

Die Mola hydatidiformis verdankt ihren Namen der hydropischen, ödematösen Degeneration des Zottenstromas bei gleichzeitiger, wenn auch unterschiedlich ausgeprägter Proliferation des Zyto- und Synzytiotrophoblasten. Ein Versagen der primären Zottenvaskularisation ist wohl für die Ausdehnung des Stromaödems verantwortlich.

Da komplette und partielle hydatidiforme Molen unterschiedliche klinische Symptome und ein unterschiedliches Malignitätspotential aufweisen, sollen ihre Unterscheidungsmerkmale aufgezeigt werden:

Komplette hydatidiforme Mole. Kriterien der kompletten hydatidiformen Mole sind (Abb. 18.15):

- Generalisierte diffuse Hyperplasie des Zytotrophoblasten und Synzytiotrophoblasten
- Generalisiertes Ödem der Chorionzotten mit zentraler Zisternenbildung
- Entsprechend den histopathologischen Zeichen sind für das makroskopische Erscheinungsbild segmentartig traubenförmige Anhäufungen von flüssigkeitsgefüllten, deformierten Zotten verantwortlich
- Da der intrauterine Fruchttod eintritt, bevor sich die fetale Zirkulation entwickelt, fehlen Embryo, Amnion und fetale Erythrozyten
- Zytogenetisch findet sich meistens ein diploider Chromosomensatz (46, XX) ohne maternales Genom. Das Ovum wird in der Regel durch ein einziges Spermium fertilisiert, wonach die maternale haploide 23, X-genetische Komponente durch einen unbekannten Mechanismus verloren geht. Anschließend wird dann der paternale haploide Chromosomensatz (vorwiegend 23, X) re-dupliziert. In seltenen Fällen entsteht eine komplette hydatidiforme Mole durch die Fertilisation eines leeren Ovums durch 2 Spermien
- Das Malignitätspotential der kompletten hydatidiformen Mole beträgt 20 %, gefolgt von einer häufigen Metastasierung (bevorzugte Lokalisationen: Lunge, Leber, Gehirn).

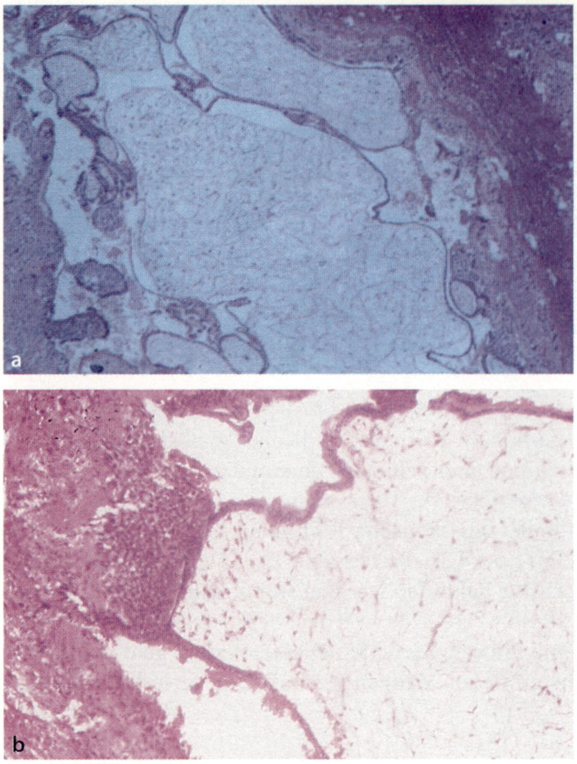

Abb. 18.15. a Molige Chorionzottenbildung mit Pseudozysten im Zentrum der Zotten bei kompletter hydatidiformer Blasenmole. **b** Trophoblastproliferation bei kompletter hydatidiformer Blasenmole

Partielle hydatidiforme Mole. Kriterien der partiellen hydatidiformen Mole sind:

- Fokale, leichte Hyperplasie der Trophoblastzellen
- Kombination von hydropischen, dilatierten und normalen Zotten
- Makroskopische und mikroskopische Zeichen eines vorhandenen Feten (auch fetale Blutgefäße und fetale Erythrozyten mit Zellkernen)
- Die zytogenetische Analyse ergibt charakteristischerweise eine Triploidie paternalen und maternalen Ursprungs. Ursächlich liegt die Fertilisation eines Ovums durch 2 Spermien zugrunde. Auch wurden tetraploide partielle Molen, die aus drei parternalen und einem maternalen haploiden Chromosomensatz bestehen, beschrieben

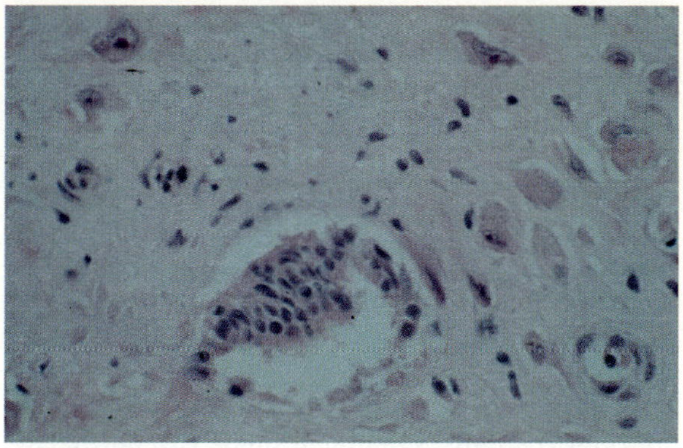

Abb. 18.16. Proliferierte Trophoblastzellen im Lumen einer Arteriole

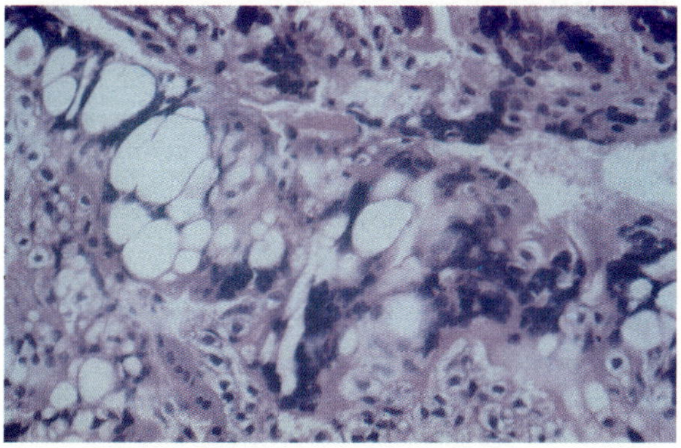

Abb. 18.17. Nebeneinander verschiedener Populationen von Zytotrophoblast- und Synzytiothrophoblastzellen mit verschiedenen Graden des Pleomorphismus und der Anaplasie beim Chorionkarzinom

- Das maligne Potential der partiellen hydatidiformen Mole liegt unter 10 %. Eine Metastasierungsgefahr besteht nicht.

Invasive hydatidiforme Mole. Die invasive hydatidiforme Mole stellt eine lokalisierte invasive Erkrankung mit histopathologischen Eigenschaften der kompletten hydatidiformen Mole dar. Die Invasion betrifft das Myometrium und das Gefäßsystem (Abb. 18.16). Venöse Metastasen können deshalb im Genitalbereich und den Lungen auftreten.

Chorionkarzinom. Auf dem Boden einer kompletten hydatidiformen Mole oder de novo kann sich ein malignes Chorionkarzinom aus plazentarem Gewebe entwickeln.

Histopathologisch zeichnet sich das Chorionkarzinom durch folgende Kriterien aus (Abb. 18.17):

- Nebeneinander verschiedener Populationen von Zytotrophoblast- und Synzytiothrophoblastzellen mit unterschiedlichen Graden des Pleomorphismus und der Anaplasie.
- Die Anwesenheit von Zotten schließt die Diagnose eines Chorionkarzinoms aus.
- Eine Invasion von Blutgefäßen führt frühzeitig zur Metastasierung.
- Eine massive lokale Neovaskularisation des Gewebes tritt ein.

„Placental-site-Tumor". Der „Placental-site-Tumor"; entsteht aus intermediären Zytotrophoblastzellen des plazentaren Implantationsbereiches. HCG wird nur in geringem Ausmaß gebildet. Sein Metastasierungspotential ist als niedrig anzusehen.

Histopathologische Zeichen des „Placental-site-Tumors" sind:

- Kleine Populationen von Synzytiotrophoblastzellen und
- lokale Invasion.

Epidemiologie der Trophoblasterkrankungen

Die Inzidenz der kompletten hydatidiformen Mole liegt zwischen 0,5 bis 2,5 pro 1 000 Schwangerschaften. Allerdings ist das Risiko in Saudiarabien und asiatischen Ländern gegenüber der weißen Bevölkerung 2fach erhöht. Frauen mit längerer reproduktiver Phase haben ebenfalls ein erhöhtes Risiko für die Erkrankung an einem Trophoblasttumor. Das Risiko ist vor allem bei sehr niedrigem und sehr hohem Lebensalter zum Zeitpunkt der Konzeption gegeben. Auch das paternale Alter (> 45 Lebensjahre) zum Zeitpunkt der Konzeption scheint für die Entstehung einer kompletten hydatidiformen Mole von Bedeutung zu sein. Ursächlich wird eine defekte Gametogenese zu extremen Zeitpunkten des reproduktiven Alters angenommen.

Bei Zustand nach hydatidiformer Mole wird ein Wiederholungsrisiko mit dem Faktor 10 angegeben.

Der größte Risikofaktor für die Entstehung eines Chorionkarzinoms ist eine vorangegangene hydatidiforme Mole. Entsprechend der Epidemiologie der kompletten hydatidiformen Mole erkranken Frauen der weißen Population seltener als andere.

Symptomatik und Diagnostik der Trophoblasterkrankungen

Die unterschiedlichen Symptome der Trophoblastererkrankungen sind auf die beschriebenen histopathologischen Unterschiede zurückzuführen.

Komplette hydatidiforme Mole. Verursacht durch die massive hydropische Degeneration der Chorionzotten mit Trophoblastproliferation sind ***vaginale Blutungen*** das häufigste Symptom der kompletten hydatidiformen Mole. Der ***Uterus*** stellt sich bei der Palpationsuntersuchung im Verhältnis zur bestehenden SSW ***unge-***

wöhnlich groß dar. Infolge der Trophoblastproliferation werden ***hohe β-HCG-Werte*** im Serum gefunden. Dies führt bei ca. 30 % der Patientinnen zur Ausbildung von ***Thekaluteinzysten.*** Auch ist, dadurch verursacht, eine ***Hyperemesis*** ein häufiges Symptom der betroffenen Patientinnen.

Der schon beschriebene Palpationsbefund (unverhältnismäßig großer Uterus, veränderte Adnexbereiche durch Thekaluteinzysten) wird durch die vaginale Sonographie bestätigt. Es findet sich hier das typische Bild einer moligen Schwangerschaft (Schweizer-Käse-Muster, Abb. 18.18) und zystisch veränderte Ovarien (Abb. 18.19).

Wegen des 20 %igen Malignitätspotentials sollten bei Verdacht auf komplette hydatidiforme Mole folgende Staginguntersuchungen durchgeführt werden: Röntgen-Thorax, Oberbauchsonographie, hämatologische Analyse.

Partielle hydatidiforme Mole. Wegen der weniger ausgeprägten Trophoblastproliferationen und der geringeren hydropischen Schwellung der Zotten entspricht die Palpationsuntersuchung meistens der angegebenen SSW, die Adnexbereiche sind unauffällig.

Da die Trophoblastproliferation mäßig ist, sind die β-HCG-Werte oftmals im Normbereich und verursachen keine Hyperemesis.

Die Diagnose einer partiellen hydatidiformen Mole wird auch im Ultraschall nicht häufig gestellt, da sich das Bild eines „Missed abortion" zeigt.

Da das maligne Potential unter 10 % liegt, sind präoperative Staginguntersuchungen nicht erforderlich.

Chorionkarzinom. Symptome und Diagnostik bei Chorionkarzinomen entsprechen der hydatidiformen Mole.

„Placental-site-Tumor". Die Diagnose eines „Placental-site-trophoblastic-Tumors" wird selten gestellt und verursacht entsprechend des invasiven Wachstums Symptome wie z. B. Uterusruptur und vaginale Blutungen. Da die β-HCG-Produktion gering ist, eignet sich das β-HCG nicht als Tumormarker dieser Erkrankung.

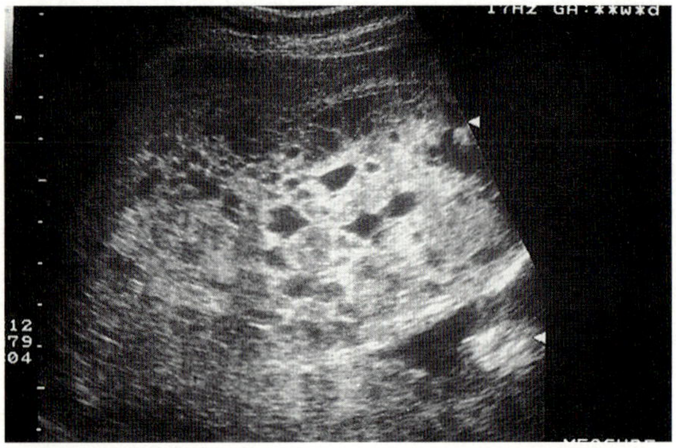

Abb. 18.18. Sonographisches Bild einer Blasenmole: Schweizer-Käse-Muster

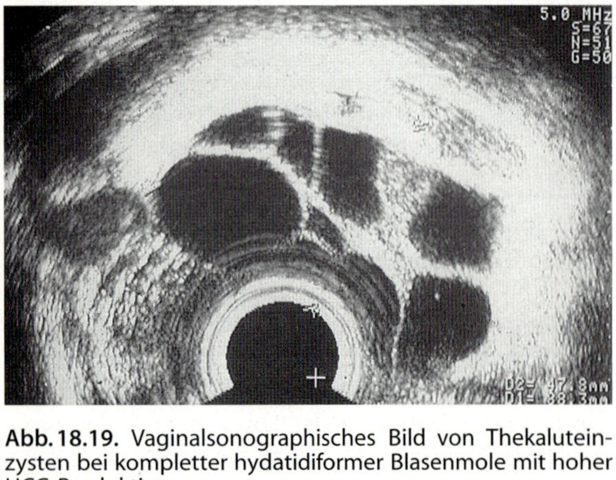

Abb. 18.19. Vaginalsonographisches Bild von Thekaluteinzysten bei kompletter hydatidiformer Blasenmole mit hoher HCG-Produktion

Therapie der hydatidiformen Molen

Operation. Bei der Therapie der kompletten hydatidiformen Mole ist an das bestehende Malignitätspotential und die Entstehung einer invasiven Blasenmole zu denken. Jeglicher intrauterine Rest nach Ausräumung des Uterus kann zu einer Proliferation und Invasionen der verbleibenden Trophoblastzellen führen. Deshalb ist es erforderlich, den Uterus möglichst vollständig zu entleeren.

Die Kürettage des Cavum uteri sollte mit einer Saugkürette erfolgen, da das Risiko einer Perforation bei sehr weichem Uterus gegeben ist. Während der Saugkürettage sind Prostaglandine bzw. Oxytozin zur Kontraktion des Uterus erforderlich. Bei nicht mehr bestehendem Kinderwunsch im höheren Alter sollte eine Hysterektomie zur Therapie der hydatidiformen Mole erwogen werden und ist ggf. vorzuziehen.

Postoperative Kontrolle. Postoperativ muß eine β-HCG-Kontrolle gewährleistet sein. Diese sollte bis zum Erreichen von 100 mU/ml wöchentlich und anschließend 2-wöchentlich erfolgen. Bei Erreichen des 0-Wertes sollte der β-HCG-Titer noch für weitere 3 Monate 2-wöchentlich, dann für 3 Monate monatlich, dann für 6 Monate 2-monatlich und dann für 3 Jahre 1/2-jährlich kontrolliert werden. Ein Wiederanstieg oder eine Plateaubildung der β-HCG-Werte länger als 3 Wochen während der Nachkontrollen muß den Verdacht auf einen neoplastischen Trophoblasttumor lenken. In diesem Fall ist ein angemessenes Staging und eine chemotherapeutische Behandlung einzuleiten (Abb. 18.20).

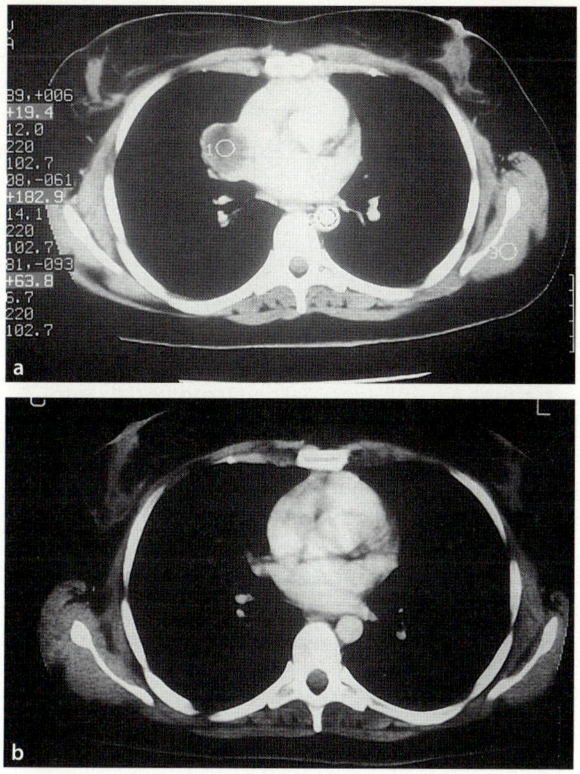

Abb. 18.20. **a** Hilusnahe Lungenmetastase einer invasiven hydatidiformen Mole der Tube. **b** Rückbildung des Lungenhilusbefundes unter Monotherapie mit Methotrexat, computertomographische Aufnahmen, Lungenfenster

Weitere Nachuntersuchungen. Zusätzlich zur postoperativen β-HCG-Kontrolle wird die Durchführung eines Röntgen-Thorax und einer gründlichen gynäkologischen Untersuchung einschließlich Vaginalsonographie alle 1–2 Monate bis zum Erreichen eines negativen β-HCG-Wertes empfohlen.

Kontrazeption. Mindestens für das erste Jahr nach behandelter hydatidiformer Mole sollte eine zuverlässige Kontrazeption erfolgen. Aufgrund der Erkrankung sind orale Kontrazeptiva die Methode der Wahl und die Anwendung eines Intrauterinpessars nicht indiziert.

Einteilung der malignen Trophoblasterkrankungen

Für die Einteilung der malignen Trophoblasterkrankungen kommen mehrere Klassifikationen in Betracht (Tabelle 18.46; s. auch Kap. 18.1, Tabelle 18.35–18.38).

Tabelle 18.46. Klinische Klassifikation der malignen Trophoblasterkrankung (Hammond et al, Soper et al.: Suurwit and Hammond, Hammond et al.)

Stadium I: Nichtmetastatische Erkrankung:
Kein Hinweis auf uterusüberschreitende Erkrankung

Stadium II: Metastatische Trophoblasterkrankung: alle Metastasierungswege einbeziehend

- ***Gute Prognose***
  - Kurze Dauer der Erkrankung (< 4 Monate)
  - Niedrige HCG-Werte unter < 40 000 mIU/ml Serum β-HCG
  - Keine Metastasen in Hirn oder Leber
  - Keine vorausgegangene normale Geburt
  - Keine vorangegangene Chemotherapie
- ***Schlechte Prognose*** (bezieht alle Faktoren mit hohem Risiko ein)
  - Lange Dauer der Erkrankung (Schwangerschaft > 4 Monate zurückliegend)
  - Hoher Ausgang des β-HCG-Wertes > 40 000 mIU/ml Serum β-HCG
  - Leber oder Hirnmetastasen
  - Vorausgegangene normale Geburt
  - Vorausgegangene Chemotherapie

Therapie der malignen Trophoblasterkrankungen

Bei histologischer Diagnose einer invasiven hydatidiformen Mole oder eines Chorionkarzinoms ist die Durchführung folgender Staginguntersuchungen erforderlich:

- Röntgen-Thorax
- Computertomographie des Abdomens
- Oberbauchsonographie
- ggf. zerebrale Computertomographie/zerebrales MRT

Basierend auf den diversen Klassifkationen sind folgende Therapieempfehlungen abgeleitet:

Maligne Trophoblasterkrankungen ohne Metastasen. Auch wenn eine Hysterektomie bei Patientinnen mit abgeschlossenem Kinderwunsch durchgeführt wurde, ist eine Monochemotherapie erforderlich. Diese sollte mit Methotrexat/Leukovorin und bei pathologischer Leberfunktion mit Actinomycin durchgeführt werden.

Maligne Trophoblasterkrankungen mit Metastasen aber günstigen prognostischen Faktoren. Diese Gruppe von Patientinnen haben eine den Uterus überschreitende, maligne Trophoblasterkrankung, aber nach der klinischen Klassifikation günstige Prognosefaktoren. Wiederum wird eine Monochemotherapie mit Methotrexat/Leukovorin empfohlen, als Therapie der zweiten Wahl Actinomycin. Bei Nichtansprechen auf die primäre Chemotherapie, muß ein alternatives Therapieregime durchgeführt werden: Bei Persistenz der Trophoblasterkrankung kann eine sekundäre Hysterektomie erforderlich werden.

Maligne Trophoblasterkrankungen mit Metastasen und ungünstigen Prognosefaktoren. Alle Patientinnen mit ungünstigen Prognosefaktoren werden folgendem Therapieregime zugeführt: Neben der Polychemotherapie kann die Radiatio von Hirnmetastasen oder die operative Resektion der Metastasen notwendig sein. Lebermetastasen sprechen in den meisten Fällen auf die Chemotherapie an. Eine Polychemotherapie mit Etoposid, Methotrexat, Dactinomycin, Vincristin und Cyclophosphamid ist die Therapie der Wahl.

ZUSAMMENFASSUNG

Zu den benignen Formen der Trophoblasttumoren zählen die partielle und die komplette hydatidiforme Mole.

Aufgrund einer generalisierten diffusen Hyperplasie des Trophoblasten und eines generalisiserten Ödems der Chorionzotten sind ein vergrößerter Uterus, Blutungen und hohe β-HCG-Werte Leitsymptome der kompletten hydatidiformen Mole. Es besteht ein 20%iges Malignitätspotential. Zytogenetisch liegt ein diploider Chromosomensatz vor. Da die Trophoblastproliferation und die hydropische Schwellung der Zellen bei der partiellen hydatidiformen Mole gering ausgeprägt sind, fehlen eindeutige Leitsymptome. Das Malignitätspotential ist gering. Zytogenetisch finden sich Tri- und Tetraploidien.

Die Therapie der benignen Trophoblasttumoren besteht in einer vollständigen Entleerung des Uterus gefolgt von engmaschigen β-HCG-Kontrollen zum Ausschluß einer Trophoblastpersistenz oder invasiven Trophoblasterkrankung.

Die Symptome des Chorionkarzinoms entsprechen denen der kompletten hydatidiformen Mole. Bevorzugte Metastasierungsorte sind Lunge, Leber und Hirn. Die Therapie besteht in einer Kombination von Hysterektomie und Chemotherapie mit Methotrexat. Zur Verlaufskontrolle eignet sich als Tumormarker das β-HCG.

18.9 Sarkome

W. Jonat

EINLEITUNG

Weichgewebstumoren der gynäkologischen Organe Vulva, Vagina, Uterus, Ovar und Mamma sind seltene Ereignisse. Die häufigsten dieser bösartigen, oft aggressiven Geschwülste sind in Tabelle 18.47 zusammengefaßt. Zum Zeitpunkt der Diagnose handelt es sich meist um gut behandelbare Tumoren, deren Prognose entscheidend von der Operabilität und der daraus resultierenden – bei Bedarf hohen – Radikalität des operativen Vorgehens abhängt. Weitere prognostische Kriterien sind das Alter der Patientin, die Tumorgröße, das histologische Grading, und das Tumorstadium.

18.9.1 Vulva und Vagina

Weichteiltumoren der Vulva und Vagina kommen als reine ***Sarkome, Angiosarkome*** oder ***Leiomyosarkome*** vor. Abbildung 18.21 zeigt ein reines Sarkom der Vulva.

Leiomyosarkome

Die Leiomyosarkome werden anhand der Häufigkeit der Mitosen gegenüber Leiomyomen abgegrenzt. Häufig werden sie jedoch erst am Rezidiv nach Resektion erkannt. Therapie der Wahl ist der Versuch der radikal-chirurgischen Intervention.

Sarcoma botryoides

Eine Sonderstellung nimmt das ***embryonale Rabdomyosarkom der Vagina,*** das sogenannte Sarcoma botryoides der Vagina, ein (siehe auch 18.3.2).

Vorkommen. Es tritt meist bei kleinen Kindern auf, wobei etwa 75% der Mädchen jünger als 2 Jahre und 90% jünger als 5 Jahre sind.

Lokalistation. Der Tumor wächst am häufigsten in der Vorderwand der Vagina, im oberen Teil der Vagina

Tabelle 18.47. Gynäkologische Sarkome

Vulva	Sarkom
Vagina	embryonales Rhabdomyosarkom (Sarcoma botryoides) Sarkom Leiomyosarkom
Uterus	Leiomyosarkom
Ovar	endometrioides Stromasarkom maligner mesodermaler Mischtumor (Tumor des Müller-Gangs) Karzinosarkom
Mamma	Fibrosarkom Karzinosarkom Angiosarkom Lymphangiosarkom phylloider Tumor der Mamma (Cystosarcoma phylloides)

und im angrenzenden Zervikalgewebe. In fortgeschrittenen Stadien ist die Vagina vollständig von dem weichen, papillomatösen Tumor ausgefüllt.

Ätiopathogenese. In den 50er Jahren wurde dieser Tumor in den USA vermehrt beobachtet. Es konnte nachgewiesen werden, daß die Mütter der Mädchen mit einem Sarcoma botryoides mit Diäthylstilbestrol (DES) behandelt worden waren.

Differentialdiagnose. Differentialdiagnostisch muß das Sarcoma botryoides gegen chronische Entzündungen und vaginale Polypen abgegrenzt werden. Neben dem Nachweis maligner Zellen kann der mikroskopische Nachweis von Querstreifung, dem Nachweis der myogenen Komponente, für die Diagnosestellung entscheidend sein.

Ausbreitung. Die hohe Aggressivität des Tumors zeigt sich in seinem hohen Ausbreitungsgrad per continuitatem in das umgebende Gewebe. Die lokale Ausbreitung ist häufiger die Todesursache als Metastasen, die nur in 50 % der Fälle zum Zeitpunkt des Todes beobachtet werden.

Therapie. Neben der radikalen Operation und der Strahlentherapie wird eine kombinierte Chemotherapie eingesetzt. Neben Vincristin, Doxorubicin, Actinomycin D und Cyclophosphamid kommen heute bei Bedarf Hochdosispolychemotherapieverfahren mit autologer Knochenmarktransplantation zur Anwendung.

Prognose. Die Prognose des Sarcoma botryoides ist schlecht. Die 5-Jahresüberlebensrate liegt bei optimaler Therapie um 60 %.

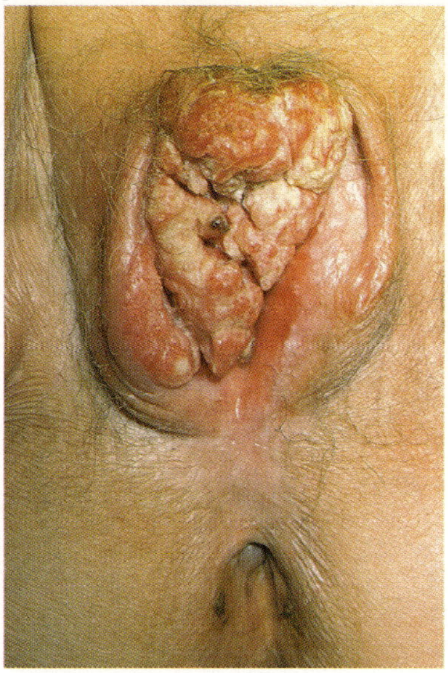

Abb. 18.21. Vulvasarkom

18.9.2 Uterus

Der häufigste maligne Weichteiltumor des Uterus ist das Leiomyosarkom.

Leiomyosarkom

Vorkommen. Es kann in jedem Alter auftreten. Allerdings ist es bei Kindern und jungen Mädchen äußerst selten.

Diagnose und Differentialdiagnose. Leiomyosarkome sind in ihrem makroskopischen Bild Leiomyomen sehr ähnlich. Die Tumoren sind gut umschrieben und haben eine graugelbliche Schnittfläche. Entscheidend für die Differentialdiagnose ist neben dem klinischen Bild des rasanten Uteruswachstums der Nachweis von zahlreichen und atypischen Mitosen.

Ausbreitung. Leiomyosarkome können hämatogen in die Lungen und andere Organe metastasieren (Abb. 18.22). Daneben wird auch eine lymphogene Aussaat beschrieben.

Therapie. Therapie der Wahl ist die radikale operative Entfernung inkl. der regionären Lymphabflußwege. Im Falle eines Rezidives kann eine Chemotherapie und Strahlentherapie versucht werden.

Prognose. Die Prognose des Leiomyosarkoms des Uterus ist stadienabhängig. Die 5-Jahresüberlebenszeit berücksichtigt eine analoge Stadieneinteilung zum Korpuskarzinom und beträgt für:

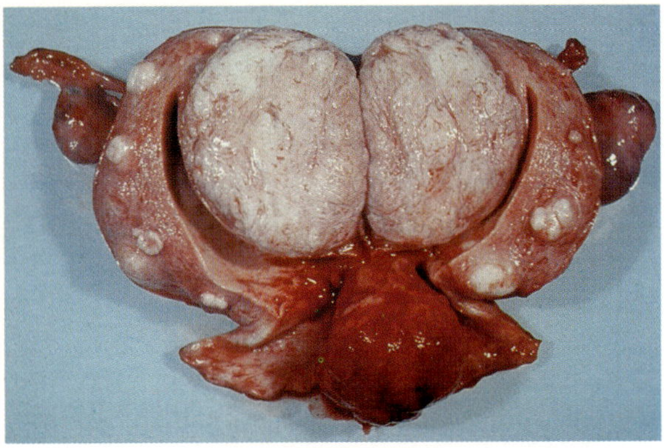

Abb. 18.22. Leiomyosarkom

- Stadium I: 11 %
- Stadium II: 7 %
- Stadium III: 3 %
- Stadium IV: 1 %

18.9.3 Ovar

Maligne Weichgewebstumoren des Ovars sind das ***endometrioide Stromasarkom,*** der ***maligne mesodermale Mischtumor (Tumor des Müller-Gangs)*** und das ***Karzinosarkom.*** Die größte Bedeutung von diesen dreien hat der maligne mesodermale Mischtumor.

Maligner mesodermaler Mischtumor

Vorkommen. Von dieser Tumorerkrankung sind meist Frauen in der Postmenopause betroffen.

Ausbreitung. Der Tumor kann zum Zeitpunkt der Operation unterschiedlich groß sein und hat meist die Grenzen des Ovars weit überschritten.

Aussehen. Die Schnittfläche ist fischfleischähnlich weich, weiß und durchsetzt von Nekrosen.

> **!** Tumoren, die verschiedene Differenzierungstendenzen eines Sarkoms erkennen lassen und gleichzeitig mit einem Karzinom kombiniert werden, werden heterologe Mischtumore genannt.
>
> Im Gegensatz dazu werden Tumoren des Ovars aus malignen epithelialen Zellen und aus undifferenzierten Sarkomkomponenten ohne Differenzierung Karzinosarkome des Ovars oder homologer Typ des mesodermalen Mischtumors genannt.

Prognose. Die Prognose der mesodermalen Mischtumoren des Ovars ist außerordentlich schlecht. Dies gilt besonders für Mischtumoren vom heterologen Typ. Entscheidend ist das Stadium zum Zeitpunkt der Operation.

Therapie. Therapeutisch sollte eine radikale operative Entfernung des Tumors angestrebt werden. Die postoperative Polychemotherapie entspricht derjenigen des Ovarialkarzinoms.

18.9.4 Mamma

Maligne Weichteiltumoren der Mamma treten im Vergleich zu den Sarkomen der übrigen gynäkologischen Organe häufiger auf, bleiben aber im Gesamtspektrum der Tumoren der Brust seltene Ereignisse.

Phylloider Tumor der Mamma

Der Phylloide Tumor der Mamma, früher ***Cystosarcoma phylloides,*** ist ein fast immer unilateral auftretender Tumor, der sehr groß werden kann.

Aussehen. Mehr als die Hälfte der Tumoren ist zum Zeitpunkt der Entdeckung über 5 cm groß. Auf der Schnittfläche des grauweißlichen Gewebes sieht man Zysten, Nekrosen und Blutungen.

Dignität. Der phylloide Tumor der Mamma kann semimaligne und maligne sein.

Therapie. Auch hier gilt die für Sarkome übliche Regel, daß die Entfernung vollständig im Gesunden erfolgen muß, um ein Rezidiv des an sich gutartigen Tumors zu verhindern. Das maligne Cystosarcoma phylloides kann, unter der Voraussetzung der Entfernung vollständig im Gesunden, ebenfalls durch Brusterhaltung operiert werden. Bei Infiltration in die Umgebung ist eine einfache Mastektomie erforderlich. Lymphknotenmetastasen sind selten, entsprechend ist die axilläre Lymphonodektomie nicht notwendig.

Fibrosarkom

Das Fibrosarkom tritt zwischen dem 35. und 65. Lebensjahr auf. Es wird nur sehr selten beobachtet. Eine Untergruppe des Fibrosarkoms ist vermutlich das ***Stromasarkom,*** das häufiger Lokalrezidive und auch Fernmetastasen aufweisen kann.

Karzinosarkom

Findet man in der Mamma einen malignen epithelialen Tumor, in dem Bereiche eines Osteosarkoms oder auch Bereiche eines Chondrosarkoms vorliegen, so handelt es sich um ein Karzinosarkom. Die Therapie der Wahl dieses Tumors ist die radikale operative Entfernung einschließlich der axillären Lymphadenektomie.

Angiosarkom

Das Angiosarkom der Mamma ist ein gut differenzierter Tumor, der dem Hämangiom der Mamma sehr ähnlich ist. Für die Prognose ist die Größe des Tumors und die Graduierung ausschlaggebend. Das Hämangiosarkom infiltriert lokal, rezidiviert und metastasiert hämatogen.

Der Tumor wird durch eine einfache Mastektomie und im Falle eines undifferenzierten Angiosarkoms mit einer Polychemotherapie entsprechend dem Mammakarzinom behandelt. Eine Strahlentherapie neben den genannten Verfahren wird diskutiert.

Ungeklärt ist die Frage der axillären Lymphadenektomie. Wenn auch selten, so sind doch Lymphknotenmetastasen beschrieben.

Lymphangiosarkom

Vorkommen. Das Lymphangiosarkom tritt bei etwa 0,07% der radikal mastektomierten Patientinnen auf, die nach der Operation ein Lymphödem entwickeln und mindestens 5 Jahre überleben.

Lokalisation. Der Tumor wächst in den oberen Extremitäten oder im Bereich der Narben nach Amputation. Er entwickelt sich in einem Hautödem und bildet multiple kleine Knoten.

Ausbreitung. Das Lymphangiosarkom metastasiert vor allem in die Lunge.

Therapie. Neben der Operation wird eine Polychemotherapie wie beim Mammakarzinom empfohlen.

Prognose. Die Prognose des Lymphangiosarkoms ist äußerst schlecht, 50% der Patientinnen sterben innerhalb der ersten 2 Jahre nach Behandlungsbeginn.

ZUSAMMENFASSUNG Weichgewebstumoren können alle Organe betreffen. Sie kommen selten vor und die Radikalität der Therapie bestimmt die Prognose. Ihre Dignität ist unterschiedlich. Tumoren mit einem Durchmesser > 5 cm, high grade Tumoren, oder Fälle mit Lymphknotenbefall und Fernmetastasen weisen per se eine ungünstigere Prognose auf. Frauen älter als 60 Jahre haben ebenfalls eine ungünstigere Prognose. Während low grade Tumoren meist durch radikale operative Maßnahmen geheilt werden können, wird bei high grade Tumoren eine Kombination aus Operation und Strahlentherapie – lokal und bei Bedarf perkutan – vorgeschlagen. Bei Fernmetastasen kommt eine Resektion (pulmonale Metastasen) und/oder eine Polychemotherapie in Frage.

18.10 Differentialdiagnostik bei Unterbauchtumoren

Th. Schollmeyer

EINLEITUNG

Tumore des Unterbauchs stellen häufige Probleme in der gynäkologischen Diagnostik dar. Da sie eine akute Bedrohung für die Patientin darstellen können, ist eine zügige Klärung notwendig. Um in kurzer Zeit eine effiziente Therapie einleiten zu können, ist es notwendig, einige wenige, aber wichtige Fragen zu klären.

Als unabdingbare Voraussetzung sind Anamnese, derzeitige Beschwerden, Laborbefunde und eine Beschreibung des Tumors mittels Palpation und bildgebender Verfahren zu erfassen.

Diese 5 Säulen der Differentialdiagnostik stellen die Weichen für eine weitere invasive Diagnostik (z.B. Pelviskopie) und Therapie, schränken die Wahrscheinlichkeit bestimmter Konstellationen ein und vermindern das Risiko von Fehldiagnosen.

18.10.1 Anamnese

Neben einer familiären Belastung, insbesondere bezogen auf Malignome, sind frühere Erkrankungen und Operationen des urogenitalen Traktes zu erfragen. Wichtig sind Informationen über entzündliche Erkrankungen (Adnexitis, Tbc), frühere Karzinombehandlungen oder Bestrahlungen. Die Frage nach unerfülltem Kinderwunsch weist oftmals auf stattgehabte Erkrankungen (Endometriose, Adnexitis), frühere Operationen (Pelviskopie, Hysteroskopie) und auf evtl. Folgen der Therapie (Operationskomplikationen, ovarielles Überstimulationssyndrom) hin.

Eine sorgfältige Regelanamnese sowie die Frage der Kontrazeption (IUD) gehören zu den Basisinformationen. Der zeitliche Zusammenhang zu kurz- oder mittelfristig zurückliegenden operativen Eingriffen sollte nicht außer acht gelassen werden. Außerdem sind die Fragen nach der letzten gynäkologischen Untersuchung und evtl. neu erhobener Befunde (Ovarialzysten) oder länger beobachteter Veränderungen (Myome) zu stellen.

18.10.2 Gegenwärtige Beschwerden

Die Frage nach der Dauer der Beschwerden (chronische Schmerzen oder akutes Abdomen) bestimmt oft die Dringlichkeit weiterer Interventionen. Eine sorgfältige Schmerzanamnese (seit wann, wo, zyklisch, Art der Schmerzen, bei welchen Tätigkeiten) gibt oftmals Hinweise auf die Organzugehörigkeit. Fieber, Blasen- oder Darmentleerungsstörungen, Gewichtsabnahme und Zunahme des Leibesumfanges sind weitere wichtige Symptome.

18.10.3 Laborbefunde

In Abhängigkeit von der Wahrscheinlichkeit bestimmter Erkrankungen werden Laborparameter erhoben. Besteht die Möglichkeit einer kurzfristigen Operation, sollten die präoperativ notwendigen Werte erfaßt werden, um eine Verzögerung der weiteren Behandlung zu vermeiden (Tabelle 18.48).

Die zu beantwortenden Grundfragen sind:

- Normalbefund?
- Liegt eine Schwangerschaft vor?
- Besteht eine Entzündung?
- Handelt es sich um ein Malignom?

18.10.4 Klinische Untersuchung

Die Inspektion beginnt mit der Beurteilung des gesamten Habitus und berücksichtigt allgemeine Zeichen wie Atemnot, Kurzatmigkeit und Gesichtsverän-

Tabelle 18.48. Laborbefunde

Untersuchung	Ziel
Schwangerschaftstest	Ausschluß einer intra- oder extrauterinen Frühgravidität
Blutbild	
• Hb, Hk, Leukozyten, BSG, CRP Thrombozyten, Elektrolyte, Kreatinin	Ausschluß akuter oder chronischer Entzündungen
Erweitertes Spektrum	
• β-HCG	Schwangerschaftsverlauf
• Tumormarker (CA 125)	Malignome
Urin	
• Leukozyten, Eiweiß, Erythrozyten, Glukose, Nitrit, Bakterien, Sediment	Harnwegsinfekt
Abstriche	• Nativ, pH

derungen (Facies ovarica). Der Beurteilung des Abdomens (Narben, Vorwölbungen, Auftreibung, sichtbare walzenförmige Resistenzen), Stauungen der Extremitäten oder des Abdomens (Caput medusae, Anasarka) schließt sich die äußere Tastuntersuchung an. Diese beginnt kontralateral zum Punctum maximum bei Schmerzen mit warmen Händen. Wird dies nicht beachtet, ist eine reflektorische Anspannung der Bauchdecken die Folge und eine weitere Palpation erschwert.

Die Palpation des kleinen Beckens (bimanuelle-vaginale und rektovaginale Untersuchung) trifft Aussagen zu

- Lage und Abgrenzbarkeit,
- Mobilität,
- Konsistenz und Oberflächenbeschaffenheit sowie
- Dolenz des Unterbauchtumors.

Lage und Abgrenzbarkeit

Die korrekte Zuordnung des betroffenen Organs setzt die Kenntnis der anatomischen Topographie voraus.

> **!** Vor jeder vaginalen Untersuchung soll die Harnblase geleert werden.

Kleine Tumoren befinden sich meist seitlich und hinter dem Uterus. Der tastende Finger gelangt zwischen Tumor und Uterus (Handgriff nach Weibel) und erlaubt eine Zuordnung zum Ovar bzw. Uterus. Beim Bewegen der Portio setzt sich diese Bewegung nicht auf den Tumor fort. Ausnahmen sind gestielte Myome und mit dem Uterus adhärente Adnextumore.

Mittelgroße Tumore sind meist vor dem Uterus zu tasten und drängen den Uterus nach hinten (z. B. Dermoide). Bei zunehmender Größe breitet sich der Tumor über das kleine Becken hinaus aus. Mittelgroße Tumore sind ab der Größe einer Männerfaust daher über dem Uterus zu tasten.

Große Tumore von der Größe eines Kindskopfes liegen im Mittelbauch; bei zunehmendem Wachstum füllen sie die freie Bauchhöhle aus. Der Handgriff nach Stöckel erlaubt eine Aussage über die Herkunft großer Tumore. Unter gleichzeitiger vaginaler Palpation wird der Tumor von außen bewegt. Folgt der Uterus der Bewegung und beschreibt der untere Pol des Tumors einen nach unten gerichteten konkaven Bogen ist von einer Herkunft vom inneren Genitale auszugehen. Bei einer Herkunft aus dem Oberbauch fehlt die Mitbewegung des Uterus und der Tumor beschreibt einen nach oben gerichteten konkaven Bogen.

Rektale Untersuchung. Die rektale Untersuchung erlaubt die Beurteilung des Douglas-Raumes und schließt Tumoren des Rektums aus.

Perkussion. Eine Ergänzung zur Palpation stellt die Perkussion dar.

Undulation

Eine positive Undulation spricht für das Vorliegen von Aszites. Sie liegt vor, wenn bei Perkussion der Bauchdecke auf der kontralateralen Seite die fortgeleitete Druckwelle gesehen und palpiert werden kann.

Zur Differenzierung zwischen Aszites und großem zystischen Tumor wird die Bauchdecke perkutiert. Einen tympanitischen Klopfschall erzielt man bei unter dem perkutierenden Finger liegenden Darmschlingen. Ist ein tympanitischer Klopfschall auch in Seitenlage zu erreichen, d. h. die Darmschlingen schwimmen nach oben, ist ebenfalls von einem Aszites auszugehen.

Lokalisation (Abb. 18.23)

Rechter Unterbauch. Im rechten Unterbauch sind lokalisiert: Appendizitis, Adnexitis, Pyosalpinx, Hydrosalpinx, Tubargravidität, Ovarialzysten, Parovarialzysten, Ovarialtumoren, stielgedrehte Adnexe, stielgedrehtes Ovar, Beckenniere, Zystenniere, Hydronephrose, Zökumkarzinom, Perityphlitis, M. Crohn (Ileum), Gallenblasenhydrops, Mukozele der Appendix und retroperitonealer Tumor.

Linker Unterbauch. Im linken Unterbauch sind lokalisiert: Adnexitis, Pyosalpinx, Hydrosalpinx, Tubargravidität, Ovarialzysten, Parovarialzysten, Ovarialtumoren, stielgedrehte Adnexe, stielgedrehtes Ovar, Sigmadivertikulitis, Divertikelperforation, Sigma- und Rektumkarzinom, M. Crohn (Dickdarm), Wandermilz, Beckenniere, Zystenniere, Hydronephrose und retroperitonealer Tumor.

Mittlerer Unterbauch. Im mittleren Unterbauch sind lokalisiert: gefüllte Harnblase, Harnblasentumor, Bauchdeckentumor, Ovarialtumor und Uterus myomatosus.

Mobilität

Gewöhnlich gelten Ovarialtumore, gestielte Myome und Tubargraviditäten als sehr beweglich.

Immobil sind intraligamentäre Resistenzen, alte entzündliche Prozesse der Adnexe, Endometriosen und Ovarialkarzinome.

Konsistenz und Oberflächenbeschaffenheit

Die bimanuelle Untersuchung erlaubt mit ihren Aussagen zur Konsistenz und Oberflächenbeschaffenheit einen Anhalt für Gut- oder Bösartigkeit des Befundes.

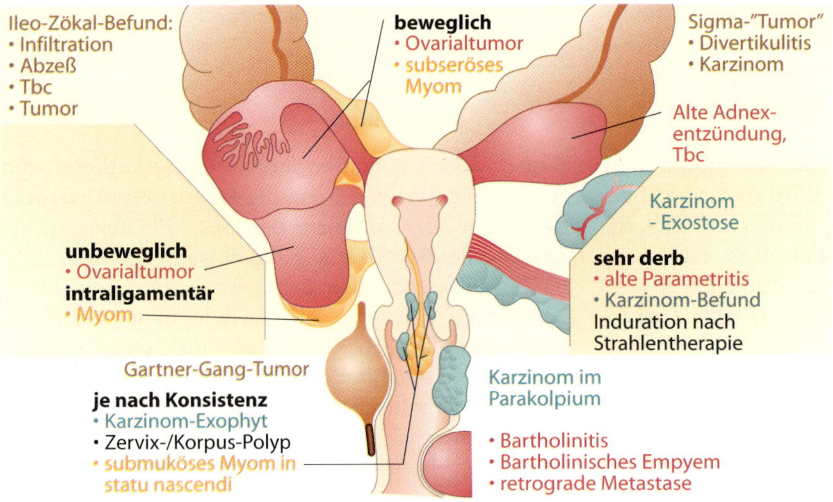

Abb. 18.23. Lokalisation der Unterbauchtumoren

Gutartige Tumoren sind häufig prallelastisch, zystisch, glatt begrenzt und mobil, bösartige tasten sich oft mit wechselnder Konsistenz, mit höckeriger Oberfläche und immobil.

Dolenz des Unterbauchtumors

Die Schmerzhaftigkeit einer Resistenz im kleinen Becken ist meist mit dem Vorliegen einer Entzündung verknüpft (Tabelle 18.49 u. 18.50).

18.10.5 Bildgebende Verfahren

Sonographie

Die vaginale und abdominale Sonographie ist eines der wenigen bildgebenden Verfahren das aufgrund der einfachen Handhabung eine schnelle Verbreitung gefunden hat. Sie stellt für die Diagnostik von Resistenzen im kleinen Becken eine sehr gute Ergänzung zur Palpation dar.

Während bei der Palpation im Gegensatz zur Sonographie die Konsistenz des Tumors erfaßt werden kann, erlaubt die Sonographie Aussagen zur Binnenstruktur von Tumoren. Trotz des nahezu screeninghaften Einsatzes der Sonographie in der gynäkologischen Diagnostik, ist die Frage, ob gutartige von bösartigen Veränderungen mit ausreichender Sicherheit unterschieden werden können, immer noch Gegenstand von Untersuchungen. Auch der Einsatz der Doppler-Sonographie konnte die anfänglichen euphorischen Erwartungen nicht erfüllen.

Der Einsatz der Sonographie erlaubt den Nachweis von ***Flüssigkeit*** (Aszites, Blut, Pus) im Abdomen. Weiterhin können ***Tumoren*** im Bereich der Genitalorgane, der Leber und des Darmes nachgewiesen werden.

Tabelle 18.49. Nichtentzündliche Prozesse

Schmerzlos bzw. schmerzarm	Schmerzhaft
Myome, Karzinome, Hydro- oder Hämatosalpinx, Residuen alter Entzündungen, Ovarial- oder Sigmatumore, Endometriose	Stielgedrehte Myome oder Ovarialtumore, erweichte Myome, chronische Adnexitiden, Adhäsionen, pralle zystische Befunde, Tubargravidität, Endometriose

Tabelle 18.50. Entzündliche Entitäten

Schmerzlos bzw. schmerzarm	Schmerzhaft
Karzinome, Genital-Tbc	stielgedrehte Myome oder Ovarialtumore, erweichte Myome, akute Adnexitiden, Pyovar, Adnexabszeß, Ovarialabszeß, Douglasabszeß, Adhäsionen, infizierte Tubargravidität

Auch die Unterscheidung zwischen gestörter ***Frühgravidität*** und extrauteriner Gravidität ist möglich. Beachtet werden muß dabei die Regelanamnese um abzuschätzen, ob eine intrauterine Fruchthöhle sonographisch schon nachweisbar sein müßte.

Ein wichtiger Punkt ist die Abschätzung der ***Dignität*** von Ovarialtumoren. Kriterien sind Größe, Persistenz, Septierung, Kammerigkeit und Wandbeschaffenheit.

Aufgrund der histologischen Variabilität ovarieller Neubildungen stellt die Diagnostik derselben hohe Anforderungen an den Untersucher (Tabelle 18.51).

Tabelle 18.51. Differentialdiagnose von Sonographiebefunden

Zystisch	Komplex	Solide
Komplett zystisch Physiologische Ovarialzysten Zystadenom Hydrosalpinx Endometriome Parovarialzysten	*Überwiegend zystisch* Zystadenom Tuboovarialabszeß Ektope Gravidität Zystisches Teratom	*Uterin* Leiomyom
Multizystisch Endometriome	Überwiegend solide Zystadenom Germzelltumor	Extrauterin Solider Ovarialtumor Stielgedrehtes Ovar
Zystisch septiert Zystadenom: • muzinöses • seröses • papilläres		

ZUSAMMENFASSUNG Gerade in der akuten Situation sind die klinische Untersuchung und einige wenige zusätzliche technische Untersuchungen für die Diagnostik richtungsweisend. Der Palpationsbefund, die vaginale und abdominale Sonographie und ausgewählte Laboruntersuchungen ermöglichen in den allermeisten Fällen die wichtige Entscheidung, ob eine gut- oder bösartige Erkrankung vorliegt, ob eine konservative oder operative Therapie indiziert ist oder ob eine weitere, auch invasive Diagnostik, erforderlich ist. Aufwendige und teuere Zusatzuntersuchungen, wie MRT, CT, Farbdoppler, sind bei der Primärdiagnostik nur selten nötig.

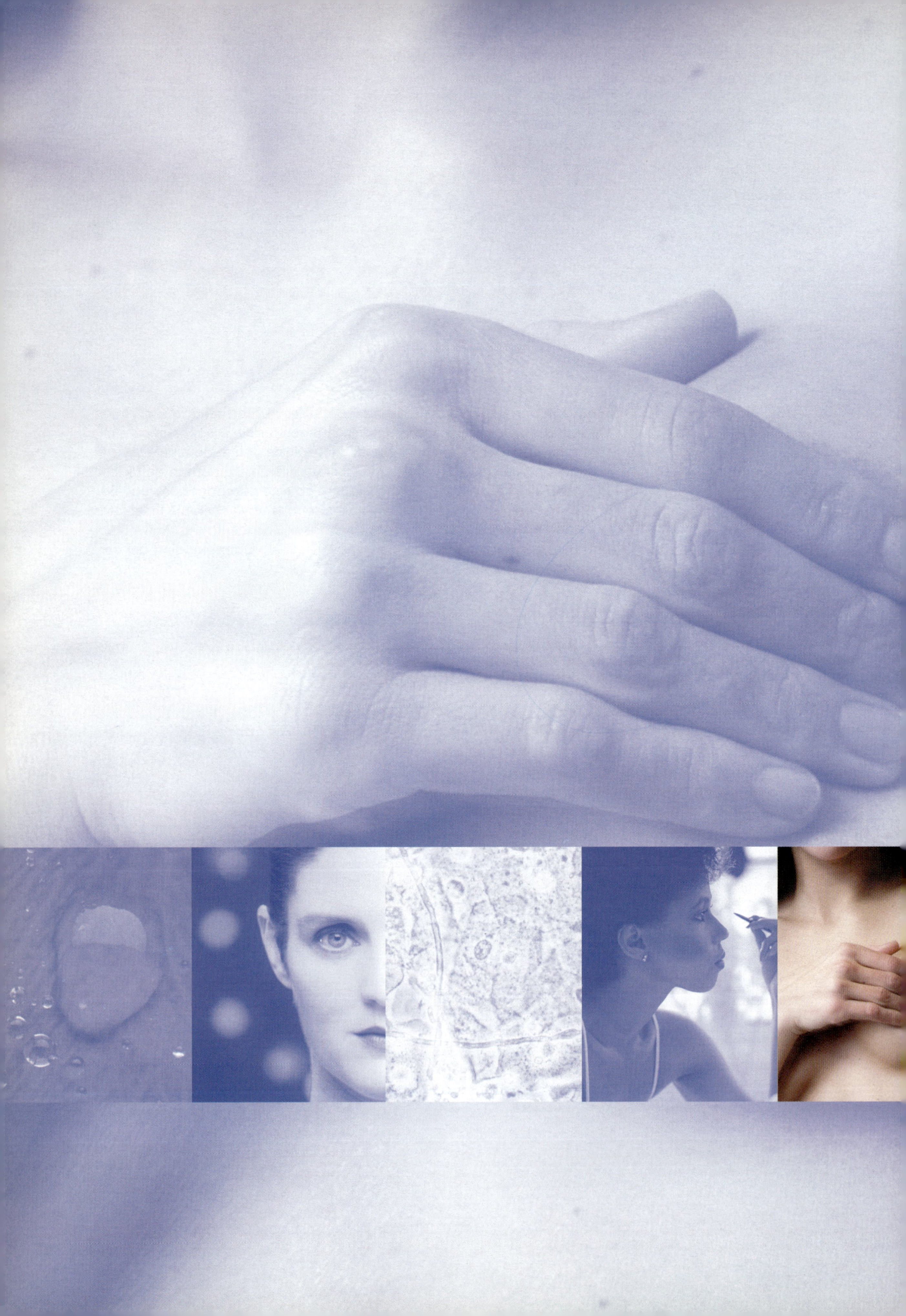

Gut- und bösartige Neubildungen der Mamma

19

W. Jonat

19.1 Gutartige Neubildungen

EINLEITUNG

Mit dem Einsetzen der Thelarche zwischen dem 11. und 12. Lebensjahr beginnt das Wachstum der Brustdrüse und findet seinen Abschluß etwa mit dem 17. Lebensjahr. Ab der Menarche bis zur Menopause ist die Brust einer zyklischen, hormonellen Stimulation ausgesetzt. Diese zyklischen Schwankungen empfindet die Frau besonders prämenstruell als schmerzhafte Schwellung.

Während der Schwangerschaft kommt es zur laktationsvorbereitenden Hypertrophie, die nach Normalisierung der Prolaktinwerte rückläufig ist.

Fehlentwicklungen und Entwicklungsstörungen der Brust sind gekennzeichnet durch ein- oder doppelseitige Hyper- und Hypoplasien. Vergrößernde Eingriffe durch Augmentation, verkleinernde Eingriffe durch Reduktionsplastiken oder kombinierte Eingriffe bei ungleicher Entwicklung der Brustdrüsen sollten erst zum Zeitpunkt des Wachtstumsabschlusses vorgenommen werden. Besonders bei ungleicher Entwicklung der Brüste muß eine karzinomatöse Genese ausgeschlossen sein.

Ursprungsorte der gutartigen Tumoren der Brustdrüse sind das Drüsenepithel, das Bindegewebe oder Mischformen aus beiden Gewebearten. Die häufigsten benignen Geschwülste der Brustdrüse sind ***Fibroadenome*** und ***Milchgangpapillome***. Den reinen Formen wie Fibromen, Lipomen und Adenomen kommt aufgrund ihrer Seltenheit keine klinische Bedeutung zu.

Fibroadenome

Histologie. Fibroadenome sind gekennzeichnet durch faserreiche, derbe, gut gegen das übrige Drüsenparenchym abgegrenzte Knoten. Mikroskopisch findet sich eine mesenchymale und eine epitheliale Komponente. Aufgrund der Faseranordnung und Wuchsform werden ***perikanalikuläre*** und ***intrakanalikuläre Fibroadenome*** unterschieden. Sie besitzen einen Östrogenrezeptorbesatz und sind in ihrem Wachstum östrogenabhängig. Postmenopausal kommt es zur degenerativen Regression, gekennzeichnet unter anderem durch Verkalkungen. Die mesenchymale und epitheliale Komponente kann in sehr seltenen Fällen entarten; die Entartungshäufigkeit liegt nicht höher als die des normalen Drüsengewebes.

Vorkommen. Fibroadenome treten vorwiegend bei jüngeren Frauen auf. Ein multiples Geschehen ist relativ häufig.

Diagnostik. Bei der klinischen Untersuchung findet man glatt begrenzte, derbe, gegenüber Haut und übrigem Drüsengewebe sowie Unterlage gut verschiebliche, häufig multiple Knoten. Mammographisch weisen Fibroadenome ein homogenes, gut konturiertes Verschattungsmuster auf. Bei der Ultraschalluntersuchung findet sich eine ebenfalls glatte Begrenzung ohne Schallauslöschungsphänomen. Durch Ultraschalluntersuchung werden Fibroadenome sehr gut von ebenfalls glattwandigen mastopathischen Zysten abgegrenzt.

!

Wie bei allen tastbaren Tumoren muß die Dignität der Fibroadenome durch histologische Untersuchung geklärt werden.
Nur in begründeten Ausnahmefällen kann von dieser Regel abgewichen werden.

Cystosarkoma phylloides

Den Fibroadenomen verwandt sind phylloide Tumoren, wie das Cystosarkoma phylloides (Abb. 19.1). Es handelt sich dabei um rasch wachsende Geschwülste, die beachtliche Größe erreichen können. Die vollständige Entfernung der Befunde ist bei Erhalt der Brust möglich. Lokalrezidive nach Tumorektomie sind nicht selten. Etwa 1/5 der phylloiden Tumoren sind maligne und können hämatogen metastasieren.

Milchgangpapillome

Papillome haben ihren Ursprungsort in den Milchgängen und fallen meist durch seröse oder blutige Absonderungen aus der Brustwarze auf. Eine maligne Entartung primär gutartiger Papillome ist sehr selten. Durch Galaktographie (röntgenologische Milchgangsdarstellung) und zytologische Abklärung des Abstriches wird die Indikation zur operativen Entfernung der Papillome gestellt (Operation nach Urban).

Die doppelseitige Sekretabsonderung aus der Mamille hat zum überwiegenden Teil ihre Ursache in einer zentralen endokrinen Störung. Durch Hyperprolaktinämie wird die Brustdrüse stimuliert und produziert in geringen Mengen ein meist leicht milchiges Sekret, das durch Kompression gewonnen werden kann. Die störende beidseitige Galaktorrhoe kann nach Ausschluß einer malignen Erkrankung durch Prolaktinhemmer behandelt werden.

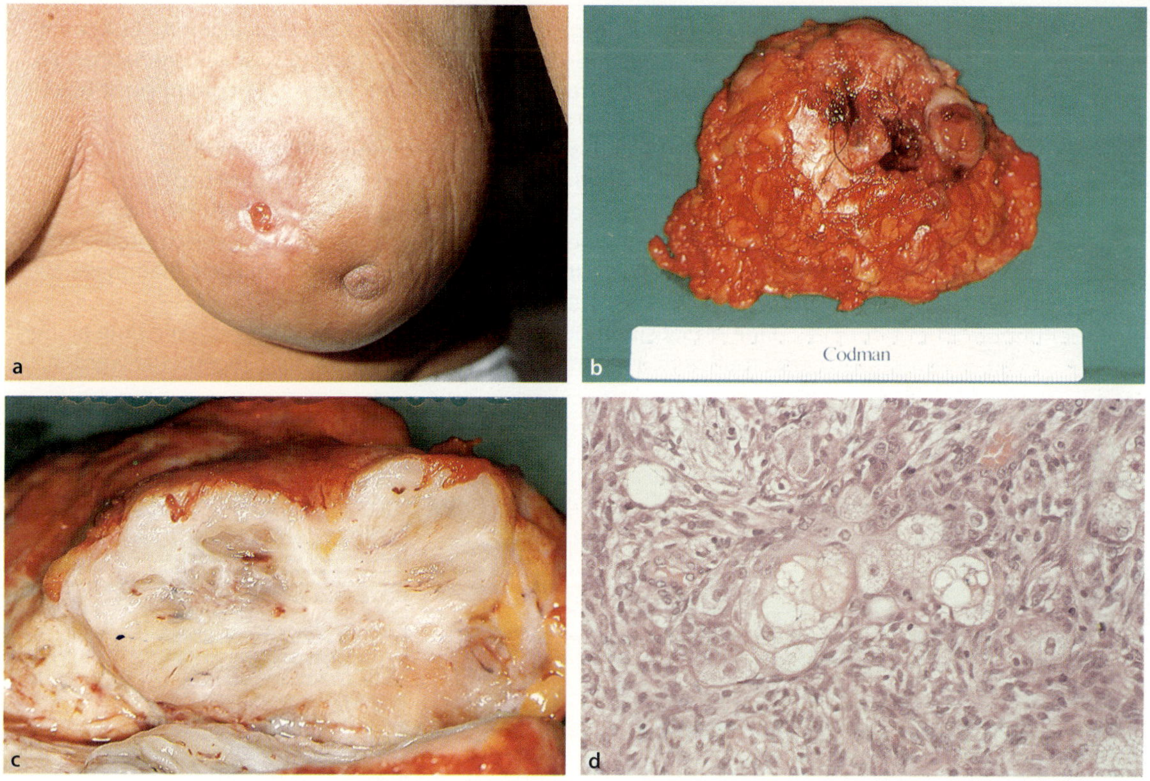

Abb. 19.1. **a** Cystosarcoma phylloides, **b** OP-Präparat, **c** aufgeschnittener Tumor, **d** im histologischen Schnitt

Mastopathie

Bei den genannten Veränderungen handelt es sich nicht um isolierte, gutartige Neubildungen, sondern um Gewebeveränderungen, die die gesamte Brust oder große Bereiche der Brustdrüse in Mitleidenschaft ziehen.

Durch zystische und fibröse Dysplasien und Wucherungen kommt es zur häufig sehr schmerzhaften Veränderung eines Großteils des Brustdrüsengewebes besonders in der prämenstruellen Phase. Ursache für die ***Mastopathia cystica,*** die ***Mastopathia fibrosa*** und Mischformen ist vermutlich eine gestörte Östrogen-Gestagen-Relation. Der Häufigkeitsgipfel der Erkrankung liegt im 4. bis 5. Lebensjahrzehnt. In der Postmenopause kommt es ohne wesentlichen Steroidhormoneinfluß zur Rückbildung. Klinisch imponiert das Brustdrüsengewebe als derber, knotiger Konglomerattumor. Die Abgrenzung gegenüber malignen Veränderungen ist erschwert und erfordert daher den Einsatz bildgebender Verfahren. Die Mammographie und die Sonographie zeigen charakteristische Bilder, so daß diese Untersuchungstechniken bei einer ausgeprägten Mastopathie zur Vorsorge gehören.

Therapeutisch stehen hormonelle Verfahren wie die Gabe von Gestagenen, perkutan oder systemisch, Antiöstrogene und als Ultima ratio eine Kombination aus Prolaktinhemmern und Gonadotropinhemmern zur Verfügung.

Die ausgeprägte ***proliferierende Mastopathie mit Atypien*** (früher: ***Mastopathie Grad III***) gilt als Risikoläsion und bedarf einer engmaschigen Überwachung durch jährliche Mammographie und Sonographie.

Mastitis non puerperalis

Die Mastitis außerhalb einer Schwangerschaft oder Laktationsperiode wird als Mastitis non puerperalis bezeichnet. Ursächlich für diese Erkrankung ist die Hyperprolaktinämie.

> **!** Die Bestimmung des Prolaktinspiegels bei Verdacht auf Mastitis ist daher obligatorisch.

Die Behandlung der Mastitis erfolgt medikamentös durch Prolaktinhemmer, Antibiotika und bei Abszedierung durch operative Eröffnung der Abszesse (siehe auch 17.8.2). Von entscheidender Bedeutung ist die Abgrenzung der Mastitis non puerperalis vom inflammatorischen Mammakarzinom (s. dort).

ZUSAMMENFASSUNG Der häufigste, gutartige Tumor der Brust ist das Fibroadenom. Es kommt vorwiegend bei jungen Frauen vor. Sein Wachstum ist östrogenabhängig, so daß es postmenstruell zur Rückbildung kommt. Es kommt nicht häufiger zu Entartungen als beim normalen Drüsengewebe. Natürlich gilt aber auch hier, daß eine histologische Abklärung erfolgen muß.

Ein weiterer gutartiger Mischtumor ist das Milchgangpapillom.

Die Mastopathie betrifft eher die Frau mittleren Alters. Häufige Beschwerden sind prämenstruelle Brustschmerzen. Die atypisch proliferierende Mastopathie gilt als Risiko für die Entwicklung eines Mammakarzinoms und muß jährlich überwacht werden.

Eine Mastitis non puerperalis geht mit einer Hyperprolaktinämie einher und muß vom inflammatorischen Mammakarzinom abgegrenzt werden.

19.2 Das Mammakarzinom

EINLEITUNG

Das Mammakarzinom ist in den Ländern der westlichen Hemisphäre die häufigste bösartige Neubildung bei Frauen. Auch in Deutschland gehört es neben den kolorektalen Tumoren zu den häufigsten Krebserkrankungen. Etwa jede 10. Frau erkrankt im Laufe ihres Lebens an einem Brustkrebs. Folgerichtig treten ca. 40–45 000 Neuerkrankungen jährlich auf (Abb. 19.2).

Im asiatischen Raum ist die Erkrankung sehr viel seltener. Dieses legt ätiologische Zusammenhänge mit Lebensumständen und Lebensstil nahe.

Bei jungen Frauen unter 30 Jahren ist die Erkrankung sehr selten. Ab dem 40. Lebensjahr tritt sie immer häufiger auf. 3/4 aller Erkrankungen werden bei Frauen über dem 50. Lebensjahr diagnostiziert. Die in den letzten Jahren beobachtete Zunahme der Erkrankung betrifft hauptsächlich Frauen in der Postmenopause. Aber auch bei jüngeren Frauen wird ein Brustkrebs leider zunehmend häufiger diagnostiziert.

Die Heilungsrate des Mammakarzinoms liegt global betrachtet bei ca. 40–45 %. Die Zunahme der Inzidenz des Mammakarzinoms wird in den letzten Jahren erfreulicherweise durch einen Stillstand der Sterblichkeit begleitet. In hochindustrialisierten Ländern mit konsequent angewandten Früherkennungsprogrammen wird sogar ein Rückgang der Mortalität beobachtet (Abb. 19.3).

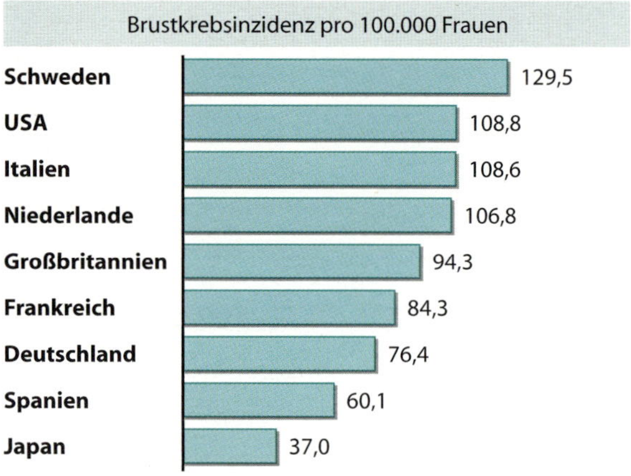

Abb. 19.2. Inzidenz des Mammakarzinoms in den westlichen Ländern und Japan je 100 000 Einwohnerinnen

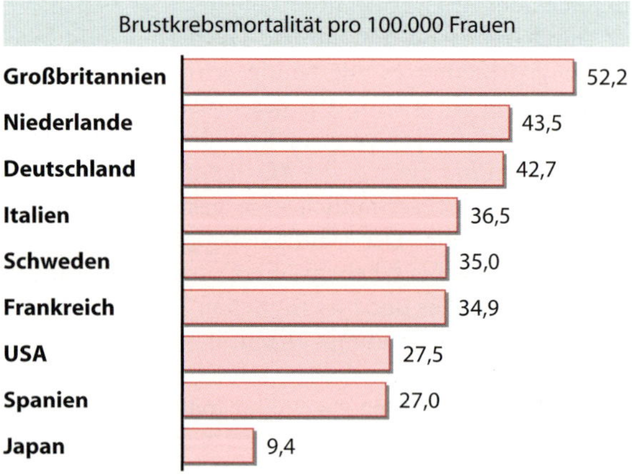

Abb. 19.3. Mortalität des Mammakarzinoms in den westlichen Ländern und Japan je 100 000 Einwohnerinnen

19.2.1 Ätiologie

Alter. Der größte Risikofaktor für ein Mammakarzinom ist das zunehmende Alter. Das relative Risiko an einem Brustkrebs zu erkranken, ist in der Altersgruppe zwischen 65 und 69 Jahren etwa 17 × größer als in der Altersgruppe von 30–34 Jahren.

Genetische Belastung. Ein weiterer wesentlicher Risikofaktor ist die familiäre Belastung. Zwei verschiedene Risikogruppen können dabei definiert werden:

- ***Frauen mit einer familiären Belastung und einer vererbten genetischen Prädisposition für ein Mammakarzinom.*** Nur 5–10 % aller Mammakarzinome sind genetisch bedingt. Zahlreiche Mutationen in 2 Genen – BRCA-1 (Breast Cancer Gene 1) und BRCA-2 (Breast Cancer Gene 2) – sind mit einem erhöhten Brustkrebsrisiko assoziiert. So weisen Frauen mit einer Mutation des BRCA-1-Gens ein 50 %iges Mammakarzinomrisiko vor dem 50. Lebensjahr auf. Dieses Risiko steigt auf 85 % bis zum 65. Lebensjahr. Neben diesem erhöhten Mammakarzinomrisiko weisen Mutationen des BRCA-1-Gens auch auf ein erhöhtes Risiko für ein Ovarialkarzinom und ein Kolonkarzinom hin. Frauen mit Mutationen des BRCA-2-Gens erkranken ähnlich häufig an einem Mammakarzinom, erleben aber seltener ein Ovarialkarzinom. Bei BRCA-2-Mutationen kommt es häufiger zu einem Mammakarzinom bei Männern.
- ***Frauen mit einer familiären Belastung aufgrund unbekannter genetischer Faktoren.*** Frauen mit einer familiären Mammakarzinombelastung ohne genetisch meßbare Prädisposition haben ein deutlich geringeres Risiko für diese Krebserkrankung. Es variiert in Abhängigkeit vom Verwandtschaftsgrad zu den Familienangehörigen mit Erkrankung und dem Alter, indem diese Familienangehörigen das Karzinom erlebt haben. Beispielsweise erhöht sich das Risiko für eine Frau bei einer Familienangehörigen 1. Grades mit einem Mammakarzinom auf das Doppelte. Nur selten wird das kumulative Mammakarzinomrisiko bei Frauen mit einer familiären Belastung ohne genetische Prädisposition 30 % übersteigen.

Hormone. Steroidhormone, sowohl Östrogene als auch Gestagene, spielen eine entscheidende Rolle in der Ätiologie des Mammakarzinoms. Der Einfluß dieser Hormone auf die Entstehung des Mammakarzinoms wird aus verschiedenen Inzidenzen deutlich. So besteht eine positive Korrelation zwischen einer Mammakarzinomerkrankung und früher Menarche, später Menopause, hohem Alter bei der ersten Schwangerschaft und Kinderlosigkeit.

Kontrovers wird der Einsatz hormonaler Kontrazeptiva und der Hormonsubstitution in der Peri/Postmenopause diskutiert. Die Bedeutung oraler hormonaler Kontrazeptiva wurde in großen Sammelstatistiken analysiert. Danach ist die Einnahme der „Antibabypille" ohne Relevanz für das Risiko an einem Mammakarzinom zu erkranken. Nur sehr junge Frauen, die kurz nach der Menarche hormonale Kontrazeptiva einnehmen, haben ein rechnerisch erhöhtes Risiko. Im Gegensatz zum Mammakarzinom wird das Ovarialkarzinomrisiko durch hormonale Kontrazeptiva auf 1/4 reduziert!

Problematischer ist der Einsatz der Hormonsubstitution im Klimakterium und in der Postmenopause. Die Nutzen-Risiko-Abwägung und eine Überwachung der Brust bei Einnahme von Hormonpräparaten in dieser Altersgruppe ist besonders bei langfristiger Hormoneinnahme notwendig.

Soziokulturelle Faktoren. Signifikante Unterschiede in den Inzidenzen des Mammakarzinoms verschiedener Länder machen den Einfluß zivilisatorischer und geographischer Faktoren deutlich. In hochindustrialisierten Ländern ist die Erkrankungsrate im Gegensatz zu niedrig entwickelten Ländern um ein Vielfaches höher. Andererseits läßt die extrem niedrige Erkrankungsrate in Japan darauf schließen, daß der industrielle Entwicklungsstand als prädisponierender Faktor eine untergeordnete Rolle spielt. Auch rassische Faktoren sind von geringer Bedeutung. Große Bedeutung kommt hingegen dem sogenannten „Life-Style" zu. Hierzu gehören unter anderem umweltabhängige Lebens- und Ernährungsbedingungen. Der fettreichen Ernährung und der daraus resultierenden Adipositas, dem regelmäßigen Alkoholkonsum, dem Mangel an Vitamin A und Selen werden eine prädisponierende Bedeutung zugeschrieben.

Strahlung. Die Bedeutung einer Strahlenexposition wurde durch Untersuchungen an Überlebenden der Atombombenexposition in Hiroshima und Nagasaki sowie bei Frauen nach Strahlentherapie bei Tuberkulose – einer früher gängigen Therapie – überprüft. Danach ist eine Strahlenexposition vor dem 40. Lebensjahr ein weiterer, wenn auch nur niedrig einzustufender, exogener Risikofaktor. Ohne Bedeutung ist die geringe Strahlenbelastung, der die Brust bei einer Mammographie ausgesetzt wird.

Einschätzung der Risikofaktoren. Trotz des umfangreichen Wissens um die genannten Risikofaktoren ist diese Information nur von eingeschränkter Wertigkeit, um im individuellen Fall das Erkrankungsrisiko zu minimieren. Ein oder mehrere Risikofaktoren sind bei den meisten Frauen vorhanden. Viele davon sind nicht beeinflußbar oder bewirken durch eine Veränderung nur eine minimale Reduktion des Risikos. Abgesehen von der genetischen familiären Belastung sind alle bisher bekannten Risikofaktoren nicht dazu geeignet, die hohe Krankheitsinzidenz zu erklären (Tabelle 19.1).

Tabelle 19.1. Risikofaktoren für Brustkrebs

- Fortgeschrittenes Alter
- Familiengeschichte
- genetische Vorbelastung (z.B. BRCA-1, BRCA-2)
- vermehrtes Krebsvorkommen in der Familie
- Östrogenvorkommen
- frühe Menarche, späte Menopause, Nullipara
- exogenes Östrogen (orale Kontrazeptiva, Hormonsubstitutionstherapie)
- „Western-Style"-Diät
- Gutartige Brusterkrankungen oder vorangegangener Brustkrebs
- Therapeutische Bestrahlung des Brustraumes

19.2.2 Histopathologie

Das Mammakarzinom als originäres Erscheinungsbild gibt es nicht. Wir haben es, histologisch betrachtet, mit einer großen Vielfalt verschiedener Typen zu tun, die sich im Erscheinungsbild und ihrer malignen Potenz wesentlich voneinander unterscheiden.

In-situ-Karzinome

Präkanzerosen des Mammakarzinoms werden sowohl im Milchgang wie auch im Lobulus beobachtet. Das Carcinoma lobulare in situ (CLIS) tritt häufig multizentrisch und bilateral auf. Es gilt als Risikoläsion und entartet nur sehr selten mit großer Latenzzeit karzinomatös. Das duktale Carcinoma in situ (DCIS) ist im Gegensatz dazu eine echte prämaligne Läsion. Verschiedene Subtypen unterschiedlichen Baumusters – papillär-solide mit und ohne Nekrosen – sind zu unterscheiden und weisen eine unterschiedliche Prognose auf. Insbesondere bei größeren Befunden (> 2,5 cm) werden frühe invasive Anteile mit Durchbruch der Basalmembran des Milchganges übersehen. Von diesem Zeitpunkt an ist auch das duktale Carcinoma in situ metastasierungsfähig.

Die schematische Darstellung (Abb. 19.4) zeigt die Prädilektions- und Manifestationsorte der Karzinome. Auf der linken Seite das invasive duktale Karzinom als polygonaler radiär-infiltrierend wachsender Tumor, in der Mitte ist die Lokalisation und Ausbreitungsrichtung des intraduktalen und auf der rechten Seite des lobulären Carcinoma in situ zu sehen.

Das Verhalten der Tumorzellen in den präformierten Läppchen und Gängen kann durch 2 verschiedene Mechanismen erklärt werden:

- Das Wachstum und die Ausbreitung des Tumors erfolgt durch Apposition von Zellen im Sinne einer syn- oder metachronen Kanzerisierung und/oder
- durch eine intramurale intraepitheliale Migration der gebildeten Tumorzellen aus einem Zellpool.

Die letztgenannte These wird zur Pathogenese, z.B. eines lobulären Carcinoma in situ und seiner Ausbreitung herangezogen.

Invasive Karzinome

Ca. 85% aller invasiven Mammakarzinome gehen vom Milchgang aus, ca. 15% sind lobuläre Karzinome. Meist geht die maligne Entartung des Drüsengewebes mit einer lokalen Bindegewebsvermehrung einher. Diese Fibrosierung führt zu faserreichen Tumoren unter Ausbildung derber, unscharf begrenzter Knoten (Abb. 19.5).

Diese typische Struktur aus einem Tumorkern und radiären Ausläufern ist ein wesentliches mammographisches Kriterium für Malignitätsverdacht. Häufig finden sich im Tumor Nekrosen und/oder ***Mikrokalkgruppen.*** Das letztgenannte Kriterium ist mammographisch sichtbar und dient ebenfalls einer Diagnosestellung.

Neben diesen solide oder drüsig wachsenden Tumoren gibt es Typen mit ungewöhnlicher Differenzierung. Dieses sind medulläre, papilläre oder schleimbildende Karzinome. Ihre Prognose ist im allgemeinen günstiger, als die der szirrhösen Karzinome.

Tabelle 19.2 zeigt die WHO-Klassifikation der Mammakarzinome.

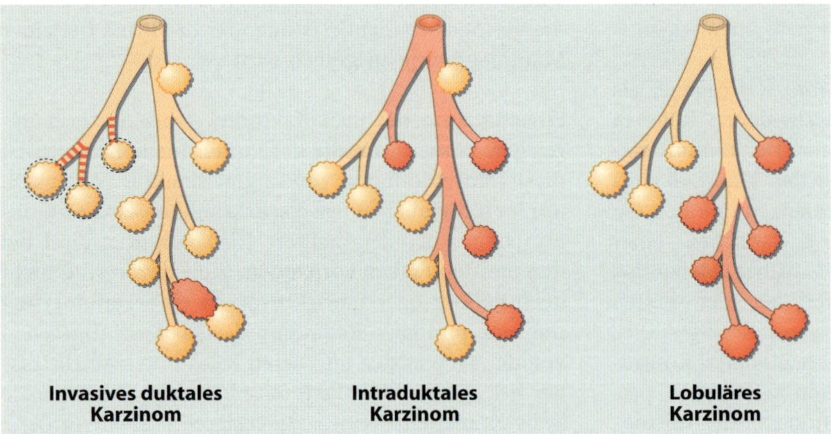

Abb. 19.4. Pathogenese und Topik der Mammakarzinome. Die Querstreifung links zeigt den Übergang des duktalen zum lobulären terminalen Gangsegment an

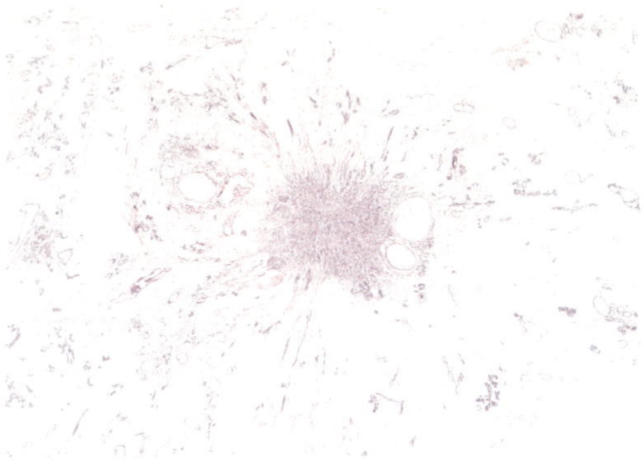

Abb. 19.5. Großflächenschnitt eines szirrhösen Mammakarzinoms

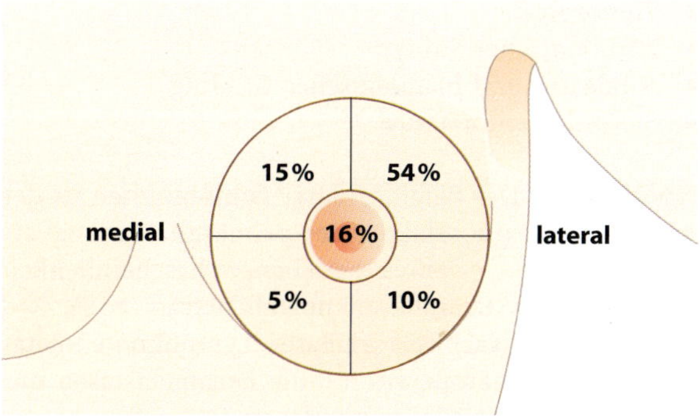

Abb. 19.6. Prozentuale Häufigkeit der Karzinomlokalisation in den verschiedenen Quadranten der Brustdrüse

Paget-Karzinom. Selten kommt es neben dem Befall der Milchgänge oder des Lobulus zu einem Befall der Brustwarze. Dieses sogenannte Paget-Karzinom weist auf ein malignes Geschehen in den direkt unter der Brustwarze gelegenen Milchgängen hin.

19.2.3 Lokalisation, Ausbreitung und Prognose

Lokalisation

Das Mammakarzinom entsteht vorwiegend einseitig unter Bevorzugung der oberen äußeren Quadranten. Im oberen äußeren Quadranten befindet sich allerdings auch der größte Anteil an Drüsengewebe. Eine Mastodynie – Schmerzen in der Brust – und prämenstruelle Brustschmerzen werden daher meist hier angegeben. Unter rückläufigem Hormoneinfluß in der Postmenopause ist der überwiegende Anteil des Restbrustdrüsengewebes hier angesiedelt. Die Häufigkeit der Karzinomlokalisation in den verschiedenen Quadranten der Brustdrüse ist in Abbildung 19.6 wiedergegeben. Primär doppelseitige Mammakarzinome finden sich nur in ca. 1% aller Erkrankungen.

Ausbreitung

Die Tumorzellen breiten sich lokal-segmental in den Milchgängen und Bindegewebssepten aus. Die weitere Ausbreitung des Mammakarzinoms führt über die Lymphabflußwege und über eine häufige, frühzeitig hämatogene Aussaat.

Lymphogene Metastasierung. Die Lymphbahnen führen über kutane, subkutane, fasziale und intramammäre Plexus in die axillären, supraklavikulären und retrosternalen Lymphknotenketten. Die axillären Lymphknoten sind zuerst und am häufigsten von Tumorzellen befallen. Hier werden anatomisch 3 Level unterschieden (Abb. 19.7).

Meist nicht auf direktem Weg, sondern über die axillären Lymphknoten sind die supraklavikulären und infraklavikulären Lymphknoten befallen. Eine Ausnahme bildet der retrosternale Lymphknotenbefall. Zwar legt eine Tumorlokalisation in den inneren Quadranten eine Metastasierung in die Lymphknoten der Mammaria-interna-Kette nahe, andererseits finden wir auch bei Lokalisation in diesen Quadranten häufig axilläre Lymphknotenmetastasen.

Bedeutung der Tumorgröße. Eine direkte Korrelation besteht zwischen der Größe des Primärtumors, seiner Proliferationsfähigkeit und dem Befall axillärer Lymphknoten. Je größer der Tumor, um so höher ist die Wahrscheinlichkeit einer bereits eingetretenen Lymphknotenmetastasierung. Bei einer Tumorgröße bis 1 cm findet man bei 10–25% der Fälle axilläre Lymphknotenmetastasen. Bei größeren Tumoren von 2 cm ist dies bei 40–60% und bei Tumoren von mehr als 5 cm Durchmesser bei 75% aller Tumoren der Fall.

Erfreulicherweise nimmt die Zahl früh erkannter Karzinome im Stadium pT1 (Tumordurchmesser < 2 cm) stetig zu (zur Zeit etwa 38%).

Tabelle 19.2. WHO-Klassifikation der Mammakarzinome

1. Nichtinvasive Karzinome
   a) Duktales Carcinoma in situ (DCIS)
   b) Lobuläres Carcinoma in situ (LCIS)

2. Invasive Karzinome
   a) Invasives duktales Karzinom
   b) Invasives duktales Karzinom mit dominanter intraduktaler Komponente
   c) Invasives lobuläres Karzinom
   d) Muzinöses Karzinom
   e) Medulläres Karzinom
   f) Pappiläres Karzinom
   g) Tubuläres Karzinom
   h) Adenoid-zystisches Karzinom
   i) Sekretorisches (juveniles) Karzinom
   j) Apokrines Karzinom
   k) Karzinome mit Metaplasie
   l) Andere Typen

3. Pagetkarzinom der Mamille

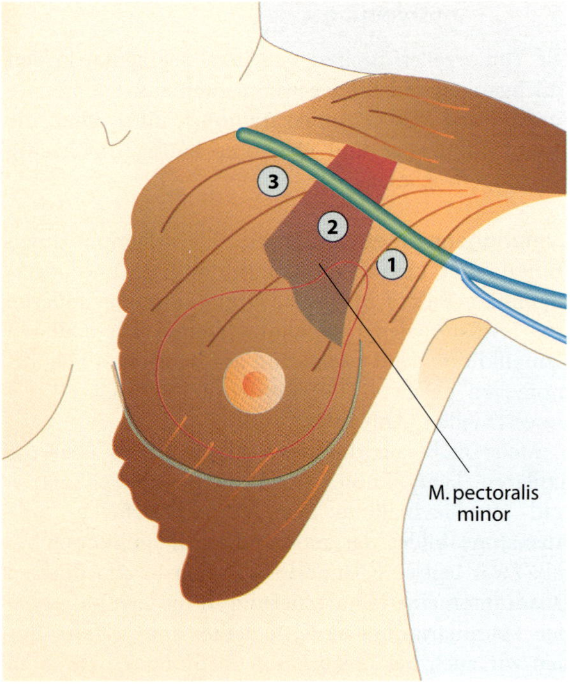

Abb. 19.7. Anatomische Begrenzung der drei axillären Lymphknotenstationen

Hämatogene Metastasierung. Von größter Bedeutung für den Krankheitsverlauf und das Schicksal einer Patientin ist die hämatogene Metastasierung. Das Mammakarzinom zählt zu den Tumorentitäten mit frühzeitiger hämatogener Aussaat. Bevorzugte Organe dieser Metastasierung sind in absteigender Häufigkeit:

- das Skelettsystem
- die Haut
- die Pleura
- die Lungen
- die Leber
- das Gehirn

Im Skelettsystem werden osteolytische und osteoplastische Metastasen unterschieden. Die distante Metastasierung bleibt vielfach über Jahre stumm und wird erst nach 5 oder 10 Jahren manifest.

> **!** Von überragender Bedeutung für die Patientin ist die Feststellung, daß das Mammakarzinom ohne distante Metastasierung per definitionem kurabel ist, wohingegen ein Mammakarzinom mit manifester hämatogener Aussaat inkurabel bleibt.

Prognose

Das Mammakarzinom bleibt im Krankheitsverlauf unberechenbar. Einerseits treten bei Patientinnen mit sogenannter günstiger Prognose innerhalb kürzester Zeit distante Metastasen auf, andererseits können Frauen trotz extrem ungünstiger Prognose quoad vitam über Jahre metastasenfrei leben. Ungeachtet dieser Tatsache stehen verschiedene morphologische, biochemische und molekulargenetische Kriterien und Faktoren zur Verfügung, die zur Charakterisierung eines Mammakarzinoms herangezogen werden können.

Diese Faktoren helfen, Patientinnen zu klassifizieren und verschiedenen operativen, strahlentherapeutischen und medikamentösen systemischen Behandlungsverfahren zuzuführen. Folgende prognostische Kriterien bzw. Risikomerkmale sind mit abnehmender Bedeutung anerkannt:

- Axillärer Lymphknotenstatus
- Tumorgröße
- Histologischer Subtyp
- Nukleäres und histologisches Grading
- Steroidrezeptorstatus

Nodalstatus. Der Befall axillärer Lymphknoten ist der wichtigste Prognosefaktor des primären Mammakarzinoms. Die 5-Jahresüberlebenswahrscheinlichkeit ohne axillären Lymphknotenbefall beträgt 70 %, wohingegen bei Nachweis axillärer Lymphknotenmetastasen bei Primäroperation ohne Fernmetastasen nur 30 % aller Frauen 5 Jahre überleben.

Tumorgröße. Die Primärtumorgröße hat direkten Einfluß auf den Lymphknotenbefall (s. dort) und somit eine indirekte prognostische Bedeutung.

Histologie. Der histologische Subtyp ist dann von prognostischer Bedeutung, wenn histologische Subtypen mit günstiger Prognose wie zum Beispiel tubuläre Karzinome vorliegen.

Grading. Das Tumorgrading gehört zum Standard der pathologischen Tumorbeurteilung. Die heutigen Gradingverfahren schließen den Differenzierungsgrad, das Ausmaß der nukleären Polymorphismen und den Mitoseindex ein. Aggressive Tumore mit einem Grading 3 neigen eher zur Metastasierung als Karzinome mit einem günstigeren Grading.

Rezeptorstatus. Der Östrogen- und Progesteronrezeptorstatus spielt eine untergeordnete Rolle für die Vorhersage einer Fernmetastasierung, wird aber entscheidend bei der Therapieselektion eingesetzt. Im Tumorgewebe lassen sich durch biochemische oder immunhistochemische Verfahren mit monoklonalen Antikörpern Hormonrezeptoren, altersabhängig zunehmend häufig, nachweisen. Bei etwa 25 % aller Frauen finden sich sowohl Östrogen- als auch Progesteronrezeptoren, in weiteren 25 % nur Östrogen und in 8 % nur Progesteronrezeptoren. Die restlichen Fälle sind rezeptornegativ. Das Vorhandensein von Steroidhormonrezeptoren, insbesondere des Progesteronrezeptors, ist Voraussetzung für eine erfolgreiche endokrine Therapie.

Andere Faktoren. Weitere Prognosefaktoren für das Mammakarzinom berücksichtigen die proliferative Kapazität durch Nachweis des Mitose-Indexes, des Thymidin-labeling-Indexes und durch Messung der Zellfraktion in der S-Phase. Zunehmende Bedeutung erlangen Faktoren, die dazu in der Lage sind, die Invasions- und Metastasierungsfähigkeit zu charakterisieren. Hierzu gehören die Messung verschiedener proteolytischer Enzyme, der Wachstumsfaktoren und der sogenannten Adhäsionsmoleküle.

Neoangiogenese. Besondere Bedeutung kommt der Messung von Faktoren der Neoangiogenese zu. Zahlreiche Untersuchungen haben eine direkte Korrelation zwischen der Bildung neuer Blutgefäße und dem krankheitsfreien Überleben sowie dem Gesamtüberleben beschrieben. Cathepsin als proteolytisches Glykoprotein sowie Metalloproteinasen als Faktoren der Membrandegradation wurden ebenfalls untersucht.

Wachstumsfaktoren. Das Wachstum epithelialer Zellen der Brust unterliegt naturgemäß dem Einfluß verschiedener Wachstumsfaktoren. Hierzu gehören das HER-2-neu-Onkogen und der epitheliale Wachstumsfaktorrezeptor. Das HER-2-neu-Onkogen kodiert ein Rezeptorprotein, das in geringen Mengen in epithelialen und myoepithelialen Zellen des normalen Mammagewebes vorliegt. Frauen mit einer Überexpression des HER-2-neu-Onkogens weisen eine signifikant ungünstigere Prognose auf, als Frauen mit normaler Expression.

Der EGFR-Rezeptor reguliert die Mitogenese und Differenzierung des Brustdrüsengewebes. Etwa 35–60 % aller primären Mammakarzinome überexprimieren EGFR und weisen auf eine ungünstigere Prognose hin.

> **!** EGFR und HER-2-neu sind Ansatzpunkte neuer Krebstherapien, bei denen monoklonale Antikörper gegen diese beiden Wachstumsfaktoren zum Einsatz kommen.

19.2.4 Klinische Untersuchung

Das Mammakarzinom wird in 60–70 % aller Fälle erstmals durch die Patientin beobachtet, in 15–30 % durch den Arzt und bei 8 % ausschließlich durch bildgebende Verfahren wie Mammographie oder Ultraschall erkannt. Diese Tatsache weist weniger auf ein Versagen der Früherkennungsmaßnahmen, als vielmehr auf eine zu geringe Beteiligung der Frauen an Vorsorgeuntersuchungen hin.

Symptome. Selten werden lokalisierte Schmerzen beschrieben. Gleiches gilt für Schwellungen des Armes (bedingt durch Lymphknotenmetastasen) oder Sekretion aus der Mamille. Diese Absonderungen, insbesondere bei einseitigem Auftreten oder blutiger Beimischung, zwingen zu intensiver apparativer Diagnostik (s. dort).

Inspektion. Die Inspektion der Brust und ihrer Lymphabflußwege unter Berücksichtigung der eigenen Beobachtungen der Patientin, kann zu einer Reihe von Erkenntnissen führen, die Hinweise auf ein malignes Geschehen geben können:

- Symmetrie der Mammae bezüglich Größe, Form und Mamillenrand
- Vorwölbungen, Einziehungen, Orangenhaut (Peau d'orange), eine durch Lymphödem der Haut bedingte Oberflächenveränderung
- Fixierung der Brustdrüse auf dem M. pectoralis
- Umschriebene oder generalisierte Rötung der Haut als Hinweis auf ein inflammatorisches Karzinom, bedingt durch eine Lymphangiosis carcinomatosa. (Dieses Symptom wird vielfach mit einer Mastitis verwechselt!)
- Ekzematöse Hautveränderungen der Mamille (Paget-Karzinom)
- Einziehung einer Mamille

Die Inspektion erfolgt im Stehen, in Rückenlage und bei vorgeneigtem Oberkörper. Durch passive Bewegung der Brust durch Heben und Senken der Arme sind Fixationen am besten zu beobachten.

Palpation. Auch diese Untersuchung erfolgt zunächst bei stehender, später liegender Patientin. Die Palpation erfolgt bimanuell, für alle Quadranten einzeln, einschließlich der retroareolären Region. Den Abschluß bildet die Untersuchung der lokalen Lymphabflußgebiete. Folgende Befunde sind verdächtig:

- Knoten und unscharf begrenzte Verhärtungen. Maligne Tumoren weisen meist eine höckerige Oberfläche auf und sind von derber Konsistenz.
- Eingeschränkte Verschieblichkeit bei Tastbefund. Durch Fixation des Tumors an der Haut oder dem M. pectoralis ist der Tumor in der Brust weniger mobil.
- Plateau-Phänomen. Bei Kompression der Brust entsteht normalerweise eine Vorwölbung. Bei palpablen malignen Tumoren ist das mammäre Bindegewebe durch den Tumor infiltriert und es entsteht bei Kompression über den Fingern ein Plateau bzw. eine Einziehung ***(Jackson-Phänomen).***
- Tastbare Lymphknoten axillär, supra- oder infraklavikulär. Die Konsistenz dieser Lymphknoten ist: derb, vergrößert, wenig verschieblich.

Durch Palpation sind Tumoren ab einer Größe von 1,5 bis 2 cm entdeckbar. Vorstufen wie das DCIS oder das

LCIS sind nur im Ausnahmefall bei großer Ausdehnung palpabel.

Die richtige Bewertung axillärer Lymphknotenmetastasen ist nur bei ausgedehntem Befall sicher möglich. Kleine Lymphknotenmetastasen entziehen sich der Erkennung durch Palpation. Die richtige Vorhersage einer Malignität ist daher nur in 5% der Fälle möglich.

Laborparameter. In Ergänzung zu den klassischen klinischen Untersuchungsmethoden können sogenannte Tumormarker eingesetzt werden. Sie sind allerdings nicht geeignet, ein serologisches Screening durchzuführen, eine Frühdiagnostik eines Mammakarzinoms zu ermöglichen oder nach einer Mammakarzinomerkrankung unspezifisch nach Metastasen zu suchen. Trotzdem haben 2 Tumormarker beim Mammakarzinom eine gewisse prädiktive Bedeutung erlangt. Das *CA 15–3* und das *CEA* werden über monoklonale Antikörper mittels Enzym-Immunassay im Plasma nachgewiesen. Präoperativ deutlich erhöhte Markerwerte weisen auf ein primär metastasiertes Stadium hin, vor allem wenn die erhöhten Werte postoperativ nicht in den Normalbereich abfallen. Nach Primärbehandlung geht in der Regel ein Markeranstieg der klinisch manifesten Generalisierung um einige Monate voraus. Folgerichtig kann eine Markererhöhung einen Hinweis auf eine Metastasierung geben. Ein derartiger Markeranstieg kann zur massiven Verunsicherung der Patientin führen und massive Durchuntersuchungen mit bildgebenden Verfahren meist ohne Konsequenzen nach sich ziehen. Der Therapieerfolg bei Metastasierung durch medikamentöse Therapie kann durch regelmäßige Markerkontrolle kontrolliert werden.

19.2.5 Bildgebende Verfahren

Alle Auffälligkeiten, die im Rahmen einer Untersuchung erkannt werden, müssen durch bildgebende Verfahren weiter abgeklärt werden! Hierbei wird die Früherkennung eines Mammakarzinoms und die Fernmetastasensuche unterschieden.

Früherkennung

Eine Reduktion der Mortalität des Mammakarzinoms ist nur durch Früherkennung möglich. Diese Früherkennung ist nur durch ein regelmäßiges Vorsorgeprogramm erreichbar. Die Strategie der Vorsorgeprogramme umfaßt neben der regelmäßigen klinischen Untersuchung den Einsatz bildgebender Verfahren.

Zur Anwendung kommen die Mammographie einschließlich Galaktographie und Pneumozystographie, die Sonographie der Mamma inkl. der Doppler-Sonographie und bei Bedarf die Kernspintomographie. Derzeit überprüft wird die Positronemissionstomographie (PET).

Mammographie. Die Mammographie ist das Standardverfahren zur Frühdiagnostik maligner Veränderungen der Brust. Kriterien, die auf ein malignes Geschehen hinweisen, sind unscharf begrenzte Rundherde und seitendifferente, suspekte Verdichtungen mit radiären Ausläufern. Gruppierte polymorphe Mikroverkalkungen, häufig straßenförmig angeordnet, sind Ausdruck einer intraduktalen Ausbreitung und damit Hinweis auf einen intraduktalen Wachstumsprozeß.

> **!** Der günstigste Zeitpunkt für die Durchführung einer Mammographie in der Prämenopause liegt in der Phase nach einer Menstruation, da hier das Parenchym am besten zu beurteilen ist.

> **!** Empfohlene Zeitabstände: Ab dem 30. Lebensjahr 1 × Basismammographie, ab dem 40. Lebensjahr 2jährliche Routinekontrollen. In der Postmenopause 1 × jährlich. Bei Risikofaktoren, insbesondere bei familiärer Belastung, jährliche Kontrolle. Bei klinisch suspekten Veränderungen sofort.

Die Mammographie liefert in ca. 5% falsch-negative Befunde. Besonders bei jungen Frauen ist aufgrund des dichten Mammaparenchyms eine Beurteilung erschwert (Abb. 19.8 u. 19.9).

Galaktographie. Bei einseitiger Sekretion aus der Mamille kann durch Auffüllen der Milchgänge via Ma-

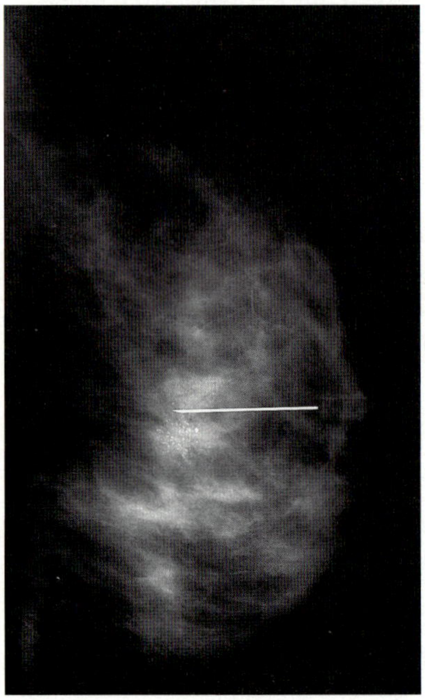

Abb. 19.8. Mammographische Darstellung eines intraduktalen Mammakarzinoms mit Verkalkungen

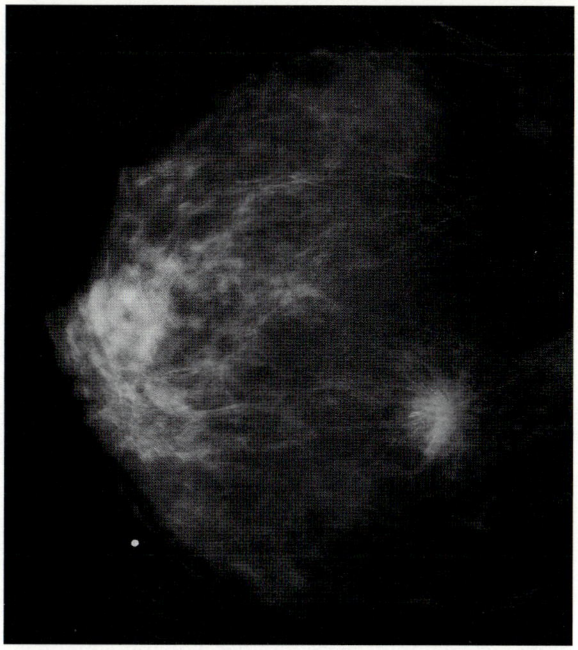

Abb. 19.9. Mammographische Darstellung eines szirrhösen Mammakarzinoms

mille mit Kontrastmittel eine Beurteilung der Milchgänge erfolgen. Abbrüche der Milchgänge weisen auf Papillome (40 %) bzw. Karzinome (etwa 25 %) hin.

Pneumozytographie. Nach Punktion einer Zyste ist es möglich diese mit Luft aufzufüllen und durch erneute Mammographie die Binnenstruktur zu beurteilen. Dieses Verfahren ist weitgehend verlassen und durch die Sonographie ersetzt worden.

Sonographie. Die Sonographie erlaubt die Unterscheidung von Zysten und soliden Tumoren. Die Doppler-Sonographie, besonders die farbkodierte Technik, wird zunehmend an Bedeutung gewinnen.

> **!** Als alleiniges Screeningverfahren kann die Sonographie die Mammographie nicht ersetzen und stellt ein Zusatzverfahren dar.

Kernspintomographie der Mamma. Zukünftig wird in ausgewählten Fällen neben der Nachsorge die Kernspintomographie auch zum Screening eingesetzt werden können. Die fehlende Strahlenbelastung und die hohe Sensitivität sind besonders bei jungen Frauen bedeutsam. Allerdings gelingt durch Kernspintomographie kein Nachweis von Mikrokalk, so daß ein wesentliches Kriterium prämaligner Veränderungen nicht erkannt wird.

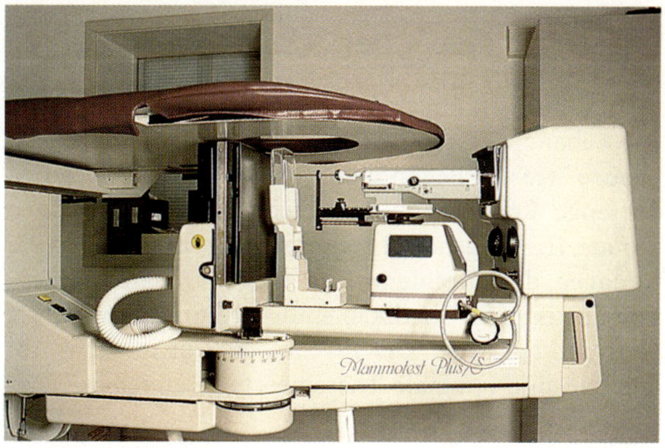

Abb. 19.10. Computergesteuertes Navigationssystem zur stereotaktischen Hochgeschwindigkeitsstanze der Mamma (Fischer-Tisch)

Fernmetastasensuche

Für die Suche nach Fernmetastasen stehen alle bekannten bildgebenden Verfahren zur Verfügung. Nach Primäroperation werden folgende Untersuchungen standardmäßig eingesetzt:

- Röntgen-Thorax (Lungenmetastasen),
- Oberbauchsonographie (Lebermetastasen),
- Skelettszintigraphie und Röntgen-Skelett (Knochenfiliae).

Alle weiteren Techniken kommen nur bei Metastasenverdacht zum Einsatz.

19.2.6 Zytologie und Punktion

Sekretuntersuchung. Bei einseitiger Mamillensekretion hat sich die zytologische Untersuchung des Sekrets bewährt. Dieses gilt für zytologisch-positive Befunde. Die Aussage, Sekret-Zytologie: negativ, ist kein Ausschlußkriterium für weitergehende Untersuchungen.

Punktionsdiagnostik. Zunehmende Bedeutung erlangt die Untersuchung tastbarer Tumoren durch die gezielte stereotaktische Punktion mittels neuartiger, computergesteuerter Navigationssysteme (Abb. 19.10). Durchgesetzt hat sich die Punktion der Tumoren mittels Hochgeschwindigkeitsstanzen, bei denen bleistiftminendicke Stanzen aus dem suspekten Areal gewonnen werden. Diese Stanzen erlauben eine exakte histologische Sicherung aus dem punktierten Areal.

> **!** Auch diese Untersuchung ist nur bei eindeutigem Karzinomnachweis endgültig beweisend. Im Zweifelsfall müssen suspekte Befunde, besonders palpable suspekte Befunde, operativ entfernt werden!

19.2.7 Therapie des primären Mammakarzinoms

Die Behandlung des primären Mammakarzinoms setzt ebenso wie die Behandlung fortgeschrittener Stadien die enge Kooperation verschiedener Fachdisziplinen voraus. Hierzu gehören neben dem Operateur, dem Pathologen, dem Strahlentherapeuten und dem Röntgendiagnostiker der medikamentös-zytotoxisch versierte Arzt und bei Bedarf der Psychologe. Nur in enger Absprache sind optimale Therapieerfolge erzielbar.

Operative Therapie

Der endgültigen operativen Sanierung geht eine exakte histologische Sicherung voraus. Dieses kann durch die vorher beschriebene Stanze oder durch blutige Gewebsentnahme erfolgen. Je nach Ausdehnung des Befundes und dieser ersten operativen Intervention kann es sich um eine diagnostische oder auch die endgültige operative Maßnahme handeln.

Vorgehen bei In-situ-Karzinomen

Nichtinvasive Karzinome sind brusterhaltend oder radikal durch Entfernung der gesamten Brust operabel. Von besonderer Bedeutung für die Vorgehensweise bei den In-situ-Karzinomen ist die Tatsache, daß häufig eine Multifokalität und Multizentrizität des Karzinoms vorliegt.

DEFINITION

Von Multifokalität spricht man bei mehreren Karzinomherden innerhalb eines betroffenen Quadranten (meist ist die Entfernung der Herde voneinander < 2 cm). Von einer Multizentrizität sprechen wir bei Lage der Karzinomherde in verschiedenen Quadranten.

Besonders häufig wird eine Multifokalität bei dem Carcinoma lobulare in situ und dem duktalen Carcinoma in situ beschrieben. Beide Tumoren sind unter Berücksichtigung der Art des suspekten Gewebes und einer Entfernung im Gesunden brusterhaltend operabel. Die Entfernung im Gesunden muß durch histologische Untersuchung des gesamten Exzidates gesichert sein. Beim Carcinoma lobulare in situ reicht die alleinige operative Entfernung des Befundes. Bei einem duktalen Carcinoma in situ wird in Abhängigkeit vom Typ des duktalen Karzinoms und der Ausdehnung eine zusätzliche, postoperative Nachbestrahlung der Brust empfohlen. Bei diffusen intraduktalen Karzinomen oder einem hochmalignen Typ, wird die einfache Mastektomie durchgeführt. In allen Fällen eines In-situ-Karzinoms wird auf eine operative Entfernung der axillären Lymphknoten verzichtet.

Vorgehen bei invasiven Karzinomen

Historie. Die operative Behandlung des invasiven Mammakarzinoms hat im Laufe dieses Jahrhunderts einen umfassenden Wandel von ultraradikalen Vorgehensweisen hin zu brusterhaltenden schonenden Verfahren durchlaufen. Anfang des Jahrhunderts wurden unter der Vorstellung, daß eine lokale radikale Sanierung einer Metastasierung des Tumors zuvorkommt, radikale und ultraradikale Techniken von Rotter und Halstedt eingeführt. Neben der radikalen Entfernung des Brustdrüsenkörpers einschließlich der darunter liegenden Pektoralismuskulatur wurden alle Lymphabflußwege axillär, supra-/infraklavikulär sowie retrosternal entfernt. Diese radikalen Operationsmethoden waren naturgemäß mit einer hohen Morbidität und Mortalität behaftet. In den 60er Jahren bis hinein in die 80er Jahre stand die modifiziert-radikale Mastektomie eingeführt von Patey, Madden und Kinné im Vordergrund der operativen Therapie des Karzinoms. Neben der Entfernung der Brust folgte eine Entfernung der Pektoralisfaszie und der axillären Lymphabflußwege bis zum Eintritt der V. axillaris in den Thoraxraum. Vergleichende Untersuchungen zwischen den ultraradikalen Techniken von Rotter und Halstedt und den modifiziert-radikalen Methoden von Patey zeigten stadienabhängig gleiche Überlebensraten.

Der entscheidende Schritt hin zu weiteren lokal begrenzten Vorgehensweisen ist mit den Arbeiten von ***Veronesi*** und ***Fischer*** verbunden. Basierend auf der Erkenntnis, daß es sich beim Mammakarzinom um eine systemische Erkrankung handelt, schlugen beide vor, unter bestimmten Voraussetzungen die Brust zu erhalten und eine postoperative, obligate Bestrahlung anzuschließen. Alle jetzt durchgeführten Studien zeigen, daß bei richtiger Indikationsstellung die brusterhaltende Therapie des Mammakarzinoms, eine gleiche, wenn nicht sogar eine höhere Überlebensrate als das modifiziert-radikale oder ultraradikale Vorgehen aufweist.

Gewebsentnahme. Der adäquaten Gewebeentnahme bei palpablen und nicht palpablen Tumorbefunden kommt daher eine überragende Bedeutung zu. Sie entscheidet darüber, welche Histologie vorliegt und ob der Befund vollständig entfernt ist. Häufig ist die alleinige Schnellschnittuntersuchung nicht ausreichend. Dies gilt besonders für mammographisch suspekte Befunde, bei denen aufwendige Serienschnittuntersuchungen Voraussetzung für eine endgültige Beurteilung sind. Die Gewebeentnahme stellt in Abhängigkeit von der Ausdehnung des Befundes sowohl eine diagnostische wie auch eine therapeutische Maßnahme dar. In Fällen, in denen eine alleinige Diagnostik für die Gewebsgewinnung angestrebt wird, ist eine Stanzbiopsie, mammographisch oder sonographisch gesteuert, ausreichend.

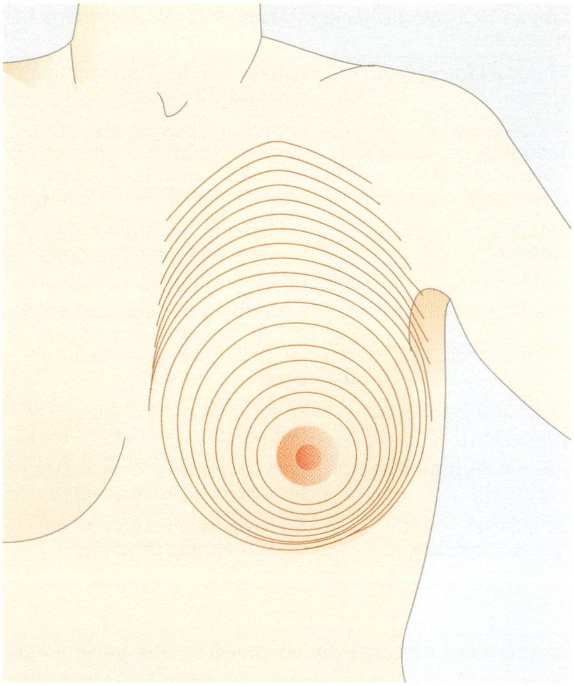

Abb. 19.11. Empfohlene Schnittführung zur kompletten Entfernung des befallenen Gewebeareals entlang der Langer-Linien

> **!** Grundsätzlich gilt: Soviel wie nötig, so wenig wie möglich!

Entscheidend ist der individuelle Befund. Die Grenze des „So wenig wie möglich" ist erreicht, wenn die Heilungschance gefährdet wird. Auch bei dieser Leitlinie können und müssen kosmetische Gesichtspunkte berücksichtigt werden.

Vorgehen bei nichtpalpablen, suspekten Läsionen

Nicht palpable, mammographisch oder sonographisch suspekte Tumoren müssen präoperativ markiert werden. Zwei Verfahren stehen zur Verfügung:

Nadelmarkierungsverfahren. Bei der Nadelmarkierung wird unter mammographischer und sonographischer Sicht eine, einem Angelhaken nachempfundene, Nadel im Tumor plaziert. Die Lage der Nadel wird so gewählt, daß der Operateur den Stichkanal bei Operationen mit exzidieren kann.

Farbstoffmarkierung. Bei der Farbmarkierung wird ebenfalls unter mammographischer oder sonographischer Kontrolle Methylenblau in den Tumor injiziert. Ein Vorteil dieser Methode liegt in der Tatsache, daß bei farblosen Schnitträndern ein ausreichend großes Areal exzidiert wird.

Schnittführung

Veronesi hat bei seiner ersten brusterhaltend durchgeführten Operation einen Radiärschnitt vorgenommen. Diese Schnittführung, die eine großzügige Entfernung des befallenen Quadranten ermöglichte, ist aufgrund ungünstiger kosmetischer Ergebnisse weitgehend verlassen worden.

Empfohlen werden zirkuläre Inzisionen entlang der ***Langer-Linien***. Die Schnittführung muß dabei immer über dem zur Inzision anstehenden Gebiet liegen (Abb. 19.11).

Verpflichtend ist die Nutzung des kürzesten direkten Zuganges zum Tumorbezirk. Nur in Ausnahmefällen, bei nahe der Mamille gelegenen Tumoren, ist ein Radiärschnitt zulässig. Bei 6.00 Uhr kann ein Radiärschnitt genutzt werden, da bei zirkulärer Schnittführung Mamillenverziehungen auftreten können

Gewebsentnahme

Bei der Entfernung eines suspekten Areals sind folgende Kriterien zu berücksichtigen: Suspekte Areale müssen als Ganzes einschließlich eines gesunden Gewebemantels entfernt werden. Teil- oder Probeexzisionen sind obsolet. Es ist darauf zu achten, daß der Tumor zentral im Exzidat gelegen ist. Bei Exzision sollte der Tumor selbst nicht mit einer Faßzange gefaßt werden, sondern unter digitaler Kontrolle aus dem Brustdrüsenkörper mittels Schere oder Skalpell entfernt werden.

Hat der Befund Beziehung zur Haut durch Fixation oder Ulzeration, wird eine Hautspindel mitentfernt (s. auch endgültige, operative Sanierung).

Gewebsmarkierung

Das Operationspräparat soll nicht eingeschnitten werden und möglichst noch in situ durch Fäden an 2 Stellen markiert werden. Dem Pathologen ist nur dann eine räumliche Orientierung möglich.

Präparatradiographie. Handelte es sich um einen nichtpalpablen, präoperativ lokalisierten Tumor, wird das Präparat mittels kontrastgebender Fäden oder Drähte markiert und nochmals mittels bildgebender Verfahren untersucht. Die Wunde darf erst geschlossen werden, wenn durch diese Verfahren die Entfernung des suspekten Gewebes gesichert ist.

Deckung des Volumendefektes und Verschluß der Wunde

Zwei verschiedene Möglichkeiten zur Deckung des Volumendefektes werden genutzt:

Hämatomauffüllung. Bei dieser Methode wird in die Wundhöhle eine Drainage eingelegt. Auch bei optimaler Blutstillung kommt es zur Auffüllung des meist etwa 3 × 5 cm großen Wunddefektes durch minimale Nachblutungen. Dieses Hämatom füllt den Gewebedefekt auf, überschüssige Blutungen fließen über die Drainage ab. Nach Organisation des Hämatoms kommt es im Wundgebiet zu einer verstärkten Narbenbildung, die die mammographische Verlaufsbeobachtung erschwert.

! Dieses Verfahren sollte nur bei kleinen Gewebsdefekten eingesetzt werden.

Intramammärer Verschiebelappen. Bei direkter Adaptation der Wundränder kommt es zu Verziehungen des Drüsenkörpers und zu kosmetisch nicht akzeptablen Befunden. Um die Brustform zu rekonstruieren, ist eine weitgehende Mobilisation der um die Exzision gelegenen Quadranten sowohl von der Haut, als auch vom M. pektoralis erforderlich. Anschließend ist es möglich, durch Rotation der angrenzenden Quadranten diese zu adaptieren und die Brustform weitgehend wiederherzustellen.

Diese Rekonstruktion ist zwar aufwendig, führt aber zu kosmetisch optimalen Ergebnissen und zu geringerer Narbenbildung im Exzisionsgebiet. Speziell dieses Gebiet muß bei nachfolgenden Mammographien überwacht werden.

Verband

Postoperativ sollte der Brustdrüsenkörper ruhig gestellt werden. Dieses gelingt mittels stabilisierender Büstenhalter, die mit Schaumstoff oder Watte gepolstert sind. Hierdurch werden die Zugkräfte, die auf die Hautnaht aufgrund des Gewichtsverlustes wirken, reduziert und die Kelloidbildung vermindert.

Die endgültige, lokale Sanierung

An die operative histologische Abklärung oder die stanzbioptische Sicherung einer Malignität, wird die endgültige operative Therapie angeschlossen. Hierfür stehen verschiedene Verfahren zur lokalen (Mamma) und regionären Axillasanierung zur Verfügung (Tabelle 19.3).

Quadrantektomie. Der Vorteil dieser von Veronesi eingeführten Methode liegt in der Tatsache, daß bei Tumoren im oberen äußeren Quadranten – und dies ist die häufigste Tumorlokalisation – eine Verlängerung des Radiärschnittes in die Axilla möglich ist. Allerdings führt dieses Verfahren zu kosmetisch ungünstigen Resultaten mit Narbeneinziehungen und Mamillenverziehungen.

Wide excision, Lumpektomie, Tylektomie. Diese Techniken können gut bei kleineren Tumoren zum Einsatz kommen, bei denen durch relativ geringe Gewebsentnahmen eine sichere Entfernung im Gesunden mit breiter Sicherheitsmanschette erzielt werden kann.

Tabelle 19.3. Möglichkeiten des operativen Vorgehens bei Brustkrebs

Tumorektomie	Entfernung des Tumors ohne gesunde Manschette
Wide Excission, Tylektomie, Lumpektomie, Segmentresektion, Quadrantenresektion	Entfernung des Tumors mit einer gesunden Gewebsentfernungsmanschette unterschiedlicher Größenordnung
Modifiziert radikale Mastektomie	Entfernung der Brustdrüse und der Musculus-pectoralis-Faszie
Radikale Mastektomie	Entfernung der Brustdrüse, des Musculus pectoralis major, bei Bedarf des Musculus pectoralis minor
Axilläre Lymphonodektomie	Entfernung der axillären Lymphknoten der Level I bis III
Sentinel Lymphonodektomie	Entfernung der ersten Wächterlymphknoten in Level I
Mediastinale Lymphonodektomie	Dieses Verfahren wird heute nicht mehr durchgeführt

Segmentresektion. Dieses Standardverfahren führt bei größeren Befunden zu optimalen Resultaten und einer ausreichend großen Sicherheitsmanschette.

Modifiziert-radikale Mastektomie. Diese Technik der Entfernung der Brust wird in allen Fällen durchgeführt, in denen eine Brusterhaltung aufgrund mangelnder Sicherheitsmanschette, Multizentrizität, ungünstiger Brust-Tumor-Größenrelation nicht empfehlenswert wäre, und auf Wunsch der Patientin. Bei ausgedehnten Tumoren wird die Technik durch Einsatz von Schwenk- oder Rotationslappen zur Deckung größerer Hautdefekte erweitert.

Die Schnittführung bei der radikalen Mastektomie kann sowohl horizontal als auch in Schrägrichtung zur Axilla angelegt sein. Sogenannte hautsparende Operationen sind möglich, wenn sichergestellt ist, daß die Mamille ausreichend spindelförmig umschnitten wurde und der Drüsenkörper sowohl kranial als auch kaudal vollständig in toto entfernt ist. Obligatorisch wird die Faszie des M. pectoralis mit entfernt. In Ausnahmefällen, bei Fixation des Tumors auf dem Muskel oder der Faszie, wird der M. pectoralis minor bzw. M. pectoralis major mitentfernt.

Axilläre Lymphonodektomie (Level I und II, bei Bedarf auf Level III). Obligat wird bei allen invasiven Mammakarzinomen eine axilläre Lymphonodektomie durchgeführt.

Entfernung des Sentinel-Lymphknoten. Zunehmende Bedeutung gewinnt der Einsatz von konservierenden Operationstechniken in der Axilla. Hintergrund dafür ist die Tatsache, daß die Ausräumung der axillären Lymphknoten mit die größte Morbidität nach Brustkrebsoperation aufweist. Abgesehen von Lymphödemen (5% aller Fälle), die besonders nach Bestrahlung auftreten können, sind Sensibilitätsstörungen, Mißempfinden und Morbiditätsstörungen beschrieben.

Folgerichtig wird versucht, durch Markierungstechniken die ersten ableitenden Lymphknoten der Brust (Sentinel = Wächterlymphknoten) operativ zu entfernen, zu untersuchen und bei Befall die axilläre Operation fortzusetzen. Für die Markierung der ersten Lymphknotenstationen eignen sich radioaktive Substanzen, die präoperativ peritumoral eingespritzt werden oder Farbstoffe, die ebenfalls vor Operation in den Tumor und das umgebene Gewebe injiziert werden. Intraoperativ können durch Radioaktivitätszähler die entsprechenden Lymphknoten lokalisiert und entfernt werden. Bei der Farbtechnik werden die blaumarkierten Lymphknoten exstirpiert. Zahlreiche Untersuchungen werden zur Zeit angestellt, um diese Verfahren zu überprüfen.

Subkutane Mastektomie. Unter bestimmten Voraussetzung kann eine meist eher doppelseitige, subkutane Mastektomie indiziert sein. Hierbei handelt es sich um benigne, gutartige Erkrankungen und weniger um invasive Karzinome. Der wesentliche Vorteil des Erhalts des Hautmantels und der Brustwarzen wird durch ein kosmetisch ungünstiges Ergebnis aufgehoben. Darüberhinaus besteht die Gefahr, daß bei subkutaner Mastektomie retroareolär verbliebenes Brustdrüsengewebe verbleibt und maligne entarten kann. Bei subkutaner Mastektomie wird zur Rekonstruktion der Brust eine Silikonprothese in den verbliebenen Hautsack eingelegt.

Indikation zur brusterhaltenden Therapie

Der Anteil brusterhaltend operabler Mammakarzinome nimmt zu. 1997 wurden mehr als 60% aller Mammakarzinome in Deutschland brusterhaltend operiert. Grundlage für den Einsatz dieses Verfahrens waren Studien, die die Brusterhaltung mit der modifiziert-radikalen Mastektomie verglichen haben. Aufgrund der bisherigen Erkenntnisse ergeben sich 3 Fragen:

- ***Wie groß muß die tumorfreie Randzone sein?*** Für das invasive Mammakarzinom sind bislang keine allgemeingültigen Maße propagiert worden. Im theoretischen Idealfall genügt die komplette Entfernung des Tumors. Handelt es sich im positiven Idealfall um einen gegenüber dem übrigen Brustdrüsengewebe gut abgrenzbaren Tumor, eine Situation, die man beispielsweise häufig bei einem medullären Karzinom findet, so genügt die Exstirpation mit einer im Extremfall nur einen Millimeter breiten, tumorfreien Randzone. Handelt es sich im negativen Extremfall um einen schlecht vom übrigen Brustdrüsengewebe abgrenzbaren Tumor oder um einen Tumor mit ausgedehnter intraduktaler Komponente, so würde zwar auch hier die komplette Entfernung des Tumors genügen, im Gegensatz zum ersten Szenario ist dies jedoch wesentlich schwieriger erreichbar. Um in diesen Fällen sicher zu gehen, ist ein tumorfreier Randsaum von 10 mm oder mehr angebracht. In beiden Fällen ist eine ausführliche pathologisch-anatomische Aufarbeitung des Präparates sehr wichtig. Die Chance, daß ein tumorzellenthaltender Resektionsrand entdeckt wird, ist umso größer, je ausführlicher das Präparat aufgearbeitet wird. Gleichzeitig wird die Aussagekraft eines negativen chirurgischen Resektionsrandes bei einer ausführlichen pathologisch-anatomischen Aufarbeitung auf eine wesentlich validere Grundlage gestellt und erlaubt dem Chirurgen mit einem knapperen Resektionsrand zu operieren.
- ***Ist die Rezidivrate von der Breite der tumorfreien Randzone abhängig?*** Zwar konnte in zahlreichen Untersuchungen gezeigt werden, daß ein direkter Zusammenhang zwischen dem Abstand des Tumors vom chirurgischen Resektionsrand (z.B. bis direkt an den Resektionsrand heranreichend, bis 1–2 mm an den Resektionsrand heranreichend, mehr als 2 mm vom chirurgischen Resektionsrand entfernt) und dem Auftreten eines Lokalrezidives besteht. Dieses Phänomen ist jedoch Ausdruck anderer Faktoren wie dem Vorhandensein einer extensiven intraduktalen Tumorkomponente etc. (s. oben). Ferner bestehen keine allgemeingültigen Regeln, nach welchen Kriterien der chirurgische Randsaum pathologisch-anatomisch untersucht werden soll. So ist die Chance bei einer ausführlichen pathologisch-anatomischen Untersuchung

Tabelle 19.4. Wahl der richtigen Technik zur Mammarekonstruktion nach Mastektomie

Körpertyp (Gewicht)	kontralaterale Brust Form (Größe)	Ptose	Anpassung der kontralateralen Brust	Rekonstruktion
schlank (50 kg)	flach (150 g)	keine	Augmentation	Implantat
normal (65 kg)	normal (300 g)	minimal	Augmentation	Expander +/– Latissimus, später Implantat
schwer (90 kg)	schwer (1000 g)	ausgeprägt	Reduktion	TRAM-Plastik

des chirurgischen Resektionsrandes zu dem Ergebnis „positiv“ zu kommen naturgemäß höher, als bei einer weniger ausführlichen Aufarbeitung.

- ***Genügt u. U. auch die Entfernung des Tumors „im Gesunden“?*** Theoretisch genügt eine Entfernung des Tumors „im Gesunden“ in jedem Fall. Da jedoch aufgrund der tumorbiologischen und aufarbeitungstechnisch bedingten Unsicherheiten nicht immer klar ist, ob man den Tumor „im Gesunden“ entfernt hat, ist in Abhängigkeit von den histopathologischen und aufarbeitungstechnischen Gegebenheiten eine Mitentfernung von bis zu 10 mm tumorfreier Randzone zu fordern (s. auch Frage 1). In diesem Zusammenhang ist wichtig, daß es sich bei dem im Randsaum entfernten Gewebe um umgebendes Brustdrüsengewebe handeln sollte. So ist es nicht erforderlich bei einem dorsal gelegenen Tumor den M. pectoralis an dieser Stelle mitzuentfernen, auch wenn die gewünschte Breite des tumorfreien Randsaumes nicht erreicht werden kann. Die Resektion der Pektoralisfaszie an dieser Stelle ist ausreichend. Analoges gilt bei hautnahem Tumorsitz.

Vorgehen bei Sonderfällen

Paget-Karzinom. Das Paget-Karzinom bedarf einer ebenso ausgedehnten Operation wie ein primär invasives Mammakarzinom. Eine großzügige Entfernung des zentralen Segments unter Mitnahme der Mamille ist Voraussetzung. Eine Brusterhaltung ist in Abhängigkeit von der Ausdehnung des meist retroareolär gelegenen, intraduktalen Tumors möglich. Bei retroareolär gelegenen, invasiven Prozessen ist die Bestrahlung obligat. Bei nicht invasiven, intraduktalen Prozessen kann unter Berücksichtigung der Ausdehnung, des histologischen Subtyps und der Kontrollierbarkeit, auf eine Nachbestrahlung verzichtet werden.

Inflammatorisches Mammakarzinom. Das inflammatorische Mammakarzinom weist die ungünstigste Prognose aller primären Mammakarzinome überhaupt auf. Es ist gekennzeichnet durch eine lymphangische Karzinose der Haut und eine sehr frühe distante Metastasierung. Patientinnen mit einem histologisch gesicherten inflammatorischen Mammakarzinom, – d. h. in einer Hautspindel wurde eine kutane Infiltration des Karzinomes mit lymphangischen Karzinomen nachgewiesen – werden mit einer präoperativen Chemotherapie hoher Aggressivität vorbehandelt. Anschließend ist meist eine Operation und Entfernung in sano möglich. Im Anschluß an die Operation werden nochmals 2–3 Chemotherapiezyklen verabreicht. Abschließend oder im Intervall zur postoperativen Chemotherapie wird eine Strahlentherapie eingesetzt.

Okkultes Mammakarzinom. Selten wird ein Mammakarzinom nur durch seine axillären Lymphknotenmetastasen erkannt. Trotz intensiver Untersuchung mit bildgebenden Verfahren gelingt es in diesen Fällen nicht, in der Mamma den Primärtumor auszumachen. In diesen Fällen erfolgt eine ausgedehnte axilläre Sanierung durch Lymphknotenentfernung aus den Level I, II und bei Bedarf Level III, sowie eine postoperative Strahlentherapie der Brust. Eine Entfernung von Drüsengewebe aus der Brust ist nicht erforderlich, da kein Anhalt für die Entfernung des „richtigen Gebietes“ vorliegt.

19.2.8 Rekonstruktive Chirurgie

Die Amputation der Brust ist eine verstümmelnde Operation, die die körperliche Integrität der Frau entscheidend beeinflußt. Es kann daher nicht überraschen, daß der Verlust der Brust als Symbol der Weiblichkeit zu schwersten seelischen Störungen führen kann.

Der ***psychische*** Schaden, den eine Patientin nach Amputation erlebt, ist individuell höchst unterschiedlich. Folgerichtig kann die Beratung über mögliche operative Maßnahmen zur Rekonstruktion nach Amputation daher nicht standardisiert erfolgen, sondern muß die jeweilige psychische Situation der Patientin berücksichtigen.

Neben psychischen Aspekten sind auch ***orthopädische*** Gesichtspunkte zu bedenken. Besonders nach Amputation bei großer Brust kommt es zur ungleichen Gewichtsverteilung, die orthopädische Beschwerden nach sich ziehen kann.

Die Indikation zur Rekonstruktion beruht einzig auf dem Wunsch der Patientin. Sie muß über die Möglichkeiten und Grenzen sowie die Resultate exakt aufgeklärt werden.

Hierbei ist der Hinweis notwendig, daß zwar eine Angleichung des körperlichen Erscheinungsbild an die Situation vor der Operation durch die heute gängigen Operationsverfahren möglich ist, andererseits eine Wiederherstellung der biologischen und sensiblen Funktionen nicht erreicht werden kann.

Neben psychologischen Aspekten müssen ***onkologische*** Gesichtspunkte bei Durchführung rekonstruktiver Maßnahmen Berücksichtigung finden. Das Konzept der operativen Brustkrebsbehandlung besteht in einer vollständigen operativen Entfernung des Karzinomgewebes im Gesunden. Diese Grundvoraussetzung darf nie zugunsten ästhetisch/kosmetisch befriedigender Ergebnisse aufgegeben werden. Andererseits ist der Versuch einer Brusterhaltung, auch bei sicherer Entfernung des Karzinomgewebes im Gesunden, nicht immer der beste Weg. Bei ungünstiger Tumor-Brust-Größenrelation und bei ungünstigem Tumorsitz muß mit einer nicht akzeptablen Deformität der Brust nach Bestrahlung gerechnet werden, so daß hier alternative Vorgehensweisen individuell mit der Patientin besprochen werden müssen. Gleiches gilt für die intramammäre Rezidivsituation nach brusterhaltender Therapie. Auch hier können wiederherstellende Operationsverfahren zu günstigeren kosmetischen Ergebnissen führen.

Der Zeitpunkt der Rekonstruktion wird mit der Patientin zum Zeitpunkt der Erstoperation diskutiert werden. Sowohl eine primäre Rekonstruktion im Rahmen der ersten Brustkrebsoperation, als auch sekundäre Maßnahmen zu einem späteren Zeitpunkt nach Abschluß der Primärbehandlung einschließlich möglicher strahlentherapeutischer oder auch chemotherapeutischer Maßnahmen sind denkbar.

Techniken der Rekonstruktion

Es gibt 4 verschiedene Techniken der Brustrekonstruktion, die auf der Verwendung von Implantaten und/oder Eigengewebe basieren:

- Die einfache Implantateinlage,
- die sequentielle Rekonstruktion nach primärer Expandereinlage und anschließendem Implantataustausch,
- die autologe Rekonstruktion mit myokutanen Lappenplastiken und
- die kombinierte, autolog-heterologe Rekonstruktion.

Neben der Rekonstruktion der Brustform kann eine Rekonstruktion der Mamille erfolgen.

Zur Herstellung einer Symmetrie ist meist neben den rekonstruktiven Maßnahmen eine Anpassung der kontralateralen Brust durch Reduktion oder Lifting notwendig. Die Wahl der richtigen Technik zur Rekonstruktion richtet sich nach dem Körpertyp und der Größe, Form und Ptose der kontralateralen Brust (s. Tabelle 19.4).

Implantateinlage. Grundlage der ***heterologen Rekonstruktion*** ist die Einlage von Gewebeexpandern und Implantaten, die mit unterschiedlichen Substanzen gefüllt sein können. ***Gewebeexpander*** bestehen aus einem leeren Silikonbeutel, der über ein Ventil mit physiologischer Kochsalzlösung gefüllt wird. Der Expander wird durch die Mastektomiewunde in eine subpektorale Tasche eingelegt und über einen Zeitraum von einigen Wochen konsekutiv aufgefüllt. Nach ausreichender Dehnung der Haut kann der Expander durch ein endgültiges Implantat ausgetauscht werden. Dieses ***Implantat*** ist gängigerweise ein silikongefülltes Implantat. Andere Prothesen sind mit Sojaöl oder Kochsalzlösung gefüllt. Grundsätzlich kommt es zur Bildung einer Kapsel um den Expander und das endgültige Implantat. Diese Kapsel weist meist eine Schrumpfungstendenz unterschiedlichen Schweregrades auf, die zu einer schmerzhaften Spannung der rekonstruierten Brust führen kann.

TRAM-Lappen. Standardverfahren der autologen Rekonstruktion mit Hautmuskellappen ist der sogenannte TRAM-Lappen, der aus dem kaudalen Anteil des M. rectus abdominis mit darüberliegendem Hautgewebe besteht. Beispielhaft ist die Rekonstruktion mit einem TRAM-Lappen nach Mastektomie in Abbildung 19.12 a, b dargestellt.

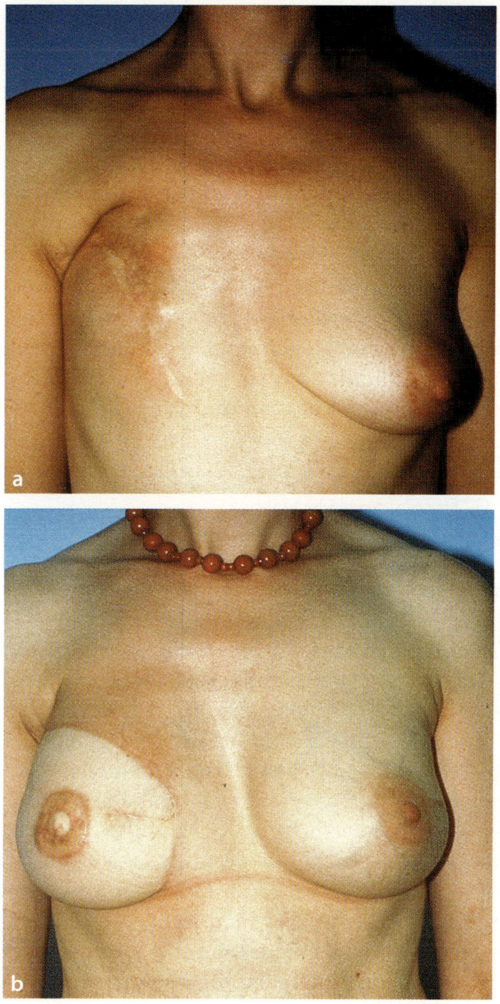

Abb. 19.12 a, b. Rekonstruktion der Mamma mit myokutanem M.-rectus-abdominis-Lappen (TRAM-Lappenplastik). **a** Prä- und **b** postoperative Situation

Der TRAM-Lappen kann als einfach gestielter oder doppelt gestielter Hautmuskellappen durchgeführt werden. Als Komplikation werden Lappengewebsnekrosen, Fettgewebsnekrosen und Bauchwandhernien genannt.

Latissimus-dorsi-Lappenplastik. Eine Alternative zum Transversus-rectus-abdominis-Muskellappen ist die Latissimus-dorsi-Lappenplastik. Der M. latissimus dorsi ist sehr gut geeignet für einen Einsatz im Bereich der Thoraxwand, da er über eine ausgezeichnete Blutversorgung über das thorakodorsale Gefäßbündel und Kollateralgefäße des M. serratus verfügt. Die Größe der benötigten Hautspindel kann adäquat zur kontralateralen Brust gewählt werden. Der Latissimus-dorsi-Lappen wird meist im Rahmen einer kombinierten Rekonstruktion aus Lappenplastik und Implantattechnik der sogenannten kombiniert autolog-heterologen Rekonstruktion genutzt. Durch diese Technik ist eine optimale Form und Größenrekonstruktion der Brust möglich.

Mammillenrekonstruktion. Die Mamillenrekonstruktion erfolgt durch Tätowierung und/oder Vollhautlappen. Ideale Spendenregionen sind die kontralaterale Brustwarze, die geteilt werden kann, sowie Gewebe der Schenkelbeuge und der Vulva.

19.2.9 Strahlentherapie bei Mammakarzinom

Die Strahlentherapie ist heute integraler Bestandteil einer optimalen Therapie des Mammakarzinoms und berücksichtigt das operative Vorgehen, einschließlich der axillären Lymphonodektomie, die Histologie und mögliche adjuvante medikamentöse Therapieverfahren. Nur so ist es möglich, einen optimalen Therapieerfolg bei möglichst geringen Nebenwirkungen zu erreichen. Eine alleinige Strahlentherapie beim operablen Mammakarzinom wurde versucht, ist aber aus heutiger Sicht in kurativer Absicht nicht indiziert. Die lokale Tumorkontrolle ist geringer als bei kombiniert operativ-strahlentherapeutischem Vorgehen und weist aufgrund einer hohen Dosis zur Tumorkontrolle (> 70–80 Gy) eine relativ hohe Rate an Spätkomplikationen auf.

Wirkung. Ionisierende Strahlen wirken auf alle Grundlagen des stoffwechselaktiven Gewebes des menschlichen Körpers. Onkologische Therapiemöglichkeiten ergeben sich aus der unterschiedlichen Empfindlichkeit von Tumorgewebe und umgebendem Normalgewebe. Je empfindlicher ein Tumor bzw. je unempfindlicher das umliegende zu schonende Normalgewebe ist, um so höher wird die Wirksamkeit einer Strahlentherapie sein. Relativ steile Dosis-Wirkungsbeziehungen engen den Dosisspielraum für eine erfolgreiche Strahlentherapie dabei ein. Die Empfindlichkeit, insbesondere des normalen Gewebes, wird durch zusätzliche Faktoren wie parallele Chemotherapie und operative Komplikationen (Hämatome, Serome, Sekundärheilung, etc.) verstärkt.

Rationale. Die Rationale der postoperativen Strahlentherapie liegt in der Reduktion der Rate lokaler oder regionaler Tumorrezidive durch Behandlung residualer mikroskopisch kleiner Tumorreste außerhalb des operierten Gewebsgebietes. Diese deutliche Verringerung der lokalen Rezidivrate durch eine postoperative Strahlentherapie, ist sowohl für das brusterhaltende, wie auch das radikal-modifizierte Vorgehen gesichert. Nach brusterhaltend operierten Mammakarzinomen beträgt die Wahrscheinlichkeit eines intramammären Rezidivs ohne Strahlentherapie zwischen 20–40%. Diese Rate kann durch Nachbestrahlung um 5% gesenkt werden. Nach modifiziert-radikaler Mastektomie wird die Rate lokoregionärer Rezidive um den Faktor 3 reduziert. Umstritten ist der Einfluß einer postoperativen Strahlentherapie auf die distante Metastasierung. Umfangreiche Metaanalysen legen einen positiven Zusammenhang zwischen einer lokalen postoperativen Strahlenbehandlung und der Überlebensrate nahe. Die Problematik dieser Bewertung liegt in der grundsätzlich ungeklärten Bedeutung des Lokalrezidives. Es ist unklar, ob ein Lokalrezidiv Ausgangspunkt für eine distante Metastasierung sein kann. Sollte dies der Fall sein, ist die lokale Bestrahlung von überragender Bedeutung und sollte bei hohem Lokalrisiko auch nach Mastektomie eingesetzt werden. Nach Brusterhaltung bleibt die Bestrahlung der Brust bei invasiven Karzinomen und bei nichtinvasiven Hochrisikotumoren obligat.

Kombination mit anderen Therapieformen. Aufgrund des Stellenwertes einer adjuvant-systemischen Therapie (s. dort) zur Beeinflussung einer primären okkulten Fernmetastasierung, muß eine enge zeitliche Abstimmung von Strahlen- und zytotoxischer Therapie erfolgen.

Unkritisch ist die Kombination einer Strahlentherapie mit einer systemischen Hormontherapie. Toxizitätsverstärkungen durch parallelen Einsatz von Tamoxifen, dem wichtigsten Vertreter einer adjuvanten Hormontherapie, mit einer Strahlentherapie sind nicht beschrieben. Anders ist die parallele Applikation einer Strahlen- und einer Chemotherapie zu bewerten. Sie kann sowohl zu einer Wirkungsverstärkung in den verbliebenen Tumorzellen, als auch am gesunden Gewebe führen. Die Strahlentoleranz der Risikoorgane, insbesondere der Haut und des Bindegewebes, wird durch eine zur Strahlenbehandlung parallel applizierte Chemotherapie verringert. Inwieweit dieser Effekt von klinischer Relevanz ist, hängt vom gesamten Behandlungskonzept ab. Nach Mastektomie ist bei üblicher Dosierung und bei Fraktionierung eine Strahlenbehandlung durch eine parallele Chemotherapie allenfalls ein leichter Anstieg der Akuttoxizität zu erwarten. Diese haben auf das Gesamtergebnis keinen Einfluß. Bei primärem brusterhaltenden Vorgehen – hier spielt der kosmetische Aspekt eine besondere Rolle – kann die Strahlentoleranz des verbliebenen Normalgewebes durch Chemotherapie entscheidend verändert werden, so daß neben vermehrten Frühreaktionen auch vermehrt Spätfibrosierungen auftreten. Es wird daher empfohlen, sogenannte Sandwich-Verfahren einzusetzen, bei denen sequentiell nach einleitender Chemotherapie eine Strahlentherapie eingesetzt wird.

Der zeitliche Abstand der beiden Therapieverfahren zueinander sollte 7–14 Tage betragen.

Strahlentherapie bei brusterhaltendem Vorgehen

Die Entscheidung zum brusterhaltenden Vorgehen setzt eine interdisziplinäre Zusammenarbeit voraus. Bei mangelhafter Compliance der Patientin (Ablehnung einer Strahlentherapie, nicht gewährleistete Nachsorge, etc.) ist das Vorgehen nicht indiziert. Die lokale Rezidivrate ohne Nachbestrahlung ist unvertretbar hoch. Allenfalls innerhalb von Therapiestudien ist ein derartiges Vorgehen vertretbar. Nahezu 75 % aller intramammären Rezidive treten im ehemaligen Tumorquadranten bzw. Narbenbereich auf und sind daher als klassische Lokalrezidive zu definieren. Nur 1/4 aller Rezidive werden in den übrigen Quadranten gefunden und sind als Ausdruck eines primär multizentrischen Geschehens zu definieren.

Die Bestrahlung der Brust umfaßt den gesamten Brustdrüsenkörper. Aufgrund des erhöhten Risikos im Tumorbett, wird von einigen Arbeitsgruppen eine Dosisaufsättigung (Boost-Bestrahlung, s. unten) vorgeschlagen. Eine Boost-Bestrahlung ist danach bei Vorliegen vom histologischen Risikoparametern – randbildender Tumor, extensive intraduktale Komponente, lokale Lymphangiosis carcinomatosa – indiziert.

Technik der Strahlentherapie bei erhaltener Brust

Zahlreiche Bestrahlungstechniken der Brust nach Mammakarzinom sind beschrieben. Meist wird die sogenannte Zangentechnik eingesetzt. Diese wird den Anforderungen (unter anderem homogene Dosisverteilung in der Brust, gute Schonung des Risikoorganes Lunge, sicher reproduzierbare Lagerung) gerecht und ist einfach durchzuführen. Die 6 MV-Photonen-Tangentialbestrahlung mittels Linearbeschleuniger ist dabei der Bestrahlung mit Kobald 60 Co wegen der gleichmäßigeren Dosisverteilung vorzuziehen.

Höhere Energien führen zu einer Unterdosierung der Haut und Unterhaut. Einzeldosen von > 2,0 Gy sind aufgrund des höheren Fibroserisikos zu vermeiden. Bei täglicher Fraktionierung (Montag–Freitag) beträgt die Gesamtbehandlungszeit bei der angestrebten Gesamtdosis 50 Gy und Einzeldosen von 1,8–2,0 Gy, somit 5–6 Wochen.

Bestrahlungsplanung. Voraussetzung für eine adäquate Bestrahlungsplanung ist die kontinuierliche, volumetrische Erfassung der Brust mittels einer in Bestrahlungsposition erstellten Computertomographie. Mit dieser kann nicht nur die Anatomie maximal berücksichtigt und Risikoorgane bestmöglichst geschont

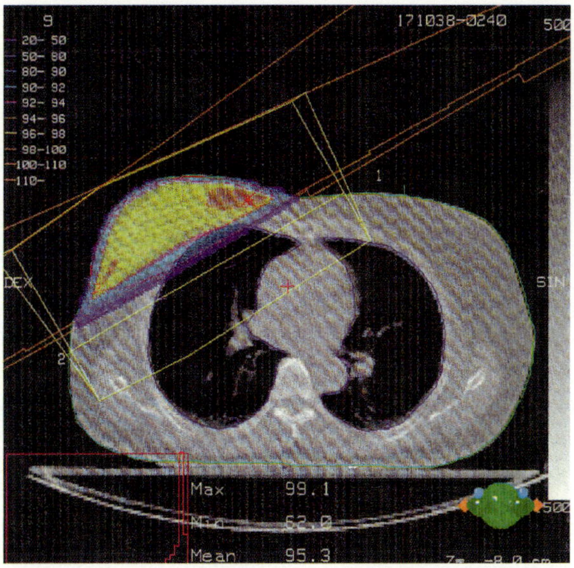

Abb. 19.13. Sogenannte „Zangentechnik". Darstellung als axiale CT-Schicht im 3D-Bestrahlungsplanungsprogramm. Es wird über ein von medioventral gekipptes und ein von laterodorsal gekipptes Stehfeld in isooponierender Technik bestrahlt. Die zu schonenden Gewebe wie Lunge und Herz erhalten keine oder eine lediglich sehr geringe Strahlenbelastung. Empfohlene Dosis 50 Gy (nach ICRU 50)

werden, sondern auch operative Komplikationen wie z. B. Hämatome oder Serome rechtzeitig vor Beginn der Strahlenbehandlung entdeckt und ggf. einer Sanierung zugeführt werden. Abbildung 19.13 zeigt die Bestrahlungsplanung mittels 3D-Computertomographie für die Zangentechnik.

Es wird über ein von mediokranial gekipptes und ein von laterodorsal gekipptes Stehfeld in isoopunierender Technik bestrahlt. Die zu schonenden Gewebe wie Lunge und Herz erhalten keine oder eine lediglich sehr geringe Strahlenbelastung.

Boost-Bestrahlung. Wird eine Boost-Bestrahlung indiziert, so ist als Zielvolumen das operative Wundbett einschließlich einer Manschette von 1–2 cm anzunehmen. Bei oberflächlicher Tumorlage kann die Boost-Bestrahlung mit einer oberflächlich wirkenden Elektronenbestrahlung durchgeführt werden. Die Dosis beträgt im Normalfall 8–12 Gy. Bei Vorliegen einer besonderen Risikokonstellation wie z. B. fraglich verbliebenem Tumorrest, bis zu 20 Gy. Einige Strahlentherapeuten führen die Boost-Bestrahlung auch als interstitielle Brachytherapie z. B. mit Iridium im sogenannten Afterloading-Verfahren durch. Diese Bestrahlungsform garantiert eine Schonung des oberflächlichen Gewebes bei guter Wirksamkeit.

Kosmetische Gesichtspunkte. Verschiedene Faktoren können Einfluß auf das kosmetische Ergebnis nach Brusterhaltung haben:

- Chirurgische Einflußfaktoren wie z.B. operativer Zugang, Wundheilung, Hämatome und Serome,
- strahlentherapeutische Faktoren wie z.B. Dosishomogenität, Dosisfraktionierung, Technik und schließlich
- medikamentöse Einflußfaktoren wie z.B. parallele Chemo- oder Hormontherapie.

Trotz dieser Einflußfaktoren ist bewiesen, daß in Abhängigkeit des Nachbeobachtungszeitraumes bei bis zu 90 % der Patientinnen gute oder sehr gute kosmetische Ergebnisse erreichbar sind. Hierbei werden im allgemeinen die kosmetischen Resultate von den Patientinnen besser als von ärztlicher Seite aus beurteilt.

Strahlentherapie nach Mastektomie

Wie oben dargestellt wird durch eine postoperative Strahlentherapie nach vorangegangener Mastektomie, die lokoregionäre Rezidivrate und damit das Überleben der Patientin beeinflußt. Es ist davon auszugehen, daß grundsätzlich alle mastektomierten Patientinnen von einer postoperativen Strahlentherapie mehr oder weniger profitieren. Hierbei muß bei Einsatz einer Strahlentherapie nach erfolgter Mastektomie eine Abwägung der Nutzen und Risiken vorgenommen werden. Grundsätzlich ist der Nutzen einer Strahlentherapie um so größer, je ungünstiger insbesondere die histologischen Risikofaktoren sind. Am meisten profitieren Patientinnen von einer Bestrahlung, wenn eines der folgenden Kriterien erfüllt ist:

- Große Primärtumoren über 5 cm
- Karzinome mit einer Infiltration der Pektoralisfaszie oder der Haut
- Ungünstige histologische Prognosefaktoren, z.B. Grading 3
- Extensive intraduktale Komponente um das invasive Karzinom
- Extensive lokale Lymphangiosis carcinomatosa
- Ausgedehntes, multizentrisches Tumorwachstum
- Positive Schnittränder in der Histologie

Umstritten ist der extensive Befall axillärer Lymphknoten und ein Durchbruch des Tumors aus der Lymphknotenkapsel oder eine Infiltration des umliegenden Fettgewebes.

Lymphabfluß. Eine Bestrahlung der Lymphabflußwege ist nur im Ausnahmefall indiziert. Die Prognose der Patientin bei axillärem Lymphknotenbefall ist im wesentlichen durch eine distante Metastasierung und weniger durch das Lokalrezidiv – auch axillär – definiert. Folgerichtig ist der Gewinn der lokalen Sanierung weniger relevant. Darüber hinaus ist durch eine Bestrahlung der Lymphabflußwege, eine deutlich erhöhte Rate an Armödemen nachweisbar. Somit bleibt die Bestrahlung der Lymphabflußwege Sonderfällen mit ausgedehnten axillär-histologischen Risiken vorbehalten. Dieses gilt unter anderem neben den oben genannten, etablierten ungünstigen histologischen Prognosefaktoren auch bei inkompletter Axilladissektion. Bei Entfernung von weniger als 10 Lymphknoten sollte entweder nachoperiert werden oder eine Bestrahlung der Axilla vorgenommen werden.

Eine Indikation zur Bestrahlung der retrosternalen Lymphknoten ergibt sich aus der derzeitigen Datenlage nicht. In Anbetracht des eingeschränkten Nutzens bei erhöhter kardialer Toxizität ist der Sinn einer postoperativen Bestrahlung der Mammaria-interna-Kette nicht mehr anerkannt.

Bestrahlung bei lokoregionärem Rezidiv

Nach intramammärem Rezidiv bei brusterhaltendem Vorgehen ist eine erneute Bestrahlung der Brust nicht möglich. Hier bleibt meist nur die sekundäre Mastektomie oder im Einzelfall eine großzügige Nachresektion Mittel der Wahl. Bei Auftreten von Thoraxwand- oder Axillarezidiven ist eine Bestrahlung Mittel der Wahl. Allerdings kann die konventionelle Bestrahlung nur durchgeführt werden, wenn vorausgegangene Strahlentherapien diese nicht obsolet machen. Im Einzelfall können interstitielle Brachytherapien angewandt werden. Grundsätzlich gilt für die Behandlung von Lokalrezidiven ein wiederum interdisziplinäres Vorgehen, bei welchem Operation, Strahlentherapie und bei Bedarf systemische Therapien aufeinander abgestimmt eingesetzt werden.

Strahlentherapie bei nachgewiesener Fernmetastasierung

Patientinnen mit isolierten distanten Metastasen können Kandidaten für eine Strahlentherapie sein. Das Therapieziel ist palliativ; der Therapienutzen drückt sich vor allem in einer Verbesserung der Lebensqualität aus. Formal ergibt sich die Indikation zur Strahlentherapie bei isolierten Metastasen verschiedener Regionen. Besondere Bedeutung hat sie bei der Bestrahlung von Hirn- und Knochenmetastasen erlangt. Bei Knochenmetastasen ist die Indikation zur Strahlentherapie bei Vorliegen mindestens eines der folgenden Kriterien gegeben:

- Isolierte Schmerzen des Skelettsystemes oder der umgebenden Strukturen
- Frakturgefährdung
- Funktionsstörungen
- Myelokompression
- Postoperativ nach Tumorosteosynthese oder Endoprothese

19.2.10 Nachsorge

Die Nachsorge bei gynäkologischen Tumoren einschließlich des Mammakarzinoms ist eine Aufgabe, die kooperativ zwischen dem niedergelassenen Gynäkologen, dem behandelnden Operateur und Röntgenologen durchgeführt werden muß. Wichtig ist, daß im Sinne einer optimalen Zusammenarbeit zwischen Klinikern und Niedergelassenen die Befunde zügig und vollständig ausgetauscht werden.

Die Ziele der ambulanten Nachsorge sind folgendermaßen definiert:

- Erkennung von Spätfolgen der Behandlung
- Erkennung von Rezidiven nach Primärbehandlung
- Betreuung der Patientin nach einer Krebserkrankung in psychologischer und sozialer Hinsicht.

Die Folgen einer Krebserkrankung für eine Patientin sind um so gravierender, je größer der Eingriff und je schlechter die ärztliche Information, die psychologische Betreuung und die objektiv nachvollziehbare Nachsorge durchgeführt werden.

Nur durch eine ausgeprägte Kommunikation zwischen Patientin und Arzt gelingt es, adäquate Bewältigungsstrategien zu entwickeln und die Patientin sachgerecht und partnerschaftlich zu betreuen.

Spätfolgen der Behandlung

Die Spätfolgen nach Brustkrebsoperation werden entscheidend durch die Ausdehnung des Primäreingriffes, die nachfolgende Strahlentherapie und die systemische Medikamententherapie beeinflußt.

Spätfolgen an der Brust. Spätfolgen an der Brust nach brusterhaltender Operation sind gering. Vereinzelt treten Schmerzen durch Serombildung, die sich langfristig in sogenannte Ölzysten umwandeln, auf. Bei Mastektomie ist die reine operative Belastung trotz der relativ großen Wundfläche und der häufig über 10 bis 15 cm langen Narbe unbedeutend. Hier stehen der Verlust der körperlichen Integrität und die daraus folgenden psychischen Probleme im Vordergrund.

Spätfolgen am Arm. Die Entfernung der axillären Lymphknoten weist langfristig die größte Morbidität für die Patientin auf. Die Entstehung eines Lymphödems mit daraus resultierender Bewegungseinschränkung und Schmerzen ist für die Patientin das Hauptproblem. Um diese Folgen der Operation zu minimieren, muß in der Nachsorge regelmäßig auf notwendige Lymphdrainagen-Massagen, Hochlagern des Armes und Schutz des Armes vor Verletzung hingewiesen werden.

Spätfolgen an der Haut. Die Strahlentherapie führt aufgrund der ionisierenden Strahlung, die auch gutartiges Gewebe betrifft, zu langfristigen Fibrosierungen unterschiedlichen Schweregrades und zur höheren Empfindlichkeit der Haut gegenüber UV-Bestrahlung.

Eine zusätzliche Chemotherapie kann die Strahlentherapieveränderungen verstärken, auch hier muß engmaschig eine Überwachung stattfinden.

Rezidiverkennung

Eine grundsätzliche Zielsetzung der Nachsorge ist es, die kurative oder die palliative Situation möglichst richtig einzuschätzen. Liegt ein kurativer Heilungsansatz bei Primärbehandlung vor, so wird es entscheidend darauf ankommen, mögliche Rezidive, die erneut einen kurativen Ansatz erlauben, frühzeitig zu erkennen. Rezidive, die nur einen palliativen Therapieansatz erlauben, müssen nicht unbedingt zu einem frühen Zeitpunkt erkannt werden. Diese Situation ist bei Mammakarzinomen gegeben.

Von überragender Bedeutung ist es, intramammäre Rezidive nach Brusterhaltung rechtzeitig zu erkennen. Hier besteht ein kurativer Ansatz. Auch für Lokalrezidive und eingeschränkt für Rezidive in der Achselhöhle besteht eine kurative Chance.

Diagnose. Die Hauptaufgabe der Nachsorge beim Mammakarzinom liegt also darin, Veränderungen im lokoregionären Bereich zu erkennen. Folgende Verfahren haben sich hierbei bewährt:

- Mammographie (auch der kontralateralen Seite),
- Sonographie der Mamma (ebenfalls beidseitig) und
- die klinisch exakte Untersuchung der Brust und der Lymphabflußwege.

Zeitabfolge. Die Zeitabstände für die klinische Untersuchung und die bildgebenden Verfahren sind weitgehend akzeptiert. Danach wird die Mammographie der operierten Brust halbjährlich, die kontralaterale bildgebende Untersuchung jährlich durchgeführt. Klinische Untersuchungen sind in 6monatigen Abständen durchzuführen.

> ! Alle anderen bildgebenden Untersuchungen, die beim Mammakarzinom im Rahmen der Nachsorge durchgeführt wurden, wie die Skelettszintigraphie, die Oberbauchsonographie und die Röntgenuntersuchung der Lungen kommen nur zur Anwendung, wenn klinisch oder anamnestisch der Verdacht auf ein Rezidiv vorliegt.

Laboruntersuchungen. Laboruntersuchungen bei Mammakarzinomen in der Nachsorge sind unbedeutend, weil sie nicht hilfreich zur rechtzeitigen Erkennung von Rezidiven sind. Sie führen eher zur Verunsicherung, weil z.B. ansteigende Tumormarker ohne

Tabelle 19.5. Nachsorge nach Brustkrebs

Jahre nach Erstdiagnose bzw. Primärtherapie	1.–2.–3. Jahr	4.–5. Jahr	ab 6. Jahr
Anamnese	alle 3 Monate	alle 6 Monate	jährlich
Körperliche Untersuchung	alle 3 Monate	alle 6 Monate	jährlich
Mammographie/Sonographie *der erkrankten Brust* nach brusterhaltender Therapie	alle 6 Monate	jährlich	jährlich
Sonographie der Brustwand *nach Entfernung der Brust* ggf. Mammographie nach Aufbauplastik/ Protheseneinlage	jährlich	jährlich	jährlich
Mammographie/Sonographie *der nicht erkrankten* Brust	jährlich	jährlich	jährlich
Laboruntersuchungen (inklusive Tumormarker)			
Untersuchungen mittels bildgebender Verfahren Röntgen-Thorax, Oberbauchsonographie, Ganzkörperszintigramm	Bei klinischem Verdacht auf Wiederauftreten der Erkrankung und/oder Verdacht auf Absiedelungen (Rezidiv und/oder Metastasen)		
Gynäkologische Untersuchung nach der individuellen Situation	$^1/_2$jährlich oder jährlich	$^1/_2$jährlich oder jährlich	$^1/_2$jährlich oder jährlich

Nachweis von Fernmetastasen massive Untersuchungen mit bildgebenden Verfahren zu Folge haben.

Die derzeitig gültigen Empfehlungen zur Nachsorge bei Mammakarzinom sind in Tabelle 19.5 zusammengefaßt.

Hochdosistherapie. Neue Entwicklungen in der Systemtherapie des metastasierten, fortgeschrittenen Mammakarzinoms durch Hochdosistherapie werden diese Empfehlungen möglicherweise verändern. Sollte die Hochdosistherapie oder andere Therapiekonzepte zur deutlichen Lebensverlängerung, möglicherweise sogar zum Überleben führen, kann es von Bedeutung sein, auch kleinste Tumormassen zu erkennen. Unter dieser Voraussetzung werden die Nachsorgeempfehlungen engmaschig überprüft werden müssen.

Fernmetastasen. Bei Fernmetastasen bestehen hingegen nur noch palliative Therapiemöglichkeiten. Dementsprechend ist die Erkennung von Fernmetastasen keineswegs so bedeutend, wie früher gedacht wurde. Durch zu engmaschige Nachsorge wurde frühzeitig systemisch behandelt, ohne daß eine Lebensverlängerung erreicht wurde. Vielmehr kommt es durch aggressive Therapien zu einer verlängerten Leidenszeit.

Psychologische Führung

Das Bewußtsein einer malignen Erkrankung und die häufig erkennbare Veränderung im Bereich eines so sensiblen Organs wie der Brust führt zwangsläufig zu einer außerordentlichen psychischen Belastung. Verschiedene Faktoren sind hierbei zu berücksichtigen:

- Die Erkenntnis, daß eine lebensbedrohliche Erkrankung vorgelegen hat oder vorliegt.
- Das Empfinden einer verminderten Leistungsfähigkeit.
- Die Verminderung des Selbstwertgefühls durch Verlust der körperlichen Unversehrtheit im sexuellen Bereich im weitesten Sinne. Besonders für jüngere Frauen ist der Verlust der Brust ein außerordentlicher Eingriff in ihre körperliche und sexuelle, daraus folgend ihre seelische Stabilität.
- Der Umgang mit Mammakarzinompatientinnen setzt neben einer hohen Sachqualifikation, durch die eine adäquate qualifizierte Beratung und Prognoseabschätzung möglich ist, ein großes Einführungsvermögen voraus.

Gesprächsführung. Ein Vertrauensverhältnis zu Krebspatienten kann nur bei Aufrichtigkeit des beratenden und behandelnden Arztes erreicht werden. Dazu gehört eine schonende Aufklärung und Mitteilung der Diagnose.

Auch bei prognostisch ungünstigen Fällen kommt der Aufrichtigkeit gegenüber den Patienten eine überragende Rolle zu. Dieses heißt, daß eine Fehlinformation und ein Verschweigen von subjektiven Tatsachen nicht angebracht ist. Problematische Informationen, wie Wachstumsprogredienz oder Nachweis einer distanten Metastasierung, müssen mitgeteilt werden. Bei dieser Information sollte das Vorhandensein positiver Aspekte durch mögliche Therapieverfahren im Vordergrund stehen. Hierzu gehören Mitteilungen über Remissionen, Schmerzlinderung und Lebensverlängerung. Hervorragende Aufgabe bleibt es, die Patientin und auch die Angehörigen vor einer Selbstaufgabe zu schützen.

Es gilt, die persönliche Situation der Erkrankten und die ihres Umfeldes zu berücksichtigen und im geduldigen Gespräch adäquate Therapielösungen zu finden. Das Abwägen aggressiver und weniger aggressiver Therapieverfahren unter Berücksichtigung der Lebensqualität des Therapieerfolges und der Nebenwirkungen ist der Inhalt des Gespräches mit der Patientin und wenn möglich ihrem Partner. Dem Begriff der Heilbarkeit der Primäroperation ohne Fernmetastasierung steht der Begriff der Unheilbarkeit bei Auftreten von Fernmetastasen gegenüber. Bei Mitteilung der Unheilbarkeit kann man der Patientin darstellen, daß auch andere Erkrankungen, wie z. B. Zucker unheilbar, aber sehr gut behandelbar sind.

Psychoonkologische Betreuung. In Ausnahmefällen bedürfen Patienten nach einem Mammakarzinom einer psychologischen Betreuung und sollten kompetenten Psychoonkologen vorgestellt werden.

Soziale Aspekte. Die soziale Beratung umfaßt Angaben zur Krankschreibung über einen Zeitraum von 2–3 Monaten in Abhängigkeit von der Primärtherapiedauer und der Behandlungsdauer möglicher adjuvanter Therapieverfahren.

Bei Bedarf ist eine Beratung über eine zeitlich begrenzte Erwerbsunfähigkeitsrente nötig. Diese Rente auf Zeit läßt die Wiedereingliederung in das Berufsleben zu.

Erforderlichenfalls kann eine beschränkte Arbeitsfähigkeit mit der Patientin besprochen werden und entsprechende Schritte beim Versorgungsamt eingeleitet werden. Grundsätzlich bedarf die entsprechende Beratung der individuellen Abschätzung der jeweiligen sozialen Situation. Die soziale Beratung umfaßt auch Informationen zum Schwerbehindertenrecht.

Brustkrebspatientinnen gelten als schwerbehindert. In den Stadien T 1–2, pN0, M0 ist der Grad der Behinderung 50 %, bei nachgewiesenem Lymphknotenbefall beträgt der Grad 60 %. Bei Fernmetastasierung gelten die Patientinnen als zu 80 % behindert.

Außergewöhnliche psychoreaktive Störungen sind gegebenenfalls zu berücksichtigen. Nach Ablauf von 5 Jahren, die als sogenannte Heilungsbewährung gelten, erfolgt eine Neubewertung.

Hilfsmittel. Weitere Inhalte sind die Aufklärung über Hilfsmittel wie Prothesen nach Mastektomie, Haarersatzteilen bei aggressiver Chemotherapie, Badeanzüge mit Prothesenteil u. ä.

Rehabilitierungsmaßnahmen. Stationäre Rehabilisierungsmaßnahmen (Nach- und Festigungskuren) sind Kann-Leistungen der Versicherungsanstalten. Sie werden auf Antrag im Anschluß an chirurgische, strahlentherapeutische und zytostatische Behandlungen gewährt. Die Dauer beträgt 3–4 Wochen. Bei medizinischer Notwendigkeit kann eine Kur wiederholt werden.

Selbsthilfegruppen. Selbsthilfegruppen bilden eine weitere sinnvolle und wichtige Ergänzung im Laufe der Rehabilitation. Kontakte sollten hergestellt werden.

19.2.11 Medikamentöse Therapie

Ein wesentlicher Grundpfeiler in der Therapie des Mammakarzinoms ist der Einsatz von Medikamenten zur Beeinflussung des Tumorwachstums. Neben der Hormontherapie sind chemotherapeutische Substanzen mit unterschiedlichen Wirkmechanismen bekannt. Die Hormon- und Chemotherapie wird heute in 3 verschiedenen Bereichen eingesetzt:

Präoperative Phase. Bei großen Primärtumoren und inflammatorischen Karzinomen, kann deren Operabilität durch präoperative Zytostase im Sinne des Down-Stagings verbessert bzw. erst ermöglicht werden. Meist sind 3 Chemotherapiezyklen nötig, um eine Operabilität im Sinne einer Brusterhaltung bei großen Tumoren (über 3–5 cm) zu erreichen. Ein weiteres Ziel, die Reduktion der Rezidivrate und der Mortalität, konnte bei den bisher durchgeführten Untersuchungen im Vergleich zur postoperativen Chemotherapie nicht gezeigt werden. Es wird vermutet, daß aggressivere Verfahren hier wirksamer sein können.

Adjuvante Situation. Hier liegt die Hauptaufgabe des Einsatzes der systemischen Therapiemaßnahme in der Reduktion der Mortalität oder anders ausgedrückt, in der Verbesserung der Überlebenschance nach primär operiertem Mammakarzinom ohne nachweisbare Fernmetastasen.

Metastasiertes Mammakarzinom. Die Zielsetzung des Ansatzes einer Chemotherapie bei metastasiertem Mammakarzinom ist eine rein palliative. Bei möglichst hoher Lebensqualität soll eine Verlängerung des Lebens erzielt werden. Die Palliation besteht dabei z. B. in einer Reduktion von Knochenschmerzen oder einer Reduktion einer Dyspnoe. Zu berücksichtigen ist hierbei, daß die mittlere Überlebenszeit nach Metastasierung ohne Therapie etwa 20–24 Monate beträgt. Bei Einsatz systemischer Therapieverfahren nach Metastasierung ist eine Lebensverlängerung im Durchschnitt um etwa 2 Jahre erreichbar. Im individuellen Fall kann diese Lebensverlängerung wesentlich länger sein.

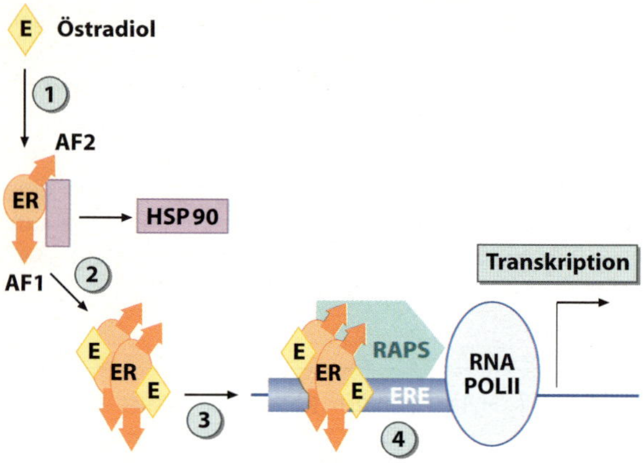

Abb. 19.14. Prinzip der Östrogenwirkung in der Tumorzelle (das sogenannte Rezeptormodell)

Tabelle 19.6. Endokrine Therapie beim metastasierten Mammakarzinom

Zusammengefaßte Studienergebnisse			
Therapie		n	Objektive Remissionsrate (%)
Ablativ	Oophorektomie	1674	33
	Adrenalektomie	3739	32
	Hypophysektomie	1174	36
Inhibitiv	Aminoglutethimide + HC	1153	31
Additiv	Östrogene	1683	26
	Progesteron	1746	29
	Androgene	2250	21
	Glukokortikoid	756	25
Kompetitiv	Tamoxifen	1269	32

Wirkungsweise der Hormonbehandlung

Die Hormonbehandlung beruht auf der Beeinflussung des endokrinen Milieus, entweder durch operative oder medikamentöse Ausschaltung hormonproduzierender Organe oder durch medikamentöse Beeinflussung des Östrogenspiegels. Eine weitere Möglichkeit besteht in der Blockade des Östrogen- und/oder Progesteronrezeptors. Grundlage für die Wirkung von Hormonen auf das hormonabhängige Mammakarzinom sind Erkenntnisse über spezifische Rezeptoren, die dazu in der Lage sind, Steroidhormone in Zielorganen zu akkumulieren. Die Entwicklung des Rezeptorkonzeptes durch L. Jensen Ende der 60er Jahre ist ein Meilenstein für unser Wissen über die Hormontherapie. Seine Arbeitsgruppe konnte zeigen, daß in Zellen östrogenabhängiger Zielorgane eine selektive Anreicherung von Östradiol in den Zellfraktionen Kern und Zytoplasma erfolgt. Weitere Untersuchungen zeigten die Parallelität zwischen spezifischer Steroidbindung im Zytoplasma und der biologischen Anwort der Zelle auf die Einwirkung des betreffenden Hormons. Die Beeinflussung des Genapparates erfolgt durch die Bindung des Steroidrezeptorkomplexes an das Chromatin bzw. an spezifische Chromatinkomplexe. Die Neusynthese spezifischer RNS und eine nachfolgende Proteinsynthese im Sinne einer Steroidinduktion kann als Folge der Reaktion des Hormonrezeptorkomplexes am Chromatin angesehen werden. Diese intakte Reaktionskette führt letztendlich zur spezifischen biologischen Wirkung des im Blut zirkulierenden Hormons in der jeweiligen Zielorganzelle. Das Modell besitzt allgemeine Gültigkeit für die Wirkung von Steroidhormonen (s. Kap. 2.1). Beispielhaft ist der klassische Mechanismus der Kontrolle der Transskription östrogenregulierter Gene durch Bindung des Östrogenrezeptors an die DNA in Abbildung 19.14 dargestellt. Die wesentlichen Schritte umfassen die Bindung des Östradiols an den Rezeptor, die Homodimerisation zweier Östrogenrezeptorkomplexe, die Bindung an die DNA im Bereich des Östrogen-Response-Elements, die Aktivierung der Transskription mittels Interaktion mit den Funktionen AF1 und AF2. Im Gegensatz dazu kommt es durch Tamoxifen – dem heute gängigsten Hormontherapieverfahren beim Mammakarzinom – zur abgeschwächten Transskription östrogenregulierter Gene. Basis ist die Inaktivierung der Transskriptions-Aktivierungsfunktion AF2 durch den Tamoxifen-Östrogenrezeptorkomplex. Der partiell agonistische Effekt des Tamoxifens resultiert aus der Transskriptionsaktivierung des AF1, die im Tamoxifen-Östrogenrezeptorkomplex aktiviert vorliegt.

Entwicklung der Hormontherapie

Die erste Hormonbehandlung beim Mammakarzinom wurde durch Schinzinger Ende des vorigen Jahrhunderts durchgeführt. Seit dieser Zeit gehört die endokrine Therapie des Mammakarzinoms zum Standardrepertoire. In Tabelle 19.6 sind die Ergebnisse für die Standardverfahren einer endokrinen Therapie dargestellt. Danach ist im nichtselektierten Patientengut bei fortgeschrittenem Mammakarzinom mit einer objektiven Ausbruchsrate von 30–40% zu rechnen. Die Remissionsdauer beträgt im Durchschnitt 10–12 Monate.

Die Entwicklung der letzten Jahre ist gekennzeichnet durch die Einführung der Antiöstrogene, der Aromatasehemmer verschiedener Generationen, der LHRH-Agonisten und Antagonisten, der Antigestagene und zuletzt der reinen Antiöstrogene.

Praktische Möglichkeiten der endokrinen Therapie

Drei Therapiewege sind gangbar:

- Die operativ-ablative Therapie (= Ausscheidung hormonproduzierender Organe),
- die pharmakologisch-ablative Therapie (= medikamentöse Hemmung der Effekte der Steroidhormone) und

- die additive Therapie (= zusätzliche Gabe von Hormonen).

Alle 3 Verfahren werden bis heute eingesetzt, wobei die rein medikamentösen Verfahren weit im Vordergrund stehen. Hierbei sind folgende Substanzen anerkannt:

- Tamoxifen,
- LHRH-Analoga,
- Aromatasehemmer der 3. Generation und
- hochdosierte Gestagene.

Tamoxifen. Tamoxifen, ein sogenantes Antiöstrogen, wurde in bisher mehr als 9 Mio. Patientenjahren eingesetzt. Trotz Nebenwirkungen, wie aufsteigender Hitze, vaginaler Ausfluß, Endometriumsveränderungen, Visusveränderungen, Leukopenie, Ovarialzysteninduktion und Leberenzymveränderungen, kommt es in weniger als 5% zum Absetzen des Medikamentes aufgrund der Nebenwirkungen.

Der Effekt von Tamoxifen im Vergleich zu anderen endokrinen Modalitäten ist in vielen Studien überprüft und zeigt die hohe Qualität des Therapeutikums. 35–40% aller Patientinnen mit Mammakarzinomen und Metastasen werden von dieser Therapie 10–12 Monate lang profitieren. Es ist das zur Zeit wichtigste Therapeutikum in der adjuvanten Situation.

Neuere, nicht steroidale Antiöstrogene sind in klinischen Studien überprüft und weisen eine dem Tamoxifen vergleichbare, hohe Effektivität auf. Die Dosisempfehlung für Tamoxifen beträgt 20–40 mg p. d.

LHRH-Agonisten. Seit Einführung der LHRH-Agonisten und ihrer klinischen Anwendung hat dieses Therapiekonzept, das auf der Suppression der ovariellen Östrogenproduktion durch Down-Regulation des LHRH-Rezeptors auf der Hypothalamus-Hypophysenachse beruht, die Ovarektomie als ablatives Verfahren nahezu vollständig verdrängt. Die klinischen Ergebnisse der wichtigsten Studien zeigen eine Remission von 47% im allerdings z. T. selektierten Patientengut. Dieser Erfolg hält etwa 1 Jahr im Durchschnitt an.

Aromatasehemmer. Seit Einführung des Aminoglutethemids gehört die selektive Hemmung der peripheren Aromatase-Aktivität zur Standardtherapie des postmenopausalen metastasierten Mammakarzinoms. Die Entwicklung hochselektiver Aromatasehemmer der 3. Generation wie Letrozol, Anastrozol und Vorozol hat zu einer wesentlichen Verbesserung der therapeutischen Möglichkeiten geführt. Die Aromatasehemmer der 3. Generation zeichnen sich durch folgende Qualitäten aus: Sie sind nicht steroidal, hochselektiv und mit einer Tagesdosis per os wirksam. Im Vergleich zur hochdosierten Gestagentherapie wirken sie lebensverlängernd.

Hochdosierte Gestagene. Durch hochdosierte Medroxyprogesteronacetat oder Megestat-Therapie sind ähnliche Remissionsraten und Remissionsdauern zu erzielen, wie mit allen anderen endokrinen Therapieverfahren. Die Nebenwirkungsprofile dieser Medikamente sind im Vergleich zu den Östrogenen und den Aromatasehemmern als eher ungünstig einzustufen. Hierbei wird von den Patienten eine deutliche Gewichtszunahme im Vergleich zum Tamoxifen und den Aromatasehemmern als unangenehm empfunden. Folgerichtig sollte es erst nach diesen Medikamenten in der Therapiesequenz eingesetzt werden.

Patientenselektion für die Hormontherapie

Zur Selektion für eine endokrine Therapie und zur Vorhersage einer Remission stehen verschiedene Faktoren zur Verfügung. Dieses sind der Östrogen- und insbesondere der Progesteronrezeptorstatus, das lange freie Intervall zwischen Primärtumor und Auftreten von Fernmetastasen, eine dominante Knochen- und/oder Weichteilmetastasierung, der postmenopausale Status sowie ein Ansprechen auf eine vorherige endokrine Therapie. Der Rezeptorstatus sollte – wenn möglich – aus dem Primärtumor oder einer später auftretenden Metastase bestimmt werden. Ein Wechsel des Rezeptorbefundes zwischen Primärtumor und später auftretender Metastase ist möglich. Hierzu stehen immunhistochemische oder biochemische Verfahren zur Verfügung. Dem Progesteronrezeptor kommt als Reaktionsprodukt einer intakten Östrogenstimulation eine größere Bedeutung zu.

Wirkungsweise einer Chemotherapie

Die meisten zytotoxisch wirksamen Substanzen beeinflussen die DNA-Synthese. Folgerichtig sind Zellen im Ruhestand (Go-Phase) kaum beeinflußbar. Vielmehr wirkt eine Chemotherapie am ehesten bei Zellen mit einer hohen Zellteilungsrate. Hierbei handelt es sich häufig um die am geringsten differenzierten, sogenannten Stammzellen. Für die Chemotherapie stehen unterschiedliche Medikamente mit unterschiedlichen Wirkmechanismen zur Verfügung (Tabelle 19.7).

Die Wirksamkeit der einzelnen Zytostatika wird anhand der Remissionsrate angegeben. Seit den ersten Publikationen mit Chorambuzil Ende der 50er Jahre sind bis heute eine Vielzahl von Zytostatika überprüft worden. Die Remissionsraten verschiedener Zytostatika sind in Tabelle 19.8 zusammengefaßt.

Wichtige Chemotherapeutika. Die wichtigsten Medikamente, die in der Routine zum Einsatz kommen, sind:

- Cyclophosphamid
- Methotrexat
- 5-Fluorouracil

Tabelle 19.7. Zytostatika in der klinischen Anwendung beim Mammakarzinom

- Alkylierende Substanzen (Cyclophosphamid)
- Antiproliferative Antibiotika (Doxorubicin, Mitomycin, Mitoxantron)
- Antimetaboliten (Methotrexat, 5-Fluorouracil, Gemcitabin)
- Mitosehemmer
  - Vincaalkaloide (Vinblastin, Vinorelbin)
  - Taxane (Paclitaxel, Docetaxel)

Tabelle 19.8. Ansprechraten auf Zytostatika beim fortgeschrittenen Mammakarzinom

Zytostatikum	Ansprechraten (%)*
Cyclophosphamid	11–59
Docetaxel	50–72
Doxorubicin	0–87
5-Fluorouracil	0–68
Gemcitabin	25–33
Methotrexat	4–54
Mitomycin	5–35
Mitoxantron	3–36
Paclitaxel	20–62
Vinblastin	0–45
Vinorelbin	2

* Monotherapie

Tabelle 19.9. Kombinationsschemata, die in der Therapie des primären und fortgeschrittenen Mammakarzinoms eingesetzt werden

Schema	Zusammensetzung
CMF	Cyclophosphamid + Methotrexat + 5-Fluorouracil
CMFVP	CMF + Vincristin + Prednison
CAF (FAC)	Cyclophosphamid + Doxorubicin + 5-Fluorouracil
AC	Doxorubicin + Cyclophosphamid
AV	Doxorubicin + Vincristin
A + T	Doxorubicin + Taxane
MITOX + 5FU +/– LEUCOV	Mitoxantron + 5-Fluorouracil
MITC + VBL	Mitomycin C + Vinblastin
Hochdosis mit autologer peripherer Stammzelltransplantation	

- Vincristin
- Mitomycin 10
- Mitoxantron
- Adriablastin bzw. seine Folgeprodukte

Wichtige Neuentwicklungen umfassen die Gruppe der Taxane, Medikamente, die aus der Rinde der kalifornischen Eibe gewonnen werden.

Etwa 2/3 aller Patientinnen erleben unter Chemotherapie bei Metastasierung eine objektive Remission. Etwa 15–20 % zeigen eine komplette Remission. In der Praxis werden verschiedene Zytostatika kombiniert, um bessere Remissionsraten und Überlebenszeiten zu erreichen. Die Tabelle 19.9 faßt die gängigen Zytostatikakombinationen zusammen. Durch zunehmende Aggressivität der Zytostatika wird versucht, eine höhere Wirksamkeit zu erreichen.

Stammzelltransplantation. Diese Verfahren machen bei Bedarf eine Knochenmarktransplantation aufgrund der Schädigung des Knochenmarkes oder eine sogenannte Stammzelltransplantation notwendig. Bei einer Stammzelltransplantation werden vor Therapiebeginn gewonnene Blutstammzellen bei lebensbedrohlicher Knochenmarksdepression retransplantiert. Insbesondere bei der adjuvanten Situation kommt der Hochdosischemotherapie mit Stammzelltransplantation eine zunehmende Bedeutung zu.

Resistenzentwicklung. Die Effektivität der Chemotherapie wird durch die Entwicklung einer Resistenz gegen das jeweilige Zytostatikum begrenzt. Neuere Untersuchungen zeigen, daß diese Resistenz mit einem Rückgang der Zytostatikaakkumulation in der Zelle und einem Anstieg des P-Glykoproteinspiegels verbunden ist. Es zeigt sich, daß der Nachweis dieses P-Glykoproteins ähnlich dem Nachweis von Steroidrezeptoren für die Hormontherapie für die Wahl des therapeutischen Vorgehens hilfreich sein kann.

Präoperative Chemotherapie

Der Einsatz einer aggressiven Chemotherapie mit CMF, FAC, FEC, FNC oder Adriablastin allein ist bei großen Primärtumoren der Stadien pT3 und pT4 sinnvoll. Komplette und partielle Remissionen sind in 73–82 % der Fälle erreichbar. Durch diese präoperative Therapie, die häufig auch neoadjuvante Therapie genannt wird, kann in den meisten Fällen ein brusterhaltendes Vorgehen erreicht werden. Ob durch diesen frühen Einsatz der Chemotherapie eine Verbesserung der Überlebensrate erreicht wird, ist fraglich. Aggressivere Therapieverfahren werden überprüft.

Adjuvante systemische Therapie

Die prophylaktische systemische Therapie zur Verhinderung einer Fernmetastasierung wird als adjuvante Therapie bezeichnet. Sie hat sich als die beste Maßnahme zur Verlängerung des freien Intervalles und zur Reduktion der Mortalität erwiesen. In Sammelstatistiken, die über 100 000 Frauen umfassen, konnte dieser Effekt zweifelsfrei nachgewiesen werden. Allgemeingültige Empfehlungen für den Einsatz der Hormon- und der Chemotherapie, in Abhängigkeit von der Prognose und dem menopausalen Status der jeweiligen Patientin, werden laufend den neuesten Studienergebnissen angepaßt. Zur Zeit basiert die Therapie auf der Einteilung nach Risikogruppen, dem Menopausenstatus und dem Hormonrezeptorstatus.

> **!** Die prophylaktische systemische Therapie zur Verhinderung einer Fernmetastasierung wird als adjuvante Therapie bezeichnet.

Tabelle 19.10. Adjuvante Therapie des Mammakarzinoms. Risikokategorien für Patientinnen mit nodalnegativem Brustkrebs

Faktoren	Niedriges Risiko (hat alle aufgeführten Faktoren)	Mittleres Risiko (Risiko klassifiziert zwischen den anderen beiden Kategorien)	Hohes Risiko (zumindest ein aufgeführter Faktor)
Tumorgröße	$\leq$ 1 cm	> 1–2 cm	> 2 cm
Östrogenrezeptor(ER)- und/oder Progesteronrezeptor(PgR)-Status	positiv	positiv	negativ
Stadium	Stadium 1 (unsichere Angabe für Tumoren $\leq$ 1 cm)	Stadium 1–2	Stadium 2–3
Alter	$\geq$ 35		< 35

Tabelle 19.11. Adjuvante Therapie des Mammakarzinoms. Therapiestrategien bei Patientinnen mit nodalnegativem Brustkrebs

Faktoren	Niedriges Risiko	Mittleres Risiko	Hohes Risiko
Prämenopausal, ER oder PgR positiv	keine oder Tamoxifen	Tamoxifen ± Chemotherapie Ovarentfernung GnRH-Analoga	Chemotherapie + Tamoxifen Ovarentfernung GnRH-Analoga
Prämenopausal, ER und PgR negativ			Chemotherapie
Postmenopausal, ER oder PgR positiv	keine oder Tamoxifen	Tamoxifen ± Chemotherapie	Tamoxifen Chemotherapie
Postmenopausal, ER und PgR negativ			Chemotherapie
Ältere	keine oder Tamoxifen	Tamoxifen ± Chemotherapie	Tamoxifen Falls kein ER und PgR: Chemotherapie

Tabelle 19.12. Adjuvante Therapie des Mammakarzinoms. Therapiestrategien bei Patientinnen mit nodalpositivem Brustkrebs

Patientinnengruppe	Behandlungen
Prämenopausal, ER oder PgR positiv	Chemotherapie + Tamoxifen Ovarentfernung (oder GnRH-Analoga) ± Tamoxifen Chemotherapie ± Ovarentfernung oder (GnRH-Analoga) ± Tamoxifen
Prämenopausal, ER und PgR negativ	Chemotherapie
Postmenopausal, ER oder PgR positiv	Tamoxifen + Chemotherapie
Postmenopausal, ER und PgR negativ	Chemotherapie
Ältere	Tamoxifen Falls kein ER und PgR: Chemotherapie

Definition der Risikogruppen. Die Einteilung der Patientinnen in Risikogruppen für eine adjuvante Therapie ist in Tabelle 19.10 wiedergegeben. Die aufgrund der Risikoeinteilung notwendige Therapie bei nodalnegativen Karzinomen zeigt die Tabelle 19.11. Hauptsächlich das Tamoxifen wird in diesen Fällen bei niedrigem Risiko eingesetzt. Bei mittlerem Risiko kommen Kombination aus einer Hormon- und einer Chemotherapie zum Tragen. Tabelle 19.12 zeigt die Empfehlungen bei nodalnegativen Patientinnen mit einem hohen Risiko und bei nodalpositiven Patientinnen.

Therapieauswahl. Für die Therapieauswahl gilt eine Abwägung nach folgenden Kriterien:

- Abschätzen des Risikos für ein Lokalrezidiv bzw. das Auftreten einer Fernmetastasierung (s. Einteilung in Risikogruppen)
- Zu erwartende Effektivität der adjuvanten Therapie. Diese Einschätzung erfolgt unter Hinzuziehung der Ergebnisse großer Studien, inkl. der Metaanalysedaten der Early Breast Cancer Trialist Cooperative Group
- Präferenz der Patientin nach ausführlicher Aufklärung des zu erwartenden Nutzens und des Risikos bezüglich der Lebensqualität und Lebensverlängerung
- Beste Wahl bei equipotenten Therapien durch den Arzt

Die Ergebnisse der adjuvanten endokrinen und Chemotherapie auf die Rezidivrate und das Gesamtüberleben sind in den Tabellen 19.13 und 19.14 dargestellt.

Tabelle 19.13. Ergebnisse der adjuvanten endokrinen Therapie. Prozentuale Reduktion der Rezidiv- und Sterblichkeitsrate

	% Reduktion (SD) in 10-Jahres-Schritten	
Patientengruppe	Rezidiv	Todesfälle
Tamoxifen		
Alle Patienten	25 (2)	16 (2)
< 50 Jahre	12 (4)	6 (5)
> = 50 Jahre	29 (2)	20 (2)
Ovarektomie		
< 50 Jahre	26 (6)	25 (7)
> = 50 Jahre	NS	NS

Tabelle 19.14. Ergebnisse der adjuvanten Chemotherapie. Prozentuale Reduktion der Rezidiv- und Sterblichkeitsrate

	% Reduktion (SD) in 10-Jahres-Schritten	
Patientengruppe	Rezidiv	Todesfälle
Alle Patienten	28 (3)	17 (3)
< 50 Jahre	36 (5)	24 (5)
> = 50 Jahre	24 (3)	13 (4)

! Die durchschnittliche Reduktion der Mortalität bei Einsatz einer adjuvanten medikamentösen Therapie beträgt 25–35% in allen Risikogruppen.

Therapie bei Metastasen

Für das metastasierte Mammakarzinom stehen alle in der adjuvanten Therapie eingesetzten Verfahren zur Verfügung. Von überragender Bedeutung ist die richtige Sequenz der Verfahren. Anhand der Überlegungen, daß zum Zeitpunkt der Metastasierung nur noch eine Palliation mit einer durchschnittlichen Lebensverlängerung von etwa 2 Jahren erreicht werden kann, wird heute zunehmend der Beginn mit einer endokrinen Therapie empfohlen.

Nur im Falle einer lebensbedrohlichen Erkrankung muß mit einer Chemotherapie begonnen werden. Als Sequenz einer endokrinen Therapie hat sich in der Prämenopause die Reihenfolge zu LHRH-Analoga, Tamoxifen, Aromatasehemmern und hochdosierten Gestagentherapie durchgesetzt. In der Postmenopause gilt die gleiche Reihenfolge bis auf den Verzicht auf eine LHRH-Analoga-Therapie. Die Therapie wird bis zum Progreß, jedoch mindestens für 3 Monate, durchgeführt. Nach drei Monaten wird der Effekt der Therapie durch Messung einer Leitmetastase überprüft. Bei primärem Progreß, d.h. Fortschreiten der Erkrankung schon nach 3 Monaten, ist das Umsetzen auf eine Chemotherapie erforderlich. Bei Ansprechen auf die Behandlung sollte bei erneutem Progreß ein weiterer endokriner Therapieschritt versucht werden. Für die Chemotherapie, die immer bei primärem Progreß

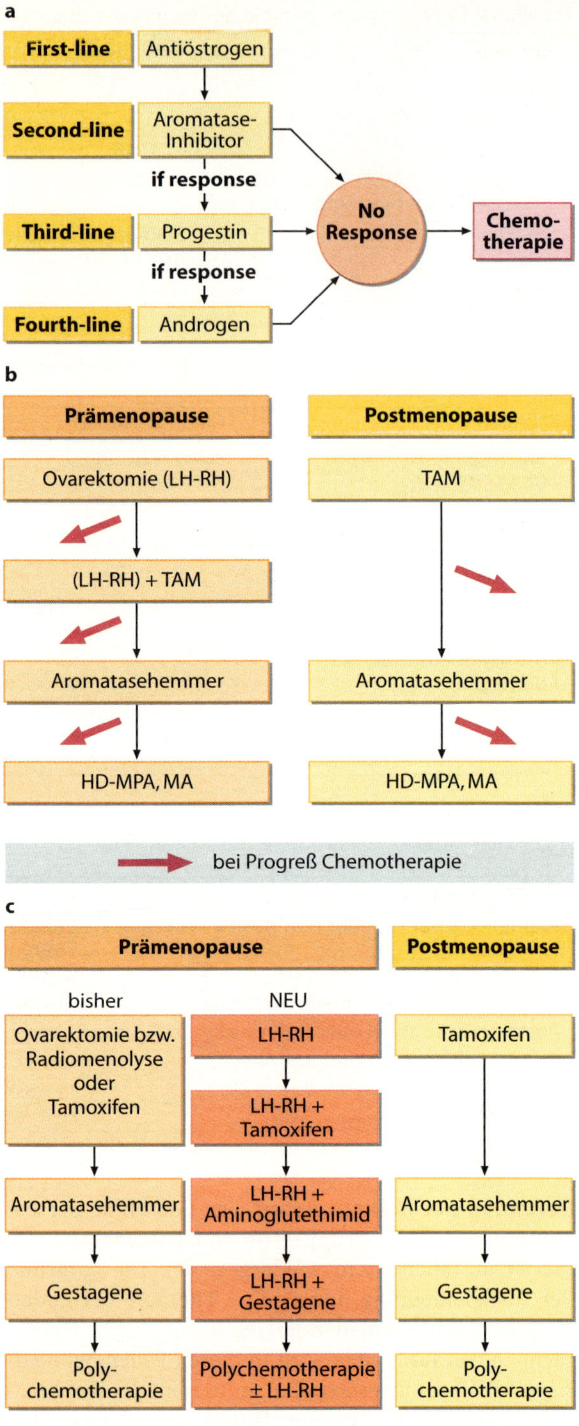

Abb. 19.15 a–c. Sequenz der endokrinen Therapie bei fortgeschrittenen, metastasierten Mammakarzinomen

unter endokriner Therapie oder primär bei lebensbedrohlicher Erkrankung zum Einsatz kommt, gibt es zahlreiche Verfahren. Die heute klassischen Verfahren umfassen das CMF-Schema, das FEC-Schema, den Einsatz von Epirubicin sowie das CMF-VP-Schema (das klassische Kennedy-Ansfield-Verfahren). Eine große Bedeutung hat der Einfluß von Taxanen in der Behandlung des metastasierten Mammakarzinoms erlangt. Remissionsraten von bis zu 90% werden beobachtet, ohne das es allerdings zu einer entscheidenden Lebensverlängerung für die Patientinnen kommt.

Behandlung der Nebenwirkungen. Ein wesentlicher Fortschritt wurde bei der Behandlung Zytostatika-induzierter Nebenwirkungen wie z.B. die Enuresis erreicht. Hier werden die subjektiven Nebenwirkungen mit Serotoninantagonisten günstig beeinflußt. Die objektive Leukozytendepression kann durch koloniestimulierende Faktoren behandelt werden. Speziell der letztgenannte Bereich hat den Einsatz aggressiver Therapieverfahren möglich gemacht. Die durchschnittlich erreichbare Remissionsdauer für alle genannten Therapieverfahren beträgt um 10 Monate. Durch sequentiellen Einsatz der verschiedenen Maßnahmen sind Remissionszeiten um Jahre erreichbar. In Abbildung 19.15a–c sind die derzeit empfohlenen Sequenzen endokriner Maßnahmen und der Einsatz einer Chemotherapie in Abhängigkeit vom Ansprechen dargestellt.

19.2.12 Prävention des Mammakarzinoms

Das Wissen um epidemiologische Zusammenhänge und die Inzidenz des Mammakarzinoms lassen verschiedene Strategien zur Prävention des Mammakarzinoms zu. So ist zu vermuten, daß eine längerfristige Reduktion der zirkulierenden Sexualhormone oder eine Veränderung der Eßgewohnheiten und hier insbesondere des täglichen Fettkonsums, das Risiko einer späteren Entwicklung des Mammakarzinoms reduzieren kann.

Weitere Ansätze einer möglichen Prävention ergeben sich aus experimentellen Erkenntnissen aufgrund der Erfahrungen der adjuvanten Therapie. Es sind vor allem die Ergebnisse adjuvanter Tamoxifen-Studien die zeigen konnten, daß es nicht nur zu einer Reduktion der Rezidive und der Metastasen, sondern auch von kontralateralen Brustkrebsen kam. In klinischen Studien zur Prävention des Mammakarzinoms mit Tamoxifen wird gezeigt, daß eine primäre Prävention medikamentös durchführbar ist. Weitere Anstrengungen durch regelmäßiges Mammographie-Screening, im Sinne einer sekundären Prävention, mögen die Erfolge verbessern. Studienansätze zur primären Prävention umfassen diätetische Studien, Beeinflussung zirkulierender Östrogene durch die Gabe von LHRH-Analoga, den Einsatz von Retinoiden und insbesondere des Tamoxifens. Durch Tamoxifen wurde das Brustkrebsrisiko um 45% im Risikokollektiv reduziert. Als günstiger Nebeneffekt zeigt sich eine Verminderung von Knochenbrüchen. Andererseits werden vermehrt thromboembolische Komplikation und eine erhöhte Inzidenz des Endometriumkarzinoms beobachtet. Weitere Untersuchungen müssen den Effekt von präventiven Maßnahmen beweisen.

ZUSAMMENFASSUNG Das Mammakarzinom ist die häufigste Krebserkrankung der Frau. Die Inzidenz ist zunehmend bei abnehmender Mortalität. Dies ist der Früherkennung zuzuschreiben. Wichtige Risikofaktoren sind unter anderen zunehmendes Alter, langer Östrogeneinfluß und genetische Belastung. Die Prognose ist verglichen mit anderen Krebserkrankungen besser – knapp die Hälfte der Patientinnen kann geheilt werden. Meist finden sich duktale Karzinome. Der wichtigste Prognosefaktor – neben der Frage, ob bereits eine Metastasierung bei Diagnosestellung stattfand – bleibt der axilläre Lymphknotenbefall. Zur Therapie stehen neben der heute wenig radikalen Operation, die sich um eine Brusterhaltung bemüht, alle Möglichkeiten der Onkologie zur Verfügung. Im primären, neoadjuvanten Konzept wird vor der Operation eine Tumorverkleinerung durch Chemotherapeutika beispielsweise beim inflammatorischen Mammakarzinom angestrebt. In der adjuvanten Situation, die bei M0 von möglichen nicht nachweisbaren Streuungen ausgeht, sind endokrine, chemotherapeutische und strahlentherapeutische Modalitäten verfügbar. Beim bereits metastasierten Karzinom ist keine Heilung möglich. Therapiekonzepte müssen in dieser Situation eine Lebensverlängerung bei akzeptabler Lebensqualität bieten. Die rekonstruktive Chirurgie bietet viele Optionen, die körperliche Integrität der Frau wiederherzustellen.

Neue Ansätze wie Therapien mit Antikörper (HER-2-neu) und die Sentinel-Lymphknotenbiopsie, die anstelle der noch üblichen Axilladissektion durchgeführt werden soll, stehen noch in der Erprobung. Die Hochdosischemotherapie wird derzeit kritisch diskutiert.

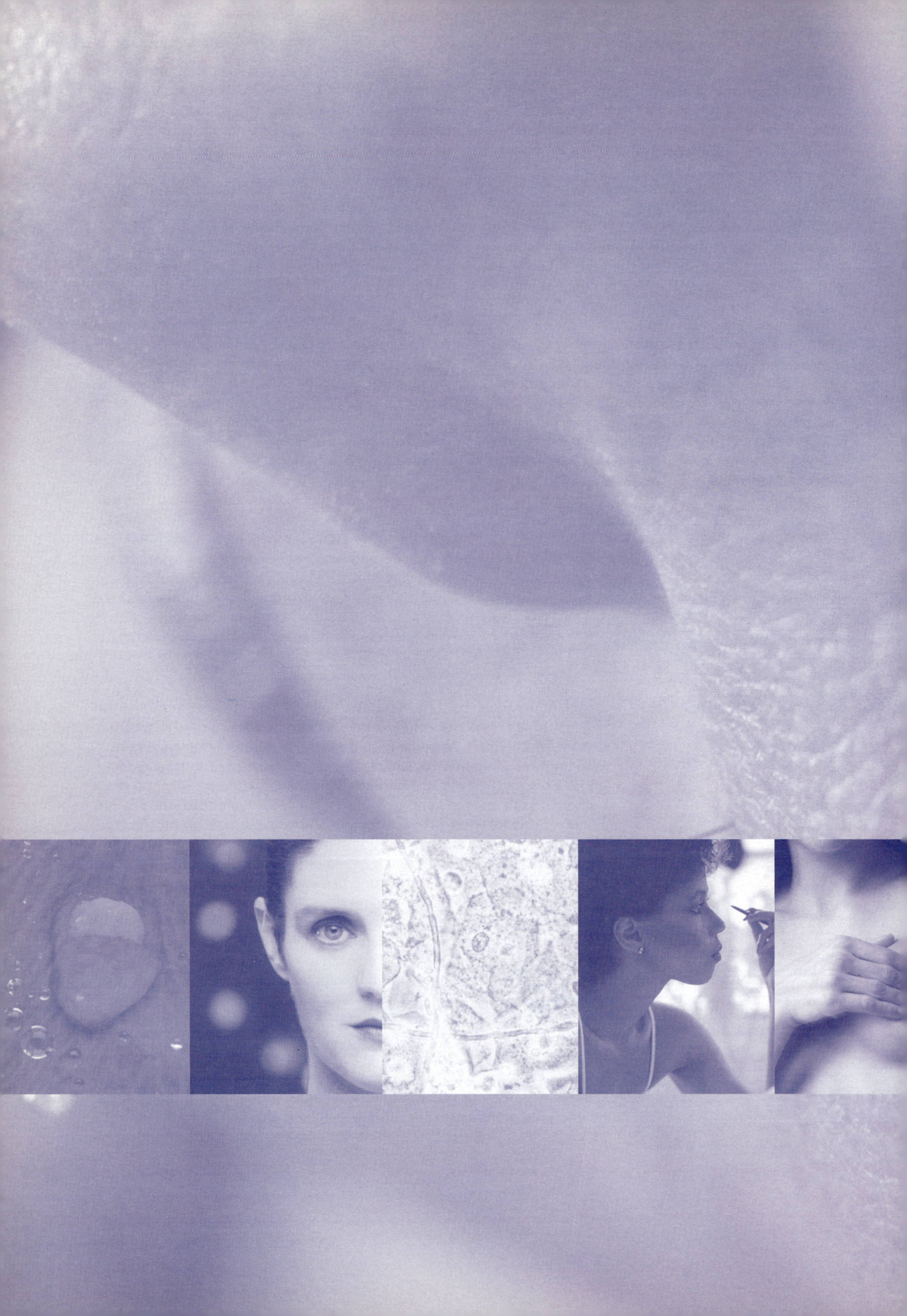

Alternative Therapien in der Krebsbehandlung

20

W. Jonat

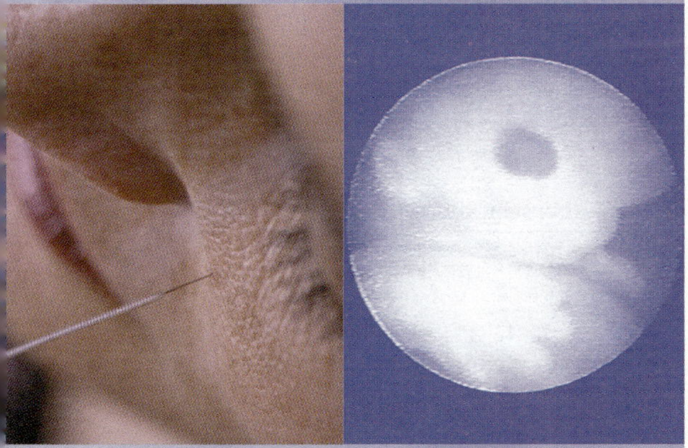

EINLEITUNG

Nahezu jede krebskranke Patientin wird sich im Laufe ihrer Erkrankung mit Therapiemodalitäten auseinandersetzen, deren Wirksamkeiten unbewiesen sind. Mehrere Untersuchungen haben gezeigt, daß bis zu 75% der Patientinnen diese Therapien anwenden. Meist werden die Therapien als zusätzliche Maßnahme angewandt. Nur sehr wenige Patientinnen entziehen sich vollständig der sogenannten Schulmedizin.

Die Ursache für die Anwendung alternativer Maßnahmen ist der Wunsch der Patientin, nichts unversucht zu lassen, was ihren Krankheitsverlauf positiv beeinflussen könnte. Bei der Wahl der Therapeutika ist die Patientin dabei einer umfassenden Einflußnahme durch ihr Umfeld und die Medien, die die Popularität gerade dieser Behandlungsmethoden hervorheben, ausgesetzt.

Folgerichtig wird der behandelnde Mediziner durch die nach sanften Methoden suchende Patientin befragt und muß die für die Patientin adäquate Lösung finden. Hierbei wird er einer „alternativen" Therapieform zustimmen können, soweit sie dem klassisch-naturwissenschaftlichen Therapiekonzept und damit der Patientin nicht schadet.

20.1 Bedeutung der Alternativmedizin

Nach Nager gilt für die Schulmedizin und die Alternativmedizin folgende Definition:

- Die Schulmedizin ist die klassische, naturwissenschaftliche Medizin, die an den Universitäten gelehrt wird. Sie arbeitet und gewinnt ihre Fortschritte mit den heute anerkannten, bewährten naturwissenschaftlichen Methoden. Diese sind analytisch, rechnerisch, messend. Sie beruhen auf einer intensiven systematischen Forschung mit anspruchsvollen, komplizierten Versuchsanordnungen. Von ihren Ergebnissen wird Reproduzierbarkeit und sogenannte statistische Signifikanz verlangt.
- Die Alternativmedizin (Paramedizin, Komplementärmedizin, Erfahrungsmedizin, Außenseitermedizin, naturheilkundliche oder biologische Medizin) umfaßt insgesamt etwa 200, teils neuzeitliche, sehr oft aber uralte, auffallend oft aus dem Osten importierte heilkundliche Konzepte und Praktiken. Methoden, deren Wirksamkeit mit den heute verfügbaren und den heute anerkannten naturwissenschaftlich-rechnerischen, also statistischen Methoden nicht exakt bewiesen werden können, obwohl dies zunehmend, meist in insuffizienter Weise, versucht wird.

Für eine Auseinandersetzung zwischen Schulmedizin und Alternativmedizin sind die Kenntnisse ihrer Theorien und ihrer häufig populärwissenschaftlichen Begründungen, sowie die Ursachen ihrer Akzeptanz in der Bevölkerung erforderlich. Heilmann faßt folgendermaßen zusammen: „Wer heilt, hat recht" – aber nur, wenn drei Kriterien erfüllt sind:

- Die Krankheit muß genau definiert sein.
- Die Kriterien der Heilung „müssen definiert sein".
- Es muß feststehen, daß die Heilung durch die jeweilige Therapie, z.B. durch den Wirkstoff eines Medikamentes und nicht spontan oder durch Suggestion zustande gekommen ist.

Bei Berücksichtigung dieser Kriterien sind durch die Alternativmedizin keine substantiellen Fortschritte in der Onkologie in den letzten Jahren erzielt worden. Weder allein noch als additive Verfahren haben die heute zur Verfügung stehenden alternativen Therapiekonzepte zur Verlängerung eines leidensfreien Überlebens geführt. Die Feststellung, daß die Wirkung alternativmedizinischer Konzepte in der Onkologie auf unbekannten Prinzipien beruhen, die sich den klassischen Kriterien zur Beurteilung einer Wirksamkeit entziehen, ist nicht in sich ein Beweis für deren Wirksamkeit. Prospektive, sorgfältig geplante Studien sind erforderlich, um zu zeigen, in welcher Art und Weise alternative Verfahren mit der Schulmedizin kombiniert werden müssen und welche Potentiale sie besitzen.

20.2 Substanzen und Therapieformen

Folgende alternative Substanzgruppen und Therapiemethoden mit nicht bewiesener Wirksamkeit werden in der gynäkologischen Onkologie angewandt (Tabelle 20.1):

- Pflanzliche Produkte (Phytotherapeutika),
- Präparate aus Organen, Organteilen bzw. Organbestandteilen,

Tabelle 20.1. Übersicht über alternative Krebstherapien

Phytotherapeutika:	Mistelpräparate, Carnivora, Teepilz Kombucha, Krallendorntee, „Apotheke-Gottes"
Präparate aus Organen, Organteilen, Dialysate:	Thymuspräparate, Ney-Tumorin, Faktor AF-2, Polyerga, Frischzellpräparate, aktivspezifische Immuntherapie (ASI)
Krebsdiäten, physikalische und biolektrische Methoden:	Vollwertkost, Vitamine, Enzyme, Spurenelemente, Heilfasten, Steigerung der O_2-Versorgung, Krebsmehrschritttherapie (KMT), Neuraltherapie, Hyperthermie

- Enzymprodukte,
- Krebsdiäten und
- bioelektrische sowie physikalische Methoden.

Mistelpräparate

Bei den Phytotherapeutika nehmen die Mistelpräparate eine herausragende Stellung ein. Neben zahlreichen empirischen Erkenntnissen liegen zumindest theoretische Überlegungen einer zytostatischen Wirkung der ***Mistel-Lektine*** vor. Nach Scheer gelten folgende Indikationen zur Anwendung von Mistelpräparaten:

- Bösartige und gutartige Geschwulsterkrankungen
- Rezidivprophylaxe nach Geschwulstoperationen
- Anregungen der Knochenmarktätigkeit.

Andere Phytotherapeutika

Neben den Mistel-Lektinen sind zahlreiche weitere Heilpflanzen bekannt. Bei Brustkrebs wird die Therapie mit ***Ringelblumensalbe, Breitwegerich, einer Tinktur aus Schwedenkräutern und Spitzwegerichblättern*** empfohlen. Einer wissenschaftlichen Überprüfung halten diese Therapieempfehlungen nicht stand.

Organpräparate

Die wichtigsten Vertreter der Präparate aus Organen, Organteilen bzw. Organbestandteilen sind die Substanzen ***Faktor AF-2, Ney-Tumorin*** sowie ***Thymusextrakte***. Der Wirkungsmechanismus dieser Dialysate aus z. B. Leber- und Milzextrakten junger Schafe soll in einer Aktivierung des retikuloendothelialen Systems, einer Regulation des Sterinstoffwechsels und eines zytostatischen Effektes, liegen. Indikationen für den Einsatz dieser Verfahren sind die supportive Therapie, insbesondere die Verkürzung der Rekonvaleszenz nach Operationen.

Thymusextrakte. Ähnlich wie die Mistelpräparate genießen auch die Thymusextrakte eine Sonderstellung. Studien mit Thymusextrakten zeigten einen positiven Effekt auf das Allgemeinbefinden, den Gesundheitszustand und die Schmerzen. Ein Einfluß auf die Parameter der Grunderkrankung konnte nicht nachgewiesen werden. Die bisherigen Ergebnisse sollten als Anregung für künftige Studien bewertet werden.

Enzymtherapie

Durch Enzymtherapie erhoffen die Protagonisten dieses Behandlungsverfahrens eine Steigerung der Immunogenität der Krebszellen zu erreichen. Hierdurch soll eine bessere Erkennung der Krebszellen durch das körpereigene Immunsystem und damit eine leichtere Vernichtung der Zellen erreicht werden.

Folgende Indikationsgebiete zur Anwendung proteolytischer Enzymgemische werden vorgeschlagen: Stabilisierung erzielter Remissionen durch Unterstützung der natürlichen Tumorabwehr und Verhinderung einer Metastasierung, Minderung der Nebenwirkung aggressiver Systemtherapien, psychische Unterstützung der Erkrankten durch Besserung des Allgemeinbefindens.

Keine dieser Indikationen ist wissenschaftlich überprüft, klinische Studien zur Wirksamkeit liegen bislang nicht vor.

Diäten

Zusammenhänge zwischen Ernährung und bestimmten Krebserkrankungen sind seit langem bekannt. So bestehen Korrelationen zwischen fettreicher Ernährung und dem Kolonkarzinom, dem Magen- und Ösophaguskarzinom und auch dem Mammakarzinom. Auch vom Endometrium wissen wir, daß ein direkter Zusammenhang zwischen dem Body mass index (BMI) und der Endometriumkarzinominzidenz besteht.

Es liegt also nahe, diätetische Maßnahmen im Rahmen der Therapie und als supportive Maßnahme zur Unterstützung laufender Behandlungen bei gynäkologischen Malignomen einzusetzen. Als alleiniger Therapieansatz einer malignen Erkrankung sind diätetische Maßnahmen unbewiesen. Vorschläge wie radikale Hungerkuren oder Fastenkuren sind abzulehnen. Anders ist der Einsatz der Diät im Sinne einer unterstützenden Behandlung einer laufenden Therapie einzuschätzen. Die Empfehlung einer sogenannten „gesunden Ernährung“ kann sowohl in der Rezidivprophylaxe als auch bei Behandlung von Rezidiven unterstützend genutzt werden. Das National Institute of Health in den USA empfiehlt:

- Übergewicht zu meiden,
- den Verzehr von Gemüse und Obst zu steigern,
- den Verzehr von gepökelten und geräucherten Produkten gering zu halten,
- alkoholische Getränke nur in Maßen zu sich zu nehmen,
- den Fettanteil der Kost von 40 % auf 30 % der Kalorienaufnahme zu senken und
- höhere Vitaminzufuhr durch Zufuhr vitaminreicher Lebensmittel anzustreben.

Dem Wunsch von Tumorpatientinnen, durch Beeinflussung des Lebensstils die Erkrankung zu beeinflussen, kann durch folgende Empfehlungen von Heilmann Rechnung getragen werden:

- Abwechslungsreiche vollwertige Kost
- Berücksichtigung der individuellen Eßgewohnheiten
- Diätberatung, Ernährungsschulung von Patienten und Angehörigen

- Essen in angenehmer Atmosphäre („tender-love" Atmosphäre)
- Häufige Einnahme kleiner Mahlzeiten sowie ausreichende Getränkeaufnahme
- Regelmäßige Überprüfung des Körpergewichtes
- Prophylaxe und Therapie von Anorexie und Schmerzen
- Motivation von Patient und Angehörigen
- Vermeidung von Nahrungsmittelaversionen, Unverträglichkeit
- Möglichst geringe Störung der sozialen Bindungen

Eine ungestörte Ernährung, ein physisches, psychisches und soziales Wohlbefinden einer Tumorpatientin ist für die Krankheitsentwicklung und -bewältigung von überragender Bedeutung.

Es ist denkbar, die höhere Vitaminzufuhr und die Zufuhr von Spurenelementen durch Medikamente zu verstärken. Es ist allerdings fraglich, ob der Einsatz dieser Stoffe über normale diätetische Maßnahmen hinaus wirksam ist.

Retinoide. Eine Sonderstellung nehmen das ***Vitamin A*** und die davon abgewandelten Stoffe, die sogenannten Retinoide, ein. Sie werden in der Prävention maligner Erkrankungen, wie z. B. dem Mammakarzinom, eingesetzt. Auch hier gilt, daß laufende Studien abgewartet werden müssen, bevor Schlußfolgerungen für die Therapie gezogen werden können.

Sauerstofftherapie. Grundlage weiterer Diätempfehlungen ist die These von Warburg, daß in der anaeroben Glykolyse die Ursache für malignes Wachstum zu finden sei. Er glaubte, daß durch eine Verbesserung der O_2-Versorgung der Zellen die maligne Entartung verhindert werden kann. Diese Theorie von Warburg ist Grundlage der ***Krebs- bzw. Sauerstoffmehrschritttherapie (KMT)*** des Physikers Manfred von Ardenne. Daß sich die O_2-Konzentration der Zelle durch die verschiedenen Maßnahmen der Krebsmehrschritttherapie steigern läßt, ist bewiesen. Ob sich dies aber therapeutisch oder in adjuvanter, prophylaktischer Situation zur Rezidivprophylaxe ausnützen läßt, ist nicht bewiesen. Die Kombination einer Hyperthermie mit Hypoglykämie und Hyperoxämie wird zur Zeit in Studien überprüft.

Physikalische und bioelektrische Methoden

Unbewiesen ist die Wirkung physikalischer und bioelektrischer Methoden wie die ***Neuraltherapie*** und die ***Bioresonanztherapie***. Sie werden beide zur allgemeinen Stärkung oder zum Stimmungswandel angewandt, sind jedoch nicht bei der eigentlichen Krebsbehandlung zu empfehlen.

ZUSAMMENFASSUNG Das Bedürfnis von Tumorpatienten nach ergänzenden, komplementären und unterstützenden Maßnahmen ist groß und verständlich angesichts der beträchtlichen Nebenwirkungen und insbesondere beschränkten Heilungsaussichten schulmedizinischer Behandlungsmethoden. Jede Methode, die in dieser Situation Verbesserung und Hilfe bringt, ist erwünscht und auch vom wissenschaftlich geschulten Mediziner zu akzeptieren. Voraussetzung dafür ist allerdings, daß für diese Methoden ein akzeptabler Wirksamkeits- und Unbedenklichkeitsnachweis vorliegt.

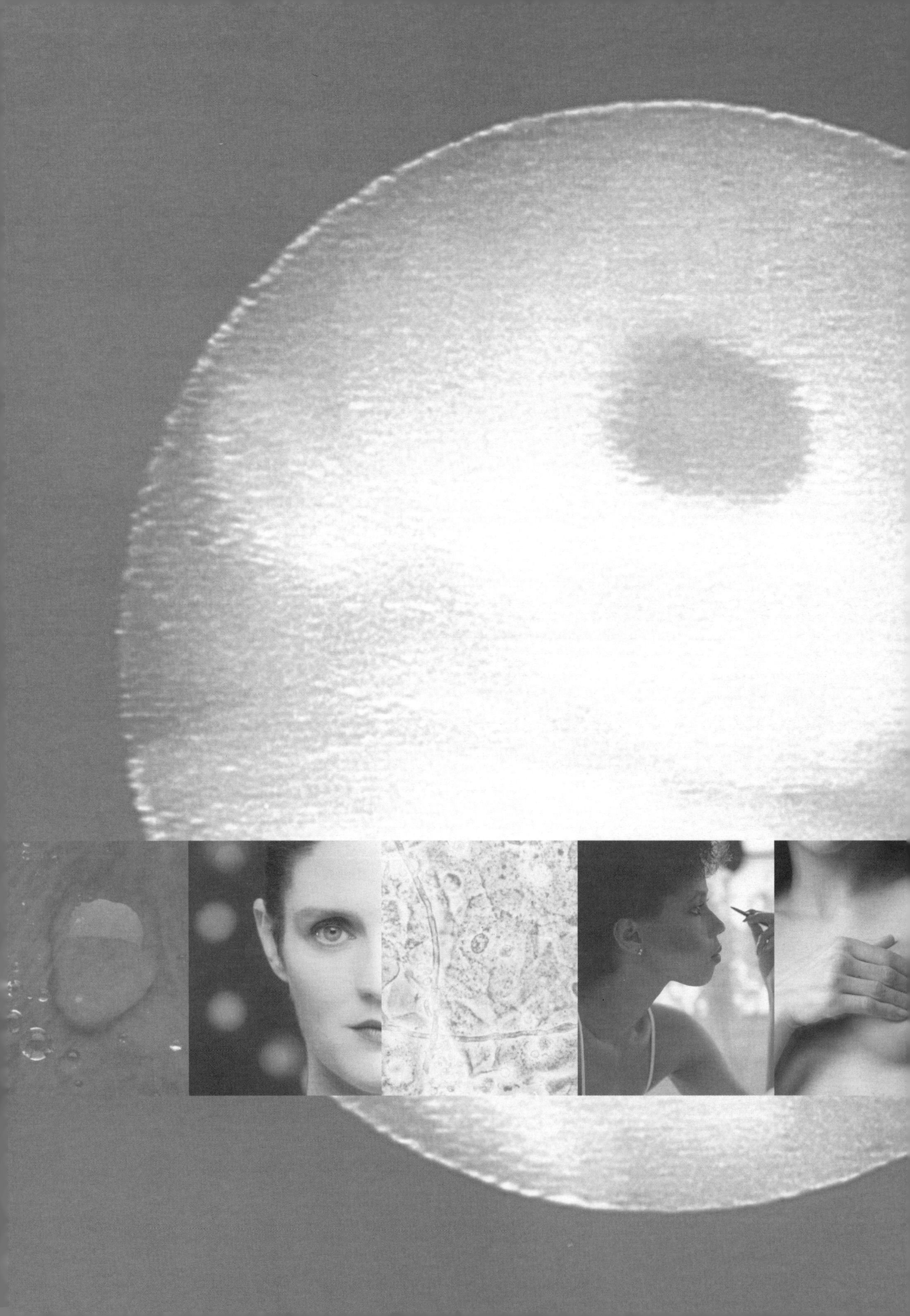

Schwangerschaft und Krebs 21

M. Kiechle

EINLEITUNG

Das Auftreten einer Krebserkrankung während einer Schwangerschaft ist kein seltenes Ereignis. Eine Schwangerschaft wird weitaus häufiger durch eine Krebserkrankung kompliziert, als beispielsweise durch eine Appendizitis oder eine tiefe Beinvenenthrombose. 13% aller Krebserkrankungen der Frau treten während der reproduktiven Lebensphase auf. Man geht davon aus, daß eine von 1 000 Schwangeren an einem Malignom erkrankt. Die häufigsten bösartigen Erkrankungen in diesem Zusammenhang sind das Mamma- und Zervixkarzinom, das Hodgkin-Lymphom, akute Leukämien und das maligne Melanom (Tabelle 21.1). In seltenen Fällen treten Schilddrüsenkarzinome, Non-Hodgkin-Lymphome, chronische Leukämien, maligne Ovarialtumoren, Kolon- oder Nierenkarzinome auf.

Tritt eine Krebserkrankung während der Schwangerschaft auf, so wird der behandelnde Arzt mit einer Reihe von Fragen konfrontiert:

- Hat die Schwangerschaft einen ungünstigen Effekt auf den Verlauf der Krebserkrankung?
- Stellt die Krebserkrankung selbst oder deren Behandlung ein Risiko für den Feten dar?
- Sollte die Schwangerschaft abgebrochen werden, da bei einer Krebsbehandlung eine hohe Gefahr für den Feten besteht?
- Kann die Schwangerschaft unter einer speziellen Überwachung ausgetragen werden?
- Ist eine Schwangerschaft nach einer Krebserkrankung möglich und ratsam oder sollte von einer Schwangerschaft abgeraten werden?

All diese Fragen sollten mit der werdenden Mutter, den werdenden Eltern ausführlich besprochen werden, damit eine individuelle Behandlungsstrategie im Hinblick auf die Karzinomerkrankung und die Schwangerschaft erfolgen kann.

21.1 Zervixkarzinom und Schwangerschaft

Epidemiologie. Das Karzinom der Cervix uteri ist das häufigste Malignom, das während einer Schwangerschaft auftritt. Es tritt mit einer Häufigkeit von 1:1000 bis zu 1:2200 in Koinzidenz mit einer Schwangerschaft auf. Das Carcinoma in situ der Cervix uteri tritt mit einer Häufigkeit von 4,7 auf 1000 Schwangere noch häufiger auf. Insgesamt finden sich zervikale intraepitheliale Läsionen bei 3–5% aller Schwangerschaften. In der gleichen Häufigkeit ist auch mit pathologischen bzw. kontrollbedürftigen Pap-Abstrichen zu rechnen.

Tabelle 21.1. Inzidenz von Malignomen während der Schwangerschaft

Malignomtyp	Inzidenz
Allgemeine Malignominzidenz	1:1.000
Zervixkarzinom	1:1 200 bis 1:2.200
Mammakarzinom	1:3.000
Malignes Melanom	1:5.000
Hodgkin-Lymphom	1:6.000
Kolorektalkarzinome	1:10.000
Maligne Ovarialtumore	1:12 000 bis 1:25.000
Leukämien	1:75.000

Screening. Der Pap-Abstrich ist bei der schwangeren Frau die Methode der Wahl für das Zervixkarzinom-Screening. Eine Zervixzytologie gehört daher mit zu den initialen Untersuchungen bei einer Schwangeren. Darüber hinaus sind die Kolposkopie und die kolposkopisch kontrollierte Biopsie sichere und verläßliche Methoden in der Abklärung von auffälligen Befunden während der Schwangerschaft. Bei Zervixbiopsien während der Schwangerschaft, muß aufgrund der gesteigerten Gewebeperfusion mit etwas stärkeren Blutungen gerechnet werden. Komplikationsraten bei Biopsien an der schwangeren Cervix uteri liegen jedoch nicht höher als 1%. Da die Kolposkopie und die kolposkopiegesteuerte Biopsie verläßliche Methoden zur Abklärung von zervikalen Läsionen sind, spielt die Konisation und die endozervikale Kürettage in der Schwangerschaft eine untergeordnete Rolle. In der Regel wird eine Konisation während der Schwangerschaft nur bei Patientinnen durchgeführt, bei denen eine Invasion durch eine kolposkopisch gesteuerte Biopsie nicht festgestellt werden kann. Die Hauptgefahren der Konisation während einer Schwangerschaft stellen verstärkte Nachblutungen, vorzeitige Wehen, Blasensprung und Abort dar.

Zervikale intraepitheliale Neoplasie (CIN)

Finden sich zytologische Veränderungen einer leichten zervikalen intraepithelialen Neoplasie (CIN I), empfiehlt sich eine zytologische und kolposkopische Kontrolle. Finden sich zytologische Veränderungen, die einer mittelschweren oder schweren Dysplasie (CIN II oder CIN III) entsprechen, sollte eine gezielte kolposkopisch kontrollierte Biopsie entnommen werden. Bei Schwangeren mit einer histologisch gesicherten, zervikalen intraepithelialen Neoplasie II oder III sollte in der 28.–32. SSW sowie 6–12 Wochen post partum eine kolposkopische und zytologische Kontrolle erfolgen. In diesen Fällen spricht nichts gegen eine vaginale Entbindung.

Carcinoma in situ

Liegt ein Carcinoma in situ der Zervix vor, kann davon ausgegangen werden, daß eine solche Läsion im Laufe der Schwangerschaft, d.h. von maximal 40 Wochen, in kein invasives Karzinom übergeht. Besteht jedoch kolposkopisch und/oder zytologisch der Verdacht auf eine Mikroinvasion oder Invasion, so sollte eine gezielte histologische Untersuchung durch Knipsbiopsie erfolgen, falls die Läsion rein ektozervikal liegt. Bei endozervikaler Ausdehnung muß eine Konisation erfolgen, die mit Laser oder elektrischer Hochfrequenzschlinge durchgeführt werden kann. Idealerweise kommt hierbei das Intervall zwischen der 16. und 20. SSW in Frage, da hier die Schwangerschaft sich soweit stabilisiert hat, daß das Abortrisiko am geringsten ist. Wird die Zervix in ihrer physiologischen Verschlußfunktion gestört, so kann simultan eine Cerclage erfolgen.

Zervixkarzinom

Staginguntersuchungen. Die Koinzidenz von Schwangerschaft und einem invasiven Zervixkarzinom kompliziert sowohl die Therapie als auch das Staging. In den meisten Fällen wird das Zervixkarzinom in der Schwangerschaft im FIGO-Stadium I diagnostiziert. Zur exakten FIGO-Einteilung werden neben der bimanuellen Tastuntersuchung, eine Röntgen-Thoraxaufnahme, ein i.v.-Pyelogramm und eine Zysto-/Rektoskopie durchgeführt. Um die Strahlenbelastung für den Feten weiter zu reduzieren kann anstelle des i.v.-Pyelogramms eine MRT-Untersuchung durchgeführt werden. Die vorliegen Daten zeigen, daß bei Strahlendosen <5 Rad für den Feten kein erhöhtes Risiko hinsichtlich Abort, Wachstumsretardierung oder kongenitalen Malformationen besteht. Das Risiko für eine Mikrozephalie oder mentale Retardierung aufgrund ionisierender Strahlung ist am größten, wenn eine Strahlenexposition zwischen der 8. und 15. SSW erfolgt. Beispielsweise besteht in dieser Zeit ein 60%iges Risiko für schwere mentale Retardierung bei eine Strahlenexposition von 150 Rad. Für Feten vor der 8. SSW oder nach der 25. SSW scheint die Sensitivität gegenüber ionisierenden Strahlen, selbst wenn Dosen von mehr als 50 Rad angewandt werden, gering zu sein. In der Tabelle 21.2 sind die zu erwartenden Strahlenbelastungen für den Feten bei verschiedenen diagnostischen Verfahren aufgeführt.

Bedeutung der Schwangerschaft. Es gibt keine Hinweise dafür, daß eine Schwangerschaft die Progression von Dysplasien zu invasiven Läsionen beschleunigt. Es gibt Arbeitsgruppen, die sogar eine schnellere Regression von leichten bis mittleren Dysplasien bei schwangeren Frauen gegenüber nicht schwangeren Frauen beobachtet haben. Aufgrund der physiologischen Ektopie während der Schwangerschaft, ist in der Regel die kolposkopische Evaluierung der Transformationszone besser möglich als bei nicht schwangeren Frauen.

Tabelle 21.2. Durchschnittliche fetale Strahlenbelastung bei verschiedenen diagnostischen Maßnahmen

Diagnostische Maßnahmen	Strahlendosis für den Feten (mRad)
Röntgen-Thoraxaufnahme in 2 Ebenen	0,02 bis 0,07
Intravenöses Pyelogramm (I.V.P.)	686 bis 1.398
Mammographie	7 bis 20
CT-Schädel	<50
CT-Thorax	<100
CT-Abdomen	1700 bis 2.600
Knochenszintigramm	500
CT kleines Becken	250

Therapie. Die Therapie des Zervixkarzinoms hängt vom Tumorstadium und dem Schwangerschaftsalter ab. In der ersten Hälfte der Schwangerschaft wird eine sofortige Behandlung empfohlen, während in einer weiter fortgeschrittenen Schwangerschaft ein angemessener Zeitraum abgewartet werden kann, um die Überlebenschancen für das Kind zu verbessern. In einer Untersuchung von Duggan und Kollegen 1993 hat sich ein abwartendes Verhalten mit einer Therapieverschiebung um durchschnittlich 19 Wochen bei Patientinnen mit Zervixkarzinom FIGO I nicht negativ auf ihre Prognose ausgewirkt. Es gab keinerlei Hinweise auf Progression des Zervixkarzinoms während der Schwangerschaft. Die Therapie der Wahl im FIGO-Stadium I und II des invasiven Carcinoma der Cervix uteri ist ***die radikale Hysterektomie nach Wertheim*** einschließlich der pelvinen Lymphonodektomie. Das operative Vorgehen wird im allgemeinen durch die Auflockerung der bindegewebigen Strukturen im kleinen Becken erleichtert. Bis zur 20. SSW erfolgt die Hysterektomie mit dem Feten in situ. Danach empfiehlt sich vor einer Operation zunächst die Entleerung des Uterus durchzuführen.

Bei weiter fortgeschrittenen Zervixkarzinomen ist die ***primäre Radiotherapie*** angezeigt. In der Frühschwangerschaft kann mit der externen Bestrahlung begonnen werden, so daß es in aller Regel zu einem Spontanabort kommt. Im 2. Trimester ist meist eine gezielte Abortinduktion notwendig.

Entbindungsmodus. Es ist bis heute unbekannt, ob eine vaginale Entbindung die Prognose der Erkrankung verschlechtert. Zumindest sollte bei einer vaginalen Entbindung eine Episiotomie vermieden werden, da in mehren Fallbeschreibungen ein Zervixkarzinomrezidiv in der Episiotomienarbe aufgetreten war. In den meisten Kliniken wird eine abdominale Kaiserschnittentbindung favorisiert, wobei sich dann die radikale Hysterektomie nach Wertheim im Stadium I und II anschließt.

Prognose. Die Prognose des Zervixkarzinoms, bezogen auf alle Stadien, ist bei Schwangeren und nicht schwangeren Frauen vergleichbar. Das Überleben der schwangeren Frau mit Zervixkarzinom hängt entscheidend vom Tumorstadium ab und nicht vom Schwangerschaftsalter. Die Schwangerschaft scheint somit keinen negativen Einfluß auf die Progression der Erkrankung zu nehmen. Ein bewußtes Hinauszögern der Therapie im 2. Schwangerschaftstrimester zur Verbesserung der Überlebenschancen für das Kind ist daher nach ausführlicher Aufklärung der Mutter/der Eltern durchaus gerechtfertigt.

21.2 Mammakarzinom und Schwangerschaft

Das Mammakarzinom ist das zweithäufigste Malignom, welches während einer Schwangerschaft diagnostiziert wird. Während das Zervixkarzinom allgemein in einem frühen Stadium entdeckt wird, diagnostiziert man das Mammakarzinom während einer Schwangerschaft meist in späteren Stadien. Durch die schwangerschaftsinduzierten proliferativen Veränderungen in der Brust, ist die Entdeckung von palpablen Knoten erschwert. Schwangere Frauen mit Brustkrebs werden meist in fortgeschrittenen Stadien mit größeren Primärtumoren und einer höheren Rate an axillären Lymphknotenmetastasierungen diagnostiziert. Bei schwangeren Frauen zeigen 75% eine positive axilläre Lymphknotenbeteiligung, während dies nur bei etwa 40% bei nicht schwangeren Frauen der gleichen Altersgruppe der Fall ist. Darüber hinaus sind etwa 70% aller Mammakarzinome, die während einer Schwangerschaft entdeckt werden, hormonrezeptornegativ. Obwohl diese ungünstigen prognostischen Kriterien in der Schwangerschaft vorliegen, sind die Überlebensraten bei schwangeren Frauen ähnlich wie bei den nicht schwangeren Kontrollen desselben Tumorstadiums. Darüber hinaus gibt es keinen Hinweis dafür, daß die Schwangerschaft einen negativen Einfluß auf die Prognose der Mammakarzinomerkrankung per se nimmt. Wird ein Schwangerschaftsabbruch bei Entdeckung des Mammakarzinoms durchgeführt, so verbessert sich die Prognose der Frau nicht. Schwangere Frauen mit Brustkrebs haben ein 2,5fach höheres Risiko für eine Fernmetastasierung als gleichaltrige, nicht schwangere Kontrollen.

Jeder auffällige Brusttumor in der Schwangerschaft sollte weiter abgeklärt werden. Als diagnostische Maßnahmen stehen die Sonographie, die Feinnadelaspiration, die Stanzbiopsie, die Mammographie und die offene Biopsie im Vordergrund. Die Strahlenbelastung für den Feten durch eine Mammographie ist relativ gering (s. Tabelle 21.2). Liegt die Diagnose eines invasiven Mammakarzinoms vor, so kann ohne größere Gefahr für den Feten auch eine Röntgen-Thoraxaufnahme durchgeführt werden. Als weitere Staginguntersuchung empfiehlt sich eine Leber-Ultraschalluntersuchung. Weitere, übliche Staginguntersuchungen, die mit einer höheren Strahlenbelastung einhergehen (Knochenszintigramm, CT) sollten nur bei symptomatischen Patientinnen mit Hinweis auf eine Fernmetastasierung veranlaßt werden. Ansonsten sind diese Untersuchungen aufgrund der relativen Seltenheit von Fernmetastasen (5% Leberfiliae und 3 bis 7% Knochenmetastasen im Stadium I bis II) nicht jeder schwangeren Frau mit Brustkrebs zu empfehlen.

Therapie. Die Therapie der Wahl bei schwangeren Mammakarzinompatientinnen im Stadium I und II besteht in der modifizierten radikalen Mastektomie. Diese Therapie wird für schwangere Frauen des 1. und 2. Trimesters empfohlen. Eine brusterhaltende Therapie ist aufgrund der erforderlichen anschließenden Radiotherapie der Brust primär nicht zu empfehlen. Die brusterhaltende operative Therapie kann daher nur für Frauen des letzten Schwangerschaftsdrittels in Frage kommen, die sich für eine vorzeitige Entbindung bei hinreichender Lebensfähigkeit des Kindes (in der Regel ab der 30. SSW) entschieden haben. Eine Verzögerung der Therapie zugunsten der Lebensreife des Kindes muß mit der Mutter/den Eltern ausführlich besprochen werden. Es wurde berechnet, daß bei einer 4wöchigen Therapieverzögerung bei einer mittleren bis hohen Tumorverdopplungszeit das Risiko für eine axilläre Lymphknotenmetastasierung um 0,9 bis 1,8% ansteigt. Verzögert sich die Therapie um 6 Monate, so steigt das Risiko hinsichtlich einer axillären Lymphknotenmetastasierung auf 5,1 bis 10,2%. Bei Mammakarzinomen, die während einer Schwangerschaft auftreten, handelt es sich in etwa 75% um axillär nodal-positive Karzinome oder die Tumoren weisen andere ungünstige Kriterien auf (> 2 cm, östrogen- und progesteronrezeptornegativ, Grading 2 bis 3, Lymphangiosis carcinomatosa), so daß den Patientinnen eine adjuvante Chemotherapie empfohlen werden muß. Die derzeitige Standardchemotherapie beinhaltet 6 Zyklen CMF (Cyclophosphamid, Methotrexat, 5-Fluorouracil) oder eine antrazyklinhaltige Kombination (4 Zyklen Adriamycin, Cyclophosphamid, AC oder Epirubicin/Cyclophosphamid, EC). Wird eine Chemotherapie im 1. Schwangerschaftsdrittel während der Embryogenese verabreicht, so ist mit einer hohen Fehlbildungsrate des Feten zu rechnen. Wird ein methotrexathaltiges Polychemotherapieschema wie zum Beispiel CMF im 1. Trimester verabreicht, so beträgt die Fehlbildungsrate ca 25%. Diese ist insbesondere auf den Folatantagonisten Methotrexat zurückzuführen. Im 2. und 3. Trimester der Schwangerschaft ist die fetale Fehlbildungsrate durch eine Polychemotherapie nicht wesentlich erhöht, jedoch werden häufiger intrauterine Wachstumsretardierungen sowie eine erhöhte Rate an Totgeburten beobachtet.

Fortgeschrittenes Stadium. Das fortgeschrittene Mammakarzinom einer schwangeren Frau stellt ein großes Problem dar. Die Prognose dieser Frauen ist extrem schlecht. Das 5-Jahresüberleben schwangerer Frauen mit Brustkrebs in den Stadien III und IV ist bestenfalls 7 bis 10%. Therapieoptionen sind neben einer palliativen lokalen chirurgischen Sanierung, eine Chemotherapie oder eine Strahlentherapie. Eine Tamoxifen-Therapie wird bei bestehender Schwangerschaft nicht empfohlen.

Kinderwunsch nach Mammakarzinom. Tritt eine Schwangerschaft bei einer Frau 2 Jahre nach einer Mammakarzinomtherapie ein, so gibt es keinen Hinweis dafür, daß Karzinomerkrankungen in irgendeinerweise ungünstig beeinflußt werden. Aufgrund der Tatsache, daß die meisten Mammakarzinomrezidive in den ersten 2 bis 3 Jahren nach Diagnosestellung auftreten, ist einer Frau, bei der ein Kinderwunsch besteht, zu dieser 2 bis 3jährigen Latenzzeit zu raten.

Eine kürzlich publizierte Arbeit aus Dänemark zeigte, daß Frauen, bei denen innerhalb der ersten 2 Jahre nach der letzten Schwangerschaft ein Mammakarzinom diagnostiziert wird, eine 5-Jahresüberlebensrate von 59% haben. Im Vergleich dazu haben diejenigen Frauen eine 5-Jahresüberlebensrate von 78%, bei denen die letzte Geburt bis zum Zeitpunkt der Brustkrebsdiagnose länger als 2 Jahre zurückliegt. Diese Resultate waren unabhängig von reproduktionsmedizinischen Faktoren, dem Lebensalter der Frau und dem Tumorstadium. Demnach ist eine kurz zurückliegende Schwangerschaft als ein ungünstiger prognostischer Faktor bei der Brustkrebsdiagnose zu werten. Diese Studie unterstützt die Empfehlung, bei einer Patientin mit Brustkrebs und noch bestehendem Kinderwunsch, die Schwangerschaft frühestens 2 Jahre nach Diagnosestellung zu planen.

Stillzeit. Muß eine Mammaoperation während der Stillzeit durchgeführt werden, so sollte aufgrund der erhöhten Vaskularisierung zuvor abgestillt werden. Ebenso sollte während einer laufenden Chemotherapie nicht gestillt werden.

21.3 Maligne Ovarialtumore und Schwangerschaft

Adnextumore, die während der Schwangerschaft entdeckt werden, sind lediglich in 5% maligne, verglichen mit 15 bis 20% bei gleichaltrigen, nicht schwangeren Kontrollen. Es gibt keine Hinweise dafür, daß eine Schwangerschaft die Prognose ovarieller Malignome beeinflußt, jedoch treten häufiger Komplikationen wie Stieldrehung oder Ruptur auf, die wiederum eine erhöhte Rate an Spontanaborten oder vorzeitigen Wehen nach sich ziehen. Die meisten Adnextumore werden während der Routineultraschalluntersuchung in der Schwangerschaft im 1. Trimester entdeckt. Während des 2. und 3. Schwangerschaftsdrittels werden Adnextumore meist von dem vergrößerten Uterus überlagert. Stieldrehungen und Rupturen kommen im 2. und 3. Schwangerschaftsdrittel häufiger vor.

Häufigkeit. Maligne Ovarialtumore kommen bei einer von 25000 Schwangeren vor. Es wird geschätzt, daß etwa eine von 1000 Schwangeren wegen eines Ovarialtumors laparotomiert wird.

Diagnose. Der Ultraschalluntersuchung kommt hinsichtlich der Einschätzung der Dignität des Ovarialtumors eine besondere Bedeutung zu.

Therapie. Besteht Unklarheit hinsichtlich der Dignität oder sind aufgrund der Größe des Adnextumors Komplikationen zu befürchten, so sollte auch eine Laparotomie in der Schwangerschaft durchgeführt werden. Die Therapie des Ovarialkarzinoms während der Schwangerschaft ist entsprechend der Therapie bei der nicht schwangeren Frau durchzuführen. In Frühstadien und bei bestehendem Kinderwunsch kann eine organerhaltende Therapie diskutiert werden.

Histologischer Typ. Bei den meisten Ovarialmalignomen handelt es sich um Ovarialkarzinome im eigentlichen Sinne, gefolgt von Dysgerminomen und Keimstrangtumoren. Erfreulicherweise werden maligne Ovarialtumore bei schwangeren Frauen häufiger im FIGO-Stadium Ia diagnostiziert als bei einem nicht schwangeren Vergleichskollektiv.

> **!** Es gibt keinen Hinweis für einen ungünstigen Einfluß der Schwangerschaft auf den Verlauf und die Prognose maligner Ovarialerkrankungen.

21.4 Ovarielle Funktion und Fertilität nach einer Malignomtherapie

Langzeiteffekte. Nach wie vor ist unklar, ob eine Chemo- oder Radiotherapie Langzeiteffekte auf die ovarielle Funktion und die Fertilität besitzen. Die ovarielle Sensibilität im Hinblick auf eine Chemotherapie hängt vom Alter der Frau und dem Chemotherapieregime ab. Die meisten Chemotherapeutika führen zu einer Unterdrückung der ovariellen Funktionen und haben somit eine Amenorrhoe zur Folge.

Altersabhängigkeit. Je jünger die Frau, desto größer die Chance, daß nach Absetzen der Chemotherapie die ovarielle Funktion wiederkehrt. Es gibt Hinweise dafür, daß die ovarielle Funktion nach einer Chemotherapie eher erhalten bleibt, wenn gleichzeitig eine GnRH-Analoga-Therapie eingeleitet wird. Interessanterweise ist auch das präpubertäre Ovar resistenter gegenüber einer Chemotherapie.

Schwangerschaft nach Chemotherapie. Stellt sich die ovarielle Funktion nach Absetzten der Chemotherapie wieder ein, so scheint es keine erhöhte Abortrate, erhöhte fetale Chromosomenstörungen oder fetale Anomalien zu geben.

! Der Einsatz einer Chemotherapie garantiert keinesfalls das Nichteintreten einer Schwangerschaft bei einer Frau in der reproduktiven Lebensphase. Daher sollte Frauen, die unter chemotherapeutischer Behandlung stehen, eine antikonzeptionelle Beratung angeboten werden.

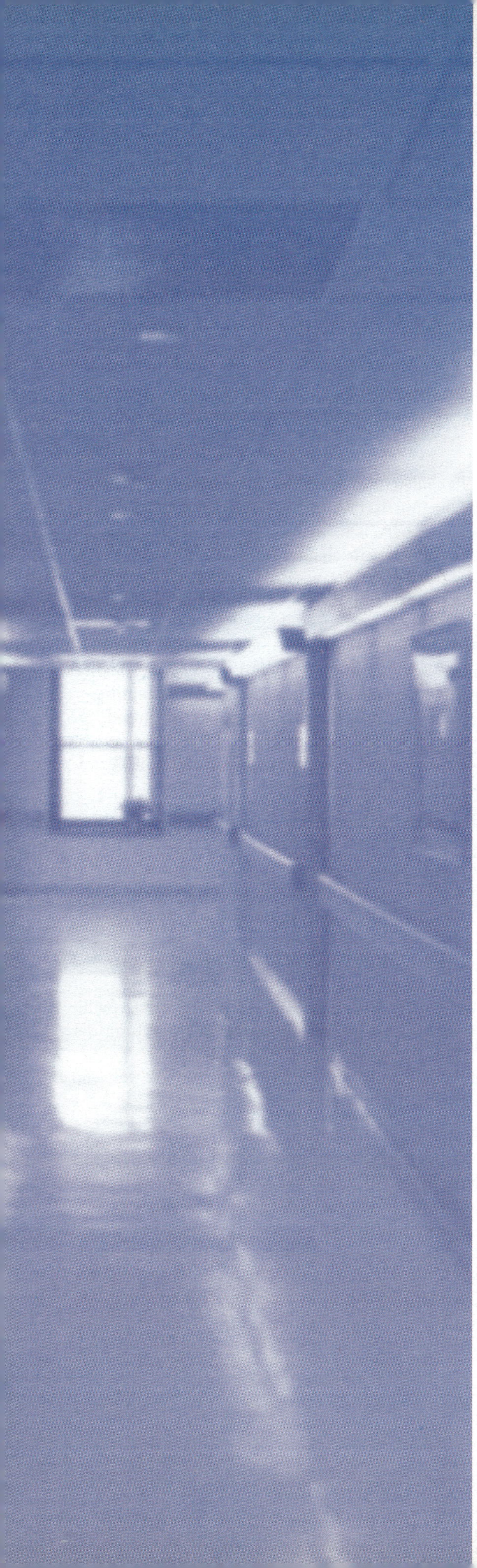

Anhang

1 Richtlinien des Bundesausschusses der Ärzte und Krankenkassen über die ärztliche Betreuung während der Schwangerschaft und nach der Entbindung (Mutterschaftsrichtlinien)[1]

BUNDESAUSSCHUSS DER ÄRZTE UND KRANKENKASSEN

Die vom Bundesausschuß der Ärzte und Krankenkassen gemäß § 92 Abs. 1 Satz 2 Nr. 4 des Fünften Buches Sozialgesetzbuch (SGB V) i. V. m. § 196 der Reichsversicherungsordnung (RVO) bzw. § 23 des Gesetzes über die Krankenversicherung der Landwirte (KVLG 1972) beschlossenen Richtlinien dienen der Sicherung einer nach den Regeln der ärztlichen Kunst und unter Berücksichtigung des allgemein anerkannten Standes der medizinischen Erkenntnisse ausreichenden, zweckmäßigen und wirtschaftlichen ärztlichen Betreuung der Versicherten während der Schwangerschaft und nach der Entbindung (§§ 2 Abs. 1, 12 Abs. 1, 28 Abs. 1, 70 Abs. 1 und 73 Abs. 2 SGB V).

Allgemeines

1. Durch die ärztliche Betreuung während der Schwangerschaft und nach der Entbindung sollen mögliche Gefahren für Leben und Gesundheit von Mutter oder Kind abgewendet sowie Gesundheitsstörungen rechtzeitig erkannt und der Behandlung zugeführt werden.

Vorrangiges Ziel der ärztlichen Schwangerenvorsorge ist die frühzeitige Erkennung von Risikoschwangerschaften und Risikogeburten.

2. Zur notwendigen Aufklärung über den Wert dieser den Erkenntnissen der medizinischen Wissenschaft entsprechenden ärztlichen Betreuung während der Schwangerschaft und nach der Entbindung sollen Ärzte, Krankenkassen und Hebammen zusammenwirken.

3. Die an der kassenärztlichen Versorgung teilnehmenden Ärzte treffen ihre Maßnahmen der ärztlichen Betreuung während der Schwangerschaft und nach der Entbindung nach pflichtgemäßem Ermessen innerhalb des durch Gesetz bestimmten Rahmens. Die Ärzte sollten diese Richtlinien beachten, um den Versicherten und ihren Angehörigen eine nach den Regeln der ärztlichen Kunst zweckmäßige und ausreichende ärztliche Betreuung während der Schwangerschaft und nach der Entbindung unter Vermeidung entbehrlicher Kosten zukommen zu lassen.

4. Die Maßnahmen nach diesen Richtlinien dürfen nur diejenigen Ärzte ausführen, welche die vorgesehenen Leistungen aufgrund ihrer Kenntnisse und Erfahrungen erbringen können, nach der ärztlichen Berufsordnung dazu berechtigt sind und über die erforderlichen Einrichtungen verfügen. Sofern ein Arzt Maßnahmen nach Abschnitt A. 6. sowie Einzelmaßnahmen nach Abschnitt B., C. und D. nicht selbst ausführen kann, sollen diese von solchen Ärzten ausgeführt werden, die über die entsprechenden Kenntnisse und Einrichtungen verfügen.

5. Die an der kassenärztlichen Versorgung teilnehmenden Ärzte haben darauf hinzuwirken, daß für sie tätig werdende Vertreter diese Richtlinien kennen und beachten.

6. Es sollen nur Maßnahmen angewendet werden, deren diagnostischer und vorbeugender Wert ausreichend gesichert ist; eine Erprobung auf Kosten der Versichertengemeinschaft ist unzulässig.

7. Ärztliche Betreuung im Sinne der §§ 196 RVO und 23 KVLG sind solche Maßnahmen, welche der Überwachung des Gesundheitszustandes der Schwangeren bzw. Wöchnerinnen dienen, soweit sie nicht ärztliche Behandlung im Sinne des § 28 Abs. 1 SGB V darstellen. Im einzelnen gehören zu der Betreuung:

a) Untersuchungen und Beratungen während der Schwangerschaft (s. Abschnitt A.)

b) Frühzeitige Erkennung und besondere Überwachung von Risikoschwangerschaften

- amnioskopische und kardiotokographische Untersuchungen
- Ultraschalldiagnostik
- Fruchtwasseruntersuchungen usw. (s. Abschnitt B.)

c) Serologische Untersuchungen auf Infektionen

- z. B. Lues, Röteln, Hepatitis B
- bei begründetem Verdacht auf Toxoplasmose und andere Infektionen
- zum Ausschluß einer HIV-Infektion; auf freiwilliger Basis nach vorheriger ärztlicher Beratung der Schwangeren sowie
- blutgruppenserologische Untersuchungen während der Schwangerschaft (s. Abschnitt C.)

d) Blutgruppenserologische Untersuchungen nach Geburt oder Fehlgeburt und Anti-D-Immunglobulinprophylaxe (s. Abschnitt D.)

e) Untersuchungen und Beratungen der Wöchnerin (s. Abschnitt F.)

f) Medikamentöse Maßnahmen und Verordnungen von Verband- und Heilmitteln (s. Abschnitt G.)

g) Aufzeichnungen und Bescheinigungen (s. Abschnitt H.)

[1] In der Fassung vom 10. Dezember 1985 (veröffentlicht im Bundesanzeiger Nr. 60 a vom 27. März 1986) zuletzt geändert am 17. Dezember 1996 (veröffentlicht im Bundesanzeiger Nr. 45 vom 6. März 1997).

A. Untersuchungen und Beratungen sowie sonstige Maßnahmen während der Schwangerschaft

1. Die Schwangere soll in ausreichendem Maße ärztlich untersucht und beraten werden. Die Beratung soll sich auch auf die Risiken einer HIV-Infektion bzw. AIDS-Erkrankung erstrecken. Dabei soll der Arzt auch über die Infektionsmöglichkeiten und deren Häufung bei bestimmten Verhaltensweisen informieren.

In die ärztliche Beratung sind auch ernährungsmedizinische Empfehlungen als Maßnahme der Gesundheitsförderung einzubeziehen. Dabei ist insbesondere auf eine ausreichende Jodzufuhr hinzuweisen.

2. Die erste Untersuchung nach Feststellung der Schwangerschaft sollte möglichst frühzeitig erfolgen. Sie umfaßt:

a) die Familienanamnese, die Eigenanamnese, die Schwangerschaftsanamnese, die Arbeits- und Sozialanamnese;

b) die Allgemeinuntersuchung, die gynäkologische Untersuchung (einschließlich eines Zervixabstriches zur Untersuchung auf Chlamydia trachomatis mittels eines geeigneten Antigennachweises oder eines Nukleinsäurenachweises ohne Amplifikation; sog. Gensonden-Test) und weitere diagnostische Maßnahmen: Blutdruckmessung, Feststellung des Körpergewichts, Untersuchung des Mittelstrahlurins auf Eiweiß, Zucker und Sediment, gegebenenfalls bakteriologische Untersuchungen (z.B. bei auffälliger Anamnese, Blutdruckerhöhung, Sedimentbefund), Hämoglobinbestimmung und – je nach dem Ergebnis dieser Bestimmung (bei weniger als 11,2 g pro 100 ml = 70% Hb) – Zählung der Erythrozyten.

3. Ergeben sich im Rahmen der Mutterschaftsvorsorge Anhaltspunkte für ein genetisch bedingtes Risiko, so ist der Arzt gehalten, die Schwangere über die Möglichkeiten einer humangenetischen Beratung und/oder humangenetischen Untersuchung aufzuklären.

4. Die nachfolgenden Untersuchungen sollen – unabhängig von der Behandlung von Beschwerden und Krankheitserscheinungen – im allgemeinen im Abstand von 4 Wochen stattfinden und umfassen:

- Gewichtskontrolle,
- Blutdruckmessung,
- Untersuchung des Mittelstrahlurins auf Eiweiß, Zucker und Sediment, gegebenenfalls bakteriologische Untersuchungen (z.B. bei auffälliger Anamnese, Blutdruckerhöhung, Sedimentbefund),
- Hämoglobinbestimmung – im Regelfall ab 6. Monat, falls bei Erstuntersuchung normal –; je nach dem Ergebnis dieser Bestimmung (bei weniger als 11,2 g je 100 ml = 70% Hb) Zählung der Erythrozyten,
- Kontrolle des Standes der Gebärmutter,
- Kontrolle der kindlichen Herzaktionen, und
- Feststellung der Lage des Kindes.

In den letzten zwei Schwangerschaftsmonaten sind im allgemeinen je zwei Untersuchungen angezeigt.

5. Im Verlauf der Schwangerschaft soll ein Ultraschall-Screening mittels B-Mode-Verfahren durchgeführt werden. Die Untersuchungen erfolgen:

- von Beginn der 9. bis zum Ende der 12. SSW (1. Screening),
- von Beginn der 19. bis zum Ende der 22. SSW (2. Screening),
- von Beginn der 29. bis zum Ende der 32. SSW (3. Screening).

Dieses Ultraschall-Screening dient der Überwachung einer normal verlaufenden Schwangerschaft insbesondere mit dem Ziel

- der genauen Bestimmung des Gestationsalters,
- der Kontrolle der somatischen Entwicklung des Feten,
- der Suche nach auffälligen fetalen Merkmalen und
- dem frühzeitigen Erkennen von Mehrlingsschwangerschaften.

Der Inhalt des Screening ist für die jeweiligen Untersuchungszeiträume in Anlage 1a festgelegt.

Ergeben sich aus dem Screening auffällige Befunde, die der Kontrolle durch Ultraschalluntersuchungen mit B-Mode oder gegebenenfalls anderen sonographischen Verfahren bedürfen, sind diese Kontrolluntersuchungen auch außerhalb der vorgegebenen Untersuchungszeiträume Bestandteil des Screenings. Dies gilt insbesondere für Untersuchungen bei den in Anlage 1b aufgeführten Indikationen.

6. Ergibt sich aus den Screening-Untersuchungen – gegebenenfalls einschließlich der Kontrolluntersuchungen – die Notwendigkeit zu einer weiterführenden sonographischen Diagnostik, auch mit anderen sonographischen Verfahren, sind diese Untersuchungen ebenfalls Bestandteil der Mutterschaftsvorsorge, aber nicht mehr des Screenings. Dies gilt auch für alle weiterführenden sonographischen Untersuchungen, die notwendig werden, den Schwangerschaftsverlauf und die Entwicklung des Feten zu kontrollieren, um gegebenenfalls therapeutische Maßnahmen ergreifen oder geburtshilfliche Konsequenzen ziehen zu können. Die Indikationen hierfür sind in den Anlagen 1c und 1d angeführt.

Die Anwendung dopplersonographischer Untersuchungen zur weiterführenden Diagnostik ist ebenfalls Bestandteil der Mutterschaftsvorsorge. Diese Untersuchungen können nur nach Maßgabe der in Anlage 1d aufgeführten Indikationen durchgeführt werden.

Ergibt sich aus sonographischen Untersuchungen die Notwendigkeit zu weiterführender sonographischer Diagnostik durch einen anderen Arzt, sind die relevanten Bilddokumentationen, welche die Indikation zu dieser weiterführenden Diagnostik begründen, diesem Arzt vor der Untersuchung zur Verfügung zu stellen.

7. Untersuchungen nach Nr. 4 können auch von einer Hebamme im Umfang ihrer beruflichen Befugnisse (Gewichtskontrolle, Blutdruckmessung, Urinuntersuchung auf Eiweiß und Zucker, Kontrolle des Standes der Gebärmutter, Feststellung der Lage, Stellung und Haltung des Kindes, Kontrolle der kindlichen Herztöne sowie allgemeine Beratung der Schwangeren) durchgeführt und im Mutterpaß dokumentiert werden, wenn der Arzt dies im Einzelfall angeordnet hat oder wenn der Arzt einen normalen Schwangerschaftsverlauf festgestellt hat und daher seinerseits keine Bedenken gegenüber weiteren Vorsorgeuntersuchungen durch die Hebamme bestehen. Die Delegierung der Untersuchungen an die Hebamme entbindet den Arzt nicht von der Verpflichtung zur Durchführung der von ihm vorzunehmenden Untersuchungen (Untersuchung des Urinsediments, gegebenenfalls bakteriologische Untersuchung, Hämoglobinbestimmung, Ultraschalluntersuchung sowie die Untersuchungen bei Risikoschwangerschaft).

8. Der betreuende Arzt soll die Schwangere in der von ihr gewählten Entbindungsklinik rechtzeitig vor der zu erwartenden Geburt vorstellen. Dabei soll die Planung der Geburtsleitung durch den betreuenden Arzt der Entbindungsklinik erfolgen. Dies schließt eine geburtshilfliche Untersuchung, eine Besprechung mit der Schwangeren sowie gegebenenfalls eine sonographische Untersuchung ein.

B. Erkennung und besondere Überwachung der Risikoschwangerschaften und Risikogeburten

1. Risikoschwangerschaften sind Schwangerschaften, bei denen aufgrund der Vorgeschichte oder erhobener Befunde mit einem erhöhten Risiko für Leben und Gesundheit von Mutter oder Kind zu rechnen ist. Dazu zählen insbesondere:

I. Nach Anamnese:

a) Schwere Allgemeinerkrankungen der Mutter (z. B. an Niere und Leber oder erhebliche Adipositas)

b) Zustand nach Sterilitätsbehandlung, wiederholten Aborten oder Frühgeburten

c) Totgeborenes oder geschädigtes Kind

d) Vorausgegangene Entbindungen von Kindern über 4.000 g Gewicht, hypotrophen Kindern (small for date babies), Mehrlingen

e) Zustand nach Uterusoperationen (z. B. Sectio, Myom, Fehlbildung)

f) Komplikationen bei vorangegangenen Entbindungen (z. B. Placenta praevia, vorzeitige Lösung der Plazenta, Rißverletzungen, Atonie oder sonstige Nachgeburtsblutungen, Gerinnungsstörungen, Krämpfe, Thromboembolie)

g) Erstgebärende unter 18 Jahren oder über 35 Jahre

h) Mehrgebärende über 40 Jahre, Vielgebärende mit mehr als vier Kindern (Gefahren: Genetische Defekte, sog. Plazentainsuffizienz, geburtsmechanische Komplikationen)

II. Nach Befund (jetzige Schwangerschaft):

a) EPH-Gestose (d.h. Blutdruck 140/90 oder mehr, Eiweißausscheidung 1 o/oo bzw. 1 g/24 h. oder mehr, Ödeme oder Gewichtszunahme von mehr als 500 g je Woche im letzten Trimenon); Pyelonephritis (Keimzahlen über 100 000 im Mittelstrahlurin)

b) Anämie unter 10 g/100 ml (g%)

c) Diabetes mellitus

d) Uterine Blutung

e) Blutgruppeninkompatibilität (Früherkennung und Prophylaxe des Morbus haemolyticus fetalis bzw. neonatorum)

f) Diskrepanz zwischen Uterus- bzw. Kindsgröße und Schwangerschaftsdauer (z. B. fraglicher Geburtstermin, retardiertes Wachstum, Riesenkind, Gemini, Molenbildung, Hydramnion, Myom)

g) Drohende Frühgeburt (vorzeitige Wehen, Zervixinsuffizienz)

h) Mehrlinge; pathologische Kindslagen

i) Überschreitung des Geburtstermins bzw. Unklarheit über den Termin

2. Aus Risikoschwangerschaften können sich Risikogeburten entwickeln. Bei folgenden Befunden ist mit einem erhöhten Risiko unter der Geburt zu rechnen:

a) Frühgeburt

b) Placenta praevia, vorzeitige Plazentalösung

c) Jede Art von Mißverhältnis Kind/Geburtswege

3. Bei Risikoschwangerschaften können häufigere als vierwöchentliche Untersuchungen (bis zur 32. Woche) bzw. häufigere als zweiwöchentliche Untersuchungen (in den letzten 8 Schwangerschaftswochen) angezeigt sein.

4. Bei Risikoschwangerschaften können neben den üblichen Untersuchungen noch folgende in Frage kommen:

a) Ultraschalluntersuchungen (Sonographie; die Voraussetzungen für die Durchführung von zusätzlichen Ultraschalluntersuchungen bei Risikoschwangerschaften, die über das sonographische Screening hinausgehen, werden im Abschnitt A. Nr. 6 abgehandelt und sind in den Anlagen 1 c und 1 d zu diesen Richtlinien spezifiziert.)

b) Tokographische Untersuchungen vor der 28. Schwangerschaftswoche bei Verdacht auf vorzeitige

Wehentätigkeit oder bei medikamentöser Wehenhemmung

c) Kardiotokographische Untersuchungen (CTG; kardiotokographische Untersuchungen können in der Schwangerenvorsorge nicht routinemäßig durchgeführt werden. Sie sind nur nach Maßgabe des Indikationskataloges nach Anlage 2 der Richtlinien angezeigt.)

d) Amnioskopien

e) Fruchtwasseruntersuchungen nach Gewinnung des Fruchtwassers durch Amniozentese

f) Transzervikale Gewinnung von Chorionzottengewebe oder transabdominale Gewinnung von Plazentagewebe

g) Hormonanalysen bei Verdacht auf Plazentainsuffizienz (z. B. Östrogenbestimmungen im Urin oder Plasma)

5. Von der Erkennung eines Risikomerkmals ab soll ein Arzt die Betreuung einer Schwangeren nur dann weiterführen, wenn er die Untersuchungen nach Nr. 4. a) bis g) erbringen oder veranlassen und die sich daraus ergebenen Maßnahmen durchführen kann. Anderenfalls soll er die Schwangere einem Arzt überweisen, der über solche Möglichkeiten verfügt.

6. Der betreuende Arzt soll die Schwangere bei der Wahl der Entbindungsklinik unter dem Gesichtspunkt beraten, daß die Klinik über die nötigen personellen und apparativen Möglichkeiten zur Betreuung von Risikogeburten und/oder Risikokindern verfügt.

C. Serologische Untersuchungen und Maßnahmen während der Schwangerschaft

1. Bei jeder Schwangeren sollte zu einem möglichst frühen Zeitpunkt aus einer Blutprobe

a) der TPHA (Treponema-pallidum-Hämagglutinationstest) als Lues-Suchreaktion (LSR),

b) der Röteln-Hämagglutinationshemmungstest (Röteln-HAH),

c) gegebenenfalls ein HIV-Test,

d) die Bestimmung der Blutgruppe und des Rh-Faktors D,

e) ein Antikörpersuchtest (AK)

durchgeführt werden.

- Zu a): Ist die Lues-Suchreaktion positiv, so sollen aus derselben Blutprobe die üblichen serologischen Untersuchungen auf Lues durchgeführt werden. Bei der Lues-Suchreaktion ist lediglich die Durchführung und nicht das Ergebnis der Untersuchung im Mutterpaß zu dokumentieren.
- Zu b): Immunität und damit Schutz vor Rötelnembryopathie für die bestehende Schwangerschaft ist anzunehmen, wenn spezifische Antikörper rechtzeitig vor Eintritt dieser Schwangerschaft nachgewiesen worden sind und der Befund ordnungsgemäß dokumentiert worden ist. Der Arzt ist gehalten, sich solche Befunde vorlegen zu lassen und sie in den Mutterpaß zu übertragen. Auch nach erfolgter Rötelnschutzimpfung ist der Nachweis spezifischer Antikörper zu erbringen und entsprechend zu dokumentieren. Liegen Befunde aus der Vorschwangerschaftszeit vor, die auf Immunität schließen lassen (s. Abs. 2), so besteht Schutz vor einer Rötelnembryopathie.

Liegen entsprechende Befunde nicht vor, so ist der Immunstatus der Schwangeren unverzüglich mittels des HAH-Tests zu bestimmen. Ein positiver Antikörpernachweis gilt ohne zusätzliche Untersuchungen als erbracht, wenn der HAH-Titer mindestens 1:32 beträgt. Bei niedrigeren HAH-Titern ist die Spezifität des Antikörpernachweises durch eine andere geeignete Methode zu sichern, für welche die benötigten Reagenzien staatlich zugelassen sind. Bestätigt diese Untersuchung die Spezifität des Ergebnisses, kann auch dann Immunität angenommen werden. Im serologischen Befund ist wörtlich auszudrücken, ob Immunität angenommen werden kann oder nicht.

Wird Immunität erstmals während der laufenden Schwangerschaft festgestellt, kann Schutz vor Rötelnembryopathie nur dann angenommen werden, wenn sich aus der gezielt erhobenen Anamnese keine für die Schwangerschaft relevanten Anhaltspunkte für Rötelnkontakt oder eine frische Rötelninfektion ergeben. Der Arzt, der die Schwangere betreut, ist deshalb gehalten, die Anamnese sorgfältig zu erheben und zu dokumentieren sowie Auffälligkeiten dem Serologen mitzuteilen. Bei auffälliger Anamnese sind weitere serologische Untersuchungen erforderlich (Nachweis rötelnspezifischer IgM-Antikörper und/oder Kontrolle des Titerverlaufs). Die weiterführenden serologischen Untersuchungen sind nicht notwendig, wenn innerhalb von 11 Tagen nach erwiesenem oder vermutetem Rötelnkontakt spezifische Antikörper nachgewiesen werden.

Schwangere, bei denen ein Befund vorliegt, der nicht auf Immunität schließen läßt, sollen aufgefordert werden, sich unverzüglich zur ärztlichen Beratung zu begeben, falls sie innerhalb der ersten 4 Schwangerschaftsmonate Rötelnkontakt haben oder an rötelnverdächtigen Symptomen erkranken. Auch ohne derartige Verdachtsmomente soll bei diesen Schwangeren in der 16.–17. Schwangerschaftswoche eine erneute Antikörperuntersuchung gemäß Abs. 2 durchgeführt werden.

Wird bei einer Schwangeren ohne Immunschutz oder mit ungeklärtem Immunstatus Rötelnkontakt nachgewiesen oder vermutet, so sollte der Schwangeren zur Vermeidung einer Rötelnembryopathie unverzüglich Röteln-Immunglobulin injiziert werden. Die Behandlung mit Röteln-Immunglobulin ist aber nur sinnvoll bis zu 7 Tagen nach der Exposition.

Eine aktive Rötelnschutzimpfung soll während der Schwangerschaft nicht vorgenommen werden.

- Zu c): Aus dem Blut der Schwangeren ist ein immunochemischer Antikörpertest vorzunehmen, für welchen die benötigten Reagenzien staatlich zugelassen sind. Ist diese Untersuchung positiv, so muß das Ergebnis mittels Immunoblot aus derselben Blutprobe gesichert werden. Alle notwendigen weiterführenden Untersuchungen sind Bestandteil der kurativen Versorgung. Die AIDS-Beratung und die sich gegebenenfalls daran anschließende HIV-Untersuchung werden im Mutterpaß nicht dokumentiert.
- Zu d): Ist bei Rh-(D-)negativen Blutproben das Merkmal C und/oder E vorhanden (positive Reaktion mit dem als zweiten Anti-D-Serum mitzuführenden Testserum Anti-CDE), oder reagiert Anti-D schwach, so muß auf Du untersucht werden. Wird C und/oder E bzw. Du nachgewiesen, so ist dieser Befund durch die Bestimmung der gesamten Rhesusformel zu sichern. Die Bestimmung der Blutgruppe und des Rh-Faktors entfällt, wenn entsprechende Untersuchungsergebnisse bereits vorliegen und von einem Arzt bescheinigt wurden.
- Zu e): Der Antikörpersuchtest wird mittels des indirekten Antiglobulintests gegen zwei Test-Blutmuster mit den Antigenen D, C, c, E, e, Kell, Fy und S durchgeführt. Bei Nachweis von Antikörpern sollen möglichst aus derselben Blutprobe deren Spezifität und Titerhöhe bestimmt werden. Gegebenenfalls müssen in solchen Fällen auch das Blut des Kindesvaters und die Bestimmung weiterer Blutgruppenantigene der Mutter in die Untersuchung einbezogen werden. Eine schriftliche Erläuterung der Befunde an den überweisenden Arzt kann sich dabei als notwendig erweisen.

2. Ein weiterer Antikörpersuchtest ist bei allen Schwangeren (Rh-positiven und Rh-negativen) in der 24.–27. Schwangerschaftswoche durchzuführen. Sind bei Rh-negativen Schwangeren keine Anti-D-Antikörper nachweisbar, so soll in der 28.–30. Schwangerschaftswoche eine Standarddosis (um 300 g) Anti-D-Immunglobulin injiziert werden, um möglichst bis zur Geburt eine Sensibilisierung der Schwangeren zu verhindern. Das Datum der präpartalen Anti-D-Prophylaxe ist im Mutterpaß zu vermerken.

3. Bei allen Schwangeren ist nach der 32. Schwangerschaftswoche, möglichst nahe am Geburtstermin, das Blut auf HBsAg zu untersuchen. Dabei ist eine immunchemische Untersuchungsmethode zu verwenden, die mindestens 5 ng/ml HBsAg nachzuweisen in der Lage ist. Ist das Ergebnis positiv, soll das Neugeborene unmittelbar post partum gegen Hepatitis B aktiv/passiv immunisiert werden.

Die Untersuchung auf HBsAg entfällt, wenn Immunität (z. B. nach Schutzimpfung) nachgewiesen ist.

D. Blutgruppenserologische Untersuchungen nach Geburt oder Fehlgeburt und Anti-D-Immunglobulinprophylaxe

1. Bei jedem Kind einer Rh-negativen Mutter ist unmittelbar nach der Geburt der Rh-Faktor D unter Beachtung der Ergebnisse des direkten Coombs-Tests zu bestimmen. Ist dieser Rh-Faktor positiv (D+) oder liegt Du vor, so ist aus derselben Blutprobe auch die Blutgruppe des Kindes zu bestimmen. Bei Rh-positivem Kind ist bei der Rh-negativen Mutter eine weitere Standarddosis Anti-D-Immunglobulin (um 300 g) innerhalb von 72 h post partum zu applizieren, selbst wenn nach der Geburt schwach reagierende Rh-Antikörper bei der Mutter gefunden worden sind und/oder der direkte Coombs-Test beim Kind schwach positiv ist. Hierdurch soll ein schneller Abbau der insbesondere während der Geburt in den mütterlichen Kreislauf übergetretenen Rh-positiven Erythrozyten bewirkt werden, um die Bildung von Rh-Antikörpern bei der Mutter zu verhindern.

2. Rh-negativen Frauen mit Fehlgeburt bzw. Schwangerschaftsabbruch sollte so bald wie möglich, jedoch innerhalb 72 h post abortum bzw. nach Schwangerschaftsabbruch, Anti-D-Immunglobulin injiziert werden. Entsprechende blutgruppenserologische Untersuchungen sind erforderlichenfalls durchzuführen.

E. Voraussetzungen für die Durchführung serologischer Untersuchungen

Die serologischen Untersuchungen nach den Abschnitten C. und D. sollen nur von solchen Ärzten durchgeführt werden, die über die entsprechenden Kenntnisse und Einrichtungen verfügen. Dieselben Voraussetzungen gelten für Untersuchungen in Instituten.

F. Untersuchungen und Beratungen der Wöchnerin

1. Eine Untersuchung soll innerhalb der 1. Woche nach der Entbindung vorgenommen werden. Dabei soll das Hämoglobin bestimmt werden.

2. Eine weitere Untersuchung soll etwa 6 Wochen, spätestens jedoch 8 Wochen nach der Entbindung durchgeführt werden. Die Untersuchung umfaßt:

- Allgemeinuntersuchung (falls erforderlich einschließlich Hb-Bestimmung),
- Feststellung des gynäkologischen Befundes,
- Blutdruckmessung,

- Untersuchung des Mittelstrahlurins auf Eiweiß, Zucker und Sediment, gegebenenfalls bakteriologische Untersuchungen (z. B. bei auffälliger Anamnese, Blutdruckerhöhung, Sedimentbefund) sowie
- Beratung der Mutter.

G. Medikamentöse Maßnahmen und Verordnung von Verband- und Heilmitteln

Medikamentöse Maßnahmen sowie die Verordnung von Verband- und Heilmitteln sind im Rahmen der Mutterschaftsvorsorge nur zulässig zur Behandlung von Beschwerden, die schwangerschaftsbedingt sind, aber noch keinen Krankheitswert haben. Bei Verordnungen wegen Schwangerschaftsbeschwerden und im Zusammenhang mit der Entbindung ist die Versicherte von der Entrichtung der Verordnungsblattgebühr befreit.

H. Aufzeichnungen und Bescheinigungen

1. Nach Feststellung der Schwangerschaft stellt der Arzt der Schwangeren einen Mutterpaß (Anlage 3) aus, sofern sie nicht bereits einen Paß dieses Musters besitzt.

2. Nach diesem Mutterpaß richten sich auch die vom Arzt vorzunehmenden Eintragungen der Ergebnisse der Untersuchungen im Rahmen der ärztlichen Betreuung während der Schwangerschaft und nach der Entbindung. Darüber hinausgehende für die Schwangerschaft relevante Untersuchungsergebnisse sollen in den Mutterpaß eingetragen werden, soweit die Eintragung durch die Richtlinien nicht ausgeschlossen ist (Lues-Suchreaktion, AIDS-Beratung sowie HIV-Untersuchung).

3. Die Befunde der ärztlichen Betreuung und der blutgruppenserologischen Untersuchungen hält der Arzt für seine Patientenkartei fest und stellt sie bei evtl. Arztwechsel dem anderen Arzt auf dessen Anforderung zur Verfügung, sofern die Schwangere zustimmt.

4. Beim Anlegen eines weiteren Mutterpasses sind die Blutgruppenbefunde zu übertragen. Die Richtigkeit der Übertragung ist ärztlich zu bescheinigen.

5. Der Arbeitsausschuß „Mutterschaftsrichtlinien" des Bundesausschusses der Ärzte und Krankenkassen ist berechtigt, Änderungen am Mutterpaß vorzunehmen, deren Notwendigkeit sich aus der praktischen Anwendung ergibt, soweit dadurch der Mutterpaß nicht in seinem Aufbau und in seinem wesentlichen Inhalt verändert wird.

I. Inkrafttreten

Die Richtlinien treten am 28. März 1986 in Kraft.

Anlage 1 (a–d)

(zu den Abschnitten A. Nr. 5 und B. Nr. 4 der Mutterschaftsrichtlinien)

Ultraschalluntersuchungen in der Schwangerschaft (Sonographie)

Es gilt die Anlage 1 der Mutterschaftsrichtlinien in der Fassung vom 22. November 1994 zuzüglich der Änderungen vom 8. Mai 1995 und 17. Dezember 1996.

Anlage 1 a (zu Abschnitt A. Nr. 5 der Mutterschaftsrichtlinien).

Ultraschall-Screening in der Schwangerschaft. Die nachfolgend aufgeführten Befunde sind mittels B-Mode-Verfahren im jeweiligen Zeitraum zu erheben. Dabei ist die jeweilige Bilddokumentation durchzuführen.

1. Untersuchung von Beginn der 9. bis zum Ende der 12. SSW

- Intrauteriner Sitz: ja/nein
- Embryo darstellbar: ja/nein
- V.a. Mehrlingsschwangerschaft: ja/nein
- Herzaktion: ja/nein
- Biometrie I (ein Maß): Scheitel-Steiß-Länge (SSL) oder biparietaler Durchmesser (BPD)
- Zeitgerechte Entwicklung: ja/nein/kontrollbedürftig
- Auffälligkeiten: ja/nein/kontrollbedürftig
- Weiterführende Untersuchung veranlaßt: ja/nein

Bilddokumentation der Biometrie und gegebenenfalls kontrollbedürftiger Befunde. 2. Untersuchung von Beginn der 19. bis zum Ende der 22. SSW

- Einlingsschwangerschaft: ja/nein
- Lebenszeichen: ja/nein
- Biometrie II (4 Maße):
  - Biparietaler Durchmesser (BPD)
  - Frontookzipitaler Durchmesser (FOD) oder Kopfumfang (KU)
  - Abdomen/Thorax-Querdurchmesser (ATD) oder Abdomen/Thorax-a.p.-Durchmesser (APD) oder Abdomen/Thorax-Umfang (AU)
  - Femurlänge (FL) oder Humeruslänge (HL)
- Zeitgerechte Entwicklung: ja/nein/kontrollbedürftig
- Hinweiszeichen für Entwicklungsstörungen hinsichtlich:
  - Fruchtwassermenge ja/nein/kontrollbedürftig
  - körperlicher Entwicklung ja/nein/kontrollbedürftig

- Körperumriß ja/nein/kontrollbedürftig
- fetaler Strukturen ja/nein/kontrollbedürftig
- Herzaktion ja/nein/kontrollbedürftig
- Bewegungen ja/nein/kontrollbedürftig
- Plazentalokalisation und -struktur: normal/kontrollbedürftig
- Weiterführende Untersuchung veranlaßt: ja/nein

Bilddokumentation je eines Kopf-, Rumpf- und Extremitätenmaßes sowie ggf. kontrollbedürftiger Befunde

3. Untersuchung von Beginn der 29. bis zum Ende der 32. SSW

- Einlingsschwangerschaft: ja/nein
- Lebenszeichen: ja/nein
- Kindslage:
- Biometrie III (4 Maße):
  - Biparietaler Durchmesser (BPD)
  - Frontookzipitaler Durchmesser (FOD) oder Kopfumfang (KU)
  - Abdomen/Thorax-Querdurchmesser (ATD) oder: Abdomen/Thorax-a.p.-Durchmesser (APD) oder: Abdomen/Thorax-Umfang (AU)
  - Femurlänge (FL) oder Humeruslänge (HL)
- Zeitgerechte Entwicklung ja/nein/kontrollbedürftig
- Kontrolle der Hinweiszeichen für Entwicklungsstörungen gemäß dem 2. Screening
- Plazentalokalisation und -struktur: normal/kontrollbedürftig
- Weiterführende Untersuchung veranlaßt: ja/nein

Bilddokumentation je eines Kopf-, Rumpf- und Extremitätenmaßes sowie ggf. kontrollbedürftiger Befunde

Anlage 1b (zu Abschnitt A Nr. 5 und Abschnitt B Nr. 4 der Mutterschaftsrichtlinien). Über die in Anlage 1a genannten Screeninguntersuchungen hinaus können bei Vorliegen einer der nachfolgend angeführten Indikationen weitere sonographische Untersuchungen zur Überwachung der Schwangerschaft angezeigt sein, die als Kontrolluntersuchungen Bestandteil des Screenings sind.

1. Sicherung des Schwangerschaftsalters bei
   - unklarer Regelanamnese
   - Diskrepanz zwischen Uterusgröße und berechnetem Gestationsalter aufgrund des klinischen oder sonographischen Befundes
   - fehlenden Untersuchungsergebnissen aus dem Ultraschall-Screening bei Übernahme der Mutterschaftsvorsorge durch einen anderen Arzt
2. Kontrolle des fetalen Wachstums bei
   - Schwangeren mit einer Erkrankung, die zu Entwicklungsstörungen des Feten führen kann
   - Verdacht auf Entwicklungsstörungen des Feten aufgrund vorausgegangener Untersuchungen
3. Überwachung einer Mehrlingsschwangerschaft
4. Neu- oder Nachbeurteilung des Schwangerschaftsalters bei auffälligen Ergebnissen der in der Mutterschaftsvorsorge notwendigen serologischen Untersuchungen der Mutter
5. Diagnostik und Kontrolle des Plazentasitzes bei vermuteter oder nachgewiesener Placenta praevia
6. Erstmaliges Auftreten einer uterinen Blutung
7. Verdacht auf intrauterinen Fruchttod
8. Verdacht auf Lageanomalie ab Beginn der 36. SSW[2]

Anlage 1c (zu Abschnitt B Nr. 4 der Mutterschaftsrichtlinien). Über die in Anlage 1a und 1b genannten Untersuchungen hinaus können weitere Ultraschalluntersuchungen mittels B-Mode- oder auch mit anderen sonographischen Verfahren angezeigt sein, wenn sie der Abklärung und/oder Überwachung von pathologischen Befunden dienen und eine der nachfolgend aufgeführten Indikationen vorliegt.

Diese Untersuchungen gehören zwar zum Programm der Mutterschaftsvorsorge, sind aber nicht mehr Bestandteil des Screenings.

1. Rezidivierende oder persistierende uterine Blutung
2. Gestörte intrauterine Frühschwangerschaft
3. Frühschwangerschaft bei liegendem IUP, Uterus myomatosus, Adnextumor
4. Zur Vorbereitung und Nachkontrolle intrauteriner Eingriffe wie Amniozentese, Chorionzottenbiopsie, Fetalblutgewinnung, Körperhöhlen- oder Gefäßpunktionen, Fruchtwasserersatz-Auffüllungen, Transfusionen, Anlegen von Shunts, Fetoskopie
5. Zervixmessung mittels Ultraschall bei Zervixinsuffizienz oder Verdacht
6. Bestätigter vorzeitiger Blasensprung und/oder vorzeitige Wehentätigkeit
7. Gezielte Ausschlußdiagnostik bei erhöhtem Risiko für angeborene Fehlbildungen, z. B. bei genetisch bedingter Fehlbildung in der Eigen- oder Familienanamnese oder bei mütterlichen Erkrankungen, die mit einer erhöhten Fehlbildungsrate einhergehen sowie Einfluß teratogener Faktoren (Intoxikationen, Pharmaka, Infektionen)
8. Kontrolle und ggf. Verlaufsbeobachtung bei nachgewiesener fetaler Anomalie oder Erkrankung[3]
9. Verdacht auf vorzeitige Plazentalösung
10. Ultraschallkontrollen bei gestörtem Geburtsverlauf, z. B. vor, während und nach äußerer Wendung aus Beckenend- oder Querlage in Schädellage.

---

[2] Ergänzt durch Beschluß des Bundesausschusses der Ärzte und Krankenkassen vom 8. Mai 1995, veröffentlicht im Bundesanzeiger vom 8. 7. 1995; in Kraft ab 9. 7. 1995.

[3] Geändert durch Beschluß des Bundesausschusses der Ärzte und Krankenkassen vom 8. 5. 1995; veröffentlicht im Bundesanzeiger vom 8. 7. 1995; in Kraft ab 9. 7. 1995.

Anlage 1 d (zu Abschnitt B Nr. 4 der Mutterschaftsrichtlinien). ***Dopplersonographische Untersuchungen***

Die Anwendung der Doppler-Sonographie als Maßnahme der Mutterschaftsvorsorge ist nur bei einer oder mehreren der nachfolgend aufgeführten Indikationen und – mit Ausnahme der Fehlbildungsdiagnostik – nur in der zweiten Schwangerschaftshälfte zulässig.

1. Verdacht auf intrauterine Wachstumsretardierung
2. Schwangerschaftsinduzierte Hypertonie/Präeklampsie/Eklampsie
3. Zustand nach Mangelgeburt/intrauterinem Fruchttod
4. Zustand nach Präeklampsie/Eklampsie
5. Auffälligkeiten der fetalen Herzfrequenzregistrierung
6. Begründeter Verdacht auf Fehlbildung/fetale Erkrankung
7. Mehrlingsschwangerschaft bei diskordantem Wachstum
8. Abklärung bei Verdacht auf Herzfehler/Herzerkrankungen

Anlage 2 zu den Mutterschaftsrichtlinien (Abschnitt B 4 b)

Indikationen zur Kardiotokographie (CTG) während der Schwangerschaft

Die Kardiotokographie ist im Rahmen der Schwangerenvorsorge nur angezeigt, wenn eine der nachfolgend aufgeführten Indikationen vorliegt:

- Indikationen zur erstmaligen CTG (ab der 28. SSW)
  - Auskultatorisch festgestellte Herztonalterationen
  - Verdacht auf vorzeitige Wehentätigkeit
- Indikationen zur CTG-Wiederholung (CTG-Alterationen)
  - Anhaltende Tachykardie (> 160/Minute)
  - Bradykardie (< 100/Minute)
  - Dezeleration(en) (auch wiederholter Dip null)
  - Hypooszillation, Anoszillation
  - Unklarer Kardiotokogramm-Befund bei Verdacht auf vorzeitige Wehentätigkeit
  - Mehrlinge
  - Intrauteriner Fruchttod bei früherer Schwangerschaft
  - Verdacht auf Plazenta-Insuffizienz nach klinischem oder biochemischem Befund
  - Verdacht auf Übertragung
  - Uterine Blutung
- Medikamentöse Wehenhemmung

2 Gesetz zum Schutze der erwerbstätigen Mutter (Mutterschutzgesetz – MuSchG)

In der Fassung der Bekanntmachung vom 17. Januar 1997

Gesetzesübersicht

Erster Abschnitt: Allgemeine Vorschriften

§ 1 Geltungsbereich

Dieses Gesetz gilt

1. für Frauen, die in einem Arbeitsverhältnis stehen,
2. für weibliche in Heimarbeit Beschäftigte und ihnen Gleichgestellte (§ 1 Abs. 1 und 2 des Heimarbeitsgesetzes vom 14. 03. 1951 – Bundesgesetzbl. I S. 191) soweit sie am Stück mitarbeiten.

§ 2 Gestaltung des Arbeitsplatzes

(1) Wer eine werdende oder stillende Mutter beschäftigt, hat bei der Einrichtung und der Unterhaltung des Arbeitsplatzes einschließlich der Maschinen, Geräte und Werkzeuge und bei der Regelung der Beschäftigung die erforderlichen Vorkehrungen und Maßnahmen zum Schutze von Leben und Gesundheit der werdenden oder stillenden Mutter zu treffen.

(2) Wer eine werdende oder stillende Mutter mit Arbeiten beschäftigt, bei denen sie ständig stehen oder gehen muß, hat für sie eine Sitzgelegenheit zum kurzen Ausruhen bereitzustellen.

(3) Wer eine werdende oder stillende Mutter mit Arbeiten beschäftigt, bei denen sie ständig sitzen muß, hat ihr Gelegenheit zu kurzen Unterbrechungen ihrer Arbeit zu geben.

(4) Die Bundesregierung wird ermächtigt, durch Rechtsverordnungen mit Zustimmung des Bundesrates

- 1. den Arbeitgeber zu verpflichten, zur Vermeidung von Gesundheitsgefährdungen der werdenden oder stillenden Mütter oder ihrer Kinder Liegeräume für diese Frauen einzurichten und sonstige Maßnahmen zur Durchführung des in Absatz 1 enthaltenen Grundsatzes zu treffen,
- 2. nähere Einzelheiten zu regeln wegen der Verpflichtung des Arbeitgebers zur Beurteilung einer Gefährdung für die werdenden oder stillenden Mütter, zur Durchführung der notwendigen Schutzmaßnahmen und zur Unterrichtung der betroffenen Arbeitnehmerinnen nach Maßgabe der insoweit umzusetzenden Artikel 4 bis 6 der Richtlinie 92/85/EWG des Rates vom 19. 10. 1992 über die Durchführung von Maßnahmen zur Verbesserung der Sicherheit und des Gesundheitsschutzes von schwangeren Arbeitnehmerinnen, Wöchnerinnen und stillenden Arbeitnehmerinnen am Arbeitsplatz (ABl. EG Nr. L 348 S. 1).

(5) Unabhängig von den auf Grund des Absatzes 4 erlassenen Vorschriften kann die Aufsichtsbehörde in Einzelfällen anordnen, welche Vorkehrungen und Maßnahmen zur Durchführung des Absatzes 1 zu treffen sind.

Zweiter Abschnitt: Beschäftigungsverbote

§ 3 Beschäftigungsverbote für werdende Mütter

(1) Werdende Mütter dürfen nicht beschäftigt werden, soweit nach ärztlichem Zeugnis Leben oder Gesundheit von Mutter oder Kind bei Fortdauer der Beschäftigung gefährdet ist.

(2) Werdende Mütter dürfen in den letzten 6 Wochen vor der Entbindung nicht beschäftigt werden, es sei denn, daß sie sich zur Arbeitsleistung ausdrücklich bereit erklären; die Erklärung kann jederzeit widerrufen werden.

§ 4 Weitere Beschäftigungsverbote

(1) Werdende Mütter dürfen nicht mit schweren körperlichen Arbeiten und nicht mit Arbeiten beschäftigt werden, bei denen sie schädlichen Einwirkungen von gesundheitsgefährdenden Stoffen, von Staub, Gasen oder Dämpfen, von Hitze, Kälte oder Nässe, von Erschütterungen oder Lärm ausgesetzt sind.

(2) Werdende Mütter dürfen insbesondere nicht beschäftigt werden

- 1. mit Arbeiten, bei denen regelmäßig Lasten von mehr als 5 kg Gewicht oder gelegentlich Lasten von mehr als 10 kg Gewicht ohne mechanische Hilfsmittel gehoben, bewegt oder befördert werden. Sollen größere Lasten mit mechanischen Hilfsmitteln von Hand gehoben, bewegt oder befördert werden, so darf die körperliche Beanspruchung der werdenden Mutter nicht größer sein als bei Arbeiten nach Satz 1,
- 2. nach Ablauf des 5. Monats der Schwangerschaft mit Arbeiten, bei denen sie ständig stehen müssen, soweit diese Beschäftigung täglich 4 h überschreitet,
- 3. mit Arbeiten, bei denen sie sich häufig erheblich strecken oder beugen oder bei denen sie ständig hocken oder sich gebückt halten müssen,
- 4. mit der Bedienung von Geräten und Maschinen aller Art mit hoher Fußbeanspruchung, insbesondere von solchen mit Fußantrieb,
- 5. mit dem Schälen von Holz,
- 6. mit Arbeiten, bei denen sie infolge ihrer Schwangerschaft in besonderem Maße der Gefahr, an einer Berufskrankheit zu erkranken, ausgesetzt sind oder bei denen durch das Risiko der Entstehung einer Berufskrankheit eine erhöhte Gefährdung für die werdende Mutter oder eine Gefahr für die Leibesfrucht besteht,
- 7. nach Ablauf des 3. Monats der Schwangerschaft auf Beförderungsmitteln,

- 8. mit Arbeiten, bei denen sie erhöhten Unfallgefahren, insbesondere der Gefahr auszugleiten, zu fallen oder abzustürzen, ausgesetzt sind.

(3)Die Beschäftigung von werdenden Müttern mit

- 1. Akkordarbeit und sonstigen Arbeiten, bei denen durch ein gesteigertes Arbeitstempo ein höheres Entgelt erzielt werden kann,
- 2. Fließarbeit mit vorgeschriebenem Arbeitstempo ist verboten. Die Aufsichtsbehörde kann Ausnahmen bewilligen, wenn die Art der Arbeit und das Arbeitstempo eine Beeinträchtigung der Gesundheit von Mutter oder Kind nicht befürchten lassen. Die Aufsichtsbehörde kann die Beschäftigung für alle werdenden Mütter eines Betriebes oder einer Betriebsabteilung bewilligen, wenn die Voraussetzungen des Satzes 2 für alle im Betrieb oder in der Betriebsabteilung für alle Frauen gegeben sind.

(4) Die Bundesregierung wird ermächtigt, zur Vermeidung von Gesundheitsgefährdungen der werdenden oder stillendem Mütter und ihrer Kinder durch Rechtsverordnung mit Zustimmung des Bundesrates

- 1. Arbeiten zu bestimmen, die unter die Beschäftigungsverbote der Absätze 1 und 2 fallen,
- 2. weitere Beschäftigungsverbote für werdende und stillende Mütter vor und nach der Entbindung zu erlassen.

(5) Die Aufsichtsbehörde kann in Einzelfällen bestimmen, ob eine Arbeit unter die Beschäftigungsverbote der Absätze 1–3 oder einer von der Bundesregierung gemäß Absatz 4 erlassenen Verordnung fällt. Sie kann in Einzelfällen die Beschäftigung mit bestimmten anderen Arbeiten verbieten.

§ 5 Mitteilungspflicht, ärztliches Zeugnis

(1) Werdende Mütter sollen dem Arbeitgeber ihre Schwangerschaft und den mutmaßlichen Tag der Entbindung mitteilen, sobald ihnen ihr Zustand bekannt ist. Auf Verlangen des Arbeitgebers sollen sie das Zeugnis eines Arztes oder einer Hebamme vorlegen. Der Arbeitgeber hat die Aufsichtsbehörde unverzüglich von der Mitteilung der werdenden Mutter zu benachrichtigen. Er darf die Mitteilung der werdenden Mutter Dritten nicht unbefugt bekanntgeben.

(2) Für die Berechnung der in § 3 Abs. 2 bezeichneten Zeiträume vor der Entbindung ist das Zeugnis eines Arztes oder einer Hebamme maßgebend; das Zeugnis soll den mutmaßlichen Tag der Entbindung angeben. Irrt sich der Arzt oder die Hebamme über den Zeitpunkt der Entbindung, so verkürzt oder verlängert sich diese Frist entsprechend.

(3) Die Kosten für die Zeugnisse nach den Absätzen 1 und 2 trägt der Arbeitgeber.

§ 6 Beschäftigungsverbote nach der Entbindung

(1) Wöchnerinnen dürfen bis zum Ablauf von 8 Wochen nach der Entbindung nicht beschäftigt werden. Für Mütter nach Früh- und Mehrlingsgeburten verlängert sich diese Frist auf 12 Wochen, bei Frühgeburten zusätzlich um den Zeitraum, der nach § 3 Abs. 2 nicht in Anspruch genommen werden konnte. Beim Tode ihres Kindes kann die Mutter auf ihr ausdrückliches Verlangen schon vor Ablauf dieser Frist wieder beschäftigt werden, wenn nach ärztlichem Zeugnis nichts dagegen spricht. Sie kann ihre Erklärung jederzeit widerrufen.

(2) Frauen, die in den ersten Monaten nach der Entbindung nach ärztlichem Zeugnis nicht voll leistungsfähig sind, dürfen nicht zu einer ihrer Leistungsfähigkeit übersteigenden Arbeit herangezogen werden.

(3) Stillende Mütter dürfen mit den in § 4 Abs. 1 und Abs. 2 Nr. 1, 3, 4, 5, 6 und 8 sowie mit den in Abs. 3 Satz 1 genannten Arbeiten nicht beschäftigt werden. Die Vorschriften des § 4 Abs. 3 Satz 2 und 3 sowie Abs. 5 gelten entsprechend.

§ 7 Stillzeit

(1) Stillenden Müttern ist auf ihr Verlangen die zum Stillen erforderliche Zeit, mindestens aber zweimal täglich eine halbe Stunde oder einmal täglich eine Stunde freizugeben. Bei einer zusammenhängenden Arbeitszeit von mehr als 8 h soll auf Verlangen zweimal eine Stillzeit von mindestens 45 min oder, wenn in der Nähe der Arbeitsstätte keine Stillgelegenheit vorhanden ist, einmal eine Stillzeit von mindestens 90 min gewährt werden. Die Arbeitszeit gilt als zusammenhängend, soweit sie nicht durch eine Ruhepause von mindestens 2 h unterbrochen wird.

(2) Durch die Gewährung der Stillzeit darf ein Verdienstausfall nicht eintreten. Die Stillzeit darf von stillenden Müttern nicht vor- oder nachgearbeitet und nicht auf die in dem Arbeitszeitgesetz oder in anderen Vorschriften festgesetzten Ruhepausen angerechnet werden.

(3) Die Aufsichtsbehörde kann in Einzelfällen nähere Bestimmungen über Zahl, Lage und Dauer der Stillzeiten treffen; sie kann die Einrichtung von Stillräumen vorschreiben.

(4) Der Auftraggeber oder Zwischenmeister hat den in Heimarbeit Beschäftigten und den ihnen Gleichgestellten für die Stillzeit ein Entgelt von 75 vom Hundert eines durchschnittlichen Stundenverdienstes, mindestens aber 0,75 Deutsche Mark für jeden Werktag zu zahlen. Ist die Frau für mehrere Auftraggeber oder Zwischenmeister tätig, so haben diese das Entgelt für die Stillzeit zu gleichen Teilen zu gewähren. Auf das Entgelt finden die Vorschriften der

§§ 23 bis 25 des Heimarbeitsgesetzes vom 14. März 1951 (Bundesgesetzbl. I S. 191) über den Entgeltschutz Anwendung.

§ 8 Mehrarbeit, Nacht- und Sonntagsarbeit

(1) Werdende und stillende Mütter dürfen nicht mit Mehrarbeit, nicht in der Nacht zwischen 20 und 6 Uhr und nicht an Sonn- und Feiertagen beschäftigt werden.

(2) Mehrarbeit im Sinne des Absatzes 1 ist jede Arbeit, die

- 1. von Frauen unter 18 Jahren über 8 h täglich oder 80 in der Doppelwoche,
- 2. von sonstigen Frauen über 8,5 h täglich oder 90 h in der Doppelwoche

hinaus geleistet wird; in der Doppelwoche werden die Sonntage eingerechnet.

(3) Abweichend vom Nachtarbeitsverbot des Absatzes 1 dürfen werdende Mütter in den ersten 4 Monaten der Schwangerschaft und stillende Mütter beschäftigt werden

- 1. in den Gast- und Schankwirtschaften und im übrigen Beherbergungswesen bis 22.00 Uhr,
- 2. in der Landwirtschaft mit dem Melken von Vieh ab 5.00 Uhr,
- 3. als Künstlerinnen bei Musikaufführungen, Theatervorstellungen und ähnlichen Aufführungen bis 23.00 Uhr.

(4) Im Verkehrswesen, in Gast- und Schankwirtschaften und im übrigen Beherbergungswesen, im Familienhaushalt, in Krankenpflege- und in Badeanstalten, bei Musikaufführungen, Theatervorstellungen, anderen Schaustellungen, Darbietungen oder Lustbarkeiten dürfen werdende oder stillende Mütter abweichend von Absatz 1, an Sonn- und Feiertagen beschäftigt werden, wenn ihnen in jeder Woche einmal eine ununterbrochene Ruhezeit von mindestens 24 h im Anschluß an eine Nachtruhe gewährt wird.

(5) An in Heimarbeit Beschäftigte und ihnen Gleichgestellte, die werdende oder stillende Mütter sind, darf Heimarbeit nur in solchem Umfang und mit solchen Fertigungsfristen ausgegeben werden, daß sie von der werdenden Mutter voraussichtlich während einer 8 stündigen Tagesarbeitszeit, von der stillenden Mutter voraussichtlich während einer 7,25 stündigen Tagesarbeitszeit an Werktagen ausgeführt werden kann. Die Aufsichtsbehörde kann in Einzelfällen nähere Bestimmungen über die Arbeitsmenge treffen; falls ein Heimarbeitsausschuß besteht, hat sie diesen vorher zu hören.

(6) Die Aufsichtsbehörde kann in begründeten Einzelfällen Ausnahmen von den vorstehenden Vorschriften zulassen.

Abschnitt 2 a: Mutterschaftsurlaub

§§ 8 a–8 d

(aufgehoben)

Dritter Abschnitt: Kündigung

§ 9 Kündigungsverbot

(1) Die Kündigung gegenüber einer Frau während der Schwangerschaft und bis zu Ablauf von 4 Monaten nach der Entbindung ist unzulässig, wenn dem Arbeitgeber zur Zeit der Kündigung die Schwangerschaft oder Entbindung bekannt war oder innerhalb zweier Wochen nach Zugang der Kündigung mitgeteilt wird; das Überschreiten dieser Frist ist unschädlich, wenn es auf einem von der Frau nicht zu vertretenden Grund beruht und die Mitteilung unverzüglich nachgeholt wird. Die Vorschrift des Satzes 1 gilt für Frauen, die den in Heimarbeit Beschäftigten gleichgestellt sind, nur, wenn sich die Gleichstellung auch auf den Neunten Abschnitt – Kündigung – des Heimarbeitsgesetzes vom 14. 03. 1951 (BGB 1. I S. 191) erstreckt.

(2) Kündigt eine schwangere Frau, gilt § 5 Abs. 1 Satz 3 entsprechend.

(3) Die für den Arbeitsschutz zuständige oberste Landesbehörde oder die von ihr bestimmte Stelle kann in besonderen Fällen die nicht mit dem Zustand einer Frau während der Schwangerschaft oder ihrer Lage bis zum Ablauf von 4 Monaten nach der Entbindung in Zusammenhang stehen ausnahmsweise die Kündigung für zulässig erklären. Die Kündigung bedarf der schriftlichen Form, und sie muß den zulässigen Kündigungsgrund angeben.

(4) In Heimarbeit Beschäftigte und ihnen Gleichgestellte dürfen während der Schwangerschaft und bis zum Ablauf von 4 Monaten nach der Entbindung nicht gegen ihren Willen bei der Ausgabe von Heimarbeit ausgeschlossen werden; die Vorschriften der §§ 3, 4, 6 und 8 Abs. 5 bleiben unberührt.

§ 9 a

(weggefallen)

§ 10 Erhaltung von Rechten

(1) Eine Frau kann während der Schwangerschaft und während der Schutzfrist nach der Entbindung (§ 6 Abs. 1) das Arbeitsverhältnis ohne Einhaltung einer Frist zum Ende der Schutzfrist nach der Entbindung kündigen.

(2) Wird das Arbeitsverhältnis nach Absatz 1 aufgelöst und wird die Frau innerhalb eines Jahres nach

der Entbindung in ihrem bisherigen Betrieb wieder eingestellt, so gilt, soweit Rechte aus dem Arbeitsverhältnis von der Dauer der Betriebs- oder Berufszugehörigkeit oder von der Dauer der Beschäftigungs- oder Dienstzeit abhängen, das Arbeitsverhältnis als nicht unterbrochen. Dies gilt nicht, wenn die Frau in der Zeit von der Auflösung der Arbeitsverhältnisses bis zur Wiedereinstellung bei einem anderen Arbeitgeber beschäfigt war.

Vierter Abschnitt: Leistungen

§ 11 Arbeitsentgelt bei Beschäftigungsverboten

(1) Den unter den Geltungsbereich des § 1 fallenden Frauen ist, soweit sie nicht Mutterschaftsgeld nach den Vorschriften der Reichsversicherungsordnung beziehen können, vom Arbeitgeber mindestens der Durchschnittsverdienst der letzten 13 Wochen oder der letzten 3 Monate vor Beginn des Monats, in dem die Schwangerschaft eingetreten ist, weiter zu gewähren, wenn sie wegen eines Beschäftigungsverbots nach § 3 Abs. 1, §§ 4, 6 Abs. 2 oder 3 oder wegen des Mehr-, Nacht- oder Sonntagsarbeitsverbots nach § 8 Abs. 1, 3 oder 5 teilweise oder völlig mit der Arbeit aussetzen. Dies gilt auch, wenn wegen dieser Verbote die Beschäftigung oder die Entlohnungsart wechselt. Wird das Arbeitsverhältnis erst nach Eintritt der Schwangerschaft begonnen, so ist der Durchschnittsverdienst aus dem Arbeitsentgelt der ersten 13 Wochen oder 3 Monate der Beschäftigung zu berechnen. Hat das Arbeitsverhältnis nach Satz 1 oder 3 kürzer gedauert, so ist der kürzere Zeitraum der Berechnung zugrunde zu legen. Zeiten, in denen kein Arbeitsentgelt erzielt wurde, bleiben außer Betracht.

(2) Bei Verdiensterhöhungen nicht nur vorübergehender Natur, die während oder nach Ablauf des Berechnungszeitraums eintreten, ist von dem erhöhten Verdienst auszugehen. Verdienstkürzungen, die im Berechnungszeitraum infolge von Kurzarbeit, Arbeitsausfällen oder unverschuldeter Arbeitsversäumnis eintreten, bleiben für die Berechnung des Durchschnittsverdienstes außer Betracht.

(3) Die Bundesregierung wird ermächtigt, durch Rechtsverordnung mit Zustimmung des Bundesrates Vorschriften über die Berechnung des Durchschnittsverdienstes im Sinne der Absätze 1 und 2 zu erlassen.

§ 12

(weggefallen)

§ 13 Mutterschaftsgeld

(1) Frauen, die Mitglied einer Krankenkasse sind, erhalten für die Zeit der Schutzfristen des § 3 Abs. 2 und des § 6 Abs. 1 sowie für den Entbindungstag Mutterschaftsgeld nach den Vorschriften der Reichsversicherungsordnung oder des Gesetzes über die Krankenversicherung der Landwirte über das Mutterschaftsgeld.

(2) Frauen, die nicht Mitglied einer Krankenkasse sind, erhalten, wenn sie bei Beginn der Schutzfrist nach § 3 Abs. 2 in einem Arbeitsverhältnis stehen oder in Heimarbeit beschäftigt sind oder ihr Arbeitsverhältnis während ihrer Schwangerschaft vom Arbeitgeber zulässig aufgelöst worden ist, für die Zeit der Schutzfristen des § 3 Abs. 2 und des § 6 Abs. 1 sowie für den Entbindungstag Mutterschaftsgeld zu Lasten des Bundes in entsprechender Anwendung der Vorschriften der Reichsversicherungsordnung über das Mutterschaftsgeld, höchstens jedoch insgesamt 400 DM. Das Mutterschaftsgeld wird diesen Frauen vom Bundesversicherungsamt gezahlt.

§ 14 Zuschuß zum Mutterschaftsgeld

(1) Frauen, die Anspruch auf Mutterschaftsgeld nach § 200 Abs. 1, Abs. 2 Satz 1 bis 4 und Abs. 3 der Reichsversicherungsordnung, § 29 Abs. 1,2 und 4 Gesetz über die Krankenversicherung der Landwirte oder § 13 Abs. 2 haben, erhalten für die Zeit der Schutzfristen des § 3 Abs. 2 und des § 6 Abs. 1 sowie für den Entbindungstag von ihrem Arbeitgeber einen Zuschuß in Höhe des Unterschiedsbetrages zwischen 25 DM und dem um die gesetzlichen Abzüge verminderten durchschnittlichen kalendertäglichen Arbeitsentgelts aus den letzten 3 abgerechneten Kalendermonaten, bei wöchentlicher Abrechnung aus den letzten 13 abgerechneten Wochen vor Beginn der Schutzfrist nach § 3 Abs. 2 berechnet. Nicht nur vorübergehende Erhöhungen des Arbeitsentgeltes, die während der Schutzfristen des § 3 Abs. 2 und § 6 Abs. 1 wirksam werden, sind ab diesem Zeitpunkt in die Berechnung einzubeziehen. Einmalig gezahltes Arbeitsentgelt (§ 23 a des Vierten Buches Sozialgesetzbuch) sowie Tage, an denen infolge von Kurzarbeit, Arbeitsausfällen oder unverschuldeter Arbeitsversäumnis kein oder ein vermindertes Arbeitsentgelt erzielt wurde, bleiben außer Betracht. Ist danach eine Berechnung nicht möglich, so ist das durchschnittliche kalendertägliche Arbeitsentgelt einer gleichartig Beschäftigten zugrunde zu legen.

(2) Frauen, deren Arbeitsverhältnis während ihrer Schwangerschaft oder während der Schutzfrist des § 6 Abs. 1 vom Arbeitgeber zulässig aufgelöst worden ist, erhalten den Zuschuß nach Absatz 1 zu Lasten des Bundes von der für die Zahlung des Mutterschaftsgeldes zuständigen Stelle.

(3) Kann der Arbeitgeber seine Verpflichtung zur Zahlung des Zuschusses nach Absatz 1 für die Zeit nach Eröffnung des Konkursverfahrens oder nach rechtskräftiger Abweisung des Konkurseröffnungsantrages mangels Masse bis zur zulässigen Auflösung des Arbeitsverhältnisses wegen Zahlungsunfähigkeit nicht erfüllen, erhalten die Frauen den Zuschuß zu Lasten des Bundes von der für die Zahlung des Mutterschaftsgeldes zuständigen Stelle.

(4) Der Zuschuß nach den Absätzen 1 bis 3 entfällt für die Zeit, in der Frauen den Erziehungsurlaub nach dem Bundeserziehungsgeldgesetz in Anspruch nehmen oder in Anspruch genommen hätten, wenn deren Arbeitsverhältnis nicht während ihrer Schwangerschaft oder während der Schutzfrist des § 6 Abs. 1 vom Arbeitgeber zulässig aufgelöst worden wäre. Dies gilt nicht, sowie sie eine zulässige Teilzeitarbeit leisten.

§ 15 Sonstige Leistungen bei Schwangerschaft und Mutterschaft

Frauen, die in der gesetzlichen Krankenversicherung versichert sind, erhalten auch die folgenden Leistungen bei Schwangerschaft und Mutterschaft nach den Vorschriften der Reichsversicherungsordnung oder des Gesetzes über die Krankenversicherung der Landwirte:

- ärztliche Betreuung und Hebammenhilfe,
- Versorgung mit Arznei-, Verband- und Heilmitteln,
- stationäre Entbindung,
- häusliche Pflege,
- Haushaltshilfe und
- Entbindungsgeld.

§ 16 Freizeit für Untersuchungen

Der Arbeitgeber hat der Frau die Freizeit zu gewähren, die zur Durchführung der Untersuchungen im Rahmen der Leistungen der gesetzlichen Krankenversicherung bei Schwangerschaft und Mutterschaft erforderlich ist. Entsprechendes gilt zugunsten der Frau, die nicht in der gesetzlichen Krankenversicherung versichert ist. Ein Entgeltausfall darf hierdurch nicht eintreten.

§ 17

(weggefallen)

Fünfter Abschnitt: Durchführung des Gesetzes

§ 18 Auslage des Gesetzes

(1) In Betrieben und Verwaltungen, in denen regelmäßig mehr als 3 Frauen beschäftigt werden, ist ein Abdruck dieses Gesetzes an geeigneter Stelle zur Einsicht auszulegen oder auszuhängen.

(2) Wer Heimarbeit ausgibt oder abnimmt, hat in den Räumen der Ausgabe einen Abdruck dieses Gesetzes an geeigneter Stelle zur Einsicht auszulegen oder auszuhängen.

§ 19 Auskunft

(1) Der Arbeitgeber ist verpflichtet, der Aufsichtsbehörde auf Verlangen

- die zur Erfüllung der Aufgaben dieser Behörde erforderlichen Angaben wahrheitsgetreu und vollständig zu machen,
- die Unterlagen, aus denen Namen, Beschäftigungsart und -zeiten der werdenden und stillenden Mütter sowie Lohn- und Gehaltszahlungen ersichtlich sind, und alle sonstigen Unterlagen, die sich auf die zur Nr. 1 machenden Angaben beziehen, zur Einsicht vorzulegen oder einzusenden.

(2) Die Unterlagen sind mindestens bis zum Ablauf von 2 Jahren nach der letzten Eintragung aufzubewahren.

§ 20 Aufsichtsbehörden

(1) Die Aufsicht über die Ausführung der Vorschriften dieses Gesetzes und der aufgrund dieses Gesetzes erlassenen Vorschriften obliegt den nach Landesrecht zuständigen Behörden (Aufsichtsbehörden).

(2) Die Aufsichtsbehörden haben dieselben Befugnisse und Obliegenheiten wie nach § 139 b der Gewerbeordnung die dort genannten besonderen Beamten. Das Grundrecht der Unverletzlichkeit der Wohnung (Art. 13 des GG) wird in soweit eingeschränkt.

Sechster Abschnitt: Straftaten und Ordnungswidrigkeiten

§ 21 Straftaten und Ordnungswidrigkeiten

(1) Ordnungswidrig handelt der Arbeitgeber, der vorsätzlich oder fahrlässig

- 1. den Vorschriften der §§ 3, 4 Abs. 1 bis 3 Satz 1 oder § 6 Abs. 1 bis 3 Satz 1 über die Beschäftigungsverbote vor und nach der Entbindung,

- 2. den Vorschriften des § 7 Abs. 1 Satz 1 oder Abs. 2 Satz 2 über die Stillzeit,
- 3. den Vorschriften des § 8 Abs. 1 oder Abs. 3 bis 5 Satz 1 über Mehr-, Nacht- und Sonntagsarbeit,
- 4. den aufgrund des § 4 Abs. 4 erlassenen Vorschriften, soweit sie für einen bestimmten Tatbestand auf diese Bußgeldvorschrift verweisen,
- 5. einer vollziehbaren Verfügung der Aufsichtsbehörde nach § 2 Abs. 5, § 4 Abs. 5, § 6 Abs. 3 Satz 2, § 7 Abs. 3 oder § 8 Abs. 5 Satz 2 Halbsatz 1,
- 6. den Vorschriften des § 5 Abs. 1 Satz 3 über die Benachrichtigung,
- 7. der Vorschrift des § 16 Satz 1, auch in Verbindung mit Satz 2, über die Freizeit für Untersuchungen oder
- 8. den Vorschriften des § 18 über die Auslage des Gesetzes oder des § 19 über die Einsicht, Aufbewahrung und Vorlage der Unterlagen und über die Auskunft zuwiderhandelt.

(2) Die Ordnungswidrigkeit nach Abs. 1 Nr. 1 bis 5 kann mit einer Geldbuße bis zu 30 000 DM, die Ordnungswidrigkeit nach Abs. 1 Nr. 6 bis 8 mit einer Geldbuße bis zu 5.000 DM geahndet werden.

(3) Wer vorsätzlich eine der in Abs. 1 Nr. 1 bis 5 bezeichneten Handlungen begeht und dadurch die Frau in ihrer Arbeitskraft oder Gesundheit gefährdet, wird mit Freiheitsstrafe bis zu einem Jahr oder mit Geldstrafe bestraft.

(4) Wer in den Fällen des Abs. 3 die Gefahr fahrlässig verursacht, wird mit Freiheitsstrafe bis zu 6 Monaten oder mit Geldstrafe bis zu 180 Tagessätzen bestraft.

§ 22 und 23

(weggefallen)

Siebenter Abschnitt: Schlußvorschriften

§ 24 In Heimarbeit Beschäftigte

Für die in Heimarbeit Beschäftigten und die ihnen Gleichgestellten gelten

1. die §§ 3, 4 und 6 mit der Maßgabe, daß an die Stelle der Beschäftigungsverbote das Verbot der Ausgabe von Heimarbeit tritt,

2. § 2 Abs. 4, § 5 Abs. 1 und 3, § 9 Abs. 1, § 11 Abs. 1, § 13 Abs. 2, die §§ 14, 16, 19 Abs. 1 und § 21 Abs. 1 mit der Maßgabe, daß an die Stelle des Arbeitgebers der Auftraggeber oder Zwischenmeister tritt.

§ 25

(weggefallen)

3 Vorsorgeuntersuchungen im Kindesalter[4]

EINLEITUNG

Zeitpunkt der Untersuchungen:

U1: unmittelbar nach der Geburt im Kreißsaal
U2: 3.–10. Lebenstag (Basisuntersuchung)
U3: 4.–6. Lebenswoche
U4: 3.–4. Lebensmonat (vor allem neurologische und motorische Entwicklungsstörungen werden erfaßt)
U5: 6.–7. Lebensmonat
U6: 10.–12. Lebensmonat
U7: 21.–24. Lebensmonat
U8: 43.–48. Lebensmonat
U9: 60.–64. Lebensmonat

1. Vorsorgeuntersuchung (U1; unmittelbar nach Geburt)

Sie wird 5 und 10 min nach der Geburt nach dem Apgar-Schema vorgenommen und dient der Beurteilung des Vitalzustandes des Kindes, vor allem mit der Frage, ob eine sofortige Intensivtherapie (z. B. Intubation und Beatmung bei unreifen Neugeborenen) oder Intensivüberwachung erforderlich wird, um eine Gefährdung des Kindes zu verhüten. Der Nabelschnur-pH-Wert sollte regelmäßig gemessen und in den U1-Bogen eingetragen werden. Die eigentliche Untersuchung wird ohne apparativen Aufwand durchgeführt (Herz- und Atemfrequenz zählen, Hautfarbe beurteilen, Primitivreflexe auslösen, Tonus der Muskulatur prüfen). Bei unreifen Kindern wird auch der Grad der Reife (Gestationsalter) festgestellt. Reifezeichen sind:

- Geringe Lanugohaare mit haarlosen Bezirken
- Feste Ohrmuschel mit Knorpel bis zur Peripherie
- Mindestens ein Hoden vollständig deszendiert
- Plantarlinien reichen über das vordere Drittel der Fußsohlen hinaus

2. Vorsorgeuntersuchung (U2; 3.–10. Lebenstag)

Hier handelt es sich um eine umfassende, zeitaufwendige Basisuntersuchung (Körpermaße, Reifezeichen, Haut, Brustorgane, Bauchorgane, Geschlechtsorgane, Skelettsystem, Sinnesorgane, Motorik und Nervensystem), bei der neben der klinischen Untersuchung

[4] Quelle: Sitzmann FC (Hrsg) Duale Reihe Pädiatrie. Hippokrates, Stuttgart

heute meist auch die Hüfte mittels Ultraschall kontrolliert, sowie Blut aus der Ferse für Screeninguntersuchung (Hypothyreose, Phenylketonurie (PKU), Galaktosämie, Mukoviszidose) abgenommen wird (sog. Filterpapiertest).

Bei der U2 sollten vor allem jene Krankheiten bzw. Befunde festgestellt werden, die sofort behandlungsbedürftig und zumindest in kurzen Zeitabständen überwacht werden müssen (z.B. Herzfehler, großer Kopfumfang). Die Rachitis- und Fluoridprophylaxe wird besprochen.

3. Vorsorgeuntersuchung (U3; 4.–6. Lebenswoche)

Sie stellt eine erweiterte Basisuntersuchung dar. Eventuell wird nochmals eine Hüftsonographie vorgenommen und kontrollbedürftige Befunde aus der U2 überprüft, aber auch die ersten Verhaltensmuster in der Sprache (seufzende, stöhnende, zufriedene Laute und Lallen), im Sozialverhalten (Antwort mit Lächeln, wenn der Säugling angelächelt wird) sowie im Spielverhalten (fixiert und verfolgt Gegenstände). Diese Kriterien sind einfach zu beurteilen und sehr aussagekräftig. Dies gilt auch für die Beurteilungskriterien zur normalen motorischen Entwicklung. Bei allen Vorsorgeuntersuchungen im Säuglingsalter wird auch nach der Rachitis- und Kariesprophylaxe mit einem Kombinationspräparat Vitamin-D-Fluorid gefragt.

4. Vorsorgeuntersuchung (U4; 3.–4. Lebensmonat)

Hier gilt die Aufmerksamkeit besonders zentralen Tonus- und Koordinationsstörungen, damit sofort eine Frühtherapie eingeleitet werden kann. Die zu erhebenden Befunde (einschließlich der Körpermaße) gehen aus der Anleitung zur U4 hervor. Die Normvarianten der Normalbefunde sind gerade in diesem Lebensabschnitt und auch bei der U5 noch recht breit, was deshalb bei der Beurteilung berücksichtigt werden muß. Im Rahmen der U4 werden die ersten Impfungen durchgeführt (DPT, Hib, orale Polioimpfung). Eine Ernährungsberatung sollte angeboten werden, insbesondere, wenn der Verdacht einer körperlichen Entwicklungsstörung besteht (auch zu ersehen aus dem Somatogramm); Überprüfung des Sehens und Hörens (Hochtonrassel, Klatschen, Papierknittern).

5. Vorsorgeuntersuchung (U5; 6.–7. Lebensmonat)

Die Feststellung zerebraler Bewegungsstörungen und der geistigen Entwicklung stehen im Vordergrund. Schon beim Anamnesegespräch mit der Mutter kann man die Reaktionen des Kindes beobachten: Blickkontakt, Reaktionen auf akustische Reize (Telefon, Klingeln, Türschlagen, Zuruf usw.). Interesse an der Umgebung, Greifen nach Gegenständen und deren aufmerksames Betrachten, Körperhaltung, stimmhaftes Lallen sind Befunde, die gerade bei der U5 beachtet werden müssen.

Die Kopfkontrolle muß in diesem Alter vollendet sein, d.h. daß bei jeder Änderung der Körperhaltung der Kopf aufrecht gehalten werden muß. Der Säugling dreht sich von der Rücken- in die Bauchlage und umgekehrt, er stützt sich mit geöffneten Händen ab. Besondere Beachtung muß die symmetrische Abstützreaktion finden und das gezielte Greifen.

Besteht der Verdacht auf Strabismus oder beeinträchtigtes Hörvermögen, so sollten schon in diesem Alter die Kinder zu dem Facharzt weiterüberwiesen werden, der mit den entsprechenden Untersuchungsmethoden vertraut ist. Die U5 ist eine schwierige Untersuchung, da das Kind meist heftig abwehrt.

Eine Hörprüfung erfolgt bei der U5 wie auch bei der U6 mit einem Kleinaudiometer.

Es wird wiederum nach Rachitis-Fluoridprophylaxe gefragt, und falls es zeitlich paßt, die 2. oder 3. DPT- und 2. Hib-Impfung sowie die 2. Polio-Oralimpfung vorgenommen.

6. Vorsorgeuntersuchung (U6; 10.–12. Lebensmonat)

Zu den vorgegebenen zu erfragenden Befunden sollte auch noch nach dem „Fremdeln" gefragt werden, ein wichtiger Meilenstein in der Sozialentwicklung. Die Beurteilung der Sinnes- und Sprachentwicklung ist bei dieser Untersuchung von großer Bedeutung (Silbenverdopplung, Reaktionen auch auf leise Geräusche, interessierte Untersuchungen von Einzelheiten an Spielsachen mit dem Zeigefinger, z.B. das Bohren in Vertiefungen oder das Abtasten von Vorwölbungen unter konzentrierter Beobachtung und mit Ausdauer).

Das Kind zeigt eine Steh- und beginnende Schreitreaktion und greift mit dem sogenannten Pinzettengriff (gestreckter Zeigefinger und opponierter Daumen).

Das Impfbuch sollte man sich auch zu diesem Zeitpunkt vorlegen lassen und nochmals auf Ernährungsfragen eingehen. Spätestens am Ende des 1. Lebensjahres sollte eine Hörstörung erfaßt werden (Click-evoked-otoacoustic Emissions = EOAE).

Zu deren Diagnostik können auch die evozierten Hirnstrompotentiale herangezogen werden. Einzelheiten der Diagnose sind mit dem Pädaudiologen abzusprechen.

Auch evtl. Schielen sollte geklärt werden, zudem muß man berücksichtigen, daß in diesem Alter die

Sehschärfe erst bei 0,1 liegt und erst nach 5 Jahren bei 1,0 dpt. Die Variationsbreite in der Entwicklung der Sehschärfe ist aber erheblich.

7. Vorsorgeuntersuchung (U7; 21.–24. Lebensmonat)

Auch bei dieser Untersuchung ist besonderer Wert auf die Beurteilung der Sinnesentwicklung zu legen und selbstverständlich der weiteren körperlichen Entwicklung. Das Augenmerk ist auch zu richten auf Deformierungen der Wirbelsäule, auf evtl. Beckenschiefstand, X- oder O-Beine, Fußgewölbeanomalien (der Fuß des Kleinkindes liegt breit mit der gesamten Fußsohle auf, das Fußgewölbe ist aber beim Zehenstand deutlich sichtbar. Dies ist normal und hat nichts mit einem Senk- oder Plattfuß zu tun!).

Auch auf richtiges Schuhwerk ist zu achten. Der gut passende Schuh des Kindes in diesem Alter ist 15 mm länger als der Fuß. Er muß dem Fuß insgesamt gut anliegen.

Zudem sind das freie Vor- und Rückwärtsgehen, Treppensteigen, Bücken, das Aufrichten aus der Hocke und das schnelle Laufen zu kontrollieren.

Da in diesem Lebensalter häufig Fieberkrämpfe (oder auch solche aus anderen Ursachen) auftreten (3–4 % der Kinder leiden daran), ist danach zu fragen. Die Zahl der zu erfragenden Befunde ist bei der U7 groß. Verhaltensauffälligkeiten (z. B. Schlafstörungen, Schreiattacken, Wutanfälle, Sprachstörungen, Verhaltensstörungen bei den Mahlzeiten u. a.) sind festzuhalten. Die Rachitisprophylaxe wird nicht mehr durchgeführt, wohl aber die Fluoridprophylaxe. Die 4. DPT-Impfung, die 3. Hib- und die 3. Polio-Schluckimpfung sowie die Masern-Mumps-Rötelnimpfung sollten bereits vorgenommen und im Impfpaß dokumentiert sein.

8. Vorsorgeuntersuchung (U8; 43.–48. Lebensmonat)

Die zu erfragenden Befunde sind ähnlich wie bei der U7, allerdings wird noch mehr Wert auf die Erfassung (und evtl. Behandlung) von Verhaltensstörungen gelegt: Einnässen, Einkoten, massive Trotzreaktionen, Stereotypien, unkonzentriertes Spielen, Umtriebigkeit, Aggressivität, nicht altersentsprechende Sprache, Durchschlafstörungen, Verzögerung der Sprachentwicklung bei Hörstörungen, Aussprachestörungen wie Stammeln, Stottern, das aber zwischen dem 3. und 5. Lebensjahr physiologisch sein kann, Poltern, Dysarthrie als zentrale Sprachstörung, die aber auch schon vor der U8 erkannt werden müßte.

Einen wichtigen Teil nimmt bei der U8 die Sehprüfung ein, und zwar als monokulare Prüfung mit Sehtafeln, die aber die Mitarbeit des Kindes erfordern. Die verwendeten Testplatten, die in das Gerät eingeschoben werden, enthalten für Kinder meist leicht identifizierbare Symbole, die man mit ihnen am besten vor dem eigentlichen Sehtest erst einmal bespricht. Das Ergebnis des Sehtests mit dem Rodenstock-Gerät wird in das Erhebungsblatt eingetragen und der Karteikarte des Kindes beigelegt. Bewährt haben sich neben Sehtafeln mit Figuren auch der Snellen-E-Haken und der Landolt-Ring. Die kleinen Zahlen am Rande der Sehtafeln geben den Abstand an, den das Kind zum Bild einhalten soll und in welchem es die Abbildung bei normaler Sehschärfe von 1,0 dpt. erkennen muß. Kinder mit Sprachverzögerungen können den Sehtest auch gut absolvieren, indem sie z. B. bei den Snellen-E-Haken und beim Landolt-Ring die entsprechenden Öffnungen mit einer Fingerbewegung zeigen. Man kann auch die Kinder auffordern, die Tafel zu betrachten bzw. ein bestimmtes Bild zu identifizieren und es dann im erkannten Optotyp auf einer Hilfstafel wieder aufzeigen. Es wird also auch hier kein Sprechen verlangt.

Die Hörprüfung wird mit dem Kleinaudiometer vorgenommen oder mittels Tympanometrie. Vor der Gehörprüfung muß der Gehörgang inspiziert und evtl. gereinigt sowie das Trommelfell angesehen werden, denn bei eingezogenem Trommelfell besteht eine Hörminderung.

Des weiteren ist eine körperliche Untersuchung mit Augenmerk auf Muskelhypo- oder Muskelhypertonie zu richten, Ataxie, Koordinationsstörungen, Tremor und Hirnnervenlähmungen. Die Urinuntersuchung gehört routinemäßig zu dieser U8 (Untersuchung des Urins mittels Teststreifen). Es sollte auch eine Tuberkulinprobe angelegt werden.

9. Vorsorgeuntersuchung (U9; 60.–64. Lebensmonat)

Diese erst 1989 eingeführte Untersuchung beinhaltet eine ausführliche Anamneseerhebung. Monokulare Sehprüfung mit Bildtafeln oder Sehtest sowie eine einfache Hörprüfung (Umgangs-, Flüstersprache, Tympanometrie) sind durchzuführen. Die Kontrolle der Motorik beinhaltet u. a. auch das sichere Hüpfen auf einem Bein, Seiltänzergang (über etwa 2 m), Prüfung der groben Kraft der Arme und Beine sowie die Körperhaltung. Das Kind soll einen Kreis, ein Dreieck und ein Quadrat abzeichnen zur Überprüfung der Hand-Augen-Koordination. Die Sprachfähigkeit (Artikulationstest) wird mit der Benennung bestimmter Bilder in der sogenannten Möhring-Lauttreppe erfaßt. Auch bei dieser Untersuchung ist nach der Fluoridprophylaxe zu fragen und eine Tuberkulinprobe anzulegen. Auch hier wird wiederum ein Urinstatus erhoben. Man sollte auch den Blutdruck messen.

4 § 218 und 219 Strafgesetzbuch (StGB)

Quelle: Deutsche Gesetzestexte, begründet von H. Schonfelder. Beck, München

§ 218 a.[1)] Straflosigkeit des Schwangerschaftsabbruchs.

(1) Der Tatbestand des § 218 ist nicht verwirklicht, wenn

- die Schwangere den Schwangerschaftsabbruch verlangt und dem Arzt durch eine Bescheinigung nach § 219 Abs. 2 Satz 2 nachgewiesen hat, daß sie sich mindestens drei Tage vor dem Eingriff hat beraten lassen,
- der Schwangerschaftsabbruch von einem Arzt vorgenommen wird und
- seit der Empfängnis nicht mehr als zwölf Wochen vergangen sind.

(2) Der mit Einwilligung der Schwangeren von einem Arzt vorgenommene Schwangerschaftsabbruch ist nicht rechtswidrig, wenn der Abbruch der Schwangerschaft unter Berücksichtigung der gegenwärtigen und zukünftigen Lebensverhältnisse der Schwangeren nach ärztlicher Erkenntnis angezeigt ist, um eine Gefahr für das Leben oder die Gefahr einer schwerwiegenden Beeinträchtigung des körperlichen oder seelischen Gesundheitszustandes der Schwangeren abzuwenden, und die Gefahr nicht auf eine andere für sie zumutbare Weise abgewendet werden kann.

(3) Die Voraussetzungen des Absatzes 2 gelten bei einem Schwangerschaftsabbruch, der mit Einwilligung der Schwangeren von einem Arzt vorgenommen wird, auch als erfüllt, wenn nach ärztlicher Erkenntnis an der Schwangeren eine rechtswidrige Tat nach den §§ 176 bis 179 des Strafgesetzbuches begangen worden ist, dringende Gründe für die Annahme sprechen, daß die Schwangerschaft auf der Tat beruht, und seit der Empfängnis nicht mehr als zwölf Wochen vergangen sind.

(4) [1]Die Schwangere ist nicht nach § 218 strafbar, wenn der Schwangerschaftsabbruch nach Beratung (§ 219) von einem Arzt vorgenommen worden ist und seit der Empfängnis nicht mehr als zweiundzwanzig Wochen verstrichen sind. [2]Das Gericht kann von Strafe nach § 218 absehen, wenn die Schwangere sich zur Zeit des Eingriffs in besonderer Bedrängnis befunden hat.

[1] §§ 218 a, 218 b geugef. durch Art. 13 G v. 27. 7. 1992 (BGBl), I S. 1398), § 218 a Abs. 1 bis 3 neugef., § 218 b Abs. 1 Sätze 1 und 2, Abs. 2 geänd. durch Art. 8 G v. 21. 8. 1995 (BGBl. I S. 1050)

§ 218 b.[1)] Schwangerschaftsabbruch ohne ärztliche Feststellung; unrichtige ärztliche Feststellung.

(1) [1]Wer in den Fällen des § 218 a Abs. 2 oder 3 eine Schwangerschaft abbricht, ohne daß ihm die schriftliche Feststellung eines Arztes, der nicht selbst den Schwangerschaftsabbruch vornimmt, darüber vorgelegen hat, ob die Voraussetzungen des § 218 a Abs. 2 oder 3 gegeben sind, wird mit Freiheitsstrafe bis zu einem Jahr oder mit Geldstrafe bestraft, wenn die Tat nicht in § 218 mit Strafe bedroht ist. [2]Wer als Arzt wider besseres Wissen eine unrichtige Feststellung über die Voraussetzungen des § 218 a Abs. 2 oder 3 zur Vorlage nach Satz 1 trifft, wird mit Freiheitsstrafe bis zu zwei Jahren oder mit Geldstrafe bestraft, wenn die Tat nicht in § 218 mit Strafe bedroht ist. [3]Die Schwangere ist nicht nach Satz 1 oder 2 strafbar.

(2) [1]Ein Arzt darf Feststellungen nach § 218 a Abs. 2 oder 3 nicht treffen, wenn ihm die zuständige Stelle dies untersagt hat, weil er wegen einer rechtswidrigen Tat nach Absatz 1, den §§ 218, 219 a oder 219 b oder wegen einer anderen rechtswidrigen Tat, die er im Zusammenhang mit einem Schwangerschaftsabbruch begangen hat, rechtskräftig verurteilt worden ist. [2]Die zuständige Stelle kann einem Arzt vorläufig untersagen, Feststellungen nach § 218 a Abs. 2 und 3 zu treffen, wenn gegen ihn wegen des Verdachts einer der in Satz 1 bezeichneten rechtswidrigen Taten das Hauptverfahren eröffnet worden ist.

§ 218 c.[2)] Ärztliche Pflichtverletzung bei einem Schwangerschaftsabbruch

(1) Wer eine Schwangerschaft abbricht,

- ohne der Frau Gelegenheit gegeben zu haben, ihm die Gründe für ihr Verlangen nach Abbruch der Schwangerschaft darzulegen,
- ohne die Schwangere über die Bedeutung des Eingriffs, insbesondere über Ablauf, Folgen, Risiken, mögliche physische und psychische Auswirkungen ärztlich beraten zu haben,
- ohne sich zuvor in den Fällen des § 218 a Abs. 1 und 3 auf Grund ärztlicher Untersuchung von der Dauer der Schwangerschaft überzeugt zu haben oder
- obwohl er die Frau in einem Fall des § 218 a Abs. 1 nach § 219 beraten hat

wird mit Freiheitsstrafe bis zu einem Jahr oder mit Geldstrafe bestraft, wenn die Tat nicht in § 218 mit Strafe bedroht ist.

(2) Die Schwangere ist nicht nach Absatz 1 strafbar.

[2] § 218 c eingef., § 219 neugef. durch Art. 8 G v. 21. 8. 1995 (BGBl. I S. 1050)

§ 219.[1)] Beratung der Schwangeren in einer Not- und Konfliktlage.

(1) [1]Die Beratung dient dem Schutz des ungeborenen Lebens. [2]Sie hat sich von dem Bemühen leiten zu lassen, die Frau zur Fortsetzung der Schwangerschaft zu ermutigen und ihr Perspektiven für ein Leben mit dem Kind zu eröffnen; sie soll ihr helfen, eine verantwortliche und gewissenhafte Entscheidung zu treffen. [3]Dabei muß der Frau bewußt sein, daß das Ungeborene in jedem Stadium der Schwangerschaft auch ihr gegenüber ein eigenes Recht auf Leben hat und daß deshalb nach der Rechtsverordnung ein Schwangerschaftsabbruch nur in Ausnahmesituationen in Betracht kommen kann, wenn der Frau durch das Austragen des Kindes eine Belastung erwächst, die so schwer und außergewöhnlich ist, daß sie die zumutbare Opfergrenze übersteigt. [4]Die Beratung soll durch Rat und Hilfe dazu beitragen, die in Zusammenhang mit der Schwangerschaft bestehende Konfliktlage zu bewältigen und einer Notlage abzuhelfen. [5]Das Nähere regelt das Schwangerschaftskonfliktgesetz.[2)]

(2) [1]Die Beratung hat nach dem Schwangerschaftskonfliktgesetz[2)] durch eine anerkannte Schwangerschaftskonfliktberatungsstelle zu erfolgen. [2]Die Beratungsstelle hat der Schwangeren nach Abschluß der Beratung hierüber eine mit dem Datum des letzten Beratungsgesprächs und dem Namen der Schwangeren versehene Bescheinigung nach Maßgabe des Schwangerschaftskonfliktgesetzes auszustellen. [3]Der Arzt, der den Abbruch der Schwangerschaft vornimmt, ist als Berater ausgeschlossen.

§ 219 a.[3)] Werbung für den Abbruch der Schwangerschaft.

(1) Wer öffentlich, in einer Versammlung oder durch Verbreiten von Schriften (§ 11 Abs. 3) seines Vermögensvorteils wegen oder in grob anstößiger Weise

- eigene oder fremde Dienste zur Vornahme oder Förderung eines Schwangerschaftsabbruchs oder
- Mittel, Gegenstände oder Verfahren, die zum Abbruch der Schwangerschaft geeignet sind, unter Hinweis auf diese Eignung

anbietet, ankündigt, anpreist oder Erklärungen solchen Inhalts bekanntgibt, wird mit Freiheitsstrafe bis zu zwei Jahren oder mit Geldstrafe bestraft.

(2) Absatz 1 Nr. 1 gilt nicht, wenn Ärzte oder auf Grund Gesetzes anerkannte Beratungsstellen darüber unterrichtet werden, welche Ärzte, Krankenhäuser oder Einrichtungen bereit sind, einen Schwangerschaftsabbruch unter den Voraussetzungen des § 218 a Abs. 1 oder 3 vorzunehmen.

(3) Absatz 1 Nr. 2 gilt nicht, wenn die Tat gegenüber Ärzten oder Personen, die zum Handeln mit den in Absatz 1 Nr. 2 erwähnten Mitteln oder Gegenständen befugt sind, oder durch eine Veröffentlichung in ärztlichen oder pharmazeutischen Fachblättern begangen wird.

§ 219 b.[4)] Inverkehrbringen von Mitteln zum Abbruch der Schwangerschaft.

(1) Wer in der Absicht, rechtswidrige Taten nach § 218 zu fördern, Mittel oder Gegenstände, die zum Schwangerschaftsabbruch geeignet sind, in den Verkehr bringt, wird mit Freiheitsstrafe bis zu zwei Jahren oder mit Geldstrafe bestraft.

(2) Die Teilnahme der Frau, die den Abbruch ihrer Schwangerschaft vorbereitet, ist nicht nach Absatz 1 strafbar.

(3) Mittel oder Gegenstände, auf die sich die Tat bezieht, können eingezogen werden.

5 Musterweiterbildungsordnung und Musterrichtlinien über den Inhalt der Weiterbildung in der Frauenheilkunde und Geburtshilfe der Bundesärztekammer

5.1 Musterweiterbildungsordnung der Bundesärzte für Frauenheilkunde und Geburtshilfe

DEFINITION

Die Frauenheilkunde und Geburtshilfe umfaßt die Erkennung, Verhütung, konservative und operative Behandlung einschließlich der psychosomatischen Aspekte der Erkrankung sowie die Nachsorge der Krankheiten der weiblichen Geschlechtsorgane und der Brustdrüsen, die gynäkologische Endokrinologie und Reproduktionsmedizin, sowie die Überwachung normaler und pathologischer Schwangerschaften sowie die Vorbereitung, Durchführung und Nachbehandlung normaler und pathologischer Geburten, einschließlich erforderlicher Operationen.

Weiterbildungszeit: 5 Jahre an der Weiterbildungsstätte gem. § 8 Abs. 1, davon mindestens 3 Jahre im Stationsdienst.

---

1 § 218 c eingef., § 219 neugef. durch Art. 8 G v. 21. 8. 1995 (BGBl. I S. 1050)
2 Beachte dazu Anm. 1) zu § 203 Abs. 1 Nr. 4 a StGB.
3 §§ 219 a bis 219 d ersetzt durch §§ 219 a und 219 b durch Art. 13 G v. 27. 7. 1992 (BGBl. I S. 1398)
4 §§ 219 a bis 219 d ersetzt durch §§ 219 a und 219 b durch Art. 13 G v. 27. 7. 1992 (BGBl. I S. 1398).

Angerechnet werden können $^1/_2$ Jahr Weiterbildung in Anatomie oder Humangenetik oder Pathologie oder Urologie.

2 Jahre der Weiterbildung können bei einem niedergelassenen Arzt abgeleistet werden.

5.1.1. Allgemeine Inhalte der Weiterbildung

Inhalt und Ziel der Weiterbildung: Vermittlung, Erwerb und Nachweis eingehender Kenntnisse, Erfahrungen und Fertigkeiten in der Prävention, Diagnostik und Therapie gynäkologischer, auch gynäkologisch-endokrinologischer und onkologischer Erkrankungen aller Altersstufen, einschließlich der gebietsbezogenen Sonographie und Laboratoriumsuntersuchungen, der Schockbehandlung und der Herz-Lungen-Wiederbelebung, der Thromboseprophylaxe, der Lokal- und Regionalanästhesie, der Deutung gynäkologischer Röntgenaufnahmen, der Anwendung und Beurteilung zytodiagnostischer Verfahren, in der Mutterschaftsvorsorge, in der Prävention, Diagnostik und Therapie von Schwangerschaftserkrankungen und Risikoschwangerschaften und der Wochenbettbetreuung, in der Psychosomatik des Gebietes, der Urogynäkologie, der Indikationsstellung für plastisch-operative und rekonstruktive Verfahren im Genitalbereich und an der Mamma sowie den Grundlagen der Humangenetik.

Vermittlung und Erwerb von Kenntnissen über die gynäkologische Strahlenbehandlung und die Anästhesieverfahren des Gebietes.

Hierzu gehören in der Frauenheilkunde

Eingehende Kenntnisse, Erfahrungen und Fertigkeiten in

- Ätiologie, Pathogenese, Pathophysiologie, Symptomatologie, Diagnostik und Differentialdiagnostik gynäkologischer Erkrankungen einschließlich instrumenteller, apparativer, operativer und invasiver Untersuchungs- und Operationsmethoden
- Indikationsstellung und Durchführung der konservativen und Indikationsstellung zur operativen Behandlung gynäkologischer Erkrankungen einschließlich onkologischer Erkrankungen unter Einbeziehung medikamentöser Behandlungsformen
- einer Mindestzahl selbständig durchgeführter nichtspezieller operativer Eingriffe am äußeren und inneren Genitale auch mit endoskopischen Methoden des Gebietes sowie die Mitwirkung bei Eingriffen höherer Schwierigkeitsgrade einschließlich der Behandlung prä- und postoperativ auftretender Komplikationen
- Untersuchungen zur Früherkennung gynäkologischer Krebserkrankungen
- der Urogynäkologie
- der Entnahme und Herstellungstechnik zytologischer Präparate der weiblichen Genitalorgane und der Mamma sowie der Verwertung und Umsetzung zytologischer Befundberichte in der Therapieplanung
- der Methodik und Durchführung des Grundleistungslabors des Gebietes sowie der Bewertung der Befunde
- der Probenentnahme und sachgerechten Probenbehandlung von Körperflüssigkeiten und Ausscheidungen für das allgemeine Labor des Gebietes sowie in der Einordnung der Befunde in das Krankheitsbild
- der Methodik und Durchführung des speziellen Labors des Gebietes sowie der Bewertung der Befunde
- der Physiologie und Pathophysiologie der Ovarialfunktion einschließlich der Diagnostik und Behandlung der Ovarialfunktionsstörung, der Antikonzeption und Familienplanung
- der Diagnostik und Basistherapie der weiblichen Sterilität sowie der hormonellen und biochemischen Überwachung der Schwangerschaft
- Diagnostik, Beratung und Behandlung bei gynäkologischen Erkrankungen des Kindes- und Adoleszenzalters
- der gebietsbezogenen Diagnostik und Behandlung bei psychosomatischen, psychosozialen und psychosexuellen Störungen unter Berücksichtigung der gesellschaftsspezifischen Stellung der Frau
- der Beratung und Indikationsstellung zum Schwangerschaftsabbruch unter Berücksichtigung der gesundheitlichen und psychischen Risiken sowie der gesetzlichen Grundlagen
- Nachsorge und Rehabilitation bei gynäkologischen Erkrankungen, insbesondere bei der Betreuung gynäkologischer Tumorpatientinnen
- Indikationsstellung und Durchführung von Infusionen und Transfusionen
- der Lokal- und Regionalanästhesie
- fachspezifischen Grundlagen in Ernährungsmedizin
- der selbständigen Durchführung, Befundung und Dokumentation der Sonographie der Beckenorgane auch mittels endosonographischer Verfahren
- der Pharmakologie der im Gebiet gebräuchlichen Pharmaka und Kontrastmittel (Pharmakokinetik, Wechsel- und Nebenwirkungen) einschließlich ihres therapeutischen Nutzens (auch Kosten-/Nutzenrelation), Risiken des Arzneimittelmißbrauchs, gesetzliche Auflagen bei der Arzneimittelverschreibung und Arzneimittelprüfung sowie die hierbei zu beachtenden ethischen Grundsätze
- den gebräuchlichen Anästhesieverfahren, Schockbehandlung und Herz-Lungen-Wiederbelebung
- der Prophylaxe und Behandlung von Gerinnungsstörungen

- der Indikationsstellung zur gynäkologischen Strahlenbehandlung
- der Indikationsstellung zu plastisch-operativen und rekonstruktiven Eingriffen im Genitalbereich, an der Bauchdecke und an der Mamma
- den Grundlagen der Humangenetik
- der Schmerztherapie gynäkologischer, auch onkologischer Erkrankungen
- der Dokumentation von Befunden, ärztlichem Berichtswesen, einschlägigen Bestimmungen der Sozialgesetzgebung (Reichsversicherungsordnung, Sozialgesetzbuch, Krankenkassenverträge, Rentenversicherung, Unfallversicherung, Mutterschutzgesetz, Jugend- und Arbeitsschutzgesetz und andere Bestimmungen) und für die Arzt-Patienten-Beziehung wichtiger Rechtsnormen
- der psychosomatischen Grundversorgung
- der Qualitätssicherung ärztlicher Berufsausübung
- der Begutachtung

1.1 Vermittlung und Erwerb von Kenntnissen über
- die Röntgendiagnostik des Gebietes einschließlich des Strahlenschutzes
- die Sonographie und andere apparative Diagnostik der Mamma
- gynäkologische Balneologie und Naturheilverfahren
- die Durchführung der Laborunterschungen

Hierzu gehören in der Geburtshilfe

1. Eingehende Kenntnisse, Erfahrungen und Fertigkeiten in
- Physiologie, Pathophysiologie und Feststellung der Schwangerschaft, der Diagnostik und Differentialdiagnostik schwangerschaftsbedingter Erkrankungen einschließlich der Erkennung von Risikoschwangerschaften
- der Schwangerenbetreuung (Mutterschaftsvorsorge), den Möglichkeiten der pränatalen Diagnostik, der Prohylaxe und Behandlung von Schwangerschaftserkrankungen und Komplikationen sowie der gesundheitlichen und psychologischen Führung während der Schwangerschaft
- Beherrschung der geburtshilflichen Diagnostik einschließlich der selbständigen Durchführung, Befundung und Dokumentation von Sonographien einschließlich endosonographischer Verfahren sowie anderer Methoden der antepartalen Überwachung von Mutter und Kind
- der Leitung normaler Geburten sowie der selbständigen Versorgung von Dammschnitten und Geburtsverletzungen
- der Indikationsstellung und Durchführung geburtshilflicher Operationen
- der Erkennung von Anpassungsstörungen, Abweichungen von der normalen somatischen Entwicklung und Erkennen von Erkrankungen des Neugeborenen einschließlich der Blutgruppenverträglichkeit
- der Betreuung des gesunden Neugeborenen gemeinsam mit dem Kinderarzt für die Dauer des Wochenbettes
- der Betreuung der Wöchnerin einschließlich Erkennung und Behandlung von Erkrankungen im Wochenbett
- den Grundlagen der Humangenetik
- der psychosomatischen Grundversorgung
- der Qualitätssicherung ärztlicher Berufsausübung
- der Begutachtung

5.1.2 Fachkunde

Fachkunde in Laboruntersuchungen in der Frauenheilkunde und Geburtshilfe

Vermittlung, Erwerb und Nachweis eingehender Kenntnisse und Erfahrungen und Fertigkeiten, welche über die im Gebiet aufgeführten Inhalte hinausgehen, in der Durchführung des allgemeinen Labors des Gebietes.

Mindestdauer der Weiterbildung: 1/2 Jahr

Fachkunde gynäkologische Exfoliativ-Zytologie. Vermittlung, Erwerb und Nachweis eingehender Kenntnisse und Erfahrungen und Fertigkeiten in der Auswertung der exfoliativen Zytologie.

Hierzu gehört eine Mindestzahl selbständig ausgewerterter Präparate

Fachkunde gynäkologische Aspirations- und Punktatzytologie des Genitales und der Mamma. Vermittlung, Erwerb und Nachweis eingehender Kenntnisse und Erfahrungen und Fertigkeiten in der Auswertung der Aspirations- und Punktatzytologie des Gebietes.

Hierzu gehört eine Mindestzahl selbständig ausgewerteter Präparate.

5.1.3 Fakultative Weiterbildungen

Fakultative Weiterbildung Gynäkologische Endokrinologie und Reproduktionsmedizin

DEFINITION

Die gynäkologische Endokrinologie und Reproduktionsmedizin umfaßt die Diagnostik, Differentialdiagnostik und Therapie gynäkologisch-endokrinologischer Erkrankungen einschließlich der Sterilität der Frau.

Weiterbildungszeit: 2 Jahre an einer Weiterbildungsstätte gem § 8 Abs. 1.

$1^1/_2$ Jahre der Weiterbildung in der Gynäkologischen Endokrinologie und Reproduktionsmedizin müssen zusätzlich zur Gebietsweiterbildung abgeleistet werden.

$^1/_2$ Jahr der Weiterbildung kann bei einem niedergelassenen Arzt abgeleistet werden.

Inhalt und Ziel der Weiterbildung: Vermittlung, Erwerb und Nachweis spezieller Kenntnisse, Erfahrungen und Fertigkeiten, welche über die im Gebiet aufgeführten Inhalte hinausgehen, in der Diagnostik, Differentialdiagnostik und Therapie gynäkologisch-endokriner Erkrankungen, der Diagnostik und Behandlung der Sterilität unter Einbeziehung der erforderlichen instrumentellen, apparativen und labormedizinischen Untersuchungsmethoden, über die zur Sterilitätsbehandlung erforderliche Andrologie und Psychotherapie sowie die Indikationsstellung zu mikrochirurgischen Operationsverfahren.

Hierzu gehören in der Gynäkologischen Endokrinologie und Reproduktionsmedizin

1. Spezielle Kenntnisse, Erfahrungen und Fertigkeiten in

- Physiologie und Pathophysiologie der hormonellen Regulation des weiblichen Zyklus einschließlich der neuroendokrinen Störungen und deren Behandlung
- der Entwicklung des weiblichen Genitale und dessen Regulation sowie der möglichen Fehlentwicklungen und deren Behandlungsmöglichkeiten
- den gebietsbezogenen Störungen anderer endokriner Organe, deren Diagnostik und Behandlung
- der assistierten Fortpflanzung
- der Erkennung und Behandlung psychosexuell und psychosomatisch bedingter Fertilitätsstörungen
- der hormonellen Regulation der Schwangerschaft und der Behandlung deren Störungen
- speziellen Verfahren der Antikonzeption
- Erkennung hormonaler organischer und psychischer Abweichungen im Klimaterium und deren Behandlung
- den Grundlagen andrologisch bedingter Fertilitätsstörungen
- genetisch bedingten Regulations- und Fertilitätsstörungen
- Epidemiologie der Sterilität und umweltbedingter Fertilitätsstörungen

Fakultative Weiterbildung.

Spezielle Geburtshilfe und Perinatalmedizin

DEFINITION
Die Spezielle Geburtshilfe und Perinatalmedizin umfaßt die Betreuung der Schwangeren mit höhergradigem Risiko, die pränatale Diagnostik und Therapie, die Leitung normaler und regelwidriger Geburten, die operative Geburtshilfe und die Erstversorgung des Neugeborenen.

Weiterbildungszeit: 2 Jahre an einer Weiterbildungsstätte gem. § 8 Abs. 1.

1$^1/_2$ Jahre der Weiterbildung in der Speziellen Geburtshilfe und Perinatalmedizin müssen zusätzlich zur Gebietsweiterbildung abgeleistet werden.

Angerechnet werden kann $^1/_2$ Jahr Weiterbildung in der Kinderheilkunde.

Inhalt und Ziel der Weiterbildung: Vermittlung, Erwerb und Nachweis spezieller Kenntnisse, Erfahrungen und Fertigkeiten, welche über die im Gebiet aufgeführten Inhalte hinausgehen, in der Betreuung der Schwangeren mit höhergradigem Risiko, in der Pränataldiagnostik einschließlich instrumenteller und apparativer Verfahren zu therapeutischen, auch invasiven Eingriffen am Feten, in der Leitung normaler und regelwidriger Geburten einschließlich der operativen Geburtshilfe und der Erstversorgung des Neugeborenen sowie in der Pränatalmedizin und Perinatologie.

Hierzu gehören in der Speziellen Geburtshilfe und Perinatalmedizin

1. Spezielle Kenntnisse, Erfahrungen und Fertigkeiten in

- der weiterführenden sonographischen Organ- und Funktionsdiagnostik des Feten
- der Indikationsstellung zu therapeutischen, auch invasiven Eingriffen am Feten
- der Leitung der normalen und regelwidrigen Geburt einschließlich der Diagnostik und Behandlung von geburtshilflichen Notfallsituationen insbesondere von Blutungs- und Gerinnungsstörungen; hierzu gehört eine Mindestzahl selbständig geleiteter normaler und regelwidriger Geburten
- eine Mindestzahl selbständig durchgeführter geburtshilflicher Eingriffe bei normalen und regelwidrigen Geburten
- der psychischen Führung der Gebärenden, der medikamentösen Schmerzlinderung sowie der Lokal- und Regionalanästhesie unter der Geburt
- den Methoden der ante- und intrapartalen Überwachung von Mutter und Kind
- der Durchführung der Neugeborenen-Erstuntersuchung und der erforderlichen Sofortmaßnahmen bei der Wiederbelebung des Neugeborenen einschließlich der Intubation und Infusionsbehandlung
- perinatologsicher Qualitätssicherung

Fakultative Weiterbildung

Spezielle Operative Gynäkologie

DEFINITION

Die Spezielle Operative Gynäkologie umfasst die Indikationsstellung und Durchführung aller operativen Behandlungsverfahren der gynäkologischen, insbesondere onkologischen Erkrankungen des Genitalbereiches und der Mamma, der Fehlbildungen und Verletzungen sowie der Nachbehandlung.

Weiterbildungszeit: 2 Jahre an einer Weiterbildungsstätte gem. § 8 Abs. 1.

$1^1/_2$ Jahre der Weiterbildung in der Speziellen Operativen Gynäkologie müssen zusätzlich zur Gebietsweiterbildung abgeleistet werden.

Angerechnet werden kann $^1/_2$ Jahr Weiterbildung in der Chirurgie.

Inhalt und Ziel der Weiterbildung: Vermittlung, Erwerb und Nachweis spezieller Kenntnisse, Erfahrungen und Fertigkeiten, welche über die im Gebiet aufgeführten Inhalte hinausgehen, insbesondere in der instrumentellen Diagnostik und operativen Therapie gynäkologischer, insbesondere onkologischer Erkrankungen aller Altersstufen einschließlich plastisch-operativer und rekonstruktiver Verfahren im Genitalbereich, an der Bauchdecke und an der Mamma.

Hierzu gehören in der Speziellen Operativen Gynäkologie

1. Spezielle Kenntnisse, Erfahrungen und Fertigkeiten in

- Indikationsstellung und Durchführung von Operationen bei gynäkologischen, insbesondere onkologischen Erkrankungen; hierzu gehört eine Mindestzahl selbständig durchgeführter operativer Eingriffe
- der Durchführung lokaler, interstitieller, invasiver und medikamentöser Behandlungsverfahren gynäkologisch-onkologischer Erkrankungen
- plastisch-operativen rekonstruktiven Eingriffen im Genitalbereich, an der Bauchdecke und an der Mamma, insbesondere
  - Korrekturen von Fehlbildungen und Fehlformen
  - Versorgung von Genitalverletzungen und Verletzungsfolgen
  - Gefäßverschließende und -eröffnende Maßnahmen im Bereich ZNS
  - perkutane Therapiemaßnahmen bei Gefäßmißbildungen und Schmerzzuständen im Bereich der Neuroaxix
- 5 ausführlich begründete Gutachten zu schwerpunktbezogenen Fragestellungen

5.2 Musterrichtlinien der Bundesärztekammer über den Inhalt der Weiterbildung in der Frauenheilkunde und Geburtshilfe

5.2.1 Allgemeine Inhalte der Weiterbildung

Erwerb der in der Weiterbildungsordnung aufgeführten Weiterbildungsinhalte.

Hierzu sind nachfolgende Richtzahlen oder Weiterbildungsinhalte nachzuweisen:

Untersuchungsverfahren und Behandlungsverfahren in der Frauenheilkunde

- Selbständige Durchführung, Befundung und Dokumentation der Ultraschalldiagnostik durch
  - 300 B-mode-Sonographien der weiblichen Genitalorgane auch mittels endosonographischer Verfahren
- Selbständige Führung und Dokumentation von 100 abgeschlossenen Krankengeschichten
- Selbständige Durchführung und Befundung von
  - 300 auflichtmikroskopischen Kolposkopien unter Berücksichtigung der Erkennung von regulären und atypischen Metaplasievorgängen der Cervix uteri, Manifestationen der Human-Papillom-Virus-Infektion des unteren Genitaltraktes
  - Entnahme- und Herstellungstechnik zytologischer Präparate der weiblichen Genitalorgane und der Mamma bei 300 Patientinnen sowie der Bewertung und Umsetzung zytologischer Befundberichte in der Therapieplanung
  - 50 Proktoskopien
  - 25 Hysteroskopien einschließlich intraoperativer Hysteroskopien
  - 25 Urethrozystoskopien
- Selbständige Durchführung der Lokal- und Regionalanästhesie bei 30 Patientinnen
- 30 dokumentierte abgeschlossene Behandlungsfälle bei Erkrankungen der unteren Harnorgane, soweit sie im Zusammenhang mit Störungen und Erkrankungen der weiblichen Genitalorgane stehen
- Selbständige Durchführung und Befundung von 300 Untersuchungen zur Früherkennung gynäkologischer Krebserkrankungen
- 30 dokumentierte abgeschlossene Behandlungsfälle in der gynäkologischen Onkologie
- Selbständige Anwendung der Grundlagen der Humangenetik bei 20 dokumentierten Beratungen zur Familienplanung
- 10 selbständig durchgeführte und dokumentierte Fälle der Diagnostik, Differentialdiagnostik und Behandlung psychosomatischer Krankheitsbilder aus der Frauenheilkunde und Geburtshilfe mit den

Schwerpunkten psychogene Symptombildungen, somatopsychische Reaktionen

- Balintgruppenarbeit durch selbständige Darstellung und Dokumentation von 3 eigenen Fällen
- der Methodik und Durchführung des Grundleistungslabors des Gebietes sowie der Bewertung der Befunde, hierzu gehören

1. Orientierende Untersuchung in einem Körpermaterial durch visuellen Farbvergleich mittels vorgefertigter Reagenzträger oder Reagenzzubereitungen, auch bei apparativer Auswertung oder Verwendung von Mehrfachreagenzträgern
2. Mikroskopische Untersuchungen des Harnsedimentes
3. Bestimmung in einem Körpermaterial mit quantitativer physikalischer oder chemischer Messung oder Zellzählung
3.1 Erythrozytenzählung
3.2 Leukozytenzählung
3.3 Thrombozytenzählung
3.4 Hämoglobin
3.5 Hämatokrit
4. Mikroskopische Untersuchung nach differenzierender Färbung, ggf. einschließlich Zellzählung
Fetal-Hämoglobin
Grampräparat
5. Untersuchung auf Blut im Stuhl
6. Bestimmung der Blutkörperchensenkungsgeschwindigkeit

- Indikationsstellung, Probeentnahme, sachgerechte Probenbehandlung und Einordnung der Befunde in das Krankheitsbild für die der Fachkunde in Laboruntersuchungen des Gebietes zugeordneten Laboratoriumsuntersuchungen (allgemeines Labor des Gebietes)
- der Methodik und Durchführung des speziellen Labors des Gebietes sowie der Bewertung der Befunde, hierzu gehören:

1. Orientierender Bakteriennachweis unter Verwendung eines Trägers mit einem oder mehreren vorgefertigten Nährböden, einschließlich Bebrütung, Prüfung auf Bakterienwachstum, Bakterienart und Keimzahlschätzung
2. Orientierender Pilznachweis (z.B. Candida), ggf. semiquantitativ, unter Verwendung eines hierfür vorgefertigten Nährbodens, ggfl. einschließlich nachfolgender mikroskopischer Prüfung
3. Untersuchung in einem Körpermaterial mittels beschichteter Reagenzträger und apparativer Messung

- Glukose
- Harnsäure
- Kreatinin
- Bilirubin
- Hämoglobin
- GOT
- GPT
- Gamma-GT

4. Serologische Reaktionen qualitativer Art Schwangerschaftsnachweis
5. Kreuzprobe (Identitätsnachweis im A-B-O-System, serologische Verträglichkeitsuntersuchung)
6. Qualitativer direkter und indirekter Coombstest

- 40 selbständig erstellte, dokumentierte Therapieregime zur parenteralen und 40 zur enteralen Ernährung
- ausführlich begründete Gutachten

Leistungskatalog in der Frauenheilkunde

Selbständig durchgeführte Eingriffe:

- 100 Abrasiones oder Nachkürettagen
- 100 kleinere gynäkologische Operationen am äußeren Genitale, an der Vagina und Uterus
- 40 therapeutische und diagnostische Pelviskopien
- Mitwirkung bei 100 Eingriffen höherer Schwierigkeitsgrade in der Frauenheilkunde

Erwerb der in der Weiterbildungsordnung aufgeführten Weiterbildungsinhalte

Hierzu sind nachfolgende Richtzahlen oder Weiterbildungsinhalte nachzuweisen

Untersuchungsverfahren und Behandlungsverfahren in der Geburtshilfe

- Selbständige Durchführung, Befundung und Dokumentation der Ultraschalldiagnostik durch
  - 300 B-mode-Sonographien in der geburtshilflichen Basisdiagnostik auch mittels endosonographischer Verfahren
- Diagnostik und Differentialdiagnostik der Schwangerschaft, schwangerschaftsbedingter Erkrankungen einschließlich der Erkennung von Risikoschwangerschaften bei 200 Patientinnen
- Schwangerenbetreuung, pränatale Diagnostik, Prophylaxe und Behandlung von Schwangerschaftserkrankungen und Komplikationen bei 200 Patientinnen
- 40 CTG's, antepartal und intrapartal
- 50 Erstuntersuchungen (U1) des Neugeborenen
- 20 Erstversorgungen des Neugeborenen einschließlich der primären Reanimation

Leistungkatalog in der Geburtshilfe

Selbständig durchgeführte Eingriffe

- Leitung von 150 normalen Geburten auch einschließlich der Episiotomie und Versorgung von Geburtsverletzungen

- Indikationsstellung und Durchführung geburtshilflicher Operationen bei primär nicht regelwidrigen Geburten in 20 Fällen, z. B. Sectio, Forceps, Vacuum, manuelle Lösung und Entwicklung aus der Beckenendlage

Mitwirkung bei 100 Eingriffen höherer Schwierigkeitsgrade in der Geburtshilfe.

5.2.2 Fachkunde

Fachkunde in Laboruntersuchungen in der Frauenheilkunde und Geburtshilfe

Vermittlung, Erwerb und Nachweis eingehender Kenntnisse und Erfahrungen und Fertigkeiten, welche über die im Gebiet aufgeführten Inhalte hinausgehen, in Betrieb, Anwendung und Funktion manuell betriebener und automatischer Analysegeräte einschließlich der Beurteilung von Analysefehlern, der Fehlersuche und Fehlerbehebung sowie in der Durchführung des allgemeinen Labors des Gebietes, hierzu gehören:

- quantitative Untersuchung von Elektrolyten, Enzymaktivitäten oder Substraten in einem Körpermaterial
  - Kalium
  - Natrium
  - Alpha-Amylase
- Untersuchung auf Hemmstoffe mittels vorgefertigten Kulturträgermaterials
- Untersuchung zur Abklärung einer plasmatischen Gerinnungsstörung und zur Verlaufskontrolle bei Antikoagulantientherapie
  - partielle Thromboseplastinzeit
  - Thromboseplastinzeit nach Quick
  - Thromboseplastinzeit im Kapillarblut
- HIV (Human Immunodeficiency Virus)-Antikörper-Nachweis mittels Immunoassay
- Quantitative chemische oder physikalische Bestimmung in einem Körpermaterial Bilirubin im Fruchtwasser (spektralphotometrisch)
- Einfache quantitative chemische oder physikalische Bestimmung in einem Körpermaterial
  - Fruktose
- Kulturelle mykologische Untersuchung eines Originalmaterials nach Aufbereitung und/oder unter Verwendung von Nährmedien und/oder als Langzeitkultur ggfl. einschließlich nachfolgender mikroskopischer Prüfung
- Quantitative Bestimmung in einem Körpermaterial
  - Luteinisierendes Hormon (LH)
  - Follikelstimulierendes Hormon (FSH)
  - β-Choriongonadotropin (β-HCG)
  - Prolaktin
  - Östriol
  - Freies Östriol
  - alpha-1-Fetoprotein (AFP)
  - Cortisol
- Quantitative Bestimmung mit Aufbereitung in einem Körpermaterial
  - Progesteron
  - Testosteron
  - Dehydroepiandrosteron (DHEA)
  - Östradiol 17 β
  - Gesamtöstrogene im Harn
  - Freies Östriol
  - Wachstumshormon (HGH)
  - Somatomedin C
  - Freies Testosteron
  - Aldosteron
  - Tumormarker CA 12–5, CA 19–9, CA 15–3, CA 50
- Aufwendige quantitative Bestimmung mit Aufbereitung in einem Körpermaterial
  - Androstendion
- Quantitative chemische Bestimmung von Hormonen oder Metaboliten in einer Körperflüssigkeit
  - Pregnandiol
  - Pregnantriolon
- Physikalisch-morphologische Untersuchung des Spermas (Menge, Viskosität, pH-Wert, Nativpräparat(e), Differenzierung der Beweglichkeit, Bestimmung der Spermienzahl, Vitalitätsprüfung, morphologische Differenzierung nach Ausstrichfärbung (z. B. Giemsa-Langzeitfärbung)
- Blutgruppenbestimmung A, B, O, RH-Faktor D einschließlich der Beobachtung von Hämolysinen
- Bestimmung der Blutgruppenmerkmale C,c und E
- Antigen- oder Antikörpernachweis mit schwierigen Verfahren unter Zuhilfenahme von Immuno-, Absorptions-, Hämagglutinations-, Hämagglutinationshemmethoden, Komplement, Bakteriolysinen Blutgruppenfaktoren Du
- Antikörpernachweis mittels indirekter Antiglobulintests gegen mindestens zwei Testblut- oder Testblutgruppenmuster
- Quantitative Bestimmung
  - Tumormarker
  - Carcino-embryonales Antigen (CEA)
- Treponemenantikörper-Nachweis im TPHA
- Mykologische Differenzierung einer positiven Hefepilzkultur mittels Subkultur durch Reiseextraktagar zur Identifizierung von Candida albicans einschließlich anschließender mikroskopischer Prüfung
- Nachweis von Chlamydienantigenen aus der Zervix auf vorgefertigtem Testträger
- Direkter fluoreszenzmikroskopischer Nachweis von Bakterien, einschließlich Aufbereitung
  - Chlamydien
- Rötelnantikörper-Nachweis im Hämagglutinationshemmtest
- Trichomonadenkultur
- Kulturelle Untersuchung auf Neisseria gonorrhoeae unter vermehrter CO_2-Spannung, einschließlich

Oxydase- und β-Lactamaseprüfung sowie nachfolgender mikroskopischer Prüfung

Fachkunde gynäkologische Exfoliativ-Zytologie

Vermittlung, Erwerb und Nachweis eingehender Kenntnisse und Erfahrungen und Fertigkeiten, welche über die im Gebiet aufgeführten Inhalte hinausgehen, hierzu gehören:

- Selbständige Durchführung und Befundung der Exfoliativzytologie von 6000 Fällen, in denen 200 Fälle von Cervix-Karzinomen oder deren Vorstadien enthalten sein müssen. Gegebenenfalls kann eine Lehrsammlung einbezogen werden.

Fachkunde Gynäkologische Aspirations- und Punktatzytologie des Genitales und der Mamma

Vermittlung, Erwerb und Nachweis eingehender Kenntnisse und Erfahrungen und Fertigkeiten, welche über die im Gebiet aufgeführten Inhalte hinausgehen, hierzu gehören:

- Selbständige Durchführung und Befundung der Aspirations- und Punktatzytologie

des Genitales in 500 Fällen
der Mamma in 500 Fällen
von je 200 Fällen atypischer Befunde.

Fachkunde Sonographie der Brustdrüse in der Frauenheilkunde und Geburtshilfe

Vermittlung, Erwerb und Nachweis eingehender Kenntnisse und Erfahrungen und Fertigkeiten, welche über die im Gebiet aufgeführten Inhalte hinausgehen, in der Durchführung der Sonographie der Brustdrüse, hierzu gehören:

- Selbständige Durchführung, Befundung und Dokumentation der Ultraschalldiagnostik
  - 200 B-mode-Sonograpien der Brustdrüse

Fachkunde Mammographie in der Frauenheilkunde und Geburtshilfe

Vermittlung, Erwerb und Nachweis eingehender Kenntnisse und Erfahrungen und Fertigkeiten, welche über die im Gebiet aufgeführten Inhalte hinausgehen, in der Durchführung der Mammographie, hierzu gehören:

- Selbständige Durchführung, Befundung und Dokumentation der Mammographie bei 100 Patientinnen, darüber hinaus selbständige Indikationsstellung und Befundbewertung der Mammographie bei 500 Patientinnen

Fachkunde Sonographie der Gefäße des weiblichen Genitalsystems in der Frauenheilkunde und Geburtshilfe

Vermittlung, Erwerb und Nachweis eingehender Kenntnisse und Erfahrungen und Fertigkeiten, welche über die im Gebiet aufgeführten Inhalte hinausgehen, in der Durchführung der Sonographie der Gefäße des weiblichen Genitalsystems, hierzu gehören:

- Selbständige Durchführung, Befundung und Dokumentation der Ultraschalldiagnostik
  - 200 Duplex-Sonographien der Gefäße des weiblichen Genitalsystems

Fachkunde Sonographie der Gefäße des Fetus in der Frauenheilkunde und Geburtshilfe

Vermittlung, Erwerb und Nachweis eingehender Kenntnisse und Erfahrungen und Fertigkeiten, welche über die im Gebiet aufgeführten Inhalte hinausgehen, in der Durchführung der Sonographie der Gefäße des Fetus, hierzu gehören:

- Selbständige Durchführung, Befundung und Dokumentation der Ultraschalldiagnostik
  - 200 Duplex-Sonographien der Gefäße des Fetus einschließlich der fetalen Echokardiographie

5.2.3 Fakultative Weiterbildung

Fakultative Weiterbildung Gynäkologische Endokrinologie und Reproduktionsmedizin

1. Erwerb der in der Weiterbildungsordnung aufgeführten Weiterbildungsinhalte.

Hierzu sind nachfolgende Richtzahlen oder Weiterbildungsinhalte nachzuweisen:

- Selbständige Durchführung und Befundung von
  - 80 diagnostischen Laparoskopien/Pelviskopien auch bei operativen Eingriffen
  - 100 Spermaaufbereitungen und -diagnosen
  - 100 Follikel-Punktionen
  - 100 Zyklusmonitorings einschließlich der Indikationsstellung zu den zugehörigen Hormonuntersuchungen
  - 50 Inseminationen
  - 30 GIFT
  - 80 Embryo-Transfers

Fakultative Weiterbildung Spezielle Geburtshilfe und Perinatalmedizin

1. Erwerb der in der Weiterbildungsordnung aufgeführten Weiterbildungsinhalte.

Hierzu sind nachfolgende Richtzahlen oder Weiterbildungsinhalte nachzuweisen:

- Selbständige Durchführung, Befundung und Dokumentation der Ultraschalldiagnostik durch
  - 200 weiterführende differentialdiagnostische B-mode-Sonographien bei Verdacht auf Entwicklungsstörungen oder fetale Erkrankungen oder erhöhtes Risiko, davon 30 Fehlbildungen
  - 200 Duplex-Sonographien der Gefäße des weiblichen Genitalsystems
  - 200 Duplex-Sonographien der Gefäße des Fetus einschließlich der fetalen Echokardiographie
- Selbständige Durchführung und Befundung von
  - 600 kardiotokographischen Untersuchungen zur ante- und intrapartalen Überwachung von Mutter und Kind
  - 100 Amniozentesen

2. Leistungskatalog

- Selbständig durchgeführte Eingriffe
  - Leitung von 400 Risikogeburten
  - 80 Schnittentbindungen, davon 10 Resectio-Entbindungen
  - 35 operative vaginale Entbindungen mit Vakuum, Forceps, Beckenendlagenentwicklungen
  - 10 manuelle Lösungen der Plazenta oder Nachtastungen/Nachkürettagen nach Geburt der Plazenta
  - 100 Lokal- und Regionalanästhesien unter der Geburt
  - 50 Erstversorgungen des Neugeborenen einschließlich der primären Reanimation

Fakultative Weiterbildung Spezielle Operative Gynäkologie

1. Erwerb der in der Weiterbildungsordnung aufgeführten Weiterbildungsinhalte.

Hierzu sind nachfolgende Richtzahlen oder Weiterbildungsinhalte nachzuweisen:

- Funktionsdiagnostik des unteren Harntraktes, soweit diese im Zusammenhang mit Störungen und Erkrankungen der weiblichen Genitalorgane steht, bei 50 Patientinnen

2. Leistungskatalog

- Selbständig durchgeführte Eingriffe
  - 20 große gynäkologisch-onkologische Operationen am Genitale
  - 40 abdominale und vaginale Hysterektomien
  - 80 abdominale und pelviskopische Operationen am Genitale
  - 30 Harninkontinenz- und Deszenzusoperationen auch mit gleichzeitiger Hysterektomie
  - 50 Exstirpationen malignitätsverdächtiger Gewebeveränderungen der Mamma
  - 30 operative Eingriffe an der weiblichen Brust einschließlich der partiellen oder totalen Ausräumung der Axilla
  - 15 Operationen zur Korrektur von Fehlbildungen, Fehlformen, der Versorgung von Genitalverletzungen und Verletzungsfolgen
  - 15 Operationen zur Formveränderung und Wiederherstellung einschließlich Lappenplastiken

Quellenverzeichnis

Abbildungs-Nr.:

1.1–1.7, 6.4, 6.16	Hinrichsen KV (Hrsg) (1990) Humanembryologie. Springer, Berlin Heidelberg New York
1.8–1.9	von Harnack G-A, Koletzko B (Hrsg) (1997) Kinderheilkunde, 10. Aufl. Springer, Berlin Heidelberg New York
5.1, 5.4, 6.19	Leidenberger FA (1998) Klinische Endokrinologie für Frauenärzte, 2. Aufl. Springer Berlin Heidelberg New York
4.5–4.6, 4.8, 6.1, 6.3	Runnebaum B, Rabe T (Hrsg) (1994) Gynkäkologische Endokrinologie und Fortpflanzungsmedizin. Springer, Berlin Heidelberg New York
2.3, 2.5, 2.7–3.1, 6.18, 6.21 -6.23, 6.25, 6.27–6.50, 6.58–6.59, 6.65, 6.69, 6.73, 6.74, 9.31, 9.34–9.38, 9.41–9.43, 11.4–11.6, 12.2, 12.4 -12.17, 18.3–18.4, 18.6	Knörr K, Knörr-Gärtner H, Beller FK, Lauritzen C (1989) Geburtshilfe und Gynäkologie, 3. Aufl. Springer, Berlin Heidelberg New York
4.1, 4.4, 4.10–4.11	Schmidt-Matthiesen H; Wulf, Karl H (1996) Klinik der Frauenheilkunde und Geburtshilfe, Bd. 2, 2. Aufl. Sexualmedizin, Infertilität, Familienplanung. Urban & Schwarzenberg, München
4.2–4.3	Raith E, Frank P., Freundl G (1994) Natürliche Familienplanung heute. Springer, Berlin Heidelberg New York
4.9	Fa. Schering, Berlin
5.3	Brähler E, Meyer A (1991) Jahrbuch der medizinischen Psychologie. Springer, Berlin Heidelberg New York
5.5	Diedrich K (Hrsg) (1998) Sterilität. Springer, Berlin Heidelberg New York
6.2, 6.5–6.6, 6.17, 6.20	Bettendorf G. Breckwoldt M (1989) Reproduktionsmedizin. Gustav Fischer, Stuttgart
6.15	Becker Schiebler Kubi (1981) Die Plazenta des Menschen. Thieme Verlag
9.4	Wallenberg HC (1992) Principles and Practice of Medical Therapy in Pregnancy, 2nd ed. Appleton & Lange, Stanford
Tabelle 7.1	Komission für Öffentlichkeitsarbeit und ethische Fragen der GfH, 1991
9.5	Beller FK, Kyank H (1990) Erkrankungen während der Schwangerschaft, 5. Aufl. Thieme, Stuttgart
9.33, 9.39–9.40, 11.8	Martius G., Breckwoldt M, Pfleiderer A (Hrsg) Lehrbuch der Gynäkologie und Geburtshilfe, 2. Aufl. Thieme, Stuttgart
11.1	Schiebler TH, Schmidt W, Zilles K (Hrsg) Anatomie, 7. Aufl. Springer, Berlin Heidelberg New York
11.2–11.3, 11.7, 11.9–11.11	Kaiser R, Pfleiderer A (1989) Lehrbuch der Gynäkologie, 16. Aufl. Thieme, Stuttgart
13.5	Prader A (1954) Genitalbefund bei Pseudohermaphroditismus femininus des kongenitalen AGS. Helv Paed Acta 9: 231–248

Abbildungs-Nr.:

13.14	Tanner JM (1969) Growth and endocrinology in the adolescent. In: Gardner L Endocrine and genetic disease of childhood. Saunders, Philadelphia
17.1, 17.10	Mendling W (1995) Vaginose, Vaginitits und Zervizitis, Springer, Berlin Heidelberg New York
17.9, 17.12–17.14, 17.16, 18.1, 18.21	Fritsch P (1998) Dermatologie und Venerologie. Springer, Berlin Heidelberg New York
18.23	Klumbies G (1987) Differentialdiagnostisches Denken. S. Hirzel, Stuttgart
Tabelle 19.8	Honig SF 1996 Hormonal therapy and chemotherapy In: Harris et al. Eds. Disease of the breast Philadelphia, Lippincott Raven 669–734; Carmichael and Walling 1996 Semin Oncol 23: 77–81; van Moorsel et al. 1997 Oncologist 2: 127–134
Tabelle 19.13–19.14	Osborne et al. 1996 Treatment of early stage breast cancer: adjuvant systemic therapy of primary breast cancer In Harris et al Disease of the breast Lippincott Raven, Philadelphia 548–578

Sachverzeichnis

C

D

E

F

G

Q

R

S

Liebe Leserin, lieber Leser,

Autoren und Verlag haben sich Mühe gegeben, dieses Lehrbuch für Sie so zu schreiben und gestalten, daß Sie optimal damit lernen und repetieren können.
Ist uns dies gelungen?

Wir freuen uns, wenn Sie uns über Ihre Erfahrungen berichten. Bitte schreiben Sie uns oder besuchen Sie uns im Internet!

Unsere Internet-Adresse:
http://www.studmedforum.springer.de/

Unsere e-mail Adresse:
med.lehrbuch@springer.de

Unsere Postadresse:
Springer-Verlag
Programmplanung Med. Lehrbuch
z. Hd. Anne C. Repnow
Tiergartenstraße 17
69121 Heidelberg